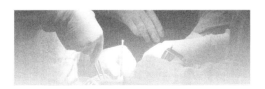

# Cirurgia de Emergência
## 2ª edição

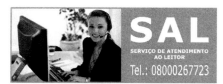

**SAL**
SERVIÇO DE ATENDIMENTO AO LEITOR
Tel.: 08000267723

**www.atheneu.com.br**

Facebook.com/editoraatheneu   Twitter.com/editoraatheneu   Youtube.com/atheneueditora

# Cirurgia de Emergência
## 2ª edição

**Editores**

Edivaldo Massazo Utiyama

Eliana Steinman

Dario Birolini

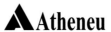

*EDITORA ATHENEU*

| | |
|---|---|
| *São Paulo —* | *Rua Jesuíno Pascoal, 30* |
| | *Tel.: (11) 2858-8750* |
| | *Fax: (11) 2858-8766* |
| | *E-mail: atheneu@atheneu.com.br* |
| | |
| *Rio de Janeiro —* | *Rua Bambina, 74* |
| | *Tel.: (21)3094-1295* |
| | *Fax: (21)3094-1284* |
| | *E-mail: atheneu@atheneu.com.br* |
| | |
| *Belo Horizonte —* | *Rua Domingos Vieira, 319 — conj. 1.104* |

*CAPA: Equipe Atheneu*
*PLANEJAMENTO GRÁFICO/DIAGRAMAÇÃO: Triall Composição Editorial Ltda.*
*PRODUÇÃO EDITORIAL: Equipe Atheneu*

**Dados Internacionais de Catalogação na Publicação (CIP)**
**(Câmara Brasileira do Livro, SP, Brasil)**

Birolini, Dario, 1937- .
    Cirurgia de emergência com testes de auto-avaliaçâo / Dario Birolini, Edivaldo Utiyama, Eliana Steinman. -- 2. ed.
-- São Paulo : Editora Atheneu, 2011.

    Vários colaboradores.
    ISBN 978-85-388-0214-3

    1. Cirurgia de urgência I. Utiyama, Edivaldo. II. Steinman, Eliana. III. Título.

| | |
|---|---|
| | CDD-617.026 |
| 11-08562 | NLM-WO 700 |

**Índices para catálogo sistemático:**

1. Emergências em cirurgia : Ciências médicas 617.026

*UTIYAMA, Edivaldo Massazo; STEINMAN, Eliana; BIROLINI, Dario*
*Cirurgia de Emergência 2ª Edição*

© *EDITORA ATHENEU*
*São Paulo, Rio de Janeiro, Belo Horizonte, 2012*

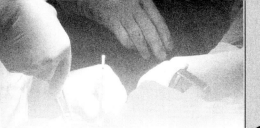

# Sobre os editores

### Edivaldo Massazo Utiyama

- Professor associado do Departamento de Cirurgia da Faculdade de Medicina da USP. Diretor do Serviço de Cirurgia Geral Eletiva da Divisão de Clínica Cirúrgica III do Hospital das Clínicas – Faculdade de Medicina da Universidade de São Paulo – Disciplinas de Cirurgia Geral e do Trauma.

### Eliana Steinman

- Doutora em Cirurgia pela Faculdade de Medicina da Universidade de São Paulo. Médica Assistente da Disciplina de Cirurgia Geral e do Trauma da Divisão de Clínica Cirúrgica III do Hospital das Clínicas da Faculdade de Medicina da Universidade de São Paulo. Professora colaboradora do departamento de Cirurgia da Faculdade de Medicina da Universidade de São Paulo. Professora de cirurgia geral da UNICID.

### Dario Birolini

- Professor titular da Disciplina de Cirurgia do Trauma da Faculdade de Medicina da Universidade de São Paulo. Professor emérito da Faculdade de Medicina da Universidade de São Paulo

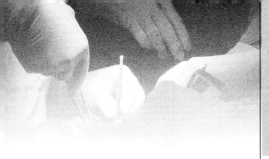

# Sobre os colaboradores

**Adoniram de Mauro Figueiredo**

- Mestre em Clínica Cirúrgica e Doutor em Medicina pela Faculdade de Medicina da Universidade de São Paulo.
- Médico Assistente da Disciplina de Cirurgia Geral e do Trauma da Divisão de Clínica Cirúrgica III do Hospital das Clínicas da Faculdade de Medicina da Universidade de São Paulo.

**Adriano Meyer-Pflug**

- Preceptor da Cirurgia Geral do Hospital das Clínicas da Faculdade de Medicina da Universidade de São Paulo.

**Adriano Zuardi Ushinohama**

- Médico Assistente da Disciplina de Cirurgia Geral e do Trauma da Divisão de Clínica Cirúrgica III do Hospital das Clínicas da Faculdade de Medicina da Universidade de São Paulo.

**Alberto Bitran**

- Médico Assistente da Disciplina de Cirurgia Geral e do Trauma da Divisão de Clínica Cirúrgica III do Hospital das Clínicas da Faculdade de Medicina da Universidade de São Paulo.

**Almir Ferreira de Andrade**

- Professor Livre-Docente do Departamento de Neurologia da Faculdade de Medicina da Universidade de São Paulo.
- Coordenador da Unidade de Emergência da Divisão de Neurocirurgia do Hospital das Clínicas da Faculdade de Medicina da Universidade de São Paulo.

**André Perina**

- Médico Assistente da Disciplina de Cirurgia Geral e do Trauma da Divisão de Clínica Cirúrgica III do Hospital das Clínicas da Faculdade de Medicina da Universidade de São Paulo.

**Anita Cristina Karoqik de Farias**

- Assistente da Disciplina de Cirurgia Geral e do Trauma da Divisão de Clínica Cirúrgica III da Faculdade de Medicina da Universidade de São Paulo.

**Antonio Cesar Martini**

- Médico Assistente da Disciplina de Cirurgia Geral e do Trauma da Divisão de Clínica Cirúrgica III do Hospital das Clínicas da Faculdade de Medicina da Universidade de São Paulo.

**Artur Chagas V. dos Reis**

- Médico-Residente do Programa de Cirurgia Geral Avançada do Hospital das Clínicas da Faculdade de Medicina da Universidade de São Paulo.

**Belchor Fontes**

- Professor Associado do Departamento de Cirurgia da Faculdade de Medicina da Universidade de São Paulo.

- Médico Assistente da Disciplina de Cirurgia Geral e do Trauma da Divisão de Clínica Cirúrgica III do Hospital das Clínicas da Faculdade de Medicina da Universidade de São Paulo.

**Boulanger Mioto Netto**

- Médico Assistente do Pronto-Socorro de Cirurgia Vascular do Hospital das Clínicas da Faculdade de Medicina da Universidade de São Paulo.

**Calógero Presti**

- Doutor em Cirurgia pela Faculdade de Medicina da Universidade de São Paulo.
- Médico Assistente da Disciplina de Cirurgia Vascular do Hospital das Clínicas da Faculdade de Medicina da Universidade de São Paulo.
- Presidente da Sociedade Brasileira de Angiologia.

**Carmen Mohamad Rida Saleh**

- Mestre em Enfermagem pela Universidade Federal de São Paulo.
- Enfermeira-Chefe da Divisão de Enfermagem do Instituto Central da Faculdade de Medicina da Universidade de São Paulo.

**Celso de Oliveira Bernini**

- Doutor em Cirurgia da Faculdade de Medicina da Universidade de São Paulo.
- Diretor do Serviço de Cirurgia de Emergência da Faculdade de Medicina da Universidade de São Paulo.

**Cid J. Sitrângulo Jr.**

- Professor Assistente doutor do Departamento de Cirurgia da Faculdade de Medicina da Universidade de São Paulo.

**Clarissa Alster**

- Doutora em Cirurgia pela Faculdade de Medicina da Universidade de São Paulo.

**Cláudio Birolini**

- Doutor em Cirurgia pela Faculdade de Medicina da Universidade de São Paulo.
- Médico Assistente da Disciplina de Cirurgia Geral e do Trauma da Divisão de Clínica Cirúrgica III do Hospital das Clínicas da Faculdade de Medicina da Universidade de São Paulo.

**Cornelius Mitteldorf**

- Doutor em Cirurgia pela Faculdade de Medicina da Universidade de São Paulo.
- Médico Assistente da Disciplina de Cirurgia Geral e do Trauma da Divisão de Clínica Cirúrgica III do Hospital das Clínicas da Faculdade de Medicina da Universidade de São Paulo.

**Dácio Carvalho Costa**

- Doutor em Ciências Médicas pela Faculdade de Ciências Médicas da Universidade Estadual de Campinas.
- Ex-preceptor da Residência de Oftalmologia do Hospital das Clínicas da Universidade Estadual de Campinas.

**Danilo Daud**

- Cirurgião e Colonoscopista do Hospital Sírio-Libanês.

**David de Souza Gomez**

- Doutor em Cirurgia pela Faculdade de Medicina da Universidade de São Paulo.
- Médico Responsável pelo Serviço de Queimaduras da Divisão de Cirurgia Plástica e Queimaduras do Hospital das Clínicas da Faculdade de Medicina da Universidade de São Paulo. Diretor Técnico do Serviço de Cirurgia Plástica da Divisão de Cirurgia Plástica e Queimaduras do Hospital das Clínicas da Faculdade de Medicina da Universidade de São Paulo.
- Professor Titular da Disciplina de Cirurgia Plástica da Faculdade de Medicina da Universidade de Santo Amaro.

**Diogo de F. V. Garcia**

- Médico Assistente da Disciplina de Cirurgia Geral e do Trauma da Divisão de Clínica Cirúrgica III do Hospital das Clínicas da Faculdade de Medicina da Universidade de São Paulo.

**Dov Charles Goldenberg**

- Médico Assistente do Hospital das Clínicas da Faculdade de Medicina da Universidade de São Paulo.
- Presidente da Associação Brasileira de Cirurgia Craniomaxilofacial. Doutor pelo Hospital das Clínicas da Faculdade de Medicina da Universidade de São Paulo. Chefe da Divisão de Emergências da Disciplina de Cirurgia Plástica do Hospital das Clínicas da Faculdade de Medicina da Universidade de São Paulo.

**Eberval Gadelha Figueiredo**

- Supervisor do Pronto-Socorro Neurocirúrgico do Hospital das Clínicas da Faculdade de Medicina da Universidade de São Paulo.

**Edmund Chada Baracat**

- Professor Titular da Disciplina de Ginecologia do Departamento de Obstetrícia e Ginecologia da Faculdade de Medicina da Universidade de São Paulo.

**Eduardo Akaishi**

- Doutor em Cirurgia pela Faculdade de Medicina da Universidade de São Paulo.
- Médico Assistente da Disciplina de Cirurgia Geral e do Trauma da Divisão de Clínica Cirúrgica III do Hospital das Clínicas da Faculdade de Medicina da Universidade de São Paulo, Supervisor do Serviço de Oncologia da Divisão de Clínica Cirúrgica III.

**Edson Ide**

- Médico Supervisor do Serviço de Endoscopia Gastrointestinal do Hospital das Clínicas da Faculdade de Medicina da Universidade de São Paulo.

**Edson Pedro Rocha**

- Médico Supervisor da Unidade de Terapia Intensiva da Emergência Cirúrgica da Divisão da Clínica Cirúrgica III do Hospital das Clínicas da Faculdade de Medicina da Universidade de São Paulo.

**Eduardo Vieira da Motta**

- Assistente Doutor da Disciplina de Ginecologia do Departamento de Obstetrícia e Ginecologia da Faculdade de Medicina da Universidade de São Paulo.
- Chefe do Serviço de Emergência em Ginecologia da Divisão de Clínica Ginecológica do Hospital das Clínicas da Faculdade de Medicina da Universidade de São Paulo.

**Elias Aissar Sallum**

- Doutor em Cirurgia pela Faculdade de Medicina da Universidade de São Paulo.
- Médico Assistente da Disciplina de Cirurgia Geral e do Trauma da Divisão de Clínica Cirúrgica III do Hospital das Clínicas da Faculdade de Medicina da Universidade de São Paulo.

**Fábio Colagrossi Paes Barbosa**

- Mestre em Cirurgia pela Faculdade de Ciências Médicas da Santa Casa de São Paulo.

**Fábio Lopes Saito**

- Médico Assistente do Hospital Estadual de Sapopemba e do Hospital das Clínicas da Faculdade de Medicina da Universidade de São Paulo.

**Fernando Antônio Buischi**

- Médico Assistente da Clínica Cirúrgica III do Hospital das Clínicas da Faculdade de Medicina da Universidade de São Paulo.
- Médico Supervisor do Pronto-Socorro de Cirurgia do Hospital das Clínicas da Faculdade de Medicina da Universidade de São Paulo.

**Fernando Godinho Zampieri**

- Médico Assistente da Terapia Intensiva da Disciplina de Cirurgia Geral e do Trauma da Divisão de Clínica Cirúrgica III do Hospital das Clínicas da Faculdade de Medicina da Universidade de São Paulo.

**Fernando Lorenzi**

- Doutor em Cirurgia pela Faculdade de Medicina da Universidade de São Paulo.
- Médico Assistente da Disciplina de Cirurgia Geral e do Trauma da Divisão de Clínica Cirúrgica III do Hospital das Clínicas da Faculdade de Medicina da Universidade de São Paulo.
- Médico Assistente do Hospital Universitário (Hu-Usp)

**Fernando Novo**

- Doutor em Cirurgia pela Faculdade de Medicina da Universidade de São Paulo.
- Médico Assistente da Disciplina de Cirurgia Geral e do Trauma da Divisão de Clínica Cirúrgica III do Hospital das Clínicas da Faculdade de Medicina da Universidade de São Paulo.

**Francisco Salles Collet e Silva**

- Professor Livre-Docente do Departamento de Cirurgia da Universidade de São Paulo.
- Médico Assistente da Disciplina de Cirurgia Geral e do Trauma da Divisão de Clínica Cirúrgica III do Hospital das Clínicas da Faculdade de Medicina da Universidade de São Paulo.

**Frederico José Ribeiro Teixeira Júnior**

- Médico Assistente da Disciplina de Cirurgia Geral e do Trauma da Divisão de Clínica Cirúrgica III do Hospital das Clínicas da Faculdade de Medicina da Universidade de São Paulo.

**Hugo Alberto Nakamoto**

- Médico Assistente do Grupo de Cirurgia Plástica do Hospital Brigadeiro.
- Médico do Grupo de Microcirurgia Reconstrutiva da Disciplina de Cirurgia Plástica da Faculdade de Medicina da Universidade de São Paulo.

**Jamili Anbar Torquato**

- Doutora em Ciências pelo Departamento de Patologia da Faculdade de Medicina da Universidade de São Paulo.
- Pós-Graduada em Fisioterapia Respiratória pela Universidade Cidade de São Paulo.
- Fisioterapeuta da Unidade de Terapia Intensiva da Emergência Cirúrgica da Divisão da Clínica Cirúrgica III do Hospital das Clínicas da Faculdade de Medicina da Universidade de São Paulo.
- Docente do Curso de Fisioterapia e Coordenadora do Curso de Pós-Graduação em Fisioterapia Cardiorrespiratória e Hospitalar na Universidade Cruzeiro do Sul.

**Jeanette Janaina Jaber Lucato**

- Doutora em Ciências pelo Departamento de Pneumologia da Universidade de São Paulo.
- Mestre em Ciências pela Fisiopatologia Experimental da Universidade de São Paulo.
- Fisioterapeuta, Pós-Graduada em Fisioterapia Neurológica pela Universidade da Cidade de São Paulo.
- Docente do Curso de Fisioterapia do Centro Universitário São Camilo, Fisioterapeuta da Unidade de Terapia Intensiva da Emergência Cirúrgica da Divisão da Clínica Cirúrgica III do Hospital das Clínicas da Faculdade de Medicina da Universidade de São Paulo.

**José Cury**

- Doutor pela Universidade Federal de São Paulo.
- Chefe do Grupo de Medicina Sexual da Disciplina de Urologia do Hospital das Clínicas da Faculdade de Medicina da Universidade de São Paulo.

**José Gustavo Parreira**

- Professor Assistente Doutor do Departamento de Cirurgia da Faculdade de Ciências Médicas da Santa Casa de São Paulo.
- Médico Assistente do Serviço de Emergência da Irmandade da Santa Casa de Misericórdia de São Paulo.

x

### João Carlos Nakamoto

* Membro Titular da Sociedade Brasileira de Ortopedia e Traumatologia e da Associação Brasileira de Cirurgia da Mão.
* Médico Colaborador do Grupo de Mão e Microcirurgia do Instituto de Ortopedia e Traumatologia do Hospital das Clínicas da Faculdade de Medicina da Universidade de São Paulo e Médico do Grupo de Mão do Instituto Vita.

### João Paulo Sousa Ripardo

* Médico Colaborador da Disciplina de Cirurgia Geral e do Trauma da Divisão de Clínica Cirúrgica III do Hospital das Clínicas da Faculdade de Medicina da Universidade de São Paulo.

### João Plínio Souza Rocha

* Médico Supervisor da Divisão de Anestesia do Hospital das Clínicas da Faculdade de Medicina da Universidade de São Paulo.

### Jocielle Santos de Miranda

* Médico Assistente da Disciplina de Cirurgia Geral e do Trauma da Divisão de Clínica Cirúrgica III do Hospital das Clínicas da Faculdade de Medicina da Universidade de São Paulo.

### Joel Avancini Rocha Filho

* Médico Supervisor da Divisão de Anestesia do Hospital das Clínicas da Faculdade de Medicina da Universidade de São Paulo.

### José Carlos Evangelista

* Doutor em Cirurgia pela Faculdade de Medicina da Universidade de São Paulo.
* Médico Assistente da Disciplina de Cirurgia Geral e do Trauma da Divisão de Clínica Cirúrgica III do Hospital das Clínicas da Faculdade de Medicina da Universidade de São Paulo.

### José Luís Paccos

* Cirurgião e Colonoscopista do Hospital Sírio-Libanês.

### Juliana Mynssen da Fonseca Cardoso

* Médica Preceptora da Disciplina de Cirurgia Geral e do Trauma da Divisão de Clínica Cirúrgica III do Hospital das Clínicas da Faculdade de Medicina da Universidade de São Paulo.

### Giuliano B. Guglielmetti

* Médico Preceptor da Disciplina de Urologia do Hospital das Clínicas da Faculdade de Medicina da Universidade de São Paulo.

### Gustavo Scarpini

* Médico Assistente da Disciplina de Cirurgia Geral e do Trauma da Divisão de Clínica Cirúrgica III do Hospital das Clínicas da Faculdade de Medicina da Universidade de São Paulo.

### Henri Friedhofer

* Médico Assistente da Divisão de Cirurgia Plástica  do Hospital das Clínicas da Faculdade de Medicina da Universidade de São Paulo.

### Hermes Ryoiti Higashino

* Médico Colaborador da Divisão de Moléstias Infecciosas e Parasitárias da Faculdade de Medicina da Universidade de São Paulo.

### Irimar de Paula Posso

* Professor Associado de Anestesiologia do Departamento de Cirurgia da Faculdade de Medicina da Universidade de São Paulo.
* Professor Titular em Anestesiologia do Departamento de Medicina da Universidade de Taubaté.

**Luciane de Rossi**

- Psicóloga da Divisão de Psicologia do Hospital das Clínicas, Atuando em Pronto-Socorro e Unidades de Terapia Intensiva.
- Mestre em Psicologia Clínica pela Universidade de São Paulo.
- Especialista em Psicologia Hospitalar pelo Incor do Hospital das Clínicas da Faculdade de Medicina da Universidade de São Paulo.

**Maria Dolores Galiñanes Otero Fernandes**

- Assistente Social da Divisão de Serviço Social Médico (Dssm) do Instituto Central do Hospital das Clínicas da Faculdade de Medicina da Universidade de São Paulo, Serviço Social do Pronto-Socorro.

**Maria José Carvalho Carmona**

- Diretora da Divisão de Anestesia do Hospital das Clínicas da Faculdade de Medicina da Universidade de São Paulo.

**Marcelo Cristiano Rocha**

- Médico Assistente da Disciplina de Cirurgia Geral e do Trauma da Divisão de Clínica Cirúrgica III do Hospital das Clínicas da Faculdade de Medicina da Universidade de São Paulo.

**Marcello Oliveira D'ottaviano**

- Médico Assistente da Divisão de Anestesia do Hospital das Clínicas da Faculdade de Medicina da Universidade de São Paulo.
- Anestesiologista da Cooperativa Médica de Anestesistas de São Paulo (Comasp).

**Marcos Boulos**

- Professor Titular da Divisão de Moléstias Infecciosas e Parasitárias da Faculdade de Medicina da Universidade de São Paulo.

**Marcos Tulio Martino Meniconi**

- Doutor em Medicina pela Faculdade de Medicina da Universidade de São Paulo.
- Médico Assistente da Disciplina de Cirurgia Geral e do Trauma da Divisão de Clínica Cirúrgica III do Hospital das Clínicas da Faculdade de Medicina da Universidade de São Paulo.

**Marcus Castro Ferreira**

- Professor Titular da Disciplina de Cirurgia Plástica da Faculdade de Medicina da Universidade de São Paulo.

**Margareth Pauli Lallé**

- Doutor em Medicina pela Faculdade de Medicina da Universidade de São Paulo.
- Médico Assistente da Disciplina de Cirurgia Geral e do Trauma da Divisão de Clínica Cirúrgica III do Hospital das Clínicas da Faculdade de Medicina da Universidade de São Paulo.

**Mario Faro**

- Doutor em Medicina pela Faculdade de Medicina da Universidade de São Paulo.
- Médico Assistente da Disciplina de Cirurgia Geral e do Trauma da Divisão de Clínica Cirúrgica III do Hospital das Clínicas da Faculdade de Medicina da Universidade de São Paulo.
- Professor de Cirurgia da Faculdade de Medicina do Abc.

**Mario Luis Quintas**

- Doutor em Medicina pela Faculdade de Medicina da Universidade de São Paulo.
- Médico Assistente da Disciplina de Cirurgia Geral e do Trauma da Divisão de Clínica Cirúrgica III do Hospital das Clínicas da Faculdade de Medicina da Universidade de São Paulo.
- Coordenador do Serviço de Cirurgia Geral do Hospital Estadual Vila Alpina – Seconci-Oss.

**Masahiko Akamine**
- Doutor em Medicina pela Faculdade de Medicina da Universidade de São Paulo.
- Médico Assistente da Disciplina de Cirurgia Geral e do Trauma da Divisão de Clínica Cirúrgica III do Hospital das Clínicas da Faculdade de Medicina da Universidade de São Paulo.

**Mauro Hilkner**
- Doutor em Emergências Clínicas pela Faculdade de Medicina da Universidade de São Paulo.
- Médico Assistente da Unidade de Terapia Intensiva do Serviço de Cirurgia de Emergência da Divisão de Clínica Cirúrgica III do Hospital das Clínicas da Faculdade de Medicina da Universidade de São Paulo.

**Miguel Srougi**
- Professor Titular de Urologia da Faculdade de Medicina da Universidade de São Paulo.

**Manoel Jacobsen Teixeira**
- Professor Titular de Neurocirurgia da Faculdade de Medicina da Universidade de São Paulo.

**Milton Steinman**
- Doutor em Medicina pela Faculdade de Medicina da Universidade de São Paulo.
- Médico Assistente da Disciplina de Cirurgia Geral e do Trauma da Divisão de Clínica Cirúrgica III do Hospital das Clínicas da Faculdade de Medicina da Universidade de São Paulo.

**Nádia Maria Gebelein**
- Médica Anestesiologista.
- Médica Socorrista de Atendimento Pré-hospitalar e Instrutora do PHTLS.

**Nelson Fontana Margarido**
- Professor Titular da Disciplina de Topografia Estrutural Humana do Departamento de Cirurgia da Faculdade de Medicina da Universidade de São Paulo.

**Newton Djin Mori**
- Doutor em Medicina pela Faculdade de Medicina da Universidade de São Paulo.
- Médico Assistente da Disciplina de Cirurgia Geral e do Trauma da Divisão de Clínica Cirúrgica III do Hospital das Clínicas da Faculdade de Medicina da Universidade de São Paulo.

**Newton Kara-José**
- Professor Titular de Oftalmologia da Universidade de São Paulo e da Faculdade de Ciências Médicas da Universidade Estadual de Campinas.
- Fundador e Ex-presidente da Sociedade Brasileira de Trauma Ocular.

**Nilton Tokio Kawahara**
- Doutor em Cirurgia pela Faculdade de Medicina da Universidade de São Paulo.
- Médico Assistente da Clínica Cirúrgica III do Hospital das Clínicas da Faculdade de Medicina da Universidade de São Paulo.
- Professor Colaborador da Disciplina de Técnica Cirúrgica da Faculdade de Medicina da Universidade de São Paulo.
- Membro Fundador da Sociedade Brasileira de Cirurgia Laparoscópica.

**Octacílio Martins Júnior**
- Doutor em Medicina pela Faculdade de Medicina da Universidade de São Paulo.
- Médico Assistente da Disciplina de Cirurgia Geral e do Trauma da Divisão de Clínica Cirúrgica III do Hospital das Clínicas da Faculdade de Medicina da Universidade de São Paulo.

**Patrícia Yuko Hiraki**

- Cirurgiã Plástica em Estágio de Complementação Especializada do Hospital das Clínicas da Faculdade de Medicina da Universidade de São Paulo.

**Paulo David Branco**

- Professor Associado do Departamento de Cirurgia da Faculdade de Medicina da Universidade de São Paulo.

**Paulo Tuma Junior**

- Médico Assistente da Disciplina de Cirurgia Plástica da Faculdade de Medicina da Universidade de São Paulo.
- Doutor em Cirurgia pela Faculdade de Medicina da Universidade de São Paulo.

**Pedro Henrique Ferreira Alves**

- Médico Preceptor da Disciplina de Cirurgia Geral e do Trauma da Divisão de Clínica Cirúrgica III do Hospital das Clínicas da Faculdade de Medicina da Universidade de São Paulo.

**Péricles W. Assis Pires**

- Professor Associado do Departamento de Cirurgia da Faculdade de Medicina da Universidade de São Paulo.

**Rafael Izar Domingues da Costa**

- Médico Residente do Programa Avançado de Cirurgia Geral.

**Rafael F. Coelho**

- Médico Assistente da Disciplina de Urologia do Hospital das Clínicas da Faculdade de Medicina da Universidade de São Paulo.

**Raul Cutait**

- Professor Associado do Departamento de Cirurgia da Faculdade de Medicina da Universidade de São Paulo.
- Membro de Academia Nacional de Medicina.
- Cirurgião e Colonoscopista do Hospital Sírio-Libanês.

**Reinaldo Ayer de Oliveira**

- Médico Docente de Bioética do Departamento de Medicina Legal, Ética Médica, Medicina Social e do Trabalho da Faculdade de Medicina da Universidade de São Paulo.
- Coordenador da Câmara Técnica de Bioética do Conselho Regional de Medicina do Estado de São Paulo.

**Renato Sérgio Poggetti**

- Professor Associado do Departamento de Cirurgia da Faculdade de Medicina da Universidade de São Paulo.

**Renato Silveira Leal**

- Médico Assistente do Serviço de Cirurgia de Emergência da Divisão de Clínica Cirúrgica III do Hospital das Clínicas da Faculdade de Medicina da Universidade de São Paulo.

**Ricardo Aun**

- Professor Associado do Departamento de Cirurgia Vascular da Faculdade de Medicina da Universidade de São Paulo.

**Ricardo Souza Nani**

- Médico Assistente da Divisão de Anestesia do Hospital das Clínicas da Faculdade de Medicina da Universidade de São Paulo.

**Rina Maria Pereira Porta**

- Médico Assistente da Disciplina de Cirurgia Geral e do Trauma da Divisão de Clínica Cirúrgica III do Hospital das Clínicas da Faculdade de Medicina da Universidade de São Paulo.

**Roberto Mansur**

- Médico Assistente da Disciplina de Cirurgia Geral e do Trauma da Divisão de Clínica Cirúrgica III do Hospital das Clínicas da Faculdade de Medicina da Universidade de São Paulo.

**Roberto Rasslan**

- Médico Assistente da Disciplina de Cirurgia Geral e do Trauma da Divisão de Clínica Cirúrgica III do Hospital das Clínicas da Faculdade de Medicina da Universidade de São Paulo.

**Roger Schmidt Brock**

- Médico Assistente da Unidade de Emergência e do Grupo de Coluna da Divisão de Neurocirurgia do Hospital das Clínicas da Faculdade de Medicina da Universidade de São Paulo.

**Robson Luis Oliveira Amorim**

- Neurocirurgião do Pronto-Socorro do Hospital das Clínicas da Faculdade de Medicina da Universidade de São Paulo.
- Chefe dos Residentes em Neurocirurgia do Hospital das Clínicas da Faculdade de Medicina da Universidade de São Paulo.

**Sérgio Henrique Bastos Damous**

- Médico Assistente da Disciplina de Cirurgia Geral e do Trauma da Divisão de Clínica Cirúrgica III do Hospital das Clínicas da Faculdade de Medicina da Universidade de São Paulo.

**Sergio Eiji Matuguma**

- Médico Assistente do Serviço de Endoscopia Gastrointestinal do Hospital das Clínicas da Faculdade de Medicina da Universidade de São Paulo.

**Silvia Figueiredo Costa**

- Docente do Departamento de Moléstias Infecciosas e Parasitárias da Faculdade de Medicina da Universidade de São Paulo.

**Sonia Marli de Marchi Castro**

- Assistente Social da Divisão de Serviço Social Médico do Hospital das Clínicas da Faculdade de Medicina da Universidade de São Paulo.

**Shri Krishna Jayanthi**

- Médico Radiologista.
- Doutor em Medicina.
- Diretor do Serviço de Radiologia de Emergências – Inrad do Hospital das Clínicas da Faculdade de Medicina da Universidade de São Paulo.
- Médico do Setor de Imagem – Fleury Medicina e Saúde.

**Tibério Moura de Andrade Lima**

- Médico Assistente da Disciplina de Cirurgia Geral e do Trauma da Divisão de Clínica Cirúrgica III do Hospital das Clínicas da Faculdade de Medicina da Universidade de São Paulo.

**Valdir Zamboni**

- Doutor em Cirurgia pela Faculdade de Medicina da Universidade de São Paulo.
- Médico Assistente da Disciplina de Cirurgia Geral e do Trauma da Divisão de Clínica Cirúrgica III do Hospital das Clínicas da Faculdade de Medicina da Universidade de São Paulo.
- Médico Assistente do Hospital Universitário (Hu-Usp).

**Vitor Moutinho Júnior**
- Médico Colaborador da Disciplina de Cirurgia Geral e do Trauma da Divisão de Clínica Cirúrgica III do Hospital das Clínicas da Faculdade de Medicina da Universidade de São Paulo.

**Walter Koiti Matsumoto**
- Médico Residente da Disciplina de Cirurgia Plástica da Faculdade de Medicina da Universidade de São Paulo.

**Wanderley Marques Bernardo**
- Doutor em Cirurgia Torácica pela Faculdade de Medicina da Universidade de São Paulo.
- Professor de Medicina Baseada em Evidência na Faculdade de Medicina da Universidade de São Paulo e Centro Universitário Lusíadas.
- Coordenador do Projeto Diretrizes Amb-Cfm.

**Wendell Fernando Uguetto**
- Médico Colaborador e Pesquisador pela Disciplina de Cirurgia Plástica do Hospital das Clínicas da Faculdade de Medicina da Universidade de São Paulo.

**Wellingson Silva Paiva**
- Médico Assistente da Unidade de Emergência da Divisão de Neurocirurgia do Hospital das Clínicas da Faculdade de Medicina da Universidade de São Paulo. Fellow da Royal Society of Medicine.

# Dedicatória

Dedicamos este livro às nossas famílias, que são
a razão da nossa existência.

Aos meus pais, meu marido César, e meus filhos Daniel e Karen

Eliana Steinman

A minha esposa Cristina, meus filhos Rafael, Daniela e Fabio

Edivaldo Utiyama

A minha esposa Marilda, meus filhos Cláudio, Fabio, Paulo e Luis Felipe

Dario Birolini

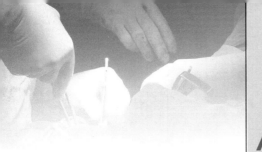

# Agradecimentos

Nosssos sinceros agradecimentos a enfermeira Toshiko Oya – Coordenadora do Centro de Informação, Acadêmica da Disciplina de Cirurgia Geral e do Trauma – Clinica Cirúrgica III – do Hospital das Clínicas da Faculdade de Medicina da Universidade de São Paulo, que muito nos auxiliou na elaboração deste livro.

Nosso muito obrigado a todos os colaboradores, que nós premiaram com a sua experiência e conhecimento

Os autores

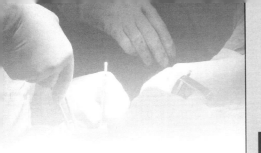

# Prefácio da 2ª Edição

O exercício da cirurgia é, de per si, um constante desafio em decorrência das inúmeras variáveis que influenciam as indicações dos procedimentos e sua execução. Assim, os perfis dos doentes são os mais variados possíveis, assim como suas possíveis comorbidades.

Da mesma forma, as características das afecções que motivam as intervenções cirúrgicas não obedecem, necessariamente, a padrões clássicos e previsíveis, o que faz com que, não raramente, o cirurgião seja obrigado a tomar decisões difíceis tanto no pré-operatório, como durante a intervenção e no pós-operatório.

Se tais observações valem para o exercício da cirurgia eletiva, elas se aplicam de forma muito mais incisiva para a cirurgia de emergência. Talvez o exemplo mais gritante deste desafio seja representado pelas lesões decorrentes de traumas graves, circunstâncias nas quais às lesões viscerais se somam repercussões sistêmicas de grande impacto. Como se não bastasse, a perda de consciência das vítimas pode dificultar enormemente sua avaliação e a tomada de decisões tanto na vertente diagnóstica como terapêutica. Por estas razões, qualquer doente que se apresente no serviço de emergência com uma doença aguda, seja ela decorrente de traumatismos ou não, costuma exigir uma avaliação clínica cuidadosa, freqüentemente repetida a curtos intervalos e complementada por medidas diagnósticas incluindo avaliações por imagem, exames laboratoriais, procedimentos endoscópicos e outros. Não raramente torna-se necessária a participação de profissionais de diferentes especialidades, formando equipes heterogêneas, fato que pode resultar na fragmentação do atendimento.

Por todas estas razões, com o intuito de enfrentar este desafio de forma consistente e proporcionar ao doente a melhor assistência possível, é imprescindível a participação de profissionais experientes, qualificados e motivados, que coordenem este processo e assumam, de forma integral, a responsabilidade pelo atendimento.

O Pronto Socorro do Instituto Central do Hospital das Clínicas é, sem sombra de dúvidas, uma escola altamente qualificada para o treinamento destes profissionais. Daí o dever da equipe docente de transmitir a experiência adquirida através da assistência prestada a milhares de doentes, de forma objetiva e didática, a todos os estudantes, residentes e médicos interessados, através de publicações como esta. As contribuições para o texto deste livro foram elaboradas por profissionais de reconhecida experiência no atendimento a urgências e emergências, em sua maioria vinculados ao Pronto Socorro do Instituto Central, sob a supervisão de editores do mais elevado padrão.

Por estas razões tenho a convicção de que esta iniciativa contribuirá para aprimorar a assistência às emergências cirúrgicas.

Dario Birolini
*Professor Titular da Disciplina de Cirurgia do Trauma*
*Professor Emérito da USP*
Primavera de 2011

# Prefácio da 1ª Edição

A medicina de emergência em geral e, em particular, a cirurgia de emergência se constituem em atividades peculiares. Com certa frequência, o processo de atendimento de emergência mistura atitudes diagnósticas e terapêuticas em uma sequência que, por mais sensata e justificada que seja efetivamente, não raramente parece confusa e atropelada e nem sempre é fácil de ser entendida por quem não tenha experiência de pronto-socorro. O tempo costuma ser um fator limitante e, por isso, às vezes, impõem-se atitudes diagnósticas e terapêuticas simultâneas, decididas e firmes para evitar a perda de minutos preciosos. O fato é que, se existe um tipo de atividade profissional na qual a experiência e a maturidade do cirurgião fazem diferença, a cirurgia de emergência é o exemplo mais típico. Não desejo desmerecer a imensa contribuição de métodos diagnósticos auxiliares, particularmente dos métodos de imagem. Mas, como o próprio nome indica, trata-se de métodos auxiliares. Bem indicados, bem executados, bem interpretados à luz dos sintomas e sinais do doente, podem ser determinantes na condução do tratamento. Mal indicados, mal executados e mal interpretados, podem levar a atitudes equivocadas e acarretar prejuízos incalculáveis à saúde do doente. Existe outro aspecto a ser considerado. Como dizia um amigo meu, a saúde e a vida não têm preço, mas... têm custo. E a medicina de emergência é um exemplo claro desta afirmativa. A demora na tomada de decisões críticas, o abuso de exames auxiliares, a adoção de condutas inadequadas, além de acarretarem prejuízos à saúde do doente, resultam, quase que obrigatoriamente, em grandes custos diretos e indiretos. Uma vez tomadas determinadas decisões, ainda que se perceba terem sido elas inadequadas ou equivocadas, muitas vezes não há como voltar atrás. Cria-se uma sucessão avassaladora de acontecimentos interdependentes, desencadeia-se uma avalanche devastadora que passa a exigir medidas diagnósticas e terapêuticas cada vez mais ousadas, mais caras e menos resolutivas.

Volto ao que disse anteriormente: se existe um tipo de atividade profissional na qual a experiência e a maturidade do cirurgião fazem diferença, a cirurgia de emergência é o exemplo mais típico. Daí o entusiasmo com que recebi a idéia do Milton Steinman de elaborar um manual de condutas em cirurgia de emergência que refletisse a experiência dos cirurgiões do Pronto-socorro do Hospital das Clínicas, grupo de profissionais experientes e maduros, e que fosse, ao mesmo tempo, compacto e objetivo, oferecendo ao leitor uma sistemática de trabalho prática e viável, passível de ser adotada dentro da maioria dos serviços de emergência. Não se pretendeu apresentar uma revisão sistemática da literatura ou elaborar um texto que comparasse nossa experiência com a de outros serviços, até porque, com todo o respeito pela medicina baseada em evidências e pelo que ela representa em outras áreas da medicina, a cirurgia de emergência raramente se presta a este tipo de abordagem. Daí a razão pela qual as referências apresentadas ao fim dos capítulos são poucas e selecionadas. Cada uma das condutas apresentadas foi elaborada por um dos cirurgiões do Pronto-socorro do ICHC e discutida em reuniões das quais participaram muitos dos integrantes do serviço. Os editores agradecem as contribuições. Como disse, o que o leitor vai encontrar nas próximas páginas é uma proposta de trabalho. Se tiver alguma experiência em cirurgia de emergência, estou certo de que ele discordará de algumas das condutas apresentadas. Aliás, mesmo no grupo que elaborou as propostas apresentadas a seguir, houve alguns questionamentos. O que peço, em nome dos editores e de todos os cirurgiões que colaboraram com este livro, é que nos enviem seus comentários. Eles servirão para uma reflexão e, se julgados oportunos, para a revisão de algumas condutas. Para tanto, informo nossos e-mails*. Termino agradecendo a Milton Steinman, Eliana Steinman e Renato S. Poggetti pelo entusiasmo com que conduziram este trabalho. Eu, como sempre, acabo colhendo os frutos. É a vantagem de ser o editor "sênior".

São Paulo, outono de 2003
Dario Birolini

*e-mails:
mdsteinman@uol.com.br
steinman@uol.com.br
dbmed@attglobal.net
rpoggetti@mailmac.macbbs.com.br

# Sumário

## Parte 3 ▪ Cirurgia do Trauma

## Parte **4** Cirurgia de Emergência Não Traumática

## Parte 5 Procedimentos Diagnósticos e Terapêuticos em de Emergência

## Apêndices

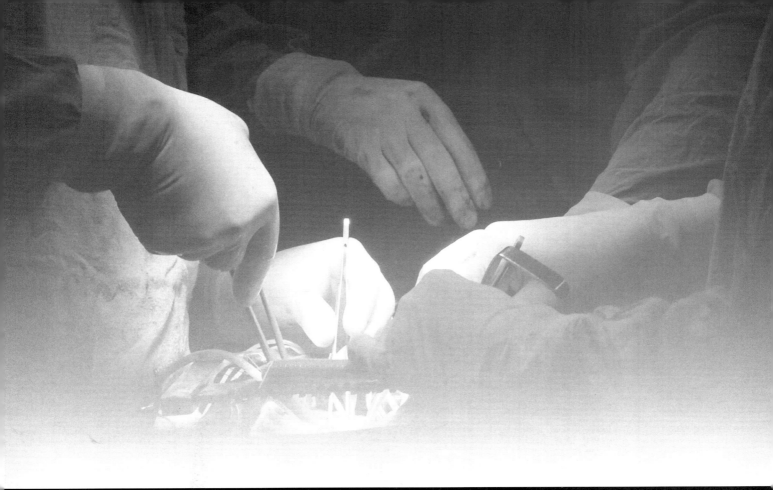

# Aspectos Especiais do Serviço de Emergência

**1**
**capítulo**

Luciane De Rossi

# Aspectos Psicológicos da Cirurgia de Emergência e a Atuação do Psicólogo no Pronto-Socorro

"A urgência de um sujeito tem a ver com sua abolição enquanto tal, enquanto sujeito da linguagem, porém fora do discurso, distanciado de uma instância simbólica que o normatize".

Casaburi (1994) apud Steria (2001)

## Introdução

A inserção do psicólogo no hospital inclui uma extensa área de atuação que enfoca prioritariamente a tríade doença-hospitalização-tratamento e as relações entre pacientes, familiares e equipe de saúde nesse contexto. Segundo Chiattone[2], para atuar no hospital, o psicólogo inicialmente "emprestou" recursos técnicos e metodológicos de outras áreas do saber psicológico. Entretanto, esse conhecimento mostrou-se inadequado nesse contexto, cuja especificidade tem exigido a construção de um novo saber e de técnicas adequadas para a assistência às pessoas hospitalizadas. Esse modelo assistencial pode se modificar a partir da estrutura e funcionamento do setor, dinâmica institucional e perfil do paciente. Assim, para falar sobre a atuação do psicólogo em cirurgia de emergência é necessário considerar os fatores ambientais do Pronto-Socorro que podem desencadear reações psicológicas.

Situações de emergência podem ocorrer em todos os setores do hospital, mas seu lugar prioritário é o Pronto-Socorro que constitui umas das portas de entrada do paciente. Este setor recebe pessoas em situações de emergência com ou sem risco iminente de morte, que necessitam de um pronto-atendimento. Para muitas pessoas,

inclusive – psicólogos, pensar em uma possibilidade de intervenção psicológica nesse contexto parece uma tarefa quase impossível. O cenário que se apresenta, marcado por experiências físicas e emocionais intensas bem como pela imprevisibilidade causa perplexidade e parece pouco convidativo. A urgência invade, captura e parece escapar à subjetivação deixando lugar aos sentimentos de desamparo e impotência.

Os atendimentos psicológicos sofrem muitas interrupções e há pouca privacidade para o paciente. Atuar neste setor exige do psicólogo mais do que conhecimentos teóricos e técnicos desenvolvidos pela Psicologia Hospitalar. É preciso disponibilidade para lidar com significativos sofrimentos físicos e emocionais decorrentes de perdas e da morte; disponibilidade para trabalhar em uma equipe multidisciplinar que não está familiarizada com a presença do psicólogo e habilidade para não se deixar capturar pela rede de questões sociais e emocionais que atravessam o setor que, muitas vezes, impedem uma escuta adequada.

Apesar das dificuldades é impossível não considerar a importância da intervenção psicológica quando se observam pessoas angustiadas por situações que ultrapassaram seu limiar de contenção. Esse sofrimento atinge pacientes, familiares e a própria equipe de saúde. Assim, o psicólogo no contexto das emergências médicas volta seu olhar para dois focos principais de intervenção: a demanda institucional – que inclui a subjetividade nas relações da equipe – a assistência psicológica aos pacientes e a seus familiares.

Escrever sobre essa atuação não é tarefa simples. Organizar em palavras uma vivência marcada pelo caos constitui um desafio importante, quase tão grande quanto o de "cavar" um lugar para a subjetividade em um cenário em que a emergência física é o foco principal de atenção. Este capítulo pretende descrever a atuação do psicólogo no Pronto-Socorro de forma breve, enfatizando aspectos relacionados à cirurgia de emergência. Para tanto, é necessário apresentar o impacto emocional do contexto das emergências médicas para as pessoas envolvidas nesse atendimento: equipe de saúde, pacientes e familiares.

## A equipe de saúde

O cotidiano da equipe de saúde que atua em emergências é permeado por vivências de dor, sofrimento, impotência, angústia, medo, desamparo, exposição à violência, perdas e morte. Este cenário provoca, ao mesmo tempo, aversão e encantamento. A possibilidade em diagnosticar corretamente, curar doenças, aliviar a dor e sofrimento bem como salvar vidas faz com que o trabalho da equipe de saúde seja fonte de gratificação e realização pessoal. Não é raro receber reconhecimento, elogios e gratidão.

Entretanto, existe também a necessidade de cuidar de pessoas poliqueixosas, refratárias à ajuda, agressivas, hostis, deprimidas, inseguras e que, muitas vezes, alimentam a fantasia de obterem um tratamento rápido, indolor e que não implique muito investimento pessoal. As interações com os pacientes e seus familiares são frequentemente carregadas de emoção. Como o médico deve informar ao paciente que seu tumor é inoperável ou que precisará ser submetido a uma amputação? Como dizer para uma mãe que seu filho não sobreviverá ao acidente apesar de todos os esforços da equipe? Assim, é possível afirmar que a relação médico-paciente pode ser considerada o aspecto mais gratificante e, ao mesmo tempo, o mais estressante da atividade médica.

No que se refere à relação cirurgião-paciente, Sebastiani e Maia[23] observam que enquanto os cirurgiões enfatizam aspectos mais racionais e técnicos da relação, os pacientes priorizam aspectos mais afetivos e humanos. Cirurgiões acreditam que os pacientes esperam deles conhecimento científico, domínio técnico, seriedade e responsabilidade. Os pacientes consideram essas características importantes, mas secundárias, enfatizando a sinceridade, o acolhimento e a disponibilidade dos cirurgiões para ouvi-los e conversar com eles.

Considerando essas expectativas do paciente é possível pensar na dificuldade de se estabelecer uma relação médico-paciente satisfatória no Pronto-Socorro. A necessidade de atendimentos rápidos, a alta rotatividade dos pacientes, a sobrecarga de trabalho e a superlotação dificultam o estabelecimento dessa relação e interferem no bem-estar e na saúde da equipe.

As condições de trabalho incluem jornadas extensas e o convívio com limitações técnicas e materiais, que diminuem a satisfação pessoal no trabalho e a eficácia profissional do médico[20]. Alguns fatores interferem negativamente no bem-estar do médico: condições de trabalho, carga horária, volume de trabalho, conflitos entre o trabalho e a família entre as necessidades da instituição e as dos pacientes[26].

Laposa e Alden[11] investigaram a prevalência de estresse pós-traumático em profissionais que atuam no Pronto-Socorro considerando como evento traumático a própria atividade assistencial. Os autores verificaram que esses profissionais possuem alto risco em apresentar sintomas de transtorno de estresse pós-traumático e que a prevalência deste – entre esses profissionais é maior do que na população em geral.

A pesquisa revelou que todos os profissionais que trabalhavam diretamente com o paciente apresentaram pelo menos um dos sintomas do transtorno de estresse pós-traumático. Destes, 12% preencheram todos os critérios diagnósticos do DSM-IV. Desconsiderando o critério que exige que os sintomas apareçam em até seis meses após o evento traumático, esse percentual subiu para 20%. Os sujeitos afirmaram ainda que os sintomas atrapalham sua vida social (37%) e profissional (27%). A pesquisa aponta também que no Pronto-Socorro os anos de experiência e outras variáveis, tais como gênero, nível escolar e cultural, profissão e estado civil, não têm relação com o desenvolvimento do transtorno. Os sintomas desse transtorno geram absenteísmo, redução da satisfação no trabalho e afastamento precoce do trabalho.

Outro transtorno estudado é a Síndrome de Burnout, que aparece como uma resposta ao estresse ocupacional crônico e é caracterizada por altos níveis de exaustão emocional e despersonalização e baixo envolvimento pessoal no trabalho. O quadro é composto por sintomas somáticos (exaustão, fadiga, cefaléia, distúrbios gastrointestinais, insônia e dispnéia), psicológicos (humor depressivo, irritabilidade, ansiedade, rigidez, negativismo, ceticismo e desinteresse) e comportamentais (fazer consultas rápidas, colocar rótulos depreciativos, fazer muitas críticas e evitar os pacientes e o contato visual).

Revicki[19] aponta o trabalho em unidades de emergência como fonte de estresse e Burnout, devido às pressões como: tempo, necessidade de intervenções precisas, existência de pouca margem para dúvidas e erros, ocorrências imprevisíveis e ameaça constante de morte dos pacientes. Segundo Rondeau, Francescutti e Zanardelli[20], um quarto dos médicos que atuam em emergências sofrem com o Burnout e um em cada cinco pretende deixar a área nos próximos cinco anos.

Existe uma crença de que os médicos de emergência possuem níveis mais elevados de Burnout que os médicos de outras especialidades ou do que a população em geral, mas isso não se confirma em todas as pesquisas.

Nasetta[15] avaliou médicos que atuam em Pronto-Socorro e constatou nível médio de exaustão emocional e elevada despersonalização, porém alto nível de envolvimento pessoal. Outra pesquisa apresentou resultados semelhantes e verificou que a maioria dos médicos avaliados referiu bem-estar, entusiasmo e diversão. O trabalho foi considerado desafiador, variado, excitante e com possibilidades de gratificação imediata[12].

O Burnout pode ter consequências para o profissional, tais como diminuição do desempenho profissional, interferências na vida familiar, baixa autoestima, desmotivação, aumento de problemas de saúde e alta rotatividade de pessoal. Todos esses fatores interferem na qualidade da assistência prestada ao paciente e aos seus familiares.

# O paciente

O paciente que procura o Pronto-Socorro geralmente teve sua vida desestruturada a partir da instalação abrupta de um processo mórbido, vivência de acidente ou uma descompensação em casos de doenças crônicas.

Adriana, 20 anos, de repente sentiu dores abdominais intensas e procurou o Pronto-Socorro. Foi submetida a uma apendicectomia de emergência e, no dia seguinte, mostrava-se aliviada pelo fato de estar viva e pela diminuição da dor, mas queixava-se da cicatriz que carregaria para sempre na barriga.

Eduardo, 45 anos, trabalhava em uma obra e foi vítima de soterramento. Durante sua internação apresentava lembranças intrusivas do acidente acompanhadas das sensações de dor e asfixia e sentimento de desespero que sentiu naquele momento.

José, 24 anos, ficou paraplégico após um ferimento por arma de fogo. Pensava na família e sentia-se profundamente culpado, pois havia sido baleado ao tentar assaltar uma casa.

Camila, 18 anos, envolveu-se em um acidente automobilístico quando ia até a pizzaria com o companheiro. Ela chegou ao Pronto-Socorro com politrauma e, ainda na UTI, despediu-se do companheiro, que evoluiu com morte encefálica.

Os casos acima ilustram o sofrimento vivenciado pelos pacientes cirúrgicos nas unidades de emergência. Pessoas previamente hígidas, em muitos casos jovens, que abruptamente foram tiradas de sua rotina cotidiana. Os casos são tão diversos quanto as reações dos pacientes à doença que dependem de vários fatores: personalidade, história pessoal, crenças, estado emocional, tempo e apoio que possa receber e aceitar[1].

O atendimento neste setor envolve a imprevisibilidade e provoca, no paciente, reações psicológicas bastante variadas, incluindo ansiedade, medo, ressentimentos, perda de autonomia e autodomínio, sensação de estranheza, alteração da autoestima e da imagem corporal[4]. Segundo Moura[14], a doença e o acidente provocam uma crise e fazem com que o sujeito entre em contato com possíveis situações de perda: alguém querido (morte), corpo saudável (doença) e da condição de "inteiro" (fraturas, mutilações, procedimentos cirúrgicos). Nesse momento, o paciente teme tudo aquilo que a dor possa representar, como o sofrimento e a morte – real ou simbólica. Esse medo baseia-se em dados de realidade, tais como a sensação de dor e outros sintomas físicos, dependência da equipe de saúde e sentimento de impotência[4,22]. Essa vivência pode ser acompanhada por reações de ajustamento, ansiedade, depressão ou *delirium*.

Assim, quando chega ao Pronto-Socorro, o paciente se vê imerso em uma situação de estresse e desamparo. Em função da doença, ele passa de sujeito de intenções para sujeito de atenção. É submetido a procedimentos médicos que, embora visem sua melhora, podem adquirir um caráter ameaçador e invasivo. Vive um momento de perda de referencial que é acompanhado por sentimentos de isolamento, abandono e rompimento de laços afetivos, profissionais e sociais[4]. Isso ocorre em função do adoecimento e também da hospitalização.

Teoricamente, os pacientes deveriam receber os cuidados emergenciais e, em seguida, alta ou transferência para uma unidade de internação. Na prática, a falta de vagas nessas unidades determina o prolongamento da permanência do paciente e a continuidade do tratamento na própria unidade de emergência em condições, muitas vezes, inadequadas. Desta forma, os pacientes se acomodam em macas, sem conforto ou privacidade e presenciam constantemente cenas de sofrimento de outros pacientes.

Outros fatores geradores de estresse e sofrimento psíquicos estão relacionados ao tratamento a que é submetido. A cirurgia de emergência é um evento de vida altamente estressante que leva os pacientes a sentirem ansiedade e angústia, tanto antes quanto depois da cirurgia. Estes sentimentos estão associados ao processo de adoecer, à ameaça representada pela cirurgia, à possibilidade de sequelas e à necessidade de ser submetido a procedimentos e exames[8]. Sebastiani e Maia[23] afirmam que, apesar do avanço tecnológico das cirurgias e anestesias, o paciente cirúrgico nunca se sente totalmente seguro. Há uma preocupação com alterações na imagem corporal, medo de ficar incapacitado, da dor e da morte.

Na cirurgia de emergência, pelo caráter urgente da intervenção, os pacientes possuem pouco tempo para se adaptar ao fato de terem um problema médico e se prepararem psicologicamente para a cirurgia. Isso indica que a ansiedade pré-operatória neles é maior do que nos pacientes que serão submetidos a cirurgias eletivas. A ansiedade pré e a pós-operatória prejudicam o bem-estar e a recuperação do paciente. Karanci e Dirik[8] afirmam que pacientes com alta ansiedade pós-operatória referem mais dor e possuem períodos mais longos de hospitalização.

Os autores alegam que a ansiedade pré-operatória está relacionada ao medo da anestesia, à ocorrência de erros durante a cirurgia, perda de controle e medo da morte, enquanto a ansiedade pós-operatória está atrelada ao medo da dor, perda de funções físicas, de possíveis sequelas da cirurgia ou alteração da imagem corporal, retorno à sua rotina cotidiana normal e problemas profissionais. Certas características sociodemográficas, como idade, sexo, estado civil e educação possuem relação com a ansiedade experenciada pelo paciente. Mulheres, jovens, solteiros e pessoas com menor nível educacional estão mais vulneráveis à ansiedade nos períodos pré e pós-operatório. Esta também está relacionada às características psicológicas, como: estratégias de enfrentamento e percepção de suporte social. Sentir-se desamparado e culpar-se pela situação aparecem como preditores significativos de ansiedade relacionada à cirurgia.

Os autores avaliaram 146 pacientes submetidos à cirurgia abdominal de emergência, antes e depois da cirurgia e verificaram uma queda significativa no nível de ansiedade do pré para o pós-operatório. Isso parece estar relacionado ao alívio que os pacientes sentem após a cirurgia por estarem vivos.

Pritchard et al[18] verificaram outras diferenças entre pacientes submetidos a neurocirurgias eletivas e de emergência. Eles compararam as implicações psicossociais dos dois tipos de neurocirurgia e verificaram que estas foram piores para pacientes submetidos a cirurgia de emergência e para seus cuidadores. Neste caso, o aparecimento abrupto da doença afeta as pessoas no curso de suas responsabilidades familiares e profissionais. Além disso, o índice de estresse pós-traumático para pacientes que foram submetidos à cirurgia de emergência foi maior. Observaram que o paciente agudo apresenta um sofrimento importante e alterações familiares. Isso aponta para a necessidade de atenção psicossocial imediata após a neurocirurgia com o objetivo de minimizar o sofrimento e, consequentemente, os custos do processo para pacientes, cuidadores e comunidade.

## O paciente traumatizado

Quando se fala em cirurgia de emergência, o trauma merece receber atenção especial devido suas implicações importantes do ponto de vista físico, psicológico, social e ocupacional e por ser uma condição aguda grave e potencialmente fatal. Pesquisas indicam que o trauma é a principal causa de morte entre o primeiro e o 44° ano de vida e que mais de dois terços de todas as mortes de adultos jovens resultam de acidentes automobilísticos, outras lesões não intencionais, homicídio e suicídio. Assim, aquele é considerado um importante problema de saúde pública[5, 21].

Os pacientes que o sofreram podem apresentar reações de ajustamento, tristeza e luto pela perda da imagem corporal, transtornos de humor, reação aguda ao estresse e transtorno de estresse pós-traumático. Coffey et al[3] avaliaram 241 pacientes que sofreram acidentes automobilísticos e identificaram que 43% deles apresentavam Transtorno de Estresse Pós-Traumático. Outra queixa comum observada nesses pacientes foi a dor crônica.

Um fator inquietante é que a maioria dos traumas poderia ser prevenido. Schmitt e Gomes[21]afirmam que sua história pode estar vinculada a transtornos psiquiátricos prévios já identificados ou não. Os autores referem que a relação entre trauma e transtornos psiquiátricos é uma "via de mão dupla", já que o aquele pode ser considerado um fator de risco para transtornos psiquiátricos e vice-versa. Assim, é necessário que se investigue o evento desencadeante e o risco de recidiva do trauma. Não identificar os fatores "psicológicos" relacionados ao trauma pode contribuir para sua reincidência.

O abuso de álcool é um dos fatores de risco mais pesquisado. Field e O´Keefe[5] investigaram fatores de risco comportamentais e psicológicos associados às lesões. Além deste, os fatores de risco incluem variáveis psicológicas como a impulsividade, a necessidade de sentir emoções mais fortes e a percepção do risco. O uso do álcool é frequentemente associado a essas características psicológicas. Os autores afirmam que os pacientes admitidos por lesões foram significativamente mais propensos em se descreverem como impulsivos ou com necessidade de sentirem emoções mais fortes e menos propensos em perceberem a relação entre comportamentos de risco e lesões e tendem amenizar os perigos do uso do álcool. Os resultados deste estudo sugerem que padrões de comportamento, incluindo o uso de álcool e características psicológicas dos pacientes com trauma são significativamente diferentes em comparação com aqueles hospitalizados por outras causas. Os autores concluíram ainda que intervenções breves realizadas no departamento de emergência que abordam diretamente estes padrões de comportamento de risco em pacientes lesionados podem reduzir o risco de futuras lesões.

A vivência do paciente, seu sofrimento e hospitalização possuem implicações psicossociais importantes e afetam significativamente seus familiares.

## A família

A família possui um papel importante no modo como o paciente enfrenta a doença e na sua recuperação. Ela também auxilia a equipe de saúde, trazendo informações sobre o paciente, como seus hábitos e preferências[7]. Quando o paciente adoece, torna-se doente também sua rede de relações. A maneira pela qual a família vive esse momento depende do lugar ocupado pelo paciente na família, doença, o sentido dado a ela e sua inscrição na história familiar[10].

O adoecer ou acidentar-se e a hospitalização são vivenciados como momentos de crise, que exigem a mobilização de recursos de enfrentamento e estratégias de adaptação. Tudo o que é comum para a equipe de saúde porque faz parte da rotina assistencial é assustador para a família. O afastamento do ente querido, o rompimento da rotina, os problemas financeiros, a dificuldade de compreensão do diagnóstico, o ambiente desconhecido, o constante medo da morte e presenciar a dor do ente querido são situações apontadas pelos familiares como estressantes e ansiógenas[7, 24].

A família precisa estar segura quanto ao tratamento que é dado ao paciente, quanto ao interesse da equipe por ele e saber que todo o possível está sendo feito em prol de sua recuperação[24]. Não saber a respeito do quadro clínico do paciente é ainda pior do que sabê-lo grave[7].

Pesquisas revelam que os familiares mais satisfeitos são os que têm um médico à sua disposição, opções de tratamento apresentadas e discutidas, explicações detalhadas de procedimentos, suas consequências e possibilidades de opinar sobre as decisões[9]. É muito difícil para a equipe prover todo esse apoio em casos de cirurgia de emergência.

Paavilainen et al[17] afirmam que a indicação de uma cirurgia de emergência pode provocar maior angústia aos familiares do que ao próprio paciente. Nesta situação, a família espera receber mais informações e apoio emocional por parte da equipe de saúde. Além disso, é importante assegurar que os familiares possam ver o paciente tão breve quanto possível após a cirurgia. Desta forma, é importante realizar uma intervenção que promova suporte para enfrentamento da cirurgia e instrumentalize o familiar a oferecer um suporte adequado ao paciente.

## O psicólogo

Considerando o exposto até aqui, é possível afirmar que o psicólogo possui uma grande demanda de intervenção no Pronto-Socorro. Seu objetivo principal é incluir um olhar para a subjetividade – do paciente, de seus familiares e da equipe de saúde. Nesse sentido, uma das modalidades de atendimento eficaz é a interconsulta psicológica que abarca os aspectos psicológicos e sociais da atividade médica hospitalar. Seus objetivos são auxiliar profissionais de outras áreas no diagnóstico e tratamento de pacientes com problemas psicológicos ou psicossocias (situações emocionais emergentes) e intermediar a relação entre os envolvidos na situação (equipe de saúde, pacientes e familiares) facilitando a comunicação, cooperação e elaboração de conflitos[16]. Assim, além de permitir a assistência ao paciente e familiares, a interconsulta permite instrumentalizar a equipe de saúde para identificar e, se possível, resolver problemas de natureza emocional, promovendo uma interação mais satisfatória com o paciente.

As solicitações de atendimento psicológico acontecem em duas situações principais: distúrbios psiquiátricos ou psicológicos e dilemas éticos. Solicitações comuns para pacientes submetidos à cirurgia de emergência incluem: apoio psicológico à equipe ou para pacientes submetidos a procedimentos traumatizantes e seus familiares; intervenções quando o paciente apresenta resistência ao procedimento; apoio para comunicações dolorosas (como por exemplo: informar ao paciente o óbito de quem estava com ele no momento do acidente automobilístico).

Nogueira-Martins[16] descreve o caminho que o interconsultor deve percorrer:

**1.** Coleta de informações com médicos, enfermeiros, paciente, familiares e outros;

**2.** Elaboração de diagnósticos situacionais;
**3.** Devolução e assessoramento;
**4.** Acompanhamento diário da evolução da situação.

O diagnóstico situacional envolve a explicitação de reações psicológicas de todos os envolvidos naquela situação e momento. A partir dele é que o psicólogo estabelece a conduta que pode incluir intervenções junto ao paciente, à família e/ou à equipe.

Juntamente com os pacientes e familiares, os atendimentos são breves, focais e buscam minimizar tanto o sofrimento como o envolvimento na tríade doença-hospitalização-tratamento. De certa forma, o psicólogo procura caminhar na "contramão" da emergência. Não porque seu atendimento não seja urgente, mas pela sua *escuta* singular que implica a valorização dos vínculos e a compreensão do sofrimento daqueles envolvidos na situação. Sterian[25] explica que:

> Escutar não é uma tarefa tão fácil quanto pode parecer à primeira vista. Ouvir palavras repletas de dor, angústia ou sem nexo aparente, pode vir a ser um trabalho árduo. E, principalmente, se nos propomos a não fazer juízos críticos e a tentar desvendar o material inconsciente que se encontra por trás do discurso explícito daquele que nos demanda ajuda (p. 47)

É essa escuta que permite discriminar a urgência médica e a – subjetiva, nesse setor, atravessado pela imprevisibilidade. Permite ainda que se conheça o sujeito e que este formule uma demanda para intervenção.

> Quem adoece e sofre é, antes de tudo, um sujeito e não um corpo. Logo, a fala deve ser privilegiada não como manifestação patológica que exige correção ou reposta imediata, mas como possibilidade de fazer aparecer uma outra dimensão da queixa que singulariza o pedido de ajuda. (FIGUEIREDO, 1997, p. 43).

O psicólogo tem acesso ao paciente a partir da irrupção da crise em diante, porém, a emergência estende-se aos períodos que precedem a crise e aos que lhe são consecutivos. É importante avaliar a natureza e o grau de intensidade do acontecimento na vida do indivíduo e que recursos psíquicos o paciente possui para o enfrentamento adequado da situação. Para tanto, o psicólogo precisa conseguir o máximo de informações, no menor tempo possível, com o objetivo de levantar hipóteses sobre as vivências daquele paciente para que seorteie um diagnóstico e uma proposta terapêutica[25].

Essa tarefa requer do profissional o uso total e imediato de suas habilidades. Não há tempo para esperar passivamente pelo *insight* ou elaboração, o que exige do psicólogo uma postura mais acolhedora e diretiva. A conduta do psicólogo deve considerar a potencialidade do setor de internação em desencadear reações psicológicas, o impacto psicossocial do adoecer e hospitalização, a personalidade do paciente, sua compreensão sobre a doença e o significado que lhe atribui, sua relação com o tratamento, seus recursos para adaptar-se e o suporte familiar que recebe. Cada atendimento deve ter começo, meio e fim. Elege-se um foco e busca-se um fechamento da situação. Assim, um único atendimento pode ser bastante eficaz e dar conta da dificuldade apresentada pelo paciente naquele momento.

Sterian[25] afirma que a psicoterapia de emergência é indicada para situações de dor emocional aguda e dilacerante, circunstâncias seriamente destrutivas e para os casos que ativamente colocam em risco a vida do paciente ou de outras pessoas. É útil no tratamento de situações de crise e de dificuldades adaptativas pontuais. Além disso, pode ser preventiva, evitando que um problema pontual se transforme em uma desordem psíquica organizada.

Com pacientes cirúrgicos, a intervenção psicológica pode acontecer antes, durante e depois da cirurgia. No momento pré-operatório, o objetivo é auxiliar o paciente a preparar-se psicologicamente para a cirurgia, a partir dos medos apresentados. Uma preparação adequada influencia as reações do paciente no período de recuperação. Quanto maior a ansiedade e sofrimento no pré-operatório, maior o risco de depressão e de baixa aderência ao tratamento no pós-operatório[23]. Durante a cirurgia, a atenção se volta principalmente para os familiares. Estar do lado de fora, sem saber exatamente o que ocorre com o paciente gera angústia, ansiedade, medo e impotência. No pós-operatório, as intervenções enfocam o manejo da dor, a reabilitação e a preparação para a alta, auxiliando na aceitação da nova imagem corporal e na reintegração do paciente à sua rotina. Um paciente submetido a uma amputação, por exemplo, sofre uma espécie de morte simbólica. Vivencia um luto pela perda do membro e de si mesmo. Há alteração do autoconceito e da autoimagem; da forma como os outros o veem (alguns com pena, outros com repulsa...) e alteração da rotina. Precisa, então, adaptar-se a uma nova condição; lamentar o que perdeu, mas também olhar para o que ficou e escolher o que fazer com isso. A família possui um papel importante nesse momento e deve ser acolhida e orientada. Esse tipo de intervenção é também preventiva e busca promover qualidade de vida.

No que se refere à cirurgia de emergência, é preciso considerar que o paciente não tem muito tempo para se preparar. O psicólogo busca favorecer a expressão dos sentimentos e fantasias relacionadas à cirurgia e oferecer continência à angústia e ansiedade do paciente. É importante que o paciente compreenda seu diagnóstico, a necessidade urgente da intervenção e como será o procedimento. Mais do que isso: é necessário que seja ouvido e que as intervenções sejam adaptadas às suas necessidades. Isso favorece o estabelecimento de confiança entre o paciente e a equipe e promove alívio da ansiedade.

O psicólogo soma em sua atuação à do cirurgião e de outros profissionais da equipe de saúde, respondendo às demandas auxiliando e mediando a comunicação entre paciente, família e equipe. Os casos a seguir ilustram essa atuação.

# Casos clínicos

## A dor que não tem nome

Ana, 4 anos, é trazida pelo resgate ao Pronto-Socorro após cair de seu apartamento que fica no quarto andar do edifício. Os médicos realizaram o primeiro atendimento, tentaram estabilizá-la, mas o caso foi muito grave e ficou evidente que o óbito era apenas uma questão de tempo. A mãe foi convocada e estava a caminho do hospital quando o médico residente da Cirurgia Geral solicitou que a psicóloga comparecesse ao Pronto-Socorro. Visivelmente preocupado, o médico explicou o caso à psicóloga, informou que a mãe estava grávida de 7 meses e questionou como poderia dizer que a criança morreria. A morte de criança é a menos tolerada dentre todas. A intolerância é ainda maior quando a criança for saudável e, subitamente, se envolve em um acidente. Perder um filho é uma dor que não tem nome. Quem perde o cônjuge, é viúvo; quem perde os pais, órfão; mas quem perde um filho é o que? Não há palavra que nomeie essa dor. Comunicar à família esse tipo de acontecimento é como explodir uma bomba, cujos efeitos serão sentidos para sempre. Há alterações na estrutura e dinâmica familiar: dor, saudade, raiva e culpa. O médico sabia disso e estava temeroso quanto à reação da mãe. A atuação da psicóloga neste caso incluiu três ações principais:

1. Acolhimento da angústia do profissional e discussão sobre a forma mais adequada de realizar a comunicação dolorosa. Não é necessário dizer exatamente "sua filha vai morrer", mas é importante enfatizar a gravidade do caso e não alimentar falsas esperanças. O mais importante seria garantir o acolhimento da mãe. Ela precisava saber que a equipe mobilizava todos os esforços para oferecer os cuidados possíveis naquele momento.

2. Mediação da comunicação entre médico e família. Ao encontrar a mãe, o médico descreveu o estado clínico da criança, enfatizando sua gravidade e enumerando ferimentos e traumatismos. Foi cuidadoso com as palavras e muito adequado, enquanto a mãe parecia fazer um esforço para compreender. Foi então que, depois de toda a explicação, a mãe perguntou: *"mas ela vai ficar bem, né doutor?"*. Após um momento de silêncio, a psicóloga apontou que não seria possível garantir isso, mas que a equipe estava fazendo tudo o que era possível.

3. Pronto-Atendimento psicológico da mãe. A mãe demonstrou desejo de ver a filha e foi levada até a sala de emergência. Sentada ao lado da maca, com olhar de pesar, disse: *"parece que ela está dormindo, nem parece tão grave como o doutor falou"*. Contou que no horário do acidente a filha deveria estar na escola, mas a professora havia orientado a não levar pois a criança estava com pediculose. *"Eu olhei a cabeça dela quando cheguei em casa. Não achei nada, nem lêndea, mas como a tia pediu pra não levar, eu não levei. Ela ficou com uma senhora que sempre olha meus filhos quando preciso. Nunca aconteceu nada... E eu já falei tantas vezes para o meu marido que tinha que co-*

*locar tela naquelas janelas... eu falei tanto... e agora isso".* A mãe procurava justificativas e culpados para a situação, talvez numa tentativa de aliviar a própria culpa, pois não havia conseguido proteger sua filha desse acidente. A psicóloga procurou oferecer continência aos sentimentos apresentados e apontar que entender o porquê ou encontrar o culpado não aliviaria a tristeza, a dor ou a culpa da mãe. Reforçou ainda que a mãe tentou seguir as determinações da escola, o que era uma conduta adequada. A mãe perguntou para que servia o cobertor rosa e foi informada sobre a necessidade de mantê-la aquecida. Ela colocou a mão sob o cobertor e disse: *"Ela já está gelada".* Só então pareceu compreender a real gravidade do caso e considerar a possibilidade de morte. Não quis falar sobre isso, mas chorou muito nesse momento.

Ana morreu algumas horas depois, mas sua família contou com uma intervenção multiprofissional adequada. Não há como vivenciar essa situação sem sofrimento. Entretanto, não é preciso vivenciá-la sozinho. A intervenção compartilhada garantiu acolhimento e apoio à família e facilitou o trabalho da equipe na comunicação de algo tão doloroso.

## A dor que não tem nome 2

A conduta do psicólogo pode ser diferente se o óbito for de alguém que esteja com o paciente no momento do acidente. Juliana, 27 anos, casada, vendedora, sofreu um acidente automobilístico (automóvel X ônibus) e foi internada em estado grave na UTI, com politrauma (TCE, face, bacia, úmero e fêmur) e trauma abdominal. Juliana dirigia o carro, sua única filha (1 ano e 7 meses) estava no banco traseiro e uma amiga ocupava o banco do passageiro. Juliana ficou inconsciente e não viu nada no momento do acidente, mas a filha e a amiga faleceram no local. Juliana ficou alguns dias intubada e sedada. Acordou um pouco confusa, mas logo ficou mais orientada e começou a perguntar sobre a filha. Sua família mostrava-se muito preocupada, sem saber como contar sobre o ocorrido. Em casos como esse, é importante que o psicólogo converse com a equipe sobre o quadro clínico da paciente e avalie seus recursos psíquicos para receber a notícia. Se aquele for estável, a paciente possuir recursos adequados e estiver perguntando deve ser informada sobre o que aconteceu. Entretanto, a notícia não precisa ser comunicada pelo médico, já que ele não atendeu os pacientes que morreram. É importante que isso seja feito por alguém que possua um vínculo anterior com a paciente e lhe seja referência afetiva. Assim, o psicólogo pode preparar alguém da família para essa tarefa, oferecendo suporte emocional orientando sobre a forma de comunicar. Uma das maneiras possíveis é ajudar o paciente a se lembrar do acidente e, a partir de suas lembranças e questionamentos, introduzir a informação. Se ninguém da família sente-se apto a contar, o próprio psicólogo pode fazê-lo e nesse momento oferecer continência aos sentimentos que emergirem a partir da informação. Esse procedimento foi utilizado com Juliana, que apresentou inicialmente uma reação de choque, seguido de muita tristeza e culpa. O acompanhamento psicológico focou o auxílio para elaboração do processo de luto, a aceitação da nova imagem corporal, o auto-conceito e aspectos da reabilitação.

## Homem não usa bolsa!

Ricardo, 39 anos, sentiu fortes dores abdominais, procurou o Pronto-Socorro onde recebeu o diagnóstico de diverticulite e a informação sobre o tratamento: cirurgia de emergência com possibilidade de ficar com bolsa de colostomia. A psicóloga foi chamada, pois o paciente recusava-se a fazer o procedimento se tivesse que ficar com a bolsa. A intervenção psicológica incluiu inicialmente a avaliação do paciente, buscando identificar o sentido que ele atribuía àquela situação. O paciente referia preocupação com o impacto que o uso da bolsa teria na sua vida ocupacional, social, familiar e sexual. Autorizada pelo paciente, a psicóloga solicitou a presença do cirurgião e mediou a conversa entre eles, auxiliando o paciente a expor seus medos e fantasias e a compreender o que era explicado pelo médico. Após confrontar suas fantasias com os dados de realidade, o paciente apresentou redução da ansiedade e resolveu que deveria fazer a cirurgia. Mesmo assim, apresentou importante angústia de morte. Isso foi abordado pela psicóloga que apontou não obstante o medo, a cirurgia era justamente uma possibilidade de evitar a morte. Não se submeter ao procedimento seria, inevitavelmente, caminhar para ela. Ao perceber que a cirurgia significava sair da impotência diante da doença e lutar pela vida, o paciente aceitou o procedimento. O acompanhamento psicológico continuou no pós-operatório imediato e durante toda a hospitalização, enfocando o manejo da dor, a alteração da imagem corporal e a reabilitação.

## Emergência Médica X Emergência Subjetiva

No Pronto-Socorro encontramos pacientes que vivenciam emergências subjetivas que nem sempre coincidem com as médicas. Mariana, 42 anos, procurou o Pronto-Socorro, pois apresentava inchaço e dores abdominais. O diagnóstico foi de mioma no útero, este exigia intervenção cirúrgica, mas não havia urgência. A médica residente a medicou e informou que lhe daria alta com encaminhamento para acompanhamento ambulatorial. A paciente recusou-se a ir embora e ficou agressiva. A médica tentou explicar a situação e convencê-la de que poderia esperar, mas não conseguiu. Enfermeiros, auxiliares de enfermagem e assistentes sociais tentaram intervir, mas também não obtiveram sucesso. Diante disso, a assistente social solicitou que a psicóloga conversasse com a paciente. Ao me explicar o caso, referiu que a situação havia causado um grande mal-estar e todos se sentiram impotentes diante dela.

Ao ser abordada pela psicóloga, a paciente mostrou-se resistente e disse: *"eu não vou embora. Você não vai me convencer a ir embora. Pode vir o papa, psicóloga, qualquer um, eu não vou!"*. A psicóloga então questionou: *"Mas quem disse que eu vim aqui para te convencer a ir embora?"*. Aos poucos, com o manejo da resistência, a paciente contou sua história de vida. Proveniente de outro Estado, Mariana estava em São Paulo há cerca de um mês. Relatou uma história de vida permeada por muitas dificuldades e referiu ter sofrido um grave acidente de carro há dois anos, que a obrigou a ficar quase um ano sem estudar. Nesta internação disse sentir-se desamparada, injustiçada e incompreendida. Sentiu-se ameaçada e mostrou-se muito preocupada com a doença.

Ao discutir o caso com a médica responsável, esta afirmou que o quadro clínico não era grave e poderia esperar por uma cirurgia eletiva. A médica apresentou irritabilidade, pois sentiu que a paciente questionara sua conduta. A psicóloga procurou mediar a relação médico-paciente, explicando que a agressividade da paciente não se referia apenas à figura da médica, mas sim a todas as dificuldades enfrentadas na vida. A paciente havia sofrido uma interrupção em sua vida em função do acidente. Agora tinha planos que seriam novamente interrompidos pela doença, dor e intervenção tardia. A forma como paciente e equipe avaliam determinado quadro clínico é muito diferente. A equipe acompanha diversos casos que permitem o estabelecimento de outra referência: existem casos muito mais graves que o dela. A paciente, por outro lado, avalia a situação dentro de sua trajetória de vida. A doença poderia esperar, mas a paciente não. Compreendendo a situação pela perspectiva da paciente, a médica estudou outros encaminhamentos para o caso e conseguiu uma transferência para um hospital auxiliar onde a cirurgia seria realizada.

A psicóloga acompanhou a médica no momento em que ela foi informar a paciente sobre a transferência. A paciente mostrou-se extremamente agradecida e chorou, aliviada pela possibilidade de ter seu quadro resolvido mais brevemente.

Esse é um caso em que a impotência atingiu a todos da equipe. A maior dificuldade é que todos chegavam para conversar com a paciente tentando explicar a situação, como se a reação dela tivesse a ver apenas com uma compreensão cognitiva. A verdadeira dificuldade da paciente residia no aspecto afetivo e na reedição do sentimento de injustiça que sentiu a vida toda.

## Considerações finais

Os casos apresentados ilustram situações de angústia intensa, nas quais o psicólogo pode intervir considerando os aspectos subjetivos envolvidos na relação médico-paciente que interferem no tratamento de forma geral.

Nas intervenções relatadas, o objetivo primordial da psicóloga foi dar lugar para a subjetividade das pessoas presentes, nesse contexto marcado por emergências médicas e, ao fazê-lo, discriminar a urgência médica e a subjetiva para atuar sobre a segunda. Afinal, a conduta deve considerar a forma como o paciente entende e vivencia a doença, hospitalização e o tratamento.

Em cirurgias de emergência, não existe um tempo hábil para que o paciente compreenda e aceite o que está acontecendo. Suas reações iniciais – de choque, recusa do procedimento ou agressividade – são formas de se defender da angústia e do medo e permitem a organização de outros recursos de enfrentamento.

A relação médico-paciente também não se estabelece de forma adequada. O paciente fica apegado à sua dor física e subjetiva, enquanto o médico precisa centrar-se no procedimento urgente. O psicólogo precisa considerar a urgência, mas não se deixar capturar por ela. "Querer dar uma resposta imediata que aplaque a urgência, sob a égide do desejo de curar e de fazer o bem, privaria o terapeuta de escutar" (Sterian, 2001, p. 90). e esta é primordial para que a conduta seja eficaz para diagnosticar e tratar o paciente, mas também considerar o que existe em torno deste considerando o emaranhado de aspectos subjetivos que permeiam sua relação com os profissionais que cuidam de sua saúde além de intervir para desfazer os seus nós.

## Referências bibliográficas

**1.** Botega NJ. Reação à doença e à hospitalização. In: _____ (org.): Prática Psiquiátrica no Hospital Geral: interconsulta e emergência. Porto Alegre, Artmed Editora; 2002.p. 43-59.

**2.** Chiattone HBC. A significação da psicologia no contexto hospitalar. In: Angerami-Camon VA. Psicologia da Saúde: um novo significado para a prática clínica. São Paulo, Pioneira; 2000.

**3.** Coffey SF, Gudmundsdottir B, Beck JG, Palyo SA, Miller L. Screening for PTSD. In: motor vehicle accident survivors using the PSS-SR and IES.Journal of Traumatic Stress. 2006;19(1): 119-128.Coppe AAF, Miranda EMF. O psicólogo diante da urgência no Pronto-Socorro. In: Angerami-Camon VA (org.). Urgências Psicológicas no Hospital. São Paulo, Pioneira; 2002.

**4.** Field CA, O'Keefe G. Behavioral and psychological risk factors for traumatic injury. The Journal of Emergency Medicine. 2004; 26(1): 27-35.

**5.** Figueiredo AC. Vastas Confusões e Atendimentos Imperfeitos: a clínica psicanalítica no ambulatório público. Rio de Janeiro, Relume-Dumará; 1997.

**6.** Haberkorn A. Atuação psicológica na UTI. In: Bruscato WL.; Benedetti C.; Lopes SRA. (org). A prática da Psicologia Hospitalar na Santa Casa de São Paulo: novas páginas em uma antiga história. São Paulo, Casa do Psicólogo; 2004,:p.99-107.

**7.** Karanci AN, Dirik G. Predictors of pre- and postoperative anxiety in emergency surgery patients. Journal of Psychosomatic Research.2003; 55: 363-369.

8. Kirchhoff KT et al. The vortex: families' experiences whit death in the intensive care unit. Am J Crit Care.2002;11(3): 200-209.

9. Lamanno-Adamo VLC. A família sob impacto. In: Botega NJ (org.). Prática Psiquiátrica no Hospital Geral: interconsulta e emergência. Porto Alegre, Artmed Editora; 2002.

10. Laposa JM; Alden LE. Posttraumatic stress disorder in the emergency room: exploration of a cognitive model. Behaviour Research and Therapy.2003; 41: 49-65.

11. Leblanc C; Heyworth J. Emergency physicians: "burned out" or "fired up"? Can J Emerg Med.2007; 9(2): 121-123.

12. Mohta M. et al. Psychological care in trauma patients. 2003; Injury 34(1): 17-25.

13. Moura MD. Psicanálise e Urgência Subjetiva. In: _____ (org.). Psicanálise e Hospital. Rio de Janeiro, Revinter; 1996.

14. Nasetta SA. Burnout en guardias médicas. Rev. Argentina de Clínica Neuropsiquiatra.2004;(11): 244-252.

15. Nogueira-Martins LA. Interconsulta em saúde mental In: Ismael, SMC (org.). Temas de prevenção, ensino e pesquisa que permeiam o contexto hospitalar. São Paulo, Casa do Psicólogo. 2005; 91-106,.

16. Paavilainen E, Seppanen S, Astedt-Kurki P. Family involvement in perioperative nursing of adult patients undergoing emergency surgery. Journal of Clinical Nursing. 2001; 10: 230-237.

17. Pritchard C, Clapham L, Foulkes L, Lang DA, Neil-Dwyer G. Comparison of cohorts of elective and emergency neurosurgical patients: psychosocial outcomes of acoustic neuroma and aneurismal sub arachnoid hemorrhage patients and carers. Surg Neurol. 2004; (62):7–16.

18. Revicki DA. Work-related "stress" and psychological distress in emergency medical technicians. J Occup Health Psychol. 1996;(1): 391-396-.

19. Rondeau KV, Francescuti LH, Zanardelli JJ. Emergency Department overcrowding: the impact of resource scarcity on physician job satisfaction. Journal of Healthcare Management. 2005; 50(5): 327-340.

20. Schmitt R, Gomes RH. Aspectos da interconsulta psiquiátrica em hospital de trauma. Revista de Psiquiatria RS 27(1): 71-81, 2005.

21. Sebastiani RW. Aspectos emocionais e psicofisiológicos nas situações de emergência no hospital. In: Angerami-Camon VA (org.). Urgências Psicológicas no Hospital. São Paulo, Pioneira, 2002.

22. Sebastiani RW, Maia EMC. Contribuições da psicologia da saúde – hospitalar na atenção ao paciente cirúrgico. Acta Cirúrgica Brasileira 20 (Supl no 1): 53-, 2005

23. Silva ALM; Andreoli PB. O trabalho do psicólogo em UTI e UCO. In: Ismael SMC (org.). A prática psicológica e sua interface com as doenças. São Paulo, Casa do Psicólogo: 37-51.

24. Sterian A. Emergências Psiquiátricas: uma abordagem psicanalítica. São Paulo, Casa do Psicólogo, 2001.

25. Wallace JE, Lemaire J. On physician well being – you'll get by with a little help from your friends. Social Science e Medicine 64: 2565-2577, 2007.

**Maria Dolores Galiñanes Otero Fernandes** ▪ **Sonia Marli De Marchi Castro**

# Atuação do Serviço Social no Pronto Socorro do Hospital das Clínicas da FMUSP

*"Ouvir o cliente e permitir uma relação de afetividade
é um caminho para aliviar a dor"*

## Introdução

A frase em citação retrata a condição da ação efetiva do Assistente Social em um Serviço de Emergência. Esse profissional atua 24 horas numa dimensão multiprofissional em que parcerias técnicas facilitam a compreensão do processo SAÚDE/DOENÇA e do universo social do cliente. Neste capítulo, pretende-se sintetizar a atuação do Serviço Social no atendimento ao cliente em situação de emergência, nas quais ações rápidas e objetivas permeiam a rotina diária. O Assistente Social nesse ambiente, tem como principais características a agilidade com objetividade, ser interlocutor na Equipe multiprofissional e na rede de suporte médico social.

O Serviço Social Médico do Hospital das Clínicas foi criado pelo Decreto Lei 13192, de 19 de janeiro de l943, tendo caráter pioneiro como Serviço Social Hospitalar. A Divisão de Serviço Social Médico está presente nas Unidades de Pronto Socorro, Ambulatórios e de Internação, com corpo próprio em cada Serviço. Em seu organograma, possui três áreas de apoio: Administrativa, Coordenadoria de Treinamento e Ensino e Setor de Entrosamento com a Comunidade. Tem por missão: prestar atendimento social aos clientes, incentivando-os a participarem da busca da saúde, através do conhecimento e alternativas de mudanças das situações sociais que interferem no processo saúde-doença. Visão: ser referência nacional em Serviço Social Hospitalar. Valores: compromisso, ética, cidadania, responsabilidade, qualidade.

## Serviço social do pronto socorro

O Pronto Socorro do ICHC é uma Unidade de Emergência Referenciada. Serviço de alta complexidade médica-tecnológica, com recursos humanos especializados, contendo diversas especialidades médicas. É um serviço de atenção à saúde de nível terciário.

O Serviço Social do Pronto Socorro vincula-se à Divisão de Serviço Social Médico. Funciona 24 horas e presta atendimento direto ao cliente e/ou familiar. O trabalho se desenvolve através de entrevista preliminar e de prosseguimento do caso. Contudo, é uma prática social, inscrita no mundo do trabalho, cuja natureza interventiva busca, através da leitura e análise conjuntural, operar transformações que beneficiem os indivíduos. O seu papel com o cliente é decodificar a realidade, agilizar recursos, mobilizar interesses, orientar, refletir e cooperar sobre necessidades a serem conquistadas. Com a equipe, é transpor obstáculos nas diversas linguagens profissionais, interpretar a realidade social, cooperar comprometidamente no equacionamento das questões apresentadas e participar efetivamente do processo terapêutico proposto.

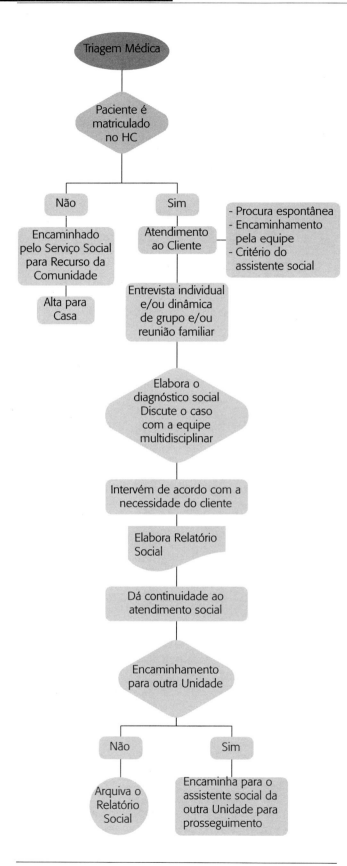

**Figura 2.1** Fluxograma de atendimento ao cliente da DSSM.

A ação profissional se inicia por procura espontânea ou por encaminhamento da equipe médica/enfermagem e, principalmente, por situações em que o assistente social identifica a necessidade de intervenção, durante as visitas que efetiva aos pacientes. Uma das principais intervenções realizadas é quanto à questão da retaguarda familiar de pacientes que necessitarão de cuidados ou acompanhamento na ocasião da alta hospitalar, no sentido de refletir, sensibilizar e orientar a família ou o cuidador em relação às necessidades apresentadas.

## Enfoque da atuação do assistente social: o que atende?

- Crianças e adolescentes (abandono, agressão, violência urbana, doméstica ou sexual, drogas)
- Casos psiquiátricos (surtos, tentativa de suicídio, intoxicação exógena, drogas)
- Idosos (desorganização familiar, rejeição, falta de asilamento)
- Moradores de rua (perda de vinculo familiar, falta de retaguarda médico-social)
- Casos de Evasão (tentativas de localização e comunicação à família)
- Casos de Desconhecidos (tentativas de identificação e localização de família)
- Doação de Órgãos e Tecidos para transplantes (notificação dos óbitos a OPO – Organização de Procura de Órgãos e abordagem em conjunto com enfermagem junto ao familiar)
- Transferências hospitalares (abordagem familiar de consentimento)
- Indicação/avaliação de diálise (convocação familiar, obtenção de vagas interlocução com Clínicas de diálise, encaminhamentos)
- Convocação de familiares (preparação de alta, contato com a equipe)

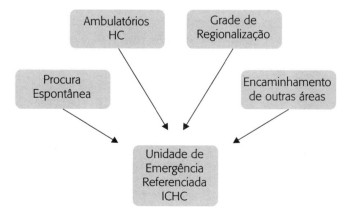

**Figura 2.2** Procedência dos Clientes.

## Ações profissionais: como faz?

- Acolhimento enquanto diretriz profissional na dimensão da expressão de sentimentos e vínculos afetivos.
- Encaminhamentos e orientações sobre direitos trabalhistas, acesso a benefícios previdenciários.
- Fornecimento de auxílio financeiro e em espécie enquanto suporte de aderência ao tratamento (vale transporte, cadeiras de roda...).
- Interface na comunicação doente/família e equipe.
- Encaminhamento a rede de suporte médico social (grade de regionalização).
- Orientação sobre fornecimento de $O_2$ domiciliar.
- Solicitação e programação de transporte para exames, retorno à residência, Instituições sociais.
- Encaminhamento de solicitação de laudo e declaração médica.
- Acompanhamento de pacientes a recurso social, domiciliar, rodoviário, aeroporto.
- Atendimento a pacientes e familiares do NAVIS "Núcleo de Atendimento a Vítimas de Violência Sexual".

## Metodologia utilizada

- Atendimento Direto (entrevista individualizada, entrevista conjunta, reunião de família, dinâmica de grupo, visitas domiciliares).
- Atendimento Indireto (participação em visita médica, discussões de casos, reuniões clínicas, reunião de equipe interdisciplinar, protocolos clínicos).

## Situações apresentadas no cotidiano pelo cliente que procura o Serviço Social do Pronto Socorro

- Expectativa em solucionar rapidamente seus problemas de saúde (acessibilidade, adequação do serviço).
- Expectativa relacionada à gravidade do diagnóstico e prognóstico médico e as consequências decorrentes (perdas, cuidados domiciliares).
- Falta de recursos econômicos para retorno a residência, para a aquisição de aparelhos (andador, cadeira de rodas etc.).

- Insuficiência de vagas em instituições sociais e hospitalares para abrigamento e/ou transferência, respectivamente, para continuidade de tratamento.
- Desequilíbrio nas relações sociais, familiares e profissionais, decorrente de acidentes ou da doença instalada.

## Efetividade da ação do assistente social

Ocorre no trabalho realizado em EQUIPE MULTIDISCIPLINAR. Uma abordagem abrangente de muitos problemas de saúde tem uma contribuição inconfundível a dar no que tange a melhoria do destino das pessoas e de seu bem-estar. Os profissionais da equipe que se propõem a trabalhar nos serviços de emergência e urgências têm que ter capacidade técnica, equilíbrio para a função e saber trabalhar em harmonia com todos os membros da equipe. A falha em qualquer uma dessas partes pode comprometer a qualidade do atendimento e, com isso, causar, muitas vezes, um resultado menor do que o esperado e comprometer a qualidade de vida dos pacientes.

## Ensino e pesquisa

### Reunião com médicos residentes e reunião com equipe multiprofissionalção

- Aula para médicos residentes ao iniciarem residência na Unidade
- Reunião de equipe multiprofissional para discussão de casos
- Elaboração de artigos para revista "Serviço Social Hospitalar"
- Participação em Projetos de pesquisa (Estudo Demográfico e Perfil Socioeconômico do Cliente do Hospital das Clínicas da FMUSP)
- Realização do I e II Fórum de Serviço Social em Emergência
- Participação em Protocolos Clínicos
- Colaboração nos projetos de Humanização Hospitalar
- Apresentação de trabalhos em eventos (Congressos nacionais e internacionais)

# CASO: DESOSPITALIZAÇÃO

## M.F.T. UMA PACIENTE ESPECIAL
## A TRANSFORMAÇÃO DO SER DEPENDENTE PARA SUJEITO DE SUA HISTÓRIA DE VIDA

## Introdução

Paciente com diagnóstico de Tumor Cerebral e sequela respiratória pós-cirurgia. Ficou internada durante 35 meses entre o PS-ICHC e o Hospital Auxiliar de Suzano (1998 a 2001). A alta hospitalar só se concretizaria com a aquisição de um aparelho respirador "Bipap" e suporte técnico domiciliar adequado.

Em toda discussão sobre reabilitação e tratamento de pacientes sequelados, destaca-se a necessidade de um cuidador como referencial de afetividade e responsabilidade no processo global de acompanhamento.

Para compreender e analisar todas as possibilidades de alta hospitalar e o aparato que esta requeria, buscamos entendimentos técnicos com as áreas de fisioterapia, psicologia, enfermagem e diretoria do PS.

Dado o orçamento inicial de compra do aparelho (U$ 20.000,00) e o preço da contratação de suporte técnico domiciliar (R$ 1.200,00 mensais), passou-se a trabalhar no sentido de conseguir a retaguarda financeira para a concretização da alta hospitalar.

**ESTUDO DO CASO**
- Paciente com 44 anos, separada, ensino médio completo, funcionária da Secretaria Municipal de Saúde.
- Residia com três filhos (26, 20 e 10 anos), em casa própria.
- Renda familiar de aproximadamente dez salários mínimos, sendo o orçamento doméstico gerido pela paciente e o filho mais velho, que passou a ser o único mantenedor após a internação hospitalar.
- Na ausência dos responsáveis, o filho de vinte anos, ocupava-se da administração da casa, das visitas hospitalares e dos cuidados com o irmão caçula, intercalando essas responsabilidades com atividades trabalhistas breves e sem vínculos formais.
- Possui 6 irmãos, todos casados, que trabalham e ocupam-se da administração de seu próprio orçamento doméstico.
- A mãe tem 64 anos, reside em Santa Catarina. Vem rotineiramente a São Paulo, para visitas aos filhos.
- Toda a família revezava-se em visitas hospitalares à paciente e empenhava-se na busca das condições necessárias para a efetivação da alta hospitalar.

## Impresssão diagnóstica e conduta

Após estudo detalhado do caso e discussão com familiares, o Serviço Social, juntamente com estes, verificou a existência de um seguro de vida em nome da paciente, o qual contemplava indenização por incapacidade permanente. Constatou-se que seu processo estava parado em trâmites burocráticos havia um ano, o que a família não sabia verificar e retomar. Retomou-se toda a rotina junto aos órgãos públicos e conseguimos a liberação do pagamento desse seguro. A partir de então, a família começou a promover a reforma e adaptação da residência para receber a paciente. Paralelamente e em parceria com as diretorias da Fisioterapia e do Serviço Social, buscou-se a doação do aparelho e orçamentos especiais junto às empresas fornecedoras.

A equipe técnica (Serviço Social, Enfermagem, Fisioterapia, Médica) traçou um plano para treinamento da família que identificou o filho de vinte anos como cuidador principal, incumbido de multiplicar as orientações junto aos demais familiares.

Conseguiu-se, junto ao Rotary Clube, a doação de 70% do valor do "Bipap" e a família, de posse do seguro, assumiu o valor restante, favorecendo a alta hospitalar.

Após o treinamento da família, apresentou-se o caso à Secretaria Municipal de Saúde e ao Núcleo de Atendimento Domiciliar da região de moradia, que admitiram promover a retaguarda técnica domiciliar à paciente e família.

## Conclusão

Na atualidade, discute-se exaustivamente a otimização de leitos hospitalares através do retorno do paciente ao lar. É necessário preparar a família e a comunidade para esta experiência positiva e terapêutica de ser cuidado em casa. Esse preparo efetiva-se através dos profissionais envolvidos na busca da melhora da qualidade de vida do paciente e, consequentemente, na implementação de novas políticas de saúde para a sociedade.

No caso aqui descrito, conseguiu-se envolver profissionais do Hospital das Clínicas e da Secretaria Municipal de Saúde de Taboão da Serra/SP, que se ligaram diretamente ao processo de alta hospitalar e retaguarda técnica domiciliar.

Em contatos rotineiros e acompanhamentos dos retornos ambulatoriais, constatou-se que a paciente já avançou no processo de reabilitação e qualidade de vida após a alta hospitalar. Reside, hoje, com os dois filhos em sua casa totalmente reformada e está aposentada. Utiliza-se do aparelho Bipap apenas para dormir.

**INSTRUMENTAL DO REGISTRO DO ATENDIMENTO DO SERVIÇO SOCIAL**

**HOSPITAL DAS CLÍNICAS DA FMUSP**

Nome:
Clínica:
RG/HC:

1. **Sistema de Atendimento Social – SAS**
2. **Instituto** _____
3. **Data da entrevista:** ____/____/_____
4. **Vínculo com Hospital**          Convênio SUS ( )      Convênio Privado ( )      Particular ( )
5. **Unidade:**          Ambulatório ( )      Internação ( )      Emergência ( )
6. **Entrevistado:** _____
   Vínculo do entrevistado com o paciente: _____ Não se aplica ( )
7. **Identificação:**
   Nasc.:____/____/____          Sexo: ( )          Masculino ( )          Feminino ( )
   Nacionalidade:_____ Naturalidade:_____Procedência: _____ Religião: _____
   Escolaridade: Curso mais elevado que frequentou: _____
   Última série que concluiu: _____ Não se aplica ( )
   Estado civil:          Solteiro ( )          separado judicialmente ( )
                          Casado ( )          desquitado ( )
                          Viúvo ( )          divorciado ( )          Não se aplica ( )
   Situação Conjugal: Com companheiro(a)     Sim ( )      Não ( )      Não se aplica ( )
   Endereço:_____nº_____apto _____
   Bairro:_____ Município_____ UF_____ CEP: _____
   Fones:_____
   Sem endereço fixo ( )          Morador de rua ( )
8. **Local de acolhimento para tratamento em São Paulo**
   Pensão ( )     Hotel ( )     Casa de Parentes/Amigos ( )     Instituição ( )     Casa de apoio ( )     Não se aplica ( )
   Endereço:_____ CEP: _____
   Tel._____ Contato:_____
   Tratamento Fora do Domicílio (TFD): Sim ( )     Não ( )
9. **Situação ocupacional**
   Atividade Remunerada:
   Sim ( ) Qual_____ Renda mensal _____
   Não ( ) Motivo_____ Não se aplica ( )
   Outras fontes de renda: Sim ( ) Qual_____ Não ( )
10. **Previdência:** Sim ( ) Qual _____ Não ( ) Não se aplica ( )
11. **Benefício previdenciário:** Sim ( ) Qual _____ Não ( )
12. **Convênio de assistência médica privado:** Sim ( ) Qual: _____ Não ( )
    O convênio é de: Empresa Empregadora ( ) Particular ( ) Associação/Sindicato ( )
13. **Estrutura familiar**

| Nome | Parent. | Idade | Escolar. | Ocupação |
|------|---------|-------|----------|----------|
|      |         |       |          |          |
|      |         |       |          |          |
|      |         |       |          |          |
|      |         |       |          |          |
|      |         |       |          |          |

Renda Familiar / SM ( )_____

14. **Condições de habitação:**

Relação de propriedade:

Cedida ( )
Alugada ( )
Financiada ( )
Própria ( )

Própria/terreno alheio ( )
Ocupada/invadida ( )
Não se aplica ( )

tipo de moradia:

particular - permanente: casa ( )
apto ( )
barraco ( )

Coletiva: cortiço ( )
alojamento ( )
pensão ( )

instituição: _____

Banheiro: individual ( ) coletivo ( )    interno ( )    externo ( )
Nº de cômodos: _____    nº de pessoas na habitação: _____
Infraestrutura urbana  total: ( )    parcial ( ) _____inexistente ( )

15. **Demanda serviço social:**

Espontânea ( )    Critério do assistente social ( )
Critério da instituição ( )    Programações ( )
Encaminhamento de outros profissionais ( )

16. **Motivo do atendimento:**

I – Estudo socioeconômico, cultural e rede de apoio.

II – Dificuldade em relação à doença:

( ) 1. Dificuldade de compreensão do diagnóstico, prognóstico e plano de tratamento.

( ) 2. Dificuldade de comunicação entre paciente/família/acompanhante com Equipe Multiprofissional.

( ) 3. Implicação socioemocional relacionada à doença.

( ) 4. Não aceitação da doença e/ou incapacidade decorrente da doença

( ) 5. Resistência quanto ao tratamento proposto

( ) 6. Dificuldade de adesão/abandono do tratamento Ambulatorial.

( ) 7. Identificação do cuidador.

( ) 8. Alta a pedido.

( ) 9. Saída de paciente sem autorização médica

III – Relações Familiares:

( )10. Relacionamento familiar conflituoso.

( )11. Dificuldade quanto à reorganização da família frente à situação de doença.

( )12. Mudança de papéis na família

( )13. Ausência de retaguarda familiar.

IV – Necessidade de orientação quanto:

( ) 14. As normas e rotinas institucionais.

( ) 15. Obtenção de documentação pessoal.

( ) 16. Legislação vigente: previdência, trabalho, ECA, Estatuto do Idoso, benefícios especiais, entre outros.

( ) 17. TFD.

V – Dificuldade relacionada à alta do paciente

( ) 18. Ausência de domicilio fixo

( ) 19. Paciente em situação de abandono.

( ) 20. Paciente procedente de outro município de São Paulo ou de outro Estado.

( ) 21. Morador de Rua

( ) 22. Não aceitação da indicação de alta

VI – Dificuldade socioeconômica para:

( ) 23. Acomodação;

( ) 24. Transporte;

( ) 25. Alimentação

( ) 26. Aquisição de material de apoio ao tratamento médico.

VII – Necessidades específicas:

( ) 27. Paciente internado como desconhecido

( ) 28. Paciente com indicação de Oxigenoterapia Domiciliar.

( ) 29. Paciente com indicação de Atendimento Domiciliar.

( ) 30. Paciente com indicação de Terapia Renal Substitutiva – Diálise.

( ) 31. Transferência Hospitalar;

( ) 32. Dificuldade de efetivar a transferência hospitalar relacionada a questões sociais.

( ) 33. Óbito.

( ) 34. Pacientes Crianças/adolescentes vitimizados.

( ) 35. Pacientes maiores vitimizados.

( ) 36. Pacientes idosos vitimizados.

( ) 37. Necessidade de orientação para a melhoria da qualidade de vida:educação, cultura e lazer.

( ) 38.    Convocação de pacientes/familiares/
acompanhantes

( ) 39.    Necessidade de encaminhamento/orientação
quanto à utilização de Recursos Sociais ou de
Saúde na comunidade.

VIII – Programas _____

( ) IX – Outros

### 17. Intervenção:

( ) 1.    Identificação e intervenção nas situações
socioeconômicas e culturais que estejam
interferindo no processo saúde/doença.

( ) 2.    Identificação e intervenção nas situações
socioeconômicas e culturais que estejam
dificultando o processo de alta hospitalar.

( ) 3.    Identificação e intervenção nas situações
socioeconômicas e culturais que estejam
dificultando o retorno ambulatorial.

( ) 4.    Interpretação de Normas e Rotinas Institucionais.

( ) 5.    Orientações pertinentes à alta ambulatorial/
hospitalar

( ) 6.    Facilitação da relação/comunicação entre equipe/
paciente/família

( ) 7.    Interpretação das orientações fornecidas pela
Equipe de Saúde.

( ) 8.    Mediação entre paciente/família Equipe de Saúde.

( ) 9.    Mediação entre paciente/família e Recursos Sociais
ou de Saúde.

( ) 10.    Mobilização de rede de apoio.

( ) 11.    Orientações quanto à reorganização da família
frente à situação de doença.

( )12.    Apoio, orientação e providencias pertinentes frente
à situação apresentada

( ) 13.    Reflexão sobre a situação apresentada

( ) 14.    Orientações e providências pertinentes à
transferência hospitalar

( ) 15.    Orientações/providências em situação de
dificuldades de adesão/abandono do tratamento.

( )16.    Orientações/providências em situação de indicação
de Terapia Renal Substitutiva.

( ) 17.    Orientações/providências em situação de indicação
de Oxigenoterapia Domiciliar.

( ) 18.    Orientações pertinentes a saída do paciente sem
autorização médica.

( ) 19.    Concessão de auxílio condução.

( ) 20.    Concessão de auxílio financeiro.

( ) 21.    Concessão de auxílio material de apoio direto ao
tratamento.

( ) 22.    Concessão de outros materiais.

( ) 23.    Orientação quanto a utilização/encaminhamento à
recursos sociais ou de saúde na comunidade.

( ) 24.    Orientações quanto a obtenção de documentação
pessoal e a sua importância no exercício da cidadania.

( ) 25.    Orientações quanto a Legislação vigente, direitos e
deveres propiciando o exercício da cidadania.

( ) 26.    Isenção tarifária para transporte

( ) 27.    Passe Livre

( ) 28.    ATENDE

( ) 29.    BPC.

( ) 30    Programas Sociais

( ) 31.    Previdência Social.

( ) 32.    Processo jurídico/policial.

( ) 33.    TFD

( ) 34.    Direitos garantidos por Lei decorrentes de Diagnóstico.

( ) 35.    Orientação/providências quanto a
Direitos trabalhistas

( ) 36.    Convocação de paciente/família

( ) 37.    Visita domiciliar.

( ) 38.    Mobilização de recursos da comunidade da cidade
de origem para efetivação do tratamento médico
proposto,

( ) 39.    Inclusão nos Programas.........................

( ) 40.    Outros

### 18. Relatório de atendimento

<table>
<tr><td></td></tr>
<tr><td></td></tr>
<tr><td></td></tr>
<tr><td></td></tr>
<tr><td></td></tr>
<tr><td></td></tr>
</table>

Peso (    )                        Data ___/___/___

Assistente Social

Carimbo/CRESS

Documento elaborado pela CASS – Coordenadoria das Atividades de Serviço Social do Hospital das Clínicas da FMUSP

## Considerações finais

Um ambiente de atendimento a emergências traz ao cliente um grande impacto emocional pelo inesperado e pelo sofrimento. Qual o significado desse impacto? Certamente, um grande estresse à vítima e aos seus acompanhantes. São situações surpreendentes que podem repercutir em todo o contexto biopsicossocial, emocional e espiritual dos que passam por essa experiência. O que se pode fazer com estas pessoas? PRODUZIR CUIDADOS.

Entrar em um Serviço de Emergência, é uma experiência que causa interferências na dinâmica individual e familiar. O atendimento do Assistente Social, embora imprescindível, não tem caráter profundo, uma vez, que objetiva auxiliar a pessoa por meio da promoção da compreensão, do saber ouvir, do fornecer informações. Pode-se afirmar, pela prática vivida, que por meio de uma abordagem tecnicamente dirigida, cria-se um espaço de acolhimento e afetividade, no qual familiares podem externar suas angústias, bem como direcionar procedimentos inevitáveis. É necessário que essa ajuda profissional consiga fazer a transposição do SER VÍTIMA PARA O SER SOBREVIVENTE.

## Referências bibliográficas

1. Documentos de circulação interna da DSSM do ICHC. Vários autores. De 1991 a 2009
2. Oliveira K.C. Acompanhamento dos clientes encaminhados por um pronto socorro especializado para os serviços de atenção à saúde de nível primário e secundário. Monografia para obtenção de título de Especialista em Serviço Social – aprimoranda ICHC
3. Castro SM De M, Fernandes MDGO. Levantamento da demanda dispensada do Pronto Socorro do ICHC-FMUSP encaminhada a recursos de saúde. São Paulo: s.n.; 1996.
4. Apresentação do Serviço Social do Pronto Socorro do Instituto Central do Hospital das Clínicas da USP. Apostila para aprimorandos de enfermagem. São Paulo: s.n.; 2000.
5. Fernandes MDGO, Mazur RA, Castro SM De M. Serviço Social no Serviço de Emergência atuando no processo de reabilitação de pacientes Politraumatizados do ICHC-FMUSP. São Paulo: s.n.; s.d.
6. Albuquerque SMRL. Palestra de abertura no I Fórum de Serviço Social em Emergência. S.l.: s.n.; s.d.

Reinaldo Ayer de Oliveira

# Ética Médica em Cirurgia de Emergência

## Introdução

O novo Código de Ética Médica expressa no Princípio Fundamental XIX: *"O médico se responsabilizará, em caráter pessoal e nunca presumido, pelos seus atos profissionais, resultantes de relação particular de confiança e executados com diligência, competência e prudência";* e o artigo 31, veda ao médico: *"Desrespeitar o direito do paciente ou de seu representante legal de decidir livremente sobre a execução de práticas diagnósticas ou terapêuticas, salvo em caso iminente risco de morte"*[1].

Para as situações de emergência em cirurgia, campo de atuação do médico, os dispositivos acima se aplicam como pares de luvas, especialmente quando se focaliza a *"relação particular de confiança"* e se considera a eventual impossibilidade, por alguma deterioração do grau de consciência, de manifestação do paciente, comprometendo, assim, a relação entre o cirurgião e o paciente, que deveria sempre existir.

Além disso, na realização da grande maioria dos procedimentos operatórios de certo porte, os pacientes estão anestesiados e inconscientes. Para complicar mais um pouco a discussão, não é incomum que, durante o procedimento, o cirurgião se veja perante situações não previsíveis antes da intervenção e que, por essa razão, deva tomar, de imediato, decisões pessoais que não podem ser discutidas com o doente.

Em outras palavras, diante de um "achado intraoperatório" o cirurgião se vê na obrigação de decidir sem consultar seu paciente, pois obviamente não seria possível. Embora os avanços e a sofisticação da propedêutica tenham tornado mais difícil o cirurgião deparar-se com situações inusitadas durante o ato operatório, não são raros os "achados", particularmente em procedimentos de urgência. Nessas condições, o cirurgião deverá tomar decisões pelas quais responderá em todas as esferas de responsabilização profissional (cível, penal e ética).

Sabemos que a decisão do médico, sempre que pautada no pleno conhecimento de seus deveres e de seus direitos, será sempre a base de um bom relacionamento tanto com a Justiça como com o Conselho de Ética. O profissional deve ter sempre em mente que todo juiz só vai julgá-lo após o conhecimento de sua ação ou omissão sob o ponto de vista técnico; no caso do jurista leigo em medicina, a perícia, a prova decisiva em todo processo judiciário, é realizada por um médico. E é por isso que peritos médicos, quando chamados a colaborar com a Justiça, devem valer-se de todo seu conhecimento técnico e agir com cautela, com equilíbrio e com precisão para produzir um relatório objetivo e consistente a serviço da verdade. No caso da possível infração ao Código de Ética Médica, é imprescindível que os julgadores considerem, em primeiro lugar, os aspectos técnicos envolvidos no ato do médico que provocou a denúncia.

Na revisão do Código de Ética Médica de 1988, da qual resultou o novo Código de Ética Médica de 2009, observa-se uma ampliação do conceito de autonomia, que aparece em vários artigos. Esse conceito expressa a necessidade de participação do paciente nas decisões sobre o diagnóstico e os tratamentos a serem propostos e promovidos pelo médico que passa a ter a responsabilidade de apresentar, discutir e deliberar de acordo com a vontade de seu paciente desde que, evidentemente, ele esteja em condições de entender e de manifestar-se.

## Consentimento

A liberdade que o médico possui para optar pela alternativa que julga mais correta está definida no Princípio Fundamental XVI: *"Nenhuma disposição estatutária ou regimental do hospital ou de instituição, pública ou privada limitará a escolha, pelo médico, dos meios cientificamente reconhecidos a serem praticados para o estabelecimento do diagnóstico e da execução do tratamento, salvo em benefício do paciente"*[1].

O consentimento do paciente no processo de decisão, em obediência ao pleno exercício de sua autonomia, está expresso, de maneira clara, no Princípio Fundamental XXI quando se refere que *"o médico aceitará as escolhas de seus pacientes, relativas aos procedimentos diagnósticos e terapêuticos por eles expressos, desde que adequados ao caso e cientificamente reconhecidas"*[1].

Quando da impossibilidade de manifestação do paciente, a responsabilidade do médico vai além da decisão quanto à escolha da técnica cirúrgica mais adequada para o caso e cientificamente reconhecida. Ela testemunha, sobretudo, a confiança do paciente em relação ao seu médico.

Em outras palavras, o Código de Ética Médica regulamentando o exercício profissional dos médicos *"reflete as condições prevalentes do exercício profissional, no momento de sua elaboração."* Ele procura codificar as condutas profissionais possíveis dentro de conceitos de moral e valores adotados pela maioria, e considera fundamental a busca de melhor relacionamento com o paciente e a garantia de maior autonomia à sua vontade[2].

Por meio de vários dispositivos expressos em artigos do Novo Código de Ética Médica, é evidente o direito do paciente de decidir sobre procedimentos que envolvem a sua pessoa. Ao insistir nos direitos do paciente, o Código tenta promover o resgate da relação médico-paciente que muitas vezes se encontra deteriorada por conta de diversos fatores. Entre eles, cabe mencionar, por exemplo, a virtual ausência do tema "relação médico-paciente" nos currículos de ensino da medicina, a falta de referências éticas na prática profissional, o distanciamento do médico de seus ideais, a sobrecarga e precarização do trabalho e a exploração do médico. Esses fatores contribuem, de maneira decisiva, no processo de desestruturação da relação entre o médico e o paciente.

## Autonomia

Outro aspecto importante nesse contexto é o significado do paciente como sujeito moral, não mais subordinado à autoridade ou ao paternalismo do médico, mas detentor da sua autonomia.

A palavra autonomia vem do grego. É formada por *autos*, que significa ao "o mesmo", "ele mesmo" e "por si mesmo" e *nomos* que significa "compartilhamento", "lei do compartilhar", "instituição", "uso", "lei", "convenção".

Nesse sentido, autonomia significa propriamente a competência humana em *"dar-se suas próprias leis"*[3].

Filosoficamente, "autonomia" indica *a condição de uma pessoa ou de uma coletividade, capaz de determinar, por si própria, a lei à qual se submeterá.*

Autonomia significa o poder de dar a si próprio um regramento, definindo os próprios interesses e relações; é, portanto, o exercício do poder com absoluta independência.

Como exercer a autonomia? A vontade e a capacidade não são suficientes para o pleno exercício da autonomia. O binômio *"informação/comunicação"* é o pressuposto principal para que o indivíduo expresse suas opções, manifeste sua vontade e, sobretudo, realize suas escolhas.

*"De modo geral, pode-se dizer que o princípio de autonomia confronta a postura paternalista (embasada nos princípios de não-maleficência e de beneficência da tradição hipocrática), que não faz parte somente do ethos médico, mas também da nossa cultura"*[4].

Considerando, portanto, que o pleno exercício da autonomia de um paciente implica uma escolha, esta só vai acontecer, de fato, se precedida de toda informação/comunicação fornecida pelo médico diante da situação de um agravo da sua saúde. Em outras palavras, o médico ao informar/comunicar aos pacientes sobre sua doença está fornecendo os dados necessários para que eles possam escolher com autonomia.

O doente pode insurgiu-se não só contra os erros profissionais, aqueles decorrentes da técnica (de erros diagnósticos ou erros terapêuticos), mas também contra o descumprimento dos deveres de humanidade, tais como desrespeito à autonomia, à privacidade, ao sigilo, à ausência de prontuário e registros sobre sua assistência, à falta de informação clara e acessível e até à letra indecifrável.

A declaração de vontade por parte do doente ocorre através do consentimento. Este é a manifestação do indivíduo capaz, que recebeu a informação necessária, que a entendeu e que chegou a uma decisão, sem ter sido submetido à coação, à influência, à indução ou à intimidação.

Tradicionalmente, os médicos costumam influir nas decisões tomadas pelos doentes, mas não têm o direito de lhes impor sua vontade. Essa influência, derivada da formação profissional, é controlada por meio da prática do esclarecimento prestado ao doente quanto à sua doença, às medidas terapêuticas, ao prognóstico, aos possíveis efeitos colaterais, de forma que o consentimento seja baseado em informações inteligíveis.

Na prática médica concreta, entretanto, ao ter que optar entre o assim chamado "paternalismo médico" e o "respeito da autonomia da pessoa", é comum que o médico acabe por escolher o caminho mais fácil, ou seja, passe a agir de acordo com o princípio do benefício, determinando aquilo que considera o que é melhor para o paciente.

As situações de emergência suscitam questões específicas. Entre elas, destaca-se a necessidade de atuar rapidamente para salvar a vida do paciente ou para minimizar, o máximo possível, as consequências daquele agravo da saúde.

Tais fatos representam barreiras no âmbito da autonomia e impossibilitam a obtenção do consentimento informado. Além disso, como já assinalamos, o paciente pode estar confuso, ou pior, inconsciente.

## Representante legal

Trazido da área da pesquisa envolvendo seres humanos o termo "Consentimento Livre e Esclarecido" pressupõe a *"anuência do sujeito da pesquisa e/ou de seu representante legal, livre de vícios (simulação, fraude ou erro), dependência, subordinação ou intimidação, após explicação completa e pormenorizada sobre a natureza da pesquisa, seus objetivos, métodos, benefícios previstos, potenciais riscos e o incômodo que esta possa acarretar, formulada em um termo de consentimento, autorizando sua participação voluntária na pesquisa"*. Pelo fato de ter sido trazida da área da pesquisa, tal definição, em si, afasta qualquer possibilidade de sua aplicação *"in verbis"* para situações clínicas de emergência, mas, aponta alguns cuidados que poderiam ser adotados, como a existência de um possível *"representante legal"*, a inexistência de *"dependência, subordinação ou intimidação"*, e a conveniência de uma *"explicação completa e pormenorizada"* [5].

O Código de Ética Médica, em seu artigo 34, expressa que é vedado ao medico: *"Deixar de informar ao paciente o diagnóstico, o prognóstico, os riscos e os objetivos do tratamento, salvo quando a comunicação direta possa lhe provocar dano, devendo, nesse caso, fazer a comunicação a seu representante legal"* [1].

É preciso ressaltar que as decisões tomadas pelo médico quando presta o atendimento a pacientes sem condições de decidir, mesmo se apoiadas no consentimento dado pelos *"responsáveis legais"*, não o isentam de responder pelas consequências de seus atos, tanto no plano ético, como no plano legal. Neste último, no âmbito da justiça, os desdobramentos podem se dar nas diferentes esferas, mas especialmente na civil, relacionados, entre outros, aos custos do tratamento e a processos de indenizações por supostos erros do profissional. Na esfera penal, podem resultar em ações de danos pessoais (lesões corporais).

Por essas razões, é importante que o profissional tenha claramente em mente que nem sempre o *"responsável legal"* pelo paciente é, de fato, assim reconhecido ética e legalmente. A figura de *"responsável legal"* é uma alternativa que os médicos e as instituições de saúde, pública e privada, encontraram para tentar dividir suas responsabilidades nos casos de pacientes sem condições de discernir quando do atendimento. Embora essa necessidade seja compreensível, do ponto de vista jurídico, tal procedimento acaba por constituir-se em uma burla do processo legal e pode provocar importante questionamento ético e jurídico, tanto por parte do paciente depois de cessada sua incapacidade, como por determinação dos herdeiros quando de sua morte.

Portanto, ampliar a discussão sobre o que se denomina de *"responsável legal"* se faz necessário visto que esta expressão é usada rotineiramente, inclusive com respaldo a decisões do Conselho Federal de Medicina que a utiliza regularmente ainda que, pelo exposto, seu sentido legal seja diferente daquele que lhe pretende atribuir [6].

## Emergência

Essa necessidade de definição dos limites jurídicos da expressão *"responsável legal"* serve para orientar os médicos sobre que tipo de salvaguarda ética e legal a mesma lhes possibilita quando é utilizada nos procedimentos, seja com pacientes, seja com sujeitos de pesquisa.

A legitimidade da ação do médico, no caso, deve ser comprovada demonstrando que ela foi tomada "no melhor interesse do indivíduo envolvido".

Em situações de risco de vida, quando não se conhece a vontade do paciente e quando não há um representante legal, a ação do médico deve ser voltada para salvar a vida do paciente. O conceito "no melhor interesse do indivíduo envolvido" pode representar a diferença entre a vida e a morte [7].

Quando não houver declarações prévias, como, por exemplo, diretivas antecipadas da vontade, e se não existir um representante legal, o médico tem o dever de obter a opinião de parentes próximos ou de amigos sobre o que o paciente provavelmente decidiria diante daquela situação de emergência.

Em casos de oposição entre o médico e os familiares e amigos, assumindo que algum atraso no desfecho do caso seja tolerável, pode-se recorrer à decisão de uma autoridade judicial. Em situações de risco de morte, quando não há preferência conhecida do paciente e quando um representante legal não estiver claramente definido, ou quando existir uma determinação pouco definida, deve ser enfatizado o dever de salvar a vida do paciente.

Assim que o paciente estiver novamente em condições de decisão, ele deve ser totalmente informado da situação e das decisões médicas tomadas enquanto não podia estar consciente delas e o consentimento deve ser obtido antes de dar continuidade ao tratamento.

Projetos de pesquisas em situações de emergência promovem questões similares. Elas devem ser consideradas em relação ao que já foi exposto bem como o que já também foi citado sobre pesquisa envolvendo seres humanos.

Por fim, a abordagem de pacientes inconscientes e que não contam com a participação de familiares, de amigos ou de um representante legal tem suscitado controvérsias entre médicos e eticistas. Pode-se afirmar que a autonomia do paciente em contraste com a postura paternalista do médico ainda suscita questões que só serão superadas quando o médico passar a se responsabilizar *"em caráter pessoal e nunca presumido, pelos seus atos profissionais, resultantes de relação particular de confiança e executados com diligência, competência e prudência"*.

# Referências bibliográficas

1. Brasil. Conselho Federal de Medicina. Resolução nº 1.931, de 17 de setembro de 2009. Aprova o Código de Ética Médica. Diário Oficial da União; Poder Executivo, Brasília, DF, 24 set. 2009. Seção I, p. 90-2; Diário Oficial da União; Poder Executivo, Brasília, DF, 13 out. 2009. Seção I, p. 173 – Retificação.
2. Oselka G. O Código de Ética Médica. In: Segre M, Cohen C (org.). Bioética. São Paulo: Ed. da Universidade de São Paulo; 1995.
3. Marchi MM, Sztajn R. Autonomia e Heteronomia na Relação entre Profissional de Saúde e Usuário dos Serviços de Saúde. S.l.: s.n.; s.d.
4. Segre M, Silva FL, Schramm FR. O contexto histórico, semântico e filosófico do princípio de autonomia. Bioética. 1998;6:15-23.
5. Brasil. Conselho Nacional de Saúde. Resolução nº 196, de 10 de outubro de 1996. Aprova diretrizes e normas regulamentadoras de pesquisas envolvendo seres humanos. Diário Oficial da União; Poder Executivo, Brasília, DF, n. 201, de 16 out. 1996. Seção 1, p. 21082-5.
6. Fontana-Rosa JC, Oliveira RA. O responsável legal é de fato o responsável? Um questionamento ético-legal sobre o termo. Revista da Associação Médica Brasileira. 2008;v.54(3):p.279-82.
7. Report of the Internacional Bioethics Committee of UNESCO: ON CONCENT. Paris: United Nations Educational, Scientific and Cultural Organization; 2008.

**Carmen Mohamad Rida Saleh**

# Enfermagem no Pronto Socorro Cirúrgico

## Introdução

A enfermagem de pronto socorro cirúrgico vem contribuindo para o desenvolvimento de suas atividades no modelo de gestão pública atual. Para isso, vem aperfeiçoando a prática do cuidado institucionalizado aos pacientes. Prestar assistência integral ao paciente – de acordo com as suas necessidades preventivas, curativas e de reabilitação – e promover ensino e pesquisa para o desenvolvimento dos profissionais tornou-se fundamental para a equipe de enfermagem.

Atualmente, os hospitais exibem um conjunto de finalidades: a assistência ao doente, o ensino, a pesquisa, desempenhando, ao mesmo tempo, o papel de hotel, centro de tratamento, laboratório e universidade, onde, além de se aplicar os conhecimentos existentes para a cura dos enfermos, transmite-se a experiência adquirida na prática do exercício rotineiro da profissão a novos elementos e se olha o futuro através da experimentação ativa ou da observação passiva, contribuindo para o progresso da ciência[1].

O atendimento de enfermagem no pronto socorro cirúrgico (PSC) consiste em assistir pacientes traumatizados e não traumatizados, com afecções cirúrgicas de urgência e emergência. Isso exige definição no processo do cuidado dessa especialidade, buscando práticas sistematizadas com a finalidade de melhoria da qualidade da assistência.

No decorrer dos últimos anos, a enfermagem do PSC aparece em constante transformação dentro da instituição pública, acompanhando a evolução tecnológica e científica com a pretensão de oferecer aos pacientes uma assistência especializada e qualificada. Cada vez mais, desempenha um papel importante no movimento de mudanças organizacionais e assistenciais, pois o enfermeiro atua em situações diversificadas, que vão desde atividades administrativas e de coordenação, aos planejamentos assistenciais individualizados.

As ações e intervenções de enfermagem prestadas aos pacientes do PSC passaram por transformações significativas, exigindo dos profissionais o conhecimento de protocolos assistenciais utilizados pela equipe médica da instituição. Ressaltamos que a rotina do PSC não deve interferir na rotina hospitalar, por isso é necessário que haja recursos independentes, com o propósito de não acarretar problemas administrativos e assistenciais aos pacientes internados no PS e nas unidades de internação.

A equipe de enfermagem do PSC é composta por enfermeiro chefe, enfermeiro encarregado, enfermeiros assistenciais e auxiliares de enfermagem, que juntos formam uma unidade de trabalho em prol dos pacientes com necessidade de atendimento cirúrgico imediato ou não. Constituem uma força de trabalho, respeitando normas e fluxos preconizados, colaborando com as equipes multidisciplinares na tomada de decisão dentro da estrutura organizacional.

## Participação dos enfermeiros nas principais atividades administrativas e assistenciais no PSC

O enfermeiro é responsável pela dinamização das atividades de enfermagem, coordenação, organização e planejamento das áreas de trabalho junto a outros profissionais que compartilham da assistência aos pacientes atendidos no PSC. Portanto, é de responsabilidade do enfermeiro:

- Apresentar mensalmente os *indicadores assistenciais e administrativos*: reflete os pontos em que a equipe necessita desenvolver melhorias, como acidentes de trabalho, úlceras de pressão, extubação acidental, perda acidental de sonda nasogástrica, treinamento em horário de trabalho, entre outros.
- Apresentar *relatório gerencial* no qual são compilados dados relativos a pessoal como: funcionários ativos, horas de trabalho, absenteísmo, admissão e demissão de funcionários. Isso possibilita uma visão geral dos recursos necessários e disponíveis, bem como de dados administrativos e assistenciais necessários para o gerenciamento diário da unidade.
- Realizar *auditorias de prontuários* com o intuito de desenvolver a capacidade de melhoria dos registros de enfermagem entre os membros da equipe.
- Garantir a segurança da equipe e dos pacientes assistidos no PSC, disponibilizando materiais de equipamento individual de proteção.
- Providenciar equipamentos necessários para o atendimento como: oxímetro de pulso, desfibrilador e cardioversor, respiradores, aparelhos de pressão arterial, monitores multiparamétricos etc.
- Estabelecer rotinas quanto à manutenção periódica dos equipamentos.
- Providenciar materiais necessários para ressuscitação de acordo com os protocolos estabelecidos pela disciplina de cirurgia geral e do trauma.
- Conhecer as etapas do atendimento de acordo com a padronização do *ATLS* (*Advanced Trauma Life Support*).
- Planejar, organizar e supervisionar a sala de emergência (SE), com os objetivos de agilizar o atendimento, favorecer a diminuição do confronto entre as equipes, melhorar a qualidade do atendimento e, consequentemente, otimizar os recursos humanos, físicos e materiais.
- Providenciar materiais necessários para procedimentos cirúrgicos de urgência e emergência realizados na SE, como: cricotireoidostomia, drenagem de tórax adulto e infantil, toracotomia, dissecção de veia adulto e infantil, lavado peritoneal diagnóstico, pericardiocentese, suturas de pele e mucosa, hemostasias, drenagem de abscesso etc.
- Coordenar, distribuir e supervisionar os membros da equipe de enfermagem de acordo com as atividade diárias realizadas.
- Planejar assistência de enfermagem individualizada aos pacientes atendidos na SE.
- Preparar e encaminhar pacientes para o centro cirúrgico.
- Controlar admissão, transferência e alta hospitalar junto aos oficiais administrativos que operacionalizam tais atividades.

- Conhecer normas e rotinas específicas da unidade, como: horário de visitas, visitas extras, autorização de entrada de menores para visita, autorização de acompanhantes, evasão de pacientes, recusa de tratamento, autorização para transfusão de hemocomponentes, retirada e guarda de valores e documentos, retirada e arrolamento de roupas e prótese dentária, arrolamento e guarda de arma branca, projéteis de arma de fogo e de corpos estranhos, arrolamento e guarda de drogas ilícitas, termo de amputação, termo de enucleação, atendimento a pacientes detidos ou detentos, atendimento a pacientes psiquiátricos, entre outros.
- Interagir com as equipes multidisciplinares em prol do paciente.
- Atender os pacientes admitidos na SE cirúrgica de acordo com as suas necessidades biopsicossociais e assistenciais, obedecendo os critérios e condutas preconizadas para o atendimento.
- Acolher familiares e acompanhantes dos pacientes atendidos, favorecendo o bem-estar e a segurança do paciente.
- Orientar sobre normas, rotinas e fluxo do paciente aos familiares.
- Orientar na alta hospitalar os cuidados necessários com ferimentos, incisões cirúrgicas e demais observações necessárias de acordo com o diagnóstico médico.
- Participar de reuniões decisórias quanto aos problemas do PS.
- Investir nos profissionais com treinamento, envolvendo os membros da equipe no processo de ensino e aprendizagem.
- Favorecer o ensino sem prejudicar a assistência.
- Registrar as ações e intervenções de enfermagem no PSC, garantindo a qualidade de desempenho profissional.

## Registros de enfermagem no PSC

O Conselho Regional de Enfermagem (COREN) regulamenta a *sistematização da assistência de enfermagem* (SAE) de acordo com a Resolução do Conselho Federal (COFEN nº 272/2002), incumbindo-lhe a implantação, planejamento, organização, execução e avaliação do processo de enfermagem, que compreende as seguintes etapas: consulta, histórico, exame físico, diagnóstico, prescrição e evolução de enfermagem, as quais deverão ser registradas formalmente no prontuário do paciente, abrangendo também as unidades de emergência. Considera-se, ainda, que a SAE, sendo privativa do enfermeiro, utiliza método e estratégia de trabalho científico para a identificação de situações de saúde/doença, subsidiando ações de assistência de enfermagem que possam contribuir para a promoção, prevenção, recuperação e reabilitação de saúde do indivíduo, família e comunidade[2].

Os registros corretos dos dados referentes ao atendimento no PSC, se bem documentados, servirão de fonte para propiciar a continuidade do trabalho assistencial e de investigação científica, e como instrumento de ensino e de obediência aos princípios legais que norteiam o exercício profissional.

## Ficha de atendimento de enfermagem na Sala de Emergência

ETIQUETA
Nome:
Nº Registro:
Data:
Hora:

**Motivo da entrada do paciente no PS:**_____

**I – Atendimento prévio:** ( ) não recebeu ( ) 193 SAMU ( ) 192 Prefeitura ( ) outro hospital: _____
( ) U.S.Básica ( ) U.S.Avançado ( ) Transp. aéreo: _____ ( ) outros: _____
Obs.:

## II –Procedimentos realizados antes da chegada ao PS:

**DADOS VITAIS:** PA:_____
Pulso: FR: SatO$_2$: Glic.cap:

**A – Vias aéreas e Proteção da Coluna Cervical**
( ) com colar cervical ( ) protetor lateral de cabeça
( ) com prancha longa ( ) não imobilizado
( ) aspiração/aspecto: _____
( ) cânula de Guedel ( ) IOT ( ) INT ( ) cricotireoidost.
( ) retirada de corpo estranho: _____

**B – Respiração / Ventilação:** resp. espontânea ( ) sim ( ) não
( ) oxigenação por catéter ( ) ventilação mecânica ( ) curativo valvulado
( ) oxigenação por máscara ( ) oxigenação com ambú e máscara
( ) inalação ( ) outros: _____
Dreno de tórax: ( ) D ( ) E aspecto: _____ volume: _____

**C – Circulação** Acesso venoso periférico: ( ) MSD ( ) MSE ( ) MID ( ) MIE ( ) jug. D ( ) jug. E
Acesso venoso por flebotomia: ( ) MSD ( ) MSE ( ) MID ( ) MIE
Acesso venoso por punção central: ( ) jug. D ( ) jug. E ( ) subcl. D ( ) subcl. E ( ) fem. D ( ) fem. E
Punção intra-óssea: ( ) MID ( ) MIE
Cardioversão: ( ) nº de vezes _____ Joules:_____
Desfibrilação: ( ) nº de vezes _____ Joules:_____ ( ) Massagem cardíaca
Monitorização cardíaca ( ) ritmo: _____
Presença de sangramentos (locais): _____
Sonda gástrica: ( ) oro ( ) naso débito: _____ aspecto:_____
Sonda vesical: ( ) urina clara ( ) hematúria ( ) outros: _____

**Medicamentos e soluções utilizados:**
_____
_____
_____
_____
_____
_____

**D – Dados neurológicos/incapacidade ECGlasg:** AO:__ MRV___ MRM___ **RFM:** ( ) +OD ( ) –OD ( ) +OE ( ) -OE
Pupilas: ( ) isocóricas ( ) anisocóricas: ___>___ Outros:_____

**E – Exposição**
Remoção das vestimentas ( ) sim ( ) não
Controle da hipotermia ( ) sim ( ) não
Obs.:_____

**Imobilização**
( ) MSD ( ) MSE ( ) MID ( ) MIE ( ) coluna vertebral
Outras lesões:_____
Obs.:_____

## III. Atendimento e procedimentos realizados na Sala de Emergência

**A – Vias aéreas e proteção da coluna cervical**
( ) aspiração de vias aéreas ( ) colocação de colar cervical
( ) retirada de prótese dentária ( ) manutenção de colar cervical
( ) cânula de Guedel ( ) protetor lateral de cabeça
( ) IOT ( ) INT ( ) cricotireoid. ( ) outros: _____
Obs.: _____

**B – Respiração / Ventilação**
( ) espontânea ( ) com ambú e máscara
( ) catéter de O$_2$ ( ) inalação
( ) máscara facial de O$_2$ ( ) ventilação mecânica
( ) Outros:_____
Obs.: _____

**C – Circulação**
Punção venosa periférica: ( ) MSD ( ) MSE ( ) MID ( ) MIE ( ) jug. D ( ) jug. E ( ) fem. D ( ) fem. E
Acesso venoso por flebotomia: ( ) MSD ( ) MSE ( ) MID ( ) MIE outros:_____
Punção venosa central: ( ) jug. D ( ) jug. E ( ) subcl. D ( ) subcl. E ( ) fem. D ( ) fem. E
Punção intra-óssea: ( ) MID ( ) MIE
Coleta: ( ) Hb/Ht ( ) Tipagem ( ) transfusão de sangue: ___ unidades ( ) outros: _____
Presença de sangramentos (locais): _____

**Figura 4.1** Ficha de registro de enfermagem utilizada no Pronto Socorro de Cirurgia do HCFMUSP.

## Dados vitais na sala de emergência

| hora | PA | P | FR | glicemia capilar | Sat. O2 | T | Glico/ceto |
|------|----|----|-----|------------------|---------|---|------------|
| | | | | | | | |
| | | | | | | | |
| | | | | | | | |
| | | | | | | | |
| | | | | | | | |
| | | | | | | | |

| Medicamentos/soluções | hora | dose | hora | dose | hora | dose | hora | dose |
|----------------------|------|------|------|------|------|------|------|------|
| | | | | | | | | |
| | | | | | | | | |
| | | | | | | | | |
| | | | | | | | | |
| | | | | | | | | |
| | | | | | | | | |
| | | | | | | | | |

**D – Dados Neurológicos/incapacidade – Escala de Coma de Glasgow**

Abertura ocular

espontânea .................... 4

com estímulo verbal ....... 3

com estímulo doloroso .... 2

nenhuma resposta ........... 1

Melhor resposta verbal

orientado .................... 5

confuso .................... 4

palavras impróprias ..... 3

sons incompreensíveis .. 2

nenhuma resposta ........ 1

Melhor resposta motora

obedece comandos verbais ........ 6

localiza e retira os estímulos ...... 5

retirada inespecífica ................... 4

responde em flexão .................. 3

responde em extensão .............. 2

nenhuma resposta .................... 1

**Pupilas:**

( ) isocóricas

( ) anisocóricas: ___ > ___

**RFM:** ( ) +OD ( ) –OD

( ) +OE ( ) – OE

obs.:_____    obs.:_____    obs.:_____

TOTAL: _____

( ) crise convulsiva: _____

**Assinale o tamanho da pupila:**

**E – Exposição e controle de hipotermia**    ( ) retirada das vestes    ( ) controle da hipotermia_____

( ) presença de outras lesões (locais): _____    Obs.:_____

**Procedimentos realizados**

Sondagem gástrica: ( ) nasal    ( ) oral    débito:_____ aspecto:_____

Sondagem com balão esofágico: ( ) débito:_____ aspecto:_____

Sondagem vesical: ( ) débito_____ aspecto:_____

Toracocentese: ( ) HT direito    ( ) HT esquerdo   débito: ____ aspecto: _____

Drenagem de tórax: ( ) HT direito    débito:_____ aspecto:_____

( ) HTesquerdo  débito:_____ aspecto:_____

Lavagem gástrica: ( ) débito_____ aspecto_____ LPD  ( ) negativo  ( ) positivo

Pericardiocentese: ( ) negativa    ( ) positiva; volume aspirado: _____ ml

Autotransfusão: volume infundido: _____ ml    Toracotomia ( )

Cardioversão sincronizada: ( )   n° vezes: ____ Joules: ____

Desfibrilação: ( ) n° vezes: ____ Joules: ____    Massagem cardíaca ( )

Imobilização: ( ) coluna vert. ( ) MSD ( ) MID ( ) MSE ( ) MIE

Retirada de corpo estranho ( ): espécime_____ local:_____

entregue para (nome do funcionário): _____

Obs.: _____

**Equipamentos utilizados**

( ) aspirador

( ) respirador: _____

( ) oxímetro de pulso

( ) desfibrilador

( ) monitor cardíaco

( ) placa de marcapasso transcut.

( ) bomba de infusão

( ) termômetro esofágico

( ) manta térmica

( ) pressurizador

( ) Outros:_____

_____

_____

**Exames realizados**

RX: ( ) crânio    ( ) cervical    ( ) tórax    ( ) abdome
( ) bacia    ( ) MSE    ( ) MIE    ( ) MSD    ( ) MID
( ) USG abdominal    ( ) Doppler: _____
( ) Tomografia: ( ) crânio    ( ) cervical    ( ) coluna
                ( ) tórax    ( ) abdome
( ) EDA    ( ) Broncoscopia    ( ) ECG
( ) Ecocardiograma    Outros:_____

**Avaliação por outras equipes**

( ) Clínica Cirúgica       ( ) Urologia
( ) Clínica Médica         ( ) Ortopedia
( ) Neurocirurgia          ( ) Cirurgia Plástica
( ) Neuroclínica           ( ) Ginecologia e Obstetrícia
( ) Otorrinolaringologia   ( ) Vascular
( ) Oftalmologia           ( ) Buco-Maxilo-Facial
( ) Psiquiatria            ( ) Outras:_____

**Presença de familiares**

( ) durante o atendimento
( ) não compareceram
( ) convocação pelo Serviço Social
obs.: _____
_____
_____

**Objetos e valores**

( ) prótese dentária    ( ) superior    ( ) inferior
( ) documentos: _____
( ) papéis diversos: _____
( ) dinheiro: R$ _____    cheques: R$ _____
( ) roupas: _____
( ) outros: _____
entregue para:                          RG _____

**Avaliação do Enfermeiro:**

_____

**Destino do paciente**

( ) permanece na sala de emergência    ( ) permanece em observação no PS    ( ) centro cirúrgico    ( ) UTI: _____
( ) PS Admissão    ( ) Enfermaria:_____    ( ) transferência p/outra instituição: _____
( ) alta para IOT    ( ) alta hospitalar    ( ) Óbito às _____ horas    ( ) SVO    ( ) IML

**Auxiliar de Enfermagem** que prestou o atendimento: _____

**Enfermeiro responsável pelo atendimento:** _____

**Carimbo / Coren:**_____

### Diagnósticos de Enfermagem

| | |
|---|---|
| ( ) Risco para aspiração | ( ) Risco para infecção |
| ( ) Ventilação espontânea prejudicada | ( ) Risco para trauma |
| ( ) Padrão respiratório ineficaz | ( ) Risco para disfunção neurovascular |
| ( ) Comunicação verbal prejudicada | ( ) Volume de líquido deficiente |
| ( ) Confusão aguda | ( ) Volume de líquido excessivo |
| ( ) Interação social prejudicada | ( ) Débito cardíaco diminuído |
| ( ) Mobilidade física prejudicada | ( ) Risco para quedas |
| ( ) Intolerância a atividade | ( ) Risco para violência direcionada a outros |
| ( ) Constipação | **Outros:** |
| ( ) Dor aguda | ( ) |
| ( ) Dor crônica | ( ) |
| ( ) Risco para temperatura corporal desequilibrada | ( ) |
| | ( ) |

### Prescrição de Enfermagem

| Prescrição de Enfermagem | Horário |
|---|---|
| ( ) Mobilizar em bloco | |
| ( ) Manter colar cervical | |
| ( ) Comunicar e anotar alteração do padrão respiratório | |
| ( ) Aspirar vias aéreas | |
| ( ) Comunicar e anotar presença de vômitos | |
| ( ) Comunicar e anotar alteração do nível de consciência | |
| ( ) Comunicar e anotar presença de sangramento | |
| ( ) Identificar e medicar conforme prescrição médica em caso de dor | |
| ( ) Comunicar e anotar aspecto e débito urinário | |
| ( ) Limpar ferimentos | |
| ( ) Manter acesso venoso permeável | |
| ( ) Anotar e comunicar aspecto do débito de sonda gástrica | |
| ( ) Manter repouso absoluto | |
| ( ) | |
| ( ) | |
| ( ) | |

### Anotações de Enfermagem

A documentação de enfermagem realizada na SE do PSC constitui o registro das ações de enfermagem, os sinais, sintomas e reações apresentadas pelos pacientes, relativos às suas condições, e/ou execução dos cuidados planejados, em função de um determinado tratamento ou procedimento diagnóstico e/ou a justificativa da sua não execução.

Um estudo realizado na SE do PSC mostrou que a utilização de uma ficha de registro[3] (Figura 4.1) em forma de *check-list* facilita o trabalho dos enfermeiros, uma vez que ali estão reunidas diversas informações do atendimento prestado, possibilitando sua utilização pelos enfermeiros para a continuidade da assistência.

A ficha favorece o registro do atendimento inicial realizado na SE, onde as informações obtidas servem de subsídios para todas as equipes envolvidas no atendimento, fornecendo dados assistenciais, de ensino e pesquisa, e também para esclarecimentos de aspectos administrativos. Desse modo, a enfermagem garante o desempenho de suas atividades, minimizando possíveis confrontos legais, frequentes nas unidades de emergência.

A enfermagem que atua na emergência deve conhecer os limites legais de suas atribuições e conservar-se dentro deles, garantindo a segurança do paciente e da equipe de trabalho, eliminado possíveis eventos que possam interferir na qualidade da assistência prestada, uma vez que temos por objetivo maior a preservação da vida.

## Referências bibliográficas

1. Ciampone MHT, Kurcgant P. O ensino de administração em enfermagem no Brasil: o processo de construção de competências gerenciais. Rev Bras Enferm. 2004;57(4):401-7.
2. Conselho Regional de Enfermagem. Documentos Básicos de Enfermagem. São Paulo: s.n.; 2001.
3. Saleh, CMR. Construção da ficha de registro do atendimento inicial aos pacientes na sala de emergência de um hospital público de porte extra. [Dissertação]. São Paulo: Universidade Federal de São Paulo; 2003. Mestrado.

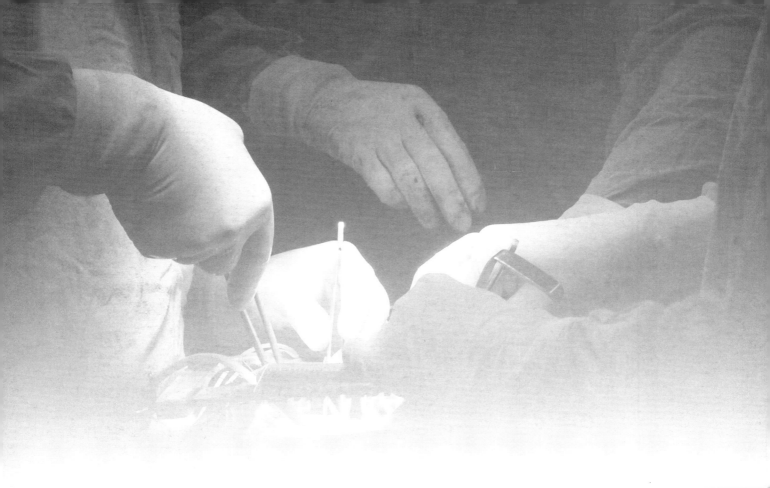

## parte 2

# Aspectos Gerais da
# Cirurgia de Emergência

**Marcello Oliveira D'Ottaviano** ▪ **João Plínio Souza Rocha**

# Anestesia do Paciente em Cirurgia de Emergência

## Introdução

A anestesia de pacientes em cirurgia de emergência representa grande desafio na vida profissional dos anestesiologistas em todo o mundo. É, senão a mais importante, uma das principais subespecialidades da anestesiologia.

O médico que atua em situações de emergência, mais do que qualquer outro, necessita ter um comportamento pró-ativo a fim de antever as necessidades do paciente e da equipe cirúrgica; uma vez que estes se encontram quase sempre em situações limítrofes, não havendo tempo para redundâncias ou para reparar situações e condutas deixadas em aberto.

## Preparo e avaliação do paciente

Quando o anestesiologista realiza uma anestesia em condições de emergência, e principalmente de urgência, muitas vezes não dispõem de tempo nem das informações suficientes para uma avaliação pré-anestésica como nos moldes das avaliações realizadas em condições de eleição. É imperativo que o anestesiologista faça uma checagem completa em todo o seu equipamento, antes que o paciente adentre à sala cirúrgica ou de emergência; especialmente, se for a sua primeira assistência com o equipamento naquele dia ou naquele plantão. É necessária a checagem das pressões de rede dos gases, do conjunto do laringoscópio (ao menos dois tamanhos sequenciais de lâminas) e dos tubos traqueais (no mínimo três, que serão usados, um de tamanho imediatamente menor, e outro imediatamente maior). De preferência, deverá, também, proceder ao preparo das drogas de resgate (quando seu uso estiver

confirmado ou for altamente sugestivo pela gravidade do caso) como drogas vasopressoras e antiarrítmicas, além de solicitar os equipamentos auxiliares para abordagem a uma possível via aérea difícil, pois dificilmente após a admissão de um paciente grave haverá tempo e concentração suficientes. Uma vez admitido o paciente, deve-se proceder à correta identificação para se evitar erros na coleta dos exames e das amostras sanguíneas, transfusões incompatíveis e correções de distúrbios inexistentes, ou até mesmo o reconhecimento tardio de alterações laboratoriais ou gasométricas ameaçadoras.

O paciente deverá, sempre que admitido em sala de emergência (SE) ou em sala cirúrgica (SO), proveniente de outro serviço ou trazido pelo serviço médico de urgência (SAMU), ter toda sua superfície corpórea exposta para que seja realizado exame físico adequado. Seu prontuário ou relato de atendimento emergencial deverá ser lido na íntegra em busca de informações importantes, como doenças pré-existentes, medicações de uso contínuo, alergias, cirurgias prévias, intercorrências clínicas, cirúrgicas ou anestésicas e dados sobre o nível de consciência no momento inicial do atendimento médico.

De maneira geral, excetuando-se os pacientes previamente hígidos e admitidos com rebaixamento do nível de consciência por hematoma extradural; ao serem admitidos rebaixados e intubados, os pacientes quase sempre deverão permanecer em assistência ventilatória no pós-operatório imediato até que seu *status* físico seja adequadamente avaliado.

Deve-se lembrar da possibilidade de mascaramento do quadro clínico de choque devido à drogadição, especialmente nos pacientes vitimados por trauma, que geralmente compõem a parcela mais jovem, mestiça e pobre da população. A maioria das drogas de uso ilícito acarreta não só o aumento do limiar de dor (minimizando o quadro clínico), como também promovem vez ou outra elevação descontrolada da atividade simpática, que tende a ser autolimitada e é revertida na mais profunda falência do sistema pelo esgotamento dos estoques catecolaminérgicos, com hipotensões refratárias.

## Abordagem das vias aéreas (VAS)

Nos pacientes admitidos em condições de emergência ou de urgência já com via aérea definitiva estabelecida, deve-se certificar sempre da adequada ventilação bipulmonar por meio da ausculta pulmonar, sendo este procedimento obrigatório toda vez que a via aérea definitiva tenha sido estabelecida em outro ambiente ou no mesmo ambiente por outro profissional, além de possibilitar o diagnóstico ou a exclusão de condições ameaçadoras à vida como o pneumotórax e sua variante hipertensiva. A permeabilidade deve ser atestada procurando-se por rolhas de secreções, coágulos, líquidos ou secreções em quantidade capaz de inundar parte ou totalmente a prótese ventilatória, com a adequada aspiração das mesmas sempre antes do início do procedimento cirúrgico, por mais emergencial que este seja. Deve-se, também, procurar assegurar-se de que não existam vazamentos no sistema, o que pode predispor a pressões negativas na fase expiratória e acarretar ou acelerar o aparecimento de atelectasias e edema agudo pulmonar.

Já os pacientes admitidos sem uma via aérea definitiva deverão ser submetidos à obtenção da mesma, observando-se os períodos recomendados de tempo de jejum. Naqueles em que isto não puder ser aplicado devido à sua gravidade, deve-se fazê-lo de acordo com os protocolos para os pacientes considerados de "estômago cheio".

Nos pacientes cuja condição permita a espera pela obtenção do tempo de jejum, deve-se observar, além da idade, a composição do material ingerido conforme a Tabela 5.1.

Deve-se sempre obter a via aérea utilizando-se das técnicas adequadas para impedir ou minimizar a ocorrência do refluxo gástrico e sua consequente broncoaspiração (síndrome de Mendelson), condição esta que multiplica exponencialmente a gravidade, o tempo de internação, a piora prognóstica e os custos hospitalares. O trauma por si é um fator determinante da parada do trânsito intestinal

e do esvaziamento gástrico, devendo o tempo, transcorrido entre seu evento até a chegada do paciente em sala cirúrgica ou de emergência, não ser contabilizado no cálculo do jejum.

A regra básica para a intubação de pacientes sem jejum e de "estômago cheio" é que estes não sejam ventilados com pressão positiva por meio de máscara facial ou de qualquer dispositivo ventilatório cujo balonete não seja de localização traqueal, quando inconscientes, até que a intubação seja obtida e sempre certificada pela capnografia e da ausculta pulmonar.

## Intubação com o paciente acordado

Nesta técnica, a abordagem à via aérea é realizada por meio da laringoscopia com anestesia tópica da orofaringe, hipofaringe e epiglote (incluindo a valécula) com solução de lidocaína a 10% (intubação tópica). É, então, realizada a intubação com a introdução do tubo traqueal na fase inspiratória, fase em que ocorre a abertura espontânea das cordas vocais evitando-se traumatiza-las. Deve-se ter o cuidado de não anestesiar as cordas para que não haja a perda do reflexo de fechamento das mesmas, e a consequentemente perda da proteção das VAS. Não ultrapassar a dose tóxica de lidocaína (3mg/kg), uma vez que cada borrifada (0,1 ml) de lidocaína oferece ao paciente 10 mg da substância; que é prontamente absorvida pelas mucosas, podendo acarretar sintomas de intoxicação e agravar o rebaixamento do nível de consciência. Isso faz aumentar o consumo de oxigênio (em um paciente muitas vezes já hipóxico) e a pressão intracraniana. Sempre se deve pré-oxigenar os pacientes com oxigênio a 100% antes de cada abordagem à via aérea, prendendo-se a respiração no momento da laringoscopia. Ao ficar-se sem fôlego, deve-se, com a respiração, suspender a laringoscopia e recomeçar a pré-oxigenação. Após a intubação e sua respectiva confirmação pela capnografia e ausculta, a indução anestésica é, então, realizada conforme sua indicação. Pode-se, também, realizar a intubação nasotraqueal por meio da anestesia tópica da nasofaringe (com lidocaína adicionada de um vasoconstrictor tópico para se evitar ou reduzir sangramentos) e do aquecimento prévio do tubo traqueal em soro fisiológico morno (quando possível), realizando a laringoscopia com a visualização direta das cordas vocais com anestesia tópica, podendo, também, ser realizada às cegas, mediante a ausculta dos fluxos expiratórios e com a introdução do tubo traqueal no início da fase inspiratória.

Esta técnica deve ser reservada a pacientes que estejam ou possam estar na vigência de quadros abdominais obstrutivos, com vômitos ou sangramentos ativos nas vias digestiva e respiratória, com deformidades das VAS, e em pacientes com processos obstrutivos parciais de VAS, e que se mostrem com exaustão da musculatura respiratória. Com relação à intubação nasotraqueal, esta deve ser evitada nos casos de trauma crânio-encefálico, especialmente naqueles pacientes com suspeita de fratura de base do crânio.

**Tabela 5.1** Orientação sobre jejum pré-operatório em crianças.

| Idade/alimentos | Sólidos | Líquidos |
|---|---|---|
| RN até 6 meses | 4 horas | 2 horas |
| 6 meses até 36 meses | 6 horas | 3 horas |
| Acima de 36 meses | 8 horas | 3-4 horas |

Pode-se associar a esta técnica uma sedação leve e gradual com doses decimais de opioides ou neurolépticos a fim de reduzir a resposta simpático-reflexa à manipulação das vias aéreas (VAS), de modo gradual e sem acarretar a redução do nível de consciência. Jamais utilizar substâncias benzodiazepínicas ou outros sedativos hipnóticos, o que acarretaria, além da perda da consciência e do reflexo protetor de VAS, hipoventilação e hipóxia; além de hiperreatividade simpaticorreflexa à manipulação das VAS. Esta técnica deve ser reservada a pacientes que, livres de sangramentos ou processos obstrutivos abdominais e respiratórios, tenham uma via aérea reconhecidamente difícil anteriormente e com parcimônia à abordagem endoscópica (inclusive durante sua execução) da mesma.

## Intubação com indução anestésica de sequência rápida

Nos casos em que a técnica anterior mostra-se inexequível por particularidades da doença (um aneurisma de aorta roto e tamponado, por exemplo) ou do paciente (pacientes pediátricos, ou adultos na vigência de intoxicação exógena e não colaborativos), pode-se optar pela técnica em que a intubação é realizada após a indução anestésica (o contrário da técnica anterior) imediata; com drogas de ação imediata e reversível, e com o uso da manobra de compressão bidigital da cartilagem cricoide (manobra de Sellick) no momento da hipnose até que a intubação seja concluída e atestada pela capnografia e ausculta. A compressão da cartilagem cricoide acarreta o colabamento da luz esofágica posteriormente a ela, reduzindo em muito, mas não abolindo, a ocorrência do refluxo gástrico e sua respectiva broncoaspiração.

A manobra de Sellick não impede e é até contraindicada na vigência de vômitos, que são decorrentes de contrações ativas de ejeção do conteúdo gástrico, podendo levar à rotura esofágica se aplicada. Deve-se, nestes casos, optar por esvaziar o conteúdo gástrico primeiramente com uma sonda nasogástrica de alívio, retirando-a a seguir. Caso a sonda já venha com o paciente, tendo sido passada anteriormente à sua admissão ao centro cirúrgico, não deve ser retirada, pois, segundo alguns autores, o tônus do esfíncter esofágico inferior dificilmente retornaria ao normal de imediato e predisporia a regurgitações. Nestes casos, mantém-se a sonda com sucção contínua durante a indução.

São contraindicações a esta técnica (e indicações à técnica anterior):

a) Via aérea reconhecidamente difícil, que caso seja executada a indução anestésica, tornar-se-á uma via aérea impossível, devido ao desabamento das estruturas e à regurgitação de cada vez mais conteúdo gástrico.

b) Impossibilidade da ventilação do paciente com máscara facial devido à alguma deformidade da face ou à limitação do equipamento (inexistência de determinado tamanho, por exemplo).

c) Inexistência de equipamento de intubação de emergência (máscara laríngea, "fast-track", broncofibroscópio e material para cricotireóidostomia de emergência) disponível, caso a tentativa se mostre infrutífera.

d) Inexistência de outro anestesiologista para auxiliar, caso a tentativa de intubação seja infrutífera. Como a princípio a pessoa mais preparada para proceder à intubação com sucesso é o anestesiologista, frente ao seu fracasso dificilmente haverá pessoa tão qualificada para fazê-lo de imediato.

O grande problema é a via aérea difícil não reconhecida, em que a indução anestésica é realizada e ocorre falha na intubação.

## Paciente ventilável, mas não intubável

Aplicar a manobra de Sellick durante a ventilação, tomando-se o cuidado de não ultrapassar pressões positivas de 20 cm de $H_2O$, o que facilita, em muito, a aerofagia e o refluxo do conteúdo gástrico. Solicitar o broncofibroscópio (que a esta altura já deveria estar à disposição em SO) e a ajuda de um colega para proceder à intubação. Na impossibilidade da mesma, avaliar o uso emergencial de máscara laríngea ou do "fast-track", bem como da possibilidade de se acordar o paciente para proceder à intubação acordada, ou ainda, solicitar acesso percutâneo.

## Paciente não intubável e não ventilável

Quer pela impossibilidade de realizá-lo, quer pela presença de grande quantidade de material fecaloide regurgitado, esta situação é muito crítica, pois requer, além de ventilação imediata, uma proteção da via aérea contra o material altamente contaminado. Uma opção enquanto prepara-se para eventual cricotireoidostomia é o uso do dispositivo "fast-track" como via de ventilação provisória (enquanto aplica-se a manobra de Sellick) e também como uma via de condução da intubação traqueal às cegas, passando-se um tubo traqueal de tamanho máximo 7,5 cm pelo seu corpo após lubrificação com lidocaína "spray". Caso todas as tentativas falhem, resta, enquanto a cricotireoidostomia de emergência não se inicia, tentar a ventilação por meio da membrana cricotireóidea com punção por cateter venoso de calibre 14, sua conexão em seringa de 3,0 ml, e esta, com conector de tubo traqueal 7,0 cm. Com oxigênio a 100%, é possível realizar ventilação transitória (apesar da grave hipercapnia que se desenvolve) até que o acesso percutâneo adequado seja iniciado.

No paciente com lesão cervical, as melhores opções incluem: intubação com fibroscopia do paciente acordado e estável, laringoscopia sob visão direta após indução de sequência rápida com manobra de Sellick (se não houver via aérea difícil aparente) e estabilização da cabeça por médico auxiliar, e a intubação com laringoscopia direta do paciente acordado com anestesia tópica (uma vez que a limitação dolorosa é fator protetor a hiperextensão e hiperflexão danosas). Como medidas de resgate, tem-se: a intubação por máscara laríngea ou do tipo "fast-track", ou, ainda, o acesso à via aérea por procedimento percutâneo. Pode-se, ainda, fazer uso de medidas complementares que incluam o adequado posicionamento do paciente e o uso de drogas coadjuvantes.

Com relação ao posicionamento, o próclive é usado para a profilaxia das regurgitações passivas e o Trendelemburg quando da ocorrência das mesmas, para se evitar ou minimizar as aspirações do conteúdo regurgitado. As drogas coadjuvantes mais utilizadas são as gastrocinéticas, os anti-histamínicos, os bloqueadores de bomba protrômica e os antiácidos. Exceção feita aos antiácidos (apenas os não particulados, como o citrato de sódio, são indicados), as três primeiras classes de drogas são úteis apenas quando administradas anteriormente à indicação cirúrgica em pacientes livres de obstrução e na forma de infusão lenta para se evitar efeitos indesejáveis (como o rebaixamento da consciência). O citrato de sódio é a única medicação que tem utilidade quando administrada antes da indução anestésica. Dos três fatores determinantes da lesão pulmonar por broncoaspiração mais importantes (volumes maiores de 25 ml, presença de material particulado e o seu ph ácido), o ph menor de 2,5 é o fator mais crítico para a lesão pulmonar.

Quando da aspiração de conteúdo gástrico, seu quadro clínico compõem-se de: hipoxemia súbita (mesmo com frações inspiradas de oxigênio altas), taquicardia, surgimento de extertorações, sibilos e frêmitos antes ausentes. Inicialmente, coloca-se o paciente em Trendelemburg e aplica-se a manobra de Sellick com a aspiração da orofaringe (se ainda não estiver intubado), ou do tubo traqueal (em primeiro lugar se intubado). Aplica-se pressão positiva no final do período expiratório (PEEP) e reserva-se a lavagem com solução fisiológica apenas quando há aspiração de partículas sólidas. Medida adjuvante é a administração de corticoides para tentar limitar a pneumonite química ocasionada pelo baixo ph, principalmente nos pneumócitos do tipo II, sendo mais útil quanto mais abaixo de 2,5 o ph estiver. Devido ao seu início de ação rápido, utiliza-se a hidrocortisona (4,0 mg/kg) acompanhada do uso da dexametasona para um efeito mais potente e duradouro. Antibioticoterapia profilática deve ser iniciada de imediato apenas nos casos em que o material aspirado seja de conteúdo fecaloide (nos processos obstrutivos intestinais); do contrário, deve-se coletar amostras para cultura e antibiograma.

## Pacientes pediátricos

a) Devido ao menor número e tamanho alveolares, possuem menor complascência pulmonar, que em contraste com sua maior complascência do arcabouço ósseo, acarretam a tendência ao colapso inspiratório com redução da capacidade residual funcional e hipóxia durante curtos períodos de apneia.

b) Possuem diâmetros cefálicos proporcionalmente muito maiores que os adultos, que aliados ao maior estreitamento das vias aéreas e à anteriorização da laringe, dificultam a intubação.

c) Ao contrário dos adultos (onde o menor diâmetro é a glote), nas crianças (até os cinco anos, pelo menos) o menor diâmetro das vias aéreas é na cartilagem cricoide; que por ser um anel cartilaginoso em toda sua extensão, qualquer grau de edema de sua mucosa devido a intubações traumáticas pode transformar-se em grave obstrução ao fluxo de ar.

## Pacientes gestantes

d) Devido às mudanças hormonais do período, há um contínuo retardo no trânsito intestinal e no esvaziamento gástrico, bem como um aumento no grau de acidez da secreção gástrica, devendo, essas pacientes, serem sempre consideradas de "estômago cheio" e de alto risco para a broncoaspiração.

e) Com o aumento do conteúdo e da pressão abdominais, ocorre a compressão das bases pulmonares e a consequente redução do volume residual e da capacidade residual funcional, além da compressão aorto-caval com redução importante do retorno venoso e edema das VAS; o que dificulta o acesso às VAS e tornam as consequências do fracasso em sua obtenção mais desastrosas.

## Pacientes idosos

f) Redução da capacidade de extensão e lateralização cervicais, bem como da abertura de boca, que aliados à dentição incompleta e à presença de próteses móveis não identificadas previamente, podem tornar o acesso à via aérea muito difícil.

g) A redução no número e na elasticidade dos alvéolos, bem como o enrigecimento do arcabouço torácico, reduzem em muito a complascência pulmonar e torácica; dificultando a ventilação (especialmente com máscara facial) e predispondo à hiperdistensão alveolar com lesão dos pneumócitos, à inflamação pulmonar e à tendência ao colapso alveolar.

## Monitorização

A monitorização essencial e obrigatória para a realização de qualquer ato anestésico é constituída basicamente por: cardioscopia, monitorização não invasiva, ou indireta da pressão arterial, e a oximetria de pulso, sendo as mesmas também necessárias (embora não obrigatórias por lei) à realização de qualquer procedimento cirúrgico, mesmo os eletivos e minimamente invasivos.

Pode-se, também, monitorar de forma complementar (e não obrigatória nos termos da lei) a temperatura corporal e o débito urinário, além da capnografia e do dióxido de carbono ($CO_2$) expirado nos casos tecnicamente indicados com anestesia geral (tornando-se obrigatório nestes casos). Complementando esta monitorização básica, pode-se fazer uso de métodos de monitorização mais acurados e mais específicos, também de acordo com a gravidade ou com as expectativas do caso, podendo ser utilizados, entre outros: a monitorização invasiva ou direta da pressão arterial, da pressão venosa central, da pressão de artéria pulmonar, da pressão intracraniana, da mistura gasosa inspirada e expirada (quando em ventilação mecânica), monitorização do bloqueio neuromuscular e da atividade cerebral. Geralmente, devido à ausência de informações mais detalhadas sobre os antecedentes do paciente assim como pela incerteza a respeito da gravidade das lesões sofridas, opta-se pela utilização de monitorização invasiva.

## Eletrocardioscopia

A eletrocardioscopia faz parte da monitorização básica e obrigatória durante qualquer procedimento anestésico. Sua importância consiste na monitorização do ritmo cardíaco a fim de se detectar arritmias, situações de parada circulatória, isquemia miocárdica, atividade de marca-passo e alterações cardíacas causadas por distúrbios eletrolíticos, possibilitando tratamento adequado e imediato. A eletrocardiografia também está indicada em qualquer paciente que for submetido a procedimentos cirúrgicos, com acesso venoso periférico funcionante e a suplementação de oxigênio, mesmo quando a anestesia for local e independentemente de patologias cardíacas.

No paciente traumatizado, pode ser observado além dos clássicos sinais de isquemia, o alargamento de QT devido à hipocalcemia, um distúrbio visto com frequência em pacientes que recebem transfusões maciças. Nos pacientes com tamponamento cardíaco, durante a pericardiocentese por punção, é pré-requisito para a monitorização da localização da ponta da agulha, induzindo o aparecimento de corrente de lesão miocárdica (onda T apiculada) e arritmias ao se tocar o epicárdio.

A monitorização da derivação DII é a mais indicada para avaliar o ritmo sinusal e diagnosticar arritmias nos pacientes durante a anestesia ou procedimentos cirúrgicos. A monitorização de V5 é a mais indicada para a avaliação e o diagnóstico da isquemia miocárdica. Caso o monitor utilizado permita a monitorização das duas derivações ao mesmo tempo, a combinação terá a sensibilidade de 80% para eventos isquêmicos durante a anestesia, e caso seja possível associar V4 às outras duas derivações, essa sensibilidade chegará a 96%. Ao utilizar aparelhos mais modernos, deve-se optar entre outros cuidados, por exemplo, utilizar o modo diagnóstico (mais sensível que o modo monitorização, capaz de filtrar alterações do segmento ST), procurar o maior distanciamento possível dos eletrodos de ECG (para aumentar a amplitude dos complexos). Evitar colocar os eletrodos em regiões com concavidades, o que poderia ocasionar mau contato como centro do eletrodo e o aparecimento de complexos atípicos e com diferentes amplitudes. Ter sempre à mão uma cópia do ECG inicial registrada em papel ou digitalmente (na memória do aparelho) para posteriores comparações e optar por estabelecer na tela do monitor quando disponível (em quadrante específico) o gráfico de tendências das mudanças do segmento ST para contínua vigilância.

São raríssimas as complicações com a monitorização eletrocardiográfica, entre elas: o diagnóstico e o tratamento de arritmias inexistentes (especialmente quando não se tem uma linha de monitorização invasiva ou direta da pressão arterial para se comparar com as alterações nas ondas de pulso) devido à interferência com outros aparelhos eletrocirúrgicos, a dificuldade no diagnóstico de eventos isquêmicos devido à sensibilidade limitada de alguns aparelhos, e a remota possibilidade de queimaduras na pele sob os eletrodos devido à defeituosa aterração elétrica.

## Pressão arterial não invasiva

A monitorização da pressão arterial (PA) não invasiva é básica e obrigatória durante qualquer procedimento anestésico. Forma de aferição indireta do desempenho cardíaco e das alterações da resistência vascular sistêmica, fornece suas componentes sistólica (reflexo da contração do ventrículo esquerdo) e diastólica (relacionada à perfusão dos ventrículos e à resistência vascular periférica). Pode fornecer sua derivada, a pressão arterial média (PAM), obtida pelo cálculo aproximado da divisão por três do produto da soma da pressão sistólica e de duas vezes a diastólica.

Pode ser obtida por meio de três diferentes métodos de aferição: palpação, ausculta e a oscilometria (utilizado pelos aparelhos automáticos). Os três métodos dependem da presença de um pulso periférico minimamente adequado, o que na grande maioria das vítimas de trauma pode estar ausente pelo quadro de hipovolemia e vasoconstricção periférica comumente vistos. Consequentemente, é possível a não aferição da PA por estas técnicas nos pacientes traumatizados ou a obtenção de valores falsos. Nestes casos, o melhor método para aferir a PA é a monitorização invasiva ou direta da pressão arterial.

## Pressão arterial invasiva

A necessidade da monitorização de forma invasiva e direta da pressão arterial é consequência do manuseio de pacientes graves, permitindo a avaliação das alterações causadas ao paciente, bem como das condutas rápidas e precisas necessárias, com menor margem de erro.

A obtenção do acesso arterial periférico implica necessariamente na introdução intra-arterial de uma cânula, possibilitando sua utilização para as medidas da pressão arterial invasiva e de forma secundária; às coletas de amostras de sangue arterial para exames gasimétricos, bioquímicos, hematológicos, diagnósticos e, principalmente, para a coleta de amostras destinadas à tipagem e reserva sanguíneas.

Atualmente, é aceito que a simples necessidade da coleta de amostras de sangue arterializado em número superior a quatro vezes em vinte e quatro horas já seria uma indicação para se obter linha arterial (com cateter de calibre 22), pois esta escolha estaria associada a um menor índice de complicações com a perfusão do território distal.

Quanto maior a distância entre o sítio de punção escolhido e a raiz da aorta, maior a distorção da onda de pressão com o aumento do componente sistólico da curva de pulso e da pressão de pulso e maior o risco de erro na medida. Caso a artéria radial seja a escolhida, deve-se optar sempre que possível pelo braço não dominante do paciente para realizarmos a punção. Antes da punção da artéria radial, é indicada a realização do teste de Allen para a avaliação do adequado fluxo pela artéria ulnar; sua circulação colateral. Normalmente, utiliza-se o cateter calibre 20 ou 22 em adultos, e cateter calibre 22 ou 24 em pacientes pediátricos, lembrando-se de que além da localização e do calibre (sempre o menor possível) escolhidos, o tempo de permanência também influencia de forma muito importante na incidência de trombose arterial.

As complicações mais frequentes são: formação de hematoma, insuficiência vascular por trombose arterial, perda sanguínea por desconexão acidental do sistema, embolização distal, pseudoaneurisma e infecção local ou sistêmica por êmbolos infectados. Com relação ao risco de infecção, deve-se sempre manipular a cânula arterial da forma mais asséptica possível e evitar a sua permanência por mais de 72 horas. Jamais utilizar seringas reutilizadas que possam conter restos ou simples traços de medicações (irritantes para o endotélio), capazes de provocar espasmos arteriais.

## Pressão venosa central

Em corações saudáveis, o desempenho do coração direito reflete indiretamente o desempenho do coração esquerdo, o que já não ocorre em pacientes com cardiopatias primárias ou com "cor pulmonale". Dentre as indicações para acesso venoso central, tem-se: impossibilidade de estabelecer acesso venoso periférico (por hipovolemia ou pela inexistência dos mesmos devido a múltiplas flebites), necessidade de se obter medidas da pressão venosa central (PVC) ou das pressões de artéria pulmonar e capilar pulmonar, necessidade da administração de drogas vasoativas vasoconstritoras e de infusão contínua, inserção de marca-passo, preventivamente quando é grande a possibilidade da ocorrência de embolia aérea venosa (para tentar aspirá-la) e, por que não, para se obter amostras de sangue venoso central para exames gasimétricos, bioquímicos, diagnósticos e tipagem.

A pressão venosa central reflete o retorno venoso ao coração, devendo ser medida ao final da expiração e sem PEEP (quando o paciente estiver em ventilação mecânica ou auxiliada), sempre na posição de decúbito dorsal horizontal (DDH). Os valores normais da PVC são de 4-8 mmHg ou 6-10 cmH$_2$O, medidos em linha axilar média. As medidas da PVC isoladas nem sempre permitirão condutas clínicas corretas, porém, associadas a outros parâmetros clínicos, podem transformar-se em um guia importante para orientar a correta reposição volêmica no paciente traumatizado.

Os acessos disponíveis frequentemente incluem sítios jugulares, subclávicos, femorais, e os sítios periféricos das veias basílicas (obtidos geralmente por dissecção, raramente por punções). As contraindicações mais importantes ao acesso venoso central são: infecção no local da punção, alterações anatômicas no local da punção, coagulopatias ou anticoagulação (contraindicações relativas) e síndrome da veia cava superior.

Outras complicações que podem ser atribuídas ao acesso venoso central são: hidrotórax, embolia aérea, embolia do cateter ou do fio guia, perfuração cardíaca, lesão de artéria carótida, lesão de tireoide, flebite, lesão de ducto torácico com quilotórax, arritmia cardíaca, hemo ou hidromediastino, punção de traqueia com ou sem perfuração de balonete de próteses traqueais, hematoma local, lesão nervosa e erosão vascular.

## Cateter de artéria pulmonar (CAP)

O cateter de Swan-Ganz ou cateter de artéria pulmonar (CAP) possibilita medidas hemodinâmicas que nos possibilitam uma melhor compreensão da fisiopatologia dos pacientes críticos. O CAP necessita de treinamento específico para sua correta instalação, não sendo isento de complicações durante sua passagem e sua utilização, complicações estas que podem estar relacionadas à passagem do introdutor do cateter (punção acidental de carótida com a formação de grandes hematomas, pneumotórax, hemotórax, lesão de ducto torácico), ou relacionadas com o próprio CAP (lesão valvar direta ou das cordoalhas tendíneas, rotura de artéria pulmonar e embolizações).

Pode tornar-se sítio primário de infecção ou gerador de trombos, com sua progressão para estados de hipercoagubilidade, bloqueio átrio ventricular completo (BAVT) em pacientes com bloqueio prévio de ramo direito e taquiarritmias em pacientes com Wolf-Parkinson-White e outros fatores predisponentes. Ainda, ocasionar infarto pulmonar.

Nunca deve ser prioridade para pacientes instáveis ou que ainda necessitem passar por procedimento cirúrgico ou invasivo de emergência. As principais indicações do uso do CAP são: necessidade de medida da pressão de artéria pulmonar (PAP) e da pressão da artéria pulmonar ocluída (PAPO) ou capilar pulmonar; medida de débito cardíaco (DC) e obtenção de sangue venoso misto da artéria pulmonar. Além dessas indicações, pode-se acrescentar a utilização do CAP para diagnóstico e manejo de alguns tipos de choque, bem como a otimização da oferta de oxigênio. O CAP possibilita obter medidas do débito cardíaco, índice cardíaco, volume sistólico, índice sistólico, índice de trabalho sistólico de VE e VD, resistência vascular sistêmica e da resistência vascular pulmonar.

Algumas situações clínicas parecem mais indicadas para se obter os melhores resultados com o uso do CAP: infarto agudo do miocárdio, cirurgia aórtica, traumas, pacientes sépticos e pacientes pediátricos.

## Oximetria de pulso

A oximetria de pulso mede a saturação periférica da hemoglobina pelo oxigênio. É um método simples, não invasivo e contínuo de monitorizar a oxigenação tecidual. Deve ser utilizado quando disponível desde o atendimento pré-hospitalar até a recepção na sala de emergência e durante o ato anestésico, bem como na recuperação do paciente na terapia intensiva.

Algumas situações tornam menos confiáveis os valores fornecidos, como: carboxihemoglobinemia, uso de corantes intravasculares, unhas esmaltadas (principalmente de cores fortes e escuras), uso do bisturi elétrico mal aterrado, arritmias cardíacas, má perfusão periférica por hipoperfusão tecidual ou hipotermia. Algumas destas situações são frequentemente vistas em pacientes traumatizados, como a má perfusão periférica, ou em pacientes queimados e que inalaram muita fumaça e gases quentes e enriquecidos de monóxido de carbono (CO). Nos pacientes com déficit de perfusão periférica, a utilização do "probe" de oximetria próprio para o lobo da orelha tende a melhorar a situação.

Devido à absorção idêntica do comprimento de onda de 660 nm pela carboxihemoglobina (COHb) e pela oxihemoglobina (HbO$_2$), a oximetria de pulso poderá ser falsamente elevada em pacientes com intoxicação por CO. A metahemoglobina e a oxihemoglobina, por sua vez, possuem o mesmo coeficiente de absorção das luzes de espectro vermelho e infravermelho, sendo a leitura nesta proporção de 1:1 de 85%; ocasionando leituras falsamente baixas quando a saturação real for superior a 85%, e falsamente elevadas quando a saturação real for abaixo de 85%.

O mesmo princípio da leitura da oximetria de pulso pode ser aplicado à leitura por meio de sensor em fibra óptica, da saturação do sangue venoso misto e do sangue em bulbo jugular (este último de aplicação e interpretações discutíveis). Por fim, é descrita a leitura da oximetria cerebral não invasiva, em que o resultado reflete não só a leitura de vasos arteriais bem como de vasos venosos cerebrais (o que acarretaria uma leitura usualmente em torno dos 70% de saturação).

## Capnografia

O capnógrafo realiza medida contínua e não invasiva do CO$_2$ expirado (ETCO$_2$), sendo desta forma um ótimo monitor da ventilação, e monitora de forma indireta a perfusão pulmonar e o débito cardíaco. O ETCO$_2$ mantém um gradiente com a pressão parcial de CO$_2$ (PaCO$_2$) ao redor de 2 a 5 mmHg, refletindo o espaço morto alveolar. Qualquer redução significativa na perfusão pulmonar como embolias, choque hipovolêmico ou cardiogênico, acarreta redução do ETCO$_2$, inferindo-se de modo não invasivo a PaCO$_2$ e ao débito cardíaco. Apesar de haver sensores de capnografia para pacientes em respiração espontânea, a grande maioria dos sensores disponíveis são adaptados à sonda de intubação traqueal ou ao filtro.

Por meio dos valores registrados de ETCO$_2$ e da forma de sua curva, pode-se também monitorar o esgotamento da cal sodada no circuito de anestesia, a incompetência das válvulas do aparelho ventilatório, a obstrução bem como a desconexão do sistema ventilatório, e a intubação esofágica, podendo, inclusive, servir de instrumento diagnóstico em situações como a hipertermia maligna.

## Temperatura

A hipotermia é uma complicação frequentemente vista em qualquer paciente anestesiado, principalmente nas vítimas de trauma. A queda da temperatura destes pacientes ocorre em consequência do trauma por grande perda sanguínea, rápida reposição de volume não aquecido, e exposição de grande superfície corpórea sem proteção térmica. É agravada pelo procedimento anestésico-cirúrgico, com a abolição dos reflexos vasoconstrictrores responsáveis por manter a temperatura central, permitindo a condução e posterior irradiação deste calor pelas extremidades tão logo o tônus simpático seja abolido com a anestesia, aliadas à exposição do paciente nu em ambiente com baixas umidade e temperatura, como ocorre em sala cirúrgica ao ser ligado o ar condicionado.

Nos doentes traumatizados, a temperatura central abaixo de 36 °C deve ser considerada hipotermia e a temperatura central abaixo de 32 °C deve ser considerada hipotermia grave. As principais complicações causadas pela hipotermia são: aumento do consumo de oxigênio pelos tecidos, arritmias cardíacas, isquemia miocárdica e infarto, acidose metabólica, alterações de coagulação e alterações do metabolismo de várias drogas, além do despertar prolongado especialmente nos idosos e crianças.

Como os coloides (administrados resfriados) requerem muito mais produção de energia para gasto calórico com seu aquecimento do que os cristaloides, a transfusão de uma unidade de concentrado de hemácias a menos de 10 °C está associada com queda brusca da temperatura corpórea central de até 0,5 °C por unidade transfundida. A forma mais comum e prática de monitorização da temperatura é a utilização do termômetro esofágico, o qual reflete a temperatura central de forma acurada, quando o tórax não está aberto.

Algumas formas para se retardar a perda de calor destes pacientes devem ser utilizadas rotineiramente, como: o colchão térmico, a manta térmica, os filtros do sistema respiratório do aparelho de anestesia que diminuem a perda de calor por evaporação, o aquecimento das soluções que serão infundidas no paciente, bem como aquecimento das soluções para lavagem das cavidades, e o aquecimento dos concentrados de hemácias e derivados saguíneos.

## Débito urinário

A hipovolemia, cursando com hipoperfusão renal, é uma das principais causas de insuficiência renal aguda isquêmica. Mas este quadro pode ser piorado em muito se adicionarmos a esta situação, a exposição renal a pigmentos derivados de hemoglobina, contrastes radiológicos, drogas antibióticas, antifúngicas, antivirais, e toda sorte de macromoléculas com alta toxicidade. Por sua vez, a insuficiência renal aguda (IRA) é um quadro grave com mortalidade ao redor de 50%. Os pacientes vítimas de trauma são ou tornam-se, na sua grande maioria, hipovolêmicos, fortes candidatos a evoluírem com insuficiência renal aguda ou agudizada; daí a grande importância em monitorizar o débito urinário até como guia da eficácia da terapêutica por ventura instituída.

A monitorização do débito urinário é feita por meio da utilização de sondagem vesical de demora, com rigorosa técnica asséptica. O débito urinário deve ser mantido no mínimo em 0,5 ml/Kg/hora no paciente adulto e 1,0 ml/Kg/hora no paciente pediátrico, devendo ser de ao redor de 2 ml/Kg/hora em pacientes com menos de 1 ano.

Muito embora em condições de hipovolemia a reposição volêmica objetive os valores acima citados, atenção especial deve ser dada aos pacientes com síndrome compartimental, síndrome de esmagamento ou grandes traumas musculares, pois estes podem evoluir com insuficiência renal por depósito de mioglobina nos túbulos renais, formando cilindros pigmentados obstrutivos. O tratamento inicial e mais importante consiste na hidratação vigorosa com soluções cristaloides, fator decisivo para a evolução destes pacientes. Não foi evidenciada incidência menor de IRA nos pacientes que receberam manitol e bicarbonato associados à hidratação vigorosa, porém, vários autores ainda recomendam a alcalinização urinária com bicarbonato de sódio (1mEq/Kg/h) para prevenir a formação dos cilindros pigmentados obstrutivos e a utilização do manitol como expansor do meio intravascular em pacientes previamente hidratados, melhorando a perfusão renal e impedindo a precipitação de cilindros, além de ser um *scavenger* de radicais livres.

## Anestesia e drogas anestésicas

A escolha da técnica anestésica nem sempre é possível em se tratando de anestesia em pacientes de urgência, e muito menos nas emergências, em que o domínio da anestesia geral é quase absoluto. Excetuando-se estes últimos, nos casos urgentes o bom senso e a experiência do profissional sempre falam mais alto.

Devemos levar em conta na escolha da técnica: o quadro clínico inicial, as doenças pré-existentes, a cirurgia e a técnica propostas, a posição do paciente durante o ato anestésico, o seu porte físico, suas eventuais limitações posturais, o local aonde será realizada a recuperação pós-operatória imediata, e o prognóstico cirúrgico, bem como a necessidade de reabordagens e até o grau de habilidade da equipe cirúrgica.

As anestesias gerais podem ser: inalatórias, endovenosas e balanceadas (quando misturam-se as duas técnicas em proporções variáveis). Mesmo em condições muito especiais como em neuroanestesias ou microcirurgias de laringe, não há indicação ou contraindicação formais sobre nenhuma dessas técnicas; apenas vantagens e desvantagens, além da familiaridade do profissional que as executa.

Os bloqueios centrais (raquianestesia e peridural) são evitados nos pacientes: vítimas de trauma, com instabilidade hemodinâmica, anemia importante, esmagamento de estruturas, pacientes que serão submetidos à cirurgias em outra posição que não seja o decúbito dorsal horizontal, ou naqueles cuja via aérea não estará disponível durante a cirurgia. Demais casos não citados necessitarão da adequada avaliação e, sobretudo, da experiência do anestesiologista. Com a obtenção da via aérea, a correta indicação da anestesia esbarra no grau de experiência e vivência profissional do anestesiologista, grandezas intransferíveis.

Ao contrário dos bloqueios centrais, os bloqueios periféricos são geralmente boa opção na anestesia de urgência, mas geralmente em associação à anestesia geral para o controle das vias aéreas e para tornar o tempo cirúrgico ilimitado. Limitações à sua aplicação são esmagamentos proximais, infecções ou contaminações na região de punção, coagulopatias, e má perfusão na região anterior ao bloqueio. A técnica pode ser usada, inclusive, para aumentar a perfusão distalmente ao seu sítio aplicação.

Com relação às drogas anestésicas, elas são divididas em: hipnóticas (acarretam a inconsciência), hipnoanalgésicas (acarretam a analgesia profunda ou visceral, e potencializam os hipnóticos), relaxantes musculares (mais conhecidos como curares, acarretam o relaxamento da musculatura estriada esquelética), e os anestésicos locais (agem nas fibras nervosas bloqueando os canais iônicos de sódio responsáveis pela despolarização das mesmas e impedindo a condução dos estímulos dolorosos). Toda anestesia geral implica obrigatoriamente no uso de um hipnótico, de um analgésico e de relaxantes musculares, reservando o uso dos anestésicos locais aos bloqueios e infiltrações quando indicados.

Os anestésicos inalatórios não fazem parte desta classificação, pois ao mesmo tempo em que produzem hipnose, também acarretam analgesia visceral (dose-dependente). Infelizmente, não produzem analgesia residual, sendo seu efeito analgésico nulo após sua eliminação.

Entre os hipnóticos disponíveis, tem-se: o propofol (dose de 1-3 mg/kg), o etomidato (0,2-0,5 mg/kg), o tiopental sódico (2,0-4,0 mg/kg), a cetamina (1,0-2,0 mg/kg), o droperidol (0,02-0,07 mg/kg),o midazolam (0,1-0,3 mg/kg); e o diazepam (0,3-0,6 mg/kg).

Entre os hipnoanalgésicos, podemos citar: morfina, fentanil, alfentanil, sufentanil e remifentanil – todos com seu uso realizado de forma titulada de acordo com o "status físico" do paciente.

Por fim, dentre os relaxantes musculares destacam-se: a succinilcolina (mais conhecida pelo seu nome comercial quelicin, 1,0 mg/kg), o atracúrio (0,5 mg/kg), o rocurônio (0,8-1,0 mg/kg), e vecurônio (0,08-1,2 mg/kg).

# Ressuscitação volêmica

Todos os pacientes cirúrgicos, mesmo os pacientes submetidos a cirurgias eletivas e de pequeno porte com anestesia local, devem ter com a suplementação de oxigênio um acesso venoso a fim de proporcionar a qualquer momento a administração de drogas de resgate em uma eventual necessidade, ou até mesmo facilitar a conversão do plano anestésico-cirúrgico para a administração de anestesia geral frente às dificuldades encontradas.

Quando o assunto é cirurgia de emergência, a importância do acesso venoso cresce de forma exponencial; sendo frequentemente junto à obtenção de via aérea adequada e definitiva, fator determinante da sobrevida do paciente ao procedimento cirúrgico emergencial.

O acesso venoso deve ser em local acessível e conveniente, em número e de calibre adequados; deve conter dispositivo adequado para a injeção dos fármacos e, acima de tudo, não deve desviar a atenção do anestesiologista por muito tempo na tentativa de obtê-lo. O melhor acesso venoso nem sempre é o mais calibroso, mas aquele obtido em tempo e capaz de permitir adequado fluxo de líquidos e infusão das drogas, sem que para isto a execução da anestesia não tenha ficado em segundo plano.

No paciente vítima de trauma, deve ser levado em consideração que o cateter central é menos eficaz que os cateteres venosos periféricos para a administração de cristaloides e coloides em rápido fluxo, especialmente quando comparados aos cateteres de alto fluxo (*Rapid Infusion Cateter* – RIC) na infusão rápida de volume. Logo, esta não é a princípio uma indicação de acesso central contanto que hajam opções de acessos periféricos calibrosos disponíveis.

A estimativa adequada da volemia e de seu volume de reposição, bem como de sua adequada constituição, são um exercício onde a observação clínica aliada aos índices de pressão e perfusão e à familiaridade com a técnica e com os constituintes das soluções de reposição e se fazem fundamentais. É fundamental que todos os líquidos ofertados aos pacientes sejam na medida do possível aquecidos o mais próximo da temperatura fisiológica. Deve-se lembrar que além do paciente geralmente já ter perdido calor pela sua exposição, exanguineamento, e pela administração prévia de soluções frias, a manutenção da administração de soluções frias (especialmente coloides) implicará em um gasto calórico para o qual o paciente não tem condições de prover energia, acarretando piora acentuada da acidose metabólica.

Os cristaloides possuem em média uma meia-vida no espaço intravascular de 30 minutos, com a permanência de aproximadamente 30 a 33% no referido espaço após uma hora da infusão, dependendo da solução, com uma leve vantagem da solução fisiológica a 0,9% sobre a solução de ringer ou ringer lactato. A soluções glicosadas não têm utilidade para a expansão volêmica, qualquer que seja sua concentração; pois além de acarretarem inicialmente diurese osmótica com piora da desidratação, podem acarretar tardiamente edema cerebral, agravamento da acidose metabólica e piora do prognóstico neurológico. Reposições com grandes volumes de cristaloides devem utilizar preferencialmente as soluções de ringer lactato e de ringer simples, deixando como última opção a solução fisiológica a 0,9% devido ao seu potencial de acarretar ou mesmo de agravar tardiamente a acidose metabólica, de característica hiperclorêmica e hipernatrêmica.

A maioria das soluções coloides sintéticas tem sua meia-vida entre 3 e 6 horas, possuem elevado peso molecular e são quase todas preparadas em solução fisiológica a 0,9%; variando em sua composição química. Geralmente, são utilizadas e indicadas na expansão volêmica transitória de pacientes gravemente hipovolêmicos e em choque hemorrágico, que necessitam de grandes volumes de cristaloides (geralmente ultrapassando os 3000 ml) e que ainda não possuem sangue adequado para transfusão, sendo também indicados na ressuscitação volêmica emergêncial de pacientes com grave hipoalbuminemia ou grandes perdas proteicas, como queimados. Seu uso deve sempre ser associado ao uso dos cristaloides, a fim de maximizar a permanência dos mesmos no intravascular e evitar efeitos colaterais de sua administração em pacientes gravemente hipovolêmicos, oligúircos ou anúricos. É aconselhável evitá-los em pacientes com graves discrasias sanguíneas, desde que a condição clínica permita esperar por solução clínica mais adequada.

As soluções mais utilizadas são as dextranas (40 e 70) e o hidroxietilamido a 6%. As dextranas são diluídas em solução fisiológica ou glicosada a 5%, e seu número se refere ao seu peso molecular (em daltons, 40000 e 70000 respectivamente). Seus efeitos colaterais são anafilaxia (por semelhança ao polissacáride de tipo específico de Streptococo sp.) e também possuem efeito antiplaquetário. Infusões acima de 20 ml/kg, além de aumentarem muito a incidência de efeitos colaterais, alteram a tipagem sanguínea. Atualmente, sua utilização esta restrita ao seu uso como agente antitrombótico. O hidroxietilamido, por sua vez, tem peso molecular ainda maior que as dextranas (450000 daltons), sendo inicialmente degrado pelo sistema reticular endotelial em "pequenas" partículas de 40 a 70000 daltons; que, por sua vez, são eliminadas pelos rins após breve quebra enzimática em moléculas menores pela amilase plasmática, devendo seu uso ser evitado em pacientes com insuficiência renal pré-existênte. É descrita a elevação da amilase por até 7 dias, sendo, por isso, sua utilização em pacientes na vigência de pancreatite discutível. Raramente é associado a eventos anafiláticos ou anafilactoides e não altera a coagulação em volumes abaixo de 20 ml/kg/24h. É preparado em solução fisiológica a 0,9% e em solução fisiológica hipertônica a 7,5%.

A solução hipertônica de cloreto de sódio a 7,5% é a solução hipertônica mais utilizada hoje em dia. Promove rápida melhora dos índices hemodinâmicos por meio da imediata liberação de líquido para o intravascular, do interstício e também por meio da desidratação celular. Deve ser utilizada em dose única de 4,0 ml/kg, não sendo aconselhável sua repetição mesmo em doses mais baixas.

Está indicada nas reanimações pré-hospitalares de pacientes chocados e gravemente hipovolêmicos, em que seu pequeno volume de infusão mostra-se de grande valia. Tem indicação precisa no choque hemorrágico traumático acompanhado de hipertensão intracraniana.

Por fim, toda vez que um paciente necessitar de grandes volumes de cristaloides para sua incompleta ressucitação volêmica, e apresentar instabilidade hemodinâmica com queda na massa eritrocitária estimada em mais de 30% do valor inicial, está indicada transfusão sanguínea imediata; exceção feita aos pacientes neurocirúrgicos em que o gatilho deve ser disparado quando o hematócrito cair abaixo de 30%, mesmo com estabilidade hemodinâmica.

## Referências bibliográficas

1. American College of Surgeons. Advanced Trauma Life Support, Student Manual 7ª ed. 2004.
2. Barash, Paul G.; Cullen,Bruce F.; Stoelting, Robert K.; Clinical Anesthesia, 5ª ed. 2005.
3. Critical Care Medicine, Pulmonary Artery Catheter Consensus Conference, 25:910,1997.
4. Yao, Fun Sun F.; Fontes, Manuel L.; Malhotra, Vinod; Anesthesiology, 6ª ed. 2008, Lippincott Williams & Wilkins, Philadelphia.
5. Marino, Paul L.; The ICU Book, 3ª ed. 2007, Wiilliams & Wilkins, Philadelphia.
6. Miller, Ronald D.; Miller's Anesthesia, 6ª ed., 2004.
7. Morgan JR., G.E.;Mikhail, Maged S.; Murray, Michael J., Clinical Anesthesiology, 4ª ed., 2006, Lange Medical Books, McGraw-Hill.
8. Stoelting, Robert K.; Hillier, Simon C.; Pharmacology and Physiology in Anesthetic Practice, 4ª ed., 2005.
9. Tardelli, Maria A.; Joaquim, Eduardo H.G.; Ferez, David; Anestesia no Politraumatizado, Manica, James T.; Anestesiologia: Princípios e Técnicas, 3ª ed., 2004, Artes Médicas, Porto Alegre.

# Medicina Baseada em Evidência e Cirurgia de Urgência

**Fábio Colagrossi Paes Barbosa** ▪ **Wanderley Marques Bernardo**

A prática da medicina baseada em evidências (MBE) baseia-se na aplicação do método científico a toda prática médica, especialmente às tradições médicas estabelecidas que ainda não foram submetidas a um tratamento sistemático científico. Evidências significam, aqui, provas científicas.

A medicina baseada em evidência depende da interação entre a experiência clínica e a melhor evidência científica disponível. Para se sintetizar a evidência, deve-se rever criticamente a literatura científica, na qual sempre há evidência, mais ou menos forte, com certeza ou incerteza, podendo indicar ou contraindicar uma determinada intervenção em estudo. A síntese da evidência disponível deve ter como objetivo ser aplicável, sendo mais útil quanto mais próxima da prática diária.[1]

Esse movimento almeja que todos os médicos façam uso da melhor evidência atual quando tomam decisões em seu trabalho de cuidado individual dos pacientes. Além do conhecimento e experiência clínicas, implica também no domínio em procurar, interpretar e aplicar os resultados de estudos científicos epidemiológicos aos problemas individuais de seus pacientes.

## Níveis de evidência

Diante da grande quantidade de publicações disponíveis na literatura e da facilidade de acesso atual, é preciso um olhar crítico sobre a qualidade dos estudos. A metodologia a que um artigo foi submetido pode definir maior ou menor confiabilidade em seus resultados.

Esse "grau de confiança" nos resultados de uma publicação pode ser percebido em diversas variáveis metodológicas, como o tamanho da amostra, presença de randomização dos grupos, forma de randomização adequada, cegamento, definição prévia dos desfechos a serem analisados, se o estudo é prospectivo ou retrospectivo, entre outros.

Uma das formas mais utilizadas para definição de diferentes níveis de evidência e consequentemente, maior ou menor confiabilidade que os resultados de determinado estudo podem ser utilizados com segurança, é através da escala de Oxford.[2] Essa escala classifica os estudos em cinco categorias por nível de evidência:

1. Ensaios clínicos randomizados de alta qualidade.
2. Estudos tipo coorte ou ensaios clínicos randomizados de baixa qualidade.
3. Estudos tipo caso-controle.
4. Série de casos.
5. Opinião do especialista.

Os níveis 1, 2 são subdivididos em A, B e C e o nível 3 em A e B. Os artigos individuais são considerados como B e as revisões sitemáticas, daquele determinado tipo de estudo, são consideradas como A. Por exemplo, um ensaios clínicos randomizado de alta qualidade é considerado um estudo com nível de evidência 1B; uma revisão sistemática de ensaios clínicos randomizados de alta qualidade é considerada nível de evidência 1A. O mesmo se aplica para os estudos tipo coorte e caso-controle. Dessa forma, segundo a escala de Oxford, os relatos e séries de casos e a opinião de especialistas são considerados os menores níveis de evidência.

## Busca da evidência na literatura

O processo de recuperação da informação em bases de dados automatizadas possibilita a pesquisa de modo interativo pelo computador. A mais utilizada é a base de dados da *National Library of Medicine*, responsável pelo Medline.[3]

## Bases de dados

- **MEDLINE** (as mesmas do Index Medicus, medicina, biologia e saúde, início 1966) http://www.ncbi.nlm.nih.gov/pubmed/.
- **EMBASE** (as mesmas do Excerpta Medica, medicina, biologia e saúde em geral) http://www.embase.com/.
- **CINAHL** (enfermagem e outras áreas da saúde) http://www.cinahl.com/.
- **PsycINFO** (psiquiatria, enfermagem, sociologia, educação) http://www.psycinfo.com/.
- **CANCERLIT** (câncer) http://www.cancer.gov/search/cancer_literature/.
- **PDQ** (câncer) http://www.nci.nih.gov/cancer_information/pdq/.
- **HealthStar** (serviços, tecnologia, administração, e pesquisa em saúde) http://www.nlm.nih.gov/databases/interim_healthstar.html.
- **LIFE** (current contents – ciências da vida) http://www.isinet.com/isi/products/cc/.
- **CLIN** (current contents – clínica médica) http://www.isinet.com/isi/products/cc/.
- **BEHA** (current contents – ciências sociais e do comportamento) http://www.isinet.com/isi/products/cc/.
- **PsycLIT** (psicologia, medicina, enfermagem, sociologia, educação e outras) http://www.apa.org/psycinfo/products/pidirect.html.
- **DISS** (dissertações e teses americanas, canadenses e europeias) http://gateway.ovid.com/.
- **SILABUS** (dissertações e teses da USP) http://www.usp.br/sibi/.
- **BIOSIS** (ciências da vida) http://www.biosis.org/.
- **ERIC** (educação) http://www.askeric.org/Eric/.
- **ADOLEC** (saúde na adolescência) http://www.bireme.br/bvs/P/pbd.htm.
- **BDENF** (enfermagem) http://www.medicina.ufmg.br/biblio/bdenf/.
- **WHOLIS** (sistema de informação da biblioteca da OMS) http://www.who.int/library/database/index.en.shtml.
- **HAPI** (instrumentos para avaliação de saúde e aspectos psicossociais) http://www.asu.edu/lib/resources/db/hapi.htm.
- **LILACS** (literatura latino-americana e do caribe em ciências da saúde) http://www.bireme.br/bvs/P/pbd.htm.
- **PAHO** (acervo da biblioteca da organização panamericana da saúde) http://www.bireme.br/bvs/P/pbd.htm.

O Medline é de domínio público e pode ser pesquisado na Internet a partir de portais, páginas de periódicos e de serviços. A busca pode ser de quatro maneiras principais:

**a)** digitando-se as palavras de interesse diretamente na caixa de diálogo "Search" ou escolhendo-se uma das opções no menu "Pubmed Services".

**b)** se a opção for "Clinical Queries", escolha o tipo de estudo e digite as palavras de interesse na caixa de diálogos.

**c)** se a opção for "Single Citation Matcher", escreva dois ou mais dos dados da referência bibliográfica, como sobrenome do autor e nome da revista.

**d)** se a opção for "MeSH Database", escreva a palavra, ou parte da palavra de interesse, que a base oferece inúmeras opções de palavras-chave para sua escolha, incluindo uma árvore classificatória de como as palavras chaves são ordenadas entre si.

O MeSH, acrônimo de "Medical Subject Headings", é o vocabulário usado para indexar artigos no MEDLINE e no Index Medicus®. Esta última forma é recomendada por tornar a busca mais específica, evitando-se a quantidade excessiva de artigos que não interessam. Mesmo que a preferência de busca recaia sobre as outras três alternativas, é recomendável inicialmente selecionar a palavra-chave no MeSH Database.

Ao final, pode-se utilizar os filtros para tornar ainda mais específica a busca escolhendo opções no "Limits". Os mais seletivos no menu "All Fields" são: "Title" ou "MeSH Major Topic"; "Meta-analysis" ou "Randomized Controlled Trial" no "Publication Types". Pode também ser muito útil limitar a faixa etária no menu "Ages", limitar a data da publicação no menu "Entrez Date" e os estudos clínicos, no menu "Human". Todas as buscas realizadas ficam registradas em "Advanced Search". Por esta página pode-se combinar as buscas realizadas anteriormente digitando-se para cada pesquisa o número correspondente, antecedido pelo símbolo do "jogo da velha", unidos pelo operador booleano AND, por exemplo, #2 AND #6.[3]

Um filtro metodológico útil é o "Clinical Queries", que fornece acesso às publicações do tipo ensaios clínicos e revisões sistemáticas, podendo ser selecionados por categorias: estudos de etiologia, diagnóstico, terapêutica e prognóstico. Pode-se, ainda, solicitar uma busca mais específica pelo item "Narrow" ou mais sensível pelo item "Broad".

O processo de encontrar resposta apropriada à dúvida surgida no atendimento depende da forma estruturação desse processo. A forma preconizada é conhecida pela sigla PICO (Tabela 6.1). Formada por P de paciente ou população, I de intervenção ou indicador, C de comparação ou controle e O de "outcome", que na língua inglesa significa desfecho clínico, resultado, ou por fim, a resposta que se espera encontrar nas fontes de informação científica. Esta é a primeira condição básica para que a busca possa ser bem-sucedida; a segunda é encontrar os descritores que melhor descrevem cada uma destas quatro características da questão. Sem estes cuidados, as pesquisas em bases de dados informatizadas costumam resultar em ausência de informação ou em quantidade muito grande de informação que não está relacionada com o nosso interesse.[4]

Após a localização e seleção dos artigos, deve-se analisar criticamente as informações obtidas. A primeira questão a ser aplicada a todo artigo obtido na busca para responder a uma questão clínica está relacionada à consistência da informação, se os componentes adequados que devem compor o desenho de estudo estão presentes. Se a busca na base de dados resultar em grande quantidade de trabalhos, é necessário reduzi-los por meio da combinação adequada das palavras-chave por meio dos booleanos, iniciando com OR e concluindo com AND e NOT. A aplicação dos filtros de faixa etária, sexo e exclusão dos trabalhos com animais também auxilia o encontro de trabalhos mais apropriados.[5]

| **Tabela 6.1** Pico. | | |
|---|---|---|
| **Formular uma questão bem construída, que pode ser respondida mais facilmente** | | |
| Questão por Extenso: | | |
| Paciente ou População: | | |
| Intervenção ou Indicador: | | |
| Comparação ou Controle: | | |
| Outcome ou Desfecho: | | |
| **Procurar a(s) melhor(es) evidência(s)** | | |
| Estratégia de Busca: | | |
| Descritor Básico | Sinônimo I | Sinônimo 2 |
| P( ou | ou | )e |
| I( ou | ou | )e |
| c( ou | ou | )e |
| o( ou | ou | )e |

Modficada de Nobre et al. 2003[4].

## Estratégias de busca no Medline-Pubmed

- **OR:** encontra estudos que contêm um ou outro descritor, por exemplo: (trauma **OR** liver) seleciona tanto os artigos de trauma como os de fígado em geral.
- **AND:** encontra estudos que contêm os dois descritores, por exemplo, (trauma **AND** liver) seleciona somente os artigos a respeito de trauma e fígado ao mesmo tempo.

- **NEAR:** como o operador booleano **AND**, junta os descritores, mesmo que estejam separados por no máximo cinco palavras.
- **NOT:** exclui os estudos que contenham o descritor, por exemplo, (trauma **NOT** liver) seleciona somente os artigos de trauma que não se referem ao fígado.
- **Limits:** coloca diferentes filtros que fazem diferentes restrições, por exemplo, data de publicação, língua ou só palavras do título.
- **( ):** agrupa palavras, por exemplo, (trauma **OR** liver) **AND** (complication) seleciona trabalhos com a palavra complicação, relacionada a trauma ou a fígado em geral.
- **\*** (significa truncagem): aceita qualquer palavra que contenha o mesmo radical, por exemplo: ao digitar-se bile\*, todas as palavras associadas à bile serão recuperadas (biliary ou bile duct ou bile tract). Em outros bancos de dados, o símbolo de truncagem é o **$** (cifrão).
- **[ti] ou :ti** seleciona estudos com os descritores no título, no Medline usa-se **[ti]** na Cochrane **:ti**.
- **[so] ou :so**: recupera artigos de determinada fonte, por exemplo, trauma AND Ann Surg. **[so]** seleciona artigos sobre trauma publicados no Annals of Surgery.
- **MeSH:** acrônimo de **Me**dical **S**ubject **H**eadings classifica os artigos segundo as palavras-chaves. Usado no Medline, EMBASE, SCIELO-LILACS e Cochrane, torna a busca mais específica. Exemplo, "trauma" busca artigos com a palavra no texto e título Trauma[MeSH] busca artigos classificados com esta palavra-chave, muitas vezes é útil usar as duas formas.[3]

Ainda assim, a busca costuma recuperar artigos que não respondem à dúvida surgida no atendimento ao paciente. A triagem é feita em duas etapas: leitura dos títulos dos trabalhos e, após a exclusão daqueles que não interessam, continuação da leitura dos resumos. Após a segunda exclusão, a literatura deve ter razoável tamanho, compatível com o tempo disponível para a leitura do texto completo, e, na sequência, responder às questões referentes à informação obtida. A avaliação crítica permite identificar se os resultados são válidos e se estes podem trazer benefício nos cuidados com o paciente.[5]

Essa avaliação deve ser realizada por mais de um pesquisador, de forma independente, e reuniões de consenso devem ser realizadas em caso de discordância, a fim de uniformizar a avaliação e evitar viés.

## Revisão sistemática

A revisão sistemática da literatura é uma ferramenta importante para a produção da síntese da evidência científica. Difere de outras formas de rever a literatura, como a revisão narrativa, pois possui uma estrutura para obter uma dimensão global, minimizar a possibilidade de vieses e garantir sua confiabilidade.[6] Considera um método bem-definido, com uma questão clínica focal, independente da opinião ou interesse dos autores. Utiliza critérios claros e reprodutíveis de seleção dos estudos e avaliação crítica utilizando método pré-determinado e fornecendo sempre uma conclusão diferente da ausência de conclusão.[7]

As revisões sistemáticas não se baseiam em uma seleção parcial da literatura, contêm todas as referências conhecidas de ensaios sobre uma intervenção em particular e um resumo completo da evidência disponível. São valiosas fontes de informação para quem recebe os cuidados de saúde, para quem toma decisões em saúde e para os pesquisadores. Os métodos estatísticos (metanálise) podem ou não ser utilizados na análise e na síntese dos resultados.[6]

É fundamental o conhecimento sobre a situação clínica que originou a dúvida pelo revisor, para que possa identificar criticamente variações nas populações estudadas, nas intervenções e nos desfechos considerados. Isto só pode ser adequadamente obtido por meio do envolvimento de especialistas na elaboração de revisões sistemáticas. Contrariamente, os revisores "de bancada", muitas vezes, carecem de conhecimento clínico e comprometem a consistência da revisão. Deve-se ter em mente que os resultados da revisão sistemática contribuem com a tomada de decisão, mas não podem por si só determinar o que deve ser feito nos pacientes individualmente.[8]

Há uma forte tendência de sintetizarmos os resultados dos estudos por meio de dados numéricos, e quando os estudos selecionados são semelhantes com relação à população, intervenção e desfecho estudados, pode-se considerar o agrupamento dos diferentes resultados dos estudos, a fim de se obter uma estimativa de benefício, risco ou dano global, denominada de metanálise.[7]

A metanálise é o método estatístico utilizado na revisão sistemática para integrar os resultados dos estudos incluídos. O termo também é utilizado para se referir a revisões sistemáticas que utilizam a metanálise.[6] Os resultados de vários estudos independentes são combinados e sintetizados por meio de procedimentos estatísticos, de modo a produzir uma única estimativa ou índice que caracterize o efeito de determinada intervenção. Desse modo, aumenta-se a amostra total, melhorando o poder estatístico da análise, assim como a precisão da estimativa do efeito do tratamento.[9]

A metanálise não deve ser o objetivo da revisão, pois, desse modo, pode-se influenciar a seleção dos estudos a serem incluídos e os desfechos a serem considerados, deixando de analisar desfechos importantes. Além disso, tende-se a reproduzir os resultados dos estudos mais consistentes, podendo-se produzir distorções ao agrupar os resultados de vários estudos inconsistentes; pode-se ignorar o fenômeno biológico ao não considerar detalhes de variação de risco nas populações estudadas e por ausência de dados em relação a um determinado tema; pode-se comprometer a existência da própria revisão.[1,8]

Também não se deve considerar metanálise como sinônimo de síntese da evidência. Há outras formas para se expressar a síntese da evidência, como a controvérsia, quando há resultados contraditórios entre os diversos estudos selecionados, ou por meio do não benefício, quando não há diferença de benefício entre tratar ou não tratar.[5]

O termo "Meta-analysis" foi incluído entre os descritores em ciências da saúde em 1992, o que permite a utilização deste descritor para identificar metanálises publicadas no MedLine e no LILACS.[10]

## Cirurgia de urgência

Os ensaios clínicos randomizados, por possuírem uma metodologia rígida, explícita e reprodutível, com menor possibilidade de viés, são os estudos mais adequados para fornecer evidências sobre os efeitos de uma intervenção terapêutica. No entanto, nem sempre os resultados de um desses estudos são suficientes para responder à pergunta clínica. As conclusões são mais consistentes quando diferentes estudos investigam os efeitos de uma intervenção e fornecem dados que suportam as mesmas conclusões. Métodos sistemáticos são usados para evitar viés e possibilitar uma análise mais objetiva dos resultados, facilitando uma síntese conclusiva sobre determinada intervenção. Nesse sentido, revisões sistemáticas e metanálises são os métodos mais adequados e atuais para resumir e sintetizar evidências sobre os efeitos de intervenções.[11]

No caso específico das cirurgias de urgência, a produção de ensaios clínicos randomizados possui alguns obstáculos. As situações que envolvem o paciente submetido à cirurgia de urgência são muito diversas, dificultando a criação de grupos comparáveis. Além disso, os cirurgiões, quando se habituam a desenvolver determinada técnica cirúrgica, com resultados aceitáveis, dificilmente tendem a testar novos métodos, principalmente em um doente de alta complexidade em que qualquer complicação pode ser a causa de um mau resultado. Outra característica dos cirurgiões é a tendência em manter os mesmos passos técnicos cirúrgicos da forma como aprenderam em sua formação, muitas vezes não sendo baseado na melhor evidência disponível no momento, provavelmente pela segurança transmitida por um grupo ou escola mais experiente durante o processo de aprendizagem.

Alguns grupos especializados na elaboração de revisões sistemáticas e metanálises consideram a existência de ECR como condição para existência da própria revisão. É consenso que o ECR é o desenho de estudo que traz resultados mais confiáveis, e, por consequência, uma revisão sistemática da literatura que inclua somente ECR também possui um maior nível de evidência. Entretanto, determinados temas possuem dificuldades intrínsecas para produção de ECR, como é o caso das cirurgias de urgência, onde há dificuldade de randomização e cegamento. Desse modo, a ausência de ECR sobre um determinado tema não pode ser o motivo da não existência de uma revisão sistemática sobre o tema.

Para resolver esta questão, pode-se realizar revisões sistemáticas e até mesmo metanálises com ensaios clínicos não randomizados ou estudos tipo corte, desde que estas sejam as melhores evidências disponíveis na literatura. Essa prática informa os profissionais que lidam com a dúvida clínica sobre qual a melhor evidência disponível (mesmo que não seja a melhor evidência possível) e pode inclusive incentivar a realização de ensaios clínicos randomizados sobre esses assuntos.[8]

Diversas entidades orientam caminhos diferentes na elaboração da revisão.[12,13] As formas apresentadas não são discordantes, mas enfatizam pontos de vista complementares. Desse modo, inicia-se uma revisão com a formulação de uma pergunta. Posteriormente, identificam-se os artigos existentes e os revisores selecionam os estudos que serão incluídos. Os dados são coletados, analisados e interpretados, levando ou não à produção de metanálises.[8]

Rotineiramente, profissionais de biblioteca realizam a localização e seleção dos estudos, porém, o conhecimento sobre a situação clínica que originou a dúvida permite ao revisor identificar criticamente variações nas populações estudadas, bem como nas intervenções consideradas e nos desfechos, diferindo de revisores "de bancada".[7] Estes profissionais dominam metodologias de pesquisa, entretanto, não têm discernimento clínico para analisar um artigo sobre um tema por vezes complexo, e estabelecer, por exemplo, qual desfecho possui maior importância na prática clínica.

## Medicina baseada em evidência e cirurgia de urgência

Ao se realizar uma busca no PubMed, inicialmente se deve saber qual o descritor indexado sobre o assunto. Observa-se pelo "Mesh database" a existência do descritor "Multiple Trauma" (Figura 6.1).

Ao buscar com esse descritor diretamente no item "Search", se obtém 17349 artigos, porém, a maioria deles não é relacionada ao tema em pesquisa, tornando a busca sensível, mas pouco específica.

Para tornar a busca mais específica e evitar leitura de artigos que não fazem parte do tema pesquisado, realiza-se a mesma busca utilizando o filtro metodológico "Clinical Queries" com os itens "Therapy/Narrow" (Figura 6.2).

Como resultado foram encontrados 290 artigos, todos eles ensaios clínicos ou revisões relacionadas ao tema, tornando a busca mais específica.

Pode-se, também, procurar apenas as revisões sistemáticas sobre o assunto por meio da barra lateral "Review". Nesse caso, encontra-se apenas 12 publicações sobre o tema. No entanto, abordam situações variadas como pneumonia associada à ventilação-mecânica, dor, hemostasia, ortopedia, imagem etc. (Figura 6.3 e 6.4).

Dessa forma, observamos a dificuldade em se encontrar evidência de alto nível, como revisões sistemáticas, quando lidamos com trauma e cirurgia de urgência. Isso não significa que não há evidência, apenas em um nível metodológico inferior.

Esse fato deve servir de estímulo para que se inicie novas pesquisas na produção de melhores evidências sobre o assunto, conduzindo a um tratamento embasado e consistente, cujo beneficiário será o paciente.

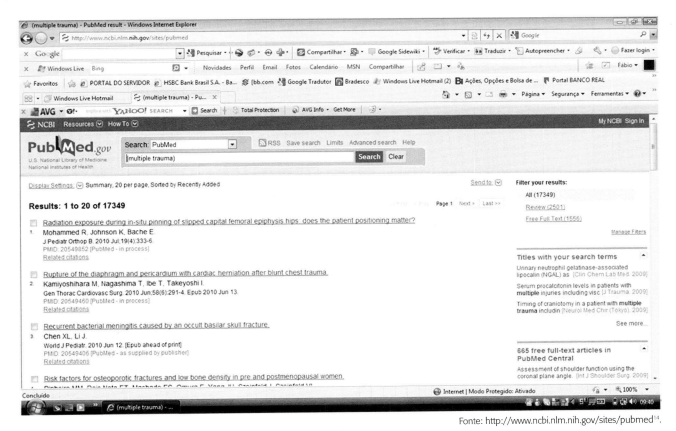

Fonte: http://www.ncbi.nlm.nih.gov/sites/pubmed[14].

**Figura 6.1** Pesquisa no *PubMed*.

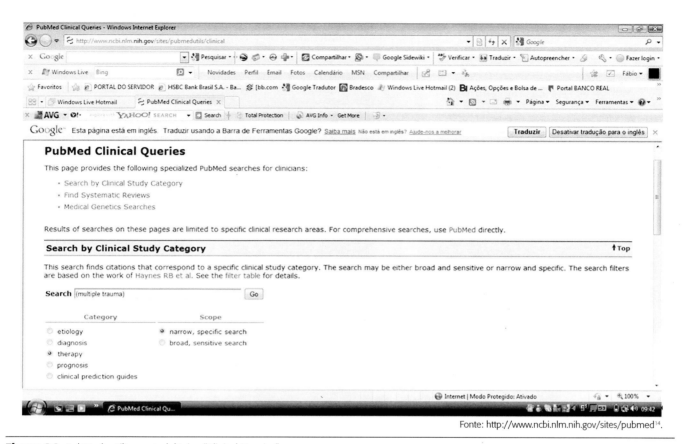

Fonte: http://www.ncbi.nlm.nih.gov/sites/pubmed[14].

**Figura 6.2** *PubMed* – Filtro metodológico "Clinical Queries".

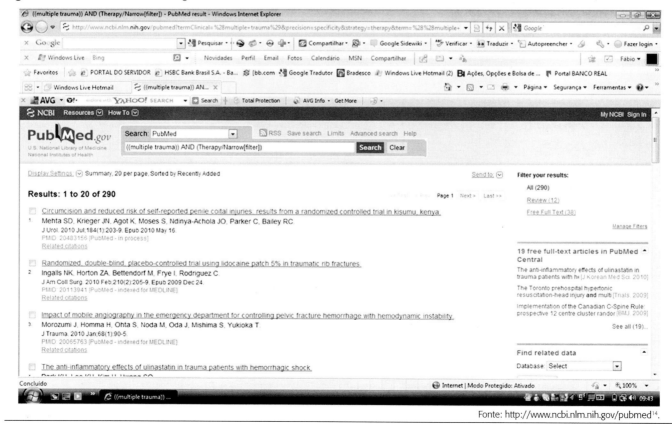

Fonte: http://www.ncbi.nlm.nih.gov/pubmed[14].

**Figura 6.3** *PubMed* – Barra Lateral "Review".

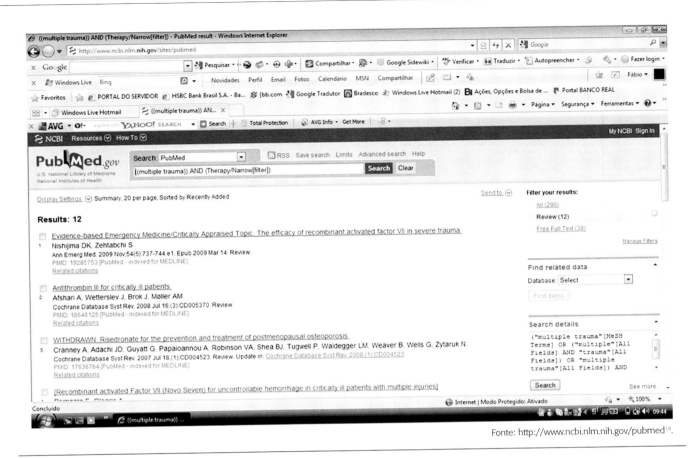

Fonte: http://www.ncbi.nlm.nih.gov/pubmed[14].

**Figura 6.4** Pesquisa no *PubMed*.

# Referências bibliográficas

**1.** Bernardo WM. Prática Clínica Baseada em Evidência. Rio de Janeiro: Elsevier; 2006.

**2.** Oxford Centre for Evidence-Based Medicine. [online]. Levels of Evidence and Grades of Recommendations. [17 jan. 2010]. Disponível em: http://www.cebm.net/index.aspx?o=1025.

**3.** Bernardo WM, Nobre MR, Jatene FB. Evidence based clinical practice. Part II – Searching evidence databases. Rev Assoc Med Bras. 2004;50(1):104-8.

**4.** Nobre MR, Bernardo WM, Jatene FB. Evidence based clinical practice. Part I – Well structured clinical questions. Rev Assoc Med Bras. 2003;49(4):445-9.

**5.** Nobre MR, Bernardo WM, Jatene FB. Evidence based clinical practice. Part III – Critical appraisal of clinical research. Rev Assoc Med Bras. 2004;50(2):221-8.

**6.** Castro AA. O que é necessário para fazer uma revisão sistemática. In: Castro AA. Revisão Sistemática com e sem metanálise. São Paulo: AAC; 2001. [17 jan. 2010]. Disponível em: http://www.metodologia.org.

**7.** Bernardo WM. A revisão sistemática na prática clínica baseada em evidência/ The systematic review in the evidence based clinical practice. Femina. 2008 Jun;36(6):335-44.

**8.** Paes-Barbosa FC. Revisão sistemática e metanálise das técnicas de reconstrução biliar em transplante de fígado. Dissertação (Mestrado). São Paulo: Faculdade de Ciências Médicas da Santa Casa de São Paulo; 2010.

**9.** Akobeng A. Understanding systematic reviews and meta-analysis. Arch Dis Child. 2005 Aug;90(8):845-8.

**10.** Centro Latino-Americano e do Caribe de Informações em Ciências da Saúde. Descritores em Ciências da Saúde – DeCS. São Paulo: BIREME; 1999. [17 jan. 2010]. Disponível em: http://www.bireme.br/decs.

**11.** Linde K, Willich S. How objective are systematic reviews? Differences between reviews on complementary medicine. J R Soc Med. 2003 Jan;96(1):17-22.

**12.** Clarke M, Oxman AD, editors. Cochrane Reviewers' Handbook 4.1 [updated June 2000]. In: Review Manager (RevMan) [Computer program]. Version 4.1. Oxford, England: The Cochrane Collaboration, 2000. [15 jan. 2010]. Disponível em: http://www.cochrane.dk/cochrane/handbook/hanbook.htm.

**13.** Khan KS, Ter Riet G, Glanville J, Sowden AJ, Kleijnen J, editors. Undertaking Systematic Reviews of Research on Effectiveness. NHS Centre for Reviews and Dissemination (CRD) Guidance for Carrying Out or Commissioning Reviews. 2nd Edition. CRD Report No. 4. York: NHS CRD, University of York, 2000. [15 jan. 2010]. Disponível em: http://www.york.ac.uk/inst/cdr/report4.htm.

**14.** U.S. National Library of Medicine. PubMed.gov [online]. [16 jun. 2010]. Dispinível em http://www.ncbi.nlm.nih.gov/pubmed.

**Margareth Pauli Lallée**

# Doador de Órgãos e Transplante

O transplante, ou seja, a remoção de um órgão de um organismo, ou parte dele, e sua implantação em outro, é uma terapêutica bem estabelecida como tratamento de escolha para uma grande variedade de doenças agudas ou crônicas em fase terminal. Na história da medicina, relatos da ideia de transplante são encontrados em várias culturas. Na mitologia grega, encontramos contos como os de Quimera, Dédalo e Ícaro. No mundo ocidental é clássica a de Cosme e Damião, 280 d.C, que, de acordo com a lenda, implementaram com sucesso a perna de um mouro recentemente morto em outro paciente que teve a perna amputada.

Apesar de relatos científicos antigos, os mais importantes são nos últimos 100 anos. Muitos foram os avanços que precederam e influenciaram diretamente a realização com sucesso dos transplantes. Exemplos dessas inovações é a descoberta do sistema de compatibilidade sanguínea ABO em 1901 por Karl Landsteiner[22] e a descrição de novas técnicas de anastomoses vasculares por Carrel em 1902,[10] as quais são utilizadas até os dias de hoje. Em 1914 torna-se possível o armazenamento de sangue. De 1943 a 1960, Sir Peter Brian Medawar, um brasileiro nascido em Petrópolis, Rio de Janeiro, com atuação profissional na Inglaterra, e que recebeu em 1960 o prêmio Nobel de medicina por seus trabalhos em tolerância imunológica, demonstrou que a rejeição era um fenômeno imunológico e forneceu as bases para a imunologia moderna.[7,27,28] O conhecimento da imunologia levou ao primeiro transplante renal bem-sucedido entre gêmeos idênticos, em 1954.[32]

Em 1976, o bioquímico suíço Jean-Françóis Borel[8] apresenta a ciclosporina como imunossupressor e em 1978-79 Roy Calne descreve o primeiro uso de ciclospo-

rina em transplante de órgãos humanos.[9] Outra evolução importante deu-se em relação a preservação dos órgãos. Até 1987, empregava-se a solução chamada de Euro-Collins[11] que permite preservar, por exemplo, o fígado por até 8 horas. A solução de UW-Belzer (University of Wisconsin), lançada naquele ano,[6,21] permite preservar o enxerto por tempo mais prolongado (12 a 24 horas), tornando o transplante um procedimento praticamente eletivo.[6] Outras soluções com propriedades similares foram registradas desde então.

O trabalho árduo em laboratório e a persistência de diversos pesquisadores ao longo dos anos culminaram com a realização com sucesso dos transplantes de diversos órgãos (Tabela 7.1). Alguns dos importantes personagens dessa evolução na medicina ainda encontram-se vivos e atuantes. Na Tabela 7.2 podemos verificar os primeiros transplantes realizados com sucesso no Brasil.

O transplante pode ser classificado de acordo com a genética, a relação entre o doador e o receptor ou à localização anatômica do implante.

- Autólogo: doador = receptor.
- Heterólogo: doador ≠ receptor.
- Singênico: indivíduos da mesma espécie, geneticamente idênticos (ex. gêmeos monozigóticos).
- Alogênico: indivíduos da mesma espécie, geneticamente semelhantes.
- Xenogênicos: indivíduos de espécie diferentes.
- Ortotópico: mesma localização anatômica.
- Heterotópico: localização anatômica diferente da normal.

**Tabela 7.1** Primeiro transplante com sucesso* utilizando enxertos humanos.

| Órgão | Local | Data | Equipe |
|---|---|---|---|
| Córnea | Moravia | 1905 | Eduard Zirm[50] |
| Rim (gêmeos idênticos) | Boston | 1954 | Murray e Merril[32] |
| Rim (gêmeos fraternos) | Boston | 1959 | Merril e Murray[29] |
| Rim (doador falecido) | Boston | 1962 | Joseph Murray e David Hume[50] |
| Medula | Paris | 1963 | Mathe[50] |
| Fígado | Denver | 1967 | Thomas Starzl[47] |
| Coração | Cape Town | 1968 | Cristian Barnard[5] |
| Pulmão (unilateral) | Mississippi | 1963 | James Hardy[50] |
| Pulmão | Ghent | 1968 | Deron[14] |
| Pâncreas | Minneapolis | 1966 | W.D. Kelly[25] |
| Pancreas – rim | Minneapolis | 1969 | Richard Lillehei e Kelly[25] |
| Coração-Pulmão | Palo Alto | 1981 | Bruce Reitz e Shumway[40] |
| Multivisceral abdominal | Pittsburg | 1987 | Starzl e Todo[48] |
| Segmento de intestino delgado | Cologne | 1988 | Deltz[13] |
| Fígado e intestino | London, Ontario | 1988 | Grant e Wall[20] |
| Intestino delgado total | Paris | 1989 | Goulet[50] |
| Ilhotas de pâncreas | Pittsburg | 1990 | Tzakis e Strazl[52] |

*Sobrevida > 6 meses

**Tabela 7.2** Primeiro transplante com sucesso* utilizando enxertos humanos no Brasil.[19,30]

| Órgão | Local | Data | Equipe |
|---|---|---|---|
| Rim | São Paulo – HCFMUSP | 1965 | Jose Geraldo de Campos Freire e Emil Sabbaga |
| Coração | São Paulo – HCFMUSP | 1968 | Euclides Jesus Zerbini |
| Fígado | São Paulo – HCFMUSP | 1985 | Silvano Raia |
| Pâncreas – rim | Porto Alegre – Santa Casa | 1987 | Valter Duro Garcia, Santo Paschoal, Guido Cantisani |
| Pancreas isolado com derivação entérica | São Paulo | 1997 | Marcelo P. Miranda, Tercio Genzini, AO Gil |
| Ilhotas pancreáticas | São Paulo – HIAE | 2002 | Freddy Goldberg, Elias Schewitz |
| Pulmão | Porto Alegre – Santa Casa | 1989 | Jose Camargo |
| Intestino** | São Paulo – HCFMUSP | 1968-69 | Okumura |
| Medula óssea | Paraná | 1979 | Ricardo Pasquini |

*Sobrevida > 6 meses. **Nenhum apresentou sobrevida > 6 meses.

Avanços técnicos constantes têm levado ao aumento no número de transplantes ao longo dos anos. Essa evolução não só no número de transplantes realizados, mas também nos resultados conseguidos, se reflete no aumento dos números de pacientes em lista de espera. Isso se deve a ampliação na indicação do transplante como medida terapêutica e melhor acesso da população a esse recurso. A realização do procedimento, por sua vez, se vê limitada pelo número de doadores disponíveis.

## Classificação de potenciais doadores

### Doador falecido

- **Com morte encefálica:** completa e irreversível parada das funções do cérebro e tronco cerebral, diagnosticado por exame físico e história clínica, e confirmada por teste complementar. Nessa condição, a função cardiorrespiratória é mantida através de suportes artificiais[3] (Tabela 7.3).
- **Doadores com coração parado recente ou doador sem batimentos cardíacos:** doador com parada cardíaca recente, no qual é possível a retirada de órgãos, especialmente rins, além de tecidos[26] (Tabela 7.4).
- **Doadores em coração parado tardio:** até 6 horas, onde ainda é possível a retirada de tecidos (por exemplo, córnea).

### Doador vivo

Indivíduo saudável, que pelo consentimento livre e informado se propõe a doar tecido ou órgão (parte ou integral), pretendendo-se que não haja sequela para o mesmo.[38]

Com exceção de uma considerável parcela dos transplantes renais, alguns transplantes hepáticos e de casos excepcionais de transplante pulmonar e pancreático, a maioria dos transplantes se utilizam de doadores falecidos com morte encefálica. Isso equivale a cerca de 1 a 4% das pessoas que morrem em hospital e de 10 a 15% daquelas que morrem em unidade de tratamento intensivo.[1,34,53] Desses, uma pequena parcela se tornarão doadores efetivos. Entre a população brasileira, estudos retrospectivos mostram uma estimativa de 81-105 pmp de óbitos com morte encefálica.[2,34,43] No ano de 2009, no Brasil, foram notificados 6.490 potenciais doadores, o que equivale a 34,2 pmp/ano. Entretanto, apenas 25,5% desses doadores se tornaram efetivos, o equivalente a 8,7 pmp/ano. Esse índice, embora crescente nos últimos anos, ainda está abaixo de índices considerados ideais, que está em torno de 10 a 34 doadores pmp nos países desenvolvidos (Figura 7.1).

Dentre as principais causas de morte encefálica, encontram-se o traumatismo crânioencefálico (TCE) e os acidentes vasculares cerebrais (AVC), com 41 e 48% respectivamente, das notificações de morte encefálica em 2009 no Brasil. A faixa etária dos doadores oscilou em sua maioria entre 18 e 60 anos (81%), sendo 59% do sexo masculino. (Tabela 7.5)[2]

Essas situações são comuns ao médico que trabalha nos setores de atendimento de urgência.[16] Logo, a parceria e adestramento dos profissionais envolvidos é fundamental na otimização desses potenciais doadores, com o maior aproveitamento possível de órgãos e tecidos. Dentre as causas da não efetivação da doação, a ausência de cuidado clínico criterioso esteve implicado em grande parte das perdas (Tabela 7.6).

**Tabela 7.3** Órgãos que devem ser retirados antes da parada cardiorrespiratória (PCR).

| Órgão – tecido | Tempo máximo de preservação extracorpórea |
| --- | --- |
| Pulmões | 4 a 6 horas |
| Coração | 4 a 6 horas |
| Fígado | 12 a 24 horas |
| Pâncreas | 12 a 24 horas |

**Tabela 7.4** Órgãos e tecidos que podem ser doados após a parada cardiorrespiratória (PCR).

| Órgão – tecido | Tempo máximo para retirada | Tempo máximo de preservação extracorpórea |
| --- | --- | --- |
| Córneas | 6 horas após PCR | Até 7 dias |
| Rins | Até 30 min após PCR | Até 48 horas |
| Ossos | 6 horas após PCR | Até 5 anos |

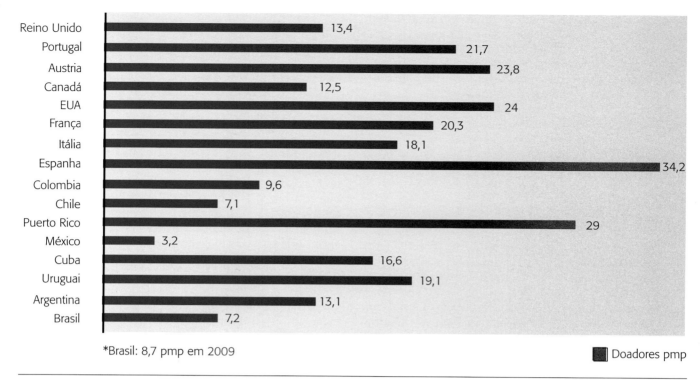

*Brasil: 8,7 pmp em 2009

■ Doadores pmp

**Figura 7.1** Número de doadores por milhão de habitantes segundo o país no ano 2008.

**Tabela 7.5** Causas de morte encefálica notificadas no Brasil e idade média dos doadores em São Paulo.[2,43]

| Causa da morte encefálica (RBT – 2009 – Brasil) | TCE | | AVC | | Outros | |
|---|---|---|---|---|---|---|
| | 633 | (41%) | 752 | (48%) | (1713 | (11%) |
| **Idade Média dos doadores em São Paulo ano 2008 segundo a causa da morte:** | | | | | | |
| Geral | 39.8 | anos | | | | |
| TCE | 30.9 | anos | | | | |
| AVCH | 47.9 | anos | | | | |
| AVCI | 50.0 | anos | | | | |
| Outros | 29.5 | anos | | | | |

**Tabela 7.6** Causas da não efetivação da doação no Brasil relativo a 6.490 potenciais doadores no ano 2009.[2]

| Causas da não efetivação da doação | % |
|---|---|
| Não autorização familiar | 21,4 |
| Contra-indicações médica | 17 |
| PCR | 20,8 |
| Morte encefálica não confirmada | 5,4 |
| Infra-estrutura inadequada | 0 |
| Outras | 9,8 |

Alguns órgãos são mais sensíveis as alterações decorrentes do processo de morte encefálica, logo, o aproveitamento dos órgãos ocorre de forma irregular, consequência direta do processo de manutenção do doador até a retirada pelas equipes específicas (Tabela 7.7).[41,44]

**Tabela 7.7** Nível de utilização dos órgãos para transplante em São Paulo no ano 2008.[43]

| Órgão | Órgãos disponibilizados | Órgãos utilizados | |
|---|---|---|---|
| | N | n | % |
| Rim | 931 | 812 | 87,2 |
| Fígado | 467 | 430 | 92,1 |
| Coração | 412 | 74 | 17,9 |
| Pâncreas | 415 | 122 | 29,4 |
| Pulmão | 734 | 47 | 6,4 |

SES – São Paulo, 2008.

O processo de doação de órgãos é complexo e indispensável que todos os envolvidos estejam adestrados. As etapas são semelhantes na maioria dos países onde há um programa de transplantes de órgãos bem estabelecido. O Brasil elaborou sua organização estrutural de captação de órgãos baseada no modelo de três níveis adaptado da Espanha. Em geral, nos países onde se realizam transplantes encontra-se regulamentado em lei todas as diretrizes relacionadas ao procedimento, e no Brasil isso não é diferente.

"A política nacional de transplantes de órgãos e tecidos no Brasil, está fundamentada na Legislação (**Lei nº 9.434/97**[24] e **Lei nº 10.211/01**[23]), tendo como diretrizes a gratuidade da doação, a beneficência em relação aos receptores e não maleficência em relação aos doadores vivos. Estabelece também garantias e direitos aos pacientes que necessitam destes procedimentos e regula toda a rede assistencial através de autorizações e re-autorizações de funcionamento de equipes e instituições". [45]

A partir de 1997, pelo **Decreto Nº 2.268**,[12] criou-se no Brasil o Sistema Nacional de Transplantes (SNT), em que:[45]

**Art. 2º**: Fica organizado o Sistema Nacional de Transplantes (SNT), que desenvolverá o processo de captação e distribuição de tecidos, órgãos e partes retiradas do corpo humano para finalidades terapêuticas.

**Parágrafo único**: O SNT tem como âmbito de intervenção as atividades de conhecimento de morte encefálica verificada em qualquer ponto do território nacional e a determinação do destino dos tecidos, órgãos e partes retirados.

**Art. 3º** Integram o SNT:

- O Ministério da Saúde.
- As Secretarias de Saúde dos Estados e do Distrito Federal ou órgãos equivalentes.
- As Secretarias de Saúde dos Municípios ou órgãos equivalentes.
- Os estabelecimentos hospitalares autorizados.
- A rede de serviços auxiliares necessários à realização de transplantes.

As centrais de notificação, captação e distribuição de órgãos (CNCDOs) são as unidades executivas das atividades do SNT, afetam ao Poder Público, como previstas no Decreto. Cabe a esse órgão coordenar as atividades de transplantes no âmbito estadual.

Esse decreto também regulamenta as inscrições e autorizações de equipes e estabelecimentos adequados a execução de retirada, transplante ou enxerto de tecidos. Em 2001, por determinação da portaria GM/MS 905/2000,[35] foram criadas as Comissões intra-hospitalares de transplantes, baseadas no modelo espanhol. Em São Paulo, o sistema em seu modelo inicial já se instalou de forma descentralizada, com a criação das Organizações de Procura de Órgãos (OPOS), que administrativamente são responsáveis pelo processo-doação em regiões geográficas previamente estabelecidas.

As OPOS (organização de procura de órgãos) são responsáveis por:

- Identificação do doador.
- Avaliação do potencial doador.
- Confirmação da morte encefálica.
- Solicitar consentimento para a família.
- Manutenção do doador a partir da doação.

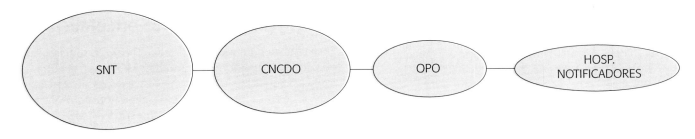

**Figura 7.2** Fluxograma da captação e distribuição de órgãos no Brasil.

- Organizar retirada dos órgãos junto às equipes captadoras.
- Preservação e embalagem dos órgãos para transplante.

Alguns desses aspectos estão relacionados ao profissional que presta assistência direta ao potencial doador. O profissional em questão identifica o doador e notifica a OPO, que a seguir avalia esse doador por meio do gráfico clínico, exame físico, testes laboratoriais, bem como história clínica e social.

## Identificação do potencial doador

Muitas vezes, descartam-se os doadores por erro médico em imaginar os critérios de aceitação.[4,15] Existem critérios gerais que se adequam a variáveis relacionadas à realidade regional (por exemplo, número de receptores *versus* número de doadores, experiência da equipe transplantadora), a urgência relacionada ao receptor (como hepatite aguda grave) e ao órgão a ser utilizado, ampliando-se ou restringindo-se esses critérios. Com os avanços técnicos e a escassez de órgãos, cada vez mais se utilizam critérios expandidos quando comparados aos inicialmente considerados ideais.[26]

Um **potencial doador** é o paciente que se encontra internado sob cuidados intensivos, em decorrência de injúria cerebral severa, na maioria das vezes causada por acidente com traumatismo craniano, acidente vascular cerebral ou tumor, com subsequente lesão irreversível das funções do encéfalo. Existem, entretanto, contraindicações absolutas e relativas à doação:[49,51,53]

- Contraindicação absoluta
  - Sorologia positiva para HIV ou para HTLVI e II.
  - Neoplasia maligna, com exceção dos carcinomas basocelulares da pele, carcinoma *in situ* do colo uterino e tumores primitivos do sistema nervoso central (com algumas exceções, ver as Tabelas 7.8 e 7.9).
  - Septicemia ativa e não controlada.
  - Tuberculose em atividade.
  - Existência de doença conhecida no órgão a ser utilizado.
- Contraindicações relativas:[49,51,53]
  - Tempo de internação em UTI maior que três dias.
  - Uso de drogas vasoativas em altas doses e/ou história de instabilidade hemodinâmica ou hipotermia prolongada.
  - Alterações laboratoriais que sugiram lesão significativa do órgão a ser utilizado, como aumento de transaminases, ureia, creatinina e sódio plasmático, que comprovadamente estão relacionadas com menor sobrevida do enxerto.
  - Peso do doador e classificação ABO.

A aplicação das contraindicações absolutas compete as OPOS enquanto a decisão pela utilização de determinado órgão pertence às equipes transplantadoras. A notificação do paciente com critérios clínicos de morte encefálica

| **Tabela 7.8** Tumores do SNC em que o paciente não deve ser considerado para doação. |
| --- |
| Astrocitoma anaplásico (grau I) |
| Glioblastoma multiforme |
| Meduloblastoma |
| Oligodendroglioma anaplásico (Schmidt C e D) |
| Ependimoma maligno |
| Pineoblastoma |
| Meningeoma anaplásico e maligno |
| Sarcoma intracranial |
| Tumor de células germinais (exceto teratoma bem diferenciado) |
| Cordoma |
| Linfoma cerebral primário |

| **Tabela 7.9** Tumores do SNC em que o paciente pode ser considerado para doação dependendo das características. |
| --- |
| Astrocitoma de baixo grau (grau II |
| Gliomatose Cerebri |

ABTO.

as CNDOS é uma obrigatoriedade legal, independente da efetivação ou não da doação.

## Avaliação do potencial doador

Uma vez notificada a CNDO a existência do potencial doador, essa informação é repassada a OPO responsável, que inicia a avaliação inicial por meio de história clínica e social, revisão do gráfico clínico, exame físico e testes laboratoriais (Tabela 7.10). Avalia a viabilidade dos órgãos e a existência ou não de doenças potencialmente transmissíveis ao receptor. A família é consultada sobre a doação, e informada sobre o processo de confirmação da morte encefálica, o qual deve ser realizado, independente da possibilidade de doação de órgãos.

Alguns exames específicos e invasivos só serão realizados após a confirmação da morte encefálica e efetivação da doação pela família ou responsável legal.

## Diagnóstico de morte encefálica

O diagnóstico de morte encefálica (ME) é essencialmente clínico, descrita pioneiramente em 1959, por Mollaret na França, o qual a denominou "coma depassé". Entretanto, foi codificada e reconhecida em 1968 pelo Harvard Comitte on Brain Death.[3] O diagnóstico de ME deve ser realizado por uma junta de no mínimo dois médicos com experiência em pacientes em coma, não pertencentes a nenhuma equipe de transplante, sendo um deles neces-

**Tabela 7.10** Exames mínimos necessários para avaliação do potencial doador de acordo com o órgão a ser utilizado.[41,53]

|  | Exames |
|---|---|
| Tipagem sanguinea | Grupo ABO |
| Sorologias | AntiHIV, HTLV I II, Anti-HCV, HBsAg, Anti-HBc, Anti-HBs, CMV*, EBV, Chagas, Lues*., toxoplasmose*. |
| Hematologia | Hemograma, plaquetas |
| Eletrólitos | Na, K |
| Doador coração | CPK, CKMB, ECG, ecocardiograma, cateterismo: masc. > 45 anos, fem. > 50 anos |
| Doador pulmão | Rx de tórax, medida da circunferência torácica ao nível do mamilo. Broncoscopia s/n |
| Doador rim | Ureia, cretinina, urina tipo I |
| Doador pâncreas | Amilase, glicemia |
| Infecções | Culturas deverão ser colhidas no local de origem |

*Seu resultado não representa contra-indicação a doação.

sariamente neurologista ou neurocirurgião. Quatro condições são fundamentais para se atestar morte encefálica:

- Demonstração de uma causa suficiente do extenso dano cerebral.
- Exclusão de causas reversíveis do coma, como overdose por drogas, hipoglicemia, hiperglicemia, uremia, falência hepática, hiponatremia, hipercalemia, panhipopituitarismo, mixedema, falência cortical adrenal, Síndrome de Reyes, choque e hipotermia.
- Confirmação de que a condução neuromuscular está intacta.
- Confirmação da ausência de reflexos do tronco cerebral.

Nos casos em que a hipotermia esta sendo empregada como parte do tratamento, a temperatura deve ser restaurada antes de qualquer teste diagnóstico.

No Brasil, deve-se obedecer às determinações da **resolução nº 1.480/97**[39] do Conselho Federal de Medicina, **considerando** que a parada total e irreversível das funções encefálicas equivale à morte, conforme critérios já bem estabelecidos pela comunidade científica mundial.

- O paciente deve ter identificação e registro hospitalar.
- A morte encefálica será caracterizada pela realização de exames clínicos e complementares durante intervalos de tempo variáveis, próprios para determinadas faixas etárias.
- Deverá ser consequência de processo irreversível e de causa reconhecida.
- Os parâmetros clínicos a serem observados para constatação de morte encefálica são: coma perceptivo com ausência de atividade motora supra-espinal e apneia.
- Os intervalos mínimos entre as duas avaliações clínicas necessárias para a caracterização da morte encefálica

serão definidos por faixa etária, conforme especificado a seguir.

a) De 7 dias a 2 meses incompletos – 48 horas.
b) De 2 meses a 1 ano incompleto – 24 horas.
c) De 1 ano a 2 anos incompletos – 12 horas.
d) Acima de 2 anos – 6 horas.

- Os exames complementares a serem observados para constatação da morte encefálica deverão demonstrar de forma inequívoca (serão realizados apenas após o segundo exame clínico):

a) Ausência de atividade elétrica cerebral (por exemplo, EEG).
b) Ausência de atividade metabólica cerebral (por exemplo, PET).
c) Ausência de perfusão sanguínea cerebral (por exemplo, angiografia, ultrassonografia com doppler transcraniano, tomografia computadorizada com contraste, ressonância magnética).

- Os exames complementares serão utilizados por faixa etária, conforme abaixo especificado.

a) Acima de 2 anos – um dos exames citados alíneas a, b, c.
b) De 1 a 2 anos incompletos: um dos exames citados alíneas a, b, c. Quando optar-se por eletroencefalograma, serão necessários 2 exames com intervalo de 12 horas entre um e outro.
c) De 2 meses a 1 ano incompleto: 2 eletroencefalogramas com intervalo de 24 horas entre um e outro.
d) De 7 dias a 2 meses incompletos: 2 eletroencefalogramas com intervalo de 48 horas entre um e outro.

Constatada e documentada a morte encefálica, deverá o diretor-clínico da instituição hospitalar, ou quem for delegado, comunicar tal fato aos responsáveis legais do paciente, se houver, e à Central de Notificação, Captação e Distribuição de Órgãos (CNCDO) a que estiver vinculada a unidade hospitalar onde o mesmo se encontra internado.

## Consentimento a doação

Existem diversos sistemas de doação: consentimento informado fraco e forte, doação presumida, comercialização e compensação. No Brasil, o sistema presumido forte, onde o indivíduo é doador, exceto se houver manifestação em vida contrária a doação por meio do registro em documento oficial (por exemplo, RG) foi instalado em 2000 pela **Portaria nº 1.183**.[36]

A aceitação por parte da sociedade foi abaixo do esperado, visto que essa medida não se precedeu de ampla discussão nos órgãos representantes da sociedade médica e civil. O índice de recusa foi muito alto e os profissionais envolvidos, em nenhum momento a aplicaram, ou seja, não houve efetivação de doações em que não havia autorização por parte da família ou representante legal, de tal forma que a **Lei nº 10.211/01**[23] alterou essa normatização, implantando então o sistema de doação presumido fraco, onde se necessita a autorização da família para a retirada dos órgãos ou tecidos para transplante e que vigora atualmente. Uma vez confirmada a morte encefálica, procede-se a entrevista familiar em relação à doação. Alguns aspectos são importantes nesse momento, não só para efetivar a doação, mas para preservar o direito:[31]

- A família pode solicitar, caso deseje, avaliação de médico de sua confiança.
- O médico deve conhecer as condições do potencial doador e as circunstâncias que determinaram sua morte.
- O "entrevistador" deve estar em contato com o médico ou equipe que prestou assistência ao paciente, que se possível, deve acompanhar a entrevista. Muitas vezes, o profissional envolvido no atendimento inicial ao potencial doador pode colocar a opção da doação, entretanto, há estudos que demonstram que a opção pessoal do profissional ou a falta de informação em relação ao diagnóstico de morte encefálica e ao resultado dos transplantes pode interferir no resultado.[15,31,41] A informação por parte de profissional capacitado apresenta melhores resultados.

A comercialização de órgãos é frequentemente denunciada em diversas partes do mundo. O Brasil já sofreu denúncias desse tipo e a sociedade médica não deve fechar os olhos a esse tipo de delito, que fere a legislação vigente e aos preceitos éticos estabelecidos em nossa sociedade. Atualmente, o Brasil possui um dos melhores sistemas de alocação de órgãos, com 548 estabelecimentos cadastrados e 1.376 equipes médicas credenciadas a realizar o transplante em 25 estados brasileiros, sendo mais de 90% pelo sistema público de saúde, e a fiscalização tem sido efetiva.[45] Entretanto, o tráfico internacional de órgãos envolvendo países menos favorecidos deve ser denunciado e os profissionais envolvidos penalizados.

## Alocação dos órgãos retirados (seleção dos receptores)

A central de transplantes emite uma lista de receptores inscritos, selecionados em seu cadastro técnico e compatível com o doador, de acordo com normatização estabelecida por lei, para cada órgão específico. Os pacientes têm seu cadastro vinculado a um hospital onde se realiza o transplante e a uma equipe médica que será responsável pela realização do procedimento de captação do órgão e realização do transplante. O cadastro e fiscalização das atividades em transplante desses hospitais e das equipes são de responsabilidade das CNDOS. A equipe responsável pelo receptor selecionado é informada do doador, quando já autorizada a doação pelo representante legal e a cirurgia de captação é realizada no hospital onde se encontra o doador.

## Liberação do corpo

Antes de ser iniciada a retirada dos órgãos e tecidos, a declaração de óbito deve ser fornecida em casos de morte natural. Deve ser assinada pela equipe que constata a morte encefálica e o horário do óbito é o da confirmação da mesma. Em casos de morte por causa externa, obrigatória e independente da doação, o corpo deve ser encaminhado ao Instituto Médico Legal, onde será realizada a autópsia e emitido o atestado de óbito. As descrições dos procedimentos cirúrgicos realizados devem constar do prontuário médico e o corpo deve ser entregue à família, condignamente recomposto.

## Política de alocação de órgãos

Sabidamente, existe uma grande escassez de órgãos em relação à demanda de pacientes em lista de espera (ver Figura 7.3).[18]

Eticamente, quando os recursos são insuficientes, sua distribuição pode obedecer a três princípios: merecimento (por exemplo, quem está a mais tempo esperando), efetividade (por exemplo, quem teria a maior chance de sobrevida com o transplante) e necessidade (por exemplo, quem teria menor sobrevida ou pior qualidade de vida sem o transplante). Atender os três princípios é praticamente impossível, basta lembrar que os pacientes mais graves, que são os que mais necessitam do transplante, em geral, obtêm menor sobrevida em consequência dos riscos inerentes do procedimento. Na Figura 7.3 vemos uma estimativa da necessidade de transplante.

A indicação do transplante parte do princípio básico de toda proposta terapêutica, em que o benefício

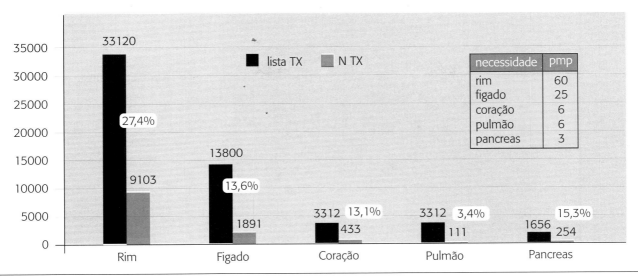

**Figura 7.3** Necessidade de transplantes e número de transplantes realizados na América Latina em 2008. Dados *The Transplantation Society of Latin America and Caribbean* – Report 2009.[18]

oferecido deve ser maior que os riscos mensuráveis do procedimento. Logo, devem ser observados os seguintes aspectos.

- Doença crônica ou aguda progressiva e irreversível.
- Ausência de opção terapêutica.
- Aceitação e compreensão do procedimento pelo paciente e familiar.
- Ausência de contraindicações.

Esses princípios objetivam um maior ganho com o procedimento do transplante em relação à história natural da doença. Adicionalmente, o resultado individual esperado deve situar-se dentro de uma faixa pré-determinada. Por exemplo, na alocação de um fígado, espera-se uma taxa de sobrevida em cinco anos de no mínimo 50% para justificar a alocação do órgão para determinado paciente em detrimento de outro.[37,54]

Os resultados do transplante variam não só de acordo com varáveis inerentes a cada paciente, mas também de acordo com o órgão transplantado. Diversas evoluções de ordem técnica, anestésica, hemoterapica e medicamentosa, com desenvolvimento de diferentes drogas imunossupressoras e atuação multidisciplinar, levaram a um progressivo aumento na sobrevida. Curvas globais de sobrevida mostram que 83% sobrevivem pelo menos um ano e 70% sobrevivem cinco anos (Figura 7.4).[33] Entretanto, alguns desafios precisam ser vencidos, principalmente os relacionados ao uso prolongado de imunossupressão, como infecções oportunistas, nefrotoxicidade, diabetes mellitus, hipertensão arterial, entre outros.[17,42,46] Esses avanços requeridos são importantes não somente na melhoria da sobrevida, mas na qualidade de vida do paciente transplantado.

No Brasil, a evolução ocorreu também no que diz respeito à alocação. Inicialmente, sequer havia uma lista nacional e bem-estabelecida. Cada equipe, que eram poucas, decidia a qual paciente alocar determinado órgão. Com o passar dos anos e o aumento de pacientes em lista de espera, enfrentou-se naturalmente a dificuldade na decisão dessa alocação. Optou-se, com exceção de algumas situações de prioridade, como o não funcionamento do enxerto ou trombose vascular no caso de alguns órgãos, que a alocação se daria por ordem cronológica. Esse método mostrou-se ineficaz, pois pacientes mais graves não toleravam a espera prolongada e o índice de óbito enquanto aguardavam pelo procedimento era alto. A partir de 2006, com a **Portaria Nº 1.160**, que regulamenta a distribuição de órgãos de doadores cadáveres para transplante, foram modificados os critérios de alocação, adotando-se o critério de gravidade para a maioria dos órgãos. Apesar de contemplar o princípio da necessidade, não sempre atende a efetividade.

A escassez de órgãos, todavia, é a principal barreira a ser ultrapassada, principalmente no Brasil. De oito potenciais doadores, apenas um é notificado e é cinco vezes mais provável depender de um transplante do que se tornar um doador. Apesar desse cenário, a evolução do transplante no Brasil desde 1996 e principalmente nos últimos cinco anos é surpreendente. (Figura 7.5) No ano de 2009, houve um crescimento de 25% na taxa de doação, devido um aumento de 15% na taxa de efetivação, que passou de 22 a 25,5%, e um aumento de 8% na taxa de notificação que esteve em 34,2%.[2] Apesar de longe dos objetivos a serem atingidos, mostra um avanço não só no meio médico, como da sociedade em geral.

Vale salientar que poucos procedimentos influenciaram tantos avanços em outras áreas como o transplante. Os benefícios alcançados, no âmbito da técnica, da imunologia, da terapia intensiva, entre outros, se estende a diversos setores, inclusive a pesquisa com células-tronco.

sobrevida do paciente pós transplante

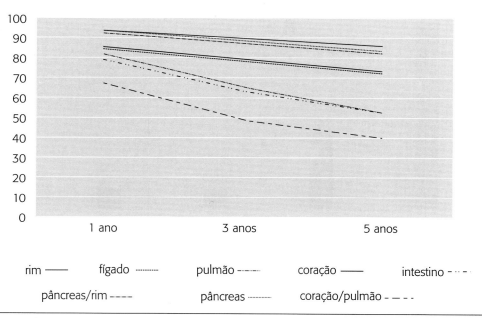

**Figura 7.4** Sobrevida pós transplante – *Organ procurement and tissue transplantation* (OPTN –EUA) – março, 2010.[33]

Evolução anual dos transplantes (número absoluto)

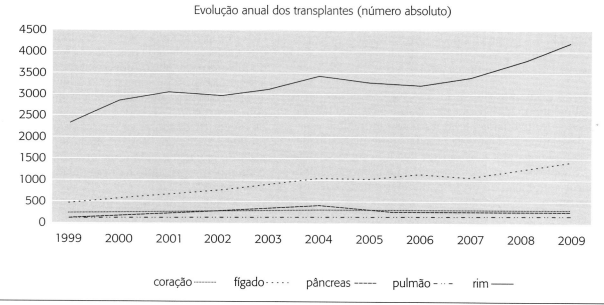

**Figura 7.5** Evolutivo do número de transplante segundo o órgão no Brasil.

# Referências bibliográficas

**1.** Abreu Santos ALG, Moura da Silva AA, Santos RF. Estimativa do número potencial de doadores cadavérico e da disponibilidade de órgãos e tecidos para transplantes em uma Capital do Nordeste do Brasil. J Bras Nefrol 2006, 28:25-30.

**2.** ABTO-RBT (associação brasileira de transplante de órgãos – registro brasileiro de transplante) Disponível em: http://www.abto.com.br/rbt/registros. Veículo oficial da Associação Brasileira de Transplante de órgãos – ABTO. Ano XV no 4 – Janeiro/dezembro de 2009.

**3.** Ad Hoc Committee of the Harvard Medical School to Examine the Definition of Brain Death. A definition of irreversible coma: report of the Ad Hoc Committee of the Harvard Medical School to Examine the Definition of Brain Death. JAMA. 1968;205(6):337-40.

4. Alexander JW, Vaughn WK. "The Use of 'Marginal' Donors for Organ Transplantation: The Influence of Donor Age on Outcome." Transplant Proceedings. 1991; 51(1):135-41.

5. Barnard CN. What we have learned about heart transplants. J Thorac Cardiovasc Surg. 1968;56:457-68.

6. Belzer FO, Hoffman RM & Southard JH. A new pefusate for Kidney preservation. Transplantation 1982, 33:322.

7. Billingham R.E, Brent L, Medawar P.B. Actively acquired tolerance of foreign cells. Nature. 1953;172:603-6.

8. Borel JF, Feurer C, Gubler HU, Stahelin H. Biological effecs of cyclosporine A: a new antilymphocytic agent. Agents Actions 1976; 6:468-75.

9. Calne RY, White DJ, Thiru S et al. Cyclospoin A in patients receiving renal allografts from cadaver donors. Lancet 1978; 2:1323-7.

10. Carrel A. The operative technique for vascular anastomoses and transplantation of viscera. Lyon Medicine. 1902;98:859.

11. Collins GM, Bravo-Shugarman M, Terasaki PI. Kidney preservation for transportation: Initial perfusion and 30 hours ice storage. Lancet. 1969;2:1219-24.

12. Decreto Nº 2.268 – 30 de junho de 1997 – DOU 123, de 01.07.97. Regulamenta a Lei nº 9.434, de 4 de fevereiro de 1997, que dispõe sobre a remoção de órgãos, tecidos e partes do corpo humano para fins de transplante e tratamento, e dá outras providências.

13. Deltz E, Schroeder P, Gebhardt H, et al. Successful clinical small bowel transplantation: report of a case. Clin Transplant. 1989;3:89-91.

14. Derom F, Barbier F, Ringoir S, et al. Ten-month survival after lung homotransplantation in man. J Thorac Cardiovasc Surg. 1971;61:835-46

15. Evans RW, Orians CE, Ascher NL. "The Potential Supply of Organ Donors: An Assessment of the Efficiency of Organ Procurement Efforts in the United States." Journal of the American Medical Association. 1992;267(2):239-46

16. Evans RW. "Trauma Registries and Organ Transplantation." Journal of the American Medical Association. 1990;263(14):1913-4

17. Fischman JA, Rubin RH. Infection in organ-transplant recipients. N Engl J Med 1998; 338: 1741-51.

18. Garcia V D, Pestana JM, Delpin ES. The Transplantation Society of Latin America and the Caribbean. Latin America-Transplantation. Report 2009. Disponível em: www.stalyc.org. Acesso em:

19. Garcia VD, Pestana JOM, Ianhez LE. História dos transplantes no Brasil. In: Transplantes de órgãos e tecidos – 2ª edição. São Paulo, Segmento Farma, 2006, cap 3:27-42.

20. Grant D, Wall W, Mimeault R, et al. Successful small-bowel/liver transplantation. Lancet. 1990;335:181-4.

21. Kalayoglu M, Sollinger WH, Stratta RJ, et al. Extended preservation of the liver for clinical transplantation. Lancet. 1988;1:617-9.

22. Landsteiner K. Ueber Agglutinationserscheinungen normalen menschlichen blutes. Wien Klin Wchnschr. 1901;14:1132.

23. LEI Nº 10.211 – 23 de março de 2001. Altera dispositivos da Lei nº 9.434, de 4 de fevereiro de 1997, que "dispõe sobre a remoção de órgãos, tecidos e partes do corpo humano para fins de transplante e tratamento".

24. LEI Nº 9.434 – 4 de Fevereiro de 1997 – Dispõe sobre a remoção de órgãos, tecidos e partes do corpo humano para fins de transplante e tratamento e dá outras providências.

25. Lillehei RC, Simmons RL, Najarian JS, et al. Pancreatico-duodenal allotransplantation: experimental and clinical observations. Ann Surg. 1970;172:405-36.

26. Lopez-Navidad A, Caballero F. Extended criteria for organ acceptance. Strategies for achieving organ safety and for increasing organ pool. Clinical Transplantation. 17(4):308-324, August 2003.

27. Medawar J. Reminiscences of Peter Medawar. Trans Proc. 1999;31:49.

28. Medawar PB. The behavior and fate of skin autografts and skin homografts in rabbits. J Anat. 1944;78:176-99.

29. Merrill JP, Murray JE, Harrison JH, et al. Successful homotransplantation of the kidney between non-identical twins. N Engl J Med. 1960;262:1251-60.

30. Mies S, Massarollo PC, Baia CE, Kallas MR, Raia S. Liver transplantation in Brazil. Transpl Proc, 30:2880-2882, 1998.

31. Moraes EL, Massarollo MCKB. Recusa de doação de órgãos e tecidos para transplante relatados por familiares de potenciais doadores* Acta Paul Enferm 2009;22(2)131-5.

32. Murray J.E, Merrill J.P, Harrison J.H. Renal homotransplantation in identical twins. Surg. Forum. 1955;6:432-6.

33. Organ procurement and tissue transplantation network. [Web document].All Kaplan-Meier Patient Survival Rates For Transplants Performed: 1997 – 2004. Based on OPTN data as of March 19, 2010 http://www.optn.org/latestData/rptStrat.asp.

34. Pestana JOM, Vaz MIS, Delmonte CA, Piveta VM, Raos OL, Ajzen H. Organ donation in Brazil. Lancet 1993, 341:118-9).

35. Portaria GM/MS nº 905, de 16 de agosto de 2000 – Estabelece obrigatoriedade da existência e efetivo funcionamento de Comissão Intra-hospitalar de Transplantes.

36. Portaria nº 1183 de 26 de agosto de 2000 – estabelece mudanças na legislação com obrigatoriedade de registro da opção de doador de órgãos.

37. Portatia Nº 1.160, de 29 de maio de 2006. Regulamento técnico para distribuição de órgãos de doadores cadáveres para transplante.

38. Raia S, Nery JR, Mies S. Liver transplantation from live donors. Lancet. 1989;2:497.

39. Resolução CFM nº 1.480 DE 8 de 8 de agosto de 1997 do Conselho Federal de Medicina – define parâmetros diagnósticos de morte encefálica.

40. Rietz BA, Wallwork JL, Hunt SA, et al. Heart-lung transplantation: successful therapy for patients with pulmonary vascular disease. N Engl J Med. 1982;306:557-64.

41. Salim A, Martin M, Brown C, Rhee P, Demetriades D, and Belzberg H. The effect of a protocol of aggressive donor management: implications for the national organ donor shortage. J Trauma. 2006. Aug; 61:(2):429-35.

42. Schubert S, Renner C, Hammer M, Abdul-Khaliq H, Lehmkuhl HB, Berger F, Hetzer R, Reinke P. Relationship of immunosuppression to Epstein-Barr viral load and lymphoproliferative disease in pediatric heart transplant patients. J Heart Lung Transplant. 2008 Jan;27(1):100-5.

43. Secretaria da Saúde do Estado de São Paulo – Central de Transplantes. Disponível em: http://ctxses.saude.sp.gov.br.

44. Shafer TJ, Davis KD, Holtzman SM, Van Buren CT, Crafts NJ, and Durand R. Location of in-house organ procurement organization staff in level I trauma centers increases conversion of potential donors to actual donors. Transplantation. 2003. Apr 27; 75:(8):1330–5.

**45.** Sistema Nacional de Transplantes. http://dtr2001.saude.gov.br/transplantes/SNT.

**46.** Snydman DR. Epidemiology of infections after solid-organ transplantation. Clin Infect Dis. 2001 Jul 1;33 Suppl 1:S5-8. Review.

**47.** Starzl TE, Groth CG, Brettschneider L, et al. Orthotopic homotransplantation of the human liver. Ann Surg. 1968;168:392-415.

**48.** Starzl TE, Rowe MI, Todo S, et al. Transplantation of multiple abdominal viscera. JAMA. 1989;261:1449-57.

**49.** Stogis S, Hirth RA, Strawderman RL, Banaszak-Holl J, and Smith DG. Using a Standardized Donor Ratio to Assess Organ Procurement Organizations. Health Serv Res. 2002 October; 37(5): 1329-44.

**50.** Susan L, Smith, RN. Progress in Clinical Organ Transplantation Medscape Transplantation 1(1), 2000.

**51.** Todd PM, Jerome NR, and Jarquin-Valdivia AA. Organ reservation in a brain dead patient: information support for neurocritical care protocol development. J Med Libr Assoc. 2007 July; 95(3): 238-45.

**52.** Tzakis AG, Ricordi C, Alejandro R, at al. Pancreatic islet transplantation after upper abdominal exenteration and liver replacement. Lancet. 1990;336:402-5.

**53.** United Network for Organ Sharing. Annual Report on the U.S. Scientific Registry for Organ Transplantation and the Organ Procurement and Transplantation Network. Richmond VA: United Network for Organ Sharing; Department of Health and Human Services 2010. Disponível em: http://www.optn.org, http://optn.transplant.hrsa.gov/data.

**54.** Wiesner R, Edwards E, Freeman R, Harper A, Kim R, Kamath P, Kremers W, Lake J, Howard T, Merion RM, et al. Model for end-stage liver disease (MELD) and allocation of donor livers. Gastroenterology. 2003;124:91-6.

Rina Maria Pereira Porta

# Papel da Radiologia Intervencionista na Cirurgia de Emergência

Com a expansão e o aprimoramento dos serviços de atendimento pré-hospitalar e dos métodos de imagem, a admissão nos hospitais de pacientes graves, instáveis com sangramento ou oclusão aguda decorrentes de um distúrbio clínico ou traumatismos complexos, tem sido cada vez mais frequente. Para atender essa demanda de pacientes graves é muito importante que o departamento de emergência seja composto por equipes de cirurgiões gerais e vasculares, radiologistas intervencionistas, radiologistas e enfermagem com experiência em diagnosticar e tratar patologias de urgência. Além da equipe, é fundamental a existência de uma sala adequada de exame e de cirurgia, com mesa e equipamento de radioscopia de boa qualidade e materiais para diagnóstico e tratamento disponíveis[1].

A angiografia é uma ferramenta consagrada para confirmar ou excluir a existência de comprometimento vascular. Fornece dados sobre o tipo de lesão vascular, sua localização, extensão, bem como sobre o comprometimento do fluxo sanguíneo. Durante muitos anos foi considerada o exame de excelência para o planejamento do tratamento cirúrgico e/ou endovascular das lesões vasculares. No entanto, com o aprimoramento dos métodos diagnósticos menos invasivos como o ultrassom Doppler colorido, tomografia computadorizada helicoidal *multislice* e angiotomografia, a sua indicação como método diagnóstico isolado tem diminuído progressivamente[2-5]. A obtenção de imagens cada vez mais nítidas com reconstruções rápidas dos exames diagnósticos não invasivos tem auxiliado o cirurgião, de forma mais ágil, pela decisão do tratamento cirúrgico ou endovascular.

Os sinais angiográficos de lesão vascular são: extravasamento de contraste (sangramento), pseudo-aneurisma (PSA), fístula arteriovenosa (FAV), fístula arteriobiliar, dissecção arterial e interrupção abrupta do contraste (oclusão completa do vaso, espasmo ou compressão por edema ou hematoma de estruturas adjacentes)[1,6-8] (Figuras 8.1, 8.2 e 8.3).

Os pacientes que podem se beneficiar da radiologia intervencionista na cirurgia de urgência são os politraumatizados com suspeita de lesão vascular aguda ou lesões tardias (pseudo-aneurisma e fístula arteriovenosa), pacientes com hemorragia digestiva ou isquemia intestinal, com obstrução biliar e aqueles com coleções em órgãos parenquimatosos ou intracavitários.

Frente a uma situação de emergência cirúrgica, devido a um sangramento ou isquemia, o tempo é um fator decisório para prognóstico do paciente. O politraumatizado, de forma ideal, deve ter suas lesões tratadas em uma hora após o trauma. O tratamento cirúrgico convencional, muitas vezes, é complexo devido à hemorragia ou à dificuldade de acesso à lesão, o que aumenta a morbidade, principalmente em trauma de vasos centrais[2,9,10]. Algumas vezes, o controle do sangramento só é obtido com a terapêutica endovascular percutânea.

A grande vantagem da técnica endovascular é que o acesso ao vaso com sangramento ou ocluído é obtido a partir de locais remotos, geralmente por punção da artéria femoral. O tratamento realizado fica restrito apenas ao órgão atingido ou ao local da lesão, sem a necessidade de grandes descolamentos e manipulação do hematoma o que, muitas vezes, ocasiona o destamponamento da lesão e sangramento abundante[1,2,7,11,12,13].

A decisão quanto ao tipo de tratamento endovascular a ser realizado deve estar baseada na gravidade clínica do paciente, no tipo e localização da lesão, na disponibilidade dos materiais e na habilidade técnica para manuseio do material. Em situações de emergência, o tratamento deve ser rápido e, portanto, deve-se optar por um procedimento que consuma o menor tempo possível e por um material de fácil manuseio[2,14]. As lesões vasculares hemorrágicas podem ser tratadas com embolização ou com o emprego de endopróteses.

## Embolização

A embolização é uma técnica rápida, precisa, minimamente invasiva que tem como princípio a parada completa do fluxo de sangue na artéria lesada, sem causar isquemia ou refluxo do material embólico para outro local. O ideal desse tratamento é fazer com que o material embolizante fique o mais próximo possível do local de sangramento e, portanto, a perda de tecido por necrose, muitas vezes, fica limitada somente ao próprio trauma[11,12,14].

É uma técnica indicada para tratar lesões localizadas em ramos arteriais terminais que possam ser ocluídos ou em artérias de pequeno calibre com rica rede de colaterais, seguindo o mesmo princípio que a ligadura do vaso durante a cirurgia. Não deve ser realizada em vasos maiores lesados que comprometam o fluxo sanguíneo e que coloque em risco a viabilidade do órgão ou da extremidade.

A escolha do agente embolizante vai depender do tamanho, do fluxo e da característica do vaso. Os agentes utilizados em trauma são: materiais absorvíveis que realizam oclusão temporária, como o *gelfoam*, e materiais inabsorvíveis que realizam oclusão permanente, como o PVA (polyvinil álcool), a mola, o adesivo tissular ou cola (n-butil-cianoacrilato) e os balões destacáveis. Cada um desses agentes é utilizado em locais diferentes da árvore arterial [1,15].

## *Stent* metálico/*stent* graft ou endoprótese revestida:

Os *stents* são próteses metálicas de formato tubular aramada com calibre e extensão variados que são empregadas para tratar lesões vasculares localizadas em vasos de condução, de médio e grande calibre. Tem como função a correção da parede do vaso lesado sem a oclusão do fluxo sanguíneo. São utilizadas no tratamento de lesões com grande descolamento de íntima que são potencialmente trombogênicas. Para correção das fístulas arteriovenosas, pseudo-aneurismas ou roturas da parede do vaso, são utilizadas as próteses recobertas por tecido sintético (politetrafluoretileno expandido (e-PTFE), dacron, ou outros tipos) que são impermeáveis. São denominadas *stent* graft/endoprotese revestida[15]. Essas também são empregadas para a confecção de um *shunt* transhepático (TIPS) nos pacientes graves com hipertensão portal e varizes de esôfago.

Para fins didáticos discutiremos o emprego da radiologia intervencionista para tratar os pacientes com urgências cirúrgicas não traumáticas e traumáticas.

## Aplicação clínica nas urgências cirúrgicas não traumáticas

A **Isquemia Mesentérica Aguda (IMA)** é uma emergência abdominal de baixa incidência, com alta taxa de mortalidade (60-70%)[16], (70-90%)[17].

Os fatores etiológicos são[18]:

- Doença arterial oclusiva ((artéria mesentérica superior (AMS)):
  - embolia (cardíaco, aórtico): 40-50%.
  - trombose; 20-25%.
  - dissecção (aorta, mesentérica): raro.
- Trombose da veia mesentérica superior (VMS):10%.
- Doença arterial não oclusiva (estados de baixo fluxo tais como hipovolemia e hipotensão ou vasoconstrição visceral): 20%.

Os sintomas são inespecíficos com várias formas de apresentação dependendo da etiologia e da fase em que o paciente procura o tratamento, o que torna o diagnóstico difícil. O sintoma clássico presente em apenas 25% dos pacientes é de dor abdominal de início súbito de moderada a forte intensidade, difusa e constante, desproporcional ao exame físico. Náuseas e vômitos podem estar presentes em até 75% dos pacientes. Com evolução do quadro podem ocorrer manifestações sistêmicas como febre, hipotensão e taquicardia. Os dados laboratoriais também não são suficientemente sensíveis ou específicos para o diagnóstico da IMA. O diagnóstico precoce se baseia no alto índice de suspeita e a realização imediata dos métodos de imagem, tais como tomografia computadorizada, angiografia ou angiotomografia. A angiografia mesentérica possibilita não somente o diagnóstico do evento agudo como: embolia, trombose ou fluxo lento com vasoconstrição, mas permite também o acesso ao tratamento intra-arterial [17]. A angiotomografia, além das informações do comprometimento vascular, permite avaliar sinais sugestivos de isquemia intestinal, tais como: espessamento da parede intestinal, íleo, dilatação do intestino e presença de gás fora da luz intestinal. A presença de diarreia sanguinolenta ou sinais de peritonite incluindo rigidez abdominal e dor à descompressão brusca são sinais de infarto intestinal e têm indicação de ressecção cirúrgica de urgência. A restauração da circulação em tempo hábil pode prevenir o infarto intestinal com subsequente necrose e reduzir a mortalidade neste grupo de pacientes[19].

Com o diagnóstico precoce e, se necessário, a abordagem agressiva com angiografia terapêutica, infusão de vasodilatador e intervenção cirúrgica, imediatos, obtém-se uma taxa de sobrevida de 20%, enquanto que o grupo de pacientes tratados pelo método tradicional teve uma taxa de sobrevida de 55%[20]. Os pacientes com obstrução da AMS por embolia, tratados de forma rápida e agressiva dentro de 12 horas do início da dor abdominal tiveram sobrevivência de 70% [20].

A angiografia de emergência deve ser realizada mesmo quando a cirurgia está indicada, porque além de auxiliar na definição diagnóstica correta pode contribuir com a melhora do vasoespasmo através da infusão intra-arterial de vasodilatadores pelo cateter angiográfico. A infusão de papaverina deve ser iniciada em isquemia de baixo fluxo e em oclusões mesentéricas distais. Nessas situações a correção das causas predisponentes também deve ser instituída rapidamente através da correção do volume plasmático e perda de fluido, da descompressão do trato gastrointestinal e da introdução da antibioticoterapia. O tempo de infusão da papaverina varia de acordo com a resposta do paciente e a indicação terapêutica[17]. Em situações em que ocorre a oclusão aguda proximal da artéria mesentérica superior, a trombectomia mecânica, infusão de trombolítico, angioplastia com balão ou colocação de *stent* para tratar a estenose arterial, se presente, são opções terapêuticas atraentes no evento agudo e que devem ser selecionadas de acordo com cada paciente. Essas medidas são empregadas desde que o paciente não apresente sinais de peritonite ou exames de imagem sugestivos de isquemia intestinal irreversível.[21] A finalidade da cirurgia é a ressecção do intestino inviável. A revascularização intestinal através da tromboembolectomia ou enxerto fica reservada para casos selecionados nos quais a doença é restrita e localizada em ramo arterial de grosso calibre[22]. Nem sempre é possível determinar a viabilidade intestinal durante a primeira cirurgia, portanto é habitual um segundo procedimento cirúrgico após $\pm$ 24 horas. Cerca de metade dos pacientes necessitam de uma nova ressecção cirúrgica na segunda cirurgia.

O tratamento endovascular tem um papel reconhecido como alternativa de tratamento na isquemia mesentérica crônica com uma taxa de sucesso técnico inicial de 93%[23]. Um estudo comparativo utilizando tratamento endovascular e revascularização cirúrgica nos pacientes com isquemia intestinal crônica sintomáticos com estenose acima de 80% concluiu que a angioplastia percutânea deveria ser preferencialmente indicada para os pacientes mais idosos com restrição àcirurgia aberta[24].

Nos casos de isquemia mesentérica por trombose da veia mesentérica, o diagnóstico clínico confirmado com métodos de imagem e tratamento precoce é fundamental. A etiologia está relacionada em quase 70% das vezes a algum tipo de estado de hipercoagulabilidade e, portanto, o uso de heparina é o primeiro manejo terapêutico não cirúrgico adotado. Existe um consenso na literatura de que os casos sintomáticos também devem ser tratados agressivamente[19].

Recentemente a terapia trombolítica tem sido usada com sucesso para abrir a veia mesentérica em pacientes sintomáticos. De acordo com a literatura, o uso de trombolítico por infusão transcateter, para tratar trombose aguda da veia porta e mesentérica, obteve uma lise parcial ou total do trombo em 75% dos casos, e melhora clínica dos sintomas em 85% dos pacientes[25]. A anticoagulação deve ser mantida por tempo indeterminado na maioria dos casos. Essa medida tem contribuído para a diminuição da taxa de recorrência de 30-40% para 3-5%. O manejo cirúrgico está indicado nos casos em que ocorreu necrose transmural, perfuração intestinal e peritonite[17].

## Hemorragia digestiva

**Sangramento arterial gastrointestinal agudo:** Consiste em mais um desafio para o cirurgião numa situação de urgência no que diz respeito ao diagnóstico etiológico e o melhor tratamento. Existem várias etiologias de hemorragia digestiva alta (HDA) e baixa (HDB). A HDA é aproximadamente cinco vezes mais comum que a HDB. A radiologia intervencionista consiste em um método adjunto tanto no diagnóstico como no tratamento das lesões que ocasionam sangramento do trato gastrointestinal. A endoscopia digestiva é o exame diagnóstico de escolha, tem acurácia diagnóstica na HDA de 90% e na HDB de 60-80% dos casos. A arteriografia somente está indicada quando existe insucesso no tratamento clínico e endoscópico, sobretudo nos pacientes de alto risco, uma vez que a cirurgia de urgência nos casos de hemorragia digestiva tem uma mortalidade em torno de 17-43%. O exame só é positivo se o sangramento estiver ativo (sangramento com volume de 0,5ml/min na HDA e cerca de 1,0ml/min na HDB). A angiografia pode identificar o local do sangramento (extravasamento de contraste), ou estruturas anômalas como PSA, amputação de ramo vascular, e má-formação vascular. Figura 8.1. A sensibilidade do método é reduzida sensivelmente devido à característica do sangramento, se intermitente ou de etiologia venosa. Aproximadamente 40% das HDA são identificadas pela arteriografia.

As opções de tratamento endovascular para a hemorragia digestiva são a embolização seletiva e a administração intra-arterial de vasopressina. Atualmente, a embolização arterial superseletiva transcateter é a técnica endovascular de escolha para o controle do sangramento digestivo arterial. Na HDA, a taxa de sucesso da embolização é de aproximadamente 85% com baixa incidência de complicação isquêmica, devido à rica rede de colaterais que suprem o estômago e o duodeno[26]. Na HDB, o emprego da embolização acarreta um maior risco de infarto isquêmico por que o intestino delgado e o grosso não apresentam rica rede de colaterais e, portanto, a embolização só deve ser realizada em casos selecionados.

A vasopressina é um potente vasoconstritor que tem ação em pequenas artérias, arteríolas e capilares. É indicada para o controle de sangramento difuso ou de pequenas artérias. Apesar de sua ação estar relacionada a um alto controle de sangramento inicial, a taxa de ressangramento é de 20-50% após o término da infusão da droga. Seu uso está contraindicado para pacientes com hipertensão arterial sistêmica, coronariopatia e outras doenças sistêmicas cardiovasculares[18].

O sangramento agudo decorrente da fístula arterioentérica pode ser persistente e ocasionar instabilidade hemodinâmica. O tratamento endovascular mostrou-se efetivo no controle do sangramento agudo com uma taxa de sucesso de 80% e baixa morbidade. No entanto, o prognóstico desses pacientes é ruim com mortalidade de 80% em 6 meses. Devido às comorbidades, o risco de ressangramento é alto e intervenções futuras devem ser consideradas [27].

O aumento da incidência de óbito está associado à falha da embolização. O ressangramento pode ocorrer apesar do sucesso técnico inicial e está relacionado com os seguintes fatores de risco: malignidade, necessidade de transfusão maciça de sangue (mais de 10UI) antes da embolização; e a presença de outro foco hemorrágico arterial intra-abdominal [28].

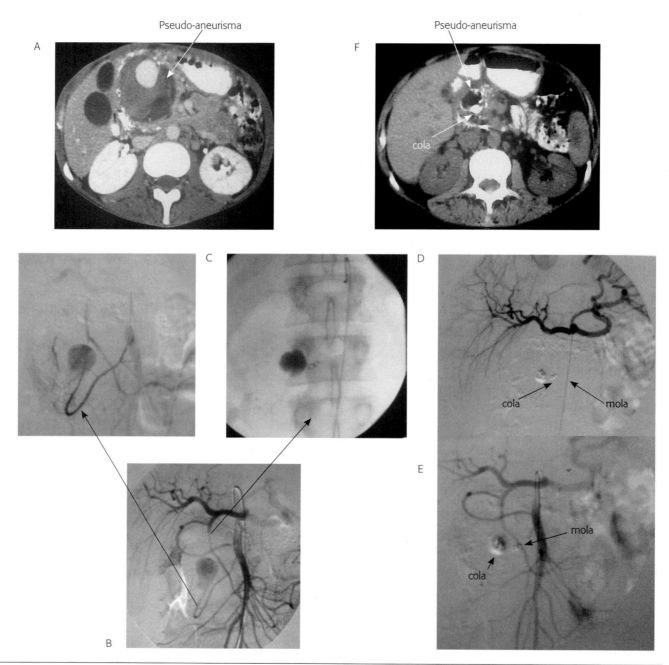

**Figura 8.1** Pseudo-aneurisma (PSA) de pâncreas. Paciente ex-etilista evoluiu com pancreatite crônica. Referia dor abdominal há 45 dias e melena há 3 dias: **A** – TC de abdômen com contraste: dilatação das vias biliares intra e extra-hepáticas. Em topografia de cabeça do pâncreas observa-se uma formação arredondada de 9 cm (maior eixo), preenchida por hematoma com intenso realce central (1,8 cm) compatível com PSA. **B** – Arteriografia mesentérica superior: presença de PSA nutrido pelas artérias pancreatoduodenais. **C** – Arteriografia seletiva da artéria pancreatoduodenal inferior e embolização com mola. Não houve exclusão do PSA. **D** – Arteriografia seletiva com microcateter da artéria pancreatoduodenal antero superior e embolização com cola (n-butil-cianoacrilato). **E** – Arteriografia do tronco celíaco e da mesentérica superior pós-embolização: ausência de opacificação do PSA. Presença do molde de cola e mola. **F** – TC de abdômen sem contraste: após 20 dias da embolização: PSA de 3 mm embolizado (molde de cola (n-butil-cianoacrilato).

**A hipertensão portal hemorrágica** é uma situação de urgência cirúrgica de manejo complexo na qual os cirurgiões se deparam nos serviços de urgência de referência. As opções terapêuticas para o tratamento da hipertensão portal vão depender da sua etiologia, bem como da manifestação clínica e gravidade do paciente. O tratamento para o controle do sangramento e da instabilidade hemodinâmica compreende desde o manejo clínico, escleroterapia e ligadura endoscópica até o planejamento de *shunts* cirúrgicos, transplante hepático e *shunt* portosistêmico intra-hepático transjugular (TIPS).

O TIPS é um procedimento endovascular realizado sob controle de radioscopia. O conceito desse procedimento consiste em descomprimir o sistema portal hipertensivo através da realização de uma comunicação (*shunt*) trans-hepática entre uma das veias hepáticas e um ramo da veia porta através de acesso percutâneo, introdução de uma agulha trans-hepática para realização do trajeto e a colocação de um *stent* metálico para a manutenção do *shunt*. Figura 8.2. A realização do *shunt* por técnica percutânea vem substituindo a necessidade da cirurgia de emergência no paciente com sangramento varicoso agudo. No

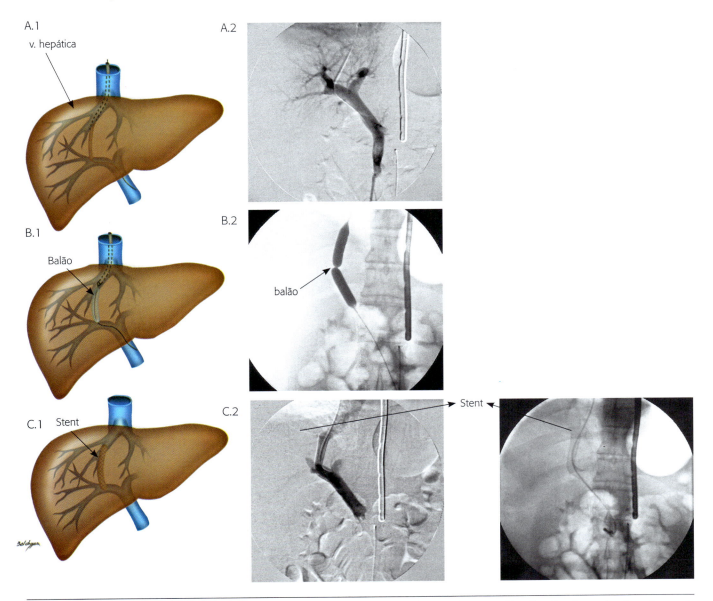

**Figura 8.2** TIPS (Transjugular Intrahepatic Portosistemic Shunts) 1) representação gráfica e 2) imagem radiográfica. **A – Comunicação entre a veia hepática e a porta:** 1) após estudo prévio da anatomia das veias hepáticas e porta e a relação entre seus ramos por acesso jugular, realiza-se a punção da v hepática com agulha (Colapinto ou Rosch-Uchida) em direção à veia porta. Deve-se obter sucesso da comunicação, passagem e posicionamento do fio-guia no sistema venoso portal. 2) com cateter posicionado na v porta, realiza-se a medida da pressão porto-sistêmica e portografia direta. Devem ser observados o tronco da veia porta e ramos portais direito e esquerdo e pouca opacificação das varizes gástricas. **B – Dilatação do trajeto trans-hepático:** 1) dilatação do trajeto com balão de angioplastia de alta pressão. 2) balão insuflado através do trajeto incluindo o local da entrada da v porta (ampulheta) e saída da v hepática. **C – Colocação do *stent*:** 1) diversos *stents* estão disponíveis para essa finalidade. Após a sua colocação e dilatação,obtém-se novamente a medida de pressão e portografia 2) portografia direta após realização do TIPS demonstra uma derivação pérvia.

entanto, a decisão da melhor abordagem percutânea ou cirúrgica deverá ser individualizada levando-se em consideração a condição clínica e o prognóstico do paciente. O TIPS tem indicação absoluta para tratar os pacientes com sangramento varicoso agudo em que o tratamento endoscópico ou com drogas falharam ou quando o paciente apresenta ressangramento apesar da terapêutica clínica ou endoscópica adequada. Também tem sido utilizado como tentativa de tratamento do hidrotórax cirrótico, síndrome de Budd-Chiari e doença venoclusiva. O procedimento não está indicado como medida profilática de tratamento, ou seja, usado em pacientes que não tiveram um episódio de sangramento varicoso ou para melhorar o estado geral do paciente para o transplante hepático sem que este tenha apresentado um sangramento [29,30].

Por ser pouco invasivo e com boa resolução, o tratamento percutâneo guiado por métodos de imagem (radioscopia, ultrassom e tomografia) para drenagem de coleções intra-abdominais e/ou parenquimatosas e da via biliar, também tem sido cada vez mais aplicado para tratar o paciente cirúrgico crítico, contribuindo com uma melhor recuperação desses pacientes.

Pacientes com patologias que comprometem a via biliar como cálculo biliar, estenose benigna ou maligna, procuram o serviço de cirurgia de urgência com queixa em maior ou menor grau de febre, mal estar, queda do estado geral e icterícia. Nessas circunstâncias o diagnóstico de obstrução da via biliar, introdução do tratamento clínico e a indicação de descompressão da via biliar (endoscópica, percutânea ou cirúrgica) em tempo hábil são fundamentais para o prognóstico do paciente. A primeira linha do tratamento é a realização da colagiopancreatografia retrógrada endoscópica cuja taxa de sucesso é de 90 a 95%, quando realizada por profissionais experientes [31]. No entanto, a canulação transpapilar do ducto biliar pode ser muito difícil devido a variações anatômicas, processos inflamatórios, adenoma de papila, ou cirurgias prévias (com ressecção gástrica, com reconstruções ou ressecção da cabeça pancreática) o que acaba inviabilizando o procedimento [31]. Frente a essas situações, **a drenagem biliar trans-hepática percutânea** fornece uma valiosa alternativa para acessar e descomprimir a via biliar com taxa de sucesso em 70 a 97% dos pacientes. Figura 8.3.

## Drenagem biliar trans-hepática percutânea das vias biliares[32]

As **indicações** para drenagem biliar são:

- Tratamento de colangite obstrutiva associada à sepse.
- Tratamento de icterícia obstrutiva sintomática (de etiologia benigna ou maligna) não obtido pela abordagem endoscópica.
- Tratamento de icterícia obstrutiva não sintomática para administração segura de quimioterápico.
- Necessidade de desviar o fluxo de bile para longe do local onde ocorre o vazamento na via biliar[33].
- Necessidade de realizar intervenções na via biliar tais como: retirada de cálculo, tratamento de estenose com angioplastias e/ou colocação de *stent*, biópsia, remoção de pólipos, braquiterapia para colangiocarcinoma.

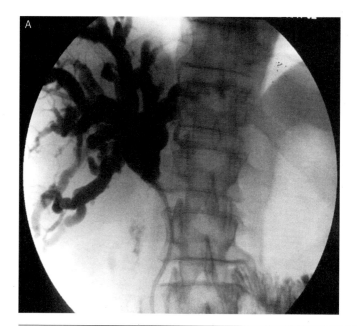
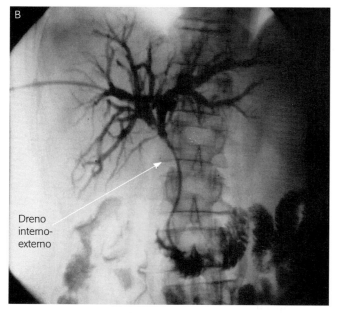

Dreno interno-externo

**Figura 8.3** Paciente com icterícia e prurido apresenta obstrução do ducto hepático comum por colangiocarcinoma. Foi encaminhado para realização de colangiografia, descompressão e drenagem biliar percutânea trans-hepática devido à falha da realização do procedimento por via endoscópica. **A – Colangiografia percutânea:** dilatação importante da árvore biliar intra-hepática e obstrução do ducto hepático comum. Passagem do fio-guia através da obstrução até o duodeno. **B – Cateter de drenagem interna-externa** (multiperfurado pigtail) posicionado no duodeno. Observa-se descompressão e drenagem da árvore biliar.

As **contraindicações relativas** para drenagem biliar são:

- Coagulopatia incorrigível.
- Ascite volumosa (dificulta o procedimento ocasionando maior risco de complicação, sangramento e peritonite biliar).
- Paciente não colaborativo e agitado.
- Obstrução intra-hepática isolada sem sintomas significativos (o acesso ao segmento isolado frequentemente causa infecção).

## Tipos de drenagem biliar percutânea

- **Drenagem externa**: A drenagem da bile é obtida por um cateter introduzido por acesso percutâneo, posicionado na via biliar e que fica exteriorizado com o meio ambiente conectado em um sistema coletor. A não ser em situações específicas, geralmente o cateter deve ser mantido por um período limitado por poder ocasionar desidratação e distúrbio hidroeletrolítico.
  - *Indicações*: colangite supurativa; tratamento pré-operatório de obstrução biliar, com a finalidade de se obter melhora do estado geral do paciente e diminuir a mortalidade pós-operatória; ou quando a estenose/obstrução da via biliar é muito significativa, não permitindo ser ultrapassada com o fio-guia. Nesses casos, a drenagem externa deve ser mantida por 24 a 48 horas e realiza-se nova tentativa de transpor a estenose/obstrução uma vez que a viscosidade da bile e o edema nas vias biliares diminuíram.
- **Drenagem interna/externa**: A drenagem da bile é obtida por um cateter introduzido por acesso percutâneo posicionado através da área da estenose/obstrução comunicando a via biliar com a alça intestinal e que se exterioriza com o meio ambiente. A via externa do cateter de drenagem biliar deve ficar aberta nas primeiras 12 a 24 horas. Após esse período, a via externa deve ser fechada e, se o cateter permitir uma boa drenagem interna da bile para o intestino, o paciente pode receber alta com o sistema externo fechado.
  *Indicações*: Nas estenoses/obstruções malignas ou benignas da via biliar. A drenagem pode ser temporária ou definitiva, dependendo da etiologia.
  Para evitar complicações relacionadas à permanência definitiva do cateter, como obstrução ou deslocamento, os cateteres devem ser lavados com soro fisiológico a cada 48 horas e trocados a cada 3 ou 4 meses.
- **Drenagem interna**: introdução de endopróteses biliares (metálicas ou plásticas). Por punção percutânea, a endoprótese é posicionada na via biliar através da estenose chegando até o duodeno. A maioria das endopróteses são implantadas após a descompressão da via biliar por drenagem interna/externa.

- *Indicações*: Tratamento paliativo de icterícia obstrutiva sintomática em tumores malignos irressecáveis; estenoses benignas sem opção de tratamento cirúrgico e/ou recusa do paciente a drenagem biliar externa. As endopróteses plásticas são indicadas para obstrução de qualquer etiologia, desde que sejam removíveis.

Após o procedimento, o paciente deve ser submetido aos seguintes cuidados:

- Permanecer internado no hospital por pelo menos 24 horas com atenção para sinais de sepse. Devendo ser feita monitoração dos sinais vitais e saturação de oxigênio.
- Deve ser feito controle da dor através da analgesia endovenosa.
- Deve ser mantida antibioticoterapia endovenosa apropriada, as mais utilizadas são: Cefazolina, Ciprofloxacina, Ampicilina e Gentamicina.

## As complicações da drenagem biliar

Complicações importantes ocorrem em 4% das drenagens biliares.
- Complicações imediatas:
  - Extravasamento de bile ao redor do cateter (menos 16%); hemorragia e hemobilia (2-13, 8%).
  - Choque séptico com hipotensão e hemocultura positiva (3-5%).
  - Pancreatite (0-4%).
  - Pneumotórax, hemotórax e biliotórax (menos que 1%).
  - Reação ao contraste (menos 2%) e morte (0-5,6%).
- Complicações tardias:
  - Colangite (14-25%).
  - Deslocamento do cateter (menos 18%).
  - Peritonite (1-3%); hipersecreção de bile (0-5%).
  - Fístula bilio-pleural (2,5%).
  - Infecção ou irritação da pele (comum).
  - Abcesso intra/perihepático (raro).
  - Implante de células tumorais de colangiocarcinoma ou carcinoma pancreático.

## Aplicação clínica nas urgências traumáticas

Entre as opções terapêuticas endovasculares disponíveis para o tratamento das lesões vasculares traumáticas, a embolização transcateter se destacava por ter grande aplicabilidade e bons resultados no controle do sangramento decorrente de ramos arteriais nos traumas pélvicos[34,35,36,37,38] de órgãos sólidos abdominais (ex: fígado[2,11,39,40], rim[2,13,41] e baço[2,12]) e trauma de face[1,2]. Com o advento e aprimoramento das endopróteses revestidas/*stents-graft*, o tratamento endovascular também passou a ser empregado de forma mais frequente no tratamento das lesões de grandes vasos torácicos[2,42,43] e abdominais[9,10,34,41,44] contribuindo com uma menor morbimortalidade dessa população. O emprego das endopróteses ocasionou uma verdadeira mudança no cenário e prognóstico das vítimas graves com trauma vascular.

A indicação de angiotomografia ou arteriografia e tratamento endovascular percutâneo das lesões vasculares traumáticas cervicais, torácicas, abdominais, pélvicas e das extremidades estão baseadas no mecanismo de trauma e no estado hemodinâmico do paciente[1,2,14,34,36]. (Figura 8.4).

Cerca de 80% das vítimas de trauma abdominal fechado podem ser tratadas conservadoramente, se estiverem hemodinamicamente estáveis. Nestes casos, o exame inicial é a tomografia computadorizada helicoidal de abdômen[2,12]. A maioria das lesões nos órgãos sólidos abdominais são pequenas e param de sangrar espontaneamente. Aproximadamente 3% dos casos evoluem com hemorragia recorrente ou persistente e, portanto, devem ser acompanhados com monitoração hemodinâmica, observação clínica cuidadosa e tomografia seriada. Nessa situação, os pacientes devem ser encaminhados para cirurgia ou para o tratamento endovascular percutâneo. A embolização é a técnica endovascular de escolha, que vem sendo utilizada cada vez mais nos serviços de emergência, com a finalidade de diminuir a perda de sangue, aguda ou tardia, e de preservação dos órgãos sólidos abdominais.

Contribui para o sucesso no tratamento não operatório das lesões hepáticas (88%)[11,42,45] lesões esplênicas (em torno de 94%)[12,45] e lesões renais (superior a 84%)[2,13,45].

Para as vítimas com trauma multi-sistêmico e lesão vascular que encontram-se hemodinamicamente instáveis, o atendimento e o tratamento devem ser instituídos de forma rápida através da prevenção da hipotermia, aquecimento passivo e ativo do doente, reposição agressiva de sangue e contato precoce com a equipe da cirurgia vascular[1,2]. Com o objetivo de tratar rapidamente as lesões com risco de morte, a vítima é encaminhada imediatamente à sala de cirurgia e todos os esforços são concentrados para identificação e controle do sangramento. No entanto, algumas vezes o sangramento volumoso e de difícil acesso dificulta e até impossibilita o reparo cirúrgico da lesão no intraoperatório. Nesses casos, os pacientes devem ser tratados inicialmente com o princípio de controle de danos "damage control", que consiste na cirurgia abreviada através do controle da hemorragia, controle da contaminação entérica, aquecimento ativo e passivo e correção da acidose, antes que as reservas fisiológicas se deteriorem seguido de uma reoperação programada em 24/48 horas. Esse princípio em trauma grave vem sendo cada vez mais empregado em vítimas com trauma vascular e lesões associadas, com morbimortalidade de 40 a 60%. A terapêutica intervencionista contribui na abordagem desses pacientes instáveis através do controle do sangramento e reparo da lesão[14,34]. O que ocorre frequentemente é que a interrupção da cirurgia,

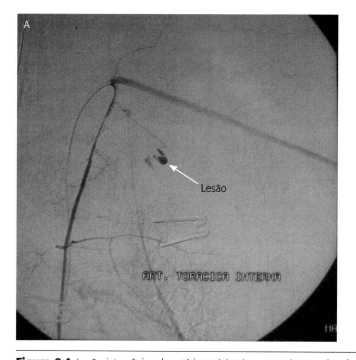
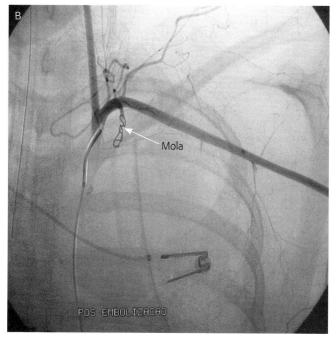

**Figura 8.4** Lesão iatrogênica de artéria torácica interna após tentativa de acesso venoso central. Evoluiu com hemotórax e hipotensão. **A** – Cateterização seletiva da art torácica interna e evidenciado extravasamento de contraste (sangramento). **B** – Arteriografia de controle pós-embolização. Embolização seletiva da lesão com mola e tratamento da lesão.

as medidas de reanimação e a indicação do tratamento endovascular, para controle do sangramento e tratamento da lesão vascular, são muito proteladas e deixadas como última escolha. Nessa eventualidade a vítima traumatizada grave já apresenta alterações fisiológicas significativas, como hipotermia, acidose e coagulopatia, muitas vezes irreversíveis, evoluindo ao óbito[14,34].

O conceito de cirurgia abreviada através da colocação de compressas na cavidade peritoneal foi inicialmente instituído para o controle da hemorragia nas lesões hepáticas extensas e deve ser rapidamente instituído para se obter a estabilização do paciente. No entanto, quando se suspeita de sangramento proveniente de ramos arteriais profundos no fígado e/ou o paciente permanece com instabilidade hemodinâmica,[14,34] a angiografia, no pós-operatório imediato, deve ser prontamente indicada como uma medida adicional ao tamponamento, como um adjunto hemostático e a embolização como medida terapêutica. A embolização apresenta sucesso no tratamento das lesões da artéria hepática em torno de 88%[1,2,39] (Figura 8.5). Quando as lesões hepáticas estão associadas às lesões de veia cava inferior retro-hepática, justa-hepática ou das veias supra-hepáticas, o controle do sangramento e o acesso cirúrgico dessas lesões são extremamente complexos e apresentam uma taxa de mortalidade elevada, em torno de 80%. O tratamento continua sendo um dilema e há controvérsias sobre a melhor abordagem terapêutica. Conforme demonstrado em estudo experimental em cães, o tratamento percutâneo com implante de endoprótese revestida constitui um tratamento promissor dessas lesões com excelentes resultados quando empregado precocemente. Na literatura, alguns casos clínicos já foram relatados, utilizando a endoprótese para o tratamento dessas lesões, com igual sucesso[1,9,10,44].

As lesões de veia cava inferior, bem como as lesões da aorta abdominal e vasos ilíacos, associados às lesões múltiplas geralmente cursam com instabilidade hemodinâmica e estão relacionadas a um alto índice de mortalidade, pois produzem exanguinação importante na laparotomia, o que dificulta a identificação e reparo da lesão. O tratamento conservador leva à mortalidade proibitiva[1,2], sendo que o ideal é o acesso rápido dos grandes vasos abdominais e pélvicos, controle do sangramento, seguido de reparo cirúrgico da lesão. No entanto, o implante de endoprótese revestida tem demonstrado uma excelente opção terapêutica adicional ao tratamento cirúrgico, no tratamento da lesão dos vasos abdominais e pélvicos com lesões abdominais associadas[9,10,34,37,38,46].

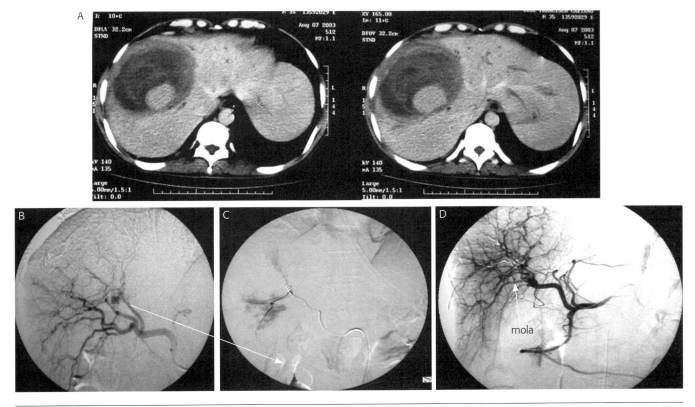

**Figura 8.5** Vítima de trauma abdominal fechado. Após TC de abdômen, foi encaminhado para cirurgia. Foi realizada cirurgia abreviada com empacotamento do fígado com compressas e solicitada arteriografia no pós-operatório. **A – TC de abdômen:** lesão extensa em fígado com extravasamento de contraste. **B – Arteriografia de artéria hepática:** PSA da artéria hepática direita. **C – Cateterização seletiva com microcateter do ramo arterial intra-hepático:** evidenciado PSA com extravasamento de contraste (sangramento). **D – Arteriografia de controle pós-embolização:** embolização seletiva do PSA com micromola. Art. hepática e ramos intra-hepáticos preservados.

A fratura pélvica por trauma fechado com alteração hemodinâmica está associada com morbimortalidade significativas. O sangramento é causa do óbito em 60% desses pacientes[15,37,38,47]. A hemorragia é mais frequente no foco da fratura e na lesão venosa e pode ser tratada, na maioria das vezes, com fixação da pelve. No entanto, 5 a 15% desses pacientes, mesmo após a fixação pélvica, permanecem instáveis e necessitam do controle do sangramento. Devido à rica rede de circulação colateral na pelve, a ligadura cirúrgica proximal da artéria ilíaca interna muitas vezes é ineficiente. A embolização dos ramos da artéria ilíaca interna é a melhor técnica empregada e apresenta sucesso terapêutico acima de 87% Figura 8.6. Nesses casos, o tratamento endovascular deve ser instituído imediatamente, pois o maior índice de mortalidade está associado ao grupo de pacientes submetidos ao tratamento após 3 horas de admissão[2,34,35,36,37,38].

Por se tratar de um trauma complexo e de alta energia, nos casos de fratura pélvica deve-se suspeitar de sangramento associado a lesões traumáticas em outras regiões do corpo: crânio (37a 50%), tórax (25a 66%) e abdominal (42a 51%)[1,2]. A prioridade do tratamento do paciente com hemorragia abdominal ou hemorragia torácica, associadas à fratura pélvica grave, é muito controversa nos diferentes centros de trauma. Na maioria dos serviços, a laparotomia de urgência precede a fixação da pelve quando o sangramento abdominal é identificado no lavado peritoneal ou pelo ultrassom na sala de emergência[2,15].

As lesões dos grandes vasos no tórax podem ser ocasionadas por trauma fechado ou penetrante, sendo o trauma penetrante a etiologia mais comum. No trauma fechado, cerca de 80% das vítimas de lesão de aorta torácica morrem no local do trauma e 20% chegam vivas ao hospital. O diagnóstico da lesão de aorta torácica deve ser suspeitado pelo mecanismo de trauma e pelo alargamento do mediastino identificado no raio Xde tórax. Dos pacientes que apresentam alargamento de mediastino 3% têm lesão de aorta. A confirmação diagnóstica da lesão deve ser obtida pela angiotomografia ou aortografia. A maioria das lesões ocorre na aorta descendente, junto ao ligamento arterioso. O tratamento cirúrgico está associado a uma mortalidade de 15 a 30% e um índice de paraplegia de 3 a 8%. O tratamento percutâneo da lesão da aorta torácica com endoprótese revestida tem sido cada vez mais empregado com sucesso, proporcionando um menor índice de mortalidade e um menor risco de paraplegia, quando comparado ao tratamento cirúrgico[2,42,43] (Figura 8.7).

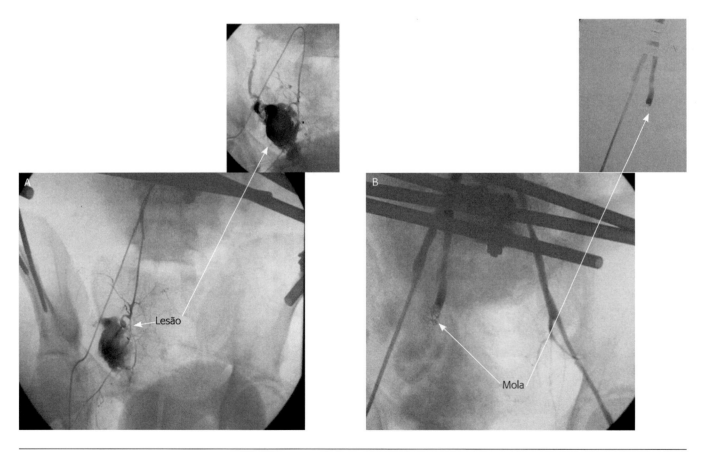

**Figura 8.6** Vítima de atropelamento apresenta fratura de bacia e choque hipovolêmico. Foi realizada fixação externa da fratura e reposição volêmica sem estabilização hemodinâmica. Paciente encaminhado para arteriografia. TC de abdômen: lesão extensa em fígado com extravasamento de contraste. **A – Arteriografia hipogástrica direita: evidenciando a lesão:** grande extravasamento de contraste (sangramento). Foi realizada embolização com gelfoam e molas. **B – Arteriografia de controle pós-embolização:** controle do sangramento e tratamento da lesão.

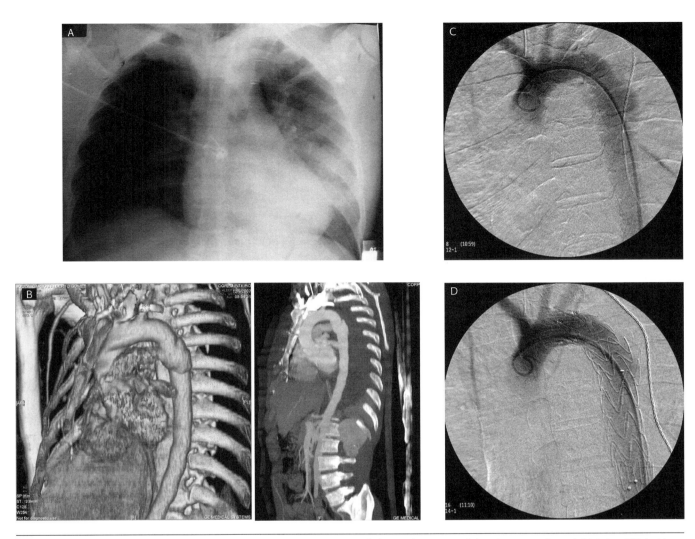

**Figura 8.7** Vítima de trauma fechado (colisão auto x poste) com suspeita de **lesão de aorta torácica** durante avaliação inicial. **A – RX de tórax:** alargamento de mediastino. **B – AngioTC de tórax:** Pseudo-aneurisma da transição entre o joelho posterior e a aorta descendente, atingindo calibre máximo de 3,2 cm. **C – Arteriografia de Ao torácica:** Pseudo-aneurisma em aorta descendente abaixo do ligamento arterioso (seta).

Nos traumas de face e cervical, a terapêutica intervencionista é especialmente utilizada para tratar lesões de zona III, onde o acesso cirúrgico é difícil[1,2]. As lesões localizadas em ramos da carótida externa são tratadas com embolização e as lesões das artérias carótida, interna e vertebral, em que se deve manter o fluxo sanguíneo no vaso, podem ser tratadas com implante de *stent-graft*[2,6,47].

O ultrassom Doppler é mais indicado nos casos de trauma das extremidades sem sinais clínicos presentes em trajeto vascular. Quando existir a suspeita de lesão vascular, deve ser realizada angiografia diagnóstica ou angiotomografia, para o planejamento do tratamento cirúrgico ou endovascular[44]. No entanto, a exploração cirúrgica é mandatória e não pode ser retardada em pacientes com instabilidade hemodinâmica e sangramento ativo ou isquemia grave na extremidade lesada. O tratamento endovascular está indicado para tratar lesões em áreas de difícil acesso como ombro, região superior do tórax, nádega e coxa[1,2,8,48].

## Complicações do tratamento endovascular

As mais comuns são relacionadas ao cateterismo e variam entre 4 e 9% (hematoma, pseudo-aneurisma, fístula arteriovenosa e trombose arterial no local da punção). São raras as relacionadas ao mau posicionamento ou deslocamento da endoprótese. As relacionadas à embolização são presença de dor, febre e leucocitose por 24 a 48 horas, e refluxo do material embolizante, ocasionando a embolização fora do alvo[1,2,18].

# Referências bibliográficas

**1.** Mirvis SE, Hastings G, Scalea TM. Diagnostic imaging, angiography, and interventional radiology. In: Mattox KL, Feliciano DV, Moore EE, editores. Trauma. New York: McGraw-Hill; 2000. cap.14, p.293-330.

**2.** Porta RMP, Martins VM. Radiologia Intervencionista no Trauma. In: Poggetti R, Fontes B Birolini D. Cirurgia do Trauma. São Paulo: Roca, 2006, cap. 12.2, p.125-35.

**3.** Bergstein JM, Blair JF, Edwards J, Towne JB, Wittmann DH, Aprahamian C, et al. Pitfalls in the use of color-flow duplex ultrasound for screening of suspected arterial injuries in penetrated extremities. J Trauma. 1992;33:395-402.

**4.** Clevert DA, Stickel M, Flach P, Strautz T, Horng A, Jauch KW, Reiser M. Contrast-enhanced ultrasound in detection and follow-up of an infrarenal abdominal aortic aneurysm with aorto-caval fistula and endovascular treatment. Cardiovasc Intervent Radiol. 2007;30:480-4.

**5.** Angeles AP, Agarwal N, Lynd C Jr. Repair of a juxtahepatic inferior vena cava injury using a simple endovascular technique. J Trauma. 2004;56:918-21.

**6.** Uflacker R, Elliott BM. Percutaneous endoluminal stent-graft repair of an old traumatic femoral arteriovenous fistula. Cardiovasc Intervent Radiol. 1996;19:120-2.

**7.** Fratezi AC, Martins VM, Pereira Porta RM, Prado MA, Prota R, Caldas JG, Cerri G. Endovascular therapy for priapism secondary to perineal trauma. J Trauma. 2001;50:581-4.

**8.** Marin ML, Veith FJ, Panetta TF, Cynamon J, Barone H, Schonholz C, et al. Percutaneous transfemoral insertion of a stented graft to repair a traumatic femoral arteriovenous fistula. J Vasc Surg. 1993;18:299-302.

**9.** Carr JA, Kralovich KA, Patton JH, Horst HM. Primary venorrhaphy for traumatic inferior vena cava injuries. Am Surg. 2001;67(3):207-14.

**10.** Netto FA, Tien H, Hamilton P, Rizoli SB, Chu P, Maggisano R, et al. Diagnosis and outcome of blunt caval injuries in the modern trauma center. J Trauma. 2006;61:1053-7.

**11.** Hagiwara A, Murata A, Matsuda T, Matsuda H, Shimazaki S. The efficacy and limitations of transarterial embolization for severe hepatic injury. J Trauma. 2002;52:1091-6.

**12.** Sclafani SJ. Weisberg A, Scalea TM, et al. Blunt splenic injuries nonsurgical treatment with CT, arteriography, and transcatheter arterial embolization of the splenic artery. Radiology. 1991;181:189-196.

**13.** Trottier V, Lortie MA, Gouin E, Trottier F. Renal artery avulsion from blunt abdominal trauma in a horseshoe kidney: endovascular management and an unexpected complication. Can J Surg. 2009;52:E291-2.

**14.** Porta RMP. Controle do dano no trauma vascular. In: Presti C, Simão E, Casatelli V, editores. Atualização em cirurgia vascular e endovascular. Rio de Janeiro: Elsevier; 2008. p.261-74.

**15.** Moreira AM. Materiais. In: Carnevale FC. Radiologia intervencionista e cirurgia endovascular. Rio de Janeiro: Revinter; 2006.

**16.** Vokurka J, Olejnik J, Jedlicka V, Vesely M, Ciernik J, Paseka T. Acute mesenteric ischemia. Hepatogastroenterology. 2008;55(85):1349-52.

**17.** Uflaker R, Guimarães M. Isquemia Mesentérica – Tratamento Endovascular. In: Brito CJ. Cirurgia Vascular – Cirurgia Endovascular–Angiologia, 2ª ed. Rio de Janeiro: Revinter; 2008. p.1382-413.

**18.** Saad WEA, Kuo W. Mesenteric Angiography and Intervention In: Waldman DL, Patel NC, Saad WEA, editors. Interventional radiology secrets. Philadelphia, PA: Hanzley & Belfus; 2004. p.113-23.

**19.** Oldenburg WA, Lau LL, Rodenberg TJ, Edmonds HJ, Burger CD. Acute mesenteric ischemia: a clinical review. Arch Intern Med. 2004;164(10):1054-62.

**20.** Boley SJ, Sprayregan S, Siegelman SS, Veith FJ. Initial results from an agressive roentgenological and surgical approach to acute mesenteric ischemia.Surgery 1977;82:848-55.

**21.** Stout CL, Messerschmidt CA, Leake AE, Veale WN, Stokes GK, Panneton JM. Retrograde open mesenteric stenting for acute mesenteric ischemia is a viable alternative for emergent revascularization. Vasc Endovascular Surg. 2010;44(5):368-71.

**22.** Zerbib P, Khoury-Helou A, Lebuffe G, Massouille D, Nunes B, Chambon JP. Surgical revascularization for chronic intestinal ischemia. Minerva Chir. 2008;63(3):191-8.

**23.** Fioole B, van de Rest HJ, Meijer JR, van Leersum M, van Koeverden S, Moll FL, van den Berg JC, de Vries JP. Percutaneous transluminal angioplasty and stenting as first-choice treatment in patients with chronic mesenteric ischemia. J Vasc Surg. 2010;51(2):386-91.

**24.** Steinmetz E, Tatou E, Favier-Blavoux C, Bouchot O, Cognet F, Cercueil JP, Krause D, David M, Brenot R. Endovascular treatment as first choice in chronic intestinal ischemia. Ann Vasc Surg. 2002 Nov;16(6):693-9.

**25.** Hollingshead M, Burke CT, Mauro MA, Weeks SM, Dixon RG, Jaques PF. Transcatheter thrombolytic therapy for acute mesenteric and portal vein thrombosis. J Vasc Interv Radiol. 2005;16:651-61.

**26.** Krämer SC, Görich J, Rilinger N, Siech M, Aschoff AJ, Vogel J, Brambs HJ. Embolization for gastrointestinal hemorrhages. Eur Radiol. 2000;10(5):802-5.

**27.** Leonhardt H, Mellander S, Snygg J, Lönn L. Endovascular management of acute bleeding arterioenteric fistulas. Cardiovasc Intervent Radiol. 2008;31(3):542-9.

**28.** Keeling WB, Armstrong PA, Stone PA, Zweibel BR, Kudryk BT, Johnson BL, Back MR, Bandyk DF, Shames ML. Risk factors for recurrent hemorrhage after successful mesenteric arterial embolization. Am Surg. 2006;72(9):802-6.

**29.** Shiffman ML, Jeffers L, Hoofnagle JH, Tralka TS. The role of transjugular intrahepatic portosystemic shunt for treatment of portal hypertension and its complications: a conference sponsored by the National Digestive Diseases Advisory Board. Hepatology. 1995;22(5):1591-7.

**30.** Rössle M, Siegerstetter V, Huber M, Ochs A. The first decade of the transjugular intrahepatic portosystemic shunt (TIPS): state of the art. Liver. 1998;18(2):73-89.

**31.** Weber A, Gaa J, Rosca B, Born P, Neu B, Schmid RM, Prinz C. Complications of percutaneous transhepatic biliary drainage in patients with dilated and nondilated intrahepatic bile ducts. Eur J Radiol. 2009;72(3):412-7.

**32.** Rosemblatt M, Aruny JL, Kandaspa K. Transhepatic Cholangiography,biliary descompression, endobiliary decompression, endobiliary stentingand cholecystostomy. In: Kandarpa K, Aruny JE, editors. Handbook of interventional radiologic procedures. 3ª ed. Philadelphia: Lippincott Williams & Wilkins; 2002.

**33.** Link BC, Yekebas EF, Bogoevski D, Kutup A, Adam G, Izbicki JR, Krupski G. Percutaneous transhepatic cholangiodrainage as rescue therapy for symptomatic biliary leakage without biliary tract dilation after major surgery. J Gastrointest Surg. 2007;11(2):166-70.

**34.** Kushimoto S, Arai M, Aiboshi J, Harada N, Tosaka N, Koido Y, et al. The role of interventional radiology in patients requiring damage control laparotomy. J Trauma. 2003;54:171-6.

**35.** Jeroukhimov I, Ashkenazi I, Kessel B, Gaziants V, Peer A, Altshuler A, et al. Selection of patients with severe pelvic fracture for early angiography remains controversial. Scand J Trauma Resusc Emerg Med. 2009;17:62.

**36.** Morozumi J, Homma H, Ohta S, Noda M, Oda J, Mishima S, et al. Impact of mobile angiography in the emergency department for controlling pelvic fracture hemorrhage with hemodynamic instability. J Trauma. 2010;68:90-5.

**37.** Eastridge BJ, Starr A, Minei JP, O'Keefe GE, Scalea TM. The importance of fracture pattern in guiding therapeutic decision-making in patients with hemorrhagic shock and pelvic ring disruptions. J Trauma. 2002;53:446-51.

**38.** EAST Practice Management Guidelines Work Group. Practice management guidelines for hemorrhage in pelvic fracture. Allentown, PA; 2001. [fev. 2010] Disponível em: http://www.east.org/tpg/pelvis.pdf.

**39.** Parreira JG, Coimbra R, Rasslan S, Oliveira A, Fregoneze M, Mercadante M. The role of associated injuries on outcome of blunt trauma patients sustaining pelvic fractures. Injury Int. J. Care Injured. 2000;31:677-82.

**40.** Sclafani SJA, Shaftan GW, McAuley J, et al. Interventional radiology in the management of hepatic trauma. J Trauma 1984;24:256-62.

**41.** Denton JR, Moore EE, Coldwell DM. Multimodality treatment for grade v hepatic injuries: perihepatic packing, arterial embolization and venous steting. J Trauma. 1997; 42:964-8.

**42.** Larsen DW, Pentecost MJ. Embolotherapy in renal trauma. Semin Intervent Radiol. 1992;9:13-8.

**43.** Agostinelli A, Saccani S, Borrello B, Nicolini F, Larini P, Gherli T. Immediate endovascular treatment of blunt aortic injury: our therapeutic strategy. J Thorac Cardiovasc Surg. 2006;131:1053-7.

**44.** Porta RM, Poggetti RS, Pereira O, Chammas C, Fratezi A, Fontes B, Birolini D. Transfixing lethal injury of the juxta-hepatic vena cava and stent graft treatment: a new experimental model. J Trauma. 2006;60:1211-20.

**45.** Xenos ES, Minion DJ, Davenport DL, Hamdallah O, Abedi NN, Sorial EE, Endean ED. Endovascular versus open repair for descending thoracic aortic rupture: institutional experience and meta-analysis. Eur J Cardiothorac Surg. 2009;35:282-6.

**46.** Zhou W, Bush RL, Terramani TT, Lin PH, Lumsden AB. Treatment options of iatrogenic pelvic vein injuries: conventional operative versus endovascular approach-case reports. Vasc Endovascular Surg. 2004;38:569-73.

**47.** Kerby JD, May AK, Gomez CR, Rue III LW. Treatment of bilateral blunt carotid injury using percutaneous angioplasty and stenting: case report and review of the literature. J Trauma. 2000;49:784-7.

**48.** Uflacker R, Mourao GS, Piske RL. Treating complications of subclavian vein puncture by embolization of the internal mammary artery Cardiovasc Intervent Radiol.1991;14:115-7.

**Sergio Eiji Matuguma** ▪ **Edson Ide**

# Endoscopia Digestiva Alta – Diagnóstica e Terapêutica

## Conceitos

A endoscopia digestiva alta ou esofagogastroduodenoscopia constitui exame que permite avaliar a superfície interna do trato digestivo superior, ou seja, a mucosa que recobre a superfície do esôfago, estômago e duodeno. Como pemite a visibilização, sob visão direta, o diagnóstico de patologias destas regiões pode ser obtido pelo endoscópio convencional de visão frontal. O acesso e a identificação da papila maior na segunda porção duodenal também são possibilitados com o uso de aparelhos mais específicos chamados duodenoscópios (aparelhos com visão lateral). Entretanto, tudo só se tornou possível após o desenvolvimento da tecnologia de fibras ópticas que permitiu a construção de mecanismos flexíveis de transmissão de imagens e de luz, dando origem aos fibrogastroscópios. Atualmente, esses aparelhos se adaptaram a plataformas de processadores eletrônicos de imagem adicionados a circuitos digitais associados a monitores de alta definição (videogastroscópios de alta definição).

A esofagogastroduodenoscopia se tornou uma ferramenta diagnóstica acessível para uma vasta gama de patologias predominantes do trato gastrintestinal alto. Sua taxa de complicação é baixa. Dados da American Society for Gastrointestinal Endoscopy estimam que exista 0,13% de complicações com 0,004% de taxa de mortalidade[1]. As complicações maiores, em exames diagnósticos eletivos, estão relacionadas a distúrbios cardiopulmonares, efeitos relativos a sedação, infecção, perfuração e sangramento[1].

Uma grande preocupação do endoscopista é o quadro aspirativo, ou seja, a possibilidade de o paciente aspirar o conteúdo gástrico para suas vias aéreas e, consequentemente, induzir à pneumonia aspirativa. O material aspirado pode ser constituído por suco gástrico, sangue ou líquido de estase. Pelo fato de o exame endoscópico ser invasivo, frequentemente é necessário sedar o paciente com o objetivo de melhorar a tolerabilidade e proporcionar maior conforto a ele. Durante o efeito sedativo, há a diminuição dos reflexos de tosse e deglutição, o que aumenta o risco de aspiração. Assim, sempre que possível, é favorável aguardar o esvaziamento gástrico pleno, a fim de minimizar a chance de aspiração pulmonar. O ideal é realizar o exame do paciente com jejum absoluto de, no mínimo, 6 horas. Entretanto, nem sempre é possível aguardar esse período pela gravidade do quadro. Nessas situações, a intubação orotraqueal é necessária para a proteção das vias aéreas e para evitar o quadro aspirativo. As seguintes condições se enquadram na necessidade de intubação orotraqueal:

- Pacientes que persistentemente demonstram avaliação hemodinâmica instável, mesmo após reposição volêmica ou transfusões sanguíneas.
- Hematêmese persistente e incontrolável.
- Confusão mental ou diminuição do nível de consciência.
- Crianças; devido ao risco potencial de laringoespasmo à sedação.
- Pacientes que apresentam dificuldade à sedação.
- Quadros associados a oclusão ou suboclusão intestinais.

No dia a dia, são muitas as indicações da esofagogastroduodenoscopia, mas particularmente no pronto-socorro clínico ou cirúrgico, limitam-se a algumas patologias que demonstram alta taxa de morbimortalidade no momento da sala de emergência. Dentre as patologias mais frequentes estão:

- Hemorragia digestiva alta.
- Corpos estranhos de vias digestivas altas.
- Ingestão de substâncias corrosivas.
- Traumas cervicotorácicos penetrantes.

O socorrista que atende um destes quadros clínicos é geralmente um plantonista que indica e aciona o endoscopista. Normalmente, o endoscopista atua sob regime a distância. O momento certo de indicar uma esofagogastroduodenoscopia varia em função da gravidade e das condições hemodinâmicas do doente, pois cada quadro clínico tem características especiais e peculiares.

## Indicações

### Hemorragia digestiva alta

A hemorragia digestiva alta é uma situação frequente nos prontos-socorros e pronto-atendimentos e pode englobar aproximadamente 25% dos atendimentos de prontos-socorros gerais e cirúrgicos[6]. Nesse quadro, a hematêmese, melena ou enterorragia são sinais clássicos que fazem os pacientes procurarem o serviço médico de urgência. Na admissão, os parâmetros hemodinâmicos do indivíduo podem estar estáveis ou instáveis, o que são reflexos diretos da intensidade da perda sanguínea. Imediatamente, um maior aporte de oxigênio (com cateter nasal ou máscara nebulizadora) favorece uma oxigenação sanguínea e pode evitar a hipoxemia de órgãos nobres, tais como cérebro, coração e pulmão. Acessos venosos calibrosos para infusão de volume com solução cristalóide, concentrado de hemácias e/ou plasma fresco congelado são mandatórios para reposição volumétria, no intuito de melhorar a perfusão tecidual. O toque retal pode constatar objetivamente a exteriorização de sangue na forma de melena ou sangue vivo.

Na hemorragia digestiva alta, a endoscopia digestiva alta é indicada e deve ser realizada assim que atinja compensação hemodinâmica e respiratória, condições que diminuem a morbidade e a mortalidade do procedimento. Preferencialmente, deve ser realizada dentro das primeiras 24 horas e a instabilidade hemodinâmica é um dos principais parâmetros utilizados para definir o tempo adequado[2]. Outro parâmetro que pode auxiliar a definir esse tempo é a lavagem gástrica. A sondagem nasogástrica associada à lavagem com solução salina e a análise do líquido retornado podem ser úteis, principalmente nos serviços em que a endoscopia não se situa "in loco". Esse procedimento auxilia a identificação de quais casos apresentam sangramento ativo persistente. Ou seja, um vermelho vivo retornado pela sonda nasogástrica sugere sangramento ativo persistente, o que indica a necessidade do exame endoscópico assim que adquirir condições hemodinâmicas estáveis. O retorno de líquido marrom

escuro (sangue digerido, semelhante à "borra de café") sugere um sangramento recente, porém não persistentemente ativo. Se associado aos parâmetros hemodinâmicos estáveis, o exame endoscópico deve ser feito dentro das 24 horas e há condição de aguardar o jejum de 6 horas para obter pleno esvaziamento gástrico. Retorno de líquido claro na lavagem gástrica, isto é, sem indícios de sangue vivo ou digerido, sugere baixa probabilidade de sangramento esofagogástrico. Nesse caso, não se pode descartar foco hemorrágico duodenal. Nas duas últimas situações, se as medidas hemodinâmicas se mantiverem estáveis, não há necessidade de acionar imediatamente o endoscopista, aguarda-se o tempo de jejum adequado e a endoscopia digestiva alta pode ser realizada nas primeiras 24 horas. Caso haja mudança abrupta tendendo à instabilidade hemodinâmica, as medidas compensatórias (reposição volêmica) devem ser realizadas e o exame endoscópico deve ser efetuado assim que for adquirida a estabilidade hemodinâmica.

A endoscopia digestiva alta pode definir o foco hemorrágico e a lesão responsável, na grande maioria dos casos[6]. Porém, alguns fatores podem diminuir sua acurácia diagnóstica. Coágulos, sangue digerido e resíduos alimentares podem limitar o diagnóstico do foco hemorrágico no exame inicial por recobrir a mucosa e restringir a análise detalhada dos segmentos. Quando isso acontece, torna-se necessário um outro exame com mais tempo suficiente ao esvaziamento gástrico. Doze horas podem ser suficientes para melhorar as condições de visibilização da mucosa. Em outros países, descreve-se o uso de eritromicina intravenosa para acelerar o esvaziamento gástrico[2]. Porém, no Brasil, essa forma de apresentação não está disponível. A metoclopramida pode ser uma alternativa prática, entretanto demonstra resultados variados.

Classifica-se e a hemorragia digestiva alta em:

- Hemorragia não varicosa.
- Hemorragia varicosa.

### Hemorragia digestiva alta não varicosa

Envolve as lesões pépticas ou alterações vasculares[7]:

- Úlcera gastro-duodenal.
- Lesões agudas da mucosa.
- Mallory-Weiss.
- Lesão de Dieulafoy.
- Ectasia vascular.
- Pós-procedimentos cirúrgicos ou endoscópicos.

Na endoscopia digestiva alta, uma vez encontrada uma úlcera com sinais de sangramento, esta deve ser classificada conforme a Tabela 9.1 (Classificação de Forrest modificada[6]). Essa classificação correlaciona o achado endoscópico com a taxa de ressangramento nas 48 horas subsequentes. A classificação ajuda na identificação dos pacientes com estigmas de alto e baixo risco endoscópico para ressangramento[2]. Essa classificação também auxilia na decisão de conduta para terapêutica endoscópica.

**Tabela 9.1** Classificação de Forrest Modificada.

| Forrest | Aspecto endoscópico | Risco de ressangramento (Em 48 horas sem tratamento endoscópico) | Indicação de tratamento endoscópico |
|---------|---------------------|------------------------------------------------------------------|-------------------------------------|
| I. Hemorragia ativa | Ia – em jato | 80 A 90% | Sim |
|  | Ib – em porejamento | 50% | Sim |
| II. Hemorragia recente | IIa – coto vascular visível | 30 A 50% | Sim |
|  | IIb – coágulo firmemente aderido | 20 A 30% | Sim, se for possível remoção segura do coágulo e a identificação do coto vascular |
|  | IIc – fundo com hematina | 5 A 7% | Não |
| III. Sem hemorragia | Base limpa | 3 A 5% | Não |

Os estigmas de alto risco endoscópico de ressangramento são:

- Sangramento ativo em jato (Forrest Ia).
- Sangramento em porejamento (Forrest Ib) (Figura 9.4).
- Presença de coto vascular visível em fundo de úlcera (Forrest IIa) (Figura 9.1 e 9.3).

Estes achados indicam necessidade de tratamento hemostático endoscópico no momento do exame.

Os estigmas de baixo risco endoscópico de ressangramento são:

- Fundo de úlcera limpo (Forrest III) (Figura 9.2).
- Hematina em fundo de úlcera (Forrest IIc).

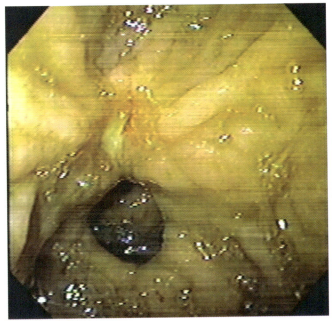

**Figura 9.2** Forrest III.

Estes não necessitam de tratamento hemostático endoscópico.

Há vários escores para classificação de pacientes em alto risco e em baixo risco, baseados na associação dos achados clínicos e endoscópicos, mas a praticidade e a reprodutividade dos métodos não favoreceram a prática rotineira, na grande maioria dos serviços[2].

Os métodos de hemostasias endoscópicas podem ser:

- **Injeção de substâncias** (adrenalina ou substâncias esclerosantes) – objetivam provocar vasoconstricção, agregação plaquetária da luz, desidratação do vaso e processo inflamatório com endotelite e posterior tombose. (Figura 9.5).

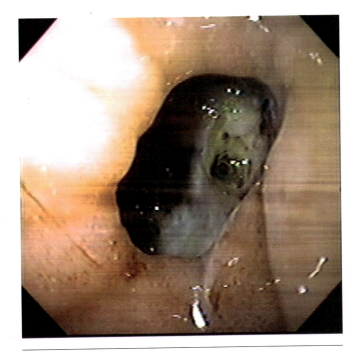

**Figura 9.1** Forrest IIa.

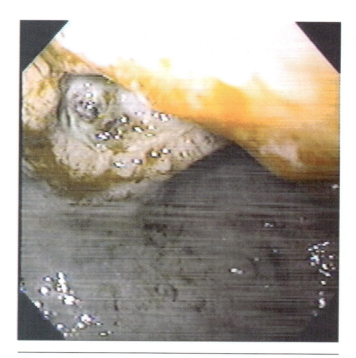

**Figura 9.3** Forrest IIa.

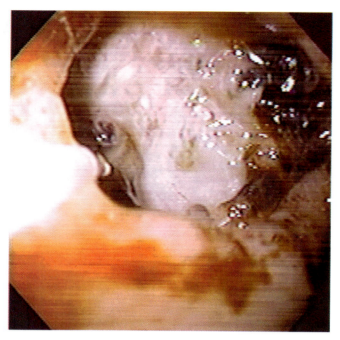

**Figura 9.5** Hemostasia por injeção.

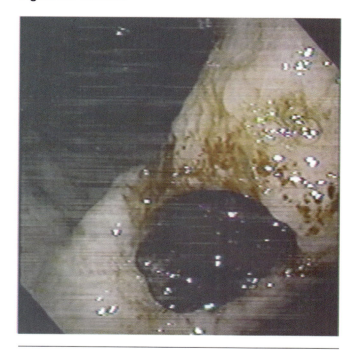

**Figura 9.4** Forrest Ib.

- **Coagulação elétrica** (eletrocoagulação monopolar/bipolar/multipolar e coagulador de plasma de argônio): vibração das moléculas com alta frequência provoca aquecimento tecidual e desnaturação do vaso.
- **Coagulação térmica** (heater probe): contato de ponta teflonada altamente aquecida junto ao vaso.
- **Hemostasia mecânica** (hemoclips ou ligadura elástica): apreensão do vaso com clips metálicos adaptados para endoscopia ou elos elásticos.

Consenso publicado[2] descreve que na comparação entre as várias substâncias para a hemostasia por injeção, nenhuma substância é superior à outra. A injeção de solução de Adrenalina com Glicose 50%, na proporção de 1:10000 ou 1:20000, têm sido uma prática habitual entre os endoscopistas. Além de ser facilmente acessível, tem custo baixo, o que torna seu uso viável em vários serviços de endoscopia. A comparação entre os vários métodos térmicos demonstra que nenhuma é superior à outra. A combinação da terapia do método por injeção associada a método de coagulação ou térmico é superior a cada método usado isoladamente. O uso de hemoclips metálicos tem sido promissor, porém ainda possui alto custo no Brasil. A revisão programada ("second look") não é consensual como recomendação. Uma nova endoscopia deve ser indicada em casos de evidência ou suspeita de ressangramento. Na falha terapêutica endoscópica, a avaliação pela equipe cirúrgica é recomendada. Na falha terapêutica do primeiro tratamento endoscópico, uma nova tentativa pode ser realizada, preferencialmente associada a uma outra técnica diferente da utilizada previamente. Geralmente duas tentativas de tratamento endoscópico são viáveis. Após essas duas tentativas, a taxa de complicações locais como o aumento das dimensões da úlcera (tanto em extensão como em profundidade), intensa friabilidade da parede periulcerosa por processo inflamatório local e maior chance de perfuração são os mais frequentes. Nesse caso, a avaliação de equipe cirúrgica para tratamento cirúrgico é necessária.

## Hemorragia digestiva alta varicosa

A hipertensão portal é a doença que mais provoca hemorragia varicosa[3]. O atendimento inicial é semelhante aos pacientes que apresentam hemoragia não varicosa, isto é, aporte de oxigênio e concentrado de hemácias. Uma diferença específica é a possibilidade do uso de drogas vasoativas na sala de emergência. As drogas indicadas são a somatostatina, terlipressina e octreotide[3]. Tão logo o paciente tenha suspeita de hipertensão portal com hemorragia varicosa, uma dose de ataque de uma droga vasoativa deve ser administrada, antes do exame endoscópico. Já se comprovou que essas drogas colaboram na diminuição do sangramento[3], o que ajuda o endoscopista durante a procura do foco hemorrágico. Consensos recomendam que o uso contínuo dessas drogas por 2 a 5 dias acrescentado ao tratamento endoscópico demonstram ser a melhor forma de tratamento do sangramento agudo varicoso[3].

A endoscopia deve ser realizada o mais rápido possível, assim que os parâmetros hemodinâmicos estejam estáveis. Principalmente nos pacientes com sinais de cirrose e quadro de sangramento importante. Nos casos de instabilidade hemodinâmica persistente e hematêmese volumosa, recomenda-se o balonamento esofágico. Com o balão, adquire-se um controle temporário da hemorragia, enquanto as medidas de reposição volêmica são instaladas. O balão esofágico não é uma medida efetiva, ou seja, consegue-se a parada do sangramento varicoso. Porém, não é uma medida definitiva, e sim temporária. Após aproximadamente 6 a 12 horas (máximo de 24 horas), o balão esofágico deve ser removido e a endoscopia digestiva alta deve ser realizada para efetuar o tratamento endoscópico (Figuras 9.6 e 9.7).

As opções do tratamento de varizes hemorrágicas podem ser:

- Ligadura elástica – primeira escolha devido à baixa taxa de complicações[3].

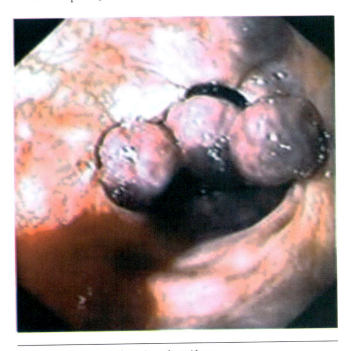

**Figura 9.6** Ligadura de varizes de esôfago.

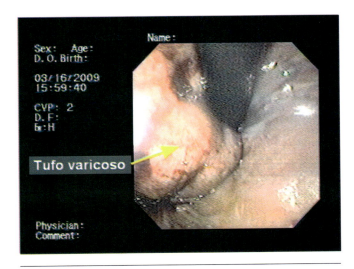

**Figura 9.7** Variz de fundo.

- Injeção de substâncias esclerosantes – indicada quando há dificuldade técnica na ligadura elástica ou é a técnica disponível no momento do exame[3].
- Adesivo tissular (cianoacrilato) – recomendado para varizes gástricas[3] (Figura 9.8).

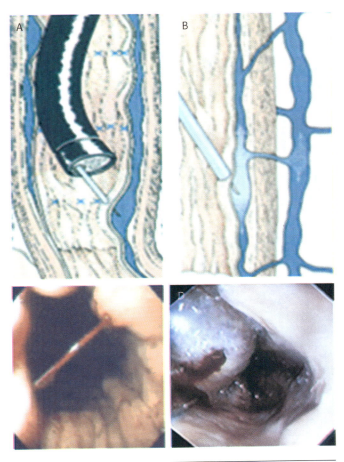

**Figura 9.8** **A** e **B** – Representação esquemática de esclerose de varizes; **C** – Varizes de Esôfago com sangramento em jato; **D** – Esclerose com cianoacrilato.

No ressangramento ou falha do tratamento endoscópico, uma segunda tentativa endoscópica é aceita[3]. Há também a opção de colocação de TIPS (Transjugular Intrahepatic Portal-sistemic Shunt), procedimento não acessível à maioria dos serviços de emergência.

Por fim, a antibioticoterapia para prevenção de peritonite bacteriana secundária ou peritonite bacteriana espontânea é parte integrante no atendimento a pacientes com hipertensão portal e que apresentam ascite , no episódio hemorrágico varicoso, sendo indicado o uso de quinolonas[3].

## Ingestão de agentes químicos

Ingestão de agentes corrosivos, tais como cáusticos ou substâncias ácidas levam a acometimento do trato digestivo alto. A mortalidade global situa-se em 12,9%[5].

No passado, a realização do exame endoscópico era proibitiva pelo estigma em relação ao risco de perfuração, porém, atualmente, com endoscópicos flexíveis, esse risco foi minimizado.

Os achados de lesões podem variar em função dos seguintes fatores:

- Tipo de agente corrosivo (ácido ou álcali) - agentes ácidos produzem necrose por coagulação. Isso permite a formação de uma capa protetora no local acometido e limita a penetração mais profunda da lesão. Os álcalis induzem a uma necrose por liquefação (proteinatos básicos), que produzem injúria maior em profundidade e extensão.
- Volume total ingerido.
- Concentração do corrosivo.
- Forma física (sólido, pastoso, líquido, inalável).

Na atualidade, indica-se a endoscopia digestiva alta na fase aguda da ingestão de corrosivos, com o objetivo de estadiar o acometimento. A avaliação deve envolver:

- Extensão das lesões.
- Profundidade das lesões.
- Localização das lesões.

O "estadiamento inicial" reflete o prognóstico de evolução das lesões que desenvolvem quadros crônicos de estenose e, por consequência, a necessidade futura de tratamento. Esse tratamento poderá ser por método endoscópico (dilatações sucessivas) ou cirúrgico, geralmente de longo prazo, que limita a qualidade de vida.

O exame endoscópico deve ser realizado tão logo for possível, assim que forem descartadas as perfurações no trajeto; predominantemente pelos exames radiográficos (derrame pleural, pneumotórax e pneumoperitôneo). Na presença de pneumotórax ou derrame pleural, a drenagem torácica prévia ao exame endoscópico torna-se mandatória, frente ao risco do pneumotórax hipertensivo durante o exame. Se o paciente apresenta sinais de insuficiência respiratória, a intubação orotraqueal deve ser efetuada. No caso do pneumoperitôneo, a cirurgia é imperativa.

Os locais acometidos podem se situar desde a orofaringe, laringe, esôfago, estômago e duodeno. Os achados de lesões podem ser variados: edema, enantema, friabilidade, erosões, bolhas, exsudato, hemorragia, ulcerações superficiais ou profundas (recobertas ou não por fibrina), ou mesmo tecido necrótico com perfuração transmural. Simultaneamente, a avaliação da extensão e a localização das lesões devem ser relatadas.

Baseada no achado endoscópico, a classificação de Zargar ajuda na decisão terapêutica[5] (Tabela 9.2).

Nas lesões classificadas como Zargar 0, 1 e 2a, a chance de desenvolver estenose ou perfuração (25%) é baixa. Os classificados como Zargar 2b e 3, são de alta probabilidade de desenvolver estenose ou perfuração (>80%)[5].

O uso de corticóides na fase aguda ainda é controverso e sua indicação tem forte evidência apenas nas lesões de laringe e traqueia[5]. Por volta da 3ª e 4ª semanas quando a cicatrização se instala, iniciam-se as dilatações endoscópicas sucessivas.

## Ingestão de corpos estranhos

| **Tabela 9.2** Classificação de Zargar. | | |
|---|---|---|
| **Grau** | **Achado endoscópico** | **Conduta** |
| 0 | Normal | Dieta líquida ou pastosa, inibidor bomba prótons, hidratação e analgésicos |
| 1 | Edema, hiperemia da mucosa | Dieta líquida ou pastosa, inibidor bomba prótons, hidratação e analgésicos |
| 2a | Ulcerações superficiais, erosões, friabilidade, bolhas, hemorragia e exsudato | Dieta líquida ou pastosa, inibidor bomba prótons, hidratação e analgésicos |
| 2b | Grau 2a acrescido de ulcerações pouco profundas ou circunferências | Internação hospitalar, sonda nasoenteral para nutrição, hidratação intravenosa, inibidor bomba prótons e analgésicos |
| 3 | Múltiplas ulcerações profundas e extensas áreas de necrose | Internação hospitalar, hidratação intravenosa, sonda nasogástrica de alívio, sonda nasoenteral para nutrição, analgésicos, inibidor bomba prótons, antibióticos intravenosos e nutrição parenteral, se lesões graves em mucosa gástrica |

A ingestão de corpos estranhos é frequente nos serviços de emergência. Crianças e idosos são as principais vítimas; e 5 classes de pacientes estão incluídas nesses acidentes:

- Crianças – corpo estranho maior que o diâmetro do esôfago e comportamento explorador.
- Idosos – uso de próteses dentárias mal-ajustadas e a deglutição de grandes fragmentos de alimentos não triturados pela mastigação.
- Doenças benignas associadas a subestenoses – Acalásia, cirurgias esofágicas ou gástricas prévias, estenose caústica, estenose péptica (doença do refluxo complicada), estenose actínica.
- Doenças malignas estenosantes – neoplasias em esôfago e cárdia.
- Doenças psiquiátricas – ingestão intencional de corpos estranhos.

No adulto, a associação de embriaguez e ingestão acidental de bolo de alimentos é frequente[5].

A maioria dos corpos estranhos em estômago e duodeno não provocam sintomas, exceto na impactação, ulceração e perfuração. Assim que a suspeita for confirmada, a endoscopia digestiva alta é indicada.

A realização de Raios X para localizar o corpo estranho pode ser útil somente se o mesmo for radiologicamente visível, ou seja, constituído por metal ou calcificações (osso). Caso contrário, será difícil identificá-lo. A exclusão de complicações referentes ao corpo estranho deve ser efetuada previamente ao exame, mesmo quando não se apresentam características radiopacas. A presença de enfisemas, abaulamentos retrofaríngeos, pneumotórax ou derrame pleural diagnostica perfuração. A drenagem torácica é necessária antes do exame endoscópico, nos pneumotórax. A presença de pneumoperitôneo contraindica o exame endoscópico.

O corpo estranho livre na luz pode ser removido com ajuda de acessórios, tais como, pinças de apreensão, alças de apreensão, cesta de Dormia, alças tipo rede ou com capas protetoras. Em função da grande variedade de conformação, consistência e dimensão dos corpos estranhos, há uma gama de acessórios para auxiliar a remoção. Nos corpos estranhos esofágicos, que têm dimensões maiores que a capacidade de apreensão dos acessórios endoscópicos convencionais, o uso da esofagoscopia rígida com pinças providas com maiores amplitudes de apreensão é indicado, porém, a anestesia geral é obrigatória tanto em crianças como em adultos (Figura 9.9).

A urgência quanto à remoção de corpos estranhos no trato digestivo alto é justificada pela impactação de baterias e pilhas no esôfago, e objetos pontiagudos em segmento esôfago-duodenal[5]. Esses têm urgência de serem removidos, pois pilhas e baterias têm componentes químicos que podem extravasar e provocar desde ulcerações até perfurações. Corpos estranhos pontiagudos e longos podem causar perfurações nas angulações acentuadas do trato digestivo. Para crianças que ingeriram corpos estranhos como moedas, situadas em câmara gástrica, mas assintomáticas, pode-se adotar uma conduta expectante por período de 2 semanas, o que evita a morbidade da anestesia geral. A endoscopia digestiva alta deve ser realizada se não houver evacuação do corpo estranho e existirem sintomas de dor ou vômitos durante o período de observação.

A perfuração da parede esofágica pelo próprio corpo estranho impactado ou pelas manobras durante a remoção é a complicação mais importante do procedimento com chances de evolução de maior gravidade. Podemos dividir o tratamento das perfurações em:

- Segmento esofágico proximal: fator favorável ao tratamento conservador com jejum absoluto, hidratação intravenosa, antibióticos de amplo espectro, sondagem nasogástrica e inibidor de bomba de prótons.
- Segmento esofágico médio e distal: a grande maioria dos cirurgiões defendem a terapêutica cirúrgica devido ao risco de mediastinite aguda. Contudo, alguns centros têm adotado a conduta conservadora em pacientes hígidos, sem sinais de septicemia e com perfuração sem comunicação com cavidade pleural. Caso haja piora dos parâmetros clínicos ou laboratoriais, a conduta cirúrgica é adotada.
- Segmento gastroduodenal: sempre tratamento cirúrgico.

## Traumas cérvico-torácicos penetrantes

Nos traumas cérvico-torácicos penetrantes por arma de fogo ou arma branca, a avaliação inicial dos danos internos do trajeto faringo-esofágico se faz necessária. A endoscopia digestiva alta é segura, demonstra baixa morbidade, é acessível aos pacientes imobilizados com colar cervical e pode ser realizada tanto na sala de emergência como no ato intraoperatório[5].

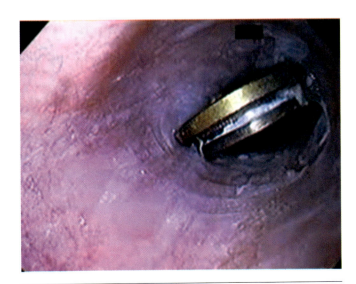

**Figura 9.9** Corpo estranho no esôfago.

Lesões de orofaringe, valéculas, seios piriformes, cricofaríngeo e esôfago podem ser identificadas rapidamente. As formas de lesões agudas encontradas podem ser: abaulamentos, hematomas submucosos, edema, erosões, lacerações superficiais e profundas, orifícios comunicantes com a trajetória do projétil ou arma branca e hemorragias ativas dos bordos das lesões encontradas. O pneumomediastino, enfisema subcutâneo cervico-torácico ou pneumoperitôneo podem se desenvolver após o exame endoscópico devido à insuflação de ar durante o procedimento. Lourenção e cols. demonstraram um valor preditivo negativo de 93,33% no exame endoscópico na emergência para avaliação de esôfago nos ferimentos cervico-torácicos por arma branca e arma de fogo[4].

Em algumas situações, a endoscopia digestiva alta pode auxiliar na detecção de ferimentos não identificados durante o ato operatório. Nesses casos, o auxílio pode ser efetuado com o exame na sala operatória, pela visão direta do cirurgião no segmento esofágico com suspeita de lesão. No traumatismo abdominal fechado com enfisema subcutâneo cervical, pneumomediastino e derrame pleural à esquerda, a causa pode ter ocorrido por compressão aguda e intensa do abdômen superior, que provoca rutura linear do segmento de esôfago distal junto à transição esofagogástrica com contaminação de mediastino e pleura (predominante à esquerda). Nesse caso, a endoscopia flexível pode auxiliar na localização exata da rutura e mensurar a dimensão da lesão.

## Referências bibliográficas

1. American Society for Gastrointestinal Endoscopy. Complications of upper GI endoscopy. Gastrointestinal Endoscopy 55(7):784-93, 2002.
2. Barkun A, Bardou M, Marshall JK. Consensus Consensus Recommendations for Managing Patients with Nonvariceal Upper Gastrointestinal Bleeding. Ann Intern Med. 139:843-7, 2003.
3. Eisen GE, Baron TH, Dominitiz JA, Faigel DO. Guidelines of American Society For Gastrointestinal Endoscopy: Acute colonic pseudo-obstruction. Gastrointestinal Endoscopy 56(6):789-792, 2002.
4. Franchis R. Evolving Consensus in Portal Hypertension Report of the Baveno IV Consensus Workshop on methodology of diagnosis and therapy in portal hypertension. Journal of Hepatology 43:167–176, 2005.
5. Lourenção JL. Valor da avaliação da endoscopia digestiva e da endoscopia respiratória no trauma cervical. Tese de Doutoramento. São Paulo, Faculdade de Medicina da Universidade de São Paulo, 110p, 1994.
6. Sakai P, Maluf Filho, F, Ishioka S. Tratado de Endoscopia Digestiva Diagnóstica e Terapêutica – volume I Esôfago. 2ª Edição: Editora Atheneu, 1999.
7. Sakai P, Maluf Filho, F, Ishioka S. Tratado de Endoscopia Digestiva Diagnóstica e Terapêutica – volume II Estômago. 1ª. Edição: Editora Atheneu, 2001.
8. Steinman M, Steinman E, Poggetti RS, Birolini D. Consultas em Cirurgia de Urgência. 1ª Edição: Editora Atheneu, 2003.

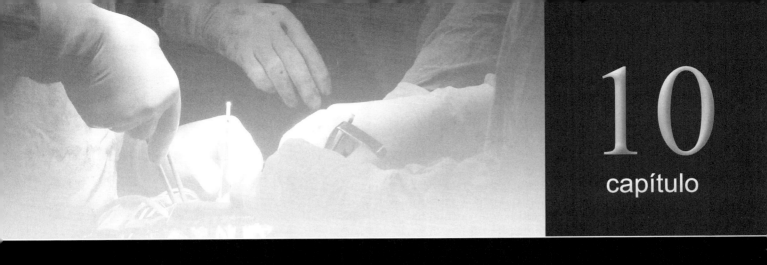

**Raul Cutait ▪ José Luís Paccos ▪ Danilo Daud**

# Colonoscopia Diagnóstica e Terapêutica

## Introdução

### Um pouco da história

A colonoscopia foi introduzida como método propedêutico no final da década de 60 a partir de esofagoscópios modificados que, no início dos anos 70, evoluíram para os colonoscópios, aparelhos longos que permitiam o exame do todo o cólon. No entanto, os primeiros modelos de colonoscópio eram de difícil manejo, pois a angulação de sua ponta era bastante limitada, o que tornava os exames demorados e expunham o paciente a um maior risco de perfuração. Com o decorrer das décadas, houve uma impressionante evolução tecnológica e os fibroscópios, que permitiam uma razoável visualização da mucosa colorretal, foram substituídos por videoendoscópios que, com seus modelos mais avançados, possibilitam a identificação inclusive de criptas mucosas.

Nestas quase quatro décadas desde o primeiro aparelho definiram-se as indicações da colonoscopia, calcadas na experiência com o método e com o atual desenvolvimento tecnológico, que incluem:

a) **diagnóstico** – a colonoscopia é hoje o exame inicial para a investigação propedêutica das afecções cólicas, em substituição ao enema opaco.
b) **tratamento** – vários são os procedimentos terapêuticos realizados por colonoscopia, destacando-se as polipectomias.
c) **acompanhamento evolutivo** – portadores de doenças crônicas, em especial as inflamatórias, câncer e pólipos, podem ser avaliados periodicamente.

d) **rastreamento do câncer** – populações de maior risco para neoplasias de cólon e reto são habitualmente rastreadas pela colonoscopia.
e) **identificação do local do tumor** – durante a cirurgia laparoscópica, a colonoscopia permite identificar a localização de tumores que não são visualizáveis durante o procedimento cirúrgico.

A colonoscopia pode ser realizada tanto em situações eletivas, quanto em urgências. Neste capítulo serão feitas considerações essencialmente sobre a colonoscopia nas urgências.

## Urgências: indicações e contraindicações

A colonoscopia nas urgências está indicada nas situações referidas na Tabela 10.1.

| **Tabela 10.1** Indicações da colonoscopia nas urgências. | |
|---|---|
| **Diagnóstico** | • hemorragia digestiva baixa maciça<br>• localização do tumor em cirurgia laparoscópica colorretal |
| **Tratamento** | • controle de hemorragia maciça<br>• obstrução por tumor<br>• vólvulo<br>• síndrome de Ogilvie<br>• corpo estranho<br>• perfuração |

Existem, no entanto, situações na urgência em que a colonoscopia está contraindicada:

1. durante surto de diverticulite aguda, pelo maior risco de perfuração intestinal durante o exame, além da possibilidade de se desbloquear uma eventual perfuração decorrente da diverticulite.
2. na suspeita de obstrução intestinal, pelo risco de distensão e perfuração do cólon durante o preparo e, também, durante a execução do exame, quando o excesso de ar injetado pode promover a ruptura do ceco (obstrução com alça fechada).
3. na suspeita de megacólon tóxico.
4. quando as condições clínicas do paciente não permitem o preparo ou a realização do exame.

# Urgências: situações clínicas específicas

## Hemorragia digestiva baixa maciça

A hemorragia maciça baixa pode ser decorrente de diversas afecções colorretais, as quais podem ser decorrentes de:

a) **doenças específicas**: as mais comuns são a moléstia diverticular e as angiodisplasias, nas quais é raro identificar sangramento ativo. Em moléstias inflamatórias, retite pós-radioterapia, ulcerações por medicamentos e endometriose é mais comum conseguir visualizar a área sangrante, ao passo que em câncer, pólipos, polipose, moléstias infecciosas e outras menos frequentes, como síndrome de Dieulefoy e linfomas, a observação de sangramento ativo é apenas ocasional (Figuras 10.3, 10.4 e 10.5).
b) **distúrbios de coagulação**.
c) **pós-polipectomia**, que ocorre em menos de 0.02 a 0.05% das polipectomias[1,2] (Figuras 10.1 e 10.2).

A investigação propedêutica da hemorragia maciça baixa, uma vez excluída a origem alta, inicia-se pela colonoscopia. O preparo intestinal é realizado por via anterógrada, quando as condições clínicas assim o permitem, com manitol a 10%, PEG ou fosfosoda. Como alternativa, indica-se o preparo retrógrado, através de enteroclisma, com o intuito de se diminuir ao máximo os coágulos e resíduos fecais presentes na luz intestinal[3]. Com a colonoscopia realizada nessa condição clínica, é possível definir a causa do sangramento, em nossa experiência, em cerca de metade dos casos. Muitas vezes, a causa específica do sangramento não é reconhecida, mas sim a região do cólon de onde provém a hemorragia. Adicionalmente, a colonoscopia permite a realização de procedimentos terapêuticos em diversas circunstâncias, através de métodos térmicos, não térmicos e mecânicos (Tabela 10.2). Em alguns casos, o tratamento é definitivo, enquanto que em outros, consegue-se ganhar tempo para melhorar as condições gerais do paciente antes da resolução final do caso.

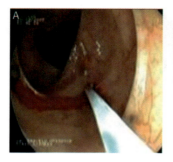
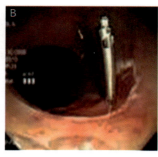

**Figura 10.1** Sangramento pós-polipectomia. **A** – sangramento pós-polipectomi. **B** – controle com clips.

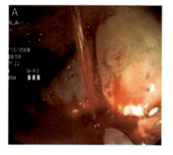
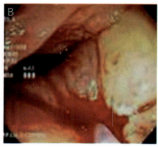

**Figura 10.2** Sangramento pós-polipectomia. **A** – sangramento ativo. **B** – controle com infusão de adrenalina.

A escolha de qualquer desses métodos é definida por quatro parâmetros fundamentais:

1. a afecção que causa o sangramento.
2. as condições clínicas do paciente.
3. a disponibilidade do método.
4. a experiência do endoscopista.

Na Tabela 10.3 encontram-se nossas preferências frente às diversas situações clínicas.

| Tabela 10.2 Métodos empregados para o controle colonoscópico das hemorragias baixas maciças*. | |
| --- | --- |
| **Térmicos** | • eletrofulguração (mono, bi ou multipolar; argônio)<br>• termocoagulação ("heater probe", bicap, "golden probe")<br>• fotocoagulação (laser) |
| **Não térmicos** | • vasoconstritores (adrenalina)<br>• soluções esclerosantes (etamolina) |
| **Mecânicos** | • ligadura elástica<br>• clipes metálicos<br>• endoloop |

*Adaptado de Cutait e Rossini[4].

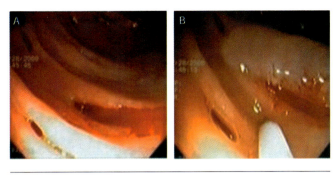

**Figura 10.3** Sangramento por divertículo. **A** – sangramento ativo. **B** – controle com adrenalina.

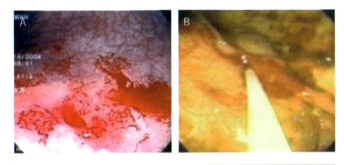

**Figura 10.4** Sangramento por angiodisplasia. **A** – sangramento ativo. **B** – controle com adrenalina.

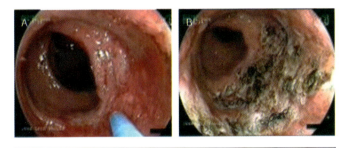

**Figura 10.5** Sangramento por retite actínica. **A** – sangramento ativo. **B** – controle com argônio de plasma.

**Tabela 10.3** Métodos endoscópicos para controlar as hemorragias baixas maciças.

| Afecção | Método |
|---|---|
| Angiodisplasia, câncer, injeção submucosa de adrenalina (opção – etanolamina) | |
| • ulcerações<br>• divertículo sangrante | • argônio de plasma<br>• injeção submucosa de adrenalina (+/– clips)<br>• clips |
| • pós-polipectomia | • injeção local de adrenalina<br>• cauterização com bisturi elétrico ou argônio<br>• clips |

## Perfuração

A perfuração intestinal decorrente de causas traumáticas ou patológicas não é habitualmente tratada por colonoscopia, embora o tratamento endoscópico seja uma alternativa para perfurações do cólon relacionadas com a própria colonoscopia. Essas ocorrem em 0.02 a 0.5% dos exames[5,6] e são decorrentes de procedimentos diagnósticos (mais frequentemente por inexperiência do endoscopista ou aderências do sigmóide na escavação pélvica) ou, então, pós-polipectomias (geralmente associadas a pólipos mais volumosos ou a excesso de corrente elétrica). Na experiência de Lüning et al[7], as perfurações ocorreram no sigmóide em 74% das vezes (Figura 10.6).

O tratamento da perfuração depende de sua extensão e das repercussões abdominais. Assim, perfurações extensas requerem abordagem cirúrgica, por laparoscopia ou laparotomia, dependendo principalmente da experiência do ciurgião. As pequenas perfurações, desde que sem evidências por tomografia de líquido na cavidade abdominal, podem ser tratadas inicialmente por meio de clips e antibioticoterapia.

## Obstrução por tumor

Cerca de 10% dos portadores de câncer colorretal são atendidos inicialmente com quadro oclusivo[8], sendo que em cerca de 70% dos casos a oclusão ocorre no lado esquerdo do cólon[9]. Nessas situações, transformar a cirurgia de urgência em eletiva é uma atraente opção, não só por permitir tempo para o adequado estadiamento da doença, mas também porque dessa forma podem ser evitados os inconvenientes da cirurgia de urgência (preparo do paciente, via de acesso, experiência do cirurgião, entre outros). Atualmente, existe a opção de se colocar *stents* auto-expansíveis por colonoscopia, que permitem a abertura do tumor e resolução temporária do quadro obstrutivo (Figura 10.7). Para pacientes com estádio IV da doença, no qual a ressecção do tumor primário pode não ser indicada, a colocação do *stent* torna-se um procedimento definitivo. Os *stents* têm sido colocados principalmente em tumores de reto e sigmóide, tornando permeável o tumor em cerca de 70% dos casos[10]. Suas complicações mais frequentes são: migração da prótese (em 12% dos casos); re-obstrução (em 7% dos casos); perfuração (em 4% dos

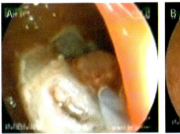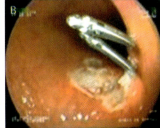

**Figura 10.6** Perfuração pós-polipectomia. **A** – perfuração. **B** – pós--colocação de clips.

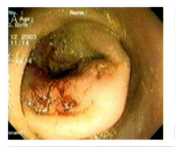
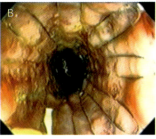

**Figura 10.7** Desobstrução de tumor de sigmóide com *stent*. **A** – Tumor obstruído. **B** – pós-colocação de *stent*.

casos); sangramento (em 5% dos casos); dor anorretal (em 5% dos casos) e eventual impactação das fezes[11,12].

## Vólvulo de sigmoide

O vólvulo de sigmóide, observado em especial em portadores de megacólon chagásico, pode ter seu eixo de rotação um pouco mais alto, de difícil acesso ou fora do alcance do retossigmoidoscópio rígido. Nesses casos, é possível desfazer o vólvulo por colonoscopia em nossa experiência em cerca 60% dos casos (Figura 10.8).

## Síndrome de Ogilvie

A síndrome de Ogilvie é definida quando ocorre dilatação do cecoascendente de pelo menos 9cm de diâmetro, identificada por radiografia simples de abdômen ou tomografia. Associa-se a:

a) cirurgias (em especial ginecológicas, ortopédicas, urológicas, cardiopulmonares e neurológicas).

b) trauma não cirúrgico (fratura de bacia ou fêmur, queimaduras, traumas abdominais fechados).

c) causas clínicas e metabólicas (infecciosas, cardíacas, neurológicas, pulmonares, renais, entre outras).

d) uso de medicamentosos (narcóticos, fenotiazídicos, antidepressivos tricíclicos, anticolinérgicos, bloqueadores de cálcio, bloqueadores $H_2$ e outros).

A colonoscopia está indicada para pacientes nos quais a distensão do ceco e ascendente persiste após o uso de medidas clínicas, tais como enteroclismas e medicamentos que melhoram a contratilidade intestinal.

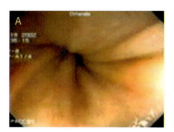
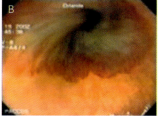

**Figura 10.8** Vólvulo de sigmóide com eixo de rotação alto. **A** – luz intestinal obstruída pelo vólvulo. **B** – luz aberta após o procedimento. Notar ulceração da mucosa na área da rotação.

Nesses casos, o colonoscópio é introduzido até o ceco e todo o ar é aspirado. Dessa maneira, de 70 a 90% dos casos são resolvidos com apenas um procedimento endoscópico[13], enquanto que, na nossa experiência, cerca de 20% dos pacientes necessitam de uma segunda ou terceira colonoscopia descompressiva. A cecostomia foi descrita para casos em que se entendeu que colonoscopias de repetição não resolviam o problema, mas é nossa opinião que ela não tem indicação precisa, devendo-se repetir a colonoscopia tantas vezes quanto for necessário.

## Retirada de corpo estranho

A presença de corpo estranho no intestino grosso é decorrente da sua ingestão ou introdução anal. A primeira geralmente é observada em crianças, idosos, pacientes desdentados, psquiátricos ou após ingestão de bebidas alcoólicas. Já a introdução anal de objetos é mais comumente observada no auto-erotismo ou, eventualmente, por ataque criminoso. Nos casos de ingestão, o corpo estranho tende a parar na região da válvula ileocecal ou no reto, enquanto que, quando introduzido por via anal, ele se posiciona no reto ou no sigmóide distal. Sua retirada pode ser realizada com o auxílio de um colonoscópio ou sigmoidoscópio flexível, empregando-se alças de polipectomia, tridente ou mesmo pinças de biópsia para retirar o corpo estranho. No entanto, esse procedimento nem sempre é factível, pela dificuldade de se fixar e mobilizar o objeto, pelo seu tamanho, forma e superfície, bem como da maneira como ele está fixado na luz intestinal. São riscos de tentativa de retirada o esgarçamento da parede intestinal e sua perfuração (Figura 10.9).

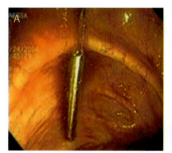
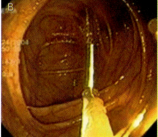

**Figura 10.9** Corpo estranho em ceco. **A** – identificação de corpo estranho. **B** – Retirada de corpo estranho.

## Localização do tumor em cirurgia laparoscópica

Com a possibilidade de se fazer as ressecções de tumores colorretais por via laparoscópica, tornou-se importante tatuar a região do tumor com nanquim durante a colonoscopia, exceto naqueles casos em que referências anatômicas não deixam dúvidas quanto à localização do tumor (principalmente ceco e sigmóide). Isso se deve ao fato de que, durante a colectomia laparoscópica, o cirurgião pode não conseguir identificar a exata localização do tumor, em decorrência de uma interpretação topográfica inadequada pela colonoscopia ou, então, quando o tumor está situado na região mesenterial e não é visualizável. Nos casos de câncer de reto, a colonoscopia pode ser extremamente útil para definir a margem distal da lesão.

## Referências bibliográficas

**1.** Barnert J, Messmann H. Management of lower gastrointestinal bleeding. Best Pract Res Clin Gastroenterol. 2008; 22:295-312.

**2.** Kavic SM, Basson MD. Complications of endoscopy. Am J Surg 2001;181:319-332.

**3.** Ornellas AT, Ornellas LC, Souza AFM, Gaburri PD. Hemorragia digestiva aguda alta e baixa. In: Dani R. Gastroenterologia Essencial. 2ª ed. Rio de Janeiro, Guanabara Koogan; 2001. p 3-14.

**4.** Cutait R, Rossini. Pólipos e síndromes polipóides. In Quilici FA, Grecco E, ed. Colonoscopia. Lemos, São Paulo, 2000. p.139-150.

**5.** Kavic SM, Basson MD. Complications of endoscopy. Am J Surg 2001;181:319-332.

**6.** Korman LY, Overholt BF, Box T, Winker CK. Perforation during colonoscopy in endoscopic ambulatory surgical centers. Gastrointest Endosc. 2003;58:554-557.

**7.** Lüning TH, Keemers-Gels ME, Barendregt WB, et al. Colonoscopic perforations: a review of 30,366 patients. Surg Endosc. 2007;21:994-997.

**8.** Chen HS, Sheen-Chen SM. Obstruction and perforation in colorectal adenocarcinoma: an analysis of prognosis and current trends. Surgery 2000;127:370-376.

**9.** Ripamonti C. Management of bowel obstruction in advanced cancer. Curr Opin Oncol. 1994;6:351-357.

**10.** Fan YB, Cheng YS, Chen NW, et al. Clinical application of self-expanding metallic stent in the management of acute left-sided colorectal malignant obstruction. World J Gastroenterol. 2006;12:755-759.

**11.** Farrell JJ. Preoperative colonic stenting: how, when and why? Curr Opin Gastroenterol. 2007 Sep;23(5):544-549.

**12.** Adler DG, Baron TH. Stents and lasers for colonoscopic lesions. Curr Gastroenterol Rep. 2000;2:399-405.

**13.** Saunders MD, Kimmey MB. Systematic review: acute colonic pseudo-obstruction. Aliment Pharmacol Ther. 2005; 22:917-925.

Shri Krishna Jayanthi

# Exames Imagenológicos em Cirurgia de Urgência

## Introdução

Os recursos de diagnóstico por imagem sempre prestaram apoio ao diagnóstico e decisão nas emergências clínicas e cirúrgicas. O progressivo desenvolvimento tecnológico permitiu novas modalidades com aumento dos recursos para diagnóstico de diversas doenças e condições clínico-cirúrgicas.

Neste contexto, o radiologista também acaba se incorporando à equipe multiprofissional fornecendo subsídios propedêuticos através da realização dos exames e da interpretação dos mesmos, gerando uma grande troca de informações em benefício da resolução da dúvida clínica e do paciente.

As modalidades prontamente disponíveis no Pronto-Socorro consistem de radiografia convencional, radiografia contrastada, ultrassonografia e tomografia computadorizada. Também podem ser disponíveis pelo contexto de urgência os serviços de ressonância magnética, radiologia vascular intervencionista e medicina nuclear, porém sendo necessário o acionamento das respectivas equipes. Para as emergências, as modalidades inicialmente listadas resolvem a maior parte dos casos, restando eventual necessidade destas outras modalidades em casos pontuais, como pela ressonância magnética e de tratamento terapêutico minimamente invasivo, como pela radiologia intervencionista vascular.

## Preocupação em relação à radiação

Os métodos de diagnóstico por imagem foram iniciados no final do século XIX a partir da descoberta dos Raios X por Röntgen; estes por sua vez correspondem a um tipo de radiação eletromagnética e pertencem ao subgrupo de radiações ionizantes, sendo capazes de gerar íons nos tecidos expostos, portanto o temor de danos teciduais.

O risco de efeito nocivo pela radiação é dependente da dose administrada, da área exposta, da idade e das condições de saúde do paciente.

Os efeitos nocivos podem ser divididos em dois grupos: estocástico (no qual o efeito biológico depende da dose de radiação) e não-estocástico (no qual a probabilidade do efeito biológico não varia com a dose, porém há um limiar mínimo abaixo do qual não há efeito biológico).

Pelo fato dos efeitos estocásticos não apresentarem um limiar, há uma probabilidade da sua ocorrência mesmo em pequenas doses e o efeito estocástico de maior importância ao indivíduo exposto é a indução do câncer ou alterações genéticas.

O limiar de dose para a ocorrência dos efeitos não-estocásticos é alta se comparada às doses dos procedimentos radiológicos rotineiros, praticamente anulando a chance da sua ocorrência.

Atentar para as crianças, que são mais suscetíveis aos efeitos pela acumulação da dose, sendo necessária a otimização dos protocolos de exame para protegê-las.

A exposição inadvertida à radiação em gestantes, principalmente nos exames mais simples como radiografia de tórax ou radiografia de abdome é praticamente inócua ao feto. Em casos de exames com maior radiação, como tomografia computadorizada a sua realização deve seguir o mesmo princípio do risco/benefício e sempre que for possível realizar a proteção abdominal. Quanto mais tardia a gestação, menor o risco.

Na Tabela 11.1 estão listadas doses efetivas de diversas modalidades radiológicas. Há uma grande variação em relação aos procedimentos face à diversidade de protocolos de realização de um mesmo exame.

**Tabela 11.1** Doses efetivas médias de acordo com a modalidade de exame.

| Exame | Dose Estimada (mSv) |
|---|---|
| Radiografia de Tórax | 0,02 – 0,1 |
| Radiografia de Abdome | 0,5 – 1,8 |
| Radiografia de Coluna Lombar Frente/Perfil | 0,9/0,6 |
| TC Crânio | 2,3 |
| TC Abdome e Pelve | 8,0 – 20,0 |
| TC Tórax | 5,0 – 10,0 |
| TC Coluna Cervical | 2,2 |
| Arteriografia Cerebral | 3,0 |
| Arteriografia Abdominal | 20,0 |
| Arteriografia Coronariana | 15,0 |

Assim, ainda que o risco de lesão nociva seja baixo, sua realização não é aceitável se novas informações relevantes ao diagnóstico com benefício do paciente não forem obtidas, portanto a necessidade da ponderação risco/benefício.

## Radiologia simples

O exame radiográfico não contrastado consiste na obtenção de uma imagem com característica de "sombra" radiográfica, pela interposição da área de interesse entre a ampola geradora de raios-X e o cassete com o filme, este último em sistemas mais modernos podendo ser digital.

A radiografia ainda apresenta grande utilidade no cotidiano médico e é essencial no serviço de urgências como primeiro método diagnóstico em diversas indicações.

Para tanto a clareza na solicitação do exame em relação à área de interesse e as incidências desejadas são fundamentais para o estudo adequado.

Algumas considerações específicas de estudos radiográficos no contexto de emergências cirúrgicas:

- **Crânio:** não é mais indicada no contexto de trauma, pois o exame normal não exclui lesões encefálicas, sendo melhor indicada a tomografia computadorizada. Se solicitado, incidências em Frente, Perfil e Towne.
- **Coluna:** para detecção de desalinhamentos e fraturas no contexto de trauma. Também pode ser solicitado na avaliação de quadros neurológicos ou radiculares agudos, sendo útil na avaliação das estruturas ósseas, redu-

ção do compartimento discal e redução dos forames de conjugação, além de lesões ósseas (p.ex. metástases). Incidências recomendadas: frente, perfil, oblíquas e transoral (esta especificamente para o segmento cervical).

- **Face:** para detecção de trumatismos faciais, podendo corresponder ao primeiro exame de triagem. A tomografia oferece mais detalhes principalmente das estruturas com densidade de partes moles, limitada à radiologia convencional. Incidências recomendadas: Fronto-Naso-Placa (Caldwel) e Mento-Naso-Placa (Waters). Opcionalmente o seio esfenoidal e a base do crânio podem ser avaliados pelas incidências em perfil e Hirtz, que também fornecem visão respectivamente dos seios frontal e maxilar e maxilar e etmoidal. Solicitar ao técnico que não se colime a imagem ou que se use colimação ampliada. Para a avaliação dos ossos nasais, solicitar especificamente tal estudo (incidências: Frente e Perfil), pois é utilizada técnica com baixa penetração.
- **Tórax:** exame inicial na investigação torácica que, no contexto de emergências cirúrgicas apresenta poucas indicações. Em contexto de trauma penetrante, auxilia localização de corpos estranhos e projéteis, também permite diagnosticar pneumotórax não percebido ao exame físico, derrames pleurais, fraturas, contusões pulmonares e, em trauma fechado, alargamento de mediastino, com suspeita de lesão aórtica. Atentar nesse último caso que nas incidências em decúbito e anteroposterior (AP) há magnificação natural das estruturas, gerando falsos alargamentos.

Embora a incidência posteroanterior (PA) seja suficiente, muitas vezes a incidência em perfil reforça os achados ou acrescenta informações. Algumas incidências adicionais:

- ápico-lordótica, que fornece informações das regiões mais apicais, quando há sobreposição das clavículas e costelas.
- decúbito lateral com raios horizontais na pesquisa de derrames pleurais. Solicitar que seja sobre o lado suspeito.
- expiração, para a avaliação de pneumotórax e para avaliação de aprisionamento aéreo.

No contexto de urgência não há indicação para incidências oblíquas, exceto para avaliação de fraturas costais.

- **Abdome:** exame útil na avaliação abdominal inicial, fornecendo várias informações iniciais importantes, notadamente distribuição e padrão das alças intestinais, pneumoperitônio, líquido livre e calcificações. Tais achados podem direcionar a pesquisa para o próximo método, embora em determinadas circunstâncias e queixas for prescindido, partindo-se diretamente para outros métodos. Recomendam-se as incidências em decúbito e ortostática, se nesta última as cúpulas diafragmáticas não forem englobadas, recomenda-se a incidência adicional específica. Como adicional, pode ser realizada incidência em decúbito lateral com raios horizontais, para sensibilizar a pesquisa de pneumoperitônio. Não há indicação da incidência em perfil de abdome, exceto na localização de corpo estranho.

- Corpo Estranho: a radiografia mostra-se útil na pesquisa de corpo estranho, principalmente se esse for radiopaco. Sempre se recomenda que sejam realizadas duas incidências ortogonais entre si na sua pesquisa, podendo eventualmente ser realizada incidência oblíqua ou tangencial se a suspeita for mais focal e superficial. Nesse caso específico o uso de um marcador radiopaco auxilia na sua localização.

- Fraturas ósseas: exame de escolha na avaliação inicial na suspeita de fratura. Sempre realizar mais de uma incidência, no mínimo duas, da região de interesse, para adequada avaliação e diagnóstico.

## Radiologia contrastada – meios de contraste

Outra modalidade, ainda utilizando-se aparelhos de raios-X, é a radiografia contrastada, onde podemos usar meios de contraste para realçar estruturas. Como meios de contraste temos suspensões de bário, soluções a base de iodo e ar.

O bário é um elemento químico da família dos metais alcalino terrosos e um elemento pesado, radiopaco, o que o torna útil frente aos raios-X. A forma utilizada em medicina é o sulfato de bário que é inerte e não é absorvida pelo organismo (as outras formas solúveis são tóxicas), sendo administrado no trato gastrointestinal pelas vias oral ou retal. A única contra-indicação ao seu uso é a suspeita de perfuração gastrointestinal, à qual se recomenda a utilização de iodo.

O iodo é um elemento químico da família dos halogênios e é um elemento pesado, radiopaco, também se tornando útil aos raios-X. A forma utilizada consiste em soluções com macromoléculas em que se agregam íons de iodo, sendo administrado pela via intravascular. Essas macromoléculas podem ser iônicas e não-iônicas. As primeiras utilizadas foram as iônicas, que apresentam maior risco de reação alérgica e nefrotoxicidade, enquanto as soluções não-iônicas apresentam menores riscos de reação adversa, porém o seu custo é comparativamente mais alto. Além desta questão, os meios de contraste iodados podem ser de alta osmolaridade ou baixa osmolaridade, comparado ao meio intravascular, o segundo grupo sendo o melhor também em relação aos efeitos colaterais. Além da via intravascular, os meios de contraste podem ser administrados para o trato gastrointestinal (vias oral e retal), intracavitário (trato genitourinário, peritoneal), biliar e intratecal (neste caso, não iônico).

Por último, o ar é utilizado como meio de contraste basicamente junto com o bário em estudos gastrointestinais.

Os exames radiológicos contrastados também podem ser realizados no contexto de emergências, porém suas indicações são mais restritas.

- **Estudos digestivos:** avaliação de obstruções digestivas altas e baixas, utilizando-se o bário como rotina. Na eventual suspeita de perfuração, recomenda-se o uso de iodo.

Para a realização do estudo alto (transição faringo-esofágica), é recomendável o uso de um aparelho equipado com seriógrafo e fluoroscopia, pois muitas vezes a alteração é discreta e o aparelho convencional pode não detectá-la ou será necessário um maior número de radiografias para sua caracterização.

O estudo do intestino delgado é a outra indicação, realizando-se o trânsito intestinal, administrando solução de bário a 30%-50% e observando-se sua progressão através de radiografias seriadas. A indicação deste estudo ocorre quando a tomografia não está disponível, pois esta pode fornecer mais subsídios.

Por fim, o enema realizado na urgência também pode ter finalidade terapêutica na redução de invaginações intestinais, comuns entre crianças pequenas. Pode ser realizado com bário diluído, iodo, gás e soro fisiológico, sob fluoroscopia ou mesmo sob ultrassonografia. Na falha do procedimento (três tentativas sem sucesso), opta-se pelo tratamento cirúrgico.

- **Estudos genito-urinários:** avaliação do trato urinário alto e baixo. Principal indicação em urgências é na avaliação de trauma uretral, pela uretrocistografia retrógrada. A urografia excretora pode ser utilizada para detecção de obstruções ureterais, porém não é recomendada pela possibilidade da realização de ultrassonografia ou tomografia computadorizada, com menores riscos.

- **Estudos biliares:** para investigar a árvore biliar, sua drenagem e eventuais cálculos; normalmente não são realizados na urgência. A indicação mais comum e menos invasiva é a colangiografia por dreno, estudo pós-cirúrgico da drenagem de vias biliares, quando ainda permanece o dreno biliar, por onde o contraste é administrado. Como modalidade investigativa e/ou terapêutica também pode ser realizada por punção percutânea transepática ou por via retrógrada via endoscopia.

## Tomografia computadorizada

Exame que também se utiliza dos raios-X para a geração de imagens, porém ao invés do método tradicional de se obter cada imagem através de uma exposição em um único plano, ele gera imagens a partir de dados obtidos pela exposição contínua e radial sobre o paciente, reconstruídos pelo computador do aparelho. Notadamente é o exame que vem se destacando no ambiente de emergências, beneficiado pela evolução tecnológica com os novos aparelhos multidetectores (*multislice*), que permitem a realização mais rápida de exames e criou uma nova geração de modalidades diagnósticas, por exemplo, a angiotomografia.

As imagens obtidas pelo tomógrafo são fatias consecutivas planares da área de interesse com resolução de 512 x 512 pixels/voxels, na maior parte dos aparelhos. Cada pixel (ou voxel nos aperelhos mais modernos) apresenta um valor numérico absoluto (escala de Hounsfield), onde o zero corresponde à densidade da água e que pode ser transposto para uma escala de cinzas. O conceito de janelas e níveis é decorrente desta propriedade, pois o olho humano não é capaz de discernir a ampla gama disponível de tons de cinza. Como numa mesma imagem podemos ter níveis diferentes de valor (variando entre -2000 para o pulmão a mais de 2000 para osso), a imagem é ajustada para a região de interesse (janela pulmonar, janela óssea, janela de partes moles etc.) durante a interpretação. Assim, o "janelamento" consiste em determinar uma densidade central (*window level* – WL) e a gama de densidades englobadas (*window width* – WW) ao redor desse centro, sendo que acima elas são hiperdensas (brancas) e abaixo são hipodensas (ar). Esse conceito é importante e seu domínio é fundamental para interpretação das imagens, pois o seu acerto é que determina a realização do diagnóstico.

Também é importante determinar a necessidade ou não do uso de contraste nessa modalidade. Embora muitas alterações possam ser vistas em estudo sem contraste, em diversas situações o estudo com contraste pode acrescentar informações essenciais, porém como consiste em outro estudo, envolvendo nova exposição à radiação, sua indicação se baseia na necessidade de eventual acréscimo de dados dessa outra fase.

As principais contra-indicações do meio de contraste iodado por via endovenosa são:

- alergia prévia ao meio de contraste iodado
- asma moderada/grave, com uso constante de broncodilatadores, internação hospitalar, intubação
- insuficiência renal não-dialítica, com limite de creatinina de 1,4 mg/dl, o clearance de creatinina corrigido é um parâmetro melhor. Atentar que em casos de insuficiência renal crônica dialítica não há contra-indicação
- insuficiência cardíaca grave (grau IV)
- mieloma múltiplo com proteinúria
- tireoidopatia de Graves e tratamento para neoplasia de tireóide

O contraste por via oral deve ser indicado nos estudos de abdome sempre que possível, podendo ser desnecessário em estudos dirigidos para lesões focais hepáticas ou mesmo contra-indicadas em estudos angiográficos, dos tratos biliar e renal e pancreático, em que pode se optar pelo contraste negativo (água). Em casos de obstrução intestinal, o próprio líquido e gás em estase no intestino fornecem contraste natural, não necessitando muitas vezes usar o contraste por via oral, que pode gerar mais desconforto ao paciente.

O contraste por via retal deve ser indicado nos estudos de abdome e pelve apenas nas doenças de retossigmóide e cólon esquerdo, como tumores e diverticulite, em função do desconforto e da suscetibilidade de complicações em alguns pacientes (neutropênicos, p.ex.).

Algumas indicações dos estudos tomográficos em urgências/emergências:

- **Crânio:** referência inicial em trauma cranioencefálico. Realizado sem contraste devendo-se sempre avaliar as imagens com janela óssea para pesquisa de fraturas. O exame com contraste não apresenta indicação neste contexto, porém a angiotomografia é indicada em alguns casos para pesquisa de pseudoaneurismas.
- **Coluna:** investigação de lesões traumáticas ou para lombociatalgia aguda; embora a ressonância magnética seja superior, principalmente para avaliação das estruturas não-ósseas, o custo e a disponibilidade da tomografia tornam seu uso mais corrente. Exame sem contraste. O contraste só deve ser utilizado e em fase única na suspeita de fratura patológica por tumor, caso em que a injeção de contraste permite delimitar eventuais áreas neoplásicas, distinguindo-o das demais estruturas.
- **Face:** avaliação e estadiamento de fraturas faciais; não necessita ser realizado num primeiro momento, devendo se priorizar a estabilização e correção de outras lesões, porém é possível fazê-lo se isso não representar acréscimo substancial de tempo. Não é necessário o uso de contraste. A avaliação orbitária ocorre conjuntamente. Se o trauma for apenas orbitário, o exame pode ser limitado às órbitas.
- **Pescoço:** avaliação de abscessos cervicais, corpo estranho e complicações decorrentes do câncer de cabeça e pescoço. Também permite a avaliação de estruturas vasculares (angiotomografia). Na maioria dos casos, o exame é realizado após/durante a injeção do meio de contraste, raramente necessitando uma fase pré-contraste. Na investigação exclusiva de vias aéreas não é necessário o uso do contraste.
- **Tórax:** utilizado principalmente no contexto do trauma, fechado ou penetrante, tromboembolismo pulmonar e nas emergências aórticas. Nesses contextos, na maior parte dos casos é necessária a injeção do meio de contraste com protocolos angiotomográficos. Se o estudo for dirigido para a aorta com forte suspeita de lesão, recomenda-se que ele se estenda ao abdome e pelve, pois as lesões aórticas costumam se estender aos outros segmentos e a sua avaliação é fundamental para o planejamento terapêutico, considerando as novas modalidades endovasculares.
- **Abdome:** o estudo abdominal em emergência cirúrgica apresenta diversas modalidades tanto quanto à indicação quanto a sua realização, portanto, sendo fundamental a elaboração de uma hipótese diagnóstica que vai orientar a programação adequada do estudo centrada nela. Diversas condições cirúrgicas acabam se beneficiando das informações trazidas pela tomografia, porém a realização do procedimento não pode retardar a instauração do tratamento. O contraste endovenoso deve ser utilizado na maior parte das vezes, exceto em casos de contra-indicação do meio de contraste endo-

venoso e quando ele não é necessário (p.ex. na pesquisa de litíase ureteral). O contraste via oral positivo pode não ser necessário em algumas situações e até pode atrapalhar a interpretação ou a reformatação tridimensional das imagens e o contraste por via retal está indicado em doenças do retossigmóide e cólon esquerdo.

## Ultrassonografia

Exame que utiliza o princípio de ondas sonoras de alta freqüência (entre 2,5 a 14 MHz, dependendo do estudo) através de transdutores que emitem feixes sonoros e que também recebem os ecos provenientes desses feixes, com importante contraste e diferenciação dos tecidos moles e líquidos intracavitários. Os maiores limitantes à realização da ultrassonografia são a presença de gás, geralmente de gás pleural, no interior de alças, em enfisema de subcutâneo ou pneumoperitônio, e a presença de ossos ou artefatos de corpo estranho, produzindo "sombra acústica" e limitando a análise das estruturas posteriores a essa interface.

A ultrassonografia é um método bastante difundido, acessível e de baixo custo, rápido na realização e interpretação. Sua portabilidade permite a realização de exames à beira do leito do paciente, inclusive em situações de emergência, como no atendimento inicial ao politraumatizado. Apresenta excelente efetividade na resolução dos casos, apontando a causa ou insinuando em que direção partir para futuros estudos. A incorporação cada vez mais comum do Doppler nos aparelhos permite a realização de estudos vasculares também no contexto de urgências.

Embora exames rotineiros requeiram preparo, como jejum, a necessidade da rápida definição etiológica faz com que esses exames necessitem o preparo mais sucinto, sendo basicamente a necessidade de bexiga cheia, principalmente na pesquisa de litíase ureteral e nos estudos pélvicos.

A inocuidade do exame (pela ausência de radiação ionizante) permite também a sua repetição em casos duvidosos em que se necessite controle evolutivo e nas gestantes.

A questão da resolução x penetração é crucial em ultrassonografia. Quando há necessidade de maior a resolução das estruturas, utiliza-se um feixe de alta freqüência, que apresenta o contratempo de baixa penetração, ou seja, não atinge camadas mais profundas. O contrário também é verdadeiro, ou seja, o feixe sonoro penetrante, ou seja, que atinge camadas profundas, não apresenta resolução tão boa, isto é, a capacidade de diferenciação entre dois pontos não é tão boa

A ultrassonografia, assim como a tomografia computadorizada, permite guiar procedimentos intervencionistas como punção cavitária ou drenagem de abscessos.

As indicações mais comuns:

- **Tórax:** avaliação de derrames pleurais, permitindo calcular a espessura e localização do mesmo, possíveis septos, espessamentos pleurais. O aspecto do líquido não permite indicar sua natureza, sendo recomendada a punção se for necessário estabelecer sua etiologia. Conjuntamente, permite avaliar consolidações parenquimatosas pulmonares. Examinadores experientes conseguem distinguir pneumotórax do pulmão normal.

  Em estudo cardíaco sucinto permite avaliar derrame pericárdico.

- **Abdome:** é o estudo de escolha na avaliação abdominal junto com a radiografia. Além de avaliar as vísceras parenquimatosas, consegue detectar segmentos intestinais com inflamações, diretamente através do espessamento parietal ou indiretamente através de densificação dos planos adiposos. O estudo abdominal superior é recomendado apenas na avaliação de icterícia e dor em hipocôndrio direito (hepatite aguda ou colecistopatia), sendo recomendado o estudo abdominal total nos demais, inclusive nas pancreatopatias agudas, pois é necessário detectar e delimitar a extensão das coleções, que podem ocorrer em toda a cavidade abdominal. O estudo de vias urinárias está indicado em casos de suspeita de litíase urinária e em casos de suspeita de pielonefrite complicada.

  No contexto de trauma abdominal fechado, o exame pode ser realizado sucintamente com foco na pesquisa de líquido livre e eventualmente, lesão de víscera parenquimatosa, sendo finalizado em curto espaço de tempo e com o resultado imediato, recebendo o acrônimo de FAST (Focused Assessment with Sonography for Trauma).

- **Pélvico:** modalidade efetiva na avaliação ginecológica e obstétrica, não necessitando outras metodologias na quase totalidade dos casos. Sempre que for possível, o estudo deve ser realizado por vias pélvica e transvaginal, excetuando em casos de virgindade, onde o último está formalmente contra-indicado. Necessitando melhor resolução, o estudo transperineal é uma alternativa. Nos homens, a avaliação prostática pode ser realizada por via transretal, levando-se em conta o desconforto desse acesso em casos de prostatite aguda ou abscesso prostático.

- **Escrotal:** método de escolha na avaliação do testículo agudo, permitindo diferenciar entre torção e processos inflamatórios, como orquite e epididimite. O Doppler colorido auxilia na definição do diagnóstico nesses casos.

- **Vascular:** estudo com Doppler colorido é a escolha na avaliação de doença venosa trombótica e na avaliação de doenças arteriais agudas, traumáticas ou ateromatosas. Indicar se arterial ou venoso e qual o membro/segmento de interesse. Em casos neurológicos, o estudo das artérias carótidas e vertebrais também está indicado. Também pode ser utilizado na avaliação de aorta aguda quando a tomografia computadorizada não for realizada.

- **Pequenas Partes/Superficial/Partes Moles:** avaliação de doenças superficiais, geralmente hematomas ou coleções situadas em parede abdominal, torácica, mama, cervical, períneo, muscular e articular, neste último também avaliando derrames. A pesquisa de corpo estranho também pode ser realizada com esse método.

## Ressonância magnética

Exame que utiliza campo magnético de alta intensidade e pulsos de radiofreqüência codificados que permitem reconstruir imagens, com grande contraste e diferenciação dos tecidos moles a partir de sua composição.

Em geral, a ressonância não participa dos protocolos de emergências cirúrgicas por questões como disponibilidade, custo e acessibilidade, neste último quesito ressalvando-se as limitações na entrada da sala de exame com materiais com propriedades ferromagnéticas (p. ex. respiradores ou bombas de infusão), que podem causar sérios acidentes.

Em esporádicas situações emergenciais, os exames podem ser realizados para complementar as informações parcialmente definidas por outros métodos, majoritariamente nos campos de neurocirurgia, coluna e vias biliares.

## Propedêutica por imagem em situações específicas

Em algumas situações clínicas específicas a seqüência proposta de exames auxilia no fluxo de informações e na resolução dos casos.

- **Litíase renal e ureteral** (Figura 11.1): iniciar a avaliação através de radiografia simples, pois a maior parte dos cálculos costuma ser radiopaca. Sendo positivo ou persistindo a dúvida clínica a ultrassonografia permite confirmar a hipótese de litíase e avaliar o impacto do cálculo, em termos de dilatação, no sistema coletor. A ultrassonografia tem sensibilidade reduzida para detecção de cálculos pequenos (inferior a 0,5 cm) no rim ou cálculos no terço médio do ureter, onde há interposição gasosa intestinal. A avaliação do estudo radiográfico previamente à ultrassonografia ajuda na realização desta na localização do cálculo. Como último recurso pela persistência de dúvida com os outros exames negativos ou na impossibilidade de detecção do cálculo e com ultrassonografia indicando hidronefrose pode se prosseguir na investigação através da tomografia computadorizada. Embora a tomografia computadorizada seja altamente sensível e específica nesse contexto, sua limitação se deve ao custo, acessibilidade e à radiação envolvida no processo, principalmente considerando-se a necessidade de repetição do estudo.
- **Colecistopatia** (Figura 11.2): a avaliação da suspeita da colecistopatia inflamatória aguda deve incluir como primeiro exame a ultrassonografia que resolve praticamente todos os casos indicando a presença de cálculos e/ou processo inflamatório agudo e hepatopatias virais agudas e raramente necessita outro estudo comple-

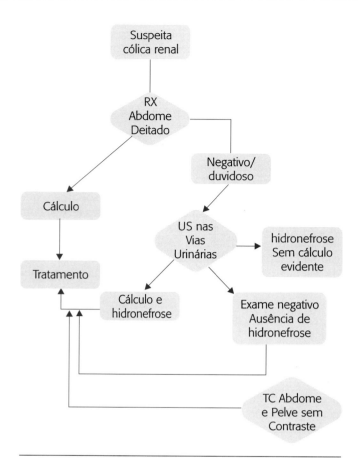

**Figura 11.1** Fluxograma sugerido na investigação de cólica renal".

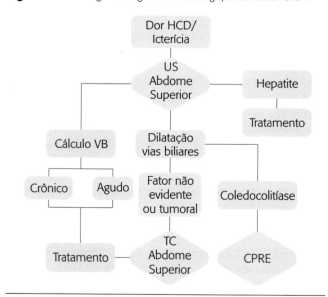

**Figura 11.2** Fluxograma sugerido na investigação de cólica biliar, dor em hipocôndrio direito e icterícia".

mentar, especificamente a cintilografia ou a tomografia computadorizada.
- **Icterícia** (Figura 11.2): em pacientes com icterícia ou hiperbilirrubinemia, o primeiro exame também deve ser a ultrassonografia, que permite adequada avaliação hepáti-

ca como das vias biliares intra e extra-hepáticas. Em geral ela avalia a dilatação biliar, presença de cálculos e em que nível há obstrução. Havendo cálculos vesiculares e dilatação de vias biliares, a coledocolitíase pode ser apontada pela ultrassonografia e em caso positivo, sugere-se prosseguimento com colangiopancreatografia retrógrada endoscópica (CPRE). Nos casos em que se confirma a dilatação de vias biliares, porém em que não se observa o fator obstrutivo ou a avaliação da porção pancreática do colédoco não for visível, pode se prosseguir na investigação através de tomografia computadorizada ou ressonância magnética com protocolos específicos.

- **Pancreatite** (Figura 11.3): em casos agudos, a avaliação inicial pela ultrassonografia sempre é recomendada para a detecção de cálculos na vesícula biliar ou no colédoco pancreático, bem como eventuais alterações texturais ou coleções pancreáticas. Em casos de suspeita de pancreatite crônica agudizada, necrose/hemorragia pancreática ou de pancreatite grave há indicação de prosseguimento na investigação através da tomografia computadorizada com protocolo específico, que inclusive faz parte dos critérios diagnósticos e prognósticos estabelecidos.

- **Abdome agudo inflamatório** (Figura 11.4): o primeiro exame nesse contexto deve ser a radiografia abdominal em decúbito e ortostática (e complementar com bases pulmonares se na incidência ortostática as cúpulas diafragmáticas não forem englobadas). Ela permite a primeira triagem e avaliação e a propedêutica pode ser interrompida na presença de imagem sugestiva de apendicolito ou pneumoperitônio. Necessitando prosseguimento na investigação, o próximo exame é a ultrassonografia, que também permite uma adequada avaliação abdominal e pesquisa de segmentos intestinais inflamatórios, como diverticulite ou apendicite. A ultrassonografia em nosso meio apresenta adequada sensibilidade e especificidade na detecção, sendo preferível a sua realização, face ao custo, acessibilidade e ausência de riscos da ultrassonografia, tanto quanto ao contraste quanto à radiação envolvida com a tomografia computadorizada. Eventuais dúvidas diagnósticas, principalmente na apendicite, podem ser resolvidas através de estudo resumido tomográfico dirigido. Também, havendo sinais de complicação que tenha impacto no planejamento terapêutico, pode ser indicada a tomografia computadorizada para se obter essas informações complementares.

- **Abdome agudo obstrutivo** (Figura 11.4): o primeiro exame nesse contexto também deve ser a radiografia abdominal, semelhante ao do abdome agudo inflamatório. Confirmando o padrão de obstrução e excluídos volvos e hérnias encarceradas, em que o tratamento não necessita de outro estudo, o próximo passo recomendado é se prosseguir diretamente à tomografia computadorizada, pois a distensão de alças habitualmente observada nesse contexto pode atrapalhar a realização da ultrassonografia, reservando-se essa para indicações mais específicas.

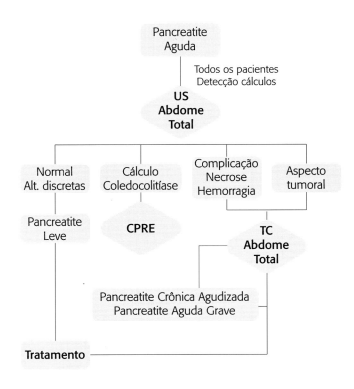

**Figura 11.3** Fluxograma sugerido na investigação de pancreatite aguda".

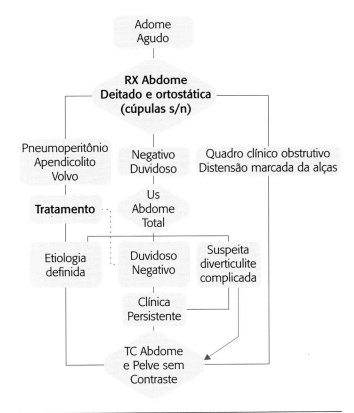

**Figura 11.4** Fluxograma sugerido na investigação de abdome agudo".

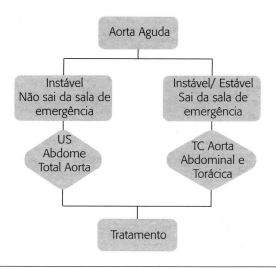

**Figura 11.5** Fluxograma sugerido na investigação de aorta aguda".

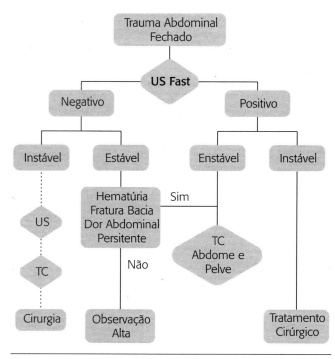

**Figura 11.6** Fluxograma sugerido na investigação de aorta aguda".

- **Abdome agudo vascular** (Figura 11.4): também pode se iniciar o estudo através da radiografia e em sua forte suspeita associado a pneumoperitônio ou pneumatose intestinal o tratamento deve ser o próximo passo. Não havendo esses sinais, o ideal é prosseguir na investigação através de tomografia computadorizada com protocolo específico.

- **Aneurisma de aorta agudo** (Figura 11.5): com suspeita de rotura, o exame inicial deve ser a tomografia computadorizada com protocolo arteriográfico dirigido. Se o paciente não tiver condições clínicas de ser transportado à tomografia computadorizada, pode se realizar a ultrassonografia na sala de emergência, considerando-se as suas limitações.

- **Trauma abdominal fechado** (Figura 11.6): o primeiro exame na sua avaliação deve ser a ultrassonografia dirigida (FAST), cujo resultado positivo já permite inferências iniciais acerca da existência de lesão intra-abdominal e que, num paciente apresentando instabilidade hemodinâmica, poderia indicar tratamento cirúrgico, principalmente se o volume for grande (somatório dos bolsões de líquido maior que 3,0 cm, principalmente); se nesse cenário o paciente apresentar-se estável do ponto de vista hemodinâmico, pode ser submetido à tomografia computadorizada para estadiamento dessa potencial lesão. Se o exame inicial for negativo e o paciente apresentar-se estável, ele pode ser submetido a observação e repetir a ultrassonografia se necessário. Se, nesse cenário, ele se apresentar instável, não há uma única conduta definida e ela deve seguir os demais achados clínicos, podendo se repetir a ultrassonografia, realizar a tomografia computadorizada ou indicar a laparotomia. Em casos de hematúria macroscópica, sinais de fratura de bacia ou dor abdominal persistente a tomografia computadorizada de abdome deve ser realizada.

- **Trauma abdominal penetrante:** embora não haja consenso, há evidências que em casos de trauma penetrante a tomografia de abdome poderia acrescentar informações e por vezes demonstrando o trajeto do objeto penetrante, seja ele arma branca ou projétil, poderia evitar um procedimento cirúrgico não terapêutico. Se possível o exame deve ser realizado com o uso do meio de contraste oral e retal, este último principalmente nos casos de ferimento por arma de fogo.

# Referências bibliográficas

1. Baker SR. Unenhanced helical CT versus plain abdominal radiography: a dissenting opinion. Radiology 1997;205:45-47
2. Balthazar EJ, Birnbaum BA, Yee J, Megibow AJ, Roshkow J, Gray C. Acute appendicitis: CT and US correlation in 100 patients. Radiology 1994;190: 31-35
3. Dee.PM. The radiology of chest trauma.Radiol.Clin.N.Am v.30,p-291-306,1992
4. D'Ippolito G, de Melo GGN, Szejnfeld J. The value of unenhanced CT in the diagnosis of acute appendicitis. São Paulo Med J 1998;116:1838-1845
5. Federle MP. CT of the acute (emergency) abdomen. Eur Radiol Suppl 2005;15
6. Funaki B, Grosskreutz SR, Funaki CN. Using unenhanced helical CT with enteric contrast material for suspected

appendicitis in patients treated at a community hospital. AJR 1998;171:997-1001.

**7.** Lane MJ, Katz DS, Ross BA, Clautice-Engle TL, Mindelzun RE, Jeffrey RB Jr. Unenhanced helical CT for suspected acute appendicitis. AJR 1997; (Suppl 4).168:405-409.

**8.** Lane MJ, Liu DM, Huynh MD, Jeffrey RB Jr, Mindelzun RE, Katz DS. Suspected acute appendicitis: nonenhanced helical CT in 300 consecutive patients. Radiology 1999;213:341-346.

**9.** Leschka S, Alkadhi H, Wildermuth S, Marincek B. Multi--detector computed tomography of acute abdomen. Eur Radiol 2005;15: 2435–2447.

**10.** MacKersie AB, Lane MJ, Gerhardt RT, et al. Nontraumatic acute abdominal pain: unenhanced helical CT compared with three-view acute abdominal series. Radiology 2005;237:114–122.

**11.** Malone AJ Jr, Wolf CR, Malmed AS, Melliere BF. Diagnosis of acute appendicitis: value of unenhanced CT. AJR 1993;160:763-766.

**12.** Marincek B. Nontraumatic abdominal emergencies: acute abdominal pain: diagnostic strategies. Eur Radiol 2002;12:2136–2150.

**13.** Mindelzun RE, Jeffrey RB. Unenhanced helical CT for evaluating acute abdominal pain: a little more cost, a lot more information. Radiology 1997;205:43–47.

**14.** Mullins ME, Kircher MF, Ryan DP, et al. Evaluation of suspected appendicitis in children using limited helical CT and colonic contrast material. AJR 2001;176:37-41

**15.** Rao PM, Rhea JT, Novelline RA, Mostafavi AA, Lawrason JN, McCabe CJ. Helical CT combined with contrast material administered only through the colon for imaging of suspected appendicitis. AJR 1997;169:1275-1280

**16.** Smith RC, Rosenfield AT, Choe KA, et al. Acute flank pain: comparison of non-contrast-enhanced CT and intravenous urography. Radiology 1995; 194:789-794

**17.** Tsushima Y, Yamada S, Aoki J, Motojima T, Endo K. Effect of contrast-enhanced computed tomografy on diagnosis and management of acute abdômen in adults. Clin Radiol 2002;57:507-13.

Nilton Tokio Kawahara ▪ Clarissa Alster

# Cirurgia de Urgência e Emergência Minimamente Invasiva – Aspectos Diagnósticos e Terapêuticos

## Introdução

Existem métodos e cirurgias que aparecem com a evolução da medicina; e existem técnicas cujo surgimento representa uma revolução de diagnósticos e tratamentos de patologias na área da saúde: aqui se enquadra a cirurgia laparoscópica também referida como minimamente invasiva.

A cirurgia laparoscópica vem sendo empregada como técnica diagnóstica e terapêutica em pacientes em investigação de dor abdominal aguda na urgência:

1. no abdome agudo inflamatório, sobretudo no diagnóstico diferencial de dor abdominal do quadrante inferior em mulheres em idade fértil;
2. no abdome agudo perfurativo como na úlcera perfurada e na perfuração de divertículo de cólon e divertículo de Meckel;
3. na emergência no abdome agudo traumático em ferimentos penetrantes tangenciais de flanco e tóraco-abdominais onde existe dúvida da penetração da cavidade peritonial com possibilidade de ferimentos em órgãos parenquimatosos e víscera oca intraperitonial;
4. no abdome agudo hemorrágico em pacientes com gestação ectópica rota, cisto hemorrágico e rotura de adenoma hepático;
5. no diagnóstico de abdome agudo obstrutivo com possibilidade terapêutica e;
6. no abdome agudo vascular isquêmico, para auxiliar o diagnóstico além de determinar fator prognóstico na viabilidade das alças intestinais e extensão da isquemia, auxiliando na decisão cirúrgica que pode ir

desde a realização de ressecção segmentar do intestino necrótico, relaparoscopias programadas (desde que a primeira cirurgia tenha sido por vídeo também) até diagnóstico de prognóstico reservado sem ressecção.

O risco-benefício da laparoscopia em pacientes de alto risco como naqueles com comprometimento neurológico, pulmonar, cardiovascular, insuficiência hepática, renal, pacientes graves na UTI e gravidez devem ser considerados e serão discutidos a seguir. Uma vez que se compreende a fisiopatologia do pneumoperitônio da laparoscopia, sobretudo em pacientes mais propensos a complicações, a aplicabilidade da cirurgia laparoscópica torna-se factível, segura e efetiva, em mãos habilitadas, e em pacientes selecionados.

## Histórico

O uso da laparoscopia com ótica isolada, para modalidade diagnóstica, foi descrita no início do século XVIII (1901), por George Kelling em cães[1]. Em 1911, Jacobeus[2] publica a primeira série de casos em humanos. Por muito tempo, a laparoscopia como modalidade diagnóstica (óptica com visão direta monocular), foi utilizada por médicos clínicos, entre eles os gastroenterologistas, interessados no diagnóstico diferencial das ascites e ginecologistas[3]. Mais recentemente, o cirurgião geral aperfeiçoou a laparoscopia para cirurgia videolaparoscópica, agora como técnica cirúrgica (com a utilização de pinças apropriadas, monitor, insuflador e óptica), que vem permitindo, além do diagnóstico, procedimentos terapêuticos. Veress, cirurgião húngaro, visando induzir pneumotórax para tratamento de tuberculose, em 1936, criou a agulha que permitia insuflação de ar na pleura que posteriormente foi usada para realização de pneumoperitônio na década de 1960 (agulha de Veress)[4]. A criação do insuflador automático em 1960 que também monitora a pressão intra-abdominal (PIA), pelo alemão Kurt Semm[5], pioneiramente, possibilitou a primeira apendicectomia, publicada em 1983, sendo marco histórico, mas a videolaparoscopia ainda era desacreditada. Hasson[6], em 1971, introduziu a técnica de inserção de trocarte, sob visão direta pelo peritônio, ideal para minimizar lesões associadas à introdução cega da agulha de Veress.

Apesar de Philip Mouret, um ginecologista francês, ter inicialmente levado crédito por realizar a primeira colecistectomia laparoscópica, em 1987, em doente com vesícula pediculada e presa ao fígado somente pelo peritônio (mencionado, em 1990, no trabalho de Dubois et al.[7]), isso não foi verdade. Erich Mühe, em 1985, verdadeiramente, realizou a primeira colecistectomia videolaparoscópica, mas foi ameaçado de ser preso, perder a licença médica e ser colocado na cadeia por sua ousadia de realizar tal procedimento, desacreditado na época, pela comunidade médica alemã. E sofreu chacota de estar fazendo cirurgia do "Mickey Mouse" e que grandes cirurgiões faziam grandes incisões porque eram pensamentos de outra época. E o tempo mostrou que a laparoscopia veio para inovar e revolucionar; e cirurgias complexas podem ser feitas com pequenas incisões.

O uso do pneumoperitônio, realizado de início com intuito de proceder à hemostasia em sangramento de lesões viscerais intraperitoneais, foi referido em 1909, por Bainbridge[8], como alternativa possível para pacientes vítimas de choque e hemorragia, visando minimizar infecção e formação de aderências[8,9]. O pneumoperitônio com oxigênio também foi usado durante choque séptico por tentativa de abortamento com perfuração de vagina, útero, cólon e ureter[8]. Em 1912, a insuflação com $O_2$ foi usada para melhor visualização de órgãos intra-abdominais na radiografia de tórax[9].

Na década de 1920, a laparoscopia era utilizada como técnica diagnóstica para hemoperitônio traumático[10]. Ruddock[11], em 1937, estabeleceu indicações para a laparoscopia no trauma. Entretanto, mais tarde, em 1941, surgiu a contraindicação do método, em vítima de trauma penetrante, pela preocupação de disseminação de eventual presença de infecção[12].

A ideia do uso da laparoscopia no trauma, ressurgiu na década de 1960, quando Heselson[13], da África do Sul, relatou uma série de 68 vítimas de trauma onde o emprego da cirurgia laparoscópica detectou hemoperitônio, penetração na cavidade peritonial e lesões de órgãos intra-abdominais.

No Brasil, a tese de Kawahara[14] estabelecia, em 1988, o direcionamento da sistematização de manobras laparoscópicas do inventário da cavidade abdominal publicada recentemente no Journal of Trauma[15]. Essa publicação foi importante para romper a barreira da antiga controvérsia

de que a laparoscopia embora factível ainda não estaria pronta para ser utilizada em ambiente de urgência e emergência e até UTI apesar de já haver publicações a respeito[16,17,18].

Outra alternativa à técnica convencional de laparoscopia é a laparoscopia sem pneumoperitônio (*gasless laparoscopy*)[16,19], bem como a laparoscopia assistida com a mão (*hand assisted laparoscopy*), utilizando dispositivo capaz de conter o pneumoperitônio e permitir o trânsito livre da mão ao interior da cavidade.

Para melhor compreensão, dividimos as indicações de laparoscopia de emergência naquelas relacionadas à dor abdominal de etiologia incerta e naquelas relacionadas a trauma e possibilidade de lesões intra-abdominais demonstradas na Tabela 12.1.

| **Tabela 12.1** Indicações de cirurgia laparoscópica de emergência. |
| --- |
| **Dor abdominal a esclarecer** |
| • Dor no quadrante inferior (exclusão de patologias ginecológicas). |
| • Dor no quadrante superior (excluir colecistite, síndrome de Fitz-Hugh-Curtis). |
| • Peritonite. |
| • Isquemia Mesentérica. |
| • Abscesso Intra-abdominal |
| • Colecistite Acalculosa |
| • Obstrução do intestino delgado. |
| • Febre de origem incerta. |
| • Hemorragia gastrointestinal incerta. |
| • Perfuração de víscera oca. |

## Trauma

### Ferimento Penetrante Tóraco-Abdominal

Ferimento Penetrante em Flanco

- excluir penetração da cavidade peritonial.
- avaliar diafragma.
- rafia/hemostasia de fígado, baço, estômago e intestino delgado.

## Cirurgia minimamente invasiva na urgência e emergência traumática

### Trauma penetrante

A história nos mostra que, na Primeira Guerra Mundial, o tratamento de todos os pacientes vítimas de ferimentos por arma de fogo (FAF) era não operatório e havia grande mortalidade relacionada. Já na Segunda Guerra Mundial, todos os politraumatizados com FAF deveriam ir obrigatoriamente à laparotomia[15]. Ora, a indicação mandatória de laparotomia exploradora para todos os ferimentos penetrantes abdominais resultava em alto índice de laparotomias negativas[20], ou seja, pacientes que não têm lesão intra-abdominal eram operados sem necessidade, aumentando-se a morbidade de 20% de complicações somente relacionadas à laparotomia branca[20].

Nesse contexto, aparece a LAPTRAUMA que visa evitar que pacientes sejam submetidos a laparotomias desnecessárias, minimizando a morbidade relacionada à cirurgia aberta naqueles pacientes com ferimentos tangenciais penetrantes (FAF ou ferimento por arma branca) tóraco-abdominais ou em flanco em pacientes estáveis aonde existe a dúvida da penetração da cavidade peritonial[15]. Veja indicações da LAPTRAUMA na Tabela 12.2.

Até dez anos atrás, no trauma penetrante por FAF, a indicação de laparotomia em ferimentos tóraco-abdominais (aqueles compreendidos na área entre o rebordo costal, delimitados anteriormente pela linha intermamilar e posteriormente pela ponta da escápula) era mandatória pelo Advanced Trauma Life Support (ATLS). Com a evolução tecnológica, o tratamento de ferimentos tóraco-abdominais por laparotomia foi sendo substituído por protocolos que realizavam a LAPTRAUMA como *screening* de lesões, submetendo o paciente à laparotomia após a cirurgia por vídeo por motivos de segurança para minimizar lesões despercebidas[3,15]. Hoje, no tratamento de ferimentos tóraco-abdominais, uma vez que os exames

diagnósticos já foram realizados e, na persistência da dúvida da existência de lesões intra-abdominais, a LAPTRAUMA pode ser realizada com segurança em centros especializados de trauma, em pacientes selecionados e em mãos habilitadas sem necessidade de conversão para laparotomia[15].

Kawahara, em 1988, padronizou procedimento para inventário da cavidade abdominal da mesma maneira como é feito na laparotomia, a fim de encontrar menor índice de lesões intra-abdominais despercebidas. Na época, na literatura, aparecia índice de lesões despercebidas relacionado à LAPTRAUMA de 41%-77%[21]. Qualquer pessoa que fosse considerar somente esses números, subitamente pensaria que a LAPTRAUMA como técnica cirúrgica não deveria nem sequer ser realizada. Uma das grandes preocupações relacionadas é o índice de lesões despercebidas de intestino delgado[21,22,23], Ivatury et al., (APUD Kawahara et al.,[15]) descreveram 20% de lesões intestinais corretamente identificadas durante à LAPTRAUMA. Recentemente, Becker et al.,[23] descreveram sensibilidade de apenas 25% para identificação de lesões de víscera oca em revisão da literatura. Quando analisamos dados da literatura, sobretudo meta análises, há de se ter cuidado porque a avaliação de amostras diferentes não padronizadas leva a conclusões errôneas. Esse alto índice de lesões abdominais despercebidas no trauma foi concluído com uma somatória de trabalhos que não levaram em consideração a existência de protocolo padronizado de identificação de lesões ("correr de alças", laparoscopia com dois trocartes ao invés de três) ou mesmo a curva de aprendizado da laparoscopia. Tudo isso mostra que no trauma, o uso da videocirurgia nem sempre é tarefa fácil. Antes da sistematização das manobras laparoscópicas para o trauma, não existiam indicações precisas para seu uso de maneira ampla e aceita[15]. Infelizmente, existem hoje cirurgiões mais antigos que se recusam a aceitar a laparoscopia.

A experiência do Hospital das Clínicas da FMUSP com a laparoscopia demonstra que a LAPTRAUMA é factível apenas em pacientes selecionados, com técnica apropriada[3,14,15,16,17,18,22]. O uso da LAPTRAUMA seguindo protocolo rígido de padronização, permitiu o diagnóstico de 100% das lesões de intestino delgado, desde que observados critérios de conversão para a laparotomia[15]. Dessa maneira, o índice de lesões despercebidas, bem como o número de laparotomias desnecessárias (incluindo laparotomias negativas e laparotomias não terapêuticas) diminuiu significativamente. Além disso, o tempo de internação dos pacientes que se submetem a LAPTRAUMA é em média 4,1 ± 1,17 dias quando há penetração peritonial, contrastando com 2,23 ± 1dias naqueles pacientes sem penetração do peritônio[15].

No ATLS, a laparoscopia é citada como uma das opções de diagnóstico frente a ferimentos tóraco-abdominais em pacientes estáveis, com dúvida no diagnóstico de fe-

| **Tabela 12.2** Trauma fechado X penetrante: indicações da LAPTRAUMA. | |
|---|---|
| **Trauma penetrante** | • Nível de vidência. Utilidade como método de "screening", diagnóstico e terapêutico;<br>• Ferimento tangencial em trauma tóraco-abdominal com dúvidas da penetração*;<br>• Lesão de víscera parenquimatosa ou diafragma*;<br>• Trauma gástrico. |
| **Trauma fechado** | • Nível III de evidência.<br>• Não tem indicação aceita de modo geral. Entretanto, pode ser usada, em centros de pesquisa, como "screening", sendo realizada laparotomia a seguir para determinação do índice de lesões despercebidas;<br>• Tratamento conservador do trauma hepático com coleção abdominal que precisa ser derenada;<br>• Trauma de Bexiga. |

*Pacientes hemodinamicamente estáveis, Glasgow > 12, Pressão sistólica > 90; reposição volêmica < 3 litros na primeira hora de atendimento.

rimentos diafragmáticos e de penetração da cavidade peritonial[3,15,22]. A indicação da LAPTRAUMA restringe-se a doentes estáveis, criteriosamente selecionados e que foram vítimas de trauma recente. A Tabela 12.3 exemplifica as indicações da videolaparoscopia no doente traumatizado.

A laparoscopia na urgência deve ser somente realizada em casos selecionados, em centros de excelência para a videocirurgia, com equipes habituadas ao método, com domínio da técnica e conhecimento das contraindicações e limitações do método como demonstrado na Tabela 12.3.

**Tabela 12.3** Laparoscopia no trauma: contraindicações.

| | |
|---|---|
| 1. Instabilidade hemodinâmica[a] | 5. Gravidez (3º trimestre)[b] |
| 2. Glasgow < 12 | 6. Múltiplas cirurgias prévias[b] |
| 3. Lesão pulmonar aguda | 7. Doença cardiorrespiratória crônica[b] |
| 4. Coagulopatia incorrigível[a] | 8. Lesões no dorso ou trauma fechado[b] |

[a] Pressão sistólica < 90; reposição volêmica na primeira hora da admissão > 3 litros;
[b] Absolute contraindication;
[c] Relative contraindication.

Além disso, a LAPTRAUMA deve ser empregada quando os métodos diagnósticos não invasivos já tiverem sido esgotados, e ainda existir dúvida diagnóstica da penetração peritonial, de lesão diafragmática ou lesão visceral intra-abdominal em ferimentos tangenciais tóraco-abdominais.

## Laparoscopia no trauma com choque hipovolêmico

Em contraste, no ano 2008, um dos trabalhos que mais chamou a atenção foi uma publicação russa de Chersakof et al.,[24] que investigaram o uso da LAPTRAUMA durante a instabilidade hemodinâmica em trauma multissistêmico seja aberto ou fechado. Quase desnecessário dizer que não concordamos com os autores porque não existem trabalhos na literatura mostrando benefício de laparoscopia na hipovolemia e até o próprio pneumoperitônio pode prejudicar ainda mais o quadro clínico do doente politraumatizado. Aproximadamente 20 anos da história da cirurgia laparoscópica, e muito se desenvolveu a partir de protocolos racionais que aboliram o uso indiscriminado da LAPTRAUMA que passou a ter critérios rígidos de aplicação apenas em pacientes selecionados. Quem não conhece a história estará condenado a repetir os mesmo erros do passado. A LAPTRAUMA não pode ser feita em qualquer paciente em qualquer tipo de trauma sem que se considere risco-benefício do método. O pneumoperitônio da laparoscopia tem efeitos adversos[19]. De modo geral, o aumento progressivo da pressão intra-abdominal desencadeia o aumento da pressão endotraqueal, das pressões venosas (PAP, PCP, PVC), dimi-

nuição da PAM e do fluxo portal, diminuição do débito cardíaco da perfusão esplâncnica com significativo aumento da pós-carga (resistência vascular periférica). Isso tudo diminui a oferta de oxigênio ($DO_2$) propiciando o aumento da extração de oxigêncio ($EtO_2$) e consumo de $O_2$ ($VO_2$). Daí a necessidade de se realizar LAPTRAUMA somente em pacientes estáveis é imperativa porque é inadmissível, atualmente, querer somar os efeitos adversos supracitados a um doente chocado, com trauma multissistêmico, já em situação propensa para trombose venosa profunda, onde a rapidez para tratamento definitivo é prioridade. Tal pensamento é primordial ainda que o uso de meias de compressão pneumáticas de insuflação intermitente durante a laparoscopia mostrou reverter os efeitos de diminuição do débito cardíaco com pneumoperitônio de 15 mmHg em cirurgias eletivas[25].

## Laparoscopia no trauma fechado

Publicações sobre laparoscopia no trauma fechado mostraram resultados insatisfatórios[15]. A grande crítica é que o trauma fechado está associado a maior incidência de ferimentos de víscera oca, sobretudo em retroperitônio, relacionado à síndrome do cinto de segurança (pâncreas e duodeno) cujo índice de lesões despercebidas ainda é alto, com alta frequência hematomas retroperitoniais. É por isso que Kawahara et al.,(2009)[15] estabeleceram como critérios de inclusão da laparoscopia o trauma penetrante, caracterizando a conversão para a laparotomia na presença de lesões traumáticas nos chamados "pontos cegos" da cavidade abdominal que são: a) hematoma retroperitonial (zona I, II ou III); b) lesão de grande curvatura e parte posterior do baço; e c) área nua e segmentos 6 e 7 do fígado. Além disso, o intestino delgado foi considerado como critério de conversão para laparotomia a fim de comparar os achados de laparotomia (cirurgia padrão para ferimentos traumáticos intestinais) versus laparoscopia.

É importante salientar que o "correr das alças", de maneira idêntica realizada na cirurgia convencional agora padronizado para a laparoscopia, tanto em estudo experimental como em pacientes politraumatizados, permitiu que lesões de intestino delgado não necessitam mais de conversão para laparotomia[15]. Entretanto, a lesão colônica que envolve retroperitônio (o cólon ascendente e o cólon descendente são retroperitoniais) deve ser ainda considerada como um ponto cego apesar de já haver publicações na literatura realizando-se colectomia laparoscópica na urgência e emergência[26].

Segundo consenso do Colégio Brasileiro dos Cirurgiões (CBC) realizado em 2001[3], a videocirurgia no trauma fechado não tem indicação de rotina, mas pode ser restrita a situações especiais – sendo seguida por laparotomia – e em protocolos em instituições para diagnosticar o índice de lesões despercebidas ("screening"). Entretanto, no Consenso do CBC de 2003, a indicação de laparoscopia no trauma fechado tóraco-abdominal foi ampliada e sugerida em casos de falha de tratamento conservador de órgão parenquimatoso (fígado/baço) em hospitais em que a arteriografia não é disponível e o indivíduo está hemodinamicamente normal, mas apresenta queda persistente do hematócrito e necessidades frequentes de reposição de sangue[3]. A aplicabilidade da LAPTRAUMA em pacientes com trauma de bexiga e naqueles em trauma conservador do fígado com coleção intra-abdominal que necessitaria ser drenada (de modo percutâneo ou por laparotomia) aparece como campo de investigação que pode trazer novas oportunidades de estudo e aplicação no futuro.

Acreditamos que no trauma fechado, a realização da videocirurgia é arriscada pelas seguintes razões: (1) possibilidade de lesão vascular associada e embolia gasosa; (2) hematomas de retroperitônio, que não permitem adequada avaliação laparoscópica; e (3) maior associação com lesões despercebidas.

## Laparoscopia na UTI

Apesar de a LAPTRAUMA ser normalmente realizada sob anestesia geral em centro cirúrgico, alguns cirurgiões com experiência a realizam sob anestesia local e sedação em ambiente de Pronto-Socorro[16], podendo ser feita mesmo em UTI[16] para diagnóstico e drenagem de secreções, além de determinar a necessidade de laparotomia. A indicação da cirurgia minimamente invasiva na UTI tem caráter, sobretudo diagnóstico, principalmente, em pacientes com sepse de etiologia a esclarecer aonde até mesmo a movimentação do paciente ao setor de tomografia poderia ser prejudicial. A possibilidade de realizar laparoscopia a beira de leito para exclusão de isquemia mesentérica, colecistite acalculosa e mesmo perfuração de víscera oca é atrativa, mas dependerá da experiência e preferência do cirurgião.

## Laparoscopia na urgência e emergência não traumática

### Abdome agudo inflamatório

#### Apendicite

A causa mais comum de dor abdominal de importância cirúrgica ainda é a apendicite. Apesar de ter sido desacreditada e não ter tido a relevância merecida quando Semm[5] fez a primeira apendicectomia laparoscópica em 1981, hoje a apendicectomia laparoscópica é a escolha no diagnóstico diferencial de dores do quadrante inferior, sobretudo em pacientes em idade fértil no diagnóstico diferencial de anexites e patologias ginecológicas de diagnóstico incerto. Em especial na apendicite vale lembrar que todos os exames diagnósticos podem ser negativos e o paciente pode ter a patologia já que, independentemente da evolução tecnológica e laparoscópica, o diagnóstico de apendicite ainda continua sendo clínico[27]. Além disso, a apendicectomia laparoscópica é escolha em pacientes obesos onde a cirurgia convencional ainda apresenta maior morbidade relacionada a complicações de infecção de ferida operatória e a laparoscopia promove melhor limpeza da cavidade abdominal. Entretanto, segundo a medicina baseada em evidência, a incidência de abscessos intra-abdominais ainda é maior na apendicectomia laparoscópica o que confere a cirurgia convencional na urgência ser a escolha na maioria dos pacientes exceto os supracitados que se enquadram nas indicações da cirurgia da apendicite de urgência. Veja o Capítulo 58 para maiores detalhes.

## Salpingites, abscesso tubo-ovariano e síndrome de Fitz-Hugh-Curtis

A visualização da cavidade abdominal já permite fazer o diagnóstico de patologias inflamatórias relacionadas a problemas ginecológicos, sobretudo naqueles casos onde existe dúvida no diagnóstico diferencial de patologias como a apendicite aguda. Desta maneira, a aspiração e o envio de material à cultura (pesquisa de bactérias em aerobiose, anaerobiose e fungos), com lavagem da cavidade é de primordial importância na presença de infecção. A peri-hepatite gonocócica conhecida como síndrome de Fitz-Hugh-Curtis, demonstra o achado intra-operatório de várias bridas junto ao fígado e a parede abdominal, permitindo o tratamento com a adesiólise local e esclarecimento do diagnóstico diferencial. A moléstia inflamatório pélvica (MIPA) quando diagnosticada com presença de febre alta, dor à mobilização do colo uterino (sinal de Chandelier) é de tratamento clínico com antibióticos com cobertura para gram positivos, gram negativos e anaeróbios (sobretudo C. trachomatis e N. gonorroeae) nas primeiras 48 horas e, naqueles pacientes sem melhora clínica após esse período ou, também, em pacientes imunodeprimidos, a laparoscopia é alternativa interessante para drenagem de abscessos e coleções, bem como lavagem adequada e efetiva da cavidade e coleta de material para cultura da cavidade peritonial com menor trauma tecidual relacionado. Para outras causas que simulam abdome agudo é importante recorrermos ao Capítulo 56.

## Febre de etiologia incerta

É indicação infrequente de cirurgia laparoscópica, mas pode ser feita, sobretudo na tuberculose intestinal e na brucelose (aumento do baço) pode ser considerado pela avaliação laparoscópica e confirmado posteriormente. Veja o Capítulo 24 para diagnóstico diferencial com outras patologias principais.

## Diverticulite

A doença diverticular dos cólons quando complicada por inflamação, obstrução, perfuração ou sangramento pode ser avaliada por laparoscopia, mas requer técnicas avançadas de cirurgia laparoscópica para a realização de dissecção do retroperitônio e realização de colostomia em alça ou mesmo colostomia a Hartman. Na urgência e emergência a técnica convencional ainda é o padrão. Veja o Capítulo 61 para maiores detalhes.

## Gravidez

As patologias descritas anteriormente também podem ocorrer durante a gravidez. A laparoscopia pode ser indicada durante o primeiro e segundo trimestre (preferencialmente no segundo) e acaba sendo contraindicada no terceiro trimestre devido a incapacidade de haver espaço para se operar pelo crescimento uterino. Atenção especial deve ser voltada para o diagnóstico de apendicite em gestantes porque, à medida que o útero vai crescendo, o apêndice vai subindo ao quadrante abdominal superior. Assim, a dor em hipocôndrio direito em grávidas, simulando cólica biliar deve ser realizado diagnóstico diferencial com apendicite. Veja o Capítulo 73 para maiores detalhes.

## Colecistite aguda

A cirurgia padrão para o tratamento da colelitíase é via laparoscópica. Casos mais graves de complicações até mesmo com síndrome de Mirizzi vem também progressivamente sendo realizados por laparoscopia uma vez que se vence a curva de aprendizado da cirurgia laparoscópica e habitua-se a anatomia bidimensional. Caso haja coledocolitíase, pode ser também realizada a exploração dos ductos biliares via laparoscopia pelo coledocoscópio. Veja o Capítulo 60 para maiores detalhes.

## Abdome agudo obstrutivo

O diagnóstico de obstrução intestinal é clínico e radiológico. Entretanto, naqueles casos que o tratamento clínico não foi suficiente para resolver a obstrução que permanece por mais de 48-72 horas, pode-se realizar tratamento cirúrgico via laparoscopia. Grande distensão abdominal contraindica à cirurgia laparoscópica, bem como início de laparoscopia e visualização de alças intestinais dilatadas. A presença de cirurgias prévias não contraindica a laparoscopia, mas deve-se proceder com cuidado e optar pela técnica de pneumoperitônio aberto (Hasson).

A suspeita de câncer não contraindica a laparoscopia e já existem trabalhos sendo publicados sobre estadiamento feito via laparoscópica auxiliado pelo uso do ultrassom laparoscópico. Veja o Capítulo 62 para maiores detalhes.

## Abdome agudo vascular

A isquemia mesentérica, na maior parte das vezes, resulta de obstrução na artéria mesentérica superior e pode resultar em comprometimento significativo da vascularização da maior parte do jejuno e íleo. Em casos avançados de isquemia mesentérica, a laparoscopia pode ser útil para a decisão de irressecabilidade do intestino e mesmo avaliação da viabilidade intestinal. Em pós-operatório de cirurgia de isquemia mesentérica, em vez de se fazer relaparotomias para avaliação da viabilidade dos intestinos, pode-se proceder à relaparoscopia para revisão da cavidade (caso a primeira cirurgia tenha sido por vídeo). Entretanto, caso a cirurgia inicial tenha sido laparotomia, a relaparotomia seria a melhor escolha. Veja o Capítulo 71 para maiores detalhes.

## Abdome agudo perfurativo

Uma das áreas onde o emprego da videolaparoscopia cresce muito é no abdome agudo perfurativo. Geralmente, a úlcera que perfura é aquela de bulbo duodenal. Em nosso serviço, optamos sempre pelo tratamento cirúrgico porque o tratamento conservador falha em 28% das vezes com taxas de complicação que variam de 30%-50% e elevada mortalidade. Isso é complicado ainda mais porque depois de 48h a peritonite fúngica por cândida torna-se comum e contribui significativamente para morbimortalidade maior do paciente. A grande questão é a decisão se o paciente fará gastrectomia com vagotomia troncular (cirurgia com menor recidiva) ou rafia da úlcera por cirurgia laparoscópica. A gastrectomia exige conhecimentos avançados de laparoscopia e, muitas vezes, é de difícil execução na urgência. Entretanto, naqueles pacientes com perfuração há menos de 12 horas, adultos jovens sem comorbidades, onde a radiografia com contraste hidrossolúvel pode mostrar perfuração bloqueada, a laparoscopia para ráfia de úlcera gástrica ou duodenal torna-se alternativa interessante. Para mais detalhes veja o Capítulo 63.

## Laparoscopia no choque hipovolêmico não traumático

Surpreendentemente, existem trabalhos sendo publicados na literatura, na presença de choque hipovolêmico, durante gestação ectópica rota, na emergência[28].

Ora, os efeitos deletérios do pneumoperitônio da laparoscopia na insuflação de 15 mmHg são conhecidos e ocasionam diminuição do débito cardíaco, do fluxo renal e da perfusão esplâncnica, bem como o aumento na resistência vascular periférica, na pressão venosa central e na pressão capilar pulmonar[19]. Apesar desses trabalhos terem sido publicados no manejo agudo de pacientes com gestação ectópica rota, não se justifica a aplicação da laparoscopia na emergência durante choque hipovolêmico até que outros mecanismos que contrabalanceiem os efeitos deletérios do pneumoperitônio e do próprio choque sejam desenvolvidos. Para mais detalhes veja o Capítulo 72.

## Considerações finais

A laparoscopia na urgência e emergência é factível, em mãos habilitadas, como método diagnóstico naquele paciente hemodinamicamente estável, sendo contraindicada no choque hipovolêmico. Fundamentalmente pode ser utilizada como tratamento definitivo em casos selecionados como apendicectomias, colecistectomias, na rafia de úlcera perfurada e na ressecção segmentar intestinal (divertículo de Meckel ou, ainda, na isquemia mesentérica segmentar) e também permite adequada lavagem da cavidade e drenagem de abscessos acessíveis ao método. Entretanto, a conversão para laparotomia deve ser considerada como uma opção e não uma complicação do procedimento.

Cirurgia de Urgência e Emergência Minimamente Invasiva – Aspectos Diagnósticos e Terapêuticos

## Referências bibliográficas

1. Kelling G. Ueber Oesophagoskopie Gastroskopie und Koelioskopie. Muench Med Wochenschr. 1902;21-24b.

2. Jacobaeus HC. Kurze Ubersicht Uber Meine Erfahrungen mit dea laparoskopie. Muench Med Wochenschr. 1911;38:2017-2019.

3. Kawahara, N. T., Alster, C., and Fontes, B. Videolaparoscopia no Trauma toracoabdominal. In: Poggetti, RS, Fontes, B, and Birolini D., editores. Ed. Cirurgia do Trauma. São Paulo: Editora Roca; 2006. p. 257-263.

4. Veress J. [A needle for the safe use of pheumoperitoneum.]. Gastroenterologia. 1961;96:150-152.

5. Semm K. Endoscopic appendectomy. Endoscopy. 1983;15(2): 59-64.

6. Hasson HM. A modified instrument and method for laparoscopy. Am J Obstet.Gynecol. 1971; 110(6):886-887.

7. Dubois F, Icard P, Berthelot G,Levard H. Coelioscopic cholecystectomy. Preliminary report of 36 cases. Ann.Surg. 1990;211(1):60-62.

8. Bainbridge WS. I. The Intra-abdominal Administration of Oxygen: A Further Contribution, with Reports of Additional Cases. Ann.Surg. 1909;49(3):305-319.

9. Stein A, Stewart WH. Roentgen examination of the abdominal organs following oxygen inflation of the peritoneal cavity. Ann.Surg. 1919;70(1):95-100.

10. Short AR. The uses of Coelioscopy. BMJ. 1925;2:254-255.

11. Ruddock JC. Peritoneoscopy. Surg Gynecol Obst. 1937; 65(623):638.

12. Beling CA. Selection of cases for peritoneoscopy. Arch Surg. 1941;42(5):872-889.

13. Heselson J. A simple method for localizing and removing radio-opaque foreign bodies. S.Afr.Med J. 1955;29(21):491.

14. Kawahara, N. T. Padronização dos procedimentos videolaparoscópicos nos traumas abdominais penetrantes: resultado do estudo em 75 pacientes. São Paulo, tese [doutorado]. São Paulo: Faculdade de Medicina da Universidade de São Paulo (FMUSP).; 1988.

15. Kawahara N.T., Alster C., Fujimura I., Poggetti R.S.,Birolini D. Standard examination system for laparoscopy in penetrating abdominal trauma. J.Trauma. 2009;67(3):589-595.

16. Zantut LF, Ivatury RR, Smith RS, Kawahara NT, Porter JM, Fry WR, et al. Diagnostic and therapeutic laparoscopy for penetrating abdominal trauma: a multicenter experience. J.Trauma. 1997;42(5):825-829.

17. Kawahara N, Zantut LF, Poggetti RS, Fontes B, Bernini C,Birolini D. Laparoscopic treatment of gastric and diaphragmatic injury produced by thoracoabdominal stab wound. J Trauma. 1998 45(3):613-614.

18. Rodrigues OR, Losso LC, Ghefter MC, Imaeda CJ, Biscegli JF, Brito Filomeno LT, et al. Thoracoscopic surgery in Brazil. An overview. J Cardiovasc.Surg (Torino). 1996;37(6 Suppl 1):147-153.

19. Alster, C. Avaliação dos efeitos do pneumoperitônio laparoscópico com dióxido de carbono ou hélio sobre a perfusão esplâncnica: estudo experimental em cães. São Paulo: Faculdade de Medicina da Universidade de São Paulo (FMUSP); 2004.

20. Weigelt JA, Kingman RG. Complications of negative laparotomy for trauma. Am J Surg. 1988;156(6):544-547.

21. Villavicencio RT, Aucar JA. Analysis of laparoscopy in trauma. J.Am.Coll.Surg. 1999;189(1):11-20.

22. Poggetti, R. S., Mori N.D., and Kawahara, N. T. Trauma Abdominal. In: Gama Rodrigues, J. J., Machado, C. C., and Rasslan, S., editores.1 Ed. Clínica Cirúrgica FMUSP. São Paulo: Editora Manole; 2008.p. 1933-1959.

23. Becker HP, Willms A, Schwab R. [Laparoscopy for abdominal trauma]. Chirurg. 2006;77(11):1007-1013.

24. Cherkasov M, Sitnikov V, Sarkisyan B, Degtirev O, Turbin M,Yakuba A. Laparoscopy versus laparotomy in management of abdominal trauma. Surg.Endosc. 2008;22(1):228-231.

25. Bickel A, Loberant N, Bersudsky M, Goldfeld M, Ivry S, Herskovits M,Eitan A. Overcoming reduced hepatic and renal perfusion caused by positive-pressure pneumoperitoneum. Arch.Surg. 2007;142(2):119-124.

26. Champagne B, Stulberg JJ, Fan Z,Delaney CP. The feasibility of laparoscopic colectomy in urgent and emergent settings. Surg Endosc. 2009;23(8):1791-1796.

27. Silen W. Cope's Early Diagnosis of the Acute Abdomen. Ed. 21st ed. New York: Oxford University Press; 2005.

28. Soriano D, Yefet Y, Oelsner G, Goldenberg M, Mashiach S,Seidman DS. Is Operative Laparoscopy Contraindicated in Women with Ectopic Pregnancy and Hypovolemic Shock? J.Am.Assoc.Gynecol.Laparosc. 1996;3(4, Supplement):S47.

109

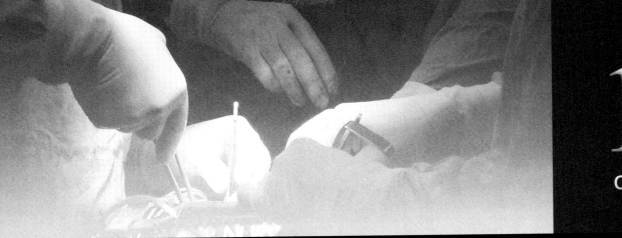

**Valdir Zamboni**

# Alterações hemodinâmicas no pós-operatório

## Introdução

As alterações hemodinâmicas que ocorrem no período pós-operatório estão condicionadas a vários fatores que envolvem a dinâmica intra-operatória, as condições prévias do paciente e evidentemente ao porte e o caráter da operação (urgência ou procedimento eletivo). Todos estes fatores podem causar impacto nas variáveis hemodinâmicas que determinam, em última análise, a perfusão tecidual. Doentes em condições normais hemodinâmicas, no pré-operatório, terão maior probabilidade de se equilibrarem frente as perdas sanguíneas e a resposta metabólica, endócrina à agressão cirúrgica do que pacientes que se encontrem previamente hipovolêmicos, hiperdinâmicos, em sepse ou com fração de ejeção ventricular baixa pela coexistência de cardiopatia ou pneumopatias associadas. Por isso, as intervenções de urgência na vigência de instabilidade circulatória apresentam grande risco de choque e óbito peri-operatório. A falência hemodinâmica ocorre geralmente por conta de sangramentos associados à coagulopatia, acidose e hipotermia e lesão endotelial.Nesta situação há liberação de mediadores de resposta inflamatória por conta do estímulo esteroide que leva a síntese de interleucinas (citocinas), além de outras substâncias vasoativas. As catecolaminas promovem redistribuição de fluxo arterial para territórios considerados nobres (cérebro e circulação cardíaca) e vasoconstricção esplâncnica, renal e de músculos e pele e o estímulo na mácula densa do glomérulo deflagra ativação do sistema renina-angiotensina-aldosterona levando a reabsorção de sódio a água para restauração do intravascular. A acidose reduz à sensibilidade miocárdica a ação de catecolaminas

e causa efeito inotrópico negativo. A coagulopatia de consumo tende a perpetuar o sangramento e leva a falência circulatória. Ações terapêuticas devem ser adotadas para correção dos efeitos fisiopatológicos decorrentes da inadequação circulatória que pode determinar óbito no intra e no pós-operatório imediato.

## Aspectos fisiológicos e fisiopatológicos

A avaliação fisiológica e fisiopatológica do paciente com alteração hemodinâmica deve-se iniciar obrigatoriamente pelo conhecimento do transporte de oxigênio. A oferta de oxigênio para os tecidos ($DO_2$) pode ser calculada a partir das fórmulas a seguir, onde $CaO_2$ (mL%) é o conteúdo de oxigênio do sangue arterial e DC (L/min) é o débito cardíaco:

$$DO_2 = CaO_2 \times DC \times 10$$
$$CaO_2 = 1,34 \times Hb \times SatO_2 + 0,0031 \times PaO^2$$

Pela fórmula anterior, depreende-se que a $DO_2$ está na dependência direta de uma boa oxigenação sanguínea. Mas não basta somente um sangue bem oxigenado, é necessário que este sangue circule em quantidades adequadas, distribuindo-se para todas as células. Isso vai depender do débito cardíaco, que por sua vez, é determinado pelo produto do volume sistólico pela frequência cardíaca (DC = VS × FC).

A frequência cardíaca, com raras exceções, não deve ser manuseada no estado de choque, porque, na maioria das vezes, ela é simplesmente um reflexo do mecanismo compensatório neuro-humoral. O volume sistólico, por sua vez, é dependente da pré-carga, que é a capacidade de estiramento da fibra cardíaca no seu estado de relaxamento; da contratilidade cardíaca, que representa a capacidade de contração das fibras miocárdicas; e, finalmente, da pós-carga, que representa a força contrária à ejeção ventricular.

Na hipovolemia, o distúrbio hemodinâmico primário ocorre na pré-carga. A avaliação da pré-carga à beira do leito tem sido problemática, pois, com a tecnologia atual, não se consegue medir com exatidão os seus valores. Do ponto de vista clínico, utilizam-se as pressões de enchimento das câmaras cardíacas, em sua fase de relaxamento máximo. Isso pode levar a erros importantes se os valores mensurados não forem corretamente interpretados dentro de todo um contexto fisiopatológico e clínico.

## Classificação

As alterações hemodinâmicas podem ser subclassificadas em dois tipos: hemorrágicas e não hemorrágicas. Pode apresentar hemorragias aparentes por sangramentos cirúrgicos, hematomas e dissecções extensas intra-operatórias. Porém, o sangramento pode não se exteriorizar devido à compartimentalização do sangue em cavidades (torácica, abdominal, retroperitonial, pelve) ou para o trato gastrointestinal.

A não hemorrágica ocorre em uma série de estados patológicos, sendo caracterizado por síndrome distributiva geralmente associada à falha ventricular, hipertensão ou shunt pulmonar, quadro neurogênico ou séptico.

## Fisiopatologia das alterações hemodinâmicas relativas aos estados de hipoperfusão no pós-operatório

Estes mecanismos estão ainda mal esclarecidos, mas sabe-se que podem se estabelecer mesmo quando o doente parece relativamente estável. Parecem resultar do choque grave ou persistente, quando a intensa vasoconstricção mantida pelos mecanismos compensatórios provoca perfusão inadequada de vários órgãos (que não o coração e o SNC), causando a sua disfunção. No agravamento do choque tem particular importância à disfunção do trato gastrointestinal (TGI), do fígado, do rim e as alterações inflamatórias e metabólicas multiorgânicas. Todos eles, alterando o DC e/ou a RVP, acabam por reduzir ainda mais a pressão arterial, agravando a hipoperfusão. De fato, ao condicionarem uma acentuação da queda da pressão arterial, são responsáveis pelo agravamento do choque, situação que pode chegar ao estado da irreversibilidade.

A hipoperfusão *renal* prolongada pode condicionar o desenvolvimento de insuficiência renal aguda. Esta se caracteriza por desequilíbrios eletrolíticos e metabólicos que podem originar arritmias e insuficiências cardíacas,

redução do tônus venosos (diminuindo a pré-carga) e do tônus arteriolar (reduzindo a Resistência Vascular Periférica). Este último aspecto é também responsável pelo desenvolvimento de edema, já que condiciona um aumento da pressão hidrostática capilar.

O *trato gastrointestinal* e o *fígado* possuem uma ação sinérgica no agravamento do choque. A hipoperfusão entérica ocasiona a perda da sua função de barreira o que, associado à proliferação da flora intestinal, favorece a passagem de bactérias e de toxinas para o sistema porta. Por sua vez, a hipoperfusão hepática justifica a perda da sua função de órgão depurador. Em conjunto, a disfunção destes dois órgãos condiciona a acumulação de bactérias e toxinas na corrente sistêmica, podendo eventualmente levar a um quadro de sepse.

As alterações sistêmicas que contribuem para a acentuação da hipoperfusão são fundamentalmente duas: produção de metabolitos ácidos e libertação de mediadores inflamatórios. A hipóxia mantida condiciona a inibição da fosforilação oxidativa, favorecendo-se a glicólise anaeróbia, da qual resulta a formação de metabolitos ácidos, como o ácido láctico.

A libertação de mediadores inflamatórios pode ser explicada pela acumulação de toxinas e bactérias na corrente sanguínea, secundária à falência do sistema hepato-intestinal, ou pela lesão celular induzida pela própria hipoperfusão. No agravamento do estado hipodinâmico, os efeitos da liberação de mediadores inflamatórios resultam, sobretudo, da alteração das características funcionais e estruturais da microcirculação: vasodilatação, aumento da permeabilidade vascular e recrutamento de células inflamatórias (neutrófilos, macrófagos e plaquetas). A vasodilatação provoca diminuição da resistência vascular periférica, enquanto que o aumento da permeabilidade vascular condiciona extravasamento de líquido, com a consequente diminuição do volume circulante (e da pré-carga) e aumento do volume intersticial. Este último aspecto repercutirá na dificuldade da difusão de oxigênio e nutrientes entre o sangue e as células. Por seu lado, o recrutamento de células inflamatórias parece fortemente implicado na gênese da lesão celular. De fato, a marginação dos neutrófilos ativados na microcirculação é um achado patológico comum no choque, provocando lesão secundária à libertação de radicais livres de oxigênio e proteases potencialmente citotóxicas. Na sepse, também o coração é afetado diretamente, através da libertação endógena de um fator depressor do miocárdio.

## Fisopatologia dos estados de baixo débito secundários a patologias cardíacas

Pode ser secundário a patologias que provocam *falência da bomba*, como o infarto agudo do miocárdio (IAM), a miocardite aguda ou descompensação da insuficiência cardíaca (IC), ou a *causas mecânicas* que comprometem a função ventricular, doença valvular aguda, ruptura de cordas tendinosas ou do septo interventricular. A causa mais frequente é o infarto agudo do miocárdio e a mortalidade, apesar de adequado tratamento, é elevada (70%).

Para classificá-lo como sendo cardiogênico devem estar reunidos critérios clínicos e hemodinâmicos que caracterizam esta etiologia.

Para o *diagnóstico clínico*, além da hipotensão, devem estar presentes sinais de hipoperfusão tecidular como a oligúria, as extremidades frias, cianose e alterações da consciência. Estes sinais, geralmente, persistem apesar da tentativa de correção de outros possíveis fatores precipitantes reversíveis (como a hipovolemia, arritmias, hipóxia e acidose). Os *critérios hemodinâmicos* do choque cardiogênico são a hipotensão sustentada (PA sistólica < 90 mmHg durante pelo menos 30 minutos) e o índice cardíaco diminuído (< 1,8 l/min/m2) na presença de pressão de encravamento pulmonar (PCWP) elevada (> 18 mmHg). A função diastólica está comprometida pela redução da complacência ventricular induzida pela isquemia, o que se traduz por aumento das pressões de enchimento do VE com a possibilidade de edema pulmonar e hipóxia (mais uma vez agravando a isquemia em curso). A disfunção sistólica com diminuição do débito cardíaco é responsável por uma situação de hipoperfusão tecidual com hipóxia celular, a qual condiciona acidose intracelular por favorecer a glicólise anaeróbica. A menor produção de energia por estas vias metabólicas alternativas vai levar à falência dos sistemas de transporte contra-gradiente da membrana celular (por exemplo, a bomba de $Na^+$) com diminuição do gradiente transmembrana. Assim, haverá acumulo intracelular de ions $Na^+$ e $Ca^{2+}$, com o consequente edema celular. Como foi referido anteriormente, quando a isquemia é prolongada estas alterações tornam-se irreversíveis e há necrose celular e, por ação dos mediadores inflamatórios e estresse oxidativo uma onda de apoptose (morte celular programada) é criada na área peri-infarte, aumentando a extensão da perda de miócitos.

Estas alterações celulares vão ter uma tradução hemodinâmica com desvio para a direita das curvas pressão-volume devido à disfunção sistólica. Há uma redução do DC com aumento do volume telediastólico do VE já que vai ser ejetado um menor volume em cada ciclo. Para compensar a redução do DC, a curva pressão-volume diastólica também se desloca para a direita com diminuição da complacência diastólica e aumento das pressões telediastólicas. A tentativa de manter o DC por este mecanismo tem como consequência um aumento das pressões de enchimento ventricular com aumento do consumo de $O_2$ e edema pulmonar.

Existe, portanto um ciclo vicioso em que a isquemia miocárdica é potenciada quer pela redução da perfusão miocárdica secundária à hipotensão e taquicardia, quer pelas maiores pressões de enchimento com aumento do estresse da parede e elevação do consumo de $O_2$. A ativação do sistema simpático, para além de aumentar a frequência cardíaca e a contractilidade miocárdica com aumento do consumo de $O_2$, tem efeitos renais promovendo a retenção de água e sódio com aumento da pré-carga e das pressões telediastólicas do VE, favorecendo a congestão venosa pulmonar.

## Outras causas de alterações hemodinâmicas no pós-operatório

Qualquer causa de aumento da pressão intratorácica (Poe exemplo, pneumotórax hipertensivo, ventilação mecânica com pressões positivas) ou intrapericárdica (tamponamento cardíaco) pode, em condições extremas, levar à compressão das câmaras cardíacas e a um aumento das pressões telediastólicas, com redução significativa do DC e originando um estado de hipoperfusão A *embolia pulmonar* provoca uma obstrução aguda à câmara de saída do VD e diminuição do enchimento do VE levando a insuficiência cardíaca direita aguda e diminuição do débito cardíaco, com possibilidade de falência circulatória. Pacientes com contusão pulmonar grave bilateral podem apresentar falência hemodinâmica em 20% dos casos.

A sepse resulta da resposta sistêmica a uma infecção grave. É uma situação mais frequente nos idosos, imunodeprimidos ou nos doentes sujeitos a procedimentos invasivos. As infecções gastrointestinais, urinárias e pulmonares são as mais comuns e a resposta global do organismo bem como o quadro sintomático são independentes do tipo de agente envolvido. As toxinas dos micro-organismos conduzem à libertação de citocinas pelos macrófagos teciduais, incluindo a IL-1; TNF e a síntese de NO pela NO-síntase induzível. Há, igualmente, aumento da expressão do fator tecidual e deposição de fibrina, podendo sobrevir coagulação intravascular disseminada. Pode haver, também, libertação endógena de um mediador designado por *fator depressor do miocárdio* (FDM), que deprime diretamente a atividade cardíaca, conforme já comentado.

Em termos hemodinâmicos, ocorrem dois padrões típicos de alterações no choque séptico: a resposta hiperdinâmica ou precoce e a resposta hiperdinâmica ou tardia.

### Resposta hiperdinâmica

Caracteriza-se por taquicardia, DC normal ou elevado, vasodilatação periférica, diminuição da resistência vascular pulmonar, diminuição do fluxo visceral (por vasoconstrição esplâncnica) e aumento da capacitância venosa (o que diminui o retorno venoso). Os mediadores inflamatórios vão condicionar, também, aumento da permeabilidade vascular (com perda contínua do volume intravascular) e comprometimento da contratilidade miocárdica.

### Resposta hipodinâmica

À medida que a sepse evolui, instala-se a vasoconstricção e diminuição do DC, apesar da taquicardia (por disfunção do VE). O doente torna-se taquipneico, febril, prostrado, com sudorese e os membros ficam frios e cianóticos. A oligúria e insuficiência renal, bem como a hipotermia são outros eventos do quadro em uma fase mais avançada.

O hipoperfusão que se instala na insuficiência suprarrenal relaciona-se com a incapacidade do doente em produzir hormônios de estresse, principalmente o cortisol. Caracteriza-se por redução da resistência vascular sistêmica, do volume circulante e do DC. O diagnóstico definitivo pode ser estabelecido com o teste de estimulação com o ACTH.

## Reposição volêmica

Os objetivos do tratamento através da reposição volêmica são: restaurar a perfusão tecidual com a consequente recuperação do metabolismo oxidativo, correção da hipovolemia absoluta/relativa, melhora do débito cardíaco através do aumento da pré-carga. Obviamente, tais objetivos são interdependentes, sendo que a recuperação da volemia leva imediatamente à melhora do débito cardíaco e normalização da perfusão tecidual. No entanto, devido à síndrome de resposta inflamatória que se instala no doente com falência hemodinâmica, haverá inevitavelmente alterações da permeabilidade de membranas e extravasamento de qualquer tipo de fluido utilizado para reanimação e expansão do volume.

## Tratamento e monitorização

Atualmente, muita discussão tem se desenvolvido em torno da reposição volêmica antes da interrupção da fonte de sangramento. Alguns autores advogam que se isso for feito imediata e vigorosamente, a melhora do quadro hemodinâmico do paciente fará com que haja aumento do sangramento que associado a circunstância de indisponibilidade imediata de controle de sangramento possa haver aumento de mortalidade. Estes mesmos autores, acreditam que a reposição volêmica só deve ser iniciada após a interrupção da fonte de sangramento, o que só é possível, na maioria das vezes, por profissional qualificado e dentro do ambiente hospitalar, e mesmo, mais especificamente, dentro do bloco cirúrgico, causando dificuldades operacionais importantes. O tratamento da hipovolemia inicia-se, obrigatoriamente, através da instalação de acessos vasculares que possibilitem a administração de volume de forma adequada.

As vias de acesso vascular de eleição são as veias superficiais dos membros superiores. Somente na impossibilidade destas é que se faz a opção por outros acessos vasculares, que, em geral, são de maior complexidade. Um acesso vascular frequentemente esquecido é a punção da veia femoral. Somente na impossibilidade de obtenção de acessos vasculares pelas vias expostas anteriormente é que se deve partir para acessos alternativos, sejam eles punções de veias centrais (jugular ou subclávia) ou dissecções de veias profundas (cefálica, basílica ou safena magna). Nesta opção, deve prevalecer a maior experiência do profissional que está realizando o procedimento. Seja

qual for o acesso, deve-se ter em mente que os acessos curtos e de grosso calibre permitem administração de volumes grandes de fluidos em menos tempo.

As variáveis da pequena circulação como, pressão encunhada do capilar pulmonar, resistência vascular pulmonar e sistêmica, índice e débito cardíaco e de oferta e consumo de oxigênio podem ser medidas por emprego contínuo do cateter da artéria pulmonar, que ainda é o método considerado *gold standard* para diagnósticos mais refinados dos principais distúrbios hemodinâmicos, embora para muitos médicos e intensivistas avaliação a beira do leito do paciente pode suficiente e satisfatória. Duas complicações da reposição volêmica, que independem do fluido administrado, devem ser aqui mencionadas. A hipotermia é uma complicação grave da reposição volêmica maciça, quando o cuidado no aquecimento dos fluidos é negligenciado, sendo responsável por uma série de problemas, tais como: distúrbios da coagulação do sangue, principalmente relacionados ao funcionamento das plaquetas; aumento da viscosidade do sangue, reduzindo a perfusão dos pequenos vasos; redução do metabolismo dos diversos sistemas; desvio da curva de dissociação da oxi-hemoglobina para a esquerda, dificultando o fornecimento de oxigênio para os tecidos; interferência com o metabolismo do citrato e do lactato; arritmias cardíacas potencialmente fatais e refratárias etc. Tudo isto pode ser evitado aquecendo-se as soluções desde o início da ressuscitação volêmica, e também tendo o cuidado de manter o paciente sempre aquecido. O tratamento desta complicação é muito difícil e a melhor prática é a sua profilaxia. Outro problema cada vez mais atual é a reposição volêmica realizada em pacientes em que a fonte do sangramento ainda não foi controlada, o que já foi discutido anteriormente. Fora essas complicações, podem ocorrer edema pulmonar devido a uma reposição excessiva, assim como coagulopatia diluicional.

## Formas de monitorização da reposição volêmica

Seja qual variável utilizada para se determinar a continuidade do tratamento de reposição de volume, o importante é determinar se o paciente se encontra na fase ascendente da curva de Frank-Starling (fase volume-responsiva).

Os parâmetros hemodinâmicos tradicionalmente utilizados para se avaliar volemia (pressão venosa central, frequência cardíaca, pressão artérial) sofrem influência de diversos valores externos como pressão intratorácica, alterações na complacência ventricular etc. Dessa forma, os trabalhos mais recentes não demonstram boa sensibilidade ou especificidade desses parâmetros para avaliação da volemia.

As variáveis da pequena e grande circulação como, pressão encunhada do capilar pulmonar, resistência vascular pulmonar e sistêmica, índice e débito cardíaco, variáveis de oferta e consumo de oxigênio podem ser medidas por emprego contínuo do cateter da artéria pulmonar que requer acesso central e posicionamento de cateter específico na raiz da artéria pulmonar. Se aceita que a análise destas variáveis ainda é o padrão ouro na avaliação da reposição da volemia, principalmente em pacientes idosos, cardiopatas e pneumopatas.

Atualmente, há uma tendência a se valorizar dados hemodinâmicos ditos dinâmicos (variáveis que se alteram com a respiração como a variação da PVC – DELTA PVC – ou a variação da pressão de pulso – DELTA Pp). Tais dados, predizem a resposta volêmica com melhor sensibilidade e especificidade que os dados estáticos.

O DELTA PVC é medido com o paciente respirando espontaneamente e se observa a variação da PVC com a respiração. Variações maiores que 1 mmHg predizem resposta a volume com 84% de valor preditivo positivo e 93% de valor preditivo negativo.

O DELTA Pp é medido em pacientes com choque séptico em ventilação positiva em volume controlado (Vt 8-12 ml/kg, PEEP 7 sem arritmias importantes que variem o volume sistólico) na curva de pressão arterial invasiva. Caso o cálculo seja maior que 13%, o paciente responderá à prova de volume com uma sensibilidade de 94% e especificidade de 97%.

$$DPp\% = 100 \times (Ppmax - Ppmin)/[(Ppmax + Ppmin)/^2]$$

## Tipos de solução para reposição volêmica

### Cristaloides

Os cristaloides contêm água e eletrólitos em concentrações variáveis, podendo ser hipotônicos, isotônicos ou hipertônicos em relação ao plasma. São os fluidos mais frequentemente utilizados na ressuscitação volêmica de pacientes graves, e existem vários trabalhos que demonstram a sua eficácia neste contexto. Os principais exemplos são o ringer lactato e o soro fisiológico. Por causa do pequeno tamanho de suas moléculas, as soluções cristaloides cruzam livre e rapidamente o endotélio vascular, equilibrando-se em poucos minutos com o líquido extravascular. Isso pode levar a um rápido acúmulo de líquidos no espaço intersticial. Também, por causa do rápido extravasamento do fluido para o extravascular, seus efeitos hemodinâmicos máximos acontecem imediatamente após a infusão, e perduram por pouco tempo, não produzindo efeitos duradouros sobre o sistema cardiovascular, exigindo novas infusões para a manutenção do efeito hemodinâmico inicial. Existem estudos que demonstram que menos de 20% do ringer lactato permanecem no espaço intravascular cerca de duas horas após o término da sua infusão.

De maneira geral, as soluções cristaloides são seguras, atóxicas, não reagentes, baratas e prontamente disponíveis. As complicações frequentemente descritas incluem aquelas relacionadas à ressuscitação incompleta, como choque progressivo, insuficiência renal aguda etc., pois os pacientes podem precisar de quantidades muito grandes de fluidos. Outra complicação é o acúmulo de líquido no espaço intersticial, conforme citado anteriormente, dando a impressão para um profissional menos experiente que a necessidade de líquidos já foi contemplada. Existe muita discussão na literatura se este edema excessivo é ou não prejudicial para os pacientes. A diluição das proteínas plasmáticas, com queda importante da pressão coloidosmótica, é uma complicação conhecida do uso de cristaloides, e pode contribuir para o edema periférico. Concomitantemente, em pacientes com choque hemorrágico, a reposição volêmica pode levar a uma diluição das proteínas participantes da cascata de coagulação, responsabilizando-se pela perpetuação de distúrbios hemorrágicos. Complicações específicas de cada solução, como o aparecimento ou agravamento da acidose hiperclorêmica quando se usa soro fisiológico podem ocorrer apesar de sua repercussão clínica ainda é desconhecida. A simples presença ou a persistência destes distúrbios em pacientes ressuscitados com grandes volumes de infusão não podem ser explicadas como sendo apenas secundárias ao uso de cristaloides, e outras causas devem ser averiguadas, com especial atenção para a reposição volêmica incompleta com persistência de um déficit perfusional.

### Coloides

A albumina é a principal proteína no soro e responde por 80% da pressão coloidosmótica do plasma, sendo esta sua principal função no organismo. Tem, ainda, importante papel como proteína transportadora de inúmeras substâncias incluindo drogas, hormônios etc.; possui também capacidade de atuar como removedor de radicais livres, podendo limitar o processo lesivo da peroxidação dos lipídeos. As soluções de albumina são extraídas do plasma humano e processadas com a finalidade de inativação de vírus, não havendo risco de transmissão de doenças infecto-contagiosas com o seu uso. É apresentada em solução de 5%, 20% e 25%. Deve-se lembrar que no plasma humano a albumina se encontra em solução a 5%, e que reposições com soluções acima de 5% induzirão a transferência de líquido do espaço extra para o intravascular, existindo então a necessidade de se repor líquido para completar este espaço. A albumina administrada distribui-se inicialmente para o espaço intravascular, mas sofre redistribuição progressiva para o espaço intersticial. Sua meia-vida no espaço intravascular é de 16 horas, muito maior, portanto, que a das soluções cristaloides. Atualmente, diversas críticas têm surgido em relação ao uso da albumina como solução coloide de expansão volêmica, incluindo o seu elevado custo em relação às soluções cristaloides e, também, à falta de estudos que comprovem maior taxa de sobrevida com a sua utilização. Além disso, existem relatos de piora da função respiratória quando se utiliza albumina na ressuscitação, mas isso não é unânime em todos os trabalhos que a compararam com cristaloides. Contudo, é inequívoco que reanimações feitas com soluções coloides necessitam de menor quantidade de fluidos, estão relacionadas com um menor ganho de peso durante a ressuscitação e podem ser feitas em um menor intervalo de tempo. A ocorrência de reações alérgicas é muito rara com o uso de albumina.

O hidroxietilamido é um termo utilizado para descrever uma classe de moléculas sintéticas semelhantes ao glicogênio. Estas soluções contêm partículas de vários pesos moleculares, resultando em misturas muito heterogêneas, mas que são designadas por seu peso molecular médio. O hetamido foi produzido a partir de uma modificação da amilopectina submetida à hidroxilação, o que permite uma maior resistência à degradação pela amilase, aumentando sua meia-vida no plasma. O volume intravascular aumenta mais que a quantidade infundida, visto que a pressão coloidosmótica é alta e retira líquido do interstício. Sua permanência no intravascular é muito mais duradoura que a dos cristaloides, podendo perdurar por até 24 horas. Em inúmeros trabalhos clínicos o hetamido mostrou-se tão eficiente quanto a albumina, ou até mesmo superior a ela. O fabricante recomenda uma dose-teto diária de até 20 ml/kg, mas em inúmeros estudos esta quantidade foi ultrapassada sem que tenham sido observadas complicações clínicas relevantes. Mais recentemente, novas modificações na fórmula do hetamido levaram ao aparecimento do pentamido, uma solução com peso molecular mais baixo, com um tamanho de partículas em solução mais homogênea e menor substituição com hidroxietilamido. Estas mudanças levam a uma excreção mais rápida e homogênea, a uma geração de maior pressão coloidosmótica, levando a um aumento proporcionalmente maior da volemia (cerca de 1,5 vezes o volume infundido ). No entanto, há menor duração do efeito hemodinâmico (em torno de 12 horas). O pentamido é apresentado como solução a 10%. O principal problema potencialmente relacionado com a infusão de hetamido é o desenvolvimento de coagulopatia. Em vários estudos clínicos demonstrou-se a associação de sua infusão com o aparecimento ou agravamento de distúrbios da coagulação sanguínea, sem, contudo estar relacionado a sangramento clinicamente evidente. Quando se utilizam as doses preconizadas pelo fabricante, raramente observa-se o aparecimento de coagulopatias. A anafilaxia é um fenômeno raro, ocorrendo em menos que 0,085% das infusões. Com frequência, aumentos nos níveis séricos da amilase têm sido relatados, podendo atingir até o triplo dos valores de referência, sem, no entanto ter-se observado quaisquer alterações na função pancreática. O pentamido apresenta os mesmos efeitos indesejáveis que o hetamido, mas parece interferir menos nos parâmetros da coagulação que o segundo.

Os dextrans são misturas de polímeros de glicose de vários tamanhos e pesos moleculares produzidos por bactérias em meio contendo sacarose. Seu peso molecular pode variar muito, mas os dextrans mais usados na prática médica apresentam peso molecular médio de 40 mil daltons (Dextran-40), comercialmente disponível em solução a 10%, ou 70 mil (Dextran-70), comercialmente disponível em solução a 6%. A expansão e a duração do efeito dos dextrans variam de acordo com o peso molecular médio e a velocidade de sua eliminação no plasma. As moléculas menores são rapidamente filtradas pelo glomérulo e podem determinar diurese leve. As moléculas maiores ficam armazenadas nos hepatócitos e células do tecido retículo-endotelial, sem qualquer toxicidade, e são finalmente metabolizadas a $CO_2$ e água. O maior peso molecular do dextran-70 leva à excreção mais lenta, determinando expansão de volume mais prolongada, sendo esta a solução preferida quando o objetivo é a expansão de volume. Em um trabalho clínico, a infusão de um litro de dextran-70 levou a um aumento do volume plasmático de 790 mL, o que foi comparável com o hetamido a 6% e superior a albumina a 5%. A expansão volêmica com dextran-40 a 10% é ainda mais potente que com o dextran-70, visto que o primeiro é mais hiperoncótico que o segundo; contudo, tal expansão dura muito menos tempo, pois sua excreção é mais rápida. O volume de expansão é cerca de 1,5 vezes o volume infundido, mas a duração é máxima ao final da expansão, e não ultrapassa 1,5 hora após o término da infusão. Ambos, mas em muito maior grau o dextran-40, reduz a viscosidade do sangue, o que pode facilitar o fluxo sanguíneo periférico em pacientes com choque circulatório. A infusão de dextrans pode estar relacionada a vários problemas potencialmente sérios. Moléculas de dextrans podem se depositar nos túbulos renais, principalmente em pacientes hipovolêmicos e com disfunção renal prévia, com reabsorção ativa de água nos túbulos, levando à insuficiência renal aguda. Isso é muito mais frequente com o dextran-40, sendo o dextran-70 a esta complicação. Reações anafiláticas e anafilactoides podem ocorrer e são descritas em 0,03% a 5% dos casos. Ambas as soluções produzem defeito na coagulação, que é dose-dependente e de origem multifatorial, mas está principalmente relacionado com diminuições da adesividade e agregação plaquetárias, sendo mais frequentemente observado com o dextran-70. Para se evitar esta complicação, deve-se limitar a infusão dos dextrans a não mais que 20mL/kg/dia. Outros problemas também relatados com o uso de dextrans são a interferência com as provas cruzadas de tipagem sanguínea e dificuldades para dosar a glicemia.

Gelatinas são polipeptídeos derivados do colágeno bovino e modificados. Apresentam pesos moleculares de aproximadamente 35 mil, o que leva à rápida eliminação renal de um grande porcentual das soluções e a um tempo de permanência no espaço intravascular muito curto, com meia vida de 2,5 horas. A mais importante toxidade relacionada com as gelatinas são as reações anafilactoides, ou até mesmo reações anafiláticas, cuja incidência é estimada em 0,146%. A rápida infusão desta solução está relacionada com à liberação de histamina em alguns pacientes. Elas ainda podem causar redução dos níveis séricos de fibronectina, mas a importância clínica disto não é clara.

O plasma fresco congelado (PFC) é a porção líquida de uma unidade de sangue, que foi centrifugada e rapidamente congelada com o intuito de se preservar as proteínas da coagulação. Deve ser usado com o propósito único de repor fatores de coagulação, em pacientes que estejam clinicamente sangrando e, de forma ideal, guiado pelo coagulograma (exceção feita a pacientes em choque sob reposição maciça e que estejam sangrando patologicamente). A utilização de PFC para reposição volêmica ou como suplemento nutritivo é uma prática condenável.

As plaquetas são preparadas a partir de uma unidade de sangue doada e separadas por centrifugação. O armazenamento correto é fundamental para manutenção de suas funções hemostáticas plenas, necessitando serem conservadas entre 22 °C e 24 °C e sob agitação contínua; mesmo assim, não duram mais que cinco dias. Assim como o PFC, o concentrado de plaquetas (CP) não deve ser usado de forma profilática ou a partir de fórmulas fixas. Deve ser utilizado somente em pacientes que apresentam plaquetopenia com a presença de sangramento microvascular. Em geral, para cada unidade de concentrado de hemáceas transfundido em situação de politransfusão, infunde-se uma unidade de plaqueta e uma unidade de crioprecipitado. O objetivo, de forma geral, é manter uma contagem de plaquetas entre 50.000 e 75.000/mm$^3$.

## Drogas vasoativas

Quando a reposição volêmica não restaura adequadamente a pressão arterial, o uso de drogas vasoativas faz-se necessário.

### Vasoconstritores

*Adrenalina*: catecolamina agonista alfa-l, alfa-2, beta-l e beta-2, indicada no choque anafilático e, às vezes, no cardiogênico. Envolve vários efeitos indesejáveis como taquiarritmias, vasoconstricção renal e aumento do consumo de O$_2$.

- **Dopamina:** catecolamina ativadora de receptores alfa l, beta l e dopaminérgicos. Determina vasoconstrição nos órgãos não vitais e dilatação do leito renal e coronariano, além de atividade inotropica positiva sem atividade cronotrópica. Estes efeitos seletivos são dose dependente, isto é, de 2-5 µg/kg/min há aumento do fluxo sanguíneo renal e coronariano e de 5-10 µg/kg/min inotropismo. Doses maiores aumentam a frequência cardíaca e contraem os vasos renais. Deve ser diluída em soro, na proporção de 200 mg/500 ml e administrada gota a gota. Soluções alcalinas causam a sua inativação.
  - Os efeitos colaterais (hiperatividade adrenérgica) podem ser rapidamente abolidos pela redução da velocidade ou pela interrupção da infusão (curta meia-vida). O extravasamento causa necrose isquêmica do tecido perivascular.
- **Dobutamina:** catecolamina sintética com inotropismo sem alterar o cronotropismo. Promove aumento do fluxo urinário através da melhora do débito cardíaco. Por não ativar receptor alfa l não mantém a pressão arterial, podendo inclusive reduzir a pressão diastólica, o que

exige a sua suspensão se o paciente se tomar hipotenso. A dose é de 2,5-10 µg/kg/min, e as características farmacocinéticas são semelhantes as da dopamina.

- **Metaraminol:** adrenérgico de ação mista que tem efeitos sobre o coração, vasos e rins semelhantes aos da noradrenalina. A dose inicial é de 1 µg/min podendo ser alterada na dependência do efeito pressórico desejado.
- **Fenilefrina:** agonista alfa-l puro, que causa vasoconstricção intensa com bradicardia reflexa, a dose é de 20-200 µg/min.

### Vasodilatadores

Úteis nos pacientes com insuficiência ventricular esquerda grave reduzem a pré e/ou pós-carga, o que atenua a congestão pulmonar e reduz o trabalho cardíaco. Indicados também para reduzir o espasmo arterial da hiperatividade simpática, que ocasionalmente persiste após a reposição volêmica, impedindo a normalização da perfusão tecidual.

- **Nitroprussiato de sódio:** vasodilatador com ação direta no músculo liso arteriolar e venular. A redução da resistência periférica facilita a ejeção ventricular esquerda, aumentando o débito em tomo de 30% e reduzindo a pressão capilar pulmonar. Pacientes chocados com baixo débito, resistência periférica aumentada e refratariedade aos agentes inotrópicos positivos, podem responder bem ao nitroprussiato, melhorando da função ventricular, a perfusão tecidual e o débito urinário. A dose é de 1 µg/kg/min após a diluição de 1 ampola de 50 mg em 500 ml de solução de glicose 5%. O frasco e o equipo devem ser protegidos da luz. Utilização deve ser monitorada com cuidado, especialmente comportamento da pressão sanguínea.

### Cardiotônicos e antiarrítmicos

Na alteração cardiogênica ou quando ocorre falência cardíaca secundária ao choque, surge a necessidade de se administrar drogas que restaurem a função miocárdica, como:

- **Glicosídeos digitálicos:** são drogas com ação inotrópica positiva indicada quando há redução severa da capacidade contrátil do miocárdio. A dosagem varia com o caso, sendo baseada no grau de redução da frequência cardíaca e nas alterações eletrocardiográficas de intoxicação.
  - Na emergência o mais indicado é Lanatosideo C, por ser mais potente e ter ação e eliminação mais rápida que os outros. A dose total média de digitalização varia de 0,022 a 0,044 mg/kg; desta 25%-50% deve ser lentamente injetada na veia. Após uma hora mais 25% e assim por diante até a obtenção do efeito desejado. São indispensáveis na digitalização rápida o conhecimento da potassemia e monitoração eletrocardiográfica. São drogas de baixo índice terapêutico e de elevado potencial tóxico.

- **Glucagon**: é um polipeptídeo com atividade cardioestimuladora, sem efeito arritmogênico, que usado com digital potencializa o inotropismo positivo deste, através da redução da potassemia. Promove aumento do débito urinário, da excreção de sódio, da pressão arterial e redução da pressão venosa, o que o torna importante no choque cardiogênico.

  A dose é de 50 µg/kg EV, e pode ser repetida após 30 minutos. Além do custo elevado, induzem vômito e hiperglicemia.

- **Gluconato de Cálcio**: indicado quando as ações deletérias da hiperpotassemia, sobre o miocárdio, se evidenciam. A dose é de 10-20 ml/kg EV lentamente, em solução a 10%.

- **Antiarrítmicos**: a lidocaína está indicada na terapêutica de arrítmias no choque na dose de 1 a 2 mg/kg na forma de "bolus" ou 40 a 80 µg/kg/min.

## Anticoagulantes

Deve uso restrito à fase inicial de CIVD, a heparina é contraindicada nas fases tardias devido ao risco de desenvolvimento de coagulopatia de consumo. A dose é de 250 UI/kg EV e pode ser repetida após quatro horas.

## Diuréticos

Hipotensão e baixa perfusão representam riscos aos rins embora cães e gatos apresentem grande resistência à isquemia renal. A normalização da volemia, geralmente, normaliza o débito urinário. Em situações onde o quadro de oligúria persiste após reposição volêmica drogas diuréticas podem ser úteis.

- **Manitol**: exibe vários efeitos benéficos, no paciente em choque, aumenta o volume circulante, retém água dentro do néfron proximal, aumenta fluxo sanguíneo renal, reduz edema das células epiteliais tubulares, restabelece filtração glomerular. A dose é de 1-3 g/Kg gotejada rapidamente.

- **Furosemida**: indicado quando o manitol não restabeleceu a diurese no prazo de uma hora de infusão e não há sinais de necrose tubular. Usar na dose de 2 mg/kg EV. Indicado também quando há risco, ou já se instalou edema pulmonar agudo; neste caso a dose pode ser aumentada para 5-10 mg/kg EV. Potente espoliador de potássio.

## Considerações finais

O conhecimento da fisiopatologia das alterações hemodinâmicas no pós-operatório e dos efeitos hemodinâmicos e farmacológicos das diversas soluções de reposição volêmica, assim como de suas indicações e contraindicações, deve ser de domínio de todos aqueles que lidam com doentes cirúrgicos É consenso que não existe uma solução ideal para todos os casos, devendo-se lançar mão de julgamento crítico para que cada solução tenha sua melhor indicação. Em conclusão, parece que a precocidade do diagnóstico e da ressuscitação volêmica, bem como a atenção rigorosa a objetivos fisiológicos definidos previamente, frequentemente com necessidade de utilização de monitorização invasiva, são muito mais significativos que o tipo de fluido utilizado na recuperação do paciente. Devemos lembrar que quando soluções cristaloides isoladas são escolhidas, o volume de fluido necessário será muitas vezes maior do que quando se utilizam soluções coloides.

## Referências bibliográficas

1. Cotran R.S, Kumar,V. & Robbins S. L. Robbins. Pathologic basis of disease. 5 ed. Philadefphia. Saunders Company, 1994. 1400 p.
2. Dibartola,S. P. FIuid therapy in small animal practice. 1 ed. Philadelphia, Saunders Company, 1992. 720p.
3. M.M.LEVY. Monitorização da função cardíaca e da perfusão tecidual, v. 4/1996. Sugical Clinics of Intensive Therapy.
4. John Barret & Lloyd M. Nyhus. Tratamento do Choque/ Princípios e Prática. 2 ed. São Paulo: Rocca. 1990.
5. American College of Surgeons. Comitê de cuidados pré e pós operatórios/Manual de cuidados pré e pós-operatório, 3 ed. Rio de Janeiro: Guanabara,1986.
6. Birolini, Utiyama & Steinman. Cirurgia de emergência, 1 ed. Atheneu, 1993.
7. Rasslan S., Machado M.C. & Rodrigues J. J. G. Clínica Cirúrgica. 1 ed, São Paulo, Manole, 2008.
8. Prado F.C, Ramos J.A, do Valle J.R. Ed Durval Rosa Borges e Hanna A. Rothschild. Atualização terapêutica 2007 – Manual prático de diagnóstico, 23 ed. São Paulo: Artes Médicas, 2007.

Cornelius Mitteldorf

# Infecções em Cirurgia de Urgência

## Introdução

O desenvolvimento tecnológico dos últimos 100 anos, sem dúvida, possibilita a compreensão e o tratamento da maioria das doenças que acometem o ser humano e o resultado do tratamento tem sido cada vez melhor, abrandando o sofrimento daqueles que tem acesso ao melhor tratamento médico. Na maioria das vezes, o diagnóstico rápido permite tratamento eficiente e controle da doença.

Por outro lado, ainda hoje, por vários motivos, algumas afecções demoram a ser reconhecidas, pacientes muitas vezes demoram a ser atendidos e, quando finalmente o tratamento é iniciado, o comprometimento pela doença já é muito grave.

Em cirurgia de urgência, doenças como apendicite aguda e infecções necrotizantes de partes moles, frequentemente, são diagnosticadas tardiamente, já com quadro séptico instalado, aumentando em muito a morbimortalidade relacionada[1,2].

Cirurgia de urgência compreende, ainda, diversas outras situações, em que o paciente é submetido a tratamento operatório devido a afecções não infecciosas, como aneurisma roto, úlcera gastroduodenal perfurada ou colecistite aguda, e desenvolve infecção no pós-operatório, no sítio cirúrgico ou à distância. Muitas vezes, estas complicações infecciosas estarão relacionadas a comprometimento imunológico desse paciente, associado a comorbidades ou extremos de idade e o melhor tratamento, certamente, depende da compreensão do que é infecção no contexto da Cirurgia de Urgência do século XXI.

## Conceito de infecção

Há séculos que o problema da infecção é reconhecido por médicos e leigos. Embora houvesse suspeita de que infecção fosse causada por organismos invisíveis, provavelmente provenientes do ar, foi somente na década de 1870 que Robert Koch, na Alemanha, conseguiu demonstrar cientificamente a relação entre bactérias e doença[3]. A partir de então, rapidamente, foram identificados dezenas de patógenos, não só bactérias, mas também fungos, protozoários, vírus e outros.

Com o passar dos anos, percebeu-se, também, que infecção não necessariamente implica em doença, isto é, infecção é uma relação dinâmica entre micro-organismo e hospedeiro e que, em determinado momento desta relação, pode haver prejuízo do hospedeiro, que se manifesta como doença (Figura 14.1)[4].

## Patogenia

Fatores ligados aos micro-organismos e ao hospedeiro (Tabela 14.1) determinam a relação entre ambos, em determinado momento, a partir do contato inicial.

Assim, micro-organismos causam doença no hospedeiro humano se tiverem acesso a uma porta de entrada em número elevado: trabalhos experimentais mostraram ser necessárias cerca de 100 mil bactérias para produzir infecção clinicamente perceptível em feridas traumáticas[5]. Além do número, esses micro-organismos (Tabela 14.2) precisam ter determinadas características de virulência para causarem doença[6], isto é, têm de conseguir colonizar a porta de entrada e produzir doença através da produção

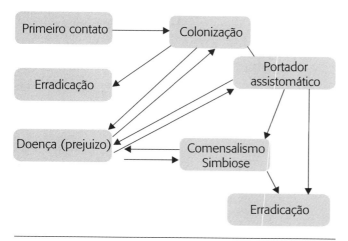

**Figura 14.1** Relação entre micro-organismo e hospedeiro (infecção).

**Tabela 14.1** Fatores relacionados à patogenia da infecção.

| Micro-organismo | Hospedeiro |
|---|---|
| Número de micro-organismos | Barreira física |
| Virulência | Secreções<br>Flora endógena<br>Reação inflamatória/cicatricial |

**Tabela 14.2** Principais micro-organismos potencialmente patogênicos no ser humano, relacionados a procedimentos operatórios de urgência.

| bactérias | fungos | vírus |
|---|---|---|
| Staphylococcus aureus | Candida albicans | Hepatite B |
| Streptococcus pyogenes | Candida glabrata | Hepatite C |
| Enterococcus faecalis | Candida kruzeii | Citomegalo |
| Escherichia coli | | |
| Klebsiella pneumoniae | | |
| Proteus mirabilis | | |
| Citrobacter freundii | | |
| Pseudomonas aeruginosa | | |
| Acinetobacter baumannii | | |
| Bacteroides fragilis | | |
| Clostridium perfringens | | |
| Clostridium tetani | | |
| Clostridium difficile | | |

de toxinas (endo ou exotoxinas) e/ou de invasão tecidual, por exemplo, pela síntese de colagenases.

Por outro lado, o hospedeiro humano possui mecanismos de defesa tão eficientes que é atualmente o ser vivo mais poderoso do planeta. A barreira física, formada pela pele e pelas mucosas, isola o meio interno do hospedeiro do meio externo, impedindo o acesso de micro-organismos. O fluxo das secreções (gastrointestinal, bile, urina, brônquica), seu pH e anticorpos mantêm grande parte das vísceras praticamente estéreis. A flora microbiana endógena ocupa parte da pele e das mucosas, impedindo a proliferação de flora patogênica exógena e a reação inflamatório/cicatricial, uma reação celular finamente orquestrada, elimina micro-organismos invasores e repara danos teciduais de maneira muito eficiente[7]. A constatação de que um micro-organismo está causando doença implica que um ou mais dos mecanismos de defesa do hospedeiro falhou, isto é, houve ruptura da barreira física, estase de secreções, desequilíbrio da flora endógena ou falência da reação inflamatório/cicatricial. É interessante salientar que, em cirurgia de urgência, a maioria desses patógenos faz parte da flora endógena normal do hospedeiro humano, causando prejuízo apenas nessas ocasiões (mencionadas anteriormente): a minoria das infecções em cirurgia de urgência é causada por flora exógena.

## Complicações infecciosas em cirurgia de urgência não traumática

Em cirurgia de urgência não traumática temos, fundamentalmente, duas situações, no que diz respeito a infecção: pacientes sem diagnóstico de infecção por ocasião do procedimento operatório, isto é, cirurgias limpas, potencialmente contaminadas ou contaminadas, e que desenvolvem infecção como complicação pós-operatória (no sítio cirúrgico ou à distância), e pacientes que são submetidos a procedimentos operatórios de urgência, para controle de infecção (cirurgias infectadas). Na Tabela 14.3, exemplos destas situações.

Não raramente, por ocasião da intervenção cirúrgica, não fica claro, se o paciente já apresenta infecção, pois várias dessas afecções, inicialmente inflamatórias, obstrutivas, isquêmicas, neoplásicas ou hemorrágicas ao longo de sua história natural, poderão evoluir com complicação infecciosa.

## Diagnóstico de infecção

O diagnóstico de infecção é, fundamentalmente, clínico, isto é, baseado no prejuízo causado ao hospedeiro. Na Tabela 14.4 apresentamos as principais manifestações clínicas que expressam tal prejuízo.

As manifestações apresentadas anteriormente são consequência da ativação da reação inflamatória do hospedeiro (vasodilatação, migração celular, deposição de fibrina etc.) e são mediadas por citocinas, radicais livres do oxigênio, óxido nítrico, prostaglandinas e outros produtos

**Tabela 14.3** Exemplos de afecções cirúrgicas de urgência com relação ao potencial de contaminação/infecção.

| limpas | potencialmente contaminadas | contaminadas | infectadas |
|---|---|---|---|
| aneurisma roto | colecistite aguda não complicada | úlcera gastro/duodenal perfurada | apendicite aguda gangrenada/abscedada |
| hérnia encarcerada | apendicite aguda não complicada | trombose mesentérica | infecções necrotizantes de partes moles |
| gravidez ectópica rota | úlcera gastro/duodenal hemorrágica | hérnia estrangulada | neoplasias intestinais perfuradas |

**Tabela 14.4** Manifestações clínicas sugestivas de infecção.

| Locais | Sistêmicas |
|---|---|
| Dor localizada/difusa | • febre<br>• taquicardia |
| Mialgia/artralgia | • taquipneia/dispneia<br>• distensão abdominal |
| Inflamação tecidual (calor, rubor, tumor, edema) | • agitação psicomotora<br>• sonolência<br>• coma |
| Necrose tecidual (bolhas, palidez, crepitação) | • oligúria<br>• hipotensão |

**Tabela 14.5** Estímulos que desencadeiam reação inflamatória local e/ou sistêmica.

- Infecção
- Trauma tecidual
- Obstrução de glândulas/anexos cutâneos
- Obstrução de víscera oca
- Perfuração de víscera oca (peritonite)
- Reação medicamentosa
- Neoplasia
- Isquemia/reperfusão
- Trombose venosa
- Transfusão de sangue ou derivados
- Reação autoimune (vasculite)
- Órgão transplantado

celulares, liberados pelas células do sistema imune inespecífico (neutrófilos, monócitos, macrófagos), específico (linfócitos), e por diversos outros tipos celulares (células epiteliais, fibroblastos, plaquetas etc). Esta reação inflamatória pode ser desencadeada por lesão tecidual e invasão de micro-organismos e pode ser localizada e autolimitada, ou pode se tornar sistêmica. A partir do momento que se torna sistêmica, passa a ser mais preocupante, uma vez que ameaça a homeostase do hospedeiro, podendo, em casos extremos, ocasionar sua morte. Assim, as manifestações sistêmicas da reação inflamatória foram denominadas SIRS (*Systemic Inflammatory Response Syndrome*), podendo evoluir para disfunção do órgão acometido pelo processo inflamatório e, se o processo não for controlado, disfunção de órgão a distância, disfunção de múltiplos órgãos e óbito, como evento final[8,9,10].

Diante de um quadro clínico sugestivo de infecção, cabe ao médico confirmar o diagnóstico de infecção e analisar os possíveis diagnósticos diferenciais, uma vez que as manifestações apresentadas na Tabela 14.4 denotam reação inflamatória e não são específicas para infecção. Na Tabela 14.5 apresentamos os principais diagnósticos diferenciais de infecção e que podem se apresentar com manifestações clínicas semelhantes.

Muitas vezes, o diagnóstico diferencial não é fácil, principalmente porque infecção pode ser uma complicação na evolução da história natural dessas outras afecções. Entretanto, é muito importante que se busque a confir-

mação diagnóstica de infecção, uma vez que o tratamento de cada uma dessas afecções é diferente e, quanto mais específico e mais precoce o tratamento, maior a possibilidade de se controlar o quadro inflamatório, além de se evitar complicações inerentes ao tratamento inadequado (reações medicamentosas adversas, procedimentos operatórios desnecessários, perda de órgão transplantado).

## Exames complementares

O exame complementar mais importante para confirmar o diagnóstico de infecção é a demonstração do micro-organismo causador da reação inflamatória, através de bacterioscopia (Gram), visualização direta (através de microscopia) do micro-organismo no tecido obtido por biópsia ou ressecção, ou através de cultura do micro-organismo, a partir de tecido, sangue, urina, ponta de cateter etc.

Na Tabela 14.6 apresentamos os patógenos mais importantes, envolvidos nas afecções cirúrgicas de urgência que cursam com infecção.

Portanto, toda vez que o médico estiver diante de um paciente com provável quadro infeccioso, deve colher material (pus, tecido, sangue, urina, ponta de cateter etc.), para confirmação diagnóstica: é fundamental, que o material enviado para análise microbiológica seja representativo, isto é, deve ser colhido de tecido não exposto ao meio ambiente, isto é, de ferida profunda. A coleta de material em contato com o meio ambiente, como secreção de dreno, de ferida superficial (úlceras) ou de cânula de traqueostomia, não trará informação relevante, uma vez que, mais provavelmente, evidenciará flora microbiana colonizante superficial, que dificilmente será causa de infecção preocupante. Essa prática é muito importante, pois muitas vezes haverá dúvida, se o quadro inflamatório é causado por infecção, se a infecção persiste ou se há novos patógenos (oportunistas) envolvidos[11,12].

Na Tabela 14.7, apresentamos outros exames complementares para confirmação diagnóstica de infecção. Embora sejam apenas marcadores inflamatórios inespecíficos, no contexto do quadro clínico, muitas vezes, valores aumentados destes marcadores sugerem persistência de infecção ou surgimento de complicação infecciosa.

Muito mais do que os valores absolutos desses marcadores, é importante sua variação, isto é, a curva dos valores ao longo do tempo: há boa correlação entre a persistência de valores aumentados (ou aumento dos valores) e gravidade do quadro clínico, geralmente correlacionado a persistência ou aparecimento de infecção[13,14,15,16].

**Tabela 14.6** Patógenos mais importantes implicados na infecção de pacientes com afecções cirúrgicas de urgência.

| Afecção | Patógenos |
|---|---|
| Infecções de partes moles não necrotizantes | S.aureus, St.pyogenes |
| necrotizantes | S .aureus, St.pyogenes (fasciite tipo II) |
| | Polimicrobiana (fasciite tipo I) |
| | Cl. perfingens (miosite-gangrena gasosa) |
| Cervicomediastinite (angina de Ludwig) | St. pyogenes, S. aureus Prevotella, Peptostreptococcus Polimicrobiana |
| Retroperitonite (pancreatite, pielonefrite) | E. coli, S.aureus, E. faecalis |
| | S. marcescens, E. cloacae |
| | B. fragilis Polimicrobiana |
| Abscesso hepático | E. coli, K. pneumoniae |
| | S. aureus, Enterococcus sp Bacteroides SP |
| | E. histolytica |
| Abscesso esplênico | S.aureus, Streptococcus sp |
| | Enterococcus sp, E.coli |
| | Candida SP |
| Peritonite secundária (apendicite aguda, diverticulite aguda perfuração de víscera oca, rotura de abscesso) | E. coli, K. pneumoniae |
| | P. mirabilis, E. cloacae |
| | P. aeruginosa, A. baumanii |
| | B. fragilis Polimicrobiana |

**Tabela 14.7** Marcadores inflamatórios úteis para monitorização da evolução de quadro infeccioso ou que alertam para complicação infecciosa.

- Leucocitose com neutrofilia e presença >10% de formas jovens (bastonetes, mielócitos, metamielócitos)
- Proteína C-reatva (PCR) > 150mg/l
- Procalcitonina (PCT) > 1,58 ng/ml

Assim, o diagnóstico de infecção é feito quando o paciente chega ao hospital para tratamento, caracterizando doença de tratamento operatório de urgência (veja a Tabela 14.6), ou infecção pode ser uma complicação, na evolução de outras afecções cirúrgicas de urgência (veja a Tabela 14.3). Pode, ainda, ser complicação pós-operatória, manifestando-se no sítio cirúrgico ou à distância (pulmão, urina, corrente sanguínea).

## Diagnóstico de infecção no pós-operatório

Complicações infecciosas no pós-operatório, geralmente, estão relacionadas à gravidade do quadro clínico inicial, que motivou o tratamento operatório de urgência. Raramente um paciente que tem suas funções fisiológicas normais, antes e durante o procedimento operatório, desenvolverá infecção no pós-operatório, se forem observados com rigor os princípios da técnica asséptica e da técnica cirúrgica.

Por outro lado, pacientes operados na vigência de alterações fisiológicas e/ou metabólicas graves (veja a Tabela 14.8), apresentarão infecção frequentemente no pós-operatório, no sítio cirúrgico ou à distância (pulmão, urina, corrente sanguínea etc.), persistente ou nova.

**Tabela 14.8** Fatores de risco no pré ou intra-operatório, para infecção pós-operatória.

| Crônicos | Agudos |
|---|---|
| Desnutrição | hipotensão arterial |
| Insuficiência hepática | hipotermia/hipóxia |
| Insuficiência renal | acidose metabólica |
| Insuficiência cardíaca | edema ou necrose tecidual |
| Doença pulmonar obstrutiva crônica | insuficiência respiratória |
| Diabetes descompensado | diabetes descompensado |
| Insuficiência vascular periférica | coma |
| Imunossupressão | transfusão de sangue |

O diagnóstico de infecção no pós-operatório geralmente é clínico e baseia-se no princípio de que o prejuízo ao paciente persiste (veja a Tabela 14.4) ou sua condição fisiológica piora. Para quantificar as alterações fisiológicas ao longo do tempo, no pós-operatório, utilizamos, atualmente, o SOFA (*Sepsis-related organ failure assessment*)[17] (Tabela 14.9), um sistema de graduação que pode ser realizado a cada 24 horas e expressa satisfatoriamente a melhora ou piora fisiológica, que pode, muitas vezes, ser correlacionada ao controle (ou descontrole) da infecção, ou ao aparecimento de infecção nova. Muitas vezes, no entanto, haverá dúvida, no pós-operatório, se a persistência ou aparecimento da SIRS, isto é, síndrome inflamatória sistêmica, se deve a infecção, uma vez que todas os fatores de risco mencionados na Tabela 14.8 podem desencadear resposta inflamatória semelhante a infecção no paciente submetido a operação de urgência. Por isso, além da busca clínica por possível foco infeccioso e do SOFA, pode-se ainda lançar mão da curva de leucocitose, PCR ou PCT (veja a Tabela 14.7). A associação dessas ferramentas conseguirá identificar infecção na maioria das vezes, enquanto que a demonstração do patógeno, através de bacterioscopia e/ou cultura, obtidos a partir de material representativo, é desejável para confirmação diagnóstica, além de orientar o tratamento de maneira específica.

No cotidiano do cirurgião, entretanto, na maioria das vezes, o tratamento de uma suposta infecção é iniciado antes da confirmação diagnóstica do agente etiológico, e o paciente sara, complica ou morre, sem que uma causa infecciosa tivesse sido comprovada. Embora essa prática, em geral, seja eficiente, depende muito da experiência e da arte do cirurgião em controlar a doença do paciente, através do procedimento operatório no momento certo e da administração criteriosa de medicamentos.

## Tratamento de infecção em cirurgia de urgência

A partir do diagnóstico de infecção, o tratamento de cada uma das afecções correlacionadas, citadas neste capítulo, visa o controle do foco infeccioso, através de procedimento operatório (operação e possíveis reoperações) e tratamento clínico (preparo pré-operatório, antibioticoterapia etc.), e serão abordados em capítulos específicos, assim como há um capítulo para a utilização de antibióticos em Cirurgia de Urgência.

**Tabela 14.9** Índice de SOFA.

| Sepsis-related (or sequential) organ failure assessment (SOFA) | | | | |
|---|---|---|---|---|
| **Número de pontos** | **1** | **2** | **3** | **4** |
| Respiração PaO2/FiO2 | < 400 | < 300 | < 200 com suporte respiratório | < 100 |
| **Coagulação** | | | | |
| Plaquetas x 10³/mm³ | < 150 | < 100 | < 50 | < 25 |
| Fígado Bilirrubina mg/dl | 1,2-1,9 | 2,0-5,9 | 6,0-11,9 | > 12 |
| Cardiovascular Hipotensão* | PAM < 70 mmHg | Dopamina < 5 ou Dobutamina (qualquer dose) | Dopamina > 5 ou adrenalina ou noradrenalina < 0,1 | Dopamina >15 ou adrenalina ou nora > 0,1 |
| Sistema nervoso central Escala de coma de Glasgow | 13-14 | 10-12 | 6-9 | < 6 |
| Renal Creatinina em mg/dl ou débito urinário | 1,2-1,9 | 2,0-3,4 | 3,5-4,9 ou menos de 500 ml/24h | > 5 ou menos de 200 ml/24h |

*PAM pressão arterial média
doses em microgramas/kg/min
drogas adrenérgicas administradas por pelo menos 1 hora

## Referências bibliográficas

1. Wienecke H, Lobenhoffer P. Nekrotisierende Weichteilinfektionen. Chirurg, 2001;72:320-37.
2. Blot S, De Waele JJ. Critical Issues in the Clinical Management of Complicated Intra-abdominal Infections. Drugs. 2005;65:1611-20.
3. Koch R. Die Ätiologie der Milzbrand-Krankheit, begründet auf die Entwicklungsgeschichte des Bacillus Anthracis. Beiträge zur Biologie der Pflanzen. 1876;2:277.
4. Casadevall A, Pirofski LA. Host-Pathogen Interactions: Basic Concepts of Microbial Commensalism, Coloni-

zation, Infection, and Disease. Infection ans Immunity. 2000;68:6511-18.

**5.** Burke JF. Identification of the Source of Staphylococci Contaminating the Surgical Wound During Operation. Ann Surg. 1963;158:898-904.

**6.** Casadevall A, Pirofski LA. Host-Pathogen Interactions: Redefining the Basic Concepts of Virulence and Pathogenicity. Infection and Immunity. 1999;67:3703-13.

**7.** Phillips LG. Wound Healing. In Sabiston Textbook of Surgery. WB Saunders Co, 16th Ed. 2001;131-44.

**8.** Sganga G. From Infection to Sepsis and Organ Dysfunction: The Surgical Point of View. Minerva Anestesiol. 2001;67:7-21.

**9.** Schein M. Surgical Management of Intra-abdominal Infection: is there any Evidence. Langenbeck's Arch Surg. 2002;387:1-7.

**10.** Malangoni MA. Contributions to the Management of Intra-abdominal Infections. Am J Surg. 2005;190:255-59.

**11.** Dellinger EP. Necrotizing Soft-Tissue Infections. In Principles and Management of Surgical Infections. Copyright 1991 by JB Lippincott Co. 23-3 9.

**12.** Rennie RP, Jones RN, Mutnick AH. Occurrence and Antimicrobial Susceptibility Patterns of Pathogens Isolated from Skin and Soft Tissue Infections. Diag Microbiol Infec Dis. 2003;45:287-93.

**13.** Crabtree TD, Pelletier SJ, Antevil JL et cols. Cohort Study of Fever and Leukocytosis as Diagnostic and Prognostic Indicators in Infected Surgical Patients. World J Surg. 2001;25:739-44.

**14.** Rau BM, Kemppainen EA, Gumbs AA et cols. Early Assessment of Pancreatic Infections and Overall Prognosis in Severe Acute Pancreatitis by Procalcitonin: A Prospective International Multicenter Study. Ann Surg. 2007;245:745-54.

**15.** Castelli GP, Pognani C, Meisner M et cols. Procalcitonin and C-Reactive Protein during Systemic Inflammatory Response Syndrome, Sepsis and Organ Dysfunction. Crit Care. 2004;8:R234-42.

**16.** Meisner M, Tschaikowsky K, Palmaers T, Schmidt J. Comparison of Procalcitonin and C-Reactive Protein Plasma Concentrations at Different SOFA Scores During the Course of Sepsis and MODS. Crit Care. 1999;3:45-50.

**17.** Vincent JL, Moreno R, Takala J ET cols. The SOFA (Sepsis-Related Organ Failure Assessment) Score to Describe Organ Dysfunction/Failure. Intensive Care Med. 1996;22:707-10.

Ricardo Souza Nani ▪ Joel Avancini Rocha Filho

# Transfusão e Politransfusão

## Transfusão

### Histórico

O desenvolvimento científico nas ciências da Anatomia e da Fisiologia nos séculos XVI e XVII, ainda que de forma rudimentar, forneceram o substrato para a idealização e realização das primeiras transfusões em humanos (porém não necessariamente de humanos para humanos). Os eventos primordiais foram a descrição do sistema venoso por William Harvey em 1628 e a invenção da seringa por Christopher Wren em 1658, seguidos pela primeira transfusão entre cães realizada por Richard Lower em 1665, culminando, em 1667, pela primeira transfusão envolvendo humanos em 1667[1].

A primeira transfusão de sangue total para um humano foi realizada por Jean Baptiste Denis, na França, em 1667, transferindo sangue da artéria femoral de um cordeiro para a veia de um paciente por meio de um dispositivo feito de duas agulhas de prata conectadas a um reservatório de couro (Figura 15.1). A descrição da doença do paciente incluía "febre intratável" e "estupidez incrível" e esperava-se que a mansidão do cordeiro seria transferida para o paciente, curando-o de seu quadro aparentemente psicótico. Apesar de ter desenvolvido sintomas de hemólise aguda (febre com calafrios e urina escurecida), houve melhora do quadro de forma significativa, encorajando a realização de várias transfusões[1,2].

Após a transfusão pioneira em 1667, houve um aumento no número destes experimentos, sempre associados a reações transfusionais, fato que levou aos governos da França e da Inglaterra, além do Papa, a banirem a prática da transfusão[2]. Apesar de relatos esporádicos, a prática da transfusão em humanos só foi retomada no início do século XIX por James Blundell, porém neste intervalo vários

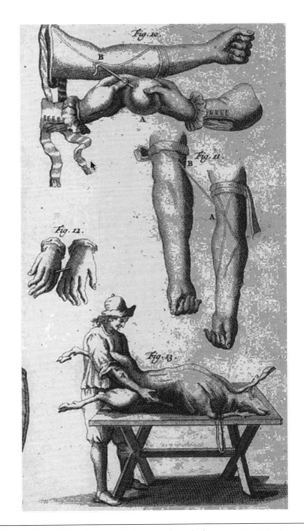

**Figura 15.1** Primeira transfusão envolvendo humanos em 1667.

avanços na anatomia e fisiologia da circulação foram feitos, como o esclarecimento do papel do oxigênio na respiração por Lavoisier e a descrição das hemácias como transportadoras de oxigênio por Priestley, ambos em 1774[1,2]. Em 1818, James Blundell utilizou a transfusão sanguínea para o tratamento hemorragia pós-parto, utilizando tanto a transfusão entre humanos quanto a autotransfusão, com uma taxa de sobrevida de 50%[1,2]. O marco na atuação de Blundell foi a conexão entre hemorragia e óbito, e o potencial da transfusão sanguínea nesta situação[1].

Apesar de tais avanços, dois grandes problemas impediam o uso da transfusão sanguínea de forma mais universal: as reações transfusionais e a conservação do sangue. Tais problemas foram dramaticamente minimizados pela descoberta dos antígenos AB0 por Karl Landsteiner, em 1900, e pelo desenvolvimento das técnicas de *crossmatching* por Ottenberg, em 1912, além do desenvolvimento das soluções de estocagem com citrato por Richard Lewisohn, em 1914, e das soluções com citrato e dextrose por Peyton Prous em 1915 e 1916, permitindo a estocagem do sangue por até 21 dias[1].

Os avanços conquistados levaram à incorporação da transfusão na pratica dos hospitais britânicos e americanos durante a Primeira Guerra Mundial, porém gerando novos problemas: escassez de doadores e falta de estrutura logística de coleta e estocagem do sangue. A resolução veio em 1934, com a instalação do primeiro banco de sangue em Chicago (EUA). Com a implantação de logística especializada e específica, os EUA forma capazes de encaminhar aos seus hospitais cerca de 500 mil unidades de sangue total estocado durante a Segunda Guerra Mundial. Apesar da magnitude de tal remessa, havia inconstância na disponibilidade do sangue e a prática de transfusão direta entre indivíduos era frequente[1,2].

A necessidade de se obter grandes quantidades de sangue em situações de combate e para centros de referência em trauma e procedimentos de alta complexidade culminou, na década de 1950, com o desenvolvimento das técnicas de fracionamento do sangue. O fracionamento do sangue em concentrado de hemácias, plasma, concentrado de plaquetas etc., melhora a utilização de recursos à medida que permite a reposição de uma deficiência específica, otimizando e ampliando a proporção de pacientes beneficiados a partir de um doador.

## Transfusão de hemácias no trauma

Trauma é a principal causa de mortalidade nas primeiras quatro décadas de vida e, dentro deste cenário, o choque hemorrágico é o principal fator determinante de mau prognóstico e mortalidade[3]. O impacto social desta estatística é grande: a Organização Mundial de Saúde estima que as nações gastem até 2% do seu PIB com o impacto do trauma sobre a mortalidade e a qualidade de vida dos sobreviventes[4]. Em 2000, o *Centers for Disease Control and Prevention*, dos EUA, estimou os gastos relacionados ao trauma em 117 bilhões de dólares (10% do total gasto em saúde)[4].

O choque hemorrágico corresponde por cerca de 40% da mortalidade no trauma, e se configura como a principal causa potencialmente evitável de óbito. Durante a ressuscitação inicial do paciente traumatizado, a transfusão sanguínea se constitui como um dos alicerces da medicina do trauma. Cerca de um terço dos pacientes receberão ao menos uma transfusão de hemácias durante o seu atendimento, com uma média de transfusão entre 8-9 concentrados de hemácias (CH)[5]. Em 2002, as estatísticas do *National Blood Data Resources Center* dos EUA informaram que, dos 12 milhões de unidades de concentrados de hemácias utilizadas em 2002, cerca de 15% forma direcionadas para o atendimento de pacientes traumatizados[3].

Apesar da transfusão de hemácias ser capaz de restaurar o volume efetivo e melhorar a capacidade de transporte de oxigênio, tal estratégia não é incólume. Além dos efeitos colaterais clássicos, tais como reações transfusionais e transmissão de infecções, nos últimos anos têm se acumulado evidências científicas suficientes de que a transfusão de hemácias alogênicas apresenta um efeito deletério sobre o sistema imunológico do paciente transfundido[3,6,7].

Diante de tais evidências, atualmente a conduta diante do paciente traumatizado se baseia na restrição da transfusão nos cenários clínicos não urgentes e a transfusão estaria reservada para os pacientes em condições de risco de morte iminente ou estabelecido, caracterizados pelos pacientes com sinais e sintomas de choque hemorrágico classe III ou classe IV (Tabela 15.1 e Figura 15.2)[3]. Contudo, mesmo nestes pacientes, a transfusão não deve ser *ad libitum*, uma vez que tais pacientes são aqueles mais propensos à ocorrência de falha na ressuscitação microcirculatória e ao desenvolvimento de falência de múltiplos órgãos e sistemas, os quais são potencializados pelos efeitos imunológicos da transfusão de hemácias (Figura 15.2).

Existe uma correlação direta entre o volume de sangue recebido durante a ressuscitação e a piora do prognóstico dos pacientes que se apresentam com choque hemorrágico. Em 2006, uma revisão dos bancos de dados do *German Trauma Registry* (GTR), do *Miami Trauma Registry* (MTR) e do *Shock Trauma Center in Baltimore* (STC) deixaram evidente, de forma consistente entre os centros, que os efeitos sobre a morbimortalidade do montante de CH transfundido[5]. O banco de dados combinado de mais de 17 mil pacientes e mais de 100 hospitais foi capaz de demonstrar que há uma relação dose-dependente entre as taxas de transfusão de hemácias com mortalidade, tempo de permanência em ventilação mecânica e na unidade de terapia intensiva (UTI), tempo de internação hospitalar e incidência de falência de múltiplos órgãos e sistemas (FMOS) (Tabela 15.2).

Diante do fato de que a transfusão é necessária nos pacientes mais graves e que justamente nestes pacientes os seus efeitos deletérios são mais pronunciados, é importante prever quais pacientes estão sob maior risco de necessitar de transfusão de hemácias. Entre os preditores mais importantes da necessidade de transfusão estão as escalas de trauma e medidas de déficit de oxigênio.

| Tabela 15.1 Classificação do choque hemorrágico. | | | | |
|---|---|---|---|---|
| **Classe** | **I** | **II** | **III** | **IV** |
| Perda sanguínea (mL) | < 750 | 750-1500 | 1500-2000 | ≥ 2000 |
| Perda sanguínea (%) | < 15% | 15-30% | 30-40% | ≥ 40% |
| Frequência cardíaca (bpm) | < 100 | > 100 | > 120 | ≥ 140 |
| Pressão arterial | Normal | Normal | Diminuída | Diminuída |
| Pressão de pulso | Normal ou aumentada | Diminuída | Diminuída | Diminuída |
| Enchimento capilar | Normal | Retardado | Retardado | Retardado |
| Frequência respiratória (rpm) | 14-20 | 20-30 | 30-40 | > 35 |
| Débito urinário (mL/h) | > 30 | 20-30 | 5-15 | Anúria |
| Estado mental | Ansiedade leve | Ansiedade moderada | Ansiedade + confusão | Confusão + letargia |
| Reposição volêmica | Cristaloides 3:1 | Cristaloides 3:1 | Cristaloides + CH | Cristaloides + CH |

Baseado em homem adulto de 70 kg com volemia de 70 mL/kg.

CH: concentrado de hemácias.

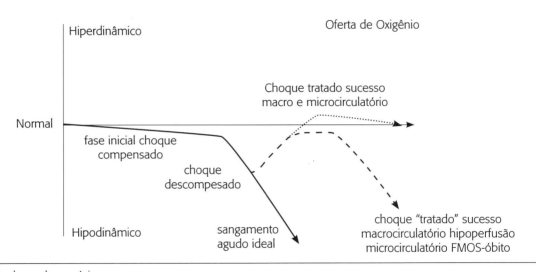

**Figura 15.2** Evolução do choque hemorrágico.

Em um estudo com 5.645 pacientes realizado por Como et al., o ISS (*Injury Severity Score*) se correlacionou com o volume transfundido, pacientes que receberam 1-10 CH apresentaram um ISS de 17, os que receberam 11-20 CH apresentaram um ISS de 28 e aqueles que receberam mais de 20 CH apresentaram um ISS de 33[8]. Em um corte com 15.534 pacientes vítimas de trauma, valores médios de ISS de 22 se associaram com necessidade de transfusão, enquanto valores médios de ISS de 8 não[9].

O déficit de oxigênio, representado principalmente na clínica pelo déficit de base (DB), é um dos preditores mais consistentes da necessidade de transfusão na literatura[3]. Davis et al., avaliaram 192 pacientes vítimas de trauma e demonstraram haver uma associação entre a presença de choque (presença de DB após o trauma) e o volume de CH recebido pelos pacientes. DB entre 2-5 mmol/L se associaram a um volume transfundido de CH de 213 mL, 311 mL e 401 mL após 1, 2 e 24 horas, respectivamente. DB entre 6-14 mmol/L se associaram com volumes de 583 mL, 1201 mL e 1538 mL nos mesmos tempos e DB maiores que 15 mmol/L se associaram com 1082 mL, 2097 mL e 2476 mL, respectivamente[10]. Um estudo retrospectivo com 2.954 pacientes demonstrou resultados semelhantes: a taxa de transfusão 24 horas após a admissão dos pacientes no hospital foi de 1,4 CH para aqueles com DB entre 3-5 mmol/L, 3,8 CH para aqueles com DB entre 6-9 mmol/L e 8,3 CH para aqueles com DB maior que 10 mmol/L[11].

**Tabela 15.2** Correlação entre morbimortalidade e transfusão.

| CH transfundido | 0 | 1-5 | 6-10 | 11-20 | > 20 |
|---|---|---|---|---|---|
| **German Trauma Registry** | | | | | |
| **Geral** | | | | | |
| Mortalidade 24 h (%) | 2,7 | 8,5 | 14,8 | 22,8 | 35 |
| Mortalidade hospitalar (%) | 10,9 | 20,1 | 27,8 | 36,5 | 55,8 |
| Tempo de entubação (d) | 6,2 | 9,4 | 11,4 | 11,6 | 12,2 |
| Permanência UTI (d) | 10,1 | 14,7 | 16,7 | 16,4 | 16,3 |
| Permanência hospitalar (d) | 24,9 | 34,2 | 36,4 | 35,1 | 33,3 |
| FMOS (%) | 12 | 21 | 29 | 36 | 49 |
| **Sobreviventes** | | | | | |
| Tempo entubação (d) | 6,1 | 9,8 | 12,5 | 14,9 | 18,5 |
| Permanência UTI (d) | 10,3 | 16,2 | 19,5 | 22 | 27,9 |
| Permanência hospitalar (d) | 26,9 | 41,1 | 47,5 | 51,7 | 69,9 |
| FMOS (%) | 9 | 16 | 22 | 26 | 38 |
| **Shock Trauma Center in Baltimore** | | | | | |
| **Geral** | | | | | |
| Mortalidade 24 h (%) | N/D | 13 | 21 | 32 | 45 |
| Mortalidade hospitalar (%) | N/D | 21 | 34 | 41 | 73 |
| Permanência hospitalar (d) | N/D | 10,98 | 16,29 | 14,64 | 17,18 |
| **Sobreviventes** | | | | | |
| Permanência hospitalar (d) | N/D | 12,37 | 20,68 | 22,42 | 35,67 |

Adaptado de Dutton et al.[5].

## Gatilho transfusional no trauma

É indiscutível que a administração de CH em um paciente traumatizado com choque hemorrágico é uma das estratégias que podem salvar a vida do paciente. A grande questão que se apresenta na medicina do trauma é quando e quanto transfundir.

A principal razão pela qual se indica a transfusão de hemácias é manter a oferta de oxigênio aos tecidos. Em situações normais, a oferta de oxigênio ($DO_2$) suplanta o consumo de oxigênio ($VO_2$) em uma razão de 2 a 4 vezes. Assim, o $VO_2$ é dependente da taxa metabólica e da necessidade energética do organismo e independente da $DO_2$. Com a instalação do choque hemorrágico progressivo existe um ponto no qual o $VO_2$ se torna dependente do $DO_2$ ($DO_2$ crítico, limiar anaeróbico), a partir do qual qualquer queda na $DO_2$ se reflete em mais hipóxia tecidual (Figura 15.3)[12,14].

A transfusão de hemácias efeitos secundários que também podem ser benéficos no paciente traumatizado:

as hemácias são excelentes expansores volêmicos, devido à sua elevada meia-vida intravascular, e o efeito positivo do aumento do hematócrito sobre a coagulação[12,16]. As hemácias são capazes de modular as plaquetas ativadas, pois contém difosfato de adenosina (ADP), pode ativar a ciclooxigenase (COX) plaquetária com subsequente liberação de tromboxane $A_2$ ($TxA_2$) e colaboram com o *burst* de trombina pela exposição de fosfolípides pró-coagulantes (ADP, $TxA_2$ e trombina ativam plaquetas)[15]. Também há um efeito reológico de marginação das plaquetas: no hematócrito normal as plaquetas são empurradas para a periferia e alinham seu maior eixo com a parede do vaso (aumentando a superfície de contato), além de se concentrarem na periferia (concentração perto da parede do vaso é sete vezes maior que no centro)[15]. Níveis de hematócrito abaixo de 35% já se relacionam com alterações na coagulação e níveis abaixo de 20% são considerados críticos[14,16].

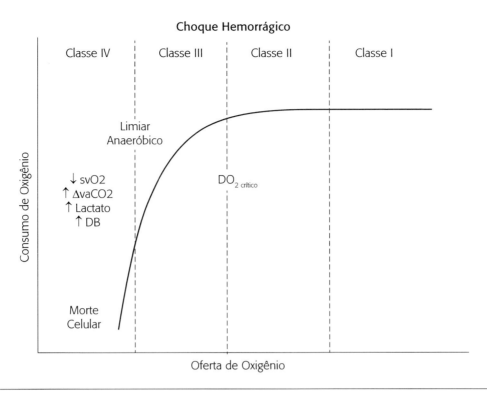

**Figura 15.3** $DO_2$ crítico.

Deve ser feita uma diferenciação no gatilho transfusional em dois contextos diferentes: o atendimento inicial (até 24-48 horas) e o atendimento tardio.

As primeiras 48 horas de atendimento do paciente traumatizado se caracterizam como o período no qual há o maior risco de haver um sangramento maciço e cujo objetivo é estabilizar as lesões e minimizar o sangramento. Nesse cenário o uso dos níveis de hematócrito e hemoglobina como passo inicial da decisão da indicação da transfusão não é tão aplicável quanto em outras situações de anemia, sendo que as diretrizes do Suporte Avançado de Vida no Trauma inclusive advertem contra o seu uso nessa situação[13,14]. Durante a hemorragia aguda os valores de hemoglobina e hematócrito podem permanecer normais por algumas horas, pois pode ainda não haver ocorrido um equilíbrio com o volume plasmático total circulante[13,14]. Apenas como um valor para balizar a reposição de hemácias, em pacientes com hemorragia aguda ativa, valores entre 8 e 10 g/dL de hemoglobina são recomendados.[12, 14, 16].

Uma vez que o objetivo principal da transfusão de hemácias é manter a $DO_2$ e a perfusão tecidual, e que a avaliação do hematócrito é imprecisa nesta situação, o gatilho transfusional deve ser guiado pela estimativa de sangramento ocorrido e/ou ainda ativo e por sinais, sintomas e biomarcadores de hipoperfusão tecidual[13,14,16]. Os sinais que podem indicar a necessidade da transfusão de hemácias incluem frequência cardíaca maior que 120 bpm, pressão arterial sistólica menor que 90 mm Hg e débito urinário menor que 15 mL/h[14]. Outros sinais que podem indicar a necessidade de transfusão incluem uma resposta transitória a reposição volêmica adequada (sangramento ativo oculto) ou ausência de resposta (sangramento oculto grave)[16]. Entre os principais biomarcadores, podemos correlacionar a necessidade de transfusão com saturação venosa oxigênio ($SvO_2$) menor que 65%-70%, diferença venoarterial de $CO_2$ ($\Delta vaCO_2$) maior que 10 mm Hg, lactato maior que 20 mg/dL e DB maior que 3 mmol/L[10,14,17].

Após as primeiras 48 horas de atendimento, nas quais o paciente já foi ressuscitado, o sangramento se caracteriza por ser mais incipiente e decorre, principalmente, de depressão da medula óssea e perdas relacionadas a sangramento não cirúrgico[13,14]. Nesta situação, vale a aplicação das diretrizes de transfusão utilizadas comumente na medicina intensiva, com a definição de um gatilho transfusional entre 6 e 7 g/dL de hemoglobina, ou quando forem detectadas alterações em biomarcadores de hipoperfusão tecidual claramente e somente atribuíveis à anemia[13,14,18].

## Politransfusão – transfusão maciça

### Introdução

A transfusão maciça (TM) apresenta várias definições, porém, independente de qual seja, indica a perda de uma grande quantidade de sangue em um determinado espaço de tempo[19]. A definição mais utilizada é a transfusão de mais de 10 ou mais CH em 24 horas[20]. No atendimento agudo, situação na qual esse prazo ainda não se estabeleceu a utilização de definições mais dinâmicas, como a administração de quatro ou mais CH em uma hora com previsão de subsequentes transfusões ou a reposição de meia volemia em três horas, pode ser mais relevante para identificar os pacientes que futuramente se enquadrarão na definição padrão[15].

A incidência de TM varia entre 3% a 5% nos pacientes de trauma no âmbito civil e 8% a 10% no âmbito militar[8,21]. O choque hemorrágico exsanguinante é a causa mais comum de óbito na primeira hora da admissão ao hospital e responde por 80% da mortalidade intra-operatória e 50% da mortalidade nas primeiras 24 horas nos pacientes traumatizados[4,21,23]. Destes pacientes, 25% a 40% já apresentam algum grau de coagulopatia na admissão hospitalar, antes de qualquer medida de ressuscitação agressiva[21]. A coagulopatia no trauma, associada à hipotermia e acidose, constitui a tríade letal do trauma e se correlacionam diretamente com a mortalidade[21,22].

De modo geral, apenas as lesões traumáticas do sistema nervoso central são mais letais do que o choque hemorrágico exsanguinante. Contudo, no choque hemorrágico o potencial de prevenção é muito mais promissor no que se refere ao impacto sobre a morbimortalidade no trauma[4,22].

Como et al.[8], em sua revisão de 5.645 atendimentos a pacientes traumatizados, detectaram uma incidência de transfusão maciça de 2,6% (147 pacientes) pela definição padrão. Este pequeno grupo de pacientes recebeu 72% de todo o CH usado no hospital no período do estudo, sendo que, em média, cada paciente recebeu 25 unidades de CH (taxa de transfusão variou entre 11 e 128 CH), 24 unidades de PFC (plasma fresco congelado) e 15 unidades de CP (concentrado de plaquetas).

## Efeitos precoces

Os efeitos precoces da TM podem ser divididos em infecciosos, metabólicos e imunológicos. O risco infeccioso precoce se relaciona primariamente com contaminação bacteriana, principalmente nos CP, os quais são mantidos em temperatura ambiente e, assim, sevem como um meio de cultura ideal para o crescimento de micro-organismos[24]. Estima-se que o risco de complicações infecciosas graves relacionadas à transfusão de plaquetas seja de aproximadamente 1:25000 unidades transfundidas, levando o governo dos EUA tornou obrigatório testes de rotina para identificar a contaminação dos CP[24,25].

Os efeitos metabólicos da TM incluem a hipotermia, diminuição do 2,3-DPG (difosfoglicerato), alterações do equilíbrio ácido básico, hipercalemia, intoxicação por citrato e a lesão associada à estocagem.

A transfusão de uma unidade de CH a 4 °C em um indivíduo de 70 kg é capaz de diminuir sua temperatura central em cerca de 0,25 °C[26]. A hipotermia durante o trauma é classicamente descrita como parte integrante da Tríade Letal: hipotermia, acidose e coagulopatia. A hipotermia afeta a coagulação (assim como qualquer outro sistema enzimático) e promove o sequestro de plaquetas no baço[26]. Temperaturas abaixo de 35 °C já correlacionam com alterações na hemostasia e, a 16 °C, ela simplesmente não ocorre[19,27]. Concomitante com a queda na temperatura central ocorre diminuição do débito cardíaco e comprometimento da oxigenação tecidual (vasoconstrição e desvio da curva de dissociação da hemoglobina para a esquerda)[16,26]. Os tremores, resposta de defesa do organismo ao frio, podem aumentar o consumo de oxigênio em até 400%[26]. Nos pacientes traumatizados, temperatura central menor do que 34 °C se associa com uma mortalidade de 40% a 60%[3].

Durante o período de estocagem, as hemácias, células anucleadas no ser humano, apresentam uma queda progressiva nos níveis intracelulares de ATP e 2,3-DPG, o que leva a um desvio da curva de dissociação da hemoglobina para a esquerda e uma consequente diminuição na capacidade de transporte de oxigênio das hemácias transfundidas[16,26]. Os níveis de 2,3-DPG destas hemácias levam de cerca de 12 a 24 horas para se restabelecer a níveis normais[26].

As alterações ácido básicas se correlacionam com vários processos que ocorrem durante a estocagem das hemácias. Durante a coleta, uma solução de citrato-fosfato-dextrose (*citrate-phosphate-dextrose* – CPD) é adicionada ao sangue, baixando o seu pH para cerca de 7,0-7,1[26]. Ao fim de 21 dias de estocagem, o pH pode atingir valores de até 6,9 devido à formação de lactato a partir do metabolismo da glicose e a produção de $CO_2$[26]. A consequência direta destas alterações no paciente traumatizado depende da velocidade de infusão e da capacidade do fígado em metabolizar o citrato exógeno em bicarbonato, esta última que pode estar comprometida em um paciente hipotenso e com comprometimento da perfusão tecidual.

A hipercalemia relacionada à transfusão também está relacionada a processos que ocorrem durante o processo de estocagem. Com a queda do pH que, normalmente ocorre durante a estocagem do CH, há um efluxo de potássio do intra para o extracelular, a fim de manter a estabilidade eletroquímica da membrana celular. A concentração de potássio atinge níveis entre 19 e 35 mEq/L após 21 dias de estocagem[26]. O risco se dá quando taxas de infusão acima de 100 mL/min são utilizadas, as quais podem ser facilmente alcançadas com os dispositivos de infusão rápida utilizados atualmente em centros de trauma que são capazes de prover taxas entre 500 e 1000 mL/min[26]. Classicamente os sinais de hipercalemia incluem onda T apiculada, aumento do intervalo PR, alargamento do complexo QRS, podendo evoluir para taquicardia ou fibrilação ventricular e parada cardíaca. Ao primeiro sinal eletrocardiográfico, a taxa de infusão deve ser reduzida ou cessada e medidas específicas (cálcio, bicarbonato, glicose e insulina) devem ser tomadas.

A intoxicação por citrato decorre da adição do CPD ao sangue coletado, o qual age como anticoagulante por meio da quelação do cálcio ionizado[26]. O citrato está presente em maior quantidade no PFC e em menor no CH e, em situações normais, é rapidamente metabolizado pelo fígado[26,28]. A hipocalcemia se instala quando ocorrem taxas de infusão maiores que 1-2 mL/kg/min[26,28], porém este limiar pode ser menor em pacientes traumatizados se houver hipoperfusão hepática[26]. A hipocalcemia se caracteriza por depressão miocárdica (hipotensão arterial, aumento nas pressões de enchimento), aumento do intervalo QT, alargamento do complexo QRS e onda T achatada[26,28]. O tratamento consiste na administração de cloreto de cálcio 10 mg/kg. O magnésio iônico também tem os seus níveis séricos diminuídos pela taxa de infusão do citrato e a hipomagnesemia se associa à depressão miocárdica e arritmias cardíacas; a presença de tais alterações refratárias à terapêutica convencional e após TM são forte indicativos da necessidade de reposição de magnésio[28]. O tratamento consiste na administração de sulfato de magnésio 15 mg/kg.

A lesão associada à estocagem (LAE) se caracteriza por alterações na funcionalidade das hemácias ocorridas durante o processo de estocagem. O armazenamento das hemácias acarreta, de forma tempo-dependente, uma alteração na sua conformação espacial, perdendo a sua forma bicôncava e assumindo uma forma globular estrelada (equinócitos), secundária a uma alteração no citoesqueleto pela redução dos níveis intracelulares de ATP, ácido siálico e óxido nítrico[24]. A consequência direta desta alteração é a perda da plasticidade da hemácia, dificultando a sua passagem pelos capilares, causando obstrução microvascular, diminuição de capilares funcionais e, consequentemente, hipóxia tecidual[24,29]. Evidências científicas recentes indicam que tais alterações podem ser responsáveis, em parte, por aumento da morbimortalidade em pacientes cirúrgicos[24,30,32].

Os efeitos imunológicos precoces da TM são aqueles classicamente descritos para a transfusão em outros cenários clínicos. As complicações comumente observadas são reações febris, alérgicas ou anafilactoides, hemólise aguda e a lesão pulmonar aguda relacionada à transfusão (TRALI – transfusion-related acute lung injury). Entre estas reações, a que se relaciona de forma mais direta e consistente com a morbimortalidade dos pacientes é a TRALI.

A TRALI é considerada uma das causas mais comuns de óbito relacionado à transfusão sanguínea, com uma mortalidade estimada entre 5% a 25%[24]. TRALI é definida como lesão pulmonar aguda que se instala até seis horas após uma transfusão ou, no paciente submetido a TM, como lesão pulmonar aguda clara e temporalmente relacionada à politransfusão[33]. A lesão se caracteriza por edema agudo pulmonar não cardiogênico, cuja principal hipótese fisiopatológica é a transferência passiva de anticorpos do doador contra antígenos leucocitários do receptor[24,33]. A TRALI pode ser desencadeada por qualquer hemocomponente ou hemoderivado que contenha plasma, inclusive imunoglobulinas[24,33]. Alguns pesquisadores advogam a exclusão do uso de PFC de doadoras multíparas, devido a altas concentrações de anticorpos presente no plasma destas doadoras, como forma de diminuir a incidência de TRALI[24]. O tratamento consiste em suporte ventilatório mecânico e suporte hemodinâmico com reposição agressiva de fluidos[33].

## Efeitos tardios

A complicação tardia mais proeminente da transfusão homóloga, e especificamente dose-dependente, é a imunossupressão[24]. Tal complicação é particularmente relevante para os pacientes cirúrgicos, entre eles os pacientes traumatizados. O efeito imunossupressor da transfusão homóloga foi descrito há mais de 30 anos em pacientes submetidos a transplante renal: os pacientes expostos à transfusão durante o procedimento apresentavam melhor prognóstico do enxerto[34-36]. Os efeitos da transfusão homóloga sobre o sistema imunológico são mais bem descritos como imunomodulatórios (TRIM – transfusion-related immunomodulation), pois existem tanto efeitos imunosupressores (aumento da incidência de infecções e na recidiva oncológica) quanto pró-inflamatórios (aumento na incidência de síndrome da resposta inflamatória sistêmica [SRIS] e FMOS)[35]. Os mecanismos envolvidos parecem envolver a passagem de células mononucleares, mediadores solúveis derivados de leucócitos e peptídeos do sistema HLA (human leucocyte antigens)[24,35].

Evidências recentes na literatura apontam para uma relação direta entre TRIM e taxa de infecção pós-operatória. A incidência de infecções no pós-operatório se correlaciona de maneira dose-dependente com o montante transfundido e de maneira direta com o tempo de estocagem do CH[24,37-39]. Vamvakas et al.[39], em estudo retrospectivo com 416 pacientes submetidos à revascularização miocárdica, verificaram um aumento de 5% na taxa de infecção pós-operatória para cada unidade de CH transfundido, além de um aumento de 1% no risco de pneumonia para cada dia de estocagem das hemácias. Em um estudo conduzido com 210 combatentes durante a Guerra do Iraque em 2003, os pacientes que receberam transfusão homóloga apresentaram maiores taxas de infecção (69% vs. 18%, p < 0,0001), além de maiores taxas de admissão e permanência na UTI[40].

## Protocolos de conduta

Os protocolos de conduta na TM se inserem em uma estratégia direcionada a uma situação de perda sanguínea volumosa e rápida associada à coagulopatia secundária ao trauma e às estratégias de ressuscitação[21]. Essa estratégia, usualmente definida na literatura médica internacional como Damage Control Resuscitation, Trauma Exsanguination Protocol ou Hemostatic Resuscitation, se baseia em um protocolo de TM com pacotes predefinidos de componentes sanguíneos.

Apesar da crescente implantação dos protocolos de TM nos centros de referência de trauma, ainda não há um consenso sobre o gatilho de ativação do protocolo[20,21]. O uso da definição clássica de TM, e em menor grau das definições dinâmicas, não se adequam à prática clínica e os escores atualmente descritos requerem dados laboratoriais, escalas de gravidade e modelos matemáticos complexos[21,41-43]. Nunez et al.[21], em um estudo retrospectivo recente com 596 pacientes, propuseram um escore simples (ABC – *assessment of blood consumption*) que se mostrou tão eficaz quanto modelos matemáticos mais complexos, tais como o TASH e o escore de McLaughlin, em acertar o momento de ativação do protocolo de TM. O escore se baseia em quatro componentes dicotômicos e de fácil disponibilidade:

- mecanismo penetrante (não = 0, sim = 1).
- pressão arterial sistólica na admissão ≤ 90 mmHg (não = 0, sim = 1).
- frequência cardíaca na admissão ≥ 120 bpm (não = 0, sim = 1).
- FAST (*focused assessment for the sonography of trauma*) positivo (não = 0, sim = 1).

Valores de escore ABC igual a dois se associaram com uma incidência de TM de 40% (*versus* 10% quando ABC = 1), e um escore ABC maior ou igual a dois apresentou sensibilidade de 75% e especificidade de 86%.

Vários autores têm sugerido o uso precoce de hemocomponentes (incluindo PFC e CP) em pacientes com choque hemorrágico exsanguinante em proporções similares àquelas do sangue total, com resultados benéficos sobre a mortalidade[22,23,44-51].

As estratégias convencionais de ressuscitação no choque hemorrágico, baseadas inicialmente na administração se cristaloides e CH, retardam a administração de PFC e CP apenas quando ocorre sangramento microvascular, momento no qual a concentração de fatores de coagulação e de plaquetas está diluída a menos de 30% e 50%, respectivamente[50]. Além do mais, os testes convencionais de coagulação e a contagem plaquetária, normalmente utilizados na rotina do manejo do paciente politransfundido, apenas descrevem etapas isoladas do processo hemostático e não avaliam a função plaquetária[23,50]. Nesse contexto, a tromboelastografia (TEG), método amplamente utilizado nos cenários da cirurgia cardíaca e transplante hepático, têm sido utilizados com sucesso também na medicina do trauma[23,50,52]. A metodologia da TEG se baseia em uma análise de amostra de sangue total, medindo as propriedades visco-elásticas do coágulo que refletem a cinética de geração da trombina.

Apesar de não haver um consenso na literatura, existem evidências que sugerem que uma relação entre CH e PFC de 3:2 e entre CH e CP 1:1 (ou 5:1 quando se utilizam plaquetas em forma de aférese ou *buffy coat*) parecem ser as mais adequadas em um protocolo de TM[23,48-51]. Após o controle dessa situação extrema, definido após a realização dos procedimentos cirúrgicos de *damage control*, controle da hemostasia e otimização hemodinâmica e volêmica, a reversão para as estratégias convencionais de restrição transfusional são recomendadas[53].

> Nota dos autores: Recomenda-se a leitura deste capítulo em conjunto com o Capítulo 17 – Distúrbio de Coagulação.

## Referências bibliográficas

**1.** Spiess BD, Spence RK. A History of Transfusion. In: Spiess BD, Spence RK, Shander A, eds. Perioperative Transfusion Medicine. 2ª ed: Lippincott Williams & Wilkins. 2006;3-11.

**2.** Spinella PC. Warm fresh whole blood transfusion for severe hemorrhage: U.S. military and potential civilian applications. Crit Care Med. 2008;36:S340-5.

**3.** Eastridge BJ, Malone D, Holcomb JB. Early predictors of transfusion and mortality after injury: a review of the data-based literature. J Trauma. 2006;60:S20-5.

**4.** Kauvar DS, Lefering R, Wade CE. Impact of hemorrhage on trauma outcome: an overview of epidemiology, clinical presentations, and therapeutic considerations. J Trauma. 2006;60:S3-11.

**5.** Dutton RP, Lefering R, Lynn M. Database predictors of transfusion and mortality. J Trauma. 2006;60:S70-7.

**6.** Malone DL, Dunne J, Tracy JK, Putnam AT, Scalea TM, Napolitano LM. Blood transfusion, independent of shock severity, is associated with worse outcome in trauma. J Trauma. 2003;54:898-905; discussion-7.

**7.** Malone DL, Kuhls D, Napolitano L, McCarter R, Scalea TM. Blood transfusion in the first 24 hours is associated with systemic inflammatory response syndrome and worse outcome in trauma. Crit Care Med. 2000;28:A138.

**8.** Como JJ, Dutton RP, Scalea TM, Edelman BB, Hess JR. Blood transfusion rates in the care of acute trauma. Transfusion. 2004;44:809-13.

**9.** Dunne JR, Malone DL, Tracy JK, Napolitano LM. Allogenic blood transfusion in the first 24 hours after trauma is associated with increased systemic inflammatory response syndrome (SIRS) and death. Surg Infect (Larchmt). 2004;5:395-404.

**10.** Davis JW, Shackford SR, Mackersie RC, Hoyt DB. Base deficit as a guide to volume resuscitation. J Trauma. 1988; 28:1464-7.

**11.** Davis JW, Parks SN, Kaups KL, Gladen HE, O'Donnell-Nicol S. Admission base deficit predicts transfusion requirements and risk of complications. J Trauma. 1996;41:769-74.

**12.** Gutierrez G, Reines HD, Wulf-Gutierrez ME. Clinical review: hemorrhagic shock. Crit Care. 2004;8:373-81.

**13.** McIntyre LA, Hebert PC. Can we safely restrict transfusion in trauma patients? Curr Opin Crit Care. 2006;12:575-83.

**14.** Tien H, Nascimento B, Jr., Callum J, Rizoli S. An approach to transfusion and hemorrhage in trauma: current perspectives on restrictive transfusion strategies. Can J Surg. 2007;50:202-9.

**15.** Hardy JF, De Moerloose P, Samama M. Massive transfusion and coagulopathy: pathophysiology and implications for clinical management. Can J Anaesth. 2004;51:293-310.

**16.** Gaarder C, Naess PA, Frischknecht Christensen E, et al. Scandinavian Guidelines--"The massively bleeding patient". Scand J Surg. 2008;97:15-36.

**17.** Tisherman SA, Barie P, Bokhari F, et al. Clinical practice guideline: endpoints of resuscitation. J Trauma. 2004;57:898-912.

**18.** Hebert PC, Wells G, Blajchman MA, et al. A multicenter, randomized, controlled clinical trial of transfusion requirements in critical care. Transfusion Requirements in Critical Care Investigators, Canadian Critical Care Trials Group. N Engl J Med. 1999;340:409-17.

**19.** Bormanis J. Development of a massive transfusion protocol. Transfus Apher Sci. 2008;38:57-63.

**20.** Malone DL, Hess JR, Fingerhut A. Massive transfusion practices around the globe and a suggestion for a common massive transfusion protocol. J Trauma. 2006;60:S91-6.

**21.** Nunez TC, Voskresensky IV, Dossett LA, Shinall R, Dutton WD, Cotton BA. Early prediction of massive transfusion in trauma: simple as ABC (assessment of blood consumption)? J Trauma. 2009;66:346-52.

**22.** Cotton BA, Gunter OL, Isbell J, et al. Damage control hematology: the impact of a trauma exsanguination protocol on survival and blood product utilization. J Trauma. 2008;64:1177-82; discussion 82-3.

**23.** Geeraedts LM, Jr., Kaasjager HA, van Vugt AB, Frolke JP. Exsanguination in trauma: A review of diagnostics and treatment options. Injury. 2009;40:11-20.

**24.** Waters JH. Trauma surgery and transfusion options. ITACCS. 2008;18:66-70.

**25.** Spiess BD. Risks of transfusion: outcome focus. Transfusion. 2004;44:4S-14S.

**26.** Drummond JC, Petrovich CT. Hemotherapy and hemostasis. In: Barash PG, Cullen BF, Stoelting RK, eds. Clinical Anesthesia. Philadelphia: Lippincott Williams &Wilkins. 2006:208-44.

**27.** Rivard GE, Brummel-Ziedins KE, Mann KG, Fan L, Hofer A, Cohen E. Evaluation of the profile of thrombin generation during the process of whole blood clotting as assessed by thrombelastography. J Thromb Haemost. 2005;3:2039-43.

**28.** Rocha Filho JA, Rocha JPS, Nani RS. Anestesia para transplante hepático. In: Cangiani LM, Posso IP, Poterio GMB, eds. Tratado de Anestesiologia. São Paulo: Atheneu; 2006: 1899-909.

**29.** Berezina TL, Zaets SB, Morgan C, et al. Influence of storage on red blood cell rheological properties. J Surg Res. 2002;102:6-12.

**30.** Basran S, Frumento RJ, Cohen A, et al. The association between duration of storage of transfused red blood cells and morbidity and mortality after reoperative cardiac surgery. Anesth Analg. 2006;103:15-20.

**31.** Arslan E, Sierko E, Waters JH, Siemionow M. Microcirculatory hemodynamics after acute blood loss followed by fresh and banked blood transfusion. Am J Surg. 2005;190: 456-62.

**32.** Murphy P, Heal JM, Blumberg N. Infection or suspected infection after hip replacement surgery with autologous or homologous blood transfusions. Transfusion. 1991;31:212-7.

**33.** Toy P, Popovsky MA, Abraham E, et al. Transfusion-related acute lung injury: definition and review. Crit Care Med. 2005;33:721-6.

**34.** Mezrow CK, Bergstein I, Tartter PI. Postoperative infections following autologous and homologous blood transfusions. Transfusion. 1992;32:27-30.

**35.** Vamvakas EC, Blajchman MA. Transfusion-related immunomodulation (TRIM): an update. Blood Rev. 2007;21:327-48.

**36.** Opelz G, Sengar DP, Mickey MR, Terasaki PI. Effect of blood transfusions on subsequent kidney transplants. Transplant Proc. 1973;5:253-9.

**37.** Blajchman MA. The clinical benefits of the leukoreduction of blood products. J Trauma. 2006;60:S83-90.

**38.** Ho J, Sibbald WJ, Chin-Yee IH. Effects of storage on efficacy of red cell transfusion: when is it not safe? Crit Care Med. 2003;31:S687-97.

**39.** Vamvakas EC, Carven JH. Transfusion and postoperative pneumonia in coronary artery bypass graft surgery: effect of the length of storage of transfused red cells. Transfusion. 1999;39:701-10.

**40.** Dunne JR, Riddle MS, Danko J, Hayden R, Petersen K. Blood transfusion is associated with infection and increased resource utilization in combat casualties. Am Surg. 2006;72:619-25; discussion 25-6.

**41.** McLaughlin DF, Niles SE, Salinas J, et al. A predictive model for massive transfusion in combat casualty patients. J Trauma. 2008;64:S57-63; discussion S.

**42.** Schreiber MA, Perkins J, Kiraly L, Underwood S, Wade C, Holcomb JB. Early predictors of massive transfusion in combat casualties. J Am Coll Surg. 2007;205:541-5.

**43.** Yucel N, Lefering R, Maegele M, et al. Trauma Associated Severe Hemorrhage (TASH)-Score: probability of mass transfusion as surrogate for life threatening hemorrhage after multiple trauma. J Trauma. 2006;60:1228-36; discussion 36-7.

**44.** Gonzalez EA, Moore FA, Holcomb JB, et al. Fresh frozen plasma should be given earlier to patients requiring massive transfusion. J Trauma. 2007;62:112-9.

**45.** Ho AM, Karmakar MK, Dion PW. Are we giving enough coagulation factors during major trauma resuscitation? Am J Surg. 2005;190:479-84.

**46.** Ho AM, Dion PW, Cheng CA, et al. A mathematical model for fresh frozen plasma transfusion strategies during major trauma resuscitation with ongoing hemorrhage. Can J Surg. 2005;48:470-8.

**47.** Ketchum L, Hess JR, Hiippala S. Indications for early fresh frozen plasma, cryoprecipitate, and platelet transfusion in trauma. J Trauma. 2006;60:S51-8.

**48.** Cotton BA, Au BK, Nunez TC, Gunter OL, Robertson AM, Young PP. Predefined massive transfusion protocols are associated with a reduction in organ failure and postinjury complications. J Trauma. 2009;66:41-8; discussion 8-9.

**49.** Maegele M, Lefering R, Paffrath T, Tjardes T, Simanski C, Bouillon B. Red-blood-cell to plasma ratios transfused during massive transfusion are associated with mortality in severe multiple injury: a retrospective analysis from the Trauma Registry of the Deutsche Gesellschaft fur Unfallchirurgie. Vox Sang. 2008;95:112-9.

**50.** Johansson PI, Stensballe J. Effect of Haemostatic Control Resuscitation on mortality in massively bleeding patients: a before and after study. Vox Sang. 2009;96:111-8.

**51.** Teixeira PG, Inaba K, Shulman I, et al. Impact of plasma transfusion in massively transfused trauma patients. J Trauma. 2009;66:693-7.

**52.** Plotkin AJ, Wade CE, Jenkins DH, et al. A reduction in clot formation rate and strength assessed by thrombelastography is indicative of transfusion requirements in patients with penetrating injuries. J Trauma. 2008;64:S64-8.

**53.** Zalstein S, Pearce A, Scott DM, Rosenfeld JV. Damage control resuscitation: a paradigm shift in the management of haemorrhagic shock. Emerg Med Australas. 2008;20:291-3.

Joel Avancini Rocha Filho ▪ Ricardo Souza Nani ▪ Maria José Carvalho Carmona

# Distúrbios de Coagulação

A hemostasia é processo altamente adaptativo que controla a fluidez do sangue. É constituída de três fases interdependentes: hemostasia primária, coagulação e fibrinólise. Após lesão vascular a hemostasia tem como objetivo coordenar o seu fechamento, seu reparo e a manutenção de sua patência. A hemostasia normal resulta então do equilíbrio ágil e competitivo dos sistemas pró-coagulante, anticoagulante, fibrinolítico e antifibrinolítico do organismo. O trauma, a cirurgia ou doenças tendem a comprometer esse equilíbrio e podem resultar em eventos patológicos favorecendo a hemorragia e/ou a trombose.

No trauma cerca de 25% dos pacientes têm coagulopatia clínica no momento da admissão e probabilidade de morte oito vezes maior nas primeiras 24 horas do que pacientes admitidos sem coagulopatia[1]. Coagulopatia aguda presente no momento da admissão, independente da severidade do trauma e da gravidade do choque, é forte preditora, independente de mortalidade[2]. Portanto, a identificação e a abordagem precoce da coagulopatia são prioritárias, sendo considerada uma das principais causas de morte potencialmente evitáveis no trauma.

## A coagulopatia do trauma

A coagulopatia aguda do trauma (CAT) é um distúrbio multifatorial que envolve todo os componentes do sistema hemostático. O mecanismo predominante da coagulopatia depende da natureza e da gravidade do trauma, do grau de comprometimento microperfusional e dos efeitos deletérios das terapias médicas subsequentes.

Classicamente, a CAT é descrita como decorrente da diminuição da atividade dos fatores da coagulação, seja por perda absoluta (hemorragia) ou disfunção causada pela acidose, hipotermia ou hemodiluição. Evidências recentes suportam que na CAT o choque deve ser a chave iniciadora do processo[3-4].

A coagulação sanguínea é um sistema enzimático, dependente de pH e temperatura para funcionamento apropriado. A diminuição da atividade dos fatores da coagulação, a hemodiluição, acidose ou hipotermia comprometem seu funcionamento tanto de forma direta quanto de forma indireta, amplificando o evento patológico por limitar a ação competitiva dos sistemas regulatórios da hemostasia, tendo importância crítica tanto na fase aguda da coagulopatia como no curso clínico da estratégia terapêutica (Figura 16.1).

## Mecanismos da CAT
### A hipoperfusão

Foi demonstrada, na admissão, associação direta entre a gravidade da hipoperfusão tecidual e a intensidade da CAT medidas pelos tempos de protrombina (TP) e de tromboplastina parcial (TTP)[6-7]. Déficit de base superior a 6 foi associado com coagulopatia em 20% dos pacientes, enquanto nenhum paciente com déficit de base normal teve prolongamento do TP ou do TTP, independente da gravidade do trauma[7].

O mecanismo inicial da CAT parece envolver hiperativação da anticoagulação e do sistema fibrinolítico, secundária à hipoperfusão sistêmica[3-4]. Em situação de hipofluxo regional, esses mecanismos de controle geram um meio anticoagulante necessário para a preservação do fluxo sanguíneo evitando a trombose vascular e a propagação do coágulo a outros leitos vasculares. Em situação de hipoperfusão sistêmica, essa resposta biológica facilmente se exacerba, expande sua localização e tende rapidamente a se tornar patológica.

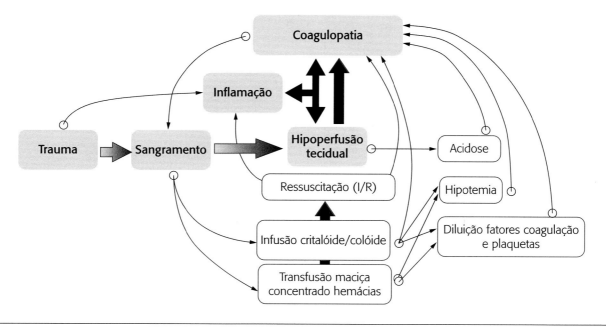

**Figura 16.1** Mecanismos da coagulopatia no trauma (permissão do autor, modificado)[5].

Estudos clínicos recentes demonstraram que só pacientes com hipoperfusão apresentaram coagulopatia, e que a gravidade da hipoperfusão associa-se com prolongamentos nos TP e TTP, com aumentos da trombomodulina plasmática, indicadores de proteína C ativada e marcadores de hiperfibrinólise (↑dímero-D, ↑tPA e ↓PAI-1)[3, 7]. Na presença de hipoperfusão, o endotélio aumenta a expressão de trombomodulina, que agrega a trombina, formando um complexo anticoagulante (trombina-trombomodulina), diminuindo a disponibilidade de trombina para quebra do fibrinogênio e para ativação plaquetária. A ativação da proteína C inibe os cofatores V e VIII e neutraliza o inibidor do ativador do plasminogênio-1 (PAI-1).

O trauma com hipoperfusão também está associado ao aumento da atividade fibrinolítica. O endotélio isquêmico libera ativador tecidual do plasminogênio (tPA) induzindo a quebra do plasminogênio em plasmina, enzima fibrinolítica ativa e responsável pela dissolução da fibrina. A fibrinólise é exacerbada pela inibição da atividade do PAI-1 decorrente da hipoperfusão[4]. No trauma, pacientes com hipoperfusão e coagulopatia apresentaram níveis aumentados em quase duas vezes do tPA, com concomitante redução dos níveis do PAI-1, quando comparados a pacientes sem hipoperfusão[8].

Essa associação de anticoagulação e hiperfibrinólise, provavelmente responsável pela gênese do sangramento microvascular, impede não só a formação de novos coágulos, mas também digere os inicialmente formados, tornando extremamente difícil o controle do sangramento. Até que o controle cirúrgico do sangramento seja estabelecido e a hipoperfusão corrigida esse quadro tende a se agravar, pois as atuais medidas terapêuticas de resgate do quadro perfusional (reposição volêmica maciça) são potencialmente amplificadoras do desarranjo da hemostasia.

## A hemodiluição

A diluição dos fatores de coagulação é classicamente considerada causa importante de coagulopatia no trauma.

A hemostasia apropriada requer concentração mínima de 20 a 30% de fatores da coagulação. Os efeitos diluicionais sobre a coagulação decorrentes da administração de cristaloides já foram demonstrados em modelos matemáticos, *in vitro* e em voluntários. Esse efeito é exacerbado com fluidos coloidais que, por promover maior volume de expansão plasmática, promovem maior diluição dos fatores da coagulação. Apesar da associação entre a CAT e a quantidade de fluidos administrados ter sido demonstrada[1], vários estudos confirmam que os pacientes com trauma mais grave apresentam coagulopatia na admissão, mesmo antes da reposição volêmica agressiva[2, 8, 9]. Ainda que a reposição volêmica maciça se correlacione com coagulopatia, vários estudos falharam em demonstrar a relação entre o número de unidades transfundidas e a intensidade da coagulopatia ou, entre a alteração no TP e no TTP da admissão e o volume de fluido administrado no atendimento pré-hospitalar[2, 9, 10]. Esses dados reforçam o conceito de que a coagulopatia é um evento precoce no trauma e que outros mecanismos estão envolvidos, porém ela pode ser facilmente agravada pela quantidade e tipo de fluido administrado.

Dos efeitos diluicionais secundários à reposição fluida maciça, a diluição eritrocitária (anemia) tem recebido maior atenção. Os eritrócitos contribuem para a hemostasia por vários mecanismos: aumentando a ativação plaquetária, modulando a resposta bioquímica e funcional das plaquetas ativadas, aumentando a geração de trombina e por seu efeito reológico na marginalização plaquetária[11]. Hematócritos maiores aumentam a atividade plaquetária e induzem o deslocamento do fluxo plaquetário para a periferia do vaso sanguíneo, otimizando sua interação com o endotélio lesado. Estudos confirmam a relação inversa entre o tempo de sangramento e o hematócrito, demonstrando o favorecimento das propriedades pró-adesivo-agregantes plaquetárias quando se aumenta o hematócrito[11-12]. Recomenda-se no sangramento microvascular ativo manter o hematócrito acima de 30%[13].

## Acidose

A acidose compromete a função das proteases da coagulação. Estudos experimentais e clínicos demonstram comprometimento progressivo da coagulação sanguínea a pH sanguíneos inferiores a 7.1, com prolongamento TP e do TTP, acompanhado de depleção do fibrinogênio e da contagem plaquetária. A acidose diminui a taxa de geração de trombina, efeito exponencialmente potencializado pela hipotermia[14]. Em pacientes politraumatizados que receberam transfusão maciça (> 10 unidades CH/ 24 h), o pH < 7.1 foi a preditora mais forte de coagulopatia (*odds ratio* 12.3)[15]. O efeito da acidose sobre a coagulação não é revertido pela simples correção farmacológica da acidose com bicarbonato. Enquanto o endotélio sinalizar sofrimento em decorrência da hipoperfusão (↑DB, ↑lactato), as estratégias terapêuticas direcionadas para a coagulopatia, como a administração de hemocomponentes e agentes farmacológicos, tendem a falhar e potencialmente associam-se a eventos adversos. Vários pesquisadores concordam que o pH deve estar maior que 7.2 antes da implantação de terapias pontuais sobre os distúrbios de coagulação, reforçando a obrigatoriedade do resgate perfusional na terapêutica da coagulopatia[11-16].

## Hipotermia

A hipotermia é preditora forte de coagulopatia e correlaciona-se com a intensidade do choque, com a gravidade do trauma e está associada a maior risco de morte[15]. A hipotermia compromete a coagulação sanguínea por reduzir a função plaquetária e por inibir as reações enzimáticas da cascata de coagulação, sendo 34°C o ponto crítico no qual ocorre comprometimento da atividade enzimática e plaquetária. Existe correlação inversa e linear entre o prolongamento do TP e do TTP e a temperatura corporal. Entre 37°C e 33°C o comprometimento na hemostasia parece ser fundamentalmente decorrente da redução da função plaquetária (adesão e agregação) e em temperaturas inferiores a 33°C ocorre bloqueio significativo da cascata de coagulação[11]. A diminuição do pH de 7.4 para 7.15 tem efeito depressor sobre a coagulação, similar à diminuição da temperatura de 36°C para 32°C. Em modelos experimentais, que simulam situação prática clínica em que acidose coexiste com hipotermia, demonstrou-se que o efeito depressor combinado da hipotermia e acidose é maior que seus efeitos individuais, pois comprometem a coagulação em diferentes mecanismos[14].

## Inflamação

Trauma é um forte indutor da inflamação e existe sinergismo entre os sistemas inflamatório e de coagulação pós-trauma[17-20]. A inter-relação entre esses sistemas é tão significativa que a combinação dos marcadores precoces desses processos com os índices atuais, que compõe os escores de prognóstico no trauma, melhoram a sua predição[19].

A intensidade da coagulopatia correlaciona-se com a gravidade do trauma, com o grau de hipoperfusão sistêmica, com a intensidade da resposta inflamatória e com a falência orgânica pós-trauma.

O trauma incita a cascata de eventos intracelulares nos monócitos induzindo à síntese de citocinas pró-inflamatórias como o fator de necrose tumoral alfa e interleucinas (IL-1, IL-6 e IL-8), componentes mais importantes da resposta inflamatória pós-traumática precoce. Esses mensageiros químicos da inflamação modulam tanto a ativação endotelial como a neutrofílica, lesando o endotélio por ativar e amplificar o número de neutrófilos, plaquetas e monócitos. Ocorre ativação da cascata da coagulação pelo aumento da expressão do fator tecidual das células perivasculares, endotélio e monócitos, com diminuição da expressão de trombomodulina, comprometendo a ativação da proteína C e aumentando a síntese do PAI-1, como resultado estimulando a pró-coagulação e bloqueando a fibrinólise.

Na evolução clínica do trauma, os pacientes frequentemente apresentam alteração do distúrbio hemostático, inicialmente coagulopata com aumento do sangramento, para um estado de hipercoagulação[17].

Vários estudos identificaram hipercoagulabilidade e susceptibilidade aumentada para a ocorrência de tromboembolismo venoso (TEV) no trauma. A identificação de coagulopatia na admissão do trauma constitui forte fator de risco para o desenvolvimento de TEV[21].

Apesar do aumento da atividade fibrinolítica (liberação endotelial de tPA) integrar a resposta inicial da CAT, ela é progressivamente vencida por um aumento sustentado de seu inibidor (PAI-1), efeito que contribui para o estado de hipercoagulabilidade que se segue a hipocoagulação. Esse estado de hipercoagulabilidade tardia parece ser em parte potencializado pela ativação precoce da proteína C resultando em sua depleção. Como a proteína C é sintetizada pelo fígado, seu nível normal demora alguns dias para ser atingido favorecendo, nesse período, o estado de hipercoagulação. Pacientes que apresentaram coagulopatia devem ser considerados de risco para trombose venosa profunda e embolismo pulmonar e ter a coagulação monitorada e receber profilaxia apropriada[8].

O trauma tem incidência aumentada de sépsis. Tanto no trauma como na sépsis a coagulopatia predispõe a um estado pró-trombótico e à Síndrome de Disfunção de Múltiplos Órgãos e Sistemas (SDMOS), a principal causa de mortalidade após 48 horas da CAT[1]. Coagulação extravascular e depósito de fibrina alveolar foram demonstrados em pacientes com Síndrome da Angústia Respiratória Aguda (SARA), a mais comum insuficiência orgânica na SDMOS pós-trauma[22].

A Figura 16.2 mostra a relação entre a Síndrome da Resposta Inflamatória Sistêmica (SRIS), a SDMOS e a coagulopatia no trauma. O trauma é o primeiro insulto, seguido da SRIS inicial. A gravidade do trauma, por si, pode causar SDMOS primária e morte. SRIS moderada usualmente termina em alguns dias e é considerada uma resposta fisiológica necessária. SRIS grave persiste por mais de três dias e está associada à CAT com significativa geração de trombina, excessiva liberação de mediadores inflamatórios e lesão endotelial, alterando a reação da SRIS. A ativação da coagulação e da inflamação contribuem sinergicamente no desenvolvimento da SDMOS[23]. Um segundo insulto na SRIS, seja ele precoce ou pouco mais tardio, tem o poder de amplificar a resposta inflamatória exponencialmente, produzindo SDMOS secundária e morte[23-24]. Finalmente a ocorrência de sépsis, mais tardiamente, age como terceiro insulto e modifica a evolução da SIRS sustentada pós-trauma.

Transfusão sanguínea, cirurgias complexas, hipoperfusão microcirculatória flutuante, alterações metabólicas, hipotermia e infecção devem ser considerados amplificadores da SRIS e potencialmente indutoras de falência orgânica. Nesse contexto, a transfusão sanguínea é um importante estressor da cascata inflamatória e a quantidade administrada correlaciona-se com a intensidade da resposta inflamatória, constituindo fator independente de maior impacto na mortalidade, independente da gravidade do trauma[25-26]. Transfusão alogênica de concentrado de hemácias ou de plasma também esta associada a efeito imunossupressor precoce, demonstrado pelo aumento da susceptibilidade à infecção bacteriana[27-28]. Após o controle da coagulopatia, existe forte evidência para se recomendar estratégia transfusional restritiva.

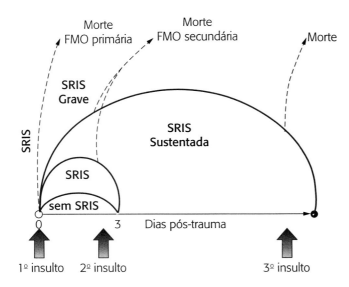

**Figura 16.2** Relação entre coagulopatia, SIRS e FMO no trauma.

A filosofia de instituição precoce de estratégias terapêuticas direcionadas a se evitar agressões sequenciais à cascata inflamatória constitui a base do combate pré e intra-hospitalar à CAT.

## O paciente

No trauma, a história patológica pregressa nem sempre está disponível. O número de indivíduos em uso de terapia cardioprotetora antiplaquetária tem aumentado significativamente. Aspirina e clopidogrel têm forte efeito na função plaquetária, com predisposição a aumento de sangramento, apesar dos testes de coagulação poderem estar aparentemente normais. Pacientes com doença renal têm comprometimento da adesão e agregação plaquetária e aqueles com doença hepática têm diminuição da síntese dos fatores da coagulação associada à disfunção plaquetária e hiperfibrinólise.

## As estratégias terapêuticas da coagulopatia

No atendimento ao trauma hemorrágico ou politrauma deve-se reconhecer que a coagulopatia é frequente, sua gravidade é preditora de mortalidade e todo esforço deve ser feito para minimizar sua intensidade. Rapidez no resgate perfusional, no controle do macrossangramento, na prevenção e no tratamento da hipotermia junto à monitorização da coagulação são as bases da terapêutica para se evitar a progressão da coagulopatia e a refratariedade do choque.

Sob esse aspecto, a abordagem da CAT teve avanços importantes na última década e hoje incorpora medidas que devem controlar rapidamente tanto o macro quanto o microssangramento, ao mesmo tempo que possam garantir perfusão microcirculatória.

O American College of Surgeons ATLS® define quatro classes de choque hemorrágico de acordo com o percentual de perda sanguínea (%). Classe I, estágio inicial (até 15%); classe II, estágio compensado (15-30%); classe III, estágio progressivo (30-40%) e classe IV, estágio refratário (> 40%).

No choque classes I e II, estágios sem hipoperfusão, a ressuscitação controlada convencional geralmente impede sua progressão e a presença de coagulopatia deve alertar para comorbidade ou uso de drogas.

Nas classes III e IV o grau de hipoperfusão potencialmente se associa à CAT e o objetivo terapêutico está focado no controle do macrossangramento, no combate à "tríade letal" (coagulopatia, hipotermia e acidose) e no resgate da descompensação metabólica. Do ponto de vista operacional essa visão terapêutica engloba estratégias da fase inicial do trauma ao controle cirúrgico do sangramento, estendendo-se à unidade de terapia intensiva. Seu sucesso depende de abordagens específicas em três de seus principais pontos críticos: 1 – ressuscitação perfusional; 2 – controle cirúrgico; 3 – terapêutica da coagulopatia.

## Ressuscitação perfusional

A ressuscitação atual prioriza a rápida identificação e correção do colapso circulatório, principal evento responsável pela mortalidade nestes pacientes. Enquanto no choque classes I e II a administração de cristaloides seja conduta estabelecida, a estratégia de ressuscitação volêmica no resgate perfusional do choque hemorrágico não controlado (CHNC) classes III e IV ou na terapêutica da CAT é controvertida.

A conduta convencional, que é a infusão de grandes volumes de solução cristaloide por via endovenosa (ATLS®), tem sido motivo de controvérsia, pois existem evidências de que a restauração da pressão arterial com essa estratégia pode deslocar coágulos, exacerbar o sangramento, a coagulopatia, a hipotermia e aumentar a mortalidade principalmente se medidas de intervenção cirúrgica não estiverem imediatamente disponíveis[29-30].

A ressuscitação hipotensiva (*hypotensive resuscitation*) envolve a administração de fluidos necessária para uma pressão arterial menor que a normal até que o controle cirúrgico do sangramento esteja estabelecido. Os riscos perfusionais impostos pela restrição hídrica e pela hipotensão arterial ainda estão em avaliação, porém os resultados de estudos em animais e humanos demonstram seu potencial benéfico em diminuir o sangramento e os efeitos deletérios da administração maciça de fluidos[30-31].

A ressuscitação com solução salina hipertônica (*small volume resuscitation*) tem como principal benefício o resgate perfusional acompanhado de menor lesão de reperfusão, menor edema cerebral e menor diluição dos fatores da coagulação. Apesar de parecer estratégia apropriada no resgate da CAT, faltam estudos clínicos para ampliar sua utilização, atualmente recomendada no choque hipovolêmico associado a trauma cranioencefálico[32-33].

Ressuscitação hemostática (*damage control resuscitation*) envolve a administração precoce de hemocomponentes com o objetivo de restaurar ao mesmo tempo a perfusão e a coagulação, minimizando assim o uso de cristaloides e seu efeito diluicional sobre a coagulação. Estruturada no conceito de que a CAT é um evento precoce no trauma e que as estratégias tradicionais agravam a coagulopatia, a transfusão agressiva de plasma fresco congelado na relação com concentrado de hemácias de 1:1, em combatentes, se associou à diminuição da mortalidade por hemorragia[34]. É estratégia restrita ao momento de CHNC classe III e VI. Em civis seus resultados benéficos ainda não foram confirmados e faltam estudos que determinem os efeitos dessa ressuscitação tendo em vista suas potenciais complicações[8, 35].

Em estudos experimentais de CHNC refratário às medidas convencionais, a arginina vasopressina (AVP), diferentemente da ressuscitação fluida, aumentou a pressão arterial sanguínea, desviou o fluxo sanguíneo do local de sangramento para o coração e o cérebro e simultaneamente diminuiu a perda sanguínea e as necessidades de infusão de fluidos, efeitos teoricamente poderosos no combate à CAT[36-37]. Relatos de casos confirmam os efeitos benéficos da AVP revertendo o colapso circulatório do CHNC[38]. No momento está em planejamento na Europa um estudo controlado, aleatorizado, multicêntrico para avaliar os efeitos da AVP no CHNC refratário à terapêutica fluida e vasopressora clássica (VITRIS)[39].

## Controle cirúrgico

No choque hemorrágico traumático grave, a evolução da estratégia *damage control* (DC) constituiu um dos grandes avanços terapêuticos. O conceito DC está estruturado em três fases: 1 – cirurgia abreviada; 2 – reversão da CAT e da hipoperfusão; 3 – cirurgia reparadora posterior. A cirurgia DC (CDC), laparotomia abreviada, tem duas prioridades: a primária é o controle da hemorragia e a secundária é o controle da contaminação. A CDC está potencialmente indicada no choque classes III e IV, em que o grau de hipoperfusão frequentemente se associa à CAT e seu objetivo está focado no combate à tríade letal, para abortar o ciclo vicioso de sangramento, partindo do conhecimento de que este paciente está próximo ao ponto de exaustão fisiológica, ou seja, da irreversibilidade do quadro. Se for necessária outra intervenção cirúrgica reparadora ela deve ocorrer quando o paciente tiver suas anormalidades metabólicas corrigidas, usualmente após 12 a 48 horas da CDC inicial. A identificação dos candidatos viáveis à técnica é o ponto crítico da DC. Os gatilhos aceitos para instituição da CDC incluem: coagulopatia, transfusão sanguínea > 10 U ou > 4 U/h, acidose metabólica com DB > 5, temperatura < 35°C e instabilidade hemodinâmica com resposta ressuscitativa subótima. Alguns pacientes podem se beneficiar da radiologia intervencionista, angiografia seguida de embolização, para abordar lesões em órgãos sólidos ou regiões inacessíveis da circulação (hepáticas, esplênicas, retroperitoneais e pélvicas), em associação ou não à CDC.

A evolução tecnológica dos sistemas de aquecimento, infusão rápida de fluidos e análise laboratorial rápida se adequaram aos princípios da DC. A melhora na sobrevida, diminuição da coagulopatia e da deterioração metabólica no trauma fizeram com que os princípios da CDC fossem incorporados em diversas especialidades cirúrgicas (torácica, cardíaca, vascular, ortopédica e urológica), configurando uma das medidas hospitalares mais importantes no combate à tríade letal e à CAT[40-41].

## Terapêutica da coagulopatia

O padrão hemostático na admissão hospitalar é considerado o preditor de prognóstico mais confiável. A habilidade de detectar e tratar a coagulopatia precocemente é um ponto crítico na abordagem multifatorial da CAT. Apesar da extrema importância de sua identificação precoce ainda não se dispõem de testes devidamente validados para o diagnóstico apropriado e para orientar a terapêutica na velocidade que a situação exige.

No sangramento microvascular (SMV) ativo, o TP e o TTP aumentados em mais de 1,5 vez o normal indicam correção com plasma fresco congelado (PFC). Com base em estudos clínicos e experimentais não se recomenda a administração profilática de PFC e a sua suplementação geralmente não é necessária se menos de 6 U de hemácias foram infundidas. Na presença de SMV e a partir da 6 U de hemácias transfundidas, recomenda-se que 2 U de PFC devem ser administradas, seguidas de 2 U de PFC para cada 5 U de hemácias adicionalmente administradas. A cada 5 U de hemácias transfundidas a coagulação deve ser monitorizada. Recomenda-se no SMV manter as plaquetas em número superior a 100 x 10⁹/l, o fibrinogênio sérico maior de 1,0 g/l e respeitar no SMV o gatilho transfusional de 10 g/dl de hemoglobina[13, 42, 43] (Figura 16.3). Após controle do SMV existe forte evidência para se adotar estratégia transfusional restritiva.

## Testes convencionais

O perfil da coagulação pelos testes convencionais é avaliado pelo TP, TTP, concentração do fibrinogênio, dímero-D, contagem plaquetária. O TP é o exame mais comumente alterado, porém o TTP parece ser mais específico na predição da evolução, embora ambos sejam preditores independentes de mortalidade no trauma. TTP aumentado na admissão eleva em 326% o risco ajustado de morte, enquanto o TP inicial aumentado eleva esse risco em 35%[2]. Baixo nível de proteína C e alto nível de trombomodulina estão associados a risco aumentado de morte (*odds ratio* 6.2 e 2.5 respectivamente)[8].

As maiores críticas na utilização desses testes na avaliação da CAT é que eles descrevem somente os primeiros 20 e 60 segundos da formação do coágulo, são realizados em plasma pobre em plaquetas, fazem análise fragmentada da coagulação, falham em identificar o defeito primário e são demorados.

Atualmente, com os avanços na compreensão dos mecanismos da coagulação o valor desses testes na abordagem da coagulopatia é questionada. A visão antiga de separar o sistema de coagulação em vias intrínseca e extrínseca tem sido abandonada e substituída pelo conceito de superfície, segundo o qual a interação dos complexos enzimáticos nas superfícies celulares e plaquetárias seria responsável pela atividade final da hemostasia. Os testes convencionais são tidos como incapazes de avaliar a interação entre os componentes sanguíneos que fazem com que o sangue coagule ou que o coágulo se dissolva, isso é, fatores plasmáticos da coagulação, plaquetas, fibrinogênio, hemácias e leucócitos.

## A tromboelastografia (TEG)

A TEG monitoriza a dinâmica do processo de hemostasia, da formação inicial do coagulo à sua dissolução. O teste permite a aquisição contínua de informação quantitativa do desenvolvimento do coágulo; o tempo necessário para a formação inicial da fibrina, a cinética da construção do coágulo, sua resistência e estabilidade, levando em conta todos os componentes sanguíneos que fazem com que o sangue coagule ou que o coágulo se dissolva, permitindo uma análise mais fiel à condição clínica do paciente. O perfil global da coagulação pode ser qualitativamente e quantitativamente interpretado em termos de estado hipo, normo ou hipercoagulável da amostra avaliando ainda o seu grau de lise (estado fibrinolítico). (Figura 16.4 e Tabela 16.1)

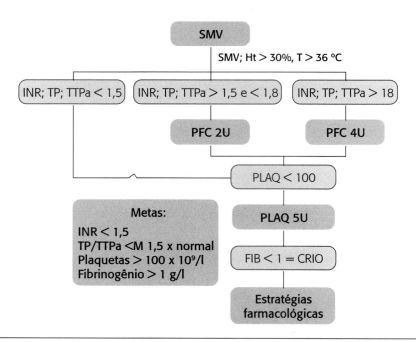

**Figura 16.3** Algoritmo sugerido de terapia ao sangramento microvascular (SMV) baseado no INR, TP, TTPa e contagem plaquetária[43].

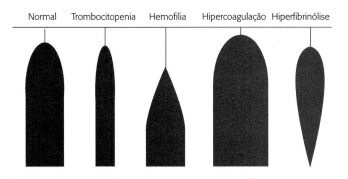

**Figura 16.4** Padrões da TEG.

| Tabela 16.1 | Terapia sugerida ao sangramento microvascular (SMV) baseada nos parâmetros da TEG[43]. | |
|---|---|---|
| **Tromboelastografia** | | |
| TEG | Diagnóstico | Terapia |
| R > 15 | ↓ Fator coagulação | 2 U plasma fresco congelado |
| R > 30 | ↓↓ Fator coagulação | 4 U plasma fresco congelado |
| MA < 40 | ↓ Atividade plaquetária | Depende de contagem plaquetária* |
| α < 45° | Hipofibrinogenemia | Crioprecipitado (1 U/10 kg) |
| LY30 > 7.5% | Hiperfibrinólise | EACA, ATX |

EACA, ác. aminocaproico; APT; ATX, ác.tranexâmico.
*Contagem plaquetária < 100.000 céls/mm3 = 5 U plaquetas

Para avaliar a informação gráfica apresentada pelo sistema TEG, cinco parâmetros principais da formação à lise do coágulo são aferidos: R, período de tempo de latência até a formação inicial de fibrina; K, velocidade com que é atingido certo nível de resistência do coágulo; α, rapidez da formação de fibrina; MA, representa a resistência final do coágulo; LY30, taxa de redução da resistência do coágulo. Cada um representa um aspecto diferente da hemostasia, permitindo assim o direcionamento da terapia[43-44] (Figura 16.5 e Tabela 16.1).

Diante dos exames tradicionais da coagulação, a TEG apresenta como vantagens a análise da coagulação e da fibrinólise, o diagnóstico diferencial das coagulopatias, a avaliação da atividade plaquetária, a avaliação *in vitro* da terapêutica, a rapidez de avaliação, a facilidade de interpretação e a avaliação da coagulação na temperatura real do paciente[44].

A TEG, quando comparada aos exames convencionais, mostrou superioridade em predizer as necessidades transfusionais, diminuir a necessidade de transfusão homóloga e orientar a utilização de hemocomponentes e agentes farmacológicos em vários cenários cirúrgicos de coagulopatia complexa multifatorial.

No trauma, os estudos clínicos e experimentais evidenciam a superioridade da TEG e com o reconhecimento de que os exames convencionais não refletem de forma adequada o sangramento clínico, as recomendações para sua utilização têm aumentado[45-49].

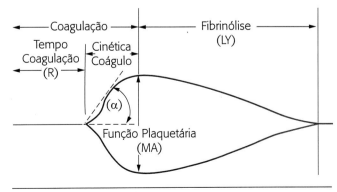

**Figura 16.5** Parâmetros da TEG.

Portanto, qualquer que seja a forma de monitorização da coagulação, esta deve idealmente responder de forma rápida e precisa se o sangue coagula, qual a causa da coagulopatia e deve indicar o tratamento adequado. A tendência atual é obter essas respostas dentro do cenário terapêutico (point-of-care, POC; near patient test, NPT), diminuindo os problemas relacionados com os testes de coagulação convencionais como o alto tempo de realização e de latência na decisão terapêutica (therapeutic turn around time, TTAT), análise segmentada da coagulação e dificuldade de interpretação.

## Considerações finais

Coagulopatia aguda do trauma é decorrente principalmente de hipoperfusão sistêmica e é caracterizada por hipocoagulação sistêmica e hiperfibrinólise, sendo o choque hemorrágico seu principal fator etiológico. É responsável por alta mortalidade e considerada uma das principais causas de morte potencialmente evitável no trauma. O controle precoce do macrossangramento é prioritário para a correção da hipoperfusão tecidual e todo esforço no resgate da hemostasia deve ser orientado à recuperação microperfusional. Enquanto o endotélio sinalizar sofrimento em decorrência da hipoperfusão, as estratégias terapêuticas com a administração de hemocomponentes e agentes farmacológicos tendem a falhar e potencialmente se associam a efeitos adversos. A incorporação precoce das estratégias destinadas a evitar agressões sequenciais à cascata inflamatória reduzem o risco de progressão do desarranjo metabólico e estruturam a abordagem terapêutica da coagulopatia no trauma. Rapidez no resgate perfusional, no controle do macrossangramento, na prevenção e no tratamento da hipotermia, junto à monitorização da coagulação são as bases da terapêutica para se evitar a progressão da coagulopatia e a refratariedade do choque.

# Referências bibliográficas

1. Maegele M, Lefering R, Yucel N, Tjardes T, Rixen D, Paffrath T, et al. Early coagulopathy in multiple injury: an analysis from the German Trauma Registry on 8.724 patients. Injury. 2007;38:298-304.

2. MacLeod JB, Lynn M, McKenney MG, Cohn SM, Murtha M. Early coagulopathy predicts mortality in trauma. J Trauma. 2003;55:39-44.

3. Brohi K, Cohen MJ, Ganter MT, Schultz MJ, Levi M, Mackersie RC, et al. Acute coagulopathy of trauma: hypoperfusion induces systemic anticoagulation and hyperfibrinolysis. J Trauma. 2008;64:1211-7; discussion 1217.

4. Hess JR, Brohi K, Dutton RP, Hauser CJ, Holcomb JB, Kluger Y, et al. The coagulopathy of trauma: a review of mechanisms. J Trauma. 2008;65:748-54.

5. Moore EE, Thomas G. Orr Memorial Lecture. Staged laparotomy for the hypothermia, acidosis, and coagulopathy syndrome. Am J Surg. 1996;172:405-10.

6. Niles SE, McLaughlin DF, Perkins JG, Wade CE, Li Y, Spinella PC, et al. Increased mortality associated with the early coagulopathy of trauma in combat casualties. J Trauma. 2008;64:1459-63; discussion 1463-5.

7. Brohi K, Cohen MJ, Ganter MT, Matthay MA, Mackersie RC, Pittet JF. Acute traumatic coagulopathy: initiated by hypoperfusion: modulated through the protein C pathway? Ann Surg. 2007;245:812-8.

8. Brohi K, Cohen MJ, Davenport RA. Acute coagulopathy of trauma: mechanism, identification and effect. Curr Opin Crit Care. 2007;13:680-5.

9. Harvey MP, Greenfield TP, Sugrue ME, Rosenfeld D. Massive blood transfusion in a tertiary referral hospital. Clinical outcomes and haemostatic complications. Med J Aust. 1995;163:356-9.

10. Farkash U, Lynn M, Scope A, Maor R, Turchin N, Sverdlik B, et al. Does prehospital fluid administration impact core body temperature and coagulation functions in combat casualties? Injury. 2002;33:103-10.

11. Lier H, Krep H, Schroeder S, Stuber F. Preconditions of hemostasis in trauma: a review. The influence of acidosis, hypocalcemia, anemia, and hypothermia on functional hemostasis in trauma. J Trauma. 2008;65:951-60.

12. Hardy JF, De Moerloose P, Samama M. Massive transfusion and coagulopathy: pathophysiology and implications for clinical management. Can J Anaesth. 2004;51:293-310.

13. Gaarder C, Naess PA, Frischknecht Christensen E, Hakala P, Handolin L, Heier HE, et al. Scandinavian Guidelines – The massively bleeding patient. Scand J Surg. 2008;97:15-36.

14. Martini WZ, Pusateri AE, Uscilowicz JM, Delgado AV, Holcomb JB. Independent contributions of hypothermia and acidosis to coagulopathy in swine. J Trauma. 2005;58:1002-9; discussion 1009-10.

15. Cosgriff N, Moore EE, Sauaia A, Kenny-Moynihan M, Burch JM, Galloway B. Predicting life-threatening coagulopathy in the massively transfused trauma patient: hypothermia and acidoses revisited. J Trauma. 1997;42:857-6; discussion 861-2.

16. Martini WZ, Dubick MA, Pusateri AE, Park MS, Ryan KL, Holcomb JB. Does bicarbonate correct coagulation function impaired by acidosis in swine? J Trauma. 2006;61:99-106.

17. Esmon CT. Crosstalk between inflammation and thrombosis. Maturitas. 2004;47:305-14.

18. Ganter MT, Cohen MJ, Brohi K, Chesebro BB, Staudenmayer KL, Rahn P, et al. Angiopoietin-2, marker and mediator of endothelial activation with prognostic significance early after trauma? Ann Surg. 2008;247:320-6.

19. Park MS, Salinas J, Wade CE, Wang J, Martini W, Pusateri AE, et al. Combining early coagulation and inflammatory status improves prediction of mortality in burned and nonburned trauma patients. J Trauma. 2008;64:S188-94.

20. Levi M, ten Cate H, van der Poll T. Endothelium: interface between coagulation and inflammation. Crit Care Med. 2002;30:S220-4.

21. Knudson MM, Ikossi DG, Khaw L, Morabito D, Speetzen LS. Thromboembolism after trauma: an analysis of 1602 episodes from the American College of Surgeons National Trauma Data Bank. Ann Surg. 2004;240:490-6; discussion 496-8.

22. Idell S. Extravascular coagulation and fibrin deposition in acute lung injury. New Horiz. 1994;2:566-74.

23. Gando S. Disseminated intravascular coagulation in trauma patients. Semin Thromb Hemost. 2001;27:585-92.

24. Tschoeke SK, Hellmuth M, Hostmann A, Ertel W, Oberholzer A. The early second hit in trauma management augments the proinflammatory immune response to multiple injuries. J Trauma. 2007;62:1396-403; discussion 1403-4.

25. Dunne JR, Malone DL, Tracy JK, Napolitano LM. Allogenic blood transfusion in the first 24 hours after trauma is associated with increased systemic inflammatory response syndrome (SIRS) and death. Surg Infect (Larchmt). 2004;5:395-404.

26. Malone DL, Dunne J, Tracy JK, Putnam AT, Scalea TM, Napolitano LM. Blood transfusion, independent of shock severity, is associated with worse outcome in trauma. J Trauma. 2003;54:898-905; discussion 905-7.

27. Hill GE, Frawley WH, Griffith KE, Forestner JE, Minei JP. Allogeneic blood transfusion increases the risk of postoperative bacterial infection: a meta-analysis. J Trauma. 2003;54:908-14.

28. Sarani B, Dunkman WJ, Dean L, Sonnad S, Rohrbach JI, Gracias VH. Transfusion of fresh frozen plasma in critically ill surgical patients is associated with an increased risk of infection. Crit Care Med. 2008;36:1114-8.

29. Krausz MM. Fluid resuscitation strategies in the Israeli army. J Trauma. 2003;54:S39-42.

30. Bickell WH, Wall MJ, Jr., Pepe PE, Martin RR, Ginger VF, Allen MK, et al. Immediate versus delayed fluid resuscitation for hypotensive patients with penetrating torso injuries. N Engl J Med. 1994;331:1105-9.

31. Roberts I, Evans P, Bunn F, Kwan I, Crowhurst E. Is the normalisation of blood pressure in bleeding trauma patients harmful? Lancet. 2001;357:385-7.

32. Velasco IT, Rocha e Silva M, Oliveira MA, Silva RI. Hypertonic and hyperoncotic resuscitation from severe hemorrhagic shock in dogs: a comparative study. Crit Care Med. 1989;17:261-4.

33. Kramer GC. Hypertonic resuscitation: physiologic mechanisms and recommendations for trauma care. J Trauma. 2003;54:S89-99.

34. Holcomb JB, Jenkins D, Rhee P, Johannigman J, Mahoney P, Mehta S, et al. Damage control resuscitation: directly addressing the early coagulopathy of trauma. J Trauma. 2007;62:307-10.

**35.** Scalea TM, Bochicchio KM, Lumpkins K, Hess JR, Dutton R, Pyle A, et al. Early aggressive use of fresh frozen plasma does not improve outcome in critically injured trauma patients. Ann Surg. 2008;248:578-84.

**36.** Raedler C, Voelckel WG, Wenzel V, Krismer AC, Schmittinger CA, Herff H, et al. Treatment of uncontrolled hemorrhagic shock after liver trauma: fatal effects of fluid resuscitation versus improved outcome after vasopressin. Anesth Analg. 2004;98:1759-66, table of contents.

**37.** Stadlbauer KH, Wagner-Berger HG, Raedler C, Voelckel WG, Wenzel V, Krismer AC, et al. Vasopressin, but not fluid resuscitation, enhances survival in a liver trauma model with uncontrolled and otherwise lethal hemorrhagic shock in pigs. Anesthesiology. 2003;98:699-704.

**38.** Krismer AC, Wenzel V, Voelckel WG, Innerhofer P, Stadlbauer KH, Haas T, et al. Employing vasopressin as an adjunct vasopressor in uncontrolled traumatic hemorrhagic shock. Three cases and a brief analysis of the literature. Anaesthesist. 2005;54:220-4.

**39.** Lienhart HG, Wenzel V, Braun J, Dorges V, Dunser M, Gries A, et al. Vasopressin for therapy of persistent traumatic hemorrhagic shock: The VITRIS.at study. Anaesthesist. 2007;56:145-8, 150.

**40.** Parr MJ, Alabdi T. Damage control surgery and intensive care. Injury. 2004;35:713-22.

**41.** Blackbourne LH. Combat damage control surgery. Crit Care Med. 2008;36:S304-10.

**42.** ASA. Practice guidelines for perioperative blood transfusion and adjuvant therapies: an updated report by the American Society of Anesthesiologists Task Force on Perioperative Blood Transfusion and Adjuvant Therapies. Anesthesiology. 2006;105:198-208.

**43.** Rocha Filho JA, Nani RS, Silva FCP. Terapêutica de coagulopatia perioperatória, Manual de algoritmos e fórmulas úteis em anestesiologia. In: Vane LA, Cavalcanti IL, Estrela JAR. São Paulo: Sociedade Brasileira de Anestesiologia; 2007. p. 269-70.

**44.** Reikvam H, Steien E, Hauge B, Liseth K, Hagen KG, Storkson R, et al. Thrombelastography. Transfus Apher Sci. 2009;40:119-23.

**45.** Johansson PI, Bochsen L, Stensballe J, Secher NH. Transfusion packages for massively bleeding patients: the effect on clot formation and stability as evaluated by Thrombelastograph (TEG). Transfus Apher Sci. 2008;39:3-8.

**46.** Levrat A, Gros A, Rugeri L, Inaba K, Floccard B, Negrier C, et al. Evaluation of rotation thrombelastography for the diagnosis of hyperfibrinolysis in trauma patients. Br J Anaesth. 2008;100:792-7.

**47.** Plotkin AJ, Wade CE, Jenkins DH, Smith KA, Noe JC, Park MS, et al. A reduction in clot formation rate and strength assessed by thrombelastography is indicative of transfusion requirements in patients with penetrating injuries. J Trauma. 2008;64:S64-8.

**48.** Martini WZ, Cortez DS, Dubick MA, Park MS, Holcomb JB. Thrombelastography is better than PT, aPTT, and activated clotting time in detecting clinically relevant clotting abnormalities after hypothermia, hemorrhagic shock and resuscitation in pigs. J Trauma. 2008;65:535-43.

**49.** Practice guidelines for perioperative blood transfusion and adjuvant therapies: an updated report by the American Society of Anesthesiologists Task Force on Perioperative Blood Transfusion and Adjuvant Therapies. Anesthesiology. 2006;105:198-208.

Péricles W. Assis Pires ▪ Paulo David Branco

# Idoso e Cirurgia de Emergência

A Organização Mundial de Saúde considera idosos os pacientes com idade acima de 70 anos em países do primeiro mundo, 65 anos no segundo e 60 anos em países tropicais nos quais o Brasil é incluído.[14]

Nos Estados Unidos,12% da população atual tem mais de 65 anos e a previsão é de que aumentará para 20% até 2040. No Brasil,em 2007,o IBGE verificou crescimento da população de 8,4% a partir de 2000 com um total de 183.987.290 pessoas e, curiosamente, registrou 11.422 habitantes com mais de 100 anos.

Em estudos retrospectivos mais da metade de pacientes idosos que procuram serviços de emergência com dor abdominal tiveram de ser internados e 20%a 33% tiveram necessidade de cirurgia imediata.[16]

Idoso é o paciente com limites não bem definidos,cujas condições funcionais de aparelhos e sistemas podem não se comportar de maneira totalmente adequada,colocando-o em condições desfavoráveis para recuperação da homeostase após agressões de qualquer espécie.

Segundo alguns autores,[23] o envelhecimento é um processo progressivo retratado como manutenção da vida com diminuição da capacidade para ajustamentos.

É importante definir o que seja senescência e senilidade. Senescência é o processo de envelhecimento fisiologicamente normal. Senilidade é o envelhecimento patológico. O idoso em senescência se comporta de maneira extremamente semelhante aos mais jovens quando é submetido a uma agressão de qualquer ordem. Já aquele em senilidade é tomado por comorbidades ou multimorbidades que podem alterar sua recuperação.

O processo de envelhecimento deve ser de conhecimento de toda comunidade médica e, resumidamente, existem as seguintes alterações nos principais sistemas:

- **Sistema cardiovascular**
  - Miocardiosclerose.
  - Esclerose valvular – insuficiência.
  - Menor sensibilidade para as catecolaminas.
    - ‣ Arteriosclerose – coronárias.
    - ‣ Medicação: anticoagulantes, betabloqueadores, inibidores dos canais de cálcio.
- **Aparelho respiratório**
  - Menor ação muscular.
  - Maior complacência alveolar, colapso bronquiolar.
  - Menor capacidade vital.
  - Menor controle de hipóxia.
  - Alteração de ventilação/perfusão.
  - Maior índice de infecções.
- **Sistema urinário**
  - Esclerose de nefros dos 25 aos 80 anos.
  - Declínio do sistema renina/angiotensina
  - Menor resposta ao HAD.
  - Bexiga: menor distensibilidade e dificuldade para esvaziamento.
  - Próstata. Hiperplasias e neoplasias
  - Incontinência na mulher.
  - Maior índice de infecções.
- **Musculatura e osteoarticular**
  - Diminuição da massa muscular e da composição corpórea.
  - Osteoporose.
  - Osteoartrites.
- **Sistema nervoso**
  - Atrofia cerebral a partir dos 40 anos e suas consequências:

- Maior espaço entre calota óssea e encéfalo.
- Maior dificuldade de localização temporal.
- Maior intensidade de alterações psíquicas.
- Maiordificuldade de locomoção.
- Menor acuidade visual.
- Menor audição.
- Maior incidência de delirium
- **Função imune**
  - Menor imunocompetência.
  - Maior suscetibilidade a infecções.
  - Comportamento de neutrófilos.
  - Menor número de células T reativas.
  - Menor resposta proliferativa a antígenos.
  - Menor atividade de células T-helper.
  - Menor capacidade das T-supressoras em reconhecer antígenos específicos.
  - Tendência: <IgM, <IgG e IgA inalterada.

As comorbidades também podem mascarar sintomas e sinais próprios das afecções nos idosos que comparecem em serviços de urgência com moléstias de caráter agudo e, eventualmente, podem tê-las despercebidas dadas as dificuldades para o diagnóstico. Com frequência tais moléstias também se tornam inaparentes por terem características atípicas.[15]

A base fundamental para um diagnóstico correto é sempre a realização de anamnese e exame físico apurados e bem conduzidos. Não raro os gerontes não estão aptos a se manifestar com clareza por problemas de ordem cognitiva, confusão e disartria dificultando a comunicação com o médico que o atende, praticamente impedindo a coleta de dados.[9] Outros fatores que podem dificultar essa etapa do diagnóstico são: surdez neurossensorial, alteração da memória e ingestão de medicamentos que podem mascarar ou criar patologias. Assim, os corticosteroides utilizados nas osteoartrites e os anti-inflamatórios não esteroides podem determinar lesões gastroduodenais,além de possuírem efeito analgésico, antitérmico e de bloquearem a resposta inflamatória esperada nas infecções graves e peritonites: febre, defesa e sinais de irritação peritoneal.

Os anticolinérgicos podem determinar retenção urinária e íleo.A digoxina, a colchicina e metformina podem produzir dor abdominal.Os betabloqueadores podem suprimir taquicardia que seria de se esperar em infecções, hemorragias e patologias abdominais graves.

Antibióticos ingeridos sem adequada indicação podem mascarar os processos inflamatórios abdominais como as apendicites agudas, sendo ainda vetores de dor abdominal, diarreia e vômitos.[12]

Nessas circunstâncias, em que a anamnese está prejudicada e por consequência o diagnóstico fica difícil, a morbiletalidade aumenta, em particular, nos casos de patologias que exigem terapêutica cirúrgica de urgência principalmente se considerarmos que o exame físico do idoso também pode apresentar dificuldades para conclusão do diagnóstico.

O exame físico completo deve ser feito em todo idoso mesmo que a queixa ou suspeita clínica indique alguma topografia específica. Os sinais vitais são os primeiros a serem avaliados. Apesar da presença de infecções graves,os idosos podem estar normotérmicos ou até hipotérmicos.[7] A presença de pressão arterial estando dentro de limites normais pode indicar que o paciente esteja hipotenso desde que fosse ele portador de hipertensão. As demais observações devem seguir as normas gerais de qualquer exame físico geral.

No que se refere ao exame físico especial,o estudo cardiorrespiratório é fundamental desde que insuficiência cardíaca, arritmias, pneumonia e embolia pulmonar podem estar presentes em idosos.

O toque retal é obrigatório. Pode identificar a presença de sangue e avalia as condições da próstata. O exame ginecológico deve ser rotineiro embora as idosas, em geral, dificultem sua realização.

As afecções cirúrgicas de urgência mais comuns têm topografia abdominal. Poderiam ser classificadas para análise do idoso em abdome agudo inflamatório, obstrutivo, perfurativo, hemorrágico não traumático e hemorragias digestivas que podem exigir tratamento cirúrgico.

## Abdome agudo inflamatório

Apendicite aguda, colecistite aguda e diverticulite são as patologias inflamatórias mais comuns no idoso.

A apendicite aguda deve sempre ser pensada como diagnóstico etiológico de abdome agudo no idoso. Os sintomas não são típicos, a moléstia tem desenvolvimento rápido e não raro se apresenta como um quadro de sepse grave ou choque séptico em paciente afebril, embora com peritonite generalizada, sem que haja um quadro característico de dor na fossa ilíaca direita. Esses aspectos são decorrência de necrose e perfuração apendicular que se estabelecem rapidamente sem que haja bloqueio do processo infeccioso. Nos casos mais graves a evolução tardia do processo provoca o aparecimento de icterícia por hepatite transinfecciosa, o que complica mais ainda o diagnóstico e agrava o prognóstico. O exame do abdome pode não revelar defesa nem sinais de irritação peritoneal pelas causas já enunciadas. Os ruídos hidroaéreos podem estar presentes, embora haja distensão abdominal. Os exames complementares de laboratório, em geral, não oferecem orientação para o diagnóstico. Os exames radiológicos simples de abdome podem revelar a presença de líquido na cavidade como se houvesse espessamento de parede de alças delgadas. Raramente pode ser evidenciado pneumoperitônio. A tomografia pode revelar a presença de espessamento de parede apendicular, sinais inflamatórios na fossa ilíaca direita e presença de líquido intraperitoneal. Em casos de dúvida diagnóstica diferencial, principalmente em mulheres, cabe laparoscopia. Antes que se proceda ao tratamento cirúrgico é necessária a correção essencial das alterações determinadas pela moléstia priorizando volemia e antibioticoterapia. Pelas dificuldades no diagnóstico preciso a via de acesso abdominal é frequentemente feita por laparotomia exploradora e não por incisão de McBurney,o que pode tornar a evolução pós-operatória mais complicada. As operações laparoscópicas podem ser indicadas desde que as condições gerais assim o permitam.

O risco de morte na apendicite aguda do idoso é muito maior que no jovem. A morbidade, onde predominam infecção da ferida operatória ecomplicações pulmonares e cardíacas no idoso são de 35%a 65% e 3%a 8% no jovem.[14] Essas evoluções no idoso são o reflexo do diagnóstico tardiamente feito e pelo estágio avançado comum das apendicites agudas. Nessas circunstâncias a mortalidade é de até 32%.[8]

## Colecistite aguda

Da mesma forma que ocorre nas apendicites agudas,os sintomas típicos de processo inflamatório e infeccioso das vias biliares podem estar ausentes nos idosos. A dor não é de localização típica podendo ocorrer em todo abdome superior, na base do hemitórax Dou,ainda, no dorso. Pode não haver febre, o que dificulta ainda mais o diagnóstico. Quando há icterícia o diagnóstico é mais fácil pressupondo a presença de obstrução de vias biliares. Habitualmente ocorrem vômitos que debilitam os idosos e comprometem muito os portadores de comorbidades. No que se refere ao exame físico o abdome pode estar distendido e a palpação abdominal é dolorosa por inteiro, mais no hipocôndrio direito, havendo defesa voluntária à palpação um pouco mais profunda. Uma palpação cuidadosa pode revelar a presença de massa inflamatória no hipocôndrio direito. A descompressão brusca geralmente é positiva, porém da-semais valor à pesquisa de irritação peritoneal à percussão. Pode ser palpado plastrão inflamatório no hipocôndrio direito. Os ruídos hidroaéreos podem estar ausentes nos casos em que há peritonite generalizada. Um estudo retrospectivo de 168 pacientes com mais de 65 anos portadores de colecistite aguda demonstrou que cerca de 60% dos pacientes não se queixavam de dor no flanco direito ou na região dorsal e 5% não tinham queixa alguma de dor. Quarenta por cento dos pacientes não apresentavam queixa de náusea, mais de 50% estavam sem febre, 41% tinham um leucograma normal e 30% tinham testes de função hepática normal.[13] As complicações da colecistite aguda ocorrem em mais de 50% dos pacientes com mais de 65 anos. Essas complicações incluem colangite ascendente, perfuração da vesícula, colecistite aguda enfizematosa, peritonite biliar e íleo biliar que agravam sobremaneira o quadro clínico. Nessas circunstâncias a bilerrubinemia pode estar elevada e nas colangites ascendentes a fosfatase alcalina e gamaglutamil transferaseestão aumentadas. No íleo biliar instala-se um quadro de obstrução intestinal.

Para o diagnóstico de colecistite aguda o ultrassom é fundamental, revelando a presença de cálculos na vesícula, espessamento da parede vesicular e coleção líquida perivesicular. Nas calculoses de vias biliares é observada dilatação dos canais intra e extra-hepáticos. A tomografia e ressonância e colangiorressonância magnética podem auxiliar no diagnóstico principalmente localizando cálculos e processos pancreáticos. A endoscopia transpapilar deve ser evitada na fase aguda devido àpossibilidade de instalação ou agravamento de colangite. Como medida terapêutica pode ser indicada drenagem das vias biliares como preparo para cirurgia sem a preocupação de retirada de cálculos.

O tratamento das colecistites agudas deve ser cirúrgico, porém,considerando o estado do paciente,pode ser necessário um preparo rápido para correção dos sistemas fundamentais que estejam comprometidos: hidratação, correção de hipovolemia, administração de antibióticos de largo espectro. A abordagem cirúrgica pode ser feita por laparotomia ou por laparoscopia, esta só aplicável desde que as comorbidades do paciente permitam condutas que obrigatoriamente devem ser discutidas com o anestesista e apoio do clínico, numa tomada de posição multidisciplinar. As colecistectomias feitas com caráter de emergência levam à mortalidade de 8,5% a 14% em idosos. Retardo no diagnóstico e operação contribuem para essa elevada mortalidade.[18]

Em casos em que os pacientes estão em condições gerais muito ruins, com grande risco de morte para cirurgia, o método de colecistostomia transmural guiada por ultrassom pode ser tentado nos casos com doentes sépticos como medida intermediária para ulterior colecistectomia feita por laparoscopia.

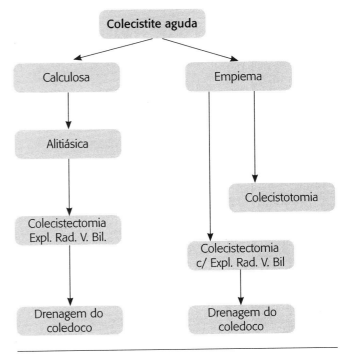

**Figura 17.1** Conduta na colecistite aguda.

## Diverticulite

A moléstia diverticular tem incidência avançando com a idade sendo 5% da população em geral e 50%a 75% aos 90 anos. Cerca de 30% dos portadores de moléstia diverticular desenvolvem diverticulite ou suas complicações.[4] Os sintomas e sinais clássicos de dor na fossa ilíaca esquerda, ou flanco esquerdo, febre com valores baixos, náusea com vômitos ocasionais, pequena distensão abdominal, estão presentes com frequência. A defesa involuntária e palpação de massa na fossa ilíaca esquerda são ocasionais. A dor difusa em todo oabdome sugere a presença de perfuração. Os exames laboratoriais, em geral, mostram leucocitose que no paciente em senilidade não é frequente. A tomografia pode demonstrar a presença de ar na cavidade abdominal, massa inflamatória no quadrante inferior esquerdo e obstrução completa ou parcial com distensão maior ou menor de colo transverso e ascendente assim como de alças intestinais. O espessamento da parede cólica e aumento de densidade da gordura pericólica sugerema presença de abscesso. Uma forma clínica relativamente comum resulta da fistulização para a pele, bexiga ou delgado que levam àelevada morbidade e mortalidade. A conduta terapêutica pode ser baseada na classificação de Hinchey:

- **Estágio I:** Abscesso pericólico: internação, jejum, hidratação, antibioticoterapia (para gram-negativos e anaeróbios);
- **Estágio II:** Abscesso à distância, pélvico, retroperitoneal: cirurgia com ressecção com ou sem colostomia de proteção e drenagem do abscesso. Em casos extremamente graves deve ser considerada a possibilidade de que se faça drenagem percutânea e antibioticoterapia com cirurgia semieletiva ulterior. No ponto de vista dos autores,a colostomia deve sempre ser evitada em pacientes idosos, dada a necessidade de outra cirurgia em quem já está em senilidade.
- **Estágio III:** Peritonite purulenta.
- **Estágio IV:** Peritonite fecal, ressecção com ou sem colostomia de proteção dependendo da gravidade do caso.[20]

## Abdome agudo obstrutivo

Para a definição de que se trata de um quadro de abdome agudo obstrutivo, quais foram as repercussões sobre o estado geral do paciente, qual o diagnóstico etiológico e qual a conduta a ser tomada, o cirurgião deve responder aos quesitos abaixo enumerados. O diagnóstico etiológico tem importância, porém a conduta é muito mais importante.

1. Há interrupção parcial ou total do trânsito gastrointestinal.
   É muito importante que seja definido um desses estados. Se os dados de anamnese e exames radiológicos mostrarem que o trânsito não foi totalmente interrompido, como ocorre nos casos de suboclusão por brida pós-operatória, eventualmente poder-se-á prosseguir

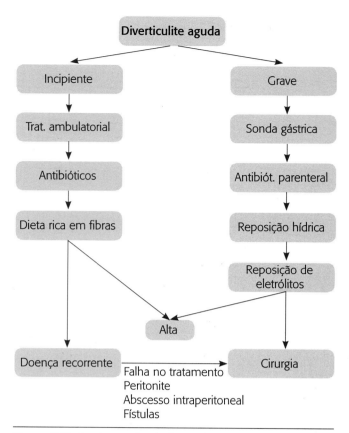

**Figura 17.2** Conduta na diverticulite aguda.

na investigação da etiologia e até manter um tratamento clínico com o paciente em observação repetindo-se exames de controle. Se for fechado o diagnóstico de obstrução, outras questões devem ser respondidas.

2. Definido o quadro de abdome agudo com interrupção total do trânsito, pode ser levantada hipótese de qual o nível em que se estabeleceu. Nas obstruções altas, antropilóricas, delgado proximal, o paciente apresenta vômitos precoces e abundantes sofrendo desidratação e alterações eletrolíticas e hidrogeniônicas em curto espaço de tempo. Nesses pacientes a propedêutica clínica abdominal não mostra distensão abdominal. Nos casos em que a obstrução é baixa os vômitos são mais tardios, ocorrendo nos picos de dor em cólica. Já o exame físico não mostra grandes alterações de hidratação que só passam a existir tardiamente na evolução do processo. A distensão abdominal crescente com a evolução é uma característica a ser considerada no diagnóstico topográfico e sugestiva de processo oclusivo baixo.

3. Nos casos de abdome agudo obstrutivo é fundamental diagnosticar se há ou não sofrimento de alça. Sob o ponto de vista clínico, deve ser investigado na anamnese se o paciente é portador de arteriopatia central ou periférica, condição que pode denunciar a presença de sofrimento primário vascular de alças intestinais e que é habitualmente descrito como um quadro de abdome agudo à parte. Nos casos de obstrução intestinal

com sofrimento de alças intestinais é evidente o mau estado geral dos pacientes que se apresentam torporosos embora com muita dor abdominal, hipotensos, descorados, toxemiados. O exame físico do abdome mostra, em geral, dor à palpação, distensão, ausência ou diminuição acentuada de ruídos hidroaéreos e, o que é característico, evidentes sinais de irritação peritoneal. Os exames de imagem podem trazer dados definitivos de confirmação de sofrimento de alça. Esse estado pode ser o término de um quadro de obstrução intestinal que se iniciou sem que houvesse sofrimento de alças intestinais. Éevidente que se houver suspeita de sofrimento de alça intestinal o caso passa a ser considerado como cirúrgico, após correção rápida e por ordem prioritária (hemodinâmica de início) das alterações que a moléstia trouxe. Se o paciente apresenta um quadro obstrutivo em que o exame físico do abdome detecta ruídos hidroaéreos presentes e aumentados, não há sinais de irritação peritoneal eos exames complementares, em especial os de imagem, não revelam dados que fazem supor sofrimento de alça,pode-se proceder à correção dos distúrbios hemodinâmicos e hidroeletrolíticos com alguma tranquilidade para que o ato cirúrgico decorra em melhores condições.

4. Concluídas as respostas aos quesitos acima pode o cirurgião cogitar a causa da alteração do trânsito intestinal, ou seja, qual o diagnóstico etiológico. Deve ficar claro que o cirurgião não tem a obrigação de fazer o diagnóstico etiológico, porém não pode errar a conduta a ser seguida.

A interrupção do trânsito pode ter várias origens assim resumidas: obstrução mecânica, íleo paralítico e íleo vascular. Obstrução mecânica é aquela em que existe interposição de um elemento de natureza física impedindo a progressão do conteúdo gastrointestinal. O íleo paralítico é a resposta do tubo digestivo a agressões diretas ou a manifestação reflexa de um estímulo adistância. Já o íleo vascular é a interrupção do trânsito por alteração da vascularização arterial oclusiva, não oclusiva e venosa.

O quadro de sintomatologia pode ser deduzido da Figura 17.3 considerando um caso grave, como é a regra em pacientes idosos, não convenientemente tratados: interrupção do trânsito, dor, perdas, sequestração, não ingestão, sofrimento vascular, peritonite, diminuição de volume dos compartimentos vascular, intersticial e celular, alcalose hipocalêmica nas obstruções altas (distúrbio geralmente ausente nos idosos) ou acidose metabólica (nas obstruções baixas), hipotensão e choque hipovolêmico e toxêmico (se houver infecção), distúrbios da concentração iônica, alteração da função renal que pode terminar em insuficiência renal aguda. Eis porque antes de se operar um paciente com obstrução intestinal devem ser corrigidas suas principais consequências principalmente nos idosos cuja reserva biológica é pequena.

Nos pacientes idosos a obstrução mecânica mais comum ao nível dos colos tem como etiologia os tumores

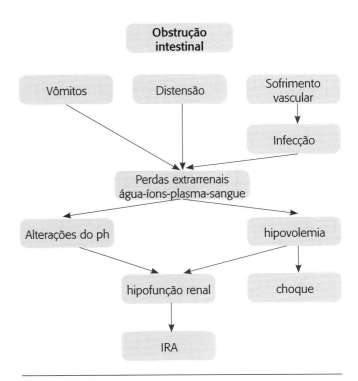

**Figura 17.3** Obstrução intestinal – fisiopatologia.

malignos tipo adenocarcinoma. As diverticulites com obstrução e o volvo do sigmoide são mais raras. O risco de câncer abdominal é idade-dependente dobrando a cada década acima de 40 anos de idade.[14] Os tumores de colo têm como sintomas iniciais alteração no regime intestinal, presença de sangue nas fezes e perda de peso. Culminam com a parada de trânsito intestinal, dores em cólica e vômitos não muito intensos acompanhando as cólicas. Os sintomas têm uma evolução insidiosa geralmente sem febre e taquicardia no idoso que são elementos que indicam comprometimento grave do estado geral e eventual sofrimento de alça obstruída como ocorre nos casos de válvula ileocecal continente. A propedêutica clínica de abdome demonstra distensão, movimentos peristálticos visíveis, nos pacientes mais magros, dolorimento difuso à palpação e identificação de tumoração. A ausculta mostra a presença de ruídos hidroaéreos aumentados e de alças distendidas, principalmente quando a válvula ileocecal é incontinente. O toque retal pode demonstrar a tumoração e sangue. O exame radiológico simples de abdome, em geral, é suficiente para fazer o diagnóstico etiológico ao demonstrar distensão de colo e de alças delgadas terminais se a válvula ileocecal for incontinente. O estudo deve ser completado por ultrassom de todo abdome, principalmente estudando fígado para identificação de metástases, embora a distensão de alças prejudique sua interpretação. A tomografia faz um estudo local e mais detalhadoadistância. Os exames devem, sempre que possível, ser completados com retossigmoidoscopia. O enema opaco não é procedimento adequado em casos agudos de gerontes,a não ser em casos em que a dúvida diagnóstica persista mesmo após todas as verificações acima terem sido concluídas. Quanto ao tratamento,o que está indicado é o cirúrgico, após o devido preparo.Este trabalho não é indicado para detalhar as técnicas a serem adotadas. O princípio a ser seguido é que deve ser colocado como meta fazer o mínimo correto possível para salvar a vida do cliente.

As obstruções mecânicas do intestino delgado são decorrentes, em sua maioria,de bridas pós-operatórias, hérnias e mais raramente de tumores e obstrução por cálculos biliares. O quadro clínico é semelhante ao descrito para obstruções de colo, porém o diagnóstico é mais fácil pela presença de cicatrizes de incisões cirúrgicas e tumorações nos locais de hérnia. O estudo radiológico simples de abdome complementa os dados para o diagnóstico etiológico, revelando distensão de alças delgadas e ausência de distensão de colos. Nos casos em que há sofrimento de alças, no idoso podem estar ausentes defesa e sinais de irritação peritoneal.

O **íleo paralítico pós-operatório** perdura por 48 a 72 horas. A recuperação do envolvimento se faz mais rapidamente no intestino delgado e a seguir no estômago. A estase gástrica perdura em média 24 horas. A frequência normal das contrações do intestino delgado retorna em cerca de 5 horas após a cirurgia,embora o retorno das contrações não signifique a volta da motilidade normal, pois variam em extensão e intensidade de acordo com o segmento analisado. Sua capacidade de propulsão retorna aproximadamente 24 horas após a cirurgia. O cólon é o principal contribuinte para o íleo paralítico pós-operatório tendo seus movimentos inibidos por 40 a 48 horas e seu trânsito comprometido até seis dias após a cirurgia.

O controle miogênico gastrointestinal é exclusivamente da esfera celular podendo sofrer influência dos outros dois fatores de controle da motilidade: neural e hormonal. A desorganização da atividade elétrica do aparelho muscular do estômago e delgado, assim como dos cólons,ocorre não só no pós-operatório. Quando há alterações na cavidade abdominal decorrentes de processos inflamatórios, infecciosos, ou traumatismos ocorre a referida desorganização da atividade elétrica. Inúmeros têm sido os trabalhos clínicos e experimentais que procuram as causas do íleo paralítico, porém apenas ultimamente com estudos relacionados à biologia molecular têm mostrado dados mais consistentes.[10]Outros[5] identificaram uma extensa rede de macrófagos residentes nas túnicas musculares do intestino. Essas células,segundo verificações histoquímica e ultraestruturais, em condições normais são inativas e quiescentes. Quando ativadas expressam LFA-1 o que permite seu estudo imuno-histoquímico. Quando em atividade os macrófagos promovem o recrutamento de polimorfonucleares e monócitos, além de assumirem maior capacidade de fagocitose e apresentação de antígenos. São capazes de produzir mais de 100 mediadores dentre os quais se destacam as citoquinas pró-inflamatórias. O fator de necrose tumoral e interleucinas 1 e 6 também promovem recrutamento leucocitário e aumentam a produção de células de adesão. Os macrófagos quando em atividade plena produzem metabolitos do ácido araquidônico, óxido nítrico e hormônios, todos reconhecidamente moduladores da atividade da musculatura lisa. Dessa maneira fica clara a possibilidade dos macrófagos quando ativados por trauma, inflamação e manipulação cirúrgica modularem a motilidade intestinal. De que maneira isso ocorreria?Tudo indica que os fatores pró-inflamatórios produzidos pelos leucócitos e macrófagos afetariam a sinalização neuro-hormonal alterando a contração da musculatura lisa intestinal. Ficou claro que oxidantes liberados no processo de ativação dos macrófagos podem interferir na geração de potencial ação hiperpolarizando as fibras musculares através da ativação de canais específicos de K+, tornando-as mais resistentes à geração do potencial de ação. Como esse fenômeno se faz sentir em todas as células do tubo digestivo,os nervos entéricos, plexos e as células intermediárias de Cajal também teriam seu comportamento comprometido no íleo paralítico.[2]

As **peritonites**, dependendo da extensão, podem determinar o aparecimento de íleo paralítico através do mesmo mecanismo descrito, ou seja, ativação inflamatória dos macrófagos residentes que levarão à disfunção motora do intestino. Em casos especiais pode haver indicação de reoperação mesmo nas peritonites generalizadas. Quando a peritonite é localizada pode estar indicada a drenagem transcutânea ou por laparotomia.

O **íleo paralítico reflexo** que ocorre em condições de dor extrema em qualquer setor do organismo e infecções graves que não atingem diretamente a cavidade abdominal podem determinar íleo paralítico, no qual há participação neurológica evidente. Nesses casos os reflexos inibidores têm como elemento eferente fibras adrenérgicas inibidoras e a via aferente é de fibras capsainasensíveis. Outro fato já comprovado é a participação do NO que nada mais é que um neurotransmissor dessas fibras no trato gastrointestinal.

O comportamento dos idosos em relação ao íleo paralítico em nada difere dos jovens, a não ser que sejam portadores de complicações da cirurgia ou possuírem comorbidades que interfiram diretamente no trânsito intestinal. O diagnóstico em qualquer idade merece observação acurada para que se evite uma reintervenção totalmente indesejável no idoso.

O **íleo vascular** ou isquemia mesentérica pode ser classificado em agudo e crônico e em arterial e venoso. Serão tratadasapenas as formas agudas. As formas de íleo vascular arterial agudo podem ser classificadas em: trombose mesentérica, embolia arterial mesentérica, isquemia focal segmentar e isquemia não oclusiva. As formas de íleo vascular venoso são as tromboses e os sofrimentos intestinais decorrentesde torção,estes se incluindo nos casos de obstrução.

Segundo a incidência da isquemia mesentérica,[3] suas formas são:

- Oclusão arterial por êmbolo– 50%.
- Isquemia mesentérica não oclusiva – 25%.
- Trombose da artéria mesentérica superior – 10%.
- Trombose mesentérica venosa – 10%.
- Isquemia focal segmentar – 5%.

Alguns autores[16]acrescentam duas etiologias que devem ser consideradas: a isquemia mesentérica microvascular, de ocorrência rara em casos de moléstia do colágeno (arterite,poliarterite nodosa) e aneurismas da aorta abdominal.

Ante as dificuldades próprias de se fazer diagnósticos corretos da etiologia do íleo vascular,variam muito as estatísticas relativas à sua incidência. Por experiência,a trombose da artéria mesentérica superior tem se mostrado a causa mais frequente.

A fisiopatologia do processo de íleo vascular é de fácil dedução. Nas isquemias arteriais por trombose ou embolia o prejuízo verificado na irrigação arterial leva a um infarto isquêmico cuja extensão pode acometer todo intestino delgado e cólon direito, território de irrigação da artéria mesentérica superior, dependendo do nível em que se verifique a oclusão arterial. Já a isquemia dita não oclusiva tem como causa baixo fluxo arterial persistente e insuficiente para manter a irrigação intestinal. Ocorre em pacientes em infarto do miocárdio, insuficiência cardíaca grave, em arritmias e estados de choque prolongado, em que o aporte de oxigênio para as células intestinais é insuficiente para amanutenção do seu metabolismo. O resultado final,haja ou não oclusão arterial,é infarto isquêmico seguido de necrose, consequente perfuração intestinal e peritonite. As isquemias segmentares podem ter origem em comprometimento trombótico ou embólico. A fisiopatologia é idêntica, porém com necrose segmentar. Na trombose venosa,embora de início o sangue arterial ainda irrigue o intestino com o progredir do processo,instala-se uma dificuldade crescente na irrigação arterial, retenção de sangue na parede intestinal, infarto hemorrágico, isquemia, necrose, perfuração e peritonite.

O diagnóstico do infarto agudo mesentérico depende de uma série de observações acuradas. Se o diagnóstico não for feito antes da necrose a mortalidade é extremamente elevada. No momento atual o diagnóstico pode ser feito através de arteriografia seletiva no início do processo. Porém, na maioria das vezes, os pacientes chegam em péssimas condições,quando a arteriografia não tem mais sentido. Como na trombose venosa o quadro clínico é de instalação mais lenta, o diagnóstico de abdome agudo é feito mais rapidamente. Nos casos de isquemia não oclusiva deve-se ter em mente que todo paciente em condição de baixo fluxo persistente é um potencial portador de isquemia mesentérica principalmente se for idoso.

O quadro clínico de isquemia mesentérica arterial nada possui de característico, a não ser a dor que pode ter início súbito e,quando já se instalou a necrose extensa,a toxemia, hipotensão e sinais de peritonite estão presentes. No início da moléstia, circunstância que em geral só é percebida tardiamente, instala-se um quadro de dor em cólica que nada mais é que o resultado do início da interrupção do trânsito na zona em sofrimento. Nas tromboses venosas esse quadro inicial costuma ser mais aparente, embora seu início e evolução sejam lentos. Um sintoma que acompanha os quadros de isquemia mesentérica com alguma constância é a eliminação de fezes diarreicas com sangue, ou só sangue, com odor fétido.

Os fatores de risco devem sempre ser considerados nos casos de isquemia arterial: idade acima de 60 anos, pacientes portadores de arteriosclerose, insuficiência cardíaca congestiva, fibrilação atrial, vasculites, quadro sugestivo anterior de angina abdominal, choque prolongado. No que se refere à trombose venosa os fatores de risco principais são: fatores protrombóticos (antitrombina III, proteína C, proteína S, fator V Leiden, anticorpo antifosfolípide, hiper-homocisteinemia, neoplasias malignas, uso de contraceptivos orais), anormalidades hematológicas (policitemia vera, trombocitopenia essencial, hemoglobinúria paroxística noturna), quadros inflamatórios (pancreatite aguda, doença inflamatória intestinal, diverticulite) e hipertensão portal. Tal como nos casos de isquemia arterial,em cerca de 25% dos casos não é evidenciada a causa da trombose venosa mesentérica.

Estabelecida a suspeita clínica,os exames a serem solicitados são: raios-X simples de abdome em duas posições, hemograma, gasometria e dosagem de lactato. O exame radiológico pode revelar sinais suspeitos de isquemia, quando alças intestinais perdem seu relevo, mostram-se distendidas, com níveis líquidos, que na realidade não permitem um diagnóstico seguro. Nos casos de trombose venosa o espessamento das paredes de alças intestinais é um sinal frequente. Suspeita fundada é desenvolvida nos casos em que é verificada a presença de ar no território da veia porta. A tomografia computadorizada helicoidal que mostra a fase arterial e venosa do trânsito do contraste pode ser decisiva no diagnóstico desde que possademonstrar a presença de trombos arteriais e venosos, assim como variações patológicas da irrigação mesentérica, como presença de ar na veia porta.

Nos casos em que o paciente se encontre em choque, em acidose metabólica grave, hiperlactatemia, com um quadro estabelecido de peritonite, nada mais resta que indicar a laparotomia exploradora. No ato cirúrgico deve ser evidenciada a causa da isquemia, o que nem sempre é possível. Se houver embolia pode ser tentada a passagem de Fogarty depois de identificada a artéria mesentérica. Se o sofrimento das alças intestinais for parcial em um segmento de extensão razoável, pode ser tentada uma ponte aortomesentérica.

Desde que fique demonstrada a presença de trombo, ou que a suspeita clínica do quadro de isquemia seja consistente, está indicada a arteriografia mesentérica seletiva. Através da arteriografia é feito não apenas o diagnóstico, mas o tratamento pela injeção de trombolíticos e papaverina. A utilização de papaverina tem indicação precisa nos casos de isquemia não oclusiva e feita uma infusão de 30 a 60 mg por hora nas primeiras 24 horas, não devendo ser aplicada juntamente com heparina. Os trombolíticos injetados nos catéteres introduzidos na artéria mesentérica superior podem levar a hemorragias,o que obriga a fiscalização e controle rigoroso do paciente. A heparinização é o melhor recurso para o tratamento da trombose venosa.

Deve ser aplicada na dosagem inicial de 5.000 unidades e manutenção de infusão de 18 unidades por kg/hora devendo ser feito controle por coagulograma, hemograma, dosagem de fibrinogênio e contagem de plaquetas. As formas de isquemia mesentérica arterial são mais frequentes que as de origem venosa. A oclusão mesentérica é moléstia de elevada mortalidade, acima de 80%.[18]

## Abdome agudo perfurativo

As perfurações gastroduodenais por úlcera péptica nos idosos são de difícil diagnóstico. A razão principal é a história clínica atípica, geralmente com sintomas atípicos, sem que haja sintomas pregressos; os sintomas referentes à perfuração são tidos como os primeiros apontados pelos pacientes. Considerando que os idosos são usuários comuns de anti-inflamatórios não esteroides e aspirina, que são fármacos responsáveis pela presença de úlceras pépticas que levam ao óbito quatro vezes mais do queos não usuários, é de suma importância tomar conhecimento da medicação dos idosos com queixa de dor abdominal.[18] O mesmo se diga em relação à sintomatologia de idosos portadores de perfurações em peritônio livre de lesões gástricas malignas; não há queixas ou são atípicas. Quando há dor na perfuração, é referida no epigástrio apenas, embora haja peritonite generalizada. Náusea e vômitos ocorrem raramente e o início súbito da dor é raramente referido. Ao exame físico fica demonstrado o comprometimento geral dos pacientes, desidratados, hipotensos, prostrados. Quando a lesão perfurada em peritônio livre decorre de tumores gástricos os pacientes apresentam-se desnutridos e emagrecidos. Ao exame do abdome há dor à palpação de todo abdome, sem sinais de irritação peritoneal. A ausculta pode estar inalterada no que se refere aos ruídos hidroaéreos. O estudo radiológico simples de abdome pode exibir pneumoperitônio que fecha o diagnóstico, porém só é aparente em 40% das perfurações de úlceras gastroduodenais.[6] Indicada a cirurgia,antes deve ser feita a correção dos desvios provocados pela senilidade e pela moléstia iniciando-se pelos distúrbios de ventilação e oxigenação, reposição volêmica que deve ser feita com cuidado por se estarmanipulando idosos e antibioticoterapia (pré e intraoperatória), além dos cuidados gerais. O tratamento cirúrgico das úlceras perfuradas em idosos consiste, em geral, de sutura e epiploplastia, além da limpeza da cavidade. Já nos casos de perfuração de câncer gástrico em peritônio livre é praticamente obrigatória a gastrectomia, embora o risco seja muito maior, levar a elevado nível de mortalidade e não serem cumpridas as normas técnicas do tratamento cirúrgico dos tumores malignos.

## Abdome agudo hemorrágico não traumático

Os aneurismas aórticos abdominais são os principais elementos causadores da síndrome abdominal aguda hemorrágica não traumática no idoso entre 65 e 75 anos. As dilatações aneurismáticas se estendem da região infrarrenal às artérias ilíacas. Como se desenvolvem assintomáticos são diagnosticados de maneira incidental em exames de rotina ou na pesquisa ultrassonográfica de outras patologias. Os portadores são idosos que fumam, ou fumaram intensamente, têm hipertensão arterial, moléstia arterial periférica e passado familiar de aneurisma.[18] Quando os sintomas se manifestam são referidas dores nas costas, dores abdominais vagas e claudicação. Os aneurismas com diâmetro maior que 4 cm podem se romper provocando dor abdominal aguda e intensa nos flancos e dorso, hipotensão arterial e tumoração pulsátil palpável no abdome. A tríade clássica, hipotensão, dores no dorso e massa pulsátil, só é positiva em cerca de 25% a 50% dos casos. Pode simular a presença de colecistite aguda, úlcera perfurada em peritônio livre, diverticulite e cólica renal.[11] A palpação de uma massa pulsátil e equimose no flanco é altamente sugestiva da presença de aneurisma roto. O exame radiológico simples de abdome demonstra a presença de massa, calcificações ao nível do aneurisma e desaparecimento da imagem renal e da linha do ileopsoas. O ultrassom basta para diagnosticar em definitivo a presença de aneurisma roto. A tomografia só tem sentido em pacientes estáveis hemodinamicamente e para fazer o diagnóstico diferencial entre ruptura de aneurisma e aneurisma dissecante da aorta. O tratamento é cirúrgico e o resultado é de mortalidade e morbidade acentuadas, principalmente nos casos em que os pacientes chegam ao médico já com grave comprometimento cardiocirculatório em choque hemorrágico avançado.

## Hemorragias digestivas

O sangramento gastrointestinal é frequente em idosos. Nos Estados Unidos, aproximadamente 350.000 pacientes são hospitalizados por ano, sendo 45% referentes a mulheres com 60 anos ou mais. A mortalidade é em torno de 6% a 10%, constante nas últimas seis décadas.[22] Entende-se por sangramento alto o que se verifica acima do ângulo de Treitz, e baixo, o que ocorre por lesão distal a esse marco anatômico. As lesões podem sangrar pequenos volumes a ponto de não serem percebidos pelos pacientes ou,grandes volumes, a ponto de comprometeremas condições hemodinâmicas. Só serão tratados os grandes sangramentos que se manifestam por hematêmese, melena ou hematoquezia abundantes.

Nos idosos o sangramento alto decorre com maior incidência, de acordo com várias estatísticas discordantes e com grande variação de dados, das seguintes patologias: úlcera gástrica 5% a 43%; úlcera duodenal 6% a 42%; gastrite hemorrágica 6%a 42%; esofagite 2% a 15%; varizes de esôfago 1% a 20% e outras combinações de lesões entre 2% e 17%. Dentre as estatísticas apresentadas a de alguns autores,[19] que só estudaram pacientes com mais de 60 anos, a maior incidência de sangramento se deveu a úlceras gástricas e úlceras duodenais.

Feito o diagnóstico de sangramento profuso, que pode se expressar por hematêmese, melena e hematoquezia (o sangue é laxante) que pode ocorrer nos sangramentos altos, os primeiros cuidados devem estar voltados para controle da via aérea, oferta de oxigênio e reposição volêmica. Ao se colher amostra de sangue para tipagem também são solicitadas dosagens de hemoglobina e hematócrito que serão a base para controle futuro das perdas sanguíneas. Melhoradas as condições hemodinâmicas do paciente ele deve ser encaminhado para estudo endoscópico. Sempre que possível deve ser feita uma anamnese cuidadosa pesquisando se o paciente sabe ser portador de úlcera péptica, presença de dor com ritmo e periodicidade, perda de peso e anorexia, vômitos e suas características, disfagia, pirose, episódios de sangramento anterior. O exame físico se inicia pelo exame da cavidade oral e narinas certificando-se de que o sangramento não provém desses locais. No abdome devem ser investigados sinais sugestivos de falência hepática: "spiders", ascite, hepatoesplenomegalia, icterícia, cuja presença pressupõe a existência de varizes de esôfago sangrantes. Segundo alguns autores[19] que analisaram apenas sangramentos ocorridos em pacientes com 60 anos ou mais, as úlceras duodenais e gástricas se apresentaram como as causas mais frequentes seguidas de gastrites hemorrágicas, síndrome de Mallory-Weiss e varizes de esôfago sangrantes,que em conjunto correspondem a 70% a 91% do total de casos.[22] Os fatores de risco para os portadores de hemorragia digestiva alta são a idade (> 65 anos), hipotensão pronunciada na admissão, insuficiência hepática ou renal, outras comorbidades graves, presença de coagulopatia, necessidade de transfusão de concentrado de hemácias superior a quatro unidades e ressangramento. No que se refere aos achados endoscópicos,os fatores de risco são a presença de lesões ulceradas maiores que 2 cm de diâmetro, vaso sangrante com diâmetro maior que 1,5 mm, úlcera gástrica próxima à incisura angular, úlcera na parede posterior do bulbo penetrante no pâncreas. Os endoscopistas classificam as úlceras sangrantes de acordo com Forrest:

- Classe Ia: sangramento ativo em jato; Classe Ib – sangramento ativo lento e progressivo;
- Classe IIa: sem sangramento, porém com vaso visível; Classe IIb: coágulo aderido ao leito da úlcera; Classe IIc – úlcera plana com pigmento;
- Classe III: úlcera com o leito limpo. A conduta terapêutica pode ser resumida de acordo com a Figura 17.4.

O tratamento clínico inclui a administração de bloqueador de bomba de próton ou de receptor H2, dieta adequada e progressiva, hidratação se necessária, controle de exames laboratoriais. Se o exame endoscópico demonstrar varizes de esôfago e/ou estômago, tenta-se a esclerose ou ligadura das varizes esofágicas. A presença de varizes gástricas leva à hipótese de utilização do balão de Sengstaken-Blakemore, obtendo-se previamente o controle da via aérea e controlando-se posteriormente

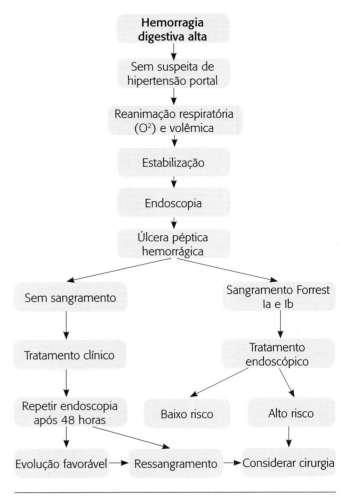

**Figura 17.4** Sangramento digestivo por úlcera péptica.

sua posição com raio X de tórax. O balão está indicado quando aoinsucesso do tratamento endoscópico. Paralelamente é feita medicação com vasopressina ou análogos (Terlipressina).

Nos casos de gastrite aguda hemorrágica a indicação terapêutica medicamentosa é a mesma. Se não houver melhora a solução é cirúrgica, indicando-se gastrectomia total. Por experiência, é totalmente inútil tentar evidenciar o setor gástrico que sangra e fazer uma ressecção parcial. O resultado é muito ruim e o ressangramento ocorre na maioria dos casos exigindo uma segunda intervenção para gastrectomia total, o que agrava mais ainda um caso que pela sua patologia e cirurgia já é de suma gravidade.

A incidência exata do sangramento por via baixa é desconhecido, porém o número de internações por esta condição é em torno de 20 a 27 por 10.000 habitantes/ano e aumenta com o avançar da idade, chegando a ser 200 vezes maior nos pacientes de 90 anos.[24] A mortalidade para essa forma de sangramento digestivo é de 4% a 10%, maior nos casos que acabam necessitando de cirurgia.[17] É mais provável que a incidência seja em torno de 5% segundo alguns autores.[21] As causas mais comuns de sangramento baixo são divertículos cólicos (17% a 56%), angiodisplasia (3% a 30%), hemorroidas (3% a 28%), pólipos (3% a 30%). Como se pode ver há grande variação nos dados da literatura, mas o que é evidente é que a mortalidade é maior em pacientes que tiveram sangramento abundante enquanto internados e as causas do óbito estão mais ligadas às moléstias que determinaram a internação e não ao sangramento.

O diagnóstico da causa do sangramento é difícil na maioria dos casos por não haver quadro clínico característico e pela dificuldade da realização de exames esclarecedores, como a colonoscopia. A cor das fezes que varia de sangue vermelho vivo a escuro,como borra de café, pode indicar o nível do sangramento que é fornecido pelo toque retal. O exame físico está voltado para as condições hemodinâmicas do paciente prevendo a necessidade de transfusão ou não após classificar o grau da perda de sangue. Em se tratando de pacientes idosos,a reposição volêmica deve ter início imediatamente, praticada com todo cuidado para evitar-se sobrecarga cardíaca. O exame do abdome não fornece habitualmente dados de interesse para o diagnóstico etiológico.

No estudo da causa do sangramento o primeiro passo é excluir a presença de sangramento alto por endoscopia. A colonoscopia,quando viável, dado o sangramento profuso, pode fornecer o diagnóstico de 45% a 95% dos casos. Por experiência, nos sangramentos baixos profusos é praticamente impossível a realização da colonoscopia, que só é convenientemente aplicada depois de cessada a hemorragia. Por esses dados de anamnese, exame físico e impossibilidade de que seja realizada colonoscopia na fase aguda de sangramento,apreciável número de hemorragias intestinais é apresentado na literatura como causa ignorada dificultando a avaliação correta de incidência da etiologia.

Como a localização do local da hemorragia é muito importante,a utilização de cintilografia por isótopos radioativos é o método mais comum usado para esse fim: com tecnécio 99m coloide-sulfuroso e tecnécio 99m marcando hemáceas. Essa técnica é mais utilizada por poder marcar perdas de sangue em qualquer local do aparelho digestivo com até 90% de resultados positivos.[25]

A angiografia é outra técnica indicada para localização de sangramento, porém só parece ser efetiva em perdas sanguíneas de mais de 0,5 ml/minuto. A detecção de local de sangramento pela angiografia se faz em torno de 20% a 70%.[21] Sua indicação precisa, além de localizar o sangramento, orienta a ressecção cirúrgica.

O enema baritado é raramente utilizado por não demonstrar lesões superficiais assim como o local de sangramento e prejudicar análise de outros exames de diagnóstico por imagem a serem realizados eventualmente.

Situação difícil se apresenta quando a endoscopia alta e baixa são negativas. O trânsito intestinal com relevografia é o exame indicado. A endoscopia por cápsula, técnica relativamente recente, tem sido utilizada com bom resultado em 55% a 70% dos casos.[1]

A etiologia dos sangramentos baixos abundantes tem como principal causa a moléstia diverticular com valores de 20% a 55% de todos os casos atingindo 65% dos casos de sangramento baixo em pacientes com idade acima de 85 anos.[21] As colites isquêmicas podem determinar sangramentos profusos, mas não é a regra, o mesmo podendo-se dizer das angiodisplasias, os sangramentos pós-polipectomias. As hemorroidas podem

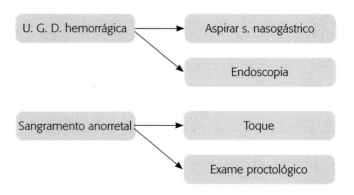

**Figura 17.5** Diagnóstico diferencial.

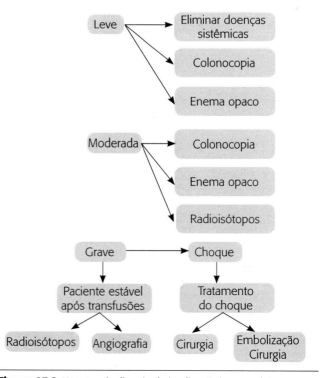

**Figura 17.6** Hemorragia digestiva baixa,diagnósticoe conduta.

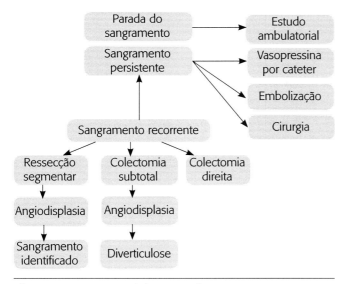

**Figura 17.7** Tratamento da hemorragia baixa.

apresentar sangramentos abundantes. Após hemorroidectomias não é raro haver sangramentos profusos. As retites actínicas e úlceras estercorais também são vetoras de sangramentos abundantes.

Já os sangramentos originários do intestino delgado compreendem 2% a 15% do total de casos de sangramento baixo embora sejam de pequeno volume. Nas angiodisplasias,os miomas e linfomas pertencem ao mesmo grupo de sangramentos de pequeno volume, embora possamser repetitivos.

Os sangramentos do intestino grosso geralmente cessam sozinhos, sem intervenção alguma. Porém, quando persistem e não se sabe o local exato do sangramento a conduta é laparotomia exploradora feita às cegas que se constitui em verdadeiro drama para o cirurgião.

# Referências bibliográficas

1. Adler DG, Knipschield M, Gostout C. A prospective comparison of capsule endoscopy and push enteroscopy in patients with GI bleeding of obscure origin. Gastrointest Endosc.2004;59:492-8.
2. Branco PD. Conduta intraoperatória em função da idade. In:Atualização em cirurgia geral, emergência e trauma. Barueri (Brasil): Editora Manole Ltda;2007. p. 111-21.
3. Brandt LJ; Boley S.Intestinal ischemia. In: Feldman M, Friedman L, Sleisenger (eds). Sleisenger-Fordtran. Gastrointestinal and liver disease. Pathophysiology, diagnosis and management. 7th Ed. Philadelphia: Saunders; 2002. p. 2321-40.
4. Chappuis CW, Cohn I Jr. Acute colonic diverticulites. Surg Clin North Am.1988;68:301-9.
5. Faussone-Pelegrini MS, Pantalone D, Cortesini C. Smoothmuscle cells, intersticial cells of Cajal and myenteric plexus interrelationships in human colon. Acta Anat. 1990;139:31-44.
6. Fenyo G. Acute abdominal disease in the elderly: Experience from two series in Stockholm. Am J Surg.1982;143:751-8.
7. Fenyo G. Diagnostic problems of acute abdominal diseases in the aged. Acta Chir Scand.1974;140:396-405.
8. Franz MG, Noeman J, Fabri PJ. Increased morbidity of appendicitis with advancing age. Am Surg.1995;61:40-6.
9. Husley FW, Meldon SW. The prevalence in impaired mental status in elderly emergence department patients.Ann EmergMed.2002;39:338-41.
10. Kalff JC,Carlos TM,Shraut WH,et al. Surgically induced leucocite infiltrates within the rat intestinal muscularis mediate postoperative ileus. Gastroenterology.1999;117:337.
11. Lyon C, Clarck DC. Diagnosis of acute abdominal pain in older patients. Am Am Phys. 2006;74:1537-44.
12. Martinez JP, Mattu A. Abdominal pain in the elderly. Emerg Med Clin of North America. 2006;24:371-88.
13. Parker LJ, Vukov LF, Wollan PC. Emergency department evaluation of geriatric patients with acute colecystitis. Acad Emerg Med. 1997;4:51-5.
14. Pires PW. Cirurgia de urgência no idoso. In: Birolini D, Utiyama E, Steiman E.Cirurgia de emergência.São Paulo (Brasil): Livraria Atheneu Editora;p.79-86.
15. Pires PW,Branco PD, Sitta MC. O doente idoso cirúrgico. In:Propedêutica cirúrgica. 2ª Ed. Barueri (Brasil):Ed. Manole Ltda.; 2007.p.249-63.
16. Rasslan S. Obstrução intestinal. In: Rasslan S. Afecções cirúrgicas de urgência. São Paulo (Brasil): Panamed Editorial; 1985.p.115-31.
17. Richter JM, Christensen MR,Kaplan LM. Effectiveness of current technology in the diagnosis and management of lower gastrointestinal hemorrhage. Gastrointest Endosc.1995;41:93-8.
18. Sanson GT, O'Keefe KP. Evaluation of abdominal pain in the elderly. Emerg Med Clin N Am.1996;14:615-27.
19. Segal WN,Cello JP. Hemorrhage in the upper gastrointestinal tract in the older patient. Am J Gastroenterol. 1997;92:42-6.
20. Steinman M, Steinman E, Poggettti RS, Birolini D. Diverticulite aguda. In:Condutas em cirurgia de urgência. São Paulo (Brasil): Editora Atheneu; 2003.p. 111-4.
21. Strate LL. Lower G I bleeding: epidemiology and diagnosis. GastroentClin. 2005;34:643-64.
22. Tariq SH, Mekjian G. Gastrointestinal bleeding in older adults. Clinics in Geriatric Medicine. 2007;23:769-84.
23. Travis KW, Mihevc NT, Orkin FK, et al.Age and anesthetic practice:a regional perspective. J ClinAnesth.1999;11:175-86.
24. Wilcox CM, Clark WS. Causes of upper and lower gastrointestinal bleeding. South Med J. 1999;92:44-50.

Edson Pedro Rocha

# Alterações Hidroeletrolíticas em Pacientes Graves

As alterações hidroeletrolíticas são frequentes nos pacientes cirúrgicos graves. Esses distúrbios relacionados ao sódio, potássio, cálcio e magnésio são chamados propriamente de alterações eletrolíticas, mas as alterações clínicas causadas pelo excesso de volume do extracelular ganha grande importância nesta época em que são infundidos grandes volumes no tratamento do trauma e do choque séptico. O uso de grandes quantidades de volume é assunto que passa a ser de importante interesse para os médicos que trabalham com os pacientes graves, nos serviços de emergências, nos centros cirúrgicos e nas unidades de terapia intensiva. É importante procurarmos compreender os fatores determinantes e que mantêm a alteração hemodinâmica no paciente nos diversos tipos de choque para permitir o melhor uso dos recursos terapêuticos de que dispomos na atualidade. É importante também na abordagem inicial entender que o termo desidratação tem significado impreciso em medicina porque frequentemente emprega-se a palavra como sinônimo de hipovolemia. Desidratação não é o mesmo que hipovolemia. Desidratar significa etimologicamente retirar água e devido a essa confusão terminológica não será empregado o termo desidratação neste capítulo. Para facilitar a compreensão do assunto, serão separadas as alterações relacionadas à água daquelas do sódio, depois serão tratadas as alterações causadas pelos distúrbios dos eletrólitos mais comuns.

## Alterações da água: excesso e deficiência de água

O diagnóstico tanto do excesso quanto do déficit de água é essencialmente dependente do laboratório, ou seja, da dosagem do sódio plasmático.[1] É impossível, examinando o paciente, saber se existe excesso ou déficit de água no organismo, ou seja, como está o sódio plasmático. É necessário que se recorra ao laboratório. A dosagem do sódio plasmático informará apenas que tipo de alteração da água em relação ao sódio existe no organismo naquele momento.

- **Excesso de àgua.**[2-3] O paciente apresentará excesso de água no organismo quando o sódio plasmático for < 135 meq/l. Os sintomas relacionados tanto ao excesso quanto ao déficit de água são neurológicos e dependerão da rapidez com que o paciente desenvolve essas alterações e do nível de sódio plasmático. Os pacientes com insuficiência cardíaca ou hepática grave poderão ter hiponatremia com sódio plasmático ≤ 120 meq/l e estarem conscientes e lúcidos. A correção da hiponatremia nesses pacientes, ofertando sódio, pode agravar a situação clínica. O paciente com hiponatremia pode estar em coma quando a alteração do sódio plasmático é de instalação rápida. A hiponatremia de instalação rápida como acontece no traumatismo de crânio, é devida geralmente à secreção inapropriada do hormônio antidiurético e pode precipitar ou manter o coma.

- **Causas do excesso de água**.[4-5] Em condições normais o paciente pode tomar até 10 litros de água sem apresentar hiponatremia, porque o rim é capaz de eliminar o excesso de água, evitando assim que o paciente tenha sódio plasmático baixo, ou seja, excesso de água em relação ao sódio. A hiponatremia é frequente em situações em que o paciente está sob stress e recebe excesso de água, sem ou com pouco soluto (água livre), frequentemente através de infusão venosa de líquidos hipotônicos. Nessas situações de stress a liberação de hormônio andiurético e catecolaminas impedirá o rim de excretar o excesso de água livre de soluto. A hiponatremia pode ocorrer também no trauma cranioencefálico quando há síndrome inapropriada de secreção do hormônio antidiurético. Nessa situação os pacientes tem sódio plasmático baixo associado à natriúria, com sódio urinário > 20 mEq/l. A osmolaridade plasmática medida em laboratório estará diminuída. Outra causa de hiponatremia no paciente com trauma de crânio é a síndrome cerebral perdedora de sódio, que tem quadro laboratorial semelhante à secreção inapropriada. O diagnóstico diferencial é dado pela hipotensão que não existe na secreção inapropriada e está presente na síndrome cerebral perdedora de sódio. A hiponatremia será verdadeira quando o sódio plasmático baixo estiver associado à osmolaridade plasmática também baixa. Quando a hiponatremia for associada à osmolaridade plasmática alta, haverá então falsa hiponatremia, como ocorre na hiperglicemia, excesso de manitol circulante e excesso de proteínas no sangue. Essas substâncias em concentração elevada no extracelular deslocam água do intra para o extracelular, diminuindo o sódio plasmático. Nessas situações, não se deve tratar a hiponatremia e sim tratar a causa da falsa hiponatremia, assim o sódio plasmático se normalizará.

## Tratamento da hiponatremia causada pelo excesso de água

Deve-se restringir a oferta de água e de líquidos hipotônicos e ofertar sódio quando o paciente está em coma. Não deixar o paciente hiponatrêmico quando existir trauma de crânio porque o sódio plasmático baixo nesses pacientes pode agravar o edema cerebral. O tratamento da secreção inapropriada do hormônio andiurético deve ser feito restringindo-se a oferta de volume, enquanto na hiponatremia da síndrome cerebral perdedora de sódio, deve-se tratar a hiponatremia e a hipotensão ofertando solução fisiológica, repondo assim o déficit de volume e corrigindo a hiponatremia. O sódio plasmático não deve ser elevado acima de 10 mEq/l por dia. A quantidade de sódio necessária pode ser calculada pela fórmula: peso corporal em quilos vezes 6 (P x 6). Esta será a quantidade de sódio necessária para elevar o sódio plasmático em 10 mEq/l por dia e deve ser dada em 24 horas.

## O déficit de água: a hipernatremia

Existirá o déficit de água livre em relação ao sódio quando o paciente perde água e não tem acesso a ela como ocorre na febre e em pacientes com encefalopatia que altera a sensação de sede. Também a diurese osmótica causada por substâncias exógenas como o manitol e endógenas como a glicose elevada no sangue no diabete descompensado, promovem excessiva perda de água pelo rim.

O paciente operado da hipófise ou em morte encefálica poderá ter diabete insipidus e perda renal de água livre. O diagnóstico do déficit de água é também dependente do laboratório, sendo impossível através do exame clínico diagnosticar o déficit de água, sem dosar o sódio plasmático. O paciente terá déficit de água livre e, portanto, hipernatremia, quando o sódio plasmático for > 150 mEq/l.

Causas do déficit de água. Como dito acima, o déficit de água ocorrerá nas seguintes condições:[6-8]

**1.** quando o paciente não tiver acesso à água, por exemplo, os pacientes com doença neurológica degenerativa.

**2.** quando ocorrer diurese osmótica nas situações de poliúria pela hiperglicemia ou pelo uso do manitol. Ocorre também no diabete insipidus.

**3.** quando se empregar bicarbonato de sódio para tratar acidose metabólica ou quando se infundir sódio hipertônico para tratar o choque.

Os sintomas relacionados ao déficit de água serão neurológicos, podendo o paciente entrar em coma. O aparecimento dos sintomas dependerá da rapidez e da intensidade da hipernatremia. A correção do déficit de água e da hipernatremia não pode ser rápida, porque poderá causar grave edema cerebral. A quantidade de água oferecida ao paciente pode ser calculada multiplicando-se o peso corporal vezes 4% (P x 4%), que será a quantidade de água que deverá ser oferecida ao paciente para diminuir o sódio plasmático em 10 mEq/l em 24 horas. Se possível, usar a via digestiva, quando não for possível, empregar solução glicosada nos pacientes não diabéticos ou solução fisiológica ao meio nos diabéticos.

## Excesso de volume do extracelular

Como foi dito acima, as alterações relacionadas à água são diagnosticadas com auxílio do laboratório, ou seja, dosando-se o sódio plasmático, já as alterações do volume de extracelular são decorrentes do aumento do sódio corpóreo total do organismo. O diagnóstico tanto do excesso, quanto do déficit de sódio corpóreo total, ou seja, do excesso ou do déficit de volume do extracelular é feito à beira do leito examinando-se o paciente. O sódio é o principal determinante do volume do extracelular que é a soma do volume do intravascular + do volume do extravascular. A osmolaridade do organismo é dependente principalmente do sódio e em menor intensidade da glicose e ureia, conforme expressa a fórmula:

$$\text{Osmolaridade} = 2 \times \text{Sódio} + \text{Glicose} / 18 + \text{Ureia} / 6$$

O sódio presente nessa fórmula expressa a osmolaridade do organismo, não está relacionado ao sódio corpóreo total do organismo. O aumento do sódio corpóreo total, ou seja, do volume do extracelular, é diagnosticado examinando-se o paciente à beira do leito. É um diagnóstico que não depende do laboratório. Portanto, sempre que houver aumento do sódio corpóreo total, haverá aumento do volume do extracelular. O paciente com excesso de sódio corpóreo, ou seja, excesso de volume do extracelular, encontra-se edemaciado. Além disso, pode-se ter excesso de líquido nas cavidades do organismo: abdominal, torácica e intracraniana quando houver alteração da barreira sangue-cérebro, como ocorre nos traumatismos cranioencefálicos. O aumento do volume do extracelular nessas cavidades poderá ter repercussão fisiopatológica importante devido ao aumento das pressões abdominal, torácica e intracraniana. Examinando o paciente serão encontrados edema nos membros, edema de conjuntiva. Poderão ser encontradas também pressão venosa central elevada e taquicardia. Nos pacientes graves de terapia intensiva, sejam cirúrgicos ou clínicos, é extremamente frequente que se encontrem pacientes com excesso de volume do extracelular, ou seja, sódio corpóreo total aumentado. Aliás, o paciente grave com excesso de volume do extracelular é o paciente típico das unidades de terapia intensiva atuais, devido em grande parte ao uso excessivo de soluções cristaloides (contém sódio) no tratamento do choque.

## Causas do excesso do volume do extracelular

Diversos são os fatores que podem causar aumento do volume do extracelular no paciente grave:

1. Uso excessivo de soluções cristaloides (contém sódio) ou coloides para tratar pacientes em choque causado por trauma ou sepse.

2. Alterações da permeabilidade vascular decorrentes do trauma e sepse que permitem a passagem do volume do intra para o extravascular. Quando existe alteração da permeabilidade, todas as soluções deixarão, em maior ou menor volume, o intravascular. Mesmo as soluções com moléculas com maior peso molecular atravessarão os vasos. Isso torna difícil manter o volume intravascular, sendo causa importante de edema, ou seja, excesso de volume do extracelular, sobrecarga de sódio corpóreo total. A alteração da permeabilidade vascular é provavelmente a principal alteração fisiológica determinante do excesso de volume do extracelular nos pacientes graves de terapia intensiva.

3. Alteração da capacidade renal em manipular volume. Em condições normais, o rim é capaz de excretar o excesso de água e sódio. Nas situações agudas de stress as catecolaminas, a aldosterona e o hormônio antidiurético impedem o rim de excretar o excesso de volume. O médico que trata o paciente grave em choque deve analisar a situação hemodinâmica, por meio da pressão arterial, pressão venosa central e das condições metabólicas através do pH, *base excess*, lactato e saturação venosa de oxigênio, para orientar a melhor conduta terapêutica, adequando o uso do volume e drogas vasoativas, procurando evitar a infusão excessi-

va de volume, com as consequências acima referidas. Para a equipe médica que atende o paciente da emergência cirúrgica abdominal, deve ser levado em conta que o uso de grandes quantidades de volume no tratamento do choque pode causar hipertensão abdominal, impossibilitando o fechamento da parede abdominal e a necessidade de peritoniostomia. O uso criterioso de volume associado à droga vasoativa pode impedir que grandes quantidades de volume sejam usadas, evitando assim a hipertensão intra-abdominal e a síndrome compartimental abdominal e suas consequências.

## Alterações do potássio: a hipo e a hiperpotassemia

As alterações do potássio são encontradas com frequência nos pacientes clínicos e cirúrgicos.[9-11] Esses distúrbios têm importância porque o potássio é um dos íons que interferem na geração do potencial de ação podendo causar arritmias cardíacas e paralisia muscular. As manifestações clínicas das alterações do potássio vão depender da rapidez da alteração do nível do potássio no sangue. Assim, a hipopotassemia passa a ter importância quando o potássio no sangue cai abaixo de 3,0 mEq/l e na hiperpotassemia quando fica acima de 7,0 mEq/l. As alterações eletrocardiográficas relacionadas ao potássio não guardam, necessariamente, relação com o nível desse íon no sangue. O potencial de membrana depende da relação do potássio intra e extracelular. Se essa relação se mantém, serão encontrados níveis alterados de potássio no sangue sem a ocorrência de arritmias ou paralisia muscular.

## Causas da hipopotassemia

O potássio entra no organismo através da via oral e intravenosa. É eliminado em condições normais pelo rim, suor e fezes. Diversas situações que eliminam o potássio do organismo podem causar hipopotassemia: poliúria com o uso de diuréticos e diurese osmótica pela hiperglicemia, diabete insipidus são causas de perda do potássio, podendo causar hipopotassemia. Mas o potássio pode também, em muitas situações, se deslocar do extracelular para o interior da célula, causando hipocalemia. Deslocam o potássio para dentro da célula, a insulina e as substâncias simpaticomiméticas endógenas, como a adrenalina e exógenas, como os broncodilatadores empregados na asma e no broncoespasmo. A paralisia periódica hipocalêmica pode ocorrer, quando o potássio, por razões desconhecidas, entra subitamente na célula. As alcaloses tanto metabólica quanto respiratória podem deslocar o potássio para o interior da célula.

## Manifestações clínicas e tratamento da hipopotassemia

1. Alterações eletrocardiográficas: desnivelamento do segmento ST, diminuição da amplitude da onda T e aparecimento da onda U.

**2.** Arritmias cardíacas: uma variedade de arritmias pode ser encontrada no ECG, extrassístoles tanto atriais quanto ventriculares, bradicardia, taquicardia e fibrilação ventriculares.

**3.** Fraqueza e paralisia muscular podem ocorrer quando o nível de potássio cai abaixo de 2,5 mEq/l.

**4.** Rabdomiólise. Em níveis baixos de potássio pode-se encontrar rabdomiólise e mioglobinúria.

**5.** Alterações da função renal: alteração da capacidade de concentração renal, polidipsia e poliúria. Essas alterações são reversíveis com a correção da hipopotassemia.

## Tratamento da hipopotassemia

Não existe correlação entre o nível de potássio no sangue e a depleção do estoque de potássio intracelular. Entretanto, na queda do nível de potássio de 4,0 para 3,0 mEq/l, pode existir um déficit intracelular de 200 a 400 mEq/l. A rapidez e a maneira da correção dependerá da gravidade da hipopotassemia e da presença de sintomas. É importante durante a correção monitorar o nível sérico do potássio e o ECG. Quando a correção for pela via oral pode-se empregar 120 a 240 mEq/dia até a concentração sérica de o potássio ficar acima de 3,0 a 3,5 mEq/l e os sintomas desaparecerem. Quando os sintomas forem graves ou o paciente for incapaz de receber o potássio por via oral, deve-se empregar a via endovenosa com os seguintes cuidados: infundir no máximo 10 a 20 mEq por hora, monitorar com o ECG, fazer dosagem sérica e não diluir o potássio em solução de glicose porque a glicose estimula a secreção de insulina, causando a entrada do potássio na célula, mantendo a hipopotassemia.

## Causas da hiperpotassemia

A hiperpotassemia é o nível sérico do potássio acima de 5,0 mEq/l. O nível de potássio no plasma que pode causar arritmia é 7,0 mEq/l. A hiperpotassemia é rara no indivíduo normal porque mecanismos celulares (entrada de potássio na célula) e renais (excreção de potássio pelo rim) impedem a elevação desse íon no sangue. O nível sérico do potássio pode se elevar no plasma por dois mecanismos:

**1.** quando o potássio é impedido de ser eliminado pelo organismo como na insuficiência renal aguda.

**2.** quando o potássio sai da célula como na destruição celular pelo trauma e no tratamento de neoplasias como linfoma e leucemia. A hiperglicemia no diabete descompensado pode causar elevação dos níveis de potássio no sangue por dois mecanismos: movimentação osmótica da água para fora da célula, carregando potássio e aumento da concentração do potássio na célula pela desidratação celular, criando gradiente de concentração desse íon entre o intra e o extracelular, com a consequente saída do potássio da célula. A acidose metabólica pode causar hiperpotassemia devido à entrada de hidrogênio na célula e à saída do potássio.

A hiperpotassemia é falsa (pseudo-hiperpotassemia) quando o sangue é retirado para exame e ocorre hemólise. Pode ocorrer também nas elevadas leucocitoses e trombocitoses, saindo o potássio da célula quando o sangue é retirado para exames. Nessas situações de hemólise e hipercelularidade a pseudo-hiperpotassemia pode ser alta chegando o potássio a 9 mEq/l. Deve-se suspeitar de pseudo-hiperpotassemia quando não existir nenhuma causa aparente para os níveis altos do potássio no sangue.

## Aspectos clínicos da hiperpotassemia

Os sintomas da hiperpotassemia surgem quando o potássio sérico fica acima de 7,0 mEq/l, a não ser que a elevação do nível no sangue seja muito rápida.[12-14]

A hiperpotassemia pode causar fraqueza muscular, que começa nas extremidades inferiores e progride até o tronco e extremidades superiores, podendo causar paralisia flácida. A insuficiência respiratória é rara e o exame da função dos nervos cranianos é normal. A fraqueza muscular se resolve com a correção da hiperpotassemia.

As alterações eletrocardiográficas são: elevação da onda T que adquire a forma de tenda; o QRS se alarga progressivamente, adquirindo formas bizarras. As alterações clínicas e eletrocardiográficas da hiperpotassemia são decorrentes da influência desse íon no potencial de ação. Há grande variação na relação entre o nível de potássio no sangue e as alterações eletrocardiográficas, em parte devido a mudanças ao mesmo tempo na acidemia, calcemia e na natremia. É importante a monitoração do ECG.

## Tratamento da hiperpotassemia

O tratamento da hiperpotassemia tem os seguintes objetivos: antagonizar o efeito do potássio no coração e no músculo, promover a entrada do potássio nas células e eliminar o potássio do organismo.

**1.** Antagonizar os efeitos da hiperpotassemia no potencial de ação: usando o gluconato de cálcio na dose de 10 ml da solução em 2 a 3 minutos. O gluconato de cálcio deve ser dado apenas quando no ECG observar-se ausência da onda P e alargamento do QRS.

**2.** Promovendo a entrada do potássio na célula: através do uso 10 U de insulina em 100 ml de glicose a 50%, seguido da infusão de solução glicosada para evitar a hipoglicemia. O efeito da insulina associada à glicose começa em 15 minutos e dura muitas horas.

Usando bicarbonato de sódio na dose de 50 mEq em 5 minutos. Essa dose pode ser repetida em 30 minutos, se necessário.

Uso de agonista adrenérgico beta-2 albuterol na dose de 10 a 20 mg em 4 ml de solução salina, em nebulização durante 10 minutos, que faz o potássio entrar na célula.

**3.** As substâncias que promovem a entrada do potássio na célula têm efeito transitório e não eliminam esse íon do organismo. Por isso deve-se eliminar o potássio do organismo:

a) usando diuréticos como, furosemida, tiazídicos ou manitol, se não houver insuficiência renal.

b) através do uso de resinas que fixam o potássio.

c) diálise peritonial ou hemodiálise.

Lembrar que durante o tratamento da hiperpotassemia é importante monitorar o paciente através do nível sérico do potássio e do ECG.

# Referências bibliográficas

**1.** Pemberton BL. Treatment of water, eletrolyte and acid-base disorders in the surgical patient. 1st Ed. New York: McGraw-Hill; 1994.

**2.** Adrogue HJ, Madias NE. Hyponatremia. N England J Med. 2000;342:1581.

**3.** Elisson DH, Berl T. The syndrome of inappropriate antidiuresis. N England J Med. 2007;356:2064.

**4.** Palmer BF. Hyponatremia in a neurosurgical patient: Syndrome of inappropriate antidiuretic hormone secretion versus cerebral salt wasting. Nephrol Dial Transplant. 2000; 15:262.

**5.** Treatment of hyponatremia. UpToDate. 2008.

**6.** Adrogue HJ, Madias NE. Hypernatremia. N Engl J Med. 2000;342:1493.

**7.** Palevsky PM, Bhagrath R, Greeberg A. Hypernatremia in hospitalized patients. Ann Inter Med. 1996;124:197.

**8.** Polderman KH, Schreuder WO, et al. Hypernatremia in intensive care unit: An indicator of quality of care?. Critical Care Med. 1999;27:1041.

**9.** Hamill RJ, Robinson LM, Wexler HR, Moote C. Efficacy and safety of potassium infusion therapy in hypokalemic critically ill patients. Crit Care Med. 1991;19:694.

**10.** Clinical manifestations and treatment of hypokalemia. UpToDate; 2008.

**11.** Gennari FJ. Hypokalemia. N Eng J Med. 1998;339:451.

**12.** Rose BD, Post TW. Clinical phisiology of acid-base and eletrolyte disorders. 5th Ed. New York: McGraw-Hill; 2001. p. 913-9.

**13.** Kamel KS, Wei C. Controversial issues in the treatment of hyperkalemia. Nephrol Dial Transplant. 2003;18:2215.

**14.** Parham WA. Hyperkalemia revisited. Texas Heart Institute. 2006;33:40-7.

**Mauro Hilkner**

# Equilíbrio Ácido-base

## Noções Básicas

Em 1909, o bioquímico dinamarquês Soren Peter Lauritz Sorensen observou que a atividade das enzimas estava relacionada às pequenas variações da concentração de íons hidrogênio em uma solução, por exemplo, de 0,01 a 0,0000001 mol por litro. Matematicamente, estes números podem ser escritos como $10^{-2}$ a $10^{-7}$ mol por litro. Os expoentes −2 e −7 do íon de hidrogênio foram chamados de potência de hidrogênio e, posteriormente, eliminando os sinais negativos, foi encurtado o termo para pH. Assim, esse potencial hidrogeniônico (pH de uma solução) é o logarítmo negativo (ou cologarítmo) da concentração de íons hidrogênio (concentração de prótons) em moles (moléculas-grama) por litro de solução.[1]

Esse mesmo hidrogênio iônico, muito embora presente em concentrações ínfimas em nosso meio interno, por vezes medida em nanoequivalentes (1 nanoequivalente = $10^{-9}$ de equivalente por litro), tem importante papel em qualquer reação de oxidação biológica em nosso organismo e interfere em praticamente todas as funções orgânicas. Quando comparada a outros íons, a concentração de $H^+$ nos líquidos corporais mantém-se em níveis muito baixos. Por exemplo, a concentração de sódio no líquido extracelular (142 mEq/L) é cerca de 3,5 milhões de vezes maior que a concentração normal de $H^+$ (0,00004 mEq/L ou 40 nEq/L). Variações normais de $H^+$ ficam entre 3 e 5 nEq/L e, sob condições extremas, podem variar entre 10 a 160 nEq/L, ainda sem causar morte.[2]

A dissociação da molécula da água se dá em concentrações iguais de $H^+$ e de $OH^-$ e o equilíbrio dessa reação, à temperatura ambiente, é $[H^+] \times [OH^-] = 10^{-14}$. Assim, a concentração de íons hidrogênio da água é $10^{-7}$ e, portanto, seu pH = 7. Quando uma solução analisada apresentar concentração de prótons superior à concentração da água, ela será considerada ácida e seu pH menor que 7. Uma solução básica apresentará concentração hidrogeniônica inferior à da água e, portanto, pH maior que 7. O pH é inversamente relacionado à concentração de $H^+$: um pH alto corresponde a uma concentração baixa de $H^+$, e um pH baixo a uma concentração alta de $H^+$.

O pH normal do sangue arterial é 7,4 enquanto o pH do sangue venoso e dos líquidos intersticiais é cerca de 7,35 devido às quantidades extras de dióxido de carbono ($CO_2$), liberados pelos tecidos para formar $H_2CO_3$ nesses líquidos. O limite mínimo de pH no qual uma pessoa pode viver por poucas horas está em torno de 6,8 e o máximo ao redor de 8,0.[2]

As seguintes definições químicas de ácido e de base ajudam a compreender – de maneira mais simples, parte da difícil terminologia que envolve esse tema:

- Um ácido é um doador de íon hidrogênio (próton)
- Uma base é um aceptor de íon hidrogênio (próton)

Qualquer ácido, em solução aquosa, dissocia-se (total ou parcialmente) em seus íons hidrogênio e sua correspondente base conjugada. Por exemplo, o HCl dissocia-se em $H^+$ e $Cl^-$. Sua força depende dessa sua capacidade de dissociação e da consequente concentração provocada de íons $H^+$. Em uma solução 0,01 molar de HCl (que se dissocia quase completamente), a concentração de íons hidrogênio é aproximadamente 0,01 molar ou $[H^+] = 0,01$ ou $1 \times 10^{-2}$. O logarítmo dessa concentração de íons hidrogênio é −2 e o logarítmo negativo, ou pH, é 2. Assim, um ácido com pouca afinidade por prótons acidificará uma solução justamente pela capacidade de ceder íons hidrogênio, e será considerado um ácido forte. O mesmo raciocínio pode ser usado para o comportamento das bases. De uma maneira geral, um ácido forte tem uma base conjugada fraca e um ácido fraco tem uma base conjugada forte.

Através desses conceitos, é importante salientar que o cálcio, magnésio, cloro, sódio e potássio não são nem ácidos e nem bases, muito embora participem ativamente, também, da manutenção do equilíbrio corpóreo (particularmente o potássio), interferindo no risco de hipercalemia em estados de queda do pH.

No organismo humano, é conhecida a necessidade de manutenção do pH sanguíneo levemente acima de 7 (7,35 a 7,45) e diversos estados, patológicos ou não, tendem a desviar a concentração de $H^+$. As dietas proteicas, por exemplo, têm carga diária de, aproximadamente, 50 a 100 mEq de ácido por dia. Da mesma forma, a sequência de todas as reações químicas de nosso organismo produzem mais de 10.000 mEq por dia de prótons ($H^+$). Dessa forma, uma carga igual de ácido deve ser excretada ou neutralizada para a manutenção da neutralidade. Assim, sendo o pH normal do sangue arterial de 7,4, considera-se que uma pessoa apresenta *acidose* quando o pH cai abaixo desse valor e *alcalose* quando o pH estiver acima de 7,4.

Outra situação corpórea que expõe o equilíbrio ácido-base é a formação de dióxido de carbono ($CO_2$) resultante das reações metabólicas aeróbicas ($CO_2 + H_2O$). Em condições basais, um adulto normal produz aproximadamente 200 ml de $CO_2$ por minuto, ou 13.000 a 15.000 mmol por dia. O $CO_2$ é hidratado para formar o ácido carbônico numa reação catalisada pela anidrase carbônica ($CO_2 + H_2O \leftrightarrow H_2CO_3$). Essa reação tende fortemente para a esquerda, de modo que a concentração do gás carbônico dissolvido no plasma é 1000 vezes superior à concentração de ácido carbônico. Quando o sangue passa pelos capilares, a concentração de $CO_2$ aumenta e a reação, agora, é desviada para direita ($\uparrow$ ácido carbônico) que passa a se ionizar e formar bicarbonato ($H_2CO_3 \leftrightarrow H^+ + HCO_3^-$). O ácido carbônico é um ácido fraco e sua permanência no organismo é fugaz, representando somente a forma de transporte do $CO_2$ dos tecidos aos pulmões para sua eliminação na atmosfera,realizada por gradiente de pressão durante a ventilação pulmonar.[3]

O centro respiratório, localizado no bulbo do tronco cerebral, controla a ventilação pulmonar pela sua alta sensibilidade ao $CO_2$ de tal forma que, em condições normais, mantém a pressão parcial desse gás ($PCO_2$) e, portanto, a concentração de ácido carbônico ($H_2CO_3$) constantes.

Outro aspecto importante é a análise da Lei de Ação das Massas, que estabelece que a velocidade de uma reação química é proporcional à concentração de seus reagentes. Exemplificando, da reação $CO_2 + H_2O \leftrightarrow H_2CO_3 \leftrightarrow H^+ + HCO_3^-$ podemos concluir que, quando houver aumento na concentração de $CO_2$, haverá deslocamento da reação para direita com maior formação de íons $H^+$.

Com tantas variáveis envolvidas, dentre outras, era de se esperar que houvesse, com a grande frequência de variação na concentração de prótons no organismo, uma consequente variação, também, do pH do meio interno.

Três fatores, no entanto, ajudam a manter o pH estável ou numa estreita faixa de normalidade: os tampões químicos, os pulmões e os rins.

## Tampões Químicos

O termo "tampão" aplica-se a qualquer substância capaz de se ligar reversivelmente ao $H^+$. Quando ocorre uma alteração na concentração de $H^+$ os sistemas-tampão dos líquidos corporais respondem em uma fração de segundo para minimizar essas alterações. Esses sistemas-tampão não eliminam ou acrescentam íons $H^+$ ao organismo, mas apenas mantêm as concentrações controladas até que o equilíbrio possa ser restabelecido.[2] Em outras palavras, a variação da concentração de íons hidrogênio decorrente da adição de um ácido ou uma base forte a um sistema-tampão é muito menor do que aquela que ocorreria se a mesma quantidade de ácido ou base fosse adicionada à água ou a uma solução sem sistema-tampão.[3]

Como já dito, há três sistemas primários no corpo humano, funcionando em sincronia, que ajudam a manter a constância do pH nos líquidos corporais, evitando acidose ou alcalose:

- os *tampões químicos ácido-base* dos líquidos corporais que se combinam, instantaneamente, com ácido ou base para evitar concentrações excessivas de $H^+$ nos líquidos corporais
- o *centro respiratório*, que regula a remoção de $CO_2$ (e, portanto, de $H_2CO_3$)
- os *rins* que podem excretar urina tanto ácida quanto alcalina, reajustando a concentração de $H^+$ no líquido extracelular para níveis normais durante acidose ou alcalose

No líquido extracelular, o bicarbonato é o tampão mais importante, por sua concentração relativamente elevada, sua relação com a variação da $PCO_2$ e variação da ventilação alveolar ($CO_2 + H_2O \leftrightarrow H_2CO_3 \leftrightarrow H^+ + HCO_3$). O sistema tampão bicarbonato típico consiste numa mistura de ácido carbônico ($H_2CO_3$) e de bicarbonato de sódio ($NaHCO_3$) na mesma solução. A concentração de dois dos componentes do sistema bicarbonato pode ser regulada: o dióxido de carbono, pelo sistema respiratório; e o íon bicarbonato, pelos rins. Como consequência, o pH do sangue pode ser deslocado para cima ou para baixo pelos sistemas de regulação respiratório e renal.

Os tampões intracelulares mais importantes são as proteínas, os fosfatos orgânicos e inorgânicos e, na hemácia, a hemoglobina. Entre os chamados tampões ósseos, o carbonato do osso representa, ainda, uma grande reserva para o tamponamento dos íons $H^+$.

A regulação respiratória é de ação rápida, capaz de controlar a eliminação do dióxido de carbono ($CO_2$) e, dessa forma, moderar a quantidade de ácido carbônico e a concentração de hidrogênio livre no plasma sanguíneo. O principal estímulo para a respiração é uma alteração na concentração de íons hidrogênio no sangue arterial. Essa resposta é mediada por quimiorreceptores sensíveis ao [H⁺], situados no bulbo raquidiano, corpúsculos carotídeos e na croça da aorta. Conforme aumenta a [H⁺], a respiração é estimulada e ocorre, concomitantemente, redução de $CO_2$ arterial, deslocando a reação $CO_2 + H_2O \leftrightarrow H_2CO_3 \leftrightarrow H^+ + HCO_3^-$ para a esquerda, reduzindo significativamente a concentração de H+ no sangue arterial.[4] Da mesma forma, a taxa de ventilação alveolar aumenta fisiologicamente 4 a 5 vezes quando o pH cai de 7,4 para 7,0.[2] Por outro lado, um comprometimento da função pulmonar, como no enfisema grave, diminui a capacidade dos pulmões em eliminar $CO_2$, causando seu acúmulo no líquido extracelular e tendência à acidose respiratória. Nesses casos, o poder de resposta a uma acidose metabólica estará comprometido justamente pela incapacidade de redução compensatória do $CO_2$ e, assim, os rins se tornam o único mecanismo (fisiológico) de ajuste do pH depois de já ter ocorrido algum tamponamento químico inicial no líquido extracelular.

Quando a concentração de íons hidrogênio se afasta do normal, os rins eliminam urina ácida ou alcalina, conforme as necessidades, contribuindo para a regulação da concentração dos íons hidrogênio nos líquidos orgânicos. O mecanismo renal de regulação faz variar a concentração de íons bicarbonato ($HCO_3^-$) do sangue, mediante reações que se processam nos túbulos renais. De uma maneira geral e simplificada, os mecanismos pelos quais os rins excretam urina ácida ou básica são os seguintes: grandes quantidades de $HCO_3^-$ são filtradas continuamente nos túbulos renais e, se forem excretadas na urina, removem bases do sangue. Ainda, grandes quantidades de H⁺ são secretadas no lúmen tubular, removendo, assim, ácidos do sangue. Se for secretado mais H⁺ do que $HCO_3^-$, haverá uma perda de ácido do líquido extracelular. Por outro lado, se for filtrado mais $HCO_3^-$ do que H⁺ é secretado, haverá perda líquida de base.[2] Quando ocorre redução na [H⁺] do líquido extracelular (alcalose), os rins não conseguem reabsorver todo o bicarbonato filtrado, aumentando, assim, a excreção desse bicarbonato. Como o bicarbonato normalmente tampona o H⁺ no líquido extracelular, essa perda de bicarbonato significa o mesmo que acrescentar H⁺ ao líquido extracelular. Dessa forma, na alcalose, a remoção de bicarbonato eleva a concentração de H⁺ para os níveis normais. Já na acidose, os rins não excretam bicarbonato na urina, mas reabsorvem todo bicarbonato filtrado e, ainda, produzem novo bicarbonato que é acrescentado de volta ao líquido extracelular. Isso reduz a concentração de H⁺ para níveis normais no líquido extracelular.

Assim, os rins regulam a concentração de H⁺ do líquido extracelular através de três mecanismos fundamentais:

- secreção de H⁺
- reabsorção de $HCO_3^-$ filtrado
- produção de novo $HCO_3^-$

O papel renal, nesses casos, é o mecanismo definitivo de ajuste na maioria dos desequilíbrios ácido-base de origem metabólica. A resposta renal a uma variação abrupta da [H⁺] na circulação arterial perdura por longo período de tempo e não se completa até 3 a 5 dias após a ocorrência inicial da variação dessa concentração de íons hidrogênio.[4]

## Anion Gap

As cargas totais de cátions e ânions plasmáticos devem ser iguais e, assim, mantido certo equilíbrio iônico sérico. A soma dos cátions circulantes (sódio, potássio, cálcio, magnésio e proteínas catiônicas) deve ser igual à soma dos ânions circulantes (cloro, bicarbonato, proteínas aniônicas, fosfato inorgânico, sulfatos e ânions orgânicos):

$$Na^+ + K^+ + Ca^{2+} + Mg^{2+} + Proteínas^+ = Cl^- + HCO_3^- + Proteínas^- + HPO_4^{-2}/HPO_4^- + SO_4^{-2} + Ânions\ Orgânicos$$

Entretanto, somente os cátions Na⁺ e K⁺ e os ânions Cl⁻ e $HCO_3^-$ são rotineiramente dosados. Dessa forma, além de todos os demais elementos realmente não dosados, os cátions e ânions remanescentes podem ser chamados de cátions não medidos (CNM) e de ânions não medidos (ANM):

$$Na^+ + K^+ + CNM = Cl^- + HCO_3^- + ANM$$

Reescrevendo:

$$Na^+ + K^+ - Cl^- - HCO_3^- = ANM - CNM = Ânion\ Gap$$
(Valor Normal = 12 mEq/L ou de 8 a 16 mEq/L)[2]

Em condições normais, o total de ANM excede o total de CNM, mas a concentração das cargas totais de cátions e ânions são iguais e, por isso, é mantida a neutralidade elétrica no plasma. Assim, não há nenhum ânion gap, ou hiato aniônico, real no plasma. A concentração sanguínea de potássio é relativamente pequena quando comparada à de sódio, cloro e bicarbonato, e muitas vezes é omitida do cálculo do hiato aniônico ou ânion gap (AG). Portanto, a equação $Na^+ - (Cl^- + HCO_3^-)$ reflete a diferença entre os ânions não medidos e os cátions não medidos (ANM − CNM).[5] Essa diferença ("gap") representando ânions não medidos, a maioria dos quais contrabalanceados por íons H⁺, significa que, muitas vezes, quando aumentada, traduz a presença de acidose metabólica.[6]

Muito embora a avaliação do ânion gap ajude a interpretação nos casos de desequilíbrio ácido-base é importante salientar que sofre alteração nos casos de hipo ou hiperalbuminemia a ponto de, em casos de ânion gap baixo (que é uma ocorrência incomum) representar a primeira suspeita de hipoalbuminemia.[7,8] Por outro lado, ânion gap elevado é uma ocorrência relativamente comum em pacientes gravemente enfermos, encontrada em até 13% dos pacientes admitidos em pronto-socorro[9], e a acidose metabólica é o distúrbio mais comumente associado a esse aumento. Assim, o hiato aniônico é usado principalmente para diagnosticar diferentes causas de acidose metabólica.

A acidose metabólica com AG normal significa que houve perda de $HCO_3^-$, em geral através dos rins ou das vias gastrointestinais, ou ainda através da rápida diluição do líquido extracelular. Em ambos os casos, a concentração do outro principal ânion extracelular analisado, o cloro sérico ($Cl^-$), estará aumentada proporcionalmente, resultando em hipercloremia (acidose metabólica hiperclorêmica). A causa mais comum de acidose metabólica hiperclorêmica é a diarreia, quando ocorre considerável perda de $HCO_3^-$ mas não de $Cl^-$. Se o AG estiver aumentado, ácidos fortes devem ter sido adicionados ao sistema (por exemplo, os cetoácidos da cetoacidose diabética) ou intoxicação exógena (salicilatos, metanol) e acidose láctica.[10]

## Excesso de Base

O excesso de base (EB) tenta avaliar a diferença entre a concentração de bases do sangue estudado e a concentração do sangue normal. O termo traduz a presença no sangue de um excesso de base (ou déficit de ácido não volátil) ou de um déficit de base (ou excesso de ácido não volátil). Ele é definido como zero ±2,5 mEq/L. Assim, de uma maneira geral, os valores positivos podem indicar alcalose e os valores negativos podem indicar estados de acidose. A importância dessa análise é que esses valores expressam o distúrbio existente e fazem parte da fórmula de correção tradicional tanto da alcalose quanto da acidose metabólica. Essa forma de correção, embora considerada útil no tratamento dos distúrbios metabólicos, pode ser enganosa quando empregada na correção dos distúrbios da acidose ou alcalose respiratórias cujos pacientes podem apresentar uma concentração normal de bicarbonato.[11]

$$BE\ (mEq/L) = 0,9287 \times [(HCO_3^- - 24,4) + (14,83 \times pH - 7,4)]$$

## Método Tradicional e Método de Stewart

O tradicional método de avaliação dos distúrbios ácido-base no organismo é aquele adaptado por Henderson e Hasselbach e modificado por Siggaard-Andersen, que inclui a determinação do pH arterial, bicarbonato, $PaCO_2$, AG e EB. Dessa maneira, tem sido feita a avaliação da homeostase ácido-base à beira do leito em todos os pacientes com essa demanda, por sua fácil aplicação na acidose metabólica. Esse método, no entanto, tem recebido críticas por avaliar de maneira simplista os complexos distúrbios na homeostasia em pacientes gravemente enfermos, principalmente quando portadores de múltiplas disfunções orgânicas.[12,13] Além disso, como já dito, o AG sofre alterações por hipoalbuminemia e por outros vários íons, e o EB recebe críticas por partir de uma normalidade de água, eletrólitos e albumina – não observada nesses pacientes. Dessa forma, uma diminuição de 1 g/dl na concentração de albumina sérica diminui o AG em 2,75 mEq/L e o EB em 3,7 mEq/L, alte-rando os dados obtidos na avaliação do pH sanguíneo. Suas correções, portanto, têm sido propostas:

$$AG\ corrigido = AG + 0,25 \times (40 - albumina)$$

De qualquer forma é importante ressaltar que o EB continua sendo um importante meio para diagnóstico da acidose metabólica[14] e que a utilização do AG corrigido tem valor semelhante àquele proposto por Stewart.

Em 1981, o canadense Peter A. Stewart[15] observou que o método tradicional, embora forneça a dimensão do desequilíbrio ácido-base, não fornece detalhes sobre o mecanismo da disfunção. Criou, então, um complexo método matemático, que não é prático à beira do leito, e que foi posteriormente modificado. Três recentes revisões de autores nacionais,[16,17,18] dentre inúmeras outras referências na literatura, abordam esse tema e incitam a discussão. Resumidamente, Figge[19,20] e col., com base na formulação de Stewart, definiram a relação entre fosfato, albumina plasmática e íons hidrogênio, concluindo que a albumina é o maior contribuinte dos ácidos fracos. Assim, de acordo com essa teoria, somente três variáveis independentes determinam a concentração de $H^+$ e bicarbonato e, portanto, determinam o pH:

- a diferença de íons fortes (SID = *strong ion difference*)
- a concentração total de ácidos fracos não voláteis (Atot), que é a soma total dos ácidos fracos, predominantemente proteínas (principalmente albumina) e fosfato
- pressão parcial de gás carbônico ($pCO_2$)

A essência do modelo de Stewart é o entendimento de que somente essas três variáveis são importantes e, nem $H^+$, nem $HCO_3^-$ podem ser alterados se uma dessas três não for alterada. Em outras palavras, o organismo regula o pH de acordo com a regulação dessas três variáveis independentes (SID, $A_{tot}$ e $pCO_2$). Da mesma forma que na abordagem tradicional, tanto a acidose quanto a alcalose respiratórias permanecem relacionadas às variações independentes da $pCO_2$ e, nesses casos, uma mudança na SID pode ocorrer como forma compensatória.

Por esse conceito, a acidose metabólica pode ocorrer ou por redução da SID ou por aumento da $A_{tot}$; enquanto que a alcalose metabólica, ao contrário, ocorre por aumento primário da SID ou diminuição da $A_{tot}$. Essas são as duas únicas possíveis fontes de distúrbios metabólicos. Esses distúrbios não podem ser abordados como consequência da concentração de bicarbonato, considerado uma variável meramente dependente nessa teoria.

À medida que a SID diminui, a [H+] (considerado cátion fraco) se reduz e, consequentemente, o pH se eleva para a manutenção da eletroneutralidade.

Na prática, os cátions e ânions que entram na equação para o cálculo da diferença de íons fortes são ($Na^+$ + $K^+$ + $Ca^{+2}$ + $Mg^+$) − ($Cl^-$ + lactato$^-$). Essa diferença (SID) é conhecida como diferença de íons fortes aparente (SIDa). O termo *aparente* é justamente pelo fato de não considerar ácidos fracos como a albumina e o fosfato. Em pessoas saudáveis, esse valor é de 40 a 42 mEq/L. De acordo com o princípio da eletroneutralidade, essa SIDa deve ser contrabalanceada por uma carga oposta e igual, portanto de −40 mEq/L, definida como SID efetivo (SIDe), composto basicamente por proteínas plasmáticas (albumina) e fosfato. Quando SIDa e SIDe são iguais, o pH do plasma é exatamente 7,4 a uma $PCO_2$ de 40 mmHg. Aqui pode ser observada a similaridade com o conceito de excesso de base. O EB pode ser visto como a quantidade de ácido ou base forte necessária para o SID voltar ao seu valor basal e uma alteração no EB é essencialmente igual à alteração da SID. De acordo com essa teoria, a acidose metabólica é secundária à queda de SID (aumento de Cl⁻, lactato ou outros ânions fortes) ou, ainda, a um aumento plasmático de ácidos fracos (principalmente hiperfosfatemia). Por outro lado, a queda na concentração de ácidos fracos não voláteis ($A_{tot}$) – ocorrência frequente em hipoalbuminemia em pacientes gravemente enfermos[20], leva a um aumento na concentração de bicarbonato e pode ocultar a presença de ânions fortes por esse efeito alcalinizante[21] (aumento de SID). O valor total de $A_{tot}$ plasmático não é bem estabelecido (variando entre 12 a 24 mEq/L) e, na prática, pode ser estimado através da concentração total de proteínas ou da albumina sérica.[18]

A diferença entre SIDa e SIDe é chamada de *strong ion gap* (SIG) e tem valor normal de 0 a 2 mEq/L. O cálculo complexo de SIDe, entretanto, requer auxílio e, por isso mesmo, muitas vezes inviabiliza seu método à beira do leito, dificuldade não encontrada na utilização do método tradicional. Essa fórmula considera a participação quantitativa dos ácidos fracos nas mudanças do equilíbrio elétrico do plasma. Uma vez que os ácidos fracos são considerados, de maneira quantitativa, nesse cálculo, é de se esperar que SIG seja igual a zero (pelo princípio da neutralidade), de maneira similar à noção clássica de AG (ânion gap), a menos que íons não medidos possam explicar uma diferença. Assim, acidose metabólica com aumento de SIG é devido à ANM ao passo que, acidose metabólica com SIG próximo a zero é usualmente devido à retenção de cloretos.

SIDa (mEq/L) = (Na⁺ + K⁺ + Ca⁺² + Mg⁺) − (Cl⁻ + lactato⁻)

SIDe (mEq/L) = 1000 x 2,46 x 10⁻¹¹ x $PaCO_2$ / 10⁻ᵖᴴ + (Albumina g/dL × (0,123 × pH − 0,631) + Fosfato mg/dL × (0,309 × pH −0,469)

SIG = SIDa − SIDe

SIG maior que 2 indica que ânions não medidos (sulfatos, cetoácidos, citratos, piruvato, acetato, gluconato, dentre outros) excederam os cátions e, quando menor que zero, sugere que os cátions não medidos excederam os ânions. Isso pode ser particularmente importante na escolha dos líquidos de reposição volêmica[17], assim como no reconhecimento das diferenças entre os distúrbios ácido-básicos

em adultos e crianças.[16] Conforme os fundamentos físico-químicos de Stewart, o sódio contido no bicarbonato é o responsável pelo aumento do bicarbonato sérico, já que esse, sendo uma variável dependente, não seria capaz de agir diretamente no equilíbrio ácido-base. A oferta de sódio aumentaria a SID: (Na⁺ + K⁺ + Ca⁺² + Mg⁺²) − (Cl⁻ + lactato⁻). Da mesma forma, as soluções salinas e Ringer lactato podem causar acidose hiperclorêmica, não pela diluição do bicarbonato, como já postulado, mas sim pela redução de SID plasmático.[22] Essa diminuição da SID seria a causa de posterior dissociação da molécula da água e produção de H⁺ para manutenção da neutralidade de cargas no plasma ($H_2O \rightarrow H^+ + OH^-$).[23] Enquanto o lactato encontra-se elevado na maioria dos casos de acidose observados em adultos, em pacientes pediátricos submetidos à cirurgia cardíaca, esse excesso é somente observado em 10% dos casos, sendo os ânions não medidos os maiores contribuintes desse processo[24]. É frequente a acidose hiperclorêmica com hipoalbuminemia,[25] ou seja, a combinação de dois fenômenos metabólicos não considerados pelo método tradicional: acidose hiperclorêmica e "alcalose hipoalbuminêmica".[21]

Muito embora pelo método tradicional não haja definição pelo EB quanto ao tipo de ácido causador da acidose metabólica (lactato, cetoácidos, hipercloremia ou combinação desses), este ainda é um método amplamente utilizado, de fácil execução e historicamente útil em muitos casos. O método de Stewart é menos exequível e, embora pareça traduzir com maior precisão a causa da acidose metabólica, respeitando na avaliação as alterações dos diversos componentes da homeostase (albumina, fosfato, lactato e cetoácidos), ainda necessita de um número maior de estudos, de maior experiência com o método, até mesmo no sentido de elucidar a participação dos ânions não medidos na patogênese da acidose metabólica, e confirmar (ou não) sua superioridade em casos específicos[26] (acidose em crianças, por exemplo).

Os dois métodos não são bons marcadores da mortalidade em pacientes gravemente enfermos, particularmente em UTI, porém, parecem ser efetivos e confiáveis na avaliação da acidose metabólica[14,27] e, independentemente de qualquer método escolhido, a identificação e correção da causa desencadeante da acidose continua prioridade.

## Acidose Metabólica Láctica

Em pacientes gravemente enfermos ocorrem mais frequentemente três tipos de acidose metabólica: acidose láctica, cetoacidose e acidose urêmica.[28] Diversas situações em cirurgia estão associadas à hipoperfusão e hipóxia tecidual, com consequente aumento de lactato. Já em 1961, Huckabee[29,30] demonstrou que a hiperlactatemia ocorria em vários estados clínicos.

A dosagem sérica de lactato é o resultado da diferença entre a sua produção (particularmente nos pulmões, fígado e músculos) e seu *clearance* (principalmente hepático e renal) pela gliconeogênese.[31] A produção diária de lactato é de 1500 a 2000 mEq e, no entanto, sua concentração sérica permanece sempre baixa (1 mEq/L) pela intensa gliconeogênese. Isso explica por que a acidose láctica pode se instalar em poucos minutos durante anóxia, por exemplo.[32]

Pacientes em sepse, choque hipovolêmico ou cardiogênico, anemia grave, insuficiência cardíaca, vítimas de intoxicação (monóxido de carbono, salicilatos ou etanol) e insuficiência hepática – dentre outras situações clínicas, podem apresentar acidose láctica, definida como uma desordem do equilíbrio ácido-base na qual ocorre aumento da concentração de H+. Esse aumento é secundário ao acúmulo de ácido láctico que se associa às concentrações elevadas de lactato no sangue. É importante salientar que não é o ânion lactato em si o responsável pela acidose, mas sim o íon hidrogênio produzido na sequência de reações que levam ao aumento do lactato.[33] De maneira interessante, ainda é observada a presença de acidose láctica durante as cirurgias cardiopulmonares, especialmente quando se emprega a hipotermia durante o procedimento. Em casos de Aids, foram reportados casos de acidose láctica crônica e, também em pacientes com leucemia aguda – pelo número excessivo de leucócitos que produzem grande quantidade de ácido láctico.[32,34]

O ácido pirúvico é o único precursor conhecido do ácido láctico e a concentração sanguínea de lactato é 10 vezes maior que a de piruvato (razão L/P). A utilização de moléculas de glicose pelo nosso organismo (glicólise) é a via que leva à formação de ácido pirúvico. Essa reação produz adenosina trifosfato (ATP), NADH (nicotinamida adenina dinucleotídeo) e íons hidrogênio. Com uma função mitocondrial adequada e uma boa disponibilidade de oxigênio, ocorre a oxidação do NADH a NAD+ e a utilização do ácido pirúvico no Ciclo de Krebs. Quando o oxigênio não estiver imediatamente disponível, ou seja, em condições de anaerobiose, as vias mitocondriais param de gerar NAD+ e a única fonte de NAD+ torna-se a oxidação de piruvato a lactato, com aumento de lactato e acidose láctica. Outro fenômeno que tem recebido atenção é a liberação precoce de grandes quantidades de hidrolase ácida pelos lisossomos no choque que, efetivamente, ataca e destrói as mitocôndrias durante a hipoperfusão.[35] Quando a acidose láctica resulta de hipóxia tissular, é chamada de tipo A, que é a mais comumente encontrada.[28] A anaerobiose pode, também, ocorrer como fenômeno isolado de alguns grupos celulares no organismo que, em situações especiais, sofrem bloqueios mitocondriais por mediadores inflamatórios e produzem lactato setorialmente.[31]

## Particularidades dos Distúrbios Ácido-Base em Pacientes Cirúrgicos

Em pacientes vítimas de trauma grave, situação quase sempre acompanhada por hipotensão arterial - ou até mesmo choque circulatório, com bloqueio da excreção renal de bicarbonatos, ocorre também hipotermia, dor, ansiedade e consequente aumento da frequência respiratória. Isso implica na instalação de alcalose na fase inicial do trauma e de choque. Se essa condição hemodinâmica

não for (ou não puder) ser revertida, o distúrbio ácido-base passa, então, a ser de acidose metabólica pelo comprometimento circulatório. Isso é facilmente compreendido pela progressiva queda no débito cardíaco, secundária à diminuição da volemia (choque hemorrágico, por exemplo), que compromete a circulação capilar e determina lesão celular.

Durante a anestesia também podem ocorrer desvios ácido-básicos pela exacerbação de doenças prévias e pela utilização de drogas que deprimem o centro vasomotor, baixam a pressão arterial, reduzem o tônus muscular, dilatam os vasos periféricos, diminuem a eficácia do coração como bomba e o débito cardíaco e, assim, interrompem o metabolismo causando acúmulo de ácidos.[36,37,38] A própria posição do doente na mesa cirúrgica (decúbito lateral ou pronação) e a técnica optada (toracotomia, utilização de compressas para controle de danos) podem comprometer a $PaCO_2$. Sob intubação orotraqueal e ventilação mecânica, embora a oxigenação sanguínea possa estar satisfatória, a remoção de $CO_2$ poderá ser excessiva (alcalose respiratória aguda) ou insuficiente (acidose respiratória aguda).

Na hipoventilação, com o rápido acúmulo e alta capacidade de difusão do gás carbônico no organismo e a lenta compensação renal, a tentativa será de tamponamento intracelular pelas proteínas. Cessado o procedimento anestésico, o centro respiratório iniciará um período de hiperventilação para normalizar o meio interno. Na acidose respiratória aguda, um aumento na $pCO_2$ é o evento primário que provoca aumento de $H_2CO_3$ e queda no pH com consequências depressoras no sistema nervoso central pela carbonarcose, taquicardia, vasodilatação e arritmias cardíacas ventriculares, além do aumento de sangramento operatório. A acidose respiratória aguda pode causar venoconstrição, tornando o paciente mais sensível à reposição de volume e edema agudo de pulmão.[39] Hipercapnias acima de 65 mmHg tornam o centro respiratório insensível a essa elevação da $pCO_2$, há predomínio vagal e bradicardia e, nessas condições, o principal estímulo à respiração passa ser a hipóxia sentida pelos quimiorreceptores aórticos e carotídeos. A oferta de oxigênio nessa situação remove ainda mais o estímulo respiratório, a ventilação diminui, diminuindo também a taxa de eliminação de dióxido de carbono e, assim, são retidos no sangue $CO_2$ e ácido carbônico ($H_2CO_3$), agravando ainda mais a acidose.[40]

O tratamento com álcali raramente está indicado na acidose respiratória aguda e pode até agravar a hipercapnia, piorando a acidose. É necessária a correção do fator desencadeante (ventilação mecânica). Cabe aqui ressaltar que a causa mais comum de parada cardíaca em crianças é a hipoventilação. Antes, no entanto, ocorre acidose respiratória, anormalidade ácido-base mais frequentemente encontrada na reanimação de criança traumatizada.[41]

Na hiperventilação, fenômeno comumente encontrado no ato anestésico, com a rápida remoção do $CO_2$ (hipocapnia), que eleva o pH (alcalose respiratória), surge maior afinidade da hemoglobina pelo oxigênio. O paciente pode apresentar palidez intensa com queda da perfusão periférica e arritmias cardíacas. A resposta dos sistemas-tampão é imediata e é a única defesa do organismo na alcalose respiratória aguda. A compensação renal somente é obtida se a alcalose for mantida por alguns dias e resulta em menor reabsorção de bicarbonato. Ao término do ato anestésico, o paciente pode entrar em um estado de hipóxia pós-hipocapnia, isto é, diminuição da oxigenação causada pela hiperventilação per-operatória.[42]

As transfusões de sangue e hemoderivados, particularmente quando da infusão de grandes volumes de sangue, podem induzir à acidose por conta da estocagem a baixas temperaturas, pela presença de anticoagulantes e também pela concentração de lactato. No entanto, quase nunca necessitam de correção e, dentre as reações transfusionais agudas ainda são mais importantes as hemolíticas, as alérgicas e febris que aquelas relacionadas ao equilíbrio ácido-base.

## Alcalose Metabólica

A alcalose metabólica é uma situação clínica muito pouco frequente e ocorre essencialmente quando se administra bicarbonato de sódio em excesso ou quando existem perdas importantes de cloro por obstrução gastrointestinal alta (úlcera duodenal estenosante), com vômitos incoercíveis ou fístulas digestivas.[3] No primeiro caso trata-se de iatrogenia, comumente sem controle gasométrico e particularmente observada em manobras de reanimação. Já o mecanismo fisiopatológico na perda de cloro ocorre nas células parietais do estômago, onde, sob ação da anidrase carbônica, forma-se ácido carbônico a partir de água e gás carbônico ($CO_2 + H_2O \rightarrow H_2CO_3$) que se dissocia em íons hidrogênio e bicarbonato. O íon hidrogênio - juntamente com íon cloro, migra para a luz do estômago. Para cada molécula de HCl formada e perdida no estômago por vômitos persistentes, há produção de uma molécula de bicarbonato que passa da célula parietal para o sangue. Assim, na alcalose metabólica ocorre excesso de íons bicarbonato e um aspecto importante que a acompanha é a hipocalemia. Nos casos de alcalose, a concentração extracelular de íons H+ diminui e isso se dá em função do movimento de Na e K para o interior das células, ocasionando queda do nível sérico de potássio.

Em situações extremas, quando existe a necessidade de tratamento, após a infusão de volume contendo cloretos, a correção da alcalose metabólica aguda se dá pela mesma fórmula (metade da dose) proposta para correção tradicional de distúrbios ácido-básicos, porém, com cloreto de amônia ($NH_4Cl$). A administração de cloreto de amônia produz amônia ($NH_3$) e ácido clorídrico (HCl). A amônia é metabolizada no ciclo da ureia. O HCl reage com bicarbonato e forma o ácido carbônico, que se transforma em $CO_2$ + $H_2O$. O gás carbônico é eliminado pelos pulmões.[3]

A alcalose metabólica raramente é de causa anestésica, mas decorrente da própria patologia cirúrgica, do uso de soluções alcalinas ou diuréticos em dose excessiva. Assim, há alcalose de contração quando ocorre uma rápida perda de líquidos do espaço extracelular (contração volêmica) para uma mesma quantidade de bicarbonato, o que pode acontecer nos estados edematosos quando tratados com altas doses de diuréticos.

## Tratamento da Acidose Metabólica

A presença ou ausência de uma perturbação ácido-base é comumente averiguada através da análise do pH, da concentração de bicarbonato e da $PaCO_2$ do sangue arterial. Com exceção das complicações iatrogênicas resultantes de ventilação mecânica inapropriada, de aspiração gástrica prolongada ou da administração de bicarbonato de sódio, a maioria das anormalidades ácido-base origina-se intracelularmente; apenas de maneira secundária são manifestadas por alterações da composição extracelular medidas no sangue arterial. Assim, embora possamos definir a anormalidade dos íons H+ no compartimento líquido extracelular, podemos apenas conjeturar qual a perturbação que está tendo lugar no interior das células e sem nenhuma terapia específica que possa corrigi-la.[6]

Muito embora diversos estudos reconheçam a gravidade da acidose metabólica no organismo humano, há muita dificuldade na análise isolada das consequências da acidose metabólica, sem considerar seu fator desencadeante, ou seja, as consequências da própria causa patológica da acidose.

A manutenção do pH sanguíneo (em aproximadamente 7,4) é importante para a estabilização do pH intracelular[43,44] e medidas terapêuticas visam principalmente atenuar o impacto da acidemia sobre a função cardíaca. Em estados de pH sanguíneo de 7,1 ou 7,2 há importante depressão da contratilidade miocárdica.

Pacientes sem disfunção cardíaca prévia suportam melhor a acidose metabólica que, nessas condições, raramente é letal.[45] No entanto, em estudos experimentais, a diminuição do pH de 7,4 para 7,2 pode causar queda de até 10% nas pressões de enchimento do ventrículo esquerdo. Essas mesmas pressões podem cair 15% em pH menor que 7,2. Se a mesma diminuição do pH para 7,2 for observada por aumento da $pCO_2$ (acidose respiratória aguda) as pressões de enchimento do ventrículo esquerdo podem cair mais acentuadamente, até 30%.[46] Já em situações específicas como acidose metabólica aguda por acidose láctica, a queda do débito cardíaco pode chegar a 50%.[47-49] Nos casos de severa cetoacidose diabética, no entanto, não foi observada depressão na função miocárdica.[50] Os estados de acidose ainda contribuem para o surgimento de arritmias cardíacas por alterar o potencial de membrana do miocárdio,[51] diminuem a resistência vascular periférica de maneira geral e levam à queda da pressão arterial. No entanto, nem todos os leitos vasculares respondem da mesma maneira: acidoses metabólicas e respiratórias diminuem a resistência vascular cerebral, aumentam o fluxo sanguíneo cerebral[39] e reduzem o hepático. Em outros leitos vasculares, como renal e coronariano, há controvérsias na literatura com relatos de aumento e diminuição de resistência vascular.

Alta concentração de lactato e pH baixo nos tecidos podem causar queda, tanto na resposta como na afinidade dos receptores adrenérgicos cardíacos. Assim, a atividade simpática das catecolaminas (adrenalina e noradrenalina) está diminuída nos estados de acidose. Por outro lado, a dobutamina parece manter seu efeito inotrópico positivo mesmo nessas condições.[52]

Nem todos os resultados de trabalhos experimentais podem ser extrapolados aos seres humanos. No entanto, é necessário ressaltar, também, os potentes efeitos protetores que a acidose confere aos tecidos anóxicos observados nesses experimentos.[53-56] Diferentes grupamentos celulares em anóxia ou isquemia, colocados em soluções com pH de 6,5 a 7 conseguiram sobreviver por várias horas. Esses mesmos grupamentos celulares anóxicos, quando incubados em soluções com pH de 7,4, morreram em menos de uma hora. Além disso, células em condições de anóxia colocadas em meio ácido começaram a morrer quando o pH do meio começou a ser corrigido.[57] Esse mecanismo acidótico protetor das células em regime de baixas tensões de oxigênio parece relacionado a um efeito de diminuição do metabolismo por alterar a configuração de várias enzimas.

Habitualmente, a correção da hipoperfusão tecidual (tratamento adequado do choque) garantirá a pronta correção da acidose graças à metabolização dos ácidos acumulados nas células. Porém, será somente nas fases mais adiantadas que a acidose em si merecerá terapêutica específica.[36] Já o choque requer tratamento imediato pelo déficit de energia fornecido e pela produção de metabólitos da acidose, que levam a disfunções do endotélio vascular. Esse endotélio, que mantém uma superfície normal e não trombogênica (em condições normais), passa, no choque, a produzir aumento de adesão de células, perda da abertura microvascular com perfusão insuficiente e morte celular.

Especial atenção clínica deve ser dada à hipotermia que frequentemente acompanha os casos de trauma e choque.[58,59] Em geral, a força contrátil do coração é temporariamente melhorada por aumentos moderados da temperatura corpórea, o mesmo não ocorrendo em situações de resfriamento do corpo humano. Além disso, o hipotálamo tem sua capacidade de regulação da temperatura seriamente deteriorada já com temperaturas abaixo de 34,4°C e, aparentemente, todos os receptores térmicos de nosso organismo (encontrados nas vísceras abdominais, grandes veias, pele e medula espinhal) se destinam à prevenção da hipotermia, ou seja, impedir uma baixa temperatura corporal, e não à prevenção do calor.[60] Outro exemplo da intolerância do organismo humano ao estresse causado pela baixa temperatura é a ativação do sistema nervoso simpático em resposta ao frio, com a liberação das catecolaminas que aumentam a atividade metabólica e a geração de calor. De maneira interessante, nas células estimuladas por esses nervos simpáticos, as mitocôndrias produzem grande quantidade de calor, mas quase nenhum ATP, de modo que quase toda energia oxidativa liberada se transforma imedia-

tamente em calor.[61] A hipotermia, além dos efeitos indesejáveis na coagulação sanguínea, aumenta a afinidade da hemoglobina pelo oxigênio e modifica as funções cardíaca, hepática e renal, agravando a acidose metabólica.

Em casos de traumatismos graves, justamente pela sua alta letalidade, a tríade hipotermia, acidose e coagulopatia deve sempre ser evitada e tratada.[62] Pacientes traumatizados comumente desenvolvem acidose metabólica que, por sua vez, afeta a coagulação sanguínea e aumenta a mortalidade.[63] A acidose compromete a coagulação por inibir a ação de enzimas. Foi demonstrada redução de 90% da atividade do Fator VIIa, de 55% na atividade do complexo Fator Tissular/Fator VIIa e a ativação de protrombina comprometida em 70% quando o pH cai de 7,4 para 7,0.[64]

Exatamente por isso, o tratamento inicial do choque é direcionado ao restabelecimento da perfusão orgânica e celular com sangue adequadamente oxigenado, com aumento adequado da pré-carga ou reposição volêmica, e não apenas a normalização da pressão arterial e da frequência cardíaca.

Por outro lado, de maneira compensatória, quando o sangue se torna ligeiramente ácido, com queda do pH do valor normal (de 7,4 para 7,2), a curva de dissociação de oxigênio-hemoglobina desloca-se, em média, cerca de 15% para a direita; já um aumento de 7,4 para 7,6 desloca a curva de maneira semelhante para esquerda.[65] Em outras palavras, a acidose metabólica aguda facilita o transporte de $O_2$ aos tecidos por reduzir a afinidade da oxiemoglobina pelo oxigênio.

Na acidose metabólica o tamponamento se processa principalmente pelo sistema bicarbonato/ácido carbônico e, também, pela hemoglobina. Por esse motivo, a correção total da acidose com bicarbonato de sódio, pelo método tradicional, deve se basear na diferença de base total do sangue e não, simplesmente, no déficit de bicarbonato medido. Mellemgaard e Astrup propuseram uma equação para correção do déficit de base da acidose metabólica baseada na premissa de que 30% do peso corpóreo correspondem ao volume de água extracelular comprometido pela acidose e que deve sofrer correção baseada no déficit de base no sangue[3] (EB):

$$mEq\ NaHCO_3 = Peso\ (kg)\ x\ 0,3\ x\ EB$$

A prática clínica tem demonstrado que a correção pelos números obtidos por essa equação tradicional acaba supercorrigindo o desvio metabólico inicial e, até, levando à alcalose metabólica. Além disso, tende também a determinar hipernatremia com hiperosmolaridade pelo sódio que acompanha o bicarbonato. Dessa forma, tem-se corrigido a acidose metabólica com metade da dose obtida pela equação, seguida de gasometria arterial que aponta a necessidade (ou não) de nova correção[3], além de se evitar, também, os efeitos adversos do próprio bicarbonato.[32] É sempre importante salientar que o bicarbonato de sódio não deve ser rotineiramente utilizado para correção da acidose metabólica secundária ao choque hipovolêmico, que requer medidas específicas. Quando da persistência do choque e, consequentemente da acidose metabólica, reconsiderar reposição volêmica insuficiente ou a manutenção da perda sanguínea e necessidade cirúrgica. Como já dito, há evidências na literatura atual das possíveis vantagens da abordagem desses distúrbios pelo método de Stewart e, talvez, a sua maior utilização possa trazer benefícios aos pacientes em estado de acidose metabólica justamente pela sua maior precisão diagnóstica.

Em crianças, onde o compartimento extracelular é maior, a distribuição do bicarbonato também aumenta e, assim, pelo método tradicional, o fator 0,3 deve ser corrigido para 0,5.

Nas células, o tamponamento do íon hidrogênio tem efeito importante na concentração de potássio plasmático. Para manter a eletroneutralidade, o movimento dos íons H+ para o interior das células está associado ao movimento, em sentido inverso, de sódio e potássio. O resultado pode ser um aumento potencialmente grave na concentração sérica de potássio, de 4 mEq/L até níveis de 7 a 8 mEq/L. Se, ao contrário, a concentração extracelular de íons hidrogênio ficar diminuída, eles serão liberados pelos tampões intra-

celulares e passarão para o líquido extracelular. Nessa situação, o sódio e o potássio entrarão na célula com redução do nível sérico de potássio. Variações semelhantes podem ocorrer com o sódio; entretanto, como a sua concentração plasmática normal é de 140 mEq/L, variações pequenas, da ordem de alguns poucos miliequivalentes, não têm importância fisiológica.[4] Na prática clínica, pode-se assumir que para cada redução de 0,1 no pH há um aumento de 0,6 mEq/L de potássio, o que configura o risco de hipercalemia nos casos de acidose grave.

A tentativa de manutenção de um pH em sua faixa de normalidade é sempre benéfica para o paciente gravemente enfermo, mas sempre deverá ser obtida através da correção do distúrbio patológico desencadeante do desequilíbrio ácido-base. Assim, é facilmente compreensível que quando os distúrbios da homeostasia estiverem presentes, os médicos precisam ter experiência no diagnóstico dessas alterações para que as doenças subjacentes possam ser identificadas e o tratamento específico instituído o mais precocemente possível.

# Referências bibliográficas

1. Brensilver MJ, Goldberger E. Princípios de Química e Fisiologia Ácido-Básica. *In*: Introdução às Síndromes de Equilíbrio Hídrico, Eletrolítico e Ácido Básico. 8ª Edição. Ed. Artes Médicas, Porto Alegre, 1997.
2. Guyton AC, Hall JE. Regulação do Equilíbrio Ácido-Base. *In* Guyton, A. C.: Tratado de Fisiologia Médica. Ed. Elsevier, Rio de Janeiro, 2006.
3. Terzi RGG. Equilíbrio Ácido-Básico e Transporte de Oxigênio. Ed. Manole, São Paulo, 1992.
4. Shires Jr. DL. Doença Renal: Equilíbrio Hidreletrolítico. *In* Sodeman Jr.W A, Sodeman TM. Fisiologia Patológica. Mecanismos das Doenças, Ed. Interamericana, Rio de Janeiro, 1983.
5. Kraut JA, Madias NE. Serum Anion Gap: Its Uses and Limitations in Clinical Medicine. Clin J Am Soc Nephrol 2:162-174, 2007.
6. Boysen PG, Kirky RR. Resolução de Problemas Ácido-Básicos. *In* Civetta JM, Taylor RW, Kirby RR. Tratado de Terapia Intensiva, Vol. 1, Ed. Manole, São Paulo, 1992.
7. Feldman M, Soni N, Dickson B. Influence of hypoalbuminemia or hyperalbuminemia on the serum anion gap. J Lab Clin Med 146 (6): 317-20, 2005.
8. Figge J, Jabor A, Kazda A, Fencl V. Anion gap and hypoalbuminemia. Crit Care Med, 26(11): 1807-10, 1998.
9. Brenner BE. Clinical Significance of the elevated anion gap. Am J Med, 79(3): 289-96, 1985.
10. Brewer ED. Distúrbios do Equilíbrio Ácido-Básico. *In* Clínicas Pediátricas da América do Norte, Terapia Hidreletrolítica, v.2, Ed. Interlivros, Rio de Janeiro, 1990.
11. Brensilver MJ, Goldberger E. Determinações Clínicas do Equilíbrio Ácido-Básico. *In*: Introdução às Síndromes de Equilíbrio Hídrico, Eletrolítico e Ácido Básico. 8ª Edição. Ed. Artes Médicas, Porto Alegre, 1997.
12. Martin M, Murray J, Berne T, Demetriades D, Belzberg H. Diagnosis of Acid-Base Derangements and Mortality Prediction in the Trauma Intensive Care Unit: The Physiochemical Approach. J. Trauma 58: 238-43, 2005.
13. Fencl V, Jabor A, Kazda A. Diagnosis of metabolic acid-base disturbances in critically ill patients. Am J Respir Crit Care Med, 162: 2246-51, 2000.
14. Park M, Taniguchi LU, Noritomi DT Braga AL, Maciel AT, Cruz-Neto LM. Clinical utility of standart base excess in the diagnosis and interpretation of metabolic acidosis in critically ill patients. Braz J Med Biol Res 41(3): 241-49, 2008.
15. Stewart PA. Modern quantitative acid-base chemistry. Can J Physiol Pharmacol 1983; 61: 1444-61.
16. Barbosa MBG, Alves CAD, Queiroz Filho H. Avaliação da Acidose Metabólica em Pacientes Graves: Método de Stewart-Fencl-Figge Versus a Abordagem Tradicional de Henderson-Hasselbalch. RBTI, V.18, N4, p.380-84, 2006.
17. Boniatti MM, Cardoso PRC, Moraes RB. Distúrbios Ácido-básicos em pacientes críticos – método de Stewart. Scientia Medica, Porto Alegre: PUCRS, V16, N2, 2006.
18. Andrade OV, Ihara FO, Troster EJ. Metabolic acidosis in childhood: why, when and how to treat. J Pediatr (Rio J). 83(2 Suppl): S11-21, 2007.
19. Figge J, Rossing TH, Fencl V. The role of serum proteins in acid-base equilibria. J Lab Clin Med 117:453-67, 1991.
20. Figge J, Mydosh T, Fencl V. Serum proteins and acid-base equilibria: a follow up. J Lab Clin Med 120:713-9, 1992.
21. Rehm M, Conzen PF, Peter K, Finsterer U. The Stewart Model. Modern approach of the acid-base metabolism. Anaesthesist., 53(4): 347-57, 2004.
22. Morgan TJ. The meaning of acid-base abnormalities in the intensive care unit: Part III – effects of fluid administration. Crit Care, 9: 204-11, 2005.
23. Tieu BH, Holcomb JB, Schreiber MA. Coagulopathy: Its Pathophysilogy and Treatment in the Injured Patient. World J Surg 31: 1055-64, 2007.

24. Murray DM, Olhsson V, Fraser JI. Defining acidosis in postoperative cardiac patients using Stewart's method of strong ion difference. Pediatr Crit Care Med, 5(3), 240-45, 2004.

25. Hatherill M, Salie S, Waggie Z, Lawrenson J, Hewitson J, Reynolds L, Argent A. Hyperchloraemic metabolic acidosis following open cardiac surgery. Arch Dis Child; 90:1288–92, 2005.

26. Balasubramanyan N, Havens P, Hoffman G. Unmeasured anions identified by the Fencl-Stewart method predict mortality better than base excess, anion gap, and lactate in patients in the pediatric intensive care unit. Crit Care Med; 27:1577-81, 1999.

27. Rocktaeschel J, Morimatsu H, Uchino S, Bellomo R. Unmeasured anions in critically ill patients: Can they predict mortality? Crit Care Med, vol 31, N.8, 2131-36, 2003.

28. Oh MS, Carroll HJ. Distúrbios Eletrolíticos e Ácido-Básicos. In Chernow, B.: Farmacologia em Terapia Intensiva, Editora Revinter, Rio de Janeiro, 1993.

29. Huckabee WE. Abnormal resting blood lactate. I. The significance of hyperlactatemia in hospitalized patients. Am. J. Med., 30: p. 833-39, 1961.

30. Huckabee WE. Abnormal resting blood lactate. II. Lactic acidosis. Am. J. Med., 30: p. 840-48, 1961.

31. De Backer D. Lactic acidosis. Inten Care Med , 29, 699-702, 2003.

32. Levraut J, Grimaud D. Treatment of metabolic acidosis. Curr Opin Crit Care, V.9(4):260-65, 2003.

33. Frommer JP. Acidose Lática. In: Clínicas Médicas da América do Norte, Distúrbios ácido-básicos, Ed. Interamericana, vol. 4, p.859-73, 1983.

34. Brensilver MJ, Goldberger E. Síndromes de Acidose Metabólica. In: Introdução às Síndromes de Equilíbrio Hídrico, Eletrolítico e Ácido Básico. 8ª Edição. Ed. Artes Médicas, Porto Alegre, 1997.

35. Mellors A, Tappel AL, Sawant PL, Desai ID. Mitochondrial swelling and uncoupling of oxidative phosphorylation by lysosomes. Biochim Biophys Acta, 6;143(2):299-309, 1967.

36. Birolini D. Alterações do Equilíbrio Ácido-Básico em Cirurgia. In Gonçalves, E.L.: Metabolismo e Cirurgia, Ed. Sarvier, São Paulo, 1973.

37. Snow JC. Complicações durante a anestesia e o período de recuperação. In Snow JC. Manual de Anestesia, Ed. Guanabara Koogan, Rio de Janeiro, 1979.

38. Guyton AC, Hall JE. Débito Cardíaco, Retorno Venoso e suas Regulações. In Guyton AC. Tratado de Fisiologia Médica. Ed. Elsevier, Rio de Janeiro, 2006.

39. Mitchell JH, Wildenthal K, Johnson Jr. RL. The effects of acid-base disturbances on cardiovascular and pulmonary function. Kidney Int 1, 375–89, 1972.

40. Brensilver MJ, Goldberger E. Acidose Respiratória Primária. In: Introdução às Síndromes de Equilíbrio Hídrico, Eletrolítico e Ácido Básico. 8ª Edição. Ed. Artes Médicas, Porto Alegre, 1997.

41. ATLS

42. Cremonesi E. O Equilíbrio Ácido-Básico na Anestesia Geral. In: Faintuch J, Birolini D, Machado MCC. Equilíbrio Ácido--Básico na prática clínica. Ed. Manole, São Paulo, 1975.

43. Busa WB, Nuccitelli R. Metabolic regulation via intracellular pH. Am J Physiol 246:R409-R438, 1984.

44. Rahn H, Reeves RB, Howell BJ. Hydrogen ion regulation, temperature, and evolution. Am Rev Respir Dis 112:165-172, 1975.

45. Kraut JA, Kurtz I. Use of base in the treatment of severe acidemic states. Am J Kidney Dis 38(4), 703-27, 2001.

46. Steenbergen C, Deleeuw G, Rich T, Williamson JR. Effects of acidosis and ischemia on contractility and intracellular pH of rat heart. Circ Res 41:849-58, 1977.

47. Graf H, Leach W, Arieff AI. Evidence for a detrimental effect of bicarbonate therapy in hypoxic lactic acidosis. Science 227: 754-56, 1985.

48. Graf H, Leach W, Arieff AI. Metabolic effects of sodium bicarbonate in hypoxic lactic acidosis in dogs. Am J Physiol 249: F630-F635, 1985.

49. Halperin FA, Cheema-Dhadli S, Chen CB, Halperin MI. Alkali therapy extends the period of survival during hypoxia: Studies in rats. Am J Physiol 40: R R381-R387, 1996.

50. Maury E, Vassal T, Offenstadt G. Cardiac contractility during severe ketoacidosis. N Engl J Med 16; 341(25): 1938, 1999.

51. Orchard CH, Cingolani HE. Acidosis and arrhythmias in cardiac muscle. Cardiovasc Res 28(9); 1312-19, 1994.

52. Huang YG, Wong KC, Yip WH, Mcjames SW, Pace NL. Br J Anaesth 74: 583-90, 1995.

53. Bing OHL, Brooks WW, Messer JV. Heart muscle viability following hypoxia: protective effect of acidosis. Science V:180, N:4092: 1297-98, 1973.

54. Pentilla A, Trump BF. Extracellular acidosis protects Ehrlich tumor cells and rat renal cortex against anoxic injury. Science 185: 272-78, 1974.

55. Tombaugh GC, Sapolsky RM. Mild acidosis protects hippocampal neurons from injury induced by oxygen and glucose deprivation. Brain Res 506(2): 343-45, 1990.

56. Morimoto Y, Morimoto Y, Kemmotsu O, Alojado ES. Extracellular acidosis delays cell death against glucose-oxygen deprivation in neuroblastoma x glioma hybrid cells. Crit Care Med 25(5): 841-47, 1997.

57. Qian T, Nieminem AL, Herman B, John JL, JJ . Mitochondrial permeability transition in pH-dependent reperfusion injury to rat hepatocytes. Am J Physiol Cell Physiol 273(6), C1783-C1792, 1997.

58. Gentilello LM. Practical Approaches to Hypothermia. In Maull KI, Cleveland HC, Feliciano DV, Rice CL, Trunkey DD, Wolferth Jr. CC. Advances in Trauma and Critical Care, Vol. 9, Mosby-Year Book, Inc. St. Louis, Missouri – 1994.

59. Gentilello LM, Jurkovich GJ, Stark MS et al. Is hypothermia in the victim of major trauma protective or harmful? A randomized, prospective study. Ann Surg; 226: 439-447, 1997.

60. Guyton AC, Hall JE. Temperatura Corporal, Regulação da Temperatura e Febre. In Guyton AC. Tratado de Fisiologia Médica. Ed. Elsevier, Rio de Janeiro, 2006.

61. Guyton AC, Hall JE. Energética Celular e Taxa Metabólica. In Guyton, A. C.: Tratado de Fisiologia Médica. Ed. Elsevier, Rio de Janeiro, 2006.

62. Richards CF, Mayberry JC. Initial management of the trauma patient. Crit Care Clin 20(1); 1-11, 2004.

63. MacLeod JBA, Lynn M, McKenney MG, Cohn SM, Murtha M. Early coagulopathy predicts mortality in trauma. J Trauma, 55(1): 39-44; 2003.

64. Meng ZH, Wolberg AS, Monroe DM. 3rd, et. al: The effect of temperature and pH on the activity of factor VIIa: implications for the efficacy of high-dose factor VIIa in hypothermic and acidotic patients. J Trauma, 55: 886-91; 2003.

65. Guyton AC, Hall JE. Transporte de Oxigênio e Dióxido de Carbono no Sangue e nos Líquidos Teciduais. In Guyton, A. C.: Tratado de Fisiologia Médica. Ed. Elsevier, Rio de Janeiro, 2006.

# Choque

## Introdução

Estima-se que mais de 1 milhão de pacientes em choque apresentam-se nos serviços de emergência dos Estados Unidos a cada ano. Este índice continua a aumentar anualmente, principalmente nos pacientes com idade superior a 65 anos. A incidência de choque séptico, por exemplo, aumentou de forma expressiva ao longo de um período de 22 anos (1979 a 2000), isto é, com uma taxa de 8,7% ao ano. O ônus econômico anual para o atendimento de pacientes com choque séptico naquele país é de aproximadamente US$ 17 bilhões[1].

A mortalidade do choque permanece elevada, apesar da melhor compreensão da fisiopatologia subjacente e do tratamento agressivo. Cerca de 30 a 45% dos pacientes em choque séptico, e 60 a 90% para aqueles com choque cardiogênico, morrem dentro de 1 mês desde o seu diagnóstico [2]. A apresentação pode ser tão sutil quanto o paciente com insuficiência cardíaca compensada[3] ou tão óbvia como o estado de choque final da parada cardíaca.

Estima-se que 15% dos pacientes com sepse grave e choque séptico detectados são admitidos em leitos hospitalares gerais, que frequentemente levam a consequências letais após a internação hospitalar[4]. Independentemente do tipo de apresentação no pronto-socorro, o diagnóstico precoce e a intervenção agressiva melhoram significativamente a sobrevida destes pacientes[5].

## Aspectos históricos[6]

Há muitos séculos atrás o termo choque trazia implicitamente o significado de um estado de colapso imediato ou, gradual, dos processos vitais em decorrência de ferimentos. O primeiro uso deste termo, com sentido médico, na língua inglesa, data de 1743, quando um tradutor anônimo interpretou como "shock" a palavra "secousse" ou "saisissement" (*Traite...sur les playes d'armes a feu*) utilizado por Henri François Le Dran no seu livro "Um Tratado de Reflexões Provenientes da Experiência por Ferimento por Arma de Fogo". Outra publicação inglesa de autoria de Guthrie, em 1815, referia-se ao choque como instabilidade hemodinâmica. Em 1872, Samuel D. Gross referia-se ao choque como "um estado rude e desengonçado da maquinaria da vida". Para John Collins Warren choque era "uma pausa momentânea no ato da morte". Coube a George W. Crile, a originalidade do primeiro trabalho experimental em animais, descrevendo a importância da pressão venosa central e da resposta à sobrecarga de volume no choque, em sua monografia "Surgical Shock", publicada em 1897. Crile demonstrava também que a infusão de solução salina, no choque, melhorava os índices de sobrevida. Nove anos mais tarde Yandel Henderson salientava a importância do retorno venoso (RV) ao coração e sua relação com o débito cardíaco e a pressão arterial.

A I Grande Guerra Mundial levou pela primeira vez os fisiologistas ao campo de batalha e coube a Archibald e McLean, em 1917, resumirem seus trabalhos concluindo: "enquanto uma redução da pressão sanguínea é um dos sinais mais constantes do choque, ela não é o aspecto essencial e muito menos a causa dele...". Walter B. Cannon, em 1923, em sua publicação "Traumatic Shock", juntamente com Bayliss (outro fisiologista inglês), acreditava que os efeitos sistêmicos do choque eram causados por produtos tóxicos de tecidos lesados. No entanto, esta teoria foi refutada por Alfred Blalock, em 1930, que demonstrou a importância da perda de fluidos nos tecidos lesados e mediu a distribuição sanguínea durante a hipovolemia. Parece que de encontro com esta última assertiva, durante a II Grande Guerra Mundial, trabalhos desenvolvidos por H.K. Beecher concluíam que "a maior causa de choque era a perda de sangue que quando severa e prolongada, levava à acidose metabólica..." Após este último conflito bélico, em 1951, coube a Carl J. Wiggers a publicação do desenvolvimento de uma preparação experimental padrão, de choque, a qual, de forma modificada, tornou-se aceita como modelo de choque hemorrágico em animais. Esta preparação deu origem ao conceito de irreversibilidade no choque. Estes conhecimentos adquiridos, até então, possibilitaram uma melhor *performance* na abordagem terapêutica do choque hemorrágico. Alguns anos mais tarde, durante a Guerra da Coreia, destarte estes últimos conhecimentos, o rim passava a ser um fator limitante na sobrevida, recebendo o seu estado fisiopatológico pós-reanimação o nome de "insuficiência renal pós-traumática" (*U.S.A. Army Surgical Research Unit*), o que se tornou evidente, posteriormente, de etiologia pré-renal, na maioria das vezes, e que poderia ser prevenida pela infusão de grandes volumes de fluidos durante a fase da reanimação. No entanto, não ficou muito claro, naquela ocasião, o porquê da necessidade de tamanha quantidade de volume. Shires e cols.(1961) demonstraram, então, que à medida que o estado de choque hipovolêmico se aprofundava, um progressivo déficit de fluido intersticial se desenvolvia. O sódio e a água moviam-se para dentro da célula como um resultado da deterioração funcional das membranas celulares. Eles mostraram que a administração de soluções salinas balanceadas, aos animais em choque irreversível, resultava em reanimação completa. Tal fato fora bem estabelecido durante o conflito bélico do Vietnã, onde a reanimação agressiva, aliada ao rápido transporte das vítimas com lesões maciças para os hospitais-base, possibilitaram um índice maior de sobrevida. Todavia, o pulmão tornava-se, então, o fator limitante destes pacientes, despontando nova conceituação fisiopatológica no choque hemorrágico grave,"a insuficiência respiratória pós-traumática", cuja forma mais exuberante e fatal é o desenvolvimento da "síndrome da angústia respiratória" (SDRA – Síndrome da Angústia Respiratória do Adulto). Inicialmente, atribuía-se o motivo desta nova entidade ao superentusiasmo na administração de fluidos, uma vez que notava-se o estabelecimento de um edema pulmonar nestes pacientes, após a fase da reanimação. Subsequentemente, fora demonstrado por F.W. Blaisdell e F.R. Lewis Jr., que nas formas avançadas de choque, particularmente aqueles associados com lesões maciças de partes moles, observava-se um aumento difuso na permeabilidade vascular, com consequente perda de fluidos deste último compartimento para o interstício. Portanto, o edema intersticial encontrado nos pulmões era resultado do aumento generalizado da permeabilidade vascular, no choque, e não fora causado pela reanimação[7].

Nos anos 70 os estudos da fisiopatologia do choque parecem ter voltado a atenção para este último fator limitante, o pulmão, particularmente a SDRA, e a formulação de outras hipóteses que explicassem o desencadeamento da coagulação intravascular e da resposta inflamatória que acompanham o estado de choque quando não tratado ou abordado de forma inadequada. Todavia, ainda permaneciam algumas dúvidas a respeito: (a) se a SDRA era causada pelo emprego de muito ou pouco volume na reanimação e (b) se algum fator etiológico do choque estaria envolvido no desenvolvimento do pulmão-de-choque. A utilização do cateter de Swan-Ganz permitiu a resolução da primeira, ou seja, que outrora utilizada como parâmetro de reanimação volêmica, a pressão venosa central (PVC) refletia indiretamente a pressão de enchimento do átrio esquerdo. Contudo, na situação da SDRA observava-se, frequentemente, discrepâncias entre as pressões do lado direito e esquerdo do coração e que a confiança nas pressões de enchimento do átrio direito restringia, às vezes, uma reanimação adequada. No que tange à segunda questão, parece que fatores tóxicos são produzidos em algumas formas de choque e estes surgiriam de tecidos lesados, isquêmicos ou infectados. Após a infecção, ou lesão de partes moles, fragmentos de tecidos alcançariam a corrente sanguínea e seriam capazes de iniciar uma resposta inflamatória intravascular através do mecanismo da coagulação intravascular disseminada e da ativação do sistema-complemento e de células brancas sanguíneas. Tal resposta resultaria em aumento generalizado na permeabilidade vascular, cuja manifestação seria um edema generalizado e insuficiência de múltiplos órgãos[8].

## Definição

O termo choque refere-se a uma situação patológica, com sinais e sintomas nem sempre homogêneos, onde, em essência, existe uma inadequação na perfusão tecidual para as necessidades metabólicas destarte a sua etiologia.

## Fisiopatologia

Partindo-se da premissa da definição, observa-se que uma vez que a perfusão diminui, a ponto do $O_2$ não ser suficiente para o metabolismo aeróbio, as células mudam para o metabolismo anaeróbico com consequente aumento na produção de $CO_2$ e acúmulo de ácido láctico. A função celular declina, e no caso do choque persistir, podem ocorrer danos celulares irreversíveis e morte.

Geralmente um máximo de quatro moléculas de $O_2$ por molécula de hemoglobina passam através dos pulmões, portanto, se todos os receptores estiverem ocupados, a saturação arterial de oxigênio ($SaO_2$) seria de 100%. Todavia, a concentração de oxigênio arterial ($CaO_2$ – vide fórmula) é a quantidade de $O_2$ ligado à hemoglobina, acrescido do montante dissolvido no plasma e a disponibilidade ou oferta de $O_2$ ($DO_2$ – vide fórmula) é o produto do $CaO_2$ e o débito cardíaco (DC). Logo, isto significa que numa condição ideal de um adulto de 70 kg, entre 18 e 45 anos de idade, sem patologias prévias, sua volemia seria aproximadamente de 4.900 mL (7% do peso corpóreo), ou seja, próximo de 5 l que, numa razão de tempo de 1 minuto, refletiria o débito cardíaco. Agora, se considerarmos hipoteticamente que a quantidade de hemoglobina (em gramas) por decilitro neste mesmo indivíduo for igual a 15 e assumirmos que em condições ideais com uma $SaO_2$ de 100% equivaleria a praticamente uma pressão parcial de $O_2$ de 100 mmHg (Figura 20.1; restaria relembrar que, para cada grama de hemoglobina, consideraríamos 1,34 mL de $O_2$. O que facilmente denotaria um resultado de 200 mL de $O_2$ por litro de sangue arterial.

$CaO_2 = (Hb \times 1,34^x \times SaO_2) + (PaO_2 \times 0,0031^y)$
Fórmula para o cálculo do conteúdo arterial de $O_2$ em mL $O_2$/100 mL
Hb = hemoglobina em g/dL
$SaO_2$ = saturação de $O_2$ arterial em porcentagem
$PaO_2$ = pressão parcial de $O_2$ em mmHg
x = volume de $O_2$ transportado por litro de Hb
y = coeficiente de difusão plasmática do $O_2$

$DO_2 = DC \times CaO_2 \times 10^x$
Fórmula para o cálculo da oferta de $O_2$ em mL $O_2$/min
DC = débito cardíaco em l/min
$CaO_2$ = conteúdo arterial de $O_2$ em mL $O_2$/100 mL
X = fator de conversão de mL $O_2$/100 mL para mL $O_2$/l.

Neste mesmo indivíduo, o consumo de oxigênio ($VO_2$ – vide fórmula), reflete um delicado equilíbrio entre a oferta e a demanda. Em geral, os tecidos consomem cerca de 25% do $O_2$ transportado na hemoglobina e o sangue venoso retorna ao coração direito com aproximadamente 75% de saturação de oxigênio ($SvO_2$). Analogamente ao sangue arterial, o conteúdo de $O_2$ e a oferta de $O_2$ no sangue venoso podem ser calculados, considerando-se então a saturação e a pressão parcial de $O_2$ no sangue venoso.

$VO_2 = DaO_2 - DvO_2$
Fórmula para o cálculo do consumo de $O_2$ em mL $O_2$/min
Equação de Fick
$DaO_2$ = oferta do $O_2$ arterial em mL $O_2$/min
$DvO_2$ = oferta do $O_2$ no sangue venoso em mL $O_2$/min

Quando o suprimento de $O_2$ é insuficiente para atender à demanda, o primeiro mecanismo de compensação é um aumento do DC. Se o aumento das emissões do DC for inadequado, a quantidade de $O_2$ extraído da hemoglobina ($EO_2$ – vide fórmula) pelos tecidos aumenta, o que reflete uma diminuição da $SvO_2$.

$EO_2 = VO_2/DO_2$
Fórmula para o cálculo da extração tecidual de $O_2$ em porcentagem
$VO_2$ = consumo de $O_2$ em mL $O_2$/min
$DO_2$ = oferta de $O_2$ em mL $O_2$/min

Caso ocorra uma redução na $DO_2$, o $VO_2$ pode ser mantido às custas do aumento da $EO_2$, mantendo-se assim as funções celulares. Contudo, há um ponto no qual a disponibilidade de $O_2$ reduzida torna o consumo de $O_2$ dependente da oferta de $O_2$ e este ponto denomina-se $DO_2$ crítica, portanto com $EO_2$ também crítica (Figura 20.2).

Quando os mecanismos compensatórios não corrigem o desequilíbrio entre a oferta e a demanda de tecidos, ocorre o metabolismo anaeróbico, resultando na formação de ácido lático (geralmente entre 0,5 e 1,5 mM/l). Um nível elevado de lactato é associado com uma $SvO_2$ < 50%. A maioria dos casos de acidose láctica é causada por uma $DO_2$ inadequada, mas a acidose láctica ocasional-

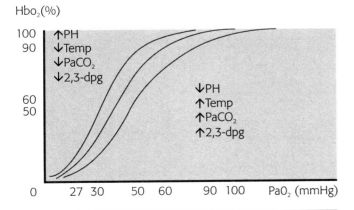

**Figura 20.1** Curva da dissociação da hemoglobina.

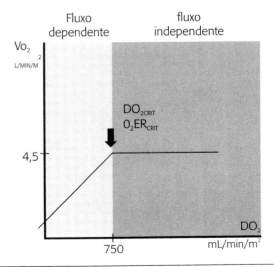

**Figura 20.2** Relação oferta versus consumo e seus pontos críticos (Bishop, MH, Shoemaker, WC. *J Trauma* 38:780, 1995).

mente pode desenvolver-se a partir de uma demanda de $O_2$ excessivamente elevada, como por exemplo, no estado de mal epilético. Em outros casos, a acidose láctica ocorre devido ao empecilho na utilização do $O_2$ tecidual, como no choque séptico e imediatamente após a reanimação de parada cardíaca. Uma $SvO_2$ normal e adequada $DO_2$, com um aumento de lactato, indica tal impecilho. Um lactato elevado é um marcador de impecilho na $DO_2$ ou utilização do $O_2$ e se correlaciona com o prognóstico de curto prazo de pacientes em estado grave no pronto-socorro [9,10] (Figura 20.3). $SvO_2$ também pode ser usada como uma medida de equilíbrio entre a oferta e a demanda de $O_2$ tecidual. $SvO_2$ é medida através de um cateter na artéria pulmonar, mas a informação similar pode ser obtida a partir da $SvcO_2$ saturação do sangue venoso central, que se correlaciona bem com $SvO_2$ e é mais facilmente obtida no pronto-socorro [11].

Portanto, se o choque é uma insuficiência circulatória, causada pela $DO_2$ nos tecidos que é insuficiente para atender a demanda de $O_2$. O resultado do choque é uma hipoperfusão global ou hipóxia tecidual que se manifesta pela diminuição do conteúdo de $O_2$ no sangue venoso e acidose metabólica (acidose láctica). A hipóxia tecidual global *de per si* pode ativar de modo independente a resposta inflamatória e serve como uma variável de comorbidade na patogênese de todas as formas de choque[12]. A falha em diagnosticar e tratar a hipóxia tecidual global em tempo hábil conduz à acumulação de um débito de $O_2$, cuja magnitude se correlaciona com aumento da mortalidade.

Durante o choque, podem ser desencadeadas as cascatas da inflamação e da coagulação em áreas de hipoperfusão. As células endoteliais vasculares sob hipóxia ativam os leucócitos, que se ligam ao endotélio e liberam substâncias nocivas (por exemplo, espécies reativas ao $O_2$, enzimas proteolíticas[13,14]) e mediadores inflamatórios (por exemplo, citocinas, leucotrienos, fator de necrose tumoral

[TNF][15]). Alguns destes mediadores se ligam a receptores da superfície celular e ativam o fator nuclear kappa B (NFκB), que leva à produção de citocinas adicionais e do óxido nítrico (NO), um potente vasodilatador. No choque séptico, este pode ser mais pró-inflamatório do que outras formas por causa das ações de toxinas bacterianas, especialmente a endotoxina.

A vasodilatação dos vasos de capacitância provoca o acúmulo de sangue e hipotensão devido à "hipovolemia" relativa (ou seja, muito volume a ser preenchido pela quantidade existente de sangue). A vasodilatação localizada pode causar um "shunt" no sangue após a troca de leitos capilares, causando hipoperfusão focal, apesar do débito cardíaco e pressão sanguínea normais. Além disso, o excesso de NO é convertido para o peroxinitrito, um radical livre que causa danos às mitocôndrias e diminui a produção de ATP.

O fluxo de sangue para microvascularização, incluindo capilares, é reduzido, apesar do fluxo de sangue num grande vaso ser preservado em ambiente de choque séptico. A obstrução mecânica microvascular pode, pelo menos em parte, contar para tal limitação de fornecimento do substrato. Os leucócitos e as plaquetas aderem ao endotélio, e o sistema de coagulação é ativado com deposição de fibrina.

Vários mediadores, juntamente com a disfunção das células do endotélio, aumentam significativamente a permeabilidade microvascular, permitindo que as proteínas do plasma e fluido escapem por vezes para o espaço intersticial. No trato gastrointestinal, possivelmente o aumento da permeabilidade permite a translocação de bactérias entéricas do lúmen para a corrente sanguínea, podendo levar à sepse ou infecção metastática.

A apoptose dos neutrófilos pode ser inibida, aumentando a liberação de mediadores inflamatórios. Em outras células, a apoptose pode estar aumentada, aumentando a morte celular e, portanto, piora da função orgânica[16].

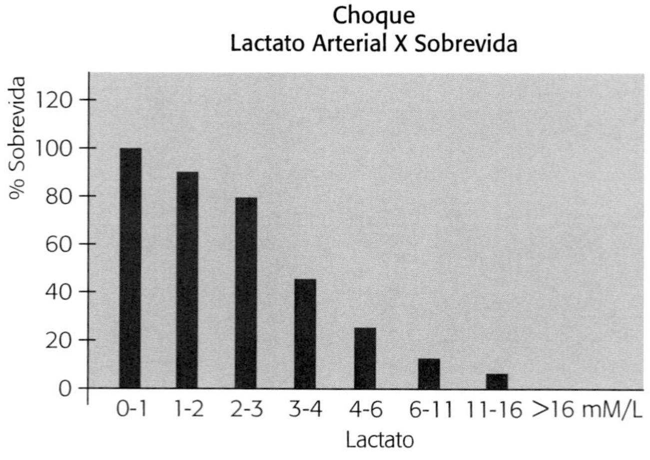

## Resposta orgânica à hipoperfusão

A agressão inicial no choque provoca uma resposta neuroendócrina e inflamatória que é tanto maior quanto mais grave e duradouro for este estado crítico. Portanto, a hipoperfusão persistente levará a alterações hemodinâmicas, disfunções orgânicas, morte celular e até mesmo a morte do paciente se o estado do choque for tratado de forma inadequada ou abordado tardiamente. Para uma compreensão mais simples destes fatos, considere o estado de choque hemorrágico; o sangramento e a reposição volêmica representam em essência um fenômeno de isquemia-reperfusão. Assim sendo, a resposta fisiológica à condição hipovolêmica é manter a perfusão de órgãos como o cérebro e o coração, mesmo que isto represente a deterioração de outros órgãos ou sistemas. Logo, ocorre um aumento da contratilidade cardíaca e do tônus vascular periférico, uma resposta hormonal para preservar

**Choque**
**Lactato Arterial X Sobrevida**

**Figura 20.3** Curva de probabilidade de sobrevida com base no valor do lactato presente no sangue arterial de pacientes com choque circulatório (adaptado de Weil MH, Afifi AA: *Circulation* 1970; 41:989).

o volume intravascular e a alteração na microcirculação local para regular o fluxo sanguíneo regional. Em suma, ocorre vasoconstrição, diminuição da excreção de fluidos e deslocamento de fluidos para o espaço intravascular. Esses mecanismos representam essencialmente uma ativação neuroendócrina e hormonal, cujo padrão é aquele que ocorre numa situação de estresse. Sendo assim, há participação do sistema adrenérgico como resposta imediata, seguindo-se a ativação do córtex da suprarrenal, com libertação de cortisol e do sistema renina-angiotensina-aldosterona e a liberação do hormônio antidiurético pelo eixo hipotálamo-hipofisário.

## Resposta Neuroendócrina

### Os sinais aferentes

Os estímulos advindos da periferia são processados no sistema nervoso central (SNC) e ativam respostas efetoras reflexivas ou estímulos eferentes, os quais para a hemorragia são projetados para expandir o volume plasmático, manter a perfusão periférica e o fornecimento de oxigênio ao tecido, restaurando assim a homeostase. Os estímulos que podem produzir esta resposta neuroendócrina incluem a hipovolemia, dor, hipoxemia, hipercarbia, acidose, infecção, alterações na temperatura, excitação emocional e hipoglicemia. Portanto, o estímulo doloroso é transmitido através do trato espinotalâmico, resultando em ativação do sistema nervoso autônomo (SNA) para induzir a estimulação simpática direta da medula adrenal a liberar as catecolaminas.

Uma hemorragia discreta ou uma ligeira redução da pressão atrial direita ativam os barorreceptores nos átrios. Em contrapartida, maiores reduções volêmicas ou pressóricas estimulam os receptores no arco aórtico e nos corpos carotídeos. Estes receptores normalmente inibem a indução do SNA, porém, quando ativados, esses barorreceptores diminuem a sua produção e portanto o efeito desinibidor do SNA. O SNA, então, aumenta a sua produção, principalmente através da ativação simpática nos centros vasomotores do tronco cerebral, produzindo constrição dos vasos periféricos.

Quimiorreceptores na aorta e os corpos carotídeos são sensíveis a mudanças na pressão parcial de oxigênio, concentração de íons H+ e níveis de $CO_2$. A estimulação dos quimiorreceptores resulta na vasodilatação das artérias coronárias, diminuição da frequência cardíaca e vasoconstrição da circulação esplâncnica e esquelética.

### Resposta cardiovascular

A hemorragia leva à diminuição do RV ao coração e diminuição do débito cardíaco, os quais são compensados pelo aumento da frequência cardíaca, contratilidade miocárdiaca e vasoconstrição arterial e venosa, graças à estimulação simpática com liberação de beta1-adrenérgicos. Desta forma, ocorre uma aumento do consumo de oxigênio no miocárdio, como resultado do aumento do trabalho cardíaco, portanto, o fornecimento de oxigênio ao miocárdio deve ser mantido para evitar uma disfunção miocárdica.

A estimulação simpática da circulação periférica por ativação de alfa1-adrenérgicos induz a vasoconstrição das arteríolas e provoca um aumento compensatório na resistência vascular sistêmica e pressão arterial. Ocorre uma perfusão seletiva para os tecidos devido a variações regionais da resistência arteriolar, desviando-se o sangue dos órgãos menos essenciais, como intestino, rins e pele. Em contraste, o cérebro e o coração têm mecanismos autorreguladores que tentam preservar a sua circulação sanguínea, apesar de uma diminuição global do débito cardíaco. A estimulação simpática direta também induz a constrição dos vasos venosos, diminuindo a capacidade do sistema circulatório e acelerando o retorno do sangue para a circulação central.

O aumento da produção simpática induz a liberação de catecolaminas pela medula adrenal. Os níveis de catecolaminas atingem um pico em 24 a 48 horas após a lesão, e em seguida, retornam à linha de base. A maioria da epinefrina circulante é produzida pela medula adrenal, ao passo que a norepinefrina é derivada de sinapses do sistema nervoso simpático. Os efeitos da catecolamina sobre os tecidos periféricos incluem a estimulação da glicogenólise e da gliconeogênese para aumentar a disponibilidade de glicose circulante nos tecidos periféricos; aumento da glicogenólise muscular esquelética; supressão da liberação de insulina, e aumento do glucagon.

## Resposta hormonal

A resposta ao estresse inclui a ativação do SNA e ativação do eixo hipotálamo-hipófise-adrenal, ou seja, o estímulo do hipotálamo leva à liberação de hormônio liberador de corticotropina, que por sua vez resulta na liberação do hormônio adrenocorticotrófico (ACTH) pela hipófise. Consequentemente, o ACTH estimula a córtex adrenal a liberar cortisol. O cortisol age sinergicamente com a epinefrina e glucagon para induzir um estado catabólico. O cortisol estimula a gliconeogênese e resistência à insulina, resultando em hiperglicemia e lise da proteína muscular, além da lipólise celular para fornecer substratos para a gliconeogênese hepática. O cortisol provoca retenção de sódio e água pelos néfrons. No cenário da hipovolemia grave, a secreção de ACTH ocorre independente da inibição do *feedback* negativo do cortisol.

O sistema renina-angiotensina é ativado no estado de choque. A diminuição da perfusão da artéria renal, a estimulação beta-adrenérgica e o aumento da concentração de sódio tubular renal causam a liberação de renina a partir das células justaglomerulares. A renina catalisa a conversão de angiotensinogênio (produzido pelo fígado) em angiotensina I, que depois é convertida em angiotensina II pela enzima conversora de angiotensina (ECA) produzida no pulmão. Apesar de angiotensina I ter atividade funcional significativa, a angiotensina II é um potente vasoconstritor, tanto esplâncnico e dos leitos vasculares periféricas, e também estimula a secreção de aldosterona, ACTH e do hormônio antidiurético (HAD). A aldosterona, um mineralocorticoide, atua no néfron para promover a reabsorção de sódio e, por consequência, a água. Os íons potássio e hidrogênio são perdidos na urina, em troca de sódio.

A hipófise também libera vasopressina ou HAD em resposta à hipovolemia, às alterações no volume sanguíneo circulante detectadas por barorreceptores e receptores de estiramento atrial esquerdo, e ao aumento da osmolaridade do plasma detectado pelo hipotálamo. Epinefrina, angiotensina II, dor e aumento da produção de hiperglicemia ADH. A ADH atua sobre os túbulos distais e ductos coletores dos néfrons para aumentar a permeabilidade da água, diminuir as perdas de sódio e preservar o volume intravascular. Também conhecido como arginina vasopressina, a ADH atua como um potente vasoconstritor mesentérico, circulando fora de órgãos esplâncnicos durante hipovolemia. A vasopressina também aumenta a gliconeogênese e a glicólise hepáticas.

# Homeostase circulatória

## Pré-carga

Parte-se da premissa que grande parte da volemia está no sistema venoso, no repouso. Para o coração, o retorno venoso RV gera uma tensão na parede ventricular ao final da diástole, um dos principais determinantes do débito cardíaco (DC). Com a diminuição da entrada arteriolar, há contração ativa do músculo liso venoso e complacência passiva nas veias sistêmicas de paredes finas. Isso aumenta o RV para o coração, mantendo o enchimento ventricular.

## Contração ventricular

A curva de Frank-Starling descreve a força de contração ventricular como uma função de sua pré-carga. Esta relação, baseada na força de contração, é determinada pelo comprimento muscular inicial. A doença cardíaca intrínseca desloca a curva de Frank-Starling e altera o desempenho mecânico do coração. Além disso, a disfunção cardíaca tem sido demonstrada experimentalmente em queimaduras, choque hemorrágico, traumático e séptico.

## Pós-carga

A pós-carga é a força que resiste trabalhar durante a contração do miocárdio. A pressão arterial é o principal componente da pós-carga e influencia a fração de ejeção. Esta resistência vascular pré-capilar é determinada por esfíncteres musculares lisos. A viscosidade do sangue também irá aumentar a resistência vascular. Com o aumento da pós-carga no coração normal, o volume de ejeção pode ser mantido pelo aumento da pré-carga. No choque, com diminuição da volemia e, portanto, diminuição da pré-carga, impede-se este mecanismo compensatório para manter o DC.

# Efeitos celulares

Diminuindo-se a tensão de $O_2$ nas células, ocorre uma diminuição da fosforilação oxidativa, com consequente diminuição ou interrupção da geração de adenosina trifosfato (ATP). Quando o fornecimento de $O_2$ é prejudicado de forma tão grave que a respiração mitocondrial não pode ser sustentada, denomina-se este estado de disoxia. Com a diminuição da fosforilação oxidativa, as células mudam para a glicólise anaeróbica, que permite a produção de ATP a partir da quebra do glicogênio celular. Em condições aeróbicas, o piruvato, produto final da glicólise, é introduzido no ciclo de Krebs para o metabolismo oxidativo. Na hipóxia, as vias do catabolismo oxidativo mitocondrial estão prejudicados e o piruvato é convertido em lactato. O acúmulo de ácido lático e fosfatos inorgânicos é acompanhado por uma redução no pH (acidose intracelular) que pode alterar a atividade das enzimas celulares, levar a mudanças na expressão genética celular, prejudicar as vias metabólicas celulares e impedir a membrana celular de troca iônica. A acidose também leva a alterações do metabolismo celular do cálcio (Ca2+) e do sinalizador celular mediado pelo Ca2+, a única que pode interferir com a atividade de enzimas específicas e função celular. Essas mudanças na função da célula normal pode evoluir para lesão ou morte celular.

Em condições de hipóxia, a atividade da membrana $Na^+$-$K^+$-ATPase diminui e, portanto, a manutenção do potencial de membrana celular e volume da célula é danificada. O $Na^+$ acumula intracelularmente, enquanto o $K^+$ no espaço extracelular. O ganho líquido de $Na^+$ intracelular é acompanhado por um ganho de água intracelular e desenvolvimento de edema celular. A esse fluxo está associada uma redução no volume de líquido extracelular. As mudanças no potencial da membrana celular prejudicam alguns processos fisiológicos celulares dependentes do potencial de membrana, como a contração do miócito, a sinalização celular e a regulação da concentração intracelular de Ca2+. Com a ruptura de organelas intracelulares, tais como lisossomos ou membranas da célula, ocorre a morte celular por necrose.

A apoptose tem sido detectada 3 horas após a lesão por isquemia-reperfusão em pacientes traumatizados, nos linfócitos e nas células epiteliais intestinais. A apoptose celular da mucosa intestinal pode comprometer a integridade do intestino e levar à translocação de bactérias e endotoxinas para a circulação portal durante o choque. Foi levantada a hipótese, também, que a apoptose de linfócitos contribui para a supressão imunológica observada em pacientes traumatizados.

A hipoperfusão tecidual e hipóxia celular resultam não apenas em acidose intracelular, mas também em acidose metabólica sistêmica por subprodutos metabólicos da glicólise anaeróbica. As mudanças sistêmicas no estado ácido/base podem deixar para trás mudanças no nível tecidual. Na acidose, a curva de dissociação da oxi-hemoglobina é deslocada para a direita (Figura 20.4). A diminuição da afinidade da hemoglobina nas hemácias pelo $O_2$ resulta na liberação de $O_2$ e aumento da extração tecidual aumentada de $O_2$. Além disso, a hipóxia estimula a produção de 2,3-difosfoglicerato nas hemácias (2,3-DPG), contribuindo para o deslocamento da curva de dissociação da oxi-hemoglobina para a direita, promovendo a disponibilidade de $O_2$ para os tecidos durante o choque.

Além disso, o choque também induz alterações na expressão gênica celular. A hipóxia altera vários fatores de transcrição nuclear na atividade de ligação ao DNA e na produção de radicais de $O_2$ ou radicais de $N_2$ que são produzidos no nível celular por choque. A expressão de outros produtos gênicos, tais como proteínas de choque térmico, fator de crescimento vascular endotelial (FCVE), NO sintetase induzida (iNOS) e citocinas também estão claramente aumentados no choque. Muitos destes produtos gênicos induzidos pelo choque, como as citocinas, têm a capacidade de subsequentemente alterar a expressão genética em células-alvo específicas e tecidos. O envolvimento de múltiplas vias enfatiza a natureza da complexidade, integração e sobreposição da resposta ao choque.

## Microcirculação

O choque induz a profundas alterações na microcirculação tecidual que acredita-se contribuem para a função orgânica, a disfunção de órgãos e as consequências sistêmicas do choque grave. Estas mudanças têm sido extensivamente estudadas em modelos de sepse e hemorragia. Após a hemorragia, arteríolas maiores sofrem vasoconstrição, provavelmente devido à estimulação simpática, enquanto as arteríolas menores, mais distais dilatam, presumivelmente devido a mecanismo local. Além disso, o fluxo no nível capilar é heterogêneo, com edema das células endoteliais e a agregação de leucócitos, responsáveis pela diminuição da perfusão capilar em alguns vasos durante o choque, e na sequência da reanimação. Na sepse, mudanças similares em função da microcirculação também podem ser demonstradas. Após estímulos pró-inflamatórios ocorrem diferenças regionais do fluxo sanguíneo e a microcirculação em vários órgãos é heterogênea, ou seja, o fluxo sanguíneo é heterogêneo entre e dentro dos órgãos e sistemas. No choque hemorrágico, a correção dos parâmetros hemodinâmicos e de fornecimento de $O_2$ e de consumo em geral, restaura a oxigenação dos tecidos. Em contrapartida, a disoxia tecidual regional muitas vezes persiste na sepse, apesar da restauração do $DO_2$ e as variáveis de consumo. Ainda não está esclarecido se este defeito na extração de oxigênio é o resultado de hipóxia regional ou de um defeito nos passos da respiração mitocondrial. O desvio de $O_2$ na microcirculação tem sido proposto como uma possível etiologia da disoxia regional observada na sepse, apesar da $DO_2$ adequada.

A diminuição da perfusão capilar e do fluxo sanguíneo resulta na pressão hidrostática capilar diminuída. As mudanças na pressão hidrostática promovem um afluxo de líquido do espaço extravascular e extracelular para os capilares para aumentar o volume circulante. No entanto, estas alterações estão associadas a uma maior perda de volume do fluido intracelular devido ao aumento do edema celular. A reanimação com volumes suficientes para repor o déficit do fluido extracelular está associada a melhor evolução após o choque.

A oclusão capilar, a partir do edema das células endoteliais, o enlameado e a aderência de neutrófilos, podem impedir a restauração do fluxo capilar após a reanimação adequada, fato denominado *no-reflow*. Os leitos capilares não perfundidos agravam ainda mais o dano isquêmico. Enlamear neutrófilos nos capilares com a adesão às células endoteliais resulta na liberação de mediadores pró-inflamatórios por essas células. A depleção de neutrófilos nos animais submetidos a choque hemorrágico produz menos capilares com *no-reflow* e menor mortalidade.

## Tipos de choque

Conforme o relato na conceituação e fisiopatologia do termo choque, fica claro que existem várias propostas de classificação dos seus diferentes tipos. Por questões didáticas, consideraremos basicamente seis tipos de choque: hipovolêmico, séptico (vasodilatação), neurogênico, cardiogênico, obstrutivo e choque traumático.

### Choque hipovolêmico

O choque hipovolêmico, causado por hemorragia, vômitos incoercíveis, diarreia crônica ou desidratação, resulta de uma diminuição crítica no volume circulante devido à perda de sangue, plasma ou água e eletrólitos. O choque hemorrágico é uma das melhores formas já estudadas do choque hipovolêmico, desde a Primeira Grande Guerra.

## Diagnóstico e tratamento

Certamente, o primeiro passo para o diagnóstico seria o reconhecimento de sua presença. O choque hemorrágico constitui a principal causa de hipovolemia em pacientes traumatizados. Os sinais e sintomas de uma perda estimada de sangue num paciente em choque hemorrágico podem ser inferidos quando observadas algumas linhas básicas, tais como: (a) normalmente o volume sanguíneo de um adulto é cerca de 7% do seu peso corpóreo ideal. Para pacientes obesos, a estimativa poderá ser feita tomando-se como referência o seu peso ideal; (b) para as crianças calcula-se a volemia como sendo de 8 a 9% do peso corpóreo ou, 80 a 90 ml/kg. Se tomarmos como guia o estado de hipovolemia por perda de sangue, clinicamente, podemos dividir os pacientes em quatro principais grupos, com graduação crescente de I a IV (Tabela 20.1).

Portanto, depreende-se que para um paciente hipotético de aproximadamente 70 kg, com a perda de até 750 ml de sangue (Grau I), os sinais e sintomas de comprometimento hemodinâmico são mínimos, acompanhados de uma frequência cardíaca e respiratória dentro dos limites da normalidade, com teste de reenchimento capilar tam-

**Tabela 20.1** Perda Estimada de Fluidos e Sangue Baseada na Condição Inicial do Paciente[17].

| | Classe I | Classe II | Classe III | Classe IV |
|---|---|---|---|---|
| Perda sanguínea (ml) | até 750 | 750 – 1.500 | 1.500 – 2.000 | > 2.000 |
| % Volume sanguíneo | até 15% | 15 – 30% | 30 – 40% | > 40% |
| Frequência de pulso | < 100 | > 100 | > 120 | > 140 |
| Pressão arterial | normal | normal | diminuída | diminuída |
| Pressão de pulso | normal ou aumentada | diminuída | diminuída | diminuída |
| Frequência respiratória | 14 – 20 | 20 – 30 | 30 – 40 | > 35 |
| Diurese (mL/h) | > 30 | 20 – 30 | 5 – 15 | Desprezível |
| Estado mental/SNC | levemente ansioso | moderadamente ansioso | ansioso, confuso | confuso, letárgico |
| Reposição volêmica | cristaloide | cristaloide | cristaloide e sangue | cristaloide e sangue |

Para um homem de 70 kg.
Adaptado do capítulo: *Shock - Advanced Trauma Life Support Program Instructor Manual -*
Chicago - Illinois – 2008. *Committee on Trauma - American College of Surgeon*

bém normal. Tal paciente, do ponto-de-vista terapêutico, não necessitará de transfusão sanguínea.

Entretanto, se a perda for aproximadamente de 750 a 1.500 ml de sangue, o quadro clínico torna-se mais exuberante (taquicardia e taquipneia), com teste de reenchimento capilar anormal, frequentemente com diminuição da pressão de pulso (diferença entre pressão sistólica e diastólica), primariamente atribuída pela elevação da pressão diastólica, em decorrência da liberação de catecolaminas. Um outro sinal clínico que pode estar presente nesta situação é a constatação de hipotensão postural.

Se a perda de sangue for aproximadamente 1.500 a 2.000 ml de sangue (Grau III), praticamente provoca o aparecimento dos sinais clássicos de uma perfusão tecidual inadequada (teste de reenchimento capilar superior a 2 segundos), com hipotensão importante, colocando-o em situação de potencial necessidade de transfusão sanguínea e reposição volêmica mais vigorosa.

Quando a perda supera 2.000 ml de sangue (Grau IV), conclui-se que trata-se de uma situação grave, colocando em risco a vida do paciente. Com frequência tais pacientes apresentam-se muito pálidos, com a pele fria, pulsos periféricos ausentes e pressão arterial inaudível. Nestas ocasiões, há necessidade de rápida transfusão e frequentemente há necessidade de intervenção cirúrgica imediata.

Quando se trata da avaliação clínica do estado de choque hemorrágico numa criança, o reconhecimento da frequência cardíaca é vital, uma vez que a resposta primária à hipovolemia é a taquicardia (Tabelas 20.2 e 20.3). A associação de taquicardia, extremidades frias e pressão sistólica menor que 70 mmHg são claros indicadores de choque na criança.

Os princípios fundamentais no tratamento precoce dos pacientes criticamente enfermos ou traumatizados incluem: (a) controle definitivo da via aérea; (b) manu-

tenção da ventilação e oxigenação adequados; (c) controle imediato da hemorragia ativa; (d), reposição volêmica com soluções salinas isotônicas aquecidas, seguidas ou não de transfusão de sangue; (4) não deixar de reconhecer ou corrigir inadequadamente a hipoperfusão (aumento da morbidade e mortalidade) e (5) prevenir a reanimação volêmica excessiva.

Duas vias de acesso ao sistema venoso devem ser providenciadas, inicialmente por punção de veia periférica, seguida de imediata coleta de sangue para tipagem sanguínea e possíveis exames e infusão de solução salina isotônica e/ou coloide conforme a graduação clínica do choque.

A literatura é concorde que a infusão de soluções eletrolíticas isotônicas são eficazes na terapêutica inicial do tratamento de choque, pois ocorre uma expansão do volume efetivo circulante, mesmo que transitória. A solução de primeira escolha, para tal, seria a de ringer lactato, com a opção de utilização de solução fisiológica em segundo plano, pelo fato da possibilidade de ocorrer acidose hiperclorêmica, particularmente em situações de comprometimento da função renal 18. Cerca de 1.000 a 2.000 ml de Ringer lactato devem ser administrados rapidamente ao paciente traumatizado em choque moderado e aproximadamente 20 ml/kg para pacientes pediátricos. Uma alternativa para a reposição é a solução salina hipertônica[19,20,21] mas, não há evidência de vantagens em relação à sobrevida na literatura atual[22,23]. Algumas vantagens são evidentes no seu emprego na fase de atendimento pré-hospitalar[24] e, mais recentemente, publicações reiteram seu benefício no traumatismo cranioencefálico[25,26,27,28,29].

É difícil predizer, inicialmente, o montante de volume necessário para uma adequada reposição volêmica, porém, em linhas gerais, a meta é a restauração da perfusão dos órgãos, que pode ser alcançada com a reposição do volume intravascular perdido e guiado pelo

**Tabela 20.2** Sinais Vitais da Criança em Hipovolemia.

| Idade da Criança | Pulso batimentos por minuto | Pressão sistólica mmHg | Frequência respiratória número/minutos |
|---|---|---|---|
| 0 a 12 meses (lactentes) | 160 | > 60 | < 60 |
| 1 a 2 anos (bebê) | 150 | > 70 | < 40 |
| 3 a 5 anos (pré-escolar) | 140 | > 75 | < 35 |
| 6 a 12 anos (escolar) | 120 | > 80 | < 30 |
| Adolescente (≥ 13 anos) | 100 | > 90 | < 30 |

Adaptado do capítulo: *Pediatric Trauma - Advanced Trauma Life Support Program Instructor Manual*
Chicago – Illinois – 2008. *Committee on Trauma – American College of Surgeon*

**Tabela 20.3** Resposta Sistêmica à Hemorragia na Criança.

| | Hemorragia leve (<30%) | Hemorragia moderada (30%-45%) | Hemorragia grave (>45%) |
|---|---|---|---|
| Cardiovascular | ↑ da frequência cardíaca, pulso periférico fraco, filiforme, pressão arterial sistólica normal (80-90 + 2 vezes a idade em anos), pressão de pulso normal | ↑ importante da frequência cardíaca, pulsos periféricos ausentes e pulsos centrais filiformes, fracos, pressão arterial sistólica no limite inferior da normalidade (70-80 + 2 vezes a idade em anos), estreitamento da pressão de pulso | Taquicardia seguida por bradicardia, pulsos centrais muito fracos ou ausentes, hipotensão (< 70 + 2 vezes a idade em anos), alargamento da pressão de pulso |
| SNC | Ansioso, irritável, confuso | Letárgico, sem resposta a dor [1] | Comatoso |
| Pele | Fria, mosqueada; tempo de reenchimento capilar prolongado | Cianótico, tempo de reenchimento capilar muito prolongado | Pálido, frio |
| Débito urinário[2] | ↓ ou mínimo | Mínimo | Ausente |

[1] A resposta lenta da criança ao estímulo doloroso com esse grau de perda sanguínea (25% - 45%) é indicada frequentemente pela pouca resposta observada durante a inserção de um catéter endovenoso.

[2] Após a descompressão inicial pela sondagem vesical. Limite inferior: 2 mL/kg/hr (bebê), 1,5 mL/kg/hr (lactente), 1 mL/kg/hr (pré-escolar, escolar), 0,5 mL/kg/hr adolescente. O contraste endovenoso pode dar a falsa impressão de aumento do débito urinário.

Adaptado do capítulo: *Pediatric Trauma – Advanced Trauma Life Support Program Instructor Manua*
Chicago – Illinois – 2008. *Committee on Trauma – American College of Surgeon*

objetivo de atingir níveis pressóricos normais. Todavia, se a pressão subir rapidamente antes que a hemorragia tenha sido controlada definitivamente, pode haver aumento do sangramento. Esse fato foi observado num pequeno número de pacientes que, na fase de atendimento inicial, receberam uma quantidade de volume padrão para reanimação e apresentaram uma resposta transitória ou mínima, e até ausente, a despeito desta reanimação volêmica [30,31,32,33,34]. Nos traumatismos penetrantes com hemorragia, também se verificou um efeito semelhante. Embora as complicações relacionadas à reanimação sejam indesejáveis, a exsanguinação é pior. Logo, o manejo cuidadoso e equilibrado, com reavaliações frequentes, é necessário na reanimação do paciente traumatizado em choque. Este processo para manter o equilíbrio e restaurar a perfusão dos órgãos, com os riscos do aumento de sangramento e hipotensão, é denominado de reanimação controlada ou hipotensão permissiva.

Repor a volemia e evitar a hipotensão são princípios importantes no tratamento inicial de doentes com trauma contuso, particularmente os pacientes portadores de traumatismo cranioencefálico.

Os mesmos parâmetros clínicos utilizados para o diagnóstico de perfusão inadequada, tais como pressão sanguínea, pressão de pulso, frequência cardíaca, podem ser reutilizados na estabilização hemodinâmica do paciente. Um dos melhores parâmetros para se avaliar uma resposta positiva à terapêutica instituída é a demarcação do débito urinário. Via de regra, uma reposição volêmica adequada é acompanhada por um débito de aproximadamente 50 mL/hora de volume urinário ou cerca de 1 mL/kg/h para as crianças e 2 mL/kg/h para aquelas menores que 1 ano de idade.

Como resultado do déficit de perfusão tecidual, pode-se observar em algumas ocasiões a presença de uma acidose metabólica[10] Shoemaker WC[35] e preconiza-se a sua correção, somente quando persistente, em pacientes normotérmicos e pH menores que[7,2]. Por outro lado, naqueles pacientes cujo diagnóstico do choque é feito numa fase inicial, pode-se observar a presença de uma alcalose respiratória, em decorrência da taquipneia.

Um outro aspecto da reposição volêmica no trauma é o momento da indicação da transfusão sanguínea. De uma forma genérica, a utilização de sangue na reanimação de um paciente em choque hemorrágico pode seguir o exposto na Tabela 1. Entretanto, após as medidas iniciais, o paciente pode persistir instável do ponto-de-vista hemodinâmico e logicamente começa a delinear um limite para a reposição volêmica vigorosa, apenas com o uso de soluções cristaloides. Assim sendo, aceita-se como limite ótimo quando o hematócrito situa-se entre 30 a 35%, abaixo do qual está indicada a reposição de sangue. Contudo, inúmeros trabalhos da literatura têm mostrado que em pacientes jovens e saudáveis, com hematócrito de até 10%, são bem tolerados, uma vez que a maior compensação fisiológica para a anemia é o aumento do débito cardíaco [36,37,38,39].

Analogamente, quando considera-se o problema da oligoenemia, também são lembrados alguns dos efeitos deletérios provenientes do tratamento de choque hemorrágico grave, tais como a hipotermia e a coagulopatia. Dados da literatura advogam que a utilização de infusão de soluções isotônicas a 39 °C previne a ocorrência da hipotermia[40,41]. Quanto à coagulopatia, vale a pena ressaltar que é de rara ocorrência na primeira hora de tratamento do choque hemorrágico grave, todavia, deve ser sempre considerada nos casos de politransfusão, lembrando que, destarte os problemas de estocagem das bolsas de sangue, geralmente uma contagem de plaquetas de aproximadamente 100.000 por mm$^3$ é esperada em pacientes que receberam 8 a 10 bolsas de sangue e que transfusões de volumes superiores a 7 a 8 litros frequentemente estão associadas com um alongamento do tempo de sangramento, portanto, com tendência à hemorragia[42,43,44,45].

Em que pese o fato da melhor compreensão de muitos dos fenômenos fisiopatológicos envolvidos no choque hemorrágico, ainda assim restam vários pontos controvertidos da literatura, os quais não foram aqui abordados, mas valem os minutos dedicados à leitura dos diversos livros-textos no que tange aos problemas envolvidos no tratamento desta síndrome.

## Choque por vasodilatação (choque séptico)

Sepse, sepse grave e choque séptico são estados inflamatórios decorrentes da resposta sistêmica à infecção bacteriana e estes termos podem significar uma forma evolutiva de uma síndrome. No choque por vasodilatação, a hipotensão é resultado da falha do músculo liso vascular para contrair apropriadamente. Este tipo de choque é caracterizado pela vasodilatação periférica com hipotensão resultante e resistência ao tratamento com vasopressores.

Apesar da hipotensão, os níveis plasmáticos de catecolaminas estão elevados e o sistema renina-angiotensina está ativado. A forma mais frequente de choque com vasodilatação é o choque séptico. Outras causas de choque com vasodilatação incluem acidose lática hipóxica, intoxicação por monóxido de carbono, choque hemorrágico descompensado e irreversível, choque cardiogênico terminal e choque pós-cardiotomia.

Na sepse grave e choque séptico, há uma redução crítica na perfusão tecidual. As causas comuns incluem organismos gram-negativos, estafilococos e meningococos. Os sintomas começam geralmente com calafrios e febre, hipotensão, oligúria e confusão. A insuficiência de múltiplos órgãos pode ocorrer, incluindo pulmões, rins e fígado. O tratamento é fluidoterapia agressiva, administração de antibióticos, excisão cirúrgica do tecido infectado ou necrótico e drenagem de pus, cuidados de suporte e controle, por vezes intensivo, de glicemia e administração de corticoides e proteína C ativada.

Sepse é a infecção acompanhada por uma reação inflamatória aguda com manifestações sistêmicas associadas com a liberação, na corrente sanguínea, de vários mediadores endógenos da inflamação. A pancreatite aguda e grande trauma, incluindo queimaduras, pode se manifestar com sinais de sepse. A reação inflamatória geralmente se manifesta com 2 ou mais dos seguintes procedimentos:

a) Temperatura > 38 °C ou < 36 °C
b) frequência cardíaca > 90 batimentos/min
c) a frequência respiratória > 20 respirações/min ou $PaCO_2$ < 32 mmHg
d) contagem de leucócitos > 12.000 ou < 4.000 células/microlitro de solução, ou > 10% imaturos

No entanto, esses critérios são atualmente considerados sugestivos, mas não suficientemente precisos para estabelecer o diagnóstico.

A sepse grave é acompanhada por sinais de falência de pelo menos um órgão. A insuficiência cardiovascular é geralmente manifestada por hipotensão arterial, a insuficiência respiratória por hipóxia, a insuficiência renal por oligúria e a insuficiência hematológica por coagulopatia.

O choque séptico é a sepse grave com hipotensão e hipoperfusão de órgãos pouco sensíveis à fluidoterapia inicial.

A maioria dos casos de choque séptico é causada por infecções intra-hospitalar de bacilos gram-negativos ou gram-positivos e ocorrem frequentemente em pacientes imunodeprimidos e aqueles com doenças crônicas e debilitantes. Raramente é causada por Candida ou outros fungos. A única forma de choque causada por toxinas estreptocócicas e estafilocócicas é chamado choque tóxico (cocos gram-positivos: Síndrome do Choque Tóxico).

O choque séptico ocorre mais frequentemente em recém-nascidos, pacientes maiores de 35 anos e mulheres grávidas. Os fatores predisponentes incluem diabetes mellitus, cirrose hepática, leucopenia (especialmente aquela associada com câncer ou em pacientes em tratamento com drogas citotóxicas); dispositivos invasivos, incluindo tubos endotraqueais, cateteres urinários ou vascular, tubos de drenagem e outros materiais estranhos, e um tratamento prévio com antibióticos ou corticosteroides. Os sítios comuns causadores da infecção incluem pulmões, vias urinárias e biliares e trato gastrintestinal.

## Fisiopatologia

A patogênese do choque séptico não é totalmente compreendida. Um estímulo inflamatório (por exemplo, uma toxina bacteriana) desencadeia a produção de mediadores pró-inflamatórios, incluindo fator de necrose tumoral (TNF) e IL-1. Essas citocinas causam a adesão celular de neutrófilos ao endotélio, ativam o mecanismo de coagulação, além de gerar microtrombos. Eles também liberam vários outros mediadores, incluindo leucotrieno, lipoxigenase, histamina, bradicinina, serotonina e IL-2. Estes são opostos pelos mediadores anti-inflamatórios, como IL-4 e IL-10, resultando em um mecanismo de *feedback* negativo.

Inicialmente, as artérias e arteríolas se dilatam, diminuindo a resistência arterial periférica e o DC normalmente aumenta. Esta fase tem sido referida como "choque quente ou hiperdinâmico". Posteriormente, o DC pode diminuir, a pressão sanguínea cai (com ou sem um aumento da resistência periférica), caracterizando o choque.

Na fase hiperdinâmica, mesmo com aumento do DC, os mediadores vasoativos causam um *bypass* do fluxo sanguíneo dos vasos capilares de troca, produzindo um defeito de distribuição. Este fenômeno, juntamente com a obstrução capilar por microtrombos, diminui a oferta de $O_2$ e prejudica a remoção de $CO_2$ e resíduos. A perfusão diminuída causa disfunção e por vezes falência de um ou mais órgãos, incluindo rins, pulmões, fígado, cérebro e coração.

A coagulopatia pode se desenvolver por causa da coagulação intravascular e o consumo dos principais fatores de coagulação, fibrinólise excessiva da mesma reação e, mais frequentemente, uma combinação de ambos.

## Diagnóstico

Suspeita-se de sepse num paciente com infecção conhecida, que desenvolve sinais sistêmicos de inflamação ou disfunção orgânica. Geralmente o paciente apresenta febre, taquicardia e taquipneia, com pressão sanguínea normal. Um dos primeiros sinais de sepse grave ou choque séptico pode ser confusão ou diminuição do alerta. Nestas situações, a pressão geralmente cai, mas a pele é, paradoxalmente, quente. Uma oligúria (< 0,5 mL/kg/h) pode estar presente. Posteriormente, as extremidades tornam-se frias e pálidas, com cianose periférica e manchas.

Da mesma forma, um paciente com sinais de inflamação sistêmica inexplicada deve ser avaliado para a infecção pela anamnese, avaliação física e exames laboratoriais, incluindo urocultura (especialmente em pacientes com cateteres), hemoculturas seriadas e culturas de outro fluido corporal suspeito. Os níveis sanguíneos da procalcitonina e proteína C-reativa estão elevados na sepse grave e podem facilitar o diagnóstico, mas estes não são específicos. Em última análise, o diagnóstico é clínico.

No início do choque séptico a contagem de leucócitos pode reduzir para menos de 4.000/microlitro, e a contagem dos polimorfonucleares (PMN) pode ser tão baixa quanto 20%. No entanto, esta situação se inverte entre 1 e 4 h, e ocorre um aumento significativo em ambos: a contagem total de leucócitos > 15.000/microlitro e PMN > 80% (com predominância de formas juvenis) ocorre normalmente. A queda brusca no número de plaquetas para ≤ 50.000/microlitro está frequentemente presente de forma precoce.

A hiperventilação com alcalose respiratória ($PaCO_2$ baixa e aumento do pH arterial) ocorre prematuramente, em parte como compensação por acidemia láctica. O $HCO_3$ é geralmente baixo e o lactato sérico e sanguíneo aumentam. O choque progride, piora a acidose metabólica e diminui o pH sanguíneo. A insuficiência respiratória precoce leva à hipoxemia com $PaO_2$ < 70 mmHg. Os infiltrados podem aparecer na radiografia de tórax. A ureia e a creatinina aumentam em geral progressivamente, como resultado da insuficiência renal. A bilirrubina e as transaminases podem subir, apesar da falência hepática ser rara.

Até 50% dos pacientes em sepse grave desenvolvem insuficiência adrenal relativa (isto é, níveis basais de cortisol normal ou ligeiramente elevados que não aumentam de maneira significativa em resposta ao estresse adicional ou ACTH exógeno). A função suprarrenal pode ser testada através da medição do cortisol sérico às 8:00 h da manhã; um nível inferior a 5 mg/dl é insuficiente. Alternativamente, o cortisol pode ser medido antes e após a injeção de 250 mg de ACTH sintético; um aumento menor que 9 mg/dl é considerado insuficiente.

As medidas hemodinâmicas com um cateter venoso central, ou da artéria pulmonar, pode ser útil quando um tipo específico de choque não está claro ou quando grandes volumes de líquidos (por exemplo, mais de 4-5 l de solução salina 0,9% ao longo de 6 a 8 h) são necessários. Ao contrário do choque hipovolêmico, o DC durante choque séptico provavelmente deve ser normal ou aumentado, e a resistência periférica é diminuída. Nem a pressão venosa central (PVC), nem a pressão da artéria pulmonar ocluída (PAPO) deve ser anormal, ao contrário do hipovolêmico, obstrutivo ou choque cardiogênico. A ecocardiografia (incluindo ecocardiografia transesofágica) é uma alternativa útil para avaliar o desempenho cardíaco.

## Tratamento

- Reanimação com soro fisiológico a 0,9%
- $O_2$
- Antibióticos de amplo espectro (alterado pelo resultado da cultura)
- Drenagem de abscessos, exérese do tecido necrótico
- Normalização da glicemia
- Dose de reposição de corticosteroides

A *reanimação volêmica* com solução salina 0,9% é implementada até que se atinja uma PVC de 10 cm $H_2O$ (ou 8 mmHg) ou PAPO de 12 a 15 mmHg. Logo, a quantidade de fluido necessária pode ultrapassar o volume de sangue normal e chegar a 10 l durante 4 a 12h. A PAPO ou ecocardiografia pode identificar as limitações da função ventricular esquerda e edema pulmonar incipiente devido à sobrecarga de fluido. Se a hipotensão persistir após esta medida, a dopamina pode ser dada para a pressão sanguínea, pelo menos, para 60 mmHg. Se a dose de dopamina for superior a 20 mg/kg/min, outro vasopressor como a norepinefrina pode ser adicionada. Todavia, a administração de altas doses de dopamina e norepinefrina pode causar vasoconstrição e levar a riscos de hipoperfusão orgânica e acidose, além de não melhorar a sobrevida. A *administração de $O_2$* é realizada por meio de máscara ou cateter nasal. A intubação traqueal e a ventilação mecânica podem ser necessárias posteriormente para a insuficiência respiratória.

A *antibioticoterapia* deve ser parenteral, iniciada após a coleta de sangue e após a coleta de fluidos corporais e amostras dos locais da ferida pesquisados para Gram e cultura. Uma terapia empírica muito rápida, iniciada imediatamente após a suspeita de sepse, é essencial e pode ser salva-vidas.

Os *abscessos* devem ser drenados e tecidos necróticos extirpados cirurgicamente (por exemplo, intestino infartado, vesícula biliar gangrenosa, útero abscedado). Se os focos sépticos não forem eliminados, o paciente vai continuar a deteriorar-se apesar da terapia antibiótica.

A *normalização da glicemia* melhora o resultado em pacientes gravemente enfermos, mesmo os não diabéticos. A insulina endovenosa contínua (zinco cristalina 1-4 U/h) é titulada para manter a glicemia entre 80 a 110 mg/dl (4,4 a 6,1 mmol/l). Esta abordagem implica em medição frequente de glicose (por exemplo, cada 1-4 h).

A *corticoterapia* parece benéfica. O tratamento é feito com doses de reposição, em vez de doses farmacológicas. Um esquema consiste de hidrocortisona 50 mg IV cada 6h (ou 100 mg cada 8h), mais fludrocortisona 50 mcg VO uma vez por dia durante a instabilidade hemodinâmica e 3 dias após.

A Proteína C ativada, uma droga recombinante com atividade fibrinolítica e anti-inflamatória, parece ser benéfica para sepse grave e choque séptico se administrada precocemente. O benefício foi mostrado apenas em pacientes com risco significativo de morte, tal como definido pelo APACHE II > 25. A dosagem é de 24 mg/kg/h por infusão intravenosa contínua por 96h. A hemorragia é a complicação mais comum, portanto, as contra-indicações incluem acidente vascular cerebral hemorrágico (AVCH) em 3 meses, cirurgia intracraniana ou espinhal em 2 meses, trauma agudo com risco de sangramento e neoplasia intracraniana. A avaliação de risco-benefício é exigida em outros pacientes com risco maior de hemorragias graves (por exemplo, com trombocitopenia ou hemorragia gastrointestinal recente, que recebem a heparina concomitante ou fazem uso de aspirina recente ou outro anticoagulante).

Outras terapias emergentes para sepse grave incluem resfriamento para a hipertermia e tratamento precoce da insuficiência renal (por exemplo, com hemofiltração venovenosa contínua).

Ensaios de anticorpos monoclonais para o lipídio A, fração de endotoxina, antileucotrienos e anticorpos para o fator de necrose tumoral têm sido infrutíferos.

## Choque neurogênico

O choque neurogênico refere-se a um estado de baixa perfusão tecidual como resultado da perda do tônus vasomotor periférico de leitos arteriais. A perda dos impulsos vasoconstritores resulta num aumento da capacitância vascular, diminuição do retorno venoso e diminuição do débito cardíaco. O choque neurogênico geralmente é secundário a lesões da medula espinhal, de fraturas do corpo vertebral da região cervical ou torácica alta e que alteram a regulação do tônus simpático vascular periférico. A entrada simpática para o coração, que geralmente aumenta a frequência cardíaca e contratilidade cardíaca, e a entrada para a medula adrenal, que aumenta a liberação de catecolaminas, também podem ser interrompidas, impedindo o reflexo de taquicardia típica que ocorre com a hipovolemia. A lesão aguda da medula espinhal resulta na ativação de vários mecanismos de lesão secundária: (1) comprometimento vascular da medula espinhal com a perda da autorregulação, vasoespasmo e trombose; (2) perda da integridade da membrana celular e dano no metabolismo energético e (3) acúmulo de neurotransmissor e liberação de radicais livres. A própria hipotensão contribui para o agravamento da lesão medular aguda como resultado da redução no fluxo sanguíneo. O tratamento da lesão medular aguda, com atenção ao controle da pressão arterial, oxigenação e hemodinâmica, optimiza essencialmente a perfusão da mesma e parece resultar em melhor resultado neurológico. Pacientes com hipotensão secundária à lesão medular são melhor monitorados em uma unidade de cuidados intensivos e podem ser cuidadosamente seguidos quanto a disfunções cardíaca ou respiratória.

## Diagnóstico

A descrição clássica do choque neurogênico consiste em quadros de bradicardia e hipotensão. Todavia, arritmias cardíacas, redução do débito cardíaco e diminuição da resistência vascular periférica também estão presentes. A gravidade da lesão medular parece manter correlação com a magnitude da disfunção cardiovascular. Pacientes com lesões completas do neurônio motor necessitam cinco vezes mais de drogas vasopressoras no choque neurogênico, em comparação com pacientes com lesões incompletas. Pacientes com trauma múltiplo, que apresentam lesões na medula espinhal, têm frequentemente ferimentos cranianos que podem prejudicar a identificação dos déficits motor e sensorial na avaliação inicial. Além disso, podem ocorrer lesões associadas que resultam em hipovolemia, complicando ainda mais o quadro clínico.

## Tratamento

Estes pacientes são abordados inicialmente como portadores de choque hipovolêmico, isto é, necessitam de manutenção de uma via aérea pérvia, garantia de ventilação e oxigenação adequados e reposição volêmica. Aliás, para a maioria dos pacientes em choque neurogênico, a própria restauração do volume intravascular melhora a hipotensão e a perfusão tecidual. A administração de vasoconstritores melhora o tônus vascular periférico, diminui a capacitância vascular e aumenta o retorno venoso. Se a pressão arterial do paciente não responde à reposição volêmica, a dopamina pode ser utilizada em primeira instância. Um agonista alfa puro, como a fenilefrina, pode ser utilizado primariamente ou naqueles pacientes não responsivos à dopamina. O tratamento específico para a hipotensão arterial é geralmente de curta duração; a necessidade de administrar vasoconstritores geralmente dura 24-48 horas. Por outro lado, arritmias cardíacas e hipotensão que ameaçam a vida podem ocorrer até 14 dias após a lesão da medula espinhal.

## Choque cardiogênico

O choque cardiogênico é definido clinicamente como uma falha na atuação do coração como bomba circulatória, ocasionando diminuição do fluxo e, por conseguinte, hipóxia tecidual. Os critérios hemodinâmicos incluem hipotensão sustentada (ou seja, PAS <90 mmHg, pelo menos, 30 minutos), redução do índice cardíaco (2.2 l/min/m$^2$) e pressão da artéria pulmonar ocluída elevada (> 15 mmHg). As taxas de mortalidade por choque cardiogênico são de 85 a 95% (Tabela 20.4)[46]. O infarto agudo extenso do miocárdio (IAM) é a causa mais comum de choque cardiogênico (Tabela 20.5). Um infarto menor, num paciente com disfunção ventricular esquerda pré-existente, também pode precipitar o estado de choque. O choque cardiogênico complica em até 20% os IAM [47]. Setenta e cinco por cento dos pacientes que têm choque cardiogênico complicando IAM e desenvolvem sinais de choque cardiogênico no prazo de 24h após o início do IAM (média de 7h). O pronto reconhecimento do paciente com hipoperfusão oculta é fundamental para prevenir a progressão para choque cardiogênico. É vital o início precoce da terapia para manter a pressão arterial e o débito cardíaco. A rápida avaliação, reanimação adequada e a reversão da isquemia miocárdica são essenciais para optimizar os resultados dos pacientes com IAM. A prevenção da extensão do infarto é um componente crítico; portanto, a restauração rápida da perfusão coronária é obrigatória para minimizar a mortalidade, na medida em que o salvamento do miocárdio diminui exponencialmente com o aumento do tempo de restauração do fluxo sanguíneo coronariano. Uma função cardíaca inadequada pode ser

**Tabela 20.4** Classificação de Killips – Infarto Agudo do Miocárdio X Mortalidade.

| Classe | Quadro Clínico | Mortalidade (%) |
|---|---|---|
| I | sem sinais de congestão pulmonar ou venosa | 0-5 |
| II | insuficiência cardíaca moderada estertores, 3ª. bulha, taquipneia, sinais de insuficiência cardíaca direita | 10-20 |
| III | insuficiência cardíaca grave e edema pulmonar | 35-45 |
| IV | choque com PAS < 90 mmHg, cianose, confusão mental, constricção periférica | 85-95 |

**Tabela 20.5** Causas mais frequentes no choque cardiogênico.[9]

- Infarto Agudo do Miocárdio
- Insuficiência Cardíaca
- Doenças valvulares
- Arritmias cardíacas (bradi e taquiarritmias)
- Contusão miocárdica (trauma)
- Embolia pulmonar
- Hipertensão arterial sistêmica

resultado direto da lesão cardíaca, incluindo contusão miocárdica profunda, lesão cardíaca valvular contusa ou danos diretos do miocárdio. Quando uma massa suficiente da parede do ventrículo esquerdo está necrótica ou isquêmica e falha para bombear, o VS diminui.

## Diagnóstico

Na avaliação do possível choque cardiogênico devem ser excluídas outras causas de hipotensão arterial como hemorragia, sepse, embolia pulmonar e dissecção aórtica.

A confirmação diagnóstica do choque cardiogênico exige eletrocardiograma e ecocardiograma de urgência, além de outros exames úteis como radiografia de tórax, gasometria arterial, eletrólitos, hemograma completo e quantificação de enzimas cardíacas. A monitorização cardíaca invasiva pode ser útil para excluir infarto do ventrículo direito, hipovolemia e possíveis complicações mecânicas.

Estabelecer o diagnóstico de choque cardiogênico envolve a identificação de disfunção cardíaca ou insuficiência cardíaca aguda num paciente suscetível. Pacientes com lesão cardíaca contusa geralmente apresentam lesão sistêmica e devem ser excluídos para choque hemorrágico de etiologia intra-abdominal, sangramento intratorácico e sangramento de fraturas. Poucos pacientes com lesão cardíaca contusa desenvolvem disfunção da bomba cardíaca. A monitorização hemodinâmica invasiva com cateter de artéria pulmonar pode revelar indícios de débito cardíaco diminuído e pressão elevada da artéria pulmonar.

## Tratamento

Depois de assegurar que uma via aérea pérvia possui ventilação e oxigenação adequados, a atenção deve ser centrada no apoio da circulação. O tratamento da disfunção cardíaca inclui a manutenção da oxigenação adequada para garantir a oferta adequada de $O_2$ ao miocárdio e a administração criteriosa de fluidos para evitar sobrecarga hídrica e desenvolvimento de edema pulmonar cardiogênico. As alterações eletrolíticas, comumente a hipocalemia e hipomagnesemia, devem ser corrigidas. A dor é tratada com sulfato de morfina ou fentanil. As arritmias significativas e os bloqueios devem ser tratados com drogas antiarrítmicas, marcapasso ou cardioversão, se necessário.

Quando existe uma disfunção cardíaca profunda, pode ser indicado um suporte inotrópico para melhorar a contratilidade cardíaca e o DC. A dobutamina estimula principalmente receptores cardíacos beta1 para aumentar o débito cardíaco, mas também pode vasodilatar leitos vasculares periféricos, reduzir a resistência periférica total e diminuir a pressão arterial sistêmica através de efeitos sobre os receptores beta2. Garantir a pré-carga adequada e o volume intravascular é essencial antes de instituir uma terapia com dobutamina. A dopamina estimula os receptores alfa (vasoconstrição), receptores beta1 (estimulação cardíaca) e os receptores beta2 (vasodilatação), com seus efeitos sobre os receptores beta predominantes em doses mais baixas. A dopamina pode ser preferível à dobutamina no tratamento da disfunção cardíaca em pacientes hipotensos. A taquicardia e o aumento da resistência periférica da dopamina podem piorar a isquemia. A titulação de ambas, dopamina e dobutamina, pode ser necessária em alguns pacientes.

A epinefrina estimula os receptores alfa e beta e pode aumentar a contratilidade e a frequência cardíacas, no entanto, também pode ter efeito vasoconstritor periférico intenso, capaz de prejudicar ainda mais o desempenho cardíaco. A infusão da catecolamina deve ser cuidadosamente controlada para maximizar a perfusão coronária, apesar de minimizar a demanda de $O_2$ ao miocárdio. Equilibrar os efeitos benéficos do desempenho cardíaco, prejudicado com os efeitos colaterais de taquicardia reflexa excessiva e vasoconstrição periférica, requer avaliação seriada da perfusão tecidual através de índices como o enchimento capilar, característica dos pulsos periféricos, adequação do débito urinário ou melhoria dos parâmetros laboratoriais de reanimação tais como pH, déficit de base e lactato. A monitorização invasiva geralmente é necessária nos pacientes instáveis. Os inibidores da fosfodiesterase amrinona e milrinona podem ser requeridos nos pacientes com choque cardiogênico resistente. Estes agentes têm meias-vidas longas e induzem a trombocitopenia e a hipotensão, e seus usos são reservados para os pacientes que não respondem a outros tratamentos.

Pacientes cuja disfunção cardíaca é refratária aos cardiotônico podem requerer assistência circulatória mecânica com balão intra-aórtico (BIA). O BIA aumenta o bombeamento do débito cardíaco e melhora o fluxo sanguíneo coronariano pela redução da pós-carga sistólica e aumento da pressão de perfusão diastólica. Ao contrário de vasopressores, estes efeitos benéficos ocorrem sem um aumento na demanda de oxigênio ao miocárdio. O BIA pode ser inserido na beira do leito, na UTI, através da artéria femoral, de uma dissecação ou abordagem percutânea.

A preservação do miocárdio existente e a preservação da função cardíaca são as prioridades da terapia para pacientes que sofreram IAM. Garantir oxigenação adequada e fornecimento de $O_2$, mantendo-se com pré-carga adequada reposição volêmica criteriosa, minimizando a descarga simpática com alívio adequado da dor e corrigindo os desequilíbrios eletrolíticos são manobras simples que podem melhorar a função cardíaca existente ou evitar futuras complicações cardíacas. Anticoagulação e aspirina são administradas para o IAM. Embora a terapia trombolítica reduza a mortalidade em pacientes com IAM, seu papel no choque cardiogênico é menos claro. Pacientes em insuficiência cardíaca de um IAM podem beneficiar-se de suporte farmacológico ou circulatório mecânico de um modo semelhante aos pacientes com insuficiência cardíaca relacionada à lesão cardíaca contusa. As ferramentas farmacológicas adicionais podem incluir o uso de betabloqueadores para controlar a frequência cardíaca e o consumo de $O_2$ do miocárdio; a adição de nitratos para promover o fluxo sanguíneo coronariano, através de vasodilatação, e o uso de inibidores da ECA para reduzir efeitos vasoconstritores mediados-ECA, que aumentam o consumo de $O_2$ pelo miocárdio, bem como a carga de trabalho para o mesmo.

As diretrizes atuais da *American Heart Association* (AHA) recomendam angiografia coronariana transluminal percutânea (ACTP) para pacientes em choque cardiogênico, elevação do segmento ST, bloqueio de ramo esquerdo e idade inferior a 75 anos. A definição precoce da anatomia coronariana e revascularização é o passo fundamental no tratamento de pacientes em choque cardiogênico por IAM. Sempre que possível, ACTP (geralmente com stent) é o tratamento de escolha. A revascularização do miocárdio (RM) parece ser mais adequada para pacientes com doença de múltiplos vasos ou para a doença de artéria coronária.

## Choque obstrutivo

Geralmente duas situações clínicas são muito ilustrativas neste tipo de choque: o pneumotórax hipertensivo e o tamponamento cardíaco.

Assim, por exemplo, no pneumotórax hipertensivo o aumento da pressão intrapleural é suficiente para deslocar o coração e outras estruturas mediastinais para o hemitórax contralateral. Este efeito produz a compressão do sistema cava superior e inferior, diminuindo o retorno venoso e, por conseguinte, também o débito cardíaco.

Já o tamponamento cardíaco, adversamente, afeta o sistema cardiovascular pela compressão de todas as câmaras cardíacas. Ou seja, por exemplo, quando ocorre um ferimento cardíaco, o sangue proveniente da câmara cardíaca ocupa o espaço pericárdico gradativamente. O saco pericárdico tem uma capacidade limitada de distender-se agudamente, podendo conter de 75 a 110 ml de sangue nesta situação. O ventrículo direito passa a sofrer uma compressão que compromete o volume diastólico final, por conseguinte, o volume sistólico final e, em última instância, o débito cardíaco. Daí a conotação de síndrome do baixo débito.

## Diagnóstico e Tratamento

O diagnóstico do pneumotórax hipertensivo é fundamentalmente clínico, ou seja, é caracterizado pela presença de desconforto respiratório, hipotensão arterial, murmúrio vesicular diminuído em um dos hemitórax, hipertimpanismo à percussão, distensão das veias jugulares e deslocamento das estruturas mediastinais, e desvio da traqueia. A descompressão pleural imediata é indicada, antes mesmo de uma confirmação radiográfica, retirando o paciente do risco de morte eminente. A toracocentese é realizada com uma agulha de grosso calibre (14 ou 16F). O tratamento definitivo do pneumotórax hipertensivo é a drenagem pleural, que na fase de atendimento inicial é realizada no nível do quarto ou quinto espaço intercostal na linha axilar anterior.

As manifestações clínicas do tamponamento cardíaco podem ser catastróficas, como colapso circulatório e parada cardíaca total, ou podem ser mais sutis. A manutenção de um alto índice de suspeita constitui a melhor forma para realizar um diagnóstico rápido de tamponamento cardíaco. Pacientes que apresentam parada circulatória por tamponamento cardíaco exigem, por vezes, a descompressão de emergência do pericárdico, geralmente através de uma toracotomia anterolateral esquerda. O tamponamento cardíaco também pode estar associado com dispneia, ortopneia, tosse, edema periférico, dor no peito, taquicardia, bulhas cardíacas abafadas, distensão das veias jugulares e elevação da pressão venosa central (estes três últimos constituem a tríade de Beck). Infelizmente, a ausência destes achados clínicos pode não ser suficiente para excluir a lesão e o tamponamento cardíacos.

A monitorização hemodinâmica invasiva pode auxiliar no diagnóstico do tamponamento cardíaco se for detectada a pressão venosa central elevada, pulso paradoxal (isto é, diminuição da pressão arterial sistêmica maior que 10 mmHg com a inspiração profunda) ou pressão elevada do átrio e ventrículo direitos. Estes perfis hemodinâmicos sofrem com a falta de especificidade, a duração do tempo necessário para obtê-los em pacientes gravemente feridos e sua incapacidade de excluir lesão cardíaca na ausência de tamponamento. A ecocardiografia tornou-se o teste preferido para o diagnóstico de tamponamento cardíaco.

A pericardiocentese pode ser diagnóstica e terapêutica por aliviar o tamponamento. A pericardiocentese realizada sob a orientação do ultrassom tornou o procedimento mais seguro e confiável. O diagnóstico através de uma janela pericárdica representa o método mais direto para determinar a presença de sangue no pericárdio. O procedimento é melhor realizado na sala de cirurgia, sob anestesia geral. Uma vez que o pericárdio é aberto e o tamponamento aliviado, há uma melhora hemodinâmica dramática e a exploração pericárdica formal pode acontecer. A exposição do coração pode ser alcançada através da extensão da incisão para esternotomia mediana, por uma toracotomia anterior ou toracotomia bilateral ("clamshell").

## Choque traumático

A resposta sistêmica após o trauma, combinando os efeitos de lesões de partes moles, fraturas de ossos longos e perda de sangue, é claramente um insulto fisiológico diferente do choque hemorrágico simples. A falência de múltiplos órgãos, incluindo a Síndrome de Adaptação Respiratória do Adulto (SARA), desenvolve-se com relativa frequência no paciente com trauma contuso mas raramente após o choque hemorrágico puro (como uma hemorragia gastrointestinal). O déficit de hipoperfusão em estado de choque traumático é amplificado por meio da ativação pró-inflamatória que ocorre após a indução de choque. Além de isquemia e reperfusão, se acumulam evidências que demonstram que até uma hemorragia simples induz a ativação pró-inflamatória que resulta nas alterações celulares geralmente atribuídas apenas no choque séptico. O tratamento do choque traumático é direcionado na correção dos elementos individuais para diminuir a cascata de ativação pró-inflamatória e inclui o controle imediato da hemorragia, reposição volêmica adequada para corrigir débito de oxigênio, desbridamento do tecido inviável, estabilização das lesões ósseas e tratamento adequado de lesões de partes moles.

## Desfecho na Reanimação

O desfecho (*endpoints*) na reanimação podem ser divididos em parâmetros sistêmicos ou globais, parâmetros de tecidos específicos e parâmetros celulares. Os parâmetros globais incluem sinais vitais, débito cardíaco, pressão de oclusão da artéria pulmonar, oferta e consumo de oxigênio, lactato e déficit de base.

## Avaliação dos pontos de extremidade em reanimação

**Transporte de oxigênio:** Atingir variáveis de transporte supranormal de $O_2$ tem sido proposta como um meio para corrigir o débito de $O_2$. Entretanto, a evidência é insuficiente para apoiar o uso rotineiro de uma estratégia para maximizar o fornecimento de $O_2$ num grupo de pacientes não selecionados.

A incapacidade de cobrir o débito de $O_2$ é um preditor de mortalidade e falência de órgãos. A probabilidade de morte está diretamente correlacionada com o débito de $O_2$ calculado em estado de choque hemorrágico. A medição direta do débito de $O_2$ na reanimação de pacientes é difícil. Os parâmetros de fácil obtenção da pressão arterial, frequência cardíaca, débito urinário, pressão venosa central e pressão de oclusão da artéria pulmonar são indicadores pobres da adequação da perfusão tecidual. Portanto, um substituto têm sido procurado para estimar o débito de $O_2$. O lactato sérico e o déficit de base mostraram-se correlatos com o débito de $O_2$.

## Lactato

O lactato é gerado pela conversão de piruvato a lactato na insuficiência de $O_2$. O lactato é liberado na circulação e é predominantemente assumido e metabolizado pelo fígado (50%) e rins (30%). Nível sérico de lactato elevado é uma medida indireta do débito de $O_2$ e, portanto, uma aproximação da magnitude e da duração da gravidade do choque. O nível de lactato na admissão, seu maior nível e o tempo para normalizá-lo são importantes indicadores prognósticos para a sobrevida. Em contraste, a variabilidade individual do lactato pode ser grande demais para permitir a previsão precisa do prognóstico, em qualquer caso individual. O déficit de base e o volume de transfusão de sangue necessário nas primeiras 24 horas de reanimação podem ser melhores preditores de mortalidade do que o lactato sérico sozinho.

## Déficit de base

O déficit de base é a quantidade de base em milimoles necessária para a titulação de 1 l de sangue total para um pH de 7,40 com a amostra totalmente saturada com $O_2$ a 37°C (80,6°F) e uma $PaCO_2$ de 40 mmHg. Geralmente é obtida por uma gasometria arterial na prática clínica. A mortalidade de pacientes traumatizados pode ser estratificada de acordo com a magnitude do déficit de base medido nas primeiras 24 horas após a admissão. Num estudo retrospectivo com mais de 3.000 internações por trauma, os pacientes com déficit de base pior do que 15 mmol/l apresentaram índice de mortalidade na ordem de 70%. O déficit de base pode ser estratificado em categorias: grau leve (3-5), moderado (6-14) e grave (>= 15), com uma tendência de maior mortalidade com o agravamento do déficit-base em pacientes traumatizados. Tanto a magnitude do déficit de perfusão, como indicado pelo déficit de base, como o tempo necessário para corrigi-lo, são os principais fatores determinantes no resultado do choque.

Os pacientes traumatizados, internados com um déficit de base >15 mmol/l necessitaram o dobro do volume de infusão de fluidos e 6 vezes mais transfusão de sangue nas primeiras 24 horas, quando comparados a pacientes com acidose moderada. A mortalidade aumentou à medida que o déficit de base piorou; a frequência de falência de órgãos também aumentou com maior déficit de base. A probabilidade destes pacientes desenvolverem SARA tem sido correlacionada com a gravidade do déficit de base. A monitorização do déficit de base na reanimação por trauma auxilia na avaliação do transporte de oxigênio e eficácia da reanimação.

Fatores que podem comprometer a utilidade do déficit de base na estimativa de débito de $O_2$ são a administração de bicarbonato, hipotermia, hipocapnia (hiperventilação), heparina, etanol e cetoacidose. No entanto, o déficit de base continua a ser uma das estimativas mais amplamente utilizadas no débito de oxigênio para a sua relevância clínica, precisão e disponibilidade.

## Controvérsias sobre fluidos utilizados para a ressuscitação

Não houve diferença na mortalidade, tempo de permanência ou na incidência de edema pulmonar em relação ao uso de cristaloide ou coloides na reanimação de pacientes criticamente enfermos. A análise de subgrupo sugeriu uma significativa vantagem na sobrevida dos pacientes traumatizados reanimados com solução cristaloide. Uma revisão sistemática de 30 ensaios clínicos randomizados de administração de albumina humana em 1.419 pacientes criticamente enfermos de forma similar, notou um aumento do risco de mortalidade com o uso de infusão de albumina no tratamento da hipovolemia, queimaduras e hipoalbuminemia. Além disso, a albumina é várias vezes mais cara do que soluções cristaloides. A despesa da infusão de albumina contendo solução não é justificada.

Diversos trabalhos têm sugerido melhor resultado com o uso da solução hipertônica no tratamento do choque hemorrágico. Os ensaios clínicos têm demonstrado benefício marginal com a infusão da solução hipertônica (NaCl a 7,5%). O benefício da solução hipertônica pode ser imunomoduladora, além da transferência de fluidos de compartimentos intracelulares.

## O uso de sangue nas transfusões

A reposição volêmica no paciente traumatizado requer a restauração do volume intravascular e reposição de $O_2$ suficiente para a capacidade de carga com a transfusão de glóbulos vermelhos. O retardo na transfusão de glóbulos vermelhos aumenta a mortalidade nos pacientes traumatizados com hemorragia ativa.

# Referências bibliográficas

**1.** Martin GS, Mannino DM, Eaton S, et al. The epidemiology of sepsis in the United States from 1979 through 2000. N Engl J Med 2003;348:1546-1554.

**2** Rivers EP, Amponsah D. Shock. Harwood-Nuss' Clinical Practice of Emergency Medicine, 4th Ed, 2005 Lippincott Williams & Wilkins.

**3.** Ander DS, Jaggi M, Rivers E, et al. Undetected cardiogenic shock in patients with congestive heart failure presenting to the emergency department. Am J Cardiol 1998;82:888–891.

**4.** Angus DC, Linde-Zwirble WT, Lidicker J, et al. Epidemiology of severe sepsis in the United States: analysis of incidence, outcome, and associated costs of care. Crit Care Med 2001;29:1303-1310.

**5.** Rivers E, Nguyen B, Havstad S, et al. Early goal-directed therapy in the treatment of severe sepsis and septic shock. N Engl J Med 2001;345:1368-1377.

**6.** Mori ND. Choque e Trauma. Birolini, D; Oliveira, MR. Cirurgia do Trauma. Livraria Atheneu. RJ. SP. Brasil, 1985.

**7.** Thal AP. Shock - A Physiological Basis for Treatment. Year Book Medical Publishers, Inc. Chicago, 1971.

**8.** Holcroft JW, Blaisdell W. Shock: Causes and Management of Circulatory Collapse. Textbook of Surgery - The Biological Basis of Modern Surgical Practice. 13th Edition, 1986.

**9.** Aduen J, Bernstein WK, Khastgir T, et al. The use and clinical importance of a substrate-specific electrode for rapid determination of blood lactate concentrations. JAMA 1994;272:1678-1685.

**10.** Shoemaker WC, Peitzman AB, Bellamy R, Bellomo R, Bruttig SP, Capone A, Dubick M, Kramer GC, McKenzie JE, Pepe PE, Safar P, Schlichtig R, Severinghaus JW, Tisherman SA, Wiklund L. Crit Care Med. Resuscitation from severe hemorrhage.1996 Feb;24(2 Suppl):S12-23.

**11.** Rivers EP, Ander DS, Powell D. Central venous oxygen saturation monitoring in the critically ill patient. Curr Opin Crit Care 2001;7:204-211.

**12.** Karimova A, Pinsky DJ. The endothelial response to oxygen deprivation: biology and clinical implications. Intensive Care Med 2001;27:19-31.

**13.** Mori ND. Os efeitos do choque hemorrágico e seu tratamento com NaCl a 7,5% na aderência dos neutrófilos nos pulmões. Estudo experimental em ratos, em 6 de novembro de 1996. Tese de doutorado apresentada na Faculdade de Medicina da USP.

**14.** Novo FCF. Hemorragia não controlada: efeitos da reposição volêmica sobre o sangramento, a pressão arterial média e o edema perivascular pulmonar. Estudo experimental em ratos, em 29 de junho de 1999. Tese (Doutorado em Pós-graduação em Clínica Cirúrgica) - Faculdade de Medicina da Universidade de São Paulo.

**15.** Gurfinkel V, Poggetti RS, Fontes B, Novo FFC, Birolini D. Hypertonic saline improves tissue oxygenation and reduces systemic and pulmonary inflammatory response caused by hemorrhagic shock. The Journal of trauma, v. 54, n. 6, p. 1137-1145, 2003.

**16.** Weil MH. Shock. Merck Manual On Line. May, 2007.

**17.** Shock. Advanced Trauma Life Support for Doctors – ATLS Student Course Manual. 8th Edition. American College of Surgeons. Chicago, Illinois, USA, 2008.

**18.** Carrico CJ, Canizaro PC, Shires GT. Fluid Resuscitation Following Injury: rationale for the use of balanced salt solutions. Critical Care Medicine, 4(2):46-54, 1976.

**19.** Velasco IT, Pontieri V, Rocha e Silva M Jr, Lopes OU. Hyperosmotic NaCl and severe hemorrhagic shock. Am J Physiol. 1980 Nov;239(5):H664-73.

**20.** Younes RN, Aun F, Birolini D, Kawahara NT, Takeuti MM, Casale LL, Accioly CQ, Szajnbok I, Mori ND, Brito PL. [Initial treatment of patients with hypovolemic shock: use of a 7.5% hypertonic solution of NaCl]. Rev Hosp Clin Fac Med São Paulo. 1988 May-Jun;43(3):138-41.

**21.** Younes RN, Aun F, Accioly CQ, Casale LP, Szajnbok I, Birolini D. Hypertonic solutions in the treatment of hypovolemic shock: a prospective, randomized study in patients admitted to the emergency room. Surgery. 1992 Apr;111(4):380-5.

**22.** Krausz MM, Bar-Ziv M, Rabinovici R, Gross D. "Scoop and run" or stabilize hemorrhagic shock with normal saline or small-volume hypertonic saline? J Trauma. 1992 Jul;33(1):6-10.

**23.** Krausz MM. Controversies in shock research: hypertonic resuscitation--pros and cons. Shock. 1995 Jan;3(1):69-72.

**24.** Vassar MJ, Perry CA, Holcroft JW. Prehospital resuscitation of hypotensive trauma patients with 7.5% NaCl versus 7.5% NaCl with added dextran: a controlled trial. J Trauma. 1993 May;34(5):622-32; discussion 632-3.

**25.** Noppens RR, Christ M, Brambrink AM, Koerner IP, Heimann A, Kempski O. An early bolus of hypertonic saline hydroxyethyl starch improves long-term outcome after global cerebral ischemia. Crit Care Med. 2006 Aug;34(8):2194-200.

**26.** Walker PA, Harting MT, Baumgartner JE, Fletcher S, Strobel N, Cox CS Jr.Modern approaches to pediatric brain injury therapy. J Trauma. 2009 Aug;67(2 Suppl):S120-7. Review.

**27.** Tawfeeq NA, Halawani MM, Al-Faridi K, Aal-Shaya WA, Taha WS. Traumatic brain injury: neuroprotective anaesthetic techniques, an update. Injury. 2009 Nov;40 Suppl 4:S75-81.

**28.** Rockswold GL, Solid CA, Paredes-Andrade E, Rockswold SB, Jancik JT, Quickel RR. Hypertonic saline and its effect on intracranial pressure, cerebral perfusion pressure, and brain tissue oxygen. Neurosurgery. 2009 Dec;65(6):1035-41; discussion 1041-2.

**29.** Rhind SG, Crnko NT, Baker AJ, Morrison LJ, Shek PN, Scarpelini S, Rizoli SB.Prehospital resuscitation with hypertonic saline-dextran modulates inflammatory, coagulation and endothelial activation marker profiles in severe traumatic brain injured patients. J Neuroinflammation. 2010 Jan 18;7:5.

**30.** Hancock DL. Small-volume resuscitation. Crystalloid solutions for intravascular volume replacement. Am J Anesthesiol. 1995 Mar-Apr;22(2):71-7.

**31.** Dries DJ. Hypotensive resuscitation. Shock. 1996 Nov;6 (5): 311-6.

**32.** Silbergleit R, Satz W, McNamara RM, Lee DC, Schoffstall JM.Acad Emerg Med. Effect of permissive hypotension in continuous uncontrolled intra-abdominal hemorrhage.1996 Oct;3(10):922-6.

**33.** Stern SA. Low-volume fluid resuscitation for presumed hemorrhagic shock: helpful or harmful? Curr Opin Crit Care. 2001 Dec;7(6):422-30.

**34.** Hirshberg A, Hoyt DB, Mattox KL. Timing of fluid resuscitation shapes the hemodynamic response to uncontrolled hemorrhage: analysis using dynamic modeling. J Trauma. 2006 Jun;60(6):1221-7.

**35.** Cloutier CT, Lowery BD, Carey LL. Acid basic disturbance im hemorrhagic shock. Arch. Surg., 98:551, 1969.

**36.** Virgilio RW, Rice CL, Smith DE et al. Crystalloid vs. colloid resuscitation. Is one better? A randomized clinical Study. Surgery, 85:129-139, 1979.

**37.** Rhee P, Koustova E, Alam HB. Searching for the optimal resuscitation method: recommendations for the initial fluid resuscitation of combat casualties. J Trauma. 2003 May;54(5 Suppl):S52-62.

**38.** Alam HB, Rhee P. New developments in fluid resuscitation. Surg Clin North Am. 2007 Feb;87(1):55-72, vi.

**39.** Stansbury LG, Dutton RP, Stein DM, Bochicchio GV, Scalea TM, Hess JR. Controversy in trauma resuscitation: do ratios of plasma to red blood cells matter? Transfus Med Rev. 2009 Oct;23(4):255-65. Review.

**40.** Werwath DL, Schwab CW, Scholter JR, Robinet W. Microwave Ovens: A new safe method of Warming Crystalloids. Am. J. Surg., december, 656-659, 1984.

**41.** Alam HB, Bice LM, Butt MU, Cho SD, Dubick MA, Duggan M, Englehart MS, Holcomb JB, Morris MS, Prince MD, Schreiber MA, Shults C, Sondeen JL, Tabbara M, Tieu BH, Underwood SA; Hemostatic Resuscitation Research Group. J Trauma. 2009 Oct;67(4):856-64. Testing of blood products in a polytrauma model: results of a multi-institutional randomized preclinical trial.

**42.** Salzman EW. Hemorrhagic Disorders. Manual of Preoperative and Postoperative Care. Third edition. 1983.

**43.** Wenzel V, Russo S, Arntz HR, Bahr J, Baubin MA, Böttiger BW, Dirks B, Dörges V, Eich C, Fischer M, Wolcke B, Schwab S, Voelckel WG, Gervais HW. European Resuscitation Council. [The new 2005 resuscitation guidelines of the European Resuscitation Council: comments and supplements] Anaesthesist. 2006 Sep;55(9):958-66, 968-72, 974-9. Review. German.

**44.** Garcia A. Critical care issues in the early management of severe trauma. Surg Clin North Am. 2006 Dec;86(6):1359-87. Review.

**45.** Beekley AC. Damage control resuscitation: a sensible approach to the exsanguinating surgical patient. Crit Care Med. 2008 Jul;36(7 Suppl):S267-74. Review.

**46.** Braunwald E, Alpert JS, Ross RS. Acute Myocardial Infarction. Principles of Internal Medicine, 2:1123-1136,1980.

**47.** Schroeder SA. Current Emergency Diagnosis & Treatment, 2nd ed. Lange 1985.

Jeanette Janaina Jaber Lucato ▪ Jamili Anbar Torquato ▪ Edson Pedro Rocha

# Ventiladores Mecânicos e Assistência Ventilatória Inicial

## Introdução

A ventilação mecânica se faz através de aparelhos que insuflam as vias respiratórias com volumes de ar. Seus objetivos variam, dependendo do estado fisiopatológico do paciente e da sua evolução. Compreender suas indicações e os modos de ventilação mecânica é essencial para todos que trabalham na Unidade de Terapia Intensiva (UTI).

O paciente pode receber assistência ventilatória nos modos assistido e/ou controlado (volume controlado ou pressão controlada), ventilação mandatória intermitente sincronizada (SIMV), ventilação com suporte pressórico (PSV), SIMV associado à PSV e pressão positiva contínua nas vias aéreas (CPAP)[1] (Tabela 21.1).

Traumatismos ou uso de drogas podem levar à depressão do sistema nervoso central (SNC), sendo a ventilação controlada a mais recomendada, pois o paciente não faz nenhum esforço respiratório e o volume minuto torna-se dependente da frequência e do volume corrente do respirador. No modo assisto-controlado o paciente realiza um esforço inspiratório e o ventilador libera um volume pré-ajustado para cada ciclo respiratório. Já no

SIMV com PSV, associa ciclos controlados e assistidos com espontâneos, visando melhor sincronia do paciente com o ventilador.

Na assistência ventilatória inicial, alguns parâmetros do ventilador mecânico podem ser programados, entre eles:

- **Concentração de oxigenio no ar inspirado (FiO$_2$)**, que inicialmente é de 1,0. A oximetria de pulso é útil para o ajuste posterior da FIO$_2$[2].
- **Frequência respiratória (f)**. A f é ajustada para se manter o pH e a PaCO$_2$ adequados, em torno de 8 a 12 ipm[3].
- **Volume corrente (VC)**, que é constante e inicialmente baseia-se no peso ideal. Deve garantir uma pressão parcial de gás carbônico no sangue arterial (PaCO$_2$) adequada, evitando hiperdistensão alveolar. O VC na ventilação mecânica tem progressivamente diminuido de 12 a 15 ml/kg de peso ideal (4) para menos do que 9 ml/kg de peso ideal nos últimos tempos (5, 6). Foi relatado no estudo de Amato e col. que um volume de 6 ml/kg de peso ideal (comparado a 12 ml/kg de peso ideal) reduziu a morbidade e a mortalidade em pacientes com síndrome do desconforto respiratório agudo (ARDS)[7].
- **Fluxo.** Nos ciclos controlados o fluxo é ajustado entre 40-60 l/min, para manter um PIP < 40 cmH$_2$O. Nos ciclos assistidos, considerando-se a demanda ventilatória do paciente, quando o fluxo é insuficiente, ocorre um aumento do trabalho respiratório do paciente[3].
- **Relação Inspiração:Expiração (I:E).** Na respiração espontanea é de 1:2, com tempo inspiratório de 0,8 a 1,2 s. Na ventilação mecânica, esta relação depende do VC, da f, do fluxo e da pausa inspiratória[3].

**Tabela 21.1** Tipos de assistência ventilatória.

| Controle Ciclo | Início | Meio | Fim |
| --- | --- | --- | --- |
| Controlado | ventilador | ventilador | ventilador |
| Assistido | paciente | ventilador | ventilador |
| Espontâneo | paciente | paciente | paciente |

- **Pressão positiva no final da expiração (PEEP).** A PEEP deve ser usada considerando a patologia do paciente. Quando bem indicada pode causar efeitos benéficos como melhora da oxigenação, diminuição da lesão pulmonar causada pelo ventilador, diminuição do trabalho ventilatório imposto pela PEEP intrínseca, diminuição da resistência das vias aéreas, aumento da pressão intra-alveolar e diminuição da pressão transmural do ventrículo esquerdo, favorecendo seu desempenho. Para impedir o colabamento alveolar em pacientes intubados, utiliza-se valores de 5 cmH$_2$O. Seu uso inadequado pode causar efeitos indesejáveis como a diminuição do retorno venoso, risco de hiperinsuflação e diminuição da força dos músculos inspiratórios. A utilização de níveis elevados de PEEP é contra-indicada na hipertensão intracraniana, instabilidade hemodinâmica ou fístula broncopleural[8].

Abordaremos, a seguir, a ventilação mecânica em alguns tipos de trauma:

## Ventilação mecânica no trauma de tórax

Segundo o ATLS, a providência inicial a ser tomada após o trauma torácico no local do acidente é minimizar as complicações pulmonares resultantes do trauma, evitando o início da sequência de eventos responsáveis pela Insuficiência Respiratória Aguda (IRpA). Isso consiste em manter a árvore traqueobrônquica limpa e a parede torácica estabilizada[9].

Os pacientes com trauma de tórax devem ser mantidos em observação rigorosa pela possibilidade de evoluírem para IRpA em decorrência de exaustão muscular ou da instalação de edema pulmonar secundário à contusão pulmonar, o que pode surgir até setenta e duas horas após o trauma. É indicada a permanência do paciente em UTI[10].

A ventilação mecânica artificial, juntamente com a presença de pneumotórax e/ou de hemotórax, justifica a passagem de dreno de tórax, pelo risco de evolução para pneumotórax hipertensivo ou aumento do volume de sangue do hemotórax. No pneumotórax hipertensivo e/ou fístula broncopleural de alto débito, recomenda-se empregar volumes correntes baixos, frequência respiratória alta e técnicas ventilatórias que propiciem uma menor pressão média de vias aéreas[11].

A intubação orotraqueal e a ventilação mecânica invasiva constituem os métodos mais adequados para o tratamento de Tórax Instável e dependem da análise de vários fatores para sua aplicação como o grau de instabilidade da parede torácica, presença de contusão pulmonar grave e de lesões neurológicas associadas, que ocasionam depressão respiratória.

A gasometria arterial deve ser monitorada para correção de acidose respiratória e/ou metabólica, com a manipulação de medicamentos ou dos parâmetros do ventilador mecânico. Quando necessário, deve-se utilizar sedação contínua para o paciente que estiver em ventilador mecânico.

Na insuficiência respiratória causada por hipóxia (pressão parcial de oxigênio no sangue arterial – PaO$_2$ < 60 mmHg) ou hipercapnia (PaCO$_2$ > 50 mmHg), associada a trauma, choque, rebaixamento do nível de consciência e aumento do trabalho respiratório, indica-se a intubação endotraqueal ou traqueostomia, e o início da ventilação mecânica torna-se necessário pelo quadro clínico do paciente.

Consequentemente a este quadro, o paciente desenvolve um mecanismo de adaptação transitória:

- aumento do volume minuto por aumento da f, com diminuição do VC, que se não for revertido pode levar à fadiga muscular pelo aumento da demanda metabólica
- diminuição na complacência do sistema respiratório e aumento na resistência de vias aéreas
- dor que leva à restrição da movimentação da caixa torácica e alteração na mecânica da parede torácica pelas fraturas
- "respiração paradoxal", assincronismo dos movimentos ventilatórios
- elevação da pressão intra-abdominal
- pneumonias

O suporte ventilatório pode ser usado como uma maneira de fixar internamente o segmento instável através da PEEP, inibindo o movimento paradoxal, pois a entrada de ar sobre pressão nos pulmões, exerce a força aplicada de dentro para fora, estabilizando as regiões fraturadas.

O princípio da "estabilização pneumática interna" surgiu em 1956. O papel do ventilador é enviar uma pressão de ar para insuflar os pulmões, fazendo com que a parede torácica expanda passivamente. Assim, o movimento paradoxal deixa de existir e os fragmentos ósseos passam a ser movimentados de maneira uniforme pelo pulmão em expansão, estabilizando a parede torácica. Os movimentos respiratórios da caixa torácica com segmento instável causam a respiração paradoxal e a dor leva à respiração superficial; o aumento da f diminui o VC e este fato pode levar ao colapso alveolar, *shunt* e hipoxemia. Este estado persiste até se estabelecer e resolver, clínica ou cirurgicamente, a causa dos fatores responsáveis pelo quadro[10].

A insuficiência respiratória é o fator mais importante causado pelo trauma torácico. O tempo de ventilação mecânica depende do período necessário para que o seguimento instável se estabilize pela expansão interna dos pulmões e para que haja diminuição e/ou controle da dor, que permanece entre 2 a 3 semanas.

Quando o paciente é submetido à fixação cirúrgica dos segmentos instáveis, a retirada do suporte ventilatório pode ocorrer entre 1 a 2 dias após o procedimento cirúrgico, caso não haja nenhuma outra complicação associada. Este procedimento reduz o tempo de hospitalização e de ventilação mecânica, diminui os riscos de pneumonias e de mortalidade[12, 13].

Complicações como pneumonias, diminuição da força muscular respiratória e tosse ineficaz para eliminar secreção podem surgir se a necessidade do suporte ventilatório para fixação pneumática e estabilização das fraturas dos arcos costais for prolongada.

A estabilização da caixa torácica, devido à fixação pneumática causada pelo uso da PEEP, melhora a assincronia causada pela respiração paradoxal e reduz atelectasias. Sugere-se que o nível da PEEP para uma estabilização pneumática interna, e melhora da troca gasosa e mecânica do sistema respiratório, esteja acima de 10 cmH$_2$O; ajustes de níveis ideais garantem um recrutamento alveolar ou aumento da capacidade residual funcional (CRF). A redução do *shunt* e o uso de FiO$_2$ mais baixa são possíveis pelo uso da PEEP, prevenindo colapso e dano alveolar causados pela oxigenioterapia. A associação da ventilação assistida e da PEEP reduz a duração da ventilação e diminui as complicações e a mortalidade decorrentes do método[10].

Visando a adequada ventilação pulmonar, a escolha dos modos ventilatórios deve estar de acordo com aquele que a equipe estiver mais familiarizada. No modo à pressão (PCV), deve-se garantir o volume corrente suficiente para o paciente, e na ventilação controlada a volume (VCV), deve-se observar o pico de pressão inspiratória, promovendo sincronia entre paciente e ventilador[14].

O momento mais propício para o início do desmame do suporte ventilatório é quando o quadro que levou o paciente à ventilação mecânica for controlado; não existe um tempo previsto para esta conduta no trauma de tórax, mesmo que persistam as alterações mecânicas como movimento paradoxal e outras.

A contusão pulmonar é comum em pacientes com múltiplos traumas e muitas vezes eles desenvolvem lesão pulmonar aguda e ARDS[15]. Dessa forma, pacientes que necessitam de ventilação mecânica devem ser ventilados com baixo volume corrente e alto PEEP[7,16]. Se a contusão for localizada, a terapia que aumenta a pressão média de via aérea (exemplo PEEP) pode produzir uma diminuição na oxigenação arterial. Formas leves ou moderadas de contusão pulmonar podem não necessitar de intubação e a hipoxemia pode ser tratada com oxigênio e CPAP.

## Ventilação mecânica no trauma abdominal

Muitos pacientes com trauma abdominal desenvolvem hipertensão intra-abdominal (HIA). Quando a Pressão Intra-abdominal (PIA) está entre 15-20 mmHg, ocorre o aumento das pressões de pico e platô alveolar[17].

O aumento da pressão sobre o diafragma pressiona as hemicúpulas ascendentes e provoca um padrão de doença pulmonar restritiva com uma diminuição da CRF, bem como de todos os outros volumes pulmonares[18].

A resistência vascular pulmonar fica elevada, pode levar a alterações na ventilação-perfusão, causando dificuldade de ventilação e desmame. O sistema respiratório pode ser dividido em parede torácica e pulmão. Uma vez que o diafragma é acoplado à parede abdominal, qualquer aumento na PIA pode, por conseguinte, afetar a parede torácica e a mecânica pulmonar, aumentando a possibilidade de desenvolvimento de atelectasias e redução da CRF[17].

Alguns efeitos de mudanças agudas da pressão abdominal sobre a função respiratória podem ser notados quando a PIA aumenta em média 8 mmHg, resultando em um aumento significativo nas pressões de pico, platô alveolar e diminuição na complacência dinâmica (Cdyn). A aplicação da PEEP em 15 cmH$_2$O aumenta a pressão alveolar e normaliza a Cdyn. A descompressão abdominal resulta em uma diminuição significativa na pressão alveolar, melhora da Cdyn, da PaO$_2$ e da relação PaO$_2$/FiO$_2$[19].

Segundo o consenso americano-europeu, devemos definir a PEEP acima do ponto mais baixo de inflexão (mantendo a pressão de platô entre 30 e 35 cmH$_2$O), a fim de evitar altas pressões das vias aéreas. Deve-se, também, manter valores de PaO$_2$ mais baixos, para minimizar os efeitos da toxicidade do oxigênio, e utilizar baixos VC (entre 6 e 9 ml/kg). Porém, nos pacientes com quadro de HIA, estas estratégias ventilatórias são difíceis de viabilizar[20].

A aplicação da PEEP na ARDS pulmonar pode causar distensão de unidades pulmonares já abertas, tornando esses pacientes mais propensos à lesão pulmonar associada ao ventilador do que os doentes com ARDS extrapulmonar e com HIA. O mesmo fenômeno pode ser responsável pela mudança na mecânica respiratória em pacientes obesos mórbidos[21].

Após a adaptação da ventilação mecânica, ajustando os níveis de PEEP para diferentes valores de PIA, a oxigenação melhora, mas às custas de elevadas pressões de pico e platô alveolar.

## Ventilação mecânica no Trauma Crânio Encefálico (TCE)

Na maioria das vezes, os pacientes com TCE perdem a capacidade de proteger as vias aéreas devido ao rebaixamento do nível de consciência, e podem estar sujeitos a broncoaspirações do conteúdo gástrico, acarretando pneumonias aspirativas. A intubação endotraqueal deve então ser realizada imediatamente e o paciente deve receber suporte ventilatório.

Os parâmetros ventilatórios utilizados logo após a intubação do paciente são importantes para evitar sequelas posteriores. É fundamental um adequado controle ventilatório a fim de regular os gases sanguíneos, sem elevação da pressão de vias aéreas.

A sedação prolongada e/ou curarização são essenciais para manter a ventilação. É importante evitar assincronia entre paciente/ventilador ou agitação do paciente.

O estudo e Davis e col. mostrou o desfecho dos pacientes após intubação orotraqueal e ventilação não adequada, concluindo que a hipocapnia e a hipercapnia eram comuns logo na chegada do paciente e estavam associadas com pior prognóstico nos pacientes intubados[22].

A hipercapnia e a hipóxia levam a uma vasodilatação, com aumento do fluxo sanguíneo cerebral. Devemos manter, então, nesses pacientes a PaO$_2$ entre 80 e 120 mmHg e saturação periférica acima de 95% pelo ajuste da FiO$_2$ e uma normo ou hiperventilação leve (PaCO$_2$ entre 30 e 35 mmHg).

A hiperventilação diminui a pressão intracraniana (PIC) por induzir a vasoconstrição cerebral, com subsequente diminuição no volume sanguíneo cerebral[23]. Entretanto, é preciso estar atento, pois a vasoconstrição cerebral pode diminuir o fluxo sanguíneo cerebral levando à isquemia[24].

Um aumento na ventilação alveolar é necessário para induzir a hipocapnia. Esta pode ser conseguida pelo aumento no volume corrente e/ou na frequência respiratória ou por diminuição do espaço morto[24].

É importante o uso do capnógrafo, pois sua utilização contínua orienta e avalia o tratamento por hiperventilação. A monitorização do ETCO$_2$ está associada com a diminuição de hiperventilação severa inadvertida[25].

É preciso estar atento com o uso da PEEP: existem conceitos de que a PEEP pode diminuir a pressão de perfusão cerebral por aumento na PIC ou diminuição na PAM, porém alguns estudos mostram resultados conflitantes, em que a PEEP alta não levou ao aumento da PIC[26, 27, 28]. Já Nascia e col. mostraram em seu estudo com PEEP=5 e 10 cm H$_2$O, que quando a PEEP leva a uma hiperinsuflação alveolar, gera um significante aumento da PaCO$_2$, aumentando a PIC. Por outro lado, quando a PEEP leva a um recrutamento alveolar, a PIC não altera[29].

Não podemos esquecer que os pacientes traumatizados e/ou cirúrgicos muitas vezes desenvolvem complicações respiratórias, e além de algumas particularidades na ventilação mecânica demonstradas acima para cada quadro específico, a ventilação está associada ao estado fisiopatológico e evolução do paciente.

# Referências bibliográficas

1. de Carvalho CR, Toufen C, Jr., Franca SA. III Consenso Brasileiro de Ventilação Mecânica. Ventilação mecânica: princípios, análise gráfica e modalidades ventilatórias. J Bras Pneumol. 2007; 33 Suppl 2S:S54-70.
2. Jubran A, Tobin MJ. Reliability of pulse oximetry in titrating supplemental oxygen therapy in ventilator-dependent patients. Chest. 1990 Jun; 97(6):1420-5.
3. Ângelo MAF, Abreu R, Santos ANC, Pinheiro BV, Sad EF, Teixeira Júnior JF, e cols. II Consenso Brasileiro de Ventilação Mecânica. 2. Métodos essenciais de ventilação mecânica. J Pneumol. 2000; 26(Supl 2):S5-S8.
4. Jardin F, Farcot JC, Boisante L, Curien N, Margairaz A, Bourdarias JP. Influence of positive end-expiratory pressure on left ventricular performance. N Engl J Med. 1981 Feb 12; 304(7):387-92.
5. Esteban A, Anzueto A, Alia I, Gordo F, Apezteguia C, Palizas F, et al. How is mechanical ventilation employed in the intensive care unit? An international utilization review. Am J Respir Crit Care Med. 2000 May; 161(5):1450-8.
6. Sakr Y, Vincent JL, Reinhart K, Groeneveld J, Michalopoulos A, Sprung CL, et al. High tidal volume and positive fluid balance are associated with worse outcome in acute lung injury. Chest. 2005 Nov; 128(5):3098-108.
7. Amato MB, Barbas CS, Medeiros DM, Magaldi RB, Schettino GP, Lorenzi-Filho G, et al. Effect of a protective-ventilation strategy on mortality in the acute respiratory distress syndrome. N Engl J Med. 1998 Feb; 5;338(6):347-54.
8. Beppu OS, Guanaes A, Pinheiro BV, Meyer EC, Auler Júnior JOC, Ribeiro SP, et al. II Consenso Brasileiro de Ventilação Mecânica. 4. PEEP (pressão positiva ao final da expiração). J Pneumol. 2000; 26(Supl 2):S11-S2.
9. Alexander RH, Proctor HJ, American College of Surgeons. Committee on Trauma. Advanced trauma life support program for physicians: ATLS. 5th ed. Chicago, 1993, IL: American College of Surgeons.
10. Davignon K, Kwo J, Bigatello LM. Pathophysiology and management of the flail chest. Minerva Anestesiol. 2004 Apr; 70(4):193-9.

11. Melo AS, Marchiori E, Moreira LB, Souza AS, Jr. [Traumatic chest lesions. Computed tomography findings]. Rev Port Pneumol. 2004 Sep-Oct; 10(5):393-403.
12. Tanaka H, Tajimi K, Endoh Y, Kobayashi K. Pneumatic stabilization for flail chest injury: an 11-year study. Surg Today. 2001; 31(1):12-7.
13. Zelenak J, Kutarna J, Hutan M, Kalig K. Stabilisation of thoracic wall in patients with chest injury. Bratisl Lek Listy. 2002; 103(4-5):176-8.
14. Terzi RGG. Ventilação mecânica no tórax flácido. In: Carvalho CR, editor. Ventilação Mecânica Volume II – Avançado. São Paulo: Atheneu; 2000. p. 195-203.
15. Cohn SM. Pulmonary contusion: review of the clinical entity. J Trauma. 1997 May; 42(5):973-9.
16. Ventilation with lower tidal volumes as compared with traditional tidal volumes for acute lung injury and the acute respiratory distress syndrome. The Acute Respiratory Distress Syndrome Network. N Engl J Med. 2000 May 4; 342(18):1301-8.17. Malbrain M. Abdominal perfusion pressure as a prognostic marker in intra-abdominal hypertension. In: Vincent JL, editor. Year Book of Intensive Care and Emergency Medicine. Berlin: Springer-Verlag. 2002, p. 792-814.
17. Loring SH, Mead J. Action of the diaphragm on the rib cage inferred from a force-balance analysis. J Appl Physiol. 1982 Sep; 53(3):756-60.
18. Pelosi P, Ravagnan I, Giurati G, Panigada M, Bottino N, Tredici S, et al. Positive end-expiratory pressure improves respiratory function in obese but not in normal subjects during anesthesia and paralysis. Anesthesiology. 1999 Nov; 91(5):1221-31.
19. Gattinoni L, Chiumello D, Carlesso E, Valenza F. Bench-to-bedside review: chest wall elastance in acute lung injury/acute respiratory distress syndrome patients. Crit Care. 2004 Oct; 8(5):350-5.
20. Gattinoni L, Pelosi P, Suter PM, Pedoto A, Vercesi P, Lissoni A. Acute respiratory distress syndrome caused by pulmona-

ry and extrapulmonary disease. Different syndromes? Am J Respir Crit Care Med. 1998 Jul; 158(1):3-11.

21. Davis DP, Idris AH, Sise MJ, Kennedy F, Eastman AB, Velky T, et al. Early ventilation and outcome in patients with moderate to severe traumatic brain injury. Crit Care Med. 2006 Apr; 34(4):1202-8.

22. Raichle ME, Plum F. Hyperventilation and cerebral blood flow. Stroke. 1972 Sep-Oct; 3(5):566-75.

23. Stocchetti N, Maas AI, Chieregato A, van der Plas AA. Hyperventilation in head injury: a review. Chest. 2005 May; 127(5):1812-27.

24. Davis DP, Dunford JV, Ochs M, Park K, Hoyt DB. The use of quantitative end-tidal capnometry to avoid inadvertent severe hyperventilation in patients with head injury after paramedic rapid sequence intubation. J Trauma. 2004 Apr; 56(4):808-14.

25. Georgiadis D, Schwarz S, Baumgartner RW, Veltkamp R, Schwab S. Influence of positive end-expiratory pressure on intracranial pressure and cerebral perfusion pressure in patients with acute stroke. Stroke. 2001 Sep; 32(9):2088-92.

26. Muench E, Bauhuf C, Roth H, Horn P, Phillips M, Marquetant N, et al. Effects of positive end-expiratory pressure on regional cerebral blood flow, intracranial pressure, and brain tissue oxygenation. Crit Care Med. 2005 Oct; 33(10):2367-72.

27. Huynh T, Messer M, Sing RF, Miles W, Jacobs DG, Thomason MH. Positive end-expiratory pressure alters intracranial and cerebral perfusion pressure in severe traumatic brain injury. J Trauma. 2002 Sep; 53(3):488-92; discussion 92-3.

28. Mascia L, Grasso S, Fiore T, Bruno F, Berardino M, Ducati A. Cerebro-pulmonary interactions during the application of low levels of positive end-expiratory pressure. Intensive Care Med. 2005 Mar; 31(3):373-9.

Frederico José Teixeira Jr ▪ Rafael Izar Domingues da Costa

# Alterações de Consciência no Pós-operatório

## Introdução

Milhares de pacientes são diariamente submetidos a procedimentos cirúrgicos, em número crescente e com aumento gradativo da complexidade. Com a evolução da medicina, não apenas os aspectos técnicos da operação têm sido estudados e aprimorados, mas também o cuidado com o paciente antes, durante e após a cirurgia.

As alterações de consciência do período pós-operatório, classificadas como disfunção cognitiva pós-operatória (DCPO), são caracterizadas por deterioração da função intelectual basal, manifestando-se na maioria dos casos por perda de memória e de concentração, impedindo-o de realizar tarefas simples e, nos casos mais graves, cursando com confusão, alucinações e delirium, sendo esses últimos os mais frequentes e estudados.

Essas desordens normalmente não se apresentam no pós-operatório imediato, quando o paciente tem seu nível de consciência normal, tendo seu pico de incidência entre o primeiro e o terceiro dia de pós-operatório.

Grande parte dos casos de DCPO não são diagnosticados, por apresentarem alterações discretas, que somente se confirmam mediante a aplicação do Mini-Exame do Estado Mental (MEEM).

## Incidência

Vários estudos foram realizados desde a definição dessa entidade, revelando uma incidência variável de acordo com a faixa etária e o nível socioeconômico das populações.

No Brasil, a população em geral tem incidência de 5% a 10%, elevando-se de 10% a 26% em idosos. Estudos americanos revelam incidência de 5% a 15% na população em geral, aumentando de 16% a 62% em população de alto risco, tais como vítimas de fratura do quadril, com média de 35%.

## Etiologia

Os défices de cognição do pós-operatório, sobretudo o delirium, podem ser predispostos por algum fator ou por associação de dois ou mais, ou então permanecer sem etiologia definida.

As causas mais comumente estabelecidas são:

1. Condições gerais do paciente: Pacientes com comorbidades frequentes em nosso meio, como hipertensão arterial ou diabetes, as quais cursam com gradual declínio da função cognitiva. Esses fatores os predispõem a ter uma descompensação quando submetidos à cascata de alterações metabólicas induzidas pelo trauma cirúrgico.

2. Drogas: Algumas medicações atuam diretamente no sistema nervosa central, podendo desarranjar o equilíbrio de pacientes submetidos a cirurgia. Outras, que não possuem ação direta, podem ter efeito sobre a cognição quando usadas em doses elevadas, causando intoxicação. (Tabela 22.1)

3. Interação medicamentosa: Pacientes em pós-operatório normalmente apresentam diversos medicamentos

**Tabela 22.1** Drogas que alteram a função cognitiva.

1. Benzodiazepínicos: diazepam, clonazepam

2. Antipsicóticos: haloperidol, tioridazina

3. Anti-hipertensivos: metildopa, reserpina

4. Betabloqueadores: propranolol

5. Diuréticos: hidroclorotiazida, clortalidona

6. Analgésicos: ácidoacetilsalicílico, meperidina

7. Outros: insulina, cimetidina

de finalidade variada em sua prescrição, associados aos previamente utilizados, podendo gerar interação com declínio do status neurológico.

4. Multifatorial: Devido à complexidade dos procedimentos e ao aumento da expectativa de vida na população em geral, cirurgias de maior porte têm sido realizadas em pacientes mais idosos e com maior número de patologias, facilitando assim a multifatoriedade no surgimento do delirium pós-operatório.

5. Etiologia incerta: Em grande parte dos pacientes que evoluem com DCPO, a etiologia não fica bem estabelecida, devido à dificuldade de sua identificação e diagnóstico.

## Fisiopatologia

O delirium é uma manifestação clínica de disfunção cortical, registrada por lentificação difusa da atividade basal ao eletroencefalograma, e ocorrendo hipoteticamente como resultado de resposta inflamatória ao procedimento cirúrgico, que aumenta citocinas pró-inflamatórias, causando migração leucocitária ao sistema nervoso central, com quebra da barreira hematoencefálica.

Vários fatores de risco são bem conhecidos, sendo divididos em pré-existentes, vulneráveis ou precipitantes. Entre eles destacam-se a idade acima dos 70 anos, disfunção cognitiva prévia, uso crônico de narcóticos ou benzodiazepínicos, etilismo, défices visuais, declínio da função renal, vasculopatias, doença pulmonar, desnutrição e depressão.

Fatores associados ao período perioperatório também são estabelecidos, tais como sondagem vesical, introdução de três ou mais novas medicações, perda sanguínea excessiva, transfusões, distúrbios hidroeletrolíticos, restrição ao leito e dor aguda.

Traumas, sobretudo associados a fraturas do quadril e a patologias graves que requeiram internação em unidade de terapia intensiva, aumentam substancialmente a incidência de disfunções cognitivas.

Todos os eventos relacionados ao desenvolvimento de DCPO culminam com algum grau de hipóxia cerebral, muitas vezes não representada pelos testes convencionais, como oximetria de pulso e medida da pressão arterial sistêmica.

## Diagnóstico

O manejo de pacientes com DCPO depende em primeiro plano de seu pronto reconhecimento, fato que pode alterar o curso dessa desordem e impedir que ocorram danos ou outros eventos que possam culminar em piora da evolução e do prognóstico.

Alterações comportamentais ou do nível de consciência no período imediato ao pós-operatório devem chamar a atenção para a possibilidade de DCPO, sendo as principais a alteração na percepção dos fatos, défice de atenção, alucinações visuais ou auditivas e rebaixamento no nível de consciência.

A confirmação diagnóstica se dá pela aplicação dos critérios do Mini-Exame do Estado Mental, sendo eles:

1. Distúrbio de consciência: Redução da percepção com dificuldade de concentrar-se e manter a atenção.

2. Alteração cognitiva: Défice de memória, desorientação ou alteração da fala. Pode ser de difícil identificação quando há quadro demencial prévio.

3. Rápido surgimento dos distúrbios e grande oscilação durante os períodos do dia.

4. Associações com quadro clínico geral: Evidências na história, no exame físico e no laboratorial de que o quadro neurológico está relacionado às consequências fisiológicas de uma condição médica geral.

O uso de exames laboratoriais no pós-operatório não tem por finalidade diagnosticar distúrbios de consciência. Seu objetivo é excluir morbidades orgânicas que podem levar a risco iminente de morbidade ou mortalidade para o paciente, tais como o emprego de tomografia computadorizada para pesquisa de acidentes vasculares encefálicos, eletrocardiografia e enzimas cardíacas para diagnóstico de infarto agudo do miocárdio e dosagem de eletrólitos séricos para elucidação e rápida correção de distúrbios, como hipocalemia e hiponatremia, entre outros.

## Tratamento

O manejo dos DCPO depende basicamente do seu pronto reconhecimento e identificação de possíveis fatores desencadeantes. O primeiro passo se faz pela revisão sistemática das medicações utilizadas para controle álgico, sob dois aspectos: pacientes que apresentam dose não controlada têm maior incidência de alterações cognitivas e, por outro lado, o uso excessivo de analgésicos pode interferir diretamente no sistema nervoso central, causando alterações que precipitam tais distúrbios.

Outra alteração que deve ser rapidamente identificada é a presença de náuseas e vômitos, por causarem, além de depleção hídrica e de potássio, risco de bronco-aspiração e desconforto social, os quais, sobretudo em pacientes idosos, predispõem o surgimento de DCPO. Os estudos mais atuais apontam a Ondasetrona como a droga mais eficaz e segura nesse propósito, pois tem atuação central e não possui como efeito colateral os distúrbios extrapiramidais que são observados no uso da metoclopramida.

Todos os sistemas fisiológicos do paciente devem ser investigados e colocados em sua forma mais fisiológica, como por exemplo, o trato digestório. Pacientes idosos têm incidência mais elevada de obstipação intestinal em relação a jovens, podendo ser esse um dos fatores identificados na fisiopatologia dos DCPO.

Ao se diagnosticar distúrbios cognitivos nesses pacientes, toda a prescrição médica deve ser revisada, visando eliminar drogas que não se fazem necessárias ou identificar outras que podem ser desencadeadoras, realizando sua substituição. Outras medidas úteis e necessárias no manejo dessas alterações se encontram na tabela 2.

Além de identificar e sanar as causas dessas desordens, devemos sanar também suas consequências, sobretudo nos casos de delirium, que podem ser hipoativos e hiperativos, sendo o primeiro de pior prognóstico. O primeiro passo é o restabelecimento da normalidade psicossocial, que se faz da melhor forma pela participação ativa e colaborativa dos familiares. O uso de restrição mecânica deve ser evitado ao extremo, somente ocorrendo em situações em que a integridade física do paciente está em franca ameaça.

No caso de falha das medidas psicossociais, as drogas de primeira linha no caso de delirium hiperativo são os antipsicóticos, tendo o haloperidol como seu representante mais estudado. Esse medicamento pode ser utilizado por via intravenosa, em doses iniciais de 0.25 a 0.50 miligramas, em intervalos mínimos de quatro horas. Casos mais severos requerem infusão a cada trinta minutos até a diminuição da agitação.

Pacientes com delirium secundário a drogas depressoras do sistema nervoso central têm pouco benefício do uso de antipsicóticos. Sua primeira escolha de tratamento são os benzodiazepínicos.

Infecções também são fatores importantes na patogênese das DCPO. Podem ser do sítio cirúrgico, como infecção da ferida até formação de coleções intracavitárias, ou de outros sítios, como por exemplo a urina, principalmente em pacientes que foram submetidos à sondagem vesical no transoperatório. Idosos têm certo grau de comprometimento de sistema imune, devendo ser investigados e tratados empiricamente de forma precoce com antimicrobianos direcionados ao foco de suspeição (Tabela 22.2).

**Tabela 22.2** Medidas para o manejo de DCPO.

- Garantir oxigenação adequada
- Manter equilíbrio hidroeletrolítico
- Controle adequado da dor
- Revisão e suspensão de medicações predisponentes
- Manter fisiologia urinária e gastrointestinal
- Evitar contenção ao leito
- Monitorizar e tratar alterações cardíacas e pulmonares
- Restabelecer equilíbrio psicossocial
- Tratar delirium hiperativo

## Prognóstico

As sequelas do delirium pós-operatório podem permanecer por até seis meses após o seu surgimento, estendendo-se por mais de um ano em alguns indivíduos. Estudos comprovam que até 39% dos pacientes que desenvolveram delirium após fratura do quadril recebem alta ainda com sinais de DCPO, persistindo em até 6% após seis meses.

Outro fato bem estabelecido por estudos realizados é a associação de desenvolvimento de transtornos cognitivos permanentes, tais como demência, de maneira tardia em pacientes que cursaram com DCPO, chegando a incidência em 18% por ano contra 5% nos pacientes que não tiveram esse tipo de alteração cognitiva prévia.

O principal fator que nos leva a direcionar cuidados específicos no diagnóstico precoce e no tratamento agressivo de distúrbios cognitivos no pós-operatório, sobretudo o delirium, é sua influência direta na morbidade e mortalidade dos acometidos. Na grande maioria das séries sobre esse tema, encontra-se uma taxa substancialmente elevada de complicações infecciosas e traumáticas nesse grupo, além de maior tempo de permanência hospitalar.

A mortalidade intra-hospitalar dos pacientes que apresentam delirium varia, segundo os estudos, de 10% até 65%, número considerado extremamente alto. Após a alta, a mortalidade em tal grupo chega a 15% em um mês, e ultrapassa os 20% em seis meses, justificando o diagnóstico preciso mesmo nos indivíduos que apresentam formas mais frustras de DCPO e seu seguimento após a alta hospitalar, com cuidados domiciliares e retornos ambulatoriais por período não inferior a um ano.

# Referências bibliográficas

1. Copeland et al. Postoperative complications in the seriously mentally ill: a systematic review of the literature. Annals of Surgery. 248(1), July 2008.
2. Magalhães et al. The occurrence of post-operative delirium in Brazil. Clinics. 2008;63(2):271-2.
3. Flinn et al. Prevention, diagnosis, and management of postoperative delirium in older adults. J Am Coll Surg 209(2), 2009.
4. Robinson et al. Postoperative delirium in the elderly: diagnosis and management. Clin Interv Aging. 2008;3(2).
5. Monk et al. Predictors of cognitive dysfunction after major noncardiac surgery. Anesthesiology. 108(1), January 2008.
6. Deiner et al. Postoperative delirium and cognitive dysfunction. British J Anesth. 2009; 103:i41–i46.
7. Newman et al. Postoperative cognitive dysfunction after noncardiac surgery: a systematic review. Anesthesiol 106:572–90, 2007.
8. Amador et al. Postoperative delirium in the older patient. J Am Coll Surg. 200(5), 2005.
9. Booset et al. Postoperative cognitive dysfunction: prevalence and associated factors. Rev Bras Anestesiol 55(5), set-out, 2005.

Antonio Cesar Martini

# Febre no Pós-operatório

## Definição

A temperatura corpórea é regulada pelo centro termorregulador localizado no hipotálamo anterior. Esse centro faz o balanço entre a produção do calor gerada pelo metabolismo hepático e pela musculatura esquelética e as perdas através da pele e dos pulmões. A temperatura média é geralmente considerada em torno de 36,8+ 0,4°C, quando aferida na região oral, podendo variar de 0,5 a 1°C com o ritmo circadiano (temperaturas mais baixas pela manhã e maiores no final da tarde) e o ciclo menstrual. A temperatura axilar é em torno de 0,5°C abaixo da oral. Algumas situações podem alterar a temperatura, tais como a temperatura ambiente, exercício físico e uso de drogas.

A febre é ocorrência frequente em patologias cirúrgicas, assim como o próprio ato cirúrgico pode ser fator determinante para sua ocorrência.

Entende-se por febre o processo de elevação do nível de temperatura do termostato corpóreo (*set point*) e suas consequências. A febre envolve a elevação do nível de temperatura do termostato, a partir da qual se desenvolve um mecanismo de aumento da temperatura corpórea, envolvendo maior produção e acentuação da conservação do calor produzido. Embora seja controverso, considera-se, na prática, a febre uma temperatura axilar > 37,8°C. Há causas infecciosas e não infecciosas envolvidas na sua patogênese. A hiperpirexia é utilizada para febres > 41,5°C, o que normalmente ocorre em hemorragias no sistema nervoso central e, mais raramente, em infecções graves.

Quando existe hipertermia, os mecanismos fisiológicos do controle da temperatura são:

- Vasodilatação cutânea;
- Sudorese;
- Diminuição da produção do calor endógeno por inibição do tremor muscular.

No pós-operatório alguns fatores devem ser considerados, como:

- Tempo de aparecimento da febre;
- Queixas associadas, tais como tosse, expectoração, dor, distensão, hiperemia da incisão, presença de flebite e disúria;
- Estado geral;
- Presença de drenos, sondas e cateteres;
- Uso de algumas medicações, tais como neurolépticos e antidepressivos com efeito anticolinérgico, como os tricíclicos. Os antibióticos B-lactâmicos e sulfas, bem como a associação de metotrexato e azatioprina, alopurinol e anticonvulsivantes, em particular fenitoína, são os mais comumente associados à febre. É importante salientar que as medicações constituem diagnóstico de exclusão.

Nos pacientes internados, deve-se dar atenção às infecções hospitalares, principalmente por poder se tratar de patógenos multirresistentes. A infecção hospitalar é aquela que se diagnostica após 48 horas de internação. As mais importantes são as pneumonias, infecção urinária e infecção relacionada a cateteres.

Nos pacientes internados na terapia intensiva, deve-se considerar como febre temperatura igual a 38,3°C. A febre aparece em 70% dos pacientes, e 50% das vezes são atribuídas a infecções. Na Tabela 23.1 podemos verificar as causas mais comuns de febre nos paciente em terapia intensiva.

**Tabela 23.1** Causas de febre nos pacientes em terapia intensiva.

| Causas infecciosas | Causas não infecciosas |
| --- | --- |
| Pneumonia associada à ventilação mecânica | Reação transfusional |
| Infecções relacionadas a cateteres | Tempestade tireotóxica e insuficiência adrenal |
| Infecção intra-abdominal | Drogas |
| Infecção urinária | Trombose venosa profunda, embolia pulmonar e infarto agudo do miocárdio |
| Infecção da ferida operatória | Colecistite aguda alitiásica, isquemia mesentérica e pancreatite aguda |
| Sinusite | Úlcera de pressão |
| Colite pseudomembranosa | |

No pós-operatório, a febre é de ocorrência comum, e o diagnóstico da sua etiologia depende da época de aparecimento.

Nos traumas, hematomas no retroperitônio e muscular, tromboflebites, vasculites e determinados tipos de câncer, sem que haja infecção, há presença de febre.

Durante o ato cirúrgico, desencadeado pela anestesia, poder-se-á instalar um quadro de hipertermia maligna e hipertermia transfusional, além de quadros graves de inoculação de soros contaminados.

No pós-operatório imediato (primeiras 24 h), as causas mais frequentes são:

- Resposta ao trauma cirúrgico (pode durar até três dias conforme o tamanho da cirurgia, em geral mais prolongado em abordagens neurocirúrgicas). Tem curta duração e baixos níveis térmicos. A febre está relacionada aos pirógenos endógenos que são os mediadores inflamatórios;
- Atelectasia pós-anestésica;
- Reação adversa a medicamentos;
- Reação à transfusão de hemoderivados;
- Hipertermia maligna.

Quando a febre aparece do 3º ao 5º dia de pós-operatório, devemos procurar saber se existe foco infeccioso pulmonar, urinário, flebites e infecção da ferida operatória.

Após o 5º dia, devemos ficar atentos a complicações intracavitárias, tais como abscessos e deiscências de suturas. Quando a febre é acompanhada de quadro diarreico em paciente que utilizou ou utiliza antibióticos, devemos pensar em colite pseudomembranosa.

Outra causa que não pode ser esquecida em paciente com cateter e internação prolongada é a endocardite bacteriana.

Na Tabela 23.2 podemos ver as causas especificas da febre conforme o tipo de cirurgia.

**Tabela 23.2** Causas de febre relacionadas ao procedimento cirúrgico.

| Local da cirurgia | Causa de febre |
| --- | --- |
| Cardiotorácica | Pneumonia, mediastinite, infecção do esterno, derrame pleural |
| Neurocirurgia | Meningite, TVP/TEP |
| Urológica | Infecção urinária |
| Abdominal | Abscesso, deiscência de suturas |
| Ortopédica | TVP/TEP, embolia gordurosa |
| Cabeça e pescoço | Crise tireotóxica |
| Transplante | Rejeição |

## Diagnóstico

O diagnóstico da causa de febre baseia-se em uma anamnese e um exame físico bem feito, utilizando-se também os exames subsidiários quando necessários para o diagnóstico e a terapêutica.

É primordial identificar o paciente séptico, pois o diagnóstico e a intervenção precoce permitem diminuição da morbimortalidade. São sinais de alerta: febre, taquipneia, taquicardia, alteração do estado mental, sudorese, hipotensão. É importante ativar o protocolo de sepse, com antibioticoterapia, hidratação, identificação e tratamento do foco infeccioso.

A anamnese deve objetivar a demonstração de patologias inflamatórias e infecciosas que podem causar febre no pós-operatório. Porém, devemos lembrar as causas não infecciosas de febre, tais como: infarto do miocárdio, trombose venosa profunda, embolia pulmonar, insuficiência adrenal, medicamentos, tireotoxicose, transfusão de hemoderivados, entre outras menos frequentes. Além da anamnese, fazer um exame físico minucioso pode ser a chave para se chegar a um diagnóstico.

Examinar a pele, a incisão, focos de celulite, flebite, hematomas ou trombose venosa profunda.

Propedêutica pulmonar e cardíaca.

Exame físico abdominal: o aparecimento de febre por volta do 5º pós-operatório, com distensão e piora da dor em cirurgias com anastomose no trato gastrointestinal sugerem a presença de deiscência, e o seu diagnóstico e tratamento precoce é de suma importância.

Os exames laboratoriais para a investigação são: hemograma, proteína C reativa, urina tipo I, Rx tórax e ultrassom e/ou tomografia de abdome quando se suspeita de coleção ou deiscência de anastomose gastrointestinal. Devem ser realizadas hemoculturas nos picos febris e cultura de secreções de feridas.

Os quadros infecciosos pós-operatórios costumam ser acompanhados de febre, e a sua gravidade depende da virulência do agente e da resistência do organismo. É importante lembrar que no paciente imunodeprimido pode haver infecção sem febre.

## Tratamento

O tratamento do quadro febril está ligado ao tratamento de sua causa. Os abscessos devem ser drenados quer por via percutânea quer por via cirúrgica. Os quadros pulmonares devem ser tratados com fisioterapia respiratória e antibioticoterapia. As feridas infectadas devem ser desbridadas, as deiscências devem ser corrigidas e assim por diante. O que não deve ocorrer é a utilização empírica de antibióticos e antipiréticos acreditando que eles possam resolver todos os casos. É óbvio que o antibiótico deve ser utilizado no tratamento da infecção, porém ele é coadjuvante nos casos de infecção cirúrgica, já que a remoção do foco infeccioso é a medida mais importante. A utilização de antibióticos é feita de maneira empírica no momento inicial (dependendo do germe prevalente em cada infecção) e de maneira dirigida dependendo do resultado das culturas.

Em relação ao controle da febre propriamente dita são utilizados os antipiréticos habituais e os métodos físicos.

Os antipiréticos mais utilizados na prática clínica são a dipirona, o ácido acetilsalicílico, o acetoaminofen, a fenacetina e o paracetamol. Os antipiréticos diminuem o *set-point* hipotalâmico, facilitando a perda de calor. Embora seja questionada, a febre pode ser tratada, pois não existe evidência de que ela ajude no tratamento da infecção ou que exerça função de auxilio na resposta imune. Além disso, para cada 1°C acima de 37°C há aumento de até 13% no consumo de oxigênio no organismo, um efeito deletério para todos os pacientes, sobretudo para os mais idosos. Quando se trata a febre, tratam-se também os sinais sistêmicos como a cefaleia, a mialgia, a artralgia e o mal-estar.

Em relação aos métodos físicos, podem ser utilizados banhos de água gelada, bolsas geladas e esponjas com soluções variadas nos pescoços, virilhas e axilas. Tais métodos físicos promovem a perda de calor por condução, convecção e evaporação.

Deve-se evitar deixar antipirético prescrito de horário, devendo ser utilizado apenas se necessário.

Cabe aqui lembrar a possibilidade de ocorrência de hipertermia maligna. Tal quadro é visto como resposta idiossincrásica na vigência de uso de anestésicos, mais especificamente succinilcolina e halotano e seus derivados. É uma condição genética, provavelmente de padrão autossômico dominante, em que ocorre aumento de temperatura, em geral > 40,5°C, associada a rigidez muscular, taquicardia, cianose, arritmias e hipotensão. Em geral se desenvolve na primeira hora após a administração dos anestésicos, mas pode se manifestar até 10 horas depois da indução. Achados laboratoriais são o aumento na produção de $CO_2$, acidose mista e distúrbios eletrolíticos. Evoluí com rabdomiólise, insuficiência renal aguda e coagulação intravascular disseminada em grande parte dos casos. Obviamente é interrompida a anestesia inalatória e administra-se oxigênio a 100%, e a cirurgia deve ser suspensa. Deve-se providenciar o resfriamento corpóreo com bolsas de gelo, soro gelado, lavagem da cavidade abdominal com soro gelado e corrigir a acidose metabólica. O tratamento é feito com dantrolene, um potente relaxante muscular. A dose é um bolo de 2 mg de 5/5 minutos, dose máxima de 10 mg. A dose de manutenção é de 1 mg/kg a cada 4 horas por 24 a 36 horas. Também pode ser utilizado benzodiazepínico ou procainamida para diminuir os tremores.

## Referências bibliográficas

1. Branco PD, Quintas ML. Febre pós-operatória em Clínica Cirúrgica. Barueri, SP.. Manole, 2008, 2225-2233
2. Kasper DL, Fauci A, Longo DL, Baunwald E et al: Harrison´s Principles of internal medicine. Mc-Graw-Hill, 16a edição. Dinarello Ca, Gelfand JA. Fever and hyperthermia, Capitulo 16
3. Goroll AH, Mulley AG: Primary care medicine. Lippincott Williams & Wilkins, 5a edição: Evaluation of fever. Capítulo 11
4. Pora R, Dinarello CA. Pathophysiology and treatment of fever in adults. Uptodate: Http:// www.uptodate.com
5. O'Grady NP et al.: Practice Guidelines for Evaluating New Fever in Critically Ill Adult Patients. Clinical Infectious Diseases 1998; 1042-59.
6. Bouchama A, Knochel J.: Heat Stroke. N Engl J Med. 2002; 346: 1978-1988.
7. Simon HB.: Hyperthermia. N Engl J Med 1993; 329:483
8. Krause, T, Gerbershagen, MU, Fiege, M, et al.: dantrolene--a review of its pharmacology, therapeutic use and new developments. Anaesthesia 2004; 59:364.
9. Engoren, M. Lack of association between atelectasis and fever. Chest 1995; 107:81.
10. Mackowiak, PA, LeMaistre, CF. Drug fever: A critical appraisal of conventional concepts. Ann Intern Med 1987; 106:728.
11. Mourad O et al.: A comprehensive evidenced-based approach to fever of unknown origin. Arch Intern Med 2003; 163: 545-551.

**Adriano Zuardi Ushinohama** ▪ **Edivaldo Massazo Utiyama**

# Íleo Pós-operatório Prolongado

## Conceito

A palavra íleo é derivada do vocábulo grego *Eileos*, que significa "cólica". Frederick Treves, famoso cirurgião de Londres, conhecido por ter drenado um abscesso apendicular na fossa ilíaca direita do rei Edward VII dois dias antes de sua coroação, em 1902, no Palácio de **Buckingham,** foi quem utilizou o termo pela primeira vez para traduzir o estado da atonia intestinal ao contrário do seu significado original. Atualmente, o termo íleo pós-operatório é usado para descrever a interrupção dos movimentos coordenados do intestino, bem como da propulsão do seu conteúdo, observada principalmente em cirurgias abdominais, geralmente de grande porte, ou menos comumente em cirurgias cardíacas e ortopédicas. Existem outras denominações para esta disfunção, tais como obstrução intestinal funcional, obstrução intestinal não mecânica e íleo paralítico, todas utilizadas para relatar a diminuição provocada por outros fatores além da laparotomia.

Essa diminuição da função do tubo digestivo inicia-se no pós-operatório imediato e prolonga-se por um período de tempo que costuma durar de um a três dias nas cirurgias menores ou laparoscópicas e até cerca de cinco dias nas cirurgias de grande porte. Nesse intervalo, o íleo pós-operatório incomoda o paciente, impede a ingestão da dieta, prolonga sua recuperação e a permanência hospitalar. Estudos norte-americanos mostram que a principal causa de estadia prolongada em cirurgias abdominais é o íleo pós-operatório, estimando um custo de cerca de 1,75 bilhão de dólares para a saúde pública. Embora não haja consenso na literatura médica, considera-se que o íleo pós-operatório termina quando o paciente apresenta evacuações e aceita dieta por via oral.

O íleo pós-operatório prolongado é definido como a persistência do quadro por um tempo maior que o esperado para o porte da cirurgia ou decorrente de um evento não previsto. Portanto, o íleo pós-operatório prolongado pode ser a manifestação de uma complicação intra-abdominal. Nesses casos, é conveniente investigar a causa e eliminá-la o mais rápido possível.

## Fisiologia do trato gastrointestinal

A parede do intestino delgado e do cólon é dividida em quatro camadas de células: mucosa, submucosa, muscular e serosa. A camada muscular, responsável pela movimentação aboral do alimento, é dividida em duas superfícies de células musculares lisas: uma externa, longitudinal, e outra interna, circular. Três sistemas atuam em conjunto para organizar e controlar a motilidade do trato gastrintestinal. As fibras musculares intestinais contraem-se independentemente e esta atividade contrátil autônoma é chamada de atividade miogênica. O controle miogênico manifesta-se pelo ritmo da atividade elétrica. O controle neurogênico ocorre em três níveis: intrínseco, extrínseco e central, e é o responsável pelo local e intensidade da contração do tubo digestivo. O controle humoral compreende hormônios excitatórios e inibitórios e atua modulando as atividades miogênicas e neurogênicas.

A contratilidade dos intestinos é coordenada pelo marca-passo intestinal, localizado no duodeno, que gera impulsos elétricos conhecidos como complexos mioelétricos migratórios, distribuídos pelo sistema neural intestinal através dos plexos mioentérico e submucoso. O plexo mioentérico situa-se entre a camada muscular longitudinal e circular, e é responsável pelo controle do tônus da parede intestinal, bem como da intensidade e do ritmo das contrações. O plexo submucoso é responsável pela atividade glandular. Assim como no coração, a atividade do marca-passo intestinal é modulada pelos sistemas simpático, parassimpático e por hormônios de ação local. O sistema simpático atua através dos gânglios pré-vertebrais, diminuindo a ação do marca-passo, enquanto que o sistema parassimpático atua através dos nervos vagos, estimulando a peristalse.

Além disso, ocorre a ação de neuro-peptídeos de ação local que interferem na motilidade intestinal, como a *motilina, Peptídeo Vasoativo Intestinal (VIP)*, e o *óxido nítrico*. Entre as células musculares lisas do intestino delgado existem *gap junctions* que promovem a passagem desses estímulos humorais através da parede intestinal, promovendo rápida transmissão de impulsos e organizando a contratilidade. No cólon existem as mesmas duas camadas musculares, porém não há *gap junctions*, o que pode ajudar a explicar a demora do retorno da peristalse no cólon em relação ao delgado no período pós-operatório (Figura 24.1).

## Fisiopatologia do íleo pós-operatório

O intestino delgado é a primeira porção do trato digestivo a recuperar sua função após a cirurgia. Até mesmo durante o ato operatório costuma apresentar movimentos, embora pouco coordenados, e em 48 horas já há peristalse eficaz. O estômago começa a apresentar atividade elétrica poucas horas após a cirurgia, porém demora cerca de 3 dias para ter atividade motora, relaxamento do piloro adequado e tempo de esvaziamento normal. O cólon é a última porção a retornar à atividade normal, demorando cerca de 4 a 5 dias para ocorrer a primeira evacuação (Figura 24.2).

Há 3 fatores distintos que contribuem para a instalação do íleo pós-operatório (Figura 24.3): fatores neurogênicos, fatores inflamatórios e fatores farmacológicos.

### Fatores neurogênicos e humorais

Na regulação da motilidade intestinal ocorre um equilíbrio entre estímulos excitatórios e inibitórios. É sabido há décadas que o estímulo simpático durante a cirurgia

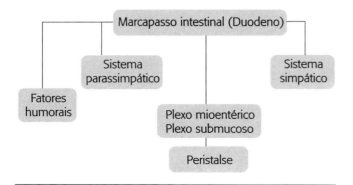

**Figura 24.1** Notilidade gastrointestinal.

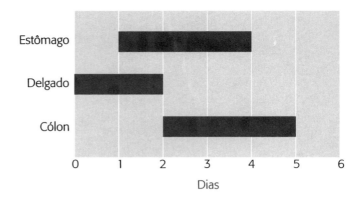

**Figura 24.2** Recuperação do íleo nas diferentes partes do trato digestivo.

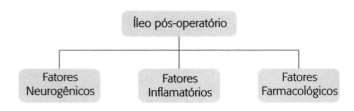

**Figura 24.3** Fatores relacionados ao íleo pós-operatório.

inibe o peristaltismo por meio da inibição da produção de acetilcolina. Fibras aferentes do sistema simpático localizadas tanto na parede abdominal como no intestino participam desse reflexo neural inibitório, de tal forma que a realização da incisão cirúrgica, abertura do peritônio e, principalmente, a manipulação de alças intestinais, promovem diminuição do peristaltismo no pós-operatório. Tais achados são corroborados por estudos experimentais em animais que tiveram a medula seccionada ou submetidos à simpatectomia e não apresentaram íleo após cirurgia abdominal. Em humanos, o bloqueio farmacológico do sistema simpático, apesar de diminuir o íleo, não o extinguiu por completo, sugerindo que há outros mecanismos envolvidos.

Numerosos estudos têm mostrado que há outras substâncias inibitórias não participantes do sistema simpático. Alguns peptídeos e hormônios têm sido descritos como participantes desse mecanismo. Estudos em animais mostram que inibidores do óxido nítrico, isoladamente, não produzem melhora significativa do íleo pós-operatório, porém quando administrados conjuntamente com bloqueadores adrenérgicos promovem melhora quase completa. O óxido nítrico, nesse caso, participaria potencializando o efeito adrenérgico. Da mesma forma, as substâncias P e VIP parecem ter algum efeito inibitório indireto.

### Fatores inflamatórios

A manipulação das vísceras abdominais, duração do procedimento, tipo de procedimento e a irritação peritoneal sempre estiveram relacionadas ao desenvolvimento do íleo no pós-operatório. Na parede da alça intestinal, entre as camadas musculares, há um grupo de células inflamatórias, sobretudo macrófagos, que durante a manipulação cirúrgica tornam-se ativados, secretando fatores quimiotáxicos e citocinas pró-inflamatórias, tais como interleucina 6, interleucina 1β, fator de necrose tumoral (TNF-α) e óxido nítrico. Além disso, liberam grande quantidade de cicloxigenase-2 (COX-2), que leva à produção de prostaglandinas. A adição de prostanglandinas na musculatura lisa de intestino delgado em animais resultou em diminuição da contratilidade, enquanto que a administração de inibidores da COX-2 reverteu esse efeito. No entanto, não há ensaio clínico em humanos com esse tipo de medicamento.

Outro estudo experimental em ratos mostrou que há associação entre o grau de manipulação das alças de delgado com a quantidade de macrófagos na camada muscular e com a expressão de RNA que codifica para COX-2, TNF, interleucina e óxido nítrico. Esses achados sugerem que a cascata inflamatória tem um papel importante na formação do íleo pós-operatório.

Há um antigo ditado em cirurgia abdominal que diz que a duração do íleo pós-operatório é diretamente proporcional à duração da operação. Os estudos clínicos que analisaram a motilidade colônica em pacientes submetidos à cirurgia com mais de três horas de duração, comparados com os que passam por aquelas que duram apenas uma hora, concluíram que a duração não foi fator determinante do íleo. Por outro lado, os pacientes com peritonite química ou purulenta apresentavam motilidade intestinal e esvaziamento gástrico alterados.

## Fatores farmacológicos

Devido à similaridade entre o sistema nervoso central e a rede neural intestinal, qualquer tipo de anestesia tem efeito sobre o peristaltismo. Por isso, quanto mais dependente da integração neural é o segmento intestinal, mais suscetível à anestesia. O cólon, por exemplo, é mais afetado por não ter *gap junctions* e sua coordenação ser fundamentada na rede neural.

Entre os diversos medicamentos anestésicos, os mais estudados são os opioides. São potentes analgésicos, intensamente utilizados em cirurgias abdominais e torácicas de grande porte, tanto por via endovenosa como em anestesias raquidianas e peridurais. Seu efeito inibitório sobre a musculatura intestinal deve-se ao bloqueio pré-sináptico dos neurônios excitatórios do plexo mioentérico, utilizando-se dos receptores opioides $\mu_2$, $\kappa$ e $\delta$. O uso do antídoto naloxone, conhecido antagonista opioide não seletivo, melhora a peristalse intestinal, porém reduz o efeito analgésico. Bloqueadores seletivos $\mu_2$ melhoram consideravelmente o íleo pós-operatório e constituem uma das formas de tratamento, como será discutido adiante.

Agentes anestésicos hipnóticos como o propofol, e as substâncias inalatórias como halotano e óxido nítrico,

diminuem o trânsito colônico no intraoperatório, porém seu efeito é limitado a algumas horas após a cirurgia.

A relação de causa e efeito entre o desequilíbrio hidroeletrolítico e o trânsito intestinal é conhecida há muito tempo. As alterações mais frequentes encontradas são as baixas concentrações séricas de cloro, potássio, sódio e magnésio. A hipóxia tecidual reduz o tônus e a motilidade intestinal, predispondo ao íleo pós-operatório.

## Quadro clínico

O íleo pós-operatório representa grande incômodo para o paciente, ansiedade para a equipe médica e custo para a saúde pública. Caracteriza-se por desconforto abdominal progressivo, distensão abdominal, parada de eliminação de gases e fezes, náuseas e vômitos. Ao exame físico, o abdome revela-se distendido e timpânico. A ausculta demonstra ausência ou diminuição dos ruídos hidroaéreos.

A distensão das alças intestinais provoca aumento da pressão intra-abdominal e dificuldade respiratória. O paciente passa a respirar superficialmente e, para compensar, eleva a frequência respiratória, provocando a redução do volume residual que predispõe o surgimento da atelectasia e de infecção pulmonar. A ansiedade decorrente da dificuldade respiratória desencadeia maior deglutição de ar, perpetuando ainda mais a distensão abdominal.

Pacientes com íleo prolongado permanecem sem evacuar ou eliminar flatos durante vários dias após a cirurgia, apresentando distensão abdominal e timpanismo à percussão. Muitas vezes sofrem de desconforto abdominal, eructações e náuseas. Há situações em que o paciente volta a se alimentar, porém evolui com vômitos, não aceitando a dieta e necessitando ficar em jejum novamente. Os vômitos, somados ao acúmulo de líquido intraluminal, levam à depleção de água e eletrólitos, com consequente hipovolemia que, caso não tratada adequadamente, pode levar até ao choque hipovolêmico. A depleção hidroeletrolítica e a redução da perfusão favorecem a manutenção do íleo.

## Tratamento

O íleo pós-operatório não necessita de tratamento específico na maioria dos casos. Dos pacientes submetidos a cirurgias abdominais de grande porte, 75% recuperam a função intestinal em até 5 dias, apenas com medidas de suporte. Tradicionalmente, os cuidados pós-operatórios consistem em descompressão gástrica de rotina, hidratação endovenosa, correção de distúrbios hidroeletrolíticos e deambulação precoce. Esses conceitos antigos permanecem em grande parte, porém com algumas revisões.

## Sondagem nasogástrica

A sonda nasogástrica locada durante o ato intraoperatório de grandes cirurgias abdominais é deixada durante os primeiros dias, até que o débito diminua. Esse procedimento sempre fez parte da rotina dos cirurgiões. Assim, diminuiria o íleo pós-operatório, preveniria aspirações e protegeria a anastomose.

Estudos de meta-análise recentes têm demonstrado que o uso rotineiro de sondagem nasogástrica, além de causar maior desconforto, não diminui o número de complicações na anastomose, não diminui o tempo de hospitalização e aumenta o risco de atelectasia e pneumonia no pós-operatório. Portanto, o uso de sonda nasogástrica deve ser reservado a pacientes com grande manipulação de alças, cirurgias gástricas, uso de drogas desencadeadoras de íleo etc.

## Deambulação precoce

Embora haja clara evidência de que a deambulação precoce no pós-operatório diminui a incidência de trombose venosa profunda, de atelectasia e de pneumonia, sempre se acreditou que também acelerava o retorno das funções intestinais.

Diversos estudos procuraram demonstrar o efeito da deambulação sobre o peristaltismo, porém nenhum concluiu que há benefício. Além disso, alguns ainda sugerem que há diminuição do fluxo sanguíneo intestinal após o exercício leve, o que diminuiria a motilidade intestinal.

O paciente deve ser mobilizado precocemente e, sempre que possível, sair do leito e caminhar vagarosamente. Assim, previne diversas complicações pós-operatórias, mas provavelmente não diminui o íleo pós-operatório.

## Laparoscopia

Com a popularização da laparoscopia, muito tem sido estudado sobre a agressão cirúrgica e a resposta inflamatória desencadeada nesse tipo de cirurgia. Observou-se que há menor liberação de citocinas pró-inflamatórias, como IL-6 e IL-1, bem como de proteína C reativa.

Na cirurgia laparoscópica, há menor manipulação de alças intestinais durante o ato cirúrgico, e menor dor no pós-operatório imediato, reduzindo a necessidade do uso de analgésicos.

Todos esses fatores são responsáveis pela observação, em vários estudos, de que há íleo reduzido em pacientes submetidos à laparoscopia quando comparados com pacientes submetidos à laparotomia.

## Anestesia Epidural

A anestesia peridural caracteriza-se pela administração de drogas analgésicas no espaço peridural, bloqueando efeitos noceptivos dos nervos que ali passam. Além do efeito anestésico, ocorre o bloqueio do sistema simpático, resultando em aumento da motilidade intestinal e do fluxo esplâncnico.

A maioria dos estudos atuais mostra benefício do uso de anestesia peridural para a motilidade intestinal em relação à anestesia endovenosa; tanto quando são usados anestésicos locais (bupivacaína, por exemplo) como quando são usados opioides. Punções torácicas e abdominais altas parecem ter mais efeito sobre o peristaltismo do que punções lombares.

O uso de anestesia epidural para analgesia pós-operatória também parece ser superior ao uso de analgesia endovenosa com opioides, promovendo melhor analgesia, menor íleo pós-operatório e menos complicações pulmonares, porém sem diminuir o tempo de hospitalização.

## Tratamento farmacológico

Diversos tipos de drogas com ação na motilidade digestiva já foram estudadas para diminuir o íleo pós-operatório, embora nenhuma tenha apresentado efeito benéfico inequívoco.

Apesar de ter bom efeito para o tratamento da pseudo-obstrução intestinal (síndrome de Ogilvie), neostigmina não melhora o íleo pós-operatório, além de causar diversos efeitos colaterais.

Metoclopramida, um antiemético, e eritromicina, um antibiótico, têm como efeito colateral causar diarreia, e algumas vezes são usados pelos seus efeitos pró-cinéticos. No entanto, diversos estudos falharam em mostrar qualquer benefício para o tratamento do íleo pós-operatório.

A cisaprida atua aumentando a secreção de acetilcolina nos plexos mioentéricos, tendo um bom efeito pró-cinético. A literatura mostra resultados conflitantes, todavia parece que há algum efeito do uso de cisaprida para melhorar o trânsito intestinal no pós-operatório.

O alvimopam é uma nova droga que atua como antagonista seletivo dos receptores $\mu_2$, não penetrando no sistema nervoso central. Dessa maneira, ele bloqueia os efeitos dos opioides no intestino, sem afetar o efeito analgésico. Diversos trabalhos mostraram diminuição do íleo pós-operatório com o uso do alvimopam.

## Consideraçõs finais

O íleo pós-operatório é esperado após qualquer operação sob anestesia geral, independente do sítio cirúrgico. A sua duração varia de horas a dias. Vários fatores influenciam para a instalação e duração do íleo pós-operatório, tais como medicações anestésicas, manipulação de vísceras intra-abdominais e operações na parede abdominal. O tratamento é baseado nas medidas preventivas e descompressivas. O uso de medicações para solucionar o íleo pós-operatório apresenta resultados controversos.

# Referências bibliográficas

**1.** Bauer AJ, Boeckxstaens GE. Mechanisms of postoperative ileus. Neurogastroenterol Motil 16 (Suppl. 2): 54–60, 2004.

**2.** Bundgaard-Nielsen M, Holte K, Secher NH, Kehlet H. Monitoring of peri-operative fluid administration by individualized goal-directed therapy. Acta Anaesthesiol Scand 51:331–40, 2007.

**3.** Carter S. The surgical team and outcomes management: focus on postoperative ileus. J Perianesth Nurs 121(2A):S2--S6, 2006.

**4.** DeHaven-Hudkins DL, DeHaven RN, Little PJ, Techner LM. The involvement of the μ-opioid receptor in gastrointestinal pathophysiology: Therapeutic opportunities for antagonism at this receptor. Pharmacology & Therapeutics 117:162–87, 2008.

**5.** Delaney CP. Clinical perspective on postoperative ileus and the effect of opiates. Neurogastroenterol Motil 16 (Suppl. 2):61–66, 2004.

**6.** Gendall KA, Kennedy RR, Watson AJM, Frizelle FA. The effect of epidural analgesia on postoperative outcome after colorectal surgery. Colorectal Disease 9:584–600, 2007.

**7.** Luckey A, Livingston E, Tache Y. Mechanisms and treatment of postoperative ileus. Arch Surg 138:206-14, 2003.

**8.** Moraca RJ, Sheldon DG, Thirlby RC. The role of epidural anesthesia and analgesia in surgical practice. Ann Surg 238:663–73, 2003.

**9.** Person B, Wexner SD. The management of postoperative ileus. Curr Probl Surg 43:6-65, 2006.

**10.** Saclarides TJ. Current choices — good or bad — for the proactive management of postoperative ileus: a surgeon's view. J of Perianesth Nurs 21(2A):S7-S15, 2006.

**11.** Wolff BG, Weese JL, Ludwig KA, Delaney CP, Stamos MJ, Michelassi F et al. Postoperative ileus-related morbidity profile in patients treated with Alvimopan after bowel resection. J Am Coll Surg 204 (4):609-16, 2007.

**12.** Behrns KE, et al: Prospective randomized trial of early initiation and hospital discharge on a liquid diet following elective intestinal surgery. J Gastrointest Surg 4:217, 2000.

**13.** Holte K, Kehlet H. Postoperative ileus: a preventable event. Br J Surg. 87:1480, 2000.

Cornelius Mitteldorf

# Antibiótico em Cirurgia de Emergência

## Introdução

Desde os primórdios da Cirurgia, a infecção é uma complicação temível e potencialmente letal nos pacientes submetidos a operações eletivas e, mais ainda, naqueles submetidos a operações de urgência.

A melhora progressiva da Anestesia a partir da década de 1840 permitiu a realização de um número cada vez maior de procedimentos operatórios, o que, inicialmente, aumentou o problema da infecção, uma vez que as causas destas infecções e sua consequente letalidade eram atribuídas a fatalidades e maldições, e não a micro-organismos vivos.

Em meados do século XIX, a Europa se encontrava em franco desenvolvimento tecnológico, científico e social, em decorrência da Revolução Industrial e do Iluminismo, e não tardou o surgimento de cientistas e médicos incomodados com o aumento da mortalidade dos pacientes vítimas de procedimentos operatórios, principalmente devido a infecção: entre 1840 e 1890, com Semmelweis, Pasteur, Lister, Koch e Halsted, entre outros, reconheceu-se e introduziu-se na prática cirúrgica os princípios da técnica asséptica[1] e, finalmente, conseguiu-se demonstrar que infecção é causada por micro-organismo[2], diminuindo-se as complicações infecciosas de 90% para algo em torno de 10%, ao final do século XIX.

Foi também nesse cenário que começaram investigações com antibióticos, conduzidas de maneira científica: em 1877, Pasteur e Joubert perceberam que determinadas bactérias exerciam efeito inibitório sobre outras, quando inoculadas em urina estéril. Relatos chineses de 2.500 anos já faziam alusão aos efeitos anti-infecciosos da soja mofada, quando aplicada a ferimentos[3]. Embora vários produtos microbianos tenham sido demonstrados como eficientes antibióticos in vitro, foi somente em 1929, a partir do trabalho de Alexander Fleming com determinada cepa do fungo *Penicillium notatum*, que foi descoberta a penicilina e sua ação antimicrobiana sobre o *Staphylococcus aureus*. Esta descoberta revolucionou, mais uma vez, a Medicina e a Cirurgia em particular: finalmente, a infecção poderia ser controlada, não só através da Técnica Asséptica, mas também dos antibióticos[4].

A penicilina foi introduzida na prática clínica, em escala industrial, durante a Segunda Guerra Mundial e, do final da década de 1940 até nossos dias, vários outros antibióticos, naturais, semissintéticos ou sintéticos, como adjuvantes importantes na profilaxia da infecção cirúrgica e melhorando muito o tratamento dos pacientes com infecção. O termo antibiótico foi sugerido por Selman Waksman que, em 1947 o definiu como "substância química produzida por micróbios que inibe o crescimento ou pode destruir outros micróbios"[5].

Entretanto, os antibióticos não eliminaram as infecções, são produtos potencialmente tóxicos ao ser humano, causam seleção de micro-organismos resistentes, potencialmente patogênicos, e alguns são muito caros, sendo, portanto, fundamental sua utilização criteriosa, baseada em princípios biológicos bem determinados.

## Mecanismos de ação

Antibióticos são substâncias naturais, obtidas através da fermentação de culturas de fungos (*Penicillium*, *Cephalosporium*, *Streptomyces*), como a penicilina, a cefalosporina, a estreptomicina, ou de bactérias, como a vancomicina. Outros são substâncias sintéticas, como as quinolonas e o cloranfenicol, ou semissintéticas, em que o antibiótico obtido por fermentação é modificado por síntese laboratorial de um radical diferente, com o objetivo de melhorar a farmacodinâmica/cinética original, como as aminopenicilinas (ampicilina e amoxacilina) e muitos outros[6,7].

Conforme seu mecanismo de ação, os antibióticos podem ser bactericidas ou bacteriostáticos. Na Tabela 25.1 apresentamos os principais mecanismos de ação.

**Tabela 25.1** Mecanismos de ação dos principais antibióticos.

| Mecanismo de ação | Antibiótico |
| --- | --- |
| Inibem a síntese da parede celular (bactericidas) | Penicilinas, cefalosporinas glicopeptídeos (vancomicina) |
| Alteram a permeabilidade da membrana citoplasmática (bactericidas/fungicidas) | Polimixina B Anfotericina B |
| Inibem a síntese proteica (bacteriostáticos) | Clindamicina, cloranfenicol tetraciclinas, macrolídeos (eritromicina, claritromicina, azitromicina) |
| Provocam síntese defeituosa de proteínas (bactericidas) | aminoglicosídeos (gentamicina, amicacina) |
| Inibem formação de ácidos nucleicos (bactericidas) | quinolonas (norfloxacina, ciprofloxacina, levofloxacina), rifampcina |
| Inibem a formação do ácido fólico e sua transformação em ácido folínico (bacteriostáticos) | sulfamídicos associados à trimetropima |

Estes antibióticos podem ser utilizados isoladamente ou em associação, podendo haver efeitos sinergísticos, antagônicos ou independentes que, muitas vezes, são difíceis de serem previstos[6].

Nas infecções graves, os antibióticos devem ser administrados por via endovenosa, uma vez que, por esta via, sua biodisponibilidade (disponibilidade no plasma para exercer efeito antimicrobiano em função da velocidade de absorção) é máxima, e nas infecções menos graves, por via oral ou intramuscular. Na Tabela 25.2 apresentamos a biodisponibilidade dos antibióticos administrados via oral[6].

**Tabela 25.2** Biodisponibilidade dos antibióticos administrados via oral.

| | |
| --- | --- |
| Aminoglicosídeos, anfotericina B | 0-5% |
| Ampicilina, norfloxacina, azitromicina | 30-40% |
| Eritromicina, ciprofloxacina, tetraciclinas | 60-80% |
| Doxiciclina, cloranfenicol, cefalexina, | >80% |
| Amoxicilina, levofloxacina, metronidazol, | |
| Clindamicina, rifampcina, linezolida | |

Como já mencionado acima, a utilização de antimicrobianos deve sempre ser muito criteriosa, obedecendo a indicações precisas, pois todos são potencialmente deletérios ao ser humano, isto é, possuem efeitos adversos, dependendo da dose e da sensibilidade do paciente. De modo geral, a dose terapêutica das penicilinas e cefalosporinas é bem menor que a dose tóxica, ao contrário dos aminoglicosídeos e da anfotericina B, em que a dose terapêutica já é potencialmente tóxica[6].

# Indicações da utilização de antibióticos em cirurgia de urgência não traumática

Em Cirurgia de Urgência temos, fundamentalmente, três situações distintas: pacientes operados sem evidência de infecção, pacientes com contaminação por perfuração de víscera oca, com ou sem infecção instalada no momento da operação, e pacientes submetidos a tratamento operatório de urgência devido a infecção. Na Tabela 25.3 há exemplos dessas situações.

Assim, em Cirurgia de Urgência, utilizaremos antibióticos de maneira profilática, ou terapêutica, em função da presença (ou não) de infecção: na ausência de infecção (com ou sem contaminação), o antibiótico tem finalidade profilática, e na vigência de infecção (ou cirurgias contaminadas, potencialmente infectadas), o antibiótico tem finalidade terapêutica.

## Antibioticoprofilaxia

Os princípios da antibioticoprofilaxia em Cirurgia de Urgência são os mesmos que em Cirurgia Eletiva: durante o ato operatório, o nível sérico, de preferência de um antibiótico bactericida, deve ser mantido suficientemente elevado para que esse antibiótico exerça seu efeito anti-

**Tabela 25.3** Cirurgia de Urgência, potencial de contaminação ou infecção.

| | |
| --- | --- |
| Cirurgias limpas | hérnia encarcerada, aneurisma roto prenhez ectópica rota, cisto de ovário roto ou torcido |
| Cirurgias potencialmente | apendicite aguda não complicada contaminadas colecistite aguda não complicada |
| Cirurgias contaminadas | hérnia estrangulada, úlcera gastroduodenal potencialmente infectadas perfurada, perfuração intestinal recente, empiema ou necrose de vesícula biliar, apendicite aguda necrosada |
| Infecções de tratamento | apendicite aguda complicada (abscedada) operatório e outras peritonites secundárias, infecções de partes moles (necrotizantes ou abscedadas), infecção pancreática ou peripancreática, renal ou perirrenal |

microbiano, enquanto houver possível contaminação do sítio cirúrgico, isto é, desde a incisão na pele (mucosa) até o fechamento da incisão, quando a administração de antibiótico profilático deverá ser interrompida. Assim, esse antibiótico deverá ser administrado por via endovenosa, por ocasião da indução anestésica e, dependendo do tempo para realização do procedimento e da vida média do antibiótico escolhido, poderá ser necessária administração de dose(s) suplementar(es), para manter concentração bactericida no plasma (e consequentemente, nos tecidos), durante o ato operatório. Na Tabela 25.4 apresentamos o esquema de profilaxia sugerida pela maioria dos autores e que, atualmente, é recomendação nível Ia (baseado em evidências)[8].

**Tabela 25.4** Antibioticoprofilaxia em cirurgia de urgência não traumática.

| | |
|---|---|
| Limpas (hérnia encarcerada, aneurisma roto etc.) | Cefazolina 1g EV |
| Potencialmente contaminadas | |
| Colecistite aguda não complicada | Cefazolina 1g EV |
| Apendicite aguda não complicada | Cefoxitina 1g EV |

## Antibioticoterapia

Nas cirurgias contaminadas (vide Tabela 25.3), diferentemente da Cirurgia Eletiva, em que o antibiótico também é utilizado de maneira profilática, em Cirurgia de Urgência, por ocasião do tratamento operatório, a contaminação bacteriana já está presente há horas, muitas vezes sendo suficiente para causar manifestações infecciosas, locais e sistêmicas, isto é, estas cirurgias a princípio contaminadas já são potencialmente infectadas, devendo ser tratadas como infecções, com antibióticos em esquema terapêutico, a não ser que a contaminação seja predominantemente química e o paciente seja operado rapidamente, como ocorre, por exemplo, nas úlceras gastroduodenais perfuradas: nessa situação particular, o antibiótico (Cefazolina) poderá ser administrado de maneira profilática, apenas durante a operação. Na Tabela 25.5 sugerimos esquema de antibióticos para tratamento empírico inicial das infecções mais comuns em Cirurgia de Urgência, baseado na flora microbiana esperada como causa[9]. Essas infecções são, inicialmente, infecções comunitárias (e não hospitalares), causadas por micro-organismos da própria flora endógena do paciente, devido a condições que propiciam seu aparecimento (vide Capítulo 14 – Infecção em Cirurgia de Urgência). Quando pacientes internados, submetidos a

**Tabela 25.5** Antibioticoterapia empírica inicial em cirurgia de urgência.

| Natureza da infecção | flora esperada | antibióticos |
|---|---|---|
| Peritonite secundária (apendicite aguda complicada, perfuração intestinal) | polimicrobiana | ceftriaxona ou ciprofloxacina associado a metronidazol ou clindamicina |
| Colangite aguda primária | E. coli, K. pneumoniae | ceftriaxona ou ciprofloxacina |
| Colangite aguda secundária (pós-colangiografia endoscópica) | P. aeruginosa A. baumanii | ceftazidima ou imipenem |
| Abscesso hepático piogênico | polimicrobiana | ceftriaxona ou ciprofloxacina associado a metronidazol ou clindamicina |
| Abscesso hepático amebiano | E. histolytica | metronidazol |
| Infecção necrotizante de partes moles (fasciite ) | polimicrobiana (tipo I) | ceftriaxona ou ciprofloxacina associado a metronidazol ou clindamicina |
| | *Streptococcus pyogenis Staphylococcus* ou *aureus* (tipo II) | penicilina cristalina associado a clindamicina ou vancomicina |
| (miosite) | C. perfringen | penicilina cristalina ou clindamicina |
| Abscessos de partes moles | *S. aureus S. pyogenis* | oxacilina ou clindamicina |
| Pancreatite aguda com infecção pancreática ou peripancreática | polimicrobiana | ceftriaxona ou ciprofloxacina associado a metronidazol ou clindamicina |
| Abscesso nefrético ou perinefrético | polimicrobiana | ceftriaxona ou ciprofloxacina associado a metronidazol ou clindamicina |
| Abscesso tubo-ovariano | polimicrobiana | ceftriaxona ou ciprofloxacina associado a metronidazol ou clindamicina |

antibioticoterapia prévia prolongada, contaminados por procedimentos invasivos ou injeções de drogas ilícitas, apresentam afecção cirúrgica de tratamento urgente, a flora microbiana patogênica esperada é diferente da flora endógena habitual, e muitas vezes já será uma flora resistente[10] (vide Tabela 25.6).

## Importância das culturas na antibioticoterapia

A cultura (e/ou a bacterioscopia) é a comprovação diagnóstica mais importante em um paciente com infecção ou suspeita de infecção: a demonstração do(s) micro-organismo(s), por hemocultura, urocultura, exame bacterioscópico (Gram) e/ou cultura de secreções ou tecidos, estabelece o nexo causal com as manifestações clínicas que, muitas vezes, não são específicas de infecção (vide Capítulo 14 - Infecção em Cirurgia de Urgência). As culturas, de preferência, devem ser obtidas antes do início da antibioticoterapia, e encaminhadas prontamente (de preferência em poucos minutos) ao laboratório de microbiologia em veículos adequados, para não diminuir sua positividade: secreções e tecido em tubo seco fechado e sangue em caldo de cultura próprio[11]. Na maioria das vezes, em Cirurgia de Urgência, o quadro clínico do paciente é preocupante e a antibioticoterapia empírica inicial não deve ser retardada, no aguardo do resultado da cultura e/ou bacterioscopia[12].

## Infecção no pós-operatório em cirurgia de urgência

Com o tratamento operatório, antibioticoprofilaxia ou antibioticoterapia adjuvante, espera-se que o paciente se recupere rapidamente e, em 24 a 48 horas de pós-operatório esteja com suas funções fisiológicas normalizadas. Entretanto, não raramente, principalmente nos pacientes em extremos de idade e com comorbidades, as funções fisiológicas não se normalizam rapidamente e a causa dos distúrbios fisiológicos pode ser infecção, persistente ou nova, do sítio cirúrgico ou a distância, isto é, do pulmão, urina, corrente sanguínea etc. (vide Capítulo 14- Infecção em Cirurgia de Urgência).

A partir do diagnóstico de infecção no pós-operatório, o cenário microbiológico a ser considerado, na maioria das vezes, é diferente do cenário inicial: essa infecção passa a ser hospitalar (e não mais comunitária), causada por micro-organismos endógenos resistentes, selecionados pela antibioticoterapia inicial ou por micro-organismos exógenos patogênicos que ganham acesso (de várias maneiras) a um hospedeiro fragilizado e vulnerável.

Assim, quando um paciente evolui com infecção no pós-operatório, passa a ser mais importante ainda a demonstração do micro-organismo causador, através de nova cultura (e não da cultura do pré ou intraoperatório), que deve ser obtida antes do início de novo esquema antibiótico, para que não se agrave a seleção de micro-organismos resistentes[12,13].

**Tabela 25.6** Perfil de sensibilidade (em %) dos principais micro-organismos isolados de infecções hospitalares aos principais antibióticos.

| Micro-organismo Antibiótico | S. aureus | E. coli | S. epidermidis K. sp | P. aeruginosa | A. baumanii |
|---|---|---|---|---|---|
| Clindamicina | 61 | | 53 | | |
| Gentamicina | 92 | | 63 | | |
| Amicacina | | | | 88 | 63 |
| Oxacilina | 59 | | | | |
| Rifampcina | 90 | | 88 | | |
| Vancomicina | 100 | | 100 | | |
| Cefepime | | 94 | 76 | 70 | |
| Ciprofloxacina | | 90 | 60 | 50 | |
| Levofloxacina | | 77 | 78 | 53 | |
| Imipenem-cilast | | 99 | 97 | 64 | 63 |
| Piperac-tazobac | | 96 | 81 | 74 | |
| Ampi-sulbact | | | | | 66 |
| Polimixina B | | | | | 100 |

Sem dúvida, os principais mecanismos de seleção de micro-organismos resistentes são a antibioticoterapia prolongada e a demora no controle do foco infeccioso: quanto mais rapidamente se reconhece e trata eficientemente a infecção no pós-operatório, com reoperação, abertura da ferida cirúrgica e/ou com antibioticoterapia específica, melhor a qualidade do serviço médico[14,15]. Na Tabela 25.6 apresentamos os principais patógenos selecionados em ambiente hospitalar e seu perfil de sensibilidade aos antimicrobianos[12]. É interessante notar que, mesmo em se tratando de pacientes diferentes, em países diferentes, tratados por médicos diferentes, o perfil dos microrganismos selecionados é muito parecido, uma vez que são selecionados da mesma maneira: através de antibioticoterapia prolongada e de amplo espectro.

Na Tabela 25.7 apresentamos os principais mecanismos de resistência aos antibióticos, constitutivos (independentes da presença de antibióticos) ou induzidos pela antibioticoterapia[16].

**Tabela 25.7** Mecanismos de resistência bacteriana aos antibióticos.

Inativação enzimática (p. ex. β-lactamases)

Alteração da permeabilidade da membrana

Efluxo ativo de antibióticos

Alteração do sítio de ligação do antibiótico

## Duração da antibioticoterapia

A duração da antibioticoterapia, com o diagnóstico do que é infecção clinicamente relevante em determinado paciente, em determinado momento, embora casados, são certamente assuntos polêmicos, debatidos sempre em qualquer visita médica, pois não possuem exatidão cientificamente comprovada até o momento, isto é, em que momento o paciente não tem mais infecção e, portanto, não precisa mais do antibiótico. Será que a infecção não pode voltar, se o antibiótico for suspenso? São perguntas frequentes e que não têm resposta satisfatória para todos.

Diante do atual conhecimento e sabendo dos malefícios da antibioticoterapia prolongada (seleção de flora resistente, efeitos colaterais, custos), a maioria dos autores interrompe a antibioticoterapia baseando-se na normalização fisiológica e (não necessariamente) dos marcadores inflamatórios (leucocitose, PCR, procalcitonina) do paciente, isto é, a antibioticoterapia é pós-determinada (e não predeterminada)[9].

Igualmente importante quanto a duração é o efeito antimicrobiano obtido: caso em 24 a 48 horas não ocorra melhora importante ou ocorra piora das manifestações infecciosas (vide Capítulo 14 – Infecção em Cirurgia de Urgência), o tratamento (operatório e antibiótico) precisa

ser revisto. A demora no controle do foco infeccioso denota tratamento insatisfatório e também é responsável por seleção de flora resistente.

Como regra geral, quanto menos tempo para se conseguir o controle do foco infeccioso, menos possibilidade de seleção de flora resistente. Para tanto, o desbridamento e/ou drenagem do foco infeccioso, assim como a antibioticoterapia, devem ser efetuados precocemente na evolução da infecção[17,18].

Na Tabela 25.8, apresentamos os principais efeitos adversos dos antibióticos mais utilizados atualmente, além da intolerância gástrica (epigastralgia, náuseas) e da diarreia ou obstipação, que são frequentes e comuns à maioria[7,9].

**Tabela 25.8** Efeitos adversos dos principais antibióticos.

| Antibiótico | Efeitos adversos |
| --- | --- |
| Penicilina cristalina | hipersensibilidade, choque anafilático (raro) |
| Oxacilina | nefrite intersticial |
| Ampicilina | diarreia e rash cutâneo |
| Amoxacilina | idem |
| Cefalosporinas | raros |
| Imipenem | exantema, febre, convulsões |
| Meropenem | idem |
| Quinolonas | Colite pseudomembranosa |
| Aminoglicosídeos | nefro (geralmente reversível) e ototoxicidade |
| Cloranfenicol | depressão medular (dose dependente) ou aplasia medular (rara, irreversível) |
| Clindamicina | colite pseudomembranosa |
| Metronidazol | reação tipo Dissulfiram neuropatia periférica (com uso prolongado) |
| Vancomicina | reação histamínica durante infusão Nefrotoxicidade |
| Linezolida | raro |
| Macrolídeos | colestase |
| Doxiciclina | pigmenta dentes de crianças |
| Sulfametoxazol-trimetroprim | exantema, febre, Sd de Stevens-Johnson |
| Anfotericina | nefrotoxicidade |
| Cetoconazol | hepatotoxicidade |
| Fluconazol | idem |

## Considerações finais

Antibióticos são adjuvantes importantes na profilaxia e no tratamento das infecções relacionadas às Cirurgias de Urgência. Como recomendação geral, devem ser utilizados por curto período: durante o procedimento operatório apenas, quando a intenção é profilática e até a normalização fisiológica, na intenção terapêutica (isto é, por dois ou três dias), pois, como já dito, os antibióticos - ainda que importantes - são apenas adjuvantes: o hospedeiro humano normal possui mecanismos muito eficientes de controle de infecção (vide Capítulo 14 – Infecção em Cirurgia de Urgência) e os antibióticos têm o intuito de auxiliar no re-equilíbrio e na recuperação da homeostase, diminuindo rapidamente a flora microbiana patogênica, para que o sistema imunológico do hospedeiro, através da reação inflamatório/cicatricial, possa finalmente controlar o insulto infeccioso. Na falha do tratamento, isto é, quando as condições fisiológicas do paciente não se normalizam rapidamente, em 24 a 48 horas, deve-se considerar a necessidade de reoperação, pois provavelmente o foco infeccioso não foi controlado, ou surgiu infecção a distância do sítio cirúrgico.

A antibioticoprofilaxia e a antibioticoterapia prolongadas, em Cirurgia de Urgência, na maioria das vezes, não se justificam e, além de aumentarem o risco de efeitos adversos, selecionam flora resistente, atrasam o controle do foco infeccioso e não previnem aparecimento de novo foco infeccioso, no sítio cirúrgico ou a distância (pulmão, urina, corrente sanguínea); isso acontece porque infecção no pós-operatório se deve a persistência do foco inicial, deiscência de anastomose, sondas, cateteres, ventilação mecânica etc (vide capítulo 14).

É interessante notar que o controle do foco infeccioso, em Cirurgia de Urgência, frequentemente, é obtido antes do resultado definitivo da cultura do material, enviado para estudo microbiológico, mesmo quando, in vitro, o microrganismo é resistente ao antimicrobiano empregado[19], comprovando a eficiência do hospedeiro normal.

## ███ Referências bibliográficas

1. Thorwald J. Os deuses cegos. In: O Século dos Cirurgiões. São Paulo: Ed Hemus; 2002. p. 264-86.
2. Koch R. Die Aethiologie der Tuberkulosis. Mitteilungen aus dem Kaiserlichen Gesundheitsampte. 1884;2:1-88.
3. Sande MA, Mandell GL. Antimicrobial agents. In: Goodman and Gilman's The Pharmacological Basis of Therapeutics. 6th ed. New York: Macmillan Publishing; 1980. p. 1080-105.
4. Friedman M, Friedland GW. Alexander Fleming e os antibióticos. In: As dez maiores descobertas da Medicina. São Paulo: Companhia das Letras; 2001. p. 243-76.
5. Rossi F, Andreazzi DB. Histórico da Microbiologia Clínica. In: Resistência Bacteriana: interpretando o antibiograma. São Paulo: Atheneu; 2005. p. 1-9.
6. Lopes HV. Antibióticos e antibioticoterapia. In: Tratado de Infectologia. São Paulo: Atheneu; 2005. p. 31-45.
7. Hauser AR. Agentes Antibacterianos. In: Antibióticos na Prática Clínica: fundamentos para escolha do agente antibacteriano correto. Porto Alegre: Artmed; 2009. p. 27-114.
8. Ebner W, Forster DH, Rüden H et al. Evidenzbasierte Empfehlungen zur perioperativen Antibiotikaprophylaxe. Chirurg. 2000;71:912-7.
9. Dellinger EP. Surgical Infection and choice of antibiotics. In: Sabiston Textbook of Surgery. Philadelphia: WB Saunders; 2001. p. 171-88.
10. Englesbe MJ, Dawes LG. Resistant pathogens in biliary obstruction: Importance of cultures to guide antibiotic therapy. HPB. 2005;7:144-8.
11. Rossi F, Andreazzi DB. O Laboratório de Microbiologia Clínica na Detecção de Resistências. In: Resistência Bacteriana: interpretando o antibiograma. São Paulo: Atheneu; 2005. p. 11-20.
12. Barie OS, Hydo LJ, Shou J et al. Influence of Antibiotic Therapy on Mortality of Critical Surgical Illness Caused or Complicated by Infection. Surgical Infections. 2005;6:41-54.
13. Malangoni M. Contributions to the management of intra-abdominal infections. Am J Surg. 2005;190:255-9.
14. Tellado JM, Sitges-Serra A, Barcenilla F et al. Pautas de tratamiento antibiotico empirico de las infecciones intraabdominales. Ver Esp Quimioterap. 2005;18:179-86.
15. Krobot K, Yin D, Zhang Q et al. Effect of inappropriate initial empiric antibiotic therapy on outcome of patients with community-acquired intra-abdominal infections requiring surgery. Eur J Clin Microbiol Infect Dis. 2004;23:682-87.
16. Rossi F, Andreazzi DB. Antibióticos e Resistência Bacteriana. In: Resistência Bacteriana: interpretando o antibiograma. São Paulo: Atheneu; 2005. p. 21-6.
17. Blot S, De Waele JJ. Critical issues in the clinical management of complicated intra-abdominal infections. Drugs. 2006;65:1611-20.
18. Edmiston Jr CE, Ferraz AAB, Ferraz EM. Eficácia da antibioticoterapia e como monitorar o doente com infecção cirúrgica. In: Infecção & Cirurgia. São Paulo: Atheneu; 2007. p. 73-87.
19. Paydar KZ, Hansen SL, Charlebois ED et al. Inappropriate Antibiotic Use in Soft Tissue Infections. Arch Surg. 2006;141:850-6.

Dario Birolini

# Resposta Sistêmica ao Trauma

## Algumas palavras de introdução

A história do trauma se confunde com a própria história do *homo sapiens*. Seja ele consequência de acontecimentos intencionais ou não, o trauma faz parte da história da humanidade e da seleção natural da espécie humana. Ainda que responsável por mortes, sequelas e sofrimentos, o trauma contribuiu para a lenta, mas inexorável, incorporação ao patrimônio genético da espécie humana de características altamente favoráveis para sua própria defesa e sobrevivência. Como resultado, ao longo dos milênios, o ser humano adquiriu a capacidade de reagir de forma coerente e eficaz à agressão, através de uma série de mecanismos hemodinâmicos, neuroendócrinos, metabólicos e imunológicos de adaptação. Vistos sob um prisma teleológico, tais fenômenos têm por objetivo garantir a possibilidade de sobrevida da vítima.

De forma mais abrangente, tiveram papel fundamental na sobrevivência da espécie e confirmam a teoria da evolução de Charles Darwin (1809-82). É lógico aceitar que, através dos milênios, os indivíduos cujo genoma era capaz de expressar determinadas características que os favoreciam na luta pela sobrevivência passassem a ocupar espaço cada vez maior, às custas de outros, desprovidos de tais características genéticas. Mutações que, incorporadas ao genoma do homem primitivo, também contribuíram para aumentar sua competitividade. Entretanto, apenas recentemente tais fatos começaram a despertar a atenção dos cientistas. Os séculos XVIII e XIX integraram o período no qual se iniciaram contribuições altamente significativas para a compreensão das bases bioquímicas e fisiológicas da vida, da rede de mecanismos de preservação da vida e da resposta à agressão. Claude Bernard (1813-78), o virtual fundador da fisiologia experimental, lançou, no fim do século XIX , o conceito de "meio interno", (*"milieu intérieur"*).

Anos mais tarde, Walter Bradford Cannon (1871-1945) elaborou a teoria da *"homeostase"*, ou seja, do conjunto de processos fisiológicos que se encarregam de manter a constância do meio interno através da participação harmônica dos mais diferentes sistemas do corpo humano. Cabe aqui salientar, entretanto, que a existência de uma resposta fisiológica à agressão e sua possível importância na reparação já havia sido proposta por John Hunter (1728-93) muito antes que os conceitos de meio interno e homeostase fossem lançados.

Voltando às contribuições de Cannon, além de elaborar o conceito de homeostase, ele descreveu, nos anos 1920 e 1930, a "reação de luta ou fuga" (*"fight-or-flight reaction"*). Este conceito foi ampliado, dez anos mais tarde, por Hans Hugo Bruno Selye (1907-1982) que, em 1946, elaborou a teoria da Síndrome Geral de Adaptação (*"General Adaptation Syndrome"*). Henri Laborit (1914-1995) contribuiu para a compreensão da resposta à agressão descrevendo, nos anos 1950, a flutuação pós-traumática do metabolismo. Em 1942 David P. Cuthbertson (1900-1989), com base em evidências experimentais, propôs a divisão da resposta à agressão traumática em duas fases: a fase *"ebb"*, traduzida por "vazante", que seria de curta duração e ocorreria imediatamente após o trauma, e a fase *"flow"* equivalente a "enchente". Na fase *"ebb"* ocorreria uma redução global, mas fugaz, do metabolismo, aparentemente associada a distúrbios na termorregulação. A fase *"flow"* seria uma fase catabólica.

O significado da participação do sistema nervoso na resposta endócrina ao trauma foi abordado por Hume e Egdahl, em 1959[14]. Mas foi Francis D. Moore (1913-2001), através de seus monumentais textos *"Metabolic*

*Care of the Surgical Patient*[27] e *"The Body Cell Mass and its Supporting Environment"*[28], publicados respectivamente em 1959 e em 1963, que ampliou de forma extraordinária estes conhecimentos e os incorporou definitivamente à prática da cirurgia, modificando substancialmente o atendimento ao doente cirúrgico em geral e ao traumatizado em especial.

Graças à utilização de recursos tecnológicos avançados para a época, Moore conseguiu definir a composição corpórea normal e as modificações ocasionadas pela agressão cirúrgica. Identificou, ainda, os principais mediadores envolvidos na resposta metabólica ao trauma e descreveu quatro etapas de sua evolução cronológica: 1) a fase aguda da agressão; 2) a virada metabólica; 3) a recuperação da força muscular; 4) a reposição da gordura perdida. Além disso, ele identificou alguns "sinais" capazes de desencadear a resposta neuroendócrina pós-traumática e reuniu-os em três grupos: 1) *estímulos limiares* (medo, dor, frio, drogas, lesões teciduais de pequena monta, imobilização e jejum); 2) *agressões potencialmente críticas* (lesões teciduais maiores, perda de sangue e plasma, edema traumático, anóxia e hipercarbia); 3) *lesões que resultam em morte tecidual* (lesões teciduais extensas, sepse, necrose de tecidos, choque e hipoperfusão). Sabemos hoje que outro aspecto de grande significado na compreensão da resposta à agressão diz respeito às alterações observadas nas características imunológicas das vítimas[32]. Evidências conclusivas de que o trauma grave trazia repercussões imunológicas começaram a ser incorporadas à literatura médica a partir da década de 1950. Com o tempo, o assunto passou a merecer atenções crescentes e, a partir dos anos 1970, trabalhos de revisão de diferentes autores puseram em evidência a existência de uma forte correlação entre trauma grave (particularmente queimaduras) e mortes por infecção. Tentando sintetizar as conclusões até aquele momento, Sevitt, em 1974[33], sugeriu que a imunodepressão pós-traumática seria devida à somatória de vários fatores entre os quais um estado de anergia, de falta de resposta a antígenos comuns, associado à diminuição da resposta dos linfócitos B à estimulação e à presença de fatores séricos que inibiriam a quimiotaxia. Finalmente, nos últimos anos, um dos focos que merece atenção crescente é a resposta inflamatória desencadeada pela agressão, responsável por uma série de fenômenos que podem resultar em insuficiências orgânicas isoladas ou múltiplas e contribuir para a ocorrência de sepse[11,23].

Em síntese, ao se abordar as repercussões sistêmicas da agressão, quatro são os componentes fundamentais envolvidos: A resposta neuroendócrina, as repercussões metabólicas, o comprometimento da função imunológica e a exaltação da resposta inflamatória sistêmica. Estes quatro componentes estão intimamente ligados e interagem de modo que, não raramente, seus mecanismos de ação se superpõem[9,22,39]. Tal fato dificulta a delimitação de seu real papel na resposta pós-traumática. Ao mesmo tempo, ainda que a fisiologia do ser humano obedeça a determinados princípios comuns, a resposta à agressão pode ser, e costuma sê-lo, individualizada, conforme veremos a seguir.

## As características da doença-trauma e de suas vítimas

Para que se possa ter uma visão consistente da resposta ao trauma, cabe assinalar algumas peculiaridades desta doença e de suas vítimas. É sabido que o trauma se diferencia de forma contundente das demais doenças por uma série de peculiaridades. Assim, embora na maioria das vezes afete jovens sadios, pode acometer indivíduos com os mais diversos perfis. É comum, por exemplo, que, nos dias atuais, as vítimas sejam obesas ou idosas[6] e portadoras das mais diversas doenças sistêmicas. Tal fato é importante, pois a concomitância de doenças e o próprio uso de medicamentos por parte da vítima podem modificar a resposta do seu organismo à agressão. Recentemente tem sido levantada a possibilidade de que características genéticas das vítimas, detectáveis através da análise genética dos leucócitos do sangue periférico, possam permitir avaliar a resposta à agressão, constituindo-se em instrumentos para estimar sua provável evolução[35].

Para dificultar mais ainda o desafio assistencial, não é incomum que as vítimas tenham feito uso de drogas ou de álcool. Tal fato, assim como a eventual concomitância de trauma crânio-encefálico ou raquimedular, dificulta a avaliação das vítimas. Além disso, em determinadas circunstâncias, a vítima pode omitir informações intencionalmente. Se analisarmos, agora, a natureza da agressão, será fácil perceber que os mecanismos de trauma podem ser múltiplos, não raramente são complexos e causam lesões que não obedecem a qualquer padrão definido. Não é incomum que diferentes mecanismos ocorram de forma concomitante e afetem simultaneamente setores diferentes do organismo. A título de exemplo, a vítima de uma explosão pode sofrer lesões simultâneas em diferentes partes do organismo seja por barotrauma, devido ao aumento súbito da pressão ambiental, seja por ser lançada contra obstáculos os mais diversos que, por sua vez, podem ocasionar contusões ou lesões penetrantes.

Além disso, diferentemente do ato cirúrgico, o trauma costuma ocorrer de forma imprevisível, agride a vítima sem proteção e em ambiente hostil. Pode causar hipovolemia, choque, isquemia e esmagamento de tecidos além de resultar, às vezes, em profundas agressões secundárias como hipotermia e contaminação maciça. A consequência final é que, na maioria das vezes, o quadro clínico se agrava e evolui para o aparecimento da assim chamada "síndrome da resposta inflamatória sistêmica", com disfunções orgânicas múltiplas. Outra catástrofe que pode ocorrer é a deficiência imune grave que facilita a ocorrência de infecções sistêmicas e sepse. Embora as características das vítimas e os mecanismos de trauma tenham papel importante, tais complicações surgem, com maior frequência, quando o tratamento inicial ministrado às vítimas não é totalmente adequado. Quando ocorrem, além de extremamente críticas e responsáveis por altas taxas de mortalidade, exigem longas permanências em unidades de terapia intensivas e consomem recursos incalculáveis.

## Principais mecanismos responsáveis pelo desencadeamento das repercussões sistêmicas

Considerando a multiplicidade dos mecanismos envolvidos nas lesões traumáticas, é óbvio que os fatores responsáveis pelas repercussões sistêmicas são muito numerosos e complexos, tornando difícil qualquer tentativa de análise sistematizada. Existem, entretanto, alguns componentes da agressão que, por sua elevada frequência e por seu significado, merecem destaque. São eles a redução do volume sanguíneo, a interrupção da oferta de alimentos e a contaminação. A *redução de volume sanguíneo* inerente ao trauma, seja devida à perda de sangue total ou a sequestro de plasma e de líquido intersticial, desde que suficiente para induzir hipoperfusão e isquemia tecidual, desempenha um papel muito importante[1,8]. Habitualmente ela se associa a lesões orgânicas e teciduais graves e frequentemente é agravada pela concomitância de esmagamento de partes moles. O déficit perfusional inicia uma série de ajustes defensivos por parte do organismo, ajustes que resultam em aumento da resistência periférica e em redistribuição do sangue cujo intuito é preservar a função de órgãos críticos. Surge hipóxia tecidual, ainda que não homogênea, e bloqueio do ciclo de Krebs.

Em decorrência, as células dos tecidos isquêmicos passam a adotar a glicólise anaeróbia para sobreviver. Subproduto da glicólise anaeróbia, acumula-se ácido pirúvico que se converte em ácido láctico necessário para garantir, ainda que de forma temporária, a continuidade do processo de glicólise anaeróbia. Desta forma, a sobrevida do organismo é assegurada temporariamente por um caminho alternativo, muito menos eficiente do que o normal, pois gera cerca de 1/20 da energia liberada quando o fornecimento de oxigênio é normal, e que resulta em progressivo acúmulo de ácido láctico e em tendência progressiva para a acidose metabólica. Se mantida por tempo suficientemente longo, a hipoperfusão resulta invariavelmente em lesão celular. Para agravar a situação, a reperfusão dos tecidos isquêmicos que sucede quando se inicia a expansão volêmica com a infusão de soluções salinas e de sangue ou hemocomponentes, resulta na liberação de superóxidos que agravam a lesão isquêmica local e sistêmica. Por sua vez, a lesão tecidual decorrente da isquemia desperta imediatamente a migração de células inflamatórias, particularmente de neutrófilos e macrófagos. Como veremos mais adiante, tais células liberam vários mediadores proinflamatórios responsáveis por profundas alterações a nível celular e sistêmico. Papel possivelmente importante é desempenhado pela redução de fluxo sanguíneo ao intestino que aumenta a permeabilidade da mucosa intestinal e resulta na transferência de bactérias e endotoxinas da luz intestinal para a circulação sistêmica, gerando um círculo vicioso de aumento da secreção de citoquinas, ativação das proteases dos neutrófilos, ativação da cascata de complemento e agravamento progressivo da microcirculação.

Embora tenha sido um problema pouco estudado nos últimos anos, a síndrome de esmagamento de partes moles, conhecida como *"crush syndrome"*, pode contribuir para agravar a hipovolemia, responsável por modificações graves da resposta neuroendócrina, por depressão do sistema imune e por coagulação intravascular e pode, ainda, ocasionar hiperpotassemia e hipocalcemia, agravar a acidose metabólica e contribuir para o aparecimento de insuficiência cardíaca[4] e de sepse[16]. Além disso, a lesão traumática pode causar rabdomiólise, situação esta que potencializa as alterações acima mencionadas[19].

Passada a fase inicial, a *interrupção ou a diminuição do aporte de alimentos* constitui-se em outro mecanismo importante no desencadeamento da resposta metabólica e neuroendócrina ao trauma[13,15,31,38]. Habitualmente, o jejum induz à mobilização das gorduras neutras. Nestas condições, os ácidos graxos passam a ser os substratos mais importantes para a nutrição celular. Sua oxidação pelo fígado aumenta, resultando na síntese de corpos cetônicos (aceto-acetato, beta-hidroxibutirato e acetona) que passam a ser os principais substratos energéticos. As necessidades de glicose são supridas por gliconeogênese a partir do glicerol das gorduras e das proteínas musculares. Na presença de uma agressão cirúrgica ou traumática, a demanda metabólica aumenta muito em termos quantitativos. A necessidade de glicose, em particular, eleva-se substancialmente, pois o cérebro, os glóbulos vermelhos e brancos e as diferentes células inflamatórias a utilizam como substrato energético exclusivo. Por esta razão, e uma vez consumidas as pequenas reservas fisiológicas de glicose e de glicogênio, ocorre um processo acentuado de gliconeogênese a partir de aminoácidos liberados pela proteólise que se processa principalmente nos músculos. Em poucos dias, a musculatura perdida pode chegar a vários quilogramas. Cabe enfatizar, ainda, que a infecção grave tem um papel importante por promover uma resistência central e periférica à insulina, fato que pode resultar em hiperglicemia significativa, particularmente quando o doente recebe um excesso de oferta exógena, como ocorre na nutrição parenteral total.

O terceiro determinante importante da resposta sistêmica ao trauma é *a infecção*[36]. De fato, a vítima de traumatismos físicos é particularmente propensa a sofrer infecções por germes de diferentes origens. Tal susceptibilidade deve-se a vários fatores entre os quais a destruição das defesas mecânicas do organismo (pele e mucosas) pelo próprio trauma, a lesão grave de partes moles com exposição de ossos e vísceras e o uso rotineiro de uma série de procedimentos invasivos durante a reanimação, procedimentos estes realizados em condições de assepsia frequentemente precárias. Na vigência da disfunção dos mecanismos de defesa imune acima mencionados, a infecção pode agravar as alterações acima descritas tanto através da produção de citoquinas como pela liberação de produtos bacterianos, particularmente as endotoxinas que, por sua vez, estimulam as células inflamatórias a produzir TNF. A consequência mais grave da infecção é o aumento da ocorrência de sepse que pode evoluir para uma situação de extrema gravidade que é o choque séptico. Estima-se que em casos de sepse a mortalidade chegue a taxas de 10 a 15% e que, quando ocorre choque séptico, estas taxas cheguem a níveis de 50%[24]. De acordo com Remick[30], continuam existindo numerosas questões críticas referentes à etiopatogenia da sepse que não foram respondidas até o momento e, tanto de acordo com ele como com numerosos outros autores, não existe, até o momento, um *"magic bullet"*, um instrumento terapêutico realmente eficaz para promover seu controle.

Entre os desafios inerentes à sepse, alguns merecem destaque. Assim, suas causas são multifatoriais. Contrariamente ao que se acreditava no passado recente, as endotoxinas não são as maiores responsáveis por sua ocorrência, e a sepse pode ser devida a praticamente qualquer agente infeccioso. Outro problema a ser lembrado é que as repercussões sistêmicas da sepse são totalmente inespecíficas de modo que não existe, até o momento, um teste diagnóstico específico e confiável.

## A resposta sistêmica ao trauma

A resposta sistêmica ao trauma é uma síndrome extremamente complexa, integrada por uma sequência de componentes apenas parcialmente esclarecidos. Para tornar mais acessível a compreensão dos fatos, iniciarei analisando, de forma sumária, a sucessão de acontecimentos neuroendócrinos desencadeados por uma intervenção cirúrgica[5]. A partir do local que sofreu a agressão cirúrgica, impulsos nervosos levados pelas vias espinotalâmicas alcançam o SNC e ativam o tronco cerebral e centros talâmicos e corticais. Estes, por sua vez, ativam o hipotálamo, o que desencadeia uma descarga neuroendócrina complexa que resulta na liberação de adrenalina (da medular da suprarrenal) de noradrenalina (das terminações nervosas simpáticas), de ACTH, TSH e Hormônio de Crescimento (da pituitária anterior), de ADH (da pituitária posterior), de aldosterona e cortisol (da cortical da supra renal) e de insulina e glucagon (do sistema endócrino do pâncreas). Citoquinas liberadas na ferida, particularmente as Interleucinas 1, 2 e 6, também podem atuar sinergicamente na ativação do sistema nervoso central.

O aumento de atividade do sistema nervoso autônomo simpático e a liberação de catecolaminas resultam em redução na produção de insulina e aumento da liberação de glucagon, que contribui para acelerar a gliconeogênese hepática. Este fato assume a maior importância, pois a insulina é o mais importante hormônio anabólico. Ele atua reduzindo a produção de glicose pelo fígado, a degradação proteica no músculo e a lipólise no tecido adiposo. Sua secreção é afetada por vários estímulos, entre os quais

descargas do sistema nervoso autônomo, a concentração de glicose, de aminoácidos essenciais, de catecolaminas, de β-endorfinas e de glucagon. O glucagon é o hormônio antagonista da insulina secretado pelas células alfa sob efeito de epinefrina, cortisol, hormônio do crescimento, ß-endorfinas, hipoglicemia e aminoácidos. O balanço entre insulina e glucagon regula a produção de glicose pelo fígado, assim como o fluxo de outros substratos energéticos. Durante a fase aguda da agressão, as ilhotas são estimuladas por efeito adrenérgico, o que leva ao aumento do glucagon e à redução da insulina. Como consequência, há uma mobilização das reservas de glicogênio hepático e um aumento da gliconeogênese. A manutenção prolongada do estímulo adrenérgico mantém os níveis de glucagon e impede sua supressão pela hiperglicemia.

Entende-se porque a ansiedade, a dor, a hipotermia, a hipovolemia e estímulos nocivos oriundos da ferida contribuem para manter altos os níveis de glicemia, pois ativam o sistema nervoso simpático e interferem no metabolismo dos carboidratos por efeitos mediados através do receptores β-adrenérgicos. O papel de opioides endógenos, em particular das β-endorfinas no metabolismo da glicose após traumas não está muito claro. Já o hormônio de crescimento, à semelhança das catecolaminas, inibe a secreção de insulina. Em síntese, durante a agressão gera-se um estado de redução da secreção de insulina e de resistência à insulina nos tecidos mediados por cortisol, hormônio do crescimento, glucagon e epinefrina, que agem sinergicamente. O aumento de cortisol mobiliza os aminoácidos musculares que passam a servir como elementos para a reparação tecidual e, ao mesmo tempo, como substratos para a gliconeogênese e para a síntese de proteínas de fase aguda. Ocorre um balanço negativo de nitrogênio e de potássio devido tanto a uma redução da síntese como a um aumento do catabolismo proteico. A perda urinária de nitrogênio pode aumentar de 2 a 3 gramas para 40 a 50 gramas por dia. O catabolismo proteico é comprovado tanto pelas perdas de nitrogênio, como pela eliminação urinária de quantidades aumentadas de outros marcadores: a creatinina, a creatino-quinase, e a 3-metil-histidina.

É interessante assinalar que a mobilização de aminoácidos da massa muscular para o processo de gliconeogênese não é indiscriminada, por isso não reflete a composição da proteína muscular. Embora todos os aminoácidos possam ser liberados em circulação quando não reutilizáveis pela massa muscular, eles costumam sofrer um processo de transaminação que resulta na produção de glutamina e alanina que representam a forma adotada para a "exportação" de nitrogênio e de cadeias carbônicas dos músculos para outros órgãos, notadamente para o fígado, para os rins e para o tubo digestivo. A glutamina, aminoácido não essencial, tem um papel central ao nível dos rins, das células do sistema imune e do tubo digestivo. Nos rins ela libera NH3, que é convertido para NH4 e resulta na excreção de prótons; o esqueleto carbônico é usado como fonte energética, como substrato para gliconeogênese; ou então, ela é transformada em alanina e exportada para o fígado. Nas células do sistema imune ela é usada como substrato energético e no tubo digestivo, além de servir como substrato, parece ter um papel importante na manutenção da integridade funcional e estrutural dos enterócitos. Além disso, os enterócitos transformam a glutamina em alanina e amônia que são transferidas para o fígado através do sangue portal. A amônia é usada para produzir ureia e a alanina é consumida no processo de gliconeogênese hepática e na síntese de proteínas de fase aguda. De fato, embora a síntese proteica global esteja diminuída, as proteínas de fase aguda são sintetizadas de forma acelerada. Tais proteínas representam um grupo heterogêneo que desempenha uma série de funções críticas. Há proteínas de fase aguda responsáveis por funções imunes (frações do complemento), por opsonização de bactérias, por ativação do complemento e fagocitose (proteína C-reativa), por atividade antiproteases (alfa-1 antitripsina e alfa-2 macroglobulina), por coagulação (fibrinogênio) e pela remoção de radicais de oxigênio livre (cerulopasmina e alfa-2 macroglobulina).

Cabe lembrar aqui que o grande catabolismo proteico observado após traumas de certa magnitude á difícil de ser bloqueado. Tal fato deve-se provavelmente tanto ao papel dos hormônios acima mencionados, como à atuação das diferentes citoquinas, com destaque para a IL-6. A utilização de glicose por parte de células inflamatórias é essencialmente insulino-independente. Na vigência de hipoinsulinemia relativa e de hiperglicemia, este fato contribui para canalizar a glicose para os tecidos traumatizados. As células que se encarregam da reparação tecidual (leucócitos, macrófagos e fibroblastos) consomem glicose como substrato energético. Considerando que elas exercem sua função de reparação em ambiente pobre em oxigênio, a utilização da glicose é feita, em grande parte, em condições de anaerobiose e resulta na produção de ácido láctico. Este, transportado ao fígado, é utilizado como substrato energético ou é reciclada a glicose (Ciclo de Cori). As catecolaminas, além de exercerem efeitos cardiocirculatórios, potencializam a ação metabólica do cortisol. A epinefrina estimula a glicogenólise hepática e inibe a produção de insulina. "Ipso facto" facilita a mobilização de aminoácidos e de gordura.

A estimulação simpática induz, também, à ativação da lipase e à mobilização e oxidação dos triglicérides. O glicerol é usado como substrato para a gliconeogênese e os ácidos graxos como substrato energético. Os músculos usam os ácidos graxos livres como substrato energético preferencial. Neste sentido, os ácidos graxos bloqueiam parcialmente o consumo de piruvato nos hepatócitos para finalidade energética, permitindo que ele seja convertido em glicose. Quando o jejum se prolonga, os ácidos graxos são convertidos em corpos cetônicos. Cabe lembrar, entretanto, que a formação de corpos cetônicos é parcialmente bloqueada na fase pós-traumática precoce em virtude da elevação de glucagon que, por sua vez, inibe a carboxilase que inicia a síntese de corpos cetônicos. Em suma, cria-se um ambiente rico em hormônios catabólicos, usualmente denominados "contrarreguladores" (glicocorticoides, glucagon e catecolaminas) que bloqueiam os efeitos da insulina e garantem a disponibilidade de glicose para uso como substrato energético para células essenciais como as do sistema nervoso central e as do sistema imune.

A hiperglicemia decorre tanto da glicogenólise, como de aumento de síntese hepática a partir de aminoácidos, glicerol e lactato liberados dos tecidos periféricos. A resistência à insulina, decorrente, ao que tudo indica, das profundas modificações do ambiente hormonal pós-traumático, também contribui para a hiperglicemia. A agressão cirúrgica estimula a produção de aldosterona e de hormônio antidiurético do que resulta tendência a reter água e sódio, a expandir o compartimento extracelular e a compensar o volume retido no edema traumático. Se a agressão for suficientemente intensa, haverá tendência a hiponatremia. É a ela que se deve tanto a transferência de sódio para o compartimento intracelular por redução da eficiência da Na/K ATPase das membranas, como a retenção preferencial de água por parte dos rins.

Em termos de consumo de oxigênio, as necessidades energéticas implícitas aos ajustes homeostáticos e à reparação tecidual acarretam um aumento do consumo de oxigênio e de calor proporcional à intensidade da agressão. Assim, após procedimentos cirúrgicos de médio porte, o metabolismo basal sofre aumentos da ordem de 10%. Pode aumentar de 50 a 100% em traumatismos graves como é o caso de queimaduras extensas. A febre, decorrente de infecções, aumenta o metabolismo basal em cerca de 13% por grau centígrado. Em síntese, o resultado final desta sequência de eventos é a criação de um ambiente propício para a reparação tecidual, para a compensação das perdas volêmicas e para a manutenção da oferta de substratos energéticos essenciais à vida. Passados alguns dias e não ocorrendo complicações, o processo passa por um ponto de viragem caracterizado pela reversão do balanço negativo de potássio e nitrogênio e pela excreção urinária do sódio e água retidos no edema traumático. Daí para frente, e conforme já havia descrito Moore há quase 50 anos, a recuperação prossegue com uma fase de franco anabolismo que resulta em ganho de proteínas e, mais tardiamente, de gordura. Dentro de certos limites, este conjunto de acontecimentos guarda determinada proporcionalidade com a intensidade do trauma: quanto maior a agressão, mais exuberante a resposta neuroendócrina até um valor máximo. A partir de certo ponto, a resposta alcança seus limites fisiológicos e não mais aumenta.

Cabe assinalar que medidas de reanimação e intervenções cirúrgicas necessárias para a correção das lesões traumáticas podem dificultar a interpretação dos dados. Como mencionamos acima, a lesão tecidual decorrente do trauma e da isquemia desperta imediatamente a migração de células inflamatórias, particularmente de neutrófilos e macrófagos[17]. Tais células liberam vários mediadores proinflamatórios, cujo objetivo primordial é acelerar o afluxo de células inflamatórias e iniciar o processo de reparação tecidual a nível local. Entre estas substâncias destacam-se interleucinas, intérferons, fator de necrose tumoral, fatores de coagulação e de ativação do complemento, produtos da degradação de componentes da membrana celular, lipopolissacárideos de origem bacteriana, entre vários outros. Estes mediadores podem alcançar a corrente sanguínea e desencadear o que se convencionou denominar "resposta de fase aguda", fenômeno fisiológico sistêmico da maior importância. A título de exemplo, as Interleucinas - IL, e mais especificamente a IL-1, parecem ser os fatores responsáveis pelo reajuste da termorregulação cerebral, que resulta em elevação da temperatura, pela mobilização dos leucócitos, pela ativação do fígado no sentido de produzir proteínas de fase aguda e pela redistribuição de ferro e de outros elementos-traço, fenômenos normalmente observados na resposta a traumatismos de certa gravidade.

Por outro lado, as próprias células inflamatórias, e principalmente os neutrófilos sensibilizados pela ação dos mediadores acima mencionados, podem transformar-se em instrumentos de agressão[40]. De fato, os neutrófilos sensibilizados parecem ter aumentada sua capacidade de expressão de moléculas de adesão intercelular. Disso resulta sua adesão à membrana endotelial de órgãos-chave onde são sequestradas, bloqueiam os capilares e criam um microclima que impede o afluxo de moléculas de defesa, como as antiproteinases circulantes, e a dissipação de substâncias nocivas, como os superóxidos[37]. Como consequência ocorre acúmulo local de superóxidos e de várias moléculas ativas, essencialmente elastase e outras enzimas, capazes de agredir o próprio endotélio e de resultar em lesão microvascular, lesão tecidual e disfunção orgânica.

Quando a lesão tecidual é de intensidade maior e a produção de mediadores é mais abundante, eles podem ganhar a circulação e desencadear o que se convencionou chamar Síndrome da Resposta Inflamatória Sistêmica (SRIS ou SIRS – Systemic Inflammatory Response Syndrome) que, por sua vez, induz o aparecimento de disfunções e de insuficiências orgânicas múltiplas (IMOS)[12,25,26,36]. Entretanto, mesmo quando liberados em quantidade menor, tais mediadores parecem propiciar a sensibilização das vítimas de traumatismos de tal modo que, ao surgir uma segunda agressão, ainda que menor (como uma intervenção cirúrgica, uma infecção local ou pulmonar etc.), esta passa a ser suficiente para precipitar uma resposta inflamatória sistêmica tardia suficientemente grave, capaz, assim como a resposta precoce, de levar à insuficiências orgânicas múltiplas. Alcançada esta fase, os índices de mortalidade são muito elevados apesar de investimentos terapêuticos altamente sofisticados e extremamente caros.

Para complicar mais a interpretação dos fatos, a resposta inflamatória sistêmica desencadeia uma série de mecanismos de defesa, reunidos sob o conceito de Síndrome da Resposta Anti-Inflamatória Sistêmica (CARS – Compensatory Anti-Inflammatory Response Syndrome) que contribui para agravar mais ainda as lesões teciduais e facilita a

ocorrência de infecções oportunistas[17,29]. Tendo em vista a complexidade dos fatores envolvidos na resposta, uma série de questões críticas permanece sem resposta[30] o que faz com que a avaliação diagnóstica e a compreensão do quadro clínico do doente seja difícil e a conduta questionável. Nas palavras de Balk[3], o aspecto mais importante do atendimento aos doentes que correm o risco de desenvolver sepse e choque séptico é o reconhecimento precoce de tal risco e o início imediato de medidas terapêuticas dirigidas para o controle da causa e para o suporte sistêmico, pois não há, até o momento, qualquer estratégia medicamentosa anti-inflamatória eficaz. Neste sentido, é interessante consultar as normas propostas pelo Surviving Sepsis Campaign Management Guidelines – S.S.C.M.G. Committee, publicadas em 2004[10], e analisar os resultados conseguidos, em nível internacional, através da adoção de condutas padronizadas[21].

Evidentemente, a grande maioria dos doentes que sofrem um trauma acidental ou intencional não percorre todo este caminho de modificações metabólicas simplesmente por que os "sinais" são apenas limiares ou, quando muito, apenas potencialmente críticos e induzem a respostas transitórias e facilmente reversíveis com o tratamento instituído.

Assim, após uma agressão cirúrgica de porte médio em um doente previamente bem nutrido e sem doenças sistêmicas importantes, esta sequência de acontecimentos é perfeitamente aceitável e é encarada como benéfica para garantir a recuperação. Entretanto, ela pode ser indesejável quando o doente é desnutrido ou é portador de doenças que influenciam as funções de seus principais órgãos de homeostase, rins, pulmões e fígado. Entende-se, pois, o interesse em descobrir maneiras de atenuar ou modificar esta resposta neuroendócrina padrão. No caso específico das agressões traumáticas, a progressiva melhoria nas técnicas de reanimação resultou em claro decréscimo da mortalidade precoce. Já a mortalidade na fase tardia, uma vez superado o período de reanimação, continua essencialmente inalterada. Daí a grande motivação para entender mais profundamente o que ocorre a nível celular e subcelular na fase pós-traumática, para identificar os pacientes de risco e para encontrar meios eficientes, específicos e individualizados, de agir precocemente, bloqueando ou atenuando, uma resposta inadequada.

A literatura está repleta de referências sobre tentativas de modificar os distúrbios metabólicos que acompanham a resposta neuroendócrina e inflamatória[30]. Neste sentido tem sido tentado o uso de corticoides exógenos, de glicose hipertônica e de insulina isolada ou associada, de ATP-$MgCl_2$, de AMP cíclico, de diferentes formulações de aminoácidos isolados ou associados a glicose, de emulsões lipídicas, de prostaglandinas, de antagonistas específicos de opiáceos, de imunoglobulina e, mais recentemente, de Proteína C recombinante humana ativada (rhAPC) ou Drotrecogin alfa-ativado (DAA). A maioria das tentativas mostrou-se ineficaz, quando não deletéria, e não saiu do laboratório de experimentação. Idealmente, na fase pós-traumática o organismo deveria receber todos os componentes essenciais para manter seu equilíbrio. Na prática isso é virtualmente impossível no estado atual de nossos conhecimentos, pois um excesso de glicose leva a hiperglicemia, esteatose hepática e aumento da produção de $CO_2$; a oferta de lipídios para cobrir todas as exigências calóricas pode levar a bloqueio do SRE; a tentativa de cobrir as necessidades calóricas com proteínas pode aumentar a ureia e precipitar o agravamento de insuficiência renal e de encefalopatia hepática. Existem, entretanto, algumas medidas atraentes que abrem novas perspectivas. É intuitivo imaginar que a redução da agressão cirúrgica seja capaz de minimizar o impacto neuroendócrino. De fato, vários estudos têm demonstrado que intervenções feitas por via videolaparoscópica ou videotoracoscópica, que reduzem a dor, a imobilização e o jejum, despertam uma resposta mais branda. Analogamente, a manutenção de suporte nutricional normal, seja por via enteral[31], seja parenteral, parece diminuir de modo apreciável a fase catabólica inicial. Outra opção interessante para atenuar a resposta neuroendócrina tem sido o uso de bloqueios anestésicos que parecem interromper os sinais aferentes da ferida assim como os eferentes para a suprarrenal[18]. Finalmente, o uso de hormônio de crescimento tem-se mostrado útil na redução da resposta catabólica após intervenções de médio porte[7].

## Considerações finais

Pelo que foi apresentado de forma genérica e superficial nestas páginas, conclui-se que o trauma e suas repercussões sistêmicas continuam representando um imenso desafio[23]. Podem causar mortes precoces, devidas habitualmente a lesões orgânicas graves, a hipóxia ou a hipovolemia. Nas vítimas que sobrevivem é comum que ocasionem uma sequência de fenômenos sistêmicos complexos e potencialmente críticos. Tal sequência se inicia através de uma ativação do sistema imune que desencadeia uma resposta inflamatória sistêmica (SIRS). O trauma é capaz de estimular a ativação de praticamente todos os componentes do sistema imune. A destruição de tecidos e a ativação da resposta neuroendócrina resultam na liberação de uma série de mediadores que podem cair na circulação, disseminar-se pelo organismo e manter ou agravar a resposta inflamatória.

Passada a fase inicial, a ocorrência de infecções, o resultado do binômio isquemia/reperfusão ou a consequência de novas agressões devidas a intervenções cirúrgicas de indicação obrigatória agravam a resposta imuneinicial, contribuem para que a SIRS se torne mais crítica e resulte em agressão de órgãos que não haviam sido afetados pela agressão original. O resultado final é a ocorrência de insuficiência de múltiplos órgãos e sistemas (IMOS) e a elevação brutal das taxas de morbi-mortalidade. Para complicar mais o panorama, a resposta inflamatória sistêmica inicial pode ser seguida por uma resposta sistêmica anti-inflamatória que resulta em um estado de imunossupressão, aumentando o risco de infecção e sepse[20], estabelecendo, desta forma, um verdadeiro círculo vicioso. Esta sequência de acontecimentos, uma vez iniciada, dificilmente pode ser interrompida por meio de medidas farmacológicas atualmente disponíveis. Por esta razão, é fundamental que o atendimento inicial ao traumatizado seja conduzido de forma correta e sem demora, levando em consideração os princípios básicos que devem presidir a conduta assistencial[2] e tentando interpretar de forma correta a evolução através do tempo[34] de modo que possam ser tomadas todas as medidas cabíveis para evitar a ocorrência da catástrofe metabólica, inflamatória e imunológica acima delineada.

## Referências bibliográficas

**1.** Aun F, Birolini D. Metabolic alterations in shock. In Geelhoed GW, Chernow B. (eds), Endocrine aspects of acute illness. New York: Churchill Livingstone; 1985. p. 27-41.

**2.** Bahten LCV, Mauro FHO, Domingos MF et al. Endocrine and metabolic response to trauma in hypovolemic patients treated as a trauma center in Brazil. World J Emerg. Surg. 2008;3:228.

**3.** Balk RA. Optimum treatment of severe sepsis and septic shock: evidence in support of the recommendations. Dis Mon, 2004;50(4):168-213

**4.** Better OS. The crush syndrome revisited (1940-1990). Nephron, 1990;55(2):97-103.

**5.** Birolini D. Resposta neuroendócrina ao trauma. In: Younes RN, Birolini D. (eds). Bases Fisiopatológicas da Cirurgia. São Paulo: LEMAR; 1999. p.1-7.

**6.** Butcher SK, Lord JM. Stress responses and innate immunity: aging as a contributory factor. Aging Cell. 2004 Aug;3(4):151-60.

**7.** Byrne TA, Morrissey TB, Gatzen C, Benfell K, Nattakom TV, Scheltinga MR,LeBoff MS, Ziegler TR, Wilmore DW. Anabolic therapy with growth hormone accelerates protein gain in surgical patients requiring nutritional rehabilitation. Ann Surg. 1993 Oct;218(4):400-16.

**8.** Cuthbertson DP, Angeles Valero Zanuy MA, León Sanz ML. Post-shock metabolic response. 1942. Nutr Hosp. 2001 Sep-Oct;16(5):176-82

**9.** Daly D. Fleiszer D. Rosenberg L. Metabolic Response to Trauma. In Maull, K.I.; Rodriguez, A.V.; Wiles, C.E.III (eds.). Complications in Trauma and Critical Care. Philadelphia: W.B. Saunders. 1996. p.13-19.

**10.** Dellinger RP, Carlet JM, Masur H, Gerlach H, Calandra T, Cohen J, Gea-Banacloche, J, Keh D, Marshall JC, Parker MM, Ramsay G, Zimmerman JL, Vincent JL, Levy MM. Surviving Sepsis Campaign Management Guidelines Committee. Surviving Sepsis Campaign guidelines for management of severe sepsis and septic shock. Crit Care Med. 2004 Mar;32(3):858-73.

11. Donnelly SC, Robertson C. Mediators, Mechanisms and Mortality in Major Trauma. Resuscitation. 1994;28:87-92.

12. Faist E, Baue AE, Dittmer H, Heberer G: Multiple organ failure in trauma patients. J. Trauma. 1983;17: 389-93.

13. Holden WD, Krieger H, Levey S, Abbott WE. The effects of nutrition on nitrogen metabolism in surgical patients. Ann. Surg. 1957;146:563.

14. Hume DM, Egdahl RH. The importance of the brain in the endocrine response to injury. Ann. Surg. 1959;150:697.

15. Jiang ZM, He GZ, Zhang SY, Wang XR, Yang NF, Zhu Y, Wilmore DW. Low-dose growth hormone and hypocaloric nutrition attenuate the protein-catabolic response after major operation. Ann Surg. 1989 Oct;210(4):513-24

16. Kataoka Y, Minehara H, Shimada K, et al. Sepsis caused by peripelvic soft tissue infections in critically injured patients with multiple injuries and unstable pelvic fracture. J Trauma. 2009 Jun;66(6):1548-54

17. Keel M Trentz O – Pathophysiology of polytrauma. Injury. 2005;36(6):691-709.

18. Kehlet H. Modification of responses to surgery and anesthesia by neural blockade. In Cousins MJ, Bridenbaugh PO (eds.). Neural Blockade in Clinical Anesthesia and Management of Pain. Philadelphia: J.B. Lippincott; 1987. p.145.

19. Khan FY. Rhabdomyolysis: a review of the literature. Neth J Med. 2009 Oct;67(9):272-83.

20. Lenz A, Franklin GA, Cheadle WG. Systemic inflammation after trauma. Injury. 2007;38(12):1336-45.

21. Levy MM, Dellinger RP, Townsend SR et al. The Surviving Sepsis Campaign: Results of an international guideline--based performance improvement program targeting severe sepsis. Intensive Care Med. 2010;36(2):222-31.

22. Long WM, Pons GM, Sprung CL. Metabolic and hormonal responses to injury and sepsis in the critically ill. In Geelhoed GW, Chernow B (eds.). Endocrine aspects of acute illness. New York: Churchill Livingstone; 1985. p.1-26.

23. Lowry SF, Calvano SE. Challenges for modeling and interpreting the complex biology of severe injury and inflammation. J Leukoc Biol. 2008 Mar;83(3):553-7.

24. Marik PE, Lipman J. The definition of septic shock: implications for treatment. Crit Care Rescusc. 2007;9(1):101-3.

25. Matsuda N, Hattori Y. Systemic inflammatory response syndrome (SIRS): molecular pathophysiology and gene therapy. J. Pharmacol Sci. 2006;101(3):189-98.

26. Moore FA, Moore EE, Read A. Post injury multiple organ failure: Role of extra thoracic injury and sepsis in adult respiratory distress syndrome. New Horizons. 1993; 1:538-49.

27. Moore FD. The Metabolic Care of the Surgical patient. Philadelphia: W.B. Saunders; 1959.

28. Moore FD. The body cell mass and its supporting environment – Body composition in health and disease. Philadelphia: W.B. Saunders; 1963.

29. Ni Choileain N, Redmond HP. Cell response to surgery. Arch Surg. 2006;141(11):1132-40.

30. Remick DG. Pathophysiology of sepsis. Am J Pathol. 2007;170(5):1434-1444.

31. Riegel C, Koop CE, Drew J, Stevens LW, Rhoads JE. The Nitrogen Requirements for Nitrogen Balance in Surgical Patients During the early postoperative period. Clin. Invest. 1947;26:18.

32. Rocha e Silva R, Birolini D. Infecção e imunologia no trauma. In: Birolini D, Utiyama EM, Steinman E. (eds.). Cirurgia de Emergência. Rio de Janeiro: Atheneu; 1996. p. 32-46.

33. Sevitt S. Reactions to Injury & Burns and Their Clinical Importance. London: W. Heinemann; 1974. p. 120-2, 138.

34. Vincent JL, Martinez EO, Silva E. Evolving concepts in sepsis definitions. Crit Care Clin. 2009;25(4):665-75.

35. Warren HS, Elson CN, Hayden DL et al. A genomic score prognostic of outcome in trauma patients. Mol Med. 2009;15(7-8):220-7.

36. Waydhas C, Nast-Kolb D, Jochum M, et al. Inflammatory mediators, infection, sepsis and multiple organ failure after severe trauma. Arch. Surg. 1992;127:460-7.

37. Weissman J, Smolen JE, Korchak MM. Release of inflammatory mediators from stimulated neutrophils. N.Eng. J. Med. 1980;303:27-34.

38. Williams FN, Jeschke MG, Chinkes DL et al. Modulation of the hypermetabolic Response to Trauma: Temperature, Nutrition, and Drugs. J. Am. Coll. Surg 2009;208(4):489-502.

39. Wilmore DW. Homeostasis. Bodily Changes in Trauma and Surgery. In Sabiston (ed.). Textbook of Surgery - The Biological Basis of Modern Surgical Practice. Philadelphia: W.B. Saunders; 1998.

40. Windsor ACJ, Mullen PG, Fowler AA, Sugerman HJ. Role of the neutrophil in adult respiratory distress syndrome. Br. J. Surg. 1993;80:10-7.

Jocielle Santos de Miranda ▪ Edivaldo Massazo Utiyama

# Síndrome Compartimental Abdominal

## Introdução

A Hipertensão Intra-abdominal (HIA) e a Síndrome Compartimental Abdominal (SCA) são duas entidades estudadas com grande interesse como causadoras de grande morbidade e mortalidade em pacientes críticos nas últimas duas décadas[1].

A Síndrome Compartimental existe quando há um aumento da pressão de forma sustentada em um espaço anatômico fechado, comprometendo a viabilidade dos tecidos envolvidos[1]. No corpo humano pode ocorrer em qualquer espaço anatômico fechado, como cavidade intracraniana, tórax, pericárdio, abdome e membros[2,6]. Em última análise ocorre um aumento progressivo da pressão, com consequente isquemia tecidual e comprometimento da viabilidade dos tecidos e órgãos presentes nestes espaços[7,9].

## Definições

O primeiro autor a usar o termo Síndrome Compartimental Abdominal foi Fietsam et al.[6], no final da década de 1980, para descrever as alterações fisiopatológicas decorrentes da hipertensão abdominal após correção de aneurisma de aorta, principalmente aqueles que receberam grande quantidade de volume. A HIA e a SCA são entidades clínicas diferentes e não devem ser confundidas. Segundo a Sociedade Mundial de Síndrome Compartimental define da seguinte forma em seus consensos publicados em 2006[1] e 2007[10].

## Pressão intra-abdominal (PIA)

Consiste na pressão de repouso da cavidade abdominal.

## Hipertensão abdominal (HIA)

A HIA é definida pelo aumento repetido e sustentado de forma patológica da PIA maior ou igual a 12 mmHg.

## Síndrome Compartimental Abdominal (SCA)

A SCA pode ser definida como um aumento da PIA maior que 20 mmHg (associada ou não a Pressão de Perfusão Abdominal menor que 60 mmHg) que está associada à disfunção ou falência orgânica única ou múltipla que não estava anteriormente presente.

## Pressão de perfusão abdominal (PPA)

A PPA é igual à pressão arterial média (PAM) do paciente menos a sua PIA.

$$PPA = PAM - PIA$$

## Classificação

Classificação da Hipertensão intra-abdominal quanto à duração dos sintomas[1,9].

- **HIA Hiperaguda:** elevações da PIA rapidamente de segundos a minutos, resultantes de gargalhadas, tosse, espirros, defecação ou atividade física.

- **HIA Aguda:** aumentos após períodos de horas e ocorre principalmente em pacientes cirúrgicos vítimas de trauma ou hemorragia intra-abdominal.
- **HIA Subaguda:** após dias, sendo a forma mais comum em pacientes clínicos. Na maioria dos casos é decorrente de fatores causais e predisponentes.
- **HIA Crônica:** aparece após períodos de meses (gestação) ou anos (obesidade mórbida, tumores intra-abdominais, diálise peritoneal, ascite crônica ou cirrose) e pode predispor paciente a formas agudas e subagudas.

## Classificação da Hipertensão intra-abdominal de acordo com a PIA[1,11,12].

- **Grau I:** PIA de 12 a 15 mmHg
- **Grau II:** PIA de 16 a 20 mmHg
- **Grau III:** PIA de 21 a 25 mmHg
- **Grau IV:** PIA > 25 mmHg

## Classificação da Síndrome Compartimental Abdominal quanto à etiologia[1,13,15].

- **SCA primária** é uma condição associada à doença abdominal (pancreatite aguda grave, fraturas pélvicas com sangramento retroperitoneal volumoso) ou o pós-operatório de laparotomia exploradora (peritonite secundária, trauma abdominal, controle de danos e tamponamento com compressas). Pacientes em tratamento não operatório de lesões traumáticas de órgãos abdominais que desenvolvem SCA são incluídos na categoria de SCA primária.
- **SCA secundária** refere-se a uma condição não originária da cavidade abdominal, como sepse e extravasamento capilar ou situações que requerem reanimação com grande volume de líquidos como grandes queimados.
- **SCA terciária ou recorrente** se estabelece após conduta clínica ou cirúrgica, profilática ou terapêutica de SCA primária ou secundária. Como exemplo a persistência ou reaparecimento de SCA após laparotomia descompressiva ou recidiva de SCA após síntese definitiva da parede abdominal pós-peritoniostomia.

## Epidemiologia

A prevalência da HIA em pacientes críticos varia de 18 a 82,7%. A maior parte dos estudos que avaliaram a incidência de SCA foi realizada em pacientes traumatizados, com estimativas variando bastante[15-19]. O maior estudo com 706 pacientes relata uma incidência de 1%[17]. Em contraste dois estudos menores (n=128 e n=188) reportaram 9 a 14%[14,15]. Recentemente se estuda sua incidência em pacientes com sepse e outras causas de internação em unidades de terapia intensiva[5,20-2]. Vidal et al.[23] (n=83) na Argentina relata uma incidência de 12%. Regueira et al.[24], no Chile, determinaram uma incidência de 38% de SCA em pacientes com sepse. Já no Brasil, Von Bahten e Guimarães em 2006[25] (n=548) determinaram uma incidência de 5,29%. Em pacientes submetidos a transplante hepático a incidência de HIA foi de 32%[26].

A grande variação de incidência se deve principalmente a diferenças entre os cenários clínicos das populações estudadas. Os maiores estudos incluíram pacientes vítimas de trauma admitidos em Unidade de Terapia Intensiva (UTI)[17] e todos que foram submetidos à laparotomia exploradora e tiveram indicação de UTI[25]. Nos estudos menores os critérios de inclusão contemplaram pacientes com traumatismos graves, como tórax flácido, duas ou mais lesões abdominais, lesão vascular grave, trauma pélvico complexo ou dois ou mais ossos longos fraturados, déficit de bases maior que 6 mEq/L ou necessidade de mais de seis concentrados de hemácias. Em estudo com pacientes sépticos a incidência foi elevada (38%), revelando que essa população está sob forte risco de SCA em função dos diversos fatores de risco para HIA[24]. Tudo isso sugerindo uma maior gravidade dos mesmos, o que em última instância implica em incidência maior de SCA.

## Causas

Inúmeras causas podem gerar um aumento da pressão abdominal, ocorrendo necessariamente desproporção entre conteúdo e continente (parede abdominal). Além disso, esse aumento pode ocorrer de duas formas: lento e progressivo em estados fisiológicos como: a gravidez[27], hepatopatias com ascite ou pacientes com neoplasias de crescimento lento[13,28]; rápida ou abrupta, por exemplo em hemorragias intra-abdominais, infusões de grande quantidade de volume em pacientes com trauma multissistêmico[13], cirurgia de controle de danos[12,29], tratamento não operatório de trauma abdominais fechados[30,31], em choque séptico[24,32], grandes queimaduras[33] ou após correção de hérnias incisionais gigantes com perda de domicílio[34].

Pacientes com pancreatite aguda grave e ou aqueles com peritonite difusa em que ocorre grande edema intersticial também podem evoluir com HIA ou SCA[35-37]. Nos casos em que ocorre rápido aumento da pressão intra-abdominal não há tempo para uma adaptação progressiva ao regime de hipertensão.

O reconhecimento de fatores de risco e condições predisponentes que podem determinar aparecimento da HIA e SCA é de vital importância. As indicações para monitorização da PIA devem ser baseadas na presença ou ausência destes fatores. Muitas condições estão associadas com HIA e SCA, sendo classificadas em quatro categorias: primeiro, condições que diminuem a flexibilidade da parede abdominal; segundo, condições que geram aumento do conteúdo intraluminal; terceiro, condições relacionadas com coleções de fluidos, gás ou sangue; e finalmente condições ligadas ao aumento da permeabilidade capilar e ressuscitação volêmica[9]. A Tabela 27.1 mostra algumas dessas condições relacionadas com estas quatro categorias.

**Tabela 27.1** Fatores de risco de desenvolvimento da hipertensão intra-abdominal e síndrome compartimental abdominal.

### Relacionados com a diminuição da flexibilidade da parede abdominal

- Ventilação mecânica, especialmente quando há "luta" com o ventilador e uso de musculatura acessória;
- Uso de pressão positiva expiratória final (PEEP) ou presença de auto-PEEP;
- Pneumonia de base pulmonar;
- IMC > 35;
- Calças pneumáticas anti-choque (PASG);
- Sangramento na parede abdominal ou hematomas na bainha do músculo reto;
- Correção de hérnias abdominais volumosas, especialmente com perda de domicílio;
- Reparo de gastrosquise ou onfalocele;
- Queimados com escaras abdominais.

### Relacionados com aumento do conteúdo abdominal

- Gastroparesia;
- Distensão gástrica (ventilação não invasiva, endoscopia);
- Íleo intestinal;
- Volvo intestinal;
- Pseudo-obstrução colônica;
- Tumorações abdominais ou retroperitoneais;
- Hematomas retroperitoneais;
- Dieta enteral;
- Cirurgia de controle de danos.

### Relacionados com coleções de fluidos, ar, ou sangue no abdome

- Disfunção hepática com ascite;
- Infecções abdominais (pancreatites, peritonites, abscessos intracavitários);
- Hemoperitônio;
- Pneumoperitônio;
- Laparoscopia com pressões de insuflação elevadas > 15 mmHg;
- Trauma multissistêmico;
- Diálise peritonial.

### Relacionados com aumento da permeabilidade capilar e ressuscitação volêmica

- Acidose (pH < 7,2);
- Hipotermia (temperatura central < 33°C);
- Coagulopatia (plaquetas < 50.000/mm3 ou TTPA > 2 vezes o normal ou TP < 50% ou INR >1,5);
- Politransfusões em vítimas de trauma (> 10 unidades concentrado de hemácias /24h);
- Sepsis
- Sepsis severa ou bacteremia
- Choque séptico
- Ressuscitação volêmica com grandes volumes (> 5 litros de colóide/24h ou > 10 litros de cristalóide/24h com aumento da permeabilidade capilar e balanço hídrico positivo);
- Grandes queimados

Adaptado de Malbrain MLNG, De laet IE. Intra-Abdominal Hypertension: Evolving Concepts. Clinics in Chest Medicine. [doi: DOI: 10.1016/j.ccm.2008.09.003]. 2009;30(1):45-70.

## Fisiopatologia

O compartimento abdominal é delimitado inferiormente pelo assoalho pélvico, anteriormente, posteriormente e lateralmente pela parede abdominal, e superiormente pelo músculo diafragma, que separa o abdome do tórax. Apesar de o diafragma dividir anatomicamente o tórax do abdome, esse não é uma barreira rígida à transmissão de pressão, tendendo o aumento de pressão intra-abdominal afetar principalmente os parâmetros torácicos[38]. A fisiopatologia básica da SCA é a mesma da Síndrome Compartimental de qualquer outra parte do corpo[39]. A alteração fundamental consiste no aumento da pressão dentro do compartimento que, quando não expansível, leva a diminuição importante da circulação em seus respectivos tecidos com má perfusão e subsequente falência orgânica[40]. A presença de comorbidades como insuficiência renal crônica, doenças pulmonares e ou cardiomiopatias desempenham um importante papel no agravamento dos efeitos da elevação da PIA e dos respectivos achados que constituem as alterações clínicas da SCA[41]. (Tabela 27.2)

Em contraste com a síndrome compartimental de extremidades, a disfunção orgânica sustentada pelo aumento da PIA se torna significante clinicamente antes que ocorra o infarto intestinal (necrose do intestino). Entretanto, como também ocorre na síndrome compartimental de membros, existe um ponto crítico da HIA na qual as alterações microvasculares entram em um ciclo vicioso. Este ponto acontece quando a elevação da PIA aumenta a resistência venosa para o retorno sanguíneo dos órgãos, levando a congestão venosa, edema intersticial e consequente aumento da pressão no compartimento. Quando a PIA atinge cerca de 20 mmHg, há uma redução significativa da pressão de perfusão tecidual em leitos capilares, e liberação e ativação de mediadores inflamatórios como citocinas[32, 40], levando ao aumento da permeabilidade capilar, diminuição do influxo sanguíneo nos tecidos e em última instância aumento crescente da pressão intra-abdominal, perpetuando esse ciclo. Um fator adicional de piora é a diminuição da drenagem linfática dos tecidos e um subsequente aumento do edema intestinal[42, 43].

A hipertensão intra-abdominal (HIA) e a consequente síndrome compartimental abdominal (SCA) produzem efeitos deletérios em diversos órgãos e sistemas.

## Cardiovascular

O aumento da pressão intra-abdominal provoca aumento da pressão intratorácica por elevação do músculo diafragma, levando a uma diminuição significativa do retorno venoso e consequente redução do débito cardíaco[41,44,45]. Esse decréscimo no débito cardíaco foi demonstrado já com pressões de apenas 10 mmHg, apresentando os pacientes hipovolêmicos a um limiar ainda mais baixo[46,47]. Já os pacientes hipervolêmicos demonstraram aumento do retorno venoso na presença de elevações leves a moderada da PIA, sugerindo que a ressuscitação volêmica tem efeito protetor nestes pacientes, tendo efeito deletério quando há elevação importante da PIA[16,46].

A HIA pode causar diminuição do retorno venoso da veia cava inferior, com consequente queda da pré-carga e redução do fluxo sanguíneo venoso dos membros inferiores e aumento da pressão hidrostática venosa neste território. Como consequência, há a formação de edema periférico e aumento do risco de trombose venosa profunda pele estase venosa[48]. Essa diminuição da pré-carga nem sempre vem acompanhada de queda das pressões de câmaras direitas, principalmente em função do aumento da pressão intratorácica.

## Pulmonar

A transmissão do aumento de pressão intra-abdominal do abdome para o tórax se dá por meio da elevação diafragmática. Como consequência há um aumento progressivo da pressão

## Tabela 27.2 Implicações fisiopatológicas da hipertensão intra-abdominal (HIA).

**Sistema Nervoso Central**
- Aumento da pressão intracraniana (↑PIC)
- Diminuição da pressão de perfusão cerebral (↓PPC)

**Região toracoabdominal**
- Elevação do diafragma
- Aumento da pressão intratorácica
- Compressão da veia cava inferior
- Diminuição da flexibilidade da parede torácica
- Diminuição da flexibilidade da parede abdominal
- Diminuição do fluxo sanguíneo da parede abdominal

**Hepático**
- Diminuição do fluxo sanguíneo portal
- Diminuição do clearance de lactato

**Gastrointestinal**
- Diminuição do fluxo sanguíneo celíaco
- Diminuição do fluxo sanguíneo da artéria mesentérica superior
- Diminuição do fluxo sanguíneo da mucosa da parede intestinal
- Diminuição do pH intramucoso gástrico (↓pHi)
- Diminuição da pressão de perfusão abdominal (↓PPA)

**Pulmonar**
- Diminuição da expansibilidade pulmonar
- Aumento da pressão de pico inspiratória (↓PIP)
- Aumento da pressão endotraqueal
- Diminuição da tensão de oxigênio (↓PaO2)
- Aumento da tensão de dióxido de carbono (↓PaCO2)
- Aumento do shunt intrapulmonar (↓Qs/Qt)
- Aumento do espaço morto pulmonar (↓Vd/Vt)
- Aparecimento de atelectasias pulmonares

**Cardiovascular**
- Hipovolemia
- Diminuição do débito cardíaco (↓DC)
- Diminuição do retorno venoso
- Diminuição do fluxo sanguíneo da veia cava inferior
- Aumento da resistência vascular periférica
- Aumento da resistência vascular pulmonar
- Aumento da pressão de oclusão da artéria pulmonar
- Aumento da pressão venosa central (↓PVC)

**Renal**
- Diminuição do fluxo sanguíneo renal
- Diminuição do débito urinário
- Diminuição da taxa de filtração glomerular (↓TFG)

intratorácica com redução do volume da cavidade pleural, compressão do parênquima pulmonar e insuficiência respiratória. Segundo Richardson e Trinkle[47], um aumento da PIA maior que 25 mmHg levou a uma elevação significante da pressão inspiratória final. Além disso há um decréscimo progressivo da capacidade vital pulmonar, bem como da troca de $CO_2$, resultando em hipoxia e retenção de $CO_2$. Há ainda uma relação direta entre a PIA e a pressão intratorácica com aumento da pressão endotraqueal[44]. A fisiopatologia resulta em uma elevação anômala das pressões atriais direita e a artéria pulmonar, levando consequentemente a uma redução do debito cardíaco, de forma semelhante ao que ocorre em processos restritivos extrapulmonares[7].

Como resultado preocupante há uma acidose mista (metabólica e respiratória) importante e taquipneia como mecanismo de compensação em pacientes acordados. Já nos que estão em ventilação mecânica ocorre diminuição progressiva do volume corrente e aumento da pressão inspiratória final, resultando em hipoventilação e consequente piora da acidose[7,9].

## Renal

A HIA é associada à piora da função renal há mais de 150 anos[9]. Entretanto, apenas recentemente sua relação clínica foi encontrada[49]. Um número crescente de trabalhos clínicos demonstraram que HIA maior ou igual a 15 mmHg é um fator de risco independente de insuficiência renal e aumento de mortalidade. A etiologia destas alterações ainda não está totalmente esclarecida; entretanto, é multifatorial: redução da perfusão renal, redução do débito cardíaco e aumento da resistência vascular sistêmica, além de alterações humorais e de fatores neurogênicos estão relacionados a essa disfunção[9].

A oligúria aparece com pressões a partir de 15 mmHg e anúria com 30 mmHg na presença de normovolemia. Em pacientes hipovolêmicos e com sepse esses valores são menores[50,51].

## Gastrointestinal

A HIA e a SCA acarretam alteração importante do fluxo sanguíneo para as vísceras abdominais. Ocorre diminuição de até 60% do fluxo da artéria mesentérica superior quando a pressão abdominal atinge valores de pelo menos 20 mmHg[52,53]. Além disso, também ocorre redução no fluxo sanguíneo das veias mesentéricas, estase venosa, edema da parede intestinal, redução da drenagem linfática e consequente piora da HIA e SCA[42].

A HIA gera alterações profundas em órgãos do território esplâncnico, causando diminuição da perfusão tecidual, isquemia da mucosa, quebra da barreira intestinal, translocação bacteriana, e propicia o cenário para a ocorrência de disfunção orgânica múltipla[54,55].

As alterações patológicas são mais evidentes após ocorrência de isquemia e reperfusão associadas a HIA. Parece que a HIA e a SCA funcionam como um segundo insulto, levando à piora da lesão instalada. Estudos recentes demonstram a relação temporal entre a SCA e a subsequente insuficiência de múltiplos órgãos e sistemas (IMOS)(52, 55).

Em estudos experimentais, a SCA provocou liberação de citocinas inflamatórias, migração de neutrófilos, ativação de elementos da cascata do complemento, resultando em lesão tecidual intestinal e a distância[56-58]. Também ocorre em seres humanos diminuição da perfusão em território mesentérico, contribuindo com menor retorno venoso esplâncnico e consequente diminuição do débito cardíaco. Esta má perfusão intestinal decorrente de aumento da PIA tem sido especulada como possível mecanismo determinante da perda da barreira intestinal, translocação bacteriana, sepse, e insuficiência de múltiplos órgãos e sistemas, onde a linfa mesentérica conduziria citocinas e mediadores inflamatórios para órgãos remotos[59,60].

## Hepático

Há uma diminuição do fluxo na artéria hepática, veias hepáticas e veia porta na presença de HIA(61). O fluxo da artéria hepática é diretamente afetado pela redução do débito cardíaco. Já o fluxo das veias hepáticas e da veia porta diminui em função de dois mecanismos: compressão extrínseca do fígado; redução do calibre das veias hepáticas na passagem pelo diafragma[48,61]. O aumento da pressão nas veias hepáticas demonstrou resultar em um aumento do fluxo sanguíneo pelo sistema ázigo, sugerindo um aumento compensatório do fluxo sanguíneo de vasos gastresofágicos em resposta à congestão hepática[62]. Além disso, ocorre diminuição da função mitocondrial hepática e redução de seus substratos energéticos. A depuração do acido lático pelo fígado apresenta comprometimento, o que pode comprometer seu uso como marcador de ressuscitação volêmica. Cabe ressaltar que esses achados ocorreram com elevação da PIA em apenas 10 mmHg e na presença de pressão arterial e débito cardíaco normais[61,63].

## Sistema nervoso central

O aumento da PIA leva ao aumento da pressão intracraniana (PIC), com alterações diretas tanto da perfusão cerebral, bem como de sua função. De acordo com a doutrina de Monroe-Kellie, o cérebro consiste em quatro compartimentos: parênquima, vascular, ósseo e fluido cérebro-espinhal. O aumento da pressão em um compartimento geralmente leva a aumento recíproco nos outros. Quando esse aumento é crônico e lento, há tempo para que ocorra uma adaptação fisiológica a esse regime de hipertensão intracraniana. Já em situações de aumento rápido, como característico em quadros agudos e pós-trauma, não há tempo suficiente para compensação. Elevações agudas, porém não sustentadas, como em episódios de tosse, defecação, vômitos e outras causas de aumento da PIA e da pressão intratorácica, levam ao aumento da PIC, porém sem redução da função cerebral, pelo seu caráter transitório[64-66].

O mecanismo pelo qual a HIA pode elevar a PIC ainda é objeto de debate na literatura. Alguns mecanismos propostos incluem uma diminuição do fluxo sanguíneo no plexo venoso lombar, levando a um aumento da pressão no fluido cérebro-espinhal no canal medular. Outro mecanismo é o aumento do $PaCO_2$ resultando em aumento do fluxo sanguíneo cerebral, e por último diminuição do drenagem venosa cerebral pela compressão diafragmática e aumento da pressão venosa central[65,67-69].

## Parede abdominal

A parede abdominal também é afetada pelo aumento da PIA. O edema visceral, uso de compressas em cirurgia de controle de dano, e o líquido intra-abdominal distendem o abdome e reduzem a elasticidade da parede abdominal. Além disso, o edema da parede secundário ao choque e a terapia de reposição volêmica também provocam redução da sua elasticidade[29,70,71]. Condições prévias como gestação, obesidade mórbida, cirrose, ascite prévia, pneumoperitônio progressivo pré-operatório, dentre outras condições que cursam com aumento da elasticidade da parede, parecem ter efeito protetor contra o desenvolvimento dos efeitos deletérios do aumento da PIA. Diebel et al. demonstraram uma redução de até 58% do fluxo sanguíneo no músculo reto do abdome com uma PIA de 10 mmHg e até 80% do basal com uma PIA de 40 mmHg. Esses achados podem explicar uma cicatrização pior, altas taxas de deiscência e hérnia no pós-operatório, bem como maior tendência de desenvolvimento de fasceíte necrotizante naqueles pacientes que têm seu abdome fechado sob tensão[34,41,71].

## Diagnóstico

A HIA e a SCA representam condições de diagnóstico relativamente simples, desde que observados os conceitos previamente citados neste capítulo. Atualmente deve-se considerar as recomendações do último consenso publicado em 2007 sobre o tema[72].

Sabe-se que o uso da medida do perímetro abdominal, estimativa clínica da PIA, além de métodos de imagem como radiografias, ultrassonografia, tomografia e ressonância magnética, tem baixo valor preditivo positivo variando entre 40 e 60%[73,74]. A dificuldade ventilatória, distensão abdominal, hipercarbia, oligúria e choque são manifestações clínicas tardias, devendo-se evitar que o paciente desenvolva disfunção sistêmica. Em função disto, o diagnóstico da HIA e SCA, baseia-se principalmente na medida acurada e repetida da PIA em pacientes com dois ou mais fatores de risco para HIA. Nestes uma medida basal da PIA deve ser obtida, se houver HIA (PIA maior ou igual a 12 mmHg) deve ser realizada a medida repetida e frequente da mesma. Desta forma é fundamental a identificação precoce dos fatores predisponentes para HIA. Ver Tabela 27.1.

A medida da PIA pode ser realizada por métodos diretos ou indiretos. Nos métodos diretos a medida é feita por um cateter locado diretamente na cavidade abdominal. Esse método embora seja o padrão ouro para a medida da PIA é pouco empregado. Já a medida indireta pode ser realizada por meio de sonda nasogástrica, vesical ou cateter venoso central na veia cava inferior, todos com boa correlação com a medida direta. Pela sua facilidade, baixo custo, grande reprodutibilidade e baixa taxa de complicações, a medida da pressão intravesical é o método mais empregado no mundo para medida indireta da PIA[75].

A pressão intravesical deve ser determinada seguindo padronização em todas as medidas, devendo ser expressas em mmHg ($1\ cmH_2O$ = 0,72 mmHg), aferidas em sondas de duas ou três vias, usando-se instilação de 25 ml de soro fisiológico aquecido na bexiga. A aferição deve ser feita após relaxamento do músculo detrusor, ou seja, 30 a 60 segundos após a infusão do soro. O ponto zero deve ser padronizado na linha axilar média do paciente e a medida feita no final da expiração[72]. Além disso, deve ser realizada mais de uma medida com intervalos regulares. Com isso, possibilitando uma interpretação mais fidedigna da medida da PIA e de suas variações e consequente diagnóstico mais acurado do grau de HIA.

Cabe ressaltar que tão importante quanto a medida da PIA é a vigilância dos fatores predisponentes para HIA e a detecção precoce de disfunções orgânicas dos pacientes, que em conjunto com a adoção de protocolo de conduta dos casos tende a minimizar o diagnóstico tardio com falência orgânica múltipla.

## Tratamento

O manejo dos pacientes com HIA é baseado em quatro princípios:

- Procedimentos específicos para reduzir a PIA e as consequências da SCA.
- Suporte intensivo (respiratório, hemodinâmico, neurológico, controle da dor; nutricional e monitorização).
- Descompressão cirúrgica.
- Otimização do tratamento clínico a fim de possibilitar o fechamento da cavidade abdominal e evitar as complicações da descompressão.

Antes de a descompressão cirúrgica ser considerada, alternativas menos invasivas devem ser instituídas. A relação entre o conteúdo abdominal e a PIA não é linear, mas exponencial quando há redução da complacência da parede abdominal[76]. Ou seja, a HIA pode ser tratada aumentando a complacência da parede e diminuindo o volume intra-abdominal ou ambos. Diferentes opções de tratamento clínico para reduzir a PIA são utilizadas. Estes são baseados em cinco princípios gerais:

- Aumento da complacência da parede abdominal.
- Eliminação do conteúdo intraluminal.
- Eliminação de coleções fluidas abdominais.
- Correção do balanço hídrico positivo e do edema intersticial.
- Tratamentos específicos.

A Figura 27.1 mostra um algoritmo de tratamento para HIA e SCA.

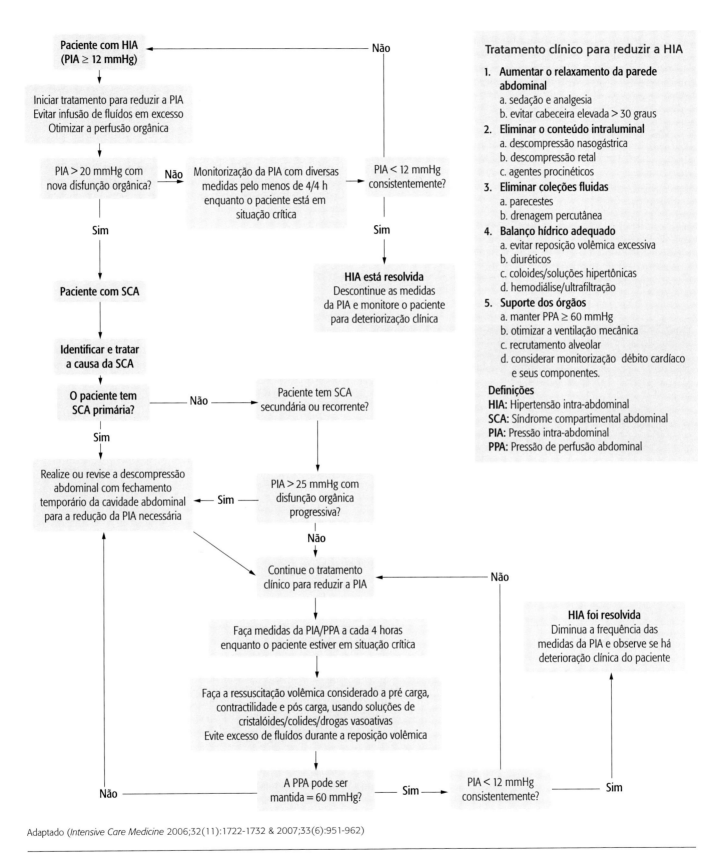

**Figura 27.1** Algoritmo de tratamento da hipertensão intra-abdominal e síndrome comportamental abdominal.

Adaptado (*Intensive Care Medicine* 2006;32(11):1722-1732 & 2007;33(6):951-962)

A descompressão cirúrgica ainda é o único tratamento definitivo para a SCA, embora o momento de sua indicação ainda permaneça controverso. Durante a intervenção o tipo de peritoniostomia a ser escolhido ainda é objeto de estudo[77]. Aquelas em que há contenção da parede parecem apresentar um índice maior de fechamento da cavidade na mesma internação. O uso de terapia de pressão negativa, associada à contenção da parede abdominal apresenta um elevado índice de fechamento da cavidade na mesma internação e tem sido nosso método de escolha de confecção de peritoniostomia. A Figura 27.2 mostra peritoniostomia com dispositivo de pressão negativa.

A terapia desses pacientes com dispositivos de pressão negativa apresentam vantagens importantes no manejo dos mesmos, como: controle do conteúdo abdominal; remoção ativa do exsudado; quantificação das perdas para o terceiro espaço; aumento da granulação da ferida; retração rápida da ferida; menor taxa de infecção de sítio

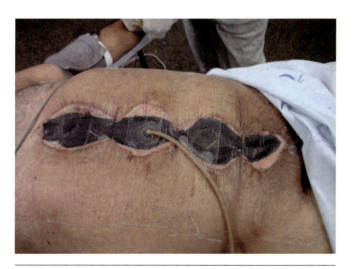

**Figura 27.2** Utilização de peritoniostomia em dispositivo de pressão negativa para tratamento da SCA.

cirúrgico; menor tempo de internação e maior taxa de fechamento primário da cavidade[77-81].

Há ainda a possibilidade de realizar uma fasciotomia da linha alba com preservação da integridade da pele em casos selecionados[82]. Após a intervenção o paciente está em risco de lesão de isquemia reperfusão, trombose venosa e embolia pulmonar fatal. Manter uma boa pré-carga associada à pressão de perfusão abdominal adequada parece ser a chave do sucesso[83]. Com frequência esses pacientes necessitam de mais de uma intervenção, com grande morbidade associada a presença de fistulas intestinais, fechamento abdominal tardio, hérnias complexas da parede abdominal, infecções de sítio cirúrgico, além de alterações mentais, físicas e emocionais ligadas a esses procedimentos[9,41,84,85].

## Considerações finais

A Síndrome Compartimental Abdominal (SCA) é uma entidade clínica que tem consequências devastadoras no paciente crítico, tendo recebido grande atenção na última década. O diagnóstico de hipertensão intra-abdominal (HIA) é fundamental para que se possa instituir o tratamento profilático da SCA, devendo ser baseado nos fatores de risco e na medida seriada da pressão intra-abdominal (PIA).

Condições como o trauma multissistêmico, cirurgias de controle de dano, choque hemorrágico, coagulopatia intra-operatória, necessidade de infusão de grandes volumes de cristaloide, fechamento da parede abdominal sob tensão e grandes queimados são frequentemente associadas ao desenvolvimento de HIA e SCA.

O tratamento consiste na redução da pressão intra-abdominal por meio de medicas clínicas associadas ou não à descompressão cirúrgica do abdome. Neste último caso deve ser dada preferência a técnicas de fechamento temporário com maior taxa de fechamento primário na mesma internação, com menor número de procedimentos possível.

## Referências bibliográficas

1. Malbrain ML, Cheatham ML, Kirkpatrick A, Sugrue M, Parr M, De Waele J, et al. Results from the International Conference of Experts on Intra-abdominal Hypertension and Abdominal Compartment Syndrome. I. Definitions. Intensive Care Med. 2006 Nov;32(11):1722-32.
2. Joseph DK, Dutton RP, Aarabi B, Scalea TM. Decompressive laparotomy to treat intractable intracranial hypertension after traumatic brain injury. J Trauma. 2004 Oct;57(4):687-93; discussion 93-5.
3. Scalea TM, Bochicchio GV, Habashi N, McCunn M, Shih D, McQuillan K, et al. Increased intra-abdominal, intrathoracic, and intracranial pressure after severe brain injury: multiple compartment syndrome. J Trauma. 2007 Mar;62(3):647-56; discussion 56.
4. De Waele JJ, Hoste EA, Malbrain ML. Decompressive laparotomy for abdominal compartment syndrome-a critical analysis. Crit Care. 2006;10(2):R51.
5. Siebig S, Iesalnieks I, Bruennler T, Dierkes C, Langgartner J, Schoelmerich J, et al. Recovery from respiratory failure after decompression laparotomy for severe acute pancreatitis. World J Gastroenterol. 2008 Sep 21;14(35):5467-70.
6. Fietsam R, Jr., Villalba M, Glover JL, Clark K. Intra-abdominal compartment syndrome as a complication of ruptured abdominal aortic aneurysm repair. Am Surg. 1989 Jun;55(6):396-402.
7. Lui F, Sangosanya A, Kaplan LJ. Abdominal compartment syndrome: clinical aspects and monitoring. Crit Care Clin. 2007 Jul;23(3):415-33.

8. Vegar-Brozovic V, Brezak J, Brozovic I. Intra-abdominal hypertension: pulmonary and cerebral complications. Transplant Proc. 2008 May;40(4):1190-2.

9. Malbrain MLNG, De laet IE. Intra-Abdominal Hypertension: Evolving Concepts. Clinics in Chest Medicine. [doi: DOI: 10.1016/j.ccm.2008.09.003]. 2009;30(1):45-70.

10. Cheatham ML, Malbrain ML, Kirkpatrick A, Sugrue M, Parr M, De Waele J, et al. Results from the International Conference of Experts on Intra-abdominal Hypertension and Abdominal Compartment Syndrome. II. Recommendations. Intensive Care Med. 2007 Jun;33(6):951-62.

11. Meldrum D, Moore F, Moore E, Franciose R, Sauaia A, Burch J. Prospective characterization and selective management of the abdominal compartment syndrome. Am J Surg. 1997;174:667-72.

12. Burch JM, Moore EE, Moore FA, Franciose R. The abdominal compartment syndrome. Surg Clin North Am. 1996 Aug;76(4):833-42.

13. Maxwell RA, Fabian TC, Croce MA, Davis KA. Secondary abdominal compartment syndrome: an underappreciated manifestation of severe hemorrhagic shock. J Trauma. 1999 Dec;47(6):995-9.

14. Balogh Z, McKinley B, Holcomb J, Miller C, Cocanour C, Kozar R. Both primary and secondary abdominal compartment syndrome can be predicted early and are harbingers of multiple organ failure. J Trauma. 2003;54:848-59.

15. Balogh Z, McKinley B, Cocanour C, Kozar R, Holcomb J, Ware D. Secondary abdominal compartment syndrome is an elusive early complication of traumatic shock resuscitation. Am J Surg. 2002;184:538-43.

16. Balogh Z, McKinley B, Cocanour C, Kozar R, Valdivia A, Sailors R. Supranormal trauma resuscitation causes more cases of abdominal compartment syndrome. Arch Surg. 2003;138:637-42.

17. Hong J, Cohn S, Perez J, Dolich M, Brown M, McKenney M. Prospective study of the incidence and outcome of intra-abdominal hypertension and the abdominal compartment syndrome. Br J Surg. 2002;89:591-6.

18. Malbrain M, Chiumello D, Pelosi P, Wilmer A, Brienza N, Malcangi V. Prevalence of intra-abdominal hypertension in critically ill patients: a multicentre epidemiological study. Intensive Care Med. 2004;30:822-9.

19. Ertel W, Oberholzer A, Platz A, Stocker R, Trentz O. Incidence and clinical pattern of the abdominal compartment syndrome after "damage-control" laparotomy in 311 patients with severe abdominal and/or pelvic trauma. Crit Care Med. 2000 Jun;28(6):1747-53.

20. Malbrain M, Chiumello D, Pelosi P, Bihari D, Innes R, Ranieri V. Incidence and prognosis of intraabdominal hypertension in a mixed population of critically ill patients: a multiple-center epidemiological study. Crit Care Med. 2005;33:315-22.

21. Djavani K, Wanhainen A, Valtysson J, Bjorck M. Colonic ischemia and intra-abdominal hypertension following open surgery for ruptured abdominal aortic aneurysm: A prospective study. Br J Surg. 2009.

22. Chen H, Li F, Sun J, Jia J. Abdominal compartment syndrome in patients with severe acute pancreatitis in early stage. World J Gastroenterol. 2008;14:3541-8.

23. Vidal MG, Weisser JR, Gonzalez F, Toro MA, Loudet C, Balasini C, et al. Incidence and clinical effects of intra-abdominal hypertension in critically ill patients. Critical Care Medicine. 2008;36(6):1823-31 10.097/CCM.0b013e31817c7a4d.

24. Regueira T, Bruhn A, Hasbun P, Aguirre M, Romero C, Llanos O, et al. Intra-abdominal hypertension: Incidence and association with organ dysfunction during early septic shock. Journal of Critical Care. [doi: DOI: 10.1016/j.jcrc.2007.12.013]. 2008;23(4):461-7.

25. Von Bahten LC, Guimarães PdSF. Manuseio da síndrome compartimental abdominal em unidade de tratamento intensivo. Revista do Colégio Brasileiro de Cirurgiões. 2006;33:146-50.

26. Biancofiore G, Bindi ML, Boldrini A, Consani G, Bisà M, Esposito M, et al. Intraabdominal pressure in liver transplant recipients: incidence and clinical significance. Transplantation proceedings. 2004;36(3):547-9.

27. Pappas PA, Cheatham ML, Quijada P, O'Leary T, Carlan SJ. Successful early fascial closure of an open abdomen during pregnancy. Am Surg. 2009 Feb;75(2):183-4.

28. Larsson A. Clinical significance of elevated intraabdominal pressure during common conditions and procedures. Acta Clin Belg Suppl. 2007(1):74-7.

29. Akamine M. Medida da pressão intra-abdominal após colocação de compressas ao redor do fígado: estudo experimental em porcos [Doutorado]. São Paulo: Universidade de São Paulo; 2009.

30. Kozar RA, Moore JB, Niles SE, Holcomb JB, Moore EE, Cothren CC, et al. Complications of nonoperative management of high-grade blunt hepatic injuries. J Trauma. 2005 Nov;59(5):1066-71.

31. Kozar RA, Moore FA, Cothren CC, Moore EE, Sena M, Bulger EM, et al. Risk factors for hepatic morbidity following nonoperative management: multicenter study. Arch Surg. 2006 May;141(5):451-8; discussion 8-9.

32. Nasr A. Resposta inflamatória na síndrome compartimental com e sem sepse de origem abdominal [Doutorado]. São Paulo: Universidade de Sao Paulo 2005.

33. Markell KW, Renz EM, White CE, Albrecht ME, Blackbourne LH, Park MS, et al. Abdominal Complications after Severe Burns. Journal of the American College of Surgeons. [doi: DOI: 10.1016/j.jamcollsurg.2008.12.023]. 2009;208(5):940-7.

34. Tanaka EY. Análise de fatores preditivos de ressecção visceral no tratamento operatório de doentes portadores de hérnia incisional gigante submetidos a pneumoperitônio progresivo pré-operatório [Doutorado]. São Paulo: São Paulo; 2009.

35. De Waele JJ, Leppaniemi AK. Intra-abdominal hypertension in acute pancreatitis. World J Surg. 2009 Jun;33(6):1128-33.

36. Dambrauskas Z, Parseliunas A, Gulbinas A, Pundzius J, Barauskas G. Early recognition of abdominal compartment syndrome in patients with acute pancreatitis. World J Gastroenterol. 2009 Feb 14;15(6):717-21.

37. Gecelter G, Fahoum B, Gardezi S, Schein M. Abdominal Compartment Syndrome in Severe Acute Pancreatitis: An Indication for a Decompressing Laparotomy? Digestive Surgery. 2002;19(5):402-5.

38. Wauters J, Wilmer A, Valenza F. Abdomino-thoracic transmission during ACS: facts and figures. Acta Clin Belg Suppl. 2007(1):200-5.

39. Olson SA, Glasgow RR. Acute compartment syndrome in lower extremity musculoskeletal trauma. J Am Acad Orthop Sur. 2005 Nov;13(7):436-44.

40. An G, West MA. Abdominal compartment syndrome: a concise clinical review. Crit Care Med. 2008 Apr;36(4):1304-10.

41. Cheatham M. Abdominal Compartment Syndrome: pathophysiology and definitions. Scandinavian Journal of Trauma, Resuscitation and Emergency Medicine. 2009;17(1):10.

42. Moore-Olufemi SD, Xue H, Allen SJ, Moore FA, Stewart RH, Laine GA, et al. Effects of Primary and Secondary Intra-Abdominal Hypertension on Mesenteric Lymph Flow: Implications for the Abdominal Compartment Syndrome. Shock. 2005;23(6):571-5.

43. Hedenstierna G, Lattuada M. Lymphatics and lymph in acute lung injury. Curr Opin Crit Care. 2008 Feb;14(1):31-6.

44. Ridings P, Bloomfield G, Blocher C, Sugerman H. Cardiopulmonary effects of raised intra-abdominal pressure before and after intravascular volume expansion. J Trauma. 1995;39:1071-5.

45. Coombs H. The mechanism of the regulation of intra-abdominal pressure. Am J Physiol. 1922;61:159-70.

46. Kashtan J, Green J, Parsons E, Holcroft J. Hemodynamic effect of increased abdominal pressure. J Surg Res. 1981;30:249-55.

47. Richardson JD, Trinkle JK. Hemodynamic and respiratory alterations with increased intra-abdominal pressure. J Surg Res. 1976 May;20(5):401-4.

48. Schein M, Wittmann D, Aprahamian C, Condon R. The abdominal compartment syndrome: the physiological and clinical consequences of elevated intra-abdominal pressure. J Am Coll Surg. 1995;180:745-53.

49. Biancofiore G, Bindi ML, Romanelli AM, Bisa M, Boldrini A, Consani G, et al. Postoperative intra-abdominal pressure and renal function after liver transplantation. Arch Surg. 2003 Jul;138(7):703-6.

50. Bradley S, Bradley G. The effect of increased intra-abdominal pressure on renal function in man. J Clin Invest. 1947;26:1010-5.

51. Harman P, Kron I, McLachlan H, Freedlender A, Nolan S. Elevated intra-abdominal pressure and renal function. Ann Surg. 1982;196:594-7.

52. Diebel L, Dulchavsky S, Brown W. Splanchnic ischemia and bacterial translocation in the abdominal compartment syndrome. J Trauma. 1997;43:852-5.

53. Bongard F, Pianim N, Dubecz S, Klein SR. Adverse consequences of increased intra-abdominal pressure on bowel tissue oxygen. J Trauma. 1995 Sep;39(3):519-24; discussion 24-5.

54. Ivatury R, Diebel L. Intra-abdominal hypertension and the splanchnic bed. Abdominal Compartment Syndrome. Georgetown: Landes Bioscience; 2006. p. 129-37.

55. Diebel L, Dulchavsky S, Wilson R. Effect of increased intra-abdominal pressure on mesenteric arterial and intestinal mucosal blood flow. J Trauma. 1992;33:45-8.

56. Balogh Z, McKinley BA, Cox Jr CS, Allen SJ, Cocanour CS, Kozar RA, et al. Abdominal compartment syndrome: the cause or effect of postinjury multiple organ failure. Shock. 2003 Dec;20(6):483-92.

57. Moore FA. The role of the gastrointestinal tract in postinjury multiple organ failure. Am J Surg. 1999 Dec;178(6):449-53.

58. Eleftheriadis E, Kotzampassi K, Papanotas K, Heliadis N, Sarris K. Gut ischemia, oxidative stress, and bacterial translocation in elevated abdominal pressure in rats. World J Surg. 1996 Jan;20(1):11-6.

59. Miranda JS, Ferreira AJP, Brito MVH. Determinação do efeito da ligadura do ducto torácico nas lesões pulmonares de ratos submetidos a choque hemorrágico [Monografia]. Belém, PA: Universidade do Estado do Pará; 2001.

60. Zanoni FL, Benabou S, Greco KV, Moreno AC, Cruz JW, Filgueira FP, et al. Mesenteric microcirculatory dysfunctions and translocation of indigenous bacteria in a rat model of strangulated small bowel obstruction. Clinics (São Paulo). 2009;64(9):911-9.

61. Diebel L, Wilson R, Dulchavsky S, Saxe J. Effect of increased intra-abdominal pressure on hepatic arterial, portal venous, and hepatic microcirculatory blood flow. J Trauma. 1992;33:279-82.

62. Luca A, Cirera I, Garcia-Pagan J, Feu F, Pizcueta P, Bosch J. Hemodynamic effects of acute changes in intra-abdominal pressure in patients with cirrhosis. Gastroenterology. 1993;104:222-7.

63. Nakatani T, Sakamoto Y, Kaneko I, Ando H, Kobayashi K. Effects of intra-abdominal hypertension on hepatic energy metabolism in a rabbit model. J Trauma. 1998;44:446-53.

64. Bloomfield G, Dalton J, Sugerman H, Ridings P, DeMaria E, Bullock R. Treatment of increasing intracranial pressure secondary to the acute abdominal compartment syndrome in a patient with combined abdominal and head trauma. J Trauma. 1995;39:1168-70.

65. Bloomfield G, Ridings P, Blocher C, Marmarou A, Sugerman H. Effects of increased intra-abdominal pressure upon intracranial and cerebral perfusion pressure before and after volume expansion. J Trauma. 1996;40:936-41.

66. Villaça MP, Mantovani M. Comportamento da pressão intracraniana, da perfusão cerebral e dos parâmetros hemodinâmicos durante a síndrome do compartimento abdominal em cães. Revista do Colégio Brasileiro de Cirurgiões. 2006;33:211-4.

67. Josephs L, Este-McDonald J, Birkett D, Hirsch E. Diagnostic laparoscopy increases intracranial pressure. J Trauma. 1994;36:815-8.

68. Halverson A, Buchanan R, Jacobs L, Shayani V, Hunt T, Riedel C, et al. Evaluation of mechanism of increased intracranial pressure with insufflation. Surg Endosc. 1998 Mar;12(3):266-9.

69. Luce J, Huseby J, Kirk W, Butler J. Mechanism by which positive end-expiratory pressure increases cerebrospinal fluid pressure in dogs. J Appl Physiol. 1982;52:231-5.

70. Mutoh T, Lamm W, Embree L, Hildebrandt J, Albert R. Volume infusion produces abdominal distension, lung compression, and chest wall stiffening in pigs. J Appl Physiol. 1992;72:575-82.

71. Diebel L, Saxe J, Dulchavsky S. Effect of intra-abdominal pressure on abdominal wall blood flow. Am Surg. 1992;58:573-5.

72. Malbrain M, De laet I, Cheatham M. Consensus conference definitions and recommendations on intra-abdominal hypertension (IAH) and the abdominal compartment syndrome (ACS) - the long road to the final publications, how did we get there? Acta Clin Belg Suppl. 2007:44-59.

73. Kirkpatrick A, Brenneman F, McLean R, Rapanos T, Boulanger B. Is clinical examination an accurate indicator of raised intra-abdominal pressure in critically injured patients? Can J Surg. 2000;43:207-11.

74. Sugrue M, Bauman A, Jones F, Bishop G, Flabouris A, Parr M. Clinical examination is an inaccurate predictor of intra-abdominal pressure. World J Surg. 2002;26:1428-31.

75. Kron I, Harman P, Nolan S. The measurement of intra-abdominal pressure as a criterion for abdominal re-exploration. Ann Surg. 1984;199:28-30.

**76.** Malbrain M. Different techniques to measure intra-abdominal pressure (IAP): time for a critical re-appraisal. Intensive Care Med. 2004;30:357-71.

**77.** Campbell A, Chang M, Fabian T, Franz M, Kaplan M, Moore F, et al. Management of the open abdomen: from initial operation to definitive closure. Am Surg. 2009 Nov;75(11 Suppl):S1-22.

**78.** Suliburk JW, Ware DN, Balogh Z, McKinley BA, Cocanour CS, Kozar RA, et al. Vacuum-assisted wound closure achieves early fascial closure of open abdomens after severe trauma. J Trauma. 2003 Dec;55(6):1155-60; discussion 60-1.

**79.** Miller PR, Meredith JW, Johnson JC, Chang MC. Prospective evaluation of vacuum-assisted fascial closure after open abdomen: planned ventral hernia rate is substantially reduced. Ann Surg. 2004 May;239(5):608-14; discussion 14-6.

**80.** Stone PA, Hass SM, Flaherty SK, DeLuca JA, Lucente FC, Kusminsky RE. Vacuum-assisted fascial closure for patients with abdominal trauma. J Trauma. 2004 Nov;57(5):1082-6.

**81.** Boele van Hensbroek P, Wind J, Dijkgraaf MG, Busch OR, Carel Goslings J. Temporary closure of the open abdomen: a systematic review on delayed primary fascial closure in patients with an open abdomen. World J Surg. 2009 Feb;33(2):199-207.

**82.** Cheatham ML, Fowler J, Pappas P. Subcutaneous linea alba fasciotomy: a less morbid treatment for abdominal compartment syndrome. Am Surg. 2008 Aug;74(8):746-9.

**83.** Cheatham M, Safcsak K, Block E, Nelson L. Preload assessment in patients with an open abdomen. J Trauma. 1999;46:16-22.

**84.** Cheatham M. Abdominal Compartment Syndrome. Curr Opin Crit Care. 2009.

**85.** Cheatham M, Safcsak K, Llerena L, Morrow C, Block E. Long-term physical, mental, and functional consequences of abdominal decompression. J Trauma. 2004;56:237-41.

**Eduardo Akaishi** ▪ **André Perina**

# Cirurgia Oncológica de Urgência – Princípios Gerais

A cirurgia é tratamento mais antigo para o câncer. No entanto, com os avanços dos conhecimentos sobre mecanismo de proliferação celular e biologia molecular, novas modalidades terapêuticas ganharam a prática diária no manejo oncológico, sempre multidisciplinar.[1]

Neste cenário, o cirurgião oncológico atual deve estar familiarizado com os princípios e efeitos dos outros recursos terapêuticos (quimioterapia, radioterapia, anticorpos monoclonais, entre outros) para cada tipo de câncer e a história natural dos mesmos. Diferentes sítios primários responderão de maneiras diversas frente aos diferentes tipos de tratamentos disponíveis.

Em uma situação de urgência, tal responsabilidade recai mais frequentemente sobre o cirurgião geral, pois este será o médico que indicará qual, quando e como o procedimento cirúrgico deverá ser realizado. Sendo assim, também para o cirurgião geral, o ideal é o conhecimento da história natural das diferentes neoplasias.

Na cirurgia oncológica eletiva, algumas etapas são respeitadas. Após o diagnóstico, que na maioria das vezes inclui um resultado anatomopatológico, seguem exames de estadiamento e consequente previsão do prognóstico. Diante de tais informações, é indicada a cirurgia de caráter curativo, paliativo; ou mesmo é contraindicado o procedimento invasivo (cirúrgico), optando-se por tratamentos sistêmicos exclusivos ou neoadjuvância.[2]

Na urgência, as etapas não podem ser respeitadas devido à rapidez e agilidade exigidas pela situação. Assim, muitas vezes, o cirurgião enfrentará o diagnóstico de neoplasia já no intraoperatório.

Na falta de dados importantes, ocorrerão inevitáveis enganos diagnósticos ou mesmo procedimentos sem efeitos na sobrevida, porém com efeitos negativos na morbidade e qualidade de vida do paciente.

Este texto pretende estimular o raciocínio do cirurgião, discutir os princípios oncológicos na cirurgia de urgência, na tentativa de minimizar esses eventos.

A literatura é pobre na abordagem da conduta oncológica de urgência. Os estudos tratam de sítios primários isoladamente, os mais comuns. Outros tumores menos frequentes são encontrados apenas como relatos de caso. No entanto, a intenção é deixar uma diretriz geral.

O cirurgião de emergência atende casos de abdome agudo obstrutivo, perfurativo e hemorrágico, e estes são frequentemente relacionados com neoplasias malignas.

É interessante lembrar que tumores diagnosticados durante quadros clínicos como estes normalmente apresentam-se localmente avançados ou metastáticos e, portanto, estatisticamente têm pior prognóstico.[3]

A doença metastática é tratada de maneira multidisciplinar, porém o principal recurso terapêutico, de modo geral, é o tratamento sistêmico e não a cirurgia.

Somado a isso, os pacientes costumam se apresentar com baixa performance na urgência.[3]

## Diagnóstico e exames complementares

Naqueles pacientes que estão em uma situação de urgência e não de emergência, quando houver suspeita clínica de câncer (por exemplo: obstruções intestinais sem causa definida), seriam adequados exames de imagem (estadiamento).

Com o diagnóstico de doença metastática, uma cirurgia abreviada visando à menor complicação e início precoce do tratamento sistêmico deve ser a prioridade.

Ainda usando o mesmo exemplo, exames visando ao seguimento oncológico ambulatorial pós-tratamento (como marcadores tumorais) devem ser lembrados.

Em casos extremos de perfurações associadas a infecções graves ou sangramentos acompanhados de choque hemorrágico, a solicitação destes exames perde o sentido.

## O ato cirúrgico

Ainda com a intenção de estadiamento, o adequado inventário no intraoperatório é obrigatório. Diante do diagnóstico clínico de uma neoplasia maligna, a procura de lesões secundárias no peritônio (goteiras parietocólicas, pelve e peritônio diafragmático), no fígado e a palpação de lesões sincrônicas intestinais (tumores colorretais e tumores neuroendócrinos) devem ser feitas já do início da cirurgia.[4]

As decisões podem ser baseadas em exames histopatológicos de congelação, quando disponível. Pode não ser possível determinar detalhes histológicos de uma lesão, mas definir um nódulo peritoneal como neoplasia maligna muda o estadiamento e a conduta em diversas situações.

Decidindo-se por algum tipo de ressecção, cuidados com a manipulação do tumor são exigidos. Rupturas tumorais podem mudar o prognóstico.[5]

Quando há a suspeita clínica, ou confirmação patológica, deve ser determinada a extensão da cirurgia e os procedimentos complementares à ressecção tumoral:

- margens de segurança (proximal e distal em cirurgias do tubo digestivo).
- necessidade de linfadenectomia (adenocarcinoma e tumores neuroendócrinos X neoplasias mesenquimais e lesões metastáticas).
- marcação do leito cirúrgico com clipes metálicos quando existe a expectativa de radioterapia adjuvante (tumores retroperitoneais).
- Momento da reconstrução do trânsito intestinal.

Como comentado inicialmente, a familiaridade com os outros recursos terapêuticos e a história natural da doença é necessária neste momento.

Por vezes, a menor cirurgia é aquela que melhor beneficiaria o paciente. Por exemplo, um paciente com diagnóstico de neoplasia obstrutiva de reto médio ou baixo, mesmo com condições clínicas que permitam a retossigmoidectomia e linfadenectomia, seria tratado realizando-se apenas uma derivação intestinal com resolução da urgência e encaminhado para neoadjuvância. A neoadjuvância, neste caso, pode promover melhor controle local e menor morbidade.[6]

Cirurgias menores, como colostomias e ileostomias, também têm sua indicação em situações de tumores obstrutivos irressecáveis ou quadros de carcinomatose extensa, nas quais apenas uma derivação interna pode resolver a urgência.

O envio de material ao patologista é fundamental para o diagnóstico patológico definitivo, etapa em que se decidirá pelos tratamentos complementares (adjuvância) ou paliação.

## Considerações quanto às condições gerais do paciente

Na urgência ou emergência, deve-se levar em consideração a condição geral do paciente e a decisão terapêutica não deve se limitar à ressecabilidade.

Frequentemente estes pacientes apresentam deterioração hemodinâmica, devido a choque hemorrágico ou séptico.

Assim, para efeito de raciocínio, dividiremos os casos em três situações:

**1.** Pacientes instáveis hemodinamicamente.
**2.** Pacientes estáveis hemodinamicamente em que a neoplasia é o motivo da urgência (obstrução, sangramento ou obstrução).
**3.** Paciente estável em que a neoplasia foi apenas um achado.

As decisões na situação 1 não causam discussões e devem visar à resolução rápida para estabilidade do doente crítico e, portanto, cirurgias abreviadas de derivações intestinais e ressecções menores são absolutamente justificáveis.

Em casos colocados na situação 2, com algumas exceções, deve-se tentar a resolução com ressecção tumoral e respectivos cuidados oncológicos (margens, linfadenectomia regional e clipes para radioterapia). As exceções ocorrem nos casos em que a neoadjuvância poderia ser benéfica, indicando uma cirurgia menor (por exemplo, neoplasias de reto baixo obstrutivas, como já citado anteriormente).

Naqueles casos que se encaixam na situação 3, pacientes estáveis em que a causa da urgência não é devida à neoplasia, as decisões deverão ser individualizadas após a resolução da urgência.

Fatores que podem influenciam a decisão:

**1.** Diagnóstico possível com segurança no mesmo momento e conhecimento da história natural da doença.
**2.** Disponibilidade de anatomia patológica de congelação (histologia e definição de margens e linfadenectomias).
**3.** Consentimentos: ressecção de órgãos não envolvidos nas causas da urgência, porém envolvidos no tratamento da neoplasia.

**4.** Estrutura do serviço: cirurgias maiores envolvem necessidade de transfusão, materiais e suporte de terapia intensiva no pós-operatório.

**5.** Capacitação técnica da equipe: necessidade de ressecção multivisceral ou estruturas vasculares.

Veja a seguir exemplos das diferentes situações.

Paciente vítima de trauma, levado à laparotomia e com achado incidental de nódulo de parede de delgado e suspeita de GIST. Estável clinicamente.

Indicada a ressecção (Figura 28.1).

Paciente de 28 anos de idade e quadro de abdome agudo obstrutivo com achado tomográfico de intussuscepção. Estável clinicamente e antecedente de melanoma maligno cutâneo tratado há 15 meses (Figura 28.2).

Indicada ressecção.

Paciente de 61 anos de idade com dor abdominal e tomografia com presença de massa e perfuração intestinal (Figuras 28.3 e 28.4).

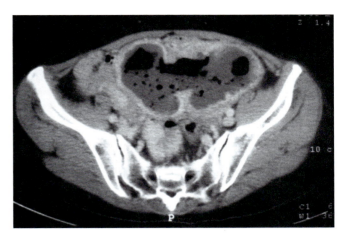

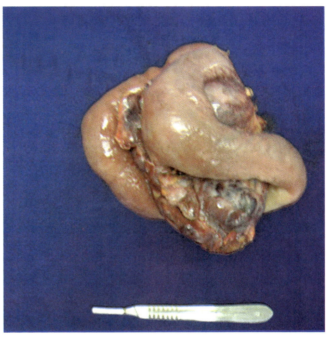

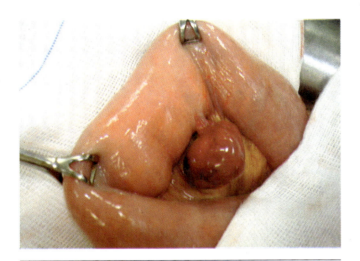

**Figura 28.1** GIST de delgado.

**Figuras 28.3** e **28.4** GIST perfurado para alça de jejuno.

O Tabela 28.1 tenta simplificar as condutas a serem adotadas diante da condição clínica do paciente e dos achados cirúrgicos:

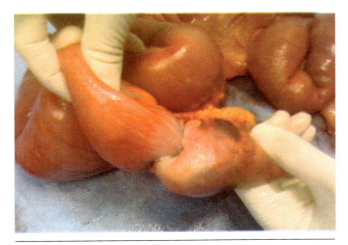

**Figura 28.2** Intussuscepção por metástase de melanoma maligno cutâneo.

| Tabela 28.1 Correlação entre as condições clínicas, causa e conduta na cirurgia. | |
| --- | --- |
| Condição do paciente e causa da urgência | Conduta |
| Instável | Cirurgia abreviada |
| Estável e tumor causando a urgência | Ressecção |
| Estável e tumor como achado secundário | Individualizar |

Vale enfatizar que, diante de um quadro de risco, a resolução da urgência e o tratamento oncológico posterior em serviço especializado sempre será uma decisão acertada. Portanto, se houver dúvidas diagnósticas ou presença de estrutura inadequada para a cirurgia oncológica, a resolução da urgência, e somente ela, será a melhor escolha.

## Seguimento oncológico

Pacientes operados em regime de urgência frequentemente não têm o seguimento ambulatorial com seu próprio cirurgião. Este deve se certificar de que seu paciente será direcionado, após a alta hospitalar, para um atendimento ambulatorial especializado, onde terá seu exame anatomopatológico checado.

O encaminhado para serviço de oncologia é fundamental uma vez que, como dito anteriormente, são pacientes de prognóstico pior. O estadiamento deverá ser completado e o tratamento seguido conforme os resultados.

## Referências bibliográficas

1. Rosenberg AS. Principles of surgical Oncology. In: Cancer Principles and Pratice of Oncology. 7. Edição. Filadélfia: Lippincott Williams and Wilkins; 2005; p. 243-253.
2. AJCC Cancer Staging Manual. 6. Edição. American Joint Commetee on Cancer. Nova York: Spring – Velagi; 2002.
3. Silva JY. Cirurgia na Obstrução Intestinal por Câncer Colorretal. In: Câncer de Cólon, Reto e Ânus. São Paulo; 2004; p 427-434.
4. Ansaloni L, Andersson RE, Bazzoli F, Catena F, Cennamo V, Saverio S et al. Guidelines in the management of obstructing cancer of left colon: consensus conference of the world society of emergency surgery (WSES) and peritoneum and surgery (PnS) society. World J Emerg Surg. 2010; 5:29.
5. Hohenberger P et all. Pattern of recurrence in patients with ruptured primery gastrointestinal stromal tumor. Br J Surg. 2010; 97(12):1854-59.
6. Minsky BD, Cohen AM, Kemeny N, Enker WE, Kelsen DP, Reichman B et al. Combined modality therapy of rectal cancer: decreased acute toxicity with pre operative approach. J Clin Oncol 1992; 10:1218-24.

Irimar de Paula Posso

# Dor no Pós-operatório

## Introdução

O tratamento da dor aguda pós-operatória é um desafio constante para o médico, devido à dimensão do problema e à frequência com que ocorre. Seu tratamento exige conhecimento da sua fisiopatologia e das várias técnicas terapêuticas. O tratamento da dor após operações de emergência se torna muito mais complexo e difícil, pois, além dos problemas habituais das operações de rotina, outros fatores de importância se agregam, como a concomitância de lesões traumáticas que também causam dor, a presença de infecção, hipovolemia e instabilidade hemodinâmica, que restringem o uso de alguns analgésicos e de determinadas técnicas analgésicas.

A dor aguda envolve uma complexa variedade de sensações, percepções e experiências emocionais desagradáveis, associadas a respostas autonômicas, psicológicas, emocionais e comportamentais, invariavelmente provocadas por estímulos nóxicos, causados por lesões superficiais ou profundas ou por um funcionamento anômalo de um órgão.

## Fisiopatologia da dor

A dor pós-operatória tem como principal mecanismo a dor nociceptiva, no entanto, a lesão de nervos pode agregar um componente neuropático à dor.

A percepção dolorosa é frequentemente desencadeada por estímulos nocivos captados por nociceptores, que são transdutores encontrados nos tecidos superficiais, profundos e vísceras, e que se apresentam como terminações nervosas livres. Quando um estímulo mecânico, térmico ou químico potencialmente lesivo atinge o organismo, os nociceptores são ativados e uma informação é encaminhada ao sistema nervoso central.[1,2]

A detecção da lesão tecidual pelos transdutores é chamada nocicepção, que pode ser alterada por mudanças neurais ou inflamatórias, sendo o sinal amplificado ou inibido. A informação caminha em direção à medula espinhal por fibras com baixa velocidade de condução do tipo A delta e C. A velocidade de condução das fibras A delta varia entre 2,5 a 20 m.seg-1 e das fibras C é menor que 2,5 m.seg-1 .

A lesão tecidual desencadeia um processo inflamatório, porque as células lesadas liberam enzimas, que no ambiente extracelular liberam ácidos graxos de cadeia longa e agem sobre os cininogênios, formando as cininas, como a bradicinina, substância algógena e vasoativa.

Pela atuação da fosfolipase A é liberado ácido araquidônico que, sob ação da cicloxigenase e da lipoxigenase, origina prostaciclinas, prostaglandinas, tromboxano, leucotrienos e lipoxinas. As prostaglandinas, especialmente a PGE2, diminuem o limiar de excitabilidade dos nociceptores, permitindo que estímulos pouco intensos sejam capazes de ativá-los. Devido a esse fenômeno inflamatório, circundando a área de reação inflamatória existe a área de hiperalgesia primária, na qual o limiar de excitabilidade está diminuído.[3] (Figura 29.1)

Além da resposta inflamatória tecidual ocorre resposta inflamatória neurogênica, com vasodilatação, extravasamento de proteínas plasmáticas, liberação de mediadores químicos e estimulação dos nociceptores, desencadeando um reflexo axônico local, com a liberação de substância P, de neurocinina A e do peptídeo geneticamente relacionado à calcitonina, que contribuem para a manutenção da inflamação e para a sensibilização dos nociceptores, com a redução de seu limiar de excitabilidade. Esses eventos recebem o nome de sensibilização periférica, que tem mecanismo muito complexo e menos esclarecido que a sensibilização central.[1,2,4]

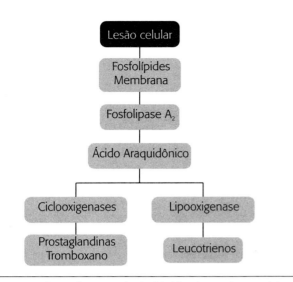

**Figura 29.1** Biotransformação dos fosfolípides da membrana celular.

O fenômeno de sensibilização tende a ampliar a informação nociceptiva, porém o mecanismo de modulação inibitória, mediado por receptores opioides periféricos localizados nas terminações nervosas sensoriais que, quando ativados, diminuem a excitabilidade dos receptores sensoriais, induzindo a liberação de substâncias excitatórias, como a substância P. Os ligantes endógenos desses receptores opioides periféricos, que podem ocupar os receptores nas terminações nervosas produzindo analgesia, são os peptídeos opioides endorfina, encefalinas e dinorfinas, existentes nas células relacionadas à imunidade, como linfócitos T e B, monócitos e macrófagos.[1,2,4]

Na medula espinhal, as fibras do tipo A delta e C fazem sinapse nas lâminas I, II e V da classificação de Rexed. A lâmina I ou camada marginal do corno posterior da medula espinhal é o centro de recepção da informação que chega da periferia. Seus neurônios fazem sinapses com os neurônios da lâmina II, que possuem função inibitória, e os sinais são retransmitidos pelos neurônios da lâmina V em direção ao tálamo e córtex.[1,2,4]

Após saírem da lâmina V, os neurônios cruzam a linha média da medula espinhal e sobem em direção ao tálamo, pelo fascículo anterolateral onde se localizam os feixes espinotalâmico e espinorreticular. Antes de penetrar na substância cinzenta, as fibras que entram pelo corno dorsal ascendem e descendem alguns segmentos formando o trato de Lissauer, que desempenha importante papel em alguns tipos de dor em que as fibras autonômicas estão envolvidas. Uma vez integrado no sistema medular, o impulso nociceptivo caminha por feixes ascendentes.[1,2,4]

Em situações patológicas, quando há lesão dos feixes ascendentes e o impulso não pode transitar por essas vias, os feixes espinocervicotalâmico e fibras pós-sinápticas da coluna dorsal cooperam para a condução do estímulo.[1,2]

O feixe espinotalâmico dirige-se ao tálamo, ao complexo ventrobasal, núcleo posterior e núcleos intrala-minares, e as informações processadas nessas áreas são transmitidas ao córtex. O feixe espinorreticular se dirige à formação reticular, na qual têm papel relevante na modulação da dor o núcleo gigantocelular, a formação reticular bulbar adjacente, a formação reticular mesencefálica, a substância cinzenta periaquedutal e o núcleo da rafe.[1,2,4]

Além dos sistemas ascendentes, há também sistemas descendentes com função inibitória, que se originam no córtex e na formação reticular e descem pelo funículo dorsolateral, fazendo sinapse com os neurônios da lâmina 11 na medula espinhal (Figura 29.2).

Grande número de receptores está envolvido na transmissão dolorosa. Eles estão localizados em posição pré-sináptica nos receptores opioides μ/δ, κ, GABA b, α2 adrenérgicos, neurocinina 1 e 5HT2 e em posição pós-sináptica nos receptores GABAa,b, AMPA, NMDA, μ, μ/δ, α2 adrenérgicos, 5HT1b e adenosina.[1,2]

A transmissão excitatória no sistema nervoso central é feita principalmente pelo glutamato e secundariamente pelo aspartato, chamados genericamente de aminoácidos excitatórios. Em muitas sinapses, a liberação de glutamato é conjunta com a liberação de substância P e neurocininas, que são chamados de neuromoduladores.[1,2,4]

A reação inflamatória periférica também altera as respostas dos neurônios da medula espinhal que recebem impulsos de nociceptores e de mecanorreceptores de baixo limiar. Assim como ocorre com os aferentes nociceptivos, a inflamação periférica diminui o limiar de excitabilidade desses neurônios, à medida que a intensidade e duração da reação inflamatória progridem.[1,2,4]

Outra alteração importante é o aumento do campo receptor periférico, interpretado como aumento da sensibilidade dos neurônios da medula espinhal a impulsos subliminares captados na periferia do campo receptor do nociceptor. É a hiperalgesia secundária, que se manifesta ao redor da área de hiperalgesia primária que circunda a reação inflamatória nos tecidos afetados.

Outro fenômeno importante que acontece nesta região é a sensibilização central, desencadeada por impulsos sensoriais veiculados pelas fibras amielínicas C, que terminam nas camadas mais superficiais do corno dorsal da medula espinhal e produzem potenciais excitatórios pós-sinápticos lentos.[1,2]

Uma vez desencadeada, a sensibilização central persiste por período prolongado, mesmo com o desaparecimento da causa inicial. Alguns fármacos, como a morfina e os antagonistas do receptor NMDA, podem prevenir o desenvolvimento de excitabilidade central aumentada.

A principal implicação clínica decorrente desse complexo mecanismo fisiopatológico é que parece ser mais vantajoso prevenir o desenvolvimento de sensibilização central do que tratar a dor após seu estabelecimento. Essa é a lógica das diversas táticas empregadas na analgesia preemptiva.

Os neurônios têm a capacidade de transmitir, inibir e avaliar as informações, porém também têm a capacidade

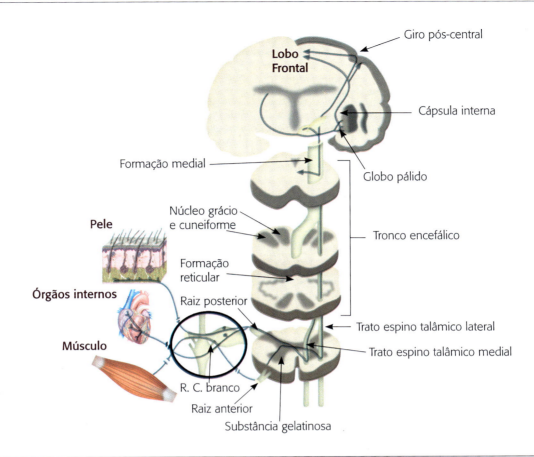

**Figura 29.2** Vias de condução dos estímulos dolorosos.

de armazená-las por longos períodos, fenômeno conhecido por neuroplasticidade.

A hiperalgesia e alodinia após trauma, inflamação ou lesão nervosa aguda são causadas por aumento da sensibilidade dos neurônios do corno dorsal da medula espinhal à estimulação sensorial devida à ativação simultânea de receptores NMDA, neurocinina 1 e 2 e receptor mGlu, provocando um aumento significativo e transitório do íon Ca em neurônios do corno dorsal. O bloqueio desses receptores evita a sensibilização central e hiperalgesia induzidas por aferência pós-trauma, inflamação ou lesão nervosa aguda.[1,2,4]

A lesão aguda de um nervo periférico raramente produz dor imediatamente, portanto cortar ou comprimir um tronco nervoso produz uma descarga intensa dos axônios atingidos, o que eventualmente é sentido como um forte choque. Porém, alguns dias depois, dor em queimação e sensibilização a estímulos mecânicos não nociceptivos podem aparecer no local da lesão com irradiação para a área correspondente do nervo afetado.[2]

A dor causada pelas operações varia de acordo com a extensão e a localização das incisões. As operações realizadas no abdômen superior e no tórax produzem dores das mais intensas referidas em período pós-operatório, com um período de duração maior que a dor de outros tipos de operações. As intervenções torácicas em geral são de grande porte e quase sempre é necessária a permanência de drenos, fator que aumenta a intensidade da dor.[5]

A dor que acompanha o pós-operatório tem etiologia múltipla, pois depende de muitos fatores, como o local da incisão, o traumatismo de estruturas que integram a parede, a inserção de drenos – que podem ser único ou múltiplo. Nas operações realizadas no abdômen superior e no tórax, a incisão compromete a dinâmica da musculatura respiratória, fator preponderante na gênese da dor.[5,6,7]

A dor pós-operatória pode causar inúmeras alterações fisiológicas, como aumento da frequência cardíaca, da pressão arterial, da resistência vascular sistêmica e do trabalho cardíaco; hipoxemia e retenção de dióxido de carbono, atelectasias, dificuldade para tossir, diminuição do volume corrente, da capacidade residual funcional e alteração da relação ventilação/perfusão; náuseas, vômitos e íleo paralítico; oligúria, retenção urinária, ansiedade, medo, fadiga, falta de sono, imunossupressão, dor muscular, estase venosa e tromboembolismo.[5,6,7]

Os benefícios fisiológicos decorrentes do alívio da dor pós-operatória podem ser observados muito claramente quando se considera que é necessário iniciar precocemente as fisioterapias respiratória e motora. A analgesia adequada permite realizar de modo adequado os exercícios, expandindo os pulmões, diminuindo a incidência de atelectasias, infecções, hipoxemia, retenção de dióxido de carbono e propiciando evolução clínica mais favorável.[5,6,7]

O controle da dor pós-operatória deve iniciar antes do início da própria operação, com a analgesia preemptiva ou preventiva, que consiste no uso de técnicas analgésicas antes mesmo da incisão.[5,7,8,9,10]

O controle da dor pós-operatória inicia já com a indicação da técnica anestésica. A infiltração do local da incisão com anestésico local ou o uso da anestesia regional, impedindo a gênese e/ou condução dos estímulos até o sistema nervoso central, previne a sensibilização medular, contribuindo para diminuir a intensidade da dor no período pós-operatório.[5,7]

No entanto, a analgesia pós-operatória deve ser adequada aos diversos tipos de operações de emergência, sendo mais difícil o tratamento das dores após operações na região torácica e abdominal alta do que as de operações realizadas na face e nas extremidades. A dificuldade se torna maior se houver dor devida a traumas associada e se o paciente apresentar instabilidade hemodinâmica.

A constatação de que algumas respostas fisiológicas perioperatórias interferem negativamente no prognóstico do paciente, especialmente no caso de operações de grande porte, fornece suporte para o conceito de que o perioperatório com mínimo estresse reduz a morbidade associada a esse período. A resposta à injúria envolve alterações cardiovasculares, gastrintestinais, imunológicas e de coagulação, entre outras. A analgesia à base de opioides por via sistêmica reduz a morbi-mortalidade perioperatória, no entanto, inúmeros estudos têm demonstrado que a aplicação de anestésicos locais no espaço peridural reduz a resposta inflamatória secundária a procedimentos realizados no andar supramesocólico.[5,6,7]

Para ser tratada de modo adequado, a dor pós-operatória deve ser adequadamente avaliada e o esquema terapêutico deve ser apropriado à intensidade e características da dor, ao tipo de operação, ao paciente e às facilidades oferecidas pelo hospital, tais como os analgésicos disponíveis, o tipo de equipamento para a aplicação dos analgésicos e o treinamento adequado de médicos, enfermeiros e fisioterapeutas.

## Avaliação da dor pós-operatória

A avaliação tem como objetivo identificar a intensidade da dor, estimar seu impacto e verificar a eficácia do tratamento. Nem sempre a avaliação é fácil e se a dor não for avaliada regularmente, não poderá ser controlada adequadamente, de modo que o alívio é insuficiente pela avaliação inadequada da dor.

Para que a terapêutica seja adequada, o diagnóstico deve ser correto e o paciente deve ser informado sobre as etapas da avaliação e do tratamento, pois a sua colaboração é essencial.[11]

A dor tem sido considerada o **quinto sinal vital**, e deve ser avaliada juntamente com os outros quatro sinais vitais – pulso, pressão arterial, temperatura e frequência respiratória –, sendo sua intensidade anotada na ficha de evolução do paciente, em intervalos regulares de 4 ou 6 horas. Considerar a dor como o quinto sinal vital é uma maneira de melhorar a qualidade do atendimento do paciente, facilitando a avaliação da mesma e o seu controle mais adequado, pois, se a dor for avaliada rotineiramente, com certeza seu tratamento será otimizado.[7,11]

A avaliação deve incluir a história, que oferece elementos sobre os mecanismos e a fisiopatologia e também sobre o estado emocional do paciente. Devem ser obtidas informações sobre a distribuição somática da dor, especificando onde, como e quando iniciou; fatores que a aumentem ou diminuam, sua evolução e eventuais reações adversas a analgésicos. O comportamento doloroso pode ser avaliado pela expressão facial, cor, contração muscular, identificação do local e do tipo, pois a dor somática é representada em área bem definida, enquanto a dor visceral é mais difusa e pouco definida.[7,11,12]

A dor pode ser avaliada pelas escalas verbal, analógica visual, numérica verbal, de expressão facial, pela quantidade de analgésico de que o paciente necessita para o controle da dor e pelas queixas do paciente.

A **escala verbal** utiliza as palavras ou descritores ausente, leve, moderada e intensa, que são pontuados como: ausente = 0; leve = 1; moderada = 2 e intensa = 3 para descrever a intensidade da dor, e o paciente informa o descritor que representa de modo mais apropriado a intensidade da dor.

O alívio da dor também pode ser avaliado pela escala verbal que usa os descritores: nenhum, discreto, moderado, bom e completo, que são pontuadas como: alívio ausente = 0; discreto = 1; moderado = 2; bom = 3 e completo = 4.

A principal vantagem da escala verbal é a facilidade e rapidez para sua aplicação. A desvantagem é o número reduzido de descritores, forçando o paciente a escolher um deles, mesmo que não seja o mais adequado para expressar a sua dor e também porque ela é descontínua.[7,11,12]

A **escala analógica visual** (EAV) é instrumento simples, sensível e reprodutível, pois permite a avaliação contínua da dor. Ela é mais sensível que a observação ou a escala descritiva. É constituída por uma linha horizontal de 100 mm, cuja extremidade esquerda corresponde a ausência de dor e a direita representa a dor mais intensa possível, na qual o paciente assinala o local que acha ser mais representativo da intensidade de sua dor. A intensidade da dor é obtida pela distância entre a extremidade esquerda e o local assinalado. Não devem ser colocados pontos ou marcas nas extremidades, porque eles podem influenciar, fazendo com que o paciente não selecione as extremidades.

Além de medir a intensidade da dor, a escala pode ser usada para avaliar o alívio da dor, a satisfação com o tratamento e também a intensidade de outros sintomas, como náusea.

O uso de régua é um método fácil e rápido de avaliação, porque não há necessidade de assinalar termos imprecisos para descrever a dor e oferece um grande número de pontos para melhor representar a dor sentida no momento da avaliação.

A desvantagem é que é preciso explicar com detalhes para o paciente como é aplicada a escala, sendo necessário assegurar que o mesmo tenha entendido a explicação, pois mesmo um conceito aparentemente simples pode ser de difícil compreensão, sendo necessária concentração e coordenação motora para assinalar na escala o ponto que corresponde à intensidade da sua dor naquele momento.[7,11,12,13] (Figura 29.3)

A **escala numérica verbal** é uma escala alternativa às escala verbal e analógica visual. O paciente sugere um número para representar a intensidade da dor, sendo que zero significa ausência de dor e dez, a dor mais intensa possível. Também pode ser usada para avaliar o alívio da dor, sendo que alívio zero representa nenhuma melhora da dor, enquanto que alívio dez significa alívio completo.

Essa escala é fácil e rápida para ser aplicada, e apresenta uma boa correlação com a EAV. Não há necessidade de treino muito elaborado, proporciona boa avaliação pelo paciente durante o tratamento, e pode ser aplicada mesmo em crianças pequenas.

Outra vantagem dessa escala é que ela pode ser impressa com números de zero a dez, colocados em uma linha horizontal, e o paciente assinala ao lado daquele que melhor exprime a intensidade de sua dor.[7,11]

A **escala de expressão facial** é usada principalmente para crianças, mas também pode ser utilizada para avaliar a dor de pacientes analfabetos ou com deficiência mental.

# O planejamento da analgesia pós-operatória

A operação origina dor aguda acompanhada de resposta sistêmica cuja grandeza depende da intensidade da dor, que tende a aumentar a morbidade quanto maior for intensidade da dor e a grandeza da resposta sistêmica. O tratamento do fator que desencadeou a dor é importante, mas é um erro não tomar medidas adequadas para controlar a dor, pois a mesma piora o estado clinico do paciente, além de ter um efeito psicológico extremamente danoso. Tratar a dor pós-operatória deve ser sempre o objetivo imediato, especialmente a dor dinâmica ou incidental, associada às atividades físicas. Planejar a analgesia é essencial para poder controlar de modo eficaz a dor aguda pós-operatória, pois além de melhorar a qualidade do atendimento ao paciente, tem a vantagem de acelerar a sua recuperação, sendo recomendável um programa de analgesia específico para cada paciente.[5,6,7,14]

A terapia antálgica deve ser sempre multimodal, com a associação de dois ou mais agentes ou técnicas analgésicas, periféricas ou centrais, incluindo os métodos não farmacológicos, pois o sinergismo existente entre os fármacos e as técnicas analgésicas permite usar menor quantidade de fármacos, minimizando os efeitos colaterais e aumentando a atividade analgésica.[5,6,7,14,15]

O tratamento da dor pós-operatória deve levar em consideração que a mesma é mais intensa no pós-operatório imediato e vai diminuindo com o passar dos dias, de modo que a quantidade e potência dos analgésicos deve ser maior no dia da operação e ir gradualmente diminuindo de acordo com as necessidades do paciente – como pode ser facilmente visualizado pela escada analgésica para dor aguda, adaptada da escada analgésica para dor crônica, proposta pela Organização Mundial da Saúde, que classifica a intensidade da dor em três degraus e a dor aguda, como a pós-operatória, desce a escada, enquanto a dor crônica sobe.[5,6,7,15] (Figura 29.4)

## Analgesia preemptiva e preventiva

Sempre que possível, o tratamento da dor pós-operatória deve iniciar antes mesmo da dor ser desencadeada e deve ser contínuo até a regressão da fase dolorosa mais intensa.[5,6,7,9]

A analgesia é parte fundamental do tratamento global do paciente. Sua programação deve ser feita o mais precocemente possível, o que permite planejar o tipo de terapia analgésica mais adequada para cada paciente. O planejamento precoce da terapêutica analgésica permite esclarecer e educar o paciente quanto ao método selecionado, o que é um dos principais fatores de otimização do tratamento.

Há alguns anos surgiu o conceito de analgesia preemptiva, cujo fundamento é a utilização de terapia analgésica antes da lesão, com o objetivo de diminuir a intensidade da dor e evitar a sensibilização central, que é um mecanismo de amplificação da dor aguda.[5,6,7,8,10]

O conceito tem sido usado erroneamente por muitos médicos, que se limitam apenas à administração da terapia analgésica antes da lesão. Na verdade, a analgesia preemptiva é a terapia que se inicia antes da lesão e persiste até a resolução da fase inflamatória aguda, que também é um estímulo suficiente para causar a sensibilização central.

A analgesia preemptiva pode ser realizada em qualquer parte da via dolorosa, tanto na periferia como na via de condução, na medula e nos centros superiores. Mui-

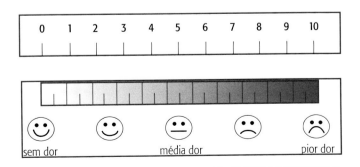

**Figura 29.3** Escalas para avaliação da intensidade da dor.

### Escala Analgésica

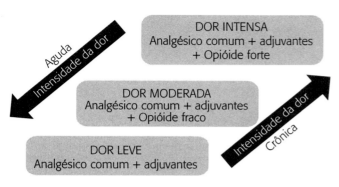

**Figura 29.4** Escada analgésica.

tos estudos sobre a eficácia da analgesia preemptiva têm sido feitos, com resultados conflitantes. Os estudos experimentais são animadores, porém lamentavelmente ainda não confirmados nos ensaios clínicos. Alguns provocam a redução no consumo de analgésicos no período pós-operatório, enquanto outros não. O conceito em termos fisiopatológicos é correto, mas a dificuldade de confirmação clínica talvez resida nas técnicas de análise da eficiência, que considera o consumo de analgésicos no período pós-operatório imediato, sem averiguar a frequência e intensidade do desenvolvimento de dor crônica, que é a expressão final da sensibilização central e da neuroplasticidade decorrente.[2,5,6,7,16]

Outro fator que pode interferir na avaliação da eficiência da analgesia preemptiva é o fato de que nem todo estímulo é capaz de causar sensibilização central, como operações com estímulos pouco intensos. Portanto, não se pode pensar em preempção para esse tipo de estímulo; no entanto, esses tipos de intervenções têm sido incluídos na análise da eficiência da analgesia preemptiva, falseando os resultados.[2,7]

## Como obter analgesia adequada

As regras práticas para ser obtida a analgesia adequada consideram essencial planejar a terapêutica analgésica, acreditar no paciente, pois é ele quem sofre. não permitir que ele sinta dor, fazer a combinação racional dos fármacos, lembrar que nem toda dor é responsiva aos não opioides e que eles são apenas parte da terapêutica, avaliar continuamente a prescrição de analgésicos e individualizar as doses. Não esquecer as medidas adjuvantes e que o controle da dor só é eficaz se a avaliação de sua eficácia for frequente. Lembrar que a dor aguda, especialmente a de grande intensidade, desce a escada analgésica da OMS, devendo o tratamento iniciar com técnicas e fármacos mais potentes, passando a seguir para os mais fracos.[5,6,7,9,15]

É necessário usar analgesia efetiva, visando principalmente o alívio da dor dinâmica ou incidental, para permitir breve retorno da função normal. Deve ser usado o bloqueio neural, com anestésicos locais, para reduzir as respostas ao estresse, a dessaturação episódica noturna, as náuseas, vômitos e o íleo paralítico, com a prescrição de antieméticos e a redução do uso de opioides e benzodiazepínicos. A administração de oxigênio, para pacientes de alto risco, permite reduzir a hipoxemia e facilita a mobilização precoce, por favorecer a mecânica respiratória. A otimização do sono, a diminuição da fadiga, a redução da resposta endócrino-metabólica ao estresse, a prevenção contra sequelas determinadas pela imobilização prolongada e a remoção precoce de drenos e sondas podem ser obtidas com a analgesia adequada e racional.[5,6,7,9,15]

A analgesia efetiva, reduzindo o estresse, possibilitando a mobilização precoce e abreviando a introdução da nutrição oral, é a conduta ideal para acelerar a recuperação do paciente, reduzir a incidência de complicações e o tempo de internação hospitalar.

## Analgesia multimodal

A terapêutica analgésica multimodal é importante para acelerar a recuperação do paciente que sofre de uma dor pós-operatória de moderada ou grande intensidade. Sempre que for possível, devem ser usados no alívio da dor pós-operatória fármacos e técnicas que tenham efeito sinérgico farmacocinético ou farmacodinâmico, permitindo o uso mais racional dos analgésicos, diminuindo sua dose e seus efeitos adversos.[5,7,9,15,18,19,20,21,22,23]

A analgesia multimodal pode ser realizada em qualquer parte da via dolorosa: **na periferia**. com o uso de agentes analgésicos e anti-inflamatórios, que vão reduzir a intensidade da inflamação e da sensibilização periférica; **na via de condução**, com o uso de anestésicos locais, que vão bloquear o influxo de estímulos ao sistema nervoso central; **na medula**, com o uso de opioides espinhais, anestésicos locais, clonidina e cetamina, que vão modular a entrada do estímulo; e finalmente **nos centros superiores**, com o uso de opioides, cetamina e agonistas alfa2 adrenérgicos sistêmicos.[5,6,7] (Figura 29.5)

Quando se considera o uso dos opioides no alívio da dor, deve sempre ser lembrado que eles produzem diversos efeitos indesejáveis. A abordagem multimodal permite que doses menores de opioides sejam usadas, com diminuição da incidência de efeitos indesejáveis, principalmente a depressão respiratória, que pode pôr em risco a vida do paciente, e o íleo paralítico, que retarda sua recuperação. A analgesia regional apresenta o melhor efeito em termos de redução do consumo de opioides e recuperação precoce, sendo boa prática para o controle da dor a associação de alguma técnica regional.[5,7,18,19]

As técnicas habitualmente aceitas para a modulação da dor pós-operatória incluem o uso de analgésicos sistêmicos, usados em horários regulares: a infusão contínua de analgésicos, a analgesia controlada pelo paciente, a analgesia regional segmentar, a introdução de anestésicos locais nas cavidades serosas e no espaço peridural, os adesivos para a liberação de opioide pela via transdérmica e

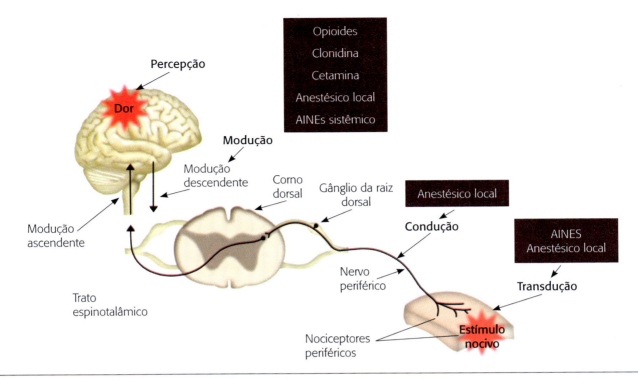

**Figura 29.5** Analgesia multimodal.

os agentes adjuvantes como a cetamina, a clonidina, os antidepressivos e os neurolépticos.[5,7,23]

A analgesia multimodal deve ser enfatizada nos programas hospitalares, pois a promoção da analgesia, mesmo em programas elaborados em serviços bem organizados, não tem conseguido atingir as metas de redução de custos; no entanto, aumenta o grau de satisfação do paciente.

## Tratamento da dor incidental ou dinâmica

A intensidade e a duração da dor pós-operatória não é uniforme. Ela é mais intensa após a operação e persiste por um tempo limitado, geralmente de 48 horas, porque a intensidade diminui continuamente, acompanhando a resolução do processo que lhe deu origem. A intensidade da dor varia de acordo com as atividades do paciente, apresentando períodos de exacerbação, a chamada dor incidental, dinâmica ou de movimento, que interrompe a analgesia já estabelecida. Como a dor apresenta esses períodos abruptos de exacerbação, são necessários fármacos eficazes e seguros, de ação rápida e potente, com meia-vida curta, que sejam capazes de debelar rapidamente a dor incidental. que pode ser intensa. Analgésicos de meia-vida longa podem se acumular, fator predisponente para o aparecimento dos efeitos colaterais.[5,6,7,15]

No tratamento da dor pós-operatória, os opioides de início e duração de ação prolongadas devem ser usados em casos especiais, por terem cinética de absorção e eliminação demoradas, que impede a rápida titulação da dose,

ficando o doente mais suscetível à sobredose ou à analgesia insuficiente.

O arsenal terapêutico à disposição para o tratamento da dor pós-operatória é bastante amplo e sempre surgem novos fármacos e novas técnicas analgésicas, cada um com sua própria indicação e modo de usar. É necessário um amplo conhecimento das modalidades terapêuticas disponíveis para poder selecionar a modalidade que mais se adapta a cada paciente.[7,12]

## Causas de analgesia insuficiente

As principais causas de analgesia insuficiente incluem a crença de que a dor pós-operatória não causa mal ao paciente ou é uma consequência normal da operação, o temor de que o alívio da dor mascare um diagnóstico ou os sinais de um evento adverso, e a tendência a subestimar e não reconhecer a variabilidade na percepção da dor pelos pacientes e a falta de entendimento da enorme diferença quanto à necessidade de analgésicos de um paciente para outro.

Também é causa de analgesia inadequada a falta de avaliação regular e frequente da dor, o uso incorreto das medidas de alívio, o desconhecimento das técnicas de analgesia, dos fármacos e de que a idade e o peso devem ser considerados na escolha da dose, da via e do analgésico, o medo de dependência e a exagerada preocupação com a depressão respiratória aos opioides. Outros fatores são a inadequada orientação do paciente acerca da analgesia, a falta de recursos financeiros e as dificuldades para o fornecimento de opioides.[7,24]

## Características especiais da dor após operações de emergência

Embora o tratamento da dor após as operações tenha características semelhantes, é importante destacar que ela difere se a operação é no tórax, abdômen superior ou inferior, cabeça, pescoço, nos membros ou em dois ou mais locais ou se é acompanhada de dor causada por traumas, como pode acontecer em cirurgia de emergência.

No tratamento da dor após as operações de emergência, deve ser levada em consideração a dificuldade de mobilização devida a traumas nos membros ou tórax e também pelos drenos torácicos, sondas gástricas e uretrais, bem como a dificuldade para a respiração devida às toracotomias e às intervenções no andar superior do abdômen em que se faz necessário o acesso toracoabdominal ou quando é utilizada incisão mediana supraumbilical, subcostal ou transversa.[7,9,12]

A dor na região do ombro direito após cirurgia por videolaparoscopia é devida ao aprisionamento de pequenas quantidades de gás carbônico especialmente nos espaços e recessos, como os da região supra-hepática. As bolhas de gás causam dor no período pós-operatório imediato, ao provocar irritação peritoneal devida à presença de substâncias liberadas pela cauterização durante a operação e pela metabolização do dióxido de carbono a ácido carbônico, que é rapidamente dissociado em íons hidrogênio e bicarbonato, provocando aumento da concentração de radicais ácidos hidrogênio e consequente irritação peritoneal. Também pode ser devida à tração do fígado sobre os ligamentos frenoepáticos.[7,25]

A constatação de que certas respostas fisiológicas que ocorrem durante o período perioperatório interferem negativamente no prognóstico do paciente, especialmente nas operações de grande porte, fornece suporte para o conceito de que minimizar o estresse reduz a morbidade associada a esse período. A resposta ao trauma envolve, entre outras, alterações cardiovasculares, gastrintestinais, imunológicas e da coagulação. Conquanto a analgesia com opioides por via sistêmica reduza a morbi-mortalidade perioperatória, o alívio da dor propriamente dito parece ser apenas parcialmente responsável por essa resposta. Aceita-se atualmente que a administração de anestésicos locais por via espinhal reduz a resposta inflamatória secundária a procedimentos realizados no andar supramesocólico.[7,26]

## Métodos de analgesia e vias de administração de analgésicos

Deve sempre ser usada a analgesia multimodal com os AINEs, inibidores da COX-2, opioides, anestésicos locais e adjuvantes como os alfa2 adrenérgicos e os bloqueadores NMDA, de modo preemptivo ou preventivo.[7,25,26]

### Analgesia sistêmica

Pode ser usada para o controle da dor que se segue a qualquer tipo de operação, porém deve sempre ser considerado o conceito da analgesia multimodal, devendo ser evitada a analgesia de demanda, fazendo a prescrição da medicação de horário e sempre prever a analgesia de resgate.

A analgesia de demanda deve ser evitada, pois existe um grande lapso de tempo, que pode ser maior que 30 minutos, entre o momento em que o paciente solicita o analgésico até o momento em que o mesmo é aplicado e consegue controlar a dor, como pode ser evidenciado pela análise da Figura 29.6.[7]

### Via muscular

É uma via que deve ser indicada excepcionalmente, apenas em pós-operatório de intervenções pouco dolorosas, pois os analgésicos injetados apresentam absorção inconstante. Os analgésicos mais usados por esta via são os AINEs, especialmente o diclofenaco, que não deve ser aplicado por via venosa, e alguns opioides.[7,12,27]

### Via venosa intermitente

É a via recomendada para o tratamento inicial da dor pós-operatória. São indicados os AINEs injetáveis cetorolaco, cetoprofeno e tenoxicam, o inibidor da COX-2 parecoxib, a dipirona, os opioides tramadol e morfina, bem como os adjuvantes cetamina e clonidina. Pode ser também ser utilizada para a aplicação de analgésicos como resgate, quando o plano de analgesia original não for suficiente, e na dor incidental.[7,12,17]

### Via venosa contínua

É uma alternativa indicada apenas em intervenções muito dolorosas, quando o paciente permanece intubado, sendo mantido em UTI.[7,26]

### Via subcutânea

Geralmente usada como via de resgate quando o paciente tem dor pós-operatória de menor intensidade ou como resgate quando se usam outras vias para controlar a dor.[7,26]

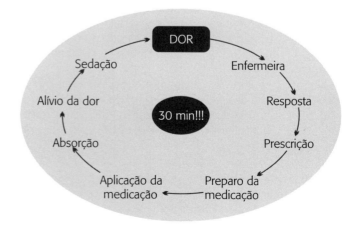

**Figura 29.6** Ciclo do tratamento da dor.

## Via oral

Usada quando o paciente tem dor de leve ou moderada intensidade e não necessita manter o jejum. Habitualmente é indicada no controle da dor após operações ambulatoriais. No paciente submetido à operação de emergência, que necessita ficar internado, a via parenteral pode ser a indicada nos primeiros dias, sendo gradativamente substituída pela oral à medida que diminui a intensidade da dor e a ingestão passa a ser permitida.[7,28]

# Analgesia local e regional

## Infiltração da incisão

A infiltração da incisão com ropivacaína ou bupivacaína a 0,25 ou 0,5% pode ser feita antes da incisão ou ao término da operação durante a sutura da ferida operatória. Proporciona analgesia por 8 a 12 horas, sendo recomendada para operações nas quais as incisões são pequenas, como aquelas por videolaparoscopia.[7,29]

## Analgesia peridural

A analgesia espinhal por cateter peridural é uma eficiente medida terapêutica, talvez a mais eficaz atualmente disponível para o controle da dor pós-operatória. O cateter deve ser inserido no espaço peridural que se localiza na área da coluna da qual emergem as raízes nervosas que inervam a incisão cirúrgica.[7,26]

Pode ser usada para a infusão do anestésico local ropivacaína ou bupivacaína, isolado ou associado aos adjuvantes, sendo mais usados os opioides. O anestésico local deve ser usado em pequenas concentrações, da ordem de 0,1 a 0,2%. O opióide mais usado é o fentanil, sendo indicada a dose de 1 a 2 mcg por ml. O cateter também pode ser usado para a administração de anestésico local em bólus, associado aos adjuvantes, especialmente a morfina e a clonidina. Pode ser usado 5 a 10 ml de anestésico local a 0,1 ou 0,2% associados a 1 ou 2 mg de morfina, a cada 18 ou 24 horas.[7,24,26,30]

Sua eficácia está demonstrada não só no controle da sensação dolorosa, especialmente a dor ocasionada pela movimentação do paciente, mas especialmente na melhora de parâmetros respiratórios e funcionais do paciente, como a recuperação mais precoce da peristalse e também na profilaxia de comorbidades, como a trombose venosa profunda.

## Bloqueios de nervos periféricos

É uma técnica pouco usada, pois sua duração é restrita ao tempo de ação do anestésico local utilizado. Pode ser feito o bloqueio de nervos intercostais, que deve ser realizado no período perioperatório. É útil como adjuvante no planejamento analgésico apenas em procedimentos para as intervenções do abdômen superior. O bloqueio do nervo ileo-hipogástrico é indicado para as operações do abdômen inferior, especialmente as que interessam as fossas ilíacas, como a herniorrafia inguinal. O anestésico local ropivacaína ou bupivacaína deve ser usado em concentrações da ordem de 0,125 a 0,25%.[7,26,31]

## Anestésico local nas cavidades serosas

O anestésico local pode ser instilado na cavidade pleural ou na cavidade peritoneal. Na cavidade peritoneal é mais utilizado nas videolaparoscopias, porém sua eficácia clínica não é comprovada para controle da dor referida na região escapular direita, causada pela irritação peritoneal devida ao ar usado no pneumoperitônio, que pode permanecer após o fim da operação, especialmente no espaço supra-hepático.

A técnica consiste na instilação antes do fechamento da incisão de 15 a 30 ml de solução de anestésico local, na cavidade peritoneal, especialmente nos recessos e espaços supra-hepáticos. Pode ser usada a ropivacaína ou a bupivacaína a 0,25 ou 0,5%.[7,26]

## Analgesia controlada pelo paciente

A analgesia controlada pelo paciente (ACP) pode ser utilizada no controle da dor de grande intensidade das operações abdominais, como primeira escolha, porém sua utilização é limitada pelo custo do equipamento. Apresenta vantagens sobre as demais modalidades terapêuticas disponíveis para o tratamento da dor, pois permite ao paciente a opção de decidir sobre o alívio de sua própria dor, o que traz grande satisfação. Outra vantagem é a possibilidade de titular a medicação analgésica de acordo com a necessidade individual. Dessa forma, a analgesia controlada pelo paciente é mais que um método, constitui-se num conceito que prevê e respeita a individualidade do paciente, que passa a decidir sobre o momento em que deseja receber a medicação analgésica, por meio da autotitulação das doses.[7,26,32]

A segurança oferecida pela ACP vem do fato que o analgésico só é fornecido mediante solicitação do paciente. Desta forma, no caso da ocorrência de sedação, o paciente não receberá outras doses de analgésicos até que esteja novamente desperto e sinta dor. Os pacientes que mais se beneficiam da utilização da ACP são aqueles submetidos a intervenções de grande porte ou naquelas que cursam com dor pós-operatória de moderada ou grande intensidade, pacientes que são submetidos a sessões de fisioterapia, trocas de curativo ou mobilizações frequentes. Vantagens como melhor analgesia, período de internação hospitalar menor e menor consumo de analgésico têm sido demonstradas.[7,26,32,33,34,35]

Os equipamentos apresentam sistema microprocessado para infusão da dose do analgésico quando o paciente aciona o dispositivo. Algumas variáveis são prescritas e programadas no sistema de ACP, de forma a controlar a quantidade de opioide que o paciente poderá receber. As bombas de ACP funcionam em três modalidades: modo ACP, modo de infusão basal e combinação de infusão basal com ACP. No modo ACP, o paciente recebe o analgésico apenas quando aciona o dispositivo. No modo de infusão basal, o paciente recebe o analgésico continuamente sem poder intervir no recebimento, enquanto que no modo de combinação das duas modalidades o paciente recebe o analgésico continuamente e também quando aciona o dispositivo.[7,32]

O sistema é controlado por um programa com o qual o médico seleciona o medicamento a ser utilizado, a via de infusão, as doses do medicamento a ser administrado, os intervalos entre as doses e os limites para as doses infundidas no período de 1 hora ou de 4 horas.

Pode ser usado para a aplicação dos analgésicos por via venosa, peridural, subcutânea ou na bainha dos plexos nervosos. As soluções mais usadas no Hospital das Clínicas para a ACP venosa e peridural são apresentadas nas Tabelas 29.1 e 29.2.[7]

## Fármacos indicados para a analgesia

### Anti-inflamatórios não esterodais (AINEs) e inibidores da COX-2

Como princípios básicos a serem seguidos para o emprego desses fármacos e para otimizar a analgesia pós-operatória, os mesmos devem ser prescritos em intervalos regulares, mantendo o esquema de horário, evitando a analgesia de demanda, ou seja, evitar administrar o analgésico apenas quando o paciente referir dor; preferir a administração por via venosa, por não ser dolorosa, e determinar níveis plasmáticos imediatos e regulares e utilizar analgesia balanceada ou multimodal.[3,7]

Os AINEs ocupam hoje lugar de destaque no tratamento da dor pós-operatória, associados ou não a outros fármacos, porém, devem ser usados com cuidado no controle da dor após operações de emergência, pois frequentemente esses pacientes apresentam instabilidade hemodinâmica antes, durante e após a operação e se tornam mais suscetíveis às alterações da função renal que podem ser desencadeadas pelos AINEs. Eles apresentam os seguintes benefícios e limitações:

1. Efeito poupador de opioides, pois possibilitam usar menores doses de opioides, sejam esses fracos ou fortes, com a redução dos efeitos colaterais atribuíveis a este outro grupo de fármacos, notadamente náuseas, vômitos e depressão respiratória.[3,7,36]

2. Efeito-teto para a analgesia, pois apresentam eficácia limitada como agentes únicos para tratar a dor decorrente de procedimentos cirúrgicos maiores. Neste caso, o aumento da dose do AINE não se correlaciona com aumento da analgesia, mas sim com o aumento da incidência de efeitos adversos.

**Tabela 29.1** Solução para analgesia controlada pelo paciente – Via venosa.

| Solução de morfina | |
|---|---|
| Solução fisiológica 0,9% | – 90 ml |
| Morfina 1% | – 10 ml |
| Total | – 100 ml |
| Concentração da morfina 1% | |

**Tabela 29.2** Soluções para a analgesia controlada pelo paciente – Via peridural.

| Solução de bupivacaína e fentanil | |
|---|---|
| Solução fisiológica 0,9% | – 180 ml |
| Fentanil 0,005% | – 20 ml |
| Bupivacaína 0,5% | – 50 ml |
| Total | – 250 ml |
| Concentração – Bupivacaína 0,1% | |
| Concentração – Fentanil 0,0004% | |

| Solução de ropivacaína e fentanil | |
|---|---|
| Solução fisiológica 0,9% | – 84 ml |
| Fentanil 0,005% | – 16 ml |
| Ropivacaína 0,2% | – 100 ml |
| Total | – 200 ml |
| Concentração – Ropivacaína 0,1% | |
| Concentração – Fentanil 0,0004% | |

3. Presença de efeitos adversos decorrentes da inibição da ciclo-oxigenase sobre a mucosa gástrica, a coagulação, a função renal e o sistema cardiocirculatório.

Em relação ao sistema urinário, os AINEs e inibidores da ciclo-oxigenase do tipo 2 (inibidores da COX-2) reduzem a síntese de prostaglandinas, que têm importante papel no controle do fluxo sanguíneo renal, ritmo de filtração glomerular e liberação da renina, entre outros. A seleção criteriosa de pacientes para receber esses fármacos no pós-operatório reveste-se de fundamental importância, no sentido da prevenção da necrose tubular aguda, devendo ser evitada a administração em pacientes que apresentaram sangramento intenso durante o período intraoperatório, pacientes hipovolêmicos, pacientes com comprometimento renal prévio ou que tenham o sistema renina-angiotensina-aldosterona ativado previamente, como os hepatopatas e cardiopatas. Nos idosos, a dose e o período de administração devem ser diminuídos.[3,7]

Quando usados como fármaco único para o alívio da dor pós-operatória, os AINEs são efetivos para tratar dores de leve a média intensidade. Os AINEs disponíveis para administração por via parenteral e que podem ser administrados desde o período pós-operatório imediato são o cetorolaco, o cetoprofeno, o diclofenaco, o tenoxicam e o meloxicam. O único inibidor da COX-2 disponível para administração por via parenteral é o parecoxibe. A dipirona é um analgésico relacionado aos AINEs, de ação periférica e central também utilizado por via parenteral.

## Inibidor seletivo da COX-2

### Parecoxibe

A despeito de ter-se demonstrado a eficácia clínica dos inibidores específicos da COX-2 na terapêutica da dor de diversas etiologias, inclusive de origem aguda, o fato de estes agentes possuírem formulação apenas por via oral limita sua aplicabilidade na prática quotidiana da analgesia pós-operatória, excetuando-se talvez o uso como analgésicos no pós-operatório de pacientes submetidos a intervenções ambulatoriais. Neste aspecto, o parecoxibe é o primeiro composto da categoria passível de administração venosa e intramuscular.[3,7]

A sua eficácia analgésica tem sido demonstrada em modelos de dor aguda pós-operatória após diversos tipos de procedimentos cirúrgicos, sendo considerada como equivalente à do cetorolaco, contudo com menor índice de efeitos adversos, notadamente gastrointestinais e plaquetários. A dose recomendada do parecoxibe é de 40 mg EV/IM, ambos uma ou duas vezes ao dia.[3,7,37,38,39,40,41,42]

## AINEs clássicos – Inibidores da COX-1 e COX-2

### Cetorolaco

O cetorolaco é um dos mais potentes AINEs disponível para uso parenteral, tendo sua eficácia sido avaliada na dor aguda pós-operatória de modo bastante completo.

O cetorolaco tem se mostrado adequado no controle da dor aguda pós-operatória de média e grande intensidade após operações abdominais, ortopédicas, torácicas e ginecológicas, apresentando eficácia analgésica semelhante à da morfina e da meperidina.

A associação com os opioides resultou em redução do consumo destes na ordem de 25 até 50%, diminuindo nesses pacientes os efeitos adversos relacionados aos opioides, com retorno mais rápido da função intestinal e alta hospitalar mais precoce. Em crianças, o cetorolaco tem sido útil no controle da dor pós-operatória da herniorrafia, amigdalectomia e de outras operações que causam dor de média ou grande intensidade, exibindo

analgesia comparável ao paracetamol, sendo mais vantajosa por poder ser usada por via parenteral.

Quando usado em doses adequadas, o cetorolaco é uma real alternativa aos opioides para o controle da dor aguda de média e grande intensidade e superior aos demais AINEs disponíveis para uso parenteral. A dose habitualmente indicada é de 30mg de 8/8 horas durante três dias, devendo ser reduzida em um terço para os pacientes idosos.[3,7,43,44,45]

### Cetoprofeno

O cetoprofeno é um AINE potente, derivado do ácido propiônico, disponível para uso muscular e venoso. Por via venosa, deve ser diluído em soro fisiológico e administrado lentamente em 15 a 20 minutos. A dose recomendada para crianças é de 1-2 mg/kg a cada 8 ou 12 horas, respeitando-se o limite máximo diário de 5 mg/kg. Em relação aos adultos, preconiza-se 100 mg EV duas vezes ao dia. Quanto ao uso oral, a dose sugerida é 100 mg a cada 12 horas.[3,7,46,47]

### Diclofenaco

O diclofenaco é um AINE potente, habitualmente utilizado de modo algo indiscriminado em analgesia pós-operatória, pela dor e alta incidência de necroses no local da injeção muscular. Deve-se sempre considerar a relação risco-benefício quando da utilização desse fármaco, considerando-se os seus potenciais efeitos colaterais, a saber: a irritação, hemorragia ou perfuração gástrica; a ocorrência de abscessos e necrose tecidual após administração intramuscular; o desenvolvimento de necrose tubular aguda em pacientes que sofreram variações volêmicas expressivas ou apresentam prévio comprometimento da função renal. A dose habitual é de 100 mg a cada 8 horas.[3,7,48]

### Tenoxicam

O tenoxicam é um AINE cuja característica farmacocinética de meia-vida de aproximadamente 72 horas permite que a administração de uma dose única tenha efeito farmacodinâmico prolongado. Apresenta alto grau de ligação às proteínas plasmáticas, menor índice de ulcerações em mucosa gastrintestinal e menor incidência de reações cutâneas. A dose preconizada é de 0,5 mg/kg/dose/dia; para adultos são ideais 40 mg em dose única diária. O tenoxicam também tem sido empregado em crianças, na dose de 0,75 mg/kg por via muscular ou 0,4 mg/kg por via venosa, a cada 12 horas.[3,7,49,50,51]

### Meloxicam

O meloxicam é um AINE que apresenta como principal característica a capacidade de inibir seletivamente a COX-2, que é a chamada ciclo-oxigenase induzida pelo trauma ou inflamação, em contraposição à ciclo-oxigenase do tipo 1 (COX-1), que é denominada constitutiva, presente nas plaquetas, nos rins e na mucosa gástrica, e cuja inibição é responsável pelos conhecidos efeitos deletérios dos AINEs (5). A maioria dos AINEs inibe em maior proporção a COX-1, ou indistintamente COX-1 e COX-2. A experiência com esse fármaco no âmbito da analgesia pós-operatória ainda é escassa.[3,7,52,53]

## Outros AINEs

O ácido acetilsalicílico e a indometacina têm sido implicados com possível aumento de sangramento no período intraoperatório, razão pela qual preferimos evitá-los, a despeito de sua potente atividade analgésica. Podemos observar, no entanto, inúmeros trabalhos na literatura empregando a indometacina em pós-operatório de procedimentos cirúrgicos diversos, seja por via oral ou retal. Trata-se, de fato, de um fármaco com potente atividade anti-inflamatória e analgésica, em virtude de sua potente capacidade de inibição da síntese de prostaglandinas, mas cujo emprego é também associado à alta incidência de queixas gástricas, alérgicas e discrasias sanguíneas.[3,7]

## AINEs especiais

### Dipirona

A dipirona sódica é um derivado pirazolônico que apresenta propriedade analgésica, antitérmica, antiespasmódica e anti-inflamatória fraca. Trabalhos recentes têm enfatizado e confirmado os resultados de trabalhos realizados há duas décadas que sugeriam que a analgesia provida pela dipirona tivesse caráter dose-dependente. Atualmente tem-se utilizado, em período pós-operatório, doses da ordem de 25-30 mg/kg/dose de 6 em 6 horas. A dose máxima diária situa-se em torno de 8,0 g/dia.[3,7,54,55,56]

O emprego da dipirona em analgesia pós-operatória é amplamente referendado por trabalhos científicos de países europeus, que demonstram a redução do consumo de opioides quando da administração conjunta com a dipirona no período pós-operatório, notadamente pela menor dose de morfina consumida em 24 horas através do emprego de bombas de analgesia controlada pelo paciente. A dipirona tem sido comparada ao tramadol quanto a sua potência analgésica.[7,57,58]

O risco de agranulocitose atribuível a dipirona foi situado em 1,1/milhão de casos, que é um valor extremamente baixo, inferior ao risco de sangramento gástrico após uma única dose de ácido acetilsalicílico.

### Paracetamol

O paracetamol é um derivado menos tóxico da fenacetina que apresenta propriedade analgésica, antitérmica e é praticamente destituído de atividade anti-inflamatória. O seu mecanismo de ação ainda é pouco conhecido, embora pareça envolver inibição seletiva da prostaglandina-sintetase cerebral. A ausência de inibição significativa sobre a ciclo-oxigenase periférica pode explicar a sua atividade anti-inflamatória praticamente ausente.[7,59]

Este fármaco apresenta como vantagens não irritar a mucosa gástrica e não interferir com a função plaquetária. Não obstante, o paracetamol apresenta como principal desvantagem o risco de hepatotoxicidade, classicamente descrito para pacientes com hepatopatia alcoólica ou outras hepatopatias, porém, mais recentemente, descrito mesmo quando utilizado em doses terapêuticas. A dose máxima diária situa-se em 4 g/dia. No Brasil existem apenas apresentações por via oral, em comprimidos e gotas.[7,60,61,62]

## Analgésicos opioides

Os analgésicos opioides permanecem como o esteio do tratamento da dor pós-operatória de moderada a forte intensidade. Devido à sua janela terapêutica relativamente estreita – pois variações moderadas de dose podem resultar em efeitos colaterais e há o temor de induzir depressão respiratória ou adição –, os opioides têm sido empregados em subdoses analgésicas ou em intervalos muito longos, ou seja, em posologia inadequada, determinando um subtratamento da dor.

Para a prática clínica, podem ser classificados em opioides fracos, como a codeína, tramadol, propoxifeno; em opioides de potência intermediária como a meperidina e a buprenorfina, e opioides fortes como a morfina, fentanil, metadona, oxicodona. No pós-operatório de intervenção torácica, a despeito da conhecida variação individual em termos de demanda analgésica, a grande maioria dos pacientes necessita de um opioide forte nas primeiras 48-72 horas, necessidade que pode se prolongar caso sejam mantidos por mais tempo os drenos tubulares torácicos. Após a retirada desses drenos, grande parte dos doentes tem a dor controlada com o emprego de um opioide fraco acrescido de analgésicos não opioides em posologia horária. Alguns pacientes podem prescindir do opioide fraco e a dor pode ser controlada apenas com o emprego de analgésicos não opioides regularmente.[7,63,64,65]

São princípios básicos a serem seguidos para se auferir o melhor resultado com os opioides:

1. não associar dois opioides fracos na mesma prescrição, pois não haverá acréscimo de analgesia, mas poderá haver aumento da incidência de efeitos colaterais.
2. não associar um opioide fraco e um opioide forte; se houver necessidade de se prescrever um fármaco de maior potência, utilizar apenas esse fármaco e suspender a anterior.
3. não associar dois opioides por diferentes vias de administração, como a peridural e muscular ou venosa, devido ao aumento do risco de depressão respiratória.
4. não associar agonistas-antagonistas, como a nalbufina, ou agonistas parciais, como a buprenorfina, com os agonistas opioides, devido à imprevisibilidade de resposta e comprometimento da analgesia.

## Codeína

O fosfato de codeína apresenta cerca de 1/5 da potência da morfina, sendo indicado para o tratamento das dores de moderada intensidade, pois cerca de 10% é convertido em metilmorfina após passagem hepática. A apresentação é oral, na forma de gotas e comprimidos de 7,5 e 30,0 mg em associação com o paracetamol 500 mg, sendo a associação indicada em analgesia pós-operatória de operação ambulatorial ou em pós-operatório tardio.

Os principais efeitos colaterais da codeína são a sonolência e a obstipação intestinal. O fármaco apresenta efeito-teto, ou seja, uma dosagem além da qual não se obtém acréscimo de analgesia, apenas aumento da incidência de efeitos colaterais. Com certa frequência, nas prescrições se administra este opioide em dose próxima à máxima recomendada para uso diário, isto é, 60 mg de 4 em 4 horas, sem implemento apreciável da analgesia e ocasionando sonolência e obstipação expressivas, que aumentam o desconforto do doente. É melhor introduzir-se pequena dose de um opioide forte em esquema horário.[65,66]

## Tramadol

O cloridrato de tramadol é um analgésico central com duplo mecanismo de ação: ação agonista opioide com fraca afinidade pelos receptores μ e modulação das vias monoaminérgicas centrais, inibindo a recaptura de noradrenalina e de serotonina. O tramadol sofre o efeito da primeira passagem hepática, sendo formado o O-desmetiltramadol, metabólito ativo que apresenta cerca de 6000 vezes maior afinidade pelos receptores μ que o composto inicial. Trata-se de um fármaco com boa margem de segurança quanto à depressão respiratória e/ou alteração cardiovascular, especialmente em pacientes pediátricos e idosos.[65,67]

O tramadol é disponível nas apresentações em cápsulas, comprimidos de liberação prolongada, gotas, supositórios e injetável para uso IM, SC ou EV. Em geral a dose usada é de 50-100 mg de 6/6 ou 8/8 horas. Após uma dose única EV, o início de ação se dá em 5-10 minutos, com duração de 4-6 horas. Após dose única IM, o início de ação se dá em 11 minutos, sendo as concentrações terapêuticas mantidas por cerca de 5 a 6 horas. A dose máxima diária recomendada, independentemente da via de administração, é de 400 mg/dia. Por via venosa a administração deve ser lenta, em solução salina, por 20-30 minutos, para evitar mal-estar, tonturas, náuseas e/ou vômitos.[65,68,69]

## Nalbufina

O uso de opioide agonista/antagonista como a nalbufina deve ser cuidadoso em analgesia pós-operatória, pois a posologia horária desses fármacos, a despeito de sua maior margem de segurança para depressão respiratória, pode ser acompanhada de alta incidência de efeitos cola-terais como disforia, agitação e alucinações, atribuíveis ao seu efeito agonista sobre os receptores kappa. O cloridrato de nalbufina é um agonista kappa e um antagonista mu, razão pela qual não deve ser administrado com outros opioides disponíveis, pois todos são agonistas mu e, se associados à nalbufina, poderão ter sua analgesia prejudicada.[7,70,71]

Em casos selecionados, a nalbufina por via venosa ou subcutânea pode ser usada no controle da dor pós-operatória de leve ou moderada intensidade, por curtos períodos.

## Meperidina

Este fármaco opioide foi mais amplamente prescrito no período pós-operatório, seja por via muscular ou em administração em bólus decimais titulados por via venosa, geralmente em dose menor que a preconizada como correta. A meperidina foi amplamente utilizada durante a II Guerra Mundial e, ao término da guerra, os médicos dos diversos países participantes retornaram à sua origem e passaram a utilizá-la, tornando-a o opioide mais utilizado para o tratamento da dor pós-operatória.

É contraindicada por ser emetizante, poder induzir depressão respiratória em doses que levam à analgesia efetiva, causar depressão cardiovascular devido ao efeito inotrópico negativo e, principalmente, à presença de um metabólito ativo, a normeperidina, cuja meia-vida supera em muito a do composto inicial, e que depende exclusivamente da excreção renal. O acúmulo desse metabólito, que é um excitante do sistema nervoso central, pode levar desde quadros de agitação psicomotora a francas convulsões. Portanto, a meperidina para alívio da dor no período pós-operatório não deve ser usada por tempo prolongado ou em pacientes que apresentem comprometimento da função renal.[7,64,72,73,74]

A posologia adequada para uso por via muscular é de 1-2 mg/kg/dose, a cada 3 ou 4 horas e, por via venosa, 0,3-0,5 mg/kg/dose a cada 2 horas. Em função da necessidade de administração repetida e do potencial risco de acúmulo de seu metabólito ativo, atualmente recomenda-se evitar esse fármaco para uso em analgesia pós-operatória, dando-se preferência ao tramadol, em caso de dores de moderada intensidade ou, em casos de dor intensa em intervenções de grande porte, à morfina por via venosa ou subcutânea.[75]

## Morfina

O sulfato ou o cloridrato de morfina tem amplo emprego no período pós-operatório de toracotomias. Quando utilizada por via venosa, este fármaco é mais bem administrado pelo método de analgesia controlada pelo paciente. Este método, quando comparado à administração intermitente (por via venosa ou muscular) de outros opioides, tem-se mostrado bastante eficaz no controle da dor pós-operatória, ressaltando-se o grande bem-estar, a tranquilidade e a satisfação psicológica em que encontramos o paciente que se submeteu à intervenção de grande porte já no período pós-operatório imediato. As doses indicadas para o tratamento da dor pós-operatória dos idosos é semelhante à usada nos jovens.[7,13,36,64,74,76,77]

## Oxicodona

O cloridrato de oxicodona é um opioide semissintético disponível sob forma de liberação prolongada para uso por via oral, devendo ser prescrita de 12/12 horas ou de 8/8 horas. No período pós-operatório, essa forma de apresentação tem lugar nos casos que evoluem com persistência de queixa álgica por período mais prolongado. A dose varia com a intensidade da dor, podendo ser 10 a 40 mg a cada 12 horas.[7,64,78]

A oxicodona apresenta algumas características farmacocinéticas que tornam vantajoso o seu emprego em relação à morfina, como a alta biodisponibilidade por via oral, que é de 60 a 87% contra 25 a 30% da morfina; perfil de absorção bifásico, podendo-se observar início de analgesia após uma hora da ingestão do medicamento sob forma de liberação prolongada, e sua manutenção nas 12 horas seguintes; meia-vida de eliminação curta, permitindo que as concentrações plasmáticas atinjam o nível terapêutico em 24 a 36 horas após o início do tratamento; a situação de analgesia estável é atingida rapidamente, com menor incidência de efeitos colaterais sobre o sistema nervoso central, menor liberação de histamina e menor incidência de emese em relação à morfina; apresentação sob forma de liberação prolongada: o menor número de doses aumenta a aderência ao tratamento e permite melhor controle da dor. É fato bastante conhecido que irregularidades na administração horária da medicação, com retardo ou omissão de administração, levam à maior chance de recrudescimento da dor, que pode ser tão intensa a ponto de não ser aliviada com a dose subsequente do medicamento prescrito.[7,64,79,80,81,82]

## Metadona

A metadona é um agonista μ com perfil farmacológico semelhante ao da morfina. Tem ótima biodisponibilidade por via oral e apresenta distribuição multicompartimental. O efeito analgésico inicia em 30 minutos após a administração oral, com ligação proteica de 90%, biotransformação hepática e eliminação pela urina e bile. Possui meia-vida longa com tendência a acúmulo.[64]

Devido a sua longa meia-vida, tem indicação para o tratamento de dor pós-operatória em pacientes submetidos à cirurgia de urgência de grande porte e de duração mais prolongada, na dose de 10 a 40 mg ao dia. É apresentado na forma de comprimidos de 5 e 10 mg e de ampolas de 10 mg.[83]

## Fentanil

O citrato de fentanil é um opioide que apresenta potência 80 a 100 vezes superior à morfina, e que é amplamente utilizado em associação com o cloridrato de bupivacaína por via peridural, seja por infusão contínua ou por analgesia controlada pelo paciente, em analgesia pós-operatória. A excelente analgesia observada por via espinhal parece ser decorrente, em verdade, segundo alguns autores, de níveis plasmáticos alcançados semelhantes aos que seriam obtidos com a sua administração por via sistêmica.[7,64,84]

O uso desse fármaco por via sistêmica em analgesia pós-operatória é técnica de exceção, podendo ser indicado em casos selecionados e devendo ser reservado ao âmbito das unidades de cuidado intensivo ou semi-intensivo, pois demanda monitorização e vigilância contínua, considerando-se o risco de depressão respiratória.

O citrato de fentanil, disponível como adesivo transdérmico em apresentações de 25, 50, 75 e 100 mcg/h, quando colocado sobre a pele íntegra, permite o transporte ativo dessa substância através da derme, devendo ser trocado a cada 48-72 horas. Este método não deve ser utilizado em analgesia pós-operatória, considerando-se que existe grande risco de depressão respiratória central.[85]

## Adjuvantes

### Cetamina

O cloridrato de cetamina é um conhecido anestésico geral utilizado há mais de três décadas. A descoberta do envolvimento dos receptores N-metil-D-aspartato no processamento da informação nociceptiva e o conhecimento recente de se constituir este fármaco num antagonista não competitivo desses receptores levou ao interesse clínico em utilizá-lo para o tratamento da dor aguda e crônica. Em analgesia pós-operatória, o emprego de doses menores de 2 mg/kg por via muscular e de 1 mg/kg por via venosa pode ser um importante adjuvante quando utilizado conjuntamente com os anestésicos locais ou os opioides.[7,86,87]

O emprego de baixas doses de cetamina por via muscular (1 mg/kg) mostrou-se superior à meperidina pela mesma via (1 mg/kg), com superioridade analgésica e menor incidência de depressão respiratória.

O valor preemptivo da administração de baixas doses do cloridrato de cetamina, em torno de 0,15 mg/kg, quando administradas durante a indução anestésica e previamente à incisão cirúrgica, pode reduzir em até 60% o consumo de morfina nas primeiras 24 horas de pós--operatório.[88]

Quando do emprego de analgesia controlada pelo paciente com morfina por via venosa, a associação da cetamina à solução de morfina demonstrou-se superior no alívio da dor pós-operatória, levando à menor incidência de efeitos colaterais que a morfina utilizada isoladamente.[89]

### Clonidina

A clonidina é um fármaco agonista de receptores alfa2 adrenérgicos que pode ser usada como adjuvante da anestesia geral ou espinhal, pois apresenta atividade analgésica sem provocar alteração da sensibilidade ou da motricidade. Pode causar diminuição da pressão arterial, sedação e diminuição da ansiedade. A dose da clonidina por via venosa é 2 a 6 µg/kg, de 1 a 2 µg/kg intratecal e de 8 a 10 µg/kg por via peridural. Quando usada por via peridural ou intratecal, aumenta a duração da ação da analgesia e o bloqueio motor induzido pelo anestésico local.[90]

## Gabapentina

A gabapentina é o ácido 1-aminometil cicloexanoacético e está estruturalmente relacionada ao neurotransmissor GABA-ácido gama-aminobutírico, mas o seu mecanismo de ação difere de várias outras drogas que interagem com as sinapses GABA. A gabapentina originalmente foi desenvolvida para o tratamento da epilepsia, porém atualmente é amplamente utilizada para aliviar a dor, especialmente a dor de origem neuropática, e recentemente tem sido usada como um eficiente fármaco para o controle da dor aguda pós-operatória.[91]

Revisões sistematizadas têm mostrado que a gabapentina por via oral é um importante adjuvante no tratamento da dor pós-operatória, pois melhora a eficácia dos opioides no controle da dor tanto em repouso como em movimento, diminuindo o consumo dos opioides e consequentemente seus efeitos colaterais, uma vez que proporciona analgesia por mecanismos diferentes dos opioides e dos outros analgésicos habitualmente usados, constituindo-se em um novo componente a ser adicionado à analgesia multimodal.[92]

# Efeitos adversos

## Efeitos adversos devidos á analgesia sistêmica

Os efeitos adversos devidos à **analgesia sistêmica** dependem do analgésico empregado, da via de administração, do modo de administração dos analgésicos e da associação entre os analgésicos.

### Efeitos adversos devidos ao analgésico

**AINEs**: gastrite, hemorragia digestiva, hipertensão arterial, insuficiência renal, alteração da coagulação sanguínea; **opioides**: náuseas, vômitos, retenção urinária, interrupção de trânsito intestinal, sedação, depressão respiratória; **clonidina**: hipotensão e sedação; **cetamina**: sonolência, alucinações e **gabapentina**: tonturas, sonolência.

### Efeitos adversos devidos à via de administração

**Oral**: irritação gástrica; **muscular**: dor e necrose local; **venosa**: dor da injeção e flebite; **subcutânea**: dor local, **transdérmica**: irritação da pele e **retal**: irritação retal.

### Efeitos adversos devidos ao modo de administração do analgésico

**Dose única**: sedação no pico do efeito da dose, duração de ação depende do fármaco usado; **intermitente**: dor no intervalo entre as doses, sedação no pico do efeito da dose, e **contínua**: acúmulo do fármaco com efeito excessivo e aumento dos efeitos colaterais.

### Efeitos adversos devidos à associação de analgésicos

**Opioide com opioide**: sedação e depressão respiratória; **AINE com AINE**: gastrite, hemorragia digestiva, hipertensão arterial, insuficiência renal e alteração da coagulação sanguínea; **clonidina com opioide**: sedação e hipotensão arterial, e **cetamina com opioide**: sedação prolongada.

## Efeitos adversos devidos à analgesia regional

Os efeitos adversos devidos à **analgesia regional** também dependem do analgésico empregado, da via de administração, do modo de administração dos analgésicos e da associação entre os analgésicos.

### Efeitos adversos devidos ao analgésico

**Anestésico local**: bloqueio motor acentuado, hipotensão arterial, bradicardia; retenção urinária, interrupção de trânsito intestinal e níveis elevados de bloqueio sensitivo; **opioide**: prurido, náuseas, vômitos, retenção urinária, interrupção de trânsito intestinal, sedação excessiva e depressão respiratória.

### Efeitos adversos devidos à via de administração

**Intratecal**: meningismo, meningite e níveis mais altos de bloqueio; **peridural** – migração do cateter e infecção local, particularmente nos casos de cateterização prolongada.

### Efeitos adversos devidos ao modo de administração do analgésico

**Dose única**: prurido, bloqueio motor acentuado, hipotensão arterial, bradicardia e níveis elevados de bloqueio sensitivo; **intermitente** – prurido, retenção urinária e interrupção de trânsito intestinal.

### Efeitos adversos devidos à associação de analgésicos

**Opioide e anestésico local**: prurido, náuseas, vômitos, retenção urinária, interrupção de trânsito intestinal, sedação excessiva, depressão respiratória. bloqueio motor acentuado, hipotensão arterial, bradicardia; retenção urinária, interrupção de trânsito intestinal e níveis elevados de bloqueio sensitivo. **Opioide, anestésico local e clonidina**: prurido, náuseas, vômitos, retenção urinária, interrupção de trânsito intestinal, sedação excessiva, depressão respiratória. bloqueio motor acentuado, hipotensão arterial, bradicardia; retenção urinária, interrupção de trânsito intestinal e níveis elevados de bloqueio sensitivo.

## Referências bibliográficas

1. Lemônica L, Carvalho WA. Fisiopatologia da dor e mecanismos da analgesia. In: Cangiani LM, Posso IP, Potério GMB, Nogueira CS. Tratado de Anestesiologia SAESP. 6. ed. Rio de Janeiro: Atheneu; 2006; 379-415.

2. Gozzani JL. Fisiopatologia da dor. In: Cavalcanti IL, Gozzani JL. Rio de Janeiro: Sociedade Brasileira de Anestesiologia; 2004; 13-38.

3. Posso IP, Romanek RM. Antiinflamatórios não-hormonais (AINH). In: Cavalcanti IL, Gozzani JL. Rio de Janeiro: Sociedade Brasileira de Anestesiologia; 2004; 81-115.

4. Drummond JP. Neurofisiologia. In: Drummond JP. Dor aguda. Fisiopatologia, clínica e terapêutica. Rio de Janeiro: Atheneu; 2000; 1-25.

5. Posso IP, Romanek RM, Awade R, Sousa AMT. Princípios de tratamento da dor aguda. In: Cangiani LM, Posso IP, Potério GMB, Nogueira CS. Tratado de Anestesiologia SAESP. 6. ed. Rio de Janeiro: Atheneu; 2006; 427-450.

6. Drummond JP. Dor pós-operatória. In: Drummond JP. Dor aguda. Fisiopatologia, clínica e terapêutica. Rio de Janeiro: Atheneu; 2000; 27-55.

7. Posso IP. Dor e analgesia pós-operatória. In: Gama-Rodrigues JJ, Machado MCC, Rasslan S. Clínica cirúrgica. São Paulo: Manole; 2008; 107-120.

8. Gottschalk A, Wu CL, Ochroch EA. Current treatment options for acute pain. Expert Opin Pharmacother 2000; 3:1599-1611.

9. Phero JC, Becker DE, Dionne RA. Contemporary trends in acute pain management. Curr Opin Otolaryngol Head Neck Surg 2004; 12:209-216.

10. Sekar C, Rajasekaran S, Kannan R, et al. Preemptive analgesia for postoperative pain relief in lumbosacral spine surgeries: a randomized controlled trial. Spine J 2004; 4:261-264.

11. Sakata RK, Hisatugo MK, Aoki SS, et al. Avaliação da dor. In: Cavalcanti IL, Maddalena M L. Dor. Rio de Janeiro: SAERJ; 2003; 53-94.

12. Azevedo MP, Nunes BC, Pereira ACMP, et al. Dor aguda. In: Cavalcanti IL, Maddalena M L. Dor. Rio de Janeiro: SAERJ; 2003; 95-166.

13. Aubrun F, Langeron O, Quesnel C, et al. Relationships between measurement of pain using visual analog score and morphine requirements during postoperative intravenous morphine titration. Anesthesiology 2003; 98:1415-1421.

14. Wu CL, Ochroch EA. Current treatment options for acute pain. Expert Opin Pharmacother 2000; 3:1599-1611.

15. Brown AK, Christo PJ, Wu CL. Strategies for postoperative pain management. Best Pract Res Clin Anaesthesiol 2004; 18:703-717.

16. Moiniche S, Kehlet H, Dahl JB. A qualitative and quantitative systematic review of preemptive analgesia for postoperative pain relief: the role of timing of analgesia. Anesthesiology 2002; 96:725-741.

17. Upton RN, Semple TJ, Macintyre PE - Pharmacokinetic optimization of opioid treatment in acute pain therapy. Clin Pharmacokinet 1997; 33:225-244.

18. Kehlet H. Synergism between analgesics. Ann Med 1995; 27:259-262.

19. Kehlet H. Multi-modal approach to control postoperative pathophysiology and rehabilitation. Br J Anaesth 1997; 78:606-617.

20. Hartrick CT. Multimodal postoperative pain management. Am J Health Syst Pharm 2004; 61 Suppl 1:S4-10.

21. Moizo E, Berti M, Marchetti C, et al. Acute Pain Service and multimodal therapy for postsurgical pain control: evaluation of protocol efficacy. Minerva Anestesiol 2004; 70:779-787.

22. Skinner HB. Multimodal acute pain management. Am J Orthop 2004; 33 Suppl:5-9.

23. Joshi GP. Multimodal analgesia techniques and postoperative rehabilitation. Anesthesiol Clin North America 2005; 23:185-202.

24. Hedderich R, Ness TJ. Analgesia for trauma and burns. Crit Care Clin 1999; 15:167-184.

25. Mouton WG, Bessel JR, Otten KT, et al. Pain after laparoscopy. Surg Endosc 1999; 13:445-448.

26. Valverde Filho J, Carvalho Jr RJ. Vias de administração. In: Cavalcanti IL, Gozzani JL. Dor pós-operatória. Rio de Janeiro: SBA; 2004; 163-179.

27. Schug SA. Intramuscular opioids: the slow extinction of a dinosaur! Acute Pain 1999; 2:56-58.

28. Viscusi ER. Emerging techniques in the treatment of postoperative pain. Am J Health Syst Pharm 2004; 61 Suppl 1:S11-4.

29. Erichsen CJ, Vibits H, Dahl JB, et al. Wound infiltration with ropivacaine and bupivacaine for pain after inguinal herniotomy. Acta Anaesthesiol Scand 1995; 39:67-70.

30. Buggy DJ, Smith G. Epidural anaesthesia and analgesia: better outcome after major surgery? Growing evidence suggests so. [editorial]. BMJ 1999; 319: 530-531.

31. Bachmann-Mennenga B, Biscoping J, Kuhn DF, et al. Intercostal nerve block, interpleural analgesia, thoracic peridural block, or systemic opioid application for pain relief after thoracotomy? Eur J Cardiothorac Surg 1993; 7:12-18.

32. Ashmawi H, Sousa AM, Romanek RM, Posso IP. Analgesia controlada pelo paciente. In: Cangiani LM, Posso IP, Potério GMB, Nogueira CS. Tratado de Anestesiologia SAESP. 6. ed. Rio de Janeiro: Atheneu; 2006; 427-450.

33. Ballantyne JC, Carr DB, Chalmers TC, et al. Postoperative patient controlled analgesia: meta-analysis of initial randomized control trials. J Clin Anesth 1993; 5:182-193.

34. Boulanger A, Choiniere M, Roy D, et al. Comparison between patient-controlled analgesia and intramuscular meperidine after thoracotomy. Can J Anaesth 1993; 40:409-415.

35. Thomas V, Heath M, Rose D, et al. Psychological characteristics and the effectiveness of patient-controlled analgesia. Br J Anesth 1995; 74:271-276.

36. Cepeda MS, Carr DB, Miranda N, et al. Comparison of morphine, ketorolac, and their combination for postoperative pain: results from a large, randomized, double-blind trial. Anesthesiology 2005; 103:1225-1232.

37. Harris SI, Kuss M, Hubbard RC, et al. Upper gastrointestinal safety evaluation of parecoxib sodium, a new parenteral cyclooxygenase-2-specific inhibitor, compared with ketorolac, naproxen, and placebo. Clin Ther 2001; 23:1422-1428.

38. Noveck RJ, Laurent A, Kuss M, et al. The COX-2 specific inhibitor, parecoxib sodium, does not impair platelet function in healthy elderly and nonelderly subjects: two randomized, controlled trials. Clin Drug Invest 2001; 21:465-476.

39. Stoltz RR, Harris SI, Kuss M, et al. Upper GI mucosal effects of parecoxib sodium in healthy elderly subjects. Am J Gastroenterol 2002; 97:65-71.

40. Tang J, Li S, White PF, et al. Effect of parecoxib, a novel intravenous cyclooxygenase type-2 inhibitor, on the postoperative opioid requirement and quality of pain control. Anesthesiology 2002; 96:1305-1309.

41. Malan TP, Marsh G, Hakki SI, et al. Parecoxib sodium, a parenteral cyclooxygenase 2 selective inhibitor, improves morphine analgesia and is opioid-sparing following total hip arthroplasty. Anesthesiology 2003; 98:950-956.

42. Ng A, Smith G, Davidson AC. Analgesic effects of parecoxib following total abdominal hysterectomy. Br J Anaesth 2003; 90:746-749.

43. Choo V, Lewis S. Ketorolac doses reduced. Lancet; 1993; 342:109,

44. Strom BL, Berlin JA, Kinman JL, et al. Parenteral ketorolac and risk of gastrointestinal and operative site bleeding: a postmarketing surveillance study. JAMA 1996; 275:376-382.

45. Pieri M, Meacci L, Santini L, et al. Control of acute pain after major abdominal surgery in 585 patients given tramadol and ketorolac by intravenous infusion. Drugs Exp Clin Res 2002; 28:113-118.

46. Jamali F, Brocks DR. Clinical pharmacokinetics of ketoprofen and its enantiomers. Clin Pharmacokinet 1990; 19:197-217.

47. Tanaka PP. Estudo comparativo entre o modelo de analgesia com morfina controlada pelo paciente com cetoprofeno e dipirona no pós-operatório de colecistectomia. Rev Bras Anestesiol 1998; 48:191-197.

48. Forrest JB, Camu F, Greer IA, et al. Ketorolac, diclofenac, and ketoprofen are equally safe for pain relief after major surgery. Br J Anaesth 2002; 88:227-233.

49. Belzarena SD. Tenoxicam venoso para prevenção da dor pós-operatória em cirurgia abdominal superficial. Rev Bras Anestesiol 1994; 44:103-107.

50. Vandermeulen EP, van Aken H, Scholtes JL, et al. Intravenous administration of tenoxicam 40 mg for post-operative analgesia: a double-blind, placebo-controlled multicentre study. Eur J Anaesthesiol 1997; 14:250-257.

51. Belzarena SD. Tenoxicam venoso para analgesia pós-operatória em colecistectomia videolaparoscópica comparado entre placebo, 20 e 40 mg de tenoxicam. Rev Bras Anestesiol 1998; 48:7-13.

52. Thompson JP, Sharpe P, Kiani S, et al. Effect of meloxicam on postoperative pain after abdominal hysterectomy. Br J Anaesth 2000; 84:151-154.

53. Rømsing J, Mysager S, Vilmann P, et al. Postoperative analgesia is not different after local vs systemic administration of meloxicam in patients undergoing inguinal hernia repair. Can J Anaesth 2001; 48:978-984.

54. Lal A, Pandey K, Chandra P, et al. Dipyrone for treatment of post-operative pain. Anaesthesia 1973; 28:43-47.

55. Arellano F, Sacristán JA. Metamizole reassessment of its therapeutic role. Eur J Clin Pharmacol 1990; 38:617-619.

56. Posso I, Abramoff S, Criscuolo D. Comparative double-blind randomized study of the analgesic effect of three doses of dipyrone upon pain following abdominal surgery. Abstracts. In: IASP 8th World Congress on Pain; 1996 ago. 17-22; Vancouver, British Columbia, Canada.

57. Tempel G, Von Hundelshausen B, Reeker W. The opiate-sparing effect of dipyrone in post-operative pain therapy with morphine using a patient-controlled analgesic system. Intensive Care Med 1996; 22:1043-1047.

58. Torres LM, Rodríguez MJ, Montero A, et al. Efficacy and safety of dipyrone versus tramadol in the management of pain after hysterectomy: a randomized, double-blind, multicenter study. Reg Anesth Pain Med 2001; 26:118-124.

59. Ouellet M, Percival MD: Mechanism of acetaminophen inhibition of cyclooxygenase isoforms. Arch Biochem Biophys 2001; 387:273-280.

60. Lewis JH. The rational use of potentially hepatotoxic medications in patients with underlying liver disease. Expert Opin Drug Saf 2002; 1:159-172.

61. Bromer MQ, Black M. Acetaminophen hepatotoxicity. Clin Liver Dis 2003; 7:351-367.

62. Kurtovic J, Riordan SM. Paracetamol-induced hepatotoxicity at recommended dosage. J Intern Med 2003; 253:240-243.

63. Lavinas PSG. Opióides. In: Cavalcanti IL, Gozzani JL. Rio de Janeiro: Sociedade Brasileira de Anestesiologia 2004; 55-80.

64. Oliveira Jr. JO, Serrano SC, Almeida MB, Alves LCB. Opiáceos fortes. In: Oliveira Jr. JO. Lemar, Opiáceos – O estado d'arte. Lemar: São Paulo; 2001; 55-71.

65. Costa ALD, Formiga MTA, Almeida MB, Oliveira Jr. JO. Opiáceos fracos. In: Oliveira Jr. JO. Lemar, Opiáceos – O estado d'arte. Lemar: São Paulo; 2001; 73-80.

66. Quiding H, Oikarinen V, Sane J, et al. Analgesic efficacy after single and repeated doses of codeine and acetaminophen. J Clin Pharmacol 1984; 24:27-34.

67. Grond S, Sablotzki A. Clinical pharmacology of tramadol. Clin Pharmacokinet 2004; 43:879-923.

68. Stamer UM, Maier C, Grond S, et al. Tramadol in the management of post-operative pain: a double-blind, placebo- and active drug-controlled study. Eur J Anaesthesiol 1997; 14:646-654.

69. Marcou TA, Marque S, Mazoit JX, et al. The median effective dose of tramadol and morphine for postoperative patients: a study of interactions. Anesth Analg 2005; 100:469-474.

70. Almeida MB, Pinto FA, Oliveira Jr. JO. Opiáceos especiais. In: Oliveira Jr. JO. Lemar, Opiáceos – O estado d'arte. Lemar: São Paulo; 2001; 81-95.

71. Minai FN, Khan FA. A comparison of morphine and nalbuphine for intraoperative and postoperative analgesia. J Pak Med Assoc 2003; 53:391-396.

72. Latta KS, Ginsberg B, Barkin RL. Meperidine: a critical review. Am J Ther 2002, 9:53-68.

73. Simopoulos TT, Smith HS, Peeters-Asdourian C, et al. Use of meperidine in patient-controlled analgesia and the development of a normeperidine toxic reaction. Arch Surg 2002; 37:84-88.

74. Silverman ME, Shih RD, Allegra J. Morphine induces less nausea than meperidine when administered parenterally. J Emerg Med 2004; 27:241-243.

75. Clark RF, Wei EM, Anderson PO. Meperidine: therapeutic use and toxicity. J Emerg Med 1995; 13:797-802.

**76.** Aubrun F, Bunge D, Langeron O, et al. Postoperative morphine consumption in the elderly patient. Anesthesiology 2003; 99:160-165.

**77.** Bijur PE, Kenny MK, Gallagher EJ. Intravenous morphine at 0.1 mg/kg is not effective for controlling severe acute pain in the majority of patients. Ann Emerg Med 2005; 46:362-367.

**78.** Sunshine A, Olson NZ, Colon A, Rivera J, et al. Analgesic efficacy of controlled-release oxycodone in postoperative pain. J Clin Pharmacol 1996; 36:595-603.

**79.** Reuben SS, Connelly NR, Maciolek H. Postoperative analgesia with controlled-release oxycodone for outpatient anterior cruciate ligament surgery. Anesth Analg 1999; 88:1286-1291.

**80.** Reuben SS, Steinberg RB, Maciolek H, Joshi W. Preoperative administration of controlled-release oxycodone for the management of pain after ambulatory laparoscopic tubal ligation surgery. J Clin Anesth 2002; 14:223-227.

**81.** Kampe S, Warm M, Kaufmann J, Hundegger S, et al. Clinical efficacy of controlled-release oxycodone 20 mg administered on a 12-h dosing schedule on the management of postoperative pain after breast surgery for cancer. Curr Med Res Opin 2004; 20:199-202.

**82.** Kaufmann J, Yesiloglu S, Patermann B, Krombach J, et al. Controlled-release oxycodone is better tolerated than intravenous tramadol/metamizol for postoperative analgesia after retinal-surgery. Curr Eye Res 2004; 28:271-275.

**83.** Laur DF, Sinkovich J, Betley K. A comparison of intraoperative morphine sulfate and methadone hydrochloride on postoperative visual analogue scale pain scores and narcotic requirements. CRNA 1995; 6:21-5.

**84.** Aygun S, Kocoglu H, Goksu S, et al. Postoperative patient-controlled analgesia with intravenous tramadol, intravenous fentanyl, epidural tramadol and epidural ropivacaine+fentanyl combination. Eur J Gynaecol Oncol 2004; 25:498-501.

**85.** Grant RP, Dolman JF, Harper JA, et al. Patient-controlled lumbar epidural fentanyl compared with patient-controlled intravenous fentanyl for post-thoracotomy pain. Can J Anaesth 1992; 39:214-219.

**86.** Chow TFK, Penberthy AJ, Goodchild CS. Ketamine as an Adjunct to Morphine in Postthoracotomy Analgesia: An Unintended N-of-1 Study. Anesth Analg 1998; 87:1372-1374.

**87.** Schmid RL, Sandler NA, Katz J. Use and efficacy of low--dose ketamine in the management of acute postoperative pain: a review of current techniques and outcomes. Pain 1999; 82:111-125.

**88.** Roytblat L, Korotkoruchko A, Katz J, et al. Postoperative pain: the effect of low-dose ketamine in addition to general anesthesia. Anesth Analg 1993; 77:1161-1165.

**89.** Javery KB. Comparison of morphine and morphine with ketamine for postoperative analgesia. Can J Anaesth 1996; 43:212-215.

**90.** Alves TCA, Braz JRC, Costa VA. Agonistas α2-adrenérgicos. In: Cavalcanti IL, Gozzani JL. Rio de Janeiro: Sociedade Brasileira de Anestesiologia 2004; 117-142.

**91.** Peng PW, Wijeysundera DN, Li CC. Use of gabapentin for perioperative pain control – a meta-analysis. Pain Res Manag 2007; 12:85-92.

**92.** Hurley RW, Cohen SP, Williams KA, Rowlingson AJ, Wu CL. The analgesic effects of perioperative gabapentin on postoperative pain: a meta-analysis. Reg Anesth Pain Med 2006; 31:237-47.

**Roberto Rasslan** ▪ **Sérgio Damous**

# Profilaxia da Hemorragia Digestiva Alta Associada ao Estresse

## Introdução

A úlcera de estresse é definida como lesão erosiva ou ulcerada da mucosa gástrica, associada a pacientes críticos (sepse, politraumatismo ou queimadura grave). Lesão de mucosa do trato gastrointestinal superior é frequentemente detectável por endoscopistas, mostrando evidências de 75% a 100% de lesão em mucosa gástrica nas primeiras 24 horas de internação, na unidade de terapia intensiva. Atualmente estima-se uma incidência de 2 a 4% de sangramento digestivo com repercussão clínica e mortalidade de quase 50%, sendo a prevenção um grande desafio para os médicos que cuidam de pacientes críticos.

Cook e cols. evidenciaram alta mortalidade nos pacientes que cursaram com hemorragia digestiva alta (HDA) após admissão na terapia intensiva. Embora a profilaxia da HDA seja disseminada nas unidades de terapia intensiva, o risco de sangramento não é uniforme e a hemorragia digestiva atribuída à lesão aguda da mucosa ocorre em 25% dos pacientes críticos que não estão recebendo profilaxia para úlcera de estresse. Assim, os médicos devem reconhecer as situações de risco para lesão aguda da mucosa e como podem atuar e diminuir os eventos adversos.

## Fisiopatologia da lesão aguda da mucosa

As lesões agudas da mucosa se apresentam de duas formas: erosões superficiais, geralmente difusas com baixo risco de sangramento, e úlceras de estresse, mais profundas e focais com alto risco de hemorragia. As lesões geralmente se localizam na região do corpo e do fundo gástrico e raramente no antro e duodeno.

As lesões da mucosa resultam de danos na sua integridade, permitindo agressão direta de íons hidrogênio. A barreira da mucosa depende da microcirculação e produção de muco, que permitem o aporte de nutrientes com remoção, neutralização dos íons H+ e substâncias tóxicas, além da retenção do bicarbonato. A quebra da barreira de proteção da mucosa e a exposição à secreção ácida do estômago resultam em lesões da mucosa, embora não se observe aumento da secreção ácida.

O distúrbio de motilidade do trato gastrointestinal é um fator envolvido nas lesões de mucosa em pacientes críticos. A dificuldade no esvaziamento gástrico afeta o início da introdução da dieta e a estase gástrica pode favorecer o aparecimento de úlceras.

No contexto de pH gástrico reduzido, hipoperfusão e acidose metabólica, instala-se processo que diminui o fluxo sanguíneo para o estômago, com isquemia seguida de lesão de reperfusão. A hipoperfusão acarreta liberação aumentada de óxido nítrico, produção de radicais de oxigênio e diminuição na síntese de prostaglandinas. A presença de óxido nítrico em concentração normal contribui para a integridade da mucosa, porém o aumento desta substância resulta em apoptose, dismotilidade gástrica e exacerbação da resposta inflamatória. Com a diminuição da síntese de prostaglandina, a produção de muco e bicarbonato fica comprometida.

Trabalhos evidenciaram que a lesão de reperfusão é mais expressiva em relação à hipoperfusão ou aos radicais de oxigênio. A implicação clínica está relacionada com a reanimação de doentes mal perfundidos, acarretando a reperfusão de órgãos isquêmicos.

Diversos estudos evidenciaram que o pH gástrico entre 3,5 e 5 está associado a menos lesões de mucosa. Na ausência de acidez, a formação do coágulo ocorre de maneira estável e a cicatrização da mucosa é mais efetiva. A pepsina implica em lise do coágulo e causa lesão direta da mucosa e, quando o pH fica acima de 4,5, esta enzima fica inativa. A cicatrização da mucosa também é comprometida no meio ácido.

## Fatores de risco

Apesar de vários trabalhos definirem fatores de risco para hemorragia digestiva, doentes com baixo risco de sangramento não se beneficiam de medidas profiláticas, de tal forma que se deve identificar o grupo de risco para diminuir os custos da profilaxia. Os pacientes de terapia intensiva constituem o grupo mais vulnerável a lesão de mucosa do trato gastrointestinal alta (Tabela 30.1).

A coagulopatia e ventilação mecânica em período superior a 48 horas representam grupo de maior importância, com aumento do risco de lesão de mucosa em 4 e 16 vezes, respectivamente. A presença de sepse, internação em terapia intensiva superior a uma semana ou uso de corticoides associados implica na realização da profilaxia de hemorragia digestiva.

Cook e col., em 1994, constataram que, dos 847 pacientes com fatores de risco para lesão aguda da mucosa, apenas 3,7% cursaram com hemorragia digestiva. Entre os 1405 pacientes sem fatores de risco, 0,1% cursou com sangramento. O risco de hemorragia digestiva aumenta conforme a gravidade da doença, tempo de ventilação mecânica e permanência na terapia intensiva.

**Tabela 30.1** Fatores de risco para úlceras associada ao estresse em terapia intensiva.

| Fatores de Risco |
| --- |
| Ventilação Mecânica (> 48 horas) |
| Coagulopatia (plaquetas < 50.000, TTPA > 2x ou INR > 1,5) |
| Trauma grave |
| Grande queimado (> 35% da área corpórea) |
| Transplantados |
| Uso de corticoide e anti-inflamatórios não hormonais |
| Insuficiência hepática aguda |
| Insuficiência renal aguda |
| Antecedente de doença ulcerosa |

## Profilaxia

No cuidado geral, a profilaxia das úlceras de estresse envolve diminuição da produção de ácido, melhora da estase gástrica e correção dos distúrbios hemodinâmicos. Inúmeros estudos foram elaborados para comparar a eficácia e os efeitos colaterais dos medicamentos na profilaxia da sangramento digestivo no paciente crítico. Os desfechos avaliados se baseiam na presença de sangramento, pneumonia e mortalidade.

A produção de ácido pela mucosa gástrica e aumento do pH intraluminal pode ser conseguido através do uso de medicamentos: sucralfato, os antagonistas do receptor da histamina H2 (ARH2), e inibidores da bomba de prótons (IBP) (Tabela 30.2). A alteração do pH gástrico está associada ao crescimento de bacilos gram-negativos provenientes do duodeno, à presença de refluxo esofágico e à aspiração de conteúdo gástrico, ocorrendo colonização da via aérea e pneumonia.

O sucralfato consiste em núcleo das moléculas da sacarina revestida por sais do sulfato do hidróxido de alumínio. A ação do sulcrafato é local: forma uma camada protetora entre a mucosa e a luz gástrica, revestindo a superfície gástrica, estimula a secreção de muco e bicarbonato e a produção de prostaglandina.

A cimetidina, a ranitidina e a famotidina são os ARH2 mais utilizados na prevenção de sangramentos gastrointestinais. A ranitidina é 5 a 12 vezes mais antissecretora que a cimetidina, sendo a famotidina o mais potente ARH2. O uso em infusão continua a apresentar maior eficácia em manter o pH gástrico maior que 4, embora a utilização oral mantenha níveis séricos adequados. Apesar de inúmeros estudos confirmarem o benefício da ranitidina na profilaxia da hemorragia digestiva, o uso deste medicamento por 72 horas se associa com tolerância e perda progressiva do efeito. A cimetidina deve ser evitada em pacientes que estejam usando teofilina, fenitoína, coumadin e lidocaína, por interferir com o metabolismo

**Tabela 30.2** Drogas para profilaxia da HDA associada ao estresse.

| Drogas | Dose de ataque | Dose de manutenção |
| --- | --- | --- |
| Sucralfato | —— | 2 g, VO ou SNG, de 8/8 ou 12/12 horas |
| | | 1 g, VO ou SNG, de 4/4 ou 6/6 horas |
| Cimetidina | 300 mg, IV | 300 mg de 8/8 horas |
| | | 600 mg de 12/12 horas |
| Ranitidina | 150 mg, IV | 50 mg de 12/12 horas |
| | | 50 mg de 8/8 horas |
| Omeprazol | 40 mg, IV | 40 mg, IV 12/12 horas |

dessas drogas via citocromo P450. Entre os efeitos colaterais descritos nos ARH2, encontramos plaquetopenia, confusão mental e alterações significativas das funções hepatica e renal.

Em 1998, Cook e col., em trabalho prospectivo randomizado duplo cego com 1200 pacientes, comparando o sucralfato com ranitidina na prevenção de hemorragia digestiva no paciente em ventilação mecânica, demonstraram que a ranitidina reduziu o risco de sangramento (1,7%) comparado com o grupo sulcrafato (3,8%), não apresentando diferença na presença de pneumonia e mortalidade. Driks e col. compararam também a eficácia da profilaxia do sucralfate e da ranitidina e não observaram diferença no risco de sangramento, porém, o grupo que utilizou o sucralfato apresentou pneumonia em 9,1% contra 23,2%. Apesar da poderosa ação antiácida, o sulcrafato não passou a ser utilizado de rotina na profilaxia das úlceras de estresse.

Os IBP são os inibidores mais potentes da secreção ácida do estômago. O omeprazol foi o primeiro IBP aprovado para uso oral e inúmeros trabalhos mostraram sua eficiência na prevenção de sangramento digestivo com manutenção do pH adequado. Balaban e col., administrando omeprazol na dose de 40 mg/dia por sonda nasogástrica, mostrou eficácia em manter o pH gástrico maior que 4 em 85% dos pacientes graves; porém, se administrado via parenteral, os IBP apresentam superioridade quando comparados ao ARH2. Alguns estudos mostraram que pHs maiores que 6 são necessários para manter o coágulo em úlceras sangrantes, evitando assim o ressangramento.

Netzer, em trabalho randomizado e duplo cego, avaliou o efeito do omeprazol e da ranitidina no pH intragástrico em 34 pacientes saudáveis. O estudo constatou que a ranitidina manteve o pH > 4 em 70% dos casos no primeiro dia e em 26% no terceiro dia. Por outro lado, o omeprazol manteve o pH > 4 em 95% dos pacientes no primeiro dia e em 99% no terceiro dia. O autor concluiu que o controle do pH gástrico pelo omeprazol é superior ao da ranitidina, independente do dia, e o desenvolvimento da tolerância da ranitidina ocasiona perda rápida do efeito "antissecretório".

Apesar de se observarem diferenças da ranitidina e do omeprazol na alteração do pH gástrico, poucos estudos no final da década de 1990 demonstraram a superioridade do omeprazol, e esses trabalhos envolveram número limitado de pacientes e grupos de risco distintos.

Lin e cols. publicaram em 2010 uma meta-análise comparando a eficácia dos inibidores de bomba de prótons e dos antagonistas dos receptores de H2 na profilaxia da hemorragia digestiva alta. Esta meta-análise não confirmou diferença na presença de sangramento, pneumonia ou mortalidade. Com base nesses dados, alguns centros preconizam o uso de ranitidina em detrimento ao omeprazol, em virtude do custos mais elevado dos bloqueadores de bomba de prótons.

Além de todos os trabalhos envolvendo o uso de medicamentos na profilaxia da HDA, houve um estudo observacional comparando o efeito da profilaxia medicamentosa contra a introdução precoce da nutrição enteral em grandes queimados admitidos na terapia intensiva. A incidência de sangramento em 526 doentes analisados foi de 3% no grupo que recebeu dieta precocemente e de 8% no grupo que recebeu cimetidina e antiácido. O autor concluiu que o uso precoce do tubo digestivo implica em redução de sangramento intestinal. Apesar do resultado do trabalho, não se justifica empregar a nutrição isoladamente na profilaxia de sangramento, de tal maneira que é imperativo o uso de medicamentos.

## Considerações finais

**1.** Talvez, mais importante que medidas profiláticas específicas como inibidores da secreção gástrica, sejam os cuidados gerais no cuidado intensivo do doente grave. Assim:

   **a)** A manutenção da condição hemodinâmica adequada,

   **b)** A correção de distúrbios metabólicos,

   **c)** O controle dos níveis glicêmicos,

   **d)** A oxigenação satisfatória,

   **e)** O controle da infecção,

   **f)** O controle da função renal,

   **g)** O uso precoce do tubo digestivo

   **h)** são condições fundamentais no tratamento do doente crítico de alto risco.

**2.** A melhora acentuada observada nas últimas décadas, no tratamento em unidade de terapia intensiva, justifica a redução na ocorrência de sangramento digestivo. As erosões da mucosa gástrica ou a gastrite aguda hemorrágica localizada ou difusa, que determinavam sangramento abundante ou de difícil controle, tão comum nas unidades de terapia intensiva no passado, hoje praticamente desapareceram.

**3.** Estudos randomizados são necessários para avaliar melhor o potencial do IBP, comparando eficiência, custo, índice de mortalidade e pneumonia, com ARH2 e sulcrafato (Figura 30.1).

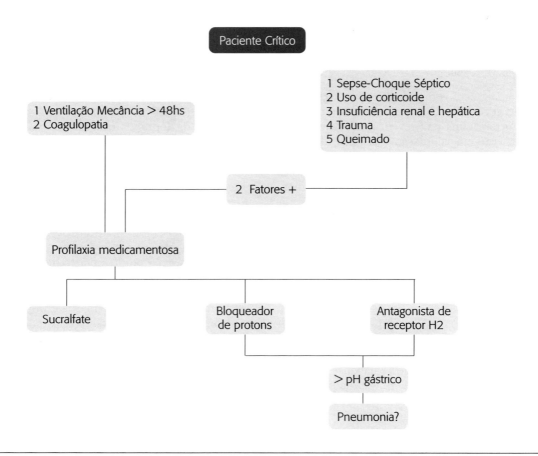

**Figura 30.1** Manejo do paciente critico.

## Referências bibliográficas

1. Steinberg KP. Stress related mucosal disease in the critically ill patient: Risk factors and strategies to prevent stress- related bleeding in the intensive care unit. Crit Care Med 2002; 30:S 362-64.

2. Cook DJ, Fuller HD,,Guyatt GH, et al. Risk factors for gastrointestinal bleeding in critically ill patients. N Engl J Med 1994; 377-381.

3. Reilly J, Fennerty MB. Stress ulcer prophylaxis: The prevention of gastrointestinal bleeding and the development of nosocomial infections in critically ill patients. J Pharm Prac 1998; 11:418-432.

4. Cook DJ, Heyland D, Griffith L, et al. Risk factors for clinically important upper gastrointestinal bleeding in patients requiring mechanical ventilation. Crit Care Med 1999; 27:2812-17.

5. Peura DA, Johnson LF. Cimetidine for prevention and treatment of gastroduodenal mucosal lesions in patients in an intensive care unit. Ann Intern Med 1985; 103:173-77.

6. Fennerty MB. Pathophysiology of the upper gastrointestinal tract in te critically ill patient: Rationale for the therapeutic benefits of acid suppression. Crit Care Med 2002; 30:S351-55.

7. Yasue N, Guth PH. Role of exogenous acid and retransfusion in hemorrhagic shock-induced gastric lesions in rat. Gastroenterology 1988; 94:1135-43.

8. ASHP Therapeutic Guidelines on Stress ulcer prophylaxis. ASHP commission on therapeutics and approved by the ASHP board of directors on November 14, 1998. Am J Health Syst Pharm 1999; 56:347-79.

9. Driks MR, Craven DE, Celli BR, et al. Nosocomial pneumonia in intubated patients given sucralfate as compared with antacids or histamine type 2 blockers. N Engl J Med 1987; 317:1376-82.

10. Prod hom G, Leuenberger P, Koerfer J, et al. Nosocomial pneumonia in mechanically ventilated patients receiving antacid, ranitidine, or sucralfate as prophylaxis for stress ulcer: A randomized trial. Ann Intern Med 1994; 120:653-662.

11. Cook D, Guyatt G, Marshall J, et al. A comparison of sucralfate and ranitidine for the prevention of upper gastrointestinal bleeding in patients requiring mechanical ventilation. N Engl J Med 1998; 338:791-797.

12. Ali T, Harty RF. Gastroenterol Clin N Am 2009; 38:245–265.

13. Netzer P, Gaia C, Sandoz M, et al. Effect of repeated injection and continuous infusion of omeprazole and ranitidine on intragastric pH over 72 hours. Am J Gastroenterol 1999; 94:351-357.

14. Lasky MR, Metzler MH, Phillips JO. A prospective study of omeprazole suspension to prevent clinically significant

gastrointestinal bleeding from stress ulcer in mechanically ventilated trauma patients. J.Trauma 1998: 44:1255.

**15.** Lin PC, Chang CH, Hsu PI, et al. The efficacy and safety of proton pump inhibitors vs histamine – 2 receptor antagonists for stress ulcer bleeding prophylaxis among critical care patients: A meta – analysis. Crit Care Med 2010; 38(4):1197-205.

**16.** Raff T, Germann G, Hartmann B. The value of early enteral nutrition in the prophylaxis of stress ulceration in severely burned patients. Burns 1997; 23:317.

**17.** Balaban DH, Duckworth CW, Peura DA. Nasogastric omeprazole: effects on gastric pH in critically ill patients. Am J Gastroenterol 1997; 92(1):79–83.

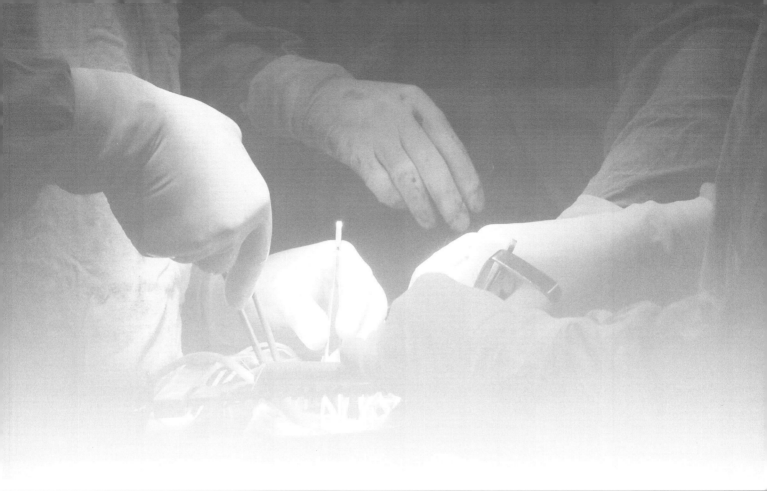

parte 3

# Cirurgia do Trauma

**Fernando da Costa Ferreira Novo** ▪ **Nádia Maria Gebelein**

# Atendimento Pré-hospitalar ao Traumatizado

## Introdução

A preocupação em atender e transportar para centros hospitalares as vítimas de ferimentos em campo de batalha está presente já desde as guerras napoleônicas (as "ambulâncias voadoras" do barão Dominique Jean Larrey). No entanto, só nas últimas décadas do século XX é que o atendimento pré-hospitalar do traumatizado passou a ser sistematizado e organizado, além de integrado com o atendimento no hospital. No nosso meio, nos principais centros urbanos, o atendimento pré-hospitalar ao traumatizado existe já há mais de duas décadas, mas a integração com o atendimento intra-hospitalar tem ainda um longo caminho de melhora a percorrer.

O atendimento à vítima de trauma deve se iniciar o mais precocemente possível e não sofrer descontinuidade. Isso implica que o atendimento se inicie já no local da ocorrência e haja melhor integração possível entre o atendimento prestado no local, os cuidados durante o transporte e o tratamento definitivo, que, no caso do traumatizado, muitas vezes só é possível dentro do hospital. Entende-se, assim, a necessidade de organizar os sistemas integrados de atendimento ao traumatizado. Essa organização visa permitir que haja pessoal treinado atendendo o mais rapidamente possível a vítima de trauma, prestando, no local e a caminho do hospital, os cuidados médicos indispensáveis para cada vítima, naquele momento, e fazendo-a chegar de forma segura e rápida à unidade hospitalar apropriada mais próxima.

O atendimento pré-hospitalar ao traumatizado, com frequência, exige recursos que vão bem além da área estritamente médica. De fato, não raro é necessária a atuação de pessoas especializadas em resgate nas mais variadas situações, que podem comportar riscos consideráveis: altura, água, desabamento, fogo, eletricidade, gás, encarceramento em ferragens e presença de materiais perigosos e/ou tóxicos, entre outras situações. Por isso, o atendimento pré-hospitalar ao traumatizado é frequentemente feito por bombeiros ou, pelo menos, por profissionais que trabalham em estreito relacionamento com estes. Às vezes, a equipe de atendimento médico só pode atuar depois que o trabalho de outras equipes de resgate afastou os perigos, presentes ou latentes, ou removeu a vítima para local seguro. Isso realça a importância de educar e treinar a população para que a chamada que gera o atendimento à emergência seja a mais correta e completa possível, apesar de ter de ser sucinta, para que de fato os recursos necessários sejam mobilizados da forma mais adequada e rápida.

Adams Cowley, que fundou um dos primeiros centros de trauma dos Estados Unidos, criou o conceito da "Hora de Ouro". Como ele observou: os traumatizados que recebiam o tratamento definitivo precocemente tinham sobrevida muito maior que aqueles que, por qualquer motivo, tinham o tratamento definitivo retardado. O conceito enfatiza a importância de não se perder tempo no atendimento do traumatizado, pois perder tempo pode diminuir muito a possibilidade de recuperação plena. Muitas vezes, o tratamento definitivo do traumatizado inclui tratamento cirúrgico. Assim, para que o traumatizado tenha seu tratamento definitivo iniciado, é necessário que o sistema tenha sido ativado, os recursos apropriados sejam enviados e cheguem ao local, o paciente seja avaliado, tratado no local e removido para o hospital apropriado com o atendimento necessário durante o transporte, seja avaliado e, eventualmente, submetido a exames complementares na área de emergência, reanimado e encaminhado ao centro cirúrgico. Cada uma dessas etapas pode demorar bastante tempo e, certamente, para que o tratamento seja ideal em cada fase, é preciso que haja preparação adequada tanto de recursos quanto dos profissionais envolvidos no atendimento. Para que o tratamento definitivo seja iniciado dentro da "Hora de Ouro", o tempo gasto no pré-hospitalar deve ser reduzido ao máximo. Assim, cunhou-se a expressão "Os Dez Minutos de Platina", para ilustrar o conceito de que, com o doente grave, deve-se gastar no local, no máximo, dez minutos. É claro que, em algumas situações, é impossível iniciar o transporte para o hospital dentro desse tempo, como acontece, por exemplo, quando a vítima se encontra presa em ferragens e seu resgate demanda tempo considerável para ser feito com segurança. De qualquer modo, é válido o conceito de que não se deve perder tempo com intervenções que, naquele momento, não são essenciais para o tratamento do paciente. Isso não significa, contudo, que se deva iniciar o transporte "de qualquer maneira". Não se deve perder tempo com intervenções que não sejam fundamentais, mas não se deve deixar de fazer as intervenções que sejam necessárias para estabilizar o paciente e fazer o transporte de maneira segura. Na maioria das vezes, isso significa garantir a permeabilidade das vias aéreas, oxigenar o paciente, estancar a hemorragia externa e iniciar o tratamento do choque, fazer uma avaliação neurológica rápida, examinar rapidamente o paciente inteiro, procurando outras lesões que possam implicar risco de morte imediato, proteger da hipotermia, proceder às imobilizações necessárias, fazer contato com o hospital de destino e iniciar o transporte para a unidade hospitalar adequada mais próxima.

Analisaremos as diversas etapas do atendimento pré-hospitalar à vítima de trauma, iniciando com a ativação do sistema, passando pelo atendimento no local e pelos cuidados durante o transporte. Depois, consideraremos alguns aspectos do atendimento pré-hospitalar que ainda são objeto de controvérsia.

## Ativação do sistema

Uma vez ocorrido o trauma, para que o sistema seja ativado, é necessário que alguém detecte a ocorrência e ligue para uma central, informando, de maneira bem simples, mas completa, o tipo de ocorrência (colisão, atropelamento, queda, incêndio, desabamento, agressão etc.), o número de vítimas, suas condições e as circunstâncias relacionadas ao trauma. Com essas informações, é iniciada a resposta. A montagem e o envio da resposta dependem da solicitação recebida pela central. A ativação do sistema pode ser feita pela própria vítima ou por alguém que presencie a ocorrência. Em São Paulo, o sistema pode ser ativado pelo número 193 (Corpo de Bombeiros), 192 (Prefeitura Municipal) ou 190 (Polícia Militar). Em princípio, as emergências traumáticas são atendidas pelo Corpo de Bombeiros, já que, muitas vezes, pode ser necessária alguma operação de resgate (vítima não prontamente acessível). Existe boa integração entre as três centrais (Corpo de Bombeiros, Prefeitura e Polícia Militar), de modo que, qualquer que seja a central ativada, a solicitação chega rapidamente ao órgão que deve ser ativado.

É altamente desejável que o sistema seja ativado precocemente, mesmo ainda com informações que possam ser inicialmente incompletas e, até, não muito precisas. Com isso, os recursos podem ir sendo mobilizados e encaminhados sem perda de tempo. Para melhorar a resposta à emergência, é necessário que a pessoa que ativou o sistema permaneça acessível (por telefone, habitualmente), fornecendo novas informações à medida que elas estiverem disponíveis. Isso permite que outros recursos sejam enviados (ou não), dependendo de como se caracterizar a emergência. Pode até acontecer de não ser necessário enviar nenhum recurso, se a situação se caracterizar como não sendo de emergência ou se a vítima for socorrida de alguma outra forma (eventualmente até por populares). O fato de ser mantido o contato com a central permite que o atendimento possa ser iniciado mesmo antes de chegar o resgate, por orientações fornecidas pela central. Não raro, contudo, a pessoa que solicitou o atendimento acaba abandonando o local, e, dessa forma, torna-se difícil fazer o monitoramento da emergência enquanto a equipe de resgate não chega até a vítima. Às vezes, só nesse momento se constata que os recursos mobilizados podem não ter sido os ideais. Isso significa mais perda de tempo, que poderia ter sido facilmente evitada se a solicitação pudesse ter sido refinada e monitorada a distância, previamente.

A educação da população, para ativar o sistema sempre que houver emergência e não o ativar desnecessariamente, de forma intencional ou não, é outro aspecto fundamental do atendimento pré-hospitalar. Para se ter uma ideia da importância desse aspecto aparentemente tão óbvio, basta lembrar que grande número das solicitações que chegam aos serviços de emergência é trote. Outras solicitações deveriam ser encaminhadas a outras instituições (polícia, companhia de gás, de trânsito ou de eletricidade, por exemplo). Assim, o sistema acaba sendo sobrecarregado por solicitações que não deveriam chegar até ele, o que dificulta o atendimento ideal das solicitações que realmente necessitam de atendimento imediato. Isso sem falar das solicitações que frequentemente chegam de forma incompleta. Para quem é responsável pelo envio do resgate, fica muito difícil avaliar o que está acontecendo se a informação não chegar o mais próximo possível da realidade. Em outras palavras: todo o sistema pode ser muito otimizado se a população for treinada e educada para reconhecer as situações de emergência e souber ativar o sistema de forma apropriada.

## Avaliação do local

A caminho do local, a equipe de atendimento revisa informações disponíveis, tenta imaginar o que a espera, solicita novas informações à sua central e se prepara para o atendimento. A primeira preocupação no local é com **segurança**, tanto da equipe de atendimento como da vítima. Devem ser avaliados possíveis riscos envolvidos (nova colisão, atropelamento, explosão, fogo, desabamento, eletricidade, materiais perigosos, agressão). Se a equipe se expuser a riscos desnecessariamente, a situação piora: podem surgir novas vítimas e menos gente para prestar o atendimento. Se houver necessidade, deve ser ativado pessoal especializado para remover os riscos ou levar a vítima para lugar seguro. Uma vez no local, havendo garantia de segurança, o próximo passo é fazer uma avaliação rápida para determinar qual é a real **situação**. Isso significa responder às perguntas: O que aconteceu de fato? Quantas são as vítimas envolvidas? Qual é a idade delas? Qual é a situação (gravidade) delas? Há vítimas encarceradas? São necessários outros recursos (médicos ou outros)? É preciso fazer triagem (vítimas múltiplas com necessidade de classificação em prioridades de atendimento)? Haverá algum problema de saúde preexistente envolvido na gênese do trauma (como convulsão, arritmia, infarto, alteração neurológica ou hipoglicemia levando à queda ou colisão de carro)? Essa avaliação, que deve ser feita muito rapidamente, deve preceder o atendimento propriamente dito do paciente.

Outro aspecto importante é a proteção contra possível contaminação (por exemplo, sangue, saliva, vômito). Deve ser utilizado equipamento adequado de proteção individual (luvas, gorro, máscara, avental, óculos) e tomar cuidado com a manipulação e o descarte de objetos perfurocortantes. Algumas situações podem exigir equipamentos especiais (gases tóxicos, radiação, fogo). Pertence à proteção a vacinação de toda a equipe contra as doenças passíveis de imunização (como tétano e hepatite).

Ainda em relação à segurança, devemos lembrar que pode haver riscos latentes, que se tornem mais sérios no decorrer do atendimento, ou mesmo surgir perigos que não pareciam ameaça inicialmente. Por isso, é necessário que a preocupação com a segurança, que é a primeira prioridade no atendimento pré-hospitalar, seja constante. De nada adianta correr se isso significar risco considerável de colisão da ambulância, por exemplo, piorando a situação da vítima e podendo transformar os socorristas em novas vítimas.

Feita a avaliação do ambiente, deve–se fazer a comunicação com a central e relatar os achados iniciais, e considerando a possibilidade de solicitar novos recursos ou dispensar recursos eventualmente já enviados que não serão necessários. Obviamente, as informações iniciais são ainda muito incompletas, devendo ser seguidas por novas comunicações à medida que houver novos dados.

A cinemática do trauma e a triagem merecem comentários especiais. Devem ser consideradas precocemente na avaliação do local e do paciente. A análise da cinemática do trauma ajuda a suspeitar das prováveis lesões das vítimas, o que muito agiliza o atendimento, evitando que as lesões fiquem sem diagnóstico ou só sejam detectadas tardiamente. Além de possibilitar a previsão das possíveis lesões, a consideração da cinemática do trauma ajuda a pensar em outros riscos envolvidos no incidente, tanto riscos para a vítima quanto para os socorristas (como pos-

sibilidade de novos desabamentos ou explosões, intoxicação, risco de ferimentos por arma de fogo, no caso de agressão ou assalto). A triagem será discutida adiante.

## Avaliação do paciente

A chave do atendimento pré-hospitalar adequado é a boa avaliação do paciente. Com base na avaliação, é determinada a sequência das intervenções necessárias. Como no atendimento ao traumatizado o tempo é fundamental, é fundamental que o atendimento seja sistematizado, o que permite não perder tempo nem deixar passar despercebidas lesões que possam ter risco de morte ou de sequelas. Essa sistematização levou à divisão do atendimento ao traumatizado em avaliação primária (os ABCDEs) e secundária (exame detalhado, que começa com a história). A avaliação primária busca a presença (ou a possibilidade da presença) de lesões com risco de morte imediato. É concomitante com a reanimação: logo que uma lesão com risco de morte é detectada, é tomada a medida necessária para corrigir o problema, só se prosseguindo com a avaliação e o atendimento depois de corrigido, na medida do possível, o problema encontrado.

Avaliação primária e reanimação constam basicamente de:

**a)** vias aéreas com proteção da coluna cervical;
**b)** respiração e ventilação;
**c)** circulação (controlar a hemorragia e tratar o choque);
**d)** estado neurológico (avaliação neurológica rápida, com determinação do escore na Escala de Coma de Glasgow) e
**e)** exposição e controle da hipotermia.

No atendimento pré-hospitalar, as prioridades de avaliação e reanimação são as mesmas do atendimento no hospital, mas é preciso levar em consideração que a intervenção no pré-hospitalar é limitada:

**a)** permeabilizar as vias aéreas (removendo corpos estranhos e utilizando desde manobras manuais até manobras avançadas, como a via aérea definitiva), mantendo a coluna cervical imobilizada;
**b)** oferecer $O_2$ (por máscara ou por cânula traqueal, conforme a situação), descomprimir o tórax, se houver suspeita de pneumotórax hipertensivo;
**c)** parar o sangramento externo, quando presente (compressão direta ou em trajetos arteriais ou, em casos extremos, até com torniquetes), suspeitar de sangramento interno (que não é passível de tratamento no pré-hospitalar), imobilizar fraturas, o que pode ter efeito de diminuir o sangramento a elas associado, iniciar a reposição de volume (necessária apenas em algumas situações específicas e, de preferência, já durante o transporte);
**d)** avaliação neurológica e
**e)** exposição de todo o doente, com a preocupação de o proteger da hipotermia.

No pré-hospitalar, deve-se ter também preocupação com o pudor, uma vez que o paciente fica muitas vezes exposto em ambiente bastante desprotegido (externo) e na presença de curiosos. Nesse sentido, as intervenções, quando possível, devem ser feitas já dentro da ambulância, onde o paciente está menos exposto ao ambiente e a estranhos. Mesmo para os profissionais de atendimento pré-hospitalar, há mais tranquilidade em trabalhar fora do olhar de curiosos e até, não raro, de câmeras e da imprensa.

Ao final da avaliação primária, deve ser possível concluir se o paciente é grave ou não (Tabela 31.1). Em se tratando de paciente grave, a preocupação com a perda de tempo deve ser maior, já que esse paciente, em geral, se beneficia muito mais se tiver o tratamento definitivo iniciado o mais precocemente possível, dentro do hospital. Em princípio, salvo raras exceções, com o paciente grave não se deveria gastar mais de dez minutos no local. O início precoce do transporte desse paciente, de forma segura e para o hospital adequado, é talvez a medida terapêutica mais importante do atendimento pré-hospitalar.

**Tabela 31.1** Avaliação da gravidade do traumatizado no pré-hospitalar.

**Problema de vias aéreas**
- Via aérea inadequada
- Via aérea em risco

**Problema de ventilação**
- Ventilação muito rápida ou muito lenta
- Dispneia
- Hipóxia (satO$_2$ < 95%, com O$_2$)
- Suspeita de pneumotórax
- Pneumotórax aberto
- Tórax instável

**Hemorragia**
- Hemorragia externa significativa
- Suspeita de hemorragia interna

**Alteração neurológica**
- Glasgow ≤ 13
- Convulsões
- Déficit sensitivo ou motor

**Ferimento penetrante** em cabeça, pescoço, tronco ou membros, proximal ao cotovelo ou ao joelho

**Amputação** ou quase amputação proximal aos dedos

**Qualquer trauma na presença de**
- Comorbidades (coronariopatia, doença pulmonar)
- Extremos de idade (criança pequena, idoso)
- Hipotermia
- Queimadura
- Gravidez

Uma vez estabilizado o paciente (feita a avaliação primária com a reanimação concomitante), faz-se a reavaliação dos ABCDEs, partindo-se, então, para a avaliação secundária, que no paciente grave deve ser feita já durante o transporte, com o paciente imobilizado em prancha longa. No doente não grave, embora a preocupação com a perda de tempo também deva estar sempre presente (pode haver lesões não evidentes que podem ser graves ou aparecer instabilidade a qualquer momento, por agravamento de lesão já existente, percebida ou não), a avaliação secundária pode ser feita no local.

A avaliação secundária inicia-se com a história, que deve buscar informações sobre (A) alergias, (M) medicamentos em uso, (P) passado médico, (L) líquidos ingeridos e última refeição e (A) ambiente e eventos relacionados ao trauma. Mnemonicamente, dizemos que a história, no paciente traumatizado, deve ser Ampla

Alguns dados de história só podem ser obtidos no pré-hospitalar, já que no hospital, pelo menos inicialmente, não há familiares ou conhecidos para fornecer informações que podem ser úteis para a avaliação e o tratamento. Além disso, informações de história podem ser muito importantes para entender o que aconteceu: o uso de medicações ou alguma doença preexistente podem estar implicadas na gênese do evento traumático e alterar a avaliação do paciente e a resposta ao tratamento prestado. Depois da história, deve ser feito o exame completo, da cabeça aos pés, incluindo o exame neurológico, agora mais detalhado. O paciente deve ser reavaliado repetidamente, para surpreender novas lesões, já presentes desde o início, mas não percebidas, e alterações de lesões existentes (piora) e para avaliar a resposta às medidas tomadas. Ao mesmo tempo, o paciente deve ser preparado para o transporte, sendo completamente imobilizado em prancha longa. A imobilização deve ser feita logo que possível, durante a avaliação primária, ao final dela ou durante a avaliação secundária. Depende da situação.

No paciente grave, pode ser preferível não fazer a imobilização de cada membro fraturado isoladamente, mas simplesmente imobilizar o paciente como um todo em prancha longa, o que permite uma imobilização razoável de possíveis fraturas de membros. O princípio é: não perder tempo precioso com imobilização de fraturas que não representam grande risco, enquanto o paciente pode apresentar lesões que necessitam de tratamento urgente que só pode ser feito no hospital (hemorragia interna, por exemplo).

## Comunicação

A comunicação é um aspecto crucial do atendimento pré-hospitalar ao traumatizado e um dos aspectos que apresenta mais problemas. Como vimos, a importância da comunicação começa já desde a ativação do sistema. Dependendo de como a primeira comunicação chegar à central, os recursos (humanos e de equipamentos) enviados para atender a emergência podem ser adequados ou não. Mesmo enquanto a equipe de atendimento está ainda a caminho do local da ocorrência, a comunicação com a central permite obter novas informações que podem orientar a preparação para o atendimento. Logo ao chegar ao local e durante todo o desenrolar do atendimento, a comunicação continua fundamental. Inicialmente, as informações podem ser ainda incompletas. Mesmo assim, é importante iniciar precocemente a comunicação e mantê-la, durante o atendimento, informando possíveis alterações que ocorram.

A boa comunicação permite monitorar o atendimento a distância, adequando sempre os recursos a cada situação, o que é particularmente importante nas ocorrências de maior complexidade. Quando o atendimento no local e o transporte forem feitos por equipes de atendimento básico, a comunicação com a central e, eventualmente, com o médico a distância, pode orientar e melhorar o atendimento prestado, desde o início. O ideal é que o hospital de destino seja comunicado do encaminhamento do paciente ainda antes de o transporte ser iniciado. Isso permite que o hospital se prepare para receber o paciente e evita que este seja encaminhado para um hospital que, naquele momento, não tenha as condições ideais para recebê-lo.

É altamente desejável que seja possível a comunicação por mais de um sistema (rádio e telefone, por exemplo). Não é raro que um dos sistemas possa falhar. Em algumas regiões, mesmo em cidades grandes, pode não haver cobertura por um dos sistemas. Se não houver um sistema de reserva, a comunicação fica impossível, o que deve ser evitado a todo custo. Esse aspecto é particularmente importante em ocorrências de grande porte e catástrofes.

## Transporte

Vimos que, no paciente crítico, é fundamental iniciar precocemente o transporte para o hospital adequado. É muito importante que o hospital escolhido seja adequado, capaz de tratar as lesões que o paciente possa apresentar, e que seja notificado da sua chegada antes de o transporte ser iniciado. O transporte do paciente para hospital não apropriado pode significar grande perda de tempo, já que o paciente será necessariamente avaliado de forma completa no primeiro hospital aonde chegar e só então será iniciado o processo de transferência para o recurso hospitalar adequado. No nosso meio, esse processo pode ser extremamente demorado, o que pode retardar muito o início do tratamento definitivo. Por outro lado, se o hospital não for notificado antes de ser iniciado o transporte, pode não ter condições de atender adequadamente o paciente naquele momento, o que novamente significa perda de tempo antes do tratamento definitivo. Assim, nem sempre o hospital mais próximo

é o mais adequado, naquele momento, para aquele paciente. A importância da comunicação com a central e com o hospital de destino fica evidente.

O transporte poderá ser feito por via terrestre ou aérea, por unidade básica ou avançada. No nosso meio, o transporte aéreo (na Cidade de São Paulo feito apenas por helicóptero) é sempre avançado. A escolha do meio de transporte depende da gravidade do paciente e da distância entre a ocorrência e o hospital de destino, além, obviamente, dos recursos disponíveis e das condições de acesso. De noite, por exemplo, não se pode contar com o recurso do helicóptero de resgate. O mesmo pode acontecer dependendo das condições climáticas e do local da ocorrência. Pode ser difícil conseguir pousar o helicóptero em alguns locais. O deslocamento do paciente até o local onde o helicóptero possa pousar, para então ser levado ao hospital, pode demorar mais do que transportar o paciente por via terrestre diretamente para o hospital. Dependendo da distância do hospital e da gravidade do paciente, pode ser feita a interceptação, durante o transporte, por uma unidade avançada, passando a equipe de suporte avançado a cuidar do paciente até ao hospital. Dessa forma, podem ser feitas as intervenções necessárias, que não seriam possíveis se o transporte fosse feito inteiramente pela unidade básica.

Outro aspecto que deve ser considerado é que nem sempre é fácil cuidar do paciente grave em trânsito. O espaço é muito limitado. A própria movimentação, com o balanço da ambulância, dificulta qualquer intervenção. Devem ser antecipadas as possíveis necessidades do paciente e providenciadas condições para que possam ser atendidas, com as menores intervenções possíveis. Intervenções maiores, quando absolutamente necessárias, talvez possam ser feitas dentro da ambulância, mas antes de iniciar o transporte, ou com a ambulância andando lentamente. Cuidado especial deve ser tomado ainda com a velocidade do transporte, já que correr de forma exagerada pode significar risco considerável para o paciente e para a equipe (além da possibilidade de colisões, pode haver deslocamento ou queda de equipamento dentro da ambulância), sem ganho significativo de tempo.

## Integração com o hospital documentação

Logo que possível, ao final do ou ainda durante o atendimento, deve ser feito o registro, por escrito, de todas as informações pertinentes à ocorrência e ao paciente. A documentação deve ser sucinta, mas completa. Naturalmente, deve ser facilmente legível e entendida. Deve haver informação sobre a cena, com particular atenção ao mecanismo de trauma e à situação inicial do paciente. A avaliação primária, os sinais vitais, as intervenções feitas durante a reanimação, a resposta do paciente a essas intervenções, a avaliação secundária e as alterações na situação do paciente, tudo deve ser registrado. Idealmente, também de forma sucinta, deve ser registrado o motivo de se ter feito, ou não, determinada intervenção. Nas anotações deve constar ainda a sequência temporal em que forem feitas as observações e as intervenções. A cronologia dos acontecimentos pode ter implicação na avaliação e no tratamento do paciente. Todas essas informações devem ser passadas para o médico que for cuidar do doente no hospital. Idealmente, uma cópia desse prontuário inicial deve constar do prontuário completo do paciente. Há muitas informações que só a equipe do pré-hospitalar possui e que podem ser importantes para manter a continuidade do tratamento do paciente, para que não haja interrupções nem perda de tempo. A equipe de atendimento dentro do hospital deve valorizar essas informações e usá-las para melhor atender o paciente. O paciente só tem a ganhar com a boa integração entre as equipes responsáveis por seu atendimento, desde o pré-hospitalar até o tratamento definitivo. O trabalho da equipe do pré-hospitalar não acaba quando se chega ao hospital, mas quando o tratamento do paciente passa a ser feito pela equipe do hospital. Isso ocorre apenas quando as informações são passadas para a nova equipe, com a devida documentação escrita.

## Triagem

Sempre que houver várias vítimas, pode ser necessário classificá-las em ordem de prioridade de atendimento. A isso chamamos triagem. Não dá para atender imediatamente todas as vítimas, como seria ideal. Então, com base em critérios objetivos, as vítimas são classificadas de acordo com a prioridade de atendimento. Existem vários métodos de triagem. No ambiente pré-hospitalar, o mais usado é o Start (*Simple Triage And Rapid Treatment*, Figura 31.1).

A triagem é feita, inicialmente, baseada em informações incompletas. As informações provêm da observação rápida das vítimas, muitas vezes à distância, de pistas dadas por atitudes ou posição das vítimas (por exemplo: falam, reclamam, mexem-se ou estão imóveis) e do exame bem rápido delas. O fato de as informações serem incompletas pode, naturalmente, levar a erros. No entanto, se a triagem for feita apenas após o exame completo de todas as vítimas, pode se perder um tempo precioso antes de começar a tratar as vítimas mais urgentes, que podem piorar ou até vir a falecer enquanto se examinam outras vítimas que poderiam esperar, sendo avaliadas e tratadas após as mais graves.

Quando houver um número muito grande de vítimas (situação de catástrofe), a triagem tem conotação um pouco diferente. Se os recursos disponíveis forem insuficientes para atender todas as vítimas dentro de um prazo razoável, as vítimas com probabilidade muito baixa de sobrevida, por serem extremamente graves, passam a ser atendidas apenas depois das vítimas graves com probabilidade maior de sobreviver. O princípio é tentar salvar o maior número possível de vítimas. Como as vítimas extre-

mamente graves consumiriam muitos recursos (humanos, materiais e de tempo) e, mesmo assim, provavelmente não sobreviveriam, o atendimento prioritário destas implicaria provavelmente que muitas vítimas que poderiam ser salvas viriam também a morrer enquanto aguardam atendimento. Assim, as vítimas com probabilidade muito baixa de sobrevida, em uma situação de catástrofe, são atendidas apenas depois das vítimas graves, mas "mais salváveis". Felizmente essa situação é extremamente rara. Quase sempre a prioridade de atendimento é atribuída segundo a gravidade das lesões que as vítimas apresentam.

Na situação mais comum no dia a dia do atendimento pré-hospitalar ao traumatizado, triar significa classificar o paciente quanto ao tipo de recursos de que precisa para seu tratamento definitivo, o que, em última análise significa determinar para que hospital deve ser encaminhado, um hospital comunitário ou um centro com mais recursos, idealmente um centro de trauma (hospital terciário). Encaminhar todo traumatizado para um hospital terciário é fazer triagem inadequada, pois sobrecarregará desnecessariamente um hospital especializado, o que poderá prejudicar o atendimento de vítimas mais graves que realmente só podem ser tratadas adequadamente nesse serviço. Por outro lado, encaminhar um paciente grave para um hospital que não tenha condições de fazer o tratamento definitivo de forma adequada pode levar a perda significativa de tempo, prejudicando também o tratamento do paciente. Assim, encaminhar o paciente certo para o hospital certo é uma decisão de triagem que todo

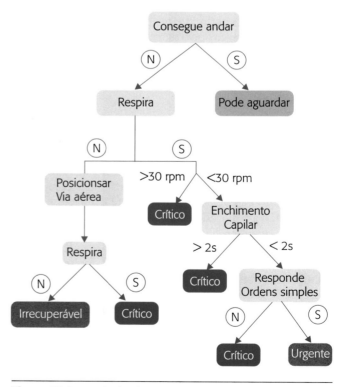

**Figura 31.1** Método de Triagem S.T.A.R.T.

o profissional de atendimento pré-hospitalar deve saber fazer e treinar a todo momento. Embora pareça simples, esta pode não ser uma decisão fácil. Seguramente, tem um grande impacto no prognóstico do traumatizado.

## Controvérsias no atendimento pré-hospitalar

Apesar da experiência acumulada sobre o atendimento pré-hospitalar e sobre o tratamento integral do traumatizado, desde o trauma até a reabilitação plena, alguns aspectos permanecem controversos. Persiste dúvida a respeito da validade de algumas condutas/intervenções, particularmente a respeito da pertinência de serem tomadas no contexto extra-hospitalar, podendo retardar a chegada ao hospital.

Analisaremos rapidamente a polêmica referente à via aérea avançada, tratamento de choque, imobilização e filosofia de organização e funcionamento do sistema, particularmente quanto à presença de médico na equipe de atendimento pré-hospitalar e à dicotomia *Stay and Play versus Scoop and Run*.

### Via aérea avançada

As intervenções feitas para garantir a permeabilidade da via aérea são as que mais podem ter impacto na reanimação pré-hospitalar do traumatizado grave. A permeabilidade da via aérea é a maior prioridade no atendimento da vítima de trauma. No entanto, a maior parte das vezes, a via aérea pode ser mantida prévia por meio de manobras simples. Quando houver necessidade de via aérea definitiva, a intubação traqueal (quase sempre orotraqueal) é o método de escolha. A cricotireoidostomia cirúrgica deve ser considerada alternativa de absoluta exceção. Sua utilização no atendimento pré-hospitalar ao traumatizado permanece controversa. Faltam dados que permitam recomendar a utilização desse método como padrão a ser seguido no pré-hospitalar. É provável que o treinamento adequado para o uso eficiente de outros métodos menos invasivos (desde manobras básicas até a intubação traqueal) minimize a necessidade e a indicação da cricotireoidostomia cirúrgica no atendimento pré-hospitalar.

### Tratamento de choque

Em maior ou menor intensidade, a hemorragia pode ser um problema sério no traumatizado grave. É raro que não seja uma das principais causas de morbidade e mortalidade no trauma. O choque hemorrágico (decorrente de hemorragia externa ou interna) é de longe o principal tipo de choque no traumatizado. Sendo assim, nada mais intuitivo do que tratar o choque pós-traumático com a reposição de volume por via intravenosa. No entanto, existem evidências de que, na vigência de hemorragia não controlada, a reposição de volume (habitualmente feita com soluções cristaloides isotônicas), com a consequente tendência à elevação da pressão arterial, possa levar ao aumento da hemorragia, piorando, em vez de melhorar, a situação do paciente. Quanto mais solução cristaloide o paciente recebe, mais sangue perde. Além disso, o acesso venoso pode ser um problema, principalmente no paciente em choque, que costuma ter vasoconstrição. Pode ser mais um fator de demora na chegada do paciente ao hospital, para tratamento definitivo. A prioridade no tratamento do choque do traumatizado deve ser o controle da hemorragia. No pré-hospitalar, isso pode ser feito por compressão direta ou em trajetos arteriais, se a hemorragia for externa. Na hemorragia associada a fraturas, o melhor é fazer a imobilização. O controle da hemorragia interna pode precisar de cirurgia, que só pode ser feita no hospital. Assim, perder tempo para obter acesso venoso e repor volume pode ser deletério se o paciente tiver sangramento ativo.

Por outro lado, a hipotensão e o choque também são deletérios para o paciente traumatizado. Se o paciente tiver trauma cranioencefálico, por exemplo, com tendência à hipertensão intracraniana, os efeitos do choque com a hipoperfusão cerebral dele decorrente são ainda mais graves. Isso significa que talvez alguns pacientes se beneficiem da reposição precoce de volume por via intravenosa. O problema é determinar quais são os pacientes em que a reposição volêmica seria benéfica desde o início e quais são os pacientes que se beneficiariam de restrição de volume até o controle cirúrgico de possível hemorragia interna. Assim, não há dúvida de que o choque hemorrágico deve ser tratado com o controle da hemorragia, que deve ser feito o mais precocemente possível. O papel da reposição de volume para tratar o choque, no pré-hospitalar, contudo, permanece uma controvérsia.

### Imobilização

Com a permeabilização da via aérea, o controle do sangramento e o transporte, a imobilização é uma das intervenções essenciais do atendimento pré-hospitalar ao traumatizado. A imobilização cervical tem prioridade máxima, com o controle da via aérea. Para ser efetiva, a imobilização completa demanda um tempo razoável e causa desconforto para o doente, principalmente se ele estiver consciente. Discute-se se ela é realmente necessária para todos os traumatizados. É possível que se perca tempo imobilizando muitos pacientes que não necessitariam desse tipo de procedimento. Esse tempo poderia ser mais bem aproveitado para intervenções mais urgentes ou para encaminhamento mais precoce para tratamento definitivo. O problema está exatamente em discriminar quais os pacientes em que a imobilização é fundamental. Em princípio, todo paciente que sofreu trauma fechado e apresentar alteração do nível de consciência deve ser completamente imobilizado. Nas vítimas de ferimentos penetrantes e nas vítimas de trauma fechado que estejam conscientes, a imobilização pode, segundo muitos autores, ser seletiva, sendo orientada pelo mecanismo de trauma e pelo quadro clínico do paciente. Enquanto em alguns serviços existem protocolos para imobilizar ou não os pacientes (imobilização seletiva), no nosso meio o serviço de resgate imobiliza sistematicamente todos os doentes traumatizados. No entanto, muitas vítimas de trauma, principalmente vítimas de ferimentos penetrantes, chegam ao pronto-socorro sem imobilização nenhuma, geralmente levadas por populares ou policiais. No doente inconsciente, para descartar a possibilidade de lesão de coluna, associada ou não à lesão medular, é necessário fazer exame físico geral e neurológico completo, muitas vezes complementado com exames radiológicos. Além disso, é perfeitamente possível e relativamente frequente que ocorram lesões de medula sem anormalidades ósseas nas radiografias habituais. Assim, não é fácil garantir, no local do trauma, que o paciente não tenha mesmo lesão de coluna ou medula. Nesses argumentos se baseiam os defensores da imobilização sistemática de todos os traumatizados. Eventualmente, o tempo gasto no local para descartar a presença, ou a possibilidade da presença, de lesão de coluna ou de medula pode não ser menor do que o tempo gasto para fazer a imobilização completa. De qualquer modo, muitas vezes a imobilização não é necessária. A polêmica persiste.

Além da imobilização do paciente como um todo, com o intuito de prevenir a ocorrência ou a piora de lesão de medula, existe controvérsia a respeito da imobilização individualizada de fraturas de extremidades. Em alguns serviços, é preconizado que se faça o alinhamento das fraturas, que devem ser, então, imobilizadas. Outros serviços, por causa da possibilidade de ocorrer mais lesão na tentativa de alinhamento, recomendam que as fraturas sejam imobilizadas na posição em que se encontram, sem tentar o alinhamento. De fato, nem sempre é recomendado que se tente o alinhamento, particularmente se houver suspeita de fratura associada à luxação em grandes articulações. Muitas vezes, a redução incruenta é impossível e as tentativas de alinhamento causam dor e lesão, tanto de músculo quanto do feixe vasculonervoso. Por outro lado, o transporte do paciente com fratura não alinhada também pode provocar dor e mais lesão, já que a manutenção de imobilização adequada sem alinhamento é mais difícil.

Outro aspecto que deve ser lembrado é que, no paciente grave, a imobilização individualizada de membros com fratura fechada pode não ser feita no pré-hospitalar, podendo o membro ser imobilizado na prancha longa com o restante do corpo, fixado com os tirantes. Embora possa não proporcionar imobilização ideal, tal procedimento pode significar um ganho considerável de tempo, o que pode ser crítico para o paciente grave. Ao chegar ao hospital, o médico que receberá e continuará o tratamento do paciente deve entender todo o contexto e reconhecer que talvez aquela tenha sido a melhor conduta para o paciente até aquele momento. Apenas um médico menos avisado e desconhecedor do atendimento pré-hospitalar ao traumatizado pensará de forma diferente.

## Stay and play versus Scoop and run

Persiste a controvérsia entre os que defendem que se faça o máximo possível para tratar o traumatizado no local (*stay and play*), só iniciando o transporte para o hospital quando o paciente estiver estabilizado e os que preconizam que o paciente seja rapidamente transportado (*scoop and run*). O modelo europeu de atendimento pré-hospitalar tende ao *stay and play*, enquanto o modelo norte-americano está mais próximo do *scoop and run*. Embora todos reconheçam que tratamento definitivo de traumatizado grave só possa ser feito no hospital (cirurgia ou tratamento em terapia intensiva) e que pelo menos algumas intervenções (via aérea, controle da hemorragia externa, imobilização) precisem ser feitas o mais precocemente possível, de preferência ainda no local e/ou durante o transporte, o limite entre as duas posições nem sempre é claro. É provável que o ideal esteja em algum lugar entre os dois extremos, numa posição que poderíamos chamar de *play and run*: fazer no local (ou durante o transporte) as intervenções indispensáveis e que realmente façam diferença quando feitas naquele momento, sem perder tempo desnecessariamente, levando o paciente o mais precocemente possível para o hospital adequado, mas de forma segura. Alguns pacientes podem precisar, no pré-hospitalar, de intervenções que, para outros, podem não ser necessárias ou até ser contraindicadas naquele contexto. Provavelmente, é impossível colocar em protocolos rígidos todas as situações. Daí a controvérsia.

## O médico no atendimento pré-hospitalar

Segundo nossa legislação, o atendimento às urgências, desde o início, é responsabilidade do médico. Isso inclui atendimento pré-hospitalar. Em alguns sistemas de atendimento às urgências, principalmente em alguns países europeus, todas as viaturas de atendimento pré-hospitalar são tripuladas por profissionais da saúde sempre acompanhados por médico. Em contrapartida, o modelo norte-americano de atendimento pré-hospitalar preconiza que o médico não participe do atendimento pré-hospitalar. Alguns autores afirmam categoricamente que a presença do médico no pré-hospitalar é indesejável e que o médico só atrapalha o atendimento, em nada contribuindo para a boa assistência pré-hospitalar à vítima de trauma. O argumento é que, por saber prestar atendimento avançado, o médico tenderá a fazer no local os procedimentos que devem ser feitos apenas no ambiente hospitalar. Isso retarda a transferência para o tratamento definitivo. No nosso meio, algumas viaturas são tripuladas também por médico (Unidades de Suporte Avançado – USA) e outras apenas por socorristas não médicos (Unidades de Resgate – UR), prestando apenas suporte básico. A maioria das vítimas de trauma necessita apenas de suporte básico e de transporte rápido e seguro para o hospital adequado. Quando a informação que chega à central, com o pedido de socorro, sugere tratar-se de vítima grave, é enviada à Unidade de Suporte Avançado.

Um aspecto importante é a regulação médica do atendimento, que pode ser feita com o médico no local ou a distância. Toda a ocorrência que envolva atendimento médico deve ser monitorada por uma central, onde o médico orienta o atendimento que deve ser prestado, com base nos dados informados pelos socorristas, e decide que procedimentos devem ser feitos e para que recurso hospitalar o paciente deve ser encaminhado. Pode ser decidido enviar socorro com suporte avançado, se a vítima for grave, necessitar de resgate demorado (presa em ferragens, por exemplo) ou se o transporte para o hospital, por qualquer motivo, precisar ser retardado ou for longo. Nessa situação, a Unidade de Suporte Avançado vai ao encontro da vítima, no local ou no trajeto para o hospital, passando o médico a cuidar diretamente do paciente.

Vale à pena enfatizar que o treinamento do médico para o atendimento ao traumatizado deve incluir a consideração das particularidades do ambiente pré-hospitalar. De outro modo, o médico pode ser levado a tentar fazer no local o que aprendeu para ser feito no hospital, o que pode não ser benéfico para o paciente, naquele momento e naquele contexto. O fato de saber fazer determinado procedimento não significa que ele deva ser feito sempre. É comum que o médico tenha tendência a "hipertratar" o paciente no pré-hospitalar, o que pode levar a perder tempo precioso, que seria mais bem aproveitado tratando o paciente já no hospital. É este o argumento dos que preconizam que o médico não deva participar diretamente, *in loco*, do atendimento pré-hospitalar. A polêmica não é simples. De qualquer modo, o atendimento deve ser prestado por profissionais treinados, aptos a prestar o atendimento adequado e a reconhecer as situações em que a presença do médico, desde o início, pode ser necessária. Se não estiver presente no local, o médico deve acompanhar e orientar o atendimento à distância (regulação médica). Esse aspecto chama uma vez mais a atenção para a importância da comunicação.

Participando ou não do atendimento pré-hospitalar, todo médico deve conhecer os problemas envolvidos nesse atendimento. Tal conhecimento ajuda a reconhecer e a valorizar o trabalho do socorrista, dentro do contexto do *continuum* do atendimento ao traumatizado, desde o seu início. O atendimento pré-hospitalar tem particularidades que o tornam único, diferente do atendimento no hospital. O conhecimento de tais particularidades é fundamental para o atendimento integral do traumatizado.

# Referências bibliográficas

1. Prehospital trauma life support committee of the national association of emergency medical technicians. PHTLS, Prehospital Trauma Life Support. 7th ed. St. Louis, Elsevier, Mosby Jems, 2011.
2. Comitê de trauma do colégio americano de cirurgiões. Suporte Avançado de Vida no Trauma para Médicos. ATLS®. 8ª ed. Chicago, American College of Surgeons, 2008.
3. Winchell RJ, Hoyt DB: Endotracheal intubation in the field improves survival in patients with severe head injury. Arch Surg 132:592, 1997.
4. Gerich TG, Schmidt U, Hubrich V et al: Prehospital airway management in the acutely injured patient: role of surgical cricothyrotomy revisited. J Trauma 45:312, 1998.
5. Bickell WH, Wall MJ, Pepe PE et al: Immediate versus delayed fluid resuscitation for hypotensive patients with penetrating torso injuries. N Engl J Med 331:1105, 1994.
6. Trunkey DD: Prehospital fluid resuscitation of the trauma patient: an analysis and review. Emerg Med Serv 30(5):93, 2001.
7. Wade CE, Kramer GC, Grady JJ: Efficacy of hypertonic 7.5% saline and 6% dextran in treating trauma: a metaanalysis of controlled clinical trials. Surgery 122:609, 1997.
8. Matsuoka T, Hildreth J, Wisner DH: Uncontrolled hemorrhage from parenchymal injury: is resuscitation helpful? J Trauma 40:915, 1996.
9. Cornwell EE III, Chang DC Bonar JP et al: Thoracolumbar immobilization for trauma patients with torso gunshot wounds: is it necessary? Arch Surg 136(3): 324, 2001.
10. Domeier RM: Prospective performance assessment of an out-of-hospital protocol for selective spine immobilization using clinical spine clearance criteria. Ann Emerg Med 46(2):123, 2005.
11. Border JR, Lewis FR, Aprahamian C et al: Panel: Prehospital trauma care – Stabilize or scoop and run? J Trauma 23: 708, 1983.
12. Smith JP, Bodai BI Hill et al: Prehospital stabilization of critically injured patients: a failed concept. J Trauma 25:65, 1985.
13. Sikka N: Understanding diversity among prehospital care delivery systems around the world. Emerg Clin North Am 23(1):99, 2005.
14. Bulger EM, May S, Brasel KJ et al. Out-of-hospital hypertonic resuscitation following severe traumatic brain injury: A randomized controlled trial. JAMA 304:1455-64, 2010.
15. Nirula R, Maier R, Moore E et al. Scoop and run to the trauma center or stay and play at the local hospital: Hospital transfer's effect on mortality. J Trauma 69:595-601, 2010.

# Índices de Trauma

**Belchor Fontes** ▪ **Alberto Bitran** ▪ **Renato Sergio Poggetti**

## Introdução

As lesões traumáticas apresentam grande diversidade quanto às suas características anatômicas e quanto a natureza e intensidade dos distúrbios funcionais que acarretam. A gravidade do trauma, como a de qualquer doença, é genericamente conceituada em termos de risco de óbito, de sequelas, e de dificuldade e/ou custo do tratamento, e constitui motivo de preocupação universal. Assim conceituada, a gravidade do trauma inclui como fatores a idade do paciente, a presença de doenças preexistentes, o mecanismo do trauma, o intervalo de tempo entre o momento do trauma e do tratamento definitivo,[1] e ainda a qualidade do tratamento em termos de recursos materiais e humanos. Dessa forma, todos esses fatores deveriam ser levados em conta na quantificação da gravidade do trauma. Essa quantificação é feita por meio da elaboração de escalas baseadas na descrição das lesões traumáticas e/ou nas alterações funcionais decorrentes destas. As escalas, chamadas índices de trauma, são sistemas de pontuação criados para avaliar alterações fisiológicas e gravidade das lesões anatômicas, bem como a probabilidade de sobrevida de uma população de pacientes traumatizados. O cálculo de alguns dos índices usuais requer modelos matemáticos e métodos estatísticos complexos. A validação de um índice de trauma consiste na aferição de sua capacidade de prever o resultado final do tratamento.

Os índices de trauma são utilizados na triagem dos pacientes no local do acidente, na orientação da conduta terapêutica, na uniformização da linguagem entre os especialistas, na estratificação de pacientes para estudos clínico-epidemiológicos, e na comparação de resultados do atendimento prestado a pacientes em diferentes instituições.[2]

Embora o objetivo final da utilização dos índices de trauma seja a melhora do resultado do tratamento do paciente, e apesar de alguns índices continuarem tendo ampla utilização há mais de uma década, o real efeito dos índices de trauma sobre o resultado do tratamento ainda não foi plenamente determinado.

Os índices de trauma podem ser agrupados de acordo com o tipo de parâmetros considerados para seu cálculo. Índices baseados em lesões orgânicas são chamados índices anatômicos, enquanto índices baseados em alterações funcionais decorrentes do trauma são conhecidos como índices fisiológicos. Outras escalas utilizam ambos os critérios e fornecem os índices mistos. Há ainda outros índices, que não se enquadram nesses três grupos, sendo de utilização menos frequente, e são exemplificados pelos índices baseados em medidas bioquímicas, e pelos índices designados especializados.[3] (Tabela 32.1)

## Índices fisiológicos

Os índices fisiológicos baseiam-se nas alterações de funções vitais, que ocorrem em consequência do trauma. Por exemplo, a hemorragia traumática pode provocar taquicardia, hipotensão, taquipneia; a lesão do sistema nervoso central pode ocasionar depressão da consciência. A medida dessas alterações no paciente traumatizado permite obter índices (ou escores) amplamente utilizados no atendimento do paciente traumatizado, dentre eles o escore de coma de Glasgow (GCS – *Glasgow Coma Score*) e o escore revisado de trauma (RTS – *Revised Trauma Score*), que se correlacionam com a mortalidade decorrente do trauma. Há um consenso na comunidade que realiza o tratamento de pacientes traumatizados de que o índice ideal deve incluir tanto variáveis fisiológicas quanto anatômicas.[2]

**Tabela 32.1** Índices de trauma – classificação.

| Fisiológicos | GCS, TS, RTS, T-RTS |
| --- | --- |
| Anatômicos | CID-9, AIS, ISS, AI |
| Mistos | Tiss, Crams, PTS, |
| Pouco utilizados | PRI, PHI, SIP |

## Escala de Coma de Glasgow (*GCS – Glasgow Coma Scale*)

Descrita em 1974, para a avaliação dos níveis de coma em pacientes internados em UTI, é amplamente utilizada para a quantificação do nível de consciência em todas as fases do atendimento de pacientes com traumatismo cranioencefálico. Os escores fornecidos pela GCS (designados pela mesma sigla GCS – *Glasgow Coma Score*) representam a soma dos valores atribuídos de modo padronizado a três respostas comportamentais do indivíduo a estímulos verbais ou dolorosos: abertura ocular, melhor resposta verbal e melhor resposta motora. Os escores da GCS podem variar de 3 (mais grave) a 15 (normal), são de fácil obtenção e correlacionam-se com o risco de óbito.[4] A GCS é amplamente utilizada tanto na triagem pré-hospitalar quanto na avaliação da evolução intra-hospitalar do paciente, e é incorporada ao Escore Revisado de Trauma (RTS – *Revised Trauma Score*). O GCS, quando usado isoladamente, é considerado o melhor preditor de mortalidade ou de sobrevida em pacientes traumatizados, o que justifica sua incorporação em diversos outros índices (TS, RTS, Triss, e Apache), que serão descritos neste capítulo. Entretanto, o escore verbal componente do GCS por vezes limita a utilidade deste, mais frequentemente na presença de intubação endotraqueal, sobretudo em pacientes em trauma cranioencefálico, dificultando a obtenção de um GCS acurado. A possibilidade da predição do componente verbal por um escore derivado dos componentes ocular e motor do GCS já foi levantada com base em estudo clínico, mas aguarda mais investigação[5] (Tabela 32.2). Valores reduzidos do GCS podem ser encontrados em situações não relacionadas a trauma craniano, como no choque hipovolêmico.[4]

## Escore de trauma (*TS – Trauma Score*)

Esse índice foi criado a partir de uma modificação do Índice de Triagem ("Triage Index") e publicado por Champion e colaboradores, em 1981. As variáveis que compõem o TS são: frequência respiratória, expansão respiratória, pressão arterial sistólica, enchimento capilar e GCS[6] (Tabela 32.3). O valor mínimo é zero e o máximo, 16, e valores menores ou iguais a 12 são considerados traumatismos graves. O TS revelou-se um bom índice para prognóstico, no entanto, é pouco utilizado na prática clínica, tendo sido substituído pelo escore de trauma revisado (RTS – *Revised Trauma Score*).

**Tabela 32.2** Escala de coma de Glasgow (GCS).

| | | |
| --- | --- | --- |
| A. Abertura ocular | Espontânea | 4 |
| | Ordem verbal | 3 |
| | Dor | 2 |
| | Nenhuma | 1 |
| B. Melhor resposta verbal | Orientado | 5 |
| | Confuso | 4 |
| | Palavras | 3 |
| | Sons | 2 |
| | Nenhuma | 1 |
| C. Melhor resposta motora | Obedece a comando | 6 |
| | Localiza dor | 5 |
| | Flexão normal | 4 |
| | Flexão anormal | 3 |
| | Extensão à dor | 2 |
| | Nenhuma | 1 |

**Tabela 32.3** Escore de trauma (TS – Trauma Score ).

| | | |
| --- | --- | --- |
| A. Frequência respiratória | 10-25 | 4 |
| | 25-35 | 3 |
| | > 35 | 2 |
| | < 10 | 1 |
| | 0 | 0 |
| B. Expansão respiratória | Normal | 1 |
| | Superficial/aumentada | 0 |
| C. Pressão arterial sistólica | > 90 | 4 |
| | 70-90 | 3 |
| | 50-69 | 2 |
| | < 50 | 1 |
| | 0 | 0 |
| D. Enchimento capilar | Normal | 2 |
| | Retardado | 1 |
| | Ausente | 0 |
| E. Consciência (ECG) | 14-15 | 5 |
| | 11-13 | 4 |
| | 8-10 | 3 |
| | 5-7 | 2 |
| | 3-4 | 1 |

## Revised Trauma Score (RTS) e *Triage Revised Trauma Score* (T-RTS)

O TS (*Trauma Score*) na sua estrutura original não é mais utilizado, pois foi modificado, dando origem ao RTS, que se apresenta em duas versões: o T-RTS (*Triage Revised Trauma Score*) (Tabela 32.4), que é utilizado apenas para triagem de pacientes, e o RTS (*Revised Trauma Score*) (Tabela 32.5), que é amplamente utilizado tanto para triagem quanto para acompanhamento da evolução dos pacientes.[7] O uso do TS revelou que duas de suas variáveis, enchimento capilar e expansão respiratória, são de difícil avaliação; ademais, o TS subestimava as lesões neurológicas graves. Por isso, foi modificado pelo próprio autor por meio de:

1. Eliminação das variáveis: enchimento capilar, e expansão respiratória;
2. Modificação dos intervalos internos em cada uma das variáveis: PAS (pressão arterial sistólica), FR (frequên-

cia respiratória) e GCS de modo que a gravidade expressa pelos intervalos de cada uma das variáveis seja equivalente à expressa pelo intervalo correspondente das demais. Resultaram assim as duas versões: o T-RTS e o RTS.

3. O T-RTS é destinado à triagem dos pacientes, e é obtido pela soma dos valores codificados da PAS, FR e GCS. Como cada variável pode assumir valores de zero a 4, o T-RTS pode variar de zero (mais grave) a 12 (normal), sem intervalos fracionários. O T-RTS demonstrou maior sensibilidade que o TS e que o GCS, e permite identificar mais de 97% dos pacientes não sobreviventes tratados em centros de trauma. Admite-se que qualquer valor individual (codificado) menor que 4 indique transporte do paciente para centro de trauma.

O RTS é amplamente utilizado em ambiente hospitalar, e destina-se à avaliação da gravidade para previsão de prognóstico e acompanhamento da evolução de pacientes. Seu cálculo é mais complexo que o do T-RTS, pois requer o uso de fórmula matemática, e consulta à tabela de valores codificados. Como no T-RTS, os valores codificados das variáveis para o RTS variam de 0 (mais grave) a 4 (normal). O RTS é obtido pela soma dos valores codificados e ponderados (multiplicados) por coeficientes específicos para a PAS, a FR, e o GCS. Tais coeficientes são obtidos por regressão logística, em estudos populacionais. A ponderação por esses coeficientes quantifica o impacto das lesões neurológicas, bem como das alterações da PAS e FR, sobre o prognóstico, cuja predição pelo RTS é melhor que a fornecida antigamente pelo TS.[7] O RTS varia de 7,84 a zero, podendo conter valores fracionários. Os valores mais altos do RTS se associam com melhor prognóstico. O valor do RTS de um paciente traumatizado é calculado pela fórmula:

$$RTS = 0{,}7326 \times PAS(c) + 0{,}2908 \times FR(c) + 0{,}9368 \times GCS(c)$$

em que "c" (codificado) indica que o valor da variável (PAS, FR ou GCS) é expresso pelo valor codificado, que varia de 4 a 0. Os valores que precedem as variáveis na fórmula são os coeficientes de ponderação.

**Tabela 32.4** Escore de trauma modificado usado em triagem (T-RTS * – Triage Revised Trauma Score).

| GCS | PAS | FR | Valores codificados |
|-----|-----|-----|-----|
| 13-15 | > 89 | 10-29 | 4 |
| 09-12 | 76-89 | > 29 | 3 |
| 06-08 | 50-75 | 06-09 | 2 |
| 04-05 | 01-49 | 01-05 | 1 |
| 3 | 3 | 0 | 0 |

T-RTS = GCSc + PASc+ FRc

*c indica que a variável é expressa em valor codificado.

GCS – Glasgow coma escore.

PAS – Pressão arterial sistólica.

FR – Frequência respiratória.

**Tabela 32.5** "Revised Trauma Score" – RTS*.

| GCS | PAS | FR | Valores Codificados |
|-----|-----|-----|-----|
| 13-15 | > 89 | 10-29 | 4 |
| 9-12 | 76-89 | > 29 | 3 |
| 6-8 | 50-75 | 6-9 | 2 |
| 4-5 | 1-49 | 1-5 | 1 |
| 3 | 0 | 0 | 0 |

* RTS = 0,9368xGCS c + 0,7326xPAS c+ 0.2908xFR c

c indica que a variável é expressa em valor codificado.

GCS – Glasgow coma escore.

PAS – Pressão arterial sistólica.

FR – Frequência respiratória.

## Apache II (*Acute Physiology and Chronic Health Evaluation*)

O Apache II é um sistema de classificação de gravidade de doenças introduzido por Knaus e cols. em 1985, destinado à avaliação da evolução de doentes graves em unidade de terapia intensiva, não sendo propriamente um índice de trauma.[8] Pois, aplica-se à avaliação de pacientes de várias patologias, incluindo os traumatizados e/ou operados em tratamento em UTI. Baseia-se em um escore de pontuação dividido em três partes (Tabela 32.6):

1. Mensuração de 12 parâmetros fisiológicos:
2. Temperatura, pressão arterial média, frequências cardíaca e respiratória, escala de coma de Glasgow, pressão

parcial de oxigênio, pH arterial, sódio sérico, potássio sérico, creatinina sérica, hematócrito e leucograma.

3. Idade com pontuação de 0 a 6.
4. Avaliação de doenças crônicas preexistentes, recebendo 2 pontos os pacientes operados de cirurgia eletiva e 5 pontos os operados de cirurgia de emergência.

O escore é obtido pela soma de pontos das partes A, B e C. O escore mínimo do Apache II é zero, e o máximo, 71. Os valores mais elevados estão associados a maior mortalidade, conforme demonstrado na Tabela 32.6.

## Índices anatômicos

### Classificação Internacional das Doenças (CID)

A Classificação Internacional das Doenças (CID) é uma classificação que enquadrava genericamente todas as doenças, sem lhes especificar a gravidade. Já passou por várias modificações, destacando-se a modificação publicada em 1977, que resultou na CID-9-MC (MC – Modificação Clínica), que incorporou os valores de gravidade da AIS-85. Isso permitiu a codificação (em códigos de 5 dígitos, nos seus números 800 a 959) de dados obtidos de registros de pacientes traumatizados, embora sem identificação precisa das lesões e sem classificar ou graduar a gravidade destas.[5]

O desenvolvimento e manutenção de bancos de dados documentando o atendimento de pacientes vítimas de trauma têm-se mostrado dispendiosos. Nos últimos anos, tem sido sugerida a possibilidade de se disponibilizarem bancos de dados facilmente acessíveis, baseados na codificação de lesões traumáticas pela aplicação da CID-9-MC. Em termos de custos, esses bancos de dados poderiam ser vantajosos em relação aos baseados nas escalas anatômicas de gravidade de trauma. Quanto às limitações da CID-9-MC para quantificação da gravidade do trauma, argumenta-se que qualquer método de escore de trauma possui limitações quanto à acurácia. A CID-10 vem sendo utilizada desde 1995, no entanto, assim como CID-9, ela não especifica a gravidade das lesões.

### Escala abreviada de lesão (AIS – Abbreviated Injury Scale)

A quantificação da gravidade do trauma iniciou-se em 1950.[9] A AIS (Abbreviated Injury Scale) começou a ser elaborada em 1969 e foi publicada em 1971, para quan-

| **Tabela 32.6** Escore Apache II: A + B + C. | | | | | | | | | |
|---|---|---|---|---|---|---|---|---|---|
| **A. Pontuação conforme as variáveis fisiológicas** | | | | | | | | | |
| Variável fisiológica | Níveis acima do normal | | | | | Níveis abaixo do normal | | | |
| Pontos | +4 | +3 | +2 | +1 | 0 | +1 | +2 | +3 | +4 |
| Temperatura Retal (°C) | ≥ 41,0 | 39,0–40,9 | | 38,5–38,9 | 36,0–38,4 | 34,0–35,9 | 32,0–33,9 | 30,0–31,9 | ≤ 29,9 |
| Pressão arterial média (bpm) | ≥ 160 | 130–159 | 110–129 | | 70–109 | | 50–69 | | ≤ 49 |
| Frequência cardíaca (bpm) | ≥ 180 | 140–179 | 110–139 | | 70–109 | | 55–69 | 40-54 | ≤ 39 |
| Frequência respiratória (mpm) | ≥ 50 | 35–49 | | 25–34 | 12–24 | 10–11 | 6-9 | | ≤ 5 |
| PO$_2$ fiO$_2$ ≥ 0,5 | ≥ 500 | 350–499 | 200–349 | | < 200 | 61–70 | | 55-60 | < 55 |
| fiO$_2$ < 0,5 | | | | | > 70 | | | | |
| pH arterial | ≥ 7,70 | 7,60–7,69 | | 7,50–7,59 | 7,33–7,49 | | 7,25–7,32 | 7,15–7,24 | < 7,15 |
| Na sérico (mEq/l) | ≥ 180 | 160–179 | 155–159 | 150–154 | 130–149 | | 120–129 | 111–119 | ≤ 110 |
| K sérico (mEq/l) | ≥ 7,0 | 6,0–6,9 | | 5,5–5,9 | 3,5–5,4 | 3,0–3,4 | 2,5–2,9 | | < 2,5 |
| Creatinina sérica (mg%) | ≥ 3,5 | 2,0–3,4 | 1,5–1,9 | | 0,6–1,4 | | < 0,6 | | |
| Hematócrito (%) | ≥ 60 | | 50,0–59,9 | 46,0–49,9 | 30,0–45,9 | | 20,0–29,9 | | < 20 |
| Leucócitos (mm³/1.000) | ≥ 40 | | 20–39,9 | 15–19,9 | 3–14,9 | | 1– 2,9 | | < 1 |
| Escala de coma de Glasgow: 15–GCS | | | | | | | | | |

## B. Pontuação conforme a idade (anos):

| Idade | Pontuação |
|---|---|
| ≤ 44 | 0 |
| 45 – 54 | 2 |
| 55 – 64 | 3 |
| 65 – 74 | 5 |
| ≥ 75 | 6 |

## C. Atribuição de pontos a doença crônica preexistente (0, 2 ou 5):

- Doença hepática: cirrose hepática, hipertensão portal, encefalopatia, coma por insuficiência hepática;
- Doença cardiovascular: classe IV – *New York Heart Association*;
- Doença respiratória: DPOC, hipercapnia, policitemia ou hipertensão pulmonar;
- Doença renal: diálise crônica;
- Imunossupressão: quimioterapia, radioterapia, corticoterapia, leucemia, linfoma, Aids.

tificação do trauma fechado provocado por acidentes causados por veículos. É uma lista contendo uma descrição anatômica detalhada de várias centenas de lesões, a cada uma associando um valor de gravidade (conceituada em termos de risco de morte para o paciente), que varia de 1 (gravidade mínima) a 6 (quase sempre fatal). A AIS tornou-se de utilização mundial.

Desde a versão original de 1971, que incluía apenas lesões provocadas por trauma fechado, a AIS foi aprimorada por meio de seis revisões, destacando-se dentre elas, a revisão de 1980, que aprimorou a descrição da gravidade e a correlação com o prognóstico; a revisão de 1985, que validou a AIS para ferimentos penetrantes por arma de fogo e arma branca (FAB e FAF), expandindo assim a abrangência da AIS, principalmente para lesões do tórax e do abdome,[10] e a revisão de 1990 (AIS-90), que ampliou as 75 descrições de lesão da AIS-75 para mais de 2 mil lesões (contusas e penetrantes), tornando a AIS mais útil para pesquisadores médicos. Resumidamente, a AIS é uma escala de gravidade baseada nas características anatômicas da lesão traumática, que atribui um só escore para cada lesão, não se modifica com o tempo, não avalia as consequências da lesão (por exemplo, déficits) e não avalia o efeito de lesões combinadas. Embora os valores de gravidade da AIS-85 tenham sido compatibilizados com os códigos da CID-9 MC, permitindo a conversão de AIS-85 para o CID-9, restam ainda muitas limitações à conversão dos códigos CID-9 em AIS.[5]

Para a utilização da AIS, o corpo humano é dividido em seis áreas, assim especificadas: 1. Cabeça e pescoço; 2. Face; 3. Tórax; 4. Abdome e conteúdo pélvico; 5. Extremidades e pelve óssea; e 6. Geral ou externa (Tabela 32.7).

Para se obter o escore de gravidade de um paciente pela AIS, assinala-se a lesão mais grave de cada uma das diversas regiões comprometidas do corpo e toma-se como escore de AIS do paciente o valor da região mais seriamente afetada. O valor máximo que o escore AIS pode assumir não se correlaciona linearmente com a probabilidade de morte do paciente, a qual varia com a segunda lesão mais grave. O escore AIS exprime a gravidade da lesão apenas em termos de ameaça à vida. Dessa forma, a codificação pela AIS, por si só, não quantifica a gravidade do paciente em termos de previsão de sobrevida ou morte (Tabela 32.8). Atualmente, a AIS é apresentada sob a forma de um manual em que as lesões são codificadas em números de 7 dígitos que codificam suas características relevantes quanto à gravidade. Assim, o 1º dígito especifica a região corpórea; o 2º dígito especifica o tipo de estrutura anatômica; o 3º e o 4º dígitos indicam a estrutura ou natureza específica de lesões externas; o 5º e o 6º dígitos apontam o nível da lesão; e o 7º dígito, indica a gravidade da lesão, ou seja, seu escore na AIS.[11] (Tabela 32.9)

## Injury Severity Score (ISS)

A AIS designa valores de gravidade para lesões individuais. Verificou-se, porém, que, quando mais de uma região do

**Tabela 32.7** Esquema auxiliar para o cálculo do ISS – *Abreviated Injury Scale.*

| Regiões anatômicas | 1. Cabeça e pescoço |
|---|---|
| | 2. Face |
| | 3. Tórax |
| | 4. Conteúdo pélvico e abdominal |
| | 5. Extremidades e cintura pélvica |
| | 6. Geral ou externa |

**Tabela 32.8** Abreviated Injury Scale.

| Gravidade das lesões para o cálculo do ISS | |
|---|---|
| Graduação | Código (AIS) |
| Mínima | 1 |
| Moderada | 2 |
| Grave sem ameaça à vida | 3 |
| Grave com ameaça à vida | 4 |
| Crítica | 5 |

ISS = Soma dos (AIS máximos)$^2$ das três regiões mais gravemente afetadas

**Tabela 32.9** Codificação segundo a AIS – Base do código de sete dígitos.

| Dígitos | Especificação |
|---------|---------------|
| 1º | Região corpórea |
| 2º | Tipo de estrutura anatômica |
| 3º e 4º | Estrutura ou natureza específica de lesões externas |
| 5º e 6º | Nível da lesão |
| 7º | Gravidade da lesão (AIS escore) |

corpo é afetada, o que é comum no paciente traumatizado, a gravidade não é adequadamente expressa pela AIS, mas correlaciona-se melhor com a soma dos quadrados dos valores das lesões mais graves das regiões mais afetadas, até o máximo de três regiões. Assim, com o intuito de graduar a gravidade do trauma representado por uma ou mais lesões, desenvolveu-se o ISS, que utiliza a codificação da AIS (Tabela 32.7) e é definido como a soma dos quadrados dos valores (expressos em AIS) das lesões mais graves das três regiões mais seriamente comprometidas. O ISS apresenta alta capacidade de previsão de prognóstico (de sobrevida ou de morte),[12] e é o índice anatômico mais utilizado atualmente. Os valores do ISS podem variar de 3 (menos grave) a 75 (gravidade máxima) (Tabela 32.8). Qualquer paciente com uma lesão classificada como AIS = 6 recebe um ISS = 75. Exemplo de cálculo do ISS: um paciente traumatizado apresentando ruptura esplênica (AIS = 2 na área abdominal), três costelas fraturadas (AIS = 2 na área torácica), mais contusão pulmonar (AIS = 3 na área torácica) e fratura de fêmur (AIS = 3 na área das extremidades)[3] terá um ISS = $2^2 + 3^2 + 3^2 = 22$. Outro exemplo é apresentado na Tabela 32.10.

**Crítica ao ISS.** Embora se correlacione com a mortalidade,[12] o ISS comporta restrições, pois admite que lesões de regiões diferentes apresentando o mesmo valor de AIS tenham mesma gravidade, desprezando assim a importância da região do corpo sobre a gravidade,[13] o que é particularmente problemático na avaliação das lesões penetrantes do abdome. Considera-se também limitações do ISS o fato de ele não levar em conta múltiplas lesões graves dentro da mesma área corpórea (por exemplo, fígado e duodeno). Ademais, o ISS foi desenvolvido para aplicação a pacientes vítimas de trauma fechado, e posteriormente validado para vítimas de ferimentos penetrantes, desprezando a importância do mecanismo de trauma sobre a gravidade do paciente. Logo, o mesmo valor de ISS pode vir a ser aplicado a pacientes diversos, com lesões heterogêneas, e com diferentes prognósticos de sobrevida/óbito. Por fim, o ISS não leva em conta a influência da idade sobre a gravidade do paciente, embora se admita que pacientes mais idosos (com 55 anos ou mais) apresentem menor probabilidade de sobrevida que os mais jovens (com 55 anos ou menos).

## Perfil anatômico (*AP – Anatomic Profile*)

As limitações do ISS, a necessidade de quantificação mais precisa da gravidade das lesões e a necessidade da comparação de pacientes portadores de lesões semelhantes, bem como a documentação de observações que sugerem a primazia das lesões da cabeça e do tórax como causa de mortalidade, estimularam a criação do AP – uma escala de

**Tabela 32.10** Exemplo do cálculo do ISS, utilizando-se a AIS 2005.

| Região corpórea | Lesão | Código AIS | AIS + elevado de três regiões | AIS2 (regiões selecionadas) |
|-----------------|-------|------------|-------------------------------|-----------------------------|
| Cabeça e pescoço | • Lesão axonal difusa<br>• Trombose de artéria vertebral bilateral<br>• Hemorragia meníngea traumática | 140628.4<br>122805.4<br>140693.2 | 4* | 16 |
| Face | • Fratura cominutiva da mandíbula esquerda | 250610.2 | 2* | 4 |
| Tórax | Pneumotórax | 342205.3 | 3* | 9 |
| Abdome ou conteúdo pélvico | | | | |
| Extremidades ou cintura pélvica | | | | |
| Superfície externa | Ferimento cortocontuso em lábio inferior extenso | 210600.1 | | |
| ISS=29 | | | | |

*Lesões mais graves de três regiões corpóreas distintas mais comprometidas.

gravidade de trauma, que inclui a gravidade de mais de uma lesão por região corpórea e prioriza as lesões do SNC, assim como as do torso, sobre as demais. Na elaboração do AP são usados quatro valores para caracterização das lesões, o que contribui grosseiramente para a ponderação das regiões corpóreas. Ademais, o AP compreende a descrição de lesões agrupadas em quatro regiões anatômicas (A, B, C, D). Os três primeiros valores (A, B, C) resumem todas as lesões graves (AIS > 2 comprometendo: cabeça/cérebro e medula espinhal (A), tórax e pescoço anterior (B) e todas as demais lesões graves (C); o valor (D) é uma medida sumária de todas as lesões não graves (AIS < ou = 2) (Tabela 32.11). O valor de cada componente (A, B, C, D) do AP é a raiz quadrada da soma dos quadrados de todos os escores AIS para todas as lesões (graves ou não graves) compreendidas dentro de cada região. O escore zero indica ausência de lesão em determinada região. Exemplo: Um paciente com três lesões graves na região B (por exemplo, um AIS = 3, e 2 AIS = 5), terá escore B = 7,68, ou seja, raiz quadrada de (3 x 3) + (5 x 5) + (5 x 5) = 7,68. Os valores obtidos para A, B, C, D, serão então usados para calcular a Ps, de modo semelhante ao que se faz no sistema ISS. Alguns autores consideram que o AP supera o ISS por apresentar uma descrição mais discernente da lesão anatômica, enquanto retém a estrutura do AIS e do CID-9-MC, podendo assim ser mais adequado para predição de prognóstico mais abrangente, incluindo déficits (sequelas), e duração da permanência em hospital/UTI. [3,14,15]

## Índice de trauma abdominal penetrante (Pati – Penetrating Abominal Trauma)

O fato de que o AIS tende a subestimar a gravidade de múltiplas lesões em uma mesma área do corpo humano, bem como a necessidade de se obter um índice capaz de predizer complicações sépticas, motivou o desenvolvimento do **Pati** – um índice específico para quantificação da gravidade das lesões de órgãos abdominais em pacientes vítimas de ferimentos penetrantes do abdome. [16]

**Tabela 32.11** Perfil anatômico.

| Valor de A ou B ou C | Ps | | |
|---|---|---|---|
| | A | B | C |
| 5 | 0,84 | 0,93 | 0,96 |
| 7 | 0,65 | 0,86 | 0,91 |
| 9 | 0,42 | 0,71 | 0,78 |
| 11 | 0,21 | 0,46 | 0,46 |
| 13 | 0,09 | 0,21 | 0,14 |
| 15 | 0,04 | 0,07 | 0,02 |

Na construção do **Pati**, cada órgão abdominal é associado a um fator de risco (x), e a gravidade das lesões desses órgãos é graduada de 1 (gravidade mínima) a 5 (gravidade máxima), por simples modificação do AIS. O fator de risco foi determinado pelo autor do **Pati** com base na gravidade das lesões isoladas de cada órgão relatadas na literatura. Para se obter o **Pati** de um paciente, vítima de FP abdominal, a gravidade da lesão de cada órgão acometido é graduada de 1 a 5 e multiplicada pelo fator de risco associado ao órgão (Tabela 32.12). A soma dos produtos obtidos para os diversos órgãos lesados constitui o **Pati** do paciente. Exemplo: Ferimento por arma de fogo (FAF) transfixante do estômago (x = 2) requerendo mínimo desbridamento (grau 3), e pâncreas (x = 5) com lesão do ducto distal (grau 3). O **Pati** será: (2 x 3) + (5 x 3) = 21. Na série de 360 pacientes submetidos à laparotomia por ferimento penetrante abdominal, Moore e colegas encontraram 46% de complicação no grupo com Pati >25, 7% no grupo com Pati </= 25, e 0% de complicação no grupo com Pati < 10. Ao contrário do ISS, todas as lesões abdominais foram incluídas no Pati. O Pati médio dos pacientes com ferimento por arma de fogo foi 34 e nos pacientes com ferimento por arma branca (FAB) foi 6. Os grupos de pacientes com FAF, comparados com o de pacientes com FAB com o mesmo valor do Pati, tiveram mesma taxa de complicação. Isso sugere que o Pati

**Tabela 32.12** Índice de gravidade dos ferimentos penetrantes do abdome Penetrating Abdominal Trauma Índex (Pati).

| Órgãos lesados | Fator de risco (x) | Graduação da gravidade da lesão* |
|---|---|---|
| Duodeno | 5 | 1 a 5 |
| Pâncreas | 5 | 1 a 5 |
| Fígado | 4 | 1 a 5 |
| Cólon | 4 | 1 a 5 |
| Grandes vasos | 4 | 1 a 5 |
| Baço | 3 | 1 a 5 |
| Rim | 3 | 1 a 5 |
| Vias biliares extra-hepáticas | 3 | 1 a 5 |
| Intestino delgado | 2 | 1 a 5 |
| Estômago | 2 | 1 a 5 |
| Ureter | 2 | 1 a 5 |
| Bexiga | 1 | 1 a 5 |
| Ossos | 1 | 1 a 5 |
| Vasos menores | 1 | 1 a 5 |

*A gravidade das lesões varia de 1 (mínima) a 5 (máxima), e sua descrição pode ser encontrada nos respectivos capítulos desse Tratado de Clínica Médica.

pode ser usado para triagem (FAF para centros de trauma), adoção de tratamento intensivo pós-operatório, orientação de conduta intraoperatória (investigação mais precisa no FAF), e também para facilitar comparação de resultados. Moore validou o Pati para predição de sepse intra-abdominal em pacientes com FP do abdome[17] (a qual aumenta exponencialmente acima de Pati = 25). A adição de dados demográficos, fisiológicos, metabólicos e imunológicos ao Pati não aumentou seu poder. O Pati mostrou-se útil na predição de complicações sépticas abdominais tanto em FP como em TF. Quando comparado com o ISS, este se correlacionou bem com o Pati na previsão de complicações sépticas abdominais no FP, mas não no trauma fechado.

Uma distinção entre esses índices é que o Pati é uma medida primária de morbidade, e o ISS, um indicador de mortalidade. O Pati tem sido utilizado para estratificar pacientes em estudos de nutrição pós-trauma, quanto à ocorrência de complicações sépticas. O Pati foi desenvolvido em 1981 e o ISS validado para ferimentos penetrantes do abdome em 1985. Entretanto a literatura consultada ainda não definiu claramente maiores vantagens do uso de um desses índices com relação ao outro.[18]

## Índices mistos

### Triss

O método Triss (*Trauma and Omiury Severity Score*) baseia-se no MTOS (*Major Trauma Outcome Study*) do Colégio Americano de Cirurgiões – um banco de dados de pacientes traumatizados teve início em 1982 e incluiu 160 mil pacientes provenientes de 150 centros de trauma.[19] A construção do Triss incorpora a idade do paciente, um índice anatômico (o ISS), um índice fisiológico, o RTS, assim como a análise estatística por meio de um modelo de regressão logística múltipla. Esse modelo se resume na fórmula: $P_s = 1/1(1 + e^{-b})$, em que $P_s$ = probabilidade de sobrevida, e = 2.7183, que é a base de logaritmos neperianos, e $b = b_0 + b_1(RTS) + b_2(ISS) + b_3(A)$, em que os valores de b são derivados do estudo do MTOS (valores diferentes para trauma fechado *versus* penetrante), sendo A = 1 para pacientes com idade > 54 anos, e A = 0 para idade < 54 anos (*Tabela 32.13*). O Triss foi desenvolvido em 1986 utilizando-se o TS, mas com a posterior modificação do TS, resultando no RTS, este foi incorporado ao cálculo do Triss, em substituição ao TS. Admite-se que o Triss seja válido para pacientes tanto adultos como crianças.[20] A análise do Triss permite comparar a qualidade do atendimento prestado por diferentes centros de trauma.

### Críticas ao Triss

Por ser baseado no ISS, o Triss poderá ter sua acurácia afetada por não incluir mais de uma lesão grave em um mesmo segmento corpóreo. Além do mais, o Triss focaliza apenas a mortalidade como medida do prognóstico, sem se considerarem as diversas condições que podem alterar o prognóstico, entre elas: doenças preexistentes, possíveis alterações do

**Tabela 32.13** Valores de regressão do Triss*.

|  | $b_0$ | $b_1$ (RTS) | $b_2$ (ISS) | $b_3$ (AGE) |
|---|---|---|---|---|
| Contuso | −1,2470 | 0,9544 | −0,0768 | −1,9052 |
| Penetrante | −0,6029 | 1,1430 | −0,1516 | −2,6676 |

MTOS Norms, maio de 1996.
*Triss expressa a probabilidade de sobrevida:
$P_s = 1/1(1+e^{-b})$, em que $b = b_0 + b_1(RTS) + b_2(ISS) + b_3(A)$,

RTS devidas a intubação endotraqueal, divisão da idade em apenas duas faixas, variabilidade interobservadores (de 20% a 40%) nos registros do ISS, e o fato de o ISS não discriminar mortes por tratamento subótimo para trauma realmente grave. A obtenção e uso do Triss implicam alto custo. A utilidade do Triss para avaliação da qualidade do tratamento em diferentes centros de trauma, ou em um mesmo centro ao longo do tempo, foi aumentada pela inclusão do tratamento estatístico do ISS pela estatística z e também pela estatística w. Mesmo com o desenvolvimento das estatísticas Z e W, as críticas ao método Triss permanecem.[21]

Apesar do aprimoramento do Triss, outro sistema, o Ascot (*A Severity Characterization of Trauma*) foi proposto em 1990, e admitido como um progresso em relação ao Triss. O Ascot utiliza o mesmo banco de dados (MTOS) usado no Triss, mas divide a idade em vários intervalos. Usa também o *Anatomic Profile*, que divide as lesões anatômicas em quatro categorias: A) cabeça; B) tórax e pescoço; C) resumo das lesões em abdome, pelve, sistema vascular e ossos; e D) outras lesões menores. A categoria D foi eliminada da edição final do AP. O Ascot inclui avaliação fisiológica (GCS, PAS, FR). Tanto o Ascot como o Triss não consideram doenças preexistentes, ambos baseiam-se no MTOS, já considerado ultrapassado. A desempenho do Ascot em outros bancos de dados ainda não está claro, e sua superioridade em relação ao Triss é questionada.[22]

## Índices mais recentes

O ISS é utilizado como componente do Triss. Além disso, é definido como a soma dos quadrados dos escores da AIS obtidos para a lesão mais grave em cada uma, de no máximo três regiões corpóreas mais gravemente comprometidas no paciente. Com base na crítica de que o ISS pode não prever adequadamente a mortalidade por não incorporar o possível impacto de uma segunda lesão grave presente em um segmento corpóreo incluído na avaliação da gravidade do paciente traumatizado, foi proposta, em 1997, uma revisão do ISS a fim de torná-lo mais acurado.[23] Procurou-se, então, corrigir a deficiência apontada no ISS, por meio da modificação do seu cálculo, o que tornou possível a inclusão de mais de uma lesão grave no mesmo segmento ou região corpórea. Surgiu assim o Niss (*New Injury Severity Score*), que é obtido pela soma dos quadrados dos índices (em escores da AIS) das três lesões mais graves ocorridas no corpo do paciente, independentemente da região corpórea em que elas se encontrem (Tabelas 32.10 e 32.14), tornando desnecessária a divisão do corpo em regiões ou segmentos, para o cálculo desse novo índice. Portanto, visou-se aumentar, por meio do Niss, a acurácia do ISS quanto à previsão de mortalidade. Alguns estudos compararam o ISS com o Niss quanto à predição de mortalidade, no entanto, os resultados foram controversos:[24] para alguns, o Niss foi mais efetivo;[25,26,27] para outros, não ouve diferença entre Niss e ISS, porém, nenhum dos estudos mostrou superioridade do ISS sobre o Niss.

Apesar de o Niss ter sido desenvolvido visando aprimorar o ISS quanto à previsão de mortalidade, considerado como de melhor desempenho e sugerido como substituto do ISS,[28] outros autores verificaram, mais recentemente, que, embora haja uma grande diferença entre os escores do Niss e do ISS em pacientes com lesões múltiplas, o Niss não oferece aprimoramento significativo quanto à predição de mortalidade.[29]

## Índices pouco utilizados

Além dos índices de trauma já citados, vários outros foram desenvolvidos, mas não alcançaram utilização expressiva. Dentre esses indices, incluem-se: *Organ Injury Scale* (OIS),[30] *Therapeutic Interventions Scoring System* (Tiss), *Circulation, Respiration, Abdominal/Thoracic, Motor and Speech Scale* (Crams),[31] *Pediatric Trauma Score* (PTS),[32] *Pediatric Risk Indicator* (PRI), (*Prehospital Index*, (PHI), *Extremity Score, Sickness Impact Profile* (SIP), *International Committee of the Red Cross Wound Classification* (ICRC), Medidas Bioquímicas, e ICD-9 *Injury Severity Score* (ICISS ).

## Impacto dos índices de trauma nos resultado do tratamento

A construção de uma escala de gravidade de trauma, que apresente correlação com o prognóstico em termos de mortalidade e ocorrência de sequelas, deve se basear na descrição das lesões anatômicas, nas consequentes alterações de funções vitais, na idade e nas comorbidades do paciente. A validação dessa escala requer a utilização de um banco de dados, fundamentado no atendimento de número adequado de pacientes, em centro de trauma de qualidade reconhecida, especialmente quanto à triagem, ao transporte do paciente e aos recursos humanos, materiais e tecnológicos utilizados e também ao custo do atendimento. A relação entre a gravidade do trauma e o custo do atendimento vem sendo constatada em vários estudos. Assim, o índice de trauma passa a ser utilizado como auxiliar na predição do custo do atendimento do trauma.

A premissa, na elaboração de uma escala de gravidade, é que a predição de sobrevida a ser fornecida pelo índice pressupõe que os pacientes receberão atendimento de qualidade pelo menos igual à do centro de trauma gerador do banco de dados em que se baseou a elaboração/validação do índice. Taxas menores de mortalidade obtidas com o índice em outro centro sugerem que a diferença corresponde a mortes evitáveis.

A elaboração de uma escala de gravidade do trauma se tornaria praticamente inviável se fossem incluídos, em sua estrutura, todos os fatores da gravidade, e, em seu objetivo, além da previsão de mortalidade, a predição de eventos prognósticos, como sequelas, duração da internação em hospital/UTI e custos do tratamento. A utilização apenas de alterações anatômicas/fisiológicas na estrutura das escalas, com objetivo de prever apenas mortalidade, parece ter permitido contornar tal dificuldade.

Muito esforço e recursos são investidos na elaboração e manutenção de registros de trauma que fornecem a base dos índices usuais como o ISS e o Triss. Os investimentos na quantificação da gravidade do trauma, e na busca de melhores resultados, continuam estimulando estudos como o ICISS e a identificação de mortes evitáveis por meio

**Tabela 32.14** Exemplo do cálculo do NISS, utilizando-se a AIS 2005 (Mesmo paciente da Tabela 12).

| Região corpórea | Lesões | Código AIS | Três maiores AIS | AIS² |
|---|---|---|---|---|
| Cabeça e pescoço | Lesão axonal difusa | 140628.4 | 4* | 16 |
| | Trombose artérial vertebral bilat. | 122805.4 | 4* | 16 |
| | Hemorragia meníngea traumática | 140693.2 | | |
| Face | Fratura cominutiva da mandíbula esquerda | 250610.2 | | |
| Tórax | Pneumotórax | 342205.3 | 3* | 9 |
| Abdome ou conteúdo pélvico | | | | |
| Extremidades ou cintura pélvica | | | | |
| Superfície externa | Ferimento cortocontuso em lábio inferior extenso | 210600.1 | | |
| | | | | NISS=41 |

* Lesões mais graves, em quaisquer regiões corpóreas.

da "avaliação por pares", visando melhorar a qualidade do atendimento e possível redução do custo.[33] O resultado do tratamento de pacientes traumatizados pode ser aferido em função dos eventos prognósticos (mortalidade, sequelas etc.), observados em centros de trauma. Nesses centros, os índices de trauma são instrumentos de uso rotineiro no atendimento dos pacientes. Em uma situação ideal, a avaliação do resultado do tratamento parece dependente da quantificação tanto da gravidade do trauma quanto da qualidade dos recursos utilizados no atendimento. Pressupõe também a existência de correlação entre a gravidade do trauma e a ocorrência dos eventos prognósticos utilizados como objetivo das escalas de gravidade.

O sucesso do tratamento do paciente traumatizado depende da gravidade do trauma, da demora entre a ocorrência do trauma e do tratamento definitivo, das comorbidades presentes, e da qualidade do tratamento.[1]

Um índice ideal de gravidade do trauma deveria levar em conta todos esses fatores, visando essencialmente atingir ótimo desempenho na previsão de óbitos e sequelas, e, assim, contribuir para minimizar a ocorrência desses dois eventos, ao menor custo. Embora o ISS e o Triss tenham ganhado aceitação e utilização bastante ampla, esse índice ideal de quantificação da gravidade do trauma continua sendo uma meta difícil de ser alcançada.[34]

A rápida quantificação da gravidade do trauma por meio de um escore, calculado no local do acidente, permite uma triagem pré-hospitalar racional, e contribui para minimizar o tempo entre a ocorrência do trauma e o tratamento definitivo do paciente.

Insere-se nesse contexto a sugestão de transferência dos pacientes com ISS maior que 15, de hospitais com poucos recursos para centros regionais de trauma, visando beneficiar tanto os pacientes como os hospitais.

## Referências bibliográficas

1. Hill DA, Delaney LM, Roncai S: A chi-square automatic interaction detection (CHAID) analysis of factors determining trauma outcomes. J Trauma 42:62, 1997.
2. Fontes,B. Indices deTrauma. In: Cirurgia de Emergência. Eds.: Birolini O, Utiyama E, Steinman E. Atheneu Editara. São Paulo. 1993, pg.142-7.
3. Champion HR, Sacco WJ, Coples WS. Trauma Scoring. In: Feliciano DV, Moore EE, Mattox KL, Eds. Trauma – Appleton & Lang. Stamford, Connecticut. 3rd Ed.2000, pg.53-67.
4. Jannett B, Teasdale G, Braakman R et al. Predicting outcome in individual patients after severe head injiury. Lancet 1, 1031, 1976.
5. Meredith W, Rutledge R, et al: The conumdrum of the Glasgow Coma Scale in intubated patients: A linear regression prediction of Glasgow verbal score from the Glasgow eye and motor escores. J Trauma 1998.
6. American Association for Automotive Medicine: The Abbreviated Injury Scale (AIS) –1985. Des Plaines, Illinois 1985.
7. Champion HR, Sacco WJ, Carnazzo AJ, et al: Trauma Score. Crit Care Med 1981; 9:672.
8. Knaus WA, Draper EA, Wagner DP, Zimmerman JE. APACHE II: A severity of disease classification system. Crit Care Med 13:818-829, 1985.
9. DeHaven H: The site, frequency and dangerousness of injury sustained by 800 survivors of light plane accidents. New York Crash Injury Research. Department of public Hearth and Prevention Medicine, Cornell University Medical College, 1952.
10. The Abbreviated Injury Scale – 1985 Revision. Ds Plaines, IL, Association for the Advancement of Automotive Medicine, 1985.
11. Association for the Advancement of Automotive Medicine (AAAM). The Abbreviated Injury Scale (AIS): 1990 revision, update 2005. Illinois: Des Plaines; 2005.
12. Bull JP,: The Injury Severity Score of road traffic casualties in relation to mortality, time of death, hospital treatment time and disability. Accid Anal Prev 7:249, 1975.
13. Copes WS, Champion HR< Sacco WJ et al: The Injury Severity of Score revisited. J Trauma 28:69, 1988.
14. Hannam EL, Mendeloff J, Farell LS, et al. Multivariate models for predicting survival of patients with trauma from low falls: The impact of gender and pre-existing conditions. J Trauma 38(5):697, 1995.
15. Copes WS, HR, Sacco WJ et al: Progress in characterizing anatomic injury. Proceedings of the 33rd Annual Meeting of the Association for the Advancement of Automotive Medicine, Baltimore, MD, October 2-4, 1989.
16. Moore EE, Dunn EL, Moore JB, Thompson JS. Penetrating abominal trauma index. J Trauma 212:439-445, 1981.
17. Borlase BC, Moore EE, Moore FA: The Abdominal Trauma ÍndexóA criticai reassessment and validation. J Trauma 30:1340. 1990.
18. Moore EE, Jones TN: Benefits of immediate jejunostomy feeding after major abdominal trauma. A prospective, randomized study. J Trauma 26:874, 1986.
19. Champion HR, Frey CF, Sacco W: Determination of national normative outcomes for trauma. J Trauma 24:651, 1984.
20. Eichelherger M, Champion HR, Sacco W, et al: Pediatric coefficients for TRœSS analysis. J Trauma 34:319, 1993.
21. Champion HR, Copes WS, Sacco WJ, Lawnick MM, Bain LW, Gann DS, Gennarelli T, Mackenzie E, Schwaitzberg S. A new characterization of injury severity. J Trauma. 1990; 30:539-45.
22. Markle P, Cayton CG, Byrne DW, et al: Comparison between Triss and Ascot methods in controling for injury severity. Trauma 33:326, 1992.
23. Tay SY, Sloan EP, Zun L, Zaret P. Comparison of the New Injury Severity Score and the Injury Severity Score. J Trauma. 2004; 56(1):162-4.
24. Dalossi T. Determinação precoce do nível de gravidade do trauma [dissertação]. São Paulo: Escola de Enfermagem, Universidade de São Paulo; 1993.
25. Frankema SP, Steyerberg EW, Edwards MJ, van Vugt AB. Comparison of current injury scales for survival chance estimation: an evaluation comparing the predictive performance of the ISS, NISS, and AP scores in a Dutch local trauma registration. J Trauma. 2005; 58(3):596-604.

**26.** Bolagh Z, Offner PJ, Moore EE, Biffl WL. NISS predics postinjury multiple organ failure better than the ISS. J Trauma 48:624-7, 2000.

**27.** Balogh ZJ, Varga E, Tomka J, Suveges G, Toth L, Simonka JA. The new injury severity score is a better predictor of extended hospitalization and intensive care unit admission than the injury severity score in patients with multiple orthopaedic injuries. J Orthop Trauma. 2003 Aug; 17:508-12.

**28.** Brenneman FK, Boulanger BR, McLellan BA, Redelmeier DA. Measuring injury severity: Time for a change? J TRAUMA 44:580-2, 1998.

**29.** Moore L, Lavoie A, Le Sage N, Liberman M, Bergeron E. Two worst injuries in different body regions are associated with higher mortality than two worst injuries in the same body region. J Trauma. 2006 Apr; 60(4):802-5.

**30.** Moore EE, Cogbill TH, Malongoni MA, et al: Scaling system for organ specific injuries. Curr Opin Crit Care 2:450, 1996.

**31.** Gormican SP: CRAMS scale: Field triage of trauma victims. Ann Emergecy 11:132, 1982.

**32.** Tepas JJ, Moilitt DL, Talbert JL, et al: The Pediatric Trauma Score as a predictor of injury severity in the injured child. J Pediatr Surg 22:14, 1987.

**33.** Fallon WF, Barnoski AL, Mancuso CL, et al: Benchmarking the quality-monitoring process: A comparison of outcomes analysis by Trauma and Injury Severity Score (Triss) metbodology with the peer-review process. J Trauma 42:810, 1997.

**34.** Chawda MN, Hildebrand F, Pape HC, Giannoudis PV. Predicting outcome after multiple trauma: which scoring system? Injury. 2004; 35:347-58.

# O Atendimento Inicial do Doente Traumatizado

Renato Sérgio Poggetti

## Objetivos

**1.** Identificar e tratar, de imediato, as lesões que põem em risco a vida (exame primário).
**2.** Saber a sequência correta de prioridades (A, B, C, D e E).
**3.** Identificar e tratar as lesões potenciais, que induzem ao risco de perder a vida e a ter sequelas (exame secundário ou complementar).
**4.** Identificar e reconhecer a importância da história e o mecanismo de trauma.

## Introdução

O trauma é um importante problema social de nossos dias e responsável por perdas incalculáveis. Na população em geral, o trauma é a segunda ou a terceira causa de morte, ficando atrás apenas de doenças cardiovasculares e câncer. Em muitos países, ele é a segunda causa de morte. Por outro lado, na população mais jovem, de até quarenta anos de idade, é a primeira causa de morte. Estima-se que para cada óbito ocorram três invalidezes, gerando número ainda maior de sequelados. No Brasil, mais de 130.000 brasileiros morrem todo ano vítimas de trauma. Assim, o número de atendimentos dessas vítimas é extremamente elevado e ocupa tempo e recursos importantes de qualquer sistema de saúde. Por todos esses motivos, podemos dizer que o trauma é uma doença, pois possui epidemiologia, fisiopatologia, morbidade e mortalidade conhecidas.

As principais causas de trauma são a violência, as ocorrências de trânsito, as quedas, os suicídios, os incidentes de trabalho e nos esportes dentre outras. Infelizmente, as estatísticas apresentam consideráveis taxas de vítimas com causas desconhecidas, isso devido ao preenchimento incorreto das notificações de óbitos. No entanto, em nosso meio, as principais são a violência, sobretudo urbana, as ocorrências de trânsito e as quedas.

Outro aspecto importante que deve ser considerado é a distribuição das mortes das vítimas de trauma. Diferentes estudos em várias décadas e locais mostram claramente que essas mortes ocorrem em três momentos característicos. Logo após o trauma, como consequência de lesões maciças dos sistemas respiratório, cardiovascular e neurológico; na primeira hora após o trauma, principalmente em razão de choque hemorrágico, e dias ou semanas mais tarde, como resultado de infecção e falência de múltiplos órgãos e sistemas. Cerca de 50% das mortes ocorrem imediatamente após o trauma; 30% delas acontecem na primeira hora; e 20%, nas Unidades de Terapia Intensiva, dias ou semanas depois do trauma.

Com a percepção de que as lesões traumáticas matam em uma sequência temporal previsível, isto é, a obstrução de vias aéreas mata mais rapidamente que os problemas de respiração, que, por sua vez, matam antes da hemorragia, que também mata mais rapidamente que os problemas neurológicos, somos levados ao estabelecimento dos ABCDEs. Eles definem, de forma mnemônica, a sequência de avaliação e intervenção que deve ser observada no atendimento do doente traumatizado:

**A** (*Airway*): vias aéreas com proteção da coluna cervical e exame da região cervical.
**B** (*Breathing*): respiração e ventilação.

**C** (*Circulation*): circulação, controle da hemorragia e monitoração.

**D** (*Disability*): disfunção neurológica, estado neurológico.

**E** (*Exposure/Environmental control*): exposição (despir totalmente o doente) com controle do ambiente, e proteger da hipotermia.

Perante o doente traumatizado grave, é fundamental que quem atenda seja capaz de:

- Avaliar rapidamente e de forma correta a condição do doente.
- Fazer a reanimação e a estabilização baseando-se em prioridades.
- Determinar a necessidade de transferir o doente.
- Providenciar a transferência de forma segura e sem perda de tempo.

Garantir que, em cada momento, até o tratamento definitivo, os cuidados prestados ao doente sejam os melhores possíveis.

## Atendimento hospitalar

O atendimento propriamente dito começa neste momento. Inicialmente, é feita uma avaliação global, muito rápida, que deve ser completada em 15 segundos e permite ter uma impressão geral da condição do doente, determinando se se trata de doente grave ou não. É o início do exame primário.

## Exame primário (ABCDEs)

Consiste na avaliação rápida e no tratamento do doente (reanimação), segundo prioridades baseadas no mecanismo de trauma, nos sinais vitais e nas lesões. Durante o exame primário, avaliação e reanimação são simultâneas, isto é, à medida que vão sendo identificadas (avaliação), as lesões com risco de perder a vida são cuidadas (reanimação). Avaliação e reanimação são feitas segundo as prioridades expressas nos ABCDEs. As prioridades são as mesmas para todos os doentes. Graças a particularidades anatômicas e fisiológicas, crianças, idosos e gestantes têm diferenças na resposta ao trauma, que podem alterar tanto a avaliação quanto a intervenção que se faz necessária. Para o tratamento adequado, essas diferenças devem ser reconhecidas e consideradas.

## A. (*Airway*) vias aéreas com proteção da coluna cervical

A manutenção da permeabilidade das vias aéreas é a maior prioridade ao avaliar e tratar do doente traumatizado. Deve-se procurar por sinais de obstrução de vias aéreas, que incluem a presença de corpos estranhos (prótese dentária, dentes, sangue, vômito) ou fraturas de face, laringe ou traqueia. A simples observação do doente pode dar informações definitivas sobre a permeabilidade das vias aéreas. O doente que fala sem dificuldade e sem disfonia não tem problema de vias aéreas; o doente que tem estridor ou qualquer ruído respiratório anormal ou rouquidão ou que respira com dificuldade pode ter as vias aéreas obstruídas. O doente inconsciente, em decúbito dorsal, pode ter obstrução de vias aéreas por queda da língua. Igualmente, pode ter obstrução por vômitos, que podem ser seguidos de aspiração. As principais causas de obstrução das vias aéreas no traumatizado são: queda da língua, no doente inconsciente, trauma direto das vias aéreas, corpo estranho e edema de glote, provocado por queimadura ou tentativa de intubação sem sucesso.

Além da monitoração clínica, pode-se avaliar muito bem a oxigenação do doente com a colocação do oxímetro de pulso. Esse dispositivo mede a frequência de pulso e a saturação da hemoglobina pelo oxigênio, dando uma informação objetiva da sua oxigenação. Considera-se adequada a medida de saturação de hemoglobina igual ou superior a 95%.

As manobras para garantir a permeabilidade das vias aéreas vão desde a simples aspiração de sangue ou secreções até obtenção de via aérea definitiva, que pode ser feita por intubação orotraqueal ou nasotraqueal ou por cricotireoidostomia por punção ou cirúrgica. Em nosso país, a obtenção de via aérea definitiva só pode ser feita por médico. Define-se via aérea definitiva como a colocação na traqueia de cânula com balonete (*cuff*). O balonete inflado permite melhor ventilação e oxigenação e evita a aspiração.

O doente com comprometimento grave do nível de consciência (coma, ou seja, escore de 8 ou menos na escala de coma de Glasgow) necessita de via aérea definitiva, mesmo que esteja, aparentemente, respirando muito bem. No doente, a via aérea está sempre em risco de obstrução, devendo-se providenciar, logo que possível, uma via aérea definitiva.

Em muitos doentes, a aspiração das vias aéreas, associada a manobras manuais simples de elevação do mento (*chin lift*) ou tração da mandíbula (*jaw thrust*), permite a permeabilização das vias aéreas, elevando a base da língua. Doentes inconscientes podem beneficiar-se do uso da cânula orofaríngea (Guedel), que não pode ser usada no doente consciente, por induzir ao vômito, devendo, nessa situação, ser substituída pela cânula nasofaríngea. A cânula nasofaríngea está contraindicada nos doentes com sinais clínicos de fratura de base de crânio (equimose bipalpebral, equimose no mastoide, liquorragia e hemotímpano na otoscopia).

A decisão de realizar a abordagem definitiva da via aérea leva em conta os seguintes aspectos clínicos: ocorrência de apneia, impossibilidade de permeabilizar a via aérea com outro método, risco de aspiração, comprometimento da via aérea por lesão direta, edema ou hematoma, presença de coma por trauma cranioencefálico e incapacidade de oxigenar com máscara de oxigênio. Antes da realização da abordagem definitiva da via aérea, o doente deve ser oxigenado com máscara e ambu para se obter maior saturação possível do sangue arterial. A intubação orotraqueal (Figura 33.1) pode ser sempre tentada tomando-se os cuidados para evitar a hiperextensão da coluna cervical. Assim, essa técnica deve ser preferencialmente realizada com dois profissionais para que se consiga fixação adequada da cabeça. A epiglote e as cordas vocais devem ser claramente visualizadas para que a cânula seja corretamente posicionada. Após seu posicionamento correto, o balonete deve ser inflado, a cânula deve ser fixada e a ventilação, assistida, iniciada com concentração de oxigênio de 100%. A seguir, ausculta-se o epigástrio e os dois hemitórax para confirmar que os pulmões, e não o estômago, estão sendo adequadamente ventilados. A intubação nasotraqueal é feita sem a visualização das vias aéreas, porém não requer a extensão do pescoço, o que preserva a coluna cervical. Por outro lado, ela é feita com cânula mais fina para que passe pela narina (Figura 33.1). Essa técnica não deve ser feita no doente em apneia, pois a confirmação da intubação é feita com a ausculta da saída de ar pela cânula posicionada na traqueia. A intubação nasotraqueal também deve ser evitada no doente com suspeita de fratura de base de crânio pelo risco de introdução da cânula no cérebro (Figura 33.2).

Outra opção para a realização da intubação traqueal é a utilização de sedação e paralização. O médico que usa essa técnica deve conhecer a farmacologia das drogas que utiliza. Ele também deve estar apto a realizar a cricotireoidostomia caso a intubação não seja possível após a aplicação dessas drogas. Essa técnica é denominada de intubação com sequência rápida e abrange as seguintes etapas: preparo para abordar cirurgicamente a via aérea, caso necessário; pré-oxigenação do doente, compressão da cricoide; administração EV de 1 a 2 mg/kg de succinilcolina; intubação orotraqueal; insuflação do balonete e confirmação do posicionamento adequado da cânula; interrupção da compressão da cricoide e ventilação. A sedação deve ser feita preferivelmente com benzodiazepínicos. Assim,

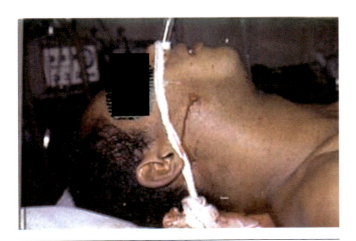

**Figura 33.1** Ferimento de arma de fogo em face com intubação nasotraqueal.

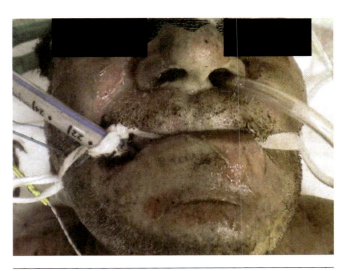

**Figura 33.2** Paciente queimado com lesão de via aérea submetido à intubação orotraqueal.

é obrigatório que se tenha sempre à mão flumazenil para reverter a ação do benzodiazepínico caso seja necessário.

A via aérea cirúrgica está indicada quando não se consegue realizar a intubação traqueal. A técnica cirúrgica pode ser feita por punção ou incisão. A técnica por punção é realizada com a introdução de uma agulha revestida com cânula plástica de calibre #12 ou #14 na membrana cricotireoidea. A ventilação é realizada com a conexão de uma fonte de oxigênio com 15 l/minuto, através de uma conexão em Y, o que permite a insuflação durante um segundo e a expiração durante quatro segundos. Essa técnica pode ser usada por 30 a 45 minutos após o acúmulo importante de $CO_2$. A outra opção é realizada com uma incisão desde a pele até a membrana cricotireoidea. O orifício criado é dilatado e uma cânula de 5 a 7 mm é introduzida na traqueia. Essa técnica não deve ser realizada em crianças com idade inferior a 12 anos, pois pode provocar lesão da cricoide, que é a única armação circunferencial da parte superior da traqueia.

Durante as manobras para manter a permeabilidade das vias aéreas e, na realidade, durante todo o atendimento, é necessário lembrar que o doente pode ter lesão de coluna cervical e ser agravada pela manipulação. Assim, até que seja descartada essa lesão, o doente não pode ter seu pescoço submetido a qualquer movimento, quer seja de extensão, flexão, rotação ou lateralização. Se for necessário remover os dispositivos de imobilização (colar cervical e coxins laterais), alguém da equipe deve manter a cabeça e o pescoço alinhados e imobilizados. Muitas vezes, é impossível descartar lesão de coluna cervical pelo exame físico, mesmo o exame neurológico completo. É o que acontece, por exemplo, no doente inconsciente. Assim, é fundamental proteger a coluna cervical. O diagnóstico da lesão não é prioritário; a proteção, sim. A proteção deve ser mantida até ser descartada lesão. Devemos assumir que há lesão de coluna cervical em todo doente com trauma multissistêmico, particularmente se tiver alteração do nível de consciência ou trauma fechado acima das clavículas.

## B. (*Breathing*) respiração e ventilação

Avaliados e tratados os problemas de vias aéreas e mantida a proteção da coluna cervical, devemos avaliar a respiração e a ventilação do doente. Isso é feito observando-se o tórax, analisando a simetria da expansibilidade e a profundidade e frequência das incursões respiratórias. A inspeção e a palpação podem também mostrar lesões de parede (escoriações, contusões, solução de continuidade da parede torácica e fraturas), que podem dificultar a ventilação adequada e sugerir ainda lesões subjacentes. A ausculta permite avaliar a entrada de ar nos pulmões e, junto com a percussão, levar ao diagnóstico de pneumotórax ou hemotórax.

Pneumotórax hipertensivo, tórax instável com contusão pulmonar, hemotórax volumoso, pneumotórax aberto e hérnia diafragmática traumática devem ser diagnosticados durante o exame primário. Outras lesões que comprometem menos a ventilação, como o pneumotórax simples, o hemotórax não volumoso, as fraturas de arcos costais e a contusão pulmonar, geralmente são diagnosticadas no exame secundário. Durante o exame primário, os principais problemas da ventilação devem ser diagnosticados sem a utilização de radiografias, pois esse exame pode retardar o tratamento imediato adequado.

O pneumotórax hipertensivo é produzido pelo acúmulo de ar no espaço pleural. Geralmente esse ar chega à cavidade pleural por meio de uma lesão do parênquima pulmonar. Essa perfuração do parênquima funciona em um sistema valvulado unidirecional onde o ar entra na cavidade pleural e não consegue mais sair. O ar se acumula em grande quantidade, provocando aumento da pressão no espaço pleural. O aumento da pressão colaba o pulmão e desvia o mediastino para o lado oposto. O colabamento do pulmão provoca insuficiência respiratória e o desvio do mediastino altera a posição dos vasos da base do coração, dificultando o retorno de sangue venoso e provocando queda no débito cardíaco e choque. O tratamento pode ser feito inicialmente com uma punção com agulha revestida por cateter plástico calibroso, no segundo espaço intercostal na linha hemiclavicular. Essa punção aliviadora diminui a pressão no espaço pleural e permite o retorno do mediastino para sua posição original. A seguir, deve-se fazer a drenagem na projeção do quarto ou quinto espaço intercostal entre as linhas axilar média e axilar anterior. A drenagem é feita após antissepsia e anestesia local com xilocaína, com incisão de 2 a 3 centímetros na borda superior do arco costal. A seguir, devulsiona-se a musculatura intercostal e perfura-se a pleura. Com o dedo indicador, examina-se a cavidade pleural para identificar aderências pleurais ou eventual presença de vísceras abdominais. Em seguida, coloca-se o dreno tubular multiperfurado número 36 ou 38, fixa-se na pele com fio inabsorvível e conecta-se a selo d'água.

O tórax instável, também denominado afundamento de tórax, ocorre quando existem fraturas múltiplas em dois ou mais arcos costais consecutivos. A área delimitada pelas fraturas perde a continuidade com o restante da parede torácica, podendo ou não apresentar movimento paradoxal durante a respiração. Na inspiração, essa região da parede torácica abaúla, e na expiração, ela afunda. Se o doente apresentar insuficiência respiratória, deve ser tratado com intubação e ventilação mecânica. Nos doentes sem insuficiência respiratória, a sedação e os bloqueios intercostal e peridural podem ser úteis para facilitar a ventilação. O afundamento de tórax está muito associado à contusão pulmonar.

A contusão pulmonar é produzida pelo impacto do trauma ou por desaceleração súbita. A lesão produz ruptura do parênquima pulmonar lesando alvéolos e vasos. A região lesada perde a capacidade de troca gasosa e de perfusão sanguínea. Na presença de insuficiência respiratória, o doente deve receber suporte ventilatório em unidade de terapia intensiva.

Denomina-se hemotórax volumoso o acúmulo de mais de 1.500 ml de sangue na cavidade pleural. O tratamento inicial é a drenagem pleural com dreno tubular, na projeção do 4º ou 5º espaço intercostal, na linha axilar média ou anterior. Esses doentes devem ser observados frequentemente. Se a drenagem inicial for maior do que 1.500 ml ou se a drenagem nas duas primeiras horas for acima de 200 ml por hora, pode estar indicada uma toracotomia para tratamento do sangramento. O cirurgião deve avaliar imediatamente o doente para indicar o melhor tratamento definitivo.

Quando uma lesão da parede torácica comunica o espaço pleural com o meio ambiente, o pulmão colaba porque a pressão negativa da cavidade pleural desaparece. Essa lesão é denominada pneumotórax aberto. Se a lesão for grande, pode-se ver o parênquima pulmonar colabado. A insuficiência respiratória pode ocorrer porque esse pulmão não ventila adequadamente. Ocorrem entrada e saída de ar através da lesão da parede. Esse movimento de ar pode provocar ruído característico. O tratamento inicial provisório pode ser feito com a colocação de curativo oclusivo de três lados. O curativo quadrangular colocado sobre a lesão da parede é ocluído em três lados, deixando-se um lado aberto para funcionar como válvula unidirecional. Assim, na expiração, o ar sai do espaço pleural, e, na inspiração, o ar não consegue entrar no espaço pleural. A melhor opção de tratamento é a oclusão total da lesão da parede, seguida da drenagem, conforme a técnica já descrita.

A hérnia diafragmática traumática é definida como a passagem de víscera abdominal para a cavidade pleural através de uma lesão do diafragma. A presença de víscera abdominal na cavidade pleural dificulta a expansibilidade pulmonar e produz insuficiência respiratória. Nessa eventualidade, a drenagem torácica deve ser feita com cuidado para que se evite a lesão da víscera herniada durante o posicionamento do dreno de tórax. O exame digital da cavidade pleural pode ajudar na identificação de víscera abdominal na cavidade pleural. O tratamento definitivo deve ser feito pelo cirurgião e consiste em reduzir a hérnia e suturar o diafragma, corrigindo-se outras eventuais lesões durante uma laparotomia exploradora.

Todo doente traumatizado deve receber oxigênio, que poderá ser administrado por máscara (suficiente na maioria dos casos) ou mesmo por ventilação mecânica, se houver necessidade de suporte ventilatório.

## C. (*Circulation*) circulação com controle da hemorragia

A hemorragia é a principal causa de morte evitável no doente traumatizado. No trauma, o choque, até prova em contrário, é devido à perda de sangue. Pesquisar a presença de sangramento ativo e estancá-lo passa a ser a próxima prioridade. Define-se choque como a alteração da perfusão e da oxigenação teciduais. É importante lembrar que não é necessária a presença de queda da pressão arterial para que exista choque.

A avaliação do nível de consciência, da coloração e temperatura da pele e das características do pulso dão uma ideia muito rápida da situação hemodinâmica do doente. Aquele que teve perda de sangue por diminuição da perfusão cerebral pode ter alteração do nível de consciência. Sua pele fica fria e pálida e o pulso rápido e fino ou mesmo não palpável. Os pulsos mais facilmente acessíveis são o femoral e o carotídeo. As alterações de pulso, particularmente sua aceleração, precedem a hipotensão, que aparece apenas quando é perdida pelo menos 30% da volemia.

O sangramento externo deve ser controlado por compressão local ou dispositivos pneumáticos de imobilização, que devem ser transparentes, para poder se avaliar sua eficiência em promover a hemostasia. Os torniquetes devem ser evitados, pois maceram o tecido e provocam isquemia distal, aumentando a lesão. Eventualmente podem ser usados, em caráter excepcional, em amputações traumáticas de extremidades, quando não se conseguir conter o sangramento de outra forma. Mesmo assim, devem ser usados por pouco tempo e sabendo-se que podem causar lesão. Igualmente se deve evitar controlar sangramento externo na emergência com o uso de pinças hemostáticas, já que é um procedimento demorado e pode levar à lesão de estruturas adjacentes (nervos e vasos). Excepcionalmente, quando o vaso lesado estiver sangrando e for facilmente visualizado, pode ser pinçado com pinça hemostática.

As cavidades torácica e abdominal e as fraturas de grandes estruturas ósseas (ossos longos e bacia) são locais onde pode ocorrer grande sangramento, nem sempre evidente. Assim, seu controle pode exigir intervenção cirúrgica.

Para tratar problemas de circulação do doente, após a detecção e o controle do sangramento (quando possível), deve-se obter acesso venoso (no mínimo dois cateteres de grosso calibre em veia periférica) e fazer reposição volêmica. No adulto, deve-se administrar inicialmente 2.000 ml de solução cristaloide: Ringer lactato ou soro fisiológico. Na criança, a dose inicial é de 20 ml por kg de peso. A seguir, observa-se a resposta à administração de volume. Existem três tipos de respostas: a normalização definitiva da perfusão tecidual, a melhora transitória e a ausência de resposta ao tratamento. Nas duas últimas possibilidades, administra-se novamente a mesma dose de volume e solicita-se sangue. Outra solução que pode ser usada nessa fase do tratamento é a salina hipertônica (NaCl a 7,5%). A dose é de 4 ml por kg de peso por uma única vez, para se evitar a ocorrência de hipernatremia.

Existem outras causas menos frequentes de choque no doente traumatizado. O choque neurogênico ocorre por lesão de medula na região cervical ou torácica alta. Os sinais clínicos são: queda da pressão arterial sem aumento da frequência cardíaca e presença de vasodilatação periférica que ocorre em consequência da perda do tônus simpático das artérias. Outros sinais clínicos de lesão de medula são a perda do tônus esfincteriano e o priapismo nos doentes masculinos. Após a reposição volêmica inicial, pode ser necessária a utilização de drogas vasoativas.

O choque cardiogênico no traumatizado pode ocorrer por tamponamento cardíaco ou contusão do miocárdio. O tamponamento cardíaco ocorre por acúmulo de sangue no pericárdio que restringe o enchimento das câmaras cardíacas. Os sinais clínicos são a queda da pressão arterial, o ingurgitamento das veias cervicais superficiais, a diminuição da pressão de pulso, o abafamento das bulhas cardíacas e a diminuição do complexo QRS no eletrocardiograma. O saco pericárdico pode ser esvaziado por uma punção, com agulha metálica revestida por plástico, realizada no lado esquerdo do apêndice xifoide. A punção deve ser direcionada para a ponta da omoplata esquerda em angulação de 45° com a pele. O doente deve estar monitorado para que se identifique a punção inadvertida do músculo cardíaco. Se houver saída de sangue, a punção é considerada positiva e o doente deve ser encaminhado para toracotomia. Infelizmente, essa técnica apresenta falhas e, quando o sangue do saco pericárdico estiver coagulado, pode ser difícil aspirar sangue na agulha da punção. Outra complicação é a punção inadvertida da câmara cardíaca. A contusão do miocárdio provoca arritmias cardíacas que podem causar repercussões clínicas. O tratamento consiste na monitoração cardíaca em unidade de terapia intensiva e correção das arritmias. Felizmente esse problema não é frequente.

O choque séptico pode ocorrer no traumatizado, porém não é muito frequente no primeiro dia após o trauma. A causa mais frequente de choque séptico é a lesão de víscera oca que não é diagnosticada, ou que é identificada tardiamente. Isso acontece porque a lesão do tubo digestivo pode não apresentar sintomas importantes na fase inicial. Muitas vezes o doente encontra-se intoxicado por álcool ou drogas ou possui lesão medular que altera a sensibilidade, dificultando o diagnóstico. O doente pode apresentar febre, vasodilatação periférica, taquicardia, taquipneia e queda da pressão arterial. O tratamento inicial é a reposição volêmica. O tratamento cirúrgico da lesão e a remoção de eventuais coleções compõem o tratamento definitivo do doente.

A monitoração é parte importante da letra C. Coloca-se o monitor cardíaco, a sonda gástrica para identificar a presença de sangue no estômago e a sonda vesical para monitorar o débito urinário. A sonda gástrica não deve ser posicionada pelo nariz quando existem sinais indicativos de fratura de base de crânio. A sonda vesical não deve ser passada quando existem sinais de lesão de uretra. No homem, os sinais clássicos de lesão de uretra são: uretrorragia, equimose ou hematoma na bolsa escrotal ou no períneo, próstata móvel ao toque retal. Quando contraindicada a sondagem vesical, deve-se chamar o cirurgião ou urologista para realizar uma cistostomia por punção.

A identificação rápida da presença de sangue na cavidade peritoneal nem sempre é fácil. Assim, pode ser necessária a utilização da lavagem peritoneal diagnóstica (LPD) ou da ultrassonografia para identificação de líquidos em cavidades. Quando não se dispõe do aparelho de ultrassom, pode-se fazer a LPD com anestesia local. Ela pode ser feita com uma incisão longitudinal de 3 a 4 cm na linha média, logo abaixo da cicatriz umbilical. A incisão deve ser feita na pele, subcutânea e aponeurose. Realiza-se uma sutura em bolsa no peritônio com fio inabsorvível 3-0. Abre-se o peritônio e coloca-se um cateter de diálise peritoneal. Aspira-se o cateter. Se houver saída de mais do que 5 ml de sangue, considera-se a LPD positiva e indica-se a cirurgia. Se não houver saída de sangue, infundem-se 1.000 ml de soro fisiológico no adulto e 10 ml por kg de peso na criança. Aspira-se o lavado que deve ser examinado em tubo de ensaio. Em exame grosseiro, coloca-se o tubo de ensaio na frente de um texto e tenta-se ler o texto. Se a leitura for possível, considera-se o exame negativo, caso contrário, a LPD é positiva e a cirurgia está indicada. Para exame mais pormenorizado, envia-se o lavado para o laboratório e dosa-se eritócitos, leucócitos, amilase e fibras vegetais. O exame é positivo quando existem mais de 100.000 eritócitos por ml, 500 leucócitos por ml, amilase acima de 175 UI e presença de fibras vegetais. O ultrassom direcionado para a identificação de líquido na cavidade peritoneal e no pericárdio é menos invasivo e pode ser repetido indefinitivamente, no entanto, exige treinamento apropriado. O médico plantonista pode ser treinado para isso ou pode-se fazer o exame com um radiologista presente no plantão. O exame é positivo quando existe líquido na cavidade peritoneal ou no pericárdio.

## D. (*Disability*) incapacidade, estado neurológico

Ainda no exame primário, deve ser feito um exame neurológio rápido para se avaliar o nível de consciência, o tamanho das pupilas e sua reação à luz, a presença de sinais de lateralização e de lesão medular. O nível de consciência é mais bem avaliado pelo escore na Escala de Coma de Glasgow (GCS, ver Tabela 33.1).

**Tabela 33.1** Escala de Coma de Glasgow (GCS).

| Área de Avaliação | Escore |
|---|---|
| Abertura ocular (O) | |
| Espontânea | 4 |
| Com estímulo verbal | 3 |
| Com estímulo doloroso | 2 |
| Ausente | 1 |
| Melhor resposta motora (M) | |
| Obedece a ordens simples | 6 |
| Localiza dor | 5 |
| Flexão normal (retirada) | 4 |
| Flexão anormal (decorticação) | 3 |
| Extensão (descerebração) | 2 |
| Sem resposta (flacidez) | 1 |
| Resposta verbal (V) | |
| Orientado | 5 |
| Confuso | 4 |
| Palavras inapropriadas | 3 |
| Sons incompreensíveis | 2 |
| Sem resposta | 1 |

Escore GCS = (O + M + V); melhor escore possível =15; pior escore possível = 3.

A alteração do nível de consciência pode ser devida a oxigenação e perfusão cerebral inadequadas ou lesão cerebral. Sempre que presente, deve nos levar a reavaliar os ABCs (vias aéreas, respiração e circulação). Intoxicação (álcool ou drogas) e hipoglicemia podem também alterar o nível de consciência. No doente traumatizado, contudo, deve-se assumir que a alteração da consciência é devida ao trauma até que se prove o contrário. Outro aspecto que deve ser lembrado é que o nível de consciência pode alterar-se muito rapidamente no doente com trauma fechado de crânio. Daí a importância de reavaliar frequentemente o doente, princípio que é válido, aliás, para todos os aspectos do doente traumatizado.

## E. (*Exposure/Environmental control*) exposição, com controle do ambiente

Deve-se tirar toda a roupa do doente para que ele possa ser completamente examinado. Logo a seguir, ele deve ser coberto com roupa aquecida. A temperatura ambiente deve também ser controlada, para evitar que o doente sofra hipotermia. A reposição volêmica é também causa de hipotermia. Por isso, além de usar soluções aquecidas, deve ser feito esforço para controlar o mais precocemente possível a hemorragia para minimizar a necessidade de reposição de fluidos. A hipotermia é uma complicação potencialmente fatal e sua prevenção deve merecer tantos cuidados quanto qualquer outro componente da reanimação do doente traumatizado.

Antes de prosseguir com o exame secundário, deve ser feita reavaliação dos ABCDEs, para verificar a situação atual do doente. Se houver algum problema, não se continua com o exame secundário enquanto ele não for resolvido e o doente estabilizado.

## Exame secundário

Consiste na avaliação detalhada do doente, da cabeça aos pés. Começa com a história e inclui o exame de cada região do corpo, além do exame neurológico completo e da reavaliação dos sinais vitais (pulso, pressão arterial e frequência respiratória).

## História

A história deve ser ampla, versando sobre: alergias, medicações de uso habitual, passado médico/gravidez, líquidos e alimentos ingeridos recentemente e ambiente e eventos relacionados ao trauma. Frequentemente a história precisa ser obtida ou complementada com o pessoal do pré-hospitalar e a família. A compreensão do mecanismo de trauma (o que realmente aconteceu) ajuda a suspeitar e prever muitas das lesões. Informações sobre medicações, doenças prévias e alergias ajudam a entender o estado fisiológico atual do doente, o impacto do trauma sobre o mesmo e a planejar as intervenções.

## Exame físico

### Cabeça e face

A cabeça e a face devem ser examinadas detalhadamente por inspeção e palpação, buscando-se a presença de lacerações, contusões e fraturas. Deve ser feito exame dos olhos (acuidade visual, tamanho das pupilas e reação à luz, hemorragia conjuntival, presença de lentes, ferimentos penetrantes) e dos ouvidos (sangramento externo, hemotímpano). As fraturas de face põem em risco a vida do doente apenas quando sangram muito ou quando obstruem a via aérea. Fora dessas situações, seu tratamento pode ser postergado sem risco.

### Pescoço

Manter a imobilização cervical até que seja descartada lesão, particularmente na presença de trauma de crânio ou face. O pescoço deve ser inspecionado, palpado e auscultado. Pesquisar dor, enfisema de subcutâneo, desvio de traqueia, crepitação por fratura óssea ou de cartilagem, sopros e frêmitos em trajeto de carótidas e ingurgitamento de veias. Quando presente, o capacete deve ser cuidadosamente removido, com técnica adequada, mantendo-se a proteção da coluna cervical. Ferimentos penetrantes não devem ser explorados na emergência, devendo-se, antes, consultar o cirurgião.

## Tórax

Deve ser examinado pela inspeção, palpação, percussão e ausculta. Procurar sinais de contusão, hematomas e fraturas. Pneumotórax, hemotórax e tamponamento cardíaco podem ser suspeitados pelo exame detalhado do tórax.

## Abdome

Deve ser examinado repetidamente, já que os achados de exame físico podem variar com o tempo, particularmente no trauma fechado. O exame é também feito pela inspeção, ausculta, palpação e percussão. Fraturas dos últimos arcos costais e de pelve também prejudicam o exame abdominal por causarem dor. Na suspeita de lesão abdominal, quer se trate de trauma fechado ou ferimentos penetrantes, é importante envolver precocemente o cirurgião na avaliação e tratamento do doente.

## Períneo

Deve ser também cuidadosamente examinado, buscando-se a presença de hematomas, contusões, lacerações e uretrorragia. O toque retal deve ser feito, devendo-se pesquisar o tônus do esfincter, a integridade da parede retal, a presença de fratura de pelve (espículas ósseas), a posição e as características da próstata e a presença de sangue na luz retal. Na mulher, deve ser feito o exame vaginal, procurando sangramento e lacerações.

## Sistema músculoesquelético

Devem ser procuradas contusões, deformidades, sinais de fratura (edema, hematoma, desvio, crepitação, movimentação anormal, dor), presença e características dos pulsos periféricos e alterações de sensibilidade e motricidade. A bacia deve ser examinada quanto à presença de equimoses ou hematomas, dor e mobilidade, que podem sugerir fratura. A coluna torácica e lombar devem também ser cuidadosamente examinadas. O dorso deve igualmente ser examinado, rodando-se o doente com técnica apropriada (rolamento em bloco).

## Exame neurológico

Deve ser refeito o exame neurológico, incluindo o escore na GCS. As extremidades devem ser examinadas quanto à sensibilidade e à motricidade. Na presença de lesão neurológica, o neurocirurgião deve ser consultado precocemente. O doente deve ser reavaliado frequentemente, a fim de surpreender piora no seu estado neurológico, que poderá significar aumento da pressão intracraniana por progressão de lesão com efeito de massa e obrigar a cirurgia de urgência.

## Reavaliação e encaminhamento para tratamento definitivo

O doente traumatizado deve ser continuamente reavaliado e monitorado quanto a sinais vitais, débito urinário, eletrocardiograma e oximetria de pulso. O exame físico e o exame neurológico devem ser repetidos periodicamente para detectar lesões ainda não descobertas e detectar piora da condição do doente e intervir precocemente. Quando indicada transferência para serviço de maiores recursos, ela deve ser feita após contato pessoal médico a médico, com o doente já estabilizado, mas sem perder tempo com exames e procedimentos que não mudem agudamente a situação do doente e que retardariam o tratamento definitivo.

## Documentação

Deve ser feito registro sequencial de tudo o que aconteceu com o doente: avaliação, intervenções e evolução.

Além de importante para o tratamento do doente, que frequentemente é atendido por mais de um médico ao longo do tempo, o registro cuidadoso é muito importante se houver problemas médico-legais posteriores. Da mesma forma, evidências forenses devem ser preservadas sempre que possível (projéteis, roupa, dosagens de álcool ou drogas). Em caso de transferência, tanto a documentação quanto os resultados de exames devem acompanhar o doente.

## Considerações finais

Para que o atendimento inicial do doente traumatizado seja realizado com eficiência, é importante que o profissional tenha domínio completo de como fazer:

a. Avaliação primária e reanimação.
b. Avaliação secundária.
c. Indicação correta do tratamento definitivo.

## Referências bibliográficas

1. ATLS – *Manual do curso de alunos*, 8ª edição 2008, American College of Surgeons, Chicago, Illinois.
2. Jiménez MF, Puyana JC, Fraga GP, Poggetti RS. Avaliação e tratamento inicial do traumatizado. Em *Trauma Sociedade Panamericana de Trauma*. Editores Ferrada R e Rodriguez A. Ed Atheneu 2010.
3. Martins Jr O. *Atendimento inicial ao traumatizado em Cirurgia do Trauma*. Ed Poggetti R, Fontes B, Birolini D. São Paulo: Roca, 2006.

**Almir Ferreira de Andrade** ▪ **Wellingson Silva Paiva** ▪ **Robson Luis Oliveira de Amorim**
**Eberval Gadelha Figueiredo** ▪ **Manoel Jacobsen Teixeira**

# Diagnóstico e Tratamento no Traumatismo Cranioencefálico

## Introdução

O traumatismo cranioencefálico (TCE) representa a principal causa de morte em pacientes vítimas de trauma[1,2]. Kelly et al[2]. estimaram a incidência em 500 mil novos pacientes com TCE por ano, com taxa de mortalidade pré-hospitalar como consequência direta do TCE em até 50 mil casos. Dos 450 mil pacientes que recebem atendimento médico-hospitalar, de 15 a 20 mil apresentaram lesões graves, evoluindo com óbito e, outros 50 mil apresentam sequelas neurológicas, desde inabilidade leve até dependência total. O TCE pode ser classificado quanto à gravidade em leve, moderado e grave, pela presença de lesões intracranianas e pelo mecanismo em trauma fechado ou penetrante[1] (Tabela 34.1). Dos pacientes internados, 80% apresentaram TCE leve, escala de coma de Glasgow à admissão (ECGla) com 13, 14 e 15 pontos, 10% com TCE moderado, ECGla entre 9 e 12 pontos e 10% com TCE grave, e ECGla entre 3 e 8 pontos.

**Tabela 34.1** Classificação do trauma craniencefálico.

| Mecanismo | Fechado Penetrante | | Alta velocidade (colisão de autos) Baixa velocidade (queda, agressão) Ferimentos por arma de fogo Outras lesões penetrantes |
|---|---|---|---|
| Gravidade | Leve Moderada grave | | GCS 14-15 GCS 9-13 GCS 3-8 |
| Morfologia | Fraturas de crânio | De calota basilares | Linear estrelada Com ou sem afundamento Exposta ou fechada Com ou sem perda de LCR Com ou sem paralisia do VII nervo |
| | Lesões intracranianas | Focais difusas | Linear estrelada Com ou sem afundamento Exposta ou fechada Concussão leve Concussões múltiplas Lesão hipóxica/isquêmica |

## Traumatismo cranioencefálico leve

São considerados pacientes com TCE leve aqueles admitidos com nível de consciência de 13 a 15 pontos na ECGla[3]. Esses pacientes constituem a grande maioria das admissões por TCE (cerca de 80%)[4,5,6]. Entretanto, não podemos subestimar esse quadro, pois um pequeno subgrupo pode ter lesões intracranianas potencialmente letais, que são em sua maioria evitáveis com o tratamento precoce e apropriado[7,8]

A avaliação inicial ao paciente vítima de TCE leve consiste da obtenção da história clínica, exame físico geral e avaliação neurológica por meio da ECGla. Essa avaliação fornece informações básicas para a estratificação de risco de um paciente ter ou desenvolver lesão neurocirúrgica. Fatores de risco incluem: tipo e gravidade do acidente, nível de consciência, sinais e sintomas neurológicos ou neuropsicológicos e a presença de fratura no RX de crânio.

Embora a tomografia computadorizada (TC) ofereça maior sensibilidade, a realização desse exame em todos pacientes que sofreram TCE leve é impraticável e não é recomendada como rotina.

É necessária uma triagem dos pacientes para otimizar a alta, a realização de exames mais acurados e o estabelecimento de um período de observação ou internação.

A despeito dessa triagem, a possibilidade do desenvolvimento de lesões neurocirúrgicas tardias torna necessária uma folha de orientações básicas para o paciente ou seu acompanhante no momento da alta hospitalar.

## Conduta no TCE leve

Masters et al.[9] observaram que dos pacientes com traumas triviais e completamente assintomáticos (40% dos pacientes), apenas 0,4% apresentou fratura de crânio ao RX Simples sem que nenhum deles desenvolvesse hematoma intracraniano. Mendelow et al[10]. estimaram que para um paciente alerta (ECGla 15), sem uma fratura intracraniana, o risco de desenvolver um hematoma intracraniano é cerca de 1:6000, comparado a um risco de 1:4 em um paciente em que o nível de consciência está alterado e tem uma fratura craniana. Vários outros autores[11] correlacionam a presença de fratura ao RX de crânio com a possibilidade de lesão intracraniana.

A principal dúvida no médico de equipe de emergência é discernir quais os pacientes que devem ser submetidos à TC de crânio. Há evidências de que pacientes com TCE leve podem ser selecionados para realizar TC de crânio baseado em critérios clínicos. O protocolo Canadense de TC de crânio considera que em pacientes com TCE leve, um dos critérios clínicos a seguir deve ser a submissão à TC de crânio: ECGl < 15 duas horas após o trauma; suspeita de fratura craniana aberta; qualquer sinal de fratura de base de crânio; dois ou mais episódios de vômitos; pacientes com 65 anos ou mais; amnésia retrógrada durante mais de 30 minutos e mecanismo de trauma perigoso. Os critérios de New Orleans consideram os seguintes critérios clínicos: cefaleia; vômitos; pacientes com mais de

60 anos; intoxicação por drogas ou álcool; amnésia anterógrada persistente e trauma visível acima da clavícula. Dois estudos[12,13] validaram e compararam os critérios descritos com a mesma população. Ambos os critérios foram muito sensíveis para lesões intracranianas severas (100%), mas o protocolo Canadense foi mais específico. Smits et al[14], avaliando 3181 pacientes, determinou um protocolo para a realização de TC de crânio baseado na regressão logística de diversas variáveis (sinais e sintomas) utilizadas em protocolos e diretrizes já existentes, e encontrou alta sensibilidade e especificidade para lesões intracranianas cirúrgicas e não-cirúrgicas.

Em um estudo[15] avaliando 2602 pacientes com ECGla de 15 pontos, houve randomização para TC de crânio imediata ou observação intra-hospitalar. Evoluções similares foram encontradas nos dois grupos, mas a TC de crânio foi a estratégia com maior custo-benefício e nenhum paciente com TC de crânio de admissão normal evoluiu com complicação neurológica.

## Classificação no TCE leve

Baseado nas evidências disponíveis na literatura atual e considerando as particularidades regionais existentes, o TCE leve pode ser classificado de acordo com o nível de consciência (pela ECGl) e pelos sinais e sintomas na admissão em:

1. TCE leve de baixo risco (a e b)
2. TCE leve de médio risco
3. TCE leve de alto risco

O primeiro grupo (1) é constituído pelos pacientes que apresentam 15 pontos na escala de coma de Glasgow à admssão (ECGla) e estão assintomáticos ou oligossintomáticos, com exame físico geral normal, sem alteração neurológica ou neuropsicológica. Os pacientes totalmente assintomáticos (a) recebem alta hospitalar com o Protocolo de Orientação ao Paciente e Familiares, não sendo necessários TC ou RX de crânio. Os pacientes do subgrupo (b) apresentam sintomas clínicos leves, tais como: cefaleia de pequena intensidade não progressiva, um episódio de vômito, vertigens, desorientação têmporo-espacial transitória, amnésia anterógrada por menos de 20 minutos ou amnésia pós-trauma sem perda da consciência. Procede-se a realização de TC de crânio. Se a TC for normal, o paciente pode receber alta hospitalar com prescrição de sintomáticos para uso domiciliar. Na indisponibilidade de tomógrafo, o RX de crânio é realizado e, caso esteja tudo normal, o paciente é mantido em observação por um período de 6 a 12h. Nesse grupo de pacientes não é necessária a avaliação da equipe neurocirúrgica.

O segundo grupo (2) é constituído pelos pacientes sintomáticos e em cuja anamnese ou exame físico observa-se qualquer um dos seguintes sintomas: mecanismo de trauma de média energia cinética (ex.: queda de altura); inconsciência transitória; intoxicação por álcool ou drogas; amnésia anterógrada persistente; amnésia pós-traumática de 2 a 4 horas; cefaleia progressiva; idade entre 40 e 60 anos; edema ou hematoma ou ferida que necessite de sutura no couro cabeludo. Esses pacientes devem realizar TC de crânio. O raio X de coluna vertebral deve ser solicitado se referirem ou apresentarem dor ao exame físico da região acometida. Os pacientes com exames radiológicos normais ficam em observação por 12h ou até cessarem os sintomas, e recebem alta com protocolo de orientação ao paciente e familiares. No caso de alterações aos exames radiológicos, os pacientes são internados e avaliados pela equipe neurocirúrgica (Tabela 34.2).

O TCE leve de alto risco (3) constitui os pacientes em ECGla 13 e 14 pontos e os pacientes com 15 pontos com um dos fatores a seguir: mecanismo de trauma com grande energia cinética (ex.: atropelamento, colisão auto x moto), desorientação têmporo-espacial persistente, amnésia pós-traumática de mais de 4 horas, vômitos persistentes, perda da consciência por 20 minutos ou até 6h, criança espancada ou hemofílica ou com prévia deficiência mental, gestante, portadores de coagulopatia ou pacientes que fazem uso de anticoagulante ou antiagregante plaquetário, sinais de fratura de base de crânio (equimose órbito-palpebral, retroauricular, fístula liquórica, otorragia), múltiplas lesões corporais e lesão facial grave. Os pacientes com fratura de crânio ao RX, mesmo se assintomáticos, são considerados de alto risco. Esses pacientes devem ser sempre submetidos à TC de crânio e receber avaliação pelo neurocirurgião. Geralmente necessitam de internação. A TC da coluna vertebral é feita se o paciente referir nucalgia, ou se ao exame físico há suspeita de lesão da coluna espinhal. Geralmente, os pacientes

com 13 e 14 pontos sem lesão intracraniana evoluem para 15 pontos e apresentam evolução neurológica favorável se o TC de crânio estiver normal. Esses pacientes também não evoluem com lesão intracraniana se realizado TC de controle[16], portanto não é necessária a sua repetição.

Os pacientes com TCE leve, que apresentam lesão encefálica na TC de crânio, são classificados como **TCE moderado**[17,18]. Esses pacientes devem ser internados para definição de conduta e repetir a TC de crânio em 6 horas. Aqueles que pioram o nível de consciência (em 3%) podem apresentar alteração da neuroimagem, portanto devem ser submetidos a uma nova TC de crânio imediatamente para conduta específica. Alguns pacientes podem se apresentar bem na internação e apresentar piora da consciência rapidamente em cerca de 3% – "Fala e Piora".

## Traumatismo moderado e grave

Aproximadamente 10% dos pacientes com TCE examinados no serviço de emergência apresentam TCE moderado com 9 a 12 pontos. Deles, 30% têm lesão intracraniana à TC na admissão e 3,8% a 10,6% necessitam de craniotomia. Cerca de 10% a 20% desses pacientes apresentam piora e entram em coma, devendo, então, ser tratados como pacientes com TCE grave, e mesmo que não necessitem obrigatoriamente de intubação orotraqueal, todas as precauções para proteção das vias aéreas devem ser tomadas em UTI[19,20]. Na admissão no serviço de emergência, antes da avaliação neurológica, deve-se obter uma história breve e tomar todas as medidas cabíveis para garantir a estabilidade cardiopulmonar[21]. A TC deve ser realizada em todos os pacientes com TCE moderado[22]. Lobato et

---

**Tabela 34.2** Tratamento do trauma craniencefálico leve.

**Definição: doente acordado com GCS 14-15**

- História
- Nome, idade, sexo, raça, ocupação
- Mecanismo de trauma
- Hora de ocorrência do trauma
- Perda de consciência imediatamente após a trauma
- Nível subsequente de consciência
- Amnésia: retrógrada, anterógrada
- Cefaléia: leve, moderada, grave
- Exame geral para excluir lesões sistêmicas
- Exame neurológico sumário
- Radiografia de coluna cervical
- A realização da CT de crânio é ideal em todos os doentes com exceção daqueles completamente assintomáticos e neurologicamente normais

**Observar ou internar no hospital** se: não há disponibilidade de CT, CT com alteração, todos os TCE penetrantes, história de perda prolongada de consciência, piora do nível de consciência, cefaléia moderada para grave, intoxicação significativa por álcool/drogas, fratura de crânio, perda de LCR: rinorréia ou otorréia, traumatismos significativos associados, falta de acompanhante confiável em casa, GCS < 15, défices focais anormais

**Alta do hospital**: o doente não apresenta nenhum dos critérios para internação, discuta a necessidade de retorno caso apareça qualquer problema, retorno ambulatorial

al.[23] publicaram que em 12% a 32% do TCE moderado pode ocorrer evolução com piora rápida da consciência para TCE grave, determinando o quadro clínico de "Fala e Piora".

A eficácia do atendimento ao paciente portador de TCE moderado e grave depende primariamente do manejo inicial no local do trauma. Episódios de hipotensão ou hipóxia no palco do acidente estão associados a um aumento considerável da morbimortalidade. Em pacientes com TCE grave, a hipotensão arterial na admissão é acompanhada de taxa de mortalidade maior que o dobro quando comparada com pacientes sem hipotensão, estimando-se em 60% e 27%, respectivamente. Assim, torna-se extremamente importante a estabilização cardiopulmonar precoce, conforme preconizado no ATLS®. Em estudo multicêntrico, evidenciou-se uma pior evolução prognóstica nos casos de TCE com hipotensão e hipóxia associados, quando comparados com cada lesão secundária isoladamente. Em pacientes hipoxêmicos, verificamos mortalidade de até 50% comparados com 14,3% dos pacientes não hipoxêmicos e TCE grave[24]. A hipóxia associada à hipotensão está associada a uma mortalidade de 75% em TCE grave[25]. A lesão cerebral, portanto, é agravada frequentemente por agressões secundárias. A evidência de outros achados sistêmicos é encontrada em até 50% nesses casos [26].

## Lesões focais intracranianas

O traumatismo cranioencefálico pode resultar em lesões intracranianas difusas ou focais, representando afecções traumatológicas gravíssimas, em parte necessitando de atendimento e conduta neurocirúrgica de emergência. As principais lesões focais de indicação cirúrgica são os hematomas extradurais (HED) os hematomas subdurais agudos (HSDA), as contusões cerebrais, os hematomas contusionais (HIP) e as lacerações cerebrais. Há ainda controvérsias referentes a quais situações precisamente apresentam indicação operatória. Existem poucas dúvidas a respeito da indicação cirúrgica de lesões com efeito expansivo em pacientes com piora neurológica. Entretanto, os critérios de indicação para pacientes com lesões pequenas são controversos, e incluem localização da lesão, tamanho, aumento de volume, desvio das estruturas da linha mediana (DLM), presença de lesões associadas, quadro clínico e neurológico e o período entre o traumatismo e o atendimento do paciente.

A conduta não cirúrgica depende da existência de infraestrutura, tais como observação constante, acesso rápido à Tomografia Computadorizada (TC), centro cirúrgico disponível e equipe neurocirúrgica de plantão[27, 28, 29].

## Conduta cirúrgica

Ross et al.[30] mostraram correlação entre o nível de consciência e o DLM, por aumento significativo no deslocamento lateral do cérebro e septo pelúcido da tábua interna do crânio no TCE agudo. O volume do hematoma considerado aqui é dado pela fórmula $V = 4/3.\pi\ (A.B.C)/2$[27] ou simplesmente ABC/2, em que A e B representam os maiores diâmetros do hematoma e C a espessura, dados pelo número de cortes tomográficos, em que a lesão é observada considerando-se que tenham sido realizados cortes de 1 cm.

Lesões supratentoriais com volume acima de 30 cm³ e infratentoriais acima de 16 cm³ tendem a ser cirúrgicas[30]. A piora neurológica de modo geral sugere que a lesão deve ser tratada cirurgicamente.

A opção pela conduta não cirúrgica requer inicialmente a existência de infraestrutura que permita observação constante, acesso rápido à TC, centro cirúrgico e equipe neurocirúrgica de plantão, de forma que uma eventual piora neurológica ou uma expansão da lesão sejam de pronto diagnosticadas e que a necessidade de abordagem cirúrgica seja constantemente reavaliada.

## Hematomas epidurais

Os HED são considerados laminares (pequenos) quando têm espessura inferior a 1 cm. Acima dessa espessura, com volume maior que 30 cm³ e DLM maior que 0,5 cm, é recomendado o tratamento cirúrgico[31,32,33]. Por se originarem geralmente de sangramento arterial, esses hematomas podem aumentar de volume rapidamente, de modo que a indicação cirúrgica rápida deve ser sempre considerada. Pelo risco de piora súbita, HED localizados na fossa média e na fossa posterior devem ser drenados mesmo quando assintomáticos ou acompanhados de outras lesões focais ou tumefação cerebral que resultam em hipertensão intracraniana[34,35] (Figura 34.1).

A conduta pode ser conservadora, porém deve-se considerar que a fase de reexpansão precoce dos HED nas primeiras 6 a 8 horas[32] e de reexpansões mais tardias após alguns dias[34], quando possuem origem venosa ou diploica, podem apresentar crescimento lento e progressivo, permitindo acompanhamento clínico e por TC.

Nos HED da fossa média do crânio, com conduta conservadora, a realização de angiografia seletiva da arté-

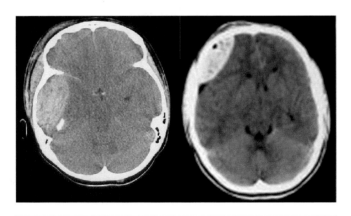

**Figura 34.1** CT de crânio com hematoma epidural.

ria carótida externa, por cateterismo, poderia diagnosticar e indicar tratamento de um aneurisma traumático da artéria meníngea média ou da fístula arteriovenosa traumática, com indicação de tratamento endovascular ou por coagulação dos vasos meníngeos após craniotomia[32]. Os HED da fossa média associados a outras lesões focais ou tumefação cerebral que aumentam o volume intracraniano devem ser operados[35].

## Hematomas subdurais

HSDA representam um tipo de lesão intracraniana com elevada morbimortalidade. Estudos realizados após a introdução do TC relatam uma incidência de HSDA entre 12% e 29% em doentes internados com TCE grave[36, 37] (Figura 34.2). A mortalidade dos pacientes admitidos em coma situa-se entre 57% e 68%, mesmo naqueles submetidos a tratamento cirúrgico[38]. Zumkeller et al.[39], em estudo realizado com 174 pacientes com HSDA, revelou uma taxa de mortalidade de 10% em doentes com hematoma de espessura Inferior a 10 mm, e de 90% em doentes com hematomas de espessura maior que 30 mm. Em outro estudo foi encontrada uma relação significativa entre DLM e recuperação funcional em 200 pacientes[40].

A decisão de tratamento conservador versus cirúrgico em HSDA é influenciada pela pontuação da Escala de Coma de Glasgow e por parâmetros tomográficos, tais como DLM, espessura e volume do hematoma e patência de cisternas basais. HSDA laminares (espessura < 1 cm) com DLM inferior a 5 mm, volume inferior a 30 cm³ quando supratentoriais, ou 16 cm³ quando infratentoriais e cisternas basais patentes podem ter conduta conservadora. Quando localizados na fossa média ou posterior em pacientes com 14 ou 15 pontos na ECGla que piorem clinicamente ou TC revelando aumento de volume, eles devem ser submetidos a cirurgia, principalmente se associado a tumefação cerebral hemisférica (TCH)[28].

Os casos de tratamento cirúrgico indicando o tempo decorrido do momento da lesão para a cirurgia parece

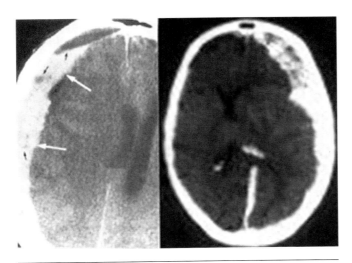

**Figura 34.2** CT de Hematoma subdural.

ocupar um importante papel para a recuperação funcional e sobrevida desses pacientes. Seeling et al[36].descrevem um estudo com 82 pacientes comatosos com HSDA, no qual verificou-se uma taxa de mortalidade de 30% nos pacientes operados no prazo de até 4 horas após a lesão e 90% de mortalidade em doentes que foram operados mais de 4 horas após a lesão.

## Contusão cerebral

A conduta quando há contusão cerebral depende de vários fatores, sendo a lesão de indicação cirúrgica a mais controversa. Por haver risco de descompensação súbita – quando localizada na fossa média ou na fossa posterior com hidrocefalia –, é mais indicado que seja drenada por craniotomia, mesmo quando assintomática. Em outras localizações, com DLM inferior a 5 mm, com volume abaixo de 30 cm³ quando supratentoriais, ou 16 cm³ quando infratentoriais e com cisternas basais patentes, pode haver conduta conservadora. A conduta conservadora inicial também pode ser tomada mesmo quando a lesão se localiza em áreas eloquentes que poderão trazer morbidade, porém a indicação cirúrgica é necessária quando apresentam aumento significativo de volume em controles radiológicos ou quando ocorre piora clínica[28].

Os hematomas contusionais localizados profundamente na substância branca ou putaminais também podem ter conduta conservadora ou cirúrgica, dependendo do quadro clínico, volume e DLM. Quando possuem indicação cirúrgica, a técnica pode ser microcirurgia por craniotomia ou aspiração com cânula estereotáxica[41].

## Lesões difusas intracranianas

As lesões cerebrais difusas são classificadas em concussão leve, moderada (ou clássica), grave e lesão axonal difusa (LAD)[42]. A concussão leve engloba os casos com distúrbios neurológicos completamente reversíveis, sem perda da consciência, e pode ser dividida em três subgrupos. O primeiro deles é constituído por pacientes que apresentam confusão e desorientação temporoespacial, sem amnésia e com duração de segundos. No segundo subgrupo, os pacientes desenvolvem amnésia retrógrada de cinco a dez minutos. No terceiro, eles desenvolvem amnésia retrógrada e pós-traumática.

**A concussão clássica** implica na perda da consciência com duração de até 6 horas, sempre acompanhada por algum grau de amnésia retrógrada e pós-traumática. A duração da amnésia pós-traumática tem valor prognóstico quanto à gravidade do trauma. Os pacientes com concussão podem evoluir com cefaleia persistente em 79% dos casos, amnésia pós-traumática em 59% e 34% não retornam ao trabalho[43].

LAD é o termo utilizado para descrever o paciente que fica em coma por TCE durante um período de mais de seis horas, porém o coma não pode ser secundário à lesão expansiva ou isquêmica. Pode ser leve, moderado e grave[24]

A TC na LAD pode revelar lesões hemorrágicas pequenas, situadas nas regiões frontal, cortical e parietal anterior, superior, uni ou bilateral, caracterizando lesões denominadas contusão de cisalhamento (*gliding contusions*) ou frontal subcortical, periventricular e corpo caloso, geralmente no joelho ou esplênio, nos núcleos da base, no tálamo e na porção dorso lateral do mesencéfalo uni ou bilateral[44]. Nos pacientes em que a TC não mostra as lesões da LAD, quer pelas pequenas dimensões, quer pela localização, está indicada a RM por espectroscopia e difusão, a qual possui grande sensibilidade para determinar a presença de lesões anatômicas bem definidas por imagem de hipersinal ao nível do esplênio do corpo caloso[45].

Na prática médica, observamos que a lesão difusa tipo II de Marshall (descrita a seguir) pode existir em pacientes com TCE leve. Pacientes com LAD podem apresentar de forma associada hemorragia subaracnoidea traumática (HSAT), HSDA e contusão cerebral, por apresentarem mecanismos de trauma semelhantes. Nos casos de HSAT (hemorragia subaracnoidea traumática), pode-se realizar o Doppler transcraniano (DTC), com a finalidade de diagnosticar vasoespasmo, hiperemia e até mesmo sugerir aumento da PIC, otimizando a conduta terapêutica

## Classificação Radiológica das Lesões Difusas

A presença de lesões encefálicas difusas é comum em pacientes com TCE grave, mas pode ser encontrada em pacientes com TCE moderado e excepcionalmente naqueles que apresentam TCE leve. As lesões intracranianas são classificadas de acordo com sua apresentação à TC[46]. (Tabela 34.3)

A classificação de Marshall permite também a identificação precoce de pacientes com alto risco de HIC e per-

### Tabela 34.2 Classificação tomográfica de marshall.

**Injúria tipo I** – nenhuma patologia visível na TC

**Injúria tipo II** – cisternas visíveis com desvio da linha média de 0 – 5 mm e ou lesões de densidade presentes. Lesão mista maior que 25 cc pode incluir fragmentos ósseos ou corpos estranhos.

**Injúria tipo III** – cisternas basais comprimidas ou ausentes, com desvio de linha média de 0 a 5 mm (swelling), sem lesões de densidade alta ou mistas maior que 25 cc.

**Injúria tipo IV** – desvio de linha média maior que 5 mm, ausência de lesões de densidade alta ou mista maiores de 25 CC.

**Injúria tipo V** – qualquer lesão cirurgicamente evacuada, porém subdividimos entre HSD, HED e HIC.

**Injúria tipo VI** – lesão de densidade alta ou mista maior de 25 CC não cirurgicamente evacuada

**Injúria tipo VII** – lesão de tronco cerebral

mite ao neurocirurgião a opção de intervenção precoce. As lesões difusas tipo III e IV, pela semelhança da gravidade clínica, bem como das lesões hemorrágicas, podem ser consideradas como grupo único para efeito da conduta a ser tomada. A TC permitiu a identificação da TCD em pacientes com TCE pela redução no espaço de LCR, com cisternas mesencefálicas comprimidas ou ausentes ou ventrículos pequenos, na ausência de outras patologias intracranianas. A tumefação cerebral pode ocorrer tanto associada à lesão focal como à LAD. A tumefação cerebral aguda pode se sobrepor à LAD. Embora não ocorra em todos os casos de LAD, a tumefação pode adicionar efeitos deletérios à lesão primária e causar HIC. As tumefações de início agudo são mais comumente associadas a traumatismos difusos graves, enquanto que a tumefação tardia pode se associar a quadros mais leves. A LAD e a tumefação, apesar de poderem estar associadas, constituem grupos distintos de lesões cerebrais que têm resultados e mecanismos fisiopatológicos diferentes.

A lesão difusa tipo IV de Marshall pode ser isolada, mas está frequentemente associada a hematomas subdurais laminares. Apesar de incomum, pode também estar associada a outras lesões focais intracranianas com hematoma epidural ou contusão cerebral.

Um estudo recente que avaliou os achados tomográficos correlacionando-os com o prognóstico em 6 meses identificou que as lesões tipo III, tipo IV e o hematoma subdural agudo são os que apresentam pior evolução[47].

Ao avaliarmos uma TC de crânio de um paciente severamente acometido, devemos estar atentos a alguns fatores que se correlacionam com o prognóstico. Toutant et al.[47] relatam a importância da ausência das cisternas basais para predizer a evolução dos pacientes, havendo relação entre a aparência das cisternas na primeira TC e a determinação do prognóstico. No TCE grave, a taxa de mortalidade em caso de cisternas basais ausentes é de 77%. Nos casos de cisternas comprimidas é de 39% e, nas normais, de 22%. O estado da cisterna basal na TC é um fator crítico para a determinação do risco de elevação da PIC. Assim, a ausência ou compressão das cisternas é associada a risco de HIC. Aproximadamente 75% dos pacientes com ausência das cisternas e 55% com compressão das mesmas tinham um aumento precoce e mantido da PIC maior que 30 mm Hg. A mortalidade nessas circunstâncias é de 57%.

A craniectomia descompressiva no paciente com lesão difusa é indicada nos casos de hipertensão intracraniana refratária ao tratamento clínico quando associada à tumefação hemisférica > 5,4 mm e após exérese de hematomas extracerebrais, quando o DLM possui 3 mm a mais do que a espessura do hematoma.

## Considerações finais

O tratamento do paciente com TCE envolve aspectos complexos, tais como tempo de trauma, situação clínica do doente e achados tomográficos. É de fundamental importância aos médicos que atuam em unidades de emergência o encaminhamento precoce desses pacientes para serviços especializados. Lesões focais com menores dimensões e lesões difusas representam ainda um grande desafio ao neurocirurgião no referente à definição da melhor conduta a ser tomada.

## Referências bibliográficas

1. Kelly DF, Doberstein C, Becker DP. General principles of head injury management. In: Narajan RK, Wilberger JE, Povlishok JT, editors. Neurotrauma. New York: McGraw-Hill; 1996. p71-101.
2. Kelly DF, Nikas DL, Becker DP. Diagnosis and treatment of moderate and severe head injury in adults. In: Youmans JR, editor. Neurological Surgery. 4ª ed. Pennsylvania: WB Saunders; 1996.p1618-1718.
3. Rimel RW, Giordani B, Barth JT, et al. Moderate head injury: completing the clinical spectrum of brain trauma. Neurosurgery; 11(3):344-51, 1982.
4. Kraus J, Nourjah P: The epidemiology of mild head injury. In Levin HS, Eisenberg HM, Benton AL (eds): Mild Head Injury. Oxford University Press, New York,1989, pp 8-22.
5. Kraus J, Nourjah P, The epidemiology of mild, uncomplicated brain injury. J Trauma 28:1637-1643, 1988
6. Stiell IG, Wells GA, Vandemheen K, et al. Variation in ED use of computed tomography for patients with minor head injury. Ann Emerg Med 30:14-22, 1997
7. Valadka AB, Narayan RK. Emergency room management of the head injured patient. In: Narayan RK, Wilberger JE, Povlishok JT. Neurotrauma, McGraw-Hill, New York, 1996, pp119-135
8. Andrade AF, Manreza LA, Giudicissi Filho M, Miura FK. Normas de atendimento ao paciente com traumatismo cranioencefálico" SONESP (ed) Temas Atuais de Neurocirurgia 2, 1996.
9. Masters SJ, McClean PM, Arcarese JS, et al. Skull X-ray examinations after head trauma. N Engl J Med. 316:84, 1987.
10. Mendelow AD, Teasdale G, Jennet B, Bryden J, Hessett C, Murray G. Risks of intracranial haematoma in head injured adults. Br Med J. 287:1173-1176, 1983.
11. Hsiang T. High-risk mild head injury. J Neurosurgery. 87:234-238, 1997
12. Smits M, Dippel DW, de Haan GG, et al. External validation of the Canadian CT Head Rule and the New Orleans Criteria for CT scanning in patients with minor head injury. JAMA 28;294(12):1519-25, 2005.
13. Stiell IG, Clement CM, Rowe BH, et al. Comparison of the Canadian CT Head Rule and the New Orleans Criteria in patients with minor head injury. JAMA 28;294(12):1511-8, 2005.
14. Smits M, Dippel DW, Steyerberg EW, et al. Predicting intracranial traumatic findings on computed tomography in patients with minor head injury: the CHIP prediction rule. Ann Intern Med. 20;146(6):397-405, 2007.
15. af Geijerstam JL, Oredsson S, Britton M. OCTOPUS Study Investigators. Medical outcome after immediate computed tomography or admission for observation in patients with mild head injury: randomised controlled trial. BMJ 2; 333(7566):465, 2006.
16. Stein SC, Ross SE. The value of computed tomographic scan in patients with low-risk head injuries. Neurosurgery 26:638-40, 1990.
17. Williams DH, Levin HS, Eisenberg HM. Mild Head Injury Classification. Neurosurgery 27(3): 422-428, 1990.
18. de Andrade AF, Marino R, Ciquini O, Figueiredo EG, Machado AG. Guidelines for neurosurgical trauma in Brazil. World J Surg. 25(9):1186-201, 2001.
19. Stein SC, Ross SE. Moderate head injury: a guide to initial management. J neurosurg 1992, 77:562-4.
20. Andrade AF. Considerações sobre a classificação do traumatismo craniencefálico leve e monitoração da pressão intracraniana no traumatismo craniencefálico moderado e grave. Tese Livre Docência – Faculdade de Medicina da Universidade de São Paulo, 2005. 346
21. Andrade AF, Ciquini Jr. O, Figueiredo EG, Brock RS, Marino Jr R. Diretrizes do atendimento ao paciente com traumatismo cranioencefálico". Arquivos Brasileiros de Neurocirurgia 1999; 18:131-176.
22. Mchugh GS, Engel DC, Butcher I, et all. Prognostic value of secondary insults in traumatic brain injury: results from the IMPACT study. J Neurotrauma 2007; 24(2): 287-93
23. Lobato RD, Sarabia R, Cordobes F, Rivas JJ, Adrados A, Cabrera A. Posttraumatic cerebral hemispheric swelling. J Neurosurg. 1988; 68:417-23.
24. tocchetti N, Furlan A, Volta F. Hypoxemia and arterial hypotension at the accident scene in head injury. J Trauma 1996; 40:764-767.
25. Becker DP, Miller JD, Ward JD, Greenberg RP, Young HF, Sakalas R. The outcome from severe head injury with early diagnosis and intensive management. J Neurosurg. 1977; 47:491-502.
26. Ghajar J, Brennan C. Acute Care. In: Marion DW, ed. Traumatic brain injury. New York: Stuttgart, Thieme; 1999. 215-21.
27. Bowers S, Marshall L. Outcome in 200 consecutive cases of severe head injury treated in San Diego County: A prospective analysis. Neurosurgery, 1980;6:237–242.
28. Andrade AF, Marino Jr R, Miura FK, Carvalhaes CC, Taricco MA, Lazaro ZS, Rodrigues Jr JC. Projeto Diretrizes da Associação Médica Brasileira e Conselho Federal de Medicina. Diagnóstico e Conduta no Paciente com Traumatismo Craniencefálico Moderado, Grave e Situações Especiais. 2002. p. 371-418.
29. Ross DA, Olsen WL, Ross AM. Brain shift level of consciousness and restauration of consciousness in patients with acute intracranial hematoma. J Neurosurg. 1989; 71:498-502.
30. Andrade AF, Marino Jr R, Miura FK. Preliminary experience with decompressive ventriculostomy by continuous ventricular cerebrospinal fluid drainage in postraumatic diffuse brain swelling. J Neurotrauma. 2002; 19(10):1381
31. Paiva WS, Amorim RLO, Andrade AF, Marino Junior R. Contusões cerebrais devido a trauma craniencefálico: princípios fisiopatológicos e conduta. J. bras. Med 1996;91(2):11-18.
32. Stein SC, Spettell C, Young G, Ross SE. Limitations of neurological assessment in mild head injury. Brain Injury. 1993; 7:425-30.

33. Bullock MR, Chesnut R, Ghajar J, et al. Surgical management of acute epidural hematomas. Neurosurgery. 2006;58(3 Suppl):S7-15.

34. Andrade AF, Figueiredo EG, Caldas JG, Paiva WS, Amorim RLO, Teixeira MJ. Vascular lesion in Small Epidural Hematoma. Neurosurgery. 2008; 62(2):E312-318

35. Cucciniello B, Martellotta N, Nigro D, Citro E. Conservative management of extradural haematomas. Acta Neurochir (Wien) 1993; 120:47–52.

36. Amorim RLO, Paiva WS, Andrade AF, Marino Junior R. Hipertensão intracraniana. J bras Med. 1996; 90(4):30-36.

37. Andrade AF, Paiva WS, Amorim RLO, Pogetti RS, Marino Jr R. Proteção cerebral no TCE. In: RS Pogetti; D Birolini; B Fiontes. (Org.). Cirurgia do Trauma: Guanabara Koogan, 2004. p 849-94.

38. Seelig J, Becker D, Miller J, Greenberg R, Ward J, Choi S. Traumatic acute subdural hematoma: Major mortality reduction in comatose patients treated within four hours. N Engl J Med. 1981; 304:1511–1518.

39. Servadei F, Nasi M, Cremonini A, Giuliani G, Cenni P, Nanni A. Importance of a reliable admission Glasgow Coma Scale score for determining the need for evacuation of post-traumatic subdural hematomas: A prospective study of 65 patients. J Trauma. 1998; 44:868–873.

40. Hatashita S, Koga N, Hosaka Y, Takagi S. Acute subdural hematoma: Severity of injury, surgical intervention, and mortality. Neurol Med Chir (Tokyo). 1993; 33:13–18.

41. Zumkeller M, Behrmann R, Heissler H, Dietz H. Computed tomographic criteria and survival rate for patients with acute subdural hematoma. Neurosurgery 1996; 39:708–712.

42. Gennarelli TA. Cerebral concussion and diffuse brain injuries. In: Cooper PR, editor. Head Injury. 3ª ed. Baltimore: Williams & Wilkins; 1993. 137-58.

43. Mendelow AD, Teasdale G, Jennet B, Bryden J, Hessett C, Murray G. Risks of intracranial haematoma in head injured adults. Br Med J 1983; 287:1173-1176.

44. Cecil KM, Hills EC, Sandel ME, Smith DH, McIntosh TK, Mannon LJ. Proton magnetic resonance spectroscopy for detection of axonal injury in the splenium of the corpus callosum of brain-injured patients. J Neurosurg. 1998;88:795-801.

45. Marshall LF, Marshall SB, Klauber MR. A new clasification of head injury based on computerized tomography. J Neurosurg. 1991; 75:S14-S20

46. Maas AI, Steyerberg EW, Butcher I, et al. Prognostic value of computerized tomography scan characteristics in traumatic brain injury: results from the IMPACT study. J Neurotrauma. 2007;24(2):303-14

47. Toutant S, Klauber M, Marshall L. Absent or compressed basal cisterns on first CT scan: Ominous predictors of outcome in severe head injury. J Neurosurg. 1984; 61:691-4.

Roger Schmidt Brock ▪ Wellingson Silva Paiva ▪ Almir Ferreira de Andrade

# Traumatismo Raquimedular

## Introdução

As emergências relacionadas com lesões traumáticas da medula espinhal e da coluna vertebral necessitam de grande atenção diante do dramático quadro clínico acompanhado de suas repercussões sociais e econômicas geradas para o paciente e para a sociedade. Estas lesões devem ser reconhecidas precocemente para que o diagnóstico possa ser imediatamente confirmado e o seu tratamento instituído, evitando que a perda de função se torne permanente. Os dados mais importantes para a suspeição de uma emergência raquimedular vêm da história e do exame clínico. O plantonista deve estar atento para os "sinais de alerta" que são dados da história e do exame clinico, os quais contribuem para o diagnóstico de uma doença emergencial subjacente.

Os exames laboratoriais e radiológicos simples podem contribuir. A tomografia computadorizada e a Ressonância Magnética da coluna vertebral podem definir a anatomia, apresentando, contudo elevados custos e alto índice de falso-positivo. Nos casos complexos e duvidosos o paciente deve ser referido para um serviço com neurocirurgião ou ortopedista especializado em doenças da coluna vertebral. Neste capítulo discutimos a conduta em pacientes com traumatismo raquimedular da cena do acidente, os mecanismos de trauma, o atendimento especializado e as principais síndromes clínicas.

## Epidemiologia

A epidemiologia da lesão medular vem sendo exaustivamente estudada nas últimas três décadas. De acordo com levantamento nacional realizado pelo autor, as fraturas da coluna vertebral são diagnósticos frequentes na maioria dos serviços de emergência. Ocorrem aproximadamente 60 a 70 casos para cada 100.000 habitantes por ano e 10% desses pacientes apresentam déficit neurológico. Referente a lesão medular, estima-se em mais de 11 mil vítimas anualmente, acometendo 9 homens para cada mulher. A média de idade das vítimas é de 30,4±15,5 anos. O coeficiente de incidência de lesão medular no Brasil é de 71 novos casos por milhão de habitantes. A região nordeste apresentou um incidência de 91 casos, seguida pelo centro-oeste com 79 casos e a região Sudeste com 71 registrados. As regiões Norte e Sul apresentam as mais baixas incidências com 49 e 38 casos por milhão respectivamente. Em cada região, as causas mais frequentes são os acidentes de trânsitos, seguidos de mergulhos, quedas e perfurações por arma de fogo.

O mecanismo destas lesões em sua maioria é a fratura e luxação, decorrentes de trauma de alta energia. No idoso, podemos ter fratura e luxação da coluna cervical por hiperextensão. Metade das lesões ocorrem na coluna cervical, um sexto na região torácica e um terço na região lombo-sacra. O trauma é a causa mais comum da síndrome de transecção da medular espinhal. Abaixo do nível da lesão, o paciente perde a motricidade, a sensibilidade, os reflexos autonômicos (inclusive os esfincterianos). Uma hemisecção da medula (Síndrome de Brown-Sequard) é rara e normalmente associada a lesão penetrante por projétil ou faca. Esta lesão é caracterizada por perda ipsilateral da função motora e propriocepção e perda contralateral da sensibilidade para a dor e temperatura.

## Atendimento inicial

O atendimento do paciente com traumatismo espinal passa por três fases: Atendimento pré-hopitalar, avaliação e tratamento final.

A suspeita e o reconhecimento da lesão espinal é de grande importância para o tratamento adequado devendo ser preferencialmente realizada pelas equipes de atendimento no palco do acidente, devendo ser realizado por pessoal paramédico adequadamente treinado para a retirada do indivíduo em bloco do local do acidente Um paciente com suspeita de lesão espinal deve ser colocado em prancha rígida para transporte em posição neutra e imobilização cervical. A imobilização cervical é obtida através de colar, ou então de colchões de areia e sua cabeça fixada na maca através de fita adesiva. Todo e qualquer movimento da coluna espinal deve ser evitado até que uma avaliação completa da mesma seja realizada pelo médico na sala de emergência.

Traumatismo craniano, intoxicação etílica e lesões multissistêmicas são fatores de atraso no diagnóstico das lesões de espinais.

O primeiro objetivo na avaliação do paciente com traumatismo espinal consiste em certificar-se da presença de lesões associadas. Estudos mostram a concomitância de lesões associadas em 47% dos pacientes com traumatismos da coluna espinal; 26% com traumatismo craniano; 24% trauma torácico e 23 % com lesões de ossos longos. Lesões abdominais e fraturas da coluna lombar frequentemente coexistem.

Deve-se atentar para as medidas de Suporte Avançado de Vida como preconizado pela Academia Americana de Cirurgiões (ATLS®), com controle das vias aéreas, oxigenação e estabilização hemodinâmica. Em pacientes com deficits neurológicos, avaliação de lesão abdominal concomitante deve ser realizada imediatamente.

Assim que possível deve-se obter uma história detalhada do mecanismo de trauma, devendo-se atentar para dois grupos de pacientes: aqueles com historia de queda de altura e aqueles com lesões causados por cinto de segurança. Há associação frequente de lesões por flexão-distração e lesões de vísceras ocas em pacientes com lesões provocadas por cinto de segurança. Abrasão da parede abdominal deve ser atentada como sinal indicativo de lesão. Indivíduos com queda de altura normalmente apresentam lesões em hiperflexão na região toraco-lombar, associada a fraturas de pelve e membros inferiores. 26% das fraturas sacrais e 8% das fraturas pélvicas estão associadas a fraturas espinais, com 10 a 20% de mortalidade relacionada a traumatismo pélvico fechado.

Se a lesão medular for em nível torácico, o paciente pode entrar em fadiga respiratória por perda do controle central da musculatura acessória da respiração, abaixo do nível da lesão. Se a lesão for em nível cervical, a fadiga respiratória ocorrerá por perda do controle de toda a musculatura acessória. Lesões acima de C4 implicam em perda de controle diafragmático e necessidade de ventilação assistida.

Outro aspecto relevante é o choque neurogênico e o diagnóstico diferencial com choque hipovolêmico. Isto porque o choque medular, que é a perda de todas as funções neurológicas abaixo do nível lesado, leva a plegia flácida e ausência de atividade reflexa, inclusive do sistema nervoso autônomo. O choque medular dura cerca de 48 horas. Nesta condição ocorre hipotensão com bradicardia e é essencial a adequada avaliação no paciente traumatizado.

O exame físico da coluna espinal deve ser iniciado pela inspeção dorsal. Abrasões ou contusões cutâneas devem ser atentadas. Desvios das curvas fisiológicas, espasmos musculares e retificações da coluna ou escolioses devem ser anotados. Dor à palpação e hematomas, deformidades como gibas e espaçamento dos processos espinhosos devem ser valorizados.

O segundo objetivo é avaliar a presença de déficit neurológico. Um exame neurológico atento e bem documentado na admissão hospitalar e mandatório. Se a informação estiver incompleta ou não confiável e houver variação dos déficits durante uma reavaliação, fica difícil a determinação da evolução do quadro. A avaliação neurológica deve ser realizada de acordo com as orientações da Associação Americana de Lesões Espinais (ASIA) (Figura 35.1) ou a classificação de Frankel. É importante a avaliação do da sensibilidade e do tônus retal uma vez que determina se a lesão é completa ou não, com grandes repercussões prognósticas. O exame do reflexo bulbo-cavernoso também é importante para a determinação da fase de choque medular que pode durar até 24 a 48hs.

Na avaliação são examinados os componentes motor e sensitivo separadamente e os dados obtidos são lançados na folha de avaliação (Figura 35.1). A avaliação sensitiva é feita com a avaliação de cada dermátomo assinalado com estimulação com agulha e toque leve. Para as áreas insensíveis atribui-se nota zero, para as áreas com sensibilidade comprometida nota um e para as áreas com sensibilidade normal nota dois e para as áreas impossíveis de serem testadas atribuí-se uma marca NT. Os valores obtidos são somados e recebem a denominação de índice sensitivo. A avaliação motora é feita pela pesquisa da força múculo-chave:

- Eleva o cotovelo até o nível do ombro- Deltóide- C5
- Flexiona o antebraço- Bíceps- C6
- Estende o antebraço- Tríceps- C7
- Flexiona o punho e os dedos- C8
- Abre e estende os dedos- T1
- Flexiona o quadril- Ileopsoas- L2
- Estende o joelho- Quadriceps- L3
- Flexiona dorsalmente o tornozelo- Tibial anterior L4
- Flexiona plantarmente o tornozelo- Gastrocnêmio, S1

A pesquisa de força muscular é feita com atribuição de notas: 0) paralisia total, 1) contração visível ou palpável; 2) movimento ativo sem oposição à força de gravidade; 3) movimento ativo contra a força da gravidade; 4) movimento ativo contra alguma resistência; 5) movimento ativo contra grande resistência; NT- não testado.

## Padronização da Classificação Neurológica da Lesão Medular

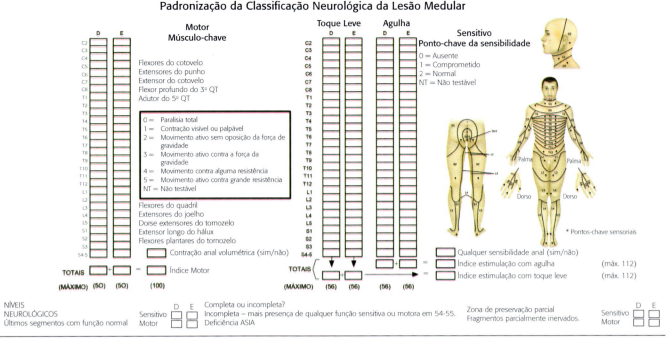

**Figura 35.1** Padrão internacional para a Classificação neurológica e Funcional das lesões da medula espinhal, ASIA-ISCS.

# Diagnóstico por imagem

Atualmente o cirurgião de coluna pode se beneficiar da associação de seu exame clinico cuidadoso com modernos exames radiológicos. O uso de radiografias simples (RX), tomografia computadorizada (TC) e ressonância magnética (RM) vêm se alterando de acordo com a maior disponibilidade, qualidade, tempo de aquisição e processamento de imagem.

No paciente consciente sem déficits neurológicos a necessidade de exames é guiada por sinais e sintomas clínicos. A ausência de dor exclui a presença de lesão. Na suspeita clínica de lesão espinal realiza-se RX simples, quando possível incluído filme em posição ortostática para demonstrar a perda da integridade da banda de tensão posterior sob carga axial. Áreas suspeitas devem ser posteriormente investigadas com TC de alta definição. O paciente deve permanecer imobilizado para realização da radiografia simples da coluna cervical. Toda coluna deve ser visualizada (de C1 a T1). Este exame detectará 88% de todas as fraturas cervicais. O restante poderá requerer incidências especiais. As fraturas de visualização mais difícil são as fraturas do odontóide e da transição C7/T1 podendo necessitar de complementação por tomografia computadorizada.

Realizam-se incidências de frente e perfil para todos os segmentos da coluna e, para as primeiras duas vértebras cervicais, acrescenta-se a incidência transoral.

Há uma tendência crescente de realização de TC de tórax, abdômen e pelve nos pacientes politraumatizados para a exclusão de lesões viscerais antes que a avaliação formal da coluna espinal seja realizada, permitindo uma visualização rápida de toda coluna espinal.

Pacientes portadores de déficit neurológico são candidatos a realização da ressonância magnética para estudo da lesão medular e eventual deformidade do canal vertebral, podendo aferir o diagnostico de lesões ligamentares. Lee e cols[9] relataram que a RM com sequência pesada em T2 com supressão de gordura é um método de alta sensibilidade, especificidade e acurácia na avaliação da integridade do complexo ligamentar posterior.

Deve-se lembrar que o paciente com traumatismo da coluna tóraco-lombar é um paciente passível de ter outras lesões associadas e que a insistência na realização de avaliação completa de imagem, no atendimento inicial, pode comprometer o atendimento às demais lesões.

# Síndromes medulares

Na vigência da lesão medular, são encontrados com frequência, alguns padrões característicos de lesão neurológica, que são:

- **Síndrome central da medula**: desproporção entre a perda de força motora nas extremidades superiores, que é muito mais acentuada, que nas extremidades inferiores e sensibilidade afetada somente no nível da lesão
- **Lesão completa**: funções sensitivas e motoras ausentes abaixo do nível lesado
- **Lesão incompleta**: há alguma função sensitiva ou motora abaixo do nível lesado
- **Síndrome de Brown-Sequard**: hemissecção da medula com motricidade diminuída ipsilateral e diminuição da sensibilidade contralateral à lesão
- **Síndrome anterior da medula**: paraplegia e dissociação da perda sensorial, com perda de sensibilidade à dor e a temperatura

- **Síndrome da cauda equina ou do cone medular**: perda da motricidade dos membros inferiores, perda do controle esfincteriano e anestesia perianal (em sela).

## Tratamento

**Os pacientes com déficits neurológicos com menos de oito horas do trauma devem** ser tratados inicialmente com uma dose inicial de metilprednisolona (30mg/kg na primeira hora), seguida de 5,4mg/kg/h em infusão venosa nas próximas 23 horas. A metilprednisolona administrada dentro das primeiras oito horas da lesão parece melhorar a recuperação neurológica desses pacientes, comparado com o placebo, como foi demonstrado pelo estudo de Bracken e cols[2]. Atualmente esta conduta vem sendo revista e hoje é colocada mais como uma sugestão do que como recomendação pelas principais instituições.

## Coluna cervical

A redução da deformidade ou da luxação cervical é um ponto crítico. Estas luxações são reduzidas através da tração. Após a fixação do Halo ou do Trator de Gardner no crânio, utilizamos peso equivalente á 10% do peso corporal para início do alinhamento. Fazemos acompanhamento radiológico, sequencial ou fluoroscópico de horário até confirmar o realinhamento. Se com este procedimento observarmos um afastamento dos processos espinhosos. Deduzimos que ha também ruptura do sistema ligamentar posterior. Nestes casos há risco de uma tração exagerada com agravamento neurológico. O exame neurológico e o controle radiológico deve ser realizado a cada vez que se colocar mais peso. Na maioria dos casos o realinhamento é obtido com 15% do peso corporal. Alguns casos com embricamento de facetas podem requerer até 50% do peso corporal. Se a redução não for obtida, indica-se o procedimento cirúrgico. Como regra geral, nós não realizamos qualquer manipulação e a maioria das reduções da fraturas são obtidas através de métodos fechados. Nossa inclinação é realizar o procedimento de estabilização tardiamente, quando o estado geral do indivíduo estiver estabilizado, geralmente após a primeira ou segunda semana da lesão.

Quando se obtém um bom alinhamento com a tração, a complementação do diagnóstico por imagem pode ser realizado posteriormente, quando o estado geral do paciente e o estado neurológico se estabilizarem. Se a tração falha em obter um bom alinhamento, ou se há piora neurológica, a complementação imediata do estudo está indicada. A tomografia computadorizada é realizada em intervalos de 3 mm, o que nos proporciona informações detalhada da lesão óssea da coluna. Reconstruções tridimensionais podem ajudar na análise. A vantagem deste estudo é que ele pode ser realizado com o paciente em tração. A visualização de tecidos não ósseos dentro do canal pode ser feita através da sua associação com mielografia. Para a realização da ressonância magnética o sistema de tração deve ser confeccionado de material compatível. Estudos radiológicos dinâmicos em flexão e extensão, po-

dem ser indicados em situações muito específicas. Não se recomenda sua realização em pacientes que apresentem déficit neurológico ou alterações radiológicas graves. Esses pacientes devem ser incluídos no grupo de portadores de fraturas instáveis e submetidos á estabilização da coluna seja por métodos externos ou internos.

Os cuidados subsequentes são focalizados no sentido de promover a melhor recuperação neurológica possível e permitir a cicatrização das estruturas ligamentares e ósseas da coluna, visando estabilidade sem dor ou deformidade. Para se obter essa meta, é necessário uma descompressão do tecido neural, e uma fixação que proporcione a fusão. Os exames neuroradiológicos serão imprescindíveis para a decisão, visto que com eles se pode detectar compressões residuais em raízes ou na medula por tecido ósseo ou mesmo tecido discal/ligamentar. Estas deformidades podem não se alinhar satisfatoriamente com a tração. Nestes casos, a descompressão do tecido neural e estabilização da coluna deve ser feita por método cirúrgico. O retorno de um nível ou dois níveis radiculares abaixo da lesão é muito comum nestes casos e pode ocorrer entre 6 a 8 meses após a lesão, sendo significativo na reabilitação dos pacientes portadores de lesão cervical.

O momento de se realizar a descompressão cirúrgica tem sido extensivamente estudado e discutido. No presente, ainda não existem estudos confirmando que a intervenção cirúrgica precoce tem valor. Mesmo nos pacientes que estão piorando sem que haja evidente compressão ou desalinhamento do canal, a indicação cirúrgica é questionável. Se houver indicação para cirurgia, em nossa opinião, o procedimento deve ser realizado tardiamente de forma a permitir a estabilização das funções vitais e neurológicas. Isto ocorre geralmente após cinco dias da lesão. Procedimentos, que visem o tratamento da instabilidade, podem ser indicados ainda mais tardiamente.

A instabilidade da coluna pode ser diagnosticada com base no tipo de fratura. Para esta análise, dividimos a coluna cervical em duas partes: a coluna cervical alta, que inclui o occipcio, C1 e C2 e a coluna cervical baixa que inclui os segmentos de C3 a C7.

As fraturas do côndilo occipital podem ser consequência de uma compressão axial, geralmente associada a um traumatismo de crânio. O impacto sobre os côndilos podem levar a uma fratura que é estável e requer apenas um colar cervical. As fraturas em avulsão do ligamento alar e condilares, podem estar associados a instabilidade e requerem imobilização em Halo-veste ou mesmo fixação cirúrgica occípito-cervical.

Lesões de C1 (atlas), incluem fraturas isoladas do arco posterior e/ou anterior, como a fratura de Jefferson. O tratamento inicial pode ser feito através de tração/ redução e fixação em Halo-veste. Caso se confirme a associação com ruptura do ligamento transverso, o paciente necessitará de uma fixação posterior de C1-C2. Rupturas traumáticas do ligamento transverso resultam em instabilidade atlanto-axial. Em adultos, a distância máxima e normal entre o odontóide e o arco anterior de C1 deve ser igual ou menor que 3 mm. Em criança abaixo dos 12 anos de idade esta distância pode chegar a 5 mm. Lesões que permitem um distanciamento maior do que este, são instáveis e necessitam fixação e fusão posterior de C1-C2. Na Tabela 35.1 podemos ver os critérios de pontuação para a conduta conservadora ou cirúrgica nas fraturas isoladas do atlas e na Figura 35.1 podemos ver a conduta nas fraturas combinadas de C1-C2 (Tabela 35.1) (Figura 35.2).

As fraturas do odontóide são classificadas em tipo 1, 2 e 3, dependendo da sua localização. As fraturas tipo 1 são raras e correspondem a avulsões da ponta do odontóide e são tratadas com colar cervical. As fraturas do tipo 2 são as mais comum e correspondem a lesão na base do odontóide. Podem ser tratada com tração/redução e fixação em Halo-veste. Em nossa experiência, 50% dos pacientes requerem tratamento cirúrgico, sendo que 25% é feita inicialmente por dificuldades na redução e 25% tardiamente por pseudoartrose. Fatores associados com essa pseudoartrose incluem o espaçamento de mais de 4 mm entre os polos da fratura, o deslocamento posterior irredutível e idade acima de 50 anos. A alta incidência de cirurgia tem justificado tratamento cirúrgico inicial em todos os pacientes portadores de fraturas tipo 2. A técnica de escolha, pela simplicidade e baixa complicação é a fixação e fusão posterior de C1/C2. As fraturas tipo 3 envolvem o corpo de C2 e evoluem com consolidação com imobilização externa realizada por um colar de Filadélfia. Na Figura 35.3 podemos verificar as condutas nas fraturas de odontóide do tipo II.

**FRATURAS COMBINADAS DE C1-C2**

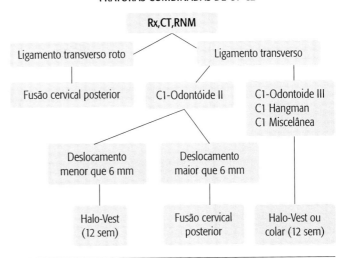

**Figura 35.2** Conduta na lesão combinada de C1-C2.

Lesões de C2/C3 são frequentes. Na sua maioria, ocorrem em hiper-extensão e resultam na fratura da pars inter-articularis de C2. Essas lesões podem ser tratadas com imobilização externa tipo colar de Filadélfia. Se a força traumática for mais intensa, poderá haver uma ruptura dos ligamentos entre C1/C2/C3, causando uma fratura de Hangman instável (Figura 35.3). A redução pode ser obtida através de uma órtese em extensão por 8 a 12 semanas. Como a fratura leva a uma ampliação do canal vertebral, uma deformidade a esse nível pode ser admitida sem qualquer consequência neurológica.

As fraturas em explosão geralmente resultam de uma compressão no vértex da cabeça associado a forças de flexão. Causam ruptura múltipla do corpo vertebral, e eventualmente retropulsão óssea para dentro do canal. Essas lesões geralmente associam a lesões do ligamento longitudinal posterior e a fraturas de lâminas e facetas. Se

**Tabela 35.1** Conduta na fratura isolada do atlas.

| Mecanismo trauma | Característica | Pontos |
| --- | --- | --- |
| Compressão | Angulação Lat. < 15° | 1 |
| | Explosão | 1 |
| Translação/rotação | | 3 |
| Distração | | 4 |
| **Lesão neurológica** | **Característica** | **Pontos** |
| Nehuma | | 0 |
| Raiz Nervosa | | 2 |
| Medular/cone medular | Incompleta | 3 |
| | Completa | 2 |
| Cauda Equina | | 3 |
| **Complexo ligamentar posterior** | **Característica** | **Pontos** |
| Intacto | | 0 |
| Suspeita de lesão/ Indeterminada | | 2 |
| Lesionado | | 3 |
| Tratamento conservador 0 – 3 | Tratamento conservador/ou cirurgico – 4 | Cirurgico ≥ 5 |

**FRATURAS DO ODONTOIDE II**

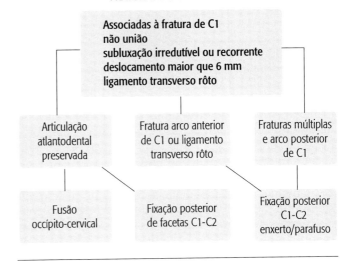

**Figura 35.3** Conduta na fratura de odontóide do tipo II.

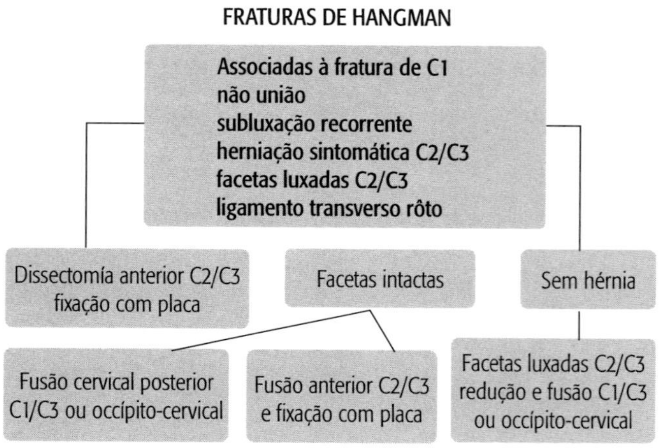

## FRATURAS DE HANGMAN

Associadas à fratura de C1
não união
subluxação recorrente
herniação sintomática C2/C3
facetas luxadas C2/C3
ligamento transverso rôto

Dissectomía anterior C2/C3 fixação com placa

Facetas intactas

Sem hérnia

Fusão cervical posterior C1/C3 ou occípito-cervical

Fusão anterior C2/C3 e fixação com placa

Facetas luxadas C2/C3 redução e fusão C1/C3 ou occípito-cervical

**Figura 35.4** Conduta na fratura tipo Hangman.

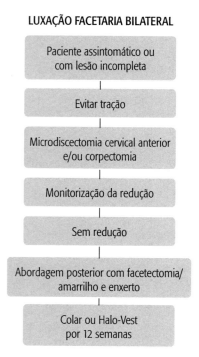

## LUXAÇÃO FACETARIA BILATERAL

Paciente assintomático ou com lesão incompleta

Evitar tração

Microdiscectomia cervical anterior e/ou corpectomia

Monitorização da redução

Sem redução

Abordagem posterior com facetectomia/ amarrilho e enxerto

Colar ou Halo-Vest por 12 semanas

**Figura 35.5** Conduta na luxação facetária bilateral cervical.

a descompressão neural é mantida e não existe instabilidade posterior, a maioria das fraturas vão se consolidar com sucesso apenas com o Halo-veste ou colar. Se houver apenas explosão com projeção óssea dentro do canal, a abordagem será apenas anterior, com corpectomia e interposição de enxerto. Se houver associação com ruptura grave do sistema ligamentar posterior deve-se associar um segundo tempo cirúrgico para realizar o reforço do sistema ligamentar por via posterior. Nossa preferência é utilizar amarrilhas e associar enxerto ósseo.

As fraturas e luxações facetarias geralmente ocorrem por movimento de flexão/translação. Este embricamento facetário pode ser unilateral em 25% dos casos e em 50% dos casos bilateral (Figura 35.4). As lesões bilaterais geralmente podem ser reduzidas com tração. Pode requerer um reforço cirúrgico do sistema ligamentar posterior. Isto também pode ser obtido com amarrilha e utilização de enxerto. Os pacientes que se apresentam sem déficit neurológico, a tração/redução fechada pode ser traumática e arriscada. Pode resultar na compressão medular/radicular por fragmento discal. Por esse motivo, preferimos uma abordagem inicial anterior com microdiscectomia, preparo da superfície da vértebra para fusão e num segundo tempo, uma abordagem posterior com redução e fixação por amarilha e também utilização de enxertos. Este procedimento por estar indicado em pacientes que apresentem déficit parcial ou total nas primeiras horas do trauma. Nos embricamentos unilaterais, há controvérsia quanto a indicação do procedimento cirúrgico. A maioria dos autores considera esta lesão estável. Realizamos a redução posterior e fixação pela técnica já descrita quando há comprometimento radicular.

As fraturas em extensão da coluna cervical ocorrem em indivíduos mais idosos, que apresentam canal estreito adquirido ou congênito. Geralmente se apresentam com quadro de lesão centro-medular. A medula é comprimida entre o osteófito anterior e o ligamento flavo posterior que se dobra e aumenta de volume no momento da hiperextensão. Raramente ocorrem fraturas. A recuperação

neurológica é muito boa neste grupo. Recomenda-se eventualmente a imobilização externa ou uma tração suave por 5 ou 10 dias seguido de imobilização e colar de Filadélfia por 4 semanas. O tratamento cirúrgico para a descompressão do canal pode ser necessário em metade dos casos e pode ser e não deve ser realizado na fase aguda.

## Coluna Tóraco-Lombar

Referente as fraturas da coluna toraco-lombar, ocorrem no Brasil a cada ano mais de 10.000 casos de fraturas da coluna torácica, lombar e sacra sendo que metade estão associadas a déficit neurológico. Apesar deste grande número de casos o seu tratamento não está padronizado.

A unidade básica da coluna lombar consiste de 2 vértebras intactas e um disco intervertebral, duas articulações posteriores e seus ligamentos. Vários trabalhos têm analisado a aplicação de vetores que levam à instabilidade. Mais de 50% das fraturas se localizam entre T11/L2 sendo a maioria entre T12/L1. Isto ocorre devido à modificação abrupta da anatomia entre um segmento rígido (dorsal) e um excessivamente móvel (lombar). O diâmetro e a altura do corpo vertebral aumenta á medida que aproxima do sacro o que torna a coluna progressivamente mais resistente. Isto explica também porque a maioria das fraturas desta região ocorre na porção mais alta da coluna lombar. As facetas articulares desta região estão orientadas em um plano sagital, não suportam peso, mas resistem aos movimentos de rotação.

As fraturas da coluna sacral são raras e geralmente associadas a lesões na pelvis.

Os traumas podem ser divididos em diretos ou indiretos. Nos traumas diretos ocorrem mais fraturas do que luxações com maior incidência de déficit neurológico. Nos traumas indiretos como, na queda de altura em posição sentada com flexão aguda, ocorrem mais luxações que fraturas. O termo instabilidade é aplicado quando existem fragmentos ósseos móveis que colocam em risco a estrutura neural durante o período de cicatrização. Estabilidade significa uma relação sem risco entre a coluna e o seu conteúdo. A instabilidade aguda ocorre se a função neurológica está em risco nos primeiros dias da lesão e a crônica pode ocorrer ao longo de meses ou anos. O trauma aplicado à coluna pode ser angular (flexão, extensão, inclinação lateral e torção com inclinação) ou não angular (compressão, distração, rotação).

A classificação destas fraturas deve delinear a morfologia da lesão, o mecanismo da lesão e a presença ou não de instabilidade óssea. Nicoll, 1949, foi quem primeiro classificou as lesões espinais em estáveis e instáveis. Holdsworth, 1963 e 1970, reconheceu a importância do mecanismo de trauma, classificando as lesões em cinco categorias, indicando a importância do complexo ligamentar posterior para a estabilidade. Whitesides, 1977, reorganizou a classificação mecanicista definindo o conceito das duas colunas.

Denis[3], considerou a parte posterior da coluna anterior como sendo a estrutura chave para a estabilidade, pelo menos no que diz respeito à flexão, dividindo o conceito original da coluna anterior em duas colunas, introduzindo a coluna média como sendo representada pelas estruturas que deveriam ser rompidas em conjunto com o complexo ligamentar posterior para gerar instabilidade aguda. Na Figura 35.6, podemos verificar as colunas anterior, média e posterior e na Figura 35.6 os tipos de deslocamento das vértebras.

A classificação de Denis[3] juntamente com a classificação de Mageri e cols[11] (Classificação da AO) são as duas classificações em uso vigente comum. O sistema de Denis baseado no conceito das três colunas se tornou, após sua introdução, conceito quase universal, persistindo desta

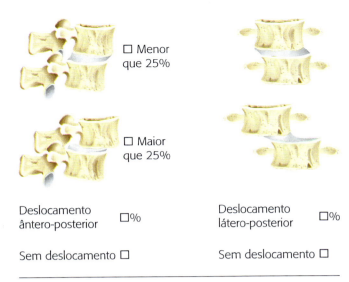

□ Menor que 25%

□ Maior que 25%

Deslocamento ântero-posterior □%

Deslocamento látero-posterior □%

Sem deslocamento □

Sem deslocamento □

**Figura 35.7** Deslocamento látero-lateral, antero-posterior da vértebra.

forma em algumas regiões. Ela divide as principais lesões da coluna espinal em 4 categorias: compressão, explosão, "seat-belt-type" (lesão do cinto de segurança) e fratura-deslocamento. A vantagem do sistema de Denis é usar de termos descritivos familiares, tornando-a de fácil memorização, apresentando porem varias desvantagens. A coluna média na qual é baseada trata-se mais de um conceito, do que de uma estrutura anatômica, consistindo do ligamento longitudinal posterior e da porção posterior do corpo vertebral e do anulo fibroso. Enquanto alguns estudos confirmam sua importância em determinar a estabilidade espinal, outros defendem como sendo a integridade dos elementos posteriores o fator primordial. A classificação de Denis não apresenta padrão de incremento de gravidade dentro ou entre os grupos, diminuindo seu valor em colaborar para decisões no tratamento ou definir prognostico.

A classificação proposta pela AO (Mageri, 1994) é hierarquizada e baseada em uma gradação alfanumérica. Baseia-se primordialmente nas características pato-morfológicas das lesões, sendo baseada em apenas duas colunas, a anterior resistente a compressão composta pelo corpo vertebral e os elementos posteriores resistentes a tensão. As categorias são agrupadas de acordo com uma uniformidade pato-morfológica. As três categorias principais (os três tipos) são nomeados por letras (A-C) refletindo grau de gravidade da lesão e indicando tratamento.

- **Tipo A:** que é causada por compressão do corpo vertebral,
- **Tipo B:** que é causada por tração da estrutura posterior, os elementos posteriores ou ambos
- **Tipo C:** que é a ruptura da estrutura anterior, posterior, com evidência de rotação.

Este sistema permite uma descrição precisa da fratura, com ênfase nas lesões ligamentares e também nas

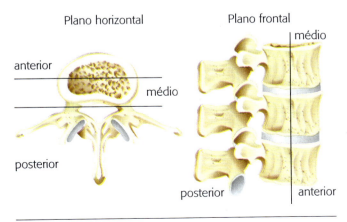

Plano horizontal

Plano frontal

médio

anterior

médio

posterior

posterior

anterior

**Figura 35.6** Compartimentos de lesão óssea ou ligamentar.

forças que causaram o trauma. A classificação da fratura permite uma orientação precisa quanto ao tratamento. Por este motivo nos detivemos até aqui em rever as classificações mais comuns e propor objetivamente um método visual para a sua identificação. Grande parte dos desencontros, no que se refere ao tratamento deste pacientes, está relacionado com a falta de compreensão dos mecanismos básicos envolvidos em cada caso e a não utilização de uma classificação adequada para as fraturas.

Mais recentemente Vaccaro e cols[15] propuseram uma nova classificação baseada em alguns conceitos defendidos pala classificação da AO, valorizando o mecanismo da lesão, porém estabelecendo um sistema de pontos com a finalidade de orientar a terapêutica. O Escore de Gravidade do Traumatismo Tóraco-lombar (Thoracolumbar Injury Severity Score (TLISS)) avalia a importância da morfologia da lesão, a integridade do complexo ligamentar posterior e o status neurológico.

De acordo com o tipo de lesão à mesma pode ser pontuada da seguinte maneira: um ponto para lesões compressivas, com um ponto adicional para fraturas tipo explosão ou para angulamentos laterais maiores que 15°; três pontos para lesões rotacionais com translação e quatro pontos para lesões com distração. O pior grau de lesão é utilizado e os demais mecanismos de lesão são aditivos devendo ser adicionados ao resultado final. A ruptura do ligamento longitudinal posterior avaliado através de RM é pontuado com dois pontos quando suspeito ou indeterminado e três pontos quando lesado. Pacientes com o ligamento longitudinal posterior intacto não são graduados.

Quanto à avaliação neurológica, Vaccaro e cols[15] pontuam de forma diferente quando do acometimento radicular (dois pontos); cone medular ou medula espinal (três pontos incompleta e 2 pontos completa) ou acometimento da cauda equina (três pontos).

Com base nesta classificação, Vaccaro e cols[15] indicam que a somatória dos pontos de três ou menos deve sugerir tratamento conservador não cirúrgico, entre quatro e 5 pontos tanto o tratamento conservador quanto o cirúrgico estariam adequados e pacientes com mais de cinco pontos deveriam ser submetidos a tratamento cirúrgico.

O TLISS é uma classificação recentemente introduzida, projetada para simplificar a classificação das lesões tóraco-lombares e facilitar a decisão do tratamento. Os cirurgiões concordaram com a recomendação do tratamento fornecida pelo TLISS em 96.4% das vezes.

A maioria dos pacientes portadores de fratura da coluna tóraco-lombar é jovem e do sexo masculino. Na coluna tóraco-lombar, a medula, o cone medular e a cauda equina ocupam o canal e a presença de todos estes elementos explica a variação do quadro clínico encontrado nestes pacientes e também as dificuldades quanto ao seu prognóstico. No adulto, a medula termina ao nível do corpo vertebral de L1/L2, a cauda equina se inicia em T12 o que contribui para um quadro clínico misto de lesão de primeiro e segundo neurônio com maior potencial de recuperação do que as da região cervical. A avaliação

deve incluir um exame das extremidades inferiores para a sensibilidade, força muscular, reflexos profundos e reflexo cresmasteriano e anal. A inspeção da coluna toracolombar e sacra pode demonstrar escoriações e até a gibosidade com afastamento das apófises espinhosas que caracterizam a instabilidade. Todos os sinais, quer sejam positivos ou negativos, devem ser anotados. A função do neurocirurgião junto à equipe de atendimento na admissão é de realizar um exame neurológico detalhado. O déficit do paciente deve ser graduado em uma escala ASIA/Frankel (Tabela 35.2) logo no primeiro momento. Esta classificação permitirá estudos comparativos posteriores que inclusive nortearão o tratamento a ser proposto. Devemos lembrar que a Escala de Frankel foi um dos grandes avanços dos anos 60 na avaliação dos pacientes com lesão medular, mas não leva em consideração a associação de lesão do primeiro e segundo neurônio que ocorre no trauma da transição tóraco-lombar. O seu detalhamento na Escala ASIA/Frankel, permite uma melhor análise dos resultados obtidos com o tratamento deste grupo de pacientes. Sugerimos também a utilização da Escala de Avaliação do Déficit Neurológico no Trauma Raquimedular da American Spinal Injury Association.

O paciente deve ser submetido a estudo radiológico simples da coluna e acompanhado pelo médico em seu transporte, para que não haja agravamento da lesão devido a mobilizações inadequadas. A princípio, a decisão para o tratamento cirúrgico deverá ser adiada até que o mesmo tenha condições orgânicas estáveis.

Tem-se sugerido que a maioria das cirurgias sejam realizadas ao longo da primeira ou segunda semana após o acidente e raramente, ocorre em circunstâncias emergenciais. Isso permite que o paciente se submeta a uma avaliação detalhada, que deverá incluir, além do estudo radiológico simples, o estudo tomográfico computadorizado, e eventualmente, a ressonância magnética da coluna. A presença de lesão dentro do canal ou de uma rotura ligamentar pode ser melhor avaliada na ressonância magnética do que na tomografia computadorizada ou no raio x simples. Neste

| **Tabela 35.2** Escala de Avaliação ASIA/Frankel. | |
|---|---|
| A | Lesão completa: nenhuma função motora ou sensorial está preservada abaixo do nível da lesão e nos segmentos sacrais de S4/S5 |
| B | Lesão incompleta: sensibilidade mas sem função motora preservada inclusive nos segmentos sacrais de S4/S5. |
| C | Lesão incompleta: preservação da função motora abaixo da lesão com a maioria dos músculos principais graduados em menos de 3 |
| D | Lesão incompleta: preservação da função motora abaixo da lesão com a maioria dos músculos principais graduados em mais de 3 |
| E | Normal: sem déficit neurológico -função motora e sensorial normal. |

momento o paciente poderá ter se recuperado da fase aguda do trauma. Passada a fase aguda, ele e a família terão sido preparados para os objetivos da cirurgia e as possibilidades de retorno, ou não da função neurológica perdida. Da mesma forma os exames eletrofisiológicos são utilizados quando o quadro clínico do paciente deixa alguma dúvida quanto à função, istoé se há uma lesão parcial que queremos documentar para posterior comparação, ou se existe questionamento se a lesão é completa ou incompleta. Estes exames são realizados em bases individuais. O uso transoperatório dos potenciais evocados pode ajudar também na monitoração da função neural durante a realização do procedimento cirúrgico.

O tratamento das fraturas da região toracolombar e sacral pode ser conservador e/ou cirúrgico. O conhecimento da biomecânica da coluna, da causa da lesão da coluna, associadas à presença de déficit neurológico, a avaliação radiológica, e a experiência do cirurgião em realizar o procedimento são fatores que determinam a abordagem terapêutica. Os esteróides nas primeiras 24 horas devem ser utilizados de rotina (metilpredinisolona em 30 mg em bolus e 4,5 mg por Kg/h). Quando indicado, o tratamento conservador deve incluir repouso em leito por 7 a 10 dias com uso de analgésicos, relaxantes musculares não opióides. Quando melhorar a dor, o paciente poderá sentar e caminhar utilizando um colete por 3 ou 6 meses. Eventualmente, em fraturas complexas, o paciente poderá ser mantido no leito por um período de semanas até que se sinta com segurança para iniciar a mobilização. O acompanhamento radiológico será feito a cada dois meses e após a retirada do colete em base anual para avaliação do alinhamento da coluna. A presença de cifose progressiva, dor intensa na região e o déficit neurológico progressivo pode indicar instabilidade tardia. Os princípios gerais do tratamento cirúrgico do paciente com trauma raquimedular seguem quatro objetivos básicos: 1) descompressão do sistema nervoso, medula e raízes; 2) alinhamento da coluna vertebral para permitir estabilização; 3) estabilização da coluna vertebral para permitir o apoio do paciente e reduzir a deformidade; 4) início da reabilitação, o mais precocemente possível.

Embora tenham havido relatos de sucesso com o tratamento conservador, a falta de alinhamento da coluna a presença de compressão persistente do sistema nervoso, associados a longo período de hospitalização, tem indicado o tratamento cirúrgico. Mesmo sem confirmar uma diferença quanto à recuperação neurológica, os pacientes não-instrumentados tendem a angular progressivamente a coluna nos meses seguintes à fratura, embora a observação de dor local e problemas de pele tenha sido igual, tanto nos grupos tratados cirurgicamente quanto clinicamente. Um dado é certo: o paciente tratado cirurgicamente tem reduzido significativamente o período de hospitalização e o período de reabilitação, embora não haja diferença quanto aos resultados obtidos em termos de recuperação neurológica. Apesar desta falta de consenso, com relação ao tratamento cirúrgico ou clínico destes pacientes, aqueles que apresentam fraturas estáveis e sem déficit neurológico devem ser tratados conservadoramente. Aqueles com déficit neurológico, com deformidades em angulações com mais de 30°, que apresentam partes ósseas dentro do canal com redução de mais de 50% do mesmo, devem ser submetidos a tratamento cirúrgico que deverá incluir a descompressão, o alinhamento, a estabilização e o preparo para fusão.

As opções do cirurgião incluem: 1) a abordagem anterior com vertebrectomia e enxerto do ilíaco, com ou sem instrumentação; 2) a instrumentação posterior e fusão com ou sem procedimento para descompressão, 3) uma combinação destas (1 e 2) duas opções realizadas em um só tempo ou separadas por alguns dias e 4) uma fenestração posterior para retirada de material de dentro do canal. Apesar de muitas opções, a instrumentação posterior e fusão associadas à descompressão é um procedimento seguro eficiente, relativamente mais econômico em agressão e tempo e ideal para o tratamento destas fraturas, principalmente quando a abordagem cirúrgica ocorre após a primeira semana da lesão (o que é mais frequente).

# Referências bibliográficas

1. Benzel EC: Biomechanics Of Lumbar And Lumbosacral Spine Fracture, In Rea GL, Miller CA (Eds): Spinal Trauma. Current Evaluation And Management, Park Ridge, Il: American Association Of Neurological Surgeons, P. 165-95, 1993.

2. Bracken MD, Shepard MJ, Collins WF, et al: A Randomized, Controlled Trial Of Methylprednisolone Or Naloxone In The Treatment Of Acute Spinal-Cord Injury: Results Of The Second National Acute Spinal Cord Injury Study. N. Engl J Med., V. 322, P. 1405-11, 1990.

3. Denis F: Spinal Instability As Defined By The Three-Column Spine Concept In Acute Spinal Trauma. Clin Orthop Real Res, V. 189, P. 65-76, 1984.

4. Gertzbein SD: Classification Of Thoracic And Lumbar Fractures. In: Gertzbein Sd, (Ed.) Fractures Of The Thoracic And Lumbar Spine, Baltimore: Williams & Wilkins, P. 25-57, 1992.

5. Magerl F, Harms J, Gertzbein SD, Et Al: A New Classification Of Spinal Fractures. Presented At The Societe Internationale Orhipedie Et Traumatologie Meeting, Montreal. Canada, September 9, 1990.

6. Puertas EB, Chagas JC, Mercurio R, Milani A: Fraturas Da Coluna Vertebral Na Região Toracolombar: Estudo De 36 Pacientes. Rev. Bras. Ortop., V. 26, P. 196-200, 1991.

7. Fehlings MG, Perrin RG. "The role and timing of early decompression for cervical spinal cord injury: Update with re-

view of recent clinical evidence." Injury, Int J Care Injured. 36:SB13-SB26, 2005.

8. Knightly JJ, Sonntag VKH. "Thoracolumbar fractures" in: Principles of Spine Surgery 1st ed. 919-949, 1996.

9. Lee H, Kim H, Kim D, et al. "Reliability of magnetic resonance imaging in detecting posterior ligament complex injury in thoracolumbar spinal fractures" Spine 25(16) 2079-2084, 2000

10. Linica P, Nowitzke AM. "Approach and considerations regarding the patient with spinal injury" Injury, Int J Care Injured. 36:SB2-SB12, 2005.

11. Magerl F, Aebi M, Gertzbein SD et al. "A comprehensive classification of thoracic and lumbar injuries". Eur Spine J. 3: 184-201, 1994

12. Meves E, Avanzi O. "Correlation between neurological deficit and spinal canal compromise in 198 patients with thoracolumbar and lumbar fractures." Spine 30 (7) 787-791, 2005.

13. Nockels RP, York J. "Diagnosis and management of thoracolumbar amd lumbar spine injuries" in: Youmans Neorological Surgery, 5th ed. Vol 4. 4987-5009, 2004.

14. Vacarro AR, Baron EM, SanfilippoJ, et al. "Reliability of a novel classification system for thoracolumbar injuries: the Thoracolumbar Injury Severity Score." Spine 31(11S) 62–S69, 2006

15. Vaccaro A, Kim DH, Brodke DS et al. "Diagnosis and management of thoracolumbar spine fractures." J. Bone & Joint Surj.85A (12), 2003

16. Vialle LR, Vialle E. "Thoracic spine fractures" Injury, Int J Care Injured. 36:SB65-SB72, 2005.

Dov Charles Goldenberg ▪ Wendell Fernando Uguetto

# Trauma de Face

## Introdução

O trauma, segundo dados da Organização Mundial de Saúde, acarreta mais de 16 mil mortes por dia e é a primeira causa de mortalidade de pessoas entre 11 e 40 anos. No paciente politraumatizado, a região cefálica é atingida em cerca de 60% dos casos e os ossos da face em 11%[8,9].

Vários fatores influenciam a etiologia das lesões craniomaxilofaciais, como os culturais, econômicos, sociais, religiosos e geográficos, por exemplo. Atualmente, o álcool e as drogas associadas à condução de veículos automotores e a violência urbana estão cada vez mais presentes na etiologia do trauma facial.[41]

Os acidentes de trânsito lideram as casuísticas de trauma craniomaxilofacial no mundo todo.[41] No Brasil, apesar da maior aplicação de medidas de segurança rodoviária, o que resultou em uma redução significativa do número e gravidade dos traumas relacionados ao trânsito, esse também é um grande problema de saúde pública, sendo a segunda maior causa de mortalidade entre adultos jovens.

O aumento da violência interpessoal é responsável pelo crescente número de traumas em consequência de agressão e ferimentos a tiros, que apresentam características peculiares em seus mecanismos de trauma e complicações secundárias.[6] A prática de atividades esportivas agressivas, tais como lutas marciais, lutas de rua e esportes radicais também têm aumentado as estatísticas de trauma facial. Essas mudanças, em termos etiológicos, causaram algumas modificações nos tipos mais frequentes de traumas.[7]

## Atendimento inicial

Embora muitas vezes as lesões faciais pareçam impressionantes, raramente impõem risco eminente à vida. Assim, seu atendimento inicial deve seguir os preceitos básicos preconizados pelo ATLS (Advanced Trauma Life Suport), em que lesões respiratórias, circulatórias, torácicas, abdominais e neurológicas têm total prioridade.

A avaliação das vias aéreas deve ser iniciada pela limpeza mecânica e aspiração da cavidade oral, seguida pelos procedimentos de ventilação, quando necessário.

A presença de sangue, elementos dentários ou protéticos e outros objetos devem ser imediatamente verificados, devido ao risco de obstrução das vias aéreas ou da aspiração. Nos pacientes com trauma facial, devido à possibilidade de fratura de base do crânio, a aspiração da cavidade orogástrica deve ser realizada exclusivamente através de uma abordagem oral, evitando, assim, uma eventual introdução de um cateter rígido na região intracraniana. A intubação nasotraqueal deve ser evitada, a menos que orientada por broncoscopia. É dada preferência à intubação orotraqueal, garantindo uma via aérea patente e segura. A presença de trauma cervical deve ser sempre considerada e é um fator que cria dificuldades para a manipulação das vias aéreas, devido à necessidade de imobilização do paciente. Na impossibilidade de uma intubação orotraqueal adequada, o acesso cirúrgico à via aérea deve ser realizado por meio de cricotireoidostomia na sala de emergência.

O sangramento na região craniofacial, embora frequentemente significativo, raramente ocasiona choque hipovolêmico. Exceções podem ocorrer em lesões do terço médio da face, com o comprometimento da árteria maxilar interna ou outros grandes vasos. Nesses casos, a ligadura seletiva desses vasos ou uma embolização por arteriografia podem ser necessárias. O sangramento proveniente da cavidade nasal é geralmente abundante, muitas vezes tornando necessário tamponamento nasal. Na maioria das situações clínicas, o tamponamento da cavidade nasal anterior é eficaz e suficiente para controlar o sangramento. Quando ineficaz, o tamponamento anterior é combinado com o posterior, e feito com um cateter de Foley ou retrógrado com um pacote de gaze.

O comprometimento neurológico, com rebaixamento do nível de consciência decorrente do traumatismo cranioencefálico, aumenta o risco de complicações respiratórias devido à impossibilidade de proteção e manutenção das vias aéreas e da respiração.

O trauma ocular é frequentemente associada às fraturas faciais, direta ou indiretamente.[11-13] A presença de corpos estranhos intraoculares, traumas perfurantes, hemorragia intraocular e descolamento de retina podem ocorrer. Nesses casos, a manipulação do globo ocular sem diagnóstico prévio de alterações como as mencionadas podem causar lesões iatrogênicas permanentes. Por conseguinte, é obrigatório proceder a uma avaliação oftalmológica antes da manipulação da região orbital, caso haja suspeita de lesão ocular. A presença de fraturas da região orbital também pode causar comprometimento visual, portanto devem ser diagnosticadas na sala de emergência sempre que possível.

## Avaliação e cuidados iniciais

A anamnese e a história clínica devem, se possível, ser coletadas do próprio paciente, e complementadas por meio de relatos de familiares ou testemunhas. O conhecimento do mecanismo de trauma é importante para que se preveja o tipo de lesão apresentada. A presença de vítimas fatais no local do acidente denota maior gravidade do trauma. O inquérito quanto à ingestão de álcool ou drogas, bem como a presença de outras doenças associadas, é de suma importância no manejo clínico desse paciente.

O exame clínico deve ser realizado de maneira rápida, entretanto completa. Dessa maneira, é sugerida uma avaliação padronizada da região craniofacial em sentido craniocaudal, de modo a incluir inspeção e palpação extra e intraoral da face, seguidas por uma avaliação dinâmica da mobilidade e sensibilidade facial, bem como uma avaliação detalhada da oclusão dental.[14,15]

Durante a inspeção, deve-se atentar para sangramentos, equimoses e hematomas, assimetrias, lacerações, afundamentos ou distorções da anatomia de superfície e exposição óssea ou de cartilagens.

No exame extrabucal, todo o couro cabeludo e a região frontal devem ser palpados em busca de hematomas, lacerações ou afundamentos, bem como as margens orbitais superior e inferior, para identificar degraus ósseos.

Deve-se avaliar a posição dos bulbos oculares em busca de enoftalmo, exoftalmo ou distopias verticais, uma vez que fraturas de paredes da órbita podem alterar seu volume e modificar a posição do globo ocular. A estabilidade do ligamento palpebral medial deve ser testada, pois instabilidades sugerem fratura do complexo nasoetmoidoorbitário. A motilidade ocular extrínseca e os reflexos pupilares também devem ser verificados. Na região zigomática pode haver afundamentos e parestesias no território do nervo Infraorbitário (bochecha, asa do nariz e lábio superior ipsilateral). O exame da região nasal pode demonstrar desvios e crepitações que sugerem fraturas. A presença de hematoma do septo nasal torna sua drenagem obrigatória a fim de se evitar futuras complicações como perfuração do septo. O exame das orelhas pode demonstrar lacerações, exposição de cartilagens ou hematomas, os quais devem ser drenados para se evitar posterior deformidade, conhecida como "orelha em couve-flor". A otoscopia pode demonstrar a presença de sangue ou liquor. Deformidades do contorno e da mobilidade da maxila em relação à face devem ser verificadas. A forma e o contorno mandibular devem ser avaliados, bem como a presença de crepitação ou estalido articular durante a abertura da boca. Instabilidades podem ser avaliadas por meio de tração anterior da mandíbula.

O exame bucal deve ser iniciado com questionamento sobre a situação dentária e oclusal antes do trauma. Informações sobre o tipo de oclusão anterior, tipo de mordida, dental e problemas articulares, tratamentos dentários e ortodônticos etc. devem ser obtidas. Se possível, modelos de gesso antes de trauma devem ser obtidos para o paciente. Durante o exame físico, o estado dos dentes e da mucosa, bem como a presença de feridas e exposição óssea devem ser avaliados. A presença de mobilidade dentária mandibular e maxilar deve ser verificada. A verificação da situação oclusal deve ser feita mantendo o paciente em uma posição neutra.[15,16] Alterações oclusais após o trauma facial podem levar à suspeita de fraturas específicas da maxila e da mandíbula.

A avaliação da sensibilidade facial e da mobilidade é importante para o diagnóstico de lesões nervosas, bem como avaliar os tipos específicos de trauma facial. A função da musculatura facial está diretamente relacionada à função do nervo facial, que deve ser examinado de forma sistemática e numa base de rotina em trauma facial. A função do ramo frontal do nervo facial pode ser avaliada pedindo ao paciente que eleve a região frontal e as sobrancelhas. Os ramos orbitais são avaliados por meio de fechamento palpebral forçado. Os ramos zigomáticos e bucais são testados pedindo para que o paciente sorria e movimente os lábios. O ramo inferior da mandíbula é avaliado por meio de eversão do lábio inferior, enquanto os ramos cervicais são avaliados pela contração da musculatura do platisma.

## Avaliação radiológica

A avaliação radiológica das fraturas de face é fundamental na complementação diagnóstica. Muitas vezes identifica focos de fraturas não perceptíveis no exame físico. Portanto, na atualidade, não se considera o diagnóstico completo sem a realização de exames de imagem.

Até antes do advento da Tomografia Computadorizada (TC), a radiografia simples era um dos únicos métodos disponíveis para a complementação do exame físico do paciente com fratura de face, nem sempre cursando com imagens satisfatórias. As incidências mais utilizadas são as radiografias de frente, perfil, Towne, Caldwell, Waters, Hirtz e as radiografias panorâmicas de mandíbula. Entretanto, perderam importância com o advento da Tomografia Computadorizada[17]. Exceção à radiografia panorâmica de mandíbula, que em situações específicas se mostra superior à própria TC.

As tomografias de face, nas incidências axial e coronal, são a rotina para o diagnóstico adequado das fraturas de face. Atualmente, com modernos tomógrafos helicoidais que permitem a obtenção de cortes axiais finos de até 1mm em curto espaço e tempo, a reconstrução de imagens tridimensionais pode ser facilmente executada por diversos *sofwares*, promovendo não só um diagnóstico muito mais preciso, como um melhor planejamento cirúrgico. (Figura 36.1)

## Princípios gerais de tratamento

### Ferimentos de partes moles

O traumatismo de face pode acarretar os mais diversos tipos de ferimentos de partes moles: desde pequenos ferimentos cortocontusos lineares – em que uma sutura simples é suficiente – até grandes avulsões com perdas significativas de tecidos, contaminação maciça e lesões nervosas. Qualquer que seja o tipo de lesão, é função do cirurgião plástico craniomaxilofacial repará-la com o melhor resultado final, funcional e esteticamente.

Geralmente os ferimentos são contaminados, o que faz com que seja necessária uma limpeza mecânica copiosa com irrigação abundante de soro fisiológico. Tecidos desvitalizados e necróticos devem ser desbridados, e materiais estranhos precisam ser retirados. O ferimento deve ser explorado em toda sua profundidade, a fim de que sejam detectadas possíveis lesões de vasos e nervos. A reparação nervosa pode ser postergada. Os melhores resultados para reanimação facial, entretanto, são obtidos

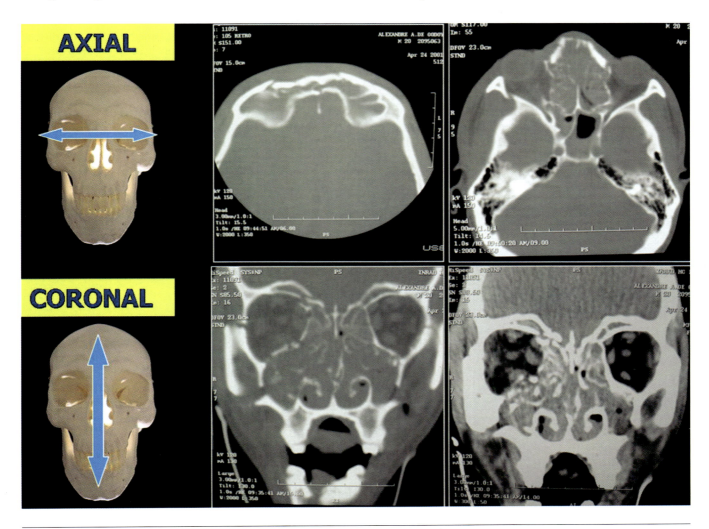

**Figura 36.1** Imagens axiais e coronais obtidas através de Tomografia Computadorizada.

quanto antes forem feitas as restaurações. A aproximação dos tecidos deve ser a mais anatômica possível, realizando-se suturas por planos com fios adequados. (Figura 36.2). Quando não for possível o reparo primário, deve-se lançar mão de outras opções, tais como enxertos ou retalhos que deverão ser realizados em momento oportuno.

## Fraturas de face

O manejo adequado das fraturas de face visa a um diagnóstico preciso, adequada exposição dos focos de fratura, obtenção de reduções tridimensionalmente anatômicas, imobilização máxima no foco de fratura e maior grau possível de liberdade de movimentos[1,2,18].

Didaticamente, os componentes ósseos da região craniofacial podem ser divididos em três terços: o *terço superior*, que engloba a região frontal e as órbitas, incluindo a região nasoetmoido-orbitária superior; o *terço médio*, que inclui o complexo ósseo zigomáticomaxilar, a região nasoetmoidal inferior e o nariz e, por fim, o *terço inferior*, cuja mandíbula é a estrutura óssea fundamental, apesar da porção do ramo ascendente e côndilo situarem-se topograficamente na transição com o terço médio.

Fraturas faciais também podem ser classificadas conforme os terços envolvidos e a complexidade das fraturas faciais. Os termos "fraturas panfaciais" e "fraturas complexas da face" se confundem muitas vezes, trazendo à tona controvérsias conceituais. É aceito pela maioria dos autores que as fraturas panfaciais seriam aquelas que acometem ao menos dois dos três terços facias. Por definição, fraturas panfaciais sempre são fraturas complexas. Por outro lado, as fraturas faciais complexas não são obrigatoriamente fraturas panfaciais. Como exemplo, fraturas cominutivas com gran-des desvios da região frontonasoetmoido-orbitrárias são classificadas como fraturas complexas da face[2,14,15,20,24,25,29].

De modo geral, os métodos de tratamento podem ser classificados conforme o tipo de redução e a situação de mobilidade dos fragmentos em tratamento não cruento ou conservador (bloqueio interdental, bloqueio intermaxilar, goteiras dentárias, reduções incruentas) e tratamento cruento ou cirúrgico (fixação semirrígida ou fixação rígida).

Nos casos de tratamento conservador, a imobilidade do foco de fratura é garantida indiretamente por um bloqueio dos movimentos faciais: nos casos de fraturas maxilares e mandibulares, por meio dos bloqueios interdentais e intermaxilares[1,20,21,25,28] ou pela própria estabilidade do foco de fratura após sua redução, nos locais onde não há solicitação muscular ao nível do foco de fratura (p.ex., fraturas do arco zigomático e orbitárias).

Quando o tratamento cirúrgico é realizado, os focos de fratura são expostos cirurgicamente e reduzidos sob visão direta[29] (Figura 36.3). Caso a imobilização do foco permita certa mobilidade do mesmo, considera-se a fixação como semirrígida (a fios de aço ou com sistemas de placas e parafusos delicados do sistema 1.6mm ou menores). Nesses casos, pode ser necessária a adição de algum outro método de contensão para a auxílio na imobilidade dos focos durante a fase de consolidação das fraturas[20,26].

Quando uma fixação rígida é obtida, não ocorre mobilidade dos focos de fratura, dispensando a utilização de métodos auxiliares de imobilização, como os bloqueios intermaxilares. Com relação aos materiais de síntese óssea, a obtenção de fixação rígida é realizada por meio da utilização de sistemas de placas e parafusos mais espessos e de maior resistência, variando de 2.0mm a 2.4mm para uso nos ossos da face[24,30].

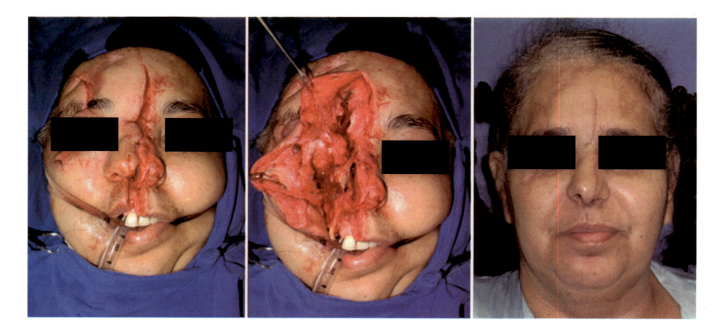

**Figura 36.2** Laceração extensa de partes moles e resultado pós-operatório final.

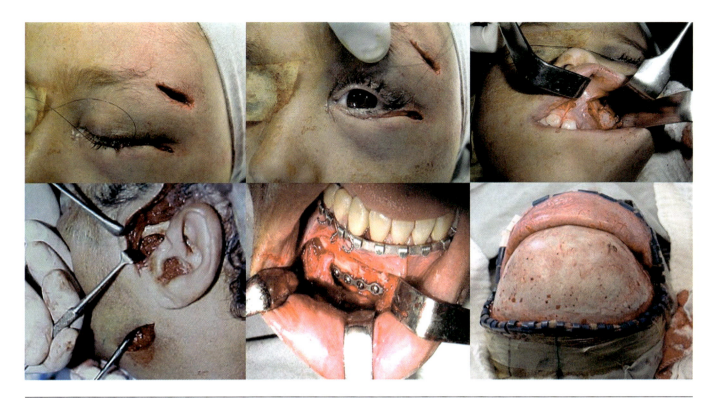

**Figura 36.3** Acessos para adequada exposição dos focos de fratura.

Os métodos de tratamento das fraturas de face têm sido aprimorados continuamente graças às inovações tecnológicas e o desenvolvimento de técnicas e materiais[19]. Desde a década de 80, vários estudos têm surgido a respeito da utilização de materiais de síntese absorvíveis. Sua utilização tem sido indicada nos traumas faciais em pacientes pediátricos, por permitirem o crescimento ósseo sem a necessidade da retirada do material de síntese, que é absorvido após hidrólise. Os componentes das placas absorvíveis disponíveis na atualidade são os ácidos poliláctico e poliglicólico, utilizados em larga escala na fabricação de fios de sutura absorvíveis.

A seguir, as fraturas dos ossos da face serão tratadas especificamente, considerando os seguintes ossos e regiões da face:

- Fraturas da região frontal;
- Fraturas da órbita;
- Fraturas nasais;
- Fraturas nasoetmoidoorbitárias;
- Fraturas da maxila;
- Fraturas do zigoma;
- Fraturas da mandíbula.

## Fratura do osso frontal

O osso frontal é o mais forte componente do esqueleto craniofacial. É constituído no adulto por um osso membranoso disposto em duas paredes e contém em seu interior o seio frontal. A parede psteroinferior limita a fossa craniana anterior e encontra-se em intimidade com a dura-máter e o seio sagital. Inferiormente o osso frontal compõe as órbitas nas suas porções superior e lateral, sendo do constituinte do rebordo orbitário superior e do teto orbitário. Lateralmente encontra-se em intimidade com o osso zigomático, constituindo a porção superior da parede lateral da órbita.

Os seios frontais são derivados do recesso frontal, porção do meato médio e das células aéreas do infundíbulo etmoidal. A aeração e o desenvolvimento deles são radiologicamente evidentes aos 5 ou 6 anos de idade e seu desenvolvimento completo se dará dos 10 aos 12 anos. Cerca de 4% da população não tem seio frontal e outros 4% a 5% possuem somente pequenas células superiores.

Por sua localização, o osso frontal está frequentemente sujeito a traumatismos causados por impactos frontais. A parede anterior óssea tem baixa resistência às forças de impacto, mas é protegida, de alguma forma, pelo contorno supraorbitário, mais proeminente e constituído por osso de alta resistência[42].

A força de impacto necessária para provocar a fratura do seio frontal é de 360Kg a 990Kg (800lb a 2200lb), o que é suficiente para provocar outras lesões no segmento cranioencefálico[43]. Dependendo da intensidade do trauma, pode haver lesão das lâminas anterior e posterior, tendo em vista que nessa última há frequente associação com lesões do sistema nervoso central, da órbita e dos seios etmoidais.[44] Lesões cranioencefálicas são observadas principalmente em crianças, pela falta de aeração de seio frontal[31]. Em crianças, fraturas do osso frontal são tratadas como fraturas cranianas, ao passo que em adultos esse fato somente ocorre nas fraturas da parede posterior do osso frontal[14,18].

Clinicamente, o paciente com fratura do osso frontal em geral apresenta afundamento frontal, dor e hematoma local. Devido à proximidade com as estruturas órbitopalpebrais e com a base do crânio, podem estar associados: perfuração do globo ocular, lesão do nervo oftálmico, lacerações palpebrais, fístulas liquóricas e pneumoencéfalo.

O diagnóstico das fraturas frontais é estabelecido com maior precisão por meio de exames tomográficos, com cortes axiais e coronais. A reconstrução tomográfica tridimensional tem demonstrado com precisão os defeitos na tábua externa. No diagnóstico das fraturas frontais alguns pontos-chave devem ser avaliados, tais como presença de fraturas combinadas das duas paredes, lesão da via de drenagem do seio frontal e traumatismo craniano associado.

A fratura isolada da parede anterior do seio frontal representa problema predominantemente de ordem estética, ao passo que fraturas que acometem a parede posterior apresentam indicação de tratamento pelo risco de lesão da dura-máter e comunicação do sistema nervoso central com o meio externo[32].

As vias de acesso para o tratamento das fraturas do osso frontal podem ser: através do ferimento, videoassistida ou de preferência através do acesso coronal, por permitir maior visualização dos focos de fratura, manipulação e tratamento do seio frontal. Nas situações de tratamento neurocirúrgico concomitante, o acesso coronal permite a abordagem em conjunto, sem prejuízos às vias de acesso neurocirúrgicas e para o tratamento das fraturas.

As fraturas simples da parede anterior do osso frontal sem afundamento não necessitam de abordagem cirúrgica, podendo ser tratadas conservadoramente. Fraturas com afundamento, exclusivas da parede anterior, são tratadas indiferentemente com a realização da redução dos fragmentos ósseos e fixação por meio de osteossínteses rígidas ou semirrigidas, com microplacas (sistemas de 1.6mm ou 1.5mm) ou fios de aço, respectivamente.

Fraturas que comprometem simultaneamente as paredes anterior e posterior do osso frontal podem ser tratadas reduzindo os fragmentos da parede posterior e anterior, ou por meio da remoção da parede posterior, realizando-se, portanto, a cranialização do seio frontal. Em ambas as situações são recomendáveis a retirada de toda a mucosa do seio frontal e a obliteração da via de drenagem do seio, de modo a isolar a região de sua comunicação com a cavidade nasal, prevenindo o risco de infecção ou crescimento de tecido mucoso e surgimento de mucoceles[32].

## Fratura de órbita

As órbitas são recessos localizados em posição intermediária aos ossos do crânio e da face e lateralmente às estruturas nasoetmoidais. São cavidades cônicas na forma de pirâmides quadrangulares, com bases voltadas anteriormente e ápices posteriomente. A órbita se relaciona superiormente com a fossa craniana superior e com o seio frontal, medialmente com as células etmoidais e seio esfenoidal, lateralmete com a fossa temporal e posteriormente com a fossa craniana média. É composta por 7 ossos: frontal, lacrimal, maxilar, zigomático, etmoidal, esfenoidal (asa maior e menor) e palatino. As margens orbitais são bastante espessas e resistentes a traumas, compostas superiomente pelo osso frontal, medialmente pelo osso lacrimal e a maxila, lateralmente pelo processo frontal do zigoma e inferiomente pela maxila e o corpo do zigoma. Didaticamente a cavidade orbital pode ser dividida em paredes superiores ou teto medial, lateral e inferior ou assoalho. As paredes mediais e o assoalho são mais finos e sujeitos a fraturas.

A asa menor do osso efenoide forma o canal óptico em que atravessam o nervo óptico e a artéria oftálmica. O recesso entre as asas maior e menor do esfenoide forma a fissura orbitária superior, por onde passam a veia oftálmica superior e os III, IV e VI pares cranianos, bem como o ramo oftálmico do nervo trigêmeo ( V par craniano). A fissura orbitária inferior é composta pela asa menor do esfenoide, maxila e osso palatino, e por ela transpassam a veia oftálmica inferior e o ramo maxilar do nervo trigêmeo.

Na órbita estão contidos, além do globo ocular, toda a musculatura ocular extrínseca, tecido adiposo, vasos e nervos. O globo ocular ocupa sua metade anterior, a qual se separa da posterior por uma lâmina de tecido fibroso chamada fáscia de Tenon.

As fraturas da órbita correspondem a cerca de 10% das fraturas faciais[1,2,7,12,13]. O quadro clínico típico é caracterizado por edema e equimose peripalpebral, podendo estar associado a sangramentos conjuntivais, enfisemas de subcutâneo e ferimentos cortocontusos da região. Nas fraturas que acometem o assoalho orbitário, a presença de falhas ósseas e represamento muscular nos traços de fratura podem acarretar a presença de enoftalmo, diplopia e encurtamento da pálpebra inferior. O acometimento de nervos é raro e, quando presente, cursa com a Síndrome da Fissura Orbitária Superior ou Síndrome do Ápice Orbitário.

Nas fraturas orbitárias por impacto direto, um mecanismo fisiológico de proteção ao globo ocular acarreta, em geral, a explosão das paredes ósseas, frequentemente a parede medial e o assoalho. Isso pode causar um desequilíbrio entre conteúdo e continente, levando ao quadro clínico de enoftalmo nas fraturas do tipo "blow-out" [1,4].

Ainda com relação aos mecanismos de trauma nas fraturas de órbita, dois tipos principais podem ser caracterizados. O primeiro, denominado "blow-out puro", caracteriza-se pelas fraturas do assoalho e parede medial na ausência de fraturas dos rebordos orbitários. É causado por traumas diretos de baixa ou média intensidade e por agentes cujo diâmetro transverso é semelhante ao diâmetro da órbita. É comum nas agressões físicas e atividades esportivas como o tênis e o beisebol. Nas fraturas da órbita que acometem os rebordos orbitários, o mecanismo da compressão do globo é somado à compressão direta das margens ósseas que podem também ser danificadas, causando fraturas de maior complexidade e com traços nas zonas de maior fragilidade óssea. Nesses casos, os mecanismos de proteção do globo ocular são menos eficientes se comparados às fraturas do tipo "blow-out puro", fundamentalmente devido à maior gravidade do trauma.

Excepcionalmente, o impacto à órbita pode levar a uma compressão óssea que cause sua redução volumétrica, num mecanismo denominado "blow-in", quando a proptose orbitária é clinicamente observada. Também nas fraturas do teto orbitário com queda dos fragmentos em direção à órbita a redução do volume orbitário é observada[1,14].

O diagnóstico das fraturas orbitárias foi extremamente facilitado pela maior disponibilidade da realização de tomografias computadorizadas nos serviços de emergência. Na fase histórica em que somente as radiografias simples estavam disponíveis, seguramente as fraturas orbitárias eram subdiagnosticadas. Atualmente, com os exames tomográficos em cortes axiais e coronais, a sensibilidade e especificidade diagnósticas atingiram níveis muito elevados, permitindo a visualização de fraturas bastante pequenas. Muitas delas dispensam a necessidade de tratamento cirúrgico, evidentemente. Os cortes coronais e as reconstruções a partir das imagens axiais finas permitem a visualização de todo o assoalho orbitário e a relação do globo ocular e musculatura extrínseca com os possíveis traços de fraturas. A reconstrução tomográfica tridimensional, ainda nos dias de hoje, não consegue demonstrar com precisão fraturas nas paredes da cavidade orbitária, entretanto se mostra bastante útil nas fraturas das margens orbitais.

Conforme o acometimento, diversas vias de acesso podem ser propostas. O principal objetivo da via de acesso é a adequada exposição do foco de fratura, permitindo apropriada redução e fixação dos fragmentos. O posicionamento das incisões deve ser o mais discreto e camuflado possível.

Para as fraturas do teto orbitário, a via de acesso coronal é a mais ampla, além de posicionar-se de maneira bastante dissimulada, exceto em pacientes calvos. Permite excelente visualização do osso frontal, cujas fraturas frequentemente se associam às do teto e do rebordo orbitário superior. Através desta via a osteossíntese é possível de maneira bastante facilitada.

A via de acesso através do supercílio pode também ser utilizada nas fraturas do teto orbitário. A exposição ao foco á mais dificultosa, bem como é maior o risco de lesão aos nervos supraorbitário e supratroclear. É muito indicada nos pequenos traços de fratura e em pacientes com calvície.

Nas fraturas da parede lateral da órbita, com acometimento da região frontozigomática, os acessos no canto lateral do supercílio ou na porção lateral do sulco palpebral superior são os preferidos, por permitirem visualização adequada e bom posicionamento da cicatriz.

As fraturas do assoalho orbitário e do rebordo inferior podem ser tratadas através de três vias de acesso básicas: o acesso transconjuntival, o acesso infraciliar e o acesso infrapalpebral. Todas essas permitem boa exposição aos focos de fratura e adequada redução e fixação. As vias infraciliar e infrapalpebral necessitam de incisões cutâneas externas, sendo a última a mais aparente das três vias. A crítica às incisões externas se concentra na presença das incisões e no risco mais elevado de retrações cicatriciais e consequente desenvolvimento de ectrópio e lagoftalmo. A via transconjuntival é tecnicamente mais arriscada pela maior manipulação da região periocular, apresentando, no entanto, as vantagens de evitar a secção e a manipulação do septo orbitário e, em teoria, menor risco de retrações palpebrais.

O acesso isolado à parede medial é mais raro e pode ser realizado por incisão curvilínea paralela à prega cantal medial ou por um acesso transcaruncular. Um especial cuidado deve ser tomado com o músculo oblíquo inferior, que se origina no assoalho anteromedial da órbita.

O tratamento propriamente dito das fraturas orbitárias é realizado por meio dos métodos de fixação semirrígida ou rígida, uma vez que não existe solicitação muscular ao nível dos focos de fratura na órbita. A fixação, realizada por meio de fios de aço ou micro placas dos sistemas 1.6mm, 1,5mm ou menores, são suficientes para a estabilização e redução das fraturas dos rebordos orbitários.

No tratamento dos defeitos do assoalho e parede medial, o ponto chave é a necessidade de reconstrução óssea. Nos casos em que a simples redução dos fragmentos garante estabilidade da fratura, não costuma ser necessária a utilização de outras técnicas de reparação. Nas fraturas do assoalho e da parede medial com defeitos de continuidade óssea, a interposição de enxertos autógenos de cartilagem ou osso ou ainda de materiais aloplásticos como o polietileno poroso (Medpor), implantes absorvíveis ou malhas metálicas de titânio podem ser necessários. Nas pequenas fraturas e na população pediátrica, a preferência atual é para a utilização de implantes reabsorvíveis. Normalmente, isso envolve o uso de um material feito de um polímero de poliláctico e ácido poliglicólico. Esses implantes são absorvidos num período de um ano ou mais.

Teoricamente, o implante deixa uma folha de tecido fibroso, permitindo suporte suficiente do globo ocular, não mostrando problemas de enoftalmia quando ele for absorvido. E em caso de outra futura fratura na mesma órbita, evita o fenômeno conhecido por "blindagem orbitária". Para defeitos de média a grandes dimensões, os autores têm como preferência a utilização dos materiais autógenos seguida do uso de implantes absorvíveis, implantes de polietileno poroso e metálicos (titânio), de preferência nessa ordem.

## Fratura de zigoma

O osso zigomático ocupa posição lateral na face e é responsável pela projeção malar. Articula-se superolateralmente com o osso frontal pelo processo frontal do zigoma, medialmente com a maxila e lateralmete com o osso temporal pelo processo temporal do zigoma ou arco zigomático. Participa da conformação das margens orbitais lateral e inferior, bem como do assoalho da órbita. Dessa maneira, com excessão das fraturas do arco zigomático, se associam com fraturas maxilares ou orbitárias.

O padrão típico da fratura de zigoma é a "fratura em quadripé", em que são acometidos os processos frontal, temporal e maxilar do zigoma e assoalho da órbita. As "fraturas em tripé" são aquelas em que não há acometimento do arco zigomático (processo temporal do zigoma). (Figura 36.4)

Clinicamente o paciente pode apresentar perda de projeção malar, assimetria facial, edema e equimose periorbitária, diplopia, enoftalmo, obliquidade da fenda palpebral, epistaxe unilateral, anestesia infraorbital (pelo acometimento do ramo infraorbitário do nervo trigêmio), trismo e limitação da abertura oral (por restrição de movimento do processo coronoide da mandíbula).

O diagnóstico é facilmente firmado pela tomografia computadorizada com cortes axiais e coronais. A incidência de Towne nas radiografias simples permite uma visualização detalhada do arco zigomático, sendo bastante útil.

No tratamento das fraturas zigomáticas, recomenda-se a fixação de pelo menos dois de três pontos de fratura, ou três de quatro pontos, nos casos de fraturas em tripé e quadripé, respectivamente, dando-se preferência às reduções a céu aberto e osteossíntese rígida. Nas fraturas do arco zigomático do tipo "galho verde" ou com pequenos desvios, o acesso de temporal de Gillies e a redução simples são opções adequadas. (Figura 36.5) Por essa via é possível a redução da fratura e a interposição de um escoramento posterior ao arco para manutenção da redução. Para tal, são descritas várias opções: a colocação de drenos de Penrose, sondas de Foley ou materiais absorvíveis, como Surgicel.

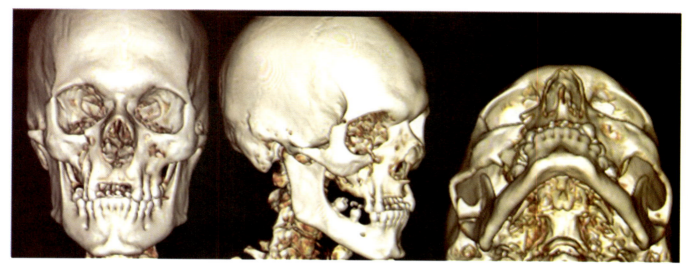

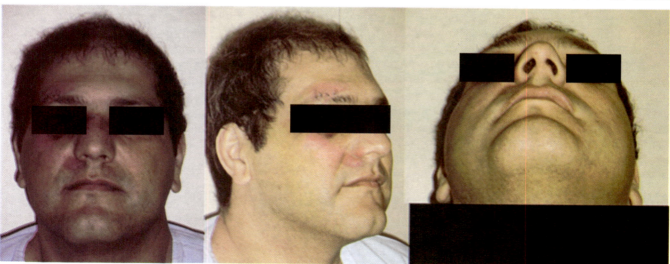

**Figura 36.4** Fratura de zigoma à direita. **Acima**, reconstrução tomográfica tridimencional demonstrando padrão em quadripé. **Abaixo**, paciente com perda de projeção malar direita e discreto enoftalmo.

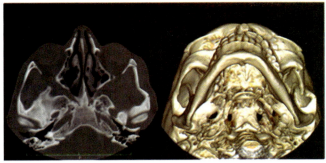

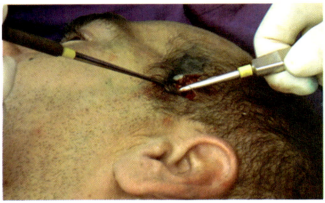

**Figura 36.5** Fratura de arco zigomatico à esquerda. **Acima**, corte sagital e reconstrução tridimensional de TC. **Abaixo**, via de acesso e redução da fratura.

## Fraturas nasais

A fratura nasal é a mais comum dentre os ossos da face. O nariz é composto pelos ossos nasais, cartilagens e septo. As cartilagens laterais superiores (triangulares) conectam-se ao septo e ao osso nasal e dão projeção ao dorso. As cartilagens laterais inferiores (alares) dão suporte e sustentação à ponta nasal. O septo é formado por uma porção cartilaginosa, mais anterior, e pelo vômer e a lâmina perpendicular do osso etmoide posteriormente.

Clinicamente o paciente pode apresentar dor, edema, crepitação local, desvio nasal e epistaxe. O diagnóstico radiológico pode ser adequadamente realizado através das radiografias de frente, perfil e posição de Waters. Casos duvidosos podem ser esclarecidos após a realização de exames tomográficos.

Fraturas nasais devem ser tratadas precocemente. Até cerca de 5 a 7 dias após o trauma, a redução das fraturas se faz de maneira similar à realizada no momento do trauma. O edema que se inicia nas primeiras horas após o trauma pode dificultar a mensuração precisa de desvios nasais, motivo pelo qual certos profissionais preferem aguardar de 2 a 3 dias para indicar o tratamento.

A grande maioria das fraturas nasais é passível de redução incruenta ou por instrumentação endonasal, sem a necessidade de acesso cirúrgico direto ao foco de fratura.

Após o bloqueio anestésico locorregional ou a anestesia geral, os fragmentos ósseos são adequadamente reposicionados e mantidos nessa situação por meio da associação de tamponamento nasal e molde externo, gessado ou plástico.

Durante a redução das fraturas nasais é fundamental a avaliação da presença de hematoma ou desvios septais e seu pronto tratamento.

## Fraturas naso-órbitoetmoidais

A região naso-órbitoetmoidal é compreendida pelo nariz, processo frontal da maxila, osso lacrimal, paredes mediais da órbita e células etmoidais. Fraturas naso-órbitoetmoidais geralmente são causadas por trauma de alto impacto no sentido anteroposterior, acarretando impactação de todo o arcabouço osteocartilaginoso nasal em direção à base do crânio. Isso causa não apenas a fratura dos ossos nasais com diminuição das células etmoidais, mas também fraturas das paredes orbitárias, lesão da lâmina crivosa do etmoide e eventual fratura da fossa craniana anterior e da base do crânio. (Figura 36.6)

O quadro clínico é típico, caracterizado por hematomas periorbitários (olhos de guaxinim), telecanto traumático, epífora, enoftalmo, afundamento do dorso nasal, elevação da ponta nasal e encurtamento da columela. Por se tratar de traumatismos de maior intesidade, frequentemente encontram-se associados à presença de ferimentos cortocontusos na região e traumatismo cranioencefálico. Pela proximidade com a lâmina cribiforme, não raramente estão associados a fístulas liquóricas.

Para uma complementação diagnóstica, a tomografia computadorizada é obrigatória. Os cortes axiais e coronais permitem a precisa identificação e localização dos focos de fratura, auxiliando na programação terapêutica.

As fraturas naso-orbitoetmoidais são classificadas, segundo Manson, conforme o grau de cominuição das fraturas e a relação dos fragmentos ósseos com o tendão cantal medial, importante parâmetro na manutenção anatômica da região.

Nas fraturas naso-orbitoetmoidais, o tratamento cirúrgico é de maior complexidade. Reduções incruentas isoladas são raramente indicadas, pela falta de estabilidade obtida. A redução endonasal, em alguns casos, associada à passagem de fios de aço transnasais para suporte e fixação dos cantos mediais, pode ser uma opção para a manutenção da estabilidade da redução. Entretanto, a redução da cirurgia a céu aberto, através de via coronal ou local, se mostra mais eficiente e melhor do ponto de vista de estabilidade após a redução das fraturas. A fixação do arcabouço ósseo nasal em geral se faz através de osteossínteses rígidas ou semirrígidas na região frontal. O tratamento das deformidades nasais e orbitárias deve ser instituído no momento da redução das fraturas, tais como o tratamento do telecanto e de fraturas da órbita com enoftalmo.

## Fratura de maxila

A maxila, localizada no terço médio da face, apresenta uma arquitetura peculiar, composta por pilares estruturais, responsáveis pela resistência e sustentação da face

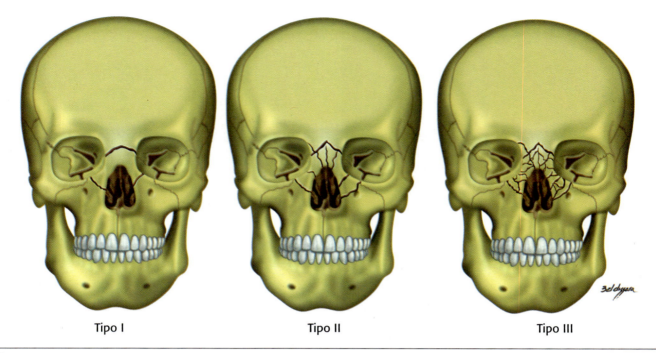

| Tipo I | Tipo II | Tipo III |

**Figura 35.6** Classificação das fraturas Naso-orbito-etmoidais segundo Markowitz.

e zonas de menor resistência que compõem as paredes dos seios maxilares. O corpo da maxila propriamente dito situa-se em sua porção basal. A maxila relaciona-se com os diversos ossos faciais através dos pilares de sustentação da face, que se dividem em quatro processos: o processo frontal da maxila, o processo zigomático, o processo palatino e o processo alveolar. O pilar medial de sustentação é composto pelo processo frontal e palatino, enquanto o pilar lateral é o próprio processo zigomático, associado ao zigoma e ao processo alveolar. (Figura 36.7)

Classicamente, as fraturas da maxila são classificadas com base nos estudos de René Le Fort (1902), que definiu padrões típicos dos traços de fratura ocorridos na maxila conforme a intensidade do impacto. Dessa forma, classificam-se as fraturas em LeFort tipo I, II e III. (Figura 36.8)

As fraturas LeFort I (ou transversas ou fraturas de Guerin) são caracterizadas por se iniciar ao nível da margem inferior da abertura piriforme, dirigindo-se lateralmente e em sentido transverso através dos pilares mediais, parede anterior e posterior do seio maxilar, pilar lateral da maxila, parede lateral do seio maxilar e processo pterigopalatino.

As fraturas tipo LeFort II (ou piramidais) acometem a maxila de modo a realizar uma separação do bloco constituído pelo seu processo frontal, parede medial da órbita, assoalho orbitário, margem orbitária inferior, processo zigomático no sentido oblíquo e processo pterigopalatino do restante do esqueleto facial.

Nas fraturas tipo LeFort III, observa-se disjunção craniofacial propriamente dita, por meio da separação do esqueleto facial do crânio ao nível da porção média das órbitas e da região etmoidal.

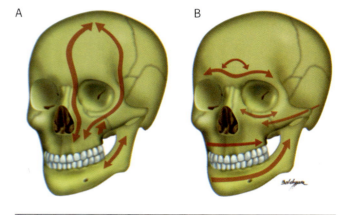

**Figura 36.7** Pilares de sustentação da face **A.** Verticais, **B.** Horizontais.

Logicamente, os mecanismos de trauma que ocorrem na atualidade causam lesões ósseas bastante diversas, tratando-se na maioria dos casos de combinações desses padrões de fraturas, historicamente definidos por LeFort.

O quadro clínico nas fraturas maxilares varia conforme a intensidade do trauma. Frequentemente estão presentes: edema na região de bochecha e infraorbitária, parestesia na região do nervo infraorbitário, dor à movimentação da boca e desoclusão. Sangramentos nasais com frequência estão associados às lesões do pilar medial.

O diagnóstico radiológico das fraturas maxilares pode ser feito nas radiografias simples em incidências de frente, Waters e Caldwell, porém é frequente a sobreposição de imagens e artefatos técnicos.

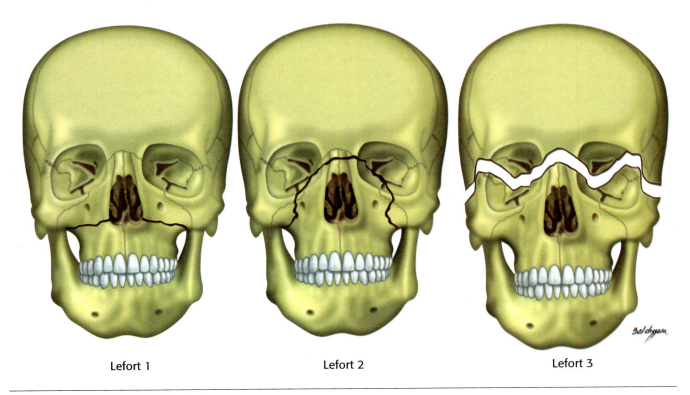

Lefort 1      Lefort 2      Lefort 3

**Figura 36.8** Classificação das Fraturas de Maxila segundo Lê Fort.

Os cortes axiais e coronais obtidos nas tomografias de face fornecem as imagens mais precisas, podendo ser associadas a outras incidências e reconstruções computadorizadas.

Nos cortes axiais é possível a avaliação precisa de toda a arcada dentária superior, processo alveolar, corpo maxilar, palato, paredes do seio maxilar e região pterigoidea. As imagens coronais ilustram as relações da maxila com a órbita, a região nasal e a zigomática, facilitando a visualização dos pilares de sustentação da face.

O tratamento das fraturas maxilares implica estabilidade no foco de fratura. Reduções instáveis podem causar alterações oclusais, perda da relação vertical da maxila e, eventualmente, consolidações incompletas e pseudoartrose.

Inúmeros autores sugerem a redução incruenta das fraturas simples da maxila, como nos casos de fraturas de pilares isolados ou de tipo LeFort I unilaterais.

É preferência dos autores a redução a céu aberto e a fixação rígida dessas fraturas, excetuando-se os pacientes na faixa etária pediátrica, em que a conduta conservadora tem maior espaço.

A via de acesso para a osteossíntese é preferencialmente intraoral do tipo Caldwell-Luc, e o procedimento é realizado por meio de miniplacas (2.0mm) ou microplacas (1.6mm) de titânio, com parafusos correspondentes posicionados sobre os processos zigomático e frontal, os quais constituem os pilares de sustentação vertical da face.

Nas grandes cominuições maxilares há a opção das suspensões, realizadas com fios de aço. Nesse procedimento, mantém-se a redução das fraturas por meio de suspensões maxilares fixas à primeira região cranialmente

estável, que na maior parte das vezes é o zigoma ou a parede lateral da órbita, ao nível da região frontozigomática.

Ainda, nas grandes perdas ósseas, recomenda-se a enxertia óssea autógena para a substituição dos pilares de sustentação maxilar.

## Fraturas da mandíbula

A suspeita clínica de fraturas mandibulares se dá por meio de sinais e sintomas frequentemente presentes, que incluem: edema, crepitação, trismo, alterações neurosensoriais desde anestesia até dor intensa, equimoses próximas ao foco de fratura, sialorreia, halitose e, sobretudo, alterações da oclusão dentária.

O exame intraoral é fundamental na investigação de possíveis áreas de exposição óssea, além de auxiliar na visualização da mobilidade mandibular, qualidade dos dentes próximos ao foco e relação oclusal.

Quanto à investigação radiológica, além das radiografias simples, de fácil obtenção e baixo custo, são importantes e muitas vezes imprescindíveis a radiografia panorâmica da mandíbula e a tomografia computadorizada.

A radiografia panorâmica auxilia significativamente a visualização de todas as regiões anatômicas, permitindo a verificação das relações dentárias com o foco de fratura e a complexidade das fraturas. Auxilia a visualização do processo coronoide e côndilo, apresentando limites quanto à relação tridimensional das fraturas.

A tomografia computadorizada permite a visualização das fraturas de maneira mais precisa, principalmente para a avaliação do envolvimento bicortical e direção dos traços de fratura, além de permitir a reconstrução tridimensional da mandíbula. Fraturas do côndilo mandibular implicam obrigatoriamente exames tomográficos para a decisão terapêutica adequada.

As fraturas mandibulares podem ser classificadas conforme sua localização anatômica: da sínfise mandibular, da parassínfise, do corpo, do ângulo, do ramo vertical, do processo coronoide e do côndilo mandibular.

Fraturas da sínfise e da parassínfise localizam-se entre os forames mentuais, ao passo que as fraturas do corpo limitam-se àquelas localizadas entre o forame mentual e a projeção da aérea do terceiro molar. Fraturas do ângulo mandibular localizam-se entre o corpo e a porção ascendente da mandíbula. As fraturas do ramo vertical situam-se nos limites entre o ângulo mandibular e a região da incisura sigmoide. Nessa região, são consideradas separadamente as fraturas do processo corfonoide da mandíbula e do côndilo mandibular, esta última inclusive com classificação específica a ser comentada a seguir.

Diversas outras classificações para fraturas de mandíbula são propostas:

- quanto à ação muscular: a) fratura favorável: ocorre aproximação dos fragmentos pela ação muscular no foco de fratura; b) fratura desfavorável: ocorre afastamento dos fragmentos pela ação muscular. (Figura 36.9)
- quanto à presença de dentes: a) fratura Classe I: há elementos dentarios mesiais e distais ao foco; b) fratura Classe II: existem elementos dentários somente em um dos lados da fratura; c) fraturas Classe III: não existem elementos dentários nas proximidades do foco de fratura. (Figura 36.10)

- quanto à comunicação com o meio externo: a) fechada; b) aberta ou exposta.
- quanto ao grau de severidade: a) cominutiva: quando existem mais de três fragmentos ósseos no traço de fratura; b) complexa: quando envolve ferimentos de partes moles associados ou fraturas mandibulares em vários pontos.

A importância dessas classificações está relacionada à possibilidade de um tratamento individualizado para cada paciente. Assim, fraturas favoráveis, fechadas e com a presença de dentes podem ser tratadas com sucesso de forma conservadora. Entretanto, há necessidade absoluta de tratamento cirúrgico nas fraturas expostas e desfavoráveis da mandíbula.

De modo geral, o tratamento das fraturas de mandíbula pode ser dividido em: tratamento conservador ou por redução fechada, realizado por meio de contenções e bloqueios interdentais e intermaxilares, e tratamento por reduções a céu aberto por meio de fixações rígidas e semirrígidas, cujo acrônimo popular em língua inglesa é "ORIF" (open reduction and internal fixation). (Figura 36.11)

Fraturas favoráveis, com dentição classe II ou III, não cominuídas e fechadas, podem ser submetidas a tratamento conservador por via fechada, por meio de bloqueios intermaxilares por cerca de 4 a 8 semanas.

Fraturas desfavoráveis ou com dentição tipo Classe III, fraturas cominutivas, complexas, expostas ou cuja etiologia foram ferimentos por arma de fogo são candidatas à redução a céu aberto e fixação rígida ou semirrígida. Em situações especiais, como as de pacientes pouco colaborativos ou portadores de patologias neurológicas com comprometimento neuropsíquico, o tratamento por redução aberta e fixação rígida evita a necessidade de bloqueio intermaxilar.

Fixações semirrígidas são realizadas por meio de fixações por fios de aço e devem ser associadas a bloqueios intermaxilares para consolidação óssea adequada.

Fixações internas rígidas por meio de miniplacas e parafusos permitem a dispensa dos bloqueios intermaxilares em alguns casos.

Quando indicada a fixação rígida, deve-se considerar o posicionamento das placas e sua relação com as zonas basal, também chamada zona de compressão e alveolar ou zona de tensão. A topografia das raízes dentárias também deve ser considerada.

Diversos métodos de fixação rígida são descritos e sugeridos no tratamento das fraturas mandibulares. Dentre eles podemos citar a utilização de placas de reconstrução mandibular dos sistemas 2.4mm com parafusos bicorticais, utilização de placas do sistema 2.0 bicorticais na basal mandibular associadas a placas monocorticais superiores – na zona de tensão –, utilização de splints dentários associados a placas dos sistemas 2.0 basal mandibular, além de outras combinações. Fica claro, no entanto, que a melhor opção em cada caso também depende de uma análise criteriosa individual de cada fratura, da experiência do cirurgião e dos meios técnicos e de material disponível.

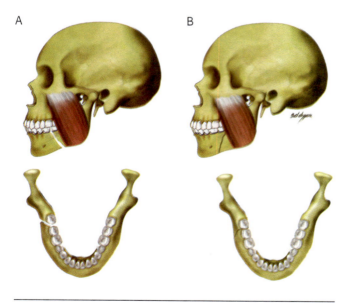

**Figura 36.9** Classificação das fraturas mandibulares quanto à ação muscular. **A.** Fratura desfavorável com afastamento dos focos de fratura, **B.** Fratura favorável com aproximação dos focos de fratura.

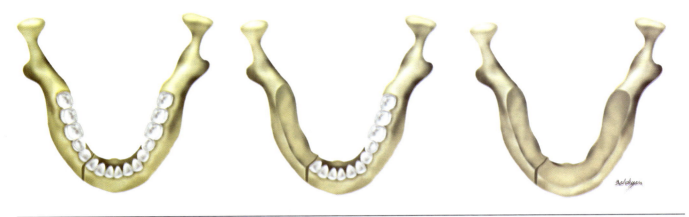

**Figura 36.10** Classificação das fraturas mandibulares de acordo com a presença de dentes.

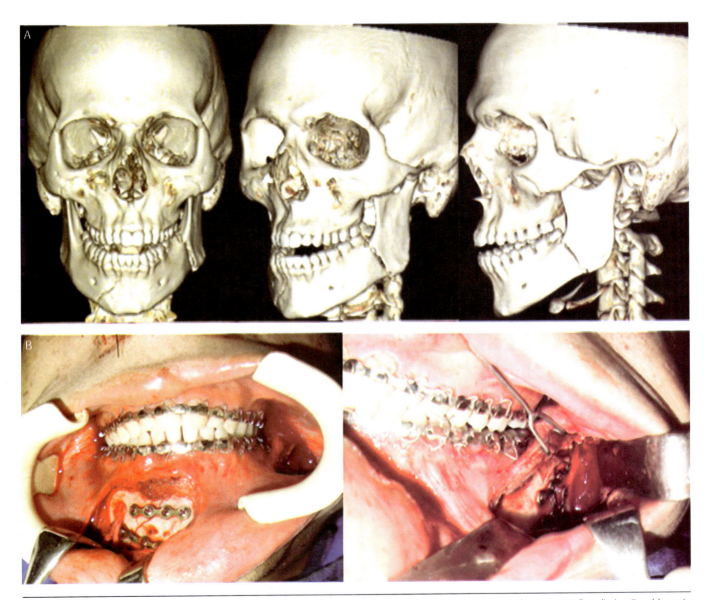

**Figura 36.11** Fratura de mandíbula. **A** – reconstrução tomográfica demonstrando fratura de ângulo esquerdo e parassínfise direita. **B** – bloqueio interdentário com Barras de Erish e fixação rígida com placas e parafusos após a exposição e redução adequadas do foco de fratura.

Quando indicado o tratamento cirúrgico, pode-se optar por vias de acesso padronizadas intra ou extraorais.

As vias de acesso extraorais incluem os acessos submentonianos para as fraturas da região da sínfise e parassínfise, o acesso submandibular de Risdon para o tratamento das fraturas do ângulo e ramo mandibular e o acesso pré-auricular e temporal para o acesso das fraturas do ramo vertical, colo condilar e côndilo mandibular.

As vias de acesso intraorais incluem os acessos através do sulco gengivolabial para o acesso anterior ao mento e ao corpo. O acesso intraoral posterior ao nível dos molares inferiores com prolongamento ao trígono retromolar permite o acesso ao ramo vertical, processo coronoide e colo condilar.

Além disso, as vias de acesso através dos próprios ferimentos associados podem ser aproveitadas, desde que permitam adequada exposição dos focos e redução tridimensional dos mesmos.

Nas grandes cominuições mandibulares também pode estar indicada a utilização de fixadores externos, quando a fixação interna rígida encontrar-se impossibilitada por falta de condições de adequada cobertura de partes moles, processos infecciosos associados ou outras condições técnicas e instrumentais.

## Fraturas do Côndilo Mandibular

As fraturas do côndilo mandibular são aquelas sobre as quais maior controvérsia existe quanto ao melhor método de tratamento.

São classificadas, segundo Kohler (1951), em fraturas condilares quando a linha de fratura ocorre no interior da cápsula articular e fraturas subcondilares quando ocorre abaixo da cápsula articular. As fraturas subcondilares são subdivididas em alta, baixa e basal, esta última quando o traço se encontra ao nível da incisura semilunar.

O diagnóstico é similar ao já mencionado para as fraturas mandibulares. Algumas peculiaridades devem ser mencionadas, como a maior incidência em pacientes pediátricos, a relação com os traumatismos da sínfise mandibular e a necessidade de exames complementares para maior precisão diagnóstica.

O tratamento conservador das fraturas condilares é preferido sempre que possível pela maioria dos autores. A própria manipulação cirúrgica do côndilo pode ser considerada como causa de anquilose condilar pós-operatória.

A presença de dentição, o grau de deslocamento dos fragmentos, a presença de corpos estranhos e a existência de fraturas associadas devem ser levadas em consideração no momento da decisão terapêutica.

Algumas situações são consideradas de indicação absoluta para o tratamento cirúrgico das fraturas condilares, tais como a luxação condilar com deslocamento para a fossa craniana média, a impossibilidade de obtenção de oclusão por redução fechada, o deslocamento lateral extracapsular do côndilo e a presença de corpo estranho intra-articular. São consideradas indicações relativas às fraturas bilaterais

em pacientes edentados, fraturas em pacientes cujo bloqueio intermaxilar não é recomendável, fraturas bilaterais associadas a outras fraturas complexas da face e fraturas bilaterais associadas a outros problemas ortognáticos.

As vias de acesso ao côndilo mandibular nos casos de fraturas incluem a associação de vias extraorais, como os acessos pré-auriculares e submandibulares e os acessos intraorais posteriores.

O acesso videoassistido ao côncilo mandibular por via intraoral tem sido uma opção alternativa nas fraturas do colo do côndilo, evitando assim os riscos de lesões nervosas decorrentes dos acessos extraorais.

## Fraturas complexas da face

Os traumatismos graves de face, associados a ferimentos complexos de partes moles e fraturas de múltiplos ossos da face merecem especial atenção no que diz respeito ao algoritmo de tratamento dos ferimentos e fraturas faciais.

A falta de estabilidade óssea, as múltiplas cominuições nos diversos terços da face, o comprometimento neurocirúrgico associado e as lesões concomitantes de vias aéreas implicam uma racionalização do tratamento e a interação de inúmeras especialidades, caracterizando a necessidade de um atendimento interdisciplinar – muitas vezes simultâneo –, a esses pacientes.

A Figura 36.12 ilustra o algoritmo de atendimento a esses pacientes utilizado no Serviço de cirurgia Craniofacial do HCFMUSP.

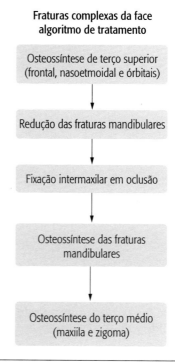

**Fraturas complexas da face algoritmo de tratamento**

Osteossíntese de terço superior (frontal, nasoetmoidal e órbitais)

↓

Redução das fraturas mandibulares

↓

Fixação intermaxilar em oclusão

↓

Osteossíntese das fraturas mandibulares

↓

Osteossíntese do terço médio (maxiila e zigoma)

**Figura 36.12** Algoritmo para tratamento das fraturas faciais complexas do Hospital das Clínicas da Faculdade de Médicina da USP.

# Referências bibliográficas

1. MANSON PN. Facial injuries. In: McCARTHY JG (ed). Plastic Surgery. Philadelphia, W. B.Saunders, 1990, p. 867-1141

2. LUCE EA, TUBB TD, MOORE AM. Review of 1000 major facial fractures and associated injuries. Plast Reconstr Surg. 63(1): 26-9, January, 1979

3. MURPHY RX, BIRMINGHAM KL, OKUNSKI, WJ. The influence of airbag and restraining devices on the patterns of facial trauma in motor vehicle collisions. Plast Reconstr Surg. 105(2): 516-20, February, 2000.

4. MAJOR MS, MacGREGOR A, BUMPOUS JM. Patterns of maxillofacial injuries as a function of automobile restraint use. Laryngoscope 110: 608-11, April, 2000.

5. HILL CM, CROSHER RF, CARROLL M, et al. Facial fractures – the results of a prospective four-year-study. J. Maxillofac Surg. 12:267-70, 1984.

6. GRUSS JS, ANTONYSHYN O, PHILLIPS JH. Early definitive bone and soft tissue reconstruction of major gunshot wounds of the face. Plast Reconstr Surg 87(3): 436-50, March, 1991.

7. BROWN MS, KY W, LISMAN RD. Concomitant ocular injuries with orbital fractures. J Craniomaxillofac Trauma 5(1): 41-6, 1999.

8. MERRITT RM, WILLIAMS MF. Cervical spine injury complicating facial trauma: incidence and management. Am J Otolaryngol 18(4): 235-8, Jul-Aug, 1997

9. ARDEKIAN L, GASPAR R, PELED M, et al. Incidence and type of cervical spine injuries associated with mandibular fractures. J Craniomaxillofac Trauma 3(2):18-21, Fall, 1997.

10. GIROTTO JA, MacKENZIE E, FOWLER C, et al. Long-term physical impairment and functional outcomes after complex facial fractures. Plast Reconstr Surg 108(2):312-27, August, 2001.

11. JOSEPH E, ZAK R, SMITH S, et al. Predictors of blinding or serious eye injury in blunt trauma. J Trauma 33(1): 19-24, July, 1992.

12. POON A, McCLUSKEY PJ, HILL D. A. Eye injuries in patients with major trauma. J Trauma 46(3): 494-9, March, 1999.

13. SASTRY SM, PAUL BK, BAIN L, et al. Ocular trauma among major trauma victims in a regional trauma center. J Trauma 34(2): 223-6, February, 1993.

14. DUFRESNE CR, MANSON PN. Pediatric Facial Trauma. In: McCARTHY JG (ed). Plastic Surgery . Philadelphia, WB Saunders, 1990, p. 1142-87

15. MARKOWITZ B, MANSON PN. Panfacial fractures: organization of treatment. Clin Plast Surg 16(1): 105-14, January, 1989.

16. ZIDE BM. The temporomandibular joint. In: McCARTHY JG (ed). Plastic Surgery. Philadelphia, WB Saunders, 1990, p.1475-513.

17. WILSON IF, LOKEH A, BENJAMIN CI, et al. Prospective comparison of panoramic tomography (zonography) and helical computed tomography in the diagnosis and operative management of mandibular fractures. Plast Reconstr Surg 107 (6): 1369-75, May, 2001.

18. KABAN LB. Diagnosis and treatment of fractures of the facial bones in children 1943-1993. J Oral maxillofac Surg. 51: 722-9, 1993.

19. PREIN J, et al. Manual of internal fixation in the cranio-facial skeleton. Berlin: Spinger-Verlag, 1998, 227 p.

20. KREUSTZIGER KL. Comprehensive surgical management of mandibular fractures. South Med J. 85(5): 506-18, May, 1992.

21. LUSTMANN J, MILHEM I. Mandibular fractures in infants: review of the literature and report of seven cases. J Oral Maxillofac Surg. 52:240-5, 1994

22. ELLIS III E. Treatment methods for fractures of the mandibular angle. Int J Oral Maxillofac Surg. 28: 243-52, 1999.

23. LEVINE PA. AO compression plating technique for treating fractures of the edentulous mandible. Otolaryngol Clin North Am. 20 (3): 457-77, August, 1987.

24. SMITH BR, TEENIER TJ. Treatment of comminuted mandibular fractures by open reduction and rigid internal fixation. J Oral Maxillofac Surg. 54: 328-31, 1996.

25. FINN RA. Treatment of comminuted mandibular fractures by closed reduction. J Oral Maxillofac Surg. 54: 320-7, 1996.

26. VALENTINO J, LEVY FL, MARENTETTE LJ. Intraoral monocortical miniplating of mandibular fractures. Arch Otolaryngol Head Neck Surg. 120: 605-12, June, 1994.

27. UTLEY DS, UTLEY JD, KOCH J, et al. Direct bonded orthodontic brackets for maxillomandibular fixation. Laryngoscope 108: 1338-45, September, 1998.

28. IIZUKA T, THOREN H, ANNINO DJ, et al. Midfacial fractures in pediatric patients. Frequency, characteristics and causes. Arch Otolaryngol Head Neck Surg. 121: 1366-71, December, 1995.

29. CROCKETT DM, FUNK GF. Management of complicated fractures involving the orbits and nasoethmoid complex in young children. Otolaryngol Clin North Am. 24(1): 119-37, February, 1991.

30. BUCGBINDER D. Treatment of fractures of the edentulous mandible, 1943 to 1993: a review of the literature. J Oral Maxillofac Surg. 51: 1174-80, 1993.

31. BURSTEIN F, COHEN S, HUDGINS R, et al. Frontal Basilar trauma: classification and treatment. Plast Reconstr Surg. 99(5): 1314-21, April, 1997.

32. STANLEY RB. Fracture of the frontal sinus. Clin Plast Surg. 16(1): 115-23, January, 1989.

33. POLLOCK R. A. Nasal Trauma: pathomechanics and surgical management of acute injuries. Clin Plast Surg. 19(1): 133-47, January, 1992.

34. EVANS GRD, CLARK N, MANSON PN. Identification and management of minimally displaced nasoetmoidal orbital fractures. Ann Plast Surg. 35(5): 469-73, November, 1995.

35. MARKOWITZ BL, MANSON PN, SARGENT L, et al. Management of the medial canthal tendon in nasoethmoid orbital fractures: the importance of the central fragment in classification and treatment. Plast Reconstr Surg. 87(5): 843-53, 1991.

36. MANSON PN, CLARK N, ROBERTSON B, et al. Subunit principles in midface fractures: the importance of sagital buttress, soft-tissue reductions and sequencing treatment of segmental fractures. Plast Reconstr Surg. 103(4):1287-306, April, 1999

37. FANIBUNDA K. Anatomical basis for clinical skills: the mandible. Dental Update 22(9): 387-91, November, 1995.

**38.** SHETTY V, FREYMILLER E. Teeth in the line of fracture: a review. J Oral Maxillofac Surg. 47: 13030-6, 1989.

**39.** LEONARD MS. The use of lag screws in mandibular fractures. Otolaryngol Clin North Am. 20 (30): 479-93, August, 1987.

**40.** LEE C, MUELLER RV, LEE K, et al. Endoscopic subcondylar fracture repair: functional, aesthetic and radiographic outcomes. Plast Reconstr Surg. 102(5): 1434-43, September, 1998

**41.** UGUETTO WF, GOLDENBERG DC, BASTOS EO, BARREIRO GC, ALONSO N, FERREIRA MC. Influence of "Anti Alcohol in Traffic Law" in the Pattern of Facial Fractures Operated on HCFMUSP. Rev Bras Cir Craniomaxilofac. 13(2):97-101, April 2010

**42.** ROWE NL, KILLEY HC. Fractures of the facial skeleton. (2nd ed) Willians and Wilkins Company: Baltimore; 1969.

**43.** NAHUM AM. The Biomechanics of Maxillofacial Trauma. Clin Plast Surg. 1975; 2(1): 59-64.

**44.** ROHRICH RJ, HOLLIER LH. Management of frontal sinus fractures. Changing concepts. Clin Plast Surg 1992; 19(1): 219-32.

Dácio Carvalho Costa ▪ Newton Kara-José

# Trauma Ocular

## Introdução

As urgências oftalmológicas respondem por 15% do atendimento do pronto-socorro do Hospital das Clínicas da Faculdade de Medicina da Universidade de São Paulo (HC-FMUSP).[1] Já o trauma ocular representa em torno de 25% dos casos nos prontos-socorros oftalmológicos gerais.[1-3] O primeiro atendimento ao trauma ocular é realizado em 65% dos casos por clínicos ou pediatras. As causas mais comuns de trauma ocular variam de acordo com o centro, mas em geral incluem acidentes domésticos, ocupacionais, automobilísticos, de lazer e esporte e violência.[4]

O trauma ocular ocorre mais comumente no sexo masculino, em jovens e, em geral, é uniocular. A proporção quanto ao gênero é de 3,5 homens:mulher (2, 4). Cerca de 80% dos envolvidos são menores do que 40 anos e, desses, entre 20-30% são menores de 18 anos.[5-6]

Em crianças, o trauma ocular é mais frequente no sexo masculino. A faixa etária mais acometida é a escolar (7-11 anos) e o trauma é associado a objetos tais como pedra, madeira, ferro, utensílios domésticos e brinquedos. Os acidentes aconteceram mais frequentemente em casa e trauma fechado foi a lesão predominante.[5-7]

Trauma ocular é a causa de cegueira prevenível mais importante em pré-escolares e escolares. Lesões, mesmo sem gravidade aparente, podem levar a déficit visual significativo. Na luta pela prevenção da cegueira por trauma ocular em crianças, as principais causas de lesão ocular na região devem ser identificadas e mensagens educativas destacando as causas determinantes de cegueira por trauma ocular e as formas de prevenção difundidas para a comunidade. As crianças e seus responsáveis devem ser constantemente informados sobre o perigo de certos objetos e brincadeiras lesionarem seus olhos.[8]

Cerca de 27% dos traumatismos graves ao globo ocular levam à cegueira legal (acuidade visual < 20/200) e essa taxa varia com o tipo de trauma. Os fatores de risco para cegueira após traumatismo ao globo ocular são: idade acima de 60 anos, trauma por violência, trauma em vias públicas (ruas e rodovias) causados por queda ou por arma de fogo. Inversamente, em idade jovem, contusões e corpo estranho intra-ocular têm melhor prognóstico.[9]

Antes da obrigatoriedade do uso do cinto de segurança, trauma ocular penetrante era ocorrência muito comum em prontos-socorros. Nesses casos, a maioria das vítimas era homens, sentados nos bancos dianteiros e com associação de uso de bebidas alcoólicas. Em quase 80% dos casos, o trauma ocular penetrante também estava associado a lesões palpebrais.[10] A quantidade de perfurações oculares desde a obrigatoriedade do cinto de segurança diminuiu consideravelmente. No Brasil não há estudos quantificando essa diminuição, porém na Alemanha e Grã-Bretanha houve uma redução de 60-75% nos traumas oculares após a implementação de legislação nesse sentido. As melhoras na infraestrutura de segurança dos veículos isoladamente não provocaram diminuição nos traumas oculares abertos. O uso do cinto de segurança foi mais efetivo na diminuição do trauma ocular em mulheres, pessoas com idade menor do que 23 anos e no período diurno. Os maiores fatores de risco para trauma ocular penetrante devido a acidente automobilístico foram: motoristas homens entre 23-30 anos que não haviam afivelado o cinto de segurança; dirigiam à noite ou no inverno ou haviam consumido álcool.[11]

Mais recentemente o *air bag* tem diminuído ainda mais a quantidade de traumatismos oculares graves. Nos Estados Unidos, houve diminuição de trauma ocular em acidentes automobilísticos com o uso de *air bag* de 12,7%

para 5,0%. Esse dispositivo de segurança, no entanto, é acusado de aumentar a associação do trauma ocular com lesões faciais, politrauma e trauma cerebral.[11-12]

O trauma ocular ocupacional varia de acordo com a região geográfica. Em pronto-socorro oftalmológico em Recife, Cardoso et al. relataram que 59,5% dos traumas oculares ocorreram no ambiente de trabalho. O tipo de lesão mais encontrada foi o corpo estranho corneano (61%), sendo o metálico o mais frequente. As profissões mais acometidas foram a dos serralheiros e mecânicos, sendo 44,1% reincidentes. Apesar de 73,7% afirmar estar naquele ramo de serviço há mais de um ano, apenas 26% estavam com equipamentos de proteção no momento do acidente, embora estes estivessem disponíveis para uso no local de trabalho em 72,9% dos casos. Prevalecem a falta de conscientização e a negligência de fiscalização por parte de empresas e empregados quanto ao uso de equipamentos de proteção individual.[13]

O trauma ocular pode ser classificado em trauma palpebral, abrasão e corpo estranho de córnea, fraturas orbitárias, traumatismo do globo ocular e queimaduras oculares.

# Traumatismo palpebral

Os traumatismos palpebrais dividem-se em dois grupos: hematoma palpebral e lacerações palpebrais.

## Hematoma palpebral

O hematoma palpebral é causado por trauma contuso e, em geral, não apresenta maiores complicações. É resultado de edema e sangue dentro dos tecidos palpebrais. Sua duração é de cerca de 3 semanas, e a coloração do hematoma modifica-se com o tempo. O tratamento é a realização de compressas frias, uso de anti-inflamatórios não hormonais, repouso e elevação da cabeceira da cama.

Algumas lesões graves podem cursar com hematomas palpebrais:

- Traumatismo do globo ocular e da órbita: o edema palpebral associado pode dificultar o exame detalhado do globo ocular e da órbita.
- Fratura do teto da órbita: nesses casos o hematoma é associado à hemorragia subconjuntival na qual não se consegue delimitar a sua porção mais posterior.
- Fratura da base do crânio: nesses casos o hematoma é característico: bilateral, simétrico, em "máscara", comumente chamado de "olhos de panda".

## Laceração palpebral

A laceração palpebral é definida como a perda de solução de continuidade, parcial ou completa, das pálpebras. Exige exploração da ferida e exame do globo ocular completo mesmo que aparente ser problema de menor gravidade.

Deve-se avaliar o mecanismo do trauma (mordida, contusão, corpo estranho etc.), tempo, extensão e integri-

dade do globo ocular e nervo óptico antes de se proceder a reparação cirúrgica. Tomografia computadorizada (TC) de crânio e órbita deve ser solicitada se houver suspeita de corpo estranho intraocular, ruptura do globo ou trauma contuso grave. A perda de consciência é indicativa para a realização de TC de crânio e, quando associada com traumatismo cervical, é necessária a imobilização com colar.

Na presença de defeito causado por lacerações palpebrais, o fechamento horizontal deve ser sempre realizado, mesmo sob tensão, pois promove o melhor resultado cosmético e funcional (princípio de Thaller). O tratamento das lacerações palpebrais deve incluir:

1. Profilaxia antitetânica.
2. Antibióticos sistêmicos em casos de contaminação ou corpo estranho. Normalmente utiliza-se a cefalexina 500 mg VO a cada 6 horas, por 7 dias, para adultos e, para crianças, 25-50 mg/Kg/dia divididos em 4 tomadas. Em casos de mordeduras, animais ou humanas, considerar uso de penicilina no lugar da cefalexina.
3. Abordagem cirúrgica da laceração palpebral:
   a) Limpeza da área afetada com PVPI;
   b) Infiltração subcutânea com anestésico local (p. ex. lidocaína 2% com adrenalina). O edema provocado pelo trauma e pela administração de anestésico provoca distorção das estruturas palpebrais, e deve-se infiltrar a menor quantidade de anestésico local que promova boa analgesia;
   c) Lavagem abundante com soro fisiológico;
   d) Exploração da laceração, principalmente à procura de corpos estranhos;
   e) Colocação de campos cirúrgicos;
   f) Aplicação de colírio anestésico e colocação de lente escleral para a proteção da córnea durante a sutura;
   g) O passo mais importante é o correto alinhamento vertical do tarso, estrutura fibrosa interna da pálpebra. A sutura dos planos superficiais (pele, orbicular) não promove o alinhamento correto e deixa entalhe na margem palpebral (Figura 37.1).
      i) Passe sutura de tração com seda 6-0 na linha cinzenta de cada margem, acerca de 2 mm de distância com 1 mm de profundidade (Figura 37.1A). Não dê o nó (Figura 37.1C), mas tracione o fio com pinça hemostática para o alinhamento das margens;
      ii) Suture a margem tarsal com múltiplos pontos separados de poligalactina (Vicryl) 5-0 ou 6-0 com agulha espatulada, apreendendo espessura parcial do tarso (Figura 37.1B). Na pálpebra superior são necessários de 3 a 4 nós e, na pálpebra inferior, de 2 a 3;
      iii. Complete o nó da linha cinzenta com o seda 6-0, deixando o fio comprido (Figura 37.1D);

iv. Passe outro ponto com seda 6-0 na linha dos cílios também deixando o fio comprido (Figura 37.1E);

v. Suture a pele com seda 6-0 englobando as caudas dos fios utilizados na margem palpebral (Figura 37.1C).

Os pontos da pele devem ser retirados em torno do sétimo dia e os pontos da margem palpebral que englobaram o tarso devem ser retirados por volta do 14º dia. Em caso de lacerações palpebrais com crianças, pacientes não cooperativos, com demência etc., utiliza-se sutura absorvível (p. ex. Vicryl 6-0).

Casos de laceração palpebral no canto interno muitas vezes são acompanhados de laceração dos canalículos das vias lacrimais (Figura 37.2). As lacerações canaliculares são as lesões traumáticas mais comuns das vias lacrimais. A cirurgia deve ser realizada nas primeiras 24 horas, quando há menor edema e ainda é possível realizar a sondagem das vias lacrimais. A sonda de silicone deve ser mantida dentro do canalículo por pelo menos dois meses para evitar estenose do mesmo.

## Abrasão e corpo estranho de córnea

No pronto-socorro do HC-FMUSP, as abrasões e corpos estranhos de córnea respondem por 10% dos traumas

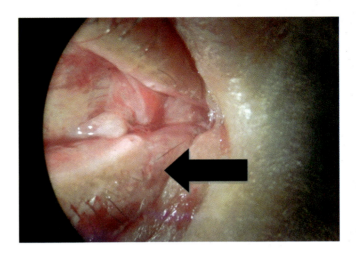

**Figura 37.2** Laceração canalicular.

oculares.[1] Essas afecções, no entanto, ocupam maior prevalência em prontos-socorros primários e secundários.

O paciente vítima de abrasão corneana ou corpo estranho de córnea queixa-se de sensação de areia nos olhos, fotofobia, lacrimejamento, dor ocular em pontada, desconforto ao piscar e história de trauma ocular ou de prurido intenso.

Durante a anamnese é importante determinar o mecanismo do trauma. As abrasões corneanas causadas por unha ou folha de papel podem levar a uma condição conhecida por erosão recorrente de córnea. As abrasões ou corpos estranhos com matéria orgânica, terra ou contaminados predispõem à formação de úlcera de córnea. Nos casos de corpo estranho de córnea, a velocidade, o tamanho, a natureza do corpo estranho devem ser definidas. Acidentes de trabalho com explosões podem levar à múltiplos corpos estranhos acometendo também a conjuntiva e pálpebra.

O exame clínico mostra hiperemia conjuntival mais intensa ao redor da córnea (hiperemia pericerática) e, ocasionalmente, edema palpebral. Nos casos de abrasão corneana, há defeito epitelial na córnea, evidenciado com a coloração de fluoresceína. Nos casos de corpo estranho de córnea, observa-se, além do próprio corpo estranho encravado na córnea, a presença de halo ferruginoso nos casos provocados por corpos metálicos. Halo de infiltração celular que surge algumas horas após o trauma e pode ser indicativo de infecção. Esses achados são mais facilmente visibilizados no exame à lâmpada de fenda.

Ao examinar o paciente com abrasão de córnea ou corpo estranho de córnea, é importante sempre everter as pálpebras. É comum a retenção de material nos fórnices ou na conjuntival palpebral.

A retirada do corpo estranho de córnea inicia-se pela instilação de anestésico tópico. Com o auxílio de agulha de insulina (13 x 4,5) ou pinça delicada, na lâmpada de fenda, retira-se o corpo estranho. Deve-se remover o halo de ferrugem da maneira mais completa possível e também retirar o tecido desvitalizado com auxílio de cotonete

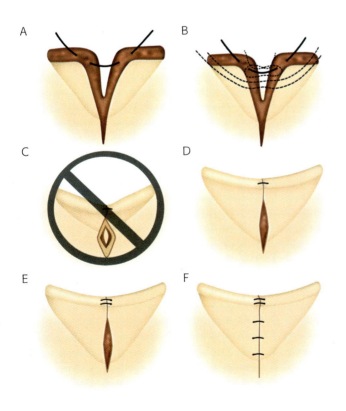

**Figura 37.1** Técnica de sutura de laceração palpebral.

embebido com anestésico. Nos casos de múltiplos corpos estranhos, em que muitos estão fracamente aderidos à córnea, a irrigação ocular com solução salina é eficiente. Nesses casos, a limpeza dos fórnices e conjuntiva palpebral com cotonete deve ser realizada.

Após a retirada do corpo estranho, deve-se medir o tamanho da abrasão de córnea resultante e prescrever-se antibiótico tópico. Nas abrasões provocadas por unha, matéria orgânica, ou em usuários de lente de contato, deve-se prescrever antibiótico de amplo espectro e que cubra pseudomonas. As quinolonas são as mais utilizadas: prescritas na forma de colírio ou pomada. O cloridrato de ciprofloxacino 0,3% e ofloxacino 0,3% a cada 2 a 4 horas são as drogas mais comumente prescritas.

As pomadas oferecem melhor barreira entre a pálpebra e a abrasão corneana e lubrificam melhor o globo ocular, porém causam borramento visual temporário. Os colírios podem não dar o mesmo conforto, mas interferem menos com a visão.

O uso de oclusão raramente é necessário, apesar de ser bastante difundido. Somente nas abrasões extensas e com desconforto grande por parte do paciente é que está indicado seu uso. Pacientes usuários de lentes de contato, ou vítimas de trauma envolvendo matéria orgânica não devem receber oclusão ocular pelo risco de infecção fúngica.

O seguimento dos pacientes com abrasões corneanas deve ser diário, se houver o uso de oclusão ou se a abrasão for extensa e central. Quando houver melhora clínica e o processo de reepitelização estiver iniciado, ou nos casos de abrasões pequenas, o seguimento dos pacientes deve ser a cada 3 a 5 dias.

## Fraturas orbitárias

### Definição

A órbita é a estrutura óssea que engloba o bulbo ocular e lhe serve de arcabouço e proteção. O bulbo ocular ocupa cerca de um sexto do volume orbitário, o restante é preenchido principalmente por tecido adiposo, além de tecido muscular, vascular e nervoso.

As fraturas orbitárias ocorrem quando há aumento súbito da pressão intraorbitária, normalmente devido a trauma contuso por objetos rombos maiores do que 5 mm. Esse aumento de pressão leva à fratura de uma das paredes orbitárias, como mecanismo protetor, para que o globo ocular não sofra ruptura (Figura 37.3).[14] Esse fenômeno de compressão-descompressão com fratura óssea levou nome de fratura em *blow out* (explosão). As fraturas orbitárias podem ser consideradas "puras", quando há somente comprometimento das paredes orbitárias ou "mistas", quando a rima orbitária também é acometida.

As paredes orbitárias mais comumente acometidas nas fraturas em *blow out* são a inferior (assoalho, ao longo da fissura orbitária inferior) e nasal (lâmina papirácea da órbita). Isso acontece porque nesses locais o arcabouço

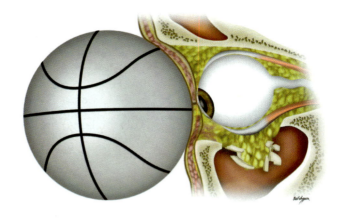

**Figura 37.3** Mecanismo da fratura em *blow out*.

ósseo é mais delgado. O teto e a parede lateral da órbita são ossos mais resistentes a traumas e, habitualmente, suportam grandes aumentos de pressão. Os achados clínicos variam de acordo com o trauma, a parede óssea afetada e o tempo de traumatismo.

### Sinais e sintomas

É comum a presença de edema palpebral com equimose, enfisema subcutâneo com crepitação à palpação. O paciente pode sentir ou escutar o enfisema ao assoar o nariz. Frequentemente há lesão da fissura infraorbitária com acometimento do nervo infraorbitário. Portanto, na propedêutica das fraturas orbitárias, a palpação da região maxilar deve sempre ser realizada: avalia a sensibilidade local, testa a presença de enfisema subcutâneo, quantifica e avalia o edema e avalia a integridade da rima orbitária.

A diplopia ocorre por encarceramento dos músculos extraoculares do globo ocular com restrição à sua movimentação. Na fratura do assoalho da órbita, a diplopia é vertical: o músculo encarcerado é o reto inferior. Na fratura da parede medial, ocorre diplopia horizontal: o músculo encarcerado é o reto medial. O encarceramento pode ser transitório e, com a diminuição do edema, ocorre a liberação e consequente melhora da diplopia.

A presença de enoftalmo comumente indica gravidade. Pode estar inicialmente ausente, mas manifesta-se à medida que o edema é resolvido. Pode evoluir até seis meses da fratura, período em que há reabsorção da gordura orbitária e fibrose.

### Abordagem

A TC de órbita em cortes coronais e axiais é o exame de escolha para a avaliação de fraturas orbitárias. Na presença de perda de consciência, está indicada a realização de TC de crânio.

O teste de ducção passiva é realizado para diferenciar, nos estrabismos pós-fraturas de órbita, se a restrição à movimentação ocular deve-se a restrição mecânica dos músculos ou à paresia dos nervos cranianos. O teste é realizado instilando-se colírio anestésico e, com o auxílio de duas pinças, tenta-se mobilizar o olho em direção oposta ao desvio. Nos casos de encarceramento muscular do olho não se consegue mobilizar o globo ocular, já que há restrição mecânica (pinçamento). Nos casos de paresia, o globo ocular permite ser mobilizado. O nervo craniano mais comumente afetado é o sexto par, causando paresia do músculo reto lateral e consequente estrabismo convergente; trata-se do nervo craniano com maior trajeto e mais susceptível a traumatismos.

## Tratamento

O tratamento inicial das fraturas orbitárias deve ser conservador, com uso de antibióticos no caso de acometimento dos seios da face. Normalmente utiliza-se a cefalexina (250–500 mg VO a cada 6 horas) ou a eritromicina (250-500 mg VO a cada 6 horas) por 7 dias. O paciente deve ser instruído a não assoar o nariz.

A aplicação de compressas frias nas primeiras 48 horas pode ajudar a diminuir o edema. Nos casos de edema intenso, com restrição da motilidade ocular e impossibilidade do exame do globo ocular, pode-se fazer uso de corticosteroides sistêmicos. Caso se opte pelo uso do corticoide sistêmico, o uso de antibiótico torna-se mandatório.

O tratamento cirúrgico visa a prevenção de diplopia permanente ou enoftalmo. Três fatores são responsáveis por essas complicações a longo prazo: 1) tamanho da fratura; 2) herniação do conteúdo orbitário para dentro dos seios e; 3) encarceramento muscular.

A conduta diante da fratura normalmente enquadra--se dentro de uma dessas categorias:

- Nas fraturas pequenas, com apenas trincadura óssea ou ausência de herniação do conteúdo orbitário, a conduta é expectante.
- Nas fraturas com acometimento menor que 50% da parede orbitária, pequena quantidade de herniação do conteúdo orbitário, a conduta é também expectante, a não ser que haja enoftalmo maior do que 2 mm ou progressão da diplopia.
- Nas fraturas extensas, com mais de 50% de acometimento da parede orbitária, com grande quantidade de herniação do conteúdo orbitário, enoftalmo e diplopia grave, o reparo deve ser realizado em até duas semanas.

O reparo cirúrgico é feito com colocação de placa (metálica ou acrílica) para a sustentação da órbita. O reparo precoce das fraturas tipo *blow out* leva a melhor resultado funcional e estético, já que a fibrose se instala rapidamente e deve ser evitada.

## Traumatismo do globo ocular

O traumatismo do globo ocular pode levar a diversos tipos de lesões e uma terminologia variada foi utilizada para descrevê-las. Uma padronização é necessária para a perfeita comunicação entre os médicos assistentes de pacientes vítimas de traumatismos ao globo ocular. Cada termo deve descrever apenas uma condição e, inversamente, cada condição deve ser descrita por apenas um termo. A Sociedade Internacional de Trauma Ocular adotou o sistema de classificação conhecido por BETT (The Birmingham Eye Trauma Terminology) que divide os traumatismos do globo ocular nas seguintes categorias:[15]

1. **Globo ocular:** esclera e córnea. Apesar de anatomicamente o globo ocular ser composto por três túnicas, para fins de classificação de trauma só se consideram as estruturas rígidas;
2. **Trauma ocular fechado:** o globo ocular não possui ferida de espessura total;
3. **Laceração lamelar:** o globo ocular possui ferida de espessura parcial. Normalmente é causada por objeto afiado;
4. **Contusão:** o globo ocular não possui ferida em sua parede. É causada por transmissão da energia cinética de objeto rombo, causando lesão interna ao globo ocular;
5. **Trauma ocular aberto:** a parede corneoescleral possui ferida de espessura total;
6. **Ruptura:** o globo ocular apresenta ferida de espessura total causada por trauma contuso. O globo ocular é preenchido por líquido incompressível, que ao receber a energia cinética de objeto rombo, rompe-se em seu ponto mais frágil, muitas vezes distante do local do impacto;
7. **Laceração:** o globo ocular possui ferida de espessura total no local do trauma causada por objeto perfurocortante. Esse tipo de trauma possui classificação adicional a depender da presença de ferida de entrada, de saída ou da persistência de corpo estranho no interior do globo ocular;
8. **Trauma ocular penetrante:** laceração da parede corneoescleral causada por objeto perfurocortante com única ferida (ferida de entrada);
9. **Trauma ocular perfurante:** laceração da parede corneoescleral causada por objeto perfurocortante com ferida de entrada e de saída. Ambas as feridas devem ser causadas pelo mesmo agente;
10. **Corpo estranho intraocular (CEIO):** laceração com única ferida e retenção de corpo estranho no interior do globo ocular. Tecnicamente é trauma ocular penetrante, porém devido à abordagem cirúrgica diferenciada, taxas de endoftalmite diferentes e complicações forma outra categoria.

A classificação do trauma ao globo ocular está descrita abaixo na Figura 37.4:

## Sinais e sintomas

O paciente vítima de traumatismo do globo ocular normalmente queixa-se de dor ocular intensa, perda visual

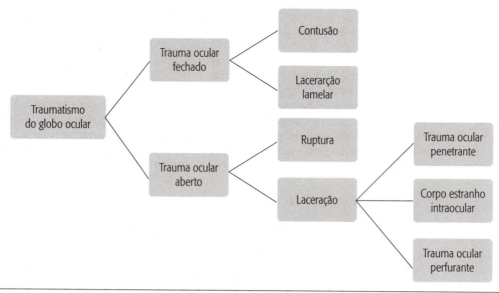

**Figura 37.4** Classificação do traumatismo ao globo ocular de acordo com BETT.

e saída de líquido do globo ocular, comumente descrita como "lágrima quente". Observam-se laceração corneana ou escleral; hemorragia subconjuntival extensa, muitas vezes acometendo 360° em casos de ruptura ou contusão; câmara anterior rasa; hipotonia ocular; distorção da pupila (corectopia); restrição da motilidade ocular e; extrusão do conteúdo ocular.

## Abordagem

Na presença de trauma ocular aberto deve-se tomar máxima cautela para não exercer pressão sobre o globo ocular que pode levar à expulsão de tecido intraocular. Em caso de remoção do paciente para outro local de atendimento, deve-se proteger o globo ocular com oclusores ou outro objeto que impeça o paciente, acompanhantes e equipe de saúde de exercer pressão sobre o globo.

Deve-se solicitar TC de órbita (axial e coronal com cortes de 1 mm) para afastar a presença de CEIO (Figura 37.5). Nos casos de suspeita de CEIO metálico, está contraindicada a ressonância nuclear magnética, pois o CEIO pode mover-se e aumentar a extensão da lesão.

Após a avaliação inicial, o paciente deve ser internado, colocado em jejum e restrito ao leito, evitando-se esforços físicos e manobra de Valsalva. O uso de antibióticos sistêmicos deve ser iniciado até 6 horas do trauma. Para adultos, prescreve-se cefazolina 1g IV a cada 8 horas, associada à ciprofloxacino 400 mg IV a cada 12 horas. Para crianças menores de 12 anos, prescrevem-se cefazolina 25-50 mg/kg/dia IV a cada 8 horas e gentamicina 2 mg/kg IV a cada 8 horas. Medicação analgésica deve ser administrada conforme necessidade. O uso de antieméticos é prescrito rotineiramente para evitar náuseas e vômitos

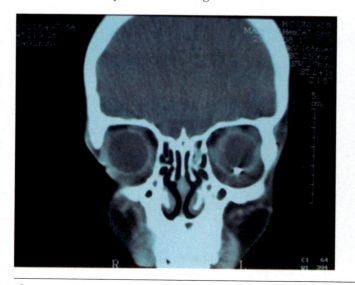
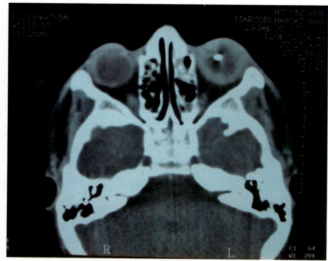

**Figura 37.5** Tomografia computadorizada de órbita mostrando corpo estranho intraocular à esquerda.

com manobra de Valsalva associada. A cirurgia de fechamento do trauma aberto deve ser realizada sob anestesia geral e o mais rapidamente possível.

## Queimadura ocular

A queimadura química ocular é trauma comum em emergência oftalmológica. Deve-se realizar copiosa irrigação antes mesmo de realizar anamnese completa ou medida da acuidade visual.

Os agentes mais comuns nas queimaduras químicas são a amônia e o hidróxido de sódio, entre as bases, e os ácidos clorídrico, crômico e fluorídrico, entre os ácidos. As queimaduras químicas normalmente são causadas por bases, pois são mais comuns nos domicílios e ambientes de trabalho.

As queimaduras químicas mais graves são as causadas por bases. Os ácidos coagulam as proteínas teciduais, o que impede sua penetração nas camadas profundas do globo ocular. Já as bases conseguem penetrar mais profundamente nos tecidos, causando maior dano. A gravidade da queimadura química depende de inúmeros fatores como: tipo de substância envolvida; quantidade e temperatura; tempo de exposição; velocidade de penetração; retenção de material nos fórnices; área afetada etc.

A primeira conduta é irrigação copiosa dos olhos. Idealmente, deve-se irrigar os olhos com solução fisiológica por pelo menos 30 minutos e realizar limpeza dos fórnices superior e inferior com cotonete. Na ausência de solução fisiológica, mesmo água de torneira pode ser utilizada. Nunca se deve tentar anular queimadura ácida com base e vice-versa. A reação dessas soluções pode levar à formação de subprodutos que podem ser ainda mais danosos aos tecidos oculares.

Caso o paciente esteja em serviço de pronto-socorro, o mesmo deve ser colocado em posição supina para a aplicação de colírio anestésico (p. ex. tetracaína 1%), blefarostato e irrigação. Pode-se utilizar equipo aberto com soro fisiológico para a realização da irrigação. Grande quantidade de soro é utilizada, algumas vezes ultrapassando 8-10 litros. Após 30 minutos de irrigação, suspende-se o processo e aguarda-se cerca de 10 minutos para a medida do pH, com a utilização de papel de litmus. Caso o pH ainda não esteja normalizado repete-se o processo quantas vezes forem necessárias.

A retenção de material particulado, como grãos de cimento nos fórnices e conjuntival tarsal, pode ser responsável por persistência do pH alterado mesmo após copiosa lavagem. Em todos os casos, portanto, procede-se o desbridamento do material necrótico com cotonete embebido em colírio anestésico, além de eversão palpebral com limpeza da conjuntiva palpebral e fórnices.

## Classificação

As queimaduras químicas oculares podem variar em sua gravidade, desde queimaduras pequenas e sem repercussão visual até quadros gravíssimos com prognóstico reservado. Para sua classificação observam-se a opacidade corneana e o aspecto do limbo (tecido de transição entre a córnea e a esclera) com sua vascularização.[16]

1. **Grau I:** córnea transparente e ausência de isquemia limbar – prognóstico bom.
2. **Grau II:** córnea levemente opacificada, mas permitindo a visibilização de detalhes da íris e isquemia límbica menor do que um terço de sua circunferência (120°) – prognóstico razoável.
3. **Grau III:** córnea opaca, não permitindo visibilização de detalhes da íris, perda do epitélio corneano e isquemia límbica entre um terço e metade da sua circunferência (120° a 180°) – prognóstico reservado (Figura 37.6).
4. **Grau IV:** córnea totalmente opaca com isquemia límbica acima de 180° – prognóstico ruim.

## Tratamento

O tratamento das queimaduras químicas leves e moderadas (graus I e II) inclui, além da irrigação copiosa do olho e anexos por 20 a 30 minutos, as seguintes medidas:

1. **Cicloplegia:** o uso de colírios com ação cicloplégica, além de aliviar a dor por inibir espasmos da musculatura ciliar, diminui a incidência de sinéquias posteriores nos casos de inflamação intraocular.
2. **Antibióticos tópicos:** devem ser utilizados na forma de colírio ou pomada, especialmente se houver defeito epitelial. Ciprofloxacino (colírio 0,3% a cada 3 horas ou pomada oftálmica 0,3% a cada 6 horas) é normalmente utilizado.
3. **Esteroides tópicos:** reduzem a inflamação e a infiltração neutrofílica. O uso prolongado de esteroides reduz a síntese do colágeno e a migração de fibroblastos e, por isso, deve ser utilizado por apenas 7 a 10 dias. Poste-

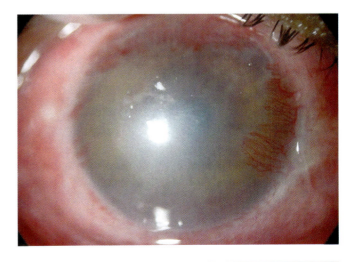

**Figura 37.6** Queimadura química grau 3 com córnea opaca, sem visibilização dos detalhes da íris e isquemia límbica extensa.

riormente podem ser substituídos por anti-inflamatórios não esteroidais (AINES) tópicos. A dexametasona 0,1% a cada 6 horas é o esteroide tópico normalmente utilizado. Podem-se utilizar colírios e pomadas com associação fixa de antibióticos e esteroides por sua facilidade posológica (ciprofloxacino 0,3% + dexametasona 0,1% colírio a cada 4 horas ou ciprofloxacino 0,3% + dexametasona pomada a cada 6 horas).

4. **Analgésicos orais:** paracetamol 500 mg associado ou não à codeína conforme necessário.
5. **Colírios lubrificantes:** uso tópico intenso (a cada 1 hora) de colírios lubrificantes sem conservantes (povidona 0,4% colírio em flaconetes) alivia o desconforto e facilita a reepitelização corneana.

Nas queimaduras mais graves (graus III e IV) além da irrigação copiosa e das medidas descritas anteriormente devem-se utilizar:

1. **Ácido ascórbico:** as queimaduras químicas provocam estado escorbútico localizado diminuindo a síntese de colágeno. O ácido ascórbico (vitamina C) promove a cicatrização dos tecidos corneanos e a síntese de colágeno pelos fibroblastos. A dose utilizada é 2 g/dia VO e/ou ascorbato de sódio 10% colírio a cada 2 horas.
2. **Tetraciclinas:** essas drogas são inibidoras da colagenase além de inibir a atividade neutrofílica e reduzir ulcerações. A doxiciclina 100 mg VO a cada 12 horas é preferida por causar menos efeitos colaterais, porém a tetraciclina 250 mg VO a cada 6 horas é alternativa com menor custo.
3. Medicação antiglaucomatosa nos casos de aumento da pressão intraocular.
4. **Lise das aderências conjuntivais:** realizar 2 vezes ao dia passando bastão de vidro ou cotonete embebido com pomada de antibiótico nos fundos de saco. Se a formação de aderências nos fórnices progredir (formação de simbléfaro), uma lente de contato escleral deve ser colocada por tempo prolongado.

Em caso de desnaturação progressiva do colágeno corneano (*melting*), pode-se usar colírios inibidores da colagenase (acetilcisteína 10% colírio a cada 4 horas) ou mesmo adesivo de cianoacrilato para pequenas perfurações corneanas. Em casos de perfurações corneanas extensas é necessário transplante de córnea de urgência. O acompanhamento é diário até que a reepitelização corneana esteja completa.

As complicações mais frequentes das queimaduras químicas oculares são: olho seco (ceratoconjuntivite seca), complicação comum que exige uso de lubrificantes por tempo prolongado; alterações da pressão intraocular que necessita de tratamento com colírios hipotensores; triquíase (cílios voltados para a córnea), entrópio (rotação interna da pálpebra) e simbléfaro (aderências entre a pálpebra e o globo) que são abordados cirurgicamente

em segundo tempo; além de opacificação da córnea que ocasiona pior resultado visual.

## Considerações finais

O primeiro atendimento ao trauma ocular é realizado em 65% dos casos por clínicos ou pediatras. O conhecimento da abordagem inicial da traumatologia ocular é essencial para evitar iatrogenias. Condutas simples, orientações ao paciente e seus familiares e reconhecimento de quando e como encaminhar adequadamente paciente vítima de trauma ocular podem fazer a diferença na saúde visual da população.

### Princípios de conduta

1. Não pressionar o globo ocular.
2. Medir e registrar a acuidade visual no prontuário.
3. Não limpar, usar pomada ou enxugar nas perfurações.
4. Ocluir o olho com proteção.
5. Encaminhar imediatamente para centro especializado.
6. Iniciar antibioticoterapia sistêmica.
7. Nas queimaduras, realizar irrigação copiosa imediatamente, antes de qualquer procedimento.

### Aspectos médico-legais

A medicina vem experimentando, nos últimos anos, crescente questionamentos quanto à responsabilidade civil dos médicos e outros profissionais de saúde. A oftalmologia não foge dessa tendência, especialmente a traumatologia ocular. Prontos-socorros lotados, casos graves e de mau prognóstico e relação médico-paciente precária tornam-se cenário propício para o surgimento de interpelações judiciais aos médicos que trabalham nesses locais.

Três estratégias principais são reconhecidas para a prevenção de complicações médico-legais: qualidade dos serviços prestados, comunicação eficaz e documentação.[17]

A boa formação na residência médica, o estudo cotidiano e a participação assídua em congressos médicos garantem alto nível de prestação de serviços médicos. A comunicação eficaz com o paciente e sua família talvez seja o maior desafio e, ao mesmo tempo, o maior aliado na prevenção de complicações médico-legais. O quadro clínico deve ser explicado com palavras simples ao paciente e seus acompanhantes, bem como todos os procedimentos a serem adotados. Não se deve deixar o paciente por horas sem nenhuma comunicação. Isso aumenta a ansiedade e pode provocar reações inesperadas. Não se deve esquecer o aspecto humano da medicina.

Todos os procedimentos realizados devem estar anotados minuciosamente no prontuário. Itens como acuidade visual na admissão do paciente, consentimento a procedimentos e descrição de cirurgias são imprescindíveis. O prontuário é a maior defesa do médico ante as interpelações judiciais.

# Referências bibliográficas

1. Carvalho RS. Conduta leiga e assistência médica em pacientes do Pronto-Socorro de Oftalmologia do Hospital das Clínicas da Faculdade de Medicina da Universidade de São Paulo [tese de doutorado]. São Paulo: Universidade de São Paulo; 2007.

2. Adam Netto A, Wayhs LF, Santos Júnior EC. Diagnósticos emergenciais em oftalmologia em um hospital universitário. Rev Bras Oftalmol. 2002;61(12):877-83.

3. Sugano DM, Ávila MP, Lima VL, Carvalho F, Rehder JRCL. Estudo do perfil de demanda e morbidade ocular em um serviço de emergência oftalmológica no período de 1999 a 2002. Rev Bras Oftalmol. 2004;63(4):231-5.

4. Alves MR, José NK, Prado Junior J, Usuba FS, Onclinx TM, Marantes CR. Ferimento perfurante ocular: 400 casos admitidos na clínica oftalmológica do Hospital das Clínicas da Faculdade de Medicina da Universidade de São Paulo. Arq Bras Oftalmol. 1995;58(5):342-5.

5. Sarmento AGL, Maciel AL, Azevedo RP, Miranda CAVD, Lima R. Trauma ocular em crianças atendidas na Emergência Oftalmológica da Fundação Altino Ventura (FAV) em Recife/PE. An Fac Med Univ Fed Pernamb. 2006;51(1):73-8.

6. Brophy M, Sinclair SA, Hostetler SG, Xiang H. Pediatric eye injury-related hospitalizations in the United States. Pediatrics. 2006 Jun;117(6):e1263-71.

7. Cariello AJ, Moraes NSB, Mitne S, Oita CS, Fontes BM, Melo Júnior LAS. Epidemiological findings of ocular trauma in childhood. Arq Bras Oftalmol. 2007;70(2):271-5.

8. Alves MR, Jose NK. O trauma ocular como causa de cegueira. Rev Med (São Paulo). 1997;76(6):297-302.

9. Kuhn F, Morris R, Witherspoon CD, Mann L. Epidemiology of blinding trauma in the United States Eye Injury Registry. Ophthalmic Epidemiol. 2006 Jun;13(3):209-16.

10. Vianna Filho RC, Souza LB, Bordon AF, Freitas D. Estudo epidemiológico das perfurações oculares em acidentes automobilísticos. Arq Bras Oftalmol. 1995;58(6):460-4.

11. Schrader W, Gramer E, Goldmann F, Marcus U. Penetrating and perforating eye injuries in 343 patients due to auto accidents before and after compulsory seat belt legislation resulting in fines (1966-1998). Klin Monatsbl Augenheilkd. 2000 Jul;217(1):23-9.

12. Anderson SK, Desai UR, Raman SV. Incidence of ocular injuries in motor vehicle crash victims with concomitant air bag deployment. Ophthalmology. 2002 Dec;109(12):2356-8.

13. Cardoso GCDAL, Torres IAOA, Almeida AMR, Ventura AGGM, Cavalcanti R. Fatores envolvidos no trauma ocular ocupacional. Rev Bras Oftalmol. 2002;61(5):357-61.

14. Kanski JJ. Trauma. In: Kanski JJ, editor. Clinical ophthalmology. 5th ed. Butterworth-Heinemann; 2003. p. 658-80.

15. Kuhn F, Morris R, Witherspoon CD, Mester V. The Birmingham Eye Trauma Terminology system (BETT). J Fr Ophtalmol. 2004 Feb;27(2):206-10.

16. Trauma. In: Ehlers JP, Shah CP, editors. The Wills Eye Manual; office and emergency room diagnosis and treatment of eye diseases. Philadelphia: Lippincott Williams & Wilkins; 2008. p. 12-48.

17. Bechara SJ. Aspectos médico-legais do trauma ocular Sinopse de Oftalmologia. 2002;4(3):88-90.

**Adoniram de Mauro Figueiredo** ▪ **Anita Cristina Karoauk de Farias**

# Trauma Cervical

## Introdução

O trauma cervical pode ser **fechado** ou **aberto**. O **trauma fechado**, ou **contusão cervical**, ocorre sem que existam soluções de continuidade dos planos superficiais. **Trauma aberto**, ou **ferimento penetrante cervical**, é aquele em que o agente vulnerante ultrapassa o plano anatômico do músculo platisma, podendo causar lesões a estruturas anatômicas situadas mais profundamente, abaixo desse plano.

A fim de facilitar diagnósticos, padronizar condutas terapêuticas e determinar morbidade e mortalidade das lesões, é importante definir a divisão da região cervical em regiões anatômicas. Essa divisão permite que se possa ter uma linguagem universal na descrição da localização dos ferimentos. Na prática, ela é muito mais empregada nos casos de traumas abertos para definir o sítio de penetração e de eventual saída do agente vulnerante. Entretanto, também pode ser utilizada para definir a localização de áreas contusas nos casos de trauma fechado do pescoço.

As **regiões anatômicas do pescoço** podem ser classificadas em três categorias:

1. Triângulos anatômicos do pescoço.
2. Zonas anatômicas da região cervical.
3. Plano de transição cervicotorácico ou abertura torácica superior.

1. **Triângulos anatômicos do pescoço.** O músculo esternocleidomastoideo delimita duas áreas de formato triangular: os triângulos anterior e posterior. O triângulo anterior tem como limites de demarcação a linha media do pescoço, o ramo horizontal da mandíbula e o músculo esternocleidomastoideo. O triângulo posterior tem como lados o músculo trapézio, a clavícula

e o músculo esternocleidomastoideo. A maioria das estruturas anatômicas viscerais e vasculares tem localização no triângulo anterior.

2. **Zonas anatômicas da região cervical.** A região anterior do pescoço pode ser classificada em três zonas anatômicas (Figura 38.1). A **zona I** se localiza entre o plano das clavículas e a cartilagem cricoide e inclui a transição cervicotorácica, abrigando artérias carótidas comuns, artérias e veias subclávias, veias jugulares superficiais e profundas, esôfago, traqueia, ducto torácico e plexo braquial. A **zona II** é a área situada entre a cartilagem cricoide e o ângulo da mandíbula. Aqui, as estruturas que podem ser atingidas são artérias carótidas comuns, veias jugulares superficiais e profundas, faringe, esôfago, laringe, nervo frênico e glândula tireoide. A **zona III**, acima do plano do ângulo da mandíbula, é a região de transição entre pescoço, crânio e face e apresenta, como estruturas vasculares importantes, as artérias carótidas, internas e externas. A coluna vertebral cervical e as artérias vertebrais podem ser atingidas por lesões traumáticas que interessem a qualquer uma dessas zonas.

O acesso cirúrgico é difícil na zona I e na zona III e no paciente com ferimento cervical, hemodinamicamente instável, com hemorragia ativa e de difícil controle nessas zonas, poderá ser obtido um controle temporário do sangramento com a colocação de um cateter de Foley calibroso (geralmente de n° 30), introduzido através do orifício do ferimento e seguido da insuflação do balão.

Embora seja essa a classificação anatômica mais utilizada, Monson et al.,[1] estudando ferimentos arteriais cervicais, propuseram uma classificação modificando o limite inferior da zona II, a saber:

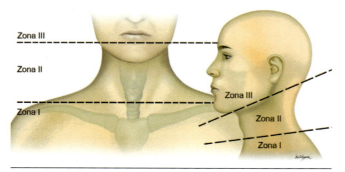

**Figura 38.1** Divisão do pescoço em zonas anatômicas.

(Adaptado de Von Bahten LC, Duda JR, Zanatta PDS, et al. Rev Col Bras Cir. 2003;30(5):374-81.

- **zona I:** área abaixo da fúrcula esternal que envolve a região intratorácica.
- **zona II:** área compreendida entre a fúrcula esternal e o ângulo da mandíbula.
- **zona III:** área cervical acima do ângulo da mandíbula.

3. **Plano de transição cervicotorácico.** A cavidade torácica comunica-se com o pescoço através da abertura torácica superior, delimitando um plano anatômico virtual que se constitui no plano de transição cervicotorácico ou abertura torácica superior. Esta se limita posteriormente pela margem superior da primeira vértebra torácica, anteriormente pela borda superior do manúbrio e lateralmente pela primeira costela.[2]

Essa região é ocupada pelos ápices pulmonares, pleura, feixe vasculonervoso dos membros superiores, pelos vasos que continuam na região cervical e pelas vias aéreas e estruturas do sistema digestivo. Traumas instalados nessa região têm potencial de comprometimento de estruturas anatômicas situadas no interior do tórax e, também, podem acometer, indiretamente, os membros superiores.[3-4]

Além de lesões especificamente situadas no pescoço, os pacientes podem exibir **lesões associadas à distância** que, quando presentes, contribuem para enquadrar os pacientes com trauma cervical na categoria dos pacientes com múltiplas lesões traumáticas. Exemplificando, pela íntima relação de contiguidade anatômica entre a cúpula pleural e a curvatura das artérias subclávias, alguns ferimentos arteriais aí instalados poderão estar associados a pneumotórax, hemotórax ou hemopneumotórax, do mesmo lado. Essas lesões podem se mascarar reciprocamente, confundindo o examinador e levando o paciente à evolução clínica indesejável.

A **mortalidade global** dos pacientes com trauma penetrante cervical é, em média, de 9,0%.

A mortalidade em casos de ferimentos da artéria carótida varia amplamente nas diferentes séries da literatura, situando-se numa faixa média de 17,0% dos casos.

Nos casos de lesão de esôfago, a mortalidade tem prevalência média de 10,0% e, na grande maioria dos casos, decorre de complicações sépticas.[5-6]

Em uma série de 76 pacientes com lesões aerodigestivas, estudados por Vassiliu et al.,[7] a mortalidade ocorreu em 14 pacientes (18,4%), dos quais 12 apresentaram trauma vascular grave.

No caso do trauma cervical fechado, a mortalidade global não é bem definida, mas a presença de lesões vasculares contribui para aumentar os índices de morbimortalidade. Johnston et al.[8] constataram mortalidade de 26,5% e 14,3% nas lesões de artéria inominada, respectivamente, nos traumas penetrante e fechado de zona I cervical ou de transição cervicotorácica.

## Mecanismos de trauma

### Trauma fechado

A literatura sugere que as lesões causadas pelas contusões da região cervical sejam menos frequentes do que as lesões ocasionadas por trauma penetrante. Os efeitos do trauma fechado dependem do grau de energia mecânica do agente causal e das características anatômicas dos tipos de tecidos atingidos (capacidade de resistência ao estiramento e à compressão).

O trauma fechado pode resultar de impacto direto sobre a região cervical ou ser consequente à ação indireta de mecanismos de aceleração e de desaceleração sobre o pescoço. As causas mais frequentes são os acidentes automobilísticos, geralmente as colisões de veículos automotores (35% a 45%), as quedas (25% a 30%) e os acidentes esportivos (15%).[9-10]

Nas colisões de veículos, um dos mecanismos de trauma de pescoço pode ocorrer se o ocupante motorista não estiver utilizando cinto de segurança, envolvendo o choque do segmento cefálico em hiperextensão contra o painel de instrumentos e o sistema de direção do veículo. Além das colisões de veículos, outros mecanismos podem ocorrer, englobando numerosos fatores de contusões diretas da região cervical ao lado de compressões motivadas por forças extrínsecas, como é o caso dos estrangulamentos e dos enforcamentos.

Todo paciente traumatizado deve ser considerado como potencial portador de **lesão de coluna cervical**, principalmente quando se encontram indícios evidentes de acometimento da região cervical. A lesão de coluna cervical ocorre em cerca de 3% dos pacientes traumatizados, mas pode ocorrer em até 10% dos casos, quando existir associação com traumatismo craniencefálico. Nos casos de enforcamento as lesões de coluna cervical e de medula espinhal acontecem quando o espaço percorrido pelo corpo durante a queda é superior, em valor numérico, aos valores da estatura do paciente. Nesses casos, a asfixia não costuma ser uma causa de morte prevalente mas, sim, a lesão da coluna cervical.[11]

As lesões de faringe e de esôfago apresentam baixa incidência no trauma contuso e a experiência com a sua abordagem tende a ser limitada, facilitando o aparecimento de controvérsias, particularmente quanto ao diagnóstico e ao tratamento. A prevalência de lesões esofágicas varia de 2% a 7%, sendo pouco frequente nos traumas fechados.[5, 7, 12]

As lesões de vias aéreas são mais encontradas nos adultos do que nas crianças, em decorrência das características anatômicas peculiares a cada faixa etária. As lesões laringotraqueais ocorrem 0,34% dos traumas fechados.[13]

Os mecanismos de trauma fechado laringotraqueal costumam ser:[13]

- **Golpe direto:** acidente durante prática de esporte, impacto contra painel de automóvel e estrangulamento. O impacto direto contra a face anterior do pescoço pode lesionar a laringe e a traqueia (esta, próxima à cricoide) e comprimir o esôfago contra a coluna vertebral.
- **Desaceleração brusca:** por cisalhamento nos pontos de fixação da cartilagem cricoide e carina.
- **Compressão ou esmagamento anteroposterior do tórax:** aumento da pressão intra-traqueal que, associado ao fechamento da glote, rompe a porção membranosa da traqueia. Nas contusões torácicas com fratura-luxação do manúbrio esternal, associadamente ou não à fratura de clavícula, pode ocorrer a compressão da traqueia contra a coluna vertebral cervical, causando obstrução aguda, alta, de vias aéreas. O paciente costuma ser atendido em franca insuficiência respiratória e o diagnóstico na sala de emergência nem sempre é feito com facilidade.
- **Hiperextensão cervical:** com trauma direto contra painel de veículo. Nos casos em que houver flexão do pescoço, inversamente, a mandíbula tende a se aproximar da parede anterior do tórax, protegendo dessa forma as estruturas cervicais e, talvez, impedindo a instalação de lesões de maior gravidade.[4, 9]

A prevalência de lesões cervicais associadas de vias aéreas e de esôfago não costuma ser elevada. Vassiliu et al.,[7] em análise de 1.560 pacientes admitidos com trauma na região cervical, encontraram 562 traumas fechados, responsáveis pelo aparecimento de 1,2% de lesões aerodigestivas.

As lesões vasculares causadas por trauma fechado das regiões cervical e de transição cervicotorácica são pouco comuns, muitas vezes ocultas e com alto índice de morbidade e mortalidade.[1, 14-20]

Os mecanismos de trauma das lesões vasculares cervicais envolvem acidentes automobilísticos em alta velocidade, esmagamento ou compressão e queda de altura.[21] O acidente automobilístico costuma ser o mecanismo de trauma mais frequente, envolvendo lesões vasculares cervicais, o que sugere a participação de movimentos de hiperextensão, de flexão ou de rotação do pescoço, isoladamente ou em associação.[17, 22]

As artérias carótidas costumam ser atingidas com prevalência variável entre 22% e 80% das lesões vasculares, enquanto que as lesões de artérias vertebrais são as mais frequentes no trauma cervical fechado. A artéria inominada pode ser lesada no nível de transição cervicotorácica em 16% das lesões contusas e essa lesão poderá ser fatal em até 25% dos casos. Em razão dos efeitos devastadores das lesões vasculares em trauma fechado, muitos autores defendem a realização de investigação em casos considerados suspeitos.[8, 15-16, 23-24]

Biffl et al.[15] consideram os seguintes critérios de inclusão para provável lesão vascular:

- mecanismo compatível com grave hiperextensão cervical;
- rotação ou hiperflexão do pescoço, principalmente na presença de fraturas do terço médio de face ou mandíbula;
- traumatismo craniencefálico com lesão axonal difusa;
- enforcamento;
- escoriações no local do cinto de segurança ou em outras partes moles do pescoço;
- fratura de base de crânio envolvendo osso esfenoide ou porção petrosa do osso temporal;
- fratura de vértebra cervical.

O uso do cinto de segurança nos automóveis tem contribuído para reduzir a morbidade e a mortalidade de seus ocupantes. Apesar disso, observa-se o surgimento de um padrão de lesões, a "síndrome do cinto de segurança", descrita inicialmente por Garrett e Braunstein,[25] a qual é responsável por uma grande variedade de lesões, incluindo fraturas de coluna cervical e lesões de grandes vasos cervicais.

De acordo com alguns autores,[21-23] o paciente portador de escoriações torácicas ou cervicais, causadas por cinto de segurança, deve ser obrigatoriamente investigado quanto à existência de lesões vasculares cervicais ou de transição cervicotorácica.

Rozycki et al.[20] encontraram prevalência de 3% de lesões das artérias carótidas, ao analisar 131 pacientes que apresentavam a marca do cinto de segurança na região cervical ou torácica, o que os fez sugerir que a presença desse sinal deva ser usada como critério para investigação de lesões cervicotorácicas graves, mesmo em pacientes assintomáticos. A presença dessas lesões vasculares foi fortemente associada a um índice menor do que 14 na Escala de Coma de Glasgow ($p < 0,0003$), a um Injury Severity Score maior do que 16 ($p < 0,0001$) e à presença de fratura de clavícula e/ou de primeiro arco costal ($p < 0,0037$). Um dos pacientes, com índice 15 na Escala de Coma de Glasgow e equimose na clavícula direita, mas sem hematoma, desenvolveu acidente vascular cerebral extenso, 12 horas após admissão, por oclusão da artéria carótida interna direita.

Stover et al.[26] descreveram dois casos de lesão de artéria inominada, em consequência de acidente de automóvel, e que apresentavam o "sinal do cinto de segurança" no pescoço.

Conforme Davis et al.,[27] foi possível traçar o perfil dos portadores de lesões cerebrovasculares em 941 pacientes, a partir de uma análise realizada pelo National Automotive Sampling System Crashworthiness Data System, no período de 1993 a 2001. De acordo com os resultados obtidos, 76,2% das colisões foram frontais e, entre os pacientes envolvidos, 57,4% utilizavam cinto de segurança, 82,3% tiveram o *air bag* acionado e 16,25% foram parcial ou totalmente ejetados.

As lesões de **glândula tireoide**, embora raras, podem estar associadas ao comprometimento das vias aéreas e apresentam como causa principal o impacto anterior do pescoço contra estruturas sólidas.[28-30]

## Trauma penetrante

Os ferimentos penetrantes do pescoço, na sua grande maioria (95% dos casos), são causados por projéteis de armas de fogo ou por armas brancas, acometendo principalmente adultos jovens do sexo masculino, com idades médias variáveis entre 25 e 32 anos.[31, 36-38]

De acordo com o critério da divisão do pescoço em três zonas topográficas (zonas I, II e III), os ferimentos se localizam na zona II, na maioria dos casos.[31]

Embora quaisquer instrumentos cortantes, perfurantes ou perfurocortantes possam causar ferimentos cervicais, as facas ou os punhais são os agentes mais comuns entre as chamadas armas brancas.

A gravidade das lesões instaladas depende da energia cinética que o agente causador transfere aos tecidos que recebem o impacto traumático. A transferência de energia cinética para as células teciduais é a responsável pelo fenômeno da "cavitação". As armas brancas causam cavitação quase nula. Os projéteis dos revólveres comuns, de baixa velocidade (1.000 a 1.500 m/seg) e de baixa energia cinética, causam cavitação cujo diâmetro pode chegar a alcançar dimensões até 5 a 6 vezes maiores do que o próprio diâmetro do ferimento causado nos tecidos. Os projéteis de alta velocidade e alta energia cinética, como os dos rifles militares (velocidade aproximada de valores superiores a 8.000 m/seg), determinam cavitações cujos diâmetros podem alcançar cerca de 10 a 14 vezes o próprio diâmetro.[32-34]

No caso das armas brancas, as lesões costumam ser determinadas principalmente pelas dimensões da arma, mais do que pela energia cinética transferida aos tecidos. A trajetória costuma ser retilínea, com extensão que depende muito do comprimento da arma. A direção e o sentido do trajeto podem servir para estimar a existência de lesões.

No caso dos projéteis de armas de fogo de baixa velocidade, os trajetos costumam ser irregulares, nem sempre retilíneos, o que aumenta muito o seu potencial lesivo. Entretanto, existem evidências sugerindo que menos da metade dos ferimentos cervicais causados por projéteis de baixa velocidade causem lesões viscerais ou vasculares significativas.[35]

Atualmente, com a crescente violência urbana, torna-se a cada dia mais comum o aparecimento de vítimas de múltiplos ferimentos penetrantes cervicais causados, principalmente, por projéteis de alta velocidade. Estes últimos determinam o aparecimento de ondas de choque que causam lesões em estruturas anatômicas situadas à distância do trajeto por eles percorrido. Essas ondas de choque têm o potencial de causar lesões vasculares significativas de vasos distantes do trajeto do projétil, tais como, tromboses, embolismos ou pseudoaneurismas.

De acordo com informações da literatura,[35-38, 41-43] no trauma cervical penetrante, o sistema vascular é o mais atingido, seguindo-se medula espinhal cervical, faringe, esôfago, vias aéreas e plexo braquial. Dos componentes do sistema vascular, as veias jugulares internas (9%) e as artérias carótidas (7%) costumam ser os vasos mais atingidos pelo trauma penetrante cervical. As lesões vasculares podem ocorrer por ação direta do agente vulnerante, causando secção parcial ou total do vaso, ou levando ao aparecimento de descolamento da camada íntima, de fístula arteriovenosa ou, ainda, de pseudoaneurisma. Além disso, outros mecanismos podem ser a contusão das paredes do vaso ou as compressões extrínsecas geralmente causadas pela expansão de hematomas nos compartimentos cervicais. As lesões vasculares traumáticas podem evoluir com trombose em cerca de 25% a 40% dos pacientes. Entre as artérias, a carótida comum é 2 a 3 vezes mais atingida do que as demais artérias que são, por ordem decrescente de incidência, carótida externa, subclávia, carótida interna, vertebral e tronco braquiocefálico. A artéria inominada pode ser lesada no nível de transição cervicotorácica. Entre as veias, as jugulares parecem ser 15 vezes mais lesadas do que as veias subclávias e as inominadas.[36-38] Faringe e esôfago podem ser lesados em até 15% dos casos e laringe e traqueia em até 12%. As lesões medulares cervicais, na maioria das vezes, acontecem como consequência do trauma direto causado pelo agente vulnerante.[37-38]

# Avaliação clínica nos casos de trauma cervical

## Atendimento pré-hospitalar

Sempre que for possível, devem ser obtidas informações sobre o atendimento pré-hospitalar. Dados sobre a cena do acidente (mecanismo de trauma, tempo decorrido entre acidente e atendimento no local, tempo de transporte do local até o hospital, sangramento no local, sinais vitais na cena e durante o transporte, sinais de comprometimento respiratório, hemodinâmico ou neurológico, conduta adotada e resposta clínica do paciente), são valiosos no auxílio ao planejamento do tratamento.[39]

## Atendimento hospitalar

A abordagem inicial visa obter controle de vias aéreas, com imobilização da coluna cervical, oferta de oxigênio a 100%, ventilação adequada, controle de hemorragia externa e reposição volêmica. Mesmo que o paciente esteja com hemorragia exteriorizada por ferimento cervical, ainda assim, a prioridade no atendimento inicial é a manutenção de uma via aérea segura, obviamente depois de ser executada a compressão manual do foco de sangramento.

Os pacientes conscientes poderão fornecer dados a respeito de dor, disfagia, rouquidão, falta de ar, sangramento digestivo ou respiratório e alterações de sensibilidade e de força motora. Quando o paciente consegue falar e fornecer essas informações, é possível supor, pelo menos de início, que a via aérea esteja desimpedida, que exista ventilação adequada e que não haja prejuízo da circulação cerebral. No caso de pacientes conscientes, o médico deve adaptar máscara de oxigênio a 100%, procurar aspirar secreções e retirar corpos estranhos da boca do paciente, incluindo dentes quebrados e próteses dentárias. A taquipneia costuma ser um indício precoce, sutil e valioso de comprometimento da via aérea e pode, também, significar a presença de pneumotórax ou de perda hemorrágica.

Durante as manobras de reanimação, devem ser adotados todos os esforços para evitar aumento de pressão intratorácica, pelo risco de promover o deslocamento de coágulos que estejam tamponando ferimentos vasculares, pois essa intercorrência poderá causar recidiva da hemorragia. Além da intubação traqueal (IOT), a colocação de sonda nasogástrica é um procedimento que contribui para aumentar a pressão intratorácica. Para evitar agravamento de hemorragias em casos suspeitos de apresentarem ferimento vascular, a sonda nasogástrica deve ser colocada em centro cirúrgico, com o paciente anestesiado. Durante todos os procedimentos, o paciente deve ter a sua região cervical imobilizada, inicialmente pelas mãos de um dos examinadores e, depois, com o emprego de colar cervical e de imobilizadores cervicais laterais. A constatação de perda de sensibilidade e de força motora indica provável comprometimento medular ou de plexo braquial. O envolvimento de músculos respiratórios após lesão medular é indicação para instalação imediata de via aérea artificial com respiração controlada.

Nos pacientes com trauma aberto, o exame do pescoço deve incluir pesquisa minuciosa de orifícios de entrada e de saída de projéteis, presença de projéteis alojados em partes moles, existência de hematoma, aumento de circunferência do pescoço, enfisema de subcutâneo, crepitação e fraturas em laringe e em traqueia. A saída de saliva, pelo ferimento, é sugestiva de lesão de estruturas pertencentes ao sistema digestivo. Deve-se procurar reconstituir o sentido do trajeto percorrido pelo agente vulnerante a partir da localização anatômica dos ferimentos, conforme a divisão regional em zonas. No caso de múltiplos ferimentos, é pouco confiável que se possam estabelecer trajetos bem definidos, deste ou daquele agente. Os trajetos que se estendem externamente à borda do músculo esternocleidomastoideo e se afastam da linha média do pescoço, em direção lateral, provavelmente não costumam lesar estruturas importantes. Trajetos perigosos são os que atravessam a linha média ou os que se dirigem ao tórax ou ao crânio.

A exploração de ferimentos com o emprego de pinças ou de tentacânulas, sob anestesia local, na sala de admissão do pronto-socorro, não é aconselhada. Desaconselham-se, também, as tentativas de hemostasia, realizadas às cegas, com instrumentos hemostáticos. Os focos de sangramento devem ser controlados mediante compressão manual. Quaisquer explorações devem ser realizadas em ambiente cirúrgico convencional.

Corpos estranhos ou agentes vulnerantes encravados no pescoço só devem ser retirados em sala de operações, com o paciente sob efeito de anestesia geral e sob a orientação de um cirurgião experiente no tratamento de traumatizados.

Os sinais indicativos de trauma de laringe são rouquidão, enfisema de subcutâneo e, às vezes, palpação de fratura laríngea. Quando existe obstrução completa da via respiratória, faz-se necessária a obtenção imediata de via aérea artificial por intubação traqueal ou por abordagem cirúrgica.

A intubação orotraqueal (IOT) sempre deve ser realizada cuidadosamente. Tentativas intempestivas e inseguras de IOT podem causar lesão iatrogênica das vias aéreas, provocar trajeto falso do tubo traqueal por perfuração acidental da via aérea e falsa intubação através de eventuais ferimentos das vias aéreas.

A existência de fraturas em vias aéreas, notadamente laringe, pode ser a causa da criação de falso trajeto durante a (IOT). Em situação de emergência absoluta, pode ser um procedimento muito difícil, o que exige a obtenção de via aérea cirúrgica. Quando existe fratura de laringe, está indicada a traqueostomia, ao invés de cricotireoidostomia, o que é uma conduta de exceção dentro das normas preconizadas pelo Advanced Trauma Life Support (ATLS).[40]

Entretanto, se houver risco de morte iminente por anóxia, o cirurgião está autorizado a executar a cricotireoidostomia, pela rapidez com que ela pode ser realizada.

A respiração estridulosa pode ser o único sinal de comprometimento parcial de via aérea. Se o paciente estiver inconsciente, esse sinal deve ser levado em consideração para a adoção de via aérea artificial imediata, por intubação traqueal ou por via de acesso cirúrgica.

A ventilação com ambu e máscara pode facilitar o aumento do volume de eventual enfisema do subcutâneo, alterando a anatomia normal das vias aéreas e prejudicando a ventilação. Em contrapartida, o aumento do enfisema subcutâneo acaba por reforçar a hipótese diagnóstica de lesão de vias aéreas cervicais.

Uma situação particular, encontrada em certos casos de lesão de carótidas, é causada pela hemorragia expansiva, contida dentro dos compartimentos fasciais, levando a desvio e compressão das vias aéreas. Como agravante da situação, geralmente o paciente é admitido em estado agônico. Nesses casos, a intubação é muito difícil, pois costuma haver grande distorção da anatomia normal e o pescoço se apresenta tumefeito, infiltrado e rígido. A execução de via aérea cirúrgica, em casos desse tipo, deve ser encarada como procedimento de alto risco, pois a incisão pode destamponar o hematoma, permitindo exteriorização de hemorragia incontrolável. Além desse, existe outro risco, que é o da aspiração do sangue através da via aérea aberta, com inundação pulmonar maciça. Por outro lado, a membrana cricotireoidea costuma estar deslocada de sua posição anatômica habitual e nem sempre é possível palpá-la devido à existência de hematoma cervical.

Nos casos em que não exista risco de morte imediato, a IOT poderá ser obtida com o auxílio de laringoscopia.

Em se tratando de crianças, o procedimento de eleição para obtenção de via aérea artificial é a intubação traqueal que, se não for possível de imediato, pode ser tentada a ventilação após punção da membrana cricotireoidea com agulha de calibre 16 ou 18. Essa manobra permite a ventilação por 30 a 45 minutos; durante esse período se estudarão as possibilidades de obtenção segura de via aérea definitiva.

A saída de ar pelo local do ferimento, durante a expiração, faz suspeitar de lesão da via aérea. Quando existe enfisema de subcutâneo com suspeita de lesão de via aérea, mas não se nota escape de ar, a tosse poderá provocar a saída de ar pelo ferimento. Entretanto, o esforço de tossir poderá causar o deslocamento de coágulos de eventuais lesões vasculares que tenham parado de sangrar, causando recidiva da hemorragia, de consequências imprevisíveis.

Nos casos de lesão vascular com exteriorização da hemorragia, deve ser tentada a compressão manual cuidadosa dos vasos sangrantes. Não estão indicadas tentativas, às cegas, de pinçamento dos vasos lesados. A hemostasia definitiva deve ser obtida em ambiente cirúrgico convencional, sob visão direta e com o paciente completamente anestesiado.

A reposição volêmica deve ser iniciada imediatamente após a colocação de catéteres calibrosos em veias periféricas.

O quadro clínico vai depender do mecanismo de trauma, do tipo de estrutura lesada, do número e da extensão das lesões cervicais e da existência de lesões associadas ao trauma cervical propriamente dito.

Quanto à apresentação clínica, os pacientes podem ser classificados em grupos diferentes:

1. **Grupo I:** com risco imediato de morte.
2. **Grupo II:** com sintomas, mas sem risco imediato de morte.
3. **Grupo III:** assintomáticos.

## Grupo I – risco imediato de morte

O risco imediato de morte tem origem em comprometimento, isolado ou simultâneo, dos sistemas respiratório, vascular e nervoso; este último pode comprometer a medula cervical. Na avaliação inicial já costuma ser delineada a indicação operatória imediata.

Os sinais evidentes de lesão vascular (sangramento incontrolável, choque ou hematoma que comprime a via aérea) e o comprometimento da via aérea (com enfisema de partes moles volumoso ou expansivo e insuficiência respiratória aguda) exigem a realização de tratamento cirúrgico imediato.

Pela emergência da situação, o paciente deve ter a coluna cervical imobilizada durante todo o tempo em que for necessário, até que seja afastada a possibilidade de lesão medular. As radiografias de tórax devem ser obtidas no centro cirúrgico. Em função da zona cervical atingida e do trajeto presumível do agente vulnerante, poderá ser realizada endoscopia aerodigestiva durante o ato cirúrgico.

A lesão de vasos importantes se caracteriza por hemorragia significativa que, em alguns casos, pode se exteriorizar, exibindo uma visão assustadora, acompanhada de choque hemorrágico grave.

Em outros casos, a lesão vascular se manifesta como hematoma do pescoço, geralmente com aumento da circunferência cervical. O aumento de circunferência do pescoço acontece porque, como os vasos estão contidos em compartimentos anatômicos próprios, grandes hemorragias podem ser rapidamente acumuladas nos compartimentos vasculares. Em contrapartida, esses hematomas intracompartimentais provocam desvio e compressão das vias aéreas em curtíssimo espaço de tempo.

Em virtude dessa particularidade estrutural, as lesões das artérias carótidas têm um potencial de grave ameaça à vida, pois podem levar o paciente, rapidamente, à exsanguinação ou à insuficiência respiratória aguda, ou a ambas, além de causar lesão neurológica, que pode alcançar até o coma profundo.

As lesões da laringe e da traqueia concorrem para o aparecimento de rouquidão, respiração ruidosa e enfisema subcutâneo. Às vezes, pode-se palpar a fratura dessas estruturas.

A ausência de respiração poderá significar obstrução completa das vias aéreas. A respiração ruidosa significa obstrução, geralmente parcial, das vias aéreas.

O enfisema subcutâneo pode traduzir a existência de lesões aerodigestivas, com prevalência variável entre 38% e 80%.[13, 41]

Nas lesões de medula espinhal cervical, fazem-se necessárias medidas imediatas de suporte respiratório, pois o paciente apresenta abolição da função dos músculos respiratórios.

A situação se agrava muito nas lesões medulares situadas entre C3 e C5, que comprometem a função dos nervos frênicos, abolindo a movimentação diafragmática. Esses pacientes são admitidos em insuficiência respiratória grave, agônicos ou quase agônicos, e necessitam de medidas imediatas para suporte respiratório.

## Grupo II – sem risco imediato de morte

Alguns pacientes apresentam *sintomas e sinais, mas sem risco imediato de morte*.

Esses pacientes apresentam sinais clínicos que podem indicar envolvimento de estruturas importantes: hematoma cervical, enfisema de subcutâneo, saída de ar pelo(s) ferimento(s) (associada, ou não, à enfisema de subcutâneo), saída de saliva pelo(s) ferimento(s), hematêmese, hemoptise, ausência de pulso carotídeo ou de pulsos em membros superiores e alterações do estado de consciência.

Para o esclarecimento diagnóstico, fazem parte do arsenal cirúrgico, conforme o grau de complexidade de cada caso, radiografias cervical de perfil e de tórax, endoscopia aerodigestiva, arteriografia, ultrassonografia arteriovenosa, tomografia computadorizada, angiotomografia e, eventualmente, ressonância nuclear magnética.

Trata-se de pacientes com estabilidade respiratória e circulatória cujos sintomas e sinais não permitem o diagnóstico de certeza, desta ou daquela lesão.

O comprometimento de vias aéreas poderá ser traduzido por sinais sutis e precoces, como dispneia e taquipneia. Nos casos de trauma aberto, podem aparecer hemoptise associada ou não à saída de ar pelo(s) ferimento(s) durante a expiração – ferimento(s) soprante(s).

Os sinais de comprometimento vascular, porém sem perda hemorrágica importante, incluem ausência de pulsos carotídeos ou em membros superiores, frêmito ou sopro na região cervical e perda de consciência.

Embora seja achado comum, o hematoma cervical não é patognomônico de ferimento vascular. Em um estudo prospectivo de 53 casos de trauma penetrante cervical (42), foram encontrados hematomas de pescoço em 20 pacientes (34%). Desses, 7 não tiveram lesões; 4 apresentaram lesão de veia jugular profunda; 2, de artéria carótida; 2, lesões associadas de carótida e de jugular profunda; 4, de faringe; 1, de esôfago e 1, de traqueia cervical.

As lesões de faringe e de esôfago são traiçoeiras, pois costumam exibir um cortejo sintomatológico muito escasso onde aparecem disfagia, hematêmese, enfisema de subcutâneo ou hematoma cervical. Nos traumas abertos, quando existe saída de saliva pelo(s) ferimento(s), a suspeita de lesão é óbvia.

A abolição da sensibilidade e da força motora sugere lesão medular. A perda de força muscular, localizada em um dos membros superiores, é compatível com a lesão do plexo braquial.

## Grupo III – pacientes assintomáticos

A literatura não é muito precisa quanto à conceituação de doentes assintomáticos. O conceito aqui exposto se refere a pacientes que apresentem, apenas e tão somente, sinais de contusão ou o ferimento penetrante, localizados em região cervical. Em 1985, em um trabalho clássico, Jurkovich et al.[43] denominaram sintomáticos 20 pacientes com sinais clínicos, que foram considerados significativos pelos autores, como hematoma expansivo, sangramento ativo, ausência de pulso, enfisema subcutâneo, rouquidão, hematêmese, hemoptise e sinais neurológicos. Esses pacientes foram submetidos a cirurgia imediata, com 5% de

explorações negativas. Vinte e sete casos chamados de assintomáticos, sem sinais clínicos significativos, operados imediatamente, mostraram 89% de explorações negativas. Baseados nos resultados dessa série, os autores sugeriram abordagem específica para cada zona cervical atingida para os pacientes, por eles denominados, assintomáticos.

Assim, recomendaram para:

- zona I, radiografia de tórax, arteriografia, esofagograma e, eventualmente, esofagoscopia.
- zona II, apenas radiografias cervicais de perfil, além do exame clínico.
- zona III, arteriografia.

Os pacientes assintomáticos se apresentam sem sintomas ou outros sinais além da presença de ferimento(s) ou de áreas contusas.

Nos casos de trauma aberto, o trajeto presumível do agente vulnerante permite que se obtenha uma estimativa das estruturas potencialmente lesadas mas, ainda assim, existe o grande risco de não serem diagnosticadas lesões de faringe ou de esôfago ou obstruções arteriais agudas pós-traumáticas.

Embora evidências recentes tenham demonstrado que o exame clínico pode ser confiável, o melhor critério para a indicação de exames complementares, nesses casos, deve ser o julgamento clínico do cirurgião, baseado em sua experiência no atendimento de situações semelhantes.

O conhecimento do mecanismo de trauma a que foi submetido o paciente pode ser importante para avaliação e estudo diagnóstico adequados.

Em 53 casos estudados prospectivamente (42), 10 pacientes (17%) exibiram **apenas** ferimento de localização cervical. Entre eles, 5 não tiveram lesões; 3 apresentaram lesão de faringe; 1, lesão de esôfago e de veia jugular interna e 1, de laringe.

Nos pacientes assintomáticos com trauma contuso, a ausência de sinais ou sintomas não exclui a presença de lesões. O trauma vascular nesses pacientes, quando não diagnosticado, pode levar à instalação de graves lesões neurológicas, horas ou dias após o trauma.[12]

Biffl et al.,[23] ao analisar 15.331 pacientes com trauma contuso, encontraram 25 pacientes com lesão das artérias carótidas. Desses, 13 (52%) eram assintomáticos, um paciente faleceu e outro evoluiu com lesão neurológica grave.

Nos casos de ferimentos em pacientes sem risco de morte imediato, mas com sintomas, e nos de pacientes assintomáticos, é muito importante que a avaliação clínica atente para os locais dos ferimentos e para o trajeto presuntivo do(s) agente(s) vulnerante(s). Muitas vezes, a determinação do trajeto permite suspeitar que não existam lesões de estruturas importantes.

## Abordagem diagnóstica

Além do exame físico minucioso alguns procedimentos complementares podem auxiliar o diagnóstico das lesões instaladas depois do trauma cervical. Atualmente, as radiografias simples do pescoço e do tórax, a endoscopia aerodigestiva e os métodos de imagem (invasivos e não invasivos) são os mais utilizados rotineiramente na abordagem dos pacientes vítimas de trauma cervical.

Sempre que as condições clínicas dos pacientes assim o permitirem, devem ser obtidas radiografias do pescoço, em incidência anteroposterior e de perfil e radiografias de tórax. As radiografias cervicais esclarecem quanto a corpos estranhos, fraturas ósseas e presença anormal de ar em partes moles, e podem ser úteis na determinação do trajeto do agente vulnerante, desde que sejam previamente marcados os orifícios de entrada e de saída.

A radiografia de tórax permite a avaliação torácica quanto à presença de corpos estranhos, enfisema de mediastino, fraturas ósseas, hemotórax e pneumotórax.

A endoscopia digestiva (faringoscopia e esofagoscopia) e a endoscopia de vias aéreas (laringoscopia e traqueobroncoscopia) são métodos complementares que permitem a avaliação do trato aerodigestivo. Para a sua realização é necessário que o paciente esteja com via aérea segura e em condições de normalidade hemodinâmica. Nos pacientes dos grupos II e III, assintomáticos e/ou sem risco de morte iminente, os cuidados com as vias aéreas e a reposição volêmica não costumam impedir, via de regra, a realização desses exames endoscópicos. Nos doentes do grupo I, com risco de morte, muitas vezes é necessária a realização de exames endoscópicos em centro cirúrgico, não raramente, simultaneamente à exploração cirúrgica do pescoço.

Em 53 casos estudados por Lourenção[42] foi realizada endoscopia aerodigestiva em 38. A endoscopia digestiva revelou acurácia de 92%, sensibilidade de 77% e especificidade de 96%. A endoscopia respiratória apresentou acurácia de 89%, sensibilidade de 62% e especificidade de 96%.

Srinivasan et al.,[44] analisando 55 casos de pacientes com ferimentos penetrantes cervicais submetidos à endoscopia com aparelho flexível, consideraram que o procedimento se mostrou seguro e permitiu sensibilidade de 100%, especificidade de 92,4%, valor preditivo negativo de 100% e valor preditivo positivo de 33,3%.

Ahmed et al.,[45] avaliaram 33 pacientes com ferimentos penetrantes de cabeça e pescoço e de tronco, empregando radiografias contrastadas e videoendoscopia. Os exames radiológicos contrastados detectaram todas as lesões esofágicas, mas não permitiram o diagnóstico de lesões da hipofaringe, notadamente nos pacientes com intubação traqueal. A videoendoscopia detectou todas as lesões, tanto de hipofaringe quanto de esôfago, nos pacientes intubados e nos não intubados.

Na grande maioria das vezes, a arteriografia é utilizada nos casos de ferimentos de zonas I e III, e nos casos de trauma fechado quando o mecanismo de trauma for suspeito para lesões de grandes vasos cervicais (sinal do cinto de segurança, hiperextensão ou hiperflexão cervical, estrangulamento, hematomas ou sinais de contusão sobre o trajeto de grandes vasos cervicais). A arteriografia pode contribuir para a avaliação pré-operatória dos vasos intratorácicos e para avaliação de circulação colateral nos casos de ferimentos de zona III com lesões arteriais em que poderá surgir a necessidade de ligação de artéria carótida. Além disso, a arteriografia poderá ser acompanhada pela embolização arterial complementar, em casos selecionados.

A arteriografia é invasiva e permite esclarecer dúvidas que possam ter surgido com o uso da ultrassonografia arteriovenosa. Esse exame é indicado para os casos de ferimentos que atingem as zonas I e III. A arteriografia tem a vantagem de permitir a avaliação do padrão circulatório do pescoço, da circulação cerebral e da circulação colateral dessas áreas.[46]

Embora a arteriografia seja considerada como o método de diagnóstico padrão para lesões vasculares cervicais, os métodos diagnósticos não invasivos (ultrassonografia arteriovenosa – dúplex-scan – tomografia computadorizada e angiotomografia) estão ganhando um lugar cada vez mais significativo no armamentário da cirurgia de trauma.[13, 16, 18, 47]

A ultrassonografia arteriovenosa ou dúplex-scan tem sido o exame inicial mais rotineiramente utilizado para a avaliação de eventuais lesões vasculares extracranianas no trauma cervical fechado.

Di Perna et al.[21] preconizam o uso do dúplex-scan em todos os pacientes com forte suspeita de lesão vascular cervical, incluindo como critérios mecanismo de trauma, presença do sinal do cinto de segurança e lesão de partes moles em região anterior do pescoço, em associação ou não a alterações do nível de consciência.

A tomografia computadorizada helicoidal e a angiotomografia computadorizada foram os exames complementares de imagem que exerceram um efeito extraordinário sobre a definição das condutas em casos de trauma cervical. Esses métodos permitem imagens revolucionárias de reconstrução tridimensional a cores que permitem ao médico ver o que aconteceu dentro do pescoço do doente, muitas vezes com mais nitidez do que se fosse uma cervicotomia exploradora.

Para Rogers et al.,[22] a utilização de angiografia por tomografia computadorizada favoreceu o diagnóstico de traumas arteriais cervicais (de 0,06% para 0,19%), o que contribuiu para a redução de complicações neurológicas deles decorrentes (de 50% para 0%). A tomografia computadorizada helicoidal permite reconstruções de alta qualidade, agilizando o diagnóstico de lesões vasculares da região cervical e da região de transição cervicotorácica (oclusão vascular, pseudoaneurisma, extravasamento de contraste, descolamento de íntima e dissecção intramural). As desvantagens incluem dificuldade no diagnóstico de lesões mínimas ou na sua diferenciação com malformações vasculares e limitação do uso (artefatos na presença de metal).[18]

A comparação entre tomografia helicoidal e arteriografia, realizada por Munera et al.,[18] mostrou sensibilidade de 90% e 100%, respectivamente, ao estudarem lesões vasculares causadas por trauma penetrante. A tomografia helicoidal apresentou especificidade de 100%, valor preditivo positivo de 100% e valor preditivo negativo de 98%.

Em análise semelhante, avaliando traumas contusos da região cervical, Biffl et al.[16] encontraram valores de sensibilidade (68%), especificidade (67%), valor preditivo positivo (65%) e valor preditivo negativo (70%) para tomografia helicoidal.

## Abordagem cirúrgica

O cirurgião que se propõe a operar ferimentos cervicais deve sempre estar técnica e psicologicamente preparado para abordar também o tórax. O preparo do campo operatório deve incluir as três zonas do pescoço, as faces anterior e lateral do tórax, e também as regiões inguinocrurais.

## Posição do paciente na mesa cirúrgica

O paciente deve ficar em decúbito dorsal horizontal, com a cabeça em extensão à custa de um coxim colocado sob os ombros, com a face voltada para o lado oposto àquele onde se planeja fazer a incisão.

Se existir suspeita de comprometimento da coluna cervical, a cabeça deverá ficar em linha reta, sem coxim, apoiada sobre a mesa de operações, com a coluna cervical em posição neutra. A face não será voltada para nenhum lado. Comumente, os braços são colocados abertos, em posição de abdução de 90 graus.

Figueiredo[48] demonstrou matematicamente, após dissecar as regiões de transição cervicotorácica de 100 cadáveres frescos, humanos, que a colocação dos membros superiores em posição de abdução de 90 graus (posição de crucifixo) dificulta a exposição cirúrgica dos vasos subclávios, na região supraclavicular, ou seja, na zona I do pescoço. O mesmo autor também demonstrou que quanto mais aberto for o ângulo esternocostal (ângulo de Charpy), maior será a dificuldade para a exposição cirúrgica do segmento supraclavicular da artéria subclávia, na zona I do pescoço. Essa dificuldade acontece na razão direta do aumento desse ângulo a partir de valores de 45 a 60 graus e se torna praticamente impossível se não for retirada a clavícula homolateral em pacientes que apresentem ângulos muito abertos, superiores a 90 graus e alcançando até 120 graus.

Tomando por base esses achados, é facilmente compreensível que um paciente de tórax cilíndrico e volumoso em decúbito dorsal horizontal sobre uma mesa cirúrgica, com ângulo esternocostal de 120 graus e com os braços em abdução de 90 graus (crucifixo), possa se transformar em um respeitável dilema cirúrgico, no momento da execução da via de acesso.

Portanto, os braços do paciente devem permanecer livres para serem colocados em abdução ou em adução, conforme a estratégia cirúrgica adotada em cada caso.

## Vias de acesso

As vias de acesso são variadas, em razão das lesões presumidas e das dificuldades impostas pela anatomia normal da região.[48-52]

A abordagem é comumente feita por uma incisão oblíqua que se estende da zona I até a zona III do pescoço, ao longo da borda interna do músculo esternocleidomastoideo.

Esse músculo é afastado para fora e, após a secção do músculo omo-hioideo, obtém-se boa exposição do campo operatório. Se houver lesão alta na zona III, a luxação da mandíbula permite a exposição da artéria carótida interna, até o forame carotídeo, na base do cérebro. Essa incisão permite abordagem das estruturas da zona II, o que possibilita o acesso seguro à faringe e ao esôfago, à laringe e à traqueia, à artéria carótida e às veias jugulares profundas.

Nos casos de ferimentos de artérias situadas na zona I, a incisão oblíqua poderá ser estendida para o tórax, como esternotomia mediana, ou para a região supraclavicular.

A associação com a esternotomia mediana muitas vezes é a melhor solução tática para a abordagem de veias subclávias, quando estas apresentam ferimentos situados entre a clavícula e a primeira costela.

As lesões de veias jugulares, da artéria subclávia esquerda e do tronco braquiocefálico em zona I, que são vasos protegidos pela incisura jugular do esterno na saída do tórax, também são abordadas de maneira segura, com a execução de esternotomia associada à incisão cervical oblíqua.

Essa incisão, associada à esternotomia mediana, poderá ser associada a uma toracotomia intercostal no terceiro ou quarto espaços, criando uma incisão chamada "em livro" ou "em alçapão".

As lesões transfixantes de lado a lado do pescoço, ou múltiplas lesões, podem ser abordadas por meio de duas incisões oblíquas separadas, uma de cada lado do pescoço. Se for necessário, essas duas incisões podem ser unidas por meio de uma incisão horizontal, colocada logo acima da incisura jugular do manúbrio esternal.

As incisões supraclaviculares, transversais e colocadas logo acima das clavículas podem ser unilaterais ou bilaterais (em colar). As incisões em colar são duas incisões supraclaviculares, direita e esquerda, unidas por uma terceira incisão, que se estende acima da incisura jugular do manúbrio esternal.

Após o descolamento do retalho musculocutâneo em sentido cranial, seccionam-se as inserções esternais e claviculares do músculo esternocleidomastoideo, obtendo-se bom campo cirúrgico. Podem ser empregadas para a abordagem de ferimentos transfixantes laterolaterais do pescoço. A desvantagem é que, quando houver necessidade de fazer traqueostomia, ela deverá ser exteriorizada sobre a incisão.

As incisões sobre as clavículas[48] são de rápida execução e permitem que se faça ressecção das clavículas rapidamente. A pele, o tecido celular subcutâneo, o músculo platisma e o periósteo clavicular são seccionados. O periósteo é descolado juntamente com as inserções dos músculos esternocleidomastoideo e grande peitoral. A clavícula é seccionada com serra, a 1 cm para fora do ponto mais distal da inserção do músculo grande peitoral, e desarticulada da articulação esternoclavicular com emprego de bisturi. Após a retirada

da clavícula, obtém-se ampla exposição da região de transição cervicotorácica. Para cerrar a ferida operatória, a clavícula não é recolocada em seu sítio anatômico primitivo, e aproxima-se a borda do músculo esternocleidomastoideo da borda do músculo grande peitoral, com pontos separados de fio inabsorvível, o que permite boa recuperação funcional da cintura escapular no pós-operatório tardio.

## Referências bibliográficas

1. Monson DO, Saletta JD, Freeark RJ. Carotid vertebral trauma. J Trauma. 1969;9(12):987-99.
2. Gardner E, Gray DJ, O'Rahilly R. Anatomia. 4ª ed. Rio de Janeiro: Guanabara Koogan; 1978. p. 668-704.
3. Jurkovich GJ, Carrico CJ. Trauma-conduta nas lesões agudas – pescoço. In: Sabiston DC (ed.). Tratado de cirurgia. 14ª ed. Rio de Janeiro: Guanabara-Koogan; 1993. p. 267-70.
4. Thal ER. Injury to the neck. In: Feliciano DV, Moore EE, Mattox KL (ed.). Trauma. 3rd ed. Conneccticut: Appleton e Lange; 1995. p. 329-43.
5. Steinman E, Utiyama EM, Pires PWA, et al. Ferimentos traumáticos do esôfago. Rev Hosp Clín Fac Med Univ (São Paulo). 1990;45(3):127-31.
6. Weigelt JA, Thal ER, Snyder WH, et al. Diagnosis of penetrating cervical esophageal injuries. Am J Surg. 1987;154:619-22.
7. Vassiliu P, Baker J, Henderson S, et al. Aerodigestive injuries of the neck. Am Surg. 2001;67(1):75-9.
8. Johnston RH, Wall MJ, Mattox KL. Innominate artery trauma: a thirty year experience. J Vascular Surgery. 1993;17(1):134-40.
9. Figueiredo AM. Mecanismos de trauma. In: Younes RN, Birolini D (eds.). Bases fisiopatológicas da cirurgia. São Paulo: Lemar; 1999.
10. Thal ER. Injury to the neck. In: Feliciano DV, Moore EE, Mattox KL (ed.). Trauma. 3rd ed. Connecticut: Appleton e Lange; 1995. p. 329-43.
11. Advanced Trauma Life Support for Doctors. Instructor course manual. American College of Surgeons. 6th ed. Chicago; 1997.
12. Madiba TE, Muckart DJJ. Penetrating injuries to the cervical oesophagus: is rotine exploration mandatory? Ann R Coll Surg Engl. 2003;85:162-6.
13. Demetriades D, Velmahos GG, Asensio JA. Cervical pharyngoesophageal and laryngotracheal injuries. World J Surg. 2001;25(8):1044-8.
14. Pate JW, Wilson H. Arterial injuries of the base of the neck. Arch Surg. 1964;89:1106-10.
15. Biffl WL, Moore EE, Offner PJ, et al. Blunt carotid arterial injuries: implications of a new grading scale. J Trauma. 1999;47(5):845-53.
16. Biffl WL, Ray CE, Moore EE, et al. Noninvasive diagnosis of blunt cerebrovascular injuries: a preliminary report. J Trauma. 2002;53(5):850-6.
17. McKevitt EC, Kirkpatrick AW, Vertesi L, et al. Blunt vascular neck injuries: diagnosis and outcomes of extracranial vessel injury. J Trauma. 2002;53(3):476.
18. Múnera F, Soto JA, Palacio DM, et al. Diagnosis of arterial injuries caused by penetrating trauma to the neck: comparison of helicoidal CT, angiography and conventional angiography. Radiology. 2000;216(2):356-62.
19. Rao PM, Ivatury RR, Sharma P, et al. Cervical vascular injuries: a trauma center experience. Surgery. 1993;114(3):527-31.
20. Rozycki GS, Tremblay L, Feliciano DV, et al. A prospective study for the detection of vascular injury in adult and pediatric patients with cervicothoracic seat belt signs. J Trauma. 2002;52(4):6818-24.
21. Di Perna CA, Rowe VL, Terramani TT, et al. Clinical importance of the "Seat Belt Sign" in blunt trauma to the neck. Am Surg. 2002;68(5):441-5.
22. Rogers FB, Baker EF, Osler TM, et al. Computed tomographic angiography as a screening modality for blunt cervical arterial injuries: preliminary results. J Trauma. 1999;46(3):380-5.
23. Biffl WL, Moore EE, Ryu RK, et al. The unrecognized epidemic of blunt carotid arterial injuries – early diagnosis improves neurologic outcome. Ann Surg. 1998;228(4):462-70.
24. Kerwin AJ, Bynol RP, Murray J. Liberalized screening blunt carotid and vertebral artery injuries is justified. J Trauma. 2001;51(2):308-14.
25. Garrett JW, Braunstein PW. The seat belt syndrome. J Trauma. 1962;2:220-38.
26. Stover S, Itoltzman RB, Lottenberg L, et al. Blunt innominate artery injury. Am Surg. 2001;67(8):757-9.
27. Davis RP, McGwin G, Melton SM, et al. Specific occupant and collision characteristics are associated with motor vehicle collision-related blunt cerebrovascular artery injury. J Trauma. 2004;56(1):64-7.
28. Fontan FJP, Hernandez MS, Vazquez SP, et al. Thyroid gland rupture after blunt neck trauma. J Ultrasound Med. 2001;20:1249-51.
29. Rupprecht H, Rumenapf G, Braig H, et al. Acute bleeding caused by rupture of the tryroid gland following blunt neck trauma: case report. J Trauma. 1994;36(3):408-9.
30. Weeks C, Moore F, Ferzoco SJ, et al. Blunt trauma to the thyroid: a case report. Am Surgeon. 2005;71(6):518-21.
31. Von Bahten LC, Duda JR, Zanatta PDS, Morais AL, Silveira F, Olandoski M. Ferimentos cervicais: análise retrospectiva de 191 casos (Neck injuries: retrospective analysis of 191 cases). Rev Col Bras Cir. 2003;30(5):374-81.
32. Figueiredo AM. Mecanismos de trauma. In: Younes RN, Birolini D (eds.). Bases fisiopatológicas da cirurgia. São Paulo: Lemar; 1999.
33. Seeman T. Wound balistics. Acta Chirurgica Scandinavica. 1982;(Suppl 508).
34. Swan KG, Swan RC. Principles of ballistics applicable to the treatment of gunshot wounds. Surg Clin N Am. 1991;71(2):221-39.
35. Brennan JA, Meyers AD, Jafek BW. Penetrating neck trauma: a 5-year review of the literature, 1983 to 1988. Am J Otolaryngol. 1990;11:191-7.

**36.** Asensio JA, Valenziano CP, Falcone RE, et al. Management of penetrating neck injuries. The controversy surrounding zone II injuries. Surg Clin N Am. 1991;71(2):267-95.

**37.** Demetriades D, Theodorou D, Cornwell E, et al. Evaluation of penetrating injuries of the neck: prospective study of 223 patients. World J Surg. 1997;21:41-8.

**38.** Markey Jr. JC, Hines JL, Nance FC. Penetrating neck wounds: a review of 218 cases. Am Surg. 1975;41:77-83.

**39.** PHTLS Instructor's Manual. National Association of Emergency Medical Technicians in Cooperation with The Committee on Trauma of The American College of Surgeons. 4th ed. St. Louis: Mosby; 1999.

**40.** Advanced Trauma Life Support for Doctors. Instructor course manual. 6th ed. Chicago: American College of Surgeons; 1997.

**41.** Goudy SL, Miller FB, Bumpous JM. Neck crepitance: evaluation and management of suspected upper aerodigestive tract injury. Laryngoscope. 2002;112:791-5.

**42.** Lourenção JL, Nahas SC, Margarido NF, et al. Ferimentos penetrantes cervicais: análise prospectiva de 53 casos. Rev Hosp Clin Fac Med USP. 1998;53(5):234-41.

**43.** Jurkovich GJ, Zingarelli W, Wallace J, et al. Penetrating neck trauma: diagnostic studies in the assymptomatic patient. J Trauma. 1985;25:819-22.

**44.** Srinivasan R, Haywood T, Horwitz B, et al. Role of flexible endoscopy in the valuation of possible esophageal trauma after penetrating injuries. Am J Gastroenterol. 2000;95:1725-9.

**45.** Ahmed N, Massier C, Tassie J, et al. Diagnosis of penetrating injuries of the pharynx and esophagus in the severely injured patient. J Trauma. 2009;67;152-4.

**46.** Sclafani SJA, Cavaliere G, Atweh N, et al. The role of angiography in penetrating neck trauma. J Trauma. 1991;31(4):557-63.

**47.** Múnera F, Soto JA, Palacio DM, et al. Penetrating neck injuries: helicoidal CT angiography for initial evaluation. Radiology. 2002;224(2):366-72.

**48.** Figueiredo AM. Contribuição ao estudo dos fatores anatômicos que podem influenciar a exposição cirúrgica da artéria subclávia. [Tese]. São Paulo: Faculdade de Medicina da Universidade de São Paulo; 1993.

**49.** Daseler EH, Anson BJ. Surgical anatomy of subclavian artery and its branches. Surg Gynecol Obstet. 1959;108:149-74.

**50.** Holman E. The placement of incisions in the neck. Surg Gynecol Obstet. 1944;78:533-4.

**51.** Matloff DB, Morton JH. Acute trauma to the subclavian arteries. Am J Surg. 1968;115:675-80.

**52.** Salmon M, Granjon P. Topographie de l'artère sous-clavière par rapport au squelette. Marseille-Médical. 1939;76(5):193-211.

Celso de Oliveira Bernini

# Abordagem Diagnóstica e Terapêutica no Trauma Torácico

## Introdução

Quando atingido por agentes físicos traumáticos, o segmento torácico pode ter funções vitais alteradas que se agudamente comprometidas podem levar o paciente rapidamente à morte. Em decorrência disso, o trauma torácico (TT) responde diretamente por 25% das mortes por trauma e colabora indiretamente em mais 25% delas.

O fato de que muitos pacientes morrem no local do acidente e as mortes hospitalares podem ser evitáveis em até um terço, obriga-se a ter consciência da importância do atendimento priorizado, muitas vezes dependente somente da minuciosa avaliação clínica e rápida decisão do melhor tratamento no momento. O conhecimento da fisiopatologia do trauma torácico torna-se relevante se for considerado que o tratamento em 85% desses pacientes se limitará a medidas de reanimação e à realização de procedimentos simples disponíveis em pequenos centros médicos, enquanto que em menos de 15% haverá necessidade do cirurgião experiente em lesões torácicas. Portanto, deve-se dar destaque à responsabilidade do médico que primeiro presta o atendimento inicial.

## Diagnóstico das lesões traumáticas do tórax na avaliação inicial

O atendimento do paciente deve ser orientado seguindo inicialmente o critério de prioridades comum aos vários tipos de trauma (ABCD do trauma).

Mais especificamente, o trauma torácico leva com frequência à hipóxia tecidual, que é o resultado de um ou mais fatores a seguir citados:

- Queda do volume sanguíneo circulante.
- Distúrbio na ventilação pulmonar.
- Contusão pulmonar.
- Alterações do espaço pleural.

Os procedimentos diagnósticos e terapêuticos deverão ter como objetivo principal a identificação e correção desses fatores, garantindo perfusão e ventilação o quanto mais próximo possível do normal.

## Vias aéreas

A sensação tátil e ruidosa da passagem de ar pelo nariz e boca do paciente orienta sobre a permeabilidade das vias aéreas e distúrbios na troca gasosa.

Os batimentos de asa nasal e tiragem da fúrcula esternal ou fossa supraclavicular denunciam o esforço respiratório que está sendo despendido para compensar distúrbios ventilatórios. De início haverá frequências respiratórias elevadas e em pacientes com graves alterações não tratadas adequadamente, a frequência se tornará baixa e de pequena amplitude (agônica).

A orofaringe sempre deve ser examinada à procura de obstrução por corpos estranhos, restos alimentares e sangue, particularmente em pacientes com alterações de consciência.

## Ventilação

A total exposição do tórax do paciente permite avaliar o padrão respiratório através da amplitude dos movimentos torácicos, presença de movimentos paradoxais (afundamento torácico), simetria da expansibilidade, fraturas do gradeado costal, enfisema subcutâneo (olhe, palpe e ausculte!).

A fácies pletórica com cianose facial e cervicotorácica é sinal de alerta para a possibilidade de pneumotórax hipertensivo, tamponamento cardíaco e síndrome da compressão torácica (máscara equimótica).

## Circulação

- Pulso: a qualidade, frequência, regularidade e presença de pulso paradoxal devem ser pesquisadas. Os pacientes hipovolêmicos podem apresentar ausência de pulsos radiais e pediosos.
- A pressão arterial é monitorada para observação da amplitude da pressão de pulso.
- A perfusão tecidual pode ser avaliada pela observação da cor e temperatura da pele, além da velocidade do enchimento capilar (nl = 2 seg).
- Estase jugular: a distensão das veias do pescoço é importante sinal para suspeitar-se de lesões que põem a vida do paciente agudamente em risco (pneumotórax hipertensivo, tamponamento cardíaco).

*Lembre-se*: o paciente hipovolêmico com tamponamento cardíaco pode não apresentar estase jugular.

É necessário salientar que as lesões torácicas que põem a vida do paciente em risco iminente devem ter o seu diagnóstico suspeito quase que exclusivamente com as informações obtidas do acidente (atropelamento, acidente automobilístico, queda de altura, agressões etc.) e com achados da observação clínica. Não se deve retardar o tratamento com a realização de exames radiológicos ou laboratoriais. O local ideal de atendimento inicial a esses pacientes é a sala de emergência equipada com recursos avançados para o diagnóstico e reanimação do traumatizado grave: aparelhos de radiografia e ultrassonografia, bombas de infusão rápida de líquidos aquecidos, fixadores ortopédicos, instrumentos para toracotomia etc.

Relacionam-se a seguir os exames subsidiários mais utilizados na investigação de lesões específicas do trauma torácico:

- Exames radiológicos: radiografia torácica com incidências – frente e perfil, inspirada e expirada (pneumotórax pequeno), incidência de Lawrel (decúbito lateral com raios horizontais para investigação de derrame pleural), radiografia contrastada de esôfago e estômago (lesão traumática de esôfago e ruptura do diafragma).
- Tomografia computadorizada com ou sem angiografia.
- Gasometria arterial e venosa.
- Transaminases (TGO, TGP), creatinino-fosfoquinase (CPK) e CK·MB.
- Eletrocardiograma.
- Traqueobroncoscopia e endoscopia digestiva alta.

- Ecocardiografia bidimensional.
- Toracoscopia diagnóstica.

# Orientação diagnóstica e terapêutica nas lesões traumáticas do tórax (Figura 39.1)

## Lesões da parede torácica

### Tegumento cutâneo e plano musculoaponeurótico

As lesões superficiais que não atingem a fáscia endotorácica e o gradeado costal são tratadas de modo idêntico às lesões localizadas em outros segmentos corpóreos. As lesões potencialmente penetrantes no espaço pleural ou mediastino devem ser cuidadosamente investigadas. Ferimentos superficiais de aparência benigna podem esconder graves lesões torácicas. A exploração digital ou instrumental de ferimentos superficiais deve ser evitada em áreas de trajeto vascular e na região precordial devido ao risco de sangramento de ferimento vascular tamponado. A percussão e a ausculta torácica dão indícios para suspeitar de ferimentos penetrantes que podem ser confirmados com exames radiológicos.

### Fraturas costais

As costelas são as estruturas mais comumente lesadas da caixa torácica. A dor e a crepitação óssea localizadas à palpação estão presentes nas fraturas costais. As fraturas de cartilagens costais e a disjunção costocondral têm o mesmo quadro clínico, com exceção de que não são detectadas na radiografia simples do tórax e sim na tomografia computadorizada.

A dor provoca restrição à ventilação e consequente acúmulo de secreção traqueobrônquica. A atelectasia e a pneumonia podem complicar o quadro, principalmente em pacientes com doença pulmonar preexistente.

Quando ocorre a fratura das três primeiras costelas devem-se investigar lesões associadas na coluna cervicotorácica, na traqueia e nos vasos da base com seus ramos. A cintura escapular confere proteção relativa às costelas superiores tornando-as sujeitas a fraturas apenas quando o trauma é de grande intensidade e localizado nessa região. Em vista da gravidade das lesões associadas, a mortalidade desses pacientes pode alcançar 50%.

As costelas intermediárias (4ª – 9ª) sustentam a maior parte das contusões torácicas. A compressão anteroposterior do gradeado costal provoca o arqueamento acentuado das costelas ocasionando as fraturas em ponta de lança. Já as forças aplicadas diretamente sobre o gradeado costal tendem a fraturá-las e a deslocar as espículas ósseas para o espaço pleural com maior potencial de lesões pulmonares.

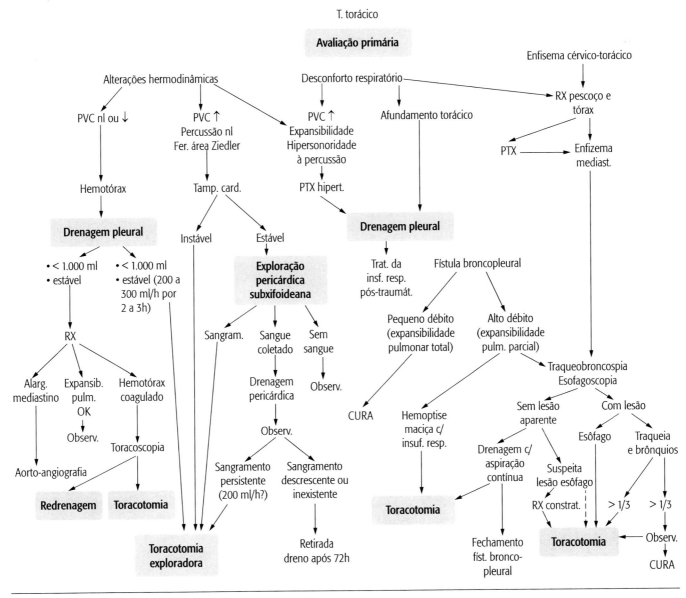

**Figura 39.1** Orientação diagnóstica e terapêutica no trauma torácico.

O tratamento é orientado para o controle da dor e para a fisioterapia respiratória. Opiáceos orais (codeína, morfina) e analgésicos anti-inflamatórios (diclofenaco, cetoprofeno, indometacina etc.) são utilizados levando-se em consideração a idade e doenças preexistentes. Dor acentuada resistente ao tratamento por via oral pode indicar analgesia controlada pelo paciente. Consiste no uso endovenoso de solução de analgésicos opiáceos administrada através de dispositivo eletrônico (bomba de PCA *patient-controlled analgesia*). Programa-se a infusão contínua da solução analgésica e o disparo pelo paciente de quantidade em bolo de volume adicional, limitando-se o intervalo mínimo de acionamento do dispositivo. O relatório de quantas vezes o paciente acionou o aparelho dá informação ao anestesiologista da necessidade de reduzir ou aumentar a concentração de opiáceos na solução.

A hidratação adequada e inalações facilitam a eliminação de secreções das vias respiratórias. Faixas torácicas podem ser usadas para melhorar a dor mas sob vigilância médica.

## Afundamento torácico (tórax instável)

A fratura das costelas em vários pontos resulta em segmento torácico que apresenta movimento paradoxal, ou seja, sofre depressão na inspiração. As áreas costais anterolaterais estão mais sujeitas ao movimento paradoxal por serem os segmentos mais móveis na mecânica respiratória (Figura 39.3). A instabilidade da caixa torácica, a dor das fraturas costais e a contusão pulmonar são responsáveis pelos graus variados de insuficiência respiratória aguda após o trauma contuso sobre o gradeado costal. A avaliação dos gases arteriais, a observação da expansibilidade torácica e da frequência respiratória (desconforto respiratório) auxiliam a indicar a terapêutica mais adequada que vai da sedação da dor e fisioterapia respiratória até a ventilação mecânica não invasiva (Bilevel Positive Pressure Airway – BIPAP) ou invasiva (intubação traqueal ou traqueostomia). O uso de opiáceos através de bomba de infusão contínua controlada pelo paciente (patient-controlled analgesia – PCA) é medida eficaz no controle da dor. Os critérios mais comuns de indicação da ventilação assistida são:

- Frequência respiratória (FR): > 35 mov/min (nl: 12-20)
- Capacidade vital (CV):  < 15 ml/kg  (nl: 60-80)
- pa $CO_2$:  > 55 mmHg  (nl: 35-45)
- pa $O_2$ (ar ambiente  < 60 mmHg  (nl: 60-95)
- Índice pa $O_2/FiO_2$  < 300  (nl ≥ 300)

A simples presença de movimento paradoxal da caixa torácica não é indicativa da necessidade de intubação traqueal e ventilação mecânica com a finalidade de fixação pneumática interna do afundamento torácico. A fixação cirúrgica das fraturas costais é procedimento pouco realizado neste meio a não ser que a toracotomia de urgência esteja indicada por outras lesões torácicas. O risco de osteocondrite não é desprezível nessa conduta.

## Fratura de esterno

São lesões raras mas de alta mortalidade devido à ocorrência de lesões associadas (contusão cardíaca, ruptura traqueobrônquica, lesões vasculares) que devem ser pesquisadas concomitantemente. A intensa dor, o aumento de volume local e a crepitação óssea durante os movimentos respiratórios orientam para esse diagnóstico que é confirmado com a incidência em perfil para esterno na radiografia convencional e com a tomografia computadorizada do tórax.

Deve-se seguir a mesma orientação terapêutica do afundamento torácico, com a diferença de que a indicação de fixação cirúrgica com fios de aço (nº 4) é mais frequente devido ao movimento paradoxal intenso e doloroso que pode ocorrer. A infiltração do foco de fratura esternal é conduta auxiliar de grande valor para o controle da dor.

## Pneumotórax aberto (toracotomia traumática)

Quando o agente traumático provoca grandes defeitos na caixa torácica, com exposição do espaço pleural, ocorre o equilíbrio imediato entre a pressão intratorácica e a pressão atmosférica. Se o diâmetro dessa abertura é aproximadamente dois terços do diâmetro da traqueia, o ar passa preferencialmente pelo defeito em cada movimento respiratório. Fica-se, então, diante da grave condição que leva à hipóxia aguda. A oclusão imediata do ferimento com gaze estéril vaselinada ou outro curativo pouco permeável ao ar é o tratamento inicial urgente. Deve-se ter o cuidado de ocluir somente três lados do curativo com fita adesiva afim de impedir a formação de pneumotórax hipertensivo no caso de existir fístula aérea. Logo que possível deve-se drenar o espaço pleural e encaminhar o paciente para a sala de operações para correção dos defeitos da parede torácica.

## LEsões das artérias intercostais e torácicas internas

Ocorrem com certa frequência e são responsáveis por sangramento continuado pelo dreno torácico. O ferimento penetrante localizado na região paraesternal, rente ao esterno, com mais facilidade lesa a artéria torácica interna. A instabilidade hemodinâmica que se corrige com a reposição de volume e que volta novamente a ocorrer alerta para a possibilidade de ferimento destes vasos. A observação da continuidade do sangramento pelo dreno pleural e a suspeita de lesão de um destes vasos da parede torácica são indicativos de toracotomia localizada ou videotoracoscopia.

## Lesões do espaço pleural e mediastino

### Pneumotórax simples e hipertensivo

Tanto o trauma penetrante como a contusão torácica podem causar essa lesão. A laceração do pulmão com extravasamento de ar é a causa mais comum de pneumotórax resultante de contusão torácica. O ar no espaço pleural faz colapsar o pulmão, determinando defeito na relação ventilação/perfusão. Os achados clínicos de hipersonoridade na percussão e murmúrio vesicular diminuído ou ausente na ausculta torácica orientam ao diagnóstico que pode ser confirmado no exame radiológico se as condições clínicas do paciente permitirem. O tratamento do pneumotórax traumático é essencialmente cirúrgico. O tratamento conservador de pneumotórax com volume menor que 20% do espaço pleural pode ser indicado desde que o paciente fique sob observação e sem ventilação mecânica. A drenagem pleural é melhor realizada com dreno tubular multiperfurado introduzido no quinto ou sexto espaço intercostal, na linha axilar anterior ou média. Se existir hemopneumotórax, a introdução do dreno na linha axilar média ou posterior resultará na saída mais eficiente de ar e sangue. O controle radiológico deverá confirmar o adequado posicionamento do dreno em direção ao ápice com reexpansão pulmonar. No caso de ocorrer borbulhamento contínuo no frasco de selo d'água da drenagem pleural e não ocorrer reexpansão pulmonar, a aspiração contínua do dreno estará indicada com pressão negativa de 20 a 30 $cmH_2O$. Pacientes com trauma torácico em risco de desenvolver pneumotórax durante o transporte aéreo ou durante ventilação mecânica com pressão positiva devem ser submetidos a drenagem pleural, a fim de se evitar o pneumotórax hipertensivo. Este desenvolve-se quando ocorre sistema valvulado de entrada de ar no espaço pleural, sem qualquer via de escape. Esse fenômeno ocasiona colapso total do pulmão afetado e desvio do mediastino para o lado contralateral, interferindo no retorno venoso e na ventilação. As causas mais frequentes de pneumotórax hipertensivo são o trauma fechado e o barotrauma decorrente da ventilação mecânica com pressão expiratória final positiva (PEEP). O diagnóstico é essencialmente clínico, uma vez que a radiografia do tórax pode consumir tempo precioso até o tratamento adequado que é a drenagem pleural urgente. A fácies pletórica, o desconforto respiratório, a estase jugular, o desvio da traqueia na palpação da fúrcula esternal e a abolição de murmúrio vesicular identificam essa grave situação. O tamponamento cardíaco é o principal diagnóstico diferencial.

## Hemotórax

O acúmulo de sangue no espaço pleural geralmente decorre de ferimentos torácicos contusos e penetrantes. A laceração de parênquima pulmonar, geralmente na sua periferia, é a principal origem de sangramento. A hemorragia cessa espontaneamente na maior parte dos pacientes devido ao sistema de baixa pressão da pequena circulação pulmonar (15 mmHg). Persistindo o sangramento e a instabilidade hemodinâmica, lesões de vasos sistêmicos ou do hilo pulmonar devem ser suspeitas (Figura 39.2).

Quando o hemotórax é detectado agudamente após o trauma, é conveniente tratá-lo com drenagem pleural, o que permite rápida reexpansão pulmonar e avaliação do volume da hemorragia. A drenagem pleural realizada em condições assépticas com frascos estéreis adequados ou dispositivos especiais de coleta do sangue drenado permitem a reinfusão do sangue no paciente ("autotransfusão"). A evacuação de sangue do espaço pleural é propósito importante para se reduzir o risco de hemotórax coagulado e suas complicações (empiema, fibrotórax). Drenagem pleural acima de 1.000 a 1.500 ml com instabilidade hemodinâmica e o sangramento persistente em volume de 200-300 ml por hora, durante 3 a 4 horas consecutivas orientam para a necessidade de toracotomia exploradora de urgência. Em condições de estabilidade hemodinâmica, quando a drenagem pleural não é eficiente e a radiografia torácica mostra velamento do hemitórax tem-se a situação de hemotórax retido ou coagulado.

A cirurgia minimamente invasiva por videotoracoscopia está indicada para a evacuação de coágulos e sangue retidos no espaço pleural. Quanto mais precoce se realizar esse procedimento até 5 a 7 dias após a drenagem inicial, mais bem-sucedidas serão a remoção de coágulos do espaço pleural e a reexpansão pulmonar.

## Quilotórax

A lesão de duto torácico é responsável pelo derrame quiloso, branco e leitoso, no espaço pleural facilmente confun-

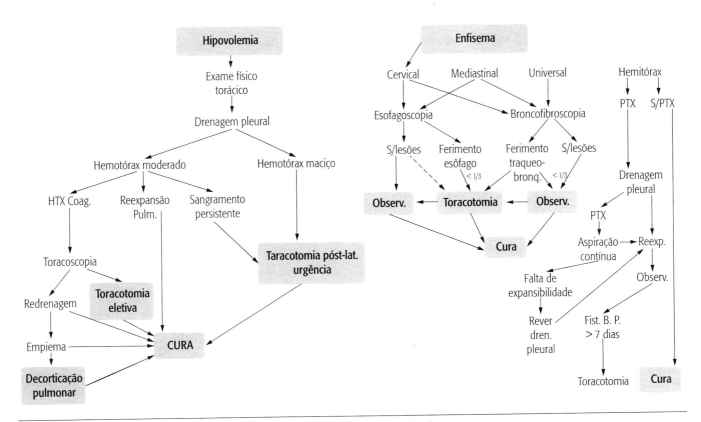

**Figura 39.2** Trauma torácico. Conduta no paciente com hipovolemia e/ou enfisema de subcuteo.

dido com líquido purulento. Em razão do trajeto do duto torácico no mediastino posterior, o quilotórax à direita resulta de trauma torácico baixo, enquanto que à esquerda provém de trauma torácico alto. O trauma é causa menos frequente de quilotórax, sendo os bloqueios linfáticos tumorais e lesões iatrogênicas em procedimentos no mediastino as causas mais comuns. O ferimento transfixante de mediastino responde pela maioria das lesões traumáticas, com ocorrência rara nos traumas fechados pela relativa proteção conferida pelas estruturas mediastinais e coluna vertebral. A drenagem sanguinolenta logo após o trauma, seguida de clareamento da drenagem que se torna leitosa, é patognomônica de lesão do duto. O volume de drenagem diário é variado, podendo ocasionar grande perda proteica com desnutrição se não forem tomadas condutas de suporte nutricional adequadas. O diagnóstico, uma vez suspeito, pode ser firmado com a análise química do líquido (lipídios e proteínas) e contagem diferencial de leucócitos, em que a predominância de linfócitos (90%) é típica.

O tratamento consiste em drenagem pleural para promover a reexpansão pulmonar e promover o fechamento da fístula quilosa. Deve ser prescrita dieta rica em triglicerídeos de cadeia média para reduzir o fluxo de linfa, facilitando o fechamento espontâneo da lesão do duto torácico. A falta de expansibilidade pulmonar, o débito elevado por duas a três semanas e complicações metabólicas ou nutricionais exigem conduta intervencionista com toracotomia e ligadura do duto próximo à lesão ou no seu trajeto pelo hiato aórtico. Em vista do risco de não cicatrização com as medidas clínicas e a indicação tardia da abordagem cirúrgica, alguns autores propõem a abordagem precoce por videotoracoscopia. O prognóstico é favorável com mortalidade abaixo dos 10%.

## Ferimentos traqueobrônquicos

O diagnóstico de rotura de traqueia e brônquios se faz pelo alto grau de suspeita decorrente do tipo de trauma e do quadro clínico. Ferimentos transfixantes de mediastino médio ou superior, compressão torácica intensa e fugaz, desconforto respiratório e enfisema subcutâneo cervicotorácico com hemoptise no exame inicial são achados clínicos que induzem a solicitar fibrobroncoscopia. A associação com fraturas dos três primeiros arcos costais, fratura de esterno, lesão vascular e esofagiana não é infrequente nas lesões traqueais por trauma fechado. Os ferimentos que se comunicam com o espaço pleural podem determinar o pneumotórax hipertensivo que, quando drenado, vai determinar o aparecimento de grande fuga aérea (borbulhamento intenso pelo frasco selo d'água) e falta de expansibilidade pulmonar. Quando as pleuras mediastinais permanecem íntegras, predomina o enfisema de mediastino, cervical e torácico. O ferimento traqueobrônquico pode ser tratado conservadoramente desde que as bordas da lesão fiquem alinhadas e tamponadas por hematoma e tecido circunjacentes.

A toracotomia posterolatetal direita está indicada nas lesões desalinhadas ou não tamponadas da traqueia, carina e brônquio direito. O diagnóstico tardio desse tipo de lesão tem como consequência a estenose brônquica e suas graves sequelas para o parênquima pulmonar: atelectasia, supuração e destruição pulmonar.

## Ferimento de grandes vasos

As lesões vasculares torácicas, principalmente os vasos da base e aorta, constituem grande desafio ao cirurgião. A mortalidade na cena do acidente é elevada (90%). O acidente automobilístico de alta velocidade e a queda de grande altura alertam para investigação dessa lesão. A desaceleração rápida é responsável pelas forças de cisalhamento que atuam nos pontos de fixação do coração e da aorta. O segmento mais comumente lesado é o istmo aórtico logo após o ligamento arterioso e a artéria subclávia esquerda. A lesão aórtica que é tamponada por hematoma permite que o paciente chegue com vida ao serviço de emergência. A mortalidade atinge 50% nas primeiras 24 horas após o acidente se não realizados diagnóstico e tratamento. A presença de mediastino alargado e a fratura das três primeiras costelas visualizadas na radiografia simples do tórax podem associar-se a lesões vasculares torácicas, podendo por si só indicar a realização de estudo angiográfico como a angiotomografia. Entre os sinais de rotura de aorta encontrados na radiografia de tórax podem-se citar:

- hematoma extrapleural no ápice esquerdo.
- mediastino alargado.
- desvio da traqueia para direita.
- apagamento do botão aórtico.
- desvio caudal do brônquio principal esquerdo.
- borramento do espaço entre a artéria pulmonar esquerda e a aorta.
- desvio da sonda nasogástrica para a direita.
- hemotórax.
- fratura dos três primeiros arcos costais.

Os ferimentos penetrantes no um terço superior do tórax podem manifestar-se por sinais de hemorragia externa ou interna, hematoma pulsátil, frêmito/sopro no trajeto vascular e alteração do pulso distal do membro superior.

A correção das lesões aórtica e de ramos supra-aórticos exige tratamento através de abordagem cirúrgica – toracotomia, ou mais recentemente por radiologia intervencionista com a utilização de endoprótese vascular ("stent").

## Traumatismo cardíaco

Podem-se caracterizar duas condições que ameaçam a vida: o tamponamento cardíaco agudo e a contusão miocárdica (Figura 39.3). O tamponamento cardíaco é situação que põe em risco imediato a vida e que comumente resulta de ferimentos penetrantes. A rotura de câmaras cardíacas por trauma fechado raramente permite a chegada do paciente

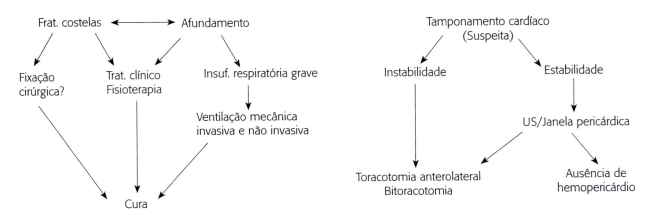

**Figura 39.3** Conduta terapêutica no afundamento torácico e tamponamento cardíaco.

com vida ao hospital. A penetração do agente agressor na área perigosa de Ziedler (precordial) levanta a suspeita de ferimento ou tamponamento cardíaco, devendo-se persistir no diagnóstico mesmo que evidências clínicas não estejam presentes (Figuras 39.4 e 39.5). Como o pericárdio é estrutura fibrosa pouco distensível, pequenas quantidades de sangue são suficientes para provocar o tamponamento cardíaco agudo. A elevação da pressão venosa central, a queda da pressão arterial e o abafamento de bulhas constituem a tríade de Beck, que está presente em menos de um terço dos pacientes. Pode haver também fácies pletórica, engurgitamento de veias cervicais e pulso paradoxal. O pneumotórax hipertensivo, particularmente à esquerda, pode simular tamponamento cardíaco. Se as manifestações clínicas são pouco evidentes e as condições do paciente e do serviço de emergência permitirem investigação detalhada, deve-se dar a seguinte orientação:

- **Eletrocardiograma e ecocardiograma:** pesquisa de sinais de pericardite e derrame pericárdico.
- Pericardiotomia subxifoideana (janela pericárdica) que deverá ser realizada em sala cirúrgica, de preferência sob anestesia geral. Aberto o saco pericárdico, podem-se ter três situações:
  1. **saída de líquido amarelo-citrino:** ausência de lesões pericárdicas e músculo cardíaco.
  2. saída de pequeno volume de sangue (< 50 ml) com manutenção das condições hemodinâmicas e sem sangramento = lesão mínima de pericárdio e/ou músculo cardíaco sem penetração em câmaras.
  3. saída de média a grande quantidade de sangue (jato de sangue à abertura ou > 50 ml) com sangramento persistente e/ou alterações hemodinâmicas: penetração em câmeras cardíacas ou grandes vasos (aorta e veia cava intrapericárdica).

A primeira situação deve ser seguida de sutura da pericardiotomia. A segunda pode resolver-se com drenagem pericárdica (Foley nº 18-20) após irrigação do saco pericárdico com solução fisiológica morna, para observação

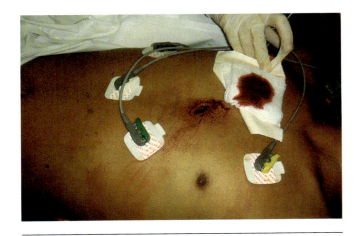

**Figura 39.4** Ferimento em área precordial.

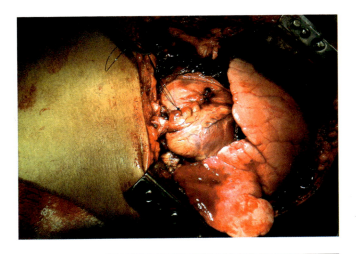

**Figura 39.5** Ferimento cardíaco suturado.

nas próximas 48 a 72 horas ou, na dúvida, por toracotomia anterolateral esquerda. A terceira situação deve ser explorada com toracotomia anterolateral esquerda com possibilidade de extensão para esternotomia transversa e toracotomia direita (bitoracotomia).

A realização de pericardiocentese na dúvida de presença de hemopericárdio pode levar a riscos de lesão iatrogênica do músculo cardíaco e artérias coronárias. O uso de eletrodos de derivação precordial do eletrocardiograma aplicados na agulha de punção nem sempre dá segurança devido às condições do momento (agitação do paciente, interferências etc.).

Deve ser lembrada a possibilidade de presença do projétil de arma de fogo na projeção da área cardíaca ao exame radiológico (sinal da "bala tremida"). A presença do projétil no saco pericárdico ou em câmara cardíaca sem sinais de tamponamento indica o encaminhamento para serviço de cirurgia cardíaca.

As lesões coronarianas, valvares e septais, são condições que dificultam a chegada do paciente com vida ao hospital. Quando suspeitadas no intraoperatório devem ter seu diagnóstico melhor avaliado pela cirurgia cardíaca.

A contusão miocárdica é lesão pouco diagnosticada e que passa despercebida no trauma. Lesões associadas, como fraturas de esterno e costelas (afundamento torácico anterior), estão geralmente presentes e podem mascarar as queixas de desconforto e dor anginosa da contusão miocárdica. Pacientes com as lesões acima descritas devem ter traçados de eletrocardiograma e dosagens de enzimas cardíacas seriadas (TGO, CK-MB, CPK, troponina I – T). As alterações ao ECG são variáveis sendo mais encontradas extrassístoles ventriculares, fibrilação atrial, bloqueio de ramo direito e desnivelamento do segmento ST. A troponina e o ecocardiograma transesofageano parecem na atualidade ter melhor especificidade no diagnóstico da contusão miocárdica.

Pacientes com diagnóstico suspeito ou confirmado de contusão miocárdica devem ser admitidos em unidades de terapia intensiva para observação e monitoração cardíaca.

## Ferimento de esôfago

Caracteriza-se como a lesão mais rapidamente fatal do tubo digestivo se não diagnosticada e tratada nas primeiras 8 a 12 horas. O ferimento penetrante é a causa mais comum de trauma esofageano, excluindo-se as lesões instrumentais iatrogênicas (endoscopia, dilatação forçada, retirada de corpos estranhos).

No trauma fechado, a compressão severa do abdome superior força refluxo de conteúdo gástrico em direção ao esôfago, produzindo rotura linear no seu um terço inferior, extravasamento ao mediastino e mediastinite aguda. A rotura do esôfago por trauma fechado é achado raro nas salas de emergência.

A base do diagnóstico consiste na existência de dor retroesternal, enfisema cervical e mediastinal ao exame clínico inicial e na radiografia simples do tórax. O choque séptico e o empiema pleural geralmente à esquerda vão estar presentes no diagnóstico tardio. A confirmação diagnóstica deve ser feita com a tomografia computado-

rizada helicoidal de tórax e a persistir dúvidas, indica-se o estudo radiológico do esôfago ("esofagograma") com contraste hidrossolúvel. A esofagoscopia pode ser indicada como exame inicial se as condições hemodinâmicas do paciente permitirem ou durante o ato operatório (cervicotomia) se persistir dúvida diagnóstica. Apesar desses dois métodos diagnósticos, a perfuração esofageana pode passar despercebida. A perfuração de esôfago torácico exige a toracotomia posterolateral direita, com sutura primária, abertura ampla da pleura mediastinal e drenagem pleural. Se o reparo é prejudicado pela demora no diagnóstico e tratamento ou a lesão atinge quase a totalidade da circunferência do esôfago, dá-se preferência pela esofagectomia com esofagostomia cervical e gastrostomia. Em um segundo tempo se restabelece o trânsito alimentar preferencialmente com a esofagocoloplastia retroesternal.

Não infrequentemente pode-se ter associação de ferimentos penetrantes de traqueia e esôfago. Após a sutura das lesões, a interposição de músculo, pulmão ou *epíploon* pediculado pode evitar a formação de fístula traqueoesofageana, que apresenta alto índice de mortalidade.

## Hérnia diafragmática traumática

A hérnia diafragmática traumática desenvolve-se em decorrência de rotura do músculo diafragma por aumento acentuado e repentino da pressão intra-abdominal. O mecanismo de trauma mais frequente é a compressão abrupta do segmento abdominopélvico provocado por acidente de trânsito em ocupantes de veículos ou em vítimas de atropelamento.

A rotura diafragmática manifesta-se clinicamente através de síndrome hemorrágica e/ou insuficiência respiratória, mas pode também ser oligossintomática. Ocorrendo as lesões esplênica, hepática ou renal, haverá como manifestação principal a síndrome hemorrágica. Dependendo da extensão da rotura diafragmática, o volume de vísceras abdominais herniadas ao espaço pleural irá determinar o grau de insuficiência ventilatória. Se essas duas principais manifestações não se evidenciarem, a lesão pode passar despercebida. Radiografia de tórax de rotina ou sintomas intermitentes de obstrução gastrintestinal leva a suspeitar do diagnóstico na fase tardia. O diafragma esquerdo é o lado mais frequentemente afetado. Esse achado não é verdadeiro se for avaliada a frequência das roturas diafragmáticas nas vítimas que morrem antes do atendimento médico. Nessa situação, as roturas ocorrem com praticamente a mesma frequência nos dois lados. O paciente traumatizado é selecionado pela gravidade das lesões, alcançando o atendimento hospitalar os que são portadores de lesões de menor gravidade, principalmente à esquerda. Os achados radiológicos de falsa elevação da cúpula frênica esquerda, hemotórax de volume variado e o alto índice de suspeita autorizam à realização de exames auxiliares, se as condições gerais do paciente permitirem (injeção de contraste baritado por sonda nasogástrica, enema opaco, pneumoperitônio, tomografia computadorizada). A laparotomia é a via de acesso principal na fase aguda pós-traumática, enquanto que na fase tardia a toracotomia esquerda pode ser indicada para a liberação de aderência de vísceras abdominais no espaço pleural. Na dependência da experiência da equipe de atendimento, a videocirurgia assistida pode ser alternativa no tratamento cirúrgico. A sutura do músculo diafragma deve ser a mais impermeável possível de modo a evitar a aspiração de secreções subfrênicas ao espaço pleural. Raramente há a necessidade do uso de prótese (telas) na correção do defeito crônico.

Atenção para alguns aspectos importantes:

- Pneumotórax simples pode evoluir para hipertensivo em ventilação mecânica ou durante transporte aéreo se não drenado previamente.

- Hemotórax coagulado ou retido tem hoje disponível a videotoracoscopia como tratamento cirúrgico que deve ser indicada o mais precoce possível assim que o paciente esteja estável do ponto de vista ventilatório e hemodinâmico.

- Lesões diafragmáticas devem ser pesquisadas em ferimentos na transição toracoabdominal preferencialmente com auxílio da videocirurgia.

- O alargamento do mediastino é sinal de alerta na radiografia de tórax para suspeitar-se de rotura traumática de aorta quando associado à trauma com desaceleração repentina (queda de grande altura e acidente automobilístico).

- A fratura de costelas no jovem alerta para possíveis lesões intratorácicas, assim como no idoso a internação se faz necessária pelo risco elevado de evolução para infecção pulmonar e insuficiência respiratória.

## Referências bibliográficas

1. American College of Surgeons Committee on Trauma. Suporte Avançado de vida no trauma (ATLS®). Programa para médicos. 7ª Edição. Chicago: American College of Surgeons; 1997.
2. Bernini CO. Lesão da pleura e dos pulmões. In: Poggetti RS, Fontes B, Birolini D (eds). Cirurgia do trauma. 1ª Ed. São Paulo: Roca; 2006. p. 231-40.
3. Cicala RS, Grande CM, Stene JK, et al. Emergency and elective airway management for trauma patients. In: Grande CM (ed). Textbook of trauma anesthesia and critical care. St. Louis: Mosby-Yearbook; 1993. p. 344-80.
4. Fabian TC. Diagnosis of thoracic aortic rupture. American College of Surgeons Post-graduate Course on Trauma: Patient Management Guidelines; 1995.
5. Gunduz M. A comparative study of continuous positive airway pressure (CPAP) and intermittent positive pressure ventilation (IPPV) in patients with flail chest. Emerg Med J. 2005;22(5):325-9.
6. Karalis DG, Victor MF, Davis GA, et al. The role of echocardiography in blunt chest trauma: a transthoracic and transesophageal echocardiography study. J Trauma. 1994;36(1):53-8.
7. Mattox KL, Flint LM, Carrico CJ, et al. Blunt cardiac injury (editorial). J Trauma. 1994;33(5):649-50.
8. Marnocha KE, Maglinte DDT, Woods J, et al. Blunt chest trauma and suspect aortic rupture: reliability of chest radiographic findings. Ann Emerg Med. 1985;14(7):644-9.
9. Meyers BF, McCabe CJ. Traumatic diaphragmatic hernia: Occult marker of serious injury. Ann Surg. 1993;218:783-90.
10. Mulder DS, Schennid H, Angood P. Thoracic injuries. In: Maull KL, Cleveland HC, Strauch GO, et al (eds). Trauma. Volume 1. Chicago: Yearbook; 1986.
11. Ramzy AI, Rodriguez A, Turney SZ. Management of major tracheobronchial ruptures in patients with multiple system trauma. J Trauma; 1988;28:914-20.
12. Richardson JD, Adams L, Flint LM. Selective management of flail chest and pulmonary contusion. Ann Surg. 1982;196.
13. Richardson JD, Flint LM, Snow NJ, et al. Management of transmediastinal gunshot wounds. Surgery. 1981;90(4):671-6.
14. Richardson JD, Miller FB. Injury to the lung and pleura. In: Feliciano DV, Moore EE, Mattox KL (eds). Trauma. Stamford, CT: Appleton and Lange; 1996. p. 387-407.
15. Schultz JM, Trunkey DD. Blunt cardiac injury. Crit Care Clin. 2004;20(1):57-70.
16. Sallum EA. Lesões de esôfago, traqueia e brônquios. In: Poggetti RS, Fontes B, Birolini D (eds). Cirurgia do trauma. 1ª Ed. São Paulo: Roca; 2006. p. 229-30.
17. Silva FSC. Lesões traumáticas de grandes vasos torácicos. In: Poggetti RS, Fontes B, Birolini D (eds). Cirurgia do trauma. 1ª Ed. São Paulo: Roca; 2006. p. 247-53.
18. Steinman E, Martini AC. Trauma da parede torácica. In: Poggetti RS, Fontes B, Birolini D (eds). Cirurgia do trauma. 1ª Ed. São Paulo: Roca; 2006. p. 224-7.

**Octacílio Martins Júnior**

# Trauma Abdominal

## Introdução

O abdome constitui-se em um dos locais mais frequentemente acometidos nos pacientes vítimas de trauma. Devido a sua grande área e principalmente em razão de abrigar órgãos e estruturas vitais no seu interior, o traumatismo abdominal merece destaque no estudo do paciente traumatizado.

Didaticamente pode-se dividir o traumatismo abdominal em dois grandes grupos: o traumatismo abdominal fechado (também chamado de contusão abdominal) e o penetrante.

No traumatismo abdominal fechado não ocorre solução de continuidade da pele – diferentemente do que ocorre com os ferimentos abdominais penetrantes – e as lesões internas abdominais que podem ocorrer são devido a mecanismos diretos (por exemplo, trauma na região do hipocôndrio direito com lesão hepática direta) ou indiretos (por exemplo, trauma no hipocôndrio direito com fraturas de arcos costais com fragmento ósseo levando à lesão hepática) sobre a cavidade abdominal.

Devido ao grande número de estruturas intra-abdominais, como órgãos parenquimatosos (fígado, baço, rim e pâncreas), órgãos ocos (esôfago distal, estômago, intestino delgado e grosso, ureteres e bexiga), órgãos retroperitoneais (duodeno, pâncreas e rins), vasos abdominais (aorta, cava e vasos ilíacos), os pacientes traumatizados podem se apresentar tanto com quadros hemorrágicos graves em razão de lesão de órgãos parenquimatosos (principalmente fígado e baço) ou de grandes vasos abdominais ou com quadros de difícil diagnóstico como nas lesões de vísceras ocas e órgãos retroperitonias. Frequentemente as lesões de órgãos parenquimatosos como fígado e baço são as mais encontradas e o paciente geralmente se apresenta com alteração hemodinâmica.

## Anatomia

Externamente o abdome pode ser dividido em três principais áreas: o abdome anterior, o flanco e o dorso.[1] O abdome anterior estende-se superiormente do quarto espaço intercostal (limitado por uma linha imaginária que passa através dos mamilos), ligamento inguinal e sínfise púbica inferiormente e lateralmente limitado pelas linhas axilares anteriores de cada lado. O flanco compreende a área localizada do sexto espaço intercostal superiormente até a asa do osso ilíaco inferiormente e entre as linhas axilar anterior e posterior e o dorso é limitado superiormente pela borda inferior da escápula e crista ilíaca inferiormente e lateralmente entre as linhas axilares posteriores (Figura 40.1).

Deve-se também lembrar uma área de transição denominada de área toracoabdominal, compreendida pela linha imaginária que passa pelos mamilos e se prolonga até o rebordo costal anteriormente e da borda inferior da escápula até o rebordo costal posteriormente.[2] Traumatismos nessa região devem sempre trazer à mente do cirurgião a possibilidade de lesão tanto pulmonar como abdominal, incluindo o diafragma, na sua avaliação (Figura 40.2).

Internamente a cavidade peritoneal pode ser dividida em quatro regiões: a superior que está protegida pelos arcos costais mais inferiores e que contém estruturas importantes na fisiopatologia do trauma abdominal contuso, como o fígado e o baço, por serem fontes de sangramento, além do estômago, cólon transverso e diafragma. A região inferior que se estende do rebordo costal até o púbis e asa do ilíaco e que contém o intestino delgado e cólons ascendente, descendente e transverso, a região pélvica que abriga o reto, bexiga, vasos ilíacos e órgãos genitais femininos internos e a região retroperitonial com os grandes vasos

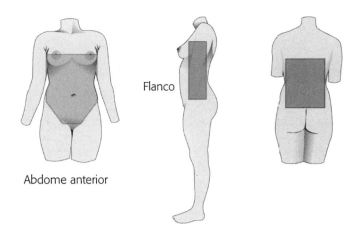

**Figura 40.1** Regiões externas abdominais.

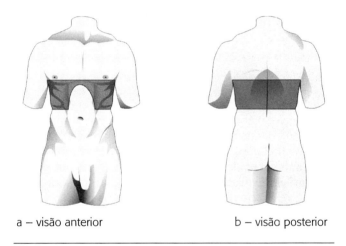

a – visão anterior

b – visão posterior

**Figura 40.2** Área toracoabdominal, visão anterior (a) e posterior (b).

abdominais – aorta e cava – além de órgãos de difícil avaliação clínica no traumatismo abdominal fechado, como o duodeno, pâncreas, rins e ureteres e partes retroperitoniais dos cólons.

## Incidência

De janeiro de 2000 a dezembro de 2004, 3.298 pacientes foram atendidos e internados no Serviço de Cirurgia de Emergência do Hospital das Clínicas da Faculdade de Medicina da Universidade de São Paulo. Desse total, 1.429 (43,32%) apresentaram traumatismo abdominal, associado ou não a lesões em outras partes do corpo, sendo 1.055 (73,83%) por traumatismo abdominal fechado (TAF) e 374 (26,17%) por traumatismo abdominal penetrante, dos quais 284 (19,87%) por ferimentos por projétil de arma de fogo (FAF) e 90 (6,30%) por arma branca (FAB). Entre os vários tipos de traumatismos abdominais fechados, o atropelamento foi o tipo de trauma mais en-

contrado seguido da colisão de veículo, motocicleta e queda. Nos traumatismos abdominais fechados o baço, fígado e os rins foram os órgãos mais acometidos enquanto que o intestino delgado, fígado, cólon e diafragma foram os órgãos mais lesionados nos ferimentos abdominais penetrantes.

## Traumatismo abdominal fechado

Todo paciente traumatizado deverá ser avaliado segundo os preceitos do ATLS através da avaliação inicial (ABCDE) seguida da avaliação secundária minuciosa, desde que o paciente apresente condições hemodinâmicas para isso.[1]

No caso de TAF a história deve ser valorizada e perguntados dados do acidente para o paciente ou para a equipe que fez o atendimento pré-hospitalar. No caso de acidente de automóvel, dados importantes são velocidade, tipo de impacto (frontal, traseiro, lateral ou capotamento), condições do veículo, número de vítimas no interior do carro, mortes no local do acidente, uso de cinto de segurança, presença de *air bag* ou outros mecanismos de segurança do carro, se houve ou não estricação (retirada do acidentado das ferragens), associação com incêndio dos automóveis envolvidos. No caso de atropelamento deve-se procurar saber a respeito da velocidade do veículo que atropelou, se o acidentado foi arremessado para longe ou não, condições do veículo. Em quedas, os dados referentes à altura da queda, presença de obstáculos durante a queda, tipos desses obstáculos etc.

No atendimento inicial de um paciente vítima de TAF, a primeira avaliação diz respeito ao estado hemodinâmico do paciente. Todo paciente instável deverá ser avaliado rapidamente na sala de emergência e, se a fonte de sangramento for a cavidade abdominal, esses pacientes deverão ser encaminhados à laparotomia exploradora para o controle imediato dessa perda sanguínea. Essa mesma conduta vale para o paciente com sinais clínicos nítidos de peritonite. Por outro lado, se estiver estável e normal do ponto de vista hemodinâmico ou se responder bem à reposição volêmica inicial, a avaliação poderá ser mais minuciosa através de exames complementares para que se determine a existência ou não de lesão de órgãos intra-abdominais.

Como foi comentado previamente o exame físico segue a normatização do Advanced Trauma Life Support (ATLS), do Colégio Americano dos Cirurgiões que inclui um exame primário (ABCDE), reanimação, medidas auxiliares ao exame primário e a reanimação, exame secundário, medidas auxiliares ao exame secundário, reavaliação e monitorização contínuas e tratamento definitivo.[1]

Na avaliação primária, caso o paciente apresente alteração hemodinâmica importante não responsiva à reposição volêmica ou sinais de peritonite já estará indicada a laparotomia exploradora.

Na avaliação secundária o exame físico deve ser meticuloso e seguindo sempre a sequência padrão de inspeção, ausculta, percussão e palpação.

Na **inspeção** o paciente deverá ser despido totalmente e todas as regiões abdominais externas devem ser avaliadas inclusive o dorso do paciente tomando-se cuidado com a proteção da coluna. O paciente deve ser "rolado em bloco" para uma perfeita avaliação do seu dorso na procura de lesões posteriores. Devem ser procuradas escoriações, hematomas, contusões e sinais de marca de cinto de segurança.

A **ausculta** é utilizada para se verificar a presença ou ausência de ruídos hidroaéreos. Nos casos de irritação peritoneal por sangue ou líquidos digestivos pode ocorrer sua ausência. Ruídos intestinais auscultados no tórax devem levantar a suspeita de hérnia diafragmática traumática.

A **percussão** poderá mostra sinais locais ou difusos de irritação peritoneal. A presença de timpanismo na região do hipocôndrio direito (sinal de Jobert) poderá levar à suspeita de pneumoperitôneo decorrente de lesão de estruturas ocas intra-abdominais como estômago e cólon ou à dilatação aguda do estômago. A presença de macicez poderá ser decorrente da presença de sangue na cavidade abdominal (hemoperitônio).

Na **palpação** precisa-se diferenciar a defesa voluntária da parede abdominal dos quadros de defesa involuntária que ocorrem na presença de irritação peritoneal decorrente de lesão de estruturas intra-abdominais. Nesse último caso a pesquisa de descompressão brusca sugere grau importante de peritonite e deve chamar a atenção do médico para a possibilidade de tratamento cirúrgico.

A avaliação da estabilidade pélvica é obrigatória uma vez que a fratura de bacia pode levar a grandes sangramentos retro e pré-peritoneais causando dor abdominal importante além da alteração do padrão hemodinâmico do paciente. A compressão manual das espinhas ilíacas anterossuperiores das cristas ilíacas e do púbis constituem etapa fundamental na avaliação da bacia.

A região perineal juntamente com a avaliação dos órgãos genitais externos masculinos e femininos é obrigatória. Faz parte também dessa etapa o exame retal e vaginal através do toque. No toque retal deve ser avaliada a presença de sangue, tonicidade esfincteriana e posição da próstata nos homens. A identificação de sangue ao toque retal sugere lesão colorretal e a perda da tonicidade esfincteriana, a presença de lesão medular. A próstata não tocável, presença de hematoma perineal ou escrotal e uretrorragia sugerem lesão de uretra bulbar e a sondagem vesical deve ser evitada. Nessa fase também deve ser avaliada a região glútea.

O exame físico abdominal pode ser falseado por situações como trauma de crânio, lesões raquimedulares e em pacientes alcoolizados e drogados. Nessas situações o alto grau de suspeita de lesões abdominais baseado na história clínica e mecanismo de lesão devem ser considerados e outras medidas diagnósticas mais específicas devem ser tomadas como métodos de imagem (tomografia computadorizada) ou lavagem peritoneal diagnóstica (LPD).

A colocação de sonda naso ou orogástrica possui dois grandes objetivos – descompressão gástrica (aliviando possível distensão gástrica aguda) e esvaziamento gástrico (prevenindo a possibilidade de aspiração) antes da LPD. Em pacientes com suspeitas de fratura de base de crânio (equimose periorbitária, equimose na região mastoidea, hemotímpano, rinorreia e otorreia), a sondagem deverá ser realizada pela boca e não pelo nariz, evitando-se que a sonda ultrapasse a placa crivosa do osso etmoide e penetre no crânio. A sondagem vesical é de fundamental importância no acompanhamento da reposição volêmica servindo para a medida da diurese e também para esvaziamento da bexiga antes da LPD.

Os exames laboratoriais são inespecíficos para a avaliação do traumatismo abdominal contuso. Geralmente indica-se a colheita de amostra sanguínea para a dosagem de hematócrito e hemoglobina, leucócitos e tipagem sanguínea. A gasometria arterial e o lactato são importantes no acompanhamento de pacientes com choque hipovolêmico. A dosagem sérica de amilase não se mostrou sensível e/ou específica o suficiente para o uso sistemático em traumatismo abdominal.[3] O exame de urina serve para avaliação da presença de hematúria microscópica que pode sugerir trauma urológico.

As radiografias laterais da coluna cervical, do tórax (PA) e da bacia são exames de rotina segundo recomendação do ATLS. Na suspeita de pneumoperitônio em paciente estável, a radiografia simples do abdome em posição supina e ortostática ou em decúbito lateral com raios horizontais, se o paciente tiver condições de realizá-los, pode mostrar pneumoperitônio e indicar laparotomia exploradora.

Nas suspeitas de lesão de uretra, a uetrografia retrógrada pode ser utilizada para o estudo uretral. No caso de suspeita de lesão de bexiga, a cistografia retrógrada poderá mostrar se a lesão é intra ou extraperitoneal. Na suspeita de lesão do sistema urológico, a urografia excretora poderá também ser realizada com a vantagem de mostrar a excreção renal além dos ureteres, bexiga e uretra. Na suspeita de lesões de tubo digestivo alto ou baixo, o uso de contraste também poderá ser utilizado, porém a tomografia computadorizada com contraste mostrará melhores imagens nessa situação.

A tomografia computadorizada (TC) constitui-se em excelente exame, porém, apenas pode ser realizada em pacientes hemodinamicamente normais e estáveis que podem ser transportados para o setor de radiologia específico da tomografia. É um exame caro, demorado, que necessita de pessoal treinado e especializado para sua realização e que expõe o paciente à radiação. Além disso, existe sempre a possibilidade de reações alérgicas ao contraste EV injetado. Por outro lado, fornece informações muito precisas em relação à extensão de lesões, particularmente em órgãos parenquimatosos como fígado, baço, rins e pâncreas além dos órgãos pélvicos e também dos ossos como bacia e vértebras. Possui limitação para o diagnóstico de lesão intestinal e diafragmática. Portanto, a presença de líquido intraperitoneal e a ausência de lesão de fígado, baço ou bexiga sugerem fortemente a possibilidade de lesão intestinal ou de vasos do mesentério. Recentemente, com os aparelhos de tomografia que utilizam a tecnologia helicoidal e os mais modernos com 64 canais, as imagens são mais nítidas e o exame mais rápido. A angiotomografia permite o estudo tomográfico associado ao estudo dos vasos sanguíneos – artérias e veias – além de reconstrução em 3D das imagens. Além disso, pode ser introduzido contraste via sonda naso ou orogástrica para estudo do tubo digestivo na suspeita de lesões de vísceras ocas.

A ultrassonografia direcionada para o trauma (*Focused Assessment Sonography in Trauma* – FAST) pode ser utilizada para a pesquisa de líquido livre intraperitoneal (sangue) em pacientes vítimas de traumatismo abdominal fechado. É um exame rápido, não invasivo, que pode ser feito na sala de admissão não necessitando transportar o paciente para outro local e que pode ser repetido. Possui sensibilidade, especificidade e acurácia comparáveis à LPD e TC de abdome. Atualmente é feito avaliando-se o saco pericárdico, espaço hepatorrenal (*Rutherford-Morisson*), espaço esplenorrenal e pelve (Figura 40.3).[3] Assim como a TC não é um bom exame para o diagnóstico de lesões diafragmáticas, intestinais e pancreáticas (Quadro 40.1).[4] Atualmente o FAST vem substituindo a LPD na avaliação inicial dos traumatismos abdominais contusos na maioria dos centros que atendem trauma.

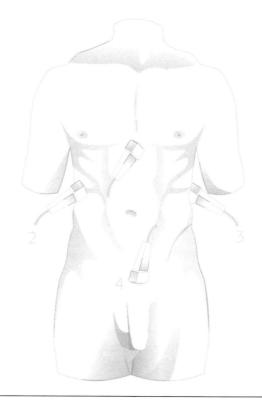

**Figura 40.3** Locais pesquisados durante o FAST: **1** – saco pericárdico; **2** – espaço hepatorrenal (Rutherford-Morisson); **3** – espaço esplenorrenal e **4** – pelve.

A lavagem peritoneal diagnóstica (LPD) é um procedimento cirúrgico invasivo que pode ser realizado na sala de emergência e que possui taxas de sensibilidade de 98% a 100% para a detecção de hemorragia intraperitoneal. Diferentemente do FAST, após a realização de LPD os exames físico e de imagem subsequentes ficam prejudicados uma vez que parte do líquido de lavagem permanece no interior da cavidade abdominal. Está indicada nos caso de paciente vítima de traumatismo abdominal contuso e hemodinamicamente instável e com dificuldade diagnóstica ao exame físico abdominal como, por exemplo, trauma cranioencefálico, intoxicação por álcool, uso de drogas, alterações na sensibilidade decorrentes de traumas raquimedulares e dúvida ao exame físico. A LPD também está indicada em paciente hemodinamicamente normal quando não se pode realizar o FAST ou TC para avaliação de traumatismo abdominal contuso. A principal contraindicação da LPD é em pacientes com indicação precisa de laparotomia exploradora (por exemplo, abdome com sinais claros de irritação peritoneal). Outras contraindicações relativas para a realização da LPD são a presença de cicatriz cirúrgica abdominal prévia, obesidade mórbida e cirrose avançada. Em pacientes com fratura de bacia e grávidas prefere-se a incisão supraumbilical. O procedimento consiste na realização de uma pequena incisão infraumbilical (supraumbilical em caso de paciente com fraturas de bacia ou gestantes), sob anestesia local, atingindo-se até o peritônio parietal que é aberto após a realização de sutura em bolsa, e a colocação de cateter multiperfurado do tipo utilizado em diálise peritoneal em direção à pelve do paciente. Após a colocação do cateter é aspirado o conteúdo da cavidade abdominal. A presença de volume aspirado maior que 10 ml com a presença de sangue, líquido entérico, fibras vegetais ou bile resulta em LPD positiva e implica em laparotomia exploradora. Quando não é possível a aspiração de líquido peritoneal, realiza-se a lavagem peritoneal infundindo-se 1.000 ml (adultos) ou 10 ml/Kg peso (crianças) de solução de Ringer lactato aquecida. Após alguns minutos e, com manobras de rotação lateral do paciente, recupera-se o líquido infundido por sifonagem e analisa-se o líquido retornado. A presença de sangue ou líquido entérico indica lavagem peritoneal positiva. Se houver dúvida, o líquido recuperado pode ser encaminhado para o laboratório e o teste será considerado positivo nos casos de mais de 100.000 hemácias ou 500 leucócitos/mm[3] sangue, presença de bactérias ou fibras vegetais. Um dos grandes problemas da LPD é que o método não consegue quantificar o sangramento, isso é, se houver sangue na cavidade abdominal a lavagem será positiva independente da quantidade. Isso leva a um número razoável de laparotomias não terapêuticas onde pequenos sangramentos que já haviam cessado, como por exemplo, em lesões superficiais de fígado ou baço, sejam operadas desnecessariamente.[4] Portanto, deve ser salientado que a simples presença de lavado positivo não indica obrigatoriamente laparotomia exploradora. Com a chegada da tomografia e o estudo mais preciso das lesões de órgãos parenquimatosos – como fígado e baço que são os mais lesados nos TAF – constatou-se que muitas lesões que ocorrem são hemostasiadas pelo organismo e, com isso, a laparotomia poderá ser evitada (ver Tratamento Não Operatório do Trauma Abdominal Fechado).

A videolaparoscopia (VLP) parece que não apresenta vantagens em relação aos outros métodos de avaliação citados, como FAST, LPD e TC. Além disso, trata-se de exame invasivo, que necessita de anestesia geral e equipamento específico, assim como cirurgiões treinados. Logicamente, apenas pacientes estáveis podem ser submetidos a esse tipo de abordagem. Porém, em duas situações a VLP poderá auxiliar o cirurgião na sua avaliação:[5]

- Em pacientes vítimas de traumatismo abdominal contuso, estáveis, com lesão de órgãos parenquimatosos e que estão em tratamento não operatório, e que evoluem com dor abdominal. Nessa situação a VLP poderia esclarecer a dúvida em relação à presença apenas de hemoperitônio causando a dor ou a associação com lesão de víscera oca.
- Trauma abdominal fechado com presença de líquido intraperitoneal e, onde a TC não mostrou lesão dos órgãos parenquimatosos, a VLP poderá esclarecer se existe lesão intestinal.

A Tabela 40.1 compara as indicações, vantagens e desvantagens da LPD, FAST e TC de abdome em pacientes vítimas de TAF.[1]

A Tabela 40.2 mostra uma comparação das diversas modalidades diagnósticas atualmente disponíveis ante um paciente vítima de traumatismo abdominal contuso.

Em 1993, Liu et al. publicaram importante trabalho comparando LPD, FAST e TC em 55 pacientes vítimas de TAF e mostraram que os três métodos são bons e se complementam na avaliação abdominal em trauma contuso. A Tabela 40.3 abaixo mostra os resultados comparativos obtidos nesse estudo das três técnicas comparando a acurácia, sensibilidade e especificidade.[6]

A Tabela 40.3 mostra as indicações para a laparotomia exploradora[4] em pacientes vítimas de traumatismo abdominal contuso associado a:

## Situações especiais

Algumas situações devem chamar a atenção do médico que atende o paciente vítima de TAF. A associação de fraturas de arcos costais inferiores, vértebras abdominais e bacia podem estar relacionadas com lesão de órgãos intra-abdominais como mostra o Tabela 40.4.

Outro dado importante de exame físico é a presença de equimoses lineares no local onde estava colocado o cinto de segurança. Essa "impressão" do cinto de segurança (sinal do cinto de segurança) indica que o impacto que atingiu esse abdome foi grande e que foi contido pelo cinto de segurança. Essas marcas devem chamar a atenção e levantar a possibilidade de lesão de mesentério e de alças de intestino delgado devido à tração aplicada sobre o mesmo.

A presença de pneumorretroperitônio à direita no exame radiológico simples do abdome, contornando a silhueta renal e o músculo psoas, deve levantar a suspeita de lesão duodenal.

**Tabela 40.1** Comparação entre lavagem peritoneal diagnóstica (LPD), ultrassonografia para o trauma (FAST) e tomografia computadorizada (TC) no trauma abdominal contuso.

| | LPD | FAST | TC |
|---|---|---|---|
| Indicações | • Documentar sangramento em doente hipotenso | • Documentar a presença de líquido se doente hipotenso | • Documentar lesão orgânica se PA normal |
| Vantagem | • Diagnóstico precoce<br>• Todos doentes<br>• Realização rápida<br>• Sensibilidade 98%<br>• Detecta lesão intestinal<br>• Transporte: não | • Diagnóstico precoce<br>• Todos doentes<br>• Não invasivo<br>• Realização rápida<br>• Repetível<br>• Acurácia 86% a 97%<br>• Transporte: não | • O mais específico para definir lesão<br>• Sensibilidade 92% a 98% |
| Desvantagem | • Invasivo<br>• Especificidade baixa<br>• Não diagnostica lesão de diafragma e de retroperitônio | • Operador dependente<br>• Distorção da imagem por meteorismo e enfisema subcutâneo<br>• Não diagnostica lesões do diafragma, intestino e lesão pancreática | • Custo elevado<br>• Exame demorado<br>• Não diagnostica lesões do diafragma, intestino e algumas lesões pancreáticas<br>• Necessita transporte |

**Tabela 40.2** Comparação das diversas modalidades diagnósticas utilizadas na avaliação do paciente com trauma abdominal fechado.

| | A favor | Contra |
|---|---|---|
| Exame físico | • Fácil realização<br>• Boa acurácia quando positivo | • Lesões associadas<br>• Estado mental alterado |
| LPD | • Alta sensibilidade<br>• Lesão de vísceras ocas | • Muito sensível<br>• Invasivo<br>• Não detecta lesões retroperitoneais |
| FAST | • Não invasivo<br>• Rápido<br>• Boa sensibilidade<br>• Portátil<br>• Exames seriados | • Baixa especificidade<br>• Operador dependente |
| TC | • Melhores informações | • Necessita de transporte<br>• Ruim para pacientes instáveis |
| VLP | • Identifica penetração na cavidade abdominal | • Anestesia<br>• Não confiável em trauma fechado |

**Tabela 40.3** Comparação de sensibilidade e especificidade entre LPD, FAST e TC em TAF.

| | Acurácia | Sensibilidade | Especificidade |
|---|---|---|---|
| LPD | 94,5% | 94,5% | 84,2% |
| FAST | 92,7% | 91,7% | 94,7% |
| TC | 96,4% | 97,2% | 94,7% |

**Tabela 40.4** Indicações de laparotomia no TAF.

**Trauma abdominal fechado – indicações imediatas de laparotomia**

1. Instabilidade hemodinâmica (PA sistólica < 90 mmHg) recorrente apesar da reposição volêmica e evidência de sangramento intraperitoneal
2. Sinais de irritação peritoneal
3. FAST ou LPD positivos com hipotensão recorrente
4. Pneumoperitônio (raios X ou TC)
5. Pneumorretroperitônio (raios X ou TC)
6. Ruptura de diafragma (raios X ou TC)
7. Sinais de ruptura intraperitoneal de bexiga (TC ou cistografia)
8. Sangue na sonda nasogástrica
9. Toque retal com sangue

**Tabela 40.5** Associação de lesões ósseas com lesões de estruturas intra-abdominais.

| Lesões ósseas | Lesões associadas |
|---|---|
| Arcos costais inferiores | Fígado e/ou baço |
| Coluna torácica inferior | Pâncreas, intestino delgado |
| Processo transverso lombar | Vísceras abdominais, rins |
| Fratura corpo vertebral lombar com desvio (Fratura de *Chance*) | Intestino delgado |
| Fratura pélvica | Órgãos pélvicos, diafragma e vasos retroperitoneais |

## Tratamento não operatório do trauma abdominal contuso

Atualmente o tratamento não operatório das lesões de órgãos sólidos de pacientes vítimas de traumatismo abdominal contuso, particularmente fígado, baço e rim, tornou-se padrão nos grandes hospitais com condições tecnológicas de fazê-lo, mostrando que é um tratamento seguro e eficaz, além de diminuir o tempo de internação e as sequelas de uma eventual laparotomia não terapêutica. Os grandes serviços de trauma americanos também realizam, em algumas situações, o tratamento não operatório das lesões pancreáticas.

A condição básica para o tratamento não operatório, é que o paciente esteja normal e estável do ponto de vista hemodinâmico e, logicamente, não apresente outras lesões intra-abdominais cirúrgicas. O paciente deverá ser internado em uma unidade de tratamento intensivo ou semi-intensivo, permanecer em repouso, avaliado frequentemente em relação aos seus parâmetros vitais (pressão arterial, pulso e frequência respiratória), laboratoriais (hematócrito e hemoglobina), e ser reavaliado constantemente.

O tratamento não operatório das lesões de órgãos sólidos é um procedimento que somente deverá ser realizado em locais onde existam condições de diagnóstico por imagem (tomografia computadorizada helicoidal) e suporte hospitalar com serviços funcionantes durante 24 horas. É necessário também retaguarda laboratorial, banco de sangue, unidade de terapia intensiva ou semi-intensiva e equipe cirúrgica treinada no atendimento desse tipo de paciente, caso o tratamento não operatório não dê resultado (Tabela 40.6).

A tomografia computadorizada de abdome é o método atualmente de escolha tanto para o diagnóstico como para o estadiamento da lesão. Com aparelhos de tomografia cada vez mais sofisticados, que permitem cortes muito finos e até mesmo reconstruções tridimensionais, torna-se muito segura a avaliação da lesão e sua classificação de acordo com a gravidade.

Após as medidas iniciais, o paciente é submetido ao FAST[3] em que se avalia a presença de líquido livre (sangue) no saco pericárdico e espaços sub-hepático, subesplênico e na pelve. Se positivo, e o paciente encontra-se normal e estável do ponto de vista hemodinâmico, ele é encaminhado para a tomografia computadorizada para avaliação minuciosa da cavidade abdominal onde irá se tentar determinar, com exatidão, o local que está sangrando (fígado, baço ou qualquer outro órgão) e qual a extensão dessa lesão de acordo com a classificação proposta pela *American Association for Surgery of Trauma* (AAST). O exame tomográfico, sempre que não existam contraindicações, deve ser complementado com a infu-

são de contraste endovenoso para o diagnóstico de extravasamentos ou de pseudoaneurismas que devem ser embolizados para se evitar sangramentos futuros. Atualmente a classificação mais utilizada para a graduação das lesões é a estabelecida pelo comitê da AAST, pelo qual essas lesões são divididas em graduações de acordo com sua gravidade.[8-10]

## Baço

O baço é o segundo órgão mais lesado em traumatismos contusos abdominais e fonte importante de choque hipovolêmico.

Os pacientes pediátricos foram os primeiros a se beneficiar do tratamento não operatório das lesões de baço com taxa de sucesso em torno de 98% dos casos. Nos adultos essa taxa é menor, variando de 61%[11] a 77%.[12] Várias são as explicações para essa diferença como a espessura da cápsula esplênica, a orientação da cicatriz esplênica e a associação com fraturas de arcos costais, porém todas sem confirmação científica ainda.[13] Provavelmente a principal diferença se relacione mais à gravidade das lesões nos adultos quando comparadas com as crianças, inclusive com associação de lesões extra e intra-abdominais.[14]

Existe uma correlação direta entre o grau da lesão esplênica e a porcentagem de falha do tratamento não operatório, isso é, quanto maior o grau da lesão, maior a porcentagem de falha, como bem mostrou o trabalho multicêntrico da Eastern Association for Surgery of Trauma (EAST). Segundo esse estudo multicêntrico, de Peitzman et al.,[11] a maioria das falhas apareceram durante as primeiras 96 horas pós-trauma. McIntyre[15] mostrou que as falhas ocorrem na porcentagem de 75% nos primeiros dois dias, 88% nos primeiros cinco dias, 93% dentro de uma semana da lesão e 1,1% após a alta hospitalar.

A quantidade de sangue encontrada durante os exames de imagem também constitui-se em importante informação em relação à probabilidade de sucesso do tratamento não operatório. Pacientes com pequeno hemoperitôneo (presença de sangue no espaço de Rutherford-Morrison ou no periesplênico) obtiveram um índice de sucesso para o tratamento não operatório de 80,1%, enquanto que apenas 27,4% dos pacientes com grande hemoperitôneo (sangue no espaço de Rutherford-Morrison ou periesplênico + goteiras + pelve) conseguiram não ser operados.[11]

Outros fatores parecem ser importantes também como preditivos de falha para o tratamento não operatório das lesões esplênicas como a hipotensão na admissão, extravasamento de contraste na tomografia computadorizada (*blush*) e a necessidade de transfusão.[16-19]

O extravasamento de contraste através da lesão que se observa quando se injeta contraste endovenoso constitui-se em importante sinal de probabilidade de falha para o tratamento não operatório. Davis et al.[20] mostraram que 67% dos pacientes nos quais o tratamento não operatório falhou apresentaram extravasamento. Os pacientes que

---

**Tabela 40.6** Condições básicas para o tratamento não operatório das lesões em órgãos sólidos.

**Dependente do paciente:**

- Estabilidade hemodinâmica (PA sistólica $\geq$ 90 mmHg)
- Ausência de sinais de peritonite generalizada

**Dependente das condições locais:**

- Unidade de terapia intensiva ou semi-intensiva
- Equipe cirúrgica com experiência disponível 24 horas
- Centro cirúrgico disponível 24 horas
- Serviço de tomografia computadorizada 24 horas
- Banco de sangue 24 horas
- Laboratório 24 horas

apresentam extravasamento de contraste na tomografia têm possibilidade de falha para o tratamento não operatório 24 vezes maior.

Contrariamente a essa conclusão, Lutz et al.[21] mostraram que o extravasamento de contraste apenas como dado isolado não pode ser considerado como fator obrigatório de contraindicação de tratamento não operatório. Esses autores concluem que os fatores principais são a instabilidade hemodinâmica e as lesões de outros órgãos associadas ao extravasamento de contraste como fatores decisivos na indicação ou não de tratamento não operatório na lesão esplênica. Conclusão semelhante foi feita por Nwomeh et al. em crianças vítimas de traumatismo contuso de baço nas quais o extravasamento de contraste mostrou ser um marcador específico de sangramento ativo que poderia indicar a necessidade de intervenção cirúrgica nesse grupo de pacientes.[22]

Esses autores também sugerem que a tomografia computadorizada de abdome com contraste deva ser repetida após 24 horas de observação uma vez que 74% dos aneurismas esplênicos foram identificados nesse período.[22] De qualquer maneira, a conduta adotada hoje pela maioria dos centros de trauma indica a realização da arteriografia com tentativa de embolização seletiva do vaso sangrante nos casos de extravasamento de contraste com bons resultados.

McIntyre et al. mostraram que pacientes com *Injury Severity Score* (ISS) superior a 25 possuem mais possibilidade de insucesso para o tratamento não operatório das lesões esplênicas.[15]

Algumas controvérsias que ainda existiam eram em relação ao tratamento não operatório em pacientes acima dos 55 anos de idade e também em pacientes de qualquer idade com traumatismo craniano associado. Porém, na literatura disponível encontram-se trabalhos recentes que mostram que a idade superior a 55 anos não é obstáculo ao tratamento não operatório e mostram taxas de insucesso semelhantes àquelas de pacientes abaixo dos 55 anos de idade.[23-27] Em relação ao tratamento não operatório das lesões esplênicas em pacientes com escala de coma de Glasgow rebaixada (< 13), os trabalhos de Keller et al.,[28] (crianças < 19 anos), Brasel et al.[29] e Shapiro et al.[30] mostraram que a alteração do nível de consciência não se constitui mais em contraindicação formal para o tratamento não operatório das lesões tanto de baço como de fígado.

O tempo de internação e repouso no leito vão depender do grau da lesão esplênica de acordo com a classificação da AAST e, logicamente, do exame físico do paciente, particularmente a palpação abdominal e o controle dos parâmetros vitais (PA e pulso).

A internação do paciente em UTI vem sendo questionada por alguns autores[31-34] que acreditam não ser obrigatória. As condições locais do serviço, a experiência do cirurgião e o grau da lesão esplênica (AAST) provavelmente são os principais fatores para a escolha do local onde esse tipo de paciente deverá permanecer para sua observação clínica.

Pacientes com lesões graus I e II são mantidos em repouso no leito até a melhora da dor abdominal e início da alimentação por boca. Após esse período podem receber alta com orientação de evitarem esportes por oito semanas. Não há necessidade da repetição de métodos de imagem, a não ser que alguma alteração ocorra como dor recorrente, febre, queda de hematócrito etc.[32]

Com lesões grau III ou superiores a sugestão é que esses pacientes sejam mantidos em repouso no leito por um período de quatro a cinco dias, seguidos de mínima atividade por dez a 12 semanas. Nesse tipo de lesão o controle tomográfico deve ser rotineiramente realizado.[32]

Sugere-se a repetição do exame de imagem nos casos de extravasamento do contraste no primeiro exame realizado, na presença de hematomas subcapsulares no exame inicial, patologia esplênica subjacente, coagulopatias e em pacientes atletas.

A deambulação poderá ser liberada quando os valores de hematócrito estiverem estabilizados e a alimentação oral liberada após o restabelecimento dos movimentos peristálticos intestinais.

No caso de atletas de esportes de contato, a volta às atividades sugerida é em torno de seis a oito semanas.[16]

## Fígado

O uso liberal da tomografia de abdome mostrou que o fígado era o órgão abdominal mais lesado em traumatismos abdominais contusos[36] e também que muitas lesões passaram a ser "descobertas" sem apresentar suspeita clínica inicial. Semelhante ao que ocorreu com o baço, os cirurgiões pediátricos foram os primeiros a mostrar que as muitas lesões hepáticas do fígado também poderiam ser tratadas de forma não operatória devido à capacidade de hemostasia espontânea e também de cicatrização e regeneração desse órgão.[37]

A publicação de Meyer et al.,[38] em 1985, mostrou que a conduta não operatória no tratamento das lesões hepáticas em adultos era possível. Em 1990, Knudson[39] descreveu o tratamento não operatório de 52 pacientes adultos com traumatismo hepático contuso e acompanhados com tomografia computadorizada sem um único insucesso. Desde então, a abordagem não operatória tornou-se padrão para o tratamento de lesões hepáticas contusas em pacientes estáveis pediátricos e adultos.

Atualmente as principais indicações para o tratamento não operatório são a estabilidade hemodinâmica, ausência de sinais de peritonite, ausência de lesões intraperitoneais ou retroperitoneais que mereçam ser tratadas cirurgicamente, necessidade de não mais que duas bolsas de sangue (Tabela 40.7).[39-42]

Diferentemente do que ocorre com o baço, o estadiamento das lesões hepáticas parece ser menos importante na tomada de decisão para que tipo de tratamento deva ser empregado – não operatório ou cirúrgico. Knudson e Meredith[39, 43] mostraram que a seleção dos pacientes deveria ser baseada principalmente pela estabilidade hemodinâmi-

**Tabela 40.7** Condições básicas para o tratamento não operatório das lesões hepáticas contusas.

- Estabilidade hemodinâmica (PA sistólica $\geq$ 90 mmHg)
- Ausência de sinais de peritonite
- Ausência de lesões intraperitoneais ou retroperitoneais que mereçam tratamento cirúrgico
- Necessidade inferior a duas bolsas de sangue

ca e não pelo grau de lesão. Confirmando esse dado, foram publicados vários trabalhos mostrando o tratamento não operatório das lesões hepáticas graus IV e V com sucesso que variou de 21% a 33%.[39, 43, 44] Além disso, outra diferença importante entre o fígado e o baço é que apenas em 2% dos casos ocorre o sangramento subsequente nos pacientes com lesão hepática tratada conservadoramente.[45]

Um estudo multicêntrico englobando 13 grandes centros de trauma americanos foi publicado por Pachter e Knudson[46] recolhendo informações de 404 pacientes com lesões hepáticas tratados de forma não operatória com sucesso global de 98,5%.

O número de bolsas transfundidas também constitui-se em importante fator preditivo em relação à mortalidade como mostraram Robinson et al.[47] Segundo esse estudo a transfusão de sangue é um fator independente de aumento na mortalidade e no tempo de internação.

Interessante publicação de um estudo prospectivo com 78 pacientes com lesão hepática contusa foi feita por Velmahos et al.[48] em 2003. A taxa de sucesso para o tratamento não operatório foi de 85%, com nenhum insucesso relacionado ao fígado e sim a outras lesões associadas (baço, rim, intestino delgado). As causas de falha estiveram relacionadas ao ISS, maior necessidade de transfusão sanguínea e à presença de lesões associadas. Interessante comentar que nos pacientes com instabilidade hemodinâmica e que não são encaminhados diretamente para a cirurgia, os autores propõem o aspirado peritoneal profundo ao invés da lavagem peritoneal diagnóstica, porém não fornecem dados em relação a essa manobra.

Um dos grandes desafios para quem indica o tratamento não operatório em lesões hepáticas e esplênicas é a certeza de que não existem lesões de órgãos intra-abdominais associados, particularmente as vísceras ocas (intestino delgado). E esse é um problema real visto que os métodos atuais de imagem como a ultrassonografia e a tomografia computadorizada possuem grande dificuldade em diagnosticar ruptura de víscera oca. O aparecimento de pneumoperitôneo ou pneumorretroperitôneo são infrequentes nessas situações. Associado a esse fato, deve ser lembrado que essas lesões frequentemente são diagnosticadas tardiamente o que aumenta a morbidade e a mortalidade desses pacientes, particularmente dos politraumatizados. As lesões de pâncreas e intestinos estão mais associadas com lesão hepática do que esplênica segundo trabalho publicado por Miller et al., talvez em razão da maior energia dos traumas que acometem o fígado.[49]

Da mesma forma que ocorre no baço, o encontro de extravasamento de contraste durante a angiografia é um fator importante na falha do tratamento não operatório.[43, 50-52]

Como foi comentado anteriormente para lesões esplênicas, pacientes com lesão hepática e alteração do nível de consciência são passíveis de tratamento não operatório sem aumento na taxa de insucesso.

A necessidade de internação dos pacientes com lesão hepática na UTI também é alvo de discussões e a maioria dos autores concorda que as lesões graus I a III podem dispensar a internação na UTI, enquanto que as de graus IV e V devem obrigatoriamente permanecer na UTI.[36]

Tanto os pacientes internados na semi-intensiva quanto os internados na UTI devem ter controle seriado do hematócrito. Se ocorrer queda nessa contagem, os pacientes devem ser encaminhados para a tomografia computadorizada de abdome com estudo angiográfico. Se ocorrer extravasamento do contraste, a angioembolização seletiva pode ser o tratamento definitivo dessa lesão.

Outro ponto de controvérsia diz respeito à indicação de quando se deve repetir a tomografia computadorizada após a instituição do tratamento não operatório nas lesões hepáticas. Segundo a maioria dos trabalhos, não há razão para a repetição da tomografia em pacientes assintomáticos e com lesões de graus I a III. Nos pacientes com lesão graus IV e V a tomografia deve ser repetida, de rotina, em sete dias.[36]

Geralmente em torno de seis semanas o fígado encontra-se cicatrizado e o paciente pode retornar à pratica desportiva mais intensa.[16]

## Lesão concomitante de fígado e baço

A concomitância de lesões do fígado e baço deve merecer atenção redobrada quando se escolhe o tratamento não operatório. Pacientes com esse tipo de lesão concomitante, quando comparados com pacientes com lesões de órgãos isolados, apresentaram pressão arterial sistólica menor na admissão e maiores valores de ISS, mortalidade, período de internação, necessidade de transfusão e lactato sérico. Houve também um maior índice de falha para o tratamento não operatório no grupo das lesões concomitantes: 11,6% contra 5,8% do grupo com lesões isoladas.[54]

Um resumo das diversas condutas que podem ser aplicadas aos pacientes vítimas de traumatismos abdominais contusos pode ser encontrado na revisão realizada pela EAST (Eastern Association for the Surgery of Trauma) em 2003.[52]

### Rim

Cerca de 90% dos traumatismos renais contusos apresentam-se como lesões de graus I a III e, portanto, passíveis de tratamento não operatório. Os resultados dessa conduta nesses pacientes são excelentes e geralmente não levam a complicações.[34] Nas lesões graus IV ou V geralmente o tratamento cirúrgico se impõe devido à grande extensão das lesões que comprometem o sistema coletor e os vasos renais.

A hematúria quando avaliada isoladamente tem pouco valor e não mostra relação alguma com a gravidade das lesões.[55]

Davis et al.[56] estudando 72 pacientes vítimas de traumatismo renal contuso mostraram uma taxa de nefrectomia de apenas 7%, enquanto que a taxa de tratamento não operatório foi de 89%. Nesse trabalho o autor concluiu que os fatores preditivos de nefrectomia foram ISS, grau de lesão renal, instabilidade hemodinâmica e necessidade de transfusão.

Atualmente, com o desenvolvimento de técnicas mais refinadas de angioembolização e colocação de stents, as lesões renais por extravasamento de contraste – antigamente tratadas exclusivamente por cirurgia – podem ser tratadas mais conservadoramente.[57-60]

As indicações absolutas para a exploração cirúrgica nos traumatismos renais atualmente são instabilidade hemodinâmica e hematomas em expansão (geralmente provocadas por lesões no pedículo renal). O extravasamento de urina ou contraste (observado pela tomografia computadorizada ou urografia excretora), lesões vasculares renais, surgimento de hipertensão renovascular e aparecimento de abscessos ou coleções de urina passaram a ser indicações relativas, uma vez que podem ser tratadas através de angioembolização ou drenagem percutânea.

## Pâncreas

Cerca de 70% das lesões pancreáticas são decorrentes de traumatismos penetrantes e, portanto, de exploração cirúrgica em mais de 80% desses casos principalmente em razão de lesões concomitantes de outras estruturas intra-abdominais. Em se tratando de contusão pancreática, a literatura coleta vários trabalhos de tratamento não operatório dessas lesões principalmente em pacientes pediátricos.[61-65]

Apesar de não ser rotina nos hospitais brasileiros e no Serviço de Cirurgia de Emergência do Hospital das Clínicas da FMUSP, existem alguns trabalhos internacionais que mostram abordagem não operatória de lesões pancreáticas com a colocação de stents nas lesões ductais com bons resultados. Esses autores concordam que, além da tomografia computadorizada, a colangiopancreatografia retrógrada endoscópica (CPRE), realizada ainda na fase aguda do trauma e com o paciente estável, é o exame de escolha nos casos suspeitos pela tomografia ou quando o mecanismo de trauma sugere a possibilidade de lesão pancreática. Outros autores também sugerem que somente após a exclusão da lesão pancreática nos casos de contusão abdominal é que se poderia iniciar o tratamento não operatório dos traumatismos abdominais contusos.[66]

Em lesões pancreáticas distais, onde a passagem do stent não foi possível, a indicação da pancreatectomia distal é a opção final. Nas lesões proximais, e estando o paciente em boas condições, é descrito o tratamento não operatório, permitindo-se a formação de pseudocisto que poderá ser drenado percutaneamente.[62]

Wales et al.[63] estudaram a evolução durante o período de dez anos em nove crianças submetidas a tratamento não operatório de transecções pancreáticas por contusão. O tempo de internação variou de seis a 52 dias (média de 24 dias). Quatro crianças evoluíram para pseudocisto que foi resolvido percutaneamente num período que variou de 14 a 60 dias. Em oito das nove crianças avaliadas, a tomografia mostrou atrofia de corpo e cauda do pâncreas em seis pacientes sem qualquer alteração referente à insuficiência endócrina ou exócrina pancreática. Em duas crianças o pâncreas permaneceu normal.

Os relatos de tratamento não operatório de contusão pancreática em adultos não são muitos e os resultados são inferiores àqueles obtidos em crianças. Ong et al.[67] relataram resultado obtido com o tratamento não operatório em 12 pacientes (22%) de um total de 54 pacientes atendidos com trauma pancreático. A colocação de stent foi necessária em apenas um paciente. Cinco pacientes do grupo que iniciou o tratamento não operatório precisaram ser operados. A mortalidade foi de três pacientes (25%).

Apesar de procedimento factível, a CPRE, por ser um método invasivo, deve ser realizada apenas por médicos experientes e em ambiente adequado e com toda infraestrutura à disposição para o tratamento das complicações que possam ocorrer. Deve ser lembrado particularmente o desenvolvimento de pancreatites agudas graves cujas morbidade e mortalidade podem superar, em muito, a do tratamento cirúrgico inicial dessas lesões.

# Traumatismo abdominal penetrante

Se o paciente vítima de ferimentos penetrantes encontra-se hemodinamicamente estável e normal, pode-se avaliar com cuidado o abdome desse paciente, com o intuito de se saber se houve ou não penetração da cavidade peritoneal através da lesão do peritônio parietal. Por outro lado, se o paciente apresentar lesão penetrante abdominal associada à instabilidade hemodinâmica (e sem outra fonte de sangramento que não seja o abdome), com sinais de irritação peritoneal, eviscerado, com lesão transfixante (antero-posterior ou laterolateral) ou com a presença de sangue na sonda nasogástrica ou no toque retal, a laparotomia já está indicada sem que nenhum exame de imagem ou laboratorial precise ser realizado (Tabela 40.8).[68] Lembrar que o dorso não pode ser esquecido durante o exame físico desses pacientes vítimas de ferimento penetrante abdominal.

## Ferimento por arma branca

Nesse tipo de ferimento, as bordas da lesão são retilíneas e regulares, diferenciando-se dos ferimentos por projéteis de arma de fogo nos quais existe a área de chamuscamento decorrente da pólvora e alta energia cinética do projétil ao passar pela pele. Muitas vezes a agressão pode ser por meio de instrumento puntiforme e, se não se examinar com muito cuidado, principalmente o dorso do paciente, esse tipo de lesão poderá passar despercebida.

**Tabela 40.8** Indicações de laparotomia no TAP.

**Trauma abdominal penetrante – Indicações imediatas de laparotomia**

10. Instabilidade hemodinâmica (PA sistólica < 90 mmHg) recorrente apesar da reposição volêmica e evidência de sangramento intraperitoneal

11. Sinais de irritação peritoneal

12. Evisceração

13. Lesão transfixante abdominal (anteroposterior ou laterolateral)

14. Pneumoperitônio

15. Sangue na sonda nasogástrica

16. Toque retal com sangue

Um método prático e geralmente com resultados bem conclusivos quanto à penetração ou não no interior da cavidade abdominal, é a avaliação digital da lesão. A área na qual se localiza o ferimento deve ser limpa (iodo – povinilpirrolidona ou clorexidina), colocado um campo fenestrado e realizada a anestesia local. Após isso, a exploração digital local deve ser realizada procurando-se diagnosticar a violação do peritônio parietal. É um método rápido, seguro e que, na maioria das vezes, consegue diagnosticar a penetração através da cavidade peritoneal. No caso de ferimentos puntiformes, a ampliação local e a exposição do trajeto com o auxílio de um afastador tipo *Farabeuff* auxiliará. Esse método de exploração digital local é o mais indicado para os ferimentos localizados nas paredes anterior e lateral do abdome. Os ferimentos localizados nas regiões toracoabdominis (devido à presença das costelas) e posterior merecem avaliações diferenciadas e, geralmente, necessitarão de outros métodos diagnósticos como a videolaparoscopia e a tomografia computadorizada com triplo contraste (via oral, via retal e intravenosa). Nos pacientes obesos, geralmente a espessura da camada gordurosa pode ser uma dificuldade e, nesse tipo de situação, uma boa avaliação local no centro cirúrgico, sob anestesia local e com o auxílio de afastadores, vai permitir a conclusão se houve ou não a penetração através do peritônio visceral.[69]

Os ferimentos toracoabdominais por arma branca devido à possibilidade de lesão diafragmática constituem um capítulo à parte e serão comentados a seguir.

Outros métodos são descritos como passagem de sondas através da lesão com realização de fistulografias ou a exploração local com instrumentos cirúrgicos. Sabe-se, porém, que a camada muscular da parede abdominal é composta de vários músculos que se contraem em posições diferentes durante a agressão e que, após o relaxamento dessas fibras, o trajeto geralmente não será retilíneo, o que dificultará a penetração da sonda ou do instrumental até o final da lesão, tornando a manobra não conclusiva.

Quando o paciente chega à sala de emergência com a arma branca ainda encravada no abdome ou nos casos de empalação (introdução de instrumentos através do ânus), o instrumento NUNCA deve ser removido na sala de emergência. Se o paciente encontra-se estável e normal do ponto de vista hemodinâmico, deve ser realizado estudo através de método de imagem (raios X simples de abdome com incidências de frente e perfil) para avaliação do tamanho e principalmente onde está localizada a ponta desse instrumento. Após isso o paciente é encaminhado para o centro cirúrgico e a remoção deverá ser realizada em ambiente operatório e com os cirurgiões preparados para realização de procedimento cirúrgico mais invasivo – laparotomia exploradora – muitas vezes com controle proximal e distal de estruturas vasculares que se encontram no caminho do instrumento empalado.

Uma vez diagnosticada a penetração através do peritônio parietal, a laparotomia exploradora está indicada no Serviço de Cirurgia de Emergência do HCFMUSP, porém existem trabalhos na literatura americana de indicação seletiva de laparotomia nesses casos (ver tratamento não operatório do trauma abdominal penetrante).[70-71]

Se a conclusão for que não houve penetração através do peritônio parietal, a limpeza local e o fechamento da ferida poderão ser realizados nos ferimentos de duração em até 8 horas. Acima desse período o fechamento primário poderá levar à infecção e formação de abscessos locais sendo mais prudente apenas um curativo local, cobertura antibiótica e avaliações posteriores da área lesada. Não se deve esquecer também da profilaxia contra o tétano (ver capítulo específico).

## Ferimento por projétil de arma de fogo

Quando se avalia um paciente vítima de FAF deve-se levar em consideração que o projétil de arma de fogo não lesará os tecidos somente em decorrência da sua passagem sobre os mesmos. O projétil de arma de fogo possui uma energia cinética grande que queima os tecidos por onde ele passa, além de levar a uma área denominada área de cavitação que é maior que o diâmetro do projétil e que pode levar a lesões teciduais isquêmicas iniciais, podendo mais tardiamente evoluir para destruição tecidual.[72]

Logicamente os casos de lesões transfixantes do abdome, sejam elas no sentido anteroposterior ou no laterolateral, possuem indicação imediata de laparotomia.

Na avaliação clínica de pacientes vítimas de FAF abdominal, é importante que seja determinado, se possível junto ao paciente, o número de tiros que foram disparados contra ele. O número total de orifícios tem sempre que ser par (um orifício de entrada e outro de saída). Caso esse número seja ímpar, indica que um ou mais projéteis encontram-se no interior do abdome ou algum dos ferimentos foi tangencial.

Nos casos de ferimentos sem orifício de saída, uma manobra que auxilia na avaliação abdominal é a colocação de objeto metálico (clipe ou moeda) no orifício de entrada e a realização de radiografias simples de abdome (frente e perfil) para se determinar com mais exatidão a trajetória do projétil e se ter uma ideia dos possíveis órgãos lesados. Importante salientar que em grande parte dos casos a trajetória nem sempre é retilínea devido à alteração da velocidade do projétil ao passar pelos diversos tecidos e à mudança de trajetória após se chocar com partes ósseas.

Quando o projétil penetra na região dorsal e o paciente não apresenta irritação peritoneal, o exame que fornece as melhores informações quanto à penetração ou não na cavidade abdominal e a possível lesão de órgãos retroperitoneias é a tomografia abdominal.

A principal dúvida em relação à penetração do projétil na cavidade abdominal ocorre nos casos de ferimentos tangenciais e toracoabdominais que serão descritos em detalhes mais à frente neste capítulo.

## Ferimentos tangenciais

Os ferimentos tangenciais de abdome constituem um verdadeiro desafio para os cirurgiões, pois sempre existirá a dúvida em relação à penetração ou não na cavidade abdominal. Outro ponto de fundamental importância é que a energia cinética produzida pelo projétil pode levar a chamuscamento de estruturas que se encontravam em contato com a parede abdominal (alças de delgado, por exemplo) no momento do trauma e que não são lesadas imediatamente quando da passagem do projétil, mas que podem levar a lesões isquêmicas e, algumas horas depois, causar o aparecimento de fístulas ou sangramentos. Outra dúvida que ocorre é na avaliação de órgãos retroperitoneais ou porções retroperitoneias de alguns órgãos como o cólon, reto e bexiga.

Nos pacientes obesos, com grande espessura de panículo adiposo, os ferimentos tangenciais são ainda mais difíceis de serem avaliados. Um dado que chama a atenção nos ferimentos tangenciais sem penetração na cavidade peritoneal é a palpação muito dolorosa desse trajeto onde o projétil corre no interior do tecido celular subcutâneo.

Atualmente a videolaparoscopia constitui-se em um ótimo exame para a avaliação de lesão tangencial, porém com o inconveniente de necessitar de anestesia geral para sua realização.

## Ferimentos toracoabdominais

Nesse tipo de ferimento, um só projétil pode causar lesões na cavidade torácica, abdominal e também no diafragma. O diafragma pode se elevar até o quarto espaço intercostal durante a respiração e, se nesse exato momento o paciente sofrer uma agressão por projétil de arma de fogo, as lesões poderão ser torácicas, abdominais e diafragmáticas, aumentando a dificuldade diagnóstica.

Toda lesão diafragmática, de qualquer diâmetro, deve ser suturada para se evitar o aparecimento de hérnias diafragmáticas no futuro. Sabe-se também que nas lesões isoladas de diafragma a sintomatologia é frustrada, o exame físico é normal em 45% dos casos e o raios X também podem ser normais em 46% dos casos, o que aumenta a dificuldade diagnóstica. A lavagem peritoneal diagnóstica

e a ultrassonografia também não são bons métodos diagnósticos devido à baixa especificidade.

Assim como ocorre nos ferimentos tangenciais, a videolaparoscopia diagnóstica constitui atualmente o exame de escolha para a avaliação da penetração na cavidade torácica e/ou abdominal nesse tipo de ferimento. Além disso, é um método não só diagnóstico como também terapêutico, pois se pode através dele suturar-se a lesão diafragmática evitando-se uma laparotomia exploradora. Pode-se também avaliar com clareza a presença de lesões locais associadas como fígado e baço.

Todos os comentários acima também são pertinentes para as lesões toracoabdominais por arma branca.

Como foi comentada anteriormente, a principal arma do cirurgião para o diagnóstico de penetração na cavidade abdominal é o exame físico apurado e sequencial. Na grande maioria dos casos uma boa palpação abdominal ou, no caso dos ferimentos por arma branca, uma adequada avaliação do ferimento é suficiente para indicar ou não uma laparotomia exploradora. A dor abdominal é o principal sinal de alerta para uma suspeita de penetração na cavidade abdominal.

No caso de FAB localizados na parede anterior e lateral do abdome, ou nos FAF transfixantes não existe muita dúvida em relação à indicação do procedimento cirúrgico. Os casos mais difíceis são nas lesões localizadas nas regiões dos flancos, toracoabdominais e dorso em pacientes sem sinais claros de irritação peritoneal. Nesses casos a propedêutica armada com métodos de imagem como US e TC (com triplo contraste) são fundamentais. A lavagem peritoneal diagnóstica, atualmente, tem pouco valor nos caso de ferimentos penetrantes do abdome. Por outro lado, a videolaparoscopia passou a ser uma das grandes armas diagnósticas e também terapêuticas nos traumatismos abdominais penetrantes, mas com o inconveniente de necessitar de anestesia geral para sua realização.

Independentemente do agente agressor – arma branca ou projétil de arma de fogo – e mesmo após o exame clínico ou exames de imagem houver dúvida em relação à penetração na cavidade abdominal, a laparotomia exploradora está indicada. É melhor uma laparotomia "branca" ou não terapêutica do que se ter o dissabor de se realizar uma laparotomia exploradora tardiamente já com peritonite instalada devido ao não diagnóstico de uma determinada lesão.

## Tratamento não operatório dos ferimentos penetrantes de abdome

É sabido que um terço dos FAB não penetram na cavidade abdominal, 50% dos que penetram não causam nenhuma lesão intra-abdominal e, em torno de 40% das laparotomias por FAB são desnecessárias. No caso de FAF a literatura americana mostra alguns trabalhos em que a laparotomia pode ser evitada naqueles pacientes que não apresentam sinais de irritação peritoneal durante um período de observação. Esses dados mostram que, em algumas situações especiais, é possível o tratamento não operatório dos ferimentos penetrantes do abdome.[72]

Deve ser lembrado que esse tipo de tratamento apenas pode ser tentado em hospitais que possuam algumas características como:

1. equipe cirúrgica composta de cirurgiões e anestesistas de plantão no hospital durante 24 horas;
2. centro cirúrgico, banco de sangue e laboratório 24 horas;
3. serviço de diagnóstico por imagem (US e TC);
4. unidade de terapia intensiva.

As condições obrigatórias para se tentar o tratamento não operatório nas lesões penetrantes do abdome são particularmente duas: estabilidade hemodinâmica (PA sistólica > 90 mmHg) e ausência de sinais de irritação peritoneal. Caso o paciente não apresente uma das duas a laparotomia deverá ser indicada. Caso contrário, o paciente deverá ser internado para observação rigorosa de seus parâmetros vitais (pressão arterial, frequência cardíaca e respiratória, diurese). A palpação abdominal deve ser realizada a cada 4 horas, de preferência pelo mesmo cirurgião que internou o paciente.

Essa observação clínica não deve ser apenas passiva através das medidas dos parâmetros vitais mas também ativa com a realização de exames de diagnósticos de imagem, de preferência, a TC de abdome.[73]

Ao menor sinal de alteração desses parâmetros, a equipe cirúrgica deve ser acionada e o paciente encaminhado para o centro cirúrgico. Geralmente pacientes que durante um período de 12 horas após o trauma não apresentam alterações de seu exame físico, assim como de seus parâmetros vitais, podem ser encaminhados para o quarto.

## Tratamento

Uma vez indicada a laparotomia exploradora, a preferência do Serviço de Cirurgia de Emergência do HCFMUSP é pela laparotomia mediana supra e infraumbilical.[74] É uma incisão mais rápida de ser feita, que fornece ampla visualização da cavidade abdominal com possibilidade de prolongamento, seja para o esterno ou para o tórax (toracofrenolaparotomia) e sem a secção de músculos. Além disso, é mais rápida no fechamento e, caso ocorra o aparecimento de hérnia incisional no futuro, mais fácil de ser resolvida através da colocação de tela.

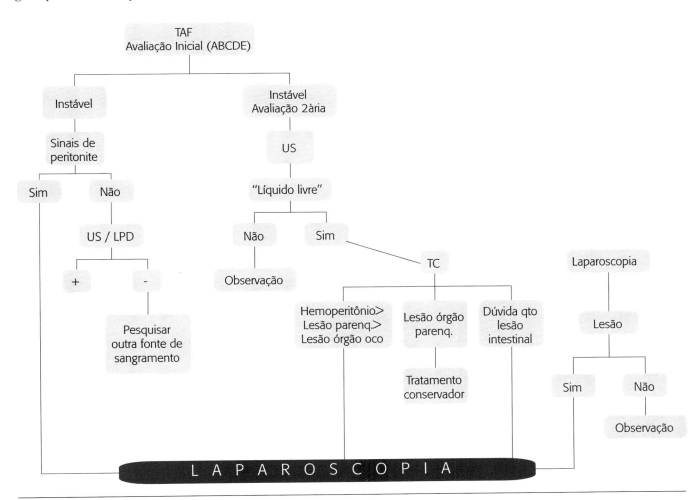

**Figura 40.1** Algoritmo trauma abdominal fechado.

# Algoritmo trauma abdominal penetrante

**Algoritmo FAF**

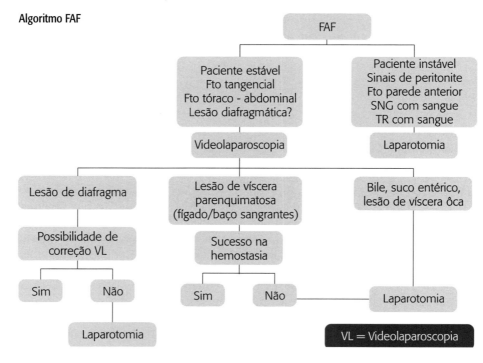

**Algoritmo FAB posterior**

**Algoritmo FAB anterior/lateral**

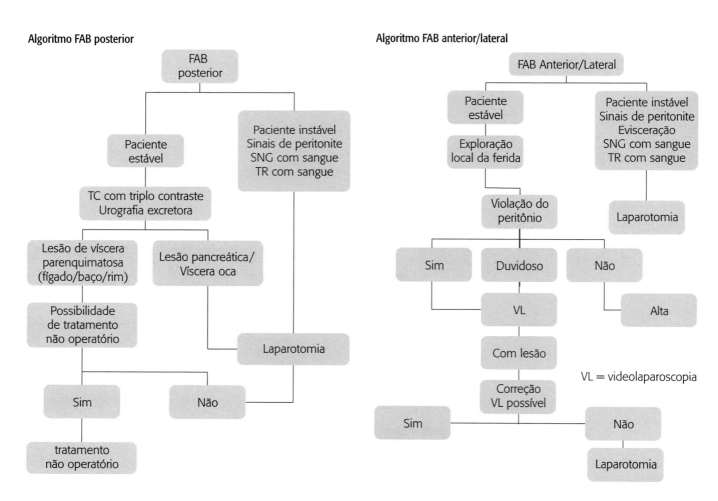

# Referências bibliográficas

**1.** American College of Surgeons/Committee on Trauma. Advanced Trauma Life Support for Doctors. Faculty Manual. 7th ed. Chicago; 2004.

**2.** Tovar AV, Yepes LET. Trauma abdominal. In: Rodriguez A, Ferrada R (editors). Trauma. Sociedad Panamericana de Trauma. Colombia: Tallleres Gráficos de Impresora Feriva S.A.; 1997. p. 307-24.

**3.** Tovar AV, Yepes LET. Trauma abdominal. In: Rodriguez A, Ferrada R (editors). Trauma. Sociedad Panamericana de Trauma. Colombia: Tallleres Gráficos de Impresora Feriva S.A.; 1997. p. 307-24.

**4.** FAST Consensus Conference Committee: Focused assessment with sonography for trauma (FAST): results on international consensus conference. J Trauma. 1999;46:466.

**5.** Trauma abdominal. In: Manual do Curso para Alunos do Colégio Americano de Cirurgiões/Comitê de Trauma. 7ª ed; 2004. p. 151-68.

**6.** Soldá SC. Videolaparoscopia no trauma abdominal. Rev Col Bras Cir. 2002;29(1):49-53.

**7.** Liu M, Lee CH, P'eng FK. Prospective comparison of diagnostic peritoneal lavage, computed tomographic scanning, and ultrasonography for the diagnosis of blunt abdominal trauma. J Trauma. 1993;35(2):267-70.

**8.** Moore EE, Cogbill TH, Jurkovich GJ, Schakford SL, Malangoni MA, Champion HR: Organ injury scaling: Spleen and liver (1994 Revision). J Trauma. 1995;38(3):323-4.

**9.** Moore EE, Shackford SR, Pachter HL, McAninch JW, Browner BD, Champion HR, et al. Organ injury scaling: Spleen, liver, kidney. J Trauma. 1989;29(12):1664-6.

**10.** Moore EE, Cogbill TH, Malangoni MA, Jurkovich GJ, Champion HR, Gennarelli TA, et al. Organ injury scaling, II: pancreas, duodenum, small bowel, colon and rectum. J Trauma. 1990;30(11):1427-9.

**11.** Peitzman AB, Heil B, Rivera L, Federle M, Harbrecht BG, Clancy KD, et al. Blunt splenic injury in adults: multi-institutional study of the Eastern Association for the Surgery of Trauma. J Trauma. 2000; 49:177-189.

**12.** Bee TK, Croce MA, Miller PR, Pritchard E, Davis KA, Fabian TC. Failures of splenic nonoperative management: is the glass half empty or half full? J Trauma. 2001;50:230-6.

**13.** Dellius RE, Frankel W, Coran AG. A comparison between operative and nonoperative management of blunt injuries to the liver and spleen in adult and pediatric patients. Surgery. 1989;106:788.

**14.** Powell M, Courcoulas A, Gardner M, et al. Management of blunt splenic trauma: significant differences between adults and children. Surgery. 1997;122:654.

**15.** McIntyre LK, Schiff M, Jurkovich GJ. Failure of nonoperative management of splenic injuries. Arch Surg. 2005;140:563-9.

**16.** Knudson MM, Maull KI. Nonoperative management of solid organ injuries: past, present, and future. Surg Clin North Am. 1999;79:1357-71.

**17.** Velmahos GC, Chan LS, Kamel E, et al. Nonoperative management of splenic injuries: have we gone too far? Arch Surg. 2000;135:674-81.

**18.** Oschner MG. Factors of failure for nonoperative management of blunt liver and splenic injuries. World J Surg. 2001;25:1393-6.

**19.** Schwab CW. Selection on nonoperative management candidates. World J Surg. 2001;25:1389-92.

**20.** Davis KA, Fabian TC, Croce MA, et al. Improved success in nonoperative management of blunt splenic injuries: embolization of splenic artery peudoaneurysms. J Trauma. 1998;44:1008-15.

**21.** Lutz N, Mahboubi S, Nance ML, Stafford PW. The significance of contrast blush on computed tomography in children with splenic injuries. J Pediatr Surg. 2004;39:491-4.

**22.** Nwomeh BC, Nadler EP, Meza MP, Bron K, Gaines BA, Ford HR. Contrast extravasation predicts the need for operative intervention in children with blunt splenic trauma. J Trauma. 2004;56:537-41.

**23.** Myers JG, Dent DL, Stewart RM, et al. Blunt splenic injuries: dedicated trauma surgeons can achieve a high rate of nonoperative success in patients of all ages. J Trauma. 2000;48:801-6.

**24.** Cocanour CS, Moore FA, Ware DN, et al. Age should not be a consideration for nonoperative management of blunt splenic injury. J Trauma. 2000;48:606-12.

**25.** Brasel KJ, DeLisle CM, Olson CJ, et al. Trends in the management of hepatic injury. Am J Surg. 1997;174:674-7.

**26.** Barone JE, Burns G, Svehlak SA, et al. Management of blunt splenic trauma in patients older than 55 years. Southern Connecticut Regional Trauma Quality Assurance Committee. J Trauma. 1999;46:87-90.

**27.** Nix JA, Constanza M, Daley BJ, Powell MA, Enderson BL. Outcome of the current management of splenic injuries. J Trauma. 2001;50:835-42.

**28.** Keller MS, Sartorelli KH, Vane DW. Associated head injury should not prevent nonoperative management of spleen or liver injury in children. J Trauma. 1996;41:471-5.

**29.** Brasel KJ, DeLisle CM, Olsen CJ, et al. Splenic injury: trends in evaluation and management. J Trauma. 1998;44:283-6.

**30.** Steele M, Lim RC. Advances in management of splenic injuries. Am J Surg. 1975;130:159.

**31.** Shapiro MB, Nance ML, Schiller HJ, Hoff WS, Kauder DR, Schwab CW. Nonoperative management of solid abdominal organ injuries from blunt trauma: impact of neurologic impairment. Am Surg. 2001;67:283-6.

**32.** Lynch JM, Ford H, Gardner MJ, et al. Is early discharge following isolated splenic injury in the hemodynamically stable child possible? J Pediatr Surg. 1993;28:1403.

**33.** Pearl RH, Wesson DE, Spencer LJ, et al. Splenic injury: a 5-year update with improved results and changing criteria for conservative management. J Pediatr Surg. 1989;24:428.

**34.** Schwartz MA, Kangah R. Splenic injury in children after blunt trauma: blood transfusion requirements and length of hospitalization for laparotomy versus observation. J Pediatr Surg. 1994;29:596.

**35.** Sartorelli KH, Frumiento C, Rogers FB, Osler TM. Nonoperative management of hepatic, splenic, and renal injuries in adults with multiple injuries. J Trauma. 2000;49:56-62.

**36.** Pachter HL, Liang HG, Hofstetter SR. Liver and biliary tract trauma. In: Felicano DV, Moore EE, Mattox KL (editors). Trauma. 3rd ed. Stamford, Connecticut: Appleton & Lange; 1996. p. 487-523.

**37.** Karp MP, Cooney DR, Pros GA, et al. The nonoperative management of pediatric hepatic trauma. J Pediatr Surg. 1983;18:512.

38. Meyer AA, Crass RA, Lim RL Jr, et al. Selective nonoperative management of blunt liver injury using computed tomography. Arch Surg. 1985;120:550-4.

39. Knudson MM, Lim RC, Oakes DD, et al. Nonoperative management of blunt liver injuries in adults: The need for continued surveillance. J Trauma. 1990;30:1494.

40. Hiatt JR, Harrier HD, Koenig BV, Ranson KJ. Nonoperative management of major blunt liver injury with hemoperitoneum. Arch Surg. 1990;125:101.

41. Federico JA, Horner WR, Clark DE, Isler RJ. Blunt hepatic trauma: nonoperative management in adults. Arch Surg. 1990;125:905.

42. Pachter HL, Spencer FC, Hofstetter SR, et al. Significant trends in the treatment of hepatic trauma: experience with 411 injuries. Am J Surg. 1992;215:492.

43. Meredith JW, Young JS, Bowling J, et al. Nonoperative management of blunt hepatic trauma: the exception or the rule? J Trauma. 1994;36:529.

44. Boone DC, Federle M, Billiar TR, et al. Evolution of nonoperative management of major hepatic trauma: identification of patterns of injury. Presented at the Eastern Association for the Surgery of Trauma. January 14, 1994, Freeport, Bahamas.

45. Gates JD. Delayed hemorrhage with free rupture complicating the nonsurgical management of blunt hepatic trauma: a case report and review of the literature. J Trauma. 1994;36:572.

46. Pachter HL, Knudson MM, Esrig B, et al. Status of nonoperative management of blunt hepatic injuries in 1995: A multicenter experience with 404 patients. J Trauma. 1996;140:31.

47. Robinson WP 3rd, Ahn J, Stiffler A, Rutherford EJ, Hurd H, et al. Blood transfusion is an independent predictor of increased mortality in nonoperatively managed blunt hepatic and splenic injuries. J Trauma. 2005;58:437-44.

48. Velmahos GC, Toutouzas K, Radin R, Chan L, Rhee P, Tillou A, et al. High success with nonoperative management of blunt hepatic trauma. The liver is a sturdy organ. Arch Surg. 2003;138:475-81.

49. Miller PR, Croce MA, Bee TK, Malhotra AK. Associates injuries in blunt solid organ trauma: Implications for missed injury in nonoperative management. J Trauma. 2002;53:238-44.

50. Davis RA, Shayne JP, Max MH, Woolfitt RA, Schwab W. The use of computerized axial tomography versus peritoneal lavage in the evaluation of blunt abdominal trauma: a prospective study. Surgery. 1985;98:845.

51. Rutledge R, Hunt JP, Lentz CW, Fakhry SM, Meyger AA, Baker CC. A statewide, population-based time-series analysis of the increasing frequency of nonoperative management of abdominal solid organ injury. Ann Surg. 1995;222:311.

52. American Association for the Surgery of Trauma. AAST Injury Scaling and Scoring System, Daphne, AL, 1998, http://www.aast.org/injury/injury.html.

53. Malhotra AK, Fabian TC, Croce MA, Gavin TJ, Kudsk KA, Minard G, et al. Blunt hepatic injury: A paradigm shift from operative to nonoperative management in the 1990s. Ann Surg. 2000;231:804-13.

54. Alonso M, Brathwaite C, Garcia V, Patterson L, Scherer T, Stafford P, et al. Practice Management Guidelines for the Nonoperative Management of Blunt Injury to the Liver and Spleen. Eastern Association for the Surgery of Trauma 2003; p. 1-32.

55. Accetta I, Accetta P, Maia AM, Guarino JL. Cirurgia conservadora no trauma das víscers maciças do abdômen. In: Freire E (editor). Trauma: A doença dos séculos. São Paulo, Brasil: Editora Atheneu; 2001. p. 2455-63.

56. Davis KA, Reed RL 2nd, Santaniello J, Abodeely A, Esposito TJ, Poulakidas SJ, et al. Predictors of the need for nefrectomy after renal trauma. J Trauma. 2006;60:164-70.

57. Goodman DN, Saibil EA, Kodama RT. Traumatic intimal tear of the renal artery treated by insertion of a Palmaz stent. Cardiovasc Intervent Radiol. 1998;21:69-72.

58. Lee JT, White RA. Endovascular management of blunt traumatic renal artery dissection. J Endovasc Ther. 2002;9:354-8.

59. Inoue S, Koizumi J, Iino M, Seki T, Inokuchi S. Self-expanding metallic stent placement for renal artery dissection due to blunt trauma. J Urol. 2004;171:347-8.

60. Flugsrud GB, Brekke M, Roise O. Endovascular stent in the acute treatment of blunt renal arterial injury. J Trauma. 2005;59:243-5.

61. Shilyansky J, Sena LM, Kreller M, Chait P, Babyn PS, Filler RM, et al. Nonoperative management of pancreatic injuries in children. J Pediatr Surg. 1998;33:343-9.

62. Jobst MA, Canty TG Sr, Lynch FP. Management of pancreatic injury in pediatric blunt abdominal trauma. J Pediatr Surg. 1999;34:818-4.

63. Wales PW, Shuckett B, Kim PC. Long-term outcome after nonoperative management of complete traumatic pancreatic transaction in children. J Pediatr Surg. 2001;36:823-7.

64. Canty TG Sr, Weinman D. Management of major pancreatic duct injuries in children. J Trauma. 2001;50:1001-7.

65. Lin BC, Chen RJ, Fang JF, Hsu YP, Kao YC, Kao JL. Management of blunt major pancreatic injury. J Trauma. 2004;56:774-8.

66. Leppaniemi AK, Haapiainen RK. Risk factors of delayed diagnosis of pancreatic trauma. Eur J Surg. 1999;165:1134-7.

67. Ong A, Rodriguez A, Cortes V, Kelly R. Non-operative management of adult blunt pancreatic injuries: is it feasible? Presented at the Eastern Association for the Surgery of Trauma. September 22, 2005, Georgia, Atlanta.

68. Fabian TC, Croce M. Abdominal trauma, including indications for celiotomy. In: Felicano DV, Moore EE, Mattox KL (editors). Trauma. 3rd ed. Stamford, Connecticut: Appleton & Lange; 1996. p. 525-50.

69. Cayten CG, Nassoura ZE. Abdomen. In: Ivatury RR, Cayten CG. The Textbook of Penetrating Trauma. Philadelphia: Williams & Wilkins; 1996. p. 281-99.

70. Coppa GF. Back and flank. In: Ivatury RR, Cayten CG. The textbook of penetrating trauma. Philadelphia: Williams & Wilkins; 1996. p. 300-8.

71. Demetriades D, Rabinowitz B. Indications for operation in abdominal stab wounds. A prospective study of 651 patients. Ann Surg. 1987;205(2):129-32.

72. Velmahos GC, Demetriades D, et al. Selective nonoperative management in 1,856 patients with abdominal gunshot wounds: Should routine laparotomy still be the standard of care? Ann Surg. 2001;234(3):395-403.

73. Velmahos GC, Constantinou C, Tillou A, Brown CV, Salim A, Demetriades D. Abdominal computed tomographic scan for patients with gunshot wounds to the abdomen selected for nonoperative management. J Trauma. 2005;59(5)1155-60.

74. Poggetti RS, Fontes B, Birolini D. Cirurgia do Trauma. São Paulo: Editora ROCA; 2007.

José Gustavo Parreira

# Tratamento Não Operatório no Trauma Abdominal

## Introdução

No trauma abdominal fechado, o tratamento não operatório (TNO) pode ser definido como o controle clínico minucioso de traumatizados com lesões orgânicas diagnosticadas por tomografia computadorizada, sem que uma laparotomia ou uma videolaparoscopia sejam realizadas. Trata-se de uma forma de tratamento bem estabelecida e segura para as vítimas de trauma fechado com lesões hepáticas, esplênicas e renais, desde que critérios rígidos de seleção sejam aplicados. Há casos de lesões pancreáticas também tratadas desta forma, mas a experiência é bem menor, com protocolos ainda em avaliação.

Em relação às vítimas de ferimentos penetrantes em abdome, podemos estabelecer duas situações diferentes: na primeira, há lesões identificadas em tomografia de abdome (fígado, baço ou rim) e considera-se que a laparotomia não é necessária inicialmente, o que denominamos de tratamento não operatório. Na segunda, a tomografia computadorizada não encontra lesões específicas e o traumatizado necessita, mesmo assim, de um período de observação clínica (geralmente 12 a 24 horas). Isto é necessário porque, logo após o trauma, as lesões de vísceras ocas podem não estar aparentes clinicamente e a sensibilidade da tomografia para a sua detecção não é adequada. Para avaliar a possibilidade de tratamento não operatório em vítimas de ferimentos penetrantes em abdome, é importante caracterizar o mecanismo de trauma (ferimentos por arma branca ou ferimentos por projéteis de arma de fogo), bem como a localização do ferimento e seu trajeto. Nos ferimentos penetrantes em abdome, os protocolos de tratamento não operatório têm uma menor aceitação, principalmente em nosso país.

Há duas complicações principais relacionadas ao tratamento não operatório no trauma abdominal. A primeira é o sangramento da lesão após o início da observação clínica, que pode ser tratado por angiografia ou mesmo laparotomia. Se o caso foi devidamente selecionado, essa condição não é frequente e, caso ocorra, o tratamento é capaz de evitar complicações graves e morte. A segunda complicação não está diretamente relacionada à víscera lesada, mas à falha no diagnóstico de lesões em vísceras ocas no momento de inclusão do doente no protocolo de TNO. Esta é uma situação grave e que, dependendo do tempo até o diagnóstico da lesão despercebida e da reserva funcional do doente, pode ter consequências graves. Desta forma, há necessidade de protocolos bem definidos e de experiência para a realização do tratamento não operatório. Nos centros sem estas condições, a laparotomia exploradora persiste como uma opção válida.

## Trauma abdominal fechado

O conceito de que pequenas lesões hepáticas podem cicatrizar sem tratamento operatório foi sugerido por Pringle, no começo do século XX. Contudo, o modelo moderno de tratamento não operatório em trauma abdominal fechado teve início apenas no fim da década de 80, baseado principalmente no desenvolvimento de equipamentos que permitiam a identificação das lesões previamente à laparotomia (i.e. ultrassom ou tomografia computadorizada).[1] Por muito tempo a ideia de que o sangramento de uma lesão hepática ou esplênica era incapaz de parar espontaneamente persistiu, sendo a intervenção operatória o único método aceitável para o seu tratamento. Mesmo com estudos demonstrando a possibilidade da restauração completa do parênquima hepático após trauma em crianças, a transposição do TNO de lesões de baço e fígado para o indivíduo adulto encontrou opositores.

Nessa mesma época, a análise das laparotomias exploradoras por trauma constatava que até 86% das lesões hepáticas não apresentavam sangramento ativo durante a operação, o que resultava em laparotomias não terapêuticas em cerca de 67% dos casos.[2] Desta forma, o TNO passou a ser considerado e progressivamente empregado tanto para lesões hepáticas como esplênicas. Uma vez demonstrada a sua segurança, outras vantagens do TNO ficaram claras, como a preservação esplênica e diminuição dos riscos relacionados a infecções pós-esplenectomias, a diminuição das complicações relacionadas às laparotomias não terapêuticas e o aspecto estético.

Atualmente, sabe-se que a maioria das vítimas de trauma fechado com lesões hepáticas, esplênicas e renais com estabilidade hemodinâmica podem ser tratadas clinicamente, sem necessidade de laparotomia exploradora.[3,4] Entretanto, para que esta forma de tratamento seja segura, alguns critérios devem ser seguidos. Caso a instituição não disponha de tais recursos, acreditamos que o tratamento não operatório tenha riscos não calculados e, em nossa opinião, não está indicado.

O tratamento das vítimas de trauma fechado se inicia pela sequência proposta no curso *Advanced Trauma Life Support* (ATLS).[4] O primeiro ponto relativo especificamente ao trauma abdominal é avaliar a presença de alguma indicação imediata de laparotomia exploradora. Nesses casos, a conduta já está estabelecida.

## Indicações de laparotomia exploradora em trauma fechado

As laparotomias exploradoras são necessárias em não mais do que 5 a 8% dos casos de trauma abdominal fechado.[3] As indicações podem variar de acordo com alguns fatores, como os recursos disponíveis e a experiência do médico atendente, mas existemsituações em que o tratamento operatório é inquestionável (Figura 41.1). Vítimas de trauma fechado em choque hemorrágico com foco abdominal (*Focused Assessment Sonography for Trauma* – FAST positivo) que não respondem à reposição volêmica inicial devem ser submetidas a tratamento operatório. Os doentes com sinais de peritonite ao exame físico, hérnias diafragmáticas, lesões intraperitoneais de bexiga ou LPD positiva também devem ser operados. Há sinais na TC que sugerem a presença de lesão abdominal de tratamento operatório, como o pneumoperitônio ou pneumoretroperitônio, a suspeita de lesão da vesícula biliar, o extravasamento de contraste para a cavidade peritoneal ou retroperitoneal, a suspeita de rotura vesical intraperitoneal, a isquemia intestinal e as lesões pancreáticas com secção do ducto de Wirsung.

- Hipotensão arterial persistente e foco hemorrágico abdominal (FAST positivo).
- Sinais de peritonite (exame físico).
- Hérnia diafragmática (Raio X simples de tórax, exame contrastado ou TC).
- Lesão intraperitoneal de bexiga (cistografia ou TC).
- Pneumoperitônio, pneumoretroperitônio (TC).
- Extravasamento de contraste (oral/endovenoso) na cavidade peritoneal (TC).
- Lesão de vesícula biliar (TC).
- Lesão de vísceras ocas (TC).
- Lesão de pâncreas com rotura do ducto de Wirsung (TC).
- Lavagem peritoneal diagnóstica positiva.

**Figura 41.1** Indicações de laparotomia exploradora em trauma fechado.

## Tratamento não operatório

Uma vez que não haja indicação imediata de laparotomia exploradora, o traumatizado pode ser considerado um candidato ao TNO. O próximo passo é avaliar os critérios de inclusão (Tabela 41.2).

### Critérios gerais

O hospital deve ter um atendimento de urgências funcionando durante as 24 horas do dia, com apoio de laboratório, banco de sangue, centro cirúrgico e anestesiologia. De preferência, os doentes a serem submetidos ao TNO devem ser internados em uma enfermaria com supervisão médica contínua e monitoração de dados vitais de horário. Os casos mais graves devem ser admitidos em unidade de tratamento intensivo. O mais importante é a presença de uma equipe de acompanhamento "horizontal" ou diário, a qual fica responsável pela condução do caso. O doente precisa ter um médico ou equipe específica, para que a responsabilidade seja devidamente direcionada. Isso não impede que a equipe "vertical" (plantonistas) discuta os casos com a equipe "horizontal" (evolução diária), com eventuais mudanças de conduta. A tomografia computadorizada é obrigatória para a condução dos casos, uma vez que as lesões devem estar devidamente identificadas, graduadas e outras indicações de laparotomia devem ser excluídas. A TC também é importante para identificação de sangramento ativo, quando o tratamento complementar (angiografia e embolização) é necessário. O laudo do exame (avaliação do radiologista) é obrigatório, uma vez que há lesões com sinais mínimos que precisam ser identificadas.

O paciente precisa estar hemodinamicamente normal, o que geralmente pode ser considerado quando a frequência cardíaca está menor que 100 bpm e a pressão arterial sistólica maior que 100 mmHg.[1] Contudo, a pressão arterial sistólica pode variar de acordo com a

1. Relacionados ao hospital
   - Equipe médica (24 horas).
   - Equipe "horizontal" de acompanhamento diário.
   - Centro cirúrgico/anestesiologia/banco de sangue (24 horas).
   - Laboratório (24 horas).
   - Tomografia computadorizada (24 horas).

2. Relacionados ao doente
   - Normal hemodinamicamente
   - PAS > 100 mmHg, FC < 100 bpm, BE arterial < -5mEq/L.
   - Ausência de sinais de peritonite.
   - Lesão de fígado, baço ou rim identificadas à tomografia de abdome.
   - Ausência de outras indicações de laparotomia exploradora.

3. Critérios relativos
   - Ausência de comprometimento do nível de consciência.
   - Ausência de lesões graves associadas.
   - Ausência de lesões de tratamento operatório em outros segmentos corporais.

**Figura 41.2** Critérios para inclusão em protocolo de tratamento não operatório em vítimas de trauma fechado.

idade e o peso, bem como a dor pode alterar a frequência cardíaca. Dessa forma, muitas vezes apenas a avaliação da gasometria arterial (*base excess* < -5 mEq/L) e do lactato sérico realmente asseguram que não haja hipoperfusão tecidual. Não devem existir sinais de peritonite, caso contrário deve-se suspeitar de lesões de vísceras ocas, mesmo que, na tomografia computadorizada, não haja pneumoperitonio ou líquido livre. Deve-se ressaltar que a sensibilidade da tomografia computadorizada para a detecção de lesões em vísceras ocas não é uniforme e, dependendo do serviço, do equipamento e da assistência médica, pode não ser a esperada. Dessa forma, caso haja persistência, sem justificativa, de taquicardia, de acidose metabólica ou presença de leucocitose e hiperamilasemia, a laparotomia deve ser realizada, mesmo que a tomografia não tenha demonstrado sinais maiores de lesão em vísceras ocas.

O comprometimento do nível de consciência foi considerado uma limitação maior ao TNO por mascarar o exame físico e impedir o diagnóstico precoce de lesões de vísceras ocas.[5] Atualmente, sabemos que, com um acompanhamento adequado através de leucograma, amilase e gasometria arterial, podemos identificar estas lesões em tempo de realizar um tratamento efetivo. Mesmo em presença de trauma craniencefálico grave, não existe uma contraindicação absoluta para o TNO.[5] Outra situação se-

melhante é a presença de lesões associadas em região torácica e ortopédica, principalmente quando há tratamento cirúrgico. Seguindo os mesmos preceitos de acompanhamento rigoroso e baseado em exames complementares seriados, também não há contraindicação formal para o TNO nestas circunstâncias.[6,7]

Um dos pontos mais discutidos é a conduta quando, na TC, se identifica líquido livre no abdome, sem sinais de lesões hepáticas ou esplênicas. Essa é uma situação em que as lesões de intestino delgado e mesentério são possíveis, mesmo que a TC não as tenha identificado. Há diferentes condutas propostas na literatura. Enquanto alguns autores são enfáticos em indicar laparotomia exploradora, outros são mais conservadores e propõem a observação clínica. Rodriguez et al., em 2002, observaram que o achado de líquido livre isolado na TC ocorreu em 463 (2,8%) de 16.000 vítimas de trauma fechado e, dessas, apenas 122 (27%) necessitaram tratamento operatório.[8] Esses autores defendem a posição de observação clínica nestes casos, sendo os doentes com diminuição do nível de consciência submetidos a LPD. Por outro lado, em 2006, Yegiyants et al. publicaram sua experiência com a mesma situação em uma revisão retrospectiva de 2651 casos de trauma fechado, dos quais 14 (0,5%) tinham líquido livre na TC, mas sem sinais de lesão no fígado, baço ou rim.[9] Desses, 12 necessitaram operação posterior, sendo 11 laparotomias terapêuticas. Esses autores consideram que a observação clínica não seja o tratamento ideal nesses casos.

Um dos maiores coadjuvantes no sucesso do TNO para lesões graves é a angiografia seletiva e embolização. Ela não é realizada como rotina, mas apenas em casos selecionados. Pode ser indicada após a identificação de sangramento ativo pela tomografia de abdome (*Blush*) (Figura 41.3) ou mesmo no curso do TNO, quando há queda progressiva do hematócrito.

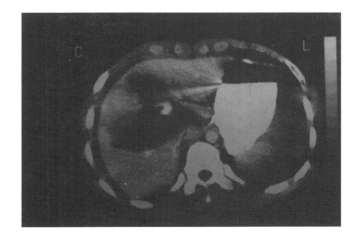

**Figura 41.3** Tomografia de abdome demonstrando lesão hepática grau IV com sinais de sangramento ativo (*Blush*). Note a presença de um "chama de vela" (> 100 U. H.) no interior da lesão hepática.

É importante ressaltar que há diferenças em alguns aspectos do TNO quando comparamos lesões hepáticas, esplênicas e renais, que merecem comentários específicos.

## TNO para lesões hepáticas por trauma fechado

Atualmente, o TNO é o tratamento de escolha para vítimas de trauma fechado, desde que os critérios de indicação discutidos aqui anteriormente sejam cumpridos à risca. A primeira metanálise sobre os resultados do TNO foi publicada em 1995 por Pachter et al., e compreendeu 16 estudos e 495 vítimas de trauma fechado com lesões hepáticas submetidas a tratamento não operatório de 1988 a 1994.[1] Relatou-se sucesso em 94%. O ressangramento ocorreu em 2,8% dos casos e não houve relatos de lesões intestinais despercebidas. Croce et al., em 1995, relataram os resultados de 112 doentes de uma única instituição.[10] Aproximadamente 70% das lesões foram classificadas como graus III a V. Cerca de 15% dos doentes tinham outras lesões abdominais (rim ou baço), o traumatismo craniencefálico foi observado em 33% e fraturas pélvicas em 20%. As fraturas em ossos longos ocorreram em 52% da amostra. O sucesso foi de 89%. Houve 12 falhas, 5 delas relacionadas ao fígado.

Um dos estudos de maior impacto sobre o tratamento não operatório do trauma hepático envolveu 13 centros de trauma norte-americanos e 404 pacientes.[11] Em torno de 50% das lesões foram classificadas como grau III a V. Complicações foram documentadas em 21 (5%) casos, sendo a mais comum a hemorragia em 14 (3,5%) e, desses, somente 3 (0,4%) necessitaram operação. Dois doentes (0,5%) apresentaram diagnóstico tardio de lesões em delgado. Houve 27 mortes (7%), 60% secundárias ao trauma craniencefálico. Duas mortes (0,5%) foram associadas ao trauma hepático.

No Serviço de Emergência da Santa Casa de São Paulo, analisamos os fatores de falha no tratamento não operatório das lesões hepáticas por trauma fechado. Foram incluídos 52 casos, admitidos de 1999 a 2004, com idade de 17 a 66 anos (33±13), sendo 35 (67%) do sexo masculino. Oito doentes (15%) necessitaram de alguma forma de tratamento cirúrgico, sendo 4 laparotomias e 4 videolaparoscopias. As causas de falha foram: suspeita de lesões associadas em 4 doentes, a presença de lesão despercebida em 3 casos (dois com hérnia diafragmática e outro com lesão jejunal), e ressangramento em 1. O índice de falhas aumentou significativamente com a graduação da lesão. Em nenhum doente com lesões grau I a III foi necessário procedimento cirúrgico, enquanto que 33% dos doentes com lesões grau IV e 75% dos com lesões grau V foram operados. Houve dois óbitos, não relacionados às lesões abdominais. Os fatores relacionados com falha no tratamento não operatório foram os seguintes: presença de lesões ortopédicas em extremidades com necessidade de tratamento operatório, gravidade da lesão hepática, ISS e volume de concentrados de hemácias transfundido. Dessa forma, observamos que as lesões menores têm um curso benigno no tratamento, o problema está nas lesões complexas.

Kozar et al., em 2006, avaliaram 699 vítimas de trauma fechado com lesões hepáticas complexas (graus III, IV, V) em um estudo multicêntrico envolvendo 7 hospitais.[12] Foram submetidos ao TNO 453 (65%) doentes. Destes, 61 (13%) desenvolveram complicações, que ocorreram em 5% dos que tinham lesões grau III, 22% dos que tinham lesões grau IV e 52% dos que tinham lesões grau V. A mais frequente foi o sangramento (38 casos), seguido de complicações biliares (coleperitônio, bilioma, fístula biliovenosa), hipertensão abdominal e infecção (abscessos, suspeita de sepse abdominal). No total, foram necessários 86 procedimentos para o tratamento dessas complicações, envolvendo embolização por angiografia, colangiografia endoscópica retrógrada e passagem de prótese biliar, drenagem percutânea de coleções e abscessos e paracentese. Foram submetidos à laparotomia 24 doentes (5% dos doentes com lesões complexas) e, à videolaparoscopia, 4.

## TNO para lesões esplênicas por trauma fechado

O TNO também está definido nas vítimas de trauma fechado com lesões esplênicas que preencham os critérios já comentados. Contudo, o tratamento das lesões esplênicas complexas ainda traz algumas dúvidas. Peitzman et al., em 2000, publicaram um estudo multicêntrico envolvendo 1488 vítimas de trauma esplênico.[13] Foram diretamente para tratamento operatório 38,5% dos doentes e o restante admitido para o TNO. Desses, houve falha em 10,8%, que necessitaram laparotomia exploradora. O insucesso esteve associado significativamente com a gravidade da lesão esplênica, sendo 4,8% nas grau I, 9,5% nas grau II, 19,6% nas grau III, 33,3% nas grau IV e 75% nas grau V. Cerca de 60% das falhas ocorreram até 24 horas da admissão, mas 8% necessitaram tratamento operatório após 9 dias do trauma.

Em nosso serviço, avaliamos 55 doentes com lesões esplênicas por trauma fechado, com idade de 14 a 66 anos, sendo 41 (74%) do sexo masculino.[7] Houve 2 doentes que foram operados por complicações relacionadas às lesões esplênicas (falha = 3,6%). A angiografia foi necessária em 2 casos, com sucesso em ambos. Onze doentes (20%) tiveram alguma complicação não relacionada ao trauma abdominal. Um paciente morreu por sepse após esplenectomia. Observamos índice de falha um pouco menor que na literatura. Novamente, as lesões complexas são as que trouxeram maiores problemas.

Desta forma, há certa discussão da validade da realização de TNO em doentes com lesões esplênicas grau V, considerando o alto número de insucessos relatados. Watson et al., em 2006, publicaram um estudo baseado nos protocolos do *National Trauma Data Bank* (EUA), incluindo 3085 traumatizados com lesões esplênicas grau IV ou

V.[14] O TNO foi realizado em 40,5% dos doentes, mas teve sucesso apenas em 54,6% destes. As falhas no TNO foram significativamente associadas à idade, menor pressão arterial na admissão, maior ISS, maior tempo de internação hospitalar e admissão em UTI. Contudo, a mortalidade não foi diferente entre os doentes com sucesso ou não no TNO (13,8 vs. 12,3%).

Atualmente a literatura nos convoca a uma reflexão sobre a melhor forma de tratamento para as lesões esplênicas complexas. Acreditamos que o grau da lesão é apenas um dos fatores a serem analisados para a indicação de TNO, mas certamente as lesões grau IV e V são de tratamento operatório na maioria das vezes. O segredo do sucesso no TNO está na seleção adequada. Para que o TNO seja indicado nas lesões esplênicas complexas, vários fatores devem ser obrigatórios, como: frequência cardíaca menor que 100 bpm, pressão arterial sistólica maior que 100 mmHg, ausência de lesões graves em outros segmentos corporais, ausência de lesões que necessitem tratamento operatório, nível de consciência preservado, hemoperitônio pequeno, ausência de comorbidades como também de medicações que poderiam alterar a coagulação e hemostasia. A idade acima de 55 anos é um fator negativo. Os idosos geralmente não são candidatos ao TNO de lesões esplênicas complexas. Caso o TNO seja indicado, os níveis pressóricos devem ser ajustados aos normalmente encontrados no doente (geralmente idosos com pressão arterial sistólica de 100 mmHg estão, na verdade, hipotensos). Portanto, apenas um pequeno número dos doentes com lesões esplênicas complexas serão candidatos a TNO.

Também há controvérsias na indicação de arteriografia para avaliação e tratamento das lesões esplênicas complexas. Alguns grupos a indicam apenas na presença de sinais de sangramento ativo na tomografia de abdome (Blush ou pseudoaneurisma). Outros a indicam mandatoriamente, em todos os casos considerados para TNO. Quando há sinais como pseudoaneurismas ou extravasamento de contraste na angiografia, novamente há discussão. Enquanto alguns autores optam pela embolização proximal, outros consideram que a laparotomia exploradora seja a melhor opção, tendo em vista as complicações relacionadas às embolizações esplênicas. Em uma revisão retrospectiva de 140 casos em que a angiografia e a embolização foram realizadas em vítimas de trauma fechado com lesões esplênicas, a preservação do órgão foi possível em 80% dos casos das lesões graus IV e V. O ressangramento ocorreu em 16 (11%) doentes, e abscessos em 6 (4%).[15]

Certamente, a maioria dos autores considera que, caso haja dúvidas, a melhor escolha ainda é a laparotomia exploradora. A esplenectomia é um procedimento cirúrgico simples, bem tolerado e cujas complicações graves são raras. Não se justifica a perda de um doente ou mesmo o aumento de morbidade na tentativa de manter o tratamento não operatório.

## TNO para lesões renais

As lesões renais menores são reconhecidamente de tratamento não operatório, com resultados muito bons. Na experiência do Serviço de Emergência da Santa Casa de São Paulo, as complicações são significativamente relacionadas com as lesões graus IV e V, sendo a mais frequente a coleção retroperitoneal de urina (12%). Contudo, os urinomas observados têm resolução sem necessidade de drenagem na maioria das vezes (75%).

A discussão se estabelece quando, na TC, observam-se sinais de extravasamento de contraste que sugerem lesão do sistema coletor (lesões graus IV e V). Nesses casos, um fator importante é observar o ureter homolateral à lesão. Caso o ureter não seja contrastado, deve-se considerar a lesão do complexo ureteropiélico e o tratamento operatório. Por outro lado, caso haja contrastação do ureter, a passagem de um cateter duplo J via cistoscopia pode facilitar a drenagem de urina, ajudando na cicatrização. Alsikafi et al., em 2006, publicaram um estudo avaliando os doentes com trauma renal e sinais de extravasamento de contraste a TC.[16] Dos 61 doentes estudados, 34 (56%) foram submetidos inicialmente ao TNO. Desses, 3 (9%) desenvolveram urinomas na TC de controle que foram tratados com sucesso pela passagem de cateteres ureterais via cistoscopia. Não houve necessidade de nefrectomias neste grupo.

A arteriografia também é um bom adjunto no TNO de lesões renais complexas, contudo o ressangramento é mais frequente (Figura 41.4). Nas lesões renais complexas, a tomografia computadorizada é recomendada para o acompanhamento da evolução. Muitas vezes o extravasamento de contraste pela via excretora não é observado na primeira TC, por conta das dimensões do hematoma retroperitoneal que comprime o sistema excretor. Em algumas situações, a drenagem percutânea dos urinomas guiada por métodos de imagem pode ser necessária.

A: Tomografia computadorizada na admissão. Nota-se uma lesão renal grau V em rim esquerdo e extravasamento de contraste na fase arterial (Blush).

B: Arteriografia renal demonstrando o sangramento ativo de um ramo da artéria renal esquerda.

C: Aspecto da arteriografia após a embolização.

D: Controle tomográfico após 7 dias do trauma. Nota-se o extravasamento de contraste pela via excretora. Optou-se pela passagem de cateter duplo J à esquerda.

E: Controle tomográfico após 21 dias do trauma. Nota-se um urinoma de grandes proporções.

**Figura 41.4** Lesão renal complexa em tratamento não operatório.

## TNO para lesões pancreáticas

Não consideramos o TNO como de eleição para vítimas de trauma fechado com lesões pancreáticas. Contudo, o crescente número de publicações a respeito merece comentários. Lin et al., publicaram, em 2006, os resultados da passagem de *stents* endoscópicos em 6 vítimas de trauma pancreático.[17] Em 1 paciente, o *stent* foi retirado com sucesso, em outros 4, notou-se estenose ductal importante com necessidade de manutenção da prótese por tempo prolongado. Um doente morreu de sepse. Em crianças, Wales et al. relataram os resultados do TNO para lesões pancreáticas sem tratamento endoscópico associado.[18] Dos 9 doentes, 4 (44%) desenvolveram pseudocistos, drenados percutaneamente. Nenhum doente foi submetido a laparotomia exploradora. Apesar desses resultados iniciais, não encontramos estudos com número considerável de doentes que nos permitam uma posição sobre esta forma de tratamento.

## Protocolo de TNO

Os doentes admitidos em protocolo de TNO devem ser internados em semi-intensiva ou unidade de tratamento intensivo. Com a experiência do grupo, os casos de menor chance de ressangramento podem ser admitidos em enfermarias mais simples, mas com monitoração contínua. O exame físico deve ser repetido várias vezes nas horas que se seguem, pois o trauma é uma doença dinâmica e muitas vezes há grandes variações em um espaço curto de tempo. Devem ser colhidos hemograma, amilase e gasometria arterial na admissão. Nas primeiras 24 horas, esses exames devem ser repetidos a cada 6 horas. No segundo dia, a cada 12 horas. Nos dias seguintes, uma vez ao dia é suficiente para a maioria dos doentes. As informações devem ser anotadas rigorosamente em prontuário.

A indicação de angiografia é seletiva e baseada em algumas variáveis. A mais importante é a presença de sinais de hemorragia ativa à tomografia computadorizada, como o "*blush*" ou fístula arteriovenosa. A diminuição do hematócrito pode ser secundária à diluição ou outros focos hemorrágicos, mas, se acompanhada de variação hemodinâmica, deve ser interpretada como secundária à hemorragia. Nesses casos, pode-se repetir a TC em busca de sinais de hemorragia no órgão em questão e, se presentes, a angiografia deve ser realizada. A transfusão de concentrados de hemácias tem indicação variável. Níveis séricos de hemoglobina abaixo de 8 g/dL geralmente são mal tolerados, mas outros valores podem ser usados, dependendo da idade, das doenças associadas e das lesões concomitantes.

Não repetimos sistematicamente a TC de abdome em traumatizados em TNO de lesões de fígado e de baço. Esse exame deve ser feito apenas frente a alguma alteração na evolução clínica do caso. O tempo de internação varia de acordo com a gravidade da lesão e das lesões associadas. Nas lesões leves, sugerimos pelo menos 7 dias de acompanhamento. Nas lesões graves (grau III, IV e V), pelo menos dez dias. O tempo de retorno às atividades após a alta é altamente discutível. Empiricamente sugerimos ao doente que evite atividades físicas por um período de, no mínimo, três meses.

Os critérios de falha e insucesso do TNO são variáveis, mas indiscutíveis em alguns casos. Se sinais de sangramento ativo surgirem na evolução do doente e esse desenvolver sinais de choque hemorrágico, a laparotomia deve ser realizada. Se não houver angiografia disponível, mesmo doentes estáveis hemodinamicamente e com sinais de sangramento persistente devem ser submetidos a tratamento operatório. Alguns autores aceitam a transfusão de até 2 a 4 bolsas de concentrados de hemácias, mas este é um ponto discutível. Caso haja desenvolvimento de sinais de peritonite ao exame físico ou sinais laboratoriais de lesões em vísceras ocas, a laparotomia exploradora está indicada. É importante relatar que os sinais podem ser mínimos, mesmo frente a lesões altamente letais. Portanto, taquicardia e acidose metabólica persistente mesmo após a reposição volêmica são sinais maiores de que algo não está bem. Leucocitose e hiperamilasemia também chamam a atenção para problemas. Consideramos que a videolaparoscopia seja uma forma de procedimento operatório e, desta forma, estes doentes saem do protocolo de TNO. A maioria das falhas ocorre nas primeiras horas após a admissão ao protocolo. Acreditamos que, na dúvida, ainda a laparotomia exploradora é o melhor método diagnóstico.

# Trauma penetrante

## Racional

Antes da Segunda Guerra Mundial, os ferimentos penetrantes abdominais eram tratados clinicamente, com letalidade próxima a 72%. Com a realização de laparotomia mandatória na grande guerra, a letalidade diminuiu para 53%. Desde então, a laparotomia mandatória se tornou o padrão ouro para o tratamento das vítimas de trauma penetrante abdominal.[19] Contudo, essa conduta determina um número considerável de laparotomias não terapêuticas, que podem alcançar até 50% das vítimas com FAB de parede anterior do abdome e 85% das vítimas com FAB na parede posterior.

As laparotomias não terapêuticas não são isentas de problemas e podem ter consequências sérias. Quando analisamos a literatura, observamos que, nas séries retrospectivas, os índices de complicações variam de 5 a 20%. Contudo, na maioria, são complicações de fácil resolução. Já em séries prospectivas, as complicações podem ocorrer em até 41% das laparotomias não terapêuticas, com índices de até 5% de complicações graves.[20] São descritas obstruções intestinais, fístulas entéricas, hérnias incisionais, entre outras. Esses dados deram impulso ao estudo e à utilização no tratamento não operatório para os ferimentos penetrantes em abdome.

Em 1960, Shaftan et al. propuseram a observação clínica para as vítimas de FAB abdominal conscientes que mantivessem estabilidade hemodinâmica e não apresentassem sinais de peritonite.[21] Na década de 70, Nance et al. descreveram que a indicação seletiva de laparotomias nas vítimas de trauma penetrante diminuía o número de laparotomias não terapêuticas e a frequência de complicações. Essa visão ganhou nova força no final dos anos 80, quando Demetriades e Rabinowitz descreveram sua experiência com 651 vítimas de ferimentos por arma branca em abdome.[22] Observaram que 306 (47%) puderam ser observados com sucesso, mesmo na presença de evisceração e sinais de penetração abdominal como pneumoperitônio demonstrado à radiografia de abdome. Em outra publicação, Demetriades et al. analisaram apenas as vítimas de ferimentos penetrantes por arma branca em região posterior do abdome, demonstrando sucesso na observação clínica da maioria dos doentes.[23]

Em 1997, Demetriades et al. expandem sua indicação de tratamento não operatório para as vítimas de ferimentos por projéteis de arma de fogo em parede anterior do abdome.[24] Analisaram 309 pacientes, sendo que 203 foram submetidos a tratamento operatório de imediato pela presença de choque ou peritonite. Os restantes 106 (34%) foram incluídos em protocolo de tratamento não operatório. Desses, 14 (13%) necessitaram laparotomia exploradora, sendo não terapêutica em 9 casos. Os autores relatam que cerca de 30% dos doentes com ferimentos por projéteis de arma de fogo em parede anterior do abdome não necessitaram laparotomia exploradora em seu tratamento. Obedecendo aos mesmos critérios de inclusão em tratamento não operatório, Velmahos et al., em 2001, observaram clinicamente 792 vítimas de ferimentos por arma de fogo em abdome e, destes, apenas 80 (10%) necessitaram laparotomias posteriormente. Houve 57 laparotomias positivas e, desses, 5 doentes apresentaram complicações sérias pelo atraso diagnóstico (8% das lesões de diagnóstico tardio).[25]

O maior temor do tratamento não operatório para ferimentos penetrantes abdominais é a possibilidade do diagnóstico tardio de alguma lesão não percebida nos exames iniciais. A apresentação por sintomas tardios de lesões em cólon retroperitoneal, intestino delgado e pâncreas assombram o cirurgião pois podem ser causa de morbidade considerável ou mesmo óbito. A frequência de laparotomias tardias e lesões despercebidas varia de 2 a 20% nos doentes submetidos ao tratamento não operatório, dependendo do estudo.

Há controvérsias sobre o aumento na morbidade e mortalidade determinado pelo atraso no diagnóstico de lesões abdominais, e com que frequência isso acontece. Em 1975, Lucas & Ledgerwood relataram uma letalidade de 40% para as lesões de duodeno operadas após 24 horas do trauma, em contraste com 11% no tratamento precoce.[26] Entretanto, alguns autores são categóricos em afirmar que o atraso no tratamento de lesões intestinais não determina aumento de morbidade e letalidade. Outros se opõem a esse conceito, relatando alta morbidade associada ao diagnóstico tardio.

Sung et al. relataram complicações maiores em 87% e letalidade de 17% nos casos de atraso no diagnóstico de lesões abdominais.[27] Isso correspondeu a um aumento em 2 vezes na morbidade e 3 vezes na letalidade. Esses autores relataram 12 casos de lesões despercebidas em 8 anos (1,5 casos/ano), o que ilustra a pouca frequência desta situação em um centro que realizou 607 laparotomias por trauma (76 laparotomias/ano) no mesmo período.

As consequências dependem, basicamente, do tempo até o diagnóstico destas lesões. Existem duas situações distintas. Na primeira, apesar dos exames iniciais normais, o acompanhamento sequencial pela equipe médica identifica as lesões antes de alguma complicação maior. Por outro lado, se há falta de atenção na evolução do doente, o diagnóstico tardio é acompanhado de repercussões sistêmicas graves. Não há dúvidas que um número maior de complicações e óbitos é esperado no segundo exemplo.

Demetriades et al., em 2006, relataram os resultados do tratamento não operatório de doentes com ferimentos penetrantes e lesões orgânicas identificadas à tomografia computadorizada.[28] Foram analisadas 152 vítimas de ferimentos penetrantes abdominais com lesões em fígado, baço e/ou rim. Cerca de 60% (91 doentes) foram submetidos àlaparotomia já na admissão, pela presença de peritonite, choque ou exame abdominal não confiável. Os restantes 61 pacientes foram submetidos à tomografia abdominal e 43 doentes (28%) foram submetidos a protocolo de tratamento não operatório. No total, 41 (27%) foram tratados sem laparotomia, e não houve relatos de complicações. Não foram relatadas complicações nos doentes que necessitaram laparotomias "tardias".

Está demonstrado que é possível o tratamento não operatório para as vítimas de trauma abdominal penetrante. Contudo, nem tudo o que é possível deve, na realidade, ser aplicado indiscriminadamente em todas as situações. Enquanto encontramos vários estudos em vítimas de ferimentos por instrumentos perfurocortantes (FAB), há poucos relatos nas vítimas de ferimentos por projéteis de arma de fogo.

Em nosso país, a política de manejo de doentes traumatizados em hospitais públicos não é a mesma que na maioria dos centros no exterior em que o tratamento não operatório vem sendo realizado. Enquanto nos centros mais desenvolvidos existe uma equipe linear de acompanhamento do doente, nos hospitais públicos de nosso país isso não é a regra. Geralmente há plantonistas que admitem os doentes e que transmitem a responsabilidade de tratamento para as equipes que assumem os plantões seguintes, sendo que isso se repete a cada 12 ou 24 horas. Esse é apenas um dos problemas que dificultam a realização desta forma de tratamento em nosso meio, pois a falta de acompanhamento pode resultar na falha do reconhecimento precoce de lesões abdominais. Dessa forma, acreditamos que o tratamento não operatório para os ferimentos abdominais penetrantes deve ser indicado com base nos recursos de cada centro, de preferência com protocolos de pesquisa e padronização da avaliação diagnóstica. Ainda não há evidência suficiente para seu emprego como rotina e especialmente em centros não universitários.

Portanto, a aceitação da possibilidade de tratamento não operatório em vítimas de ferimentos abdominais é ainda um tópico em discussão. Algumas situações são aceitas uniformemente, enquanto outras, seletivamente. A situação mais aceita para a observação clínica e tratamento não operatório são os ferimentos por arma branca (FAB) em região lombar, em doentes estáveis hemodinamicamente e sem sinais de peritonite. Nessas circunstâncias, apenas 15% apresentarão alguma lesão de tratamento operatório. A tomografia computadorizada com triplo contraste (VO, EV e via retal) tem boa sensibilidade para a detecção precoce das lesões retroperitoneais.

Alguns centros estudam a possibilidade de tratamento não operatório para vítimas de ferimentos por projéteis de arma de fogo em quadrante superior direito do abdome, o que frequentemente se acompanha de lesões hepáticas. Rezende Neto et al., observaram apenas uma falha em 42 casos de tratamento não operatório de vítimas de ferimentos penetrantes em região toracoabdominal direita.[29] Por outro lado, a observação clínica de vítimas de ferimentos por projéteis de arma de fogo em parede abdominal anterior traz riscos consideráveis e não é aceita pela maioria dos cirurgiões em nosso país.

## Protocolo de tratamento não operatório para vítimas de ferimentos penetrantes de abdome

O primeiro ponto para se estabelecer um protocolo de tratamento não operatório é a análise dos recursos locais. Há necessidade de equipe de acompanhamento horizontal e plantonistas, exames laboratoriais, tomografia computadorizada, banco de sangue e centro cirúrgico disponíveis 24 horas ao dia. A experiência do profissional em questão é fundamental. São admitidas para TNO as vítimas de ferimentos penetrantes em abdome que estejam conscientes, com exame abdominal confiável, com estabilidade hemodinâmica (frequência cardíaca menor que 100 bpm e pressão arterial sistólica maior que 100 mmHg) e sem sinais de peritonite. São indicações de laparotomia: choque hemorrágico, peritonite e exame abdominal não confiável.

No protocolo empregado no centro que possui mais experiência nessa forma de tratamento[28] (Figura 41.5), após o exame físico inicial, é feita uma tomografia computadorizada de abdome. Se houver suspeita de lesões de vísceras ocas, a laparotomia está indicada. Nos demais, caso o ferimento esteja na transição toracoabdo-

minal esquerda, se realiza uma videolaparoscopia para a investigação de lesões diafragmáticas. Os outros são observados clinicamente e laboratorialmente. Exame físico seriado, de preferência pelo mesmo médico, é realizado de horário. Caso surja taquicardia, febre, taquipneia, hipotensão arterial e piora da dor abdominal, a laparotomia deve ser indicada. Na maioria dos doentes com lesões não diagnosticadas de início, os sinais surgem em até 8 a 10 horas. Portanto, a observação minuciosa no período das primeiras 12 a 24 horas é essencial. Acredita-se que as complicações no tratamento destas lesões não diagnosticadas inicialmente sejam menores se tratadas até 12 horas.

Nota-se que a evolução do tratamento não operatório difere entre trauma penetrante e fechado. Nas vítimas de trauma fechado, uma vez que haja inclusão em um protocolo de TNO, a chance de falha é pequena, usualmente menor que 5% (dependendo de vários fatores). Por outro lado, cerca de 20 a 30% dos doentes admitidos inicialmente em protocolo de TNO para ferimentos abdominais penetrantes serão submetidos à laparotomia nas primeiras horas após o início da observação clínica. A incidência de ferimentos em vísceras ocas é maior no trauma penetrante, mas a acurácia da tomografia para a sua identificação é limitada.

Todo o cuidado deve ser utilizado. O diagnóstico tardio de lesões de vísceras ocas pode aumentar a morbidade e, infelizmente, determinar sepse, falência orgânica múltipla e morte.

## Considerações finais

O tratamento não operatório é seguro para a maioria das vítimas de trauma abdominal fechado, desde que critérios rígidos sejam seguidos. Caso a seleção do doente para o TNO seja adequada, a falha por sangramento é rara. As lesões em vísceras ocas, pâncreas e diafragma não diagnosticadas inicialmente são o maior problema, pois podem trazer complicações graves. A maneira de diminuir estas limitações é seguir protocolo estabelecido pelo serviço, mantendo alto índice de suspeita e baixo limiar para indicação de laparotomia caso haja dúvida na presença de outras lesões abdominais de tratamento operatório.

Há uma diferença significativa ao compararmos o tratamento não operatório em trauma fechado e penetrante. Nas vítimas de trauma penetrante, a necessidade de laparotomias após o início da observação clínica é maior. Acreditamos que sua utilização, principalmente em nosso meio, deva ser restrita a centros universitários e com protocolos de pesquisa sobre o tema.

Na dúvida, a laparotomia exploradora ainda é o melhor procedimento diagnóstico.

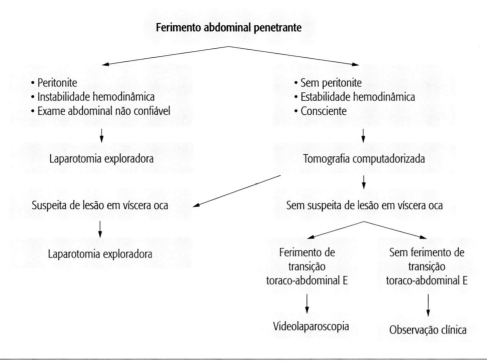

**Figura 41.5** Protocolo de tratamento não operatório para ferimentos penetrantes em abdome (modificado de Demetriades *et al.*, 2006[28]).

## Referências bibliográficas

1. Pachter LH, Hofstetter SR. The current status of nonoperative management of adult blunt hepatic injuries. Am J Surg. 1995;169:442-54.
2. Pachter HL, Liang HG, Hofstetter SR. Liver and biliary tract trauma. In Mattox K, Feliciano D, Moore EE: Trauma. 4th ed. Stamford, Connecticut. Apleton and Lange, 2000. p. 633-82.
3. Fabian TC, Croce MA. Abdominal trauma, including indications for celiotomy. In: Feliciano D, Moore EE, Mattox K. Trauma. 3th ed. Stamford, Connecticut. Apleton and Lange, 1996. p. 441-60.
4. American College of Surgeons, Committe on trauma. Trauma abdominal. In_____: Advanced Trauma Life Support (ATLS). Manual do curso para alunos. 7th ed. Chicago, American College of Surgeons, 2004. p.151-174.
5. Keller M, Sartorelli K, Vane D. Associated head injury should not prevent nonoperative management of spleen or liver injury in children. J Trauma. 1996; 41:471-5.
6. Sartorelli K, Frumiento C, Rogers F, Osler TM, Nonoperative management of hepatic, splenic and renal injuries in adults with multiple injuries. J Trauma. 2000; 49:56-61.
7. Parreira JG, Torricelli AAM, Salgueiro GCC, De Campos T, Rasslan S. As lesões associadas graves são contraindicações para o tratamento não operatório das lesões esplênicas por trauma fechado?. Rev Col Bras Cir. 2005; 32(S):123.
8. Rodriguez C, Barone JE, Wilbanks TO, Rha CK, Miller K. Isolated free fluid on computed tomography scan in blunt abdominal trauma: a systematic review of incidence and management. J Trauma. 2002;53:79-85.
9. Yegiyants S, Abou-Lahoud G, Taylor E. The management of blunt abdominal trauma patients with computed tomography scan findings of free peritoneal fluid and no evidence of solid organ injury. Am Surg. 2006;72:943-6.
10. Croce MA, Fabian TC, Menke LG, Waddle-Smith L, Minard G, Kudsk KA, et al. Nonoperative management of blunt hepatic trauma is the treatment of choice for hemodynamically stable patients: results of a prospective trial. Ann Surg. 1995;221: 774-53.
11. Pachter LH, Knudson M, Esrig B. Status of nonoperative management of blunt hepatic injuries in 1995: A multicenter experience with 404 patients. J Trauma. 1996; 40:31-8.
12. Kozar RA, Moore FA, Cothren CC, Moore EE, Sena M, Bulger EM, et al. Risk factors for hepatic morbidity following nonoperative management: multicenter study. Arch Surg. 2006;141:451-8.
13. Peitzman AB, Heil B, Rivera L, Federle MB, Harbrecht BG, Clancy KD, et al. Blunt splenic injury in adults: Multi-institutional Study of the Eastern Association for the Surgery of Trauma. J Trauma. 2000;49:177-87.
14. Watson GA, Rosengart MR, Zenati MS, Tsung A, Forsythe RM, Peitzman AB, et al. Nonoperative management of severe blunt splenic injury: are we getting better? J Trauma. 2006;61:1113-8.
15. Haan JM, Biffl W, Knudson MM, Davis KA, Oka T, Majercik S, et al. Splenic embolization revisited: a multicenter review. J Trauma. 2004;56:542-7.
16. Alsikafi NF, McAninch JW, Elliott SP, Garcia M. Nonoperative management outcomes of isolated urinary extravasa-

tion following renal lacerations due to external trauma. J Urol. 2006;176;2494-7.

17. Lin BC, Liu NJ, Fang JF, Kao YC. Long-term results of endoscopic stent in the management of blunt major pancreatic duct injury. Surg Endosc. 2006;20:1551-5.

18. Wales PW, Shuckett B, Kim PC. Long-term outcome after nonoperative management of complete traumatic pancreatic transaction in children. J Pediatr Surg. 2001;36:823-7.

19. Ferrada R; Birolini D. New concepts in the management of patients with penetrating abdominal wounds. Surg Clin North Am. 1999;79:1331-56.

20. Renz BM, Feliciano DV. Unnecessary laparotomies for trauma: a prospective study of morbidity. J Trauma. 1995;38:350-356.

21. Shaftan GW. Indications for operation in abdominal trauma. Am J Surg. 1960;99:657-64.

22. Demetriades D, Rabinowitz B. Indication for operation in abdominal stab wounds: a prospective study of 651 patients. Ann Surg. 1987;205:129-32.

23. Demetriades D, Rabinowitz B, Sofianos C. The management of penetrating injuries of the back – a prospective study of 230 patients. Ann Surg. 1988; 207:72-4.

24. Demetriades D, Velmahos G, Cornwell E 3rd, Berne TV, Cober S, Bhasin PS, Belzberg H, Asensio J. Selective nonoperative management of gunshot wounds of the anterior abdomen. Arch Surg. 1997 Feb;132(2):178-83.

25. Velmahos GC, Demetriades D, Toutouzas K. Selective nonoperative management in 1856 patients with abdominal gunshot wounds: should routine laparotomy still be the standard of care? Ann Surg. 2001; 234:395-403.

26. Lucas CE, Ledgerwood AM. Factors influencing outcome after blunt duodenal injury. J Trauma. 1975;15:839-46.

27. Sung CK, Kim KH. Missed Injuries in abdominal trauma. J Trauma. 1996;41:276-82.

28. Demetriades D, Hadjizacharia P, Constantinou C, Brown C, Inaba K, Rhee P, Salim A. Selective nonoperative management of penetrating abdominal solid organ injuries. Ann Surg. 2006;244:620-8.

29. De Rezende Neto JB, Guimarães TN, Madureira JL Jr, Drumond DA, Leal JC, Rocha A Jr, Oliveira RG, Rizoli SB. Non-operative management of right side thoracoabdominal penetrating injuries-the value of testing chest tube effluent for bile. Injury. 2009 May;40(5):506-10. Epub 2009 Apr 1.

José Cury ▪ Giuliano B. Guglielmetti ▪ Rafael F. Coelho ▪ Miguel Srougi

# Trauma Geniturinário

## Introdução

O traumatismo por causas externas representa, segundo o IBGE, a principal causa de morte em jovens, e a terceira principal causa de morte na população brasileira. Aproximadamente de 3 a 10% dos indivíduos vítimas de trauma apresentarão lesão do trato geniturinário, sendo o rim o órgão mais frequentemente acometido, seguido da bexiga, uretra e ureter respectivamente.

O trauma geniturinário representa 10% de todos os traumas em nosso serviço de emergência, sendo o rim o órgão mais frequentemente envolvido tanto pelo trauma fechado como pelo trauma penetrante. Os traumas de ureter e bexiga são mais raros. As lesões de bexiga representam menos de 2% das lesões abdominais que requerem cirurgia e, em geral, associam-se com traumas de alta energia e com outras lesões severas concomitantes. As lesões de ureter por violência externa ocorrem em menos de 4% dos traumas penetrantes e em menos de 1% dos traumas contusos. As lesões de uretra, por sua vez, são quase sempre associadas com fraturas do anel pélvico; ocorrem em 4 a 14% das fraturas de bacia e estão associadas com lesões vesicais em 10 a 17% dos casos.

O atendimento ao paciente politraumatizado deve seguir as orientações dos guidelines do Advanced Trauma Life Support® (ATLS). É importante que o médico que realiza o atendimento inicial seja capaz de reconhecer sinais associados a lesões do trato geniturinário que exijam investigação mais cuidadosa. Nesses casos, o acompanhamento do atendimento e propedêutica diagnóstica devem ser realizados com a participação do urologista que orientará as decisões terapêuticas subsequentes.

## Trauma renal

### Etiologia

O rim é o terceiro órgão mais comumente lesado no trauma abdominal, superado apenas pelo trauma esplênico e hepático. De 80 a 95% das lesões traumáticas dos rins são causadas por trauma abdominal fechado, sendo o restante por ferimentos penetrantes. Desse restante, 90% são lesões menores, como contusões renais ou lacerações de parênquima menores do que 1 cm. Já em relação aos ferimentos renais penetrantes, a grande maioria apresenta lesão grave necessitando exploração cirúrgica, principalmente quando associada a projéteis de alta energia.

Lesões de artéria e veia renais estão associadas a traumas com forte desaceleração, podendo cursar com avulsão do pedículo renal, lesões parciais ou até mesmo trombose arterial ou venosa por ruptura da íntima. Essas tendem a ser menos sintomáticas e podem passar despercebidas. Por isso, o mecanismo do trauma deve levantar a suspeita para se prosseguir com a investigação diagnóstica.

Pacientes com patologias renais preexistentes, como rins em ferradura, hidronefrose ou tumores, estão mais sujeitos a apresentar lesões renais secundárias ao trauma (Figura 42.1).

### Apresentação clínica

O sintoma mais frequente de trauma renal é a hematúria, no entanto, de 25 a 50% dos pacientes com lesão de pedículo renal ou de junção pieloureteral podem não apresentar hematúria. Todos os pacientes com instabilidade hemodinâmica e hematúria (microscópica ou macroscópica) ou com hematúria macroscópica devem ser suspeitos de apresentar trauma renal e prosseguir

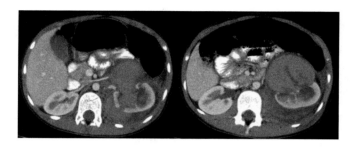

**Figura 42.1** Paciente com estenose de JUP e trauma renal grau IV após queda da própria altura.

com investigação específica; desses, até 12,5% podem apresentar lesão renal importante. Em contrapartida, somente 0,2% dos adultos com hematúria microscópica apresentam lesão renal importante. No entanto, crianças podem apresentar trauma renal significativo mesmo com hematúria microscópica e, portanto, merecem atenção.

Outros sinais como dor ou hematoma em flanco, lesão de fígado ou baço, fratura de costelas inferiores ou do processo transverso de vértebras lombares podem também estar associadas a traumas renais. Qualquer paciente com ferimento penetrante em flancos ou cuja trajetória inclui a região paravertebral abdominal pode apresentar lesão renal associada.

## Diagnóstico

O padrão ouro para investigação de trauma renal é a tomografia computadorizada helicoidal (TC), com sensibilidade de 90 a 100%. Essa deve ser ocorrer preferencialmente em 2 captações, sendo a primeira logo após a injeção de contraste e a segunda durante fase tardia com contrastação das vias urinárias; 8,6% das lesões de via excretora passam despercebidas sem a fase tardia da tomografia. No caso de não haver disponibilidade de realizar TC, o exame de escolha passa a ser a urografia excretora.

O ultrassom não deve ser usado com método diagnóstico para investigar lesões traumáticas renais. A ressonância magnética é capaz de prover imagens detalhadas dos rins e das vias urinárias, no entanto, o tempo necessário para a realização do exame torna o método inutilizável.

Em pacientes instáveis e com indicação cirúrgica, pode ser realizada a "pielografia endovenosa *single shot*" na sala de operações e, até mesmo, durante o ato cirúrgico. Essa consiste na injeção intravenosa de 2ml/kg de contraste iodado seguido de radiografia do abdome aproximadamente 10 minutos após. Tem por objetivo se certificar da presença e função do rim contralateral, da função ou extravasamento do rim traumatizado e avaliar grosseiramente lesões renais traumáticas. É importante enfatizar que a exploração renal deve ser preferida em relação à "*single shot* PIV" em pacientes com indicação cirúrgica para o diagnóstico de lesões renais, principalmente se houver a presença de hematoma expansivo ou pulsátil (Figura 42.2).

## Classificação

A classificação do trauma renal segundo a *American Association for Surgery of Trauma* (AAST):

- **Grau I:** Contusão ou hematoma subcapsular não expansivo. Sem laceração parenquimatosa.
- **Grau II:** Hematoma perirrenal não expansivo. Laceração do córtex renal com extensão inferior a 1 cm. Sem extravasamento urinário.
- **Grau III:** Laceração parenquimatosa superior a 1 cm (estende-se até a medula renal). Sem ruptura do sistema coletor ou extravasamento urinário.
- **Grau IV:** Laceração invadindo córtex, medula e sistema coletor. Lesão da artéria ou veias renais segmentares, com hemorragia contida.
- **Grau V:** Várias lacerações de grau 4. Rim completamente fragmentado. Avulsão do pedículo com desvascularização renal (Figura 42.3).

## Tratamento

Lesões significantes (Grau II a V) são vistas em apenas 5% dos traumas renais sendo que 98% das lesões renais podem ser tratadas conservadoramente. O tratamento do trauma renal vem se tornando progressivamente mais conservador. No passado era realizada exploração do trauma renal grau III ou maior; atualmente, o tratamento conservador tem sido preconizado para praticamente todos os pacientes com trauma grau III e até mesmo em grau IV ou V em casos bem selecionados.

Por outro lado, traumas penetrantes exigem tratamento cirúrgico na maioria dos casos, frente à necessidade de exploração da cavidade abdominal para pesquisa de lesões associadas. Ainda assim, existem relatos na literatura de que até 50% dos ferimentos renais por arma branca e 25% dos ferimentos por arma de fogo podem também

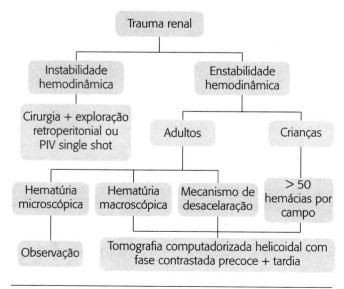

**Figura 42.2** Fluxograma para a investigação radiológica do trauma renal.

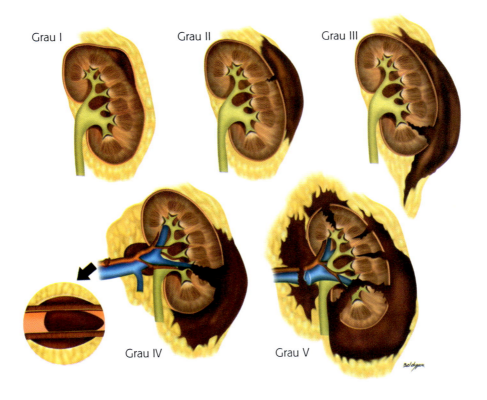

Grau I     Grau II     Grau III

Grau IV     Grau V

**Figura 42.3** Classificação do trauma renal.

ser tratados conservadoramente em casos selecionados e estadiados com tomografia computadorizada. O tratamento conservador deve incluir internação hospitalar em Unidade de Terapia Intensiva, repouso, acompanhamento de perto com seguimento clínico e exames de imagem, quando indicados.

As únicas indicações absolutas de exploração cirúrgica de um trauma renal são: instabilidade hemodinâmica, hematoma perirrenal pulsátil ou em expansão e sangramento persistente.

Extravasamento urinário isolado de uma laceração de parênquima GIV ou por ruptura de fórnice pode ser tratado conservadoramente com resolução espontânea em 87% dos casos. Quando ocorre desvitalização de mais de 20% do parênquima renal associado à laceração e/ou extravasamento urinário, o índice de complicações com o tratamento conservador aumenta. Nesse caso, o tratamento cirúrgico pode ser adotado. Lesões de artéria segmentar associadas à laceração do parênquima renal resultam também em uma grande área de desvitalização renal (geralmente superior a 20%). Essas lesões têm resolução mais rápida e melhor desfecho quando tratadas cirurgicamente e com nefrectomia.

Outra modalidade diagnóstica e terapêutica minimamente invasiva que vem ganhando destaque nos últimos anos na abordagem do trauma renal contuso grave é a arteriografia associada à embolização arterial transcateter ou com a colocação de *stents*. Existem tipi-

camente duas situações em que a embolização pode ser usada: no sangramento arterial na fase aguda da lesão e no sangramento tardio. Na fase aguda, a tomografia computadorizada mostra um *blush* de contraste na fase arterial, que sugere lesão vascular. Na fase tardia, o sangramento ocorre, em geral, 10 a 14 dias após a lesão inicial. Nessa fase o hematoma começa a sofrer lise destamponando áreas de sangramento. É nesse período que ocorre também a formação de pseudoaneurismas. Vale lembrar que, embora no trauma renal grau V possa ocorrer sangramentos maciços com risco de morte que exigem exploração, os sangramentos mais leves podem ser tratados, na maioria das vezes, de maneira conservadora e não causam instabilidade hemodinâmica. Isso ocorre porque a maioria das lacerações renais são tipicamente radiais e paralelas às artérias interlobares. É por esse motivo que muitas vezes os rins partidos em pedaços após traumas de alta energia mantêm concentração normal do meio de contraste (Figura 42.4).

## Complicações

As principais complicações do trauma renal são urinoma, abscesso perirrenal, sangramento e fístula arteriovenosa. O extravasamento urinário tem resolução espontânea em 87 a 95% dos casos, no entanto, nova tomografia com fase excretora deve ser realizada 36 a 48 horas após o trauma para avaliar persistência da fístula urinária. Caso o extravasamento persista, pode ser tratado com colocação de cateter de duplo J ureteral. Pode ocorrer sangramento renal tardio em 13 a 25% dos traumas renais grau IV ou V e geralmente é manejado com sucesso com embolização por meio de arteriografia.

## Trauma ureteral

### Etiologia

Lesão ureteral traumática é rara e ocorre mais frequentemente no intra-operatório como lesões iatrogênicas (80%) do que como lesões externas (20%). Essas representam menos de 1% das lesões geniturinárias traumáticas por causas externas.

A principal causa de lesão ureteral traumática é o ferimento penetrante. Sendo os ferimentos por arma de fogo responsáveis por 90% dessas lesões (Figura 42.5). Lesões viscerais associadas são comuns, acometendo principalmente o intestino delgado (39-65%), cólon (28-33%) e rim (10-28%). A mortalidade pode chegar a 33%. A lesão por trauma fechado é extremamente incomum e ocorre mais em crianças com anormalidades congênitas do trato urinário, como hidronefrose secundária à estenose da junção ureteropiélica. Pode ocorrer avulsão da junção ureteropiélica após trauma contuso com hiperextensão da coluna (causa mais frequente em crianças) e em traumas associados à desaceleração. Esses pacientes, em geral, não apresentam hematúria e o diagnóstico da lesão pode ser extremamente difícil. Vale lembrar que as lesões ureterais iatrogênicas podem ocorrer após diversos procedimentos cirúrgicos como a histerectomia (54%), cirurgia colorretal (14%), cirurgia pélvica de ovário e bexiga (8%), cirurgias vasculares abdominais (6%) e nas ureteroscopias (2%).

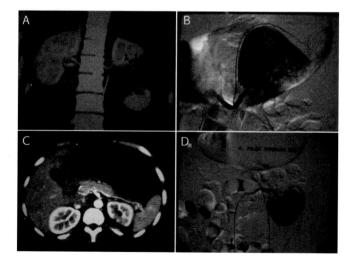

**Figura 42.4** Trauma renal grau V manejado com tratamento conservador. **A** – tomografia mostrando rotura renal completa. **B** e **C** – arteriografia mostrando rim com duas artérias e ambos os fragmentos com boa vascularização. **D** – tomografia controle mostrando boa resolução após tratamento conservador.

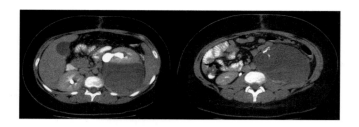

**Figura 42.5** Lesão do ureter esquerdo com fístula urinária após ferimento por arma de fogo.

## Apresentação clínica

Lesões penetrantes de ureter podem não apresentar hematúria microscópica entre 25 e 45%. A manifestação clínica pode ser por peritonite, caso haja extravasamento de urina para cavidade peritoneal, ou pela formação de tumoração e dor local, se o extravasamento for dirigido para o retroperitônio. Em ambas as situações pode haver febre e infecção secundária. Nos casos de obstrução urinária bilateral, secundária à ligadura ou angulação dos ureteres (trauma iatrogênico), o paciente cursará com anúria no pós-operatório imediato. Quando a obstrução ocorre apenas em um dos lados, situação mais frequente, o paciente pode apresentar dor na região lombar e no flanco ipsilateral e, em alguns casos, íleo paralítico, náuseas, vômitos e febre. A presença de fístula urinária que se exterioriza pela cicatriz cirúrgica ou pela vagina, nos casos de lesão iatrogênica durante procedimento cirúrgico, pode ser a manifestação inicial de uma transecção do ureter.

## Diagnóstico

O exame radiológico padrão ouro para o diagnóstico de lesão traumática de ureter é a pielografia retrógrada. Esse procedimento permite não somente diagnosticar mas também quantificar a extensão da lesão. No entanto, é mais demorado, obriga o posicionamento do paciente em litotomia e é necessária a presença do urologista para sua realização. A tomografia helicoidal também permite a avaliação das lesões ureterais. Deve se lembrar, no entanto, da necessidade da realização de cortes mais tardios para avaliação da via excretora, sendo o melhor exame para a avaliação do retroperitônio, identificando e quantificando bem hematomas e coleções. A pielografia ascendente é mandatória sempre que não houver contrastação do ureter na fase excretora tardia da tomografia, para descartar lesões ureterais.

Na presença de fístulas, a dosagem de creatinina e de eletrólitos no líquido drenado pode diferenciar outras secreções para o diagnóstico. A administração de azul de metileno, 1 a 3mL injetados na pelve, ou mesmo a injeção ev de uma ampola de furosemide são recursos úteis para identificar fístulas ureterais no intraoperatório. A urografia excretora *single shot* pode ser realizada para avaliação dos ureteres, sobretudo nos casos de instabilidade hemodinâmica, embora não tenha a mesma acurácia que a pielografia ascendente nem a mesma sensibilidade da tomografia conputadorizada.

## Classificação

- **Grau** I: Hematoma: contusão ou hematoma, sem desvascularização.
- **Grau II:** Laceração: < 50% de transecção.
- **Grau III:** Laceração: > 50% de transecção.
- **Grau IV:** Laceração: transecção completa com desvascularização < 2cm.
- **Grau V:** Laceração: avulsão com > 2cm de desvascularização.

## Tratamento

O tratamento definitivo das lesões ureterais varia de acordo com sua topografia e extensão. Lesões puntiformes, angulações ureterais e até transecções parciais do ureter podem ser conduzidas apenas com cateter ureteral duplo J por tempo prolongado. Esse procedimento pode ser definitivo para alguns pacientes, enquanto para outros se faz necessário algum outro tipo de intervenção cirúrgica.

As lesões que comprometem o terço superior do ureter podem ser conduzidas com anastomose término-terminal espatulada (T – T) do segmento lesado. Nas disjunções da junção ureteropiélica, frequentemente em crianças, a anastomose T – T ureteropiélica também é o tratamento de escolha. As lesões que comprometem o terço médio ureteral, acima da bifurcação dos vasos ilíacos, ou seja, o chamado ureter lombar, também apresentam bons resultados com a anastomose T – T. Quando o segmento lesado for extenso, o procedimento anteriormente descrito toma-se inviável. Assim, pode-se lançar mão da anastomose do coto proximal do ureter lesado lateralmente ao ureter contralateral; procedimento conhecido como transuretero-uretero anastomose. Outra forma de conduzir essas lesões é a interposição de um segmento de intestino delgado entre o ureter proximal e a bexiga. Menos realizado devido ao alto índice de complicações, o autotransplante renal, com a translocação do rim para área pélvica, reimplante ureterovesical e anastomose dos vasos renais nos vasos ilíacos, também é uma alternativa para os casos de lesão extensa do ureter.

É importante lembrar que nos ferimentos por projéteis de arma de fogo, o ureter sofre comprometimento de sua vascularização junto à lesão que pode variar em extensão de acordo com a energia do projétil. O ureter tem aparência normal no intraoperatório, mas evolui com necrose do coto. Portanto, deve ser realizado desbridamento do coto ureteral, para que a anastomose seja feita com boa vascularização e vitalidade dos tecidos.

Lesões do ureter pélvico, abaixo da bifurcação dos vasos ilíacos, são bem conduzidas com o reimplante ureterovesical. A simples reanastomose entre os cotos ureterais apresenta elevado índice de complicações, como fístulas e estenoses. Existem várias técnicas de reimplante,

dando-se preferência àquela com a qual o cirurgião esteja mais familiarizado. Nesse procedimento, é fundamental que não haja tensão no local da anastomose. Muitas vezes, quando o segmento ureteral lesado for de maior extensão, fazem-se necessárias a mobilização e a fixação da bexiga ao músculo psoas, técnica conhecida como bexiga psóica. A via urinária deve ser drenada e o ureter cateterizado por aproximadamente duas semanas, sempre que se intervir cirurgicamente no ureter.

## Complicações

A taxa de complicações após reparo de lesão traumática de ureter é de 25%, sendo a fístula urinária prolongada a mais frequente, podendo se apresentar como urinoma, abscesso ou peritonite. A colocação de um dreno junto à anastomose no momento da cirurgia previne essa evolução, além de permitir o diagnóstico precoce da fístula. Complicações tardias incluem estenose ureteral e duplo J retido com calcificação.

O diagnóstico tardio de lesões ureterais está associado a um maior número de complicações e maior dificuldade no tratamento.

# Trauma vesical

## Etiologia

A lesão de bexiga é incomum no trauma devido a sua posição dentro do anel pélvico, ficando protegida tanto de ferimentos penetrantes como de traumas fechados. A lesão traumática de bexiga ocorre em 1,6% dos casos de trauma abdominal fechado e é associada à fratura de pelve em 80 a 95% dos casos. A ruptura de bexiga extraperitonial é causada por lesão direta de espículas ósseas do anel pélvico fraturado, enquanto as rupturas intraperitoneais são causadas por compressão da cúpula vesical, distendida pela presença de urina, contra a parede abdominal e pélvica. Rupturas extraperitoniais correspondem a 55% das lesões de bexiga, seguidas das lesões intraperitoneais (38%) e das lesões mistas (5-8%).

## Apresentação clínica

Os principais sinais que sugerem a presença de lesão traumática da bexiga são: fratura de bacia associada a hematúria macroscópica; 13 a 50% dos pacientes com fratura de bacia e hematúria macroscópica apresentarão ruptura de bexiga. Já entre os pacientes com fratura de bexiga e hematúria microscópica, somente 0 a 1% apresentarão ruptura de bexiga. Em outra análise, dos pacientes com diagnóstico de lesão traumática da bexiga, 77 a 100% apresentavam hematúria macroscópica e 85 a 100% apresentavam fratura de bacia.

Outros sinais clínicos que podem indicar a presença de fratura de bacia são: dor suprapúbica, incapacidade de urinar, coágulos intravesicais, baixo volume urinário, grandes traumas perineais, líquido livre intraperitonial, distensão abdominal, íleo paralítico e aumento de ureia e creatinina sérica.

## Diagnóstico

Pacientes vítimas de trauma que se apresentam com fratura de bacia e hematúria macroscópica têm indicação absoluta de realizar cistografia. Outras indicações relativas de estudo radiográfico da bexiga incluem: fratura de bacia isolada, hematúria macroscópica isolada, sinais clínicos sugestivos de lesão vesical.

O exame de escolha para identificar a lesão vesical é a cistografia retrógrada, com acurácia de 85 a 100%. Inicialmente é realizada uma radiografia simples do abdome em posição ântero-posterior para verificar a presença de fratura pélvica. A seguir, uma solução salina com contraste diluída a 30% deve ser instilada no interior da bexiga previamente esvaziada através de cateter urinário. O contraste deve ser instilado por gravidade a uma altura de 75 cm da pelve óssea. Em adultos deve-se usar 400 ml da solução contrastada e, em crianças, o volume infundido deve ser calculado da seguinte forma: 60 ml + 30 ml/ ano de idade, até o máximo de 400 ml de solução de contraste. Radiografias com grande enchimento vesical e com a bexiga vazia são realizadas. A realização da radiografia pós-drenagem do contraste é muito importante, considerando que, em até 13% das vezes, a lesão somente é demonstrada com essa radiografia.

Uma alternativa à realização de cistografia convencional é a realização de cistotomografia, que quando efetuada de maneira adequada tem mostrado resultados iguais ou superiores à cistografia convencional. A cistotomografia tem por vantagem estudar o trato urinário superior e a bexiga em um único exame, porém, é importante ressaltar que pacientes politraumatizados geralmente apresentam diurese diminuída, devido à perda volêmica, e geralmente não alcançam a repleção vesical necessária somente com o débito urinário, necessitando injeção de contraste ou volume intravesical para realizar o exame (Figura 42.6).

## Classificação

1. Lesões não penetrantes, contusas ou fechadas:
   a) contusão.
   b) ruptura extraperitonial.
   c) ruptura intraperitonial.
   d) lesão mista.
2. Lesões penetrantes

## Tratamento

O tratamento clássico utilizado para a lesão extraperitoneal de bexiga é o tratamento conservador através de sondagem vesical de demora por 10 dias associada ao uso de antibióticos. Com isso, cerca de 85% das lesões vesicais estão cicatrizadas no momento da retirada da sonda de Foley. Alguns autores, entretanto, questionam

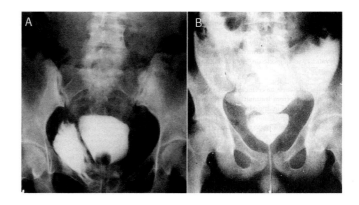

**Figura 42.6** A – Lesão extraperitoneal de bexiga. B – Lesão intraperitoneal de bexiga.

o tratamento conservador apontando alto índice de complicações. Segundo estes autores, seriam considerados candidatos ao tratamento conservador apenas os pacientes com ruptura extraperitoneal única e pequena, com urina estéril e cujo diagnóstico da lesão é realizado de forma precoce. Pacientes com múltiplas lesões, hematúria maciça, lesão ao nível do colo vesical, grande lesão única ou grande quantidade de coágulos intravesicais deveriam ser submetidos ao tratamento cirúrgico para reparo da lesão. Entretanto, em nossa experiência, o tratamento conservador da ruptura extraperitoneal tem alto índice de sucesso, mesmo para casos complexos. Reservamos o tratamento cirúrgico para casos especiais como, por exemplo, lesões vesicais associadas à presença de fragmentos ósseos intravesicais, fraturas pélvicas expostas, perfuração de reto ou quando o paciente for submetido a qualquer outro procedimento cirúrgico, desde que não se encontre instável hemodinamicamente.

A exploração cirúrgica da ruptura extraperitoneal é realizada mediante incisão suprapúbica longitudinal. Deve-se fazer o reparo da ruptura por via transvesical após abertura da bexiga na cúpula. A rafia vesical é realizada por meio de sutura contínua sempre com fio absorvível em dois planos de sutura. Cistostomia suprapúbica pode ser utilizada, devendo-se exteriorizá-la por contra-abertura no espaço extraperitonial. Não é conveniente a exploração de hematomas pélvicos durante a cirurgia. A retirada da sonda de Foley deve ser feita somente após a realização de cistografia de controle que não demonstre extravasamento de contraste. Caso o extravasamento persista, a sonda de Foley deve ser mantida por mais alguns dias e então deve serrepetida a cistografia com 3 semanas de sondagem vesical.

Já em relação à ruptura intraperitoneal, o tratamento clássico é a cirurgia. Através de uma incisão longitudinal mediana realiza-se inicialmente a inspeção da cavidade abdominal antes de se abordar a lesão vesical. Geralmente, a lesão vesical encontra-se na cúpula por ser esta a região mais frágil do órgão. Se necessário, deve-se ampliar a própria lesão para que se obtenha acesso a todas as paredes da bexiga. Qualquer lesão extraperitoneal concomitante deve então ser corrigida. Em seguida, pode ser colocada cistostomia suprapúbica extraperitoneal, e o espaço pré-vesical é drenado. É conveniente a utilização de antibióticos. O controle radiológico por meio de cistografia deve ser realizado no 10º dia PO e, caso não se evidencie extravasamento, a sonda de Foley é retirada.

Recentemente tem sido discutido o uso de videolaparoscopia para o tratamento de lesões traumáticas vesicais. Esta tem por vantagem realizar a rafia vesical por abordagem minimamente invasiva, no entanto, pode ser limitada para o tratamento de lesões abdominais associadas, podendo ter boa indicação para pacientes com lesão isolada de bexiga.

## Complicações

As complicações são geralmente secundárias ao diagnóstico tardio da lesão vesical. Extravasamento urinário não tratado pode levar a uroascite, íleo paralítico, sepse, peritonite e abscesso. Lesões de colo vesical podem cursar com incontinência urinária, fístula persistente ou estenose e, em geral, são de difícil tratamento.

## Trauma uretral

### Etiologia

As lesões de uretra podem ser divididas em lesões de uretra anterior e posterior. Lesões de uretra anterior são, em sua maioria, causadas por trauma perineal, comprimindo a uretra contra o púbis, sendo a forma mais comum conhecida como "queda a cavaleiro". Lesões de uretra anterior são também encontradas em 10 a 15% das fraturas de pênis. Uma forma de trauma muito comum, e que não é discutida, refere-se ao cateterismo vesical praticado por médicos e paramédicos, quando decidem pela não lubrificação da uretra para se economizar uma bisnaga de geleia anestésica. Esta prática tem como resultado sérios traumas da uretra bulbar com consequente estenose da uretra. Já as lesões de uretra posterior estão quase sempre associadas a fraturas de bacia e traumas de alta energia, e por isto, estão comumente associadas a lesões de outros órgãos pélvicos ou abdominais. Existe lesão de bexiga associada em 10 a 20% dos pacientes com lesão de uretra posterior e fratura de bacia. Homens pré-puberes apresentam maior risco de lesão de colo vesical devido à próstata de pequena dimensão. Lesões de uretra em mulheres são extremamente raras e geralmente associadas a traumas de alta energia com fraturas de bacia, lacerações vaginais e de reto.

### Apresentação clínica

Os sinais indicativos de lesão de uretra incluem: presença de sangue no meato uretral (uretrorragia), hematoma escrotal ou perineal, próstata elevada ou deslocada, que não pode ser palpada no toque retal, retenção urinária aguda caracterizada por globo vesical palpável, com ou sem espículas ósseas associadas, e urgência miccional, com in-

capacidade de esvaziar a bexiga. A presença de sangue no meato uretral é o sinal mais importante de lesão de uretra. Em geral, a presença de fratura pélvica também pode ser identificada no exame físico. O toque retal pode revelar um hematoma pélvico com a próstata deslocada superiormente, embora, em alguns casos, um hematoma tenso possa lembrar a próstata no exame físico. O deslocamento superior da próstata não é observado se os ligamentos puboprostáticos e o diafragma urogenital permanecem íntegros. Em geral existe uma história de queda ou instrumentação uretral nos casos das lesões de uretra anterior os pacientes se queixam de dor perineal. Além disto, um hematoma perineal em asa de borboleta frequentemente está presente. Com o extravasamento de urina também pode ocorrer edema súbito do períneo. O hematoma pode ficar restrito à haste do pênis quando a fáscia de Buck está íntegra. Quando esta se rompe, o hematoma é contido pela fáscia de Colles, estendendo-se para o escroto, períneo e até a parede abdominal. Quando o diagnóstico da lesão é tardio pode ocorrer infecção local e sepse.

## Diagnóstico

Os pacientes com suspeita de ruptura de uretra devem ser inicialmente submetidos à uretrografia retrógrada. Existem diversos métodos descritos para realização deste exame diagnóstico. Em nosso serviço utilizamos uma sonda de Foley 14 Fr, introduzida de 1 a 2 cm na fossa navicular e insuflamos o balão em 1 a 2 mL. Utilizamos contraste iodado a 30% e injetamos gentilmente na uretra, em frações de 10 mL. Radiografias estáticas em decúbito lateral são aceitáveis, mas a realização do exame sob visão fluoroscópica fornece mais informações. Extravasamento de contraste com ausência de delineação da uretra proximal e bexiga indica ruptura completa de uretra, enquanto que extravasamento com chegada de contraste até a bexiga traduz lesão parcial (Figura 42.7).

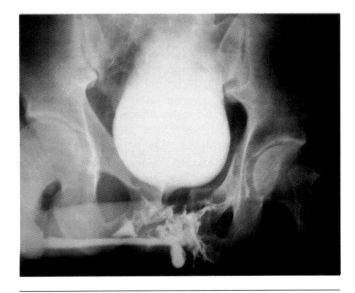

**Figura 42.7** Lesão de uretra posterior secundária à fratura de bacia.

## Classificação

Classificação da lesão traumática uretral unificada segundo Goldman *et al.*:

- **Tipo I:** alongamento e distração uretral, sem ruptura.
- **Tipo II:** lesão parcial ou total de uretra na junção membrano-prostática acima do diafragma urogenital que permanece íntegro.
- **Tipo III:** lesão parcial ou total combinada, anterior e posterior, com lesão associada de diafragma urogenital.
- **Tipo IV:** lesão de colo vesical com extensão para uretra prostática.
- **Tipo V:** lesão parcial ou total de uretra anterior isolada.

## Tratamento

Em casos de ruptura da uretra peniana, deve-se utilizar, cuidadosamente, passagem de sonda uretral Foley 14 Fr, seguida de estudo radiológico para confirmar o posicionamento correto da sonda na bexiga. A sonda é mantida por 14 dias quando é realizada uretrografia com injeção de contraste na uretra, em torno da sonda. Nos casos de insucesso da tentativa inicial de sondagem, pode-se tentar a sondagem por via endoscópica. Dos pacientes submetidos a realinhamento retrógrado ao diagnóstico, 57% não precisarão de nenhuma outra intervenção no futuro. Caso não seja possível a sondagem vesical nem com o cistoscópio, pode ser realizada a cistostomia, que é mantida até o desaparecimento do extravasamento local. Lesões penetrantes e lesões de uretra associadas à fratura de pênis devem ser exploradas cirurgicamente. A exploração cirúrgica nas lesões mais proximais é feita por acesso perineal enquanto que nas lesões distais utilizamos a circuncisão e o desenluvamento peniano.

Nos casos de lesões de uretra bulbar, o tratamento é controverso. Na maioria das lesões há inclinação à exploração cirúrgica imediata. Alguns autores defendem, entretanto, cistostomia em todos os casos. Em rupturas parciais, o cateterismo vesical por 7 a 14 dias tem altos índices de sucesso. Nos casos de ruptura completa advogamos, em nosso serviço, a exploração cirúrgica imediata. A lesão é acessada através de uma perineotomia, anastomose dos cotos uretrais sobre cateter 16 ou 18F que é deixado por, no mínimo, 14 dias. Em ferimentos por arma de fogo de alta velocidade, podem ser adotadas a cistostomia suprapúbica e a reconstrução tardia entre 6 semanas e 3 meses.

Em lesões de uretra posterior do tipo I, ou seja, em que há apenas estiramento da uretra sem ruptura, o tratamento deve ser cateterismo vesical por 5 dias. Nos casos de ruptura parcial ou completa da uretra posterior, o tratamento é controverso. Em rupturas parciais pode ser tentada sondagem cuidadosa por urologista experiente. Alguns autores questionam, entretanto, que tal manobra pode converter uma transecção incompleta em completa. A opção, nestes casos, seria a tentativa de sondagem sob visão, com auxílio de um cistoscópio flexível. Nas rupturas completas, a abordagem pode incluir: realinhamento fechado pelo cateterismo uretral combinado, realinhamento cirúrgico imediato ou realização de uma cistostomia suprapúbica com reconstrução tardia da uretra. A conduta clássica e mais simples é a realização de cistostomia suprapúbica isolada sem manipulação da área traumatizada. A justificativa para tal conduta é a de que a manipulação imediata da bexiga e da próstata aumenta os riscos de impotência (56%) e incontinência (21%) e dificulta a reconstrução posterior do trato urinário nos casos de insucesso do tratamento inicial. De fato, estudos prévios demonstram que a realização do realinhamento aberto (cirúrgico) imediato apresenta taxas de incontinência e impotência superiores aos da reconstrução tardia.

O realinhamento fechado pelo cateterismo uretral combinado é uma conduta que tem ganhado espaço e que se tornou o tratamento padrão inicial para o trauma de uretra posterior em muitos serviços. O cateterismo combinado, anterógrado e retrógrado auxilia na cicatrização local podendo evitar o desenvolvimento posterior de estenose, complicação inevitável quando realizamos apenas cistostomia. Tal método apresenta taxa de incontinência de 5%, disfunção erétil de 36% e estenose de uretra de 56%. São várias as técnicas empregadas no realinhamento fechado incluindo: realização de uma cistostomia aberta com passagem de um cateter uretral (16-22 fr) guiando-o digitalmente em direção à bexiga através da palpação direta da parede anterior da próstata; realização de uma cistoscopia flexível anterógrada como guia para passagem retrógrada do cateter uretral; ou mesmo passagem de fio-guia por cistoscopia flexível ou passagem anterógrada de um cateter 8 fr como guia para a sondagem retrógrada. O cateter uretral deve permanecer por 4 a 6 semanas após a sondagem (Figura 42.8).

## Complicações

As complicações mais comuns, conforme citado anteriormente, são respectivamente: estenose de uretra, disfunção erétil e incontinência urinária. Independente do protocolo de tratamento utilizado, o paciente deve ser orientado quanto à alta probabilidade de ser submetido a múltiplas cirurgias para tratamento e melhoria da qualidade de vida.

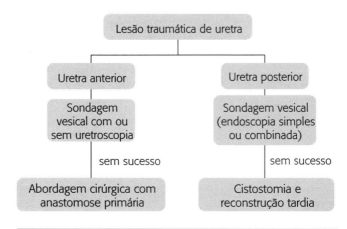

**Figura 42.8** Fluxograma para abordagem terapêutica do traumatismo uretral.

# Trauma genital

## Etiologia

O trauma peniano mais comum é a fratura de pênis, resultante da ruptura da túnica albugínea de um ou ambos os corpos cavernosos, secundário a trauma com o pênis em ereção. A túnica albugínea, com espessura aproximada de 2 mm com o pênis em estado flácido, é uma das estruturas mais resistentes do corpo humano. No entanto, quando o pênis está em ereção, esta passa a ter somente 0,25 a 0,50 mm de espessura, ficando sujeita à ruptura se traumatizada. A principal causa de fratura de pênis é por trauma durante o intercurso sexual, no entanto existem outras etiologias como automutilação. Outras causas menos comuns de traumatismo peniano incluem ferimentos penetrantes, mordidas de animais etc.

Traumatismos fechados do escroto, por sua vez, podem produzir ruptura do testículo por lesões esportivas, agressões ou acidentes motociclísticos. As rupturas testiculares não são muito comuns, o que se deve, em parte, à sua mobilidade e à resistência da túnica albugínea. Alguns autores acreditam que o mecanismo de rotura relaciona-se com a compressão do testículo contra o púbis. O escroto é vulnerável à vários tipos de lesões, inclusive às avulsões, que acometem, principalmente, motociclistas e operadores de máquinas industriais. Ferimentos penetrantes no escroto não são incomuns, sendo uma das principais causas o ferimento por arma de fogo causado por disparo acidental da própria arma quando deixada na cintura (pistolas automáticas destravadas).

## Apresentação clínica

O quadro clínico da fratura peniana se inicia com intensa dor aguda súbita no pênis com perda da ereção associada a edema e volumoso hematoma peniano; às vezes o paciente relata um estalo correspondente à rotura da túnica albugínea. Em 10 a 15% dos casos, existe lesão associada de uretra peniana, mais comum quando ocorre fratura dos dois corpos cavernosos, resultando em uretrorragia associada (Figura 42.9).

Em relação ao trauma testicular, o exame físico é de difícil interpretação, pela presença de grande edema e hematoma local, podendo, eventualmente, ser palpada descontinuidade da túnica albugínea.

## Diagnóstico

O diagnóstico da fratura de pênis é clínico, não necessitando de nenhum exame complementar para o tratamento. A ultrassonografia pode auxiliar mostrando descontinuidade da túnica albugínea em casos duvidosos. Caso haja sinais de lesão de uretra associada, pode ser realizada uretrocistografia retrógrada.

Na suspeita de trauma testicular, a ultrassonografia com Doppler é de grande valia, mostrando ou não rotura da túnica albugínea e avaliando a presença de fluxo sanguíneo, o que define o tratamento a ser instituído.

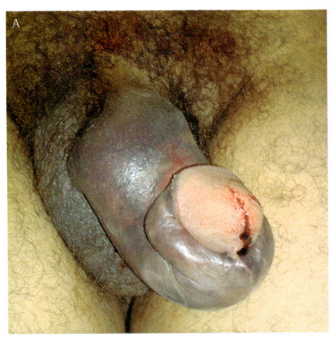

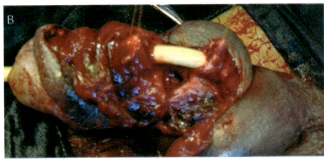

**Figura 42.9** A – Fratura de pênis e uretrorragia. **B** – A exploração cirúrgica mostrou secção total da uretra com fratura bilateral dos corpos cavernosos.

## Tratamento

O tratamento da fratura de pênis consiste na rafia da túnica albugínea, abordada através de incisão subcoronal com desenluvamento do pênis. Este procedimento tem baixa morbidade e a maioria dos pacientes evolui com potência sexual preservada (98,6%), enquanto 80% dos não submetidos a tratamento cirúrgico podem apresentar disfunção eretora. Se houver atraso superior a 24 horas para a abordagem, aumentam as chances de fibrose com deformidade peniana. Os outros traumatismos penianos fechados, sem ruptura da túnica albugínea, podem ser tratados com compressas de gelo e analgesia. Lacerações ou avulsões de pele são submetidas ao desbridamento, circuncisão quando necessário, e fechamento primário do defeito. O tratamento dos ferimentos penetrantes de pênis consiste basicamente na rafia da túnica albugínea, irrigação abundante e antibioticoterapia, com excelentes resultados.

A amputação do pênis pode ser resultado de traumatismo genital importante ou decorrente de mutilação provocada por ato de vingança ou automutilação. No pronto-atendimento, deve-se manter o segmento peniano amputado imerso em solução gelada de Ringer lactato, antibiótico e heparina, considerando-se que o tecido peniano se torna inviável após 2 horas de isquemia quente. A conduta inicial é a reconstrução peniana por meio microanastomoses vasculares e nervosas do feixe dorsal, anastomose uretral, da túnica albugínea e pele. Não sendo possível a reconstrução anatômica, deve-se desbridar ou ressecar o tecido desvitalizado e, a seguir, tratar o coto peniano pela reflexão do prepúcio dorsal sobre um excesso de uretra, reconfigurando-se, assim, o neomeato uretral.

Nas lesões testiculares, o ato operatório costuma revelar lesão transversa da túnica albugínea e extrusão dos ductos seminíferos, que devem ser desbridados, seguindo-se, então, pelo fechamento do defeito na túnica. Caso haja perda de tecido da túnica albugínea, não permitindo o fechamento primário do testículo, deve-se optar por en-

xertia de tecido autólogo, como túnica vaginal, com fechamento do testículo e preservação do órgão. O uso de próteses como Dacron ou PTFE não devem ser escolhidos como substitutos da túnica albugínea, pois sua aplicação mostrou maior taxa de infecção e maior índice de orquiectomia tardia (Figura 42.10).

Na maioria dos casos de trauma escrotal, o pênis e os testículos não são lesados, devendo-se, então, proceder à lavagem da incisão, desbridamento e fechamento da ferida. Sendo a pele escrotal bastante elástica, por vezes, é possível realizar uma sutura com tensão, a qual progressivamente cede até que se obtenha um resultado estético satisfatório. Quando a perda da pele escrotal for extensa, os testículos podem ser posicionados na virilha ou no subcutâneo da coxa, até que haja a regeneração dos tecidos escrotais o que permitirá adequado fechamento. Pode-se também optar, após cuidadosa seleção, pela aplicação de enxertos de pele naqueles casos de ferimentos razoavelmente limpos.

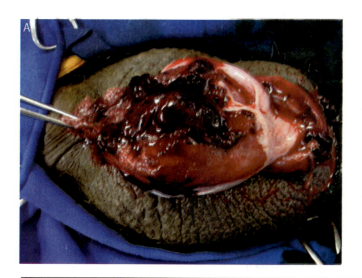
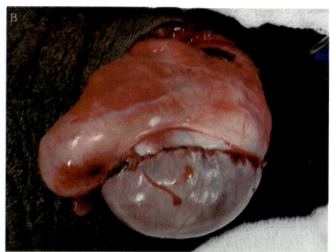

**Figura 42.10** **A** – Ferimento testicular por arma de fogo. **B** – Reconstrução com preservação testicular.

## Referências bibliográficas

1. Campbell's urology. 7. ed. Philadelphia; 1998. p. 3 104-8.
2. Carrol PR. McAninch JW. Staging of renal trauma. Urol Clin N Am 1989; 16: 193-202.
3. Cassas. Diagnostic studies in bladder rupture: indications and techniques. Urol Clin North Am 1989; 16: 267-73.
4. Corriere Jr. JN Extraperitoneal bladder rupture. In: McAninch JW, Corral PR, Jordan GH. Traumatic and reconstructive urology. Philadelphia 1996. p. 269-73.
5. Cury J, Simonetti R, Srougi M. Urgências em urologia. Sarvier 1999.
6. Gomez RG, Ceballos L, Coburn M, Corriere JN Jr, Dixon CM, Lobel B, McAninch J. Consensus statement on bladder injuries. BJU Int. 2004 Jul;94(1):27-32.
7. Guerreiro WG. Ureteral injuries. Urol Clin North Am 1989; 16; 237
8. Jankowski, JT, Spirnak JP. Current Recommendations for Imaging in the Management of Urologic Traumas. Urol Clin N Am 33 (2006) 365–76.
9. Kitase M; Mizutani M, Tomita H. Blunt Renal Trauma: Comparison of Contrast-Enhanced CT and Angiographic Findings and the usefulness of Transcatheter arterial embolization. Vasa, 2007; 36:108-13.
10. Kommu SS, Illahi I, Mumtaz, F. Patterns of urethral injury and immediate management. Curr Opin Urol 17:383–389.
11. Lynch TH, Martínez-Piñeiro L, Plas E, Serafetinides E, Türkeri L, Santucci RA, Hohenfellner M; European Asso-

ciation of Urology. EAU guidelines on urological trauma. Eur Urol. 2005 Jan;47(1):1-15.

12. McAninch JW. Carrol PR. Renal exploration after trauma: indications and reconstructive techniques In: McAninch JW. Ed. Traumatic and reconstructive urology. 1. ed. Philadelphia: WB Saunders; 1996. p.105-12.

13. McAninch JW. External genital injury. Genitourinary trauma. In: Moore, Mattox K, Feliciano D, editores. Trauma. 2. ed. East Norwalk: Appleton and Lange Publishing Company; 1988. p.571.

14. Monga M, Moreno T, Hellstrom W. Gun shot wound to the male genitalia. J Trauma 1995 Jalne; 38(6): 855.

15. Morey AF. Consensus statement on urethral trauma: J Urol. 2005 Sep;174(3):968-9.

16. Santucci RA, Wessells H, Bartsch G, Descotes J, Heyns CF, McAninch JW, Nash P, Schmidlin F.Evaluation and management of renal injuries: consensus statement of the renal trauma subcommittee. BJU Int. 2004 May;93(7):937-54.

17. Tezval H, Tezval M, von Klot C, Herrmann TR, Dresing K, Jonas U, Burchardt M. Urinary tract injuries in patients with multiple trauma. World J Urol. 2007 Apr;25(2):177-84.

Adoniram de Mauro Figueiredo ▪ Mario Luis Quintas

# Traumatismo Pélvico

## Introdução

A pelve é o segmento inferior do tronco que, cranialmente, tem continuidade com o abdome e, caudalmente, se apoia sobre os membros inferiores. Abdome e pelve formam uma só cavidade, a cavidade abdomino-pélvica, cuja porção mais caudal é a cavidade pélvica. A pelve é constituída por um cinturão ósseo revestido interna e externamente por partes moles, amplamente aberto para o abdome e fechado inferiormente pelo diafragma pélvico. O anel ósseo pélvico (anel pélvico) está constituído, por diante e pelos lados, pelos dois ossos coxais e, por trás, pelo sacrocóccix, situado entre os ossos coxais. A estabilidade óssea deste anel depende da integridade dos ligamentos pélvicos. A estabilidade à carga é determinada pelos ligamentos posteriores sacro-ilíacos e interósseos. Os ramos púbicos anteriores atuam como suportes e os ligamentos sacro-ilíacos anteriores, sacrotuberosos, lombosacrais e ileolombares participam da estabilidade do anel pélvico.

Os limites da cavidade pélvica são:

a) **cranial:** um plano oblíquo que se estende desde a borda superior do púbis ao ângulo sacro-vertebral, ou promontório. Este plano corresponde ao que se chama abertura superior da pelve e separa a escava pelviana da cavidade abdominal propriamente dita.

b) **caudal:** a abertura inferior da pelve, isto é, uma linha irregular que, partindo do vértice do cóccix, passa pelos ísquios e sobe para a parte inferior da sínfise púbica.

A cavidade abomino-pélvica pode ser dividida em duas grandes regiões: a região das vísceras e estruturas anexas revestidas por peritônio e a região retroperitonial.

A região retroperitonial pélvica é a continuação natural da região retroperitonial abdominal e ocupa a cavidade pélvica numa posição caudal em relação à base do sacro. Nela se encontram a bexiga, o reto, a próstata, as vesículas seminais e deferentes no homem, útero e vagina na mulher, a artéria sacral média, a artéria ilíaca interna (ou artéria hipogástrica) e seus ramos, as veias homônimas das artérias, linfáticos, nervos da cadeia sacral do simpático, nervos do plexo sacral e nervos do plexo sacrococcígeo.[1,2,3]

Para que ocorram lesões traumáticas dos ossos e dos ligamentos pélvicos é necessário que exista considerável absorção de energia mecânica, o que propicia a instalação de múltiplas lesões orgânicas.

Em diferentes séries, a mortalidade das fraturas pélvicas varia de 18 a 40% e, nas primeiras 24 horas, costuma ser o resultado de hemorragia aguda. Numa fase mais tardia, sepse ou falência de múltiplos órgãos são as principais causas de óbito.[4-6]

Papadopoulos et al.[7], analisando os resultados de necropsias de vítimas de colisões de veículos, concluíram que em 25,4% existiam fraturas pélvicas, com um Injury Severity Score (ISS) médio de 50. Lesões associadas foram encontradas em 70% dos casos e em 50% existiram outras causas de hemorragia grave, além da fratura pélvica. O tempo médio de sobrevida após o trauma foi de 55 minutos e 3,5% das mortes puderam ser atribuídas diretamente à fratura pélvica.

A existência de múltiplas lesões associadas ao trauma pélvico se traduz, entre outros sinais clínicos, por acentuada instabilidade hemodinâmica como consequência de volumosa perda de sangue. Em um sentido muito amplo, a hemorragia dos pacientes com fraturas pélvicas pode seguir caminhos diversos em sua evolução: ou já cessou quando da chegada do paciente ao hospital, ou cessa após a reanimação, ou persiste e se agrava apesar dos procedimentos de reanimação ou, ainda, é incontrolável e leva o paciente à morte. O objetivo principal do atendimento é distinguir os pacientes do terceiro grupo daqueles dos dois primeiros e impedir que eles se transformem em pacientes do quarto grupo.

O sangramento externo é visível e controlável por compressão enérgica (Figura 43.1). As fraturas de membros locomotores podem ter seus focos estabilizados por imobilização provisória. O sangramento intratorácico pode ser detectado pelas radiografias de tórax e, na maioria das vezes, a solução não é complexa. A hemorragia intraperitoneal pode ser rapidamente diagnosticada com o emprego do ultrassom (FAST).

A radiografia pélvica em incidência ântero-posterior obtida na sala de emergência pode sugerir a presença de fratura pélvica (Figura 43.1).

No espaço retro-peritoneal pélvico podem ocorrer graves hemorragias associadas à existência de fraturas ósseas ou a lesões vasculares. Em, aproximadamente, 86% dos casos, a hemorragia consiste em sangue venoso proveniente dos focos de fratura e em 10% dos casos o sangramento é de origem arterial.

Em um trabalho clássico de 1973, Huittinem e Slätis[8] empregaram dissecções anatômicas, radiografias da pelve e angiografias post mortem em 27 espécimes humanos com fraturas pélvicas e observaram extravasamento de contraste em 85% dos casos, dos quais 11% eram de ramos da artéria hipogástrica. Estes autores concluíram que o sangramento pélvico seria originário dos focos de fratura e dos vasos das partes moles adjacentes à fratura e sugeriram que a estabilização das fraturas ósseas poderia contribuir para o controle da hemorragia retro-peritoneal.

Lesões dos ossos ilíacos ou da articulação sacro-ilíaca foram responsabilizadas pelo comprometimento das veias ilíacas ou do plexo venoso sacral e fraturas duplas do anel pélvico ou luxação da articulação sacro-ilíaca, pela lesão de grandes veias pélvicas.[9-15]

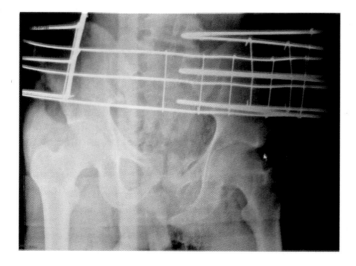

**Figura 43.1** Fratura pélvica.

A lesão das veias ilíacas é considerada como sendo a principal causa de choque hemorrágico em alguns pacientes com fraturas pélvicas instáveis após trauma fechado. Em 61 casos submetidos à arteriografia e embolização, 41% não se recuperaram do choque hemorrágico e, destes, em 44% a venografia trans-femoral permitiu diagnosticar lesões venosas em veia ilíaca comum (45%), veia ilíaca interna (27%) e veia ilíaca externa (10%).[14]

Um trabalho experimental em cadáveres humanos reproduziu fraturas pélvicas tipo *open-book* pela disjunção da sínfise púbica e das articulações sacroilíacas e demonstrou que houve laceração da veia ilio-lombar em 60% dos casos nos quais fora criada uma diástase púbica de cinco centímetros.[15]

Embora menos frequentes, as lesões arteriais são as que mais costumam causar instabilidade hemodinâmica. O sangramento de origem arterial pode suplantar o efeito auto-tamponante do espaço retro-peritoneal, causando choque hemorrágico e sendo a causa de morte mais comum nos casos de trauma pélvico.[16] Achados arteriográficos permitem supor que as artérias pélvicas mais vulneráveis aos traumas fechados são: ílio-lombar (3%), glútea inferior (6%), obturatriz (16%), sacral lateral (23%), glútea superior (25%) e pudenda interna (27%).[17]

Em virtude da complexidade e da multiplicidade das lesões exibidas e da rapidez com que pode ocorrer a instalação do óbito, o êxito no tratamento das fraturas pélvicas depende do diagnóstico rápido das lesões e da adoção imediata de medidas terapêuticas adequadas.

Para tanto, o atendimento ao paciente vítima de trauma pélvico merece um intercâmbio entre especialistas de diversas áreas médicas, entre eles, o cirurgião de trauma, o cirurgião ortopedista, o cirurgião vascular, o cirurgião urologista, o especialista em radiologia intervencionista e, em ocasiões específicas, o cirurgião ginecologista.

Biffl et al.[18] propuseram uma estrutura multidisciplinar para o atendimento de pacientes hemodinamicamente instáveis com fraturas pélvicas mecanicamente instáveis que consiste dos seguintes elementos: presença imediata do cirurgião de trauma e do cirurgião ortopedista para agilizar a tomada de decisões, imediata transfusão simultânea de sangue e de fatores de coagulação, rápida identificação e correção imediata das lesões associadas com ameaça à vida, estabilização do anel pélvico, diminuição do volume pélvico ainda na sala de emergência (com o uso de um lençol comum e mantendo unidos os joelhos e os tornozelos dos pacientes), emprego de métodos alternativos (C-clamp) para fixação provisória das fraturas, a fixação externa precoce e, finalmente, angiografia pélvica e embolização.

## Mecanismos de trauma e padrões de lesão

Em 1990, Burgess e col.[16] definiram a compressão lateral, a compressão ântero-posterior e o cisalhamento vertical como mecanismos de trauma pélvico. As lesões por compressão ântero-posterior geralmente ocorrem por atropelamento, colisão de motocicletas, esmagamento direto da pelve ou queda de altura.

Segundo esses autores, a **compressão ântero-posterior (APC)** pode ser subdividida em três tipos. Ao tipo APC-I, corresponde a uma lesão estável do anel pélvico com diástase isolada da sínfise pubiana, ou fratura dos ramos do púbis, correspondendo a um afastamento da sínfise menor que 2,5 cm, e permanecendo intacto o anel posterior. As do tipo APC-II são rotacionárias, instáveis e associadas à ruptura da sínfise púbica ou, menos comumente, a fraturas de ramos púbicos, ou ruptura dos ramos púbicos e dos ligamentos sacrotuberosos, sacroespinhosos e sacroilíacos. Estes traumatismos são associados a grande afastamento da sínfise pubiana, maiores que 2,5 cm e ao alargamento de uma ou das duas sínfises sacroilíacas. As lesões tipo APC-III são as que demonstram lesão completa das articulações sacroilíacas e que se tornam instáveis no plano vertical e rotacional.

As lesões traumáticas por **compressão lateral** ocorrem, na maioria das vezes, como consequência de acidente automobilístico e resultam em rotação interna da hemipelve envolvida, ocasionando lesão do sistema geniturinário, bexiga e uretra, feridos pelo púbis que é projetado anteriormente. Neste tipo de traumatismo são menos comuns as hemorragias que determinem risco de morte.

O **cisalhamento aplicado no plano vertical** decorre de agressão anterior e posterior ao anel pélvico e ruptura dos ligamentos sacroespinhosos e sacrotuberosos provocando grande instabilidade pélvica.

As lesões pélvicas produzidas por traumatismos de baixa energia, tais como queda da própria altura (mais comum em idosos), podem ser consideradas como lesões isoladas.

Nos grandes traumas, envolvendo grande absorção de energia mecânica, como ocorre nos desastres de motocicleta e nos choques entre veículos, os padrões de lesão estão associados à maior complexidade. Nestas circunstâncias há hemorragia grave em 75% dos pacientes, lesões urogenitais em 12% e do plexo sacral em 8%. Ainda neste grupo, 60 a 80% dos pacientes têm outras lesões músculo-esqueléticas.[19-21]

## Atendimento do paciente com trauma pélvico

De acordo com os preceitos do *PreHospital Trauma Life Support* – PHTLS,[22] o atendimento pré-hospitalar adota as medidas iniciais apropriadas para a reanimação e o transporte dos pacientes traumatizados, estabelecendo, de início, tratar-se de traumatismo fechado ou penetrante. Além disso, investiga as condições em que ocorreram o acidente e o provável mecanismo de trauma.

Em ambiente hospitalar, o atendimento inicial segue a conduta normativa preconizada pelo *Advanced Trauma Life Support* – ATLS.[23] A inspeção permite verificar a existência de abrasões, contusões, lacerações e fraturas (abertas ou fechadas). As fraturas abertas ocorrem em cerca

de 5% das fraturas da pelve e contribuem com 50% dos óbitos.[24] Deformidades dos membros inferiores, sem fraturas detectáveis, podem ser indício de deslocamentos de ossos da pelve. Além da inspeção, é fundamental o exame de nádegas, períneo, raízes das coxas, região sacral, bolsa escrotal e meato uretral investigando, neste, a presença de sangue. A ausência de sangue no meato uretral não afasta a hipótese de lesão da uretra. O toque retal deve ser feito antes da inserção de sonda uretral e permite avaliar:

a) posição anômala da próstata que pode estar associada à ruptura uretral.

b) lesão das paredes do reto, por esquírolas ósseas provenientes de fraturas pélvicas (também denunciada pela eventual presença de sangue na luva).

c) tono do esfíncter anal.

d) sensibilidade do períneo, esclarecendo se houve lesão de raízes lombo-sacrais.

O exame em pacientes do sexo feminino deve incluir, além da inspeção externa, a execução de toque bimanual, desde que seja possível a realização do toque vaginal.

A palpação bimanual da bacia é parte integrante do exame físico, com a finalidade de avaliar a estabilidade mecânica da pelve, embora possa apresentar resultados duvidosos nos casos de pacientes com alterações do estado de consciência e/ou nos obesos. A pelve deve ser examinada uma única vez, por um único examinador, empregando manobras palpatórias cuidadosas que evitem a mobilização intempestiva e grosseira de possíveis focos de fratura, o que poderia levar ao desprendimento de eventuais coágulos já formados e causar hemorragia de consequências imprevisíveis.

A inervação pélvica também pode estar comprometida. No exame secundário deve ser feita a avaliação dos nervos dos membros inferiores. De acordo com o ATLS, os principais sinais e sintomas de lesão de nervos observados nas fraturas de bacia são:

1. nas fraturas de ramos públicos com lesão dos nervos femorais fica prejudicada a extensão do joelho e há abolição sensorial em sua face anterior.

2. nas fraturas do anel do obturador com comprometimento do nervo obturador está prejudicada a adução do quadril e há abolição sensorial na face medial das coxas.

3. nas luxações posteriores do quadril há diminuição da sensibilidade do pé e impossibilidade de dorso-flexão, quando houver comprometimento do nervo ciático.

4. nas fraturas de acetábulo fica prejudicada a abdução do quadril (nervo glúteo superior) e extensão do quadril pelo glúteo menor (nervo glúteo inferior).

Na fase do atendimento inicial, uma forma alternativa não invasiva, imediata, provisória e facilmente disponível de obter estabilização pélvica pode ser conseguida com o emprego de um lençol ou através da talafix,

(Figuras 43.2 e 43.3) que são colocados envolvendo a pelve à altura do diâmetro bi-trocantérico e mantidos sob forte pressão. Essa compressão deve permanecer por, no máximo, 24 a 48 horas para evitar o sofrimento das áreas superficiais do tegumento.

A vestimenta pneumática (*military anti-shock trousers*) foi empregada por alguns autores[51,54,55] enquanto que a angiografia com embolização arterial foi preconizada por outros.[56-58]

Uma mudança na conduta de laparotomia com exploração obrigatória dos HRP pélvicos de causa traumática passou a existir a partir de 1983, com a classificação do espaço retroperitoneal em zonas anatômicas, quando estudos sugeriram que o HRP pélvico causado por traumatismo fechado poderia ser deixado intacto sem agravamento da mortalidade.[59,60]

Dessa época em diante, diminuiu a polêmica sobre a exploração cirúrgica obrigatória dos HRP pélvicos

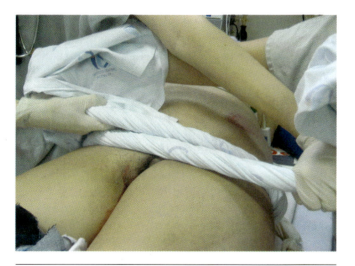

**Figura 43.2** Fechamento do anel pélvico com lençol.

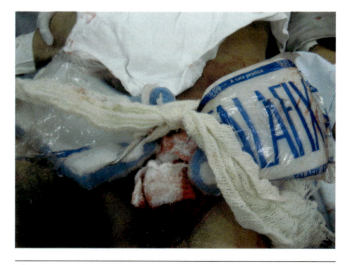

**Figura 43.3** Fechamento do anel pélvico com talafix.

causados por traumas fechados. Em contrapartida, o desenvolvimento de recursos diagnósticos (tomografia computadorizada), terapêuticos (fixadores externos e internos) e diagnósticos e terapêuticos (angiografia e embolização arterial pélvicas) contribuiu para que novas controvérsias surgissem, discutindo o melhor método a ser empregado para o controle da hemorragia retroperitoneal pélvica de causa traumática.

A fixação externa da FP tem sido considerada como uma medida eficaz para controlar a hemorragia de origem venosa,[16,61,62] enquanto que a hemorragia proveniente da lesão de artérias pélvicas parece ter controle mais eficiente através da arteriografia seguida de embolização.[63,64]

Estudos mais recentes, com o emprego da tomografia computadorizada, têm sugerido que o extravasamento de contraste pode demonstrar a origem arterial da hemorragia e, consequentemente, agilizar o tratamento por arteriografia e embolização.[65,66]

Por outro lado, alguns AA reportam incidência de lesões traumáticas intraperitoneais associadas à FP, da ordem de 60 a 86% dos casos.[5,41] Isso obrigaria o cirurgião a executar uma laparotomia exploradora para o controle de eventuais focos de hemorragia intraperitoneal. Em contrapartida, existem controvérsias na literatura quanto ao aumento de volume retroperitoneal pélvico com a existência de FP. Ainda mais quando a esta esteja associada a abertura do abdome por laparotomia exploradora, o que poderia favorecer aumento do volume de sangue sequestrado no retroperitoneo pélvico.[67-69]

Junto a isso, desde que não existam lesões intraperitoneais, a prática intensiva da cirurgia do controle de danos tem favorecido a que cada vez maior número de cirurgiões adote o tamponamento extraperitoneal do sangramento pélvico, evitando, dessa forma, a abertura da cavidade peritoneal.[70,71]

Em sentido amplo, nos casos de hemorragia incontrolável, a cirurgia para controle de danos pode ser resumida em: tamponamento por compressas e fechamento rápido da cavidade. No caso dos traumas pélvicos, o controle de danos pode ser feito por via de acesso intraperitoneal ou por via de acesso extraperitoneal.

A via de acesso intraperitoneal ocorre na cavidade abdominal aberta, para executar um tamponamento por compressas colocadas nos espaços paravesicais e pararretais da cavidade pélvica. Estudos sobre a estrutura do espaço retroperitoneal destacaram a existência de planos interfasciais retroperitoneais, que permitem a expansão de grandes volumes líquidos nesse espaço.[72,73] Estes planos interfasciais se estendem desde o diafragma até o assoalho pélvico, o que permite supor que podem aceitar volumes consideráveis de líquidos. Provavelmente, o tamponamento pélvico por via intraperitoneal nos espaços paravesicais e pararretais, com o abdome aberto e com o retroperitônio fechado, não impede que o sangue se expanda pelas vias interfasciais, abolindo o efeito de compressão mecânica esperado.

De qualquer forma, até pode ser compreensível que, em situações desesperadoras, o cirurgião lance mão dessa manobra. Isso acontece principalmente nos casos em que se impõe a necessidade de laparotomia exploradora imediata e, entre os achados cirúrgicos, esteja o de um hematoma de retroperitônio. Nesses casos é recomendável que se inicie a operação com uma incisão mais econômica (xifo-umbilical), justamente para deixar intacto o peritônio infraumbilical e para não agravar uma eventual disjunção de sínfise púbica, o que permitirá o tamponamento pré-peritoneal, como será exposto a seguir. A incisão mediana xifo-umbilical permite a abordagem da cavidade abdominal com liberdade técnica para abordagem de fígado ou baço que são as vísceras mais comumente atingidas. Além disso, permite que se faça cirurgia abreviada para controle de danos, com tamponamento das lesões intraperitoneais por compressas cirúrgicas seguido pelo fechamento rápido da cavidade abdominal.

Na via de acesso extraperitoneal (pré-peritoneal), o tamponamento por via de acesso extraperitoneal (pré-peritoneal) evita a abertura da cavidade peritoneal.[71,74,75]

Para esta abordagem, com o paciente em decúbito dorsal horizontal, é praticada uma incisão mediana infraumbilical e a linha média é aberta, expondo o peritônio parietal, que é deixado intacto e é afastado da parede anterior do abdome mediante dissecção romba. Esta manobra permite que o espaço retroperitoneal seja alcançado até, aproximadamente, a articulação sacroilíaca. Os coágulos são retirados manualmente e se pratica o tamponamento por compressas, à direita e à esquerda. O número de compressas varia desde 3 até o dobro ou o triplo desse valor, em cada lado. Deve-se anotar o número de compressas deixadas para facilitar que sejam retiradas todas num segundo tempo operatório. A linha média e o tegumento cutâneo são fechados de maneira rápida, com sutura contínua. Não é aconselhável a colocação de silo plástico, tipo "bolsa de Bogotá", pois essa manobra faz com que se perca o desejado efeito mecânico de compressão. Este procedimento poderá ser complementado por angiografia e por fixação mecânica da pelve. As compressas poderão ser retiradas após 24 ou 48 horas, dependendo da evolução clínica do paciente.

No caso de ser obrigatória e inadiável a execução de uma exploração abdominal para controle de sangramento intraperitoneal, que levará fatalmente à abertura do peritônio parietal infraumbilical, existe uma opção tática válida para controle de danos extraperitoneal. Trata-se da execução de uma incisão para lombotomia, à direita e à esquerda, que permitirá o tamponamento retroperitoneal por compressas. Essa incisão é oblíqua, paralela à arcada inguinal, executada a 5 ou 6 cm acima da espinha ilíaca ântero-superior, em extensão aproximada de 20 a 30 cm, com a extremidade medial a 10 cm da linha alba.

As indicações do tamponamento extraperitoneal não estão bem claras na literatura. A grande vantagem do tamponamento extraperitoneal provavelmente resida no fato de que esse procedimento possibilite que se ganhe tempo de sobrevida de pacientes graves com hemorragias muito volumosas. Nem sempre existe a disponibilidade imediata do especialista em radiologia intervencionista e essa manobra poderá permitir um controle provisório da hemorragia. A execução do tamponamento extraperitoneal não exclui a realização de angiografia em casos suspeitos de lesão arterial pélvica.

## Trauma pelviperineal complexo

O trauma pelviperineal complexo é caracterizado por fratura da bacia associada à comunicação direta com o meio externo, através de lesões da pele, da vagina ou do reto, e abrangendo lesões neurovasculares. As lesões associadas de partes moles geralmente se manifestam como lacerações e esmagamentos, causando grandes destruições de pele e subcutâneo e de massa muscular. De acordo com a localização das lesões que comprometem o tegumento, o trauma pélvico complexo pode ser classificado em 3 zonas (Figura 43.4):[76]

- **Zona I:** Períneo, região pubiana anterior, região sacral posterior, região medial das nádegas.
- **Zona II:** Região média da coxa, face posterior das nádegas e região crural.

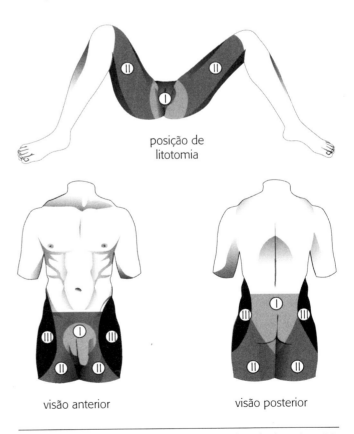

posição de litotomia

visão anterior          visão posterior

**Figura 43.4** Trauma pelvi-perineal complexo. Adaptado de: Faringer PD, Mullins JR, Feliciano PD *et al*. Selective fecal diversion in complex open pelvic fractures from blunt trauma. Arch.Surg., 1994; 129(9) : 958-96.

- **Zona III:** Região póstero-lateral das nádegas até a altura da crista ilíaca.

A destruição e o descolamento da pele e subcutâneo e da parede muscular da região anterior do abdome e dos flancos pode causar eviscerações e lesões de vísceras ocas. O comprometimento do períneo dá origem à destruição da anatomia local, e envolve lesões do reto e canal anal e da vagina. A bolsa escrotal pode ser sede de amplas lacerações com exposição ou até avulsão testicular. O membro peniano pode sofrer hematomas, lacerações, desenluvamento e, também, amputação completa (Figuras 43.5, 43.6 e 43.7).

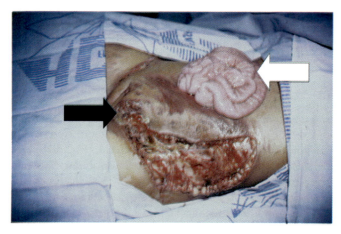

**Figura 43.7** Atropelamento. Trauma pelvi-perineal complexo. Evisceração. Seta preta: região púbica. Seta branca: alças intestinais.

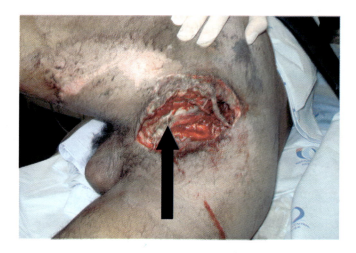

**Figura 43.5** Atropelamento. Trauma pelvi-perineal complexo. Seta: orifício anal.

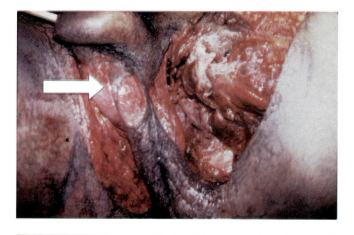

**Figura 43.6** Atropelamento. Trauma pelvi-perineal complexo. Seta: testículo direito exposto.

Nas fraturas abertas com disjunção da sínfise púbica (*open book*), a bexiga – íntegra ou lesada – pode estar exposta.

O hematoma retroperitoneal pélvico pode extravasar para o meio externo através das lacerações das partes moles, o que submete o paciente a volumosas perdas sanguíneas. Estas costumam ser de intensidade notável quando consequentes de lesões de grandes artérias pélvicas, obrigando a transferência imediata do paciente para a sala cirúrgica, a fim de se obter o controle direto do sangramento, simultaneamente ao atendimento inicial.

De acordo com o protocolo estabelecido por Birolini et al.,[77] em 1990, devem ser adotadas as seguintes etapas para o tratamento do trauma perineal complexo:

- irrigação exaustiva da ferida perineal com solução salina, seguida pelo desbridamento cirúrgico com remoção de todas as áreas desvitalizadas.
- manutenção das feridas abertas.
- transversostomia com maturação precoce para desvio total do trânsito fecal e limpeza/esvaziamento do colon distal com solução salina.
- revisões cirúrgicas periódicas, a intervalos de 48 a 72 horas.
- antibioticoterapia maciça.
- nutrição parenteral total.
- tratamento das lesões ósseas.
- enxerto de pele em tempo oportuno.

# Referências bibliográficas

1. Smanio T. Anatomia Médico Cirúrgica. Abdome. Editora da Universidade de São Paulo, 1976.

2. Sociedade Brasileira de Anatomia - Terminologia Anatômica. São Paulo, Editora Manole Ltda, 2001.

3. Testut, L & Jacob, O – Tratado de Anatomia Topográfica. Tomo II, Barcelona, Salvat Eds., 1961.

4. Ben-Menachen Y, Coldwell DM, Young JW. Hemorrhage associated with pelvic fractures: causes, diagnostics and emergent management. AJR Am J Roentgenol. 1991;157:1005-1014.

5. Pohlemann T, Bosch U, Gansslen A. (a) The Hannover experience in management of pelvic fractures. Clin.Orthop. Relat.Res., 1994;69-80.

6. Smith W, Williams A, Agudelo J. Early Predictors of Mortality in Hemodynamically Unstable Pelvic Fractures. J Orthop Trauma, 2007;21(1): 31-37

7. Papadopoulos IN, Kanakaris N, Bonovas S. Auditing 655 Fatalities with Pelvic Fractures by Autopsy as a Basis to Evaluate Trauma Care. J Am Coll Surg; 2006; 203(1):30-43.

8. Huittinem VM & Slätis P. Post mortem angiography and dissection of the hypogastric artery in pelvic fractures. Surgery (1973);73:454-462.

9. Perry JF, Jr., McClellan RJ. Autopsy findings in 127 patients following fatal traffic accidents. Surg.Gynec.Obstet., 1964; 119:586.

10. Ravitch MM. *Hypogastric artery ligation in acute pelvic trauma. Surgery, 1964; 56:601.*

11. Stone HH, Rutledge BA, Martin JD, Jr. *Massive crushing pelvic injuries. Am.Surg., 1968;34(12):869.*

12. Motsay GH, Manlove C, Perry JF. Major venous injury with pelvic fracture. J.Trauma, 1969;9(4):343.

13. Yosowitz P, Hobson RW, II, Ricj NM. Iliac vein laceration caused by blunt trauma to the pelvis. Am.J.Surg.,1972;124:91.

14. Kataoka Y, Maekawa K, Nishimaki H. Iliac vein injuries in hemodynamically unstable patients with pelvic fractures caused by blunt trauma. J Trauma, 2005;58:704-10.

15. Baqué P, Trojani C, Delotte J. Anatomical consequences of "open-book" pelvic ring disruption. A cadaver experimental study. Surg Radiol Anat (2005) 27:487-490.

16. Burgess A, Eastridge BJ, Young JWR. Pelvic Ring Disruptions: Effective Classification System and Treatment Protocols. J Trauma (1990) 30(7):848-856.

17. Geeraerts T, Chhor V, Cheisson G. Clinical review: Initial management of blunt pelvic trauma patients with haemodynamic instability. Critical Care 2007, 11:204 (Available online http://ccforum.com/content/11/1/204).

18. Biffl WL, Smith WR, Moore EE. Evolution of a multidisciplinary clinical pathway for the management of unstable patients with pelvic fractures. Ann Surg, 2001, 233(6):843-850.

19. ColapintoV. Trauma to the pelvis: uretral injury. Clin Orthop 1980, 151:46-55.

20. McMurtry RY, Walton D, Dickinson D.Pelvic disruption in the polytraumatized patient. A management protocol. Clin Orthop 1980, 151:22-30.

21. Pattimore D, Thomas P, Dave S H. Torso injury patterns and mechanisms in car crashes. An additional diagnostic tool. Injury 1992, 23:123-126.

22. National Association of Emergency Medical Technicians – Pre-hospital Trauma Life Support/Pre-Hospital Trauma Life Support Committee of the National Association of Emergency Medical Technicians in cooperation with the Committee on Trauma of the American College of Surgeons. McSwain Jr. NE, Paturas JL, Wertz E, eds. 3rd ed., Mosby-Year Book Inc., St. Louis, EUA, 1994.

23. Advanced Trauma Life Support (ATLS). Instructor Course Manual. American College of Surgeons, eds., 6th ed., Chicago, EUA, 1997.

24. Rothenberger DA, Fischer RP, Strate RG. The mortality associated with pelvic fractures. Surgery, 1978; 84(3):356.

25. Gillott A, Rhodes M, Lucke J. Utility of routine pelvic X-ray during blunt trauma resuscitation. J Trauma, 1988;28(11):1570-1574.

26. Mackersie RC, Shackford SR, Garfin SR, Hoyt DB. Major skeletal injuries in the obtunded blunt trauma patient: a case for routine radiologic survey. J Trauma, 1988;28(10):1450-1454.

27. Civil ID, Ross SE, Botehlo G, Schwab CW. Routine pelvic radiography in severe blunt trauma: is it necessary? Ann Emerg Med, 1988;17(5):488-490.

28. Salvino CK, Esposito TJ, Smith D, Dries D. Routine pelvic x-ray studies in awake blunt trauma patients: a sensible policy? J Trauma, 1992;33(3):413-416.

29. Koury HI, Peschiera JL, Welling RE. Selective use of pelvic roentgenograms in blunt trauma patients. J Trauma, 1993;34(2):236-237.

30. Kaneriya PP, Schweitzer ME, Spettell C. The cost-effectiveness of routine pelvic radiography in the evaluation of blunt trauma patients. Skeletal Radiol, 1999;28(5): 271-273.

31. Edeiken-Monroe BS, Browner BD, Jackson H. The role of standard roentgenograms in the evaluation of instability of pelvic ring disruption. Clin. Orthop., 1989;240:63-76.

32. Chiu WC, Cushing BM, Rodriguez A. Abdominal injuries without hemoperitoneum: a potential limitation of focused abdominal sonography for trauma (FAST). J.Trauma, 1997;42:617-623.

33. Rozycki GS, Ballard RB, Feliciano DV. Surgeon-performed ultrasound for the assessment of truncal injuries: lessons learned from 1540 patients. Ann.Surg., 1998;228:557-567.

34. Ballard RB, Rozycki GS, Newman PG. An algorithm to reduce the incidence of false-negative FAST examinations in patients at high risk for occult injury. Focused Assessment for the Sonographic Examination of the Trauma patient. J.Am.Coll.Surg., 1999;189:145-150.

35. Brown M, Casola G, Sirlin C. Blunt abdominal trauma: screening US in 2693 patients. Radiology., 2001;218:352-358.

36. Ruchholtz S, Waydhas C, Lewan U. Free Abdominal Fluid on Ultrasound in Unstable Pelvic Ring Fracture: Is Laparotomy Always Necessary? J. Trauma, 2004; 57(2):278-287.

37. Hagiwara A, Minakawa K, Fukushima H(a). Predictors of death in patients with life-threatening pelvic hemorrhage after successful transcatheter arterial embolization. J.Trauma, 2003;55:696-703.

38. Hagiwara A, Yukioka T, Ohta S,(b). Nonsurgical management of patients with blunt splenic injury: efficacy of transcatheter arterial embolization. AJR Am. J. Roentgenol. 1996;167:159-166.

**39.** Blackmore CC, Jurkovich GJ, Linnau KF. Assessment of volume of hemorrhage and outcome from pelvic fracture. Arch.Surg., 2003;138:504–508.

**40.** Slätis P & Huittinem VM. Double vertical fractures of the pelvis. Acta Chir. Scand., 1972;138:799-802.

**41.** Hawkins L, Pomerantz M, Eiseman B. Laparotomy at the time of pelvic fracture. J.Trauma, 1970;10(8):619-623.

**42.** Murr PC, Moore MD, Lipscomb R, Johnston RM. Abdominal trauma associated wiyh pelvic fracture. J.Trauma, 1980;20:(11)-919.

**43.** Beal JM. Pelvic trauma. Illinois Med. Journal, 1970;137:514.

**44.** Miller WE. Massive hemorrhage in fractures of the pelvis. South Med. J., 1963; 56:933.

**45.** Baylis SM, Lansing CH, Glas WW. Traumatic retroperitoneal hematoma. Am.J.Surg.,1962;103:477.

**46.** Seavers R, Lynch J, Ballard R. Hypogastric artery ligation for uncontrollable hemorrhage in acute pelvic trauma. Surgery, 1964;55:516.

**47.** Hauser CW & Perry JF, Jr. Control of massive hemorrhage from pelvic fractures by hypogastric artery ligation. Surg. Gynec.Obstetr., 1965;121:313.

**48.** Horton RE & Hamilton SGI. Ligature of the internal iliac artery for massive hemorrhage complicating fracture of the pelvis. J.Bone Joint Surg., 1968; 50B(2):376.

**49.** Chaimoff C & Dintsman M. The importance of exploration of traumatic retroperitonealhemorrhage.AMJ.Proctol.Gastroen.ColonRectalSurgery,1980;31(3):12.

**50.** Allen RE, Eastman BA, Halter BL, Conolly WB. Retroperitoneal hemorrhage secondary to blunt trauma. Am.J.Surg., 1969;118:588.

**51.** Ger R, Condrea H, Steichen FM. Traumatic intrapelvic retroperitoneal hemorrhage. An experimental study. J.Surg. Res., 1969; 9(1):31.

**52.** Peltier LF. Complications associated ith fractures of the pelvis. J.Bone Joint Surg.,1965;47:1060.

**53.** Patterson FK & Morton KS. The cause of death in fractures of the pelvis: with a note on treatment by ligation of the hypogastric (internal iliac) artery. J.Trauma, 1977;13(10):849.

**54.** McLaughlin AP, III, McCullough DL, Kerr WS, Jr., Darling RC. The use of external counter-pressure (G-suit) in the management of traumatic retroperitoneal hemorrhage. J.Urol.,1972;107:940.

**55.** Batalden DJ, Wickstrom PH, Ruiz E, Gustilo RB. Value of the G-suit in patients with severe pelvic fracture. Arch. Surg.,1974;109:326.

**56.** Ring EJ, Waltman AC, Athanasoulis C. Angiography in pelvic trauma. Surg.Gynec.Obstet., 1974;139:375.

**57.** Kam J, Jackson H, Ben-Menachen Y. Vascular injuries in blunt pelvic trauma. Radiol.Clin N. Am.,1981;19(1):171.

**58.** Gerlock AJ, Jr. Hemorrhage following pelvic fracture controlled by embolization: case report. J.Trauma,1975;15(8):740.

**59.** Figueiredo AM. Hematoma retroperitonial causado por traumatismo abdominal fechado: estudo de 46 casos. Dissertação (Mestrado). Faculdade de Medicina da Universidade de São Paulo. 1983.

**60.** Selivanov V, Chi HS, Alverdy JC. Mortality in retroperitoneal hematoma. J Trauma, 1984;24(12):1022-1027.

**61.** Gyliing SF, Ward RE, Holcroft JW. Immediate external fixation of unstable pelvic fractures. Am.J.Surg., 1985;150:721-724.

**62.** Flint L, Babikian G, Anders M. Definitive control of mortality from severe pelvic fracture. Ann. Surg., 1990;211:703-707.

**63.** Bassam, D., G. A. Cephas. A protocol for the initial management of unstable pelvic fractures. Am Surg 1998;64(9):862-7.

**64.** Panetta T, Sclafani SJA, Goldstein AS. Percutaneous transcatheter embolization for massive bleeding pelvic fractures. J.Trauma, 1985;25:1021-1029.

**65.** DiGiacomo JC, McGonigal MD, Haskal ZJ. Arterial bleeding diagnosed by CT in hemodynamically unstable multiple trauma patients victims of blunt trauma. J. Trauma, 1996;40:249-252.

**66.** Stephen DJG, Kreder HJ, Day HC. Early detection of arterial bleeding in acute pelvic trauma. J. Trauma, 1999;47:638-642.

**67.** Ghanaiem AJ, Wilber JH, Lieberman JM, Motta AO. The effect of laparotomy and external fixator stabilization on pelvic volume in an unstable pelvic injury. J.Trauma, 1995;38:396-401.

**68.** Moss MC, Bircher MD. Volume changes within the true pelvis during disruption of the pelvic ring. Injury, 1996;27 Supplement1: S-A21-23.

**69.** Grimm MR, Vrahas MS, Thomas KA. Pressure-volume characteristics of the intact and disrupted retroperitoneum. J.Trauma, 1998;44:454-459.

**70.** Pohlemann T, Culemann U, Gänsslen A, Tscherne H. Severe pelvic injury with pelvic mass hemorrhage: determining severity of hemorrhage and clinical experience with emergency stabilization. Unfallchirurg. 1996;99:734-743. Abstract.

**71.** Smith WR, Moore EE, Osborn P. Retroperitoneal Packing as a Resuscitation Technique for Hemodynamically Unstable Patients with Pelvic Fractures: Report of Two Representative Cases and a Description of Technique. J.Trauma), 2005;59(6):1510-1514.

**72.** Gore RM, Balfe DM, Aizenstein RI. The Great Escape: Interfascial Decompression Planes of the Retroperitoneum.Am. J. Roentgenol. 2000;175(2):363-370.

**73.** Ishikawa K, Tohira H, Mizushima Y. Traumatic Retroperitoneal Hematoma Spreads Through the Interfascial Planes. J. Trauma, 2005;59(3):595-608.

**74.** Cothren CC, Osborn PM, Moore EE. Preperitoneal Pelvic Packing for Hemodynamically Unstable Pelvic Fractures: A Paradigm Shift. J.Trauma, 2007;62:834-842.

**75.** Ertel W, Keel M, Eid K. Control of severe hemorrhage using C-clamp and pelvic packing in multiply injured patients with pelvic ring disruption. J.Orthop.Trauma, 2001;15:468-474.

**76.** Faringer PD, Mullins JR, Feliciano PD. Selective fecal diversion in complex open pelvic fractures from blunt trauma. Arch.Surg., 1994;129(9): 958-963.

**77.** Birolini D, Steinman E, Utiyama EM, Arroyo AA. Open pelviperineal trauma. J.Trauma, 1990;30(4):492-5.

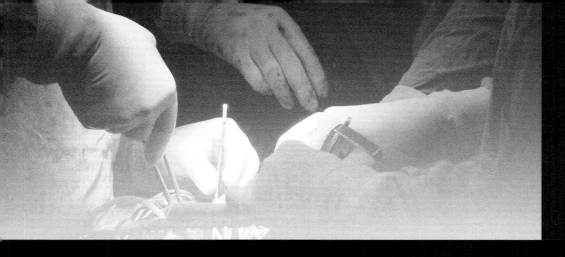

Henri Friedhofer ▪ Fábio Lopes Saito ▪ Patrícia Yuko Hiraki

# Ferimentos de Partes Moles da Face

## Introdução

Os ferimentos que envolvem as partes moles da face merecem atenção especial no tratamento do paciente vítima de trauma, pois apresentam implicações importantes, tanto do ponto de vista funcional como estético. Embora didaticamente seja possível separar os traumas de partes moles e as fraturas da face, a associação entre eles é bastante comum e o plano de tratamento deve ser feito de maneira conjunta.

O tratamento organizado, a priorização das etapas e a solicitação de avaliação dos especialistas também fazem parte do plano de tratamento do cirurgião emergencista.

Os ferimentos de partes moles da face são bastante frequentes no atendimento de pacientes no Pronto Socorro. A complexidade das lesões e o grau de comprometimento dos tecidos é bastante variável. Os acidentes automobilísticos sempre representaram a maior causa desse tipo de lesão, mas com a utilização do cinto de segurança e dos "air bags" houve uma mudança nesse padrão e hoje em dia é mais relacionado a agressões, atropelamentos, mordeduras e acidentes com motocicletas.

Todos os pacientes politraumatizados devem ser avaliados inicialmente seguindo as diretrizes do ATLS. Somente após, as lesões de face devem ser tratadas.

## Conceito de cicatrização por primeira e segunda intenção

As feridas cutâneas cujas bordas são aproximadas por suturas ou adesivos, na ausência de complicações, têm seu fechamento primário ou por primeira intenção. Em alguns casos, principalmente quando há feridas infectadas ou contaminadas, com exsudação abundante, dá-se preferência ao fechamento secundário ou por segunda intenção, em que a ferida fecha com o tempo. Há formação de um tecido de granulação, rico em fibroblastos e vasos sanguíneos, responsável pela sua contração. A fase inflamatória nesses casos é prolongada, resultando em uma cicatriz ampla.

Diversos fatores interferem no processo de cicatrização das feridas.

Fatores locais:

- **Contaminação:** feridas limpas possuem chance muito menor de desenvolverem complicações infecciosas e produzirem cicatrizes de má qualidade, quando comparadas a feridas com alto grau de contaminação. Em alguns casos, quando possível, é melhor realizar o desbridamento da ferida e aguardar a melhora das condições locais para fechá-la cirurgicamente, é o chamado fechamento primário tardio.

- **Técnica cirúrgica:** o uso de material adequado, equipe cirúrgica treinada e boas condições hospitalares contribuem para diminuir o traumatismo dos tecidos e reduzir o tempo cirúrgico. Tensão excessiva nos pontos pode aumentar o risco de cicatrização patológica (cicatriz queloidiana, hipertórfica), ou o sofrimento de retalhos. O planejamento das incisões e a correta colocação das cicatrizes, obedecendo às linhas de tensão em cada região do corpo, são fatores decisivos na obtenção de bons resultados estéticos.

As linhas de tensão normais (Linhas de Langers) ajudam a posicionar as cicatrizes nas orientações de menor tensão da pele, favorecendo um melhor resultado estético. As contrações cicatriciais ocorrem de forma mais intensa quando as cicatrizes cruzam as linhas de Langer. As rugas e as linhas de expressão geralmente acompanham as linhas de menor tensão da pele e têm sentido perpendicular ao maior eixo dos músculos subjacentes (Figura 44.1).

## Diagnóstico das lesões

O correto diagnóstico das lesões é fundamental para dar seguimento ao tratamento definitivo do paciente. O exame de toda a face e a integridade dos tecidos deve ser avaliada, bem como realizada a abertura das pálpebras para exame e a observação de lesões oculares associadas.

Após a estabilização do paciente e as ameaças de risco de morte afastadas, os traumatismos das parte moles da face podem ser reparados sob anestesia local, ou anestesia geral, dependendo da severidade das lesões.

Esses ferimentos podem se apresentar sob diferentes maneiras, como lesões cortantes, cortocontusas, contusas, abrasões, lacerações, perfurações, avulsões ou ferimentos descolantes e ainda apresentar corpos estranhos retidos e associação das fraturas dos ossos da face.

Nessa fase inicial de avaliação pode-se diagnosticar, ainda, a presença de comprometimento nervoso, com lesões do nervo facial, ou lesões do aparelho lacrimal, ou ducto de Stenon.

Nas lesões contusas, pequenos hematomas, estes podem ser acompanhados clinicamente. Coleções maiores devem ser evacuadas. Hematomas do septo nasal e do pavilhão auricular também devem ser drenados.

## Fechamento de feridas cirúrgicas

O fechamento das feridas traumáticas, em face, deve ser realizado até 12 horas após o trauma.

A sutura das bordas de uma ferida deve ser o menos traumática possível, sem esmagamento dos tecidos e sem tração excessiva. Deve ser realizada após completa revisão da hemostasia. A coaptação de todos os planos dissecados melhora as condições de cicatrização e aumenta a resistência da ferida. Os fios de sutura absorvíveis perdem resistência à medida que são decompostos. Não precisam ser retirados, mesmo quando aplicados na derme, entretanto provocam reação inflamatória de intensidade variável, por vezes contribuindo para a hipertrofia da cicatriz. As suturas inabsorvíveis intradérmicas precisam ser retiradas, o que as torna indesejáveis em crianças ou em adultos que não consigam cooperar.

## Métodos de fechamento

- **Fitas adesivas:** podem ser colocadas isoladamente em feridas com baixa tensão ou sobre suturas.
- **Cola biológica:** pode ser utilizada em feridas pequenas e limpas com baixa tensão, especialmente no tratamento de crianças.
- **Grampos:** sua colocação é mais rápida que as suturas, mas não produzem coaptação tão precisa.
- **Sutura interrompida simples:** permite boa coaptação das bordas de feridas sem tensão ou com mínima tensão. Suturas interrompidas são, geralmente, mais demoradas que as técnicas contínuas.
- **Suturas de colchoeiro verticais e horizontais:** revertem as bordas da ferida, mas são mais isquemiantes. Produzem boa coaptação. Sutura subdérmica – aproxima a derme e a hipoderme das bordas, pode ser interrompida ou contínua.
- **Sutura corrida contínua:** geralmente aplicada no plano intradérmico após a sutura subdérmica em feridas com baixa tensão, permite boa coaptação das bordas.

A retirada de pontos deve obedecer o tempo de absorção do material da região anatômica e da tensão na ferida. Comumente, na face não se deve manter suturas por mais de 7 dias. Em locais de maior tensão, como membros e dorso, as suturas são removidas até 2 semanas após o procedimento cirúrgico (Figura 44.2).

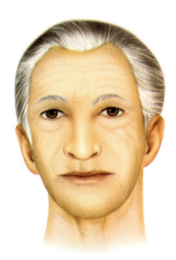

**Figura 44.1** Linhas de Langers.

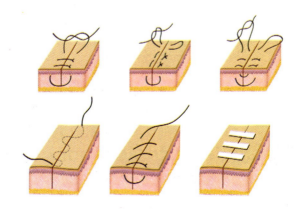

**Figura 44.2** Técnicas de fechamento.

## Curativos

Devem funcionar como barreira de proteção nas primeiras 24 a 48 horas, evitando contaminação até que a ferida esteja epitelizada. Seu correto posicionamento ajuda na imobilização das bordas da ferida, sem causar prejuízos à irrigação ou drenagem dos tecidos operados. Outros curativos contêm substâncias que auxiliam na absorção de exsudatos, no desbridamento e na descontaminação de feridas abertas.

## Documentação fotográfica

Os registros fotográficos das lesões devem ser feitos antes do início do tratamento, assim como a sequência de pós-operatório imediato e tardio. As fotografias auxiliam no entendimento, por parte do paciente, dos resultados e auxiliam na programação de futuras revisões (assim como são úteis em eventuais intercorrências médico-legais).

## Região frontal e sobrancelha

A região da sobrancelha é um elemento anatômico importante, que deve ser preservado e utilizado como ponto de referência na reconstrução dos defeitos da face. A tricotomia dessa região não deve ser feita e sim o reparo, com especial atenção à forma e às bordas da ferida.

O reparo da musculatura subjacente deve ser realizado para prevenir o alargamento ou a depressão da cicatriz. Em traumas mais profundos, podem haver fraturas de órbita associadas e lacerações da musculatura elevadora da pálpebra. O exame cauteloso deve ser feito para a realização desses diagnósticos e correto tratamento. (Figuras 44.3 a-g).

## Pálpebras

Na avaliação das lesões palpebrais, a observação do globo ocular é fundamental e, na suspeita de perfurações, a avaliação do oftalmologista é mandatória.

A infecção da região palpebral é rara, uma vez que nela há irrigação abundante. As lacerações palpebrais devem ser limpas com solução salina e reparadas de maneira cuidadosa e técnica delicada. Muitas vezes o fechamento primário de ferimentos com perda de substância podem, quando não tratados de maneira adequada, evoluir para retrações cicatriciais e exposição do globo ocular com implicações sérias, como úlcera de córnea e infecção do globo ocular.

As lacerações palpebrais podem ser classificadas em superficiais e profundas, e as superficiais podem ser divididas entre as paralelas as sentido da margem palpebral, ou as perpendiculares a ela.

Os ferimentos superficiais e paralelos à margem palpebral possuem cicatrização favorável, e o fechamento primário é suficiente para um bom resultado. Os ferimentos perpendiculares ao sentido da margem palpebral tendem a provocar maior retração e portanto deve ser feito o fechamento cauteloso para evitar a exposição do globo ocular.

As lesões profundas devem ser avaliadas para descartar o comprometimento da musculatura levantadora da pálpebra ou do sistema lacrimal. (Figuras 44.4a-e)

## Orelhas

A reconstrução primária da orelha é importante, pois a revisão secundária é mais trabalhosa e os resultados são menos satisfatórios. Os tecidos que formam o pavilhão auricular são únicos e não há uma boa área doadora para substituí-los. Desta forma, qualquer desbridamento deve ser conservador. O suprimento sanguíneo desta região é abundante e mesmo lacerações com pedículos estreitos favorecem a sobrevivência dos retalhos.

Nos traumas contusos de orelha é importante descartar a presença de hematomas, os quais devem ser evacuados para evitar deformações e reabsorção da cartilagem.

Nos traumas com exposição de cartilagem também se recomenda o uso de antibioticoterapia preemptiva. (Figuras 44.5a-d)

## Nariz

As partes moles do nariz são constituídas basicamente por pele, cartilagens e mucosa. Uma vez restabelecida a forma do arcabouço ósseo do nariz, a aproximação das bordas com o alinhamento das narinas é suficiente para uma boa cicatrização e um bom resultado estético.

O hematoma septal deve ser descartado com o uso de um espéculo nasal e se encontrado deve ser evacuado imediatamente através de uma pequena incisão na mucosa. Hematomas septais não tratados podem evoluir para infecção, reabsorção, perfuração, ossificação ou obstrução de via aérea (Figuras 44.6a-d).

## Região malar e mento

Na região malar a laceração é o tipo de lesão mais frequente. Geralmente ela é superficial, o que torna sua correção simples com resultados satisfatórios, levando-se em conta os cuidados com as linhas de tensão como citado anteriormente. No entanto, há estruturas importantes nesta região que devem ser mencionadas.

### Ramos do nervo facial

Os ramos principais do nervo facial passam profundamente pela região malar, abaixo dos músculos responsáveis pela expressão facial, por isto raramente são lesados em traumas superficiais. O diagnóstico da lesão do nervo facial é feito através do exame físico.

Lesões do ramo temporal do nervo facial podem levar ao déficit de oclusão palpebral e à subsequente exposição corneana; quando diagnosticadas, a córnea deve ser protegida com lubrificantes, oclusão e até mesmo blefarorrafia.

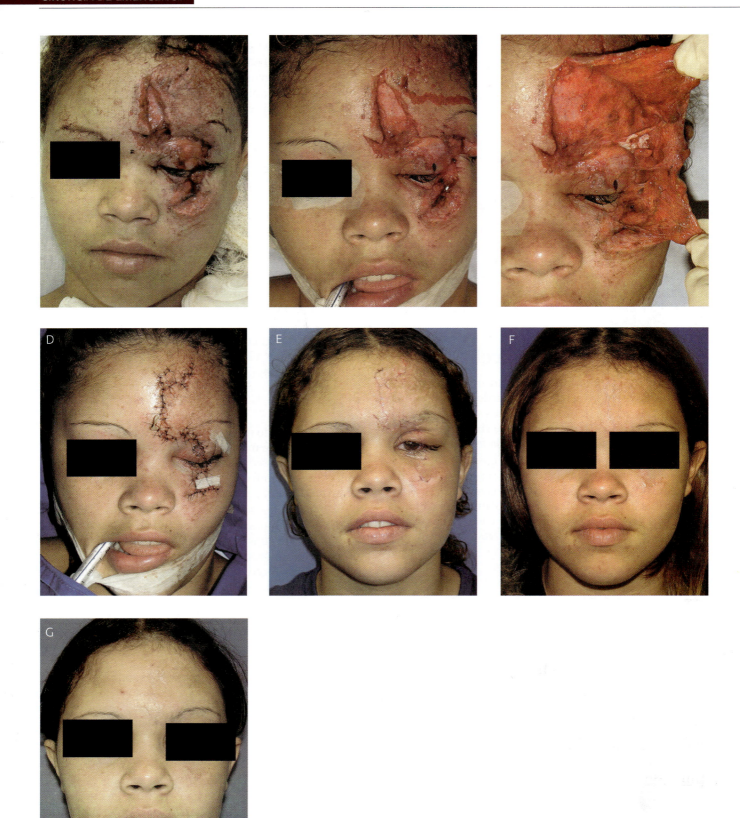

**Figura 44.3** **A** – Paciente vítima de acidente automobilístico, com lacerações de região frontal e palpebral. **B** – Detalhe do intraoperatório 1. **C** – Detalhe do intraoperatório 2. **D** – Pós-operatório imediato. **E** – Pós-operatório de 30 dias. **F** – Pós-operatório de 3 meses. **G** – Pós-operatório de 9 meses.

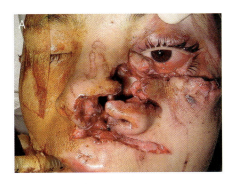
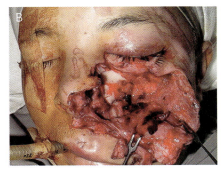
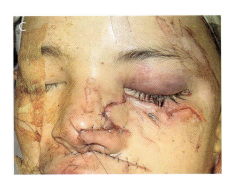

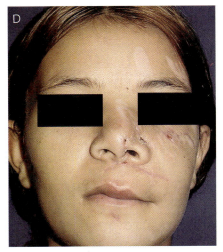
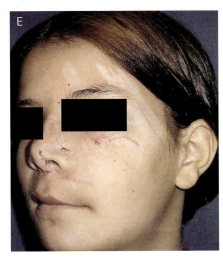

**Figura 44.4** A – Paciente vítima de atropelamento com ferimento complexo de face, comprometimento da pálpebra inferior, região malar e nervo facial à esquerda. **B** – Detalhe intraoperatório, com o rebatimento dos retalhos. **C** – Detalhe intraoperatório, após aproximação das bordas. **D** – Pós-operatório de 3 meses, vista frontal. **E** – Pós-operatório de 3 meses, vista oblíqua.

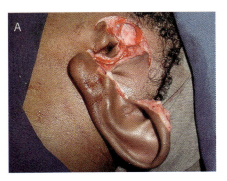
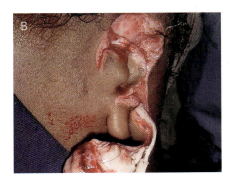
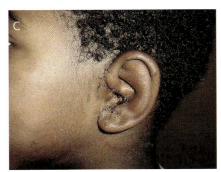

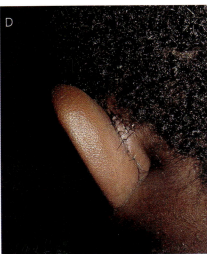

**Figura 44.5** A – Vítima de avulsão de orelha, retalho pediculado somente na região do lóbulo. **B** – Detalhe intraoperatório com rebatimento do retalho. **C** – Pós-operatório de 1 semana, vista de perfil. **D** – Pós-operatório de 1 semana, vista posterior.

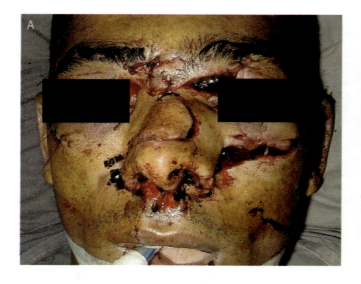
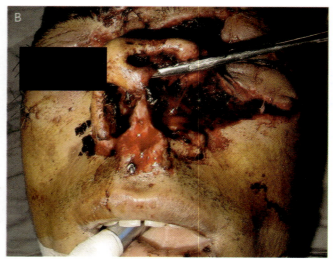
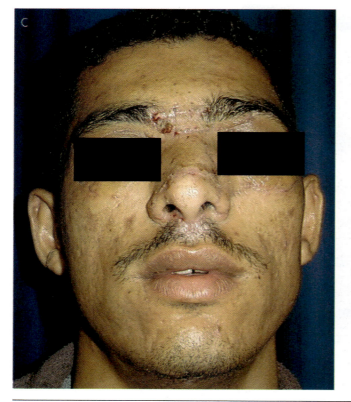
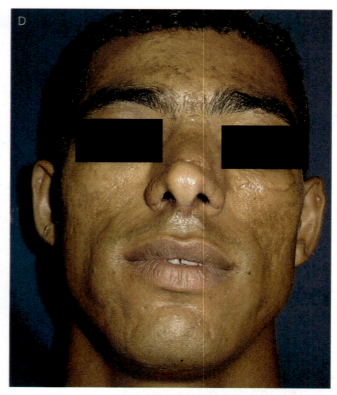

**Figura 44.6** **A** – Vítima de acidente automobilístico, ferimento de pálpebras superiores, pirâmide nasal e região malar. **B** – Detalhe do intraoperatório. **C** – Pós-operatório de 1 semana. **D** – Pós-operatório de 6 meses.

## Parótida e ducto de Stenon

A glândula parótida é mais superficial que os ramos do nervo facial e portanto está mais sujeita a lesões traumáticas, o comprometimento da glândula é suspeitado quando se observa vazamento de líquido claro associado a ferimentos da região malar posterior.

A glândula, quando lesada, não necessita ser suturada, no entanto é importante avaliar a patência do ducto da g.

parótida (ducto de Stenon), cujo trajeto tem como referência do tragus da orelha até a porção média do lábio superior.

A avaliação da patência do ducto de Stenon é feita através da cateterização do seu óstio na mucosa oral e, se identificada lesão deste, ele deve ser suturado.

Fístulas salivares em geral fecham espontaneamente de 3 a 4 semanas. Se a fístula persistir, o ducto deve ser revisado e suturado (Figura 44.7).

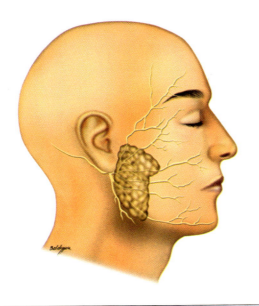

**Figura 44.7** Ramos do nervo facial e glândula parótida.

## Lábio

O reparo das lesões do lábio deve ser realizado sempre respeitando a linha anatômica do vermelhão, sendo a musculatura do lábio fechada inicialmente com fios absorvíveis e a aproximação dos pontos anatômicos (transição cutâneo mucosa e transição entre o vermelhão seco e úmido) feita criteriosamente.

O fechamento primário de lesões do lábio superior com até 1/4 de extensão e 1/3 do lábio inferior podem ser realizadas sem comprometimento funcional. (Figuras 44.8a-d)

## Mordeduras

As lesões de face decorrentes de mordedura de animais são comuns, especialmente em crianças. São lesões com padrão típico de laceração em forma crescente, acometendo principalmente a região malar. Estes ferimentos na região malar costumam retrair bastante e no exame físico e, à pri-

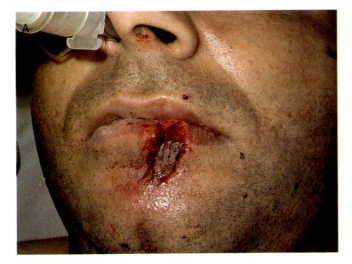

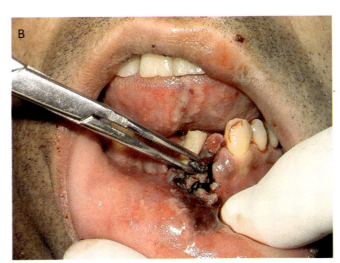

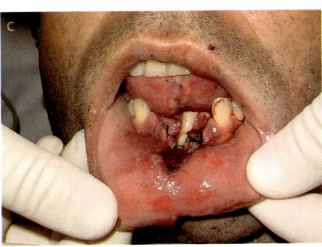

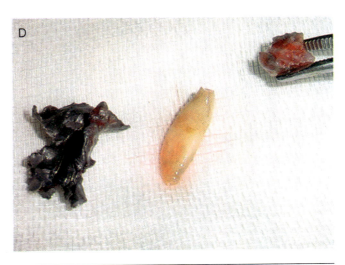

**Figura 44.8 A** – Vítima de FAF em mandíbula. **B** – Ferimento cortocontuso de lábio inferior transfixante associado à fratura cominutiva de mandíbula. **C** – Retirada de corpo estranho da ferida. **D** – Projétil, dente e fragmento de osso.

meira vista, dão a aparência de haver perda tecidual. As mordeduras costumam ser feridas contaminadas pelos micro-organismos da boca do animal e estão mais propensas a infecção que outras lesões traumáticas. As mordeduras humanas, embora não tão graves na aparência, costumam apresentar um grau ainda maior de contaminação.

Estas lesões devem, portanto, ser lavadas copiosamente com solução salina e as bordas regularizadas, se necessário. Após o período de 6 horas do trauma, a infecção é mais provável, mas seu fechamento deve ser tentado. A antibioticoterapia de amplo espectro é recomendada, devendo cobrir Gram negativos e anaeróbios (Figuras 44.9 a-e).

## Infecção, antibióticos e imunização

Infeção em ferimentos faciais é rara, pois esta área é ricamente vascularizada, e se torna mais frequente quando há inoculação de bactérias na ferida, como em mordeduras. Por isto, feridas altamente contaminadas são lavadas copiosamente e têm sua borda excisada antes do fechamento primário.

A infecção nos ferimentos faciais ocasiona piora na cicatrização e consequentemente no resultado funcional e estético. A irrigação venosa da face tem comunicação com o seio cavernoso e por isto infecções na face podem ser potencialmente perigosas. Assim, nestes casos recomenda-se repouso, compressa quente local, antibiótico sistêmico específico e se houver corpo estranho que possa estar contribuindo para a infecção este deve ser removido.

Apesar da vacinação antitetânica ser obrigatória no calendário vacinal, nem todos os tem completo e o reforço da vacina nem sempre é realizado; por isto, como em qualquer lesão cutânea, é importante realizar o reforço com a vacina ou a imunoglobulina, conforme o preconizado.

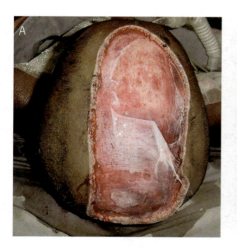
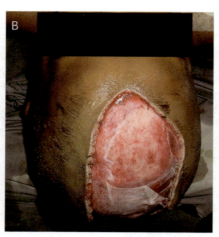
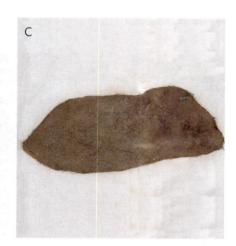
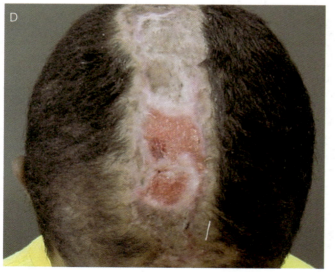
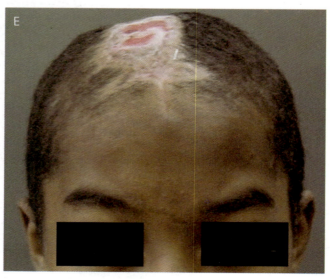

**Figura 44.9** **A** – Vítima de mordedura por cão com avulsão de couro cabeludo. **B** – Detalhe intraoperatório. **C** – Detalhe da peça avulsionada trazida pelo Resgate. Foi utilizada como enxerto de pele total para cobertura da ferida. **D** – Pós-operatório de 3 semanas, vista superior. **E** – Pós-operatório de 3 semanas, vista frontal.

# Referências bibliográficas

**1.** Friedhofer H. Ferimento de partes moles do nariz In: Barros JJ, Souza LCM. Trauma buco maxilo facial. São Paulo: Roca. P 1993, p 136-152

**2.** Goldenberg D, FriedhoferH, Bastos E. Conduta no trauma de partes moles e face. In: Pogetti R, Fontes B, Birolini D. Cirurgia do Trauma, São Paulo, Roca, 2006, p:183-189

**3.** Friedhofer H, Camargo CP: Reconstrução palpebral. Clin. Bras. Cirurgia ( São Paulo) Ano I, v.3, p 69-92,1995

**4.** Gemperli R. Ferimentos do pavilhão auricular In: Barros JJ, Souza LCM. Trauma buco maxilo facial. São Paulo: Roca. P 1993, p 153-160

**5.** Gemperli R., Ferreira MC. Ferimentos de nariz, orleha e lábios Clin.Bras. Cirurgia ( São Paulo) Ano I, v.3, p 93-106,1995

**6.** Manson P. Facial injuries. In: Mccarthy J.G. Plastic Surgery. Phidadelphia: W.B. Saunders, 1990, p-867-1141

Hugo Alberto Nakamoto ▪ João Carlos Nakamoto ▪ Walter Koiti Matsumoto ▪ Paulo Tuma Junior ▪ Marcus Castro Ferreira

# Ferimentos de Partes Moles de Membros Superiores e Inferiores

## 45.1 Membros Inferiores

## Introdução

A história da reconstrução de membros inferiores até o século XIX se resume basicamente ao tratamento de ferimentos de guerra que em geral culminavam em amputações. Os avanços subsequentes nos conhecimentos anatômicos e no tratamento de fraturas e feridas, aliados à introdução dos conceitos de antissepsia, assepsia e anestesia possibilitaram o surgimento dos procedimentos para salvamento de membros e reabilitação funcional.

Outro grande salto na evolução do tratamento de feridas dos membros inferiores ocorreu com o desenvolvimento da microcirurgia na segunda metade do século XX, que possibilitou o transplante de vários tipos de tecidos, inclusive de dedos e retalhos compostos, permitindo o tratamento de casos mais complexos[1].

## Princípios

Conceitos importantes:[2]

1. **Enxerto de pele:** retirada completa de uma porção de pele e transferência para outro lugar do corpo (leito receptor). Neste leito, esse tecido adquire um novo suprimento sanguíneo que assegura sua viabilidade.
2. **Retalho:** transferência de tecido(s) com a vascularização própria.

3. **Retalho livre:** transferência de tecido(s) com a vascularização própria, a distância, por meio da anastomose microcirúrgica do pedículo neurovascular do retalho ao pedículo do leito receptor.

O atendimento de pacientes com trauma de membros inferiores deve ser o mesmo que o de pacientes politraumatizados (exame primário – ABCDE do trauma). Após descartar lesões que representem risco de morte, o paciente deve ser submetido a um exame detalhado dos membros, por meio do qual se deve avaliar a localização e a extensão do ferimento, a presença de lesões vasculares, a perfusão do membro e a presença de lesões de nervo periférico. O paciente também deve ser examinado à procura de fraturas associadas e é necessário definir que elementos de partes moles (pele, subcutâneo e musculatura) foram perdidos e que estruturas foram expostas (ossos, vasos, nervos e tendões)[1].

A possibilidade de síndrome compartimental deve ser investigada, condição que requer fasciotomias, que devem ser realizadas assim que detectada a condição de aumento da pressão do compartimento.

Nos casos em que há fraturas associadas, o paciente deve ser submetido à avaliação ortopédica. Segundo Gustillo, as fraturas expostas podem ser classificadas de acordo com a magnitude das lesões de partes moles associadas, seu grau de contaminação e a energia do trauma:[3,4]

- **Tipo 1:** fratura exposta com laceração limpa de partes moles com menos de 1 cm de comprimento e trauma de baixa energia.
- **Tipo 2:** fratura exposta com laceração superior a 1 cm, com pouco ou nenhum tecido desvitalizado e com pequena quantidade de corpos estranhos.
- **Tipo 3:** fratura exposta associada a trauma de alta energia, laceração com extensão moderada a maciça, com grande quantidade de tecido desvitalizado e de corpos estranhos ou com amputação traumática. Esta classe pode ser dividida em 3 grupos:
  - **3a:** ferimentos em que ainda é possível cobrir o osso fraturado com tecidos locais, sem a necessidade de retalhos regionais.
  - **3b:** ferimentos com perda de partes moles em que são necessários retalhos para a cobertura do foco de fratura.
  - **3c:** ferimentos com lesão vascular que demanda reparo para salvamento do membro, independentemente do grau de lesão de partes moles.

As taxas de infecção nos diferentes grupos acima variam de 1% no tipo 1 a 25% no grupo 3[3].

O conhecimento do mecanismo de trauma, o exame minucioso do membro e de seu ferimento e uma análise do paciente como um todo permitem o planejamento do tratamento dentro do contexto de comorbidades, condições socioeconômicas e potencial de reabilitação. Todo paciente com trauma complexo de membros inferiores beneficia-se de acompanhamento multidisciplinar[1,3].

## Tratamento cirúrgico

Inicialmente, o ferimento deve ser irrigado copiosamente com solução fisiológica e todos os detritos devem ser retirados para evitar maior contaminação da área a ser reconstruída. O tratamento cirúrgico inicia-se com o desbridamento de todos os tecidos desvitalizados. As técnicas atuais de reconstrução permitem que o desbridamento seja feito de maneira adequada, ainda que resulte em áreas cruentas extensas ou em exposição de estruturas nobres, condições de difícil tratamento até o desenvolvimento da microcirurgia.

As estruturas ditas nobres (vasos sanguíneos, tendões sem paratendão, nervos e ossos sem periósteo) são aquelas que não sobrevivem sem a cobertura de partes moles adequada e, portanto, devem ser reparadas com retalhos e não apenas com enxertos de pele.

O principal objetivo da reconstrução de membros inferiores é restabelecer ou manter a função do membro. Não se pode esquecer que a função depende da estabilização das fraturas e de um envoltório de partes moles adequado. Além disso, no membro inferior, também é de grande importância a presença de sensibilidade plantar.

Todos os fatores enumerados na avaliação da lesão (local e extensão do ferimento, estruturas expostas, presença de fratura associada, possibilidade de infecção local) e as condições clínicas e socioeconômicas do paciente determinarão o tipo de reconstrução a ser realizada.[1,3]

Idealmente, um ferimento traumático deve ser fechado em até 5 a 6 dias (fase aguda). Quando o ferimento entra na fase subaguda (1 a 6 semanas), ocorre maior colonização por bactérias, elevação da propensão a infecção e probabilidade aumentada de falha nas reconstruções com retalhos ou enxertos, embora bons resultados possam ser alcançados em coberturas realizadas até 15 dias.[1] Caso o paciente não possa ser submetido à cobertura do ferimento na fase aguda, poderá receber um curativo a vácuo que auxilia a preparação do leito da ferida para uma reconstrução posterior. O curativo a vácuo aumenta o fluxo sanguíneo em direção à ferida, aumenta o índice mitótico celular, remove o excesso de secreções, aumenta o tecido de granulação, mas não substitui um desbridamento cirúrgico adequado e não elimina as vantagens do fechamento precoce da ferida.[5,6]

A escolha do procedimento para a reconstrução não deve se basear apenas no grau de dificuldade da cirurgia e sim na escolha do procedimento com maior chance de sucesso, pois uma falha eventual pode levar a perdas adicionais de tecidos, déficits funcionais, osteomielite crônica ou amputações secundárias. Assim, em ferimentos menores e menos complexos podem ser utilizados fechamento primário, enxertos de pele ou retalhos locais. Por outro lado, em ferimentos extensos, complexos, com maior propensão a infecções e que necessitem de preenchimento de espaço morto, a transferência de retalhos livres pode ser a melhor opção de reconstrução[2].

## Salvamento de membro, amputação e reimplante

Em traumas graves do membro inferior, com lesão de feixes nervosos e vasculares importantes e associação com fraturas complexas, a decisão entre amputar o membro e a tentativa de salvá-lo nem sempre é clara. Apesar da existência de escores de pontuação (ex: MESS) para identificar que pacientes seriam mais bem tratados por uma amputação primária, essa decisão varia de paciente para paciente e nem sempre é fácil de ser tomada. A amputação depende de diversos fatores, além do grau e extensão da lesão: traumas associados, idade, condições clínicas, situação socioeconômica, entre outros. Deve ser lembrado que, após um procedimento de salvamento de membro, o processo de reabilitação funcional pode ser longo e salvamentos heroicos podem levar a dor crônica, úlceras recorrentes, osteomielite e amputação secundária, o que pode ser encarado por médico e paciente com grande frustração ao final do tratamento.[1,7]

Após uma amputação e seguimento pós-operatório adequado, o tempo de reabilitação pode ser mais curto, com menor afastamento do trabalho e das atividades cotidianas e, associada a uma prótese de boa qualidade, o membro pode readquirir boa função.

Após amputações traumáticas, o reimplante de membro inferior é um procedimento raramente realizado. Isso ocorre pelo bom resultado funcional proporcionado pelas próteses atuais, associado à grande chance de resultado funcional pobre proporcionado pelo reimplante. Apesar de as técnicas microcirúrgicas possibilitarem a anastomose dos feixes nervosos sensitivos e motores do membro inferior, por causa da distância do membro em relação ao sistema nervoso central, um membro inferior reimplantado dificilmente retoma a sensibilidade e motricidade necessárias a um mínimo de função para o membro. Além disso, as amputações traumáticas geralmente estão associadas a traumas de grande energia e esses pacientes podem apresentar outras lesões que representam risco para sua vida e que devem ser priorizadas na sequência de tratamento em relação a um reimplante. Isso pode inviabilizar um reimplante por esgotar o tempo máximo de sobrevida de um membro não revascularizado[1,3].

É importante lembrar que segmentos de pele desenluvados que não podem ser ressuturados podem ser utilizados como enxertos de pele (ver **Ferimentos Descolantes** adiante) e que porções amputadas no membro podem ser utilizadas como enxertos ou como retalhos livres (retalho tipo filé).

## Ferimentos descolantes

Ferimentos descolantes são aqueles nos quais há descolamento entre uma porção de pele e subcutâneo do plano muscular. São resultantes de forças de compressão e cisalhamento e geralmente ocorrem nas extremidades de pacientes envolvidos em atropelamentos e outros acidentes automobilísticos. Essa porção de pele e subcutâneo pode apresentar lesão tanto de macro como de microcirculação em decorrência do esmagamento e, muitas vezes, não apresenta perfusão sanguínea ou viabilidade (Figura 45.1).

Desde a primeira metade do século XX, alguns autores relatam que a simples sutura de ferimentos descolantes com a perfusão comprometida ao leito de origem leva à necrose dos tecidos envolvidos, que passa a atuar como uma possível fonte de infecção para o paciente, demandando cirurgias adicionais para desbridamento e reconstrução dos membros, aumentando a morbidade e prolongando o tempo de internação. O tratamento correto é a ressecção das porções de pele e subcutâneo com viabilidade comprometida e emagrecimento destas até torná-las enxertos de pele. Após limpeza e desbridamento adequados do membro, caso o paciente esteja estável hemodinamicamente e lesões mais graves tenham sido descartadas, os enxertos de pele podem ser utilizados para cobrir as áreas cruentas dos membros (Figura 45.2). Em caso de instabilidade hemodinâmica, os enxertos de pele podem ser armazenados em um banco de tecidos e utilizados quando o paciente apresentar melhora da condição clínica.

Deste modo, a porção de pele que seria perdida é reaproveitada, a extensão de lesão cruenta dos membros que necessitaria de cobertura é reduzida e o paciente pode ser submetido a um número menor de procedimentos cirúrgicos, permanecendo internado por um período mais curto, com menor morbidade. Nesses casos, também pode ser utilizado o curativo a vácuo antes e após a enxertia de pele.[1,5,8]

## Enxertos de pele

Podem ser utilizados em ferimentos que envolvam apenas pele e subcutâneo e nos quais não haja exposição de vasos sanguíneos, tendões, nervos, ossos e materiais de fixação óssea internos. São um método de reconstrução mais simples que os retalhos, mas estão associados à maior retração cicatricial e são inferiores do ponto de vista estético[1].

## Retalhos fasciocutâneos

São retalhos compostos por fáscia, subcutâneo e pele. Podem ser utilizados em defeitos que não requerem o efeito de preenchimento proporcionado pelos retalhos musculares. Também são utilizados sob a forma reversa (quando o fluxo sanguíneo na artéria e veia do retalho corre em direção oposta à usual). São exemplos de retalhos fasciocutâneos e suas áreas de cobertura:[1,2]

- **Retalho inguinal:** porção anterior proximal da coxa e períneo.
- **Retalho medial da coxa:** coxa e períneo.
- **Retalho lateral da coxa:** coxa e defeitos sobre o trocânter maior e o ísquio.
- **Retalho sural:** joelho, fossa poplítea, terço superior da perna (retalho convencional), terços médio e inferior da perna (retalho reverso).
- **Retalho safeno:** joelho (retalho convencional), terço superior da perna (retalho reverso).
- **Retalho gluteofemoral:** coxa, ísquio, trocânter, sacro.

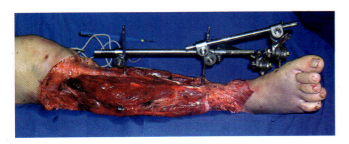

**Figura 45.1** Paciente vítima de atropelamento. Perna com fixador externo para fratura e com ferimento descolante das porções anterior, lateral e medial.

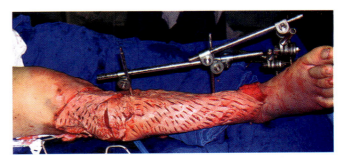

**Figura 45.2** Perna com enxerto de pele obtido a partir do emagrecimento do segmento cutâneo descolado.

## Retalhos musculocutâneos

São compostos por músculo e pele, mas também podem ser utilizados como retalhos musculares e receber um enxerto de pele no mesmo tempo cirúrgico. São utilizados em defeitos que necessitem de preenchimento e apresentem suprimento sanguíneo robusto, o que é importante em reconstruções de áreas com maior chance de infecção e para a proteção de fraturas e materiais de síntese. Seguem exemplos de retalhos musculares e suas áreas de cobertura:[1,2]

1. **Glúteo máximo:** terço superior da coxa, trocânter, sacro, nádegas.
2. **Tensor da fáscia lata:** coxa, trocânter, ísquio, sacro, períneo.
3. **Reto femoral:** região anterior da coxa, períneo.
4. **Bíceps femoral:** região posterior da coxa, ísquio.
5. **Gracilis:** coxa, períneo.
6. **Sóleo:** terço médio da perna.
7. **Gastrocnêmio:** porção inferior da coxa, joelho, terço superior da perna.

## Retalhos livres

Em traumas de alta energia com grandes defeitos ósseos e de partes moles, em lesões extensas dos 2/3 proximais da perna e em grande parte das lesões do terço distal da perna e do pé, não é possível a reconstrução com retalhos locais e são indicados os retalhos livres. Neste tipo de cirurgia, tecidos (pele, subcutâneo, fáscia, músculo e osso, isoladamente ou associados) podem ser levados ao leito da ferida por meio da anastomose microcirúrgica do pedículo vascular (ou pedículo vascular e nervoso) do retalho ao pedículo do leito receptor. É um método de reconstrução mais complexo do que os já apresentados, com necessidade de infraestrutura adequada e pessoal especializado, mas é considerado um marco na reconstrução de membros inferiores e é inclusive o método *gold-standard* em muitos casos (Figura 45.3, Figura 45.4, Figura 45.5 e Figura 45.6).

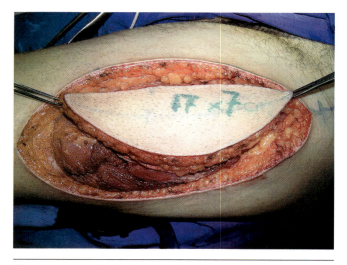

**Figura 45.4** Retalho fasciocutâneo lateral da coxa.

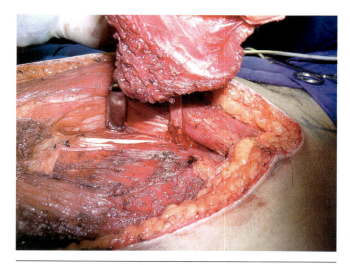

**Figura 45.5** Pedículo vascular do retalho.

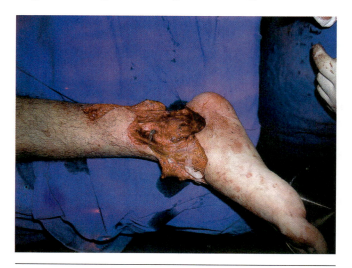

**Figura 45.3** Área exposta em tornozelo.

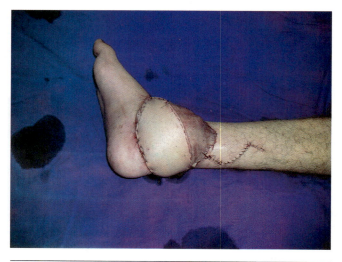

**Figura 45.6** Pós-operatório imediato.

O tipo de tecido perdido no trauma, o volume e a área do defeito determinam o tipo de retalho a ser utilizado. Geralmente retalhos compostos, que fornecem mais de uma função, são escolhidos (retalho musculocutâneo, osteofasciocutâneo, musculocutâneo inervado, etc). Deste modo, pode-se até utilizar um retalho ósseo microcirúrgico para grandes defeitos ósseos, situações nas quais um simples enxerto ósseo é insuficiente. Podemos citar como exemplos de retalhos livres utilizados para os membros inferiores: grande dorsal, reto abdominal, serrátil anterior e gracilis (retalhos musculares ou musculocutâneos); escapular, anterolateral da coxa e radial do antebraço (retalhos fasciocutâneos); fíbula (retalho osteocutâneo)[1,2].

# 45.2 Mão e antebraço

## Introdução

O conhecimento anatômico e de fisiologia são essenciais para o bom exercício da Cirurgia da Mão. Além disso, são necessários conceitos e treinamentos específicos em técnicas oriundas de suas especialidades-mãe, ou seja, da Cirurgia Plástica e Ortopedia. Da primeira o cirurgião de mão deve herdar o cuidado adequado com os tecidos e o emprego de técnicas para reparação da cobertura cutânea, enquanto da segunda ele aplica conhecimentos da traumatologia e biomecânica.

O profissional envolvido com o trauma das mãos deve estar preparado para atuar na reparação de tecidos tão diversos quanto ossos, tendões, nervos, vasos e tegumento cutâneo; sabendo ainda a maneira como estas estruturas atuam em conjunto e harmonia para proporcionar um perfeito funcionamento das mãos, órgão de vital importância para a interação do indivíduo com o meio ambiente que o cerca.

Foge do intuito deste capítulo descrever o tratamento adequado das fraturas, lesões de nervos periféricos e de tendões, no entanto é importante ressaltar novamente que muitas vezes o trauma de mão, em virtude da proximidade e concentração de estruturas na região, apresenta caráter complexo, devendo sempre que possível ser reparado em um tempo cirúrgico e o mais precocemente possível.

## Anatomia

### Pele, subcutâneo e fáscia

A pele do dorso da mão é fina e móvel e a maior parte da drenagem venosa e linfática ocorre dorsalmente; estas características tornam esta região da mão mais susceptível a avulsões de pele e edemas pronunciados.[9,11,13,16,17]

A pele palmar (ou volar), por sua vez, é espessa e firmemente aderida à fáscia palmar por fibras verticais existentes entre esta e a derme. A estabilidade da pele palmar é essencial para as funções da mão.[9,11,13,16,17]

A fáscia palmar deriva do tendão do músculo palmar longo e situa-se sobre os tendões flexores da região palmar. Proximalmente confunde-se com fibras do ligamento carpal transverso e, distalmente, divide-se nas raízes dos dedos, em quatro expansões que se inserem nas bases das falanges proximais.[13]

## Vascularização

A mão é irrigada basicamente pelas artérias radial e ulnar. Na maior parte das vezes, os dois sistemas se intercomunicam, garantindo perfusão mesmo com a perda de um dos vasos. O teste de Allen avalia a patência das artérias ulnar e radial no nível do punho e a existência de comunicação entre os dois sistemas. O teste é realizado através da compressão das artérias ulnar e radial, solicitando-se ao paciente que abra e feche a mão até notar-se o esvaziamento do leito vascular através da palidez cutânea. O examinador então libera uma das artérias e observa se a perfusão retorna para toda a mão. O teste é então repetido para avaliar a outra artéria.[9,13,16,17]

## Diagnóstico e tratamento das lesões cutâneas

O atendimento inicial ao traumatismo da mão reveste-se de grande importância, determinando o resultado final da reparação.[9,11,13,16]

A anamnese deve ser detalhada, com informações a respeito do mecanismo de lesão, natureza do agente agressor, tempo decorrido da lesão, antecedentes pessoais e hábitos.

O exame físico obedece a uma sequência ordenada, tendo em mente as diferentes estruturas da mão e a propedêutica pertinente para cada uma delas.[11,13]

O tratamento das lesões tem como objetivo final a recuperação funcional da mão, havendo necessidade de cobertura cutânea de boa qualidade, sensibilidade, estabilidade osteoarticular, integridade tendinosa, comprimento ósseo adequado e boa vascularização.

Deve-se realizar profilaxia antitetânica quando da perda da integridade cutânea. O uso de antibióticos sistêmicos é recomendável em lesões com solução de continuidade; não substituindo em absoluto a necessidade de desbridamento e irrigação adequados.[11,13]

## Lesões da mão

As lesões superficiais sem exposição de estruturas nobres (vasos, nervos, tendões e ossos) com perda cutânea de até 0,5 cm são reparadas por sutura simples ou cicatrizam por segunda intenção. Contudo, as lesões maiores devem ser reparadas adequadamente a fim de evitar retrações cicatriciais, com prejuízo funcional da mão.[11,13]

Os enxertos de pele somente podem ser utilizados nas perdas cutâneas onde há leito receptor adequado, com boa vascularização e sem infecção, e estão contraindicados quando da exposição de estruturas nobres. Os retalhos de vizinhança, a distância, e os retalhos microcirúrgicos são opções possíveis de acordo com as circunstâncias.

A imobilização da mão na confecção do curativo deve respeitar sua posição funcional, evitando ao máximo a rigidez articular decorrente de posições inadequadas. O punho deve ser imobilizado em posição neutra ou em leve extensão, a articulação metacarpofalangiana deve estar fletida e as interfalangianas em extensão. O polegar deve estar em oposição.

## Lesões de polpa digital

Os objetivos básicos buscados na reconstrução da cobertura cutânea dos dedos são:

- comprimento adequado;
- manutenção da mobilidade e da força;
- sensibilidade adequada;
- ausência de dor.

Cada um desses objetivos merecerá atenção do cirurgião, que procurará o método mais adequado às necessidades individuais do paciente, levando em conta sua idade, dominância da mão, sexo, ocupação profissional, e até mesmo suas ocupações de lazer.

Os procedimentos cirúrgicos visam preservar o máximo de esqueleto. Nos casos indicados, o coto ósseo deverá ser regularizado com parcimônia e os nervos colaterais tratados adequadamente, evitando-se a formação de neuromas.

Ao se programar a reparação de revestimento cutâneo deve-se procurar obter um coto regular, com sensibilidade preservada e indolor. Para a obtenção desses objetivos, as opções de tratamento incluem enxertia de pele, retalhos locais, retalhos a distância pediculados e retalhos a distância microcirúrgicos, cada qual com suas vantagens e desvantagens. Outros fatores também devem ser levados em consideração no momento da escolha da técnica a ser empregada, tais como desejos e expectativas do paciente, a morbidade da área doadora e a presença de lesões associadas.

A polpa digital tem como função a preensão e a sensibilidade discriminativa e corresponde à área do corpo onde existe a maior concentração de corpúsculos sensitivos. As lesões de ponta de dedo são das mais comuns e das mais incapacitantes. Deve-se evitar a cicatrização

por segunda intenção, pois sua evolução poderá resultar numa cicatriz dolorosa e unha em gancho, cujo tratamento secundário é difícil e frequentemente desapontador.

Lesões de até 0,5 cm de diâmetro podem ser tratadas por enxertia de pele total; no entanto, muitas vezes o uso de um retalho apropriado torna-se a solução mais rápida e elegante (Figura 45.7, 45.8, 45.9 e Figura 45.10)[16].

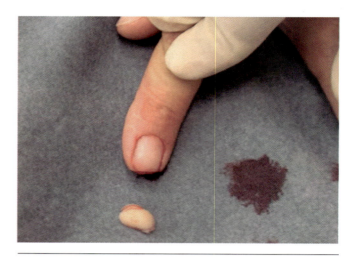

**Figura 45.7** Lesão de ponta digital.

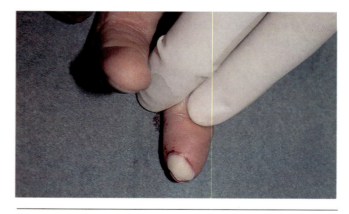

**Figura 45.8** Enxerto de pele total.

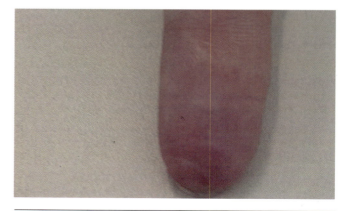

**Figura 45.9** Pós-operatório tardio.

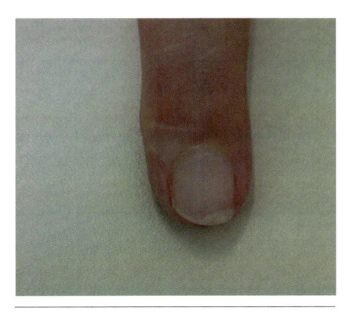

**Figura 45.10** Pós-operatório tardio.

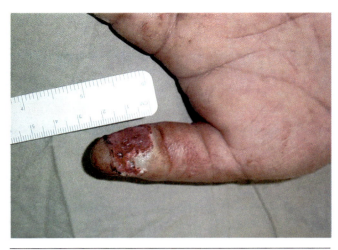

**Figura 45.11** Lesão de polpa de polegar.

## Opções para cobertura de polpa digital

- Retalho triangular anterior (Atasoy- Kleinert)

  É indicado para defeitos transversais, de tamanho limitado. Consiste num retalho de avanço tipo V-Y da face volar do dedo. A pele é demarcada e incisada, e o retalho é elevado através da liberação das bandas fibrosas do osso, com cuidado para não lesar o pedículo neurovascular lateralmente. O fechamento do V-Y pode ser difícil, e por isso a porção proximal deve ser deixada sem pontos.

- Retalhos triangulares laterais (Kutler)

  Consiste na utilização de dois retalhos laterais de avanço tipo V-Y. Também é indicado para defeitos transversais e de tamanho limitado em todos os dedos, exceto no polegar que, por causa de sua conformação mais achatada, não permite boa conformação dos retalhos. Os retalhos são incisados apenas na pele e os septos fibrosos são liberados através de dissecção cuidadosa a fim de não lesar sua vascularização. Os retalhos são avançados sobre o coto amputado, no qual são suturados um ao outro na linha média.

- Retalho palmar anterior de avanço (Moberg)

  Toda a pele palmar é elevada do osso, incluindo os dois pedículos neurovasculares, até a origem dos ramos dorsais através de incisões longitudinais mediolaterais. O retalho é suturado desde o leito ungueal distal com o dedo flexionado. Após 2 ou 3 semanas é fundamental a terapia ocupacional para se evitar a formação de contratura em flexão. Esta possibilidade o torna de indicação duvidosa em pacientes idosos ou em defeitos muito extensos, que requeiram flexão excessiva do dedo (Figura 45.11, Figura 45.12, Figura 45.13 e Figura 45.14).

- Retalho neurovascular em ilha heterodigital (Littler)

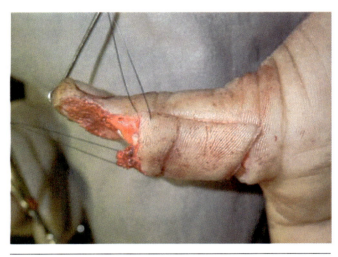

**Figura 45.12** Retalho levantado.

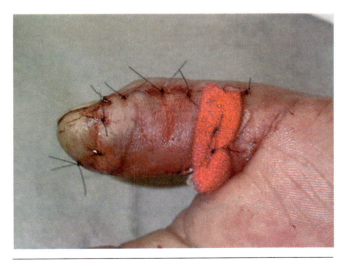

**Figura 45.13** Pós-operatório imediato.

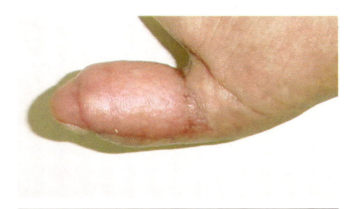

**Figura 45.14** Pós-operatório tardio.

É um retalho que consiste na metade de uma polpa digital, com sensibilidade preservada, com o objetivo de restauração da sensibilidade do polegar. O aspecto radial do dedo anular pode ser a área doadora. A inervação de ambos os dedos (anular e polegar) deriva do nervo mediano. O desenho do retalho engloba as faces palmar e dorsolateral da hemipolpa. O pedículo é liberado através de uma incisão volar em zigue-zague, que avança o máximo possível na palma. A dissecção é feita com ajuda de lupa, de distal para proximal. Na região da comissura, o ramo da artéria digital comum para o lado radial do dedo mínimo é ligado, assim como o ramo do nervo digital comum para o lado radial do dedo mínimo. O retalho então é transferido para a cobertura do defeito no polegar, através de um túnel feito e suturado sem tensão.

- Retalhos tipo *Cross finger*

Retalhos tipo *cross finger* são ideais para amputações volares com exposição da falange distal e tecido local insuficiente para cobertura. O retalho pode ser baseado proximal ou distalmente, mas, na maioria dos casos, é lateralmente. Na maioria das vezes, é elevado a partir da região dorsal da falange média, no nível do peritendão extensor, que é preservado. É então aberto como folha de livro e o dedo lesado é fletido para posicionar o retalho sobre o defeito. O retalho é suturado nos três lados e a área doadora coberta com um enxerto de pele total. O pedículo é seccionado de 14 a 21 dias após o procedimento inicial. Movimentação passiva e ativa deve ser iniciada imediatamente após a fim de minimizar a rigidez articular residual. Por causa do tempo de imobilização, pacientes idosos também não são bons candidatos para este tipo de procedimento.

## Lesões do antebraço

O antebraço estende-se do cotovelo ao punho e apresenta 2 ossos: o rádio e a ulna, unidos por uma membrana interóssea. Os músculos do antebraço atuam sobre as articulações do cotovelo, do punho e dos dedos. Esses músculos podem ser divididos nos grupos pronador-flexor e supinador-extensor. Os nervos mediano, ulnar e radial são responsáveis pela inervação motora do antebraço. As artérias radial e ulnar, ramos da artéria braquial, são responsáveis pela irrigação do antebraço[14].

Defeitos pequenos ou que não exponham estruturas nobres podem ser tratados com fechamento primário ou enxerto de pele. Caso haja exposição de estruturas nobres o tratamento ideal se faz com os retalhos. Merecem destaque para o tratamento de traumas de antebraço os seguintes:[2]

- Retalho lateral do braço (com base na artéria radial colateral): para feridas do cotovelo.
- Retalho medial do braço (com base em ramos da artéria ulnar colateral): para feridas da fossa antecubital.
- Retalho interósseo posterior (com base na artéria interóssea posterior): para feridas do cotovelo, antebraço, punho, face dorsal da mão e polegar.
- Retalho radial do antebraço (baseado na artéria radial): para feridas do cotovelo, antebraço, punho, face dorsal da mão e polegar.

Quando não há alternativas loco-regionais para a reconstrução do antebraço, apor causa da extensão da ferida, ou quando interessa uma modalidade mais avançada de reconstrução (retalhos compostos, retalhos com inervação sensitiva ou motora e retalhos ósseos) podem ser utilizados os retalhos livres, como os de grande dorsal, anterolateral da coxa e fibular, entre outros.

## Reimplantes

Um reimplante pode ser definido como procedimento cirúrgico reconstrutivo que se segue a uma amputação completa de um segmento corpóreo (Figura 45.15)[9,11].

Quando a extremidade perdeu seu aporte sanguíneo, mas permanece ligado ao corpo por alguma outra estrutura como pele, tendões ou nervos, caracterizando uma amputação incompleta ou subtotal, a cirurgia reconstrutiva é denominada revascularização.[10,12,18,19]

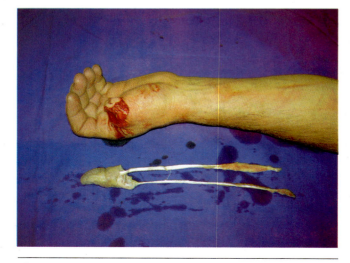

**Figura 45.15** Amputação traumática de polegar.

Todos os pacientes vítimas de amputação são potenciais candidatos ao reimplante, devendo ser encaminhados para um centro de referência a fim de serem avaliados.

A parte amputada deve ser submetida à hipotermia assim que possível, devendo ser envolta por compressas embebidas em soro fisiológico que, por sua vez, deverão ser cobertas por um saco plástico imerso em soro fisiológico gelado.

O paciente que chega ao centro de referência deve ser avaliado à procura de lesões associadas seguindo os protocolos de atendimento inicial ao politraumatizado.

Apenas após estes procedimentos, e afastadas lesões outras que coloquem em risco a vida do paciente, é que o reimplante deve ser iniciado.

O objetivo primário do reimplante é a viabilidade da extremidade, no entanto o cirurgião deve ter plena consciência de que uma extremidade sem função pode ser mais prejudicial ao paciente do que sua ausência[10,18,19].

As amputações de polegar, de múltiplos dedos, bilaterais, de mão, punho ou antebraço e em crianças devem sempre que possível ser abordadas.

A idade é fator importante para a indicação do procedimento, visto que quanto mais jovem melhor a recuperação funcional. Pacientes idosos evoluem com rigidez articular e regeneração nervosa limitada, com recuperação funcional pobre.

A ocupação do paciente e sua motivação para o procedimento também devem ser levados em conta.

O tempo de isquemia ao qual a parte amputada foi submetida é fundamental para a avaliação das chances de sucesso do procedimento e posterior recuperação funcional. Quanto maior o tempo de isquemia, maior a chance de necrose e consequente déficit funcional posterior. Da mesma maneira, o tempo de isquemia prolongado leva ao fenômeno de não reperfusão, evento relacionado a distúrbios na microcirculação e que podem levar a trombose vascular e lesão celular com perda da parte reimplantada.

Quanto mais proximal a amputação, maior a quantidade de tecido muscular presente e menor o tempo de isquemia a que pode ser submetida a parte amputada. Para amputações proximais, o tempo de isquemia aceitável é de até 6 horas, enquanto para amputações distais este tempo pode ser de até 8 a 12 horas.[18,19]

Da mesma maneira o mecanismo de lesão também é importante fator preditivo do sucesso ou da falha do procedimento. Lesões por avulsão ou esmagamento obviamente apresentam taxas de sucesso e de recuperação funcional inferiores às de lesões do tipo "guilhotina".

A cirurgia deve ser realizada com anestesia geral. Todas as estruturas a serem reconstituídas devem ser identificadas e dissecadas nos cotos proximal e distal. Em seguida, todo o tecido não viável é removido. A ordem de reconstrução das estruturas é a que se segue:[10]

- fixação óssea;
- tendões flexores;

- bainha tendinosa (quando existente);
- anastomoses arteriais;
- suturas de nervos;
- tendões extensores;
- anastomoses venosas;
- síntese de pele.

O cuidado pós-operatório e a terapia ocupacional são essenciais para o sucesso do procedimento. Nenhuma medicação é utilizada de rotina. A observação clínica é o método mais seguro e confiável para a indicação de reintervenção quando necessário (Figura 45.16 e Figura 45.17).

Caso sejam detectados problemas de estase venosa ou diminuição do fluxo arterial, o curativo e as suturas de pele devem ser verificados para excluir causas externas de compressão. Se após a abertura do curativo e retirada dos pontos não houver melhora, deve-se indicar a reintervenção cirúrgica.[18,19]

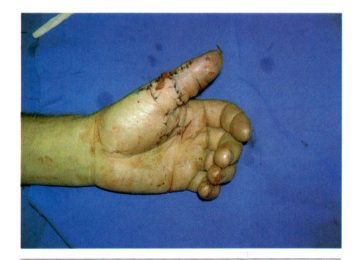

**Figura 45.16** Pós-operatório imediato de reimplante de polegar.

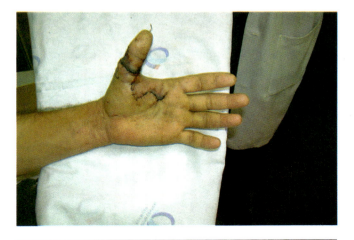

**Figura 45.17** Pós-operatório tardio de reimplante de polegar.

# Referências bibliográficas

1. Mackenzie DJ. Reconstructive Surgery: Lower Extremity Coverage. In: MATHES, SJ. Plastic Surgery. Trunk and Lower Extremity. Elsevier; 2006; 6:1355-81.

2. Mathes SJ, Nahai F. Reconstructive Surgery: principles, anatomy and technique. Churchill Livingstone; 1997.

3. Harvey EJ. Reconstructive Surgery: Skeletal Reconstruction. In: MATHES SJ. Plastic Surgery. Trunk and Lower Extremity. Elsevier; 2006. 6:1383-401.

4. Gustilo R, Anderson J. Prevention of infection in the treatment of one thousand and twenty-five open fractures of long bones – retrospective and prospective analysis. The Journal of Bone and Joint Surgery. American 1976; (58):453-8.

5. Wada A, Ferreira MC, Tuma Júnior P, Arrunátegui G. Experience with local negative pressure (vaccum method) in the treatment of complex wounds. São Paulo Medical Journal. 2006 May;124(3):150-3.

6. Morykwas MJ, Simpson J, Punger K, Argenta A, Kremers L, Argenta J. Vacuum-assisted closure: state of basic research and physiologic foundation. Plastic and Reconstructive Surgery. 2006 June; 117(7 Suppl):121S-126S. Review.

7. Johansen K, Daines M, Howey T. Objective criteria accurately predict amputation following lower extremity trauma. The Journal of Trauma. 1990; 30(5):568-72, discussion 572-73.

8. Mandel MA. The management of lower extremity degloving injuries. Annals of Plastic Surgery. 1981;6(1):1-5.

9. Chase RA. Examination of the Hand and Relevant Anatomy. In: MCCarthy, JG. Plastic Surgery. Volume 7, The Hand - Part 1. W.B. Saunders; 1990;4247-85.

10. Ferreira MC, Tuma Junior P, Bonamichi GT, Goldenberg DC. Cirurgia de Los Nervios Perifericos. In: Castineda, LDR. Las Manos. 1.ed. Livraria Santos Editora; 1997. p. 155-163.

11. Gemperli R, Bonamichi GT, Tuma Junior P, Rocha DL. Ferimentos Especiais: Pálpebra, Lábios e Mão. In: Birolini D, Utiyama E, Steinman E. Cirurgia de Emergência. Livraria Atheneu Editora; 1993. p. 216-233.

12. Kleinert HE, Freund RK, Larsen CF, Stockmans F. Hand Injuries. In: Feliciano DV, Moore EE, Mattox KL. Trauma. 3ª ed. Appleton&Lange; 1996. p. 769-90

13. Moore KL. O Membro Superior. In: Moore, KL. Anatomia orientada para a Clínica. 3ª Ed. Guanabara-Koogan; 1994. p. 454-577.

14. Germann G, Sherman R, Levin LS. Decision Making in Reconstructive Surgery- Upper Extremity. Springer-Verlag; 2000.

15. Tuma JR P, Salles AG, Arrunátegui G, Ferreira MC. Minimizing donor-site morbidity from thoracic flaps for coverage of the upper limbs in women. Plastic and Reconstructive surgery. 2002;109(7):2605-06.

16. Ingary JV, Pederson WC. Update on Tendon Repair. Clinics in Plastic Surgery 1997;24(1):161-73.

17. Rockwell WB, Butler PN, Byrne BA. Extensor Tendon: Anatomy, Injury, and Reconstruction. Plastic and Reconstructive Surgery 2000; 106(7):1592-1603.

18. Feller AM, Graf P, Biemer E. Replantation Surgery. World j Surg 1991;15:477-85.

19. Gallico III GG. Replantation and Revascularization of the Upper Extremity. In: McCarthy JG. Plastic Surgery. Volume 7, The Hand-Part 1. W.B. Saunders; 1990. p. 4355-83.

# Trauma Vascular

Ricardo Aun ▪ Boulanger Mioto Netto

## Introdução e aspectos epidemiológicos

A natureza e o impacto dos traumatismos vasculares sobre uma sociedade variam conforme suas características de comportamento e seus hábitos. As lesões vasculares comuns a determinado grupo podem apresentar incidência e evolução diferente em outro.

Os ferimentos arteriais acompanham a medicina desde seus primórdios, de tal forma que as amputações e as cauterizações eram intervenções muito utilizadas, principalmente, em ferimentos causados pelos conflitos militares. As ligaduras arteriais foram propostas por Ambroise Paré como forma de obter hemostasia em 1497.

A primeira reconstrução arterial documentada foi realizada por Hallowell em 1762, que tratou um pequeno ferimento da artéria braquial decorrente da realização de uma sangria, procedimento comum desde a idade média até o início do século XX. No entanto, este sucesso foi isolado. As bases das reconstruções arteriais só foram estabelecidas por Carrel nas primeiras décadas do século passado e sua aplicabilidade clínica veio com a necessidade por ocasião do grande número de feridos na Segunda Guerra Mundial e na guerra da Coreia.

Os conceitos adquiridos no tratamento dos traumatismos vasculares sempre serviram como fonte para a incorporação de técnicas ao arsenal cirúrgico da especialidade.

Outros fatores como a inclusão de métodos diagnósticos não invasivos, a padronização do atendimento aos pacientes politraumatizados e a incorporação de novas técnicas terapêuticas, incluindo os métodos de tratamento endovascular, relacionaram-se à evolução do diagnóstico e do tratamento dos traumatismos vasculares.

Os ferimentos vasculares são classificados de acordo com as suas características, conforme os itens apresentados na Tabela 46.1.

As características demográficas e a natureza dos ferimentos têm sofrido mudanças, ao longo do tempo, conforme as próprias características de comportamento da sociedade.

**Tabela 46.1** Características estudadas para a análise e a estratificação dos ferimentos vasculares.

| Categoria | Subgrupos |
|---|---|
| Demográficas | • Idade<br>• Sexo |
| Histórico/Geográfico | • Conflitos militares<br>• Civis urbanos<br>• Rurais |
| Mecanismo | • Penetrante (lâminas, projéteis)<br>• Fechados (desaceleração, fraturas) |
| Anatômicas | • Pescoço<br>• Tronco<br>• Extremidades (superiores, inferiores) |

Há alguns anos, eram comuns ferimentos por projétil de baixa velocidade e ferimentos por lâminas, que apresentavam menor morbidade e mortalidade em grupos etários mais dispersos.

Nas últimas décadas, a incidência dos ferimentos vasculares aumentou proporcionalmente ao número de acidentes automobilísticos, assaltos com armas de fogo e procedimentos médicos invasivos. Em pacientes politraumatizados, a mortalidade e o custo da internação hospitalar são maiores naqueles com lesões vasculares. Os homens jovens são o grupo de maior risco, graças à sua propensão a atividades de alto risco. Cerca de 80% das lesões traumáticas ocorrem em pacientes com menos que 45 anos.

A Tabela 46.2 mostra os atendimentos realizados no Pronto Socorro do Hospital das Clínicas da USP, em São Paulo, durante o ano de 1978, relativos aos traumatismos vasculares, bem como a casuística referente a 1998.

A análise da Tabela 46.2 revela que durante os 20 anos a partir de 1978 houve queda do número de atendimentos a traumatismos vasculares no complexo. Este fato se justifica por:

a) instituição da regionalização do atendimento a traumatizados na Grande São Paulo;
b) aumento paralelo do número de cirurgiões vasculares e de serviços de cirurgias do trauma capacitados ao tratamento destas situações;
c) mudanças nas características dos ferimentos vasculares e seus agentes causais.

**Tabela 46.2** Ferimentos arteriais tratados cirurgicamente no Pronto Socorro do Hospital das Clínicas da USP nos anos de 1978 e 1998.

|  | 1978 | 1998 |
| --- | --- | --- |
| Traumatismos | 72 | 34 |
| • Fechados | 18 | 6 |
| • Penetrantes | 40 | 24 |
| • Iatrogênicos | 14 | 4 |
| Localização |  |  |
| Tórax | 6 | 2 |
| • Abdome | 12 | 4 |
| • Pescoço | 6 | 4 |
| • MMII | 28 | 14 |
| • MMSS | 20 | 8 |
| Amputação primária | 2 | 4 |
| Mortalidade | 8/72 | 4/34 |
| Morbidade | 10/72 | 2/34 |

É de conhecimento público que atualmente são utilizadas armas de maior potencial lesivo e que se empregam projéteis de maior velocidade. Implicitamente se presume maior mortalidade no local de ocorrência, subestimando a real incidência dos ferimentos vasculares.

Informações do Sistema Único de Saúde revelam os seguintes dados para a ocorrência de traumatismos vasculares no Brasil, em 2004 (Quadro 46.1).

# Fisiopatologia e mecanismos de lesão vascular

## Trauma fechado

As lesões vasculares que se seguem a traumatismos fechados são causadas pelos seguintes mecanismos:

- associados a fraturas e luxações;
- estiramento e torção;

**Quadro 46.1** Dados epidemiológicos de mortalidade e morbidade relacionadas a causas externas e trauma vascular com base em dados do Sistema Único de Saúde.

**Dados relacionados á trauma vascular no SUS em 2004 (755.826 internações por causas externas no Brasil e 184.817 internações em São Paulo)**

AIH pagas para tratamento de:

|  | Brasil | São Paulo |
| --- | --- | --- |
| Lesões vasculares traumáticas de MMSS | 555 | 190 |
| Lesões vasculares traumáticas de MMII | 447 | 117 |
| Lesões vasculares traumáticas cervicais | 68 | 15 |
| Total | 1070 | 332 |

Considerando o número de AIH como estimativa do número de casos de lesão vascular, poderia se calcular a incidência de lesão vascular diagnosticada nos pacientes internados por causas externas.

No Brasil:

- Incidência de lesões vasculares traumáticas de MMSS: 73,43/100.000 internações por trauma
- Incidência de lesões vasculares traumáticas de MMII: 59,14/100.000 internações por trauma
- Incidência de lesões vasculares traumáticas cervicais: 8,99/100.000 internações por trauma

Em São Paulo:

- Incidência de lesões vasculares traumáticas de MMSS: 102,80/100.000 internações por trauma
- Incidência de lesões vasculares traumáticas de MMII: 63,30/100.000 internações por trauma
- Incidência de lesões vasculares traumáticas cervicais: 8,12/100.000 internações por trauma

- desaceleração;
- impacto direto.

Algumas lesões ortopédicas são associadas com o risco elevado da lesão vascular, tais como:

- fratura de 1/3 distal do fêmur;
- luxação de joelho;
- fratura do planalto da tíbia;
- fratura do 1/3 distal do úmero;
- luxação do cotovelo;
- fratura da primeira costela;
- fratura do esterno.

As lesões vasculares do tórax por trauma fechado são mais comuns em indivíduos com fratura da primeira costela, de escápula e do esterno. Fraturas múltiplas da bacia associam-se a lesões vasculares pélvicas.

Por sua vez, as lesões vasculares por desaceleração mais comuns são ruptura traumática da aorta e trombose ou dissecção traumática da carótida.

Os acidentes automobilísticos são a principal causa das lesões aórticas nos traumatismos fechados, sendo caracterizado um aumento do número de casos nas últimas décadas (7.500 a 8.000 casos/ano nos Estados Unidos, 81% associados a acidentes automobilísticos). A relativa fixação da aorta descendente em relação ao coração e arco aórtico e a mobilidade destes no momento de desaceleração e impacto nesses acidentes justificam a lesão aórtica próxima ao istmo. Recentemente se nota nas grandes cidades o aumento de lesões da aorta por acidentes motociclísticos.

A trombose traumática da carótida e a ruptura traumática da aorta, exemplos dos traumatismos por desaceleração, são frequentemente associadas a lesões neurológicas, torácicas, hepáticas e pélvicas, que tornam o caso de elevada complexidade terapêutica e mortalidade elevadas. A ingestão alcoólica é claramente associada com a presença destas lesões, porém não é clara sua participação no resultado final.

## Ferimentos penetrantes

Os ferimentos penetrantes ainda representam a causa dominante dos ferimentos vasculares (**90% das lesões arteriais**), e as lesões causadas por armas de grande velocidade somam 70% a 80% do total. A associação entre o calibre (peso do projétil) e a velocidade determina a energia cinética que é transferida aos tecidos, ocasionando assim o potencial lesivo. É de se presumir que a incidência das lesões vasculares decorrentes do uso destes projéteis tenha aumentado; no entanto, um maior poder lesivo determina um aumento na mortalidade pré-hospitalar.

Vários autores relatam a associação entre os ferimentos vasculares secundários a traumatismos fechados e a intensidade da energia cinética que é transferida aos tecidos. A energia cinética, cuja fórmula é:

$$EC = M \times V^2/2$$

Onde:

EC = Energia Cinética; M= Massa; V= Velocidade

Assim, o potencial lesivo de um projétil aumenta de maneira mais acentuada com sua velocidade. Após o trauma penetrante, a transferência da energia cinética aos tecidos causa um efeito cavitacional temporário que é a retração tecidual a partir ponto de impacto de um objeto em movimento. No caso em questão, esta cavitação temporária explica as lesões vasculares próximas a um ferimento, porém sem impacto direto.

Os ferimentos por lâminas representam uma pequena parte dos traumas penetrantes, sendo relacionados mais frequentemente a acidentes de trabalho, domésticos e agressões, e de maneira geral menos extensos que os por projétil.

## Ferimentos iatrogênicos

A utilização de técnicas diagnósticas e terapêuticas invasivas resulta em número elevado de lesões iatrogênicas dos vasos. Este número é particularmente maior, quando há manipulação direta dos vasos, como nos cateterismos vasculares.

O aumento na utilização dos balões intra-aórticos, acessos vasculares para hemodiálise, quimioterapia e nutrição parenteral prolongada representam atualmente a maioria dos traumas iatrogênicos.

A incidência de complicações relacionadas ao acesso para procedimentos de cineangiocoronariografia e arteriografias periféricas é de 1% a 2%. Os principais fatores de risco identificados incluem: sexo feminino (menor calibre das artérias), aterosclerose, o número de punções e de trocas de cateter, o diâmetro dos cateteres, a duração do procedimento e a compressão inadequada do sítio de punção. Entretanto, com o advento de instrumentos confiáveis de fechamento arterial pós-procedimento e a disponibilidade de unidades ultrassonográficas portáteis para definição anatômica para punção, a incidência dos pseudoaneurismas iatrogênicos deve diminuir consideravelmente nas próximas décadas.

## Tipos de lesão vascular

1. Lesão parcial da artéria: apresenta-se com sangramento intenso e manutenção do fluxo distal.
2. Secção completa: o sangramento não é exuberante, no entanto ocorre isquemia distal.
3. Ferimento contuso: apresenta predominantemente isquemia distal, por oclusão. O sangramento ou hematoma não são frequentes.
4. Pseudoaneurisma: hematoma tenso, pulsátil, expansivo e frequentemente não há sinais de isquemia.
5. Fístula arteriovenosa: hematoma presente e não ocorrem sinais de isquemia.

# Quadro clínico

Os ferimentos vasculares apresentam várias manifestações clínicas. **A maior parte dos pacientes não apresenta nenhum sinal clínico evidente da lesão vascular** e, em outros, esta só é reconhecida no intraoperatório, durante manobras de hemostasia ou mesmo ocasionalmente pela presença de hematoma que envolve o vaso. Alguns pacientes apresentam sinais clínicos mais evidentes, como hemorragia, hematoma tenso e pulsátil e ausência dos pulsos distais ao ferimento. Sopro e frêmito nos trajetos vasculares são ocasionalmente notados. Ferimentos penetrantes associados a sinais evidentes de lesão arterial (ausência de pulsos, sangramento pulsátil, sopro, frêmito, hematoma em expansão) devem ser explorados cirurgicamente, não havendo necessidade de exames complementares.

Os ferimentos arteriais, particularmente os dos membros, apresentam-se sob três formas clínicas, que podem ou não estar associadas: **isquemia, hemorragia e hematoma** (ou síndrome tumoral).

## Isquemia

Manifestação clínica mais frequente e se caracteriza por dor, impotência funcional, alterações de sensibilidade e ausência dos batimentos arteriais distais à lesão. A isquemia será mais ou menos intensa de acordo com alguns fatores que regem a fisiopatologia das obstruções arteriais agudas.

### Espasmo arterial

O espasmo arterial resulta da contração da musculatura lisa da parede arterial, como consequência de irritação desta por mecanismos físicos e químicos. Fundamentalmente é miogênica, embora haja também participação das vias reflexas através do Sistema Nervoso Simpático. A zona reflexógena pode ser tanto o endotélio como a camada muscular lisa da parede arterial. O espasmo pode ter duração curta ou prolongada e atingir extensão maior ou menor do tronco arterial. O diagnóstico clínico de espasmo arterial isolado não deve ser feito, pois este é sempre secundário.

### Trombose secundária

Resulta da diminuição da velocidade de fluxo, proximal e distalmente aos ferimentos. Em geral, progride até a emergência de alguma colateral. É também secundária ao espasmo arterial. Podemos concluir que condições hemodinâmicas locais e gerais (hipotensão e choque) são responsáveis pela extensão da trombose secundária.

### Circulação colateral

É fácil compreender a importância da circulação colateral como determinante da gravidade da síndrome isquêmica. Nos traumas arteriais em geral a participação da circulação colateral é pouco significativa dada a oclusão súbita do fluxo arterial e consequentemente as lesões isquêmicas que se instalam costumam ser graves.

A este fato, some-se a destruição de massa muscular ocorrida nos grandes esmagamentos de membros como fator agravante da isquemia, pois, junto com a necrose muscular promovida pelo trauma, há trombose de pequenos ramos arteriais que, em outras condições, contribuiriam para a circulação colateral. Os ferimentos por projéteis de alta velocidade causam o efeito cavitacional temporário, que resulta da transferência de energia cinética aos tecidos vizinhos ao trajeto do projétil.

A localização dos ferimentos em relação a ramos colaterais pré-existentes também influencia a gravidade da isquemia.

O diagnóstico e a avaliação da gravidade da isquemia são feitos pela presença e intensidade dos sinais clínicos, principalmente os relacionados à função muscular e às alterações da sensibilidade. A presença de anestesia corresponde a isquemia grave, o mesmo que ocorre quando há paralisia. Na fase inicial as restaurações arteriais ainda podem mudar o prognóstico e manter a viabilidade da extremidade, embora possa restar alguma sequela funcional. A presença de cianose fixa, porém, já demonstra alterações irreversíveis da microcirculação, com instalação de necrose irreversível.

## Hemorragia

Nos traumatismos arteriais, a síndrome hemorrágica é frequente e, em geral, reconhecida com facilidade através da perda abundante de sangue pelo local do ferimento, a não ser que a hemorragia seja intracavitária.

Além das manifestações locais há, evidentemente, o quadro sistêmico, caracterizado pelos sinais de choque hemorrágico.

Frequentemente o paciente ou seus acompanhantes relatam ter ocorrido perda sanguínea abundante, que cessou após compressão local e, no momento da admissão, a hemorragia não faz mais parte do quadro. Isto ocorre porque há hipotensão decorrente da perda sanguínea além do tamponamento temporário pela retração dos cotos arteriais. Nesta situação, a simples informação do paciente ou dos acompanhantes deve levantar forte suspeita de ferimento arterial, mesmo que não haja outros sinais clínicos.

Quando o ferimento vascular é intracavitário o reconhecimento da hemorragia nem sempre é fácil, sendo a indicação cirúrgica baseada nos sinais gerais e nos procedimentos de imagem utilizados para o diagnóstico, basicamente o ultrassom e a tomografia computadorizada.

De modo geral, a hemorragia é maior nos ferimentos parciais do que nas secções totais. Nestas há retratação dos cotos, com espasmos, que resulta em tamponamento. Nas secções parciais o espasmo não é tão intenso, o que provoca de maneira geral hemorragia intensa.

## Hematoma

O hematoma, formado em decorrência da contenção da hemorragia por estruturas musculo-aponeuróticas, tem comunicação direta com a luz arterial. Geralmente é tenso e pode ou não apresentar pulsatilidade. Às vezes não é bem definido, pois invade estruturas vizinhas.

Sobre o hematoma pode-se verificar sopro e frêmito, que surgem mais frequentemente horas ou dias após o trauma. O sopro sistólico caracteriza o falso aneurisma traumático enquanto o sopro contínuo com reforço sistólico caracteriza a fístula arteriovenosa traumática.

As características clínicas destes ferimentos arteriais podem ser pouco exuberantes no momento da admissão. Apenas a evolução fará com que apareçam claramente suas manifestações.

## Falso aneurisma traumático ou pseudoaneurisma

Decorrem de ferimentos penetrantes com **lesão parcial da artéria**. Forma-se hematoma que é contido nas estruturas musculoaponeuróticas e com o tempo é escavado pelo fluxo sanguíneo, tornando-se contíguo ao interior da artéria. Chama-se **falso ou pseudoaneurisma,** pois a sua parede é constituída por hematoma em organização (Figura 46.1).

As principais complicações do falso aneurisma traumático são:

- trombose e embolização, que leva o membro à isquemia;
- compressão de estruturas vizinhas;
- crescimento com erosão e necrose de pele;
- erosão de órgãos vizinhos, quando ocorre no tórax ou no abdome, podendo formar fístula arteriovisceral com hemorragia profusa.

## Fístula arteriovenosa

As fístulas arteriovenosas decorrem de lesão parcial de artéria e veia, com solução de continuidade da parede de ambas. Podem ocorrer diretamente no momento do ferimento, porém cerca de **80% dos casos não têm manifestações clínicas iniciais, que surgem dias ou semanas depois.**

As manifestações tardias surgem por haver formação de hematoma entre a artéria e a veia. Esta corrosão é um processo que demora alguns dias, estabelecendo-se então a comunicação entre artéria e veia (Figura 46.2).

A partir do momento em que o lúmen arterial se comunica com o venoso, o sangue flui de um sistema de alta pressão e alta resistência (a artéria) para outro de baixa pressão e baixa resistência (a veia), provocando estase venosa distal e aumento do retorno venoso. O processo é contínuo e evolutivo e leva à insuficiência cardíaca de alto débito, com características de insuficiência cardíaca de câmaras direitas.

## Exames complementares

Entre os métodos de diagnóstico empregados, a ultrassonografia e a tomografia computadorizada têm se tornado imprescindíveis. O primeiro de execução rápida, fácil e disponível permite a visualização do vaso e das estruturas vizinhas, além da análise da curva espectral, que traduz o fluxo venoso e arterial. Ferimentos penetrantes sem evidências de lesão arterial, mas com trajeto tangencial a uma artéria podem ser avaliados por ultrassonografia com Doppler, evitando-se a realização de uma arteriografia.

A tomografia computadorizada também tem sido útil na detecção de ferimentos vasculares, principalmente os torácicos, abdominais, pélvicos e que envolvam os troncos supra-aórticos. A angiotomografia computadorizada de tórax, sobretudo com a incorporação de novas tecnologias, tem substituído a aortografia na avaliação diagnóstica da ruptura traumática da aorta e as avulsões dos troncos supra-aórticos (Figura 46.3).

Nos pacientes portadores de ferimentos penetrantes do pescoço e membros que comprometem o trajeto ana-

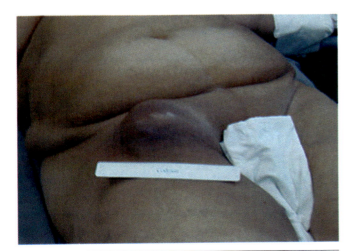

**Figura 46.1** Pseudo-aneurisma em região inguinal.

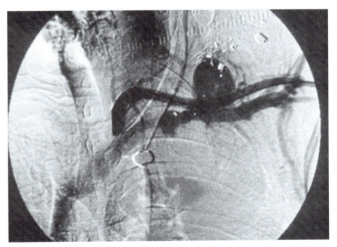

**Figura 46.2** Arteriografia demonstrando fístula arterio venosa.

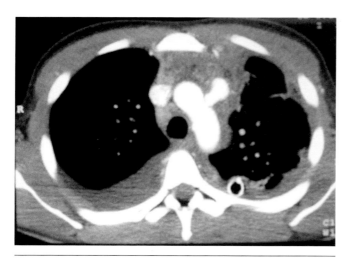

**Figura 46.3** Angiotomografia computadorizada de tórax mostrando extravasamento de contraste.

tômico dos vasos demonstrou-se 33% de lesões vasculares à arteriografia e 28% à ultrassonografia. Aceita-se a exploração rotineira destes ferimentos ao ultrassom, pois se tem demonstrado confiável, barato e acessível aos serviços de atendimento à emergência.

A arteriografia, que pode ser realizada no centro cirúrgico, é indicada quando há dúvidas quanto à localização, nos ferimentos fechados e nos ferimentos penetrantes tangenciais à artéria, sobretudo quando associados a fraturas de ossos longos. Ainda é **considerado o exame "padrão ouro"**, tendo particular interesse quando se planeja um tratamento endovascular para a lesão.

## Lesões arteriais específicas e diagnóstico diferencial

### Artéria carótida

Cerca de 90% dos ferimentos carotídeos são causados por traumatismos penetrantes (ocorrem em 6% dos ferimentos cervicais), com uma mortalidade relacionada de 10% a 30% e sendo mais comum o acometimento da artéria carótida comum. O diagnóstico e o tratamento dessas lesões são baseados na divisão anatômica da região cervical anterior em: zona I – situada entre a fúrcula esternal e a cartilagem cricoide (cabeça das clavículas); zona II – situada entre a cartilagem cricoide e o ângulo da mandíbula; e zona III – situada entre o ângulo da mandíbula e a base do crânio. Ferimentos que envolvem a zona I se associam a lesões de grandes vasos, e o estudo arteriográfico se torna necessário para planejamento do acesso apropriado. Lesões carotídeas na zona III são de difícil exposição e a arteriografia é de fundamental importância para planejamento terapêutico.

Lesões associadas a sinais fortes de traumatismo vascular (sangramento ativo, hematoma grande ou em expansão, déficit neurológico ou sopro) devem ser imediatamente exploradas. Alguma controvérsia ainda permanece na abordagem de ferimentos cervicais penetrantes da zona II em pacientes estáveis hemodinamicamente sem lesões arteriais óbvias, nos quais a conduta tradicional de exploração mandatória (associada a 57% de explorações negativas) vem sendo substituída por uma abordagem seletiva, com base na realização de arteriografia, broncoscopia, endoscopia e exames contrastados do esôfago. Atualmente, a arteriografia vem sendo substituída por exames menos invasivos como a ultrassonografia com doppler e a tomografia computadorizada helicoidal. Os atuais protocolos permitem a realização de uma tomografia computadorizada em menos de um minuto, permitindo avaliação de ferimentos das diferentes zonas e das lesões associadas de vias aéreas e do trato digestivo, com sensibilidade e especificidade maior que 90% (Figura 46.8).

O tratamento cirúrgico das lesões carotídeas deve ser considerado na maioria dos ferimentos por trauma penetrante. Pacientes sem déficits neurológicos, mesmo com lesões oclusivas, devem ser tratados cirurgicamente para restabelecimento do fluxo. Nessas situações a artéria carótida só deve ser ligada ou ocluída com balões se não se obter refluxo do coto distal ou em lacerações distais junto à base do crânio, em que a reconstrução não seja possível. Apesar de anteriormente tratadas por ligadura (temendo-se uma transformação hemorrágica das áreas isquêmicas), a correção cirúrgica de lesões carotídeas associadas a déficit neurológico (incluindo coma) parece estar associada a uma melhora da sobrevida (redução da mortalidade de 61% para 26%) e a um melhor resultado neurológico. Os principais determinantes de morbidade e sobrevivência são a gravidade e a duração do choque e a presença de déficit neurológico (elevação da mortalidade de 17% para 41% e 50% respectivamente).

Acessa-se a artéria carótida através de uma incisão oblíqua paralela à borda anterior do músculo esternocleidomastoideo, o que permite, ainda, a exploração das estruturas não vasculares. O controle proximal da artéria inominada ou carótida comum envolve a realização de uma esternotomia mediana. A exposição da zona III envolve manobras como a divisão do músculo digástrico, subluxação da mandíbula ou osteotomia.

As lesões carotídeas causadas por traumatismos fechados são raras (3% a 10% das lesões carotídeas) e, geralmente, associadas a mecanismos de hiperextensão e rotação cervical, trauma direto sobre o pescoço, trauma intraoral e fraturas de base do crânio, e, em 90% dos casos, envolvem a artéria carótida interna. O diagnóstico pode ser sugerido pelo desenvolvimento de déficits neurológicos após horas ou dias; entretanto, enquanto alguns desses pacientes apresentam trauma cranioencefálico associado, que mascara o aparecimento dos sintomas e retarda a identificação da lesão, outros se apresentam sem evidências de traumatismo cervical e sem déficits neurológicos. A dissecção e a trombose geralmente acometem a artéria carótida interna até sua porção distal, de modo que o tratamento envolve apenas a anticoagulação sistêmica. Pseudoaneurismas devem ser tratados cirurgicamente quando acessíveis ou através do método endovascular. O prognóstico dessas lesões é pobre, com mortalidade de 5% a 43% e bons resultados neurológicos em apenas em 20% a 63% dos sobreviventes.

## Artéria vertebral

O uso rotineiro de exames diagnósticos para avaliação dos traumatismos cervicais resultou em maior identificação de lesões de artérias vertebrais que, em geral, são assintomáticas e podem não apresentar nenhum sinal clínico. Raramente o restabelecimento do fluxo é necessário, sendo os pseudoaneurismas e as fístulas arteriovenosas tratados com embolizações ou ligaduras, e as oclusões apenas observadas (a ligadura unilateral causa isquemia do tronco cerebral em menos que 5% dos casos).

## Artéria subclávia

As lesões da artéria subclávia são mais comumente causadas por ferimentos penetrantes, porém também se associam a traumas fechados com fraturas de clavícula ou primeira costela. Geralmente, se associam a déficits neurológicos relacionados a lesão do plexo braquial e hematomas na base do pescoço. Graças à circulação colateral do ombro, pode não se observar isquemia e ausência de pulsos distais, mesmo em lesões oclusivas.

A complexidade anatômica no território por onde passa a artéria e o risco de grandes hemorragias nos traumas desta região requerem acessos por incisões que promovem exposição ampla e rápida.

As lesões distais da artéria subclávia direita e da esquerda podem ser abordadas pela incisão supraclavicular complementada pela secção ou pela desarticulação da clavícula.

Para uma exposição mais ampla da artéria subclávia há a necessidade de seccionar o músculo estemocleidomastoideo e o escaleno anterior tomando-se cuidado para não lesar o nervo frênico que passa na superfície anterior deste último.

Nas lesões dos segmentos pré e intraescalênico da artéria subclávia, nos grandes hematomas com distorção das relações anatômicas das estruturas ou na presença de hemorragias abundantes que dificultam a identificação proximal e distal deve ser indicada a esternotomia que propicia excelente acesso ao mediastino.

À direita, a esternotomia é associada à incisão cervical ao longo da borda superior clavícula.

À esquerda, a esternotomia usualmente estende-se apenas até 3º espaço e é acompanhada de toracotomias anterolateral a este nível. Este é o acesso ideal para expor a artéria subclávia esquerda em toda a sua extensão.

## Artéria axilar

A lesão da artéria axilar associa-se a luxação anterior do ombro ou fratura do colo do úmero, sendo mais comumente lesada em traumatismos penetrantes (Figura 46.9).

A incisão ideal é curva acompanhando a veia cefálica, no sulco peitoral, desde a borda inferior da clavícula, podendo estender-se até a axila para melhor exposição das estruturas. Na parte superior do sulco, a veia cefálica deve ser dissecada e preservada, principalmente se houver suspeita de lesão da veia axilar, pois serve como importante veia colateral.

As inserções do peitoral maior e menor devem ser seccionadas para um acesso rápido e adequado ao segmento proximal da artéria. Após rebater medialmente os músculos, o feixe vasculonervoso aparece envolto por tecido adiposo. A artéria é a estrutura central, a veia é medial à artéria é mais larga e o plexo braquial envolve a artéria. Os grandes hematomas da axila distorcem a anatomia da região tornando difícil a identificação das estruturas anatômicas existentes, em particular do plexo braquial. Daí a necessidade de uma exposição cuidadosa dos vasos para seu clampeamento, sob risco de lesão iatrogênica dos nervos.

## Artéria braquial

A lesão desta artéria alcança proporção de 25% a 30% dos traumas arteriais, sendo comparável à frequência dos traumas da artéria femoral superficial. Estas cifras se explicam, pois ambas são longas e localizadas em posições vulneráveis (Figura 46.4).

Certas características anatômicas são particularmente importantes. Assim como nas lesões da artéria femoral há apreciável diferença no grau da isquemia como resultado de trauma proximal ou distal ao ramo femoral profundo, o mesmo ocorre nas lesões da artéria braquial a montante ou a jusante do ramo braquial profundo. O risco de gangrena é duas vezes maior nas ligaduras proximais da artéria braquial.

A artéria braquial é circundada por nervos periféricos importantes, o mediano, o ulnar e o radial. Por isso, a neuropatia traumática residual é a maior causa de invalidez permanente.

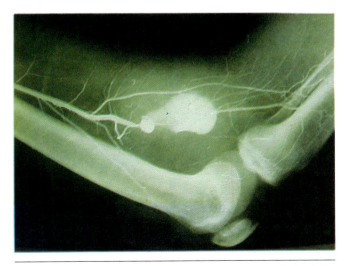

**Figura 46.4** Arteriografia mostrando extravasamento em lesão da artéria radial.

A melhor exposição obtém-se com incisão longitudinal ao longo do sulco bicipital, que pode ser prolongada à fossa axilar ou à fossa antecubital, se necessário.

A incisão deve ser feita anteriormente à veia basílica. Aberta a fáscia do bíceps, identifica-se a borda medial e o músculo é afastado lateralmente mantendo-se o cotovelo em ligeira flexão. O feixe neurovascular aparece envolto por fina bainha que deve ser aberta.

O nervo mediano, graças à sua proximidade da artéria, deve ser dissecado e afastado lateralmente para garantir uma boa exposição.

Para o acesso à porção distal da artéria braquial e a sua bifurcação, utiliza-se incisão em Z ao nível da borda do cotovelo. As veias e os filetes nervosos do subcutâneo devem ser preservados e a veia basílica, se necessário, ligada antes que penetre através da fáscia. A aponeurose bicipital deve ser aberta para expor seus ramos: a artéria radial e a ulnar. O nervo mediano está localizado medialmente ao feixe.

A artéria braquial é longa, tem poucos ramos e a sua mobilização é fácil, permitindo frequentemente a aproximação dos cotos para uma anastomose direta.

Se for necessário lançar mão de enxerto, a veia cefálica pode ser utilizada, embora a safena seja preferível.

## Artérias ulnar e radial

Lesões isoladas geralmente não causam isquemia quando o arco plantar se encontra íntegro, podendo a lesão de um único vaso ser tratada com ligadura nessa situação. Entretanto, na presença de isquemia, antecedentes de lesão na outra artéria ou quando os dois vasos se encontram lesados, deve-se proceder com o reparo arterial.

## Artéria ilíaca

A exploração cirúrgica imediata se faz necessária, pois geralmente há hemorragias graves com grande hematoma retroperitonial, sendo muito comum o choque grave.

Nas lesões distais da ilíaca externa é possível um acesso extraperitoneal.

A incisão começa na linha axilar anterior no ponto médio do arco subcostal e prolonga-se até a crista ilíaca, em S achatado paralelamente ao ligamento inguinal, três centímetros acima deste.

Abre-se a aponeurose do oblíquo externo no sentido de suas fibras, descola-se caudalmente o oblíquo interno do ligamento inguinal para o espaço retroperitoneal e rebate-se o conteúdo abdominal medialmente. Desta maneira se consegue a exposição da porção terminal da aorta, da cava inferior, da artéria e das veias ilíacas externas.

O ureter pode ser identificado e deve ser protegido contra lesões acidentais principalmente durante a exposição das estruturas com os afastadores.

As lesões associadas de vísceras abdominais se revestem de grande importância principalmente quando há contaminação peritoneal por seu conteúdo, o que con-

traindica o uso das próteses por causa do risco de infecção e hemorragia fatal subsequente aos aneurismas de sutura.

Em nosso serviço, quando há lesões concomitantes de vísceras ocas, adotamos rotineiramente a ligadura arterial. Nestes casos, após o fechamento da cavidade abdominal, a perfusão do membro é observada cuidadosamente e acompanhada por medidas de pressão distal com Doppler. Se houver necessidade de restauração arterial, o procedimento de eleição é a derivação cruzada fêmoro-femoral com veia autógena. Desta maneira, as anastomoses e o trajeto do enxerto permanecem afastados da contaminação abdominal.

## Artéria femoral

A incisão utilizada comumente é a longitudinal traçada a partir do ligamento inguinal acompanhando a borda interna do sartório, ligeiramente curva com cavidade medial.

Os linfonodos desta região devem ser dissecados com cuidado e rebatidos medialmente e a ligadura dos vasos linfáticos deve ser rigorosa evitando-se assim a indesejável complicação de fístula linfática pós-operatória.

A veia safena interna deve ser individualizada tomando-se extremo cuidado para que não seja lesada principalmente na suspeita de lesão da veia femoral, pois constitui uma via colateral de retorno fundamental.

O sangramento é de controle particularmente difícil, pois pode ser alimentado por seis estruturas vasculares: artéria e veia femorais comuns, artéria e veia femorais profundas e artéria e veia femorais superficiais.

O acesso extraperitoneal para abordar a artéria ilíaca externa pode ser necessário para a obtenção da hemostasia. A restauração da profunda só deve ser realizada quando esta é calibrosa. A sua ligadura não leva à gangrena do membro, embora possa levar à claudicação de coxa.

No segmento mais distal da artéria femoral a incisão é longitudinal e acompanha a borda anterior do sartório, que eventualmente pode ser seccionado para melhor exposição. Distalmente, perto da junção da femoral com a poplítea, por ser necessário a secção de parte do adutor magno.

Ao nível do canal de Hunter o nervo safeno cruza anteriormente a artéria femoral e desce por baixo do sartório.

## Artéria poplítea

Os ferimentos da artéria poplítea com isquemia aguda se associam às maiores taxas de amputação, podendo se aproximar de 20% nos ferimentos por armas de fogo e morbidade de 20% – 50% caracterizada por disfunção prolongada causada pelas lesões esqueléticas e nervosas associadas (Figura 46.5). Este fato se deve à perda de circulação colateral na região próxima ao joelho e às lesões associadas da veia poplítea, do nervo tibial, das partes moles e da tíbia.

A artéria poplítea é particularmente susceptível ao trauma fechado, por sua posição fixa entre o hiato adu-

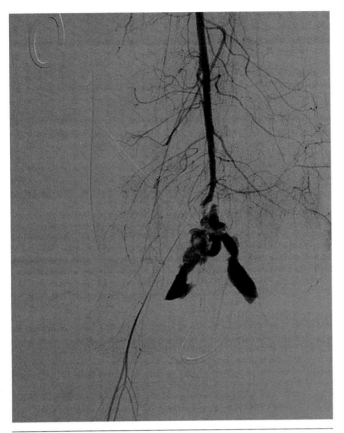

**Figura 46.5** Arteriografia mostrando extravasamento de contraste da artéria poplítea.

tor e o arco fibroso do músculo solear, sendo geralmente lesada em luxações de joelho, fraturas supracondilares de fêmur e fraturas do planalto tibial. Cerca de um terço dos pacientes com luxação de joelho apresentam lesão arterial documentada por uma arteriografia.

O acesso medial permite exposição longitudinal ampla da poplítea e é usado quando necessária a exposição da porção distal da artéria femoral superficial.

A incisão é traçada paralelamente à parte distal do músculo sartório, em sua borda anterior, e se estende até abaixo do joelho ao longo da borda posteromedial da tíbia. A fáscia profunda é incisada anteriormente ao músculo sartório, entrando-se no espaço poplíteo por baixo do tendão do adutor magno.

No ângulo inferior da incisão, quatro músculos são identificados e suas inserções inferiores são seccionadas: o sartório, o semimembranoso, o grácil e o semitendinoso. A seguir a cabeça medial do músculo gastrocnêmio é seccionada através da porção músculo-tendinosa, expondo-se assim os vasos poplíteos ao nível de sua bifurcação em tibial anterior e tronco tibiofibular. A artéria fica em posição medial, e as veias situam-se posterior e lateralmente a ela. Depois do término da cirurgia, os músculos e os tendões devem ser reconstruídos com fio inabsorvível. O acesso posterior pode ser utilizado em lesões isoladas por trauma penetrante na interlinha do joelho.

A restauração arterial da artéria poplítea apresenta o mais alto índice de insucessos de todas as restaurações feitas para o tratamento de traumatismos arteriais periféricos. A revascularização quer seja por anastomose término-terminal quer seja por enxerto de veia autógena não pode ficar em tensão ao nível das anastomoses.

## Artérias de perna

As lesões de uma artéria isolada com sangramento ativo ou pseudoaneurismas podem ser tratadas com ligadura. Entretanto, lesões do tronco tibiofibular ou de duas artérias infrapoplíteas devem ser reparadas. As lesões associadas de nervo, ossos e partes moles são essenciais na determinação de viabilidade do membro, com taxas de amputação de 54% quando os três estão acometidos.

## Tratamento

As bases de tratamento das lesões vasculares traumáticas foram estabelecidas nos meados do século passado. Os princípios gerais de vias de acesso, manobras de hemostasia e técnicas de reconstrução arterial são bem conhecidos e difundidos entre os cirurgiões de trauma e vasculares.

Os resultados melhoraram ao longo do tempo por causa da incorporação de novos conceitos como: desbridamentos frequentes e repetidos, uso de antibióticos para controle das infecções, tratamento da síndrome de revascularização, frequente realização de fasciotomias descompressivas e, nos últimos anos, incorporação de técnicas endovasculares de tratamento.

O tratamento dos traumatismos vasculares é basicamente cirúrgico através de operação convencional (aberta) ou por procedimento endovascular.

O tratamento cirúrgico está indicado sistematicamente nas lesões arteriais traumáticas dos membros e se baseiam nos cuidados descritos a seguir.

## Período pré-operatório

- **Controle da hemorragia**: deve ser prioritário. A melhor forma de fazê-lo é através da compressão local. O uso de garrotes e torniquetes, além de inadequado, pode trazer graves consequências locais e sistêmicas, conhecidas como a Síndrome do Torniquete.
- **Tratamento do choque**: o tratamento do choque consiste basicamente da reposição adequada de volume. É essencial que não deve ser canulada a veia que drena a área correspondente à artéria lesada.
- **Diminuição do tempo de isquemia**: está bem estabelecida a relação inversa que existe entre o tempo de isquemia e o índice de sucesso do tratamento dos ferimentos arteriais. Deste intervalo depende a preservação da viabilidade do membro, preconizando-se o restabelecimento da perfusão em menos de seis horas. Entretanto, não se pode relacionar o prognóstico unicamente com o tempo de isquemia, pois existem outros fatores responsáveis pela reversibilidade das lesões isquêmicas.

De qualquer forma, a preocupação de acelerar o atendimento não deve induzir a medidas afoitas, preparo pré-operatório inadequado ou dispensa de exames de imagem quando necessários.

## Período intraoperatório

A manipulação arterial adequada prevê que, antes que se decida pela forma de restauração arterial a ser empregada, sejam observados alguns tempos cirúrgicos, comuns a todos os ferimentos arteriais. O acesso cirúrgico deve ser amplo e permitir a exposição do eixo longitudinal do vaso após a dissecção proximal e distal dos vasos lesados com reparo para hemostasia.

As fraturas e as luxações comumente associadas devem ser tratadas sempre previamente à restauração arterial. A fixação ortopédica posterior à restauração geralmente leva a trombose ou ruptura do enxerto. A fratura deve ser fixada através do uso de pinos ou placas. A fixação externa em fraturas cominutivas, principalmente do planalto tibial, é um valiosíssimo recurso quando a fixação interna é tecnicamente impossível. Para evitar o prolongamento do tempo de isquemia durante a fixação das fraturas, pode-se utilizar da derivação temporária ou "shunt", através da introdução de uma cânula intra-arterial nos cotos proximal e distal para manutenção do fluxo.

Os ferimentos potencialmente contaminados deve ser submetidos a exaustiva limpeza e desbridamento. A cobertura cuidadosa com estruturas vasculares é ideal para proteção da restauração.

Uma vez isolada a artéria e desbridadas suas bordas é feita a inspeção da luz dos cotos vasculares para se evitar que uma lesão endotelial residual passe despercebida.

a) **Remoção do trombo secundário**

Todo ferimento arterial está associado, em maior ou menor extensão, à trombose secundária. A remoção inadequada desses trombos implica, quase sempre, em oclusão da restauração e em trombose distal que podem acarretar graves sequelas ou até a perda do membro.

Sua remoção é feita através de cateter de Fogarty, de calibre adequado, incluindo a exploração da artéria tanto proximal como distal ao ferimento. Quando a trombose secundária se estende por mais de uma artéria, a exploração deve ser seletiva abrangendo cada um dos troncos arteriais comprometidos.

b) **Heparinização regional**

Feita através da infusão proximal distal de cerca de 20cc de uma solução de heparina a 2% em soro fisiológico.

c) **Restauração arterial**

A restauração arterial pode ser feita de acordo com as técnicas de reconstrução utilizadas em cirurgia eletiva, além do tratamento endoluminal.

## Técnicas de reconstrução arterial
### Sutura simples

Técnica a ser empregada quando as bordas do ferimento são lineares e regulares e não há perda de substância. A sutura pode ser contínua, em chuleio simples, nas artérias de grande e médio calibre, ou em pontos separados, nas artérias menores.

Se a sutura provocar estenose, recomenda-se a colocação de remendo de veia para ampliar o lúmen da artéria e, ao mesmo tempo, obliterar a falha parietal.

### Anastomose término-terminal

Indicada quando há secção completa da artéria ou se houver necessidade de ressecar um segmento contuso, desde que pouco extenso. Não deve haver tensão na linha de sutura. Quando a tensão for inevitável deverá ser interposto segmento de veia, como se verá a seguir.

Apesar da simplicidade de execução das anastomoses término-terminais, deve-se observar alguns princípios básicos como o biselamento dos cotos arteriais e, em artéria de menor calibre, a sutura com pontos separados, de fio sintético e inabsorvível. Eventualmente pode ocorrer a torção da anastomose, se não forem tomados os devidos cuidados.

Às vezes há necessidade de se ligar colaterais importantes para a aproximação dos cotos arteriais, o que pode ser evitado utilizando-se as técnicas de implante.

### Implante em continuidade

Para a substituição arterial, várias alternativas têm sido tentadas. A experiência mostrou que, pelo menos nas restaurações arteriais em casos traumáticos, o substituto ideal é a veia safena autóloga.

A utilização de implantes sintéticos deve ser evitada pela facilidade com que se infectam.

Nas substituições arteriais com veia há a necessidade de se inverter o segmento venoso, para que as válvulas não venham a constituir obstáculos ao livre fluxo sanguíneo. Nos traumas dos membros inferiores a veia a ser utilizada deve ser a safena contralateral, pela alta incidência de lesões venosas ipsilaterais associadas.

### Implante em derivação

Realizado com a confecção de ambas as anastomoses término-laterais. Podem ser feitas através de chuleio contínuo e como a abertura pode ser ampla há pouca susceptibilidade de falhas técnicas.

### Fasciotomia

Nas isquemias prolongadas, nas lesões extensas de partes moles ou nas lesões venosas concomitantes com comprometimento do retorno venoso, o edema muscular leva com frequência a aumento da pressão compartimental nas lojas musculares da perna. Esta situação que leva o nome de síndrome compartimental pode resultar em quadro neurológico grave com paralisia de pé e comprometimento da vitalidade da musculatura da perna. A fasciotomia descompressiva deve ser indicada precocemente como recurso terapêutico essencial, mantendo as condições de viabilidade do membro e evitando graves sequelas neurológicas. Esta consiste em incisar amplamente a fáscia de cobertura dos grupos muscular anteriores e posteriores, com a finalidade de aliviar a compressão exercida sobre os vasos por edema ou hematoma (Figura 46.6).

## Tratamento das lesões associadas

### Lesões venosas

A conduta mais amplamente difundida no tratamento das lesões venosas é a ligadura, ficando a reconstrução da veia reservada a casos em que esta não prolongue o tempo de cirurgia nem implique em aumento desnecessário do sangramento. A veia poplítea é a mais frequentemente restaurada pelos cirurgiões.

### Lesões nervosas

As lesões nervosas são de extrema importância prática não só pela alta incidência, como pela gravidade das sequelas que determinam.

A restauração nervosa deve ser feita por meio de técnicas microcirúrgicas adequadas no mesmo ato cirúrgico. Quando não for possível a restauração imediata deverá ser ela executada nos primeiros dias do pós-operatório da restauração vascular, pois a intensa fibrose local que se estabelece torna tecnicamente difícil a reintervenção, prejudicando o resultado.

Na intervenção inicial, que frequentemente se limita à restauração vascular, o cirurgião deve ter o cuidado de fixar os cotos nervosos em posição anatômica, com fios, para facilitar a sua posterior localização, bem como fornecer uma descrição pormenorizada quanto à extensão e à localização do nervo lesado.

## Correção endoluminal

O tratamento endoluminal dos ferimentos vasculares visa a obtenção da hemostasia da lesão e quando possível de restauração do fluxo vascular. O material disponível para a obtenção da hemostasia das lesões vasculares traumáticas consta de cateteres, que são introduzidos pelo leito arterial e desprendem material sólido, como molas, fragmentos de "Ivalon" ou "Gel Foam", os quais ocluem a artéria lesada, obtendo-se assim a hemostasia. Servem para a oclusão dos ramos arteriais sem importância para a nutrição tecidual. Artérias de menor calibre são ocluídas com molas de "Gianturco" ou com balões insufláveis e destacáveis.

Os falso-aneurismas traumáticos e as fístulas arteriovenosas de artérias de maior calibre (subclávia, axilar, carótidas, ilíacas e femorais) são tratados com a implantação de endopróteses revestidas. Estas consistem de dispositivo metálico trançado, autoexpansível ou expansível por balões ("stents"), revestidos por material sintético (politetrafluoroetileno, coretane ou Dacron) ou biológico (veias). As endopróteses revestidas são aplicadas ao local da lesão, por via endoluminal e revestidas por uma bainha. Quando esta é tracionada, a endoprótese é expandida e oclui o defeito lateral da artéria, mantendo o lúmen patente.

O principal emprego das endopróteses ocorre nas lesões vasculares de difícil acesso cirúrgico, como nas lesões da artéria subclávia e na ruptura traumática da aorta. A mortalidade intra-hospitalar dos pacientes com lesões de aorta por trauma fechado é de cerca de 30% e em 63% dos casos é associada à ruptura da lesão aórtica já na admissão ou antes que o diagnóstico esteja estabelecido. O tratamento cirúrgico convencional, que envolve a interposição de enxerto por técnicas de simples clampeamento ou pelo estabelecimento de desvios temporários do fluxo sanguíneo com ou sem o auxílio de bombas centrífugas, apresenta bons resultados com mortalidade de aproximadamente 15%. Contudo, exige a realização de uma toracotomia, que pode não ser tolerada por um paciente crítico, e apresenta complicações graves, como o risco de até 20% de desenvolvimento de paraplegia. Nesse contexto, o tratamento endovascular dessas lesões surge como uma alternativa atraente, dispensando a realização de toracotomia, de clampeamento aórtico ou mesmo heparinização sistêmica e permite ainda maior flexibilidade no tratamento dessas lesões, podendo ser realizado de maneira rápida e com baixa morbidade e conciliando o tratamento concomitante de outras lesões. O uso de endopróteses vem se tornando o método de escolha para o tratamento destas lesões (Figura 47.7).

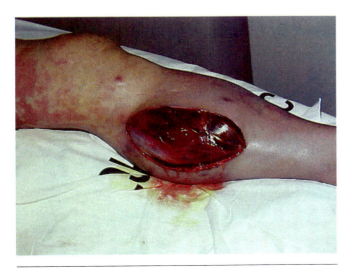

**Figura 46.6** Fasciotomia do grupo muscular posterior.

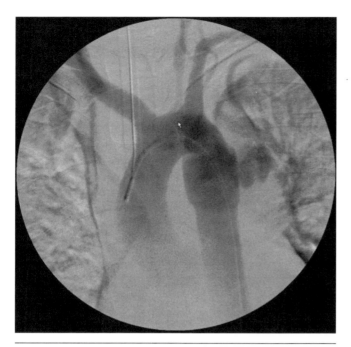

**Figura 46.7** Utilização de endoprotese em lesão aórtica.

## Complicações

### Trombose da restauração

De particular interesse, pois além de obrigar a reoperações, quase sempre agrava a isquemia pré-existente e diminui consideravelmente a possibilidade de sucesso.

### Hemorragia ou hematoma

Pode ser devida a falhas técnicas ou impossibilidade de se praticar hemostasia adequada, como nos ferimentos associados a grandes esmagamentos e a fraturas extensas.

### Infecção

Pode levar a ruptura da anastomose, com grave hemorragia, ou formação de falso aneurisma.

A hemorragia pode obrigar à ligadura arterial, capaz de resultar em posterior gangrena.

Um cuidado que pode ser tomado para minimizar a incidência de infecção é a cobertura da artéria e da restauração com tecidos sadios.

### Sequelas neurológicas

São secundárias a traumas nervosos ou a revascularizações tardias, quando já existe isquemia grave, e podem resultar em áreas de anestesia e em pé equino.

### Hipertensão venosa crônica

Deve-se a ligaduras venosas ou a trombose venosa profunda. Esta, por sua vez, pode levar a embolia pulmonar.

## Complicações metabólicas

Decorrem diretamente da revascularização aguda do território isquêmico. A mioglobina liberada a partir da massa muscular, ao superar determinadas concentrações, é filtrada pelos glomérulos, causando lesões tubulares que podem culminar na insuficiência renal aguda. O diagnóstico de mioglobinúria é sugerido pela coloração característica da urina, que assume uma tonalidade acastanhada. A prevenção da lesão renal é feita pelo uso de manitol e manutenção da volemia.

Os tecidos isquêmicos, ao serem revascularizados, lançam em circulação metabólitos produzidos durante a fase de interrupção circulatória (ácido lático, por exemplo) assim como produtos liberados em decorrência do sofrimento celular (como o potássio e outros íons intracelulares). Dependendo da extensão da área isquêmica, podem ocorrer acidose e hiperpotassemia sintomáticas, às vezes graves, que exigem medidas terapêuticas imediatas.

## Conclusões e algoritmos

- As características dos ferimentos vasculares variam conforme as características de comportamento da sociedade.
- As lesões vasculares que se seguem a traumatismos fechados são associadas a lesões ortopédicas como fraturas e luxações (Figura 46.10).
- Ferimentos penetrantes representam a causa dominante dos ferimentos vasculares (90% das lesões arteriais).
- A maior parte dos pacientes não apresenta nenhum sinal clínico evidente da lesão vascular. Quando sintomáticos, apresentam-se sob três formas clínicas, que podem ou não estar associadas: isquemia, hemorragia e hematoma.
- Ferimentos penetrantes associados a sinais evidentes de lesão arterial (ausência de pulsos, sangramento pulsátil, sopro, frêmito, hematoma em expansão) devem ser explorados cirurgicamente, não havendo necessidade de exames complementares.
- Exames complementares são importantes na identificação de lesões, na ausência de sinais clínicos evidentes (ferimentos penetrantes com trajeto vascular) e na localização de lesões associadas a fraturas e planejamento terapêutico.
- O controle da hemorragia e o tratamento do choque são prioritários, conforme os protocolos do ATLS.
- O reparo arterial pode ser efetuado através de diversas técnicas (sutura simples, anastomose término-terminal, implantes em contiguidade e implantes em derivação), preconizando-se o restabelecimento precoce da perfusão. Derivações temporárias podem ser necessárias nas lesões associadas a fraturas.
- A síndrome compartimental deve ser prontamente tratada com fasciotomia.

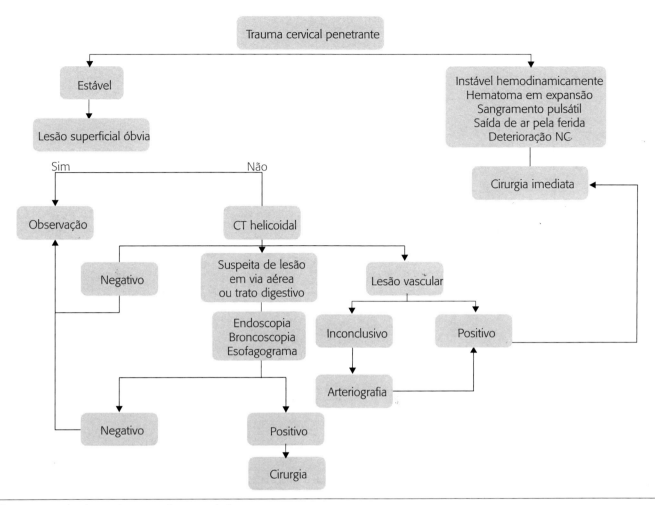

**Figura 46.8** Abordagem dos traumatismos cervicais penetrantes.

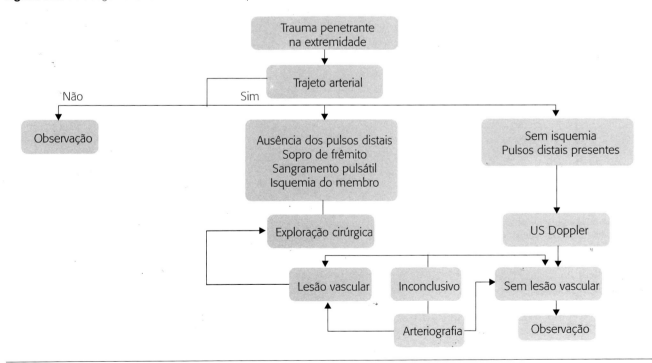

**Figura 46.9** Abordagem dos traumatismos penetrantes de extremidade.

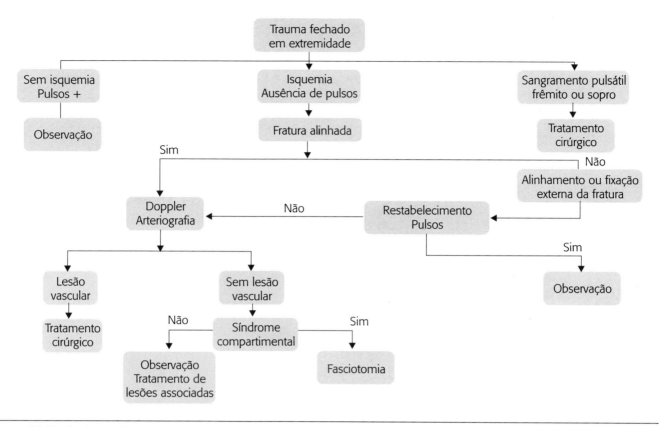

**Figura 46.10** Abordagem dos traumatismos contusos de extremidade.

# Referências bibliográficas

**1.** Caps MT. The epidemiology of vascular trauma. Seminars in Vascular Surgery 1998;11(4):227-31.

**2.** Dale A. The beginnings of vascular surgery. Surg 1974; 76:849-66.

**3.** Rowe VL, Weaver FA, Yellin AE. Lesões vasculares dos membros. In: Cirurgia Vascular. 6ª ed. Rutherford RB. Di livros editora; 2007;73:1044-58.

**4.** Ballard JL, Teruya TH. Lesões das artérias carótidas e vertebrais. In: Cirurgia Vascular. 6ª ed. Rutherford RB. Di livros editora; 2007;70: 1006-16.

**5.** Presti C, Aun R. Ferimentos Vasculares. In: Bases Clínicas e Técnicas da Cirurgia Vascular. 1. ed. Aun R, Puech-Leão P. Segmentofarma; 2005;12:158-82.

**6.** Arrilaga A, Bynoe R, Frykberg ER, Nagy K. Practice Management Guidelines for Penetrating Trauma to the Lower Extremity [banco de dados da Internet]. Winston-Salem, (NC): Eastern Association for the Surgery of Trauma, 2002. Disponível em: http://www.east.org/tpg/lepene.pdf.

**7.** Aun R. Tratamento dos traumatismos vasculares e suas sequelas através do uso de endopróteses revestidas. Tese de Livre-Docência. Faculdade de Medicina da Universidade de São Paulo, 1999.

**8.** Hafez HM, Woolgar J, Robbs JV. Lower extremity arterial injury: results of 550 cases and review of risk factors associated with limb loss. J Vasc Surg. 2001;36(6):1212-9.

**9.** Mattox KL, Feliciano DV, Burch J, et al. Five thousand seven hundred sixty cardiovascular injuries in 4459 patients: Epidemiologic evolution 1958 to 1988. Ann Surg. 1989;209(6):698-705.

**10.** Datasus [banco de dados na Internet]. Informações de Saúde: Estatísticas Vitais, Indicadores de Saúde, Assistência à Saúde, Rede Assistencial, Epidemiológicas e Morbidade, Demográficas e Socioeconômicas. Ministério da Saúde, Brasília (DF). [Citado em: 02/02/2006]. Disponível em: http://tabnet.datasus.gov.br/cgi/deftohtm.exe?sih/cnv/eiuf.def.

**11.** Carrillo EH, Spain DA, Miller FB, Richardson JD. Femoral vessel injuries. Surg Clin North Am. 2002; 82(1):49-65.

**12.** Frykberg ER. Popliteal vascular injuries. Surg Clin North Am. 2002;82(1):67-89.

**13.** Fabian TC, Richardson JD, Croce MA, et al. Prospective study of blunt aortic injury: Multicenter trial of the American Association for the Surgery of Trauma. J Trauma. 1997;42(3):374-81.

**14.** Ramadan F, Rutledge R, Oller D, et al. Carotid artery trauma: A review of contemporary trauma center experiences. J Vasc Surg. 1995;21:46-56.

**15.** Starnes BW, Arthurs ZM. Endovascular management of vascular trauma. Perspect Vasc Surg Endovasc Ther. 2006;18(2):114-29.

Diogo de F. V. Garcia ▪ Fernando Godinho Zampieri

# Síndrome do Esmagamento

## Introdução

A síndrome do esmagamento é a disfunção de múltiplos órgãos relacionada a lesão muscular e rabdomiólise. Apesar das síndromes relacionadas a rabdomiólise serem reconhecidas desde o final do século 19, a descrição clássica da síndrome do esmagamento foi feita por Bywaters e Beal durante a Segunda Guerra Mundial. Eles relataram cinco casos de pacientes que ficaram com os membros presos em escombros por um período prolongado. Todos os pacientes apresentaram choque hemodinâmico, edema de membros, urina escura com progressão para insuficiência renal aguda e faleceram após receber tratamento.

A insuficiência renal aguda é a principal manifestação dessa síndrome, mas também pode ocorrer sepse, síndrome da insuficiência respiratória aguda, coagulopatia, choque hipovolêmico, arritmias cardíacas e alterações eletrolíticas. Há também a necessidade de tratamento do membro acometido, que pode apresentar lesões que variam desde fraturas fechadas até amputações traumáticas dos membros. Portanto, a síndrome do esmagamento e seu tratamento adequado devem ser conhecidos não só pelo cirurgião do trauma e pelo nefrologista, mas por todos os médicos envolvidos no atendimento, como intensivistas, cardiologistas, cirurgiões, anestesistas, ortopedistas, cirurgiões vasculares e cirurgiões plásticos.

## Etiologia

A lesão por esmagamento ocorre quando o membro é comprimido entre duas superfícies duras até o ponto em que o suprimento vascular é comprometido e os tecidos apresentam hipóxia isquêmica, com evolução para mionecrose. Esse mecanismo de trauma geralmente está relacionado com acidentes de automóvel ou motocicletas e atropelamentos. No entanto, há um grande número de relatos na literatura de pacientes com lesões por esmagamento e rabdomiólise após guerras, desastres naturais, como terremotos, e desabamentos de edifícios ou minas. Descargas elétricas de alta voltagem podem causar lesão muscular direta tanto pela corrente elétrica quanto pelas altas temperaturas que são geradas. Os vasos sanguíneos acometidos podem coagular agravando a lesão muscular isquêmica. Mais de 10% dos pacientes com lesões elétricas graves podem apresentar insuficiência renal aguda. No terremoto do Haiti ocorreu diversos casos de Síndrome do Esmagamento. (Figura 47.1).

O posicionamento inadequado durante procedimentos cirúrgicos prolongados também é uma causa importante e frequentemente esquecida de rabdomiólise. A lesão muscular é especialmente comum em procedimentos em que há a necessidade de manter o paciente em posição de litotomia. Alterações vasculares como trombose ou embolia arterial, assim como trombose venosa que conduza a hipertensão do sistema venoso, podem causar diminuição da perfusão capilar e levar a isquemia muscular e rabdomiólise. Infecções de partes moles também podem causar rabdomiólise. Legionella e Streptococcus são os agentes bacterianos mais comuns, mas a rabdomiólise também pode ocorrer por infecções por Staphylococcus e Salmonella. O principal agente viral é o Influenza seguido por HIV, Coxsackie e Epstein-Barr. Em nosso meio, a dengue também é uma importante causa de rabdomiólise. O risco de insuficiência renal aguda após uma infecção grave de partes moles com rabdomiólise pode variar de 25% a 100%.

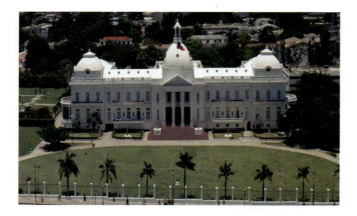

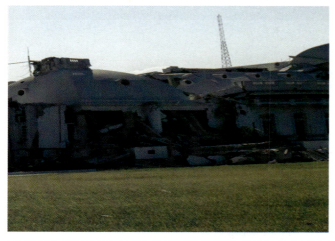

**Figura 47.1** Terremoto no Haiti.

# Fisiopatologia

## Fisiopatologia da lesão muscular

Os três principais mecanismos relacionados a lesão muscular e rabdomiólise na síndrome do esmagamento são a compressão muscular, a isquemia e a reperfusão (Quadro 47.1).

A compressão muscular leva a um estresse mecânico que abre canais da membrana celular muscular relacionados a elasticidade celular. Isso resulta em um influxo de fluido e eletrólitos para o interior da célula muscular, incluindo íons Na+ e Ca++. As células começam a apresentar edema e aumento da concentração de cálcio intracelular. Há então um aumento de proteases citoplasmáticas, o que leva à degradação de proteínas miofibrilares. Fosforilases cálcio dependentes são ativadas e degradam a membrana celular. Além disso, há a ativação de nucleases, o que diminui a produção de ATP pela célula muscular. A compressão direta do compartimento muscular também pode aumentar a pressão tecidual a níveis acima da pressão de perfusão capilar levando a isquemia.

A isquemia muscular provoca metabolismo celular anaeróbico diminuindo ainda mais a produção de ATP. Isso provoca uma diminuição das bombas de prótons dependentes de ATP, o que gera um acúmulo maior de fluido e cálcio intracelular.

A duração da isquemia também determina o grau de lesão muscular. O músculo esquelético pode tolerar até duas horas de isquemia quente sem apresentar lesões permanentes. A partir de duas até quatro horas de isquemia já ocorrem alterações funcionais e anatômicas irreversíveis, e após seis horas já há isquemia muscular.

A reperfusão tecidual e o restabelecimento do fluxo capilar nos tecidos musculares isquêmicos causam a lesão por isquemia-reperfusão. No tecido isquêmico há um aumento na concentração de fatores quimiotáxicos para neutrófilos, o que causa uma grande concentração de neutrófilos a partir do momento em que ocorre reperfusão tecidual. Os neutrófilos causam lesão tecidual por liberação de enzimas proteolíticas, produção de radicais livres e aumento na concentração de ácido hipoclorídrico. A peroxidação lipídica ocorre pela oxidação de radicais livres e destrói a camada lipídica da membrana celular. A degradação da membrana celular causa alteração da permeabilidade normal da célula muscular provocando mais edema e maiores concentrações intracelulares de Ca++ e Na++. Há, então, lise celular e os componentes intracelulares do músculo são liberados na circulação sistêmica.

Após o restabelecimento da perfusão por alívio da compressão ou correção da interrupção vascular, o conteúdo intravascular das células musculares lesadas é liberado na circulação sistêmica. Grandes quantidades de volume intravascular podem ser sequestrados nos membros acometidos pelo aumento da permeabilidade vascular. As manifestações sistêmicas da rabdomiólise, causadas pela hipovolemia e circulação de toxinas, são os principais fatores da síndrome do esmagamento.

A hipovolemia é, na maioria das vezes, a primeira manifestação desta síndrome. O acúmulo de volume nos membros acometidos pode reduzir muito o volume intravascular e causar hipotensão e choque. O choque hipovolêmico e suas repercussões inflamatórias após a reperfusão do tecido isquêmico são a causa mais comum de morte nos primeiros quatro dias após a lesão muscular.

Além da diminuição do volume intravascular, os pacientes com síndrome do esmagamento apresentam um grande número de toxinas na circulação e podem desenvolver graves distúrbios eletrolíticos. A hipocalcemia grave é resultante do aumento de Ca++ no interior das células musculares lesadas. O quadro pode ser mais grave quando é associado a hipercalemia e acidose resultantes da reperfusão do tecido isquêmico. A hipercalemia grave associada a arritmias e outras alterações cardíacas é a segunda principal causa de morte na fase aguda dos pacientes com síndrome do esmagamento. A hiperfosfatemia causada pela rabdomiólise pode piorar a hipocalcemia por diminuir os níveis plasmáticos de 1,25-dihidroxicolecalceferol.

Há um aumento nos níveis plasmáticos de tromboplastina, o que pode causar coagulação intravascular disseminada (CIVD). Os pacientes também podem apresentar plaquetopenia por consumo relacionada à CIVD.

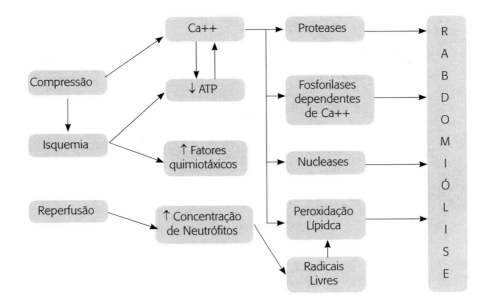

**Quadro 47.1** Fisiopatologia da síndrome do esmagamento.

Além disso, grandes quantidades de mioglobina são liberadas na circulação sistêmica podendo causar lesão renal. Uma reposição volêmica adequada talvez seja capaz de amenizar os efeitos da mioglobina circulante sobre o parênquima renal.

## Fisiopatologia da lesão renal

A insuficiência renal aguda ocorre em 4% a 33% dos pacientes com rabdomiólise, com taxas de mortalidade que variam de 3% a 50%. Os três principais fatores que levam a insuficiência renal aguda no paciente com síndrome do esmagamento são: diminuição da perfusão renal, obstrução tubular e lesão tubular direta pela mioglobina.

A diminuição da perfusão renal ocorre pela hipovolemia da síndrome do esmagamento; pelo estímulo ao sistema nervoso simpático; pela ativação do sistema renina-angiotensina-aldosterona; e pela vasoconstrição renal causada diretamente pela mioglobina. Na presença de mioglobina há a liberação de fatores vasoconstritores como a endotelina, que causam constrição das arteríolas aferentes e eferentes, reduzindo a filtração glomerular.

A obstrução tubular causada pela mioglobina ocorre em paciente com urina ácida e altas concentrações dessa substância nos túbulos renais. A mioglobina reage com proteínas específicas presentes nos túbulos renais (Tamm-Horsfell) e precipita formando um tampão (cilindros pigmentados), em uma reação que é amplificada em pH ácido.

O efeito tóxico direto da mioglobina é provavelmente o principal componente da insuficiência renal após a rabdomiólise. Existe um número crescente de evidências na literatura médica sobre a importância dos radicais livres, e consequente peroxidação lipídica, na lesão renal aguda por rabdomiólise. Em meio ácido a mioglobina se separa

em proteína e grupo-heme. A acumulação intrarrenal de ferro-heme induz um estado de estresse oxidativo com a formação de radicais livres. O centro heme da mioglobina, na ausência de ferro livre, pode por si só iniciar peroxidação lipídica e lesão renal (Figura 47.2).

## Diagnóstico

O diagnóstico precoce nos pacientes com síndrome do esmagamento é de extrema importância. Pacientes com traumas graves de membros, suspeitas de lesões por isquemia-reperfusão, e outras lesões graves de partes moles podem desenvolver rabdomiólise, mioglobinúria e insuficiência renal.

## Quadro clínico

O quadro clínico de pacientes com síndrome do esmagamento pode ser dividido em sinais e sintomas relacionados a: lesão muscular; rabdomiólise e mioglobinúria; e insuficiência renal aguda.

### Lesão muscular – Síndrome compartimental

Pacientes com trauma grave de membros causado por mecanismos de alta energia, como acidentes automobilísticos, ou lesões por esmagamento, como em desabamentos ou pacientes presos em ferragens, têm uma grande probabilidade de desenvolver síndrome compartimental. Essa síndrome ocorre quando a pressão no interior de um ou mais compartimentos dos membros supera a pressão de perfusão tecidual causando isquemia do tecido e dos nervos daquele compartimento. Os principais sinais e sintomas relacionados a essa síndrome em ordem cronoló-

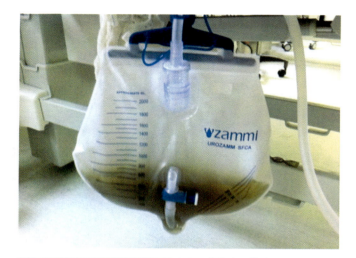

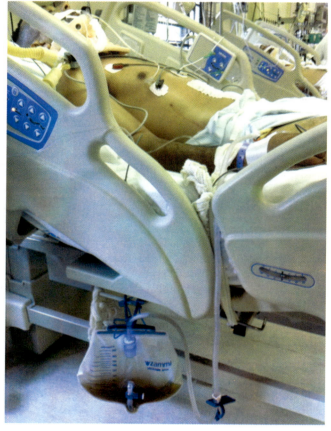

**Figura 47.2** Mioglobinúria em paciente de UTI.

gica são: dor de forte intensidade com piora à extensão do compartimento acometido, edema e endurecimento do membro, diminuição da perfusão, palidez cutânea e ausência de pulsos periféricos. Nos casos em que há dificuldade de diagnóstico, como em pacientes com lesões neurológicas ou intoxicações exógenas, pode-se usar a medida direta da pressão do compartimento muscular acometido.

O diagnóstico da síndrome compartimental deve ser feito de forma rápida a partir de um alto índice de suspeita, uma avaliação do mecanismo de trauma e um exame físico detalhado associado à medida de pressão do compartimento. Quando o diagnóstico é realizado tardiamente existe um aumento das taxas de necrose muscular, infecção local e amputações dos membros, além de um aumento na mortalidade.

## Rabdomiólise e mioglobinúria

A mioglobina é uma proteína responsável por 1% a 3% do peso do músculo esquelético. Em níveis sanguíneos normais ela se associa a haptoglobina e é retirada da circulação pelo sistema retículo endotelial. Quando há um aumento na mioglobina circulante, como ocorre após a rabdomiólise, há saturação da haptoglobina e os níveis plasmáticos de mioglobina livre aumentam. Esse excesso é filtrado pelo rim, resultando em mioglobinúria caracterizada clinicamente por urina escura.

A apresentação clínica da rabdomiólise é frequentemente sutil, sendo necessário um elevado índice de suspeita diagnóstica. São descritos sinais e sintomas musculares como mialgias, hipersensibilidade, fraqueza, rigidez e contraturas em apenas 50% dos casos. A presença de sintomas constitucionais como a sensação de mal-estar geral, náuseas, vômitos, febre e palpitações, a diminuição do débito urinário e a alteração da coloração da urina (mais escura, castanho-avermelhada), são outros achados da história clínica a serem considerados.

O diagnóstico definitivo de rabdomiólise é efetuado por meio de estudos laboratoriais. A creatina-fosfoquinase sérica (CK) é um marcador sensível, porém inespecífico, de rabdomiólise e é liberada para a circulação sistêmica após a morte das células musculares esqueléticas. Tem um metabolismo mais lento e previsível que a mioglobina, o que a torna um marcador de presença de lesão muscular mais confiável. As elevações persistentes da CK apontam para lesão muscular continuada, sendo particularmente relevante excluir a presença de síndrome compartimental. Alterações na aldolase e anidrase carbônica III no contexto de elevação da CK total confirmam a origem muscular esquelética da creatina-fosfoquinase. A mioglobina urinária pode ser esporádica e resolver-se nas fases iniciais da rabdomiólise. É importante lembrar que os testes urinários rápidos não distinguem a mioglobina da hemoglobina, portanto é necessário verificar a ausência de eritrócitos por microscopia. Outros exames complementares de diagnóstico têm interesse na avaliação da repercussão das complicações sistêmicas:

- Hipercalemia e ECG;
- Hipocalcemia e Hiperfosfatemia;
- Acidose metabólica;
- Alterações de coagulação e diminuição do número de plaquetas;
- Elevação da creatinina e ureia séricas;
- Cilindros pigmentados no sedimento urinário.

## Insuficiência renal aguda

Apesar do tratamento adequado das lesões musculares e da rabdomiólise, até um terço dos pacientes com síndrome do esmagamento vão desenvolver insuficiência renal aguda. Muitos estudos tentaram avaliar fatores preditivos de desenvolvimento de insuficiência renal aguda em pacientes com síndrome do esmagamento. Os principais exames laboratoriais utilizados foram a CK sérica e a mioglobina sérica e urinária. Apesar de não haver um consenso na literatura, há evidências de que níveis de CK maiores que 20.000U/L tem correlação com o desenvolvimento de insuficiência renal aguda. Alguns estudos também identificaram níveis de mioglobina urinária maiores que 1.000ng/mL como fator preditivo de insuficiência renal aguda. No entanto, a dosagem de mioglobina urinária pode demorar até 24 horas enquanto a de CK sérica leva menos de uma hora. Portanto, não há aplicabilidade clínica na dosagem de mioglobina urinária para mudança na terapia dos pacientes com síndrome do esmagamento.

## Tratamento

O tratamento do paciente com síndrome do esmagamento pode ser dividido em tratamento local dos membros acometidos, das repercussões sistêmicas e da insuficiência renal.

## Tratamento do membro acometido

### Síndrome compartimental

A partir do momento em que há suspeita clínica baseada no mecanismo de trauma e nos achados de exame físico, deve ser avaliada a necessidade de fasciotomia. O intuito desse procedimento é aliviar a tensão no compartimento muscular restaurando a perfusão tecidual e evitando a necrose muscular. A localização mais comum da síndrome compartimental é a perna. A fasciotomia na perna deve ser realizada com a incisão da pele e da fascia muscular sobre os quatro compartimentos: anterior, lateral, posterior superficial e posterior profundo. A síndrome compartimental também pode ocorrer no antebraço, braço e coxa. Nesses casos, assim como na perna, deve-se realizar a descompressão de todos os compartimentos musculares comprometidos.

A medida da pressão tecidual pode ser utilizada como medida auxiliar na indicação da fasciotomia. Medidas de pressão entre 0 mmHg e 15 mmHg são consideradas normais. Na maioria dos pacientes com pressão maior que 30 mmHg a fasciotomia será necessária.

Para ser efetiva e evitar a necrose muscular, a fasciotomia deve ser realizada precocemente. Procedimentos realizados tardiamente estão associados a maiores índices de amputação, infecções do tecido muscular, sepse e maiores taxas de mortalidade (Figura 47.3).

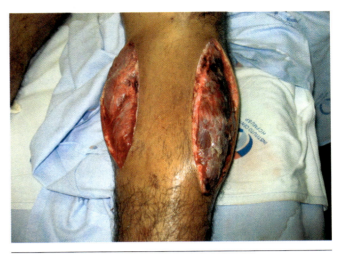

**Figura 47.3** Fasciotomia em membro inferior.

## Trauma grave de membros inferiores

A decisão entre a preservação do membro ou amputação primária nos traumatismos de extremidades com a presença de fraturas expostas, lesões vasculares e lesões graves de partes moles, sempre foi um desafio para o cirurgião do trauma. Lesões complexas de membros inferiores estão associadas com taxas de amputação de 30% ou mais. A decisão de amputar o membro pode ser imediata (menos de 24 horas) ou tardia (após 24 horas e durante a primeira internação). A amputação precoce de um membro não viável permite uma recuperação funcional rápida. Por outro lado, tentativas de preservação do membro envolvem múltiplos procedimentos cirúrgicos, tempo de internação prolongado e maior tempo de reabilitação.

Alguns fatores que influenciam na decisão de amputar ou preservar o membro incluem: extensão e gravidade da lesão do membro, presença e gravidade das lesões associadas, reserva fisiológica do paciente, prognóstico funcional do membro e, em alguns casos, condição social do paciente.

O aperfeiçoamento das técnicas de revascularização, de execução de retalhos microcirúrgicos e, principalmente, os novos antibióticos disponíveis possibilitam a reconstrução e preservação de membros que até uma década atrás eram submetidos à amputação. No entanto, alguns autores mostraram que pacientes submetidos à preservação de membro, comparados aos submetidos à amputação primária, apresentaram maior tempo de reabilitação, maiores taxas de re-hospitalização e complicações, e maior número de procedimentos realizados com resultados funcionais semelhantes.

Além disso, a tentativa sem sucesso da preservação de membro pode resultar em disfunção orgânica e em maiores taxas de mortalidade mesmo após a realização de amputação tardia, o que indica que a tentativa de preservação pode não ser a melhor opção para todos os pacientes. Portanto, a decisão inicial sobre preservar ou não o membro deve ser tomada de maneira segura e definitiva.

A avaliação inicial do paciente deve ser feita de acordo com os protocolos internacionalmente aceitos do Advanced Trauma Life Support Course, incluindo, obrigatoriamente, a análise do mecanismo de trauma, a estimativa de eventuais lesões associadas e a existência de antecedentes mórbidos de importância.

A viabilidade muscular pode ser grosseiramente definida por meio da avaliação da consistência, da coloração, da capacidade de contração e da existência de circulação aceitável. O músculo não viável tem coloração escura, a sua consistência é pastosa, não tem contratura quando estimulado e não tem sangramento na superfície de corte. O melhor indicador da viabilidade do tecido muscular é a evidência de sangramento durante o desbridamento.

Nos casos suspeitos de apresentarem lesão de nervos, deve-se procurar esclarecer se existe lesão nervosa direta ou indireta (neuropraxia, isquemia). Até 2002, ausência de sensibilidade plantar era considerada como fator mandatório para amputação. Desde então, concluiu-se que não existe consenso na literatura que alicerce a adoção dessa conduta com base na ausência de sensibilidade plantar.

É praticamente impossível impor um protocolo rígido para a tomada de decisões nos casos de trauma grave com destruição de membros. Nos casos de pacientes muito graves, com múltiplas lesões traumáticas, a decisão de amputar o membro afetado deve ser adotada em um período de tempo muito curto. Por isso, acaba sendo determinada pelo cirurgião geral ou pelo cirurgião de trauma, muito antes que exista tempo hábil para convocar os especialistas para uma decisão interdisciplinar. O American College of Surgeons preconiza como fatores de risco para amputação os seguintes:

1. lesões tipo Gustilo IIIC;
2. secção de nervo ciático ou tibial, ou de dois ou três nervos de extremidades superiores;
3. isquemia superior a seis horas e/ou necrose muscular;
4. esmagamento e destruição de partes moles;
5. contaminação maciça da ferida;
6. fraturas cominutivas múltiplas e graves;
7. perda óssea segmentar;
8. idade avançada e comorbidade grave;
9. revascularização não funcionante.

Na avaliação do paciente com trauma grave de membros inferiores, uma decisão crucial é a que implica em assumir a compreensão de que, muitas vezes, a preservação da vida do paciente depende da amputação do membro destruído (Figura 47.4).

## Tratamento das repercussões sistêmicas

A prevenção de complicações sistêmicas e renais requer reposição volêmica precoce e vigorosa, de preferência no local do trauma antes que ocorra a reperfusão do membro

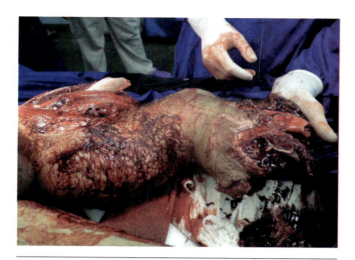

**Figura 47.4** Trauma grave de membro inferior.

acometido. O manejo de doentes com esmagamento de membros e sangramento arterial não controlado é controverso, visto que a reposição volêmica vigorosa antes do controle do sangramento talvez se associe com maior mortalidade em politraumatizados. O objetivo da reposição volêmica é corrigir a hipovolemia causada por hemorragia e pela retenção de fluido no interstício e aumentar a diurese para prevenir a insuficiência renal.

Os benefícios do manitol para induzir uma diurese osmótica foram comprovados em diversos estudos experimentais. O manitol provoca um aumento no débito urinário, promovendo a retirada dos cilindros de mioglobina dos túbulos renais, e também aumenta o volume intravascular. Além disso, tem um efeito protetor renal relacionado à lesão por radicais livres. No entanto, por provocar distúrbios eletrolíticos e hiperosmolaridade sanguínea, deve haver um controle laboratorial rigoroso com dosagem sérica de eletrólitos e osmolaridade plasmática. Habitualmente, um limite seguro de osmolaridade sérica é de até 320 mOsm/L. Não existe, até o momento, evidência clínica sólida do uso de manitol em pacientes com rabdomiólise.

A alcalinização da urina com bicarbonato de sódio é baseada em diversos estudos experimentais e clínicos retrospectivos. A urina com pH básico, que resulta do tratamento com bicarbonato de sódio, reduz a formação de cilindros de mioglobina nos túbulos renais e diminui os efeitos tóxicos da mioglobina no rim. Além disso, impede a oxidação da mioglobina e a consequente peroxidação lipídica. Apesar de não haver evidência classe 1 na literatura, o bicarbonato também pode melhorar a acidose e a hipercalemia presentes na síndrome do esmagamento independentemente da alteração do pH urinário. Novamente, o uso de bicarbonato de sódio não está amparado por trabalhos clínicos robustos, randomizados e duplo-cegos. Deve-se ressaltar, ainda, que o efeito do bicarbonato de sódio em pacientes com acidose lática é imprevisível e que o tamponamento de acidose decorrente de choque é controverso.

## Tratamento da insuficiência renal aguda

Aproximadamente um terço dos pacientes com síndrome do esmagamento vai necessitar de tratamento para insuficiência renal aguda através de diálise. Hipercalemia e acidose refratárias à expansão volêmica e à infusão de bicarbonato são as principais causas de mortalidade nesses pacientes, e alguma forma de substituição renal deve ser instituída o mais breve possível. O retardamento da terapia de substituição renal pode gerar acúmulo nocivo de fluidos, prejudicando ainda mais a perfusão no membro acometido, além de ser associado a complicações sistêmicas, como síndrome compartimental abdominal e congestão pulmonar. A hipocalcemia resultante da rabdomiólise não deve ser corrigida, a não ser que haja risco de arritmias cardíacas, pois grande parte do cálcio infundido será depositado no músculo lesado e pode agravar a rabdomiólise.

Hemofiltração ou diálise contínua pode corrigir as alterações eletrolíticas e a acidose resultantes da rabdomiólise e da insuficiência renal aguda. Em relatos preliminares, a hemofiltração com membranas de alta porosidade parecer ser eficaz em reduzir os níveis séricos de mioglobina, porém é impossível fixar um padrão de conduta no momento. A escolha por determinada forma de substituição renal varia dependendo da experiência do serviço e da disponibilidade. Procedimentos lentos talvez estejam associados com maior estabilidade hemodinâmica e com melhor manuseio do balanço hídrico, permitindo inclusive uma remoção controlada de fluido já em fases precoces da injúria sem implicar instabilidade hemodinâmica.

## Considerações finais

As lesões musculares por esmagamento com rabdomiólise são uma causa importante de insuficiência renal aguda. O principal mecanismo de lesão muscular é a isquemia-reperfusão. A hipovolemia e a diminuição da perfusão renal, combinados com a mioglobinúria, são os principais fatores causais de insuficiência renal aguda. A reposição volêmica vigorosa precoce, se possível antes da reperfusão do membro, pode reduzir as complicações sistêmicas da síndrome do esmagamento. Quando o volume intravascular é restabelecido, e o paciente apresenta diurese, pode-se provocar aumento do fluxo urinário com manitol e alcalinização da urina com bicarbonato de sódio para prevenir a hipercalemia e a insuficiência renal aguda, embora estas terapias ainda sejam controversas e não isentas de complicações. Se há suspeita de síndrome compartimental ou de trauma grave de membros inferiores, o tratamento específico deve ser instituído o mais rápido possível para evitar piora da rabdomiólise. A fasciotomia e a amputação do membro devem ser precoces para evitar que, na tentativa de salvar um membro traumatizado, o paciente perca a vida.

## Referências bibliográficas

1. Andreas Seekamp, Gerd Regel, Frank Hildebrand, Johannes Sander, Harald Tscherne Injury, Parameters of multiple organ dysfunction fail to predict secondary amputation following limb salvage in multiply traumatized patients Int. J. Care Injured 30 (1999) 199-207

2. Busse JW., CL. Jacobs, MF. Swiontkowski, MJ. Bosse, M Bhandari. Complex limb salvage or early amputation for severe lower-limb injury: A meta-analysis of observational studies. J Orthop Trauma 2007 v21(1) 70-76

3. Johansen K, Daines M, Howey T, Helfet G, Hansen ST. Objective criteria accurately predict amputation following lower extremity trauma; J Trauma 1990;30:568-573.

4. Harwood PJ, PV. Giannoudis, M van Griensven, C Krettek, Hans-Christoph Pape. Alterations in the Systemic Inflammatory Response after early Total Care and Damage Control Procedures for Femoral Shaft Fracture in Severely Injured Patients. J Trauma 2005;58:446-454

5. Lausevic Z,M Lausevic J Trbojevic-Stankovic,S Krstic, BStojimirovic. Predicting multiple organ failure in patients with severe trauma. Can J Surg 2008 v51(2):97-102

6. Lisa K. Cannada, Carnell Cooper, R Adams Cowley. The mangled extremity: Limb salvage versus amputation-Review; Current Surgery 2005, V 62(6): 563-576

7. Swiontkowski MF., EJ. MacKenzie, M J. Bosse, AL. Jones,T. Travison. Factors Influencing the Decision to Amputate or Reconstruct after High-Energy Lower Extremity Trauma. J Trauma 2002;52:641-649

David de Souza Gomez

# Bases para o Tratamento da Queimadura na Fase Aguda

O paciente vitimado por queimadura de grande extensão sofre uma das maiores agressões que o organismo humano pode suportar, e as primeiras 48 horas após o trauma constituem o período crucial da chamada fase aguda, ou de urgência, das queimaduras.

Vários parâmetros devem ser mantidos dentro de limites no organismo para que a homeostase seja garantida, como, por exemplo, o pH, o teor de eletrólitos, de glicose, a osmolaridade e também a temperatura, importante para manter as condições ideais para que ocorram as reações metabólicas intracelulares.

Quando a temperatura sobe além de certos limites, o organismo começa a sofrer alterações: até 44°C o tecido cutâneo consegue suportar horas sem morte celular; entre 44°C e 51°C, a taxa de destruição celular vai dobrando a cada grau de elevação de temperatura. Além desse nível térmico, é rápida a destruição da epiderme, ocorrendo a coagulação celular na espessura do tecido cutâneo[1]. Não apenas o calor provoca danos ao tegumento cutâneo, mas também outros agentes, como químicos, elétricos, ionizantes ou mesmo o frio, podem causar lesões equivalentes às queimaduras térmicas.

Para que se faça o tratamento sistêmico imediato desse paciente não é necessária, nessa fase, a determinação da profundidade das queimaduras, mas, sim, o cálculo da extensão corpórea acometida.

A classificação tradicional define as queimaduras como de primeiro, segundo e terceiro graus. As de segundo grau subdividem-se ainda em superficiais e profundas. Alguns autores classificam as queimaduras apenas em superficiais, que abrangem as de primeiro e as de segundo grau superficial, e profundas, que englobam as de segundo grau profundo e as de terceiro grau. O diagnóstico da profundidade é importante para o tratamento local, visto que as queimaduras profundas exigem tratamento cirúrgico, enquanto as superficiais, somente tratamento clínico.

As queimaduras apresentam-se, macroscopicamente, com certos aspectos característicos que as identificam, em função da profundidade.

A mais superficial, ou de primeiro grau – cujo grande exemplo é a "queimadura" solar, que na verdade é uma lesão actínica causada pelos raios ultravioleta – apresenta-se fundamentalmente com alteração da cor da pele, que se torna avermelhada. Ao exame histopatológico, nota-se destruição apenas da epiderme, e um processo inflamatório na derme (Figura 48.1).

A de segundo grau superficial apresenta-se com epiderme rota e/ou vesículas ou bolhas que, rompendo-se, mostram leito cruento dérmico avermelhado e muito doloroso (Figura 48.2). O exame anatomopatológico evidencia destruição da epiderme e da derme papilar, parte superficial da derme. A queimadura de segundo grau profundo não tem bolhas, não se vê epiderme rota, mas apresenta leito dérmico cruento, que é menos doloroso e mais esbranquiçado, às vezes confundido com o aspecto de uma queimadura de terceiro grau.

A queimadura de terceiro grau pode apresentar-se com um de dois aspectos diferentes: ou escara nacarada – pele morta esbranquiçada que evidencia a ausência de circulação (Figura 48.3) – ou escara marrom-escura – onde frequentemente se veem as veias trombosadas em sua espessura (Figura 48.4).

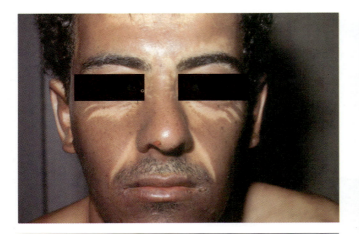

**Figura 48.1** Queimadura de 1º grau.

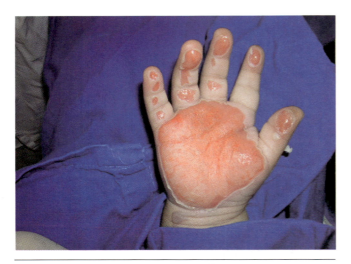

**Figura 48.2** Queimadura de 2º grau – bolhas rotas.

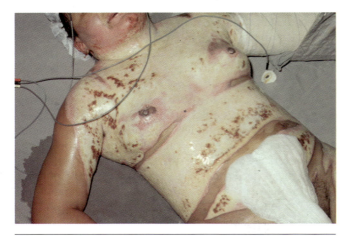

**Figura 48.3** Queimadura de 3º grau.

Nas queimaduras superficiais, em que não há indicação cirúrgica, o tratamento é incruento. Visa-se, portanto, a obtenção de um ambiente adequado para que possa existir a cura espontânea da lesão em boas condições. Nas profundas, o objetivo é criar condições – as melhores e

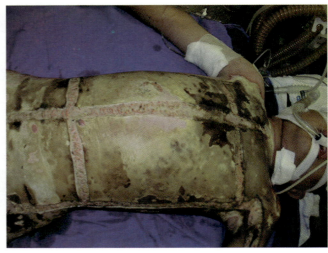

**Figura 48.4** Queimadura de 3º grau.

mais rápidas – para se chegar ao ponto de enxertá-las, uma vez que não são passíveis de boa cura espontânea. Para se atingir tal objetivo deve-se não apenas deixar a área queimada livre de tecidos necróticos, como também sem colonização bacteriana considerável.

As queimaduras de primeiro grau não necessitam tratamento local elaborado, enquanto as de segundo grau, quando ambulatoriais, necessitam de tratamento oclusivo. Tal oclusão visa "isolar" o meio interno e, quando feita nos moldes tradicionais – com raiom ou morim, gaze, algodão e faixa crepe (Figuras 48.5 a 49.8) –, absorve o exsudato que sai do leito cruento. Essa absorção promove, por capilaridade, a retirada dos germes que colonizam a queimadura, transportando-os para as malhas do curativo e simulando o que seria, analogamente, uma "lavagem" contínua da superfície queimada.

Esse método oclusivo tradicional, como feito por vários anos no Serviço de Queimaduras do HC-FMUSP, pre-

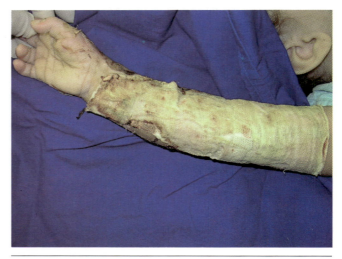

**Figura 48.5** Raiom colocado na área afetada.

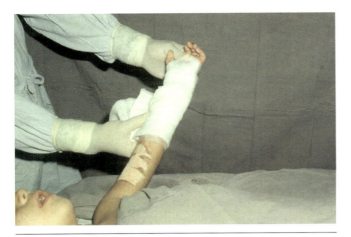

**Figura 48.6** Gaze de metro sobre o raiom.

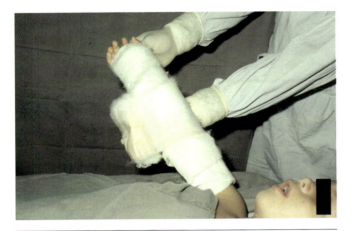

**Figura 48.7** Algodão hidrofílico sobre a gaze.

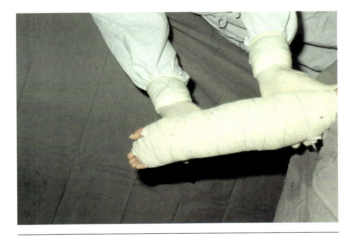

**Figura 48.8** Faixa crepe sobre o algodão.

vê, depois da analgesia, limpeza com solução fisiológica ou clorexidina para a retirada de sujeira e/ou eventuais produtos que tenham sido colocados sobre a queimadura, e a exérese da epiderme das bolhas. O curativo oclusivo assim feito é substituído a cada três ou quatro dias, ou antes, se ficar umedecido, pois deixaria de ser absorvente.

Atualmente se dispõe de muitos outros materiais que podem ser usados nos curativos de queimaduras, como colágeno, hidrofibra, hidrocoloide, hidrogel, alginato, carvão, membrana celulósica, etc[2] (Figuras 48.9 e 48.10).

Quando o paciente fica internado pode-se optar por manter as queimaduras expostas, sob arco de proteção para evitar contato com as roupas de cama (Figura 48.11).

Do ponto de vista da antimicrobianoterapia tópica, há indicação de medicação, independentemente da profundidade da queimadura – se maior do que de primeiro grau –, naqueles pacientes com queimadura em extensão maior do que cerca de 10% a 15% de superfície corpórea (Figura 48.12).

A sulfadiazina de prata – que tem largo espectro de atividade antimicrobiana e incidência de efeitos colaterais baixa[3] – é o referencial, mas atualmente, muitas vezes, vem associada ao nitrato de cério. Este último, se usado

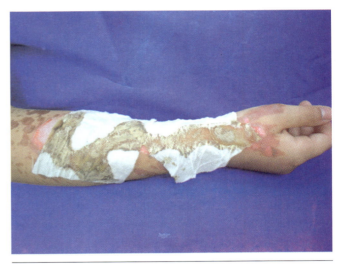

**Figura 48.9** Hidrofibra com carboximetilcelulose, antes de sua cobertura.

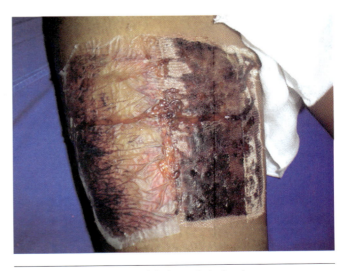

**Figura 48.10** Membrana celulósica ao lado do raiom.

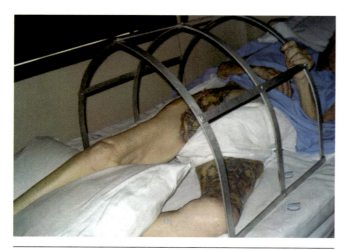

**Figura 48.11** Arco de proteção sobre queimadura exposta.

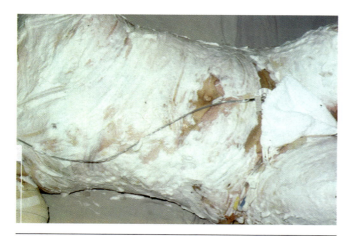

**Figura 48.12** Antimicrobiano tópico – tratamento por exposição.

precocemente, preferencialmente nas primeiras 24 horas pós-queimadura, bloqueia a formação e absorção de complexos lipo-proteicos (LPC, na sigla em inglês) na superfície da queimadura. Desse modo evita-se a instalação de imunossupressão no paciente[4,5], mesmo que se atrase a operação de excisão da escara[6]. Além disso, a associação da sulfadiazina de prata ao nitrato de cério promove sinergia antimicrobiana, melhorando a eficácia de ambos.[7,8,9]

Quando as queimaduras forem de segundo grau profundo, se não operadas irão demorar a reepitelizar e, assim, acarretarão cicatrizes hipertróficas com o passar do tempo, causando sintomas e possíveis limitações funcionais. Dessa forma, o melhor é que se faça o procedimento descrito como "excisão tangencial", como publicado em 1970 por Janzekovic:[10] resseca-se a escara até a derme viável, faz-se hemostasia compressiva e, em seguida, enxertia de pele.

Em casos de queimaduras de terceiro grau circular, o procedimento que deve ser realizado já na urgência é a escarotomia – incisão na escara, frequentemente constritiva, que esteja tendendo a causar síndrome compartimental, se localizada numa extremidade, ou restrição respiratória, se localizada no tórax (Figura 48.13). A escara, tecido

morto, não tem sensibilidade e dispensa a anestesia para ser incisada. Essa operação é feita já na maca, ou no leito: pega-se a lâmina do bisturi entre os dedos indicador e polegar – deixando-se apenas sua ponta exteriorizada para não se correr o risco de aprofundar a secção e atingir tecidos vivos – e faz-se a incisão longitudinalmente na extremidade afetada, ou em quadriculado no tronco, com uma incisão separando os componentes torácico e abdominal da respiração. Deve-se evitar a incisão sobre trajetos neurovasculares nas extremidades.

Os traumas elétricos são muito mais graves do que as queimaduras térmicas, em geral. Além desses cuidados descritos, deve-se atentar para a necessidade da feitura de fasciotomias nas lojas musculares afetadas e até mesmo descompressão nervosa, como dos nervos ulnar e mediano nas lesões de mãos por alta voltagem, visto que frequentemente a escarotomia isolada não é suficiente para a descompressão tecidual na extremidade acometida[11].

Após a realização dessas considerações fisiopatológicas, passa-se para as etapas seguintes, de avaliação do paciente como um todo e o planejamento e início do tratamento.

Academicamente pode-se dividir o atendimento inicial ao paciente queimado em algumas fases: as três primeiras são rápidas, feitas em alguns minutos apenas, e englobam anamnese, exame físico e analgesia.

**Anamnese:** as perguntas básicas feitas ao paciente ou acompanhantes são:

1. Agente etiológico – dará subsídios de prognóstico;
2. Tempo decorrido desde o acidente até o início do atendimento, e se já houve algum tipo de tratamento realizado, e com quê; e
3. Como foi que ocorreu essa queimadura, ou em que circunstâncias – se em ambiente fechado, provavelmente haverá lesão inalatória, portanto também indicação precoce de intubação, principalmente se,

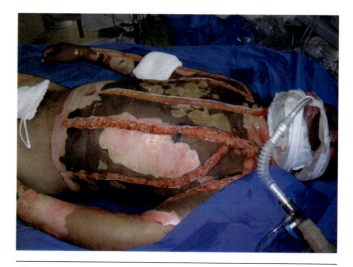

**Figura 48.13** Escarotomias descompressivas.

ao exame físico, forem encontrados escarro carbonáceo, fuligem em oro/nasofaringe, rouquidão pós--queimadura e queimaduras de vibrissas.

**Exame físico:** não há diferenças com relação ao atendimento ao politraumatizado – devem-se seguir os princípios estabelecidos no "ABCD" do ATLS , ou ABLS , com o paciente queimado. Os traumas elétricos, mesmo quando aparentemente pouco importantes, exigem outros cuidados sistêmicos, principalmente relacionados à função renal.

O paciente queimado, no pronto-socorro (PS), geralmente está com muita ansiedade e dor, decorrentes desse trauma. É importante, dessa forma, que a equipe que o atende administre medicações tanto analgésicas quanto ansiolíticas.

A **analgesia** é muito importante nas queimaduras de primeiro e segundo graus – utiliza-se morfina, sempre por via intravenosa. A dose será a necessária para atingir o efeito: num adulto médio, por exemplo, pode-se dar doses, se necessário, de 5 mg a cada 5 minutos – em certos casos, até cerca de três doses podem ter que ser administradas para se obter o efeito desejado. Nesta etapa não é necessária a cateterização de uma veia de grosso calibre – uma veia periférica serve para se infundir a solução analgésica.

Quando o paciente demonstra quadro de angústia ou ansiedade, pode-se administrar benzodiazepínicos, como diazepan, igualmente por via intravenosa.

Terminadas essas fases mais agilizadas, começa-se a detalhar melhor o caso do paciente que se apresenta no atendimento de urgência. Na **avaliação da complexidade do caso** verificam-se os dados referentes à queimadura em si, e ao doente como um todo. Fatores importantes quanto à **queimadura**, até para se avaliar a indicação de internação do paciente, são:

**Extensão:** em geral, internam-se os adultos com queimaduras a partir de 15% de superfície corpórea acometida, e crianças com pelo menos 8% a 10%, embora atualmente se verifique tendência de se internar crianças com qualquer extensão corpórea queimada. A porcentagem de superfície corpórea deverá ser avaliada preferencialmente pelo esquema de Lund e Browder (1944)[12], que ilustra as metades ventral e dorsal do corpo representadas por letras e números (Figura 48.14). Estes representam valores percentuais fixos em qualquer idade. Além de mais preciso, este esquema, em tabela anexa, demonstra as mudanças de representatividade de superfície corpórea na cabeça e nos membros inferiores (identificadas por letras) ao longo do crescimento da criança.

Quando não se possui esse esquema, alguns preconizam a "regra dos noves" (1961), que retrata os segmentos corpóreos representando porcentagens unitárias ou múltiplas de nove, como, por exemplo, cada membro superior sendo 9% ou membro inferior sendo 18% (Figura 48.15).

**Tabela 48.1** Tabela de Lund-Browder para determinação da superfície corpórea queimada.

| Área \ Idade em anos | 0–1 | 1–4 | 5–9 | 10–14 | 15 | Adulto |
|---|---|---|---|---|---|---|
| Cabeça | 19 | 17 | 13 | 11 | 9 | 7 |
| Pescoço | 2 | 2 | 2 | 2 | 2 | 2 |
| Tronco anterior | 13 | 13 | 13 | 13 | 13 | 13 |
| Tronco posterior | 13 | 13 | 13 | 13 | 13 | 13 |
| Nádega direita | 2 ½ | 2 ½ | 2 ½ | 2 ½ | 2 ½ | 2 ½ |
| Nádega esquerda | 2 ½ | 2 ½ | 2 ½ | 2 ½ | 2 ½ | 2 ½ |
| Genitália | 1 | 1 | 1 | 1 | 1 | |
| Braço direito | 4 | 4 | 4 | 4 | 4 | 4 |
| Braço esquerdo | 4 | 4 | 4 | 4 | 4 | |
| Antebraço direito | 3 | 3 | 3 | 3 | 3 | 3 |
| Antebraço esquerdo | 3 | 3 | 3 | 3 | 3 | |
| Mão direita | 2 ½ | 2 ½ | 2 ½ | 2 ½ | 2 ½ | 2 ½ |
| Mão esquerda | 2 ½ | 2 ½ | 2 ½ | 2 ½ | 2 ½ | 2 ½ |
| Coxa direito | 5 ½ | 6 ½ | 8 | 8 ½ | 9 | 9 ½ |
| Coxa esquerda | 5 ½ | 6 ½ | 8 | 8 ½ | 9 | 9 ½ |
| Perna direita | 5 | 5 | 5 ½ | 6 | 6 ½ | 7 |
| Perna esquerda | 5 | 5 | 5 ½ | 6 | 6 ½ | 7 |
| Pé direito | 3 ½ | 3 ½ | 3 ½ | 3 ½ | 3 ½ | 3 ½ |
| Pé esquerdo | 3 ½ | 3 ½ | 3 ½ | 3 ½ | 3 ½ | 3 ½ |

**Figura 48.14** Tabela de Lund-Browder.

A dificuldade para utilização desse método se dá por vários motivos, dentre eles, a necessidade de se "decorar" quantos "noves" representam cada segmento corpóreo; se em crianças em crescimento, pela alteração progressiva das áreas corpóreas principalmente no segmento cefálico, a necessidade de se conhecer outras fórmulas associadas a serem aplicadas sobre a fórmula original; isso tudo resulta em maior imprecisão, o que multiplica o fator de erro.

Nessa eventualidade é então aconselhável estimar a superfície queimada total pela área da mão inteira do paciente (palma e dedos), que representa aproximadamente 1% da superfície corpórea[13,14] independentemente da idade (Figura 48.16).

- **Localização da queimadura:** no períneo, sempre se interna o doente. Se na face, devemos procurar por lesão inalatória e lesão ocular, para avaliar a gravidade do caso e a necessidade de internação. Áreas articulares que ficam em constante movimentação também ensejam acompanhamento mais próximo.
- **Profundidade:** as queimaduras cirúrgicas são as profundas: terceiro grau e segundo grau profundo; deve-se procurar operá-las o quanto antes, para minimizar as sequelas.

Fatores importantes quanto **ao doente como um todo** são:

- **Condições fisiológicas:** como previsível, pacientes em extremos de idade são mais problemáticos, assim como gestantes ou pacientes que tenham outras doenças coexistentes, o que também obriga à internação.

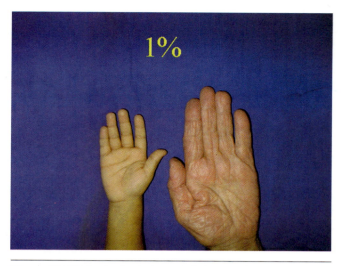

**Figura 48.16** Mão inteira (palma e dedos) = 1% de S.C.

- *Outros possíveis traumas associados,* como quedas com comprometimento craniano, torácico, abdominal ou de extremidades devem ser sempre pesquisados, uma vez que poderiam ameaçar a vida do paciente antes mesmo da queimadura.

O **planejamento terapêutico**, feito na sequência, engloba alguns itens:

- A *reposição volêmica,* que é a etapa mais importante na urgência, devendo ser iniciada sem demora. Para isso, a escolha da via utilizada terá como base os seguintes critérios: se a área corpórea queimada for inferior a 20%, pode-se iniciar, na maioria dos pacientes adultos, hidratação por via oral. Acima de 30%, é obrigatória a reposição líquida intravenosa. Entre 20% e 30% de superfície corpórea queimada, deve-se analisar cada caso quanto à necessidade de reposição intravenosa, tendendo-se para esta com o aumento da área queimada.

A reposição volêmica intravenosa é feita através de veia(s) de bom calibre, preferencialmente no território da cava superior. Pela elevada morbidade envolvida, atualmente não mais se preconiza a passagem de Intra-cath, prefere-se o uso de Jelcos ou cateteres periféricos. Calcula-se, pela fórmula do *Brooke Army Hospital* modificada – que a Sociedade Internacional de Queimaduras (ISBI) tenta padronizar mundialmente –, o início da reposição nas primeiras 24 horas com 1 ml a 2 ml de cristaloide (preferencialmente Ringer lactato) × peso corpóreo × % de área queimada em cada período: as primeiras 8 horas e as seguintes 16 horas pós-queimadura. Esse método irá servir apenas como diretriz inicial para o posicionamento frente à resposta por parte do doente, visto que, muitas vezes, é necessário aumentar o volume além desse limite para se obter boa resposta orgânica. A partir da 24ª hora dá-se 0,3 ml a 0,5 ml de solução coloide (preferencialmente albumina) × peso corpóreo × % de área queimada em

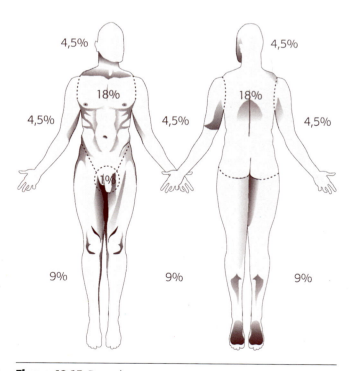

**Figura 48.15** Regra dos nove.

24 horas, completando-se o período de 48 horas pós--queimadura.

A diurese ideal – principal parâmetro do controle terapêutico – deve manter-se entre 30 e 50 ml/hora para o adulto e (1 ml x peso corpóreo)/hora na criança. A partir da 24ª hora, no segundo dia ou terceiro período pós--queimadura, se necessário, complementa-se o volume administrado para se obter boa diurese: para o adulto, administra-se paralelamente, além daquela solução de reposição volêmica, solução glicosada; para a criança, solução fisiológica diluída ao meio (0,45%), associada ao soro de manutenção pediátrico.

- O **controle da infecção**, que deve ser feito por meio de adequada manutenção do estado geral do doente e de um tratamento local bem conduzido. Não se usa antibiótico sistêmico profilático, visto que esse só chega aos tecidos irrigados, não atingindo, portanto, a escara, que é um tecido morto, desprovido de circulação. Assim, o uso profilático de antibióticos só se justifica nos procedimentos cirúrgicos, realizados rotineiramente não em virtude da escara da queimadura, mas sim pela manipulação dos tecidos viáveis que devem ser protegidos, como as áreas doadoras de enxertos. Tal uso submete-se às normas da indicação de antibióticos profiláticos em operações, quais sejam, administração, no mais tardar, à indução anestésica, e posologia de administração única no transoperatório. Repete-se a dose do medicamento nas situações de prolongado tempo operatório e/ou de curta meia-vida da droga em uso. São utilizados, portanto, antimicrobianos profiláticos por via tópica em queimaduras extensas, os quais irão agir diretamente sobre os germes colonizantes, impedindo sua disseminação, e nesta situação estão sempre indicados em pacientes grandes queimados.
  Deve-se lembrar ainda de sempre fazer a prevenção do **tétano**, que pode ocorrer em qualquer situação de trauma. Se o paciente já foi adequadamente vacinado, faz-se apenas um reforço do toxoide tetânico, caso contrário inicia-se o esquema de vacinação, além da profilaxia passiva, preferencialmente com gamaglobulina humana, na dose de 250 UI a 500 UI por via intramuscular ou, na ausência desta, 5000 UI a 20000 UI de soro antitetânico I.M.
- As **necessidades metabólicas**, que abrangem dieta hiperproteica e hipercalórica. Quando o paciente apresentar inapetência, deve-se complementar o aporte nutricional por meio de sonda nasoenteral de Duboff, de silastic, locando-se sua ponta no estômago e administrando-se dieta complementar em função das necessidades.
- A **prevenção da doença erosiva gastroduodenal**, ou úlcera de Curling, a qual deve ser precoce, pois a doença pode surgir nas primeiras horas, podendo inclusive causar hemorragia digestiva alta. A melhor forma de prevenção é a utilização, principalmente, de inibidores da bomba de prótons[15].

- A **monitorização da pressão intra-abdominal**, que também é importante, principalmente nos grandes queimados que recebem elevada quantidade de volumes líquidos e têm tendência à formação de grandes edemas sistêmicos[16], uma vez que nessas situações aumenta significativamente o risco de hipertensão intra-abdominal, com possível necrose de vísceras.
- A **profilaxia anti-trombótica**, que embora não seja consenso para todos os casos, deve ser considerada naqueles pacientes que estejam em grupo de maior risco, como os obesos, imobilizados por muito tempo no leito, ou os que tenham antecedentes de fenômenos tromboembólicos, por exemplo. Prefere-se, se disponível, o uso de heparina de baixo peso molecular.

Na sequência do acompanhamento, deve-se verificar a eficácia do tratamento instituído por meio de **monitorização da resposta terapêutica**. A diurese é o principal parâmetro e deve manter-se dentro dos limites já descritos. Se aquém, faz-se um teste de volume que, se positivo, indica a necessidade de maior aporte líquido. Se além do limite superior, deve-se avaliar a possibilidade de reduzir o volume infundido, principalmente naqueles casos que já receberam início de tratamento em outro hospital, a fim de não se incorrer no risco de provocar grande edema sistêmico, com prejuízos generalizados para o organismo do paciente.

Quando houver mioglobinúria, por trauma elétrico, por exemplo, medidas deverão ser adotadas a fim de se evitar a deposição da mioglobina no túbulo renal, com consequente insuficiência renal secundária. Assim, deve--se realizar uma "lavagem renal", aumentando-se o volume de reposição para se atingir diurese de 75 ml/hora a 100 ml/hora no adulto, ou seja, a urina deve sair clara. Se não for possível a administração de grandes volumes, associa-se manitol ao cristaloide para forçar a diurese sem sobrecarga volêmica. Pode-se também, associadamente, alcalinizar a urina.

Quando, diversamente, a diurese estiver excessiva, principalmente naqueles casos que vieram de outros Serviços, sem que se saiba exatamente quanto de volume já receberam, ao invés de se considerar boa tal diurese alta, deve-se diminuir a infusão líquida para não causar edema sistêmico excessivo, o que ensejaria vários problemas agravantes:

- edema cutâneo, que provoca compressão capilar e diminuição da perfusão e da oxigenação tecidual periférica, favorecendo a infecção e o aprofundamento das queimaduras limítrofes;
- edema pulmonar, que, mesmo antes de causar edema agudo de pulmão, causa diminuição da oxigenação tecidual periférica em razão do prejuízo da relação ventilação/perfusão;
- edema cerebral, que causa prejuízo na função e avaliação neurológica do paciente;
- edema intestinal, que prejudica a absorção alimentar, que se quer rica.

## Referências bibliográficas

1. Moncrief JA. The body's response to heat. In: Artz CP, Moncrief JA, Pruitt BA, editors. Bums: A team approach. Philadelphia: Saunders, 1979. p. 23-44.

2. Markowicz MP, Steffens GC, Fuchs PC, Pallua N. Enhanced dermal regeneration using modified collagen scaffolds: experimental porcine study. Int J Artif Organs. 2006;29(12):1167-73.

3. Atiyeh BS, Costagliola M, Hayek SN, Dibo SA. Effect of silver on burn wound infection control and healing: review of the literature. Burns. 2007;33(2):139-48.

4. Scheidegger D, Sparkes BG, Luscher N, Schoenenberger G, Allgower M. Survival in major burn injuries treated by one bathing in cerium nitrate. Burns. 1992;18:296-300.

5. Peterson VM, Hansbrough JF, Wang WX, Zapata-Sirvent R, Boswick JA. Topical cerium nitrate prevents post burn immunosuppression. J Trauma. 1985;25:1039-44.

6. Vehmeyer-Heeman M, Tondu T, Van den Kerckhove E, Boeckx W. Application of cerium nitrate-silver sulphadiazine allows for postponement of excision and grafting. Burns. 2006 Feb 32;(1):60-3.

7. Fox CL, Monafo WW, Ayvazian VH, Skinner AM, Modak S, Stamford J, Condict G. Topical chemotherapy for burns using cerium salts and silver sulfadiazine. Surg Gynecol Obstet. 1977;144:668-72.

8. Monafo WW, Robinson HN, Yoshioka T. Lethal burns. Arch Surg. 1978;113:397-401.

9. Sparkes BG. Immunological responses to thermal injury. Burns. 1997;23(2):106-13.

10. Janzekovic Z. A new concept in the early excision and immediate grafting of burns. J Trauma. 1970;10(12):1103-8.

11. Shaw JM, Robson MC. Electrical injuries. In: Herndon DN. Total burn care. London: WB Saunders, 1997. p. 401-7.

12. Lund CC, Browder NC. The estimation of areas of burns. Surg Gynecol Obstet. 1944;79:352-8.

13. Rossiter ND, Chapman P, Haywood IA. How big is a hand? Burns. 1996;22(3):230-1.

14. Nagel TR, Schunk JE. Using the hand to estimate the surface area of a burn in children. Paediatr Emerg Care. 1997;13(4):254-5.

15. Bolzan R, Amâncio CMI, Novaes FN. Úlcera de Curling em criança queimada. Rev Soc Bras Que. 2007;7(1):56-8.

16. Hershberger RC, Hunt JL, Arnoldo BD, Purdue GF. Abdominal compartment syndrome in the severely burned patient. J Burn Care Res. 2007;28(5):708-14.

Renato Silveira Leal ▪ Sergio Henrique Bastos Damous

# Trauma Pediátrico

## Introdução e epidemiologia

O atendimento ao trauma pediátrico exige conhecimento específico e cuidado especial, devendo o médico e a equipe estar familiarizados com as particularidades dessa população.

Dados americanos revelam que o trauma é responsável por 39% das causas de mortes em crianças com menos de 14 anos, e destas, mais da metade está relacionada a veículos automotores (dados do National Center for Health Statistics – USA). O trauma fechado é a regra, mas a lesão penetrante tem aumentado, principalmente na faixa etária dos 13 aos 18 anos. Dentre as causas mais frequentes podemos citar acidentes de trânsito, atropelamentos, afogamentos, incêndios, quedas e homicídios.

Trata-se, portanto, de um importante problema de saúde pública para esta população, motivo este que nos leva a discutir as particularidades desse tema neste capítulo.

## Características gerais

As crianças traumatizadas têm aspectos anatômicos e fisiológicos que devem ser considerados no atendimento inicial. Tais aspectos peculiares das crianças fazem com que os diferentes mecanismos de trauma produzam padrões distintos de lesão. Entretanto, apesar dessas diferenças, não se deve esquecer que as prioridades no atendimento são as mesmas do adulto.

## Tamanho e forma

A criança tem menor massa corporal que o adulto, sendo aplicada uma maior força por unidade de massa corpórea durante o trauma, lesando maior número de órgãos, por estarem mais próximos entre si. Isso resulta em um grande número de traumas multissistêmicos.[8]

A cabeça da criança é maior em relação ao corpo do que no adulto, o que aumenta a chance de lesões graves cranioencefálicas.

## Esqueleto

O esqueleto e os ossos da população pediátrica são flexíveis em virtude da calcificação incompleta, resultando em lesões graves internas sem a ocorrência de fraturas. Além disso, os ossos têm cartilagens epifisárias que, quando lesadas, podem comprometer o processo normal de crescimento e desenvolvimento e gerar grandes repercussões físicas e sociais.

## Temperatura

Durante o atendimento de traumas em adultos, existe uma preocupação na manutenção da temperatura corpórea, na tentativa de se evitar a hipotermia e todas suas complicações associadas. Em crianças, cuja relação superfície/volume corporal é ainda maior, esse risco aumenta, devendo-se atentar aos mecanismos de perda de calor corporal.

## Equipamentos

É importante ressaltar que os equipamentos e materiais utilizados no atendimento do paciente pediátrico são de tamanho e forma próprios para a idade, sendo necessário haver disponibilidade destes, além de escalas que correlacionem idade, peso, tamanho, número e doses de medicamentos. A Fita Métrica de Reanimação Pediátrica de

Braselow é um instrumento prático excelente para ajudar tal correlação (Tabela 49.1).

## Abordagem inicial

### Via aérea

A criança que chega à sala de emergência respirando normalmente ou chorando com pouca agitação, provavelmente está com a via aérea pérvia. Mesmo assim é fundamental abrir a mandíbula e retirar quaisquer debris da boca, assim como manter o plano da face paralelo à prancha rígida, evitando o colabamento da faringe e obstrução da via aérea. Na criança as amígdalas e a língua são relativamente grandes, as cordas vocais estreitas e a traqueia curta (5 cm no recém-nascido e 7 cm aos 18 meses), fatos que podem dificultar qualquer procedimento de intubação. Vale lembrar que crianças são respiradores nasais, dessa forma sondas nasogástricas e fraturas nasais podem funcionar como obstáculos mecânicos.

A obstrução completa da via aérea ocorre em menos de 2% dos traumas graves, mas não raro é necessário pré-oxigenar e intubar para facilitar a ressuscitação volêmica. Se o paciente estiver consciente, deve-se administrar oxigênio suplementar 10L/min com fração inspirada igual a 100%. Se estiver inconsciente, deve-se utilizar métodos mecânicos de manutenção de permeabilidade de via aérea. Para evitar o desabamento da base da língua na hipofaringe, deve-se colocar o tubo de Guedel, mas não como no adulto (concavidade voltada para palato e rotação de 180 graus), e, sim, diretamente na orofaringe com auxílio de abaixador de língua, para então proceder à ventilação com ambu e máscara.

A intubação orotraqueal é o método mais seguro para se garantir a permeabilidade da via aérea, e deve ser iniciada com pré-oxigenação adequada e então prosseguir em sequência ordenada que inclua o preparo farmacológico, visualização da pequena laringe e colocação de tubo orotraqueal de forma atraumática (intubação de sequência rápida). Pode-se utilizar atropina para diminuir resposta vagal; a criança deve então ser sedada com etomidato (0,3 mg/kg) ou midazolan (0,3 mg/kg em normovolêmicos ou 0,1 mg/kg em hipovolêmicos), além de relaxada com bloqueadores neuromusculares, como succinilcolina (2 mg/kg em menores de 10 kg). O tamanho do tubo deve ser guiado pela Fita de Broselow, mas como regra prática pode ser do diâmetro da narina ou dedo mínimo do bebê. Em pacientes com menos de 9 anos de idade, deve-se utilizar tubos sem balão para evitar lesões de traqueia. Durante a introdução do tubo, a manobra de Sellick (compressão da laringe contra a coluna comprimindo o esôfago) pode ser útil, pois diminui as chances de broncoaspiração. Vale considerar que se deve visualizar as cordas vocais adequadamente e não introduzir o tubo por mais de 2 cm a 3 cm, evitando dessa forma intubação seletiva. Como no adulto, é importante ouvir os sons respiratórios bilateralmente. O tubo deve ser fixado e sua posição confirmada por radiografia de tórax (Figura 49.1).

Em casos de impossibilidade de intubação orotraqueal, a cricotireoidostomia por punção com agulha e com cateter deve ser considerada, evitando-se a cricotireoidostomia cirúrgica pelo risco de estenoses subglóticas.

A proteção da coluna cervical não pode ser esquecida durante as manobras de permeabilização da via aérea. Mesmo quando for necessário retirar o colar cervical, deve-se manter a coluna retificada.

**Tabela 49.1** Equipamento pediátrico.

| Idade e peso | Tubo de Guedel | Balão c/ válvula | Lâmina de laringoscópio | Tubo endot-traqueal | Manguito de PA | Tubo gástrico | Dreno de tórax | Sonda vesical |
|---|---|---|---|---|---|---|---|---|
| Pré-termo RN 3 kg | Lactente | Lactente | 0 Reta | 2,5-3,0 Sem balão | Pré-termo, RN | 8 Fr | 10-14 Fr | 5 Fr |
| 0-6 meses 0-3 kg | Lactente, pequeno | Lactente | 1 Reta | 3,0-3,5 Sem balão | RN, lactente | 10 Fr | 12-18 Fr | 5-8 Fr |
| 6-12 meses 7 kg | Pequeno | Pediátrico | 1 Reta | 3,5-4,0 Sem balão | Lactente, criança | 12 Fr | 14-20 Fr | 8 Fr |
| 1-3 anos 10-12 kg | Pequeno | Pediátrico | 1 Reta | 4,0-4,5 Sem balão | Criança | 12 Fr | 14-24 Fr | 10 Fr |
| 4-7 anos 16-18 kg | Médio | Pediátrico | 2 Reta ou curva | 5,0-5,5 Sem balão | Criança | 12 Fr | 20-28 Fr | 10-12 Fr |
| 8-10 anos 24-30 kg | Médio, grande | Pediátrico, adulto | 2-3 Reta ou curva | 5,5-6,0 Sem balão | Criança, adulto | 14 Fr | 28-38 Fr | 12 Fr |

(Adaptado de: American College of Surgeons Committee of Trauma: Advanced Trauma Life Support Manual. 8th ed. Chicago.)

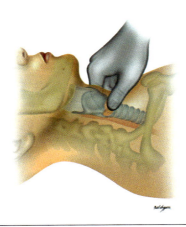

**Figura 49.1** Manobra de Sellick.

## Respiração

A hipoventilação, que leva a hipóxia e acidose respiratória, é a causa mais comum de parada cardíaca em crianças.

Os bebês e as crianças pequenas são respiradores diafragmáticos e sua caixa torácica não possui a rigidez e forma do adulto. Desse modo, qualquer limitação à função do diafragma, seja por lesão direta, seja por herniação de conteúdo abdominal ou por simples distensão gástrica durante o choro (aerofagia), pode prejudicar a ventilação. O mediastino do bebê é muito móvel, sendo mais fácil ocorrer deslocamentos para o hemitórax contralateral.

A frequência respiratória dos lactentes gira em torno de 40 a 60 incursões por minuto e cai com a idade (16 a 20 incursões por minuto em crianças mais velhas), e os volumes correntes variam de 6 mL/kg a 8 mL/kg. Tratando-se da necessidade de ventilação artificial, volumes maiores de 10 mL/kg podem ser usados, porém com alto risco de barotrauma e volutrauma.

Uma vez estabelecida via aérea patente, a respiração da criança deve ser cuidadosamente avaliada. Pacientes intubados e em ventilação mecânica devem ter controles gasométricos periódicos para evitar super ou subventilação.

A drenagem de tórax na criança é realizada da mesma forma que no adulto, no quinto espaço intercostal anteriormente à linha axilar média. Suas indicações também são as mesmas, tais como hemotórax, pneumotórax e hemopneumotórax. A escolha do calibre do dreno também pode ser encontrada na Fita Métrica de Reanimação Pediátrica de Broselow.

## Circulação

A criança tem maior reserva fisiológica que o adulto, podendo compensar uma perda de até 25% de volume de sangue circulante com sinais externos mínimos de hipoperfusão. Esse é um grande problema na avaliação inicial, pois induz a diagnóstico tardio e até mesmo irreversível do choque.

Entre os sinais de hipovolemia, o mais precoce é a taquicardia, que pode até ser confundido com dor ou medo. Posteriormente pode-se observar a diminuição da pressão de pulso para menos de 20 mmHg, má perfusão (enchimento capilar > 3s), pele mosqueada e extremidades frias, desaparecimento de pulsos periféricos e queda do nível de consciência com resposta lenta a estímulos dolorosos. A queda do débito urinário e da pressão arterial são sinais tardios do choque. A hipotensão aparece em choque grave (tipo IV), com perda de sangue superior a 45% do volume circulante.

A pressão arterial e outros sinais vitais variam com a idade (Tabela 49.2), mas, como regra prática, para se saber a pressão sistólica ideal, basta somar 70 mmHg com o dobro da idade. A pressão diastólica é igual a dois terços da pressão sistólica.

O objetivo maior no tópico Circulação é o controle da hemorragia, entretanto, enquanto isso não é alcançado, é necessária a rápida reposição volêmica. O volume sanguíneo estimado da criança é de 80 mL/kg de peso, e na suspeita de choque pode-se administrar até 3 bolus de 20 mL/kg, de preferência com solução cristaloide aquecida. Isso corresponde a 60 mL/kg (75% do volume total da criança), porém a maior parte dessa reposição não permanece no intravascular. Após o terceiro bolus, ou quando houver piora hemodinâmica durante a primeira infusão, deve-se considerar a reposição com concentrado de hemácias 10 mL/kg, obedecendo a proporção 3:1 do adulto (Ver capítulo de choque). Quando as anormalidades hemodinâmicas não melhoram após o primeiro bolus, suspeita-se de hemorragia contínua, e a avaliação do cirurgião deve ser feita o mais breve possível.

| Tabela 49.2 Sinais vitais. | | | | |
|---|---|---|---|---|
| Grupo etário | Frequência cardíaca (bat/min) | Pressão arterial sistólica (mmHg) | Frequência respiratória (resp/min) | Débito urinário (ml/kg/h) |
| Bebê 0-12 meses | < 160 | > 60 | < 60 | 2,0 |
| Lactente 1-2 anos | < 150 | > 70 | < 40 | 1,5 |
| Pré-escolar 3-5 anos | < 140 | > 75 | < 35 | 1,0 |
| Escolar 6-12 anos | < 120 | > 80 | < 30 | 1,0 |
| Adolescente 13 anos | < 100 | > 90 | < 30 | 0,5 |

(American College of Surgeons Committee of Trauma: Advanced Trauma Life Support Manual. 8th ed. Chicago.)

O retorno à estabilidade hemodinâmica pode ser reconhecido quando houver diminuição da frequência cardíaca, melhora da coloração da pele, retorno de pulsos periféricos, elevação da pressão arterial e débito urinário para valores normais para a idade.

A resposta à reanimação volêmica pode ser adequada, transitória (respondem inicialmente, porém voltam a desestabilizar-se) ou sem resposta. Estas últimas – resposta transitória e sem resposta – são candidatas a procedimento cirúrgico e transfusão adicional de sangue.

Preferencialmente a reposição é realizada por dois acessos venosos periféricos nos membros superiores (fossa antecubital), no entanto, em crianças pequenas ou hipovolêmicas, isso pode ser difícil de ser obtido. Nessa situação, a infusão intraóssea deve ser considerada. Neste caso, utiliza-se uma agulha de medula óssea (18 G em lactentes e 15 G em crianças), inserida na medula de osso longo (face anterior da tíbia, logo abaixo da Tuberosidade Tibial Anterior), em um membro não traumatizado. Trata-se de um acesso seguro, eficiente e rápido, mas deve ser retirado depois de obtido acesso periférico apropriado. As complicações desse procedimento incluem celulites, osteomielites, fraturas e síndrome compartimental. Outros acessos incluem a punção percutânea em veia femoral, punção de veia jugular externa e, por fim, a dissecção venosa da safena junto ao tornozelo, a serem tentados nessa ordem.

## Avaliação neurológica

O cérebro da criança dobra de tamanho nos primeiros 6 meses de vida e atinge, aos 2 anos de idade, 80% do tamanho do cérebro do adulto. Até os 5 anos, o cérebro utiliza proporcionalmente o dobro do fluxo sanguíneo do adulto. O espaço subaracnoideo é relativamente menor, oferecendo menor proteção mecânica. Tudo isso contribui, em parte, para maior facilidade da criança em desenvolver hipóxia cerebral. Hipovolemia, hipotermia e hipóxia podem agravar lesões cerebrais traumáticas. Por isso a obtenção de via aérea, boa ventilação e rápida restauração do volume circulatório são fundamentais em crianças neurotraumatizadas.

No atendimento inicial deve-se realizar a avaliação das fontanelas (tensa ou abaulada), das pupilas (isocoria, anisocoria, miose, midríase, desvio do olhar), e a pontuação na Escala de Coma de Glasgow. Para menores de 4 anos a resposta verbal é modificada (Tabela 49.3).

Os vômitos são relativamente comuns, e não implicam necessariamente hipertensão intracraniana, entretanto, quando se tornam constantes indicam a necessidade de investigação.

As fontanelas e suturas cranianas não consolidadas aumentam a complacência da caixa craniana, fazendo com que crianças com grande edema cerebral fiquem relativamente pouco sintomáticas.

Assim, qualquer alteração na pontuação na Escala de Glasgow, nas fontanelas e suturas, nas pupilas, presença de vômitos constantes ou qualquer convulsão indicam a necessidade de TC de crânio e avaliação neurocirúrgica precoce.

**Tabela 49.3** Escala verbal pediátrica.

| Resposta verbal | Glasgow crianças menores de 4 anos |
|---|---|
| Palavras apropriadas, sorriso social, segue objetos | 5 |
| Chora mas é consolável | 4 |
| Persistente irritável | 3 |
| Inquieto, agitado | 2 |
| Nenhuma | 1 |

## Exposição

A hipotermia pode tornar o paciente traumatizado refratário ao tratamento do choque. Por isso, durante e exposição para as diversas avaliações, a criança deve ser protegida contra perda de calor, utilizando-se cobertores e aquecedores térmicos, aquecimento da sala de emergência e dos líquidos a serem infundidos.

# Lesões específicas

## Trauma torácico

A maioria das lesões torácicas na infância é consequência de mecanismos contusos. A complacência e flexibilidade da parede torácica permitem lesões mais graves pulmonares e mediastinais, mesmo sem ocorrência de fraturas. De modo geral, são tratadas de forma semelhante ao adulto, com suporte ventilatório e drenagem torácica, sendo raramente necessária a toracotomia.

## Trauma abdominal

Nem sempre é tarefa fácil avaliar o abdome traumatizado, e em crianças isso se torna mais verdadeiro. A avaliação e tratamento do trauma abdominal na criança seguem as regras do adulto, no entanto existem algumas particularidades.

O exame físico do abdome deve ser realizado durante uma conversa, tentando acalmar a criança. Quando assustadas e chorando, elas engolem grande quantidade de ar, simulando dor e distensão abdominal. A bexiga cheia também pode causar dor à palpação. Por isso, as sondagens gástrica e vesical são importantes na avaliação inicial. No lactente dá-se preferência à sondagem orogástrica.

As medidas auxiliares na avaliação do trauma abdominal incluem o FAST (ultrassonografia direcionada para o trauma), a LPD (lavagem peritoneal diagnóstica) e a tomografia computadorizada, que devem ser interpretadas como no adulto. A condição hemodinâmica é mais importante do que a positividade desses métodos, e, em geral, é o que define a indicação cirúrgica.

O tratamento não operatório em pacientes estáveis com lesão de vísceras parenquimatosas já está bem estabelecido na população pediátrica, havendo necessidade de acompanhamento por equipe cirúrgica horizontal, em terapia intensiva de um centro de trauma especializado e com banco de sangue. Atualmente está sendo proposto na literatura, para lesões de fígado e baço de menor gravidade (grau I e II), protocolos de curta internação e sem necessidade de UTI. Em caso de lesões renais por trauma fechado, o tratamento conservador alcança altas taxas de sucesso, mostrando-se seguro e resultando em preservação do órgão (Figura 49.2).

A laparoscopia, embora menos utilizada em crianças, pode ser usada com as mesmas indicações do adulto. Ela evita a laparotomia, pode ser terapêutica em alguns casos e deve ser empregada em pacientes estáveis hemodinamicamente.

Algumas lesões viscerais são mais comuns em criança do que em adultos. Isso ocorre em consequência da falta de desenvolvimento do tônus muscular da parede abdominal, além de existirem mecanismos de trauma inerentes à faixa etária. Lesões duodenopancreáticas geradas por guidão de bicicleta ou tanque de lavar roupa, perfurações de intestino delgado e fraturas da coluna lombar (Fratura de Chance) causadas pelo cinto de segurança, lesões perineais associadas a lesões intra-abdominais, são exemplos clássicos.

## Trauma musculoesquelético e coluna vertebral

Os ligamentos interespinhosos e cápsulas articulares da coluna lombar da criança são mais flexíveis que no adulto, fazendo com que possa ocorrer lesão medular sem anormalidades radiológicas. Além disso, cerca de 40% das crianças abaixo de 7 anos têm um deslocamento radiológico de C2 sobre C3, chamado de pseudoluxação. Ao se notar tal alteração deve-se obrigatoriamente excluir lesão verdadeira da coluna.

A hemorragia gerada por fraturas de pelve e ossos longos é proporcionalmente menor na criança, sendo ne-

cessário procurar outras causas para justificar um eventual quadro de choque.

A imaturidade e flexibilidade dos ossos da criança podem levar à chamada fratura em "galho verde" (fraturas incompletas mantidas pela cortical) e fraturas de impactação. Outras fraturas comuns da infância são as supracondilianas (cotovelo e joelho), que podem estar associadas a lesões vasculares.

Para imobilização, em geral uma simples tala no membro fraturado já é suficiente até o tratamento definitivo, no entanto, quando existe lesão vascular, o tratamento definitivo deve ser urgenciado. Para evitar sequelas de isquemia pode-se tentar reduzir a fratura e eventualmente restaurar o fluxo sanguíneo.

## Criança vítima de maus tratos

Qualquer criança vítima de lesões intencionais causadas pelos pais, tutores e conhecidos é considerada espancada (Figura 49.3). O médico deve suspeitar de abuso se houver:

- discrepância entre a história e as características das lesões;
- intervalo longo entre o ocorrido e a procura ao médico;
- histórias diferentes contadas entre os pais ou tutores;
- equimoses múltiplas, em diferentes estágios de evolução;
- cicatrizes antigas ou fraturas consolidadas em regiões não habituais;
- lesões genitais e perianais;
- ruptura de vísceras sem trauma fechado grave;
- lesões bizarras, tais como queimaduras de cigarro.

A comunicação da ocorrência de maus tratos deve ser realizada às autoridades ou Serviço Social, evitando-se, assim, o retorno dessas vítimas ao hospital devido a novas agressões.

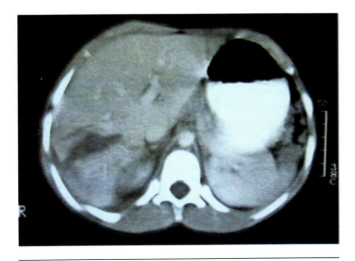

**Figura 49.2** Contusão hepática com tratamento conservador.

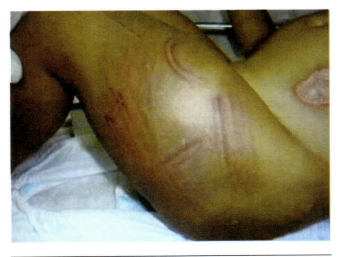

**Figura 49.3** Criança vítima de espancamento.

# Referências bibliográficas

**1.** American College of Surgeons. Advanced trauma life support. Extremes of ages: pediatric trauma. 8th ed. Chicago: ACS, 283 ; 2008.

**2.** Mattox KL, Feliciano DV, Moore EE. Trauma. 4a ed. Rio de Janeiro: Revinter, 1075 , 2005.

**3.** Poggetti R, Fontes B, Birolini D. Cirurgia do trauma. São Paulo: Roca, 407, 2007.

**4.** Fitzgerald GL et al . Instituting of a conservative management protocol of pediatric blunt renal trauma: evaluation of a prospectively of a maintained patient registry. J Urol. 2011.

**5.** St Peter SD et al . Prospective valiadation of an abbreviate bedrest protocol of management of blunt spleen and liver injury in children. J Pediatr Surg. 2011;46:173.

**6.** Marman A. Use of laparoscopy in the managementof pediatric abdominal trauma. J Trauma. 2010;69:761.

# Trauma na Mulher

**Mário Luís Quintas**

## Introdução

A importância do estudo do trauma na mulher, que pode estar grávida entre os 10 e 50 anos de idade, consiste no aumento progressivo de traumatismos nessa faixa etária, em razão do aumento da participação da mulher no mercado de trabalho, inclusive quando gestante, o que a torna mais exposta aos atos de violência interpessoal ou a qualquer ato, acidentes automobilísticos, atropelamentos e quedas.

Entende-se por gravidez o período de crescimento e desenvolvimento de um ou mais embriões dentro do organismo feminino e que normalmente tem duração de 39 semanas, contadas após o último ciclo menstrual.

O primeiro trimestre é instável, pois o corpo lúteo, que é a estrutura endócrina responsável pela produção da progesterona, mantém a gestação até a segunda semana impedindo a menstruação; se ele não se desenvolver normalmente, pode ocorrer aborto espontâneo.

O segundo trimestre é um período mais estável que o anterior; já existem alterações orgânicas visíveis. Nesse período podem ocorrer riscos de descolamento da placenta e placenta prévia.

No terceiro trimestre o tamanho abdominal pode ser desconfortável e dificultar ou não a locomoção, provocar insônia, falta de ar, hemorroidas, retenção de líquidos. Mais da metade dos acidentes com gestante ocorrem nesse período, em razão da perda da agilidade física e de ter seu julgamento frente a situações de perigo afetado pela sobrecarga psicológica decorrente da ansiedade existente na fase final da gestação.

O profissional que atende uma mulher grávida traumatizada deve ter conhecimento das alterações anatomofisiológicas da gestante, as quais podem influenciar o diagnóstico e a conduta terapêutica, e também lembrar-se que está atendendo a dois pacientes: a mãe e o feto, entretanto as prioridades do atendimento inicial adotadas para a grávida traumatizada são as mesmas da mulher não grávida. O melhor tratamento de reanimação inicial para o feto consiste na melhor reanimação para a mãe, que devem ser acompanhados e monitorizados. Exames necessários na fase inicial, como estudo radiológico ou tomográfico, não devem ser contraindicados em virtude da gravidez.

Na fase pré-hospitalar o tipo de evento traumático deve ser identificado, tais como, colisão de veículos, atropelamento, queda de altura, lesão por arma branca, lesão por projétil de arma de fogo. Muitas vezes o tratamento inicial da gestante pode e deve ser feito no local do trauma.

## Alterações morfológicas e funcionais da gravidez

Diversas alterações ocorrem durante a gravidez e se não forem bem conhecidas pelo médico podem ser confundidas com situações patológicas, o que pode levar a erro diagnóstico e condutas inapropriadas.

## Alterações hormonais

Mudanças no perfil endócrino durante a gestação são fundamentais para a mãe e para o feto, como os hormônios sexuais femininos, estrogênio e progesterona, que são secretados pelo ovário no ciclo menstrual normal, mas passam a ser secretados em grande quantidade pela placenta durante a gestação. Outros dois importantes hormônios são a gonadotrofina coriônica e a somatomatrofina coriônica humana.

A maioria das glândulas endócrinas é alterada, como exemplo disso temos a alteração da tireoide, que imita os efeitos do hipertireoidismo, causa sintomas de taquicardia, palpitações, respiração excessiva, instabilidade emocional e aumento da glândula tireoide. Pode ocorrer percentual de 0,08% de hipertireoidismo nas gestantes.

A hipófise sofre um aumento de 30% a 50%, o que a torna dependente de maior fluxo sanguíneo. Desta forma, um choque hipovolêmico durante a gestação pode determinar necrose isquêmica da hipófise anterior (Síndrome de Sheehan).

Ocorre aumento dos hormônios adrenais. Níveis elevados de glicocorticoides, estrogênios e progesterona modificam o metabolismo da glicose, aumentando, assim, a necessidade de insulina. A insulinase produzida pela placenta pode afetar as necessidades de insulina e provocar, em muitos casos, a diabetes gestacional.

## Alterações cardiovasculares

### Débito cardíaco

O débito cardíaco aumenta cerca de 30% a 50% na gestação em decorrência do aumento do volume plasmático, que se inicia por volta da 16ª semana e atinge o pico por volta da 24ª semana.

Esse aumento do débito cardíaco, durante a segunda metade da gravidez, pode ser influenciado de modo significativo pela posição materna. Em posição supina, a compressão da veia cava inferior pode reduzir o débito cardíaco em 30% em decorrência da redução do retorno venoso dos membros inferiores, portanto é importante, sempre que possível, fazer com que a gestante traumatizada adote a posição de decúbito lateral esquerdo. Quando esta manobra não for possível, deve-se desviar o útero para a esquerda por meio de manobras manuais ou de inclinação lateral da prancha.

### Frequência cardíaca

A frequência cardíaca encontra-se aumentada de 10 a 15 batimentos por minuto durante a gravidez, alcançando seus valores máximos no terceiro trimestre.

### Pressão arterial

A pressão arterial cai principalmente nos dois primeiros trimestres e sofre elevação no final da gestação, porém não atinge os níveis pré-gravídicos. A pressão sistólica pode sofrer uma queda de 5 mmHg e a pressão diastólica uma queda de 15 mmHg. Algumas gestantes podem apresentar a Síndrome hipotensiva supina, apresentando intensa hipotensão, sendo essa situação resolvida colocando-se a gestante em decúbito lateral esquerdo.

### Pressão venosa central

A pressão venosa central diminui com o evoluir da gestação, principalmente na posição de decúbito dorsal horizontal.

## Alterações eletrocardiográficas

No eletrocardiograma o eixo QRS pode estar desviado para a esquerda em cerca de 15°, e as ondas T, achatadas e até invertidas. As extra-sístoles supraventriculares são frequentes.

## Alterações renais

A taxa de filtração glomerular e o fluxo plasmático renal estão aumentados durante a gestação e essa alteração está relacionada ao aumento do débito cardíaco e dos níveis séricos de alguns hormônios e à diminuição da resistência vascular renal. O aumento da excreção urinária de glicose, aminoácidos, proteínas e vitaminas é consequência da alteração da taxa de filtração glomerular e do fluxo plasmático renal. O volume renal eleva-se em até 30% além do normal. O aumento da taxa de filtração glomerular geralmente causaria uma grande perda de sódio, porém fatores na filtração resultam na manutenção da homeostase desse mineral. A ureia e a creatinina caem à metade dos valores anteriores à gestação.

## Alterações pulmonares

Os estímulos hormonais de progesterona causados pelo aumento do útero são os responsáveis pelas alterações na função pulmonar. Ocorre aumento do $PO_2$ e diminuição do $PCO_2$, causando hiperventilação. A diminuição do volume residual parece ser devida a alterações anatômicas na cavidade torácica, que aumenta cerca de 10 cm na circunferência, e está associada à elevação do diafragma e alterações pulmonares, parenquimatosas e vasculares, visíveis na radiografia de tórax. Na gestação, níveis de $PaCO_2$ de 35 mmHg a 40 mmHg podem refletir a iminência de uma insuficiência respiratória.

## Alterações gastrointestinais

Em razão do crescimento progressivo do útero contra o reto e a porção distal do cólon pode ocorrer constipação intestinal na evolução gestacional. Regurgitação e azia são queixas comuns durante o período gestacional, causadas pelo retardamento no tempo de esvaziamento gástrico e pelo relaxamento do esfíncter na junção do esôfago com o estômago, com consequente refluxo do conteúdo gástrico, para o qual também contribui o relaxamento do hiato diafragmático. Desta maneira, a descompressão gástrica precoce é particularmente importante para evitar aspiração do conteúdo gástrico para a via respiratória.

## Alterações neurológicas

A eclampsia é uma alteração no final da gravidez que pode simular trauma craniano. Deve ser descartada quando apresenta convulsões acompanhada de hipertensão arterial, hiperreflexia, proteinúria e edema periférico.

## Alterações musculoesqueléticas

O alargamento da sínfise púbica, que pode chegar de 4 mm a 8 mm no sétimo mês gestacional, e o aumento dos espaços das articulações sacroilíacas devem ser consideradas na avaliação radiológica.

## Alterações sanguíneas

O volume plasmático apresenta-se elevado, podendo chegar a um aumento de 50% na trigésima quarta semana de gestação; entretanto, ocorre um aumento do volume eritrocitário em torno de 30%, que é menor em relação ao aumento do volume plasmático, o que leva a uma diminuição do hematócrito, que pode representar valores de 31% a 35%. Essa diminuição do hematócrito caracteriza a anemia fisiológica da gravidez. Gestantes traumatizadas podem perder 1200 ml a 1500 ml de seu volume sanguíneo antes de apresentar sinais e sintomas de hipovolemia, e essa perda pode se manifestar na evolução do feto, o que é evidenciado por uma frequência cardíaca anormal.

A albumina sérica cai durante a gravidez para valores entre 2,2 e 2,8 g/100 ml e leva a uma queda da pressão coloidosmótica.

Ocorre aumento do número de leucócitos, podendo chegar a 25000/mm³ durante o trabalho de parto. Esse dado é importante para que não se interprete a leucocitose como quadro infeccioso ou por lesão de órgão intra-abdominal.

Os fatores de coagulação estão aumentados, principalmente o fibrinogênio e os fatores VII, VIII, IX, X. Isto não acarreta, na prática, uma maior incidência de trombose venosa profunda nem modificação das indicações de anticoagulação profilática. Na existência de sinais de coagulação intravascular disseminada deve-se levar em conta a possibilidade de embolização por líquido amniótico.

## Diferenças anatômicas

Geralmente a gravidez pode ser medida por trimestre, mas esses trimestres têm uma duração desigual, uma vez que o terceiro trimestre varia de acordo com o tempo total da gravidez.

### Primeiro trimestre (semana 1 a 12)

- O útero permanece em localização intrapélvica, suas paredes são mais espessas, seu tamanho é pequeno e encontra-se protegido pelos ossos da pelve.
- A taxa metabólica aumenta 10% a 25%, acelerando todas as funções corporais. Os ritmos cardíaco e respiratório aumentam à medida que mais oxigênio tem que ser levado para o feto e mais dióxido de carbono é exalado.
- Ocorre expansão uterina, que pressiona a bexiga e aumenta a vontade de urinar.
- Há aumento do tamanho e peso das mamas, além de maior sensibilidade, logo nas primeiras semanas.

- Surgem novos ductos lactíferos.
- As auréolas das mamas escurecem e as glândulas (tubérculo de Montgomery) aumentam em número e tornam-se mais salientes.
- As veias das mamas ficam mais aparentes, resultado do aumento do fluxo sanguíneo na região.

### Segundo trimestre (semana 13 a 28)

- Em torno da 20ª semana o útero alcança a cicatriz umbilical saindo da sua proteção pélvica, mas o pequeno feto permanece móvel e protegido pela grande quantidade de líquido amniótico que age como coxim amniótico.
- Retardamento gástrico provocado pela diminuição das secreções gástricas, resultado do relaxamento da musculatura do trato intestinal. Esse relaxamento também provoca um número menor de evacuações.
- As mamas podem formigar e ficar dolorosas.
- Há aumento da pigmentação da pele, principalmente em áreas já pigmentadas como sardas, pintas, mamilos.
- As gengivas podem se tornar esponjosas por causa da ação aumentada dos hormônios.
- O refluxo gastroesofágico pode provocar azia em razão do relaxamento do esfíncter.
- O coração trabalha duas vezes mais do que o de uma mulher não grávida e faz circular 6 litros de sangue por minuto.
- O útero precisa de 50% a mais de sangue do que o habitual e os rins, 25% .

### Terceiro trimestre (semana 29 em diante)

- Entre a 34ª e 36ª semanas de gestação o útero atinge o rebordo costal, estando grande e com paredes finas.
- Quando o feto se apresenta em posição occiptal, sua cabeça costuma estar dentro da pelve, enquanto o restante do seu corpo é exposto acima do anel pélvico. Trauma pélvico com fratura de bacia pode resultar em fratura do crânio do feto ou lesões intracranianas graves.
- A taxa de ventilação aumenta cerca de 40%, passando de 7 litros de ar por minuto da mulher não grávida para 10 litros por minuto, enquanto o consumo aumenta apenas 20%. A maior sensibilidade das vias aéreas pode causar falta de ar.
- As costelas são empurradas para fora em decorrência do crescimento fetal.
- Os ligamentos, inclusive da pelve, ficam distendidos, podendo causar desconforto ao andar.
- Podem ocorrer dores nas costas em razão da mudança do centro de gravidade e por um ligeiro relaxamento das articulações pélvicas.
- Os mamilos podem secretar colostro.
- Aumenta a frequência e vontade de urinar e a necessidade de repousar e dormir (Figura 50.1).

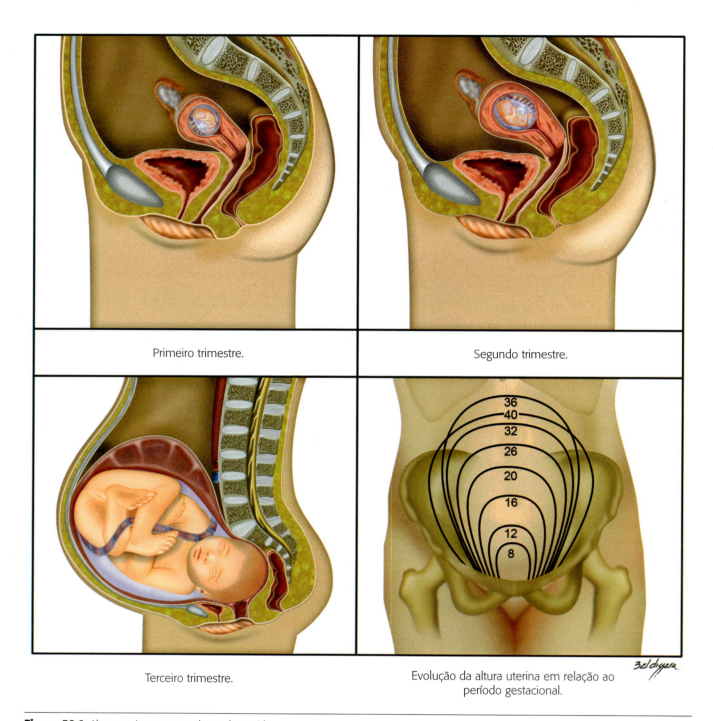

Primeiro trimestre.

Segundo trimestre.

Terceiro trimestre.

Evolução da altura uterina em relação ao período gestacional.

**Figura 50.1** Altura uterina com a evolução da gravidez.

## Mecanismo de trauma

O trauma constitui a principal causa não obstétrica de mortalidade materna. Na maioria das vezes, os mecanismos são semelhantes àqueles que acometem a mulher não grávida. As diferenças que ocorrem na gestante devem ser reconhecidas quando sofrem trauma fechado ou trauma aberto.

## Trauma fechado

Podem ocorrer traumatismos diretos no feto quando a parede abdominal é atingida diretamente por qualquer objeto ou sofre traumas indiretos que ocorrem por compressão súbita, pelo efeito de contragolpe ou por cisalhamento que resulta em descolamento placentário.

A parede abdominal, o miométrio e o líquido amniótico atuam protegendo o feto de lesões diretas secundárias ao trauma fechado, mas o feto é mais frequentemente atingido quando existe rotura uterina ou fratura dos ossos da bacia materna. Pelo fato de o útero ser uma víscera oca, a força se transmite através de seu conteúdo, e nem sempre o local de rotura será o mesmo local onde ocorreu a contusão.

O fundo uterino, onde está inserida a placenta, por ser um ponto de menor resistência, é um dos locais onde frequentemente ocorrem as rupturas, sendo que a face posterior do útero, ao lado do promontório, é outro local muito acometido e de difícil visualização e diagnóstico.

Podem ocorrer no trauma fechado lesões na placenta, como o descolamento, com o útero íntegro.

O uso do cinto de segurança diminui significativamente a gravidade do trauma e a mortalidade materna, porém pode aumentar a frequência de rotura uterina e de morte fetal. O cinto de segurança de três pontos reduz a possibilidade de lesão fetal direta ou indireta, tanto por aumentar a superfície sobre a qual se dissipa a força de desaceleração como por evitar a flexão anterior da mãe sobre o útero gravídico. Mesmo assim o uso do cinto de segurança é recomendado, uma vez que as estatísticas comprovam que o seu uso confere proteção segura e que a principal causa de morte fetal em acidentes de trânsito é a morte materna.

## Trauma penetrante

Com o aumento progressivo do útero, as outras vísceras ficam relativamente protegidas nos traumas penetrantes, enquanto aumenta a probabilidade de lesão do útero e do feto. Em razão de sua densidade, a musculatura uterina no início da gravidez pode absorver grande quantidade de energia do projétil, reduzindo sua velocidade e diminuindo a possibilidade de lesão de outras vísceras. O feto e o líquido amniótico também absorvem energia e contribuem para diminuir a velocidade do projétil.

O prognóstico fetal quando existe lesão penetrante com lesão uterina é sombrio, a morte do feto ocorre entre 41% e 71% das lesões penetrantes. Nos ferimentos abdominais penetrantes, menos de 5% das gestantes vão a óbito, entretanto, em 80% das gestantes admitidas em choque hemorrágico que são reanimadas e sobrevivem, o feto vai a óbito.

## Queimaduras

As queimaduras, quando acontecem na mulher grávida, aumentam a mortalidade e a morbidade materna e fetal. Felizmente a incidência de grandes queimaduras na mulher grávida é baixa, alcançando índices de 7% das mulheres em idade reprodutiva. A gravidade varia em relação a localização e gravidade da queimadura. A inadequada expansão volêmica, hipotensão prolongada, septicemia e hiponatremia são fatores que predispõem ao óbito materno e fetal. As queimaduras elétricas também são fator de risco para a mãe e o feto. Quando se calcula a porcentagem da área queimada, aplica-se a "regra dos nove"; é necessário adicionar 5% se o abdome em final de gestação estiver envolvido na área da queimadura.

## Avaliação e tratamento

Para o tratamento mais favorável tanto para a mãe quanto para o feto, recomenda-se que se avalie e se reanime inicialmente a mãe e posteriormente o feto, antes da avaliação secundária da mãe.

## Avaliação primária e reanimação

Inicia-se o atendimento da gestante de maneira idêntica ao da mulher não grávida, mantendo-se uma via aérea pérvia e segura, imobilização completa da coluna com colar cervical, fixador lateral e prancha longa, garantida uma ventilação adequada e um volume circulatório adequado. Se houver necessidade de suporte ventilatório por meio de uma via aérea definitiva, a intubação deve ser instituída. Deve-se lembrar da hiperventilação da gestante.

### Materna

Na gestante traumatizada, o útero comprime a veia cava inferior, o que diminui o retorno venoso quando em imobilização em decúbito dorsal horizontal e agrava a hipotensão. Assim, ela deve ser transportada e avaliada em decúbito lateral esquerdo, rodada em bloco de 15 cm ou 15° apoiada com coxim, mantendo-se as precauções com a coluna. Se houver suspeita de trauma de coluna ou não se puder fazer a lateralização, o útero deve ser deslocado manualmente, cuidadosamente, para o lado esquerdo, ou o leito deve ser inclinado para este lado.

Devido ao aumento do volume intravascular a gestante pode perder parte significativa da volemia, valores de 1200 ml a 1500 ml, sem demonstrar sinais de taquicardia, hipotensão arterial ou outros sinais de hipovolemia. Nesse contexto, o feto pode estar em sofrimento mesmo que os sinais clínicos da mãe se apresentem estáveis.

A expansão volêmica com solução de cristaloides aquecida a 39°C e a reposição precoce com sangue tipo específico estão indicadas para manter a hipervolemia fisiológica da gravidez. Não se deve administrar vasopressores na gestante por causarem redução do fluxo sanguíneo uterino, o que resulta em hipóxia fetal.

### Fetal

A principal causa de morte fetal é o choque materno e a morte da mãe, a segunda causa, é o descolamento da placenta.

Os batimentos cardíacos fetais podem ser ouvidos com uso do Doppler na gestação a partir da 10ª semana. A monitorização contínua fetal deve ser feita após 20 e 24 semanas de gestação. Os fatores de risco materno são frequência cardíaca maior que 110 batimentos por minuto, índice de gravidade de lesão maior que 9, evidência de descolamento de placenta, frequência cardíaca fetal maior que 160 ou menor que 120 batimentos por minuto, e se na cinemática a gestante foi ejetada para fora do veículo em uma colisão de autos, se foi vítima de atropelamento ou se foi vítima de colisão de motocicleta.

## Medidas auxiliares

### Maternas

Após o exame físico, quando viável, a paciente deve ser monitorizada e imobilizada em decúbito lateral esquerdo por causa da compressão que o útero exerce sobre a veia cava inferior, o que diminui o retorno venoso e agrava a instabilidade hemodinâmica. Se não for possível a técnica, por exemplo, na suspeita de trauma de coluna vertebral, o útero deve ser deslocado manualmente para o lado esquerdo ou o leito deve ser inclinado para esse lado. O controle da pressão venosa central por meio de cateter central pode auxiliar na manutenção da hipervolemia necessária na gravidez. Medidas de monitorização como a monitorização cardíaca, oximetria de pulso, determinação da gasometria arterial, controle do débito urinário, mantém a segurança no seguimento. Durante a gravidez o bicarbonato materno costuma manter-se em níveis abaixo dos níveis da mulher não grávida.

### Fetais

Os batimentos fetais são um indicador do quadro volêmico materno e da viabilidade fetal. O Doppler pode detectar batimentos cardíacos fetais após dez semanas de gestação. A monitorização contínua com o tocodinamômetro cardíaco é útil após a 20ª a 24ª semanas de gestação.

## Avaliação secundária

A avaliação secundária somente deve ser iniciada após a conclusão da avaliação primária. A avaliação inicial da gestante traumatizada não difere dos padrões adotados para o atendimento da mulher não grávida, iniciando-se com o ABCDE. Deve-se avaliar as condições respiratórias e corrigi-las quando necessário, mantendo uma boa oxigenação materna. Na avaliação hemodinâmica deve-se levar em consideração que, em virtude da hipervolemia fisiológica, podem ocorrer alterações da perfusão tecidual e sofrimento fetal antes que a gestante manifeste sinais clínicos de hipovolemia.

As contrações uterinas devem ser avaliadas, pois podem indicar trabalho de parto prematuro, e as contrações tetânicas do útero sugerem descolamento de placenta.

Na avaliação do períneo deve-se verificar cuidadosamente a pelve e realizar exame vaginal, evitando-se exames repetidos. Esse exame pode evidenciar líquido amniótico ao toque, com pH entre 7 e 7,5, o que sugere ruptura da bolsa; sangramento vaginal, que no terceiro trimestre pode

corresponder a descolamento de placenta e risco de morte iminente do feto; a dilatação do colo uterino, assim como a posição do feto.

As indicações como método auxiliar diagnóstico da tomografia computadorizada abdominal e de exames radiológicos são as mesmas para a mulher não grávida, devendo ter sua indicação precisa, evitando-se exames de repetição para diminuir os riscos ao feto. O FAST e LPD também têm as mesmas indicações precisas da mulher não grávida devendo a LPD ser realizada com colocação do cateter sob visão direta na região supra-umbilical.

A internação hospitalar é obrigatória em serviço que possa dar suporte para a mãe e o feto quando há hemorragia vaginal, irritabilidade uterina, cólicas abdominais, bolsa rota com perda de líquido amniótico, sinais clínicos de hipovolemia, ausência ou alteração dos batimentos do feto na monitorização fetal.

## Tratamento definitivo

Deve-se sempre consultar o obstetra quando há constatação ou suspeita de lesão uterina, embora as indicações cirúrgicas não mudem em função da gravidez e a laparotomia precoce possa ser indicada no caso de dúvida diagnóstica.

O descolamento prematuro de placenta sempre que ultrapassa 25% desencadeia o trabalho de parto. Nesses casos, é indicado o esvaziamento do útero, pois este quadro representa alto risco para a mãe.

Nas lacerações do útero, quando possível a reconstrução, a sutura é recomendada mesmo com perda de líquido amniótico e suspeita de óbito fetal, pois o líquido amniótico se refaz e se o feto estiver morto é expulso espontaneamente.

Nos ferimentos penetrantes do útero a conduta é conservadora e a gravidez evolui seu curso normal.

Em urgência, quando necessária a realização de histerectomia a opção é pela subtotal, sendo a histerectomia total indicada quando o útero for foco de infecção.

Nos casos de fratura de bacia, lesões da coluna vertebral e fraturas que dificultam a mobilização da gestante que se encontra em trabalho de parto, a cesariana é indicada.

Na hemorragia feto-materna deve-se estar atento à isoimunização quando a mãe é Rh negativa, uma vez que quantidades de 0,01 ml de sangue Rh positivo do feto podem sensibilizar 70% das doentes Rh negativas, justificando-se, no caso, a terapêutica de imunoglobulina Rh. Todas as gestantes Rh negativas traumatizadas devem ser candidatas à terapêutica com imunoglobulina Rh instituída nas primeiras 72 horas após o trauma, a menos que a lesão seja distante do útero.

## Cesária "pós mortem"

A cesária "pós mortem" é indicada em casos que há morte da mãe e o feto seja viável. O parto deve ser feito no menor tempo possível, sendo a cesária também indicada em caso de morte cerebral da mãe.

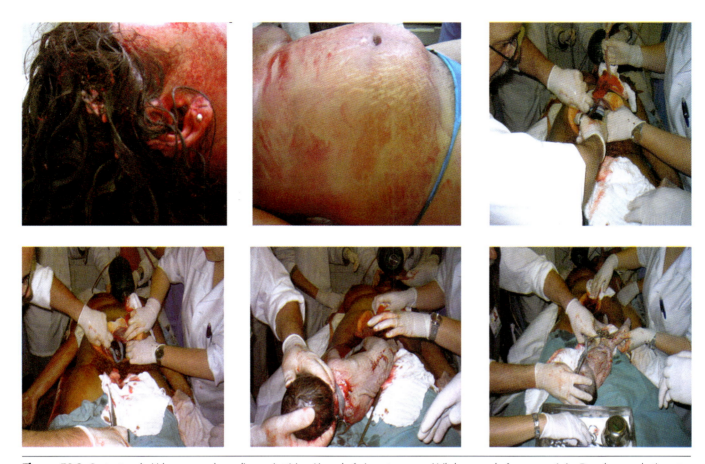

**Figura 50.2** Gestante admitida em parada cardiorrespiratória, vítima de ferimento por projétil de arma de fogo em crânio. Doppler com batimentos cardíacos fetais. Realizada cesária "pós mortem" na sala de emergência. Recém-nascido foi a óbito após duas horas.

## Violência à mulher

A violência doméstica contra a mulher pode ocorrer durante o relacionamento, casamento, gestação, não sendo específica de raça, classe social ou nível intelectual. É uma importante causa de trauma que ocasiona morte ou invalidez.

Deve-se suspeitar quando as lesões são desproporcionais à história referida no atendimento, há diminuição da autoestima, quadro de depressão, tentativa de suicídio, passagens frequentes em atendimento no pronto-socorro com lesões corporais, autoacusação pelas lesões apresentadas, quadro sugestivo de uso de drogas ilícitas, insistência do parceiro ou acompanhante em permanecer durante o atendimento, interferindo nas respostas às perguntas realizadas.

Quando existe a suspeita de violência doméstica contra a mulher o Serviço Social da Instituição ou os órgãos públicos competentes devem ser acionados.

## Referências bibliográficas

**1.** American College of Surgeons. Trauma na mulher. In: Suporte avançado de vida no trauma para médicos. Manual do Curso de Alunos. 8ª ed., 2008. p. 259-68.

**2.** Guyton AC, Hall JE. Fisiologia feminina da gravidez e hormônios femininos. In: Tratado de fisiologia médica. 11ª ed. Els evier Editora Ltda.; 2006. p. 1011-26.

**3.** Guyton AC., Hall JE. Gestação e lactação. In: Tratado de fisiologia médica. 11ª ed. Else vier Editora Ltda.; 2006. p. 1027-41.

**4.** Fraga GP, Mantovani M, Mesquita AC, Soares AB, Passini Jr. R. Trauma abdominal em grávidas. Rev Bras Ginecol Obstet. 2005 set.;27(9).

**5.** Esposito TJ, Gens DR, Smith LG, et al. Trauma during pregnancy: a review of 79 cases. Arch Surg. 1991 Sept;126:1073-8.

**6.** Farias ACK. Trauma em mulheres: implicações na gravidez. In: Cirurgia do trauma. R oca Editora; 2007. p. 549-52.

**7.** Pacheco AM, Espinoza R, Hirano ES. Trauma e gestação. In: Trauma: sociedade panamericana de trauma. At heneu Editora; 2010. p. 655-69.

**8.** Maghsoudi H, Samnia R, Garadaghi A, et al. Burns in pregnancy. Burns. 2066 ; 32:246-50.

**9.** Kissinger DP, Rozycki GS, Morris JA. Trauma in pregnancy: predicting pregancy outcome. Arch Surg. 1991;126:1079-86.

10. Weiss HB, Songer TJ, Fabio A. Fetal deaths related to maternal injury. JAMA. 2001;286:1863-8.
11. Weiss HB, Strotmeyer S. Characteristics of pregnant women in motor vehicle crashes. Inj Prev. 2002;8:207-10.
12. Shah AJ, Kilcline BA. Trauma in pregnancy. Emerg Med Clin North Am. 2003;21:615-29.
13. Rozycki GS, Knudson MM. Reproductive system trauma. In:.Feliciano DV, Moore EE, Mattox KL, editors. Trauma. 3rd ed.; 1996. p. 695-716.

José Gustavo Parreira

# Cirurgia de Controle de Danos

## Introdução

O termo controle de danos (*Damage Control*) descreve uma conduta sistematizada, frequentemente dividida em três tempos principais, cujo objetivo é interromper a cascata letal de eventos que determina a morte por hemorragia.

Resultante da perda de pelo menos 30% do volume sanguíneo,[1] a hipotensão arterial sistêmica à admissão indica um pior prognóstico dos traumatizados[2,3,4,5] A hemorragia grave determina diminuição da oferta periférica de oxigênio e consequente metabolismo anaeróbico, que não é capaz de suprir as células com energia suficiente para manter o seu funcionamento adequado. Há falhas na regulação da bomba $Na^+$ $K^+$ ATPase na membrana celular, o que dificulta a manutenção da concentração de sódio intracelular e determina edema.[6] A microcirculação fica comprometida, tanto pelo edema endotelial como pela dificuldade de fluxo induzida por um aumento na adesão dos neutrófilos ao endotélio, o que agrava ainda mais a hipóxia celular.[7,8,9,10,11] O influxo celular de cálcio ativa proteinases, fosfolipases e nucleases, ocorrendo progressiva ruptura das membranas e morte celular.[12]

A diminuição da oferta de oxigênio compromete a fosforilação oxidativa, determinando disfunção mitocondrial e predispondo ao acúmulo de íons hidrogênio, que alcançam a circulação levando à acidose metabólica.[13] A acidemia grave apresenta efeito depressor miocárdico e circulatório, como também pode precipitar arritmias cardíacas e diminuir a resposta às catecolaminas exógenas e endógenas.[14,15,16] Portanto, a acidose metabólica acaba por piorar a oferta de oxigênio, contribuindo para o comprometimento da microcirculação e fechando um ciclo vicioso que determina morte celular sequencial.

Outro fator importante nos doentes em choque hemorrágico é a incapacidade de manter a temperatura corporal. Há perda de calor para o ambiente e o organismo mostra-se ineficaz em produzir calor. A termogênese fica comprometida por associação de hipóxia muscular, diminuição da contração muscular e paralisia induzida.[17,18] Fatores iatrogênicos são muito importantes, visto que a infusão endovenosa de líquidos frios (soro, plasma, concentrados de hemácias) é uma das principais causas de hipotermia em traumatizados.

A hipotermia é relacionada a um pior prognóstico nos traumatizados, e temperaturas abaixo de 32°C são acompanhadas de letalidade próxima a 100%.[18] Há diminuição do débito cardíaco e arritmias cardíacas, além do efeito sobre a cascata da coagulação.[19] Barnabei et al., em 1992, sugeriram que a hipotermia pudesse exacerbar a perda sanguínea durante laparotomias, independentemente da gravidade anatômica ou descompensação fisiológica.[20] Gentilello et al., em 1997, demonstraram que a hipotermia aumenta a necessidade de infusão de líquidos e é um fator independente de mau prognóstico em trauma.[21]

Tanto a hipotermia quanto a hemodiluição atuam em conjunto, precipitando coagulopatia. A coagulação ocorre através de reações enzimáticas dependentes de temperatura, e a hipotermia, portanto, influencia diretamente a cascata da coagulação.[19] A diminuição da temperatura corporal também altera a aderência e agregação plaquetária, dificultando ainda mais a hemostasia.[19] Tanto o líquido resgatado do interstício como o infundido por via endovenosa para reposição volêmica acabam por diluir os fatores de coagulação, também contribuindo para a coagulopatia. Portanto, vários fatores, que atuam sinergicamente, interferem com a capacidade de hemostasia e coagulação. No doente em choque hemorrágico, a coagulopatia instalada fecha um outro ciclo vicioso, predispondo a mais hemorragia. A letalidade dos doentes que desenvolvem coagulopatia intraoperatória ultrapassa 40%.[22,23]

Esta sequência de eventos, acidemia, hipotermia e coagulopatia foi denominada "Tríade Letal" ou mesmo "Ciclo Vicioso Hemorrágico", pela alta mortalidade que determina[19,24] (Figura 51.1).

## Desafios no tratamento do choque hemorrágico

Com a evolução da medicina, antigos problemas foram solucionados e novos desafios surgiram. Os traumatizados que antes faleciam em campo chegam, hoje, com vida aos hospitais. A reposição volêmica com cristaloides e as transfusões de hemoderivados fizeram com que maiores hemorragias fossem toleradas. Avanços nas áreas de ventilação mecânica, hemodiálise, suporte nutricional e terapia antimicrobiana permitiram a sobrevivência às complicações dos traumatismos graves.

Contudo, apesar de todos esses progressos, a hemorragia ainda é responsável por cerca de 45% das mortes em traumatizados.[25] Além de ser considerada a primeira causa de óbitos até 48 horas após o trauma, contribui também para a mortalidade tardia. Asensio, em 1990, descreveu a síndrome de exsanguinação como resultado da hemorragia com fluxo maior que 250 ml/min e perda inicial de 40% da volemia.[26] Esta situação está na dependência do órgão lesado. Presente em 20% dos ferimentos cardíacos, em 54% dos traumatismos de aorta e em 32% das vítimas de lesões da veia cava inferior, atinge ainda 29% das vítimas de ferimentos da veia porta e acompanha 54% das mortes por traumatismo hepático.[26] Além de representar um problema comum nos serviços de emergência, a hemorragia grave continua a ser um dos maiores desafios para o cirurgião.

A exsanguinação tem evolução progressiva e previsível. Em campo cirúrgico, à medida que a hemorragia ativa persiste, nota-se que os tecidos ficam frios e de cor cinza. O sangramento é difuso e não há um ponto a ser suturado ou ligado. Sangue hemodiluído, não coagulável e de cor rósea clara brota de inúmeros pequenos capilares. A tentativa de hemostasia cirúrgica continua, mas, a cada ponto, aumenta o volume de sangramento. Cristaloides em grande volume, concentrados de hemácias, plasma fresco, plaquetas, drogas vasoativas, bicarbonato de sódio, nada parece fazer efeito. O paciente persiste em choque, em acidose metabólica, hipotérmico e em coagulopatia. O cirurgião experiente sabe que a morte é questão de tempo, seja durante o ato operatório ou nas primeiras horas posteriores.

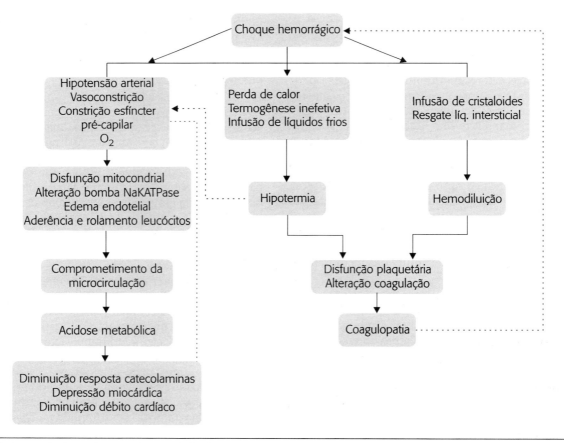

**Figura 51.1** Sequência choque hemorrágico – tríade letal.

Foi apenas há duas décadas que percebemos que o tratamento das vítimas de hemorragia grave deveria ser diferente do descrito anteriormente, até então empregado rotineiramente. Um marco para a compreensão desta situação clínica foi o estudo de Stone et al., em 1983,[27] no qual foram avaliados 31 doentes que desenvolveram coagulopatia intraoperatória. Em 14, mesmo frente ao desarranjo fisiológico, a operação transcorria até o final, com o tratamento definitivo. Destes, apenas um indivíduo sobreviveu (7,1%). No outro grupo, com 17 doentes, na presença de coagulopatia a operação era interrompida, mesmo que a proposta cirúrgica inicial não tivesse sido alcançada totalmente. Somente após a estabilização na unidade de terapia intensiva o doente era levado novamente ao centro cirúrgico e a operação, finalizada. Onze (64,7%) doentes deste grupo sobreviveram, portanto uma diferença estatisticamente significativa.

Esses autores propuseram uma mudança de paradigma. A prioridade do tratamento não mais se resumia ao procedimento operatório em si, mas na correção dos distúrbios sistêmicos de oferta de oxigênio, temperatura e coagulação. Para alcançar tal objetivo, o mais importante era abreviar a operação rapidamente, utilizando métodos temporários de hemostasia e controle de contaminação.

## Definição

O termo "Controle de danos" é tradicionalmente conhecido na marinha americana, referindo-se a procedimentos rápidos e temporários utilizados para manter um navio flutuando mesmo frente a uma grande avaria.[28] Na área médica, este termo surgiu em 1993, proposto por Rotondo et al.[29] definindo a conduta de abreviar a laparotomia na presença de acidose, coagulopatia e hipotermia, através de um controle parcial da hemorragia e contaminação, passando por um período de recuperação dos parâmetros fisiológicos em unidade de terapia intensiva e posterior reoperação programada (Figura 51.2). Apesar de não utilizar o termo "Controle de danos", o exército norte-americano utilizava conceitos muito semelhantes durante os anos 1940, no que era chamada de *forward surgery*.[30]

Atualmente sua aplicação ultrapassa os limites do trauma abdominal, sendo utilizado também para o tratamento de lesões torácicas, ortopédicas e mesmo no trauma vascular de extremidades.[31,32,33] São descritas laparotomias, cervicotomias, toracotomias, reparos vasculares e ortopédicos abreviados. São os tempos propostos para o controle de danos:

1. **Operação abreviada:** através de controle temporário da hemorragia, contaminação e síntese temporária da parede. Neste primeiro momento, após a indicação do controle de danos, o objetivo principal é alcançar o término da operação o mais rápido possível. Técnicas como tamponamento hepático com compressas, ligadura de cotos intestinais e laparostomias podem ser empregadas. Anastomoses intestinais, reparos vascula-

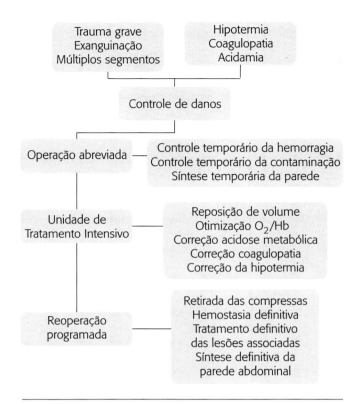

**Figura 51.2** Controle de danos.

res complexos ou outros procedimentos que levem ao aumento do tempo operatório devem ser evitados.

2. **Reanimação na UTI,** quando a volemia, acidemia, coagulopatia e hipotermia são corrigidos. Desta forma, quebra-se o ciclo vicioso e limita-se a perda sanguínea, fornecendo condições para a recuperação dos parâmetros fisiológicos. Somente após a estabilização do doente, o próximo passo é dado.

3. **Reoperação programada,** para o tratamento definitivo de todas as lesões, retirada das compressas e síntese da parede. Neste ponto, a cavidade é reavaliada, o trânsito intestinal é reconstituído e as compressas removidas.

É importante ressaltar que o Controle de Danos não é definido por novas técnicas operatórias, mas pelo conceito de interromper a operação antes que o choque hemorrágico alcance uma fase irreversível. Esta tática não terá efeito se a laparotomia for interrompida tardiamente. Para que haja bons resultados, sua indicação deve ser precoce.

Johnson et al., em 2002, propuseram um tempo adicional ao racional do controle de danos, denominado *ground zero*, no qual há o reconhecimento precoce (no pré-hospitalar e na avaliação inicial) dos candidatos a essa forma de tratamento.[34] Neste momento, decisões apropriadas visando o rápido controle da hemorragia e tratamento do choque hemorrágico tomam a prioridade. Este conceito é muito importante em cenários de guerra, quando frequentemente o excesso de vítimas acaba ditando as regras de triagem de campo.[34]

## Indicações

A decisão pelo controle de danos vai além dos detalhes técnicos. Depende de acompanhamento minucioso por equipe cirúrgica preparada para intervir quando necessário. De preferência, o cirurgião que optou pela indicação do controle de danos deve ser o responsável pelo acompanhamento e síntese definitiva da parede abdominal.

Atualmente considera-se que a indicação do controle de danos deva ser baseada tanto em dados fisiológicos como na gravidade das lesões.[35] Rotondo & Zonies[19] classificaram estes fatores como condições predisponentes, complexidade do trauma e fatores críticos (Figura 51.3).[19,36] Há ainda estudos que identificam os doentes com maior chance de morrer por hemorragia ou de desenvolver coagulopatia intraoperatória, que seriam então os melhores candidatos a este procedimento.[37-49]

Cosgriff et al., em 1997,[23] propuseram a análise dos fatores preditivos de coagulopatia intraoperatória como variáveis para decisão de abreviar a operação. Estes autores encontraram chance significativamente maior de desenvolvimento de coagulopatia nos traumatizados com $ISS > 25$, pressão arterial sistólica menor que 70 mmHg, pH < 7,10 e temperatura menor que 34°C.

Parreira et al., em 1999, também observaram os indicadores de hemorragia letal em um grupo de traumatizados, vítimas de ferimentos penetrantes em tronco, admitidos com instabilidade hemodinâmica. A chance de morte por hemorragia pode ser calculada com base na pressão arterial sistólica no início da operação e no volume de concentrado de hemácias transfundido durante a operação. Desta forma, determinou-se que é possível estimar a chance de hemorragia letal no transcorrer da operação.[44,45]

Asensio et al., em 2004, sugerem a indicação de controle de danos na presença de pH $\leq$ 7,2, bicarbonato arterial $\leq$ 15 mEq/L, temperatura central $\leq$ 34°C, coagulopatia clinicamente detectável, volume total infundido acima de 12 litros ou volume de concentrado de hemácias acima de 4.000 ml, na presença de lesões associadas graves e de mal prognóstico.[47]

Sugrue et al., em 2004, em revisão sobre o tema propõem parâmetros como a hipotensão arterial (< 90 mmHg) persistente à infusão endovenosa de líquidos, hipotermia (t < 34 °C), coagulopatia (TTPA > 60 segundos), acidose metabólica (pH < 7,2 ou BE < –8 mEq/L), lesões vasculares abdominais e lesões graves concomitantes.[48]

É importante ressaltar que a presença das alterações fisiológicas ocorre com situação limítrofe já instalada e que talvez esperar por estes sinais representaria perder o momento ideal para a indicação do *Damage Control*. A indicação tardia diminui as chances de sucesso. Isso ocorre por falta de experiência ou problemas de comunicação da equipe, falhas na monitoração, reanimação inadequada ou mesmo pela insistência do cirurgião em controlar o sangramento, prolongando o tempo cirúrgico, perda de calor e fatores de coagulação.[48] Por outro lado, observou-se que a utilização de protocolos para indicação de controle de danos diminui os erros na indicação e morbidade da operação. O emprego de *guidelines* pode, também, diminuir a necessidade de hemoderivados além de reduzir o edema intestinal e a taxa de complicações abdominais e sistêmicas.[47]

# Controle de danos – 1º tempo: Operação abreviada

Após a opção pelo controle de danos, os esforços são direcionados para rapidamente terminar a operação, mesmo que a proposta inicial não tenha sido alcançada. Métodos de controle temporário de hemorragia, contaminação e proteção do conteúdo abdominal são empregados.

## Controle da hemorragia

Existem vários métodos para o controle da hemorragia, dependendo do órgão em questão.

## Controle da hemorragia hepática

As técnicas propostas englobam suturas do parênquima, digitoclasia e ligadura direta dos vasos sangrantes, tamponamento com compressas ou balões hepáticos.[49] Técnicas mais complexas, como ressecções regradas, devem ser evitadas.[50] As lesões leves e com sangramento ativo são tratadas através de sutura do parênquima. Frente a lesões hepáticas complexas, a manobra a ser realizada é o clampeamento da tríade portal ao nível do ligamento

**Condições**

- Trauma fechado de tronco de alta dissipação de energia;
- Múltiplos ferimentos penetrantes de tronco;
- Instabilidade hemodinâmica;
- Coagulopatia e hipotermia.

**Associações**

- Trauma vascular abdominal grave, com múltiplas lesões viscerais;
- Exsanguinação, vários focos de hemorragia, com múltiplas lesões viscerais;
- Politraumatismo com prioridades concorrentes.

**Fatores críticos**

- Acidose metabólica grave (pH < 7,30);
- Hipotermia (temperatura corporal < 35°C);
- Tempo de reanimação e operação > 90 minutos;
- Evidência de coagulopatia pela presença de sangramento difuso;
- Transfusões múltiplas (>10 unidades de concentrado de hemácias).

Fonte: Rotondo & Zonies, 1997.[19]

**Figura 51.3** Fatores para a indicação do controle de danos.

hepato-duodenal (Manobra de Pringle) (Figura 51.4). A lesão é exposta através de digitoclasia do parênquima, para que os vasos maiores com sangramento ativo sejam devidamente controlados (Figura 51.55). Diante da perpetuação do sangramento durante o clampeamento da tríade portal, deve-se suspeitar de lesão de veia cava retro-hepática.[51]

Frente à lesão hepática grave, sangramento persistente e condições de acidemia, coagulopatia e hipotermia instaladas, a alternativa mais eficaz é o tamponamento hepático com compressas (Figura 51.6). Princípio fundamental é criar vetores de força, e não apenas "empurrar" compressas desordenadamente, pois isto somente aumentaria a lesão.[52] É muito importante lembrar que o tamponamento hepático com compressas não controla hemorragia proveniente de grandes vasos. Se o volume de parênquima a ser seccionado pela digitoclasia é muito grande, como nos ferimentos transfixantes por projéteis de arma de fogo, o balão hepático é opção para o controle da hemorragia ativa.[53] Estes são confeccionados a partir de sonda nasogástrica e dreno de Penrose. A insuflação de sonda de Foley dentro do parênquima hepático constitui opção em casos selecionados.[40,49]

## Controle da hemorragia em grandes vasos

A gravidade da lesão e a importância do vaso lesado são as variáveis mais relevantes a serem analisadas. Lesões simples e passíveis de correção apenas com uma sutura lateral devem ser reparadas. Lesões complexas que requerem mais tempo para a correção devem ser tratadas por ligadura do vaso ou passagem de *shunt* temporário, dependendo do vaso em questão.[40,49,54] Pode-se optar por deixar *clamps* vasculares locados se não há outra forma de conter o sangramento, sendo a hemostasia definitiva realizada na reoperação programada.

Asensio et al., revisaram 302 pacientes com 504 lesões vasculares abdominais.[55] Cerca de 90% foram vítimas de ferimentos penetrantes, com uma letalidade de 54%.

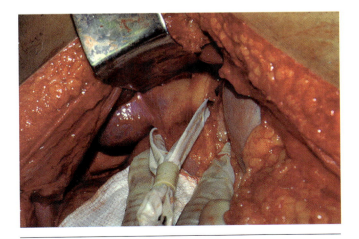

**Figura 51.4** Manobra de Pringle.

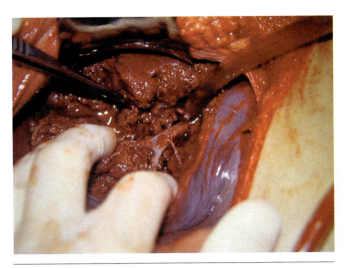

**Figura 51.5** Digitoclasia do parênquima hepático, expondo veia com sangramento ativo.

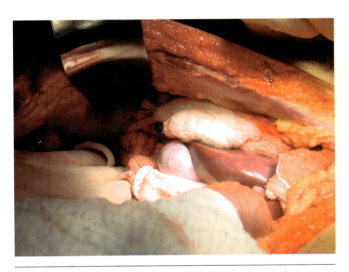

**Figura 51.6** Tamponamento hepático com compressas. Observa-se o fígado envolvido por compressas, locadas tanto na sua superfície diafragmática quanto na visceral.

O reparo mais frequentemente realizado foi a ligadura, em 48% dos casos, seguida do reparo primário em 28%. Reparos complexos com a interposição de enxertos autólogos ou sintéticos foram raros nesta série.[55]

As ligaduras vasculares oferecem vantagens no controle de danos (Figura 51.7). Trata-se da opção mais rápida e eficaz para a contenção da hemorragia e os seus benefícios devem ser pesados contra seus riscos. Praticamente todas as veias da cavidade abdominal podem ser ligadas, com exceção da veia cava inferior cranialmente às veias renais.[40,49] As ligaduras da aorta, artéria mesentérica superior ou artéria ilíaca externa têm consequências graves e, portanto, não devem ser realizadas. Mesmo assim, Pourmoghadam et al., publicaram casos de ligaduras de artéria ilíaca externa, veia cava superior, artéria ilíaca comum, artéria subclávia e veia renal esquerda que evoluíram sem maiores consequências.[56]

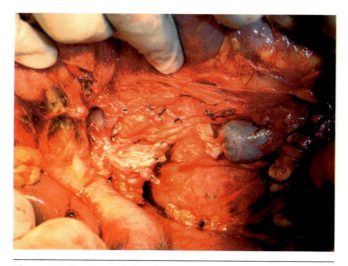

**Figura 51.7** Veia cava inferior ligada distalmente às veias renais.

Nos casos onde a ligadura não é aconselhável e o reparo definitivo primário é julgado inapropriado, o uso de *shunts* vasculares temporários é proposto amplamente.[54,57] Trata-se de uma opção de rápida execução, que vem sendo empregada com sucesso mesmo em lesões de artérias em tronco, mas que traz riscos como trombose, sangramento e embolia.[54,57]

## Controle da hemorragia em outros órgãos maciços

Hemorragia proveniente de lesões esplênicas e renais pode ser controlada por sutura do parênquima. Contudo, se houver necessidade de algum procedimento mais complexo, a ressecção do órgão deve ser realizada. Por vezes, o sangramento pancreático é volumoso e a sutura simples não é efetiva para a hemostasia. Nestes casos, o tamponamento com compressas é a opção, sendo importante reavaliar sua eficácia, pois algumas vezes somente a ressecção controla o sangramento.[35] Há casos em que a aplicação de *clamps* vasculares (Satinsky) no hilo renal ou esplênico pode ser o recurso mais rápido e efetivo para a hemostasia temporária, mesmo que isso determine a perda do órgão na reoperação programada.

## Controle da hemorragia retroperitonial associada à fratura de bacia por trauma fechado

Os métodos de escolha para o controle do sangramento incluem a fixação externa precoce da fratura e angiografia percutânea com embolização seletiva.[31] Como regra, não se deve explorar hematomas de retroperitônio pélvico nestes doentes, pois a sua abertura pode levar à exsanguinação e óbito.[31]

Entretanto, há casos extremos em que o cirurgião se depara com hematomas rotos e sangramento ativo. A alternativa seria apenas o tamponamento com compressas, seguido de angiografia e embolização percutânea. Muitas vezes, estes recursos não estão disponíveis e algo precisa ser feito no intraoperatório. Classicamente demonstrou-se que a ligadura bilateral das artérias ilíacas internas não é eficaz para a hemostasia.[58] Para estes casos, alguns autores preconizam a embolização das artérias ilíacas internas com coágulos.[59] Esta tática envolve a ligadura destes vasos na sua emergência nas artérias ilíacas comuns. Cerca de 20 mL de sangue coagulado (colhido da aorta) é injetado nos cotos distais, funcionando como embolização não seletiva do leito vascular distal. Trata-se de técnica empregada raramente, em casos de exceção, mas que se demonstra como recurso possível nestas situações.

## Controle da hemorragia de lesões pulmonares

Lesões menores e superficiais são tratadas, em geral, com drenagem, suturas simples ou ressecções em cunha. Contudo, pode haver dificuldade no controle de sangramento na profundidade do parênquima. Em trauma, sabe-se que as ressecções pulmonares como lobectomia e pneumectomia não são bem toleradas, com altas taxas de mortalidade.[33,60] A escolha rápida e efetiva para estes casos é a tractotomia pulmonar. Nos ferimentos transfixantes por projéteis de arma de fogo, grampeadores lineares cortantes são introduzidos por um dos orifícios, de forma a ultrapassar todo o trajeto até o outro orifício. A lesão pulmonar é aberta através do disparo do grampeador e os vasos sangrantes da profundidade são expostos para a hemostasia definitiva.[33,60]

Nos casos de lesão em hilo pulmonar, em geral não há tempo ou espaço para a dissecção das estruturas anatômicas como na pneumectomia clássica. Uma opção tática é o grampeamento em bloco do hilo pulmonar com grampeador vascular.[61] Nos casos extremos, um *clamp* vascular pode ser deixado no hilo do pulmão até a estabilização hemodinâmica, inclusive no período de recuperação na unidade de terapia intensiva. O sacrifício do pulmão deve ser pesado contra a alta letalidade da pneumectomia nas situações de choque hemorrágico.

## Controle da hemorragia de lesões cardíacas

Na maioria dos casos, a sutura sob o tamponamento digital do ferimento é eficiente no controle do sangramento. Em alguns casos, é necessária a passagem de sondas de Foley através do orifício, com insuflação do balão dentro da câmara cardíaca para a hemostasia temporária. São relatados casos de controle de lesões extensas com grampeadores de pele, o que seria rápido e efetivo até o tratamento definitivo.[60] Posteriormente pode ser realizada a sutura com pontos de prolene ou mersilene, 3-0 ou 4-0, ancoradas com *pledgets* de teflon, dacron ou pericárdio. As lesões de artérias coronárias distais devem ser tratadas por ligadura, e *shunts* podem ser empregados para as lesões proximais, quando o paciente não tem condições clínicas para o reparo definitivo.

## Controle para as lesões vasculares em tórax

Segue-se o mesmo algoritmo empregado para as lesões abdominais. A insuflação de sondas de Foley pode ser uma opção quando o sangramento ocorre de orifícios profundos na musculatura da parede torácica e para vertebral. A ligadura é menos tolerada, mas, como último recurso, é a opção nas lesões vasculares torácicas maiores. *Shunts* temporários podem ser empregados também nestas situações.

## Controle das lesões de traqueia

Deve-se priorizar a ventilação, e não a sutura do ferimento. Frequentemente, isso é possível com a introdução da cânula distalmente ao orifício, que pode ser realizada com orientação manual no intraoperatório ou visão direta com fibroscópio.[61] O reparo definitivo deve ser feito apenas quando o paciente reunir condições gerais adequadas.

## Controle da contaminação

Uma vez que a hemorragia esteja controlada, o próximo objetivo é diminuir o extravasamento do conteúdo das vísceras ocas para a cavidade peritoneal. Lesões menores são suturadas. Se a ressecção intestinal é necessária, os cotos devem ser grampeados ou ligados com fita cardíaca.[40,49,35,62] Esta técnica tem por objetivo evitar ostomias, preservar extensão intestinal e, nos casos de controle de danos, diminuir o tempo cirúrgico. Assim, como regra não são realizadas anastomoses ou ostomias durante a laparotomia abreviada, sendo a reconstituição do trânsito intestinal postergada para a reoperação programada. Se o trânsito intestinal for obstruído, mantém-se a sonda gástrica para aspiração e descompressão.

## Proteção do conteúdo abdominal

Uma vez que, como regra, a reoperação está indicada, há preferência por métodos temporários de proteção do conteúdo abdominal. Não empregamos mais o fechamento da cavidade com pinças de campo. Há problemas com esta técnica, pois se relata necrose de pele, perda de líquido peritoneal pela ferida e aumento da pressão intra-abdominal, além de atrapalhar estudos radiológicos que podem vir a ser realizado.[35,63]

Atualmente, utilizamos diferentes técnicas de laparostomias. Comentamos, a seguir, as opções mais empregadas.

## "Bolsa de Bogotá"

A sutura de coletor de urina ou bolsa de plástico de soro na pele foi opção empregada inicialmente em Bogotá, na Colômbia.[63] Qualquer tela ou prótese pode ser suturada à pele com o objetivo de conter as vísceras abdominais, contudo, plástico de soro é transparente, permitindo a avaliação das alças intestinais e sangramento intracavitário, tem baixo custo e alta disponibilidade. Um dos problemas observados é a perda de líquido peritoneal pela ferida operatória (Figura 51.8).

Nos ferimentos torácicos, quando a síntese definitiva da cavidade torácica não é possível, pode-se suturar apenas pele, poucos planos musculares ou mesmo empregar a Bolsa de Bogotá.[61]

## Campos plásticos estéreis adesivos

As alças são envolvidas com plásticos estéreis fenestrados, que devem ser posicionados de maneira a evitar o contato do intestino com a parede abdominal (Figura 51.9). Desta forma previne-se a formação de aderências, facilitando a síntese definitiva posterior. Sobre este plástico estéril, são posicionados drenos fechados, co-

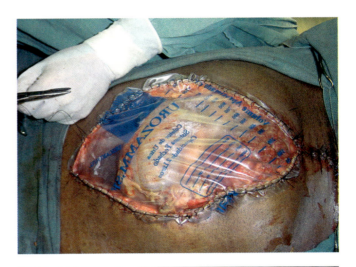

**Figura 51.8** Bolsa de Bogotá.

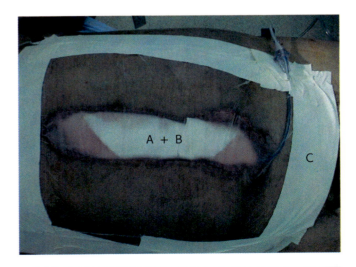

**Figura 51.9** Proteção do conteúdo abdominal com campo plástico estéril. **A** – Proteção das alças intestinais por plástico estéril fenestrado. **B** – Posicionamento de compressa sobre o plástico. **C** – Campo plástico estéril adesivo posicionado sobre a compressa. Podem-se utilizar drenos fechados entre as camadas B e C.

nectados à aspiração contínua. Sobre os drenos, compressas são colocadas, tomando-se o cuidado de evitar o contato das mesmas com alças intestinais. Campos plásticos adesivos estéreis são fixados à pele, cobrindo as compressas e protegendo o conteúdo abdominal. Esta técnica apresenta vantagens, especialmente por evitar a perda de líquido peritoneal e não aumentar a pressão abdominal, além de, teoricamente, diminuir a contaminação da cavidade.[64]

## V.A.C – *Vacuum Assisted Closure*. Curativo com aspiração a vácuo contínua

Neste método, após a proteção das alças intestinais com plástico estéril, uma esponja de poliuretano é colocada na falha da aponeurose.[65-69] Sobre a pele é aplicado um campo estéril adesivo, que é conectado a uma bomba que manterá pressão negativa de 125 mmHg, além de aspirar o líquido que se acumula no peritônio e ferida operatória (Figura 51.10). Isso aproxima, progressivamente, as bordas da ferida, permitindo a síntese primária da aponeurose na maioria dos casos.[65-69] Este método tem custos adicionais para aquisição da bomba, da esponja e dos campos plásticos adesivos.

## Controle de danos – 2º tempo: Recuperação na unidade de terapia intensiva

Após o término da laparotomia abreviada, o doente deve ser encaminhado à UTI. É importante ressaltar que o cirurgião responsável deve ter participação ativa na condução do caso e estar disponível para eventual reoperação a qualquer momento.

Alguns autores propõem um passo intermediário entre a laparotomia abreviada e a transferência para a UTI.[70] Trata-se da reanimação na sala cirúrgica após o

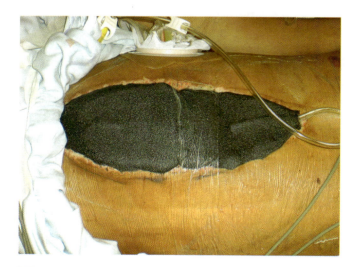

**Figura 51.10** Fechamento assistido a vácuo (V.A.C.).

término da laparotomia abreviada e que pode durar até algumas horas. Nestes casos, iniciam-se a reposição volêmica e a correção dos distúrbios metabólicos, com uma monitoração minuciosa da possibilidade de sangramento persistente. Se houver dúvidas quanto à presença de hemorragia ativa não controlada, o doente é reoperado para o controle efetivo, antes mesmo de ser encaminhado para a UTI.

À admissão na UTI, propõe-se uma avaliação terciária.[71] Novo exame físico detalhado é realizado, com o objetivo de identificar possíveis lesões não diagnosticadas inicialmente.

## Distúrbios ácido-básicos e reposição volêmica

A ideia principal é que a acidemia seja considerada secundária à hipóxia sistêmica e, portanto, represente falha na reanimação. Desta forma, mais que a infusão de bicarbonato de sódio, deve-se otimizar a oferta de oxigênio, melhorando parâmetros como concentração de hemoglobina e sua saturação por oxigênio, pressão parcial de oxigênio arterial e débito cardíaco.

Há controvérsias sobre os parâmetros e objetivos finais a serem atingidos com esta reanimação, mas certamente a avaliação clínica é prejudicada por uma série de fatores.[35,49,62] Em geral, são doentes que receberam elevado volume de cristaloides durante a operação, determinando extravasamento de líquido para o interstício e edema. A resposta neuroendócrina ao trauma é responsável por oligúria e retenção hídrica, além de taquicardia. A ventilação mecânica, tamponamento com compressas e, eventual síndrome, compartimental do abdome alteram as pressões de câmaras direitas.[35,40,49,62]

A monitoração invasiva é muito útil no manejo destes doentes graves, uma vez que vários fatores interferem na avaliação clínica. O cateter de artéria pulmonar (Swan-Ganz) fornece dados objetivos para a reposição volêmica e otimização das drogas vasoativas. A pHmetria gástrica tem fornecido parâmetros para a reanimação em várias condições clínicas e é, também, um promissor método para os submetidos ao controle de danos.[19,49,62]

O excesso de base arterial, a saturação venosa mista e o lactato séricos são frequentemente empregados como parâmetros para a reanimação.[35,62] Enquanto o excesso de base mantém relação com a letalidade até 48 horas após o trauma, o pH apresentou a mesma correlação somente até 2 horas, o que é explicado pela ação de outros sistemas tampão corrigindo o pH, mesmo na presença de metabolismo anaeróbico.[19] Os traumatizados nos quais a dosagem sérica de lactato permanece elevada por mais de 48 horas, têm mortalidade extremamente alta.[19]

## Correção da hipotermia

Hipotermia, definida como temperatura central abaixo de 35 °C, ocorre com frequência em traumatizados graves, contribuindo significativamente para a continuidade do ciclo vicioso da tríade letal. A correção da hipotermia é fator dos mais importantes para o controle das demais alterações fisiológicas.

Entre as outras formas de reaquecimento possíveis, ressaltam-se a cobertura da cabeça do doente com turbante (que pode ser confeccionado com algodão ortopédico), enfaixamento dos membros com algodão ortopédico, emprego de colchão térmico e sistemas de aquecimento pela circulação de ar aquecido (*Bair Hugger*).[49] Há possibilidade de irrigação de sondas gástrica e vesical com solução salina aquecida a 39 °Cou 40 °C. As cavidades torácica e abdominal podem ser irrigadas com líquidos aquecidos através de drenos de tórax ou cateteres de diálise peritonial. O ambiente deve ser aquecido. Nos casos de hipotermia grave, Gentilello et al.,[21] preconizam o emprego de dispositivos de reaquecimento arteriovenoso contínuo, através da cateterização da artéria e veia femoral. Nesses casos, contudo, a pressão arterial sistólica deve estar acima de 80 mmHg, pois é responsável pela propulsão do sangue através do sistema de tubos do aparelho.

## Correção da coagulopatia

Não só a acidemia e hipotermia determinam disfunção da coagulação, mas também a própria hemodiluição tem importância. Desta forma, a reposição de fatores de coagulação e plaquetas é fundamental. Plasma fresco, crioprecipitado, concentrado de plaquetas e cálcio devem ser considerados no tratamento desses distúrbios.[49,72] A coagulação intravascular disseminada pode ocorrer e, nestes casos, a heparina e o ácido aminocaproico podem ser opções para o tratamento.[49,72]

Há estudos em andamento sobre a utilização de fator VII ativado recombinante nos casos de coagulopatia em trauma. Esta droga já se mostrou eficaz no cenário do controle de hemorragia nos doentes hemofílicos e, aparentemente, também tem uso promissor nos traumatizados.[73]

## Procedimentos associados

A antibioticoprofilaxia está indicada. É recomendável sedação contínua durante o período de recuperação na UTI, visando não somente a melhora do padrão respiratório, mas também o controle da pressão abdominal e limitação do sofrimento do doente. É fundamental a monitoração da pressão intra-abdominal. A hipertensão abdominal é comum e, se não controlada, determina síndrome compartimental abdominal. Nestes casos há deterioração das funções cardiovascular, respiratória e renal, além do aumento da pressão intracraniana.[74] A pressão abdominal pode ser aferida indiretamente através do cateter vesical ou pela sonda gástrica;.[24] A toalete brônquica por broncoscopia deve ser indicada liberalmente nos casos de operações pulmonares.

A angiografia pode ser considerada como passo intermediário entre a primeira e a segunda operação. O objetivo principal da angiografia em doentes gravemente feridos é identificar e tratar sangramentos arteriais de maneira minimamente invasiva, tentando preservar a função do órgão. A embolização arterial por cateterismo é um método rápido e efetivo para controle do sangramento, principalmente em doentes com lesões hepáticas ou sangramentos pélvicos. O estudo angiográfico tem indicação seletiva, por exemplo:

- no tratamento de lesões hepáticas complexas, quando há sinais de hemorragia persistente após do tamponamento com compressas, para a embolização de vasos sangrantes;
- no controle do sangramento pélvico associado às fraturas de bacia;
- na investigação de hematomas retro-hepáticos tamponados, para o diagnóstico e tratamento de lesões em veia cava retro-hepática;
- para o controle de hemorragia renal tamponada em retroperitônio;
- para estudo de grandes hematomas retroperitoneais em pacientes que foram tamponados com compressas.[75]

A embolização arterial por cateterismo seletivo é o método mais rápido, efetivo e minimamente invasivo para controle de sangramento arterial pélvico.[76] A embolização também é um bom método para identificar e controlar lesões hepáticas e esplênicas. Claridge & Young utilizaram a angiografia como método adjuvante em 10,4% dos doentes que necessitaram laparotomia.[77]

Dessa forma, a angiografia pode ser utilizada na fase inicial do controle de danos (laparotomia abreviada e controle de hemorragia) e na fase tardia (reexploração para controle definitivo das lesões) e, em casos muito selecionados, pode ser utilizada até mesmo antes da laparotomia abreviada.[75]

Johnson et al., em 2002, relataram taxa terapêutica de 87% na embolização de doentes submetidos a controle de danos, sem nenhum ressangramento.[34] Da mesma forma, Richardson et al., com a utilização da angiografia para lesões hepáticas, identificou e controlou o sangramento em 24 de 28 doentes (85%).[78] Estes autores atribuem o aumento na sobrevida ao "tamponamento" precoce e angiografia.[78]

Há situações em que a abordagem da cavidade é necessária antes do tempo previsto. A principal causa é o sangramento persistente, provavelmente pela falha na identificação de foco hemorrágico ativo durante a laparotomia abreviada. Isso pode ocorrer em até 15% dos casos.[62] Há queda hematimétrica e necessidade crescente de transfusão de concentrados de hemácias. Normalmente a reoperação não programada é indicada quando há necessidade de transfusão de mais de duas unidades de concentrados de hemácias por hora em doentes sem hipotermia ou quando se excede a administração de 15 unidades de concentrados de hemácias nos hipotérmicos.[62]

Outra indicação para relaparotomias não programadas é a síndrome compartimental abdominal.[62,71,74,79] Trata-se de aumento da pressão abdominal acima de limites fisiológicos, com consequências respiratórias e hemodinâmicas, entre outras.[74] Várias causas são possíveis, mas, em trauma, deve-se lembrar do edema retroperitonial e mesentérico pela reposição acentuada de cristaloides, dos grandes hematomas de retroperitônio, do tamponamento com compressas e do sangramento intra-abdominal. O tratamento inicial é a otimização da reposição volêmica, entretanto, em certos casos, a descompressão abdominal com laparotomia e peritoneostomia podem ser necessários.[74,79,80]

Apesar dos riscos, alguns autores defendem a realização de laparotomias a beira do leito na unidade de terapia intensiva, com objetivo de tratar a síndrome compartimental abdominal, realizar lavagens da cavidade abdominal, buscar foco infeccioso não detectado e mesmo para a retirada de compressas e fechamento definitivo.[81]

## Controle de danos – 3º tempo: Reoperação programada

Não há período mínimo ou máximo para o retorno à sala operatória e tratamento definitivo das lesões. O mais importante é reverter a falência fisiológica e alcançar condições mínimas para a segurança do procedimento cirúrgico. Não há regras fixas, mas considera-se o retorno eletivo para a sala de operações quando alcançados temperatura acima de 36 ºC, EB > –5 mEq/L, lactato normal ou em correção progressiva, tempo de protrombina menor que 15 segundos, tempo parcial de tromboplastina ativada menor que 35 segundos, contagem de plaquetas acima de 50 mil, índice cardíaco acima de 3 L/min/m$^2$ com baixa dosagem de inotrópicos e saturação $O_2$ acima de 95% (FIO2 < 50%).[62] Issto ocorre, em média, após 48 horas da laparotomia abreviada. Nos casos de tamponamento de lesões hepáticas complexas, o período até a retirada das compressas deve ser de três a cinco dias, para hemostasia adequada da lesão. Todas as possíveis dificuldades devem ser previstas e providências antecipadas para a sua resolução. Por exemplo, nos casos de traumatismos hepáticos ou vasculares complexos é aconselhável presença de cirurgiões afeitos ao tratamento destas lesões na reoperação, bem como solicitação de materiais específicos e possivelmente necessários.

A retirada das compressas requer muito cuidado, pois devem ser umedecidas com soro morno para que descolem progressivamente dos locais cruentos, de maneira a não haver novo sangramento. Conferem-se todas as compressas com as anotações da laparotomia abreviada, evitando a permanência de algum corpo estranho no pós-operatório. O trânsito intestinal é restaurado com as anastomoses necessárias. Se houver indicação, este é o momento para a confecção de colostomia. A cavidade deve ser novamente avaliada minuciosamente, pois lesões podem ter passado despercebidas no momento da primeira laparotomia.

É importante a lavagem e irrigação da cavidade com soro morno, especialmente se a ferida abdominal permaneceu aberta, no intuito de diminuir a contaminação e ocorrência de abscessos intra-abdominais no pós-operatório. A aproximação das bordas da aponeurose para a síntese definitiva da cavidade peritonial muitas vezes não é fácil, especialmente se o intervalo entre os dois procedimentos cirúrgicos for maior que cinco dias.[49,62,71] A sutura da aponeurose sobre tensão é fadada ao insucesso, além de predispor à síndrome compartimental do abdome.

## Complicações

O objetivo principal no controle de danos é manter o doente vivo, e, desta forma, se aceita que haja um aumento controlado da morbidade. Trata-se de doentes críticos que, apenas pela gravidade do trauma, são suscetíveis a uma série de intercorrências na sua evolução. São relatadas complicações como abscessos intracavitários, hemorragia, infecção de ferida operatória, síndrome compartimental do abdome, hérnia incisional e fístulas digestivas.[60] Enfrentar estas dificuldades é a regra na condução destes casos. Portanto, além das complicações esperadas no manejo de traumatizados graves, há algumas especificamente relacionadas com o controle de danos.

A possibilidade de uma lesão não diagnosticada deve sempre ser levada em consideração. Nestas situações, geralmente, existe traumatismo em diversos segmentos corporais, o nível de consciência está reduzido, o doente está sob ventilação mecânica ou sedado e, portanto, associam-se vários fatores para que lesões não evidentes passem despercebidas.

Infecção peritoneal e abscessos cavitários são relatados em 12% a 67% dos casos.[38,60] A exposição peritoneal em ambiente de UTI, bem como a permanência de compressas na cavidade peritoneal por tempo prolongado são fatores relacionados à maior frequência de infecção. A vigilância quanto à permanência de compressas ou outros corpos estranhos na cavidade deve ser reforçada. Alguns autores sugerem que radiografias de abdome sejam realizadas para excluir este risco antes da síntese definitiva, uma vez que, na presença de sangramento e em situação de emergência, a contagem nem sempre é fidedigna.[49]

## Resultados

Não há estudos prospectivos e controlados sobre o emprego do controle de danos, mas o seu valor é baseado na experiência clínica.[7,20,32,63] Burch et al., em 1992, publicaram o estudo com maior número de casos envolvendo laparotomias abreviadas.[37] Foram avaliados 200 traumatizados em sete anos. A probabilidade de sobrevivência da amostra foi calculada em 57%. Um terço foi submetido à toracotomia de reanimação e, em média, houve necessidade de transfusão de 22 unidades de concentrado de hemácias. Dentro deste cenário dramático, no qual a sobrevivência é uma exceção, técnicas de controle de danos foram empregadas. Cerca de 50% sobreviveram até a reoperação programada e, destes, 66% se recuperaram recebendo alta hospitalar.

Em relação ao tamponamento hepático com compressas os resultados são melhores. Cogbill et al., em 1988, analisando o tratamento dos traumatismos de fígado, descreveram 52 casos de tamponamento com compressas, com letalidade próxima de 40%.[82]

Carrillo et al., demonstraram os benefícios da laparotomia abreviada na presença destas lesões.[83] Observaram que, quando o controle de danos não foi empregado, 5 de 13 doentes com lesões combinadas dos vasos ilíacos morreram (38% mortalidade). Quando o controle de danos foi realizado, somente 1 de 11 doentes morreu (9% de mortalidade).[83]

Os dados variam nas séries em que técnicas de controle de danos foram empregadas para o tratamento de lesões abdominais diversas (Tabela 51.1). Existem muitas variáveis que interferem na letalidade final, mas certamente o tempo até a indicação da interrupção da operação é fundamental. Quanto antes a laparotomia for abreviada e os parâmetros fisiológicos recuperados, melhor será o prognóstico.

Johnson e colaboradores, em 2001, relataram um impacto positivo do emprego do controle de danos sobre a letalidade de vítimas de ferimentos penetrantes de abdome com hemorragia grave.[84] Estes autores associaram a experiência adquirida com o controle de danos a uma menor frequência de complicações e melhores resultados.

## Considerações finais

Durante a última década, o emprego do controle de danos se disseminou nos centros mais avançados de atendimento ao traumatizado. Frente à tríade letal, a única forma de alterar a evolução é a quebra do ciclo vicioso. Este é um recurso que não pode ser resumido à última opção de uma laparotomia malsucedida. Deve ser empregado precocemente, com indicação precisa. Não há parâmetro único para a indicação do controle de danos. A decisão deve ser feita com base na magnitude do trauma, lesões encontradas e grau de descompensação fisiológica.

É fundamental o papel do cirurgião participando em todas as fases do tratamento. Apenas com o tratamento adequado do choque, coagulopatia e o aquecimento do doente, é que se alcançaram condições para o tratamento definitivo na reoperação programada. O controle de danos é reservado para doentes críticos e o tratamento multidisciplinar é essencial para um melhor prognóstico. Apesar de ser acompanhado de uma alta morbidade, o objetivo final é a preservação da vida.

**Tabela 51.1** Letalidade dos traumatizados submetidos ao controle de danos para o tratamento de lesões abdominais diversas (excluídos os casos de tamponamento de lesões hepáticas exclusivamente).

| Autor | Ano | Número | Mortalidade |
|---|---|---|---|
| Stone et al.[27] | 1983 | 17 | 35% |
| Burch et al.[36] | 1992 | 200 | 66% |
| Talbert et al.[84] | 1992 | 11 | 36% |
| Rotondo et al.[29] | 1993 | 24 | 42% |
| Hirshberg et al.[85] | 1994 | 124 | 58% |
| Garrison et al.[41] | 1996 | 70 | 67% |
| Carrillo et al.[57] | 1998 | 24 | 25% |
| Johnson et al.[83] | 2001 | 21 | 10% |

## Referências bibliográficas

1. American College of Surgeons, Committee on Trauma. Advanced Trauma Life Support (ATLS). Instructor course manual. 6. ed. Chicago, American College of Surgeons, 1997, 990p.
2. Demetriades D, Theodorou D, Murray J, Asensio J, Cornwell EE, Velmahos G, et al. Mortality and prognostic factors in penetrating injuries of the aorta. J Trauma. 1996;40:761-3.
3. Degiannis E, Velmahos GC, Levy RD, Souter I, Benn CA, Saadia R. Penetrating injuries of abdominal inferior vena cava. Ann R Coll Surg Engl. 1996;78:485-9.
4. Coimbra R, Hoyt D, Winchell R, Simons R, Fortlage D, Garcia J. The ongoing challege of retroperitoneal injuries. Am J Surg. 1996;172:541-4.
5. Khoury G, Sfeir R, Khalifeh M, Khoury SJ, Nabbout G. Penetrating trauma to the abdominal vessels. Cardiovasc Surg. 1996;4:405-7.

6. Silva E, Pizzichinni E, Machado FO, Pizzichinni MMM. Choque hemorrágico. In: Drummond JP & Silva E. Choque. Porto Alegre, Artes Médicas, 1996. p. 43-56.
7. Mazzoni MC, Borgstrom P, Arfors KE, Intaglietta M. Dynamic fluid redistribution in hyperosmotic resuscitation of hypovolemic hemorrhage. Am J Physiol. 1988;255:H629-37.
8. Garrison RN, Cryer III HG. Role of microcirculation to skeletal muscle during shock. Prog Clin Biol Res. 1989;299:43-52.
9. Mazzoni MC, Borgstrom P, Intaglietta M, Arfors KE. Lumenal narrowing and endothelial cell swelling in skeletal muscle capillaries during hemorrhagic shock. Circ Shock. 1989;29:27-39.
10. Mazzoni MC, Borgstrom P, Intaglietta M, Arfors KE. Capillary narrowing in hemorrhagic shock is rectified by

hyperosmotic saline-dextran reinfusion. Circ Shock. 1990; 31:407-18.

11. Haupt MT. Pentoxifylline and the microcirculation in hemorrhagic shock. Crit Care Med. 1991;19:1001-2.

12. Trump BF, Berezesky I. The reactions of cell to lethal injury: oncosis and necrosis – the role of calcium. In: Lockshin RA, Zakeri Z, Tilly JL. When cells die: a comprehensive evaluation of apoptosis and programmed cell death. New York, Wiley-Liss. 1998. p. 57-96.

13. Velho GV, Andrade J. Fisiopatologia. In: Drummond JP, Silva E. Choque. Porto Alegre, Artes Médicas. 1996. p. 23-42.

14. Yudkin J, Cohen RD, Slack B. The haemodynamic effects of metabolic acidosis in the rat. Clin Sci. 1976;50:177-84.

15. Davis AO. Rapid desensitization and uncoupling of human b-adrenergic receptors in an in vitro model of lactic acidosis. J Clin Endocrinol Metab. 1984;59:398-405.

16. Bongard F, Sue D. Fluid, Electrolytes & Acid-Base. In:_____ – Current: Critical Care Diagnosis And Treatment, Connecticut, Appleton & Lange. 1994, p. 294-343.

17. Hamill J. Damage control surgery in children. Injury. 2004;35:708-12.

18. Gentilello LM. Progressos no controle da hipotermia. Clínicas Cirúrgicas da América do Norte. 1995;2:245-259.

19. Rotondo MF, Zonies DH. The damage control sequence and underlying logic. Surg Clin N Am. 1997;77:761-777.

20. Barnabei AF, Levison MA, Bender J. The effects of hypothermia and injury severity on blood loss during trauma laparotomy. J Trauma. 1992;33:835-9.

21. Gentilello LM, Jurkovich GJ, Stark MS, Spain DA, Wilson MA, Miller FB, et al. Is hypothermia in the victim of major trauma protective or harmful? A randomized, prospective study. Ann Surg. 1997;226:439-447.

22. Harvey MP, Greenfield TP, Sugrue ME, Rosenfeld D. Massive blood transfusion in a tertiary hospital. Clinical outcomes and haemostatic complications. Med J Aust. 1995;163:356-9.

23. Cosgriff N, Moore EE, Sauauia A, Kenny-Moyniham M, Burch J, Galloway B. Predicting life-threatening coagulopathy in the massively transfused trauma patient: hypothermia and acidoses revisited. J Trauma. 1997;42:857-861.

24. Burch JM. New concepts in trauma. Am J Surg. 1997;173:44-6.

25. Sauaia A, Moore F, Moore E, Moser K, Brennan R, Read RA, et al. Epidemiology of trauma deaths: a reassessment. J Trauma. 1995;38:185-192.

26. Asensio J. Exsanguination from penetrating injuries. Trauma Q. 1990;6:1-25.

27. Stone H, Strom P, Mullins R. Management of the major coagulopathy with onset during laparotomy. Ann Surg. 1983;197:532-535.

28. Eiseman B, Moore EE, Meldrum DR, RaeBurn C. Feasibility of damage control surgery in the management of military combat casualties. Arch Surg. 2000;135:1323-7.

29. Rotondo M, Schwab WW, Mcgonival M, Phillips GR, Fruchterman TM, Kauder DR, et al. "Damage Control": An approach for improved survival in exsanguinating penetrating abdominal injury. J Trauma. 1993;35:375-382.

30. Holcomb JB, Champion HR. Military damage control. Arch Surg. 2001; 136:965-7.

31. Henry SM, Tornetta IP, Scalea T. Damage Control for devastating pelvic and extremity injuries. Surg Clin N Am. 1997;77:879-896.

32. Porter JM, Ivatury R, Nassoura ZE. Extending the horizons of "Damage Control" in unstable trauma patients beyond the abdomen and gastrointestinal tract. J Trauma. 1997;42:559-561.

33. Wall MJ, Villavicencio RT, Miller III CC, Aucar J, Granchi T, Liscum K, et al. Pulmonary tractotomy as an abbreviated thoracotomy technique. J Trauma. 1998;45:1015-1023.

34. Johnson JW, Gracias VH, Gupta R, Guillamondegui O, Reilly PM, Shapiro MB, et al. Hepatic angiography in patients undergoing damage control laparotomy. J Trauma. 2002;52:1102-6.

35. Lee JC, Peitzman AB. Damage control laparotomy. Curr Opin Crit Care. 2006;12:346-50.

36. Hirshberg A, Walden R. Damage control for abdominal trauma. Surg Clin N Am. 1997;77:813-820.

37. Burch JM, Ortiz V, Richardson RJ, Martin RR, Mattox KL, Jordan GL Jr. Abbreviated Laparotomy and planned reoperation for critically injured patients. Ann Surg. 1992;215:476-83.

38. Morris J, Eddy VA, Blinman BS, Rutherford EJ, Sharp KW. The staged laparotomy for trauma. Issues in unpacking and reconstruction. Ann Surg. 1993;217:576-585.

39. Feliciano D, Mattox K, Jordan G. Intra-abdominal packing for control of hepatic hemorrhage. A reappraisal. J Trauma. 1981;21:285-290.

40. Carrillo C, Fogler RJ, Shaftan GW. Delayed gastrointestinal reconstruction following massive abdominal trauma. J Trauma. 1993;34:233-235.

41. Feliciano D, Moore EE, Mattox KL. Damage control and alternative wound closures in abdominal trauma. In:_____ – Trauma. 3ª ed. Stamford, Connecticut, Appleton & Lange. 1996; p. 717-31.

42. Garrison JR, Richardson JD, Hilakos AS, Spain DA, Wilson MA, Miller FB, et al. Predicting the need to pack early for severe intra-abdominal hemorrhage. J Trauma. 1996;40:923-927.

43. Cushman JG, Feliciano D, Renz BM, Ingran WL, Ansley JD, Clark WS, et al. Iliac vessel injury: operative physiology related to outcome. J Trauma. 1997;42:1033-1040.

44. Krishna G, Sleigh JW, Rahman H. Physiological predictors of death in exsanguinating trauma patients undergoing conventional trauma surgery. Aust N Z J Surg. 1998;68:826-829.

45. Parreira JG, Soldá S, Rasslan S. Análise dos indicadores de hemorragia letal em vítimas de trauma penetrante de tronco admitidas em choque: Um método objetivo para selecionar os candidatos ao "controle de danos". Rer. Col. Bras. Cir. 2002;29:256-266.

46. Aoki N, Wall MJ, Demsar J, Zupan B, Granchi T, Schreiber MA, et al. Predictive model for survival at the conclusion of a damage control laparotomy. Am J Surg. 2000;180:540-4.

47. Asensio JA, Petrone P, Roldan G, Kuncir E, Ramicone E, Chan L. Has evolution in awareness of guidelines for institution of damage control improved outcome in the management of the posttraumatic open abdomen? Arch Surg. 2004;139:209-14.

48. Sugrue M, D'Amours SK, Joshipura M. Damage control surgery and the abdomen. Injury. 2004;35:642-8.

49. Feliciano D, Moore EE, Mattox KL. Damage control and alternative wound closures in abdominal trauma. In: Mattox K, Feliciano D, Moore EE – Trauma. 4th edición. New York, McGraw. Hill Companies. 2000; p. 907-932.

50. Kasai T, Kobayashi K. Searching for the best operative modality for severe hepatic injuries. Surg Gynecol Obstet. 1993;177:551-555.

51. Pachter HL, Spencer FC, Hofstetter SR, Liang HG, Coppa G. Significant trends in the treatment of hepatic trauma: experience with 411 injuries. Ann Surg. 1992;215:492-500.

52. Aydin U, Yazici P, Zeytunlu M, Coker A. Is it more dangerous to perform inadequate packing? World J Emerg Surg. 2008;14:1

**53.** Favero SSG, Corsi PR, Coimbra RSM, Rasslan S. Treatment of transfixing hepatic lesions with a hydrostatic balloon. São Paulo Medical Journal .1994;112:629-34.

**54.** Reilly PM, Rotondo M, Carpenter JP, Sherr AS, Schwab W. Temporary vascular continuity during damage control: intraluminar shunting for proximal superior mesentery artery injury. J Trauma. 1995;39:757-760.

**55.** Asensio JA, Chahwan S, Hanpeter D, Demetriades D, Forno W, Gambaro E et al. Operative management and outcome of 302 abdominal vascular injuries. Am J Surg. 2000;180:528-33.

**56.** Pourmoghadam KK, Fogler RJ, Shaftan GW. Ligation: an alternative for control of exsanguinations in major vascular injuries. J Trauma. 1997;43:126-30.

**57.** Moldovan S, Granchi TS, Hirshberg A. Bilateral temporary aortoiliac shunts for vascular damage control. J Trauma. 2003;55:592.

**58.** Mucha P Jr. Pelvic Fractures. In Mattox K, Moore EE, Feliciano D: Trauma – 2ª ed. Stamford, Connecticut. Appleton and Lange. 1991. p. 553-569.

**59.** Saueracker AJ, McCroskey BL, Moore EE, Moore F. Intraoperative hypogastric artery embolization for life threatening pelvic hemorragic: a preliminary report. J Trauma. 1987;27:1127-1129.

**60.** Wall MJ & Soltero E. Damage control for thoracic injuries. Surg Clin N Am. 1997;77:863-878.

**61.** Rotondo MF, Bard MR. Damage control surgery for thoracic injuries. Injury. 2004;35:649-54.

**62.** Morris J, Eddy VA, Rutherford EJ. The trauma celiotomy: The evolving concepts of damage control. Curr Probl Surg. 1996;33:611-700.

**63.** Mattox KL. Introduction, background, and future projections of damage control surgery. Surg Clin N Am. 1997;77:753-759.

**64.** Sherk J, Seiver A, Shatney C, Oakes D, Cobb L. Covering the "Open Abdomen": a better technique. Am Surg. 1998;64:854-857.

**65.** Stone PA, Hass SM, Flaherty SK, DeLuca JA, Lucente FC, Kusminsky RE. Vacuum-assisted fascial closure for patients with abdominal trauma. J Trauma. 2004;57:1082-6.

**66.** Miller PR, Meredith JW, Johnson JC, Chang MC. Prospective evaluation of vacuum-assisted fascial closure after open abdomen: planned ventral hernia rate is substantially reduced. Ann Surg. 2004;239:608-14.

**67.** Suliburk JW, Ware DN, Balogh Z, McKinley BA, Cocanour CS, Kozar RA, et al. Vacuum-assisted wound closure achieves early fascial closure of open abdomens after severe trauma. J Trauma. 2003;55:1155-60.

**68.** Garner GB, Ware DN, Cocanour CS, Duke JH, McKinley BA, Kozar RA, et al. Vacuum-assisted wound closure provides early fascial reapproximation in trauma patients with open abdomens. Am J Surg. 2001;182:630-8.

**69.** Barker DE, Kaufman HJ, Smith LA, Ciraulo DL, Richart CL, Burns RP. Vacuum pack technique of temporary abdominal closure: a 7-year experience with 112 patients. J Trauma. 2000;48:201-6.

**70.** Moore EE, Burch JM, Franciose R, Offner P, Biffl WL. Staged physiologic restoration and damage control surgery. World J Surg. 1998;22:1184-1191.

**71.** Martin RR, Byrne M. Postoperative care and complications of damage control surgery. Surg Clin N Am. 1997;77:929-942.

**72.** Rotondo M, Reilly P. Bleeding and coagulation complications. In: Mattox K, Feliciano D, Moore EE. Trauma. 4th edication. New York, McGraw-Hill Companies. 2000; p. 1267-1286.

**73.** Horton JD, Dezee KJ, Wagner M. Use of rFVIIa in the trauma setting-practice patterns in United States trauma centers. Am Surg. 2008;74:413-7.

**74.** Ivatury R, Diebel L, Porter J, Simon R. Intra-abdominal hypertension and the abdominal compartment syndrome. Surg Clin N Am. 1997;77:783-800.

**75.** Kushimoto S, Arai M, Aiboshi J, Harada N, Tosaka N, Koido Y, et al. The role of interventional radiology in patients requiring damage control laparotomy. J Trauma. 2003;54:171-6.

**76.** Mucha Jr. P, Welch TJ. Hemorrhage in major pelvic fractures. Surg Clin North Am. 1998;68:757-73.

**77.** Claridge JA, young JS. A successfull multimodality strategy for management of liver injuries. Am Surg. 2000;66:920-6.

**78.** Richardson JD, Franklin GA, Lukan JK, Carrillo EH, Spain DA, Miller FB, et al. Evolution in the management of hepatic trauma: a 25-year perspective. Ann Surg. 2000;232:324-30.

**79.** Meldrum DR, Moore F, Moore EE, Franciose RJ, Sauaia A, Burch JM. Prospective characterization and selective management of the abdominal compartment syndrome. Am J Surg. 1997;174:667-671.

**80.** Ertel W, Oberholzer A, Platz A, Stocker R, Trentz O. Incidence and clinical pattern of the abdominal compartment syndrome after damage control laparotomy in 311 patients with severe abdominal and/or pelvic trauma. Crit Care Med. 2000;28:1747-53.

**81.** Diaz JJ Jr., Mauer A, May AK, Miller R, Guy JS, Morris JA Jr. Bedside laparotomy for trauma: are there risks? Surg Infect (Larchmt). 2004;5:15-20.

**82.** Cogbill T, Moore E, Jurkovich G, Feliciano DV, Morris JA, Mucha P. Severe hepatic trauma: A multi-center experience with 1335 liver injuries. J Trauma. 1988,28:1433-8.

**83.** Carrillo EH, Spain DA, Wilson MA, Miller FB, Richardson JD. Alternatives in the management of penetrating injuries to the iliac vessels. J Trauma. 1998;44:1024-30.

**84.** Johnson J, Gracias V, Schwab W, Reilly PM, Kauder DR, Shapiro MB. Evolution in damage control for exsanguinating penetrating abdominal injury. J Trauma. 2001;51:261-9.

**85.** Talbert S, Trooskin S, Scalea T, Vieux E, Atweh N, Duncam A, et al. Packing and re-exploration for patients with nonhepatic injuries. J Trauma. 1992;33:121-125.

**86.** Hirshberg A, Wall M, Mattox K. Planned reoperation for trauma, a two year experience with 124 patients. J Trauma. 1994;37:365-369.

**Alberto Bitran** ▪ **Gustavo Scarpini**

# Trauma no Idoso

## Introdução

O conceito de idoso segue as diretrizes da Organização Mundial da Saúde (OMS) que os enquadra em idoso (60-74 anos), ancião (75-90 anos) e velhice extrema (maiores de 90 anos). No Brasil, o Estatuto do Idoso define a idade de 60 anos como marco para terceira idade, com as consequentes implicações jurídicas e para a organização das políticas de saúde.[1,2]

Pelo último censo oficial realizado em 2000, 14,5 milhões, ou 8,6% da população brasileira, são idosos. Houve um crescimento de 17% desse grupo populacional comparado ao censo de 1991. Se considerarmos apenas os maiores de 75 anos, esse grupo representa 2,1% da população (3,6 milhões de pessoas).[3,4]

Dados atualizados pela OMS totalizam 189.323.000 brasileiros com uma expectativa média de vida de 68 anos para homens e 75 anos para as mulheres. Dos idosos, 62,4% dos homens e 37,6% da mulheres são economicamente ativos e responsáveis pelo sustento da família, demonstrando a importância econômica desse grupo.[1,4]

Projeções para as próximas décadas preveem que 13% dos brasileiros passem dos 60 anos com uma expectativa média de vida de 70,3 anos, associado a uma maior parcela de mulheres nesse cenário, colocando o Brasil com o sexto país com mais idosos no mundo em números absolutos.[1]

Esse crescimento rápido na população de idosos representa um desafio na promoção de melhores condições de envelhecimento. Além disso, traz um impacto significativo tanto pela complexidade dos atendimentos como com os gastos na saúde relacionados à doença trauma, cada vez mais prevalente e estudada.[1,5]

## Processo de envelhecimento

O envelhecimento representa uma progressiva diminuição da adaptação do indivíduo que o torna menos capaz de responder às alterações fisiológicas ou ambientais a que é exposto.[6,7]

Além do processo natural de envelhecimento, estima-se que 40% dos idosos apresentam alguma doença crônica ou limitação funcional e menos de um terço dos maiores de 75 anos experimentam uma velhice saudável.[1]

Essas multimorbidades associadas às debilidades funcionais como desequilíbrio, fraqueza muscular, alterações visuais e auditivas, além de deficiências cognitivas e demências, podem estar relacionadas a maior probabilidade de traumas.[8,9]

O estudo do envelhecimento demonstra que praticamente todos os sistemas orgânicos sofrem alguma alteração fisiológica que compromete a reserva funcional do indivíduo. A seguir algumas delas:[6,10]

- Sistema cardiovascular
  - menor complacência cardíaca;
  - menor resistência à hipovolemia;
  - hipóxia;
  - menor fluxo periférico e visceral;
  - menor resposta às catecolaminas;
  - regulação prejudicada da pressão arterial;
  - resistência periférica alterada;
  - distúrbios de coagulação;
  - arritmias;
  - eventos isquêmicos.

- Sistema respiratório
  - menor complacência pulmonar;
  - menor área alveolar;
    - hipercapnia;
  - menor elasticidade torácica;
  - maior risco de aspiração;
  - diminuição de pneumócitos tipo II.

- Sistema genitourinário
  - menor filtração glomerular;
  - menor concentração urinária;
  - menor *clearence* de creatinina;
  - dificuldade na regulação hidroeletrolítica.

- Sistema digestivo
  - menor capacidade de absorção;
  - menor motilidade intestinal;
  - maior incidência de:
    - colecistopatias;
    - úlcera gástrica;
    - neoplasias;
    - doença diverticular.

- Sistema imunológico
  - menor síntese de anticorpos;
  - menor resposta celular;
  - imunodepressão.

- Sistema endócrino
  - menor síntese de catecolaminas;
  - distúrbios da glicemia.

- Sistema nervoso
  - atrofia cerebral;
  - menor acuidade visual;
  - menor audição;
  - demências;
  - alterações da marcha.

- Osteoarticular
  - menor massa muscular;
  - processos degenerativos.

- Pele
  - menor capacidade de cicatrização;
  - menor controle da temperatura e umidade;
  - aumento da fragilidade capilar.

- Outros
  - multimorbidades;
  - uso de medicações;
  - uso de órteses e próteses;
  - institucionalização.

## Cinética do trauma

Os traumatismos são a sexta causa de morte entre os idosos brasileiros, representando 3,5% do total de óbitos. Ressalta-se que os dados disponíveis são escassos e provavelmente subnotificados.[12,13]

De acordo com dados do Sistema de Informações Hospitalares do SUS, no ano de 1999, houve 69.637 internações de idosos relacionadas a causas externas. Dessas, a principal causa registrada foram as quedas – 55%, seguida dos acidentes de trânsito com 23,4%, respondendo pela maioria dos óbitos registrados, em um total de 13.184.[14,15]

Dos doentes vitimados pelo trânsito, 63,2% apresentavam fraturas. As de fêmur foram relacionadas à principal causa de hospitalização, provocando direta ou indiretamente o óbito da metade dos doentes com esse diagnóstico.[16]

Estudos representativos de cidades do Estado de São Paulo e Paraná confirmam esses dados.

Em traumas relacionados ao trânsito existe uma letalidade três vezes maior entre idosos do que nos demais grupos etários (10,3% x 3,4%). Neste cenário a principal causa de hospitalização são os atropelamentos, seguidos de colisão acometendo o condutor ou passageiro. Destaca-se que a maioria dos registros são próxima à residência das vítimas.[11,12]

A idade média dos idosos, vítimas de traumas no trânsito, é de 77 anos. Destes, 78,7% foram submetidos a algum tipo de operação, sendo mais prevalentes as ortopédicas, com uma mortalidade total de 7,4% e período de internação geralmente maior que sete dias.[16]

Embora proporcionalmente tenham menor probabilidade de sofrer traumas, os idosos estão mais suscetíveis às suas consequências, inclusive a morte decorrente das lesões sofridas.[16]

## Atendimento primário

Todos os sistemas orgânicos podem apresentar alterações relacionadas à idade cronológica e às doenças associadas do paciente idoso. Isso influencia sobremaneira o atendimento inicial a esses doentes e atenção total deve ser prestada durante o atendimento inicial e reavaliações posteriores.[17]

Segundo norma do Colégio Americano de Cirurgiões, o atendimento inicial ao idoso traumatizado deve seguir os mesmos princípios do Suporte Avançado de Vida no Trauma (ATLS – *Advanced Trauma Life Support*), porém com especial atenção às particularidades desse tipo de doente.[18]

Desta forma:

- Controle das vias aéreas
  - ventilação com máscaras adequadas e bem acopladas;
  - entubação cuidadosa;
  - preparo para via aérea definitiva cirúrgica.
- Atenção:
  - uso de próteses dentárias;
  - atrofia maxilar/mandibular;

- fragilidade nasofaríngea;
- macroglossia/microstomia.

Via aérea pérvia para oferecer oxigênio suplementar é de suma importância desde o início do atendimento. Como a reserva fisiológica cardiopulmonar está comprometida, doentes em estado de choque, com alteração do nível de consciência ou trauma torácico são candidatos a entubação precoce e necessitam oxigênio suplementar para evitar lesões secundárias.

Atenção com a redução da mobilidade das articulações cervicais, pois a necessidade de manipulação mais agressiva da região pode ter como consequência fraturas e luxações da coluna.

- Sistema respiratório
  - oferta precoce de oxigênio;
  - ventilação adequada;
  - uso de broncodilatadores;
  - preparo para drenagem torácica.
- Atenção
  - maior risco de pneumotórax;
  - hipóxia;
  - hipercarpnia.

A administração de oxigênio suplementar faz parte do atendimento inicial, mas devem-se ter cuidados naqueles pacientes com doença pulmonar obstrutiva crônica, pois o uso prolongado pode desencadear hipercarpnia pela retenção de dióxido de carbono e consequente diminuição da frequência respiratória.

Devido à diminuição na complacência pulmonar e torácica, mesmo pneumotórax e hemotórax de baixo volume são mal tolerados, a indicação de drenagem torácica deve ser o mais imediata possível. Analgesia e ventilação mecânica otimizadas também devem ser instituídas precocemente.

Cuidados com a broncoaspiração e tratamento precoce de infecções pulmonares são medidas que colaboram para a redução de complicações graves no idoso traumatizado, visto que a pneumonia é uma das principais causas de óbito no seguimento hospitalar.

- Sistema circulatório e controle da hemorragia
  - reposição venosa cuidadosa;
  - evitar excesso na hidratação;
  - analgesia precoce;
  - monitorização cardíaca continua;
  - exame físico cuidadoso.
- Atenção:
  - uso de medicações – betabloqueadores/antiarrítmicos;
  - doenças preexistentes;
  - reserva fisiológica limitada.

A resposta fisiológica à hemorragia está comprometida na maioria dos doentes idosos. A contratilidade miocárdica, taquicardia compensatória e aumento do tônus vascular periférico estão comprometidos em maior ou menor grau. Soma-se a isso a baixa capacidade de concentração urinária e retenção de água e eletrólitos em resposta a perda volêmica aguda. Por esses motivos, mesmo pequenas perdas sanguíneas são mal toleradas por esses doentes. O controle de diurese, apesar de menos sensível como preditor de volemia, deve ser quantificado até mesmo com sondagem vesical precoce, se necessário.

Além da baixa reserva fisiológica, o uso de medicações que interferem ainda mais na resposta fisiológica ao trauma ou mesmo colaboram para a perda sanguínea deve ser pesquisada.

- Sistema nervosa e incapacidade
  - excluir precocemente traumatismo cranioencefálico;
  - valorizar alterações discretas do nível de consciência.
- Atenção
  - uso de medicações;
    - psicotrópicos;
    - antidepressivos;
    - álcool;
    - ansiolíticos;
  - doenças degenerativas;
  - sequelas de acidente vascular cerebral;
  - epilepsia;
  - demências;
  - alterações auditivas e visuais;
  - dificuldades motoras.

Existe grande dificuldade de avaliação inicial nos doentes que se apresentam com algum grau de desorientação ou confusão. Nos pacientes com história de trauma craniano ou naqueles que apresentam alterações na Escala de Coma de Glasgow é mandatório a realização de tomografia de crânio para excluir lesões agudas relacionadas ao trauma, visto a maior probabilidade de achados positivos mesmo em traumas leves, sem grandes alterações no exame físico. O mecanismo de trauma e os sinais de comprometimento neurológico são os principais indicadores de uma investigação mais cuidadosa e precoce baseada nos métodos de imagem.

- Exposição e controle do ambiente
  - controle adequado da temperatura;
  - mobilização cuidadosa;
  - exame físico detalhado.

O aquecimento tanto no transporte como durante a exposição deve ser rigoroso a fim de evitar a hipotermia. A diminuição da temperatura corporal associada à deficiência de termorregulação própria da idade é fator complicador que em conjunto com a hipovolemia, hipóxia e acidose metabólica são fator preditor de mortalidade.

Atenção redobrada ao exame físico detalhado assim que possível, pois o limiar de dor geralmente está aumentado nos idosos, fazendo com que algumas lesões possam não ser referidas pelo doente.

## Avaliação secundária

Visa a revisão de todos os passos prestados no exame inicial associado à pesquisa da história médica pregressa do doente e realização de exames subsidiários relacionados ao tipo de trauma.

Nesse momento é possível pesquisar com o doente ou seus acompanhantes sobre multimorbidades, medicações em uso continuado, alergias, sequelas de doenças ou traumatismos prévios, estado funcional e neuropsíquico habitual e tempo da última ingesta alimentar.

Todo o atendimento inicial deve ser revisto e possíveis falhas corrigidas a fim de minimizar a possibilidade de lesões secundárias.

Mais uma vez, especial atenção à oxigenação adequada, correção da hipovolemia e aquecimento.

Exame físico minucioso de todos os seguimentos corporais deve ser realizado e a aplicação de exames laboratoriais e radiológicos deve ser orientada a fim de se detectar possíveis lesões despercebidas e avaliar adequadamente as alterações encontradas.

Podemos aplicar os mesmos índices de trauma utilizados, porém não há estudos específicos em relação à gravidade das lesões e seu impacto na mortalidade de pacientes idosos. O ISS (*Injury Severity Score*) permite graduar as lesões encontradas em cada segmento corporal de acordo com o AIS (*Abbreviated Injury Score*) e, calculado junto ao RTS (*Revised Trauma Score*), que mede variáveis fisiológicas como pressão arterial sistólica, frequência respiratória e GCS, permite o resultado do TRISS (*Trauma Score – Injury Severity Score*), índice geral de sobrevida esperado diferenciado para ferimentos penetrantes e fechados.[19,20,21]

Se houver necessidade de procedimentos invasivos ou operatórios, é nessa fase que se iniciam a avaliação pré-operatória e a correção dos possíveis distúrbios encontrados.

Qualquer alteração nas variáveis fisiológicas ou sua não normalização após tentativas de correção, associado ao mecanismo de trauma, devem ser prontamente entendidas como importante fator de gravidade, devendo ser considerado precocemente uma intervenção precoce.[20]

Idealmente doentes com fatores de gravidade observados no exame físico e/ou quantificados pelos índices de trauma (AIS/ISS/RTS) devem ser internados em UTI sob estrito acompanhamento de um cirurgião geral familiarizado com o atendimento a vítimas de trauma.[21]

## Considerações sobre o ato operatório e pós-operatório

Uma vez indicada a operação, os procedimentos devem ser abreviados e todo esforço deve ser centrado no controle da hemorragia e contaminação.

A operação de contensão de danos (*Damage control*) tem nesse grupo de doentes um papel importante. Em razão da escassa reserva fisiológica é mais importante controlar as perdas e permitir um intervalo de tempo para restabelecer a volemia e temperatura e corrigir distúrbios ácido básicos, hidroeletrolíticos e de coagulação, preponderantemente. Se houver uma boa resposta inicial ao procedimento a correção das lesões operatórias tem maior chance de desfecho favorável.[22]

Dessa maneira, devemos pensar precocemente nesse tipo de procedimento quando as lesões necessitem maior complexidade ou tempo cirúrgico para sua resolução.

No pós-operatório as complicações respiratórias, cardiovasculares e tromboembólicas são mais frequentes. As medidas instituídas no intraoperatório devem ser otimizadas nesse período e a monitorização deve ser mantida por maior tempo.[23,24]

Transfusões de hemoderivados, introdução de medicações, hemodiálise, aquecimento, fisioterapia, introdução de nutrição e cuidados específicos da operação realizada devem ser instituídas assim que possível.[22]

## Considerações finais

Recomenda-se:

- obter informações detalhadas sobre o mecanismo de trauma e condições gerais do doente;
- monitorizar precocemente o doente e promover controle de hemorragia e ventilação;
- atenção especial as alterações do estado mental, cognitivo e sensorial. Exame de imagem é altamente recomendado;
- fazer o diagnóstico precoce utilizando os meios propedêuticos e exames subsidiários indicados;
- indicar tratamento operatório precoce ao detectar alterações;
- acompanhamento em unidade de terapia intensiva.

## Referências bibliográficas

1. *World Health Organization*. Envelhecimento ativo: uma política de saúde. – Brasília: Organização Pan-Americana da Saúde, 2005.
2. Estatuto Idoso – Lei Federal 10.741/03 publicado no Diário Oficial, 1º/10/2003.
3. Fundação IBGE. [Internet]. 2002. http://www.ibge.gov.br/home/estatistica/populacao/censo2000.

4. Fundação IBGE. Estudos & Pesquisas – Informações demográfica e socioeconômica. O fenômeno mundial. Perfil dos idosos responsáveis pelos domicílios no Brasil 2000.www.ibge.gov.br/home/estatistica/populacao/perfilidosos2000.pdf. Acesso em 12 jul. 2007.

5. Active Ageing: A Policy Framework. Second United Nations World Assembly on Ageing. Madrid, Spain, April 2002. http://www.who.int/hpr/ageing

6. Jacob Filho W. Avaliação global do idoso. Manual da Liga do GAMIA. São Paulo: Atheneu; 2005.

7. Ramos LR. Epidemiologia do envelhecimento. In: Freitas EV,Py L, Cançado FAX, Doll J, Gorzoni ML. Tratado de geriatria e gerontologia. Rio de Janeiro: Guanabara Koogan; 2002. p. 72-8.

8. Santos Jr JCM. O Paciente Cirúrgico Idoso. Rev bras Coloproct. 2003;23(4):305-316.

9. Souza JAG, Iglesias ACRG. Trauma no idoso. Rev Assoc Med Bras. 2002;48(10):79-86.

10. Bodachne L. Traumas no idoso. In: Freitas EV, Py L, CançadoFAX, Doll J, Gorzoni ML. Tratado de geriatria e gerontologia.Rio de Janeiro: Guanabara Koogan; 2002. p. 665-71.

11. Gawryszewski VP, Jorge MHPM, Koizumi MS. Mortes e internações por causas externas entre os idosos no Brasil: o desafio de integrar a saúde coletiva e a atenção individual. Rev Assoc Med Bras. 2004;50(1):97-103.

12. Souza E. R.; Minayo, M. C. S.; Silva, C. M. & Reis, A. C., 2001. Mortalidade por Causas Externas em Idosos no Brasil, Estados e Regiões Metropolitanas Boletim sobre Causas Externas. Rio de Janeiro: Centro Latino-Americano de Estudos sobre Violênciae Saúde/Centro Nacional de Epidemiologia.

13. Souza RKT, Soares DFPP, Thaís, Mathias TAF, Andrade OG, Santana RG. Idosos vítimas de acidentes de trânsito: aspectos epidemiológicos e impacto na sua vida cotidiana. Acta Scientiarum. Health Sciences Maringá. 2003;25 (1):19-25.

14. Minayo MC. Violência contra idosos: relevância para um velho problema. Cad. Saúde Pública. 2003;19(3):783-791.

15. Datasus. Informações de saúde. Ministério da Saúde: Governo Federal. http://tabnet.datasus.gov.br

16. Campos JFS, Poletti NAA, Rodrigues CDS, Garcia TPR, Angelini JF. Trauma em idosos atendidos no pronto atendimento da emergência do Hospital de Base.

17. Schwab CW. Trauma geriátrico. In: Moore EE, Mattox KL, Feliciano DV, editores. Manual do trauma. 4ª ed. 2006;476-82.

18. ATLS – Advanced Trauma Life Support. American College of Surgeons.Trauma no Idoso. 2008;307-320.

19. Mantovani M, Fraga GP. Avaliação da gravidade. Índices de trauma.São Paulo; Universidade Estadual de Campinas. http://www.hc.unicamp.br/especialidades_médicas /trauma/ensino/estudo.Html

20. Birolini D. Trauma: Os índices de trauma. Rev Col Bras Cir. 1996;23(1):4-5.

21. Coimbra RSM, Caran HA, Ueda R, Rasslan S. Trauma geriátrico: índices de trauma e fatores prognósticos. Rev Col Bras Cir. 1995;22(5):253-57.

22. Kojima Y, Narita M. Postoperative outcome among elderly patients after general anesthesia. Rev Acta Anesthesiol Scand. 2006;50:19-25.

23. Shauna ET. A description intraoperative of postanesthesia complications rate. J of Perianesthesia Nursing. 2006;21 (2):88-96.

24. Mendoza, IYQ. Paciente idoso cirúrgico: complicações no período de recuperação pós-anestésica. Dissertação de Mestrado. Escola de Enfermagem da Universidade de São Paulo, 2006.

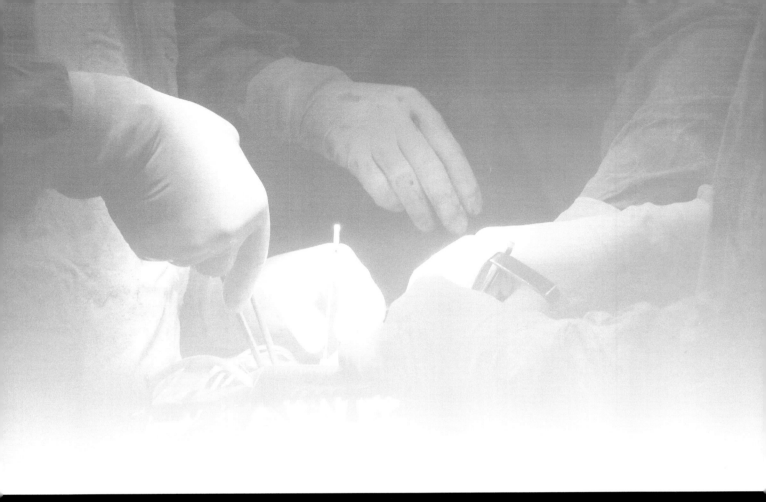

parte 4

# Cirurgia de Emergência
# não Traumática

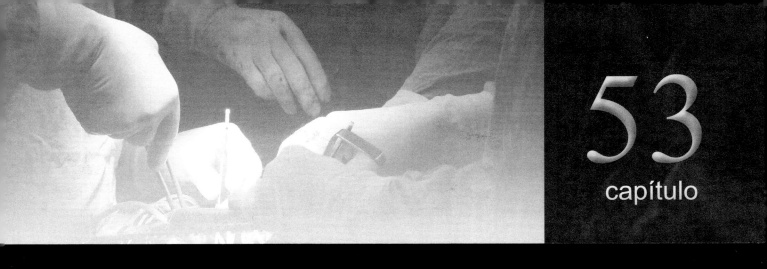

**Mario Faro**

# Dor Abdominal em Cirurgia de Urgência

A dor abdominal aguda constitui uma das queixas mais frequentes na população adulta que leva os seus portadores a procurarem os serviços de emergência. Na maioria das vezes, é acompanhada por outros sintomas (mal-estar geral, náusea, vômitos, parada de eliminação de gases e fezes, distensão abdominal) e sinais (sudorese, palidez cutânea, febre, taquicardia), mas é a dor o fenômeno principal deste cortejo sintomático e que merece a máxima atenção por parte do médico cirurgião ou clínico, para o seu diagnóstico preciso e a instituição do tratamento adequado da sua causa. É neste contexto que se insere o conceito de abdome agudo como uma síndrome dolorosa abdominal aguda que se não tratada, evolui com piora dos sintomas e com deterioração progressiva do estado geral. Em certas situações, a dor abdominal aguda reflete uma doença intra-abdominal muito grave, como as de origem perfurativa ou vascular; em outras, representa quadros mais brandos, com evolução insidiosa, lenta e progressiva como as de causas inflamatórias e mecânicas, porém dotadas de um alto potencial de gravidade se subestimadas e deixadas à própria sorte.

O termo abdome agudo frequentemente é utilizado como sinônimo de uma afecção abdominal que produz dor aguda, cujo tratamento a princípio é eminentemente cirúrgico. Entretanto, existe uma parcela significativa de pacientes portadores de dor abdominal aguda, cuja causa não tem a cirurgia como primeira opção terapêutica.[1,2] Como exemplo podemos citar a pancreatite aguda, que na maioria das vezes é acompanhada de dor intensa, com contratura importante da parede abdominal, simulando perfuração visceral, mas cujo tratamento, pelo menos inicial, é clínico.

Um dos maiores desafios enfrentados pelo médico, clínico ou cirurgião, frente a um paciente portador de dor abdominal aguda, reside no diagnóstico da sua causa. Este se fundamenta na maioria das vezes na experiência, no conhecimento abrangente das possíveis etiologias, da fisiopatologia e do quadro clínico da afecção suspeitada por parte do profissional envolvido com a questão. Uma boa anamnese, com uma atenção especial às características da dor (forma de início, tipo, intensidade, periodicidade, irradiação, seus fatores de melhora e de piora), sinais e sintomas associados (taquicardia, febre, náuseas e vômitos, distensão abdominal, parada de eliminação de gases e fezes) seguida de um exame físico completo com foco especial no exame do abdome (inspeção, percussão, palpação e ausculta), inclusive toque retal no homem e toque vaginal na mulher, são ferramentas obrigatórias e importantes neste processo, podendo contribuir de forma significativa para o diagnóstico ou para as hipóteses diagnósticas da causa da dor. A simples observação das atitudes do paciente frente a sua dor durante o exame pode fornecer pistas importantes para identificar a sua causa. Por exemplo, aqueles portadores de peritonite tendem a permanecer quietos, quase imóveis, na mesa de exame, pois a movimentação, mesmo que mínima, pode provocar muita dor. Já um paciente portador de uma cólica nefrética ou biliar pode mostrar-se extremamente ansioso e agitado devido à dor e cólica intensa presente nestas situações.[3]

A pesquisa destes dados de história não se limita apenas à situação aguda atual, mas deve estender-se também à história médica pregressa, aos antecedentes familiares, antecedentes epidemiológicos, sociais e profissionais, hábitos, consumo de álcool e de outras drogas. Às vezes, quando o paciente for pouco colaborativo, prejudicando a obtenção destas informações, cabe ao médico recorrer ao auxílio de algum parente próximo ou acompanhante, capazes de fornecê-las adequadamente. O aprofundamento no conhecimento da história médica do paciente pode revelar a existência de determinadas causas de dor abdominal não tão frequentes e aparentes a princípio, como doenças metabólicas hereditárias, discrasias sanguíneas hereditárias, intoxicações agudas, agudização de doença crônica preexistente (doença intestinal inflamatória, doença diverticular, pancreatite crônica) e de doenças extra-abdominais que podem causar dor abdominal, entre estas, doença coronariana isquêmica, pneumonia lobar, derrame pleural e doenças da transição da parede toracoabdominal (neurite herpética).[4]

Esta avaliação inicial poderá sinalizar para os próximos caminhos a serem seguidos: ou ela fornecerá elementos convincentes, bastante sugestivos para o diagnóstico e daí a orientação para o tratamento, ou, frente às dúvidas, indicará para a realização de exames laboratoriais ou de imagem, complementares de diagnóstico. Embora existam evidências de que, baseados na anamnese e no exame físico, médicos experientes são capazes de diagnosticar corretamente o abdome agudo de causa cirúrgica dos de causa não cirúrgica em cerca de 80% das vezes.[5] isso não pode ser superestimado frente a informações complementares fornecidas por radiografias simples de tórax e abdome, pela ultrassonografia e pela tomografia computadorizada. Nestes casos, a escolha do método de imagem para avaliar a origem da dor abdominal aguda, deverá basear-se de acordo com as hipóteses diagnósticas aventadas após a avaliação clínica inicial. Atualmente, a tomografia computadorizada de abdome, principalmente a de execução rápida com cortes ultrafinos e a ultrassonografia, são exames dotados de maior especificidade e sensibilidade na pesquisa das etiologias da dor abdominal aguda quando comparados com as radiografias simples.[6,7,8] Entretanto, estas radiografias simples devem ser a primeira opção de escolha, quando suspeitar-se que a dor abdominal pode ser devida à perfuração de víscera oca, obstrução intestinal, ou à ingestão de corpo estranho ou empalamento.[9]

História clínica, exame físico, exames laboratoriais e exames de imagem, compõem o arsenal de recursos que, criteriosamente utilizados e analisados, permitem ao médico formular as hipóteses diagnósticas possíveis da causa da dor abdominal aguda. Entretanto, algumas vezes, a dúvida é muito grande e o risco de se subestimar a presença de uma doença intra-abdominal de tratamento cirúrgico como causa da dor, implica na execução de uma laparotomia exploradora ou de uma videolaparoscopia diagnóstica ou terapêutica quando esta for possível.[10] De qualquer maneira, por menor que seja o procedimento, será sempre invasivo, expondo o paciente aos riscos inerentes aos procedimentos cirúrgicos, principalmente à infecção pós-operatória, quer do sítio cirúrgico ou à distância.

O cirurgião geral, que frequentemente está envolvido na avaliação de um paciente com dor abdominal aguda, deve ter não só um amplo conhecimento das doenças abdominais agudas cirúrgicas, como também daquelas outras de localização intra ou extra-abdominal, que podem simular um abdome agudo cirúrgico. É muito importante considerar estas possibilidades frente a esta situação, pois, do contrário, a probabilidade de erro diagnóstico e de uma cirurgia desnecessária aumenta.

No paciente adulto existem várias doenças clínicas que podem se manifestar com dor abdominal acompanhada de febre, taquicardia, alterações da motilidade gastrintestinal (náuseas, vômitos, parada da eliminação de gases e fezes) e sinais físicos de peritonite, que simulam abdome agudo cirúrgico. Para atender melhor os objetivos deste capítulo, iremos classificá-las de acordo com o exposto na Tabela 53.1.[11]

**Tabela 53.1** Causas não cirúrgicas de dor abdominal.

| | |
|---|---|
| 1. Dor na parede abdominal<br>• *Herpes Zoster*<br>• Radiculopatia compressiva<br>• Hematoma da bainha do reto abdominal | 6. Intra-abdominais<br>• Adenite mesentérica<br>• Doença inflamatória pélvica (DIP)<br>• Enterites infecciosas<br>• Peritonite bacteriana espontânea |
| 2. Intoxicações/ Envenenamentos<br>• Chumbo<br>• Ferro<br>• Alcoóis<br>• Ingestão de cáusticos (álcalis/ácidos)<br>• Picada de aranha (viúva-negra) | 7. Vasculites intra-abdominais<br>• Púrpura de Henoch-Schönlein<br>• Lúpus eritematoso sistêmico<br>• Poliarterite nodosa |
| 3. Genéticas/Endócrinas/ Metabólicas<br>• Febre familiar do Mediterrâneo<br>• Porfíria<br>• Deficiência de glicocorticoide<br>• Hipercalcemia<br>• Cetoacidose diabética | 8. Urológicas<br>• Pielonefrite<br>• Nefroureterolitíase<br>• Epididimite<br>• Prostatite |
| 4. Cardiopulmonares<br>• Infarto do miocárdio<br>• Pneumonia | 9. Neurológicas<br>• Migraine abdominal<br>• Epilepsia abdominal |
| 5. Hematológicas<br>• Anemia falciforme<br>• Púrpura trombocitopênica trombótica | 10. Neurológicas<br>• Pleurodínia epidêmica |

Adaptado de Roy S, Weimersheimer P. Nonoperative causes of abdominal pain. Surg Clin North Am. 1997;77(6):1433-54.

A seguir, veremos com maiores detalhes as mais frequentes e mais importantes de conhecimento para o cirurgião.

## Dor na parede abdominal

### Herpes Zoster

A primeira infecção pelo vírus varicella-zoster, geralmente ocorre na infância manifestando-se como varicela, doença cutânea vesicular de evolução na maioria das vezes benigna e autolimitada. A reativação dos vírus latentes, depositados nos gânglios das raízes dorsais dos nervos sensitivos espinhais e cranianos caracteriza a infecção pelo herpes zoster. Nesta fase, geralmente, acomete indivíduos idosos, debilitados, ou com alguma forma de imunodeficiência. Classicamente a infecção manifesta-se através de um período prodrômico caracterizado por intensa hiperestesia cutânea dolorosa devida ao acometimento, principalmente das raízes dos nervos torácicos. Cerca de uma semana após o início do quadro doloroso, o aparecimento de um exantema seguido de erupções vesiculoulcerativas localizadas na face póstero-lateral da transição toracoabdominal, acompanhando o trajeto dos espaços intercostais do lado corporal acometido, praticamente fornecem as pistas para o diagnóstico da afecção. Como o acometimento das raízes e dos nervos torácicos se faz de maneira a acompanhar os respectivos dermátomos, o pródromo doloroso do início da doença, geralmente se faz sentir na parede anterolateral do abdome.[12,13] Os dermátomos correspondentes a T7 provocam dor no epigástrio, os relacionados à T10 dor no umbigo, e os de T12 na região suprapúbica. O tratamento da doença se faz com sintomáticos e com cuidados higiênicos locais das vesículas e ulcerações. No caso dos pacientes debilitados e com imunodeficiência, está indicada a ministração de antivirais.

## Radiculopatia compressiva

A dor originada pela compressão das raízes dos nervos espinhais sensitiva pode se irradiar para o abdome através dos dermátomos correspondentes, simulando uma doença de origem intraperitoneal. Os dermátomos envolvidos nesta situação são aqueles inervados por fibras sensitivas provenientes das raízes espinhais torácicas medianas e mais distais. O tipo de dor e irradiação lembra muito aquela que ocorre nas fases iniciais da infecção pelo herpes zoster. São várias as doenças que podem provocar estas compressões radiculares e, entre elas, destacamos as decorrentes das doenças articulares degenerativas da coluna, hérnia de disco, fraturas vertebrais, subluxações pós-traumáticas e compressão por tumores primários ou metastáticos.[14,15] O diagnóstico diferencial entre a dor compressiva radicular e de origem intra-abdominal é feito pela história clínica e exame físico, principalmente neurológico. A tomografia computadorizada de coluna e a ressonância nuclear magnética, a última capaz de fornecer informações mais precisas, podem colaborar para o diagnóstico definitivo.[16] O tratamento é direcionado para a causa básica da compressão radicular.

## Hematoma da bainha do reto abdominal

Clinicamente, o hematoma da bainha do reto abdominal pode apresentar-se como um quadro de abdome agudo de tratamento cirúrgico. Constitui uma entidade pouco frequente e que, na maioria das vezes, não é levanta a suspeita no diagnóstico diferencial entre as moléstias que causam dor abdominal aguda.[17] Ele resulta do sangramento intra-aponeurótico ou intramuscular decorrente da ruptura dos vasos epigástricos, geralmente os inferiores, ou de seus ramos, na intimidade das fibras musculares. O conhecimento anatômico desta região ajuda a compreender melhor a sua fisiopatologia. Esforços repetidos de tosse, vômitos ou de contraturas da parede abdominal durante atividade física intensa são responsáveis pela ruptura dos vasos intra-aponeuróticos e formação de hematomas. Pacientes anticoagulados ou portadores de distúrbios hemorrágicos não diagnosticados previamente, frente aos agentes desencadeantes expostos anteriormente, tem um risco maior para a formação de hematomas.[18,19] A hipertensão local e a dor, assemelham-se àquelas que acompanham as síndromes compartimentais dos grupos musculares dos membros. Embora o paciente apresente-se com dor intensa, outros sinais de comprometimento sistêmico como febre, leucocitose, taquicardia e mal estado geral, raramente estão presentes. O diagnóstico presuntivo baseia-se na história clínica e no exame físico que evidencia tumoração dolorosa palpável na topografia do músculo reto do abdome. Durante o exame, a contratura voluntária da parede abdominal com a manutenção da tumoração dolorosa (sinal de Fothergill), é um indício forte de que ela é de origem extra-abdominal.[20] Quando existe dúvida diagnóstica, os exames auxiliares de imagem como o ultrassom, a tomografia computadorizada e a ressonância nuclear magnética, poderão ser úteis.[21,22] O ultrassom, embora mais rápido e menos dispendioso, poderá não distinguir o hematoma de um tumor da parede abdominal. A tomografia, geralmente, é capaz de mostrar uma massa hiperdensa na intimidade muscular (Figura 53.1), embora no hematoma crônico com liquefação, poderá mostrar halos hipodensos (Figura 53.2). A ressonância nuclear magnética é o exame de eleição para o esclarecimento de dúvida, mostrando hipersinais tanto nas imagens obtidas em T1 como em T2. Tem como elementos desfavoráveis um custo maior e não estar disponível em qualquer serviço de atendimento de emergência.

O diagnóstico diferencial obrigatoriamente deverá ser feito com hérnia da parede abdominal, mais rara nesta localização, bem como com tumores de partes moles da parede abdominal.

O tratamento do hematoma da bainha do reto abdominal é clínico na grande maioria das vezes com a utilização de analgésicos, acompanhado da elucidação da sua causa.[23] Em situações extremas, como por exemplo a sua expansão progressiva causando muita dor e risco de síndrome compartimental, estará indicado o seu tratamento cirúrgico, com drenagem e hemostasia definitiva.

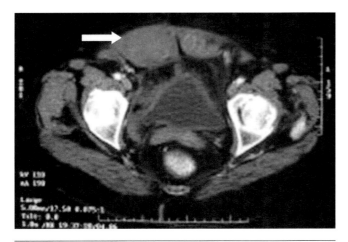

**Figura 53.1** Hematoma do músculo reto abdominal bilateral. Notar imagem hiperdensa no reto direito (seta).

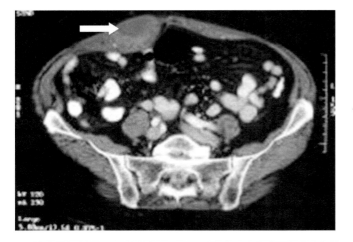

**Figura 53.2** Hematoma do músculo reto abdominal fase crônica. Notar imagem com halo hipodenso no reto direito (seta).

# Intoxicações/Envenenamentos

## Intoxicação pelo chumbo

O chumbo é um metal pesado e tóxico, muito utilizado em vários produtos comerciais, principalmente na indústria automotiva, na fabricação de baterias para automóveis, na produção de tintas em geral e na de encanamentos para os mais variados fins. Foi muito utilizado no passado como aditivo na gasolina para aumentar o seu rendimento, mas em razão de sua toxidade e exposição dos trabalhadores de bombas de gasolina aos riscos da sua manipulação, as regulamentações ambientais tornaram-se cada vez mais restritivas quanto a esta aplicação. No Brasil, a presença do chumbo tetraetílico na gasolina está proibida por lei desde 1978.

A exposição repetida e crônica ao chumbo conduz a um estado de intoxicação com repercussões importantes e adversas na função celular, comprometendo principal-

mente os sistemas nervoso, digestório e hematopoiético.[24] Ele é absorvido pelo trato gastrintestinal e pulmões, sendo transportado na forma de fosfato pelo sangue na membrana dos glóbulos vermelhos até atingir os órgãos alvo. Sua excreção se faz pela bile e urina. Os seus efeitos tóxicos incluem edema cerebral, neuropatia periférica, depressão da medula óssea com anemia, hepatite e insuficiência renal. Nas intoxicações crônicas, a anemia de características microcíticas está sempre presente e decorre da competitividade do metal com enzimas envolvidas na síntese do grupo heme da hemoglobina com aumento da portoporfirina eritrocitária livre.

Os sintomas gastrointestinais mais comuns incluem dor abdominal em cólica, náuseas e vômitos. Pode haver diarreias importantes acompanhadas de astenia. O exame físico, além da palidez decorrente da anemia, pode apresentar dor à palpação abdominal sem sinais de irritação peritoneal e aumento dos ruídos hidroaéreos. Um achado físico importante é a tonalidade azulada das gengivas decorrente da impregnação crônica (linha azul de Burton).[25] O diagnóstico baseia-se na história clínica, principalmente no conhecimento da atividade profissional ou o risco de exposição crônica ao chumbo. O diagnóstico de certeza, além da anemia microcítica e da elevação da protoporfirina livre, é feito pela dosagem de chumbo no sangue. Valores entre 0,05 e 0,07 mg/100ml estão associados com intoxicação moderada e valores acima de 0,08 mg/100ml relacionam-se com intoxicação grave. É muito importante o diagnóstico diferencial com o abdome agudo cirúrgico. A história clínica e ocupacional, bem como os dados de laboratório, auxilia nesta diferenciação.

## Intoxicação pelo ferro

Compostos contendo ferro são amplamente utilizados no tratamento de várias formas de anemia e estão presentes em vários suplementos vitamínicos. As preparações pediátricas contem de 12 a 15 mg de ferro elementar na forma de sais (fumarato, sulfato) por dose, comparadas aos 60 a 90 mg nas preparações para indivíduos adultos.

O ferro tem efeito corrosivo sobre a mucosa gastrintestinal, é um depressor do miocárdio e altera a atividade das enzimas ligadas ao Ciclo de Krebs. A ingestão de doses até 30 mg/kg produzem distúrbios gastrintestinais moderados. A ingestão de quantidades acima de 60 mg/kg produz uma intoxicação grave manifestada por vômitos, sangramento gastrintestinal induzido por uma gastroenterite hemorrágica química em forma principalmente de hematêmese. A progressão do quadro, em questão de 6 a 12 horas conduz à insuficiência cardíaca, renal e hepática grave. A hipotensão e acidose decorrentes da perda de grandes volumes de fluídos e sangue leva a um estado de choque grave.[26] Em situações extremas, existe perfuração intestinal com peritonite, agravando o quadro. A morte resulta pelo choque e sepsis.

O papel do cirurgião nesta eventualidade se faz mais para o tratamento das complicações gastrintestinais, hemorragia, perfuração e peritonite, do que para a elucidação diagnóstica. O papel do médico, nesta situação, é de fazer o diagnóstico da intoxicação por ferro, levando em conta a história clínica e a utilização pelo paciente de compostos com ferro tanto para uso terapêutico como também na eventualidade de medida suicida.

O tratamento visa manter as condições gerais do paciente tratando efetivamente a hipotensão e o choque com reposição vigorosa de volume com solução salina isotônica e de Ringer lactato. Lavagem gástrica efetiva e enteroclismas para a remoção dos compostos de ferro também são necessárias. O uso de deferoxamina, um quelante do ferro, na dose de 10 a 15 mg/kg/h em infusão endovenosa contínua, constitui uma forma específica de tratamento nas intoxicações graves.[27] A presença do complexo ferro-deferoxamina produz uma aparência de urina em "vinho rose". O seu uso prolongado, acima de 36 horas, está associado à Síndrome Aguda de Desconforto Respiratório.

## Alcoóis

Os alcoóis compõem uma ampla variedade de produtos disponíveis comercialmente. Os mais comuns ingeridos intencional ou incidentalmente são o etanol (álcool etílico) presente nas bebidas alcoólicas de um modo geral, o isopropanol (álcool isopropílico) muito utilizado na indústria gráfica e em produtos para a limpeza de vidros e lentes de óculos, o metanol (álcool metílico) utilizado em solventes industriais e o etilenoglicol presente nos produtos anticongelantes automotivos. A importância toxicológica dos dois últimos decorre da sua metabolização em ácido fórmico (metanol) e nos ácidos glicólico e oxálico (etilenoglicol), extremamente tóxicos. Após a sua ingestão em questão de horas, a presença destes ácidos em circulação conduz a uma acidose grave, taquipneia compensatória, confusão mental, convulsões e coma. A intoxicação pelo metanol geralmente causa distúrbios visuais, enquanto que a pelo etilenoglicol produz cristalúria e insuficiência renal.[28] O papel do cirurgião, nestes casos, muitas vezes se faz necessária para o tratamento da gastrite aguda inicial manifestada por dor abdominal, simulando muitas vezes doença ulcerosa péptica ou mesmo uma pancreatite aguda. Em casos extremos de lesão mucosa com sangramento gastrintestinal maciço quer por hematêmese ou enterorragia, a abordagem cirúrgica pode ser necessária.

## Ingestão de cáusticos

Cáustico é um termo genérico usado para definir qualquer substância corrosiva. Estão presentes em muitos produtos comerciais usados para limpeza e como desinfetantes em geral. São ingeridas, muitas vezes, nas tentativas de suicídio e incidentalmente pela população pediátrica.

As duas classes principais das substâncias cáusticas são os álcalis e os ácidos (Tabela 53.2).

Os álcalis estão presentes em produtos de limpeza doméstica e chamam a atenção pela sua aparência e textura semelhantes a sabão. Aqueles com pH acima de 12 são particularmente perigosos e lesivos. Agem quando

**Tabela 53.2** Agentes corrosivos comuns.

| Categoria de corrosivos | Tipos de lesão |
|---|---|
| Álcalis<br>• Soda cáustica;<br>• Potassa cáustica | Necrose de liquefação |
| Ácidos<br>• Ácido clorídrico;<br>• Ácido fluorídrico | Necrose de coagulação |

em contato com a pele, ou quando ingeridos produzindo lesões profundas predominantemente no esôfago, decorrentes de intensa necrose de liquefação. Os sintomas iniciais incluem dor retroesternal e epigástrica em queimação, náusea e sangramento digestivo alto. Dependendo do grau de intoxicação pode haver intenso edema oral e orofaringe, com sinais de obstrução das vias aéreas superiores. Lesões mais profundas do esôfago podem complicar com perfuração e mediastinite.[29] A ingestão de ácidos causa mais lesões gástricas do que esofágicas e devem-se à necrose de coagulação. Os sintomas iniciais incluem dor intensa na orofaringe e no epigástrio, vômitos sanguinolentos ou mesmo hematêmese, dificuldade para engolir, respirar e de falar. Nos casos mais graves poderá haver choque e intensa acidose metabólica sistêmica devida à falência circulatória e à absorção de ácido. Em ambas as situações o cirurgião poderá ser chamado para avaliar um paciente que se apresenta com sintomas gastrintestinais altos, hemorragia ou mesmo uma suspeita de perfuração esofágica ou gástrica. A história clínica de possível ingestão de substância cáustica associada aos sinais e sintomas são elementos fundamentais para o diagnóstico diferencial com outras doenças que causam dor abdominal e sangramento gastrintestinal alto. A endoscopia digestiva realizada nas primeiras horas após a ingestão cáustica. (8 a 36 horas) tem um risco mínimo de perfuração esofágica, será muito útil para diagnosticar o grau de lesão do esôfago e do estômago (Tabela 53.3) e para delinear o tratamento a ser instituído na fase aguda e mais tardiamente.[30]

**Tabela 53.3** Escala de Zargar de avaliação endoscópica das lesões cáusticas.

| Graduação | Achado endoscópico |
|---|---|
| Grau 0 | Normal |
| Grau 1 | Hiperemia/Edema de mucosa |
| Grau 2 a | Ulceração superficial |
| Grau 2 b | Ulceração mais profunda ou circunferencial |
| Grau 3 a | Áreas de necrose focal ou esparsas |
| Grau 3 b | Necrose extensa |

A sondagem nasogástrica e lavagem gástrica pela sonda poderão ser realizadas no intuito de diminuir a ação local e a absorção sistêmica do agente lesivo. O uso de esteroides para a prevenção de estenoses futuras, ainda é controverso.[31,32] Nos casos de hemorragia grave e incoercível e nas perfurações estará indicado o tratamento cirúrgico.

## Picada de aranha (viúva-negra)

A inoculação de toxinas da maioria das espécies de aranhas causa apenas dor local, eritema e edema. No Brasil, as aranhas dos gêneros *Latrodectus, Loxoceles e Phoneutria*, são consideradas as mais peçonhentas do mundo. Seus venenos veiculam toxinas que tem ação no sistema nervoso central e periférico que causam, após a picada, intensa dor, espasmo e rigidez musculares. A viúva-negra (*Latrodectus mactans*) é uma espécie de aranha de distribuição cosmopolita presente em toda a América e no Brasil, principalmente nas regiões litorâneas. A fêmea com mais ou menos um centímetro de comprimento, possui coloração negra brilhante com uma mancha vermelha larga na face ventral do abdome. Tem este nome porque após a cópula ataca e mata o macho. Além dos sinais e sintomas gerais de envenenamento (dor local, febre, calafrios, salivação intensa e alterações respiratórias) a ação do seu veneno sobre a musculatura abdominal, produz dor, espasmos e rigidez intensas, simulando quadro abdominal agudo compatível com perfuração de víscera oca. O diagnóstico diferencial poderá ser feito baseado na história clínica quando existe alusão do contato com o inseto ou do conhecimento da procedência do paciente de região suspeita. Exames de imagem como a radiografia simples abdominal com cúpulas diafragmáticas ou mesmo tomografia computadorizada poderão ser úteis.

# Genéticas/Metabólicas/Endócrinas

## Febre Familiar do Mediterrâneo

A Febre Familiar do Mediterrâneo (FFM), também conhecida como poliserosite recorrente, é uma doença genética autossômica recessiva caracterizada por apresentar episódios breves e periódicos de febre, peritonite, pleurite e artrites, associados a uma intensa resposta inflamatória. Tem uma expressão familiar e ocorre mais comumente em indivíduos de origem mediterrânea, principalmente judeus sefarditas, turcos, armênios e árabes do Oriente Médio. Descreveram-se também casos em populações não mediterrâneas como no Japão, provavelmente devidos à mutação genética.[33,34,35] A febre está presente invariavelmente no episódio agudo atingindo temperaturas de 38 °C a 40 °C nos casos mais exuberantes e valores menores nos quadros mais brandos e com duração de 12 horas até 3 dias. Quase todos os pacientes (75% a 95%) apresentam dor abdominal com componentes peritoníticos, simulando um abdome agudo cirúrgico. A dor geralmente precede a febre em algumas horas e persiste por mais um ou dois dias após o retorno da temperatura a valores normais.[36] Frequentemente os sintomas são compatíveis com apendicite aguda ou colecistite, não sendo raro a realização de apendicectomias e colicistectomias nestas eventualidades, antes de se ter o diagnóstico de certeza.[37,38] A dor pleural típica também é uma outra manifestação clínica frequente da FFM. Odabas et al.,[39] em uma série de 96 pacientes com FFM estudados e acompanhados durante oito anos, observaram a presença de febre em 92 (96%) pacientes. Destes, 82 pacientes (85%) apresentaram dor abdominal com sinais e sintomas de peritonite e 14 (14%) tiveram pleurite. Onze (11%) pacientes foram apendicectomizados antes de terem o diagnóstico de FFM confirmado.

A amiloidose é a complicação sistêmica mais significativa desta doença aparecendo em 25% a 30% dos casos. Geralmente, os pacientes evoluem para uma insuficiência renal crônica progressiva sendo a principal causa de invalidez e morte nestes casos. Além dos rins, a amiloidose pode afetar também o trato gastrintestinal, fígado, baço, coração e testículos, estes dois últimos mais tardiamente. O uso de colchicine é muito efetivo na prevenção dos ataques agudos da FFM e no seu controle em longo prazo, com um impacto importante na evolução da amiloidose.[36]

A patogênese da FFM não é totalmente conhecida e não dispõeainda de testes laboratoriais específicos para o seu diagnóstico. Uma boa história clínica, correlacionada ao conhecimento do grupo étnico do paciente e à existência de quadros semelhantes no passado, constituem ainda as ferramentas mais importantes para o seu diagnóstico.

## Porfiria

O grupo heme que compõe a hemoglobina é formado por vários processos bioquímicos por precursores denominados porfirinas. Deficiências enzimáticas que podem ocorrer nas diversas fases da síntese do grupo heme resultam no acúmulo tóxico das porfirinas, resultando em síndromes clínicas distintas denominadas de porfiria. Estas síndromes podem predominantemente envolver a pele, o fígado e o sistema nervoso, ou em combinação, envolvendo estes três sistemas. É uma doença hereditária autossômica dominante. O acúmulo tóxico das porfirinas pode desencadear crises agudas e podem ser precipitados por hormônios sexuais, certos medicamentos, desnutrição e estresse. As manifestações clínicas dependem de qual fase nas reações bioquímicas da síntese da heme ocorreu o defeito enzimático na sua constituição. Se ele ocorrer nas fases iniciais do processo haverá um acúmulo de ácido aminolevulínico e porfobilinogênio, responsáveis por manifestações e alterações neurológicas. Estes dois metabólitos têm excreção renal e produzem uma urina de coloração vermelho-violácea, semelhante à do vinho do Porto. Se o defeito enzimático ocorrer nas fases finais do processo as manifestações cutâneas, principalmente as de fotossensibilidade serão predominantes, consequentes ao acúmulo de porfirinas na pele. Os sintomas incluem basicamente dor abdominal em cólica muitas vezes intensa, distúrbios neuropsiquiátricos, manifestações cutâneas e fraqueza muscular.[40] Substâncias intermediárias neurotóxicas da síntese do grupo heme induzem à uma neuropatia visceral autonômica responsável pelo íleo adinâmico que acompanha as crises. Pode haver alterações do estado mental, variando desde obnubilação até uma psicose franca. O exame do abdome mostra distensão, dor à palpação, defesa voluntária e diminuição dos ruídos hidroaéreos. A combinação dos achados físicos abdominais associados às alterações mentais pode simular um quadro de sepse de origem abdominal. Muitos pacientes contam história pregressa de laparotomia não terapêutica em outras ocasiões, devido ao quadro abdominal exuberante, muitas vezes compatível com obstrução intestinal. O diagnóstico baseia-se na história clínica e da presença porfirinas (porfobilinogênio) na urina.

## Deficiência de glicocorticoide

As duas causas primárias das baixas concentrações de glicocorticoides são as doenças do córtex da glândula suprarrenal (neoplasias, infecção, hemorragia e as doenças hipotalâmico-hipofisárias (infarto, neoplasias, doenças infiltrativas). Os pacientes com doenças do córtex podem também apresentar deficiência de mineralocorticoides com as suas respectivas consequências para o perfil eletrolítico e ácido básico, isto é, hiponatremia, hipercalemia e acidose metabólica, secundários à falta de regulação da excreção renal destes íons pela aldosterona. A deficiência de glicocorticoides manifesta-se clinicamente com fraqueza, cansaço, hipoglicemia, hipotensão, sintomas gastrointestinais e dor abdominal em 50% dos casos. A dor abdominal geralmente é difusa, acompanhada de vômitos claros e diarreia. O exato mecanismo do quadro abdominal ainda é desconhecido mas pode estar associado à má absorção de gordura. Nestes casos, a esteatorreia é comum. O desconhecimento dos sinais e sintomas associados à deficiência de glico e mineralocorticoides, muitas vezes, leva à realização de laparotomias desnecessárias. O tratamento inclui a abordagem da causa básica e a reposição dos hormônios.[41]

## Hipercalcemia

Várias doenças ou estados podem causar hipercalcemia sendo as mais comuns as neoplasias, o hiperparatireoidismo e a sarcoidose. É uma causa bem conhecida de dor abdominal não cirúrgica. Os sintomas são inespecíficos e incluem náuseas, vômitos, obstipação intestinal, anorexia e dor abdominal difusa, secundários aos efeitos do cálcio na motilidade da musculatura lisa gastrintestinal. Concomitantemente, níveis elevados de cálcio sérico também se associam com nefrolitíase, pancreatite aguda e doença ulcerosa péptica, devendo-se ter o devido cuidado ao interpretar a dor abdominal da hipercalcemia como consequente à doença do metabolismo do cálcio e não como advinda de patologias com potencial cirúrgico. Desta forma, estas outras possibilidades de dor abdominal devem ser descartadas, principalmente, se os sintomas não cederem com as medidas tomadas para baixar a concentração do cálcio sérico. A hipercalcemia também se acompanha de outros sintomas como poliúria com desidratação e polidipsia secundária, fraqueza muscular, mialgias, confusão mental e arritmias cardíacas.

## Cetoacidose diabética

A cetoacidose diabética pode ser a primeira manifestação clínica do paciente portador de diabetes tipo I ou pode resultar do aumento da necessidade de insulina dos pacientes diabéticos sob grande estresse orgânico com demandas energéticas aumentadas, como na infecção, trauma, cirurgias e em outras situações agudas clínicas ou mesmo psicológicas. Geralmente, a cetoacidose é precedida por um período prodrômico de alguns dias de duração caracterizado por polifagia, poliúria, polidipsia, acompanhadas por intensa fadiga, náuseas e vômitos, podendo evoluir se não diagnosticada e tratada para o estupor e coma.[43] Clinicamente o paciente apresenta-se com desidratação importante, taquipneia e exala um hálito cetônico característico. A desidratação pode levar à hipotensão e taquicardia, indicando uma perda hídrica e um distúrbio eletrolítico graves. Pode haver uma discreta hipotermia. Os mecanismos responsáveis para o aparecimento de dor abdominal não são claros, mas atribui-se este sintoma à hiperglicemia grave e à acidose metabólica que causam dilatação gástrica e íleo paralítico que causariam distensão e dor visceral abdominal generalizada. A distensão aguda da cápsula hepática de Glisson também poderia causar dor abdominal. Nos exames laboratoriais estes pacientes apresentam glicosúria (4+) e cetonúria francas, hiperglicemia, cetonemia, acidose metabólica (pH < 7,25) acompanhada de baixos níveis de bicarbonato sérico. Pode haver leucocitose, às vezes significativa e com desvio à esquerda (> 18.000/mm³), porém a febre é infrequente e quando presente deve-se pesquisar a presença de foco infeccioso. O diagnóstico diferencial com outras causas de dor abdominal é feito pela história clínica, exame físico e achados laboratoriais típicos (glicosúria, cetonúria, hiperglicemia e acidose). A resposta ao tratamento específico com insulinoterapia, reposição hídrica vigorosa, correção dos distúrbios eletrolíticos e acidose, acompanhada da melhora dos sintomas abdominais colabora para a interpretação correta da cetoacidose como causadora da dor abdominal.

## Cardiopulmonares
## Infarto do miocárdio

Dor retroesternal em aperto, de forte intensidade, muitas vezes irradiada para o mento, região cervical e membro superior à esquerda, acompanhada de ansiedade, sudorese, palidez cutânea e taquicardia, é característica dos processos isquêmicos agudos do miocárdio. Associada à história pregressa de quadros anginosos e/ou com outras comorbidades preexistentes (hipertensão arterial, aterosclerose, diabetes, dislipidemias, tabagismo), é altamente sugestiva de infarto agudo do miocárdio e nesta eventualidade deverá ser assim encarada. Os infartos da parede diafragmática do coração, inferiores, muitas vezes podem ter representação abdominal alta, manifestando-se clinicamente através de dor epigástrica às vezes acompanhada de náuseas e vômitos.[44] A dor de localização epigástrica pode estar associada com doenças do aparelho digestório como a esofagite aguda, doença ulcerosa péptica, colecistite, pancreatite aguda e mesmo com a apendicite aguda na sua fase inicial. É de extrema importância então o seu diagnóstico diferencial de uma doença isquêmica aguda. A anamnese e o exame físico suportados pelo ECG e pela dosagem seriada das isoenzimas cardíacas poderão auxiliar neste sentido. Entretanto, frente a um paciente considerado de risco para ser portador de doença coronariana, a dor epigástrica deverá em primeira instância ser interpretada como manifestação desta doença e ser tratada inicialmente como tal.

## Pneumonia

Pacientes portadores de pneumonias lobares podem apresentar dor abdominal, principalmente, à direita embora os processos localizados nos lobos superiores também podem cursar com dor abdominal. O mecanismo da dor é atribuído à irritação e ao comprometimento inflamatório da pleura parietal, porém pode ser de natureza mais complexa. É um achado frequente em crianças. Febre, taquicardia, taquipneia, leucocitose, náuseas e vômitos são sinais e sintomas comuns. Tosse, dor tipo pleural à inspiração, roncos e estertores pulmonares no lado correspondente à dor abdominal, podem ser a chave para o diagnóstico. A dor no lado direito do abdome e certa resistência à palpação podem estar presentes ao exame físico, fazendo-se pensar em apendicite aguda. A semiologia pulmonar associada ao RX de tórax com evidências de comprometimento do parênquima pulmonar podem ser conclusivos para o diagnóstico diferencial com doença abdominal aguda.

## Hematológicas

### Anemia falciforme

A anemia falciforme é uma hemoglobinopatia hereditária autossômica recessiva caracterizada pela presença de hemoglobina S(HbS) anormal nas hemáceas que conduz a uma anemia crônica com várias consequências clínicas, aparecendo predominantemente em indivíduos da raça negra. Esta hemoglobina quando desoxigenada forma polímeros insolúveis que deformam a membrana celular das hemáceas conferindo às mesmas a forma de foice. Este processo é chamado de falcização. A falcização pode ocorrer devido a alguns fatores precipitantes principalmente hipovolemia, hipóxia, hipotermia e infecção. As manifestações clínicas aparecem já na infância e decorrem dos fenômenos de oclusão capilar em vários territórios corporais, principalmente ossos longos e abdome, seguidos de isquemia, hemólise e anemia. Sob o ponto de vista abdominal, nas crises de falcização o paciente pode apresentar dor aguda tipo cólica de forte intensidade decorrente da isquemia visceral, muitas vezes simulando um quadro cirúrgico.[45] O tratamento inicial visa combater as causas desencadeantes da crise, com reposição volêmica, correção da anemia, combate à hipóxia e hipotermia e também da infecção, se estiver presente. É importante o acompanhamento da evolução do quadro abdominal que tende a melhorar durante a instituição das medidas adequadas. Cerca de 60% dos pacientes portadores de anemia falciforme apresentam colelitíase decorrente da hemólise crônica e são imunologicamente comprometidos devido à uma autoesplenectomia secundária aos infartos esplâncnicos repetidos durante as crises, aumentando o risco de infecções. Além disso, o sequestro das hemáceas pelo baço nas crises agudas pode promover esplenomegalia, com distensão da sua cápsula, dor e, às vezes, até ruptura, com consequente hemoperitôneo. A história clínica das crises precoces já na infância em grupo étnico definido (negros), com anemia e história familiar positiva ajuda no diagnóstico da doença e orienta a conduta quanto a dor abdominal. O diagnóstico é confirmado por meio da eletroforese de hemoglobina que mostra concentração elevada de hemoglobina S(HbS).

## Púrpura trombocitopênica trombótica

É uma doença rara caracterizada por anemia hemolítica, trombocitopenia e por níveis séricos marcadamente elevados de DHL (dehidrogenase lática), particularmente das suas isoenzimas LD-1e LD-2 de origem cardíaca ou eritrocitária. Normalmente a concentração de LD-2 é maior do que a de LD-1. A inversão desta relação pode estar presente no infarto agudo do miocárdio, mas pode também aparecer nas anemias hemolíticas. Os portadores podem também apresentar mais raramente febre de origem não infecciosa, distúrbios neurológicos e renais. Ela é prevalente em adultos jovens entre os 20 e 50 anos e ligeiramente mais frequente em mulheres. Geralmente, a síndrome aguda é desencadeada pelo uso de estrógeno, gravidez, certas drogas (quinina e ticlopidina) ou por infecção. Pode ocorrer também seguindo um transplante de medula óssea e com o uso de ciclosporina.

Clinicamente os pacientes apresentam-se com anemia importante e sangramentos devidos à trombocitopenia. Ao exame físico mostram-se portadores de uma doença aguda e febris. Palidez, púrpura e petéquias são frequentes nesta fase e mais raramente podem apresentar distúrbios neurológicos.[46] Podem apresentar dor e desconforto abdominal, sintomas atribuídos a possível pancreatite aguda que tem como substrato patológico microinfartos pancreáticos. O diagnóstico é feito pela história clínica, presença de anemia e de lesões cutâneas. Às vezes, biópsias destas lesões com o devido estudo anatomopatológico elucidam as dúvidas, principalmente quando a vasculite estiver presente.

## Intra-abdominais

### Adenite mesentérica

Descrita por Wilensky[47] na segunda década do século XX, é um processo inflamatório autolimitado que acomete os linfonodos mesentéricos localizados no quadrante inferior direito do abdome. Constitui-se em uma causa comum de dor abdominal em crianças e em adultos jovens e, muitas vezes, simula e mimetiza um quadro de apendicite aguda. Atribui-se a doença como resultado do acometimento linfonodal abdominal através da drenagem pelos linfáticos intestinais de vários tipos de micro-organismos, desde bactérias como streptococcus beta-hemolíticos, staphylococcus sp, E.coli, streptococcus viridans, Yersinia SP (mais comum) até agentes virais, entre outros os mais comuns, coxsakievirus (A e B), rubéola e adenovirus.[48] Os pacientes acometidos agudamente queixam-se de dor abdominal intermitente localizada preferencialmente no quadrante inferior direito, podendo ser difusa, acompanhada de febre de moderada intensidade e leucocitose. Pode haver linfadenopatia em outras regiões do corpo, principalmente cervicais (20%). A dor à palpação é predominante no quadrante inferior direito do abdome, mas diferentemente da apendicite aguda, não há piora com a manobra de descompressão brusca. O diagnóstico diferencial principal é com a apendicite aguda e que é, muitas vezes, confirmado à laparotomia ou à videolaparoscopia[49] A história clínica de infecção extraabdominal recente pode ajudar no diagnóstico diferencial. A tomografia computadorizada abdominal é útil para afastar a apendicite aguda e, na maioria das vezes, mostra os linfonodos ileais e cecais aumentados de tamanho com ceco e apêndice normais, achados de valor preditivo altamente positivo para a adenite mesentérica.[50,51,52] No caso de abordagem cirúrgica, o achado do apêndice normal e dos linfonados aumentados confirma o diagnóstico. Nesta situação tornam-se obrigatórias a apendicectomia e a biósia ganglionar para estudo anatomopatológico e pesquisa de micro-organismos por meio de culturas específicas.

## Doença inflamatória pélvica

Como o próprio nome diz, é uma doença infecciosa com grande componente inflamatório que acomete os órgãos do sistema reprodutor feminino incluindo o útero, as trompas e estruturas pélvicas adjacentes. É uma doença comum com vários graus e estágios de gravidade, desencadeada por infecção ascendente da vagina e colo uterino. A infecção pode progredir produzindo abscesso túbulo-ovariano e pelviperitonite franca. Quando de origem gonocócica pode se apresentar com peritonite purulenta generalizada, acometimento inflamatório da cápsula hepática com discreta icterícia e dor no hipocôndrio direito, constituindo a síndrome de Fitz-Hugh-Curtis (perihepatite gonocócica).([53] Uma demora no diagnóstico e na instituição de tratamento adequado, podem resultar em sequelas importantes em longo prazo como dor pélvica crônica e infertilidade. Os fatores de risco para a doença incluem principalmente o início precoce da atividade sexual, promiscuidade (múltiplos parceiros), uso de álcool e outras drogas e falta de acompanhamento médico.[54] A doença inflamatória pélvica (DIP) é a causa mais comum de infecção em mulheres na faixa etária dos 16 aos 26 anos e responsável pela maioria dos quadros de dor abdominal aguda que simulam abdome agudo em pacientes do sexo feminino. A história clínica da doença tem a dor hipogástrica como seu principal componente, acompanhada ou não de outros sintomas e tem como característica a sua relação com o início do ciclo menstrual ou no final da menstruação. Outros sintomas importantes incluem o corrimento vaginal (75%), dor durante o coito (dispareunia) e sangramento vaginal após a relação sexual. Ao exame físico a paciente apresenta dor abdominal geralmente no hipogástrio, podendo apresentar descompressão brusca positiva no caso de haver peritonite. O exame ginecológico pode revelar dor à mobilização do colo uterino e dos anexos. No caso de coleções de líquido abdominal pode haver abaulamento do fundo de saco. O diagnóstico baseia-se na história clínica, nos antecedentes pessoais e no exame ginecológico bem conduzido. A ultrassonografia pélvica transvaginal pode ser útil para identificar líquido livre, abscessos pélvicos e alterações anexiais. A tomografia computadorizada pélvica poderá também ser útil neste sentido, principalmente quando existe dúvida quanto a possibilidade de uma apendicite aguda ser a responsável pelo quadro. Para avaliarem o papel da ressonância nuclear magnética (RNM) no diagnóstico da doença inflamatória pélvica (DIP), Tukeva et al.,[55] estudaram seguidamente 30 pacientes com suspeita de serem portadoras da doença e compararam as imagens obtidas com os resultados da videolaparoscopia (VL) e do ultrassom endovaginal (UEV). Após a realização da ressonância e da ultrassonografia, todas as pacientes foram submetidas à videolaparoscopia que comprovou a DIP em 21 (70%) casos. As imagens da RNM coincidiram com o diagnóstico videolaparoscópico em 20 pacientes (95%). Os achados do ultrassom endovaginal foram positivos em 17 (81%) das 21 pacientes com diagnóstico videolaparoscópico de DIP. A sensibilidade das imagens obtidas com a RNM foi de 95% para o diagnóstico da DIP, a especificidade foi de 89% e a acurácia foi de 93%. Para o UEV estes valores foram respectivamente de 81%, 78% e 80%. Os autores concluíram que a RNM tem um valor preditivo maior que o UEV, não só para o diagnóstico da doença inflamatória pélvica como também para o seu diagnóstico diferencial e que pode reduzir o uso do acesso videolaparoscópico para tal finalidade. Entretanto, o diagnóstico de certeza só poderá ser feito mediante videolaparoscopia ou mesmo por uma laparotomia exploradora. O diagnóstico diferencial com outras patologias intra-abdominais de tratamento cirúrgico ad initium é fundamental.

## Enterites infecciosas

São causas comuns de dor abdominal e decorrem da infecção aguda do trato gastrointestinal a partir de vários agentes etiológicos como vírus (rotavirus, enterovirus), bactérias (E.coli, Shiguella, Salmonella, Yersinia, Clostridium difficile) e protozoários (Giardia, Entamoeba). A dor, geralmente acompanhada de diarreia aquosa, é difusa e tem pouca relação com a palpação da parede abdominal. O abdome pode estar ligeiramente distendido e os ruídos hidroaéreos estão aumentados, indicando hipermotilidade intestinal. A presença de febre é comum, indicando a origem infecciosa do quadro. O mesmo pode ser de intensidade e gravidade variáveis, de acordo com os micro-organismos causadores. Os quadros mais brandos, menos tóxicos, apresentam diarreia não disentérica (muco e sangue) e são decorrentes da infecção por vírus, Giardia e E.coli não invasiva. Já os quadros mais graves, toxêmicos apresentam-se com diarreia disentérica intensa e são causados por micro-organismos mais virulentos como E.coli invasiva, Shiguella, Salmonella, Yersinia e Clostridium difficile. A presença nas fezes de leucócitos e de glóbulos vermelhos acompanha estes quadros mais graves. A dor associada à distensão abdominal e ao aumento da frequência dos ruídos hidroaéreos presentes nas enterites infecciosas pode ser, às vezes, confundida como decorrente de um quadro de suboclusão intestinal, principalmente quando o paciente apresenta cicatriz abdominal devida à cirurgia pregressa. Geralmente, os exames laboratoriais e de imagem são inespecíficos. A história clínica e os antecedentes, auxiliados pela presença de leucócitos e sangue nas fezes, podem ser pistas diagnósticas importantes. Pelo fato de o tratamento inicial de uma suboclusão intestinal ser inicialmente clínico, uma urgência no diagnóstico diferencial com a enterite não é tão premente. O tratamento inicial baseia-se na reposição volêmica e correção dos distúrbios eletrolíticos e na ministração de antibióticos de largo espectro nas enterites de causa bacteriana. A instituição de antibioticoterapia específica deve basear-se nos resultados da coprocultura.

## Peritonite bacteriana espontânea

A infecção bacteriana primária do líquido ascítico ocorre sem a presença de foco infeccioso primário intra-abdominal específico. Quase que invariavelmente acomete os pacientes portadores de doença hepática crônica com ascite embora excepcionalmente, pode estar presente em crianças, em portadores de insuficiência cardíaca direita e de síndrome nefrótica.[56] A condição bioquímica de transudato (proteínas < 1,0 g/dl) do líquido ascítico oferece um risco maior para a infecção do que nos exsudatos, sendo rara nas ascites malignas. A fisiopatologia da peritonite bacteriana espontânea não é totalmente conhecida, mas a translocação de bactérias através da parede intestinal e a sua disseminação a partir de linfonodos mesentéricos parecem ser os principais fenômenos responsáveis pelo processo. Uma característica básica desta peritonite é que ela é causada por uma infecção bacteriana monomicrobiana, envolvendo geralmente micro-organismos entéricos gram-negativos (E. coli, *Klebsiella pneumoniae*, *Enterococcus* sp.) ou bactérias gram-positivas (*Streptococcus pneumoniae*).[57,58] Clinicamente os pacientes portadores de uma peritonite bacteriana espontânea apresentam um quadro subfebril arrastado, queda do estado geral e confusão mental logo no início do quadro, seguidos de dor abdominal difusa e sinais de irritação peritoneal. Como doentes cirróticos são mais propensos a terem úlcera duodenal e diverticulite, deve-se estar atento para não descartar o quadro abdominal agudo como originário das complicações destas doenças, principalmente abdome agudo perfurativo com peritonite secundária associada. O diagnóstico diferencial poderá ser feito através da análise do líquido colhido por paracentese que, no caso de uma peritonite espontânea revelará uma infecção monomicrobiana. A utilização de exames de imagem, radiológicos simples do abdome ou tomografia computadorizada revelando a presença de pneumoperitôneo, com certeza afastarão a primeira possibilidade diagnóstica, confirmando então a causa secundária da peritonite como sendo devida a uma patologia de tratamento cirúrgico. A resposta rápida e favorável do quadro abdominal infeccioso com a ministração de antibióticos específicos, falará mais a favor de peritonite bacteriana espontânea.

## Urológicas

As doenças urológicas agudas frequentemente manifestam-se por meio de dor abdominal referida, simulando muitas vezes patologias de origem supostamente intra-abdominal. Isso decorre da posição retroperitoneal e pre-peritoneal dos órgãos e estruturas urológicas que quando acometidos expressam-se clinicamente com dor referida no abdome. A seguir, descreveremos as principais situações onde isso pode ocorrer.

## Pielonefrite aguda

É uma doença inflamatória infecciosa que acomete o parênquima e a pelve renais, causada na maioria das vezes por bactérias gram-negativas como E.coli, Proteus, Klebsiella, Enterobacter e Pseudomonas, sendo menos comum o envolvimento de bactérias gram-positivas como agentes etiológicos. Quando presentes, o Enterococcus faecalis e o Staphylococcus aureus são os micro-organismos mais comumente envolvidos. A infecção é ascendente a partir das vias urinárias inferiores, exceto quando o Staphylococcus aureus está envolvido quando a infecção é devida à disseminação hematogênica. Os sintomas incluem dor lombar no lado acometido, às vezes, irradiada para as regiões anterolaterais do abdome, associada a náuseas e vômitos, muitas vezes reflexos, devido à intensidade dolorosa. Urgência urinária, polaciúria e disúria são queixas comuns. Ao exame físico o paciente apresenta-se agudamente enfermo, com febre alta, calafrios e taquicardia. Dor lombar intensa à compressão do ângulo costovertebral e a punho percussão ipsilateral, são sinais físicos quase que patognomônicos de pielonefrite aguda. Embora a história clínica e o exame físico sejam muito característicos, é muito importante o diagnóstico diferencial de patologias intra-abdominais como apendicite aguda, colecistite aguda, pancreatite aguda e diverticulite, principalmente, que poderá ser auxiliado por exames laboratoriais e de imagens específicos para cada situação. O tratamento da pielonefrite aguda é primordialmente clínico, com suporte geral e antibioticoterapia de largo espectro até se obter os resultados da cultura e antibiograma da urina.

Para as infecções recorrentes, principalmente em crianças, é imperativo que se pesquise causas antômicas e, em adultos, também causas obstrutivas. Orientações quanto aos hábitos higiênicos também constituem uma conduta protocolar. As complicações como os abscessos nefréticos e perinefréticos são na maioria das vezes de abordagem intervencionista.

## Nefroureterolitíase

A cólica nefrética é a forma mais comum de dor apresentada pelos pacientes portadores de doença litiásica renal e dada a sua intensidade e irradiação, muitas vezes simulam quadro doloroso de origem intra-abdominal. Os cálculos renais formados por oxalato de cálcio são os mais comuns (80%), seguidos pelos com estruvita (15%), ácido úrico (5%) e cistina (1%). Cerca de 20% dos homens e 10% das mulheres sofrem ou sofrerão de nefroureterolitíase durante as suas vidas. Os cálculos formados por cálcio e estruvita são mais comuns em mulheres; que contém ácido úrico são muito mais frequentes em homens e aqueles constituídos por cistina afetam igualmente ambos os sexos. A dor é de caráter agudo, intensa e intermitente, originando-se no flanco e irradiando-se pela parede anterolateral do abdome, podendo incluir o testículo nos homens e os grandes lábios da vulva nas mulheres. Os pacientes mostram-se ansiosos e agitados devido à dor intensa, sem encontrarem uma posição mais confortável e, às vezes, podem apresentar vômitos reflexos. Não há febre acompanhando o quadro, a não ser que exista infecção concomitante. Pode haver queixa de disúria, urgência miccional e de hematúria. Uma característica da dor é que durante o exame físico, o paciente não consegue apontar um local mais definido do seu trajeto. O exame abdominal não revela sinais de irritação peritoneal e a descompressão brusca do abdome é negativa. Os exames complementares para o diagnóstico incluem o exame do sedimento urinário que invariavelmente mostra hematúria e a presença de cristais, a não ser que a via urinária esteja totalmente obstruída. A tomografia abdominal espiral com cortes ultrafinos sem contraste endovenoso é comumente utilizada atualmente para se realizar o diagnóstico definitivo. A radiologia simples do abdome poderá mostrar imagens de cálculos radiopacos (cálcio, estruvita e cistina). Outros exames radiológicos que poderão ser utilizados incluem a urografia excretora que demanda a injeção de contraste iodado intravenoso a pielografia retrógrada com injeção de contraste pela uretra. A ultrassonografia renal constitui-se em um excelente exame não invasivo que mostra os cálculos renais e do ureter proximal e também a presença ou não de hidronefrose. É um ótimo exame para o screening de hidronefrose na presença de doença litiásica. O tratamento inicial visa o combate à dor e às complicações devidas à obstrução da via urinária, quando houver. é de fundamental importância a caracterização da constituição dos cálculos, para o tratamento concomitante dos fatores desencadeantes da sua formação.

## Epididimite

É uma doença inflamatória do epidídimo, geralmente com componente infecciosos envolvido. É a causa mais comum de massa escrotal não neoplásica e tìpicamente apresenta-se com dor testicular hemiescrotal com 6 a 24 horas de duração. É uma dor vaga e constante, às vezes, profunda, que com frequência irradia-se para o quadrante inferior abdominal ipsilateral, simulando apendicite ou diverticulite agudas. O aumento do epidídimo está sempre presente, podendo a sua palpação variar de um leve edema até a presença de massa bem constituída com abscedação. É importante o seu diagnóstico diferencial de uma hérnia inguinal encarcerada, suspeita esta, muitas vezes, responsável pela procura médica por parte do paciente. A palpação proximal do funículo espermático e do anel inguinal externo, praticamente exclui a hipótese diagnóstica de hérnia inguinal. A elevação escrotal com melhora da dor devido à diminuição da tensão sobre o epidídimo (Sinal de Prehn), auxilia no diagnóstico diferencial. Outra causa de dor escrotal aguda e que deve ser também levada em conta no diagnóstico diferencial é a torção do testículo.[59] O diagnóstico é clínico e o tratamento voltado ao combate da dor, da inflamação e dos agentes etiológicos, geralmente Chlamydia trachomatis e Neisseria gonorrhoeae nos pacientes abaixo dos 35 anos. Os mais velhos, geralmente, são acometidos por germes da gram-negativos componentes da flora intestinal. Nos casos de formação de abscessos do epidídimo está indicada a drenagem cirúrgica.

## Prostatite

A prostatite bacteriana aguda é uma infecção urológica comum, afetando cerca de 50% dos homens em alguma fase da sua vida. É uma doença causada, na maioria das vezes, por bacilos gram-negativos, particularmente E.coli e Pseudomonas sp., sendo as infecções por germes gram-positivos menos frequentes. A via preferencial de infecção se faz retrogradamente pela uretra e pelo refluxo de urina infectada para os ductos prostáticos. A dor prostática é referida na região suprapúbica e nos quadrantes abdominais inferiores bilateralmente. Esta irradiação abdominal, muitas vezes, simula apendicite ou diverticulite agudas e estas doenças deverão ser afastadas no diagnóstico diferencial. Além da dor, estão presentes febre alta, disúria e polaciúria. Dependendo do grau de inflamação prostática, o paciente poderá apresentar retenção urinária aguda. O exame prostático através do toque retal identificará uma próstata aumentada de tamanho, extremamente sensível e dolorosa. O toque deverá ser cuidadoso, evitando-se assim a manipulação exagerada da próstata o que poderá desencadear uma disseminação da infecção e septicemia. A massagem prostática para obter-se material para cultura e antibiograma, ainda não tem consenso na literatura, mas existe uma tendência em não realizar o procedimento. O diagnóstico baseia-se na história clínica, na existência de episódios pregressos e pelo exame prostático. O tratamento é realizado pelo uso de antibióticos de largo espectro, até se ter o resultado da cultura e antibiograma. Geralmente os micro-organismos são sensíveis ao ciprofloxacino.

## Vasculites intra-abdominais

As vasculites constituem um grupo amplo de doenças inflamatórias caracterizadas pelo comprometimento vascular de vários órgãos e sistemas, acompanhadas, na maioria das vezes, por sintomatologia geral como febre, mal-estar, perda de peso, leucocitose e velocidade de hemossedimentação elevada. Suspeita-se que em muitas delas o substrato etiopatogênico seja imunológico. Frequentemente outras manifestações clínicas podem estar presentes como artralgias, conjuntivite e eritema nodoso. Certas drogas (anfetaminas, hidralazina, procainamida), infecções (hepatite B, gonococcias, estreptococcias), doenças inflamatórias crônicas e o câncer são apontados como fatores desencadeantes de vasculites. Independentemente das causas, as vasculites intra-abdominais apresentam sintomatologia semelhante, decorrente do processo inflamatório e edema presentes nas alças intestinais. Compõe o quadro clínico, dor difusa de difícil localização, distensão abdominal discreta e ocasionalmente nas complicações, sangramento digestivo, necrose seguida de perfuração intestinal. Os achados do exame físico dependerão do grau de acometimento intra-abdominal, podendo o paciente queixar-se de dor ligeira à palpação até a apresentação de sinais francos de peritonite acompanhando uma perfuração visceral.

As vasculites que mais comumente podem apresentar sintomatologia abdominal incluem: púrpura de Henoch-Schönlein, febre das Montanhas Rochosas (EUA), lúpus eritematoso sistêmico, vasculite reumatoide, poliarterite nodosa e arterite de Takayasu.[60]

Descreveremos sumariamente as mais facilmente diagnosticadas clinicamente e presentes no nosso meio:

## Púrpura de Henoch-Schönlein

É a vasculite sistêmica mais comum em crianças, embora possa ocorrer também em adultos. De causa desconhecida, geralmente segue infecções virais na população pediátrica e pode ser consequüência de uma resposta autoimune. Normalmente os pacientes apresentam púrpuras pruriginosas palpáveis nas nádegas e membros inferiores, poliartrites migratórias, vasculite intra-abdominal e glomerulonefrite. A dor abdominal pode ser acompanhada por sangramento digestivo e a presença de hematúria indica lesão renal que pode progredir para uma insuficiência renal aguda. A doença é autolimitada, podendo durar de uma a seis semanas e regride sem deixar sequelas se o grau de envolvimento renal não for muito importante. Às vezes, o seu tratamento requer a ministração de corticoides.[61]

## Lúpus eritematoso sistêmico

É uma doença crônica de origem autoimune com comprometimento multisistêmico, cujo substrato anatomopatológico é a deposição de complexos imunes (anticorpos precipitando ácidos nucleicos) na rede capilar dos órgãos-alvo, produzindo vasculite e insuficiências orgânicas. As mulheres jovens são as mais acometidas. É característica a erupção cutânea facial eritematosa em forma de borboleta com as asas abertas disposta na base do nariz e regiões malares bilateralmente. Os sintomas incluem as poliarterites, os decorrentes da vasculite intra-abdominal e dos acometimentos sistêmicos múltiplos, principalmente renais (glomerulonefrites) e cardíacos(pericardites). Raramente as manifestações clínicas são gastrointestinais isoladas. O diagnóstico baseia-se na história clínica, exame físico e na identificação de anticorpos antinúcleo.[62]

## Neurológicas

### Migraine abdominal

A palavra migraine deriva do grego, *hemi* (metade) e *kranion* (crânio) e significa hemicrania. É uma condição debilitante causada por cefaleia unilateral pulsante, de moderada à alta intensidade, com 4 a 72 horas de duração em média, acompanhada de náuseas, vômitos e fotofobia. Alguns portadores apresentam sono irregular e depressão. É três vezes mais frequente em mulheres do que em homens existindo evidências fortes de tratar-se de uma doença hereditária dominante. A variante abdominal é vista com mais frequência em crianças e caracteriza-se clinicamente por surtos de dor abdominal sem localização característica, acompanhada de náuseas e vômitos. Não há sinais de irritação peritoneal. Febre e leucocitose são praticamente ausentes. Geralmente o quadro é acompanhado por cefaleia, entretanto sem as características do migraine clássico (dor pulsátil, fotofobia). Existem várias hipóteses que tentam relacionar a cefaleia com a dor abdominal, entre elas as mais aceitas são, a existência de uma mesma origem vasoespástica central e abdominal; fatores estressantes emocionais e fisiológicos, principalmente doença inflamatória acidopéptica. Apesar destes mecanismos, esta entidade deve ser pensada como um diagnóstico de exclusão para explicar uma dor abdominal com estas características.[63]

### Epilepsia abdominal

É uma causa extremamente rara de dor abdominal. Caracteriza-se por quadros paroxísticos de dor abdominal difusa sem sinais de comprometimento peritoneal. Os pacientes, geralmente, são do sexo feminino e contam história compatível com surtos epilépticos anteriores. O eletroencefalograma realizado durante a crise de dor abdominal revela uma intensa atividade do lobo temporal. A introdução de medicação anticonvulsivante praticamente controlam e eliminam a dor assim como regularizam o traçado eletroencefalográfico. Assim como o migraine abdominal, a epilepsia abdominal é um diagnóstico de exclusão.[64,65,66]

## Outras

### Pleurodinia

É uma complicação incomum da infecção por vírus coxsackie B, manifestada por ataques de dor lancinante de localização torácica inferior ou abdominal superior, ou ambas, frequentemente associada à febre, mal-estar geral e cefaleia.[67] A musculatura estriada é o órgão alvo preferencial pelo vírus, responsável pelas crises de dor intensa na parede torácica. Na verdade o uso do termo pleurodinia é inadequado, pois apenas uma pequena parcela dos pacientes acometidos pela infecção desenvolve pleurite. Existe necrose da musculatura intercostal estriada com consequente elevação dos níveis séricos de creatina fosfoquinase (CPK). As sequelas crônicas mais frequentes como miocardite, dermatopolimiosites, síndrome da fadiga crônica e, possivelmente, o desencadeamento do diabetes juvenil tipo I, decorrem provavelmente de mediação imunológica. Clinicamente a pleurodinia manifesta-se por meio de dor torácica aguda paroxística de alta intensidade, de rápida duração, ocorrendo em intervalos separados por minutos até algumas horas. Durante a crise dolorosa, a movimentação respiratória piora a dor de maneira significante, podendo comprometer a respiração. A dor geralmente acomete os arcos costais inferiores unilateralmente podendo-se irradiar ao hipocôndrio ipsilateral simulando quadro de origem abdominal superior (no lado direito cólica biliar ou colecistite aguda). Entre os ataques, os pacientes permanecem com dor menos intensa e constante do tipo pleural. As crises dolorosas têm de 3 a 5 dias de duração em média, podendo posteriormente alternar-se entre períodos de remissão e de exacerbação. O diagnóstico baseia-se na história clínica e exame físico e o tratamento é sintomático.

## Considerações finais

A dor abdominal aguda como manifestação principal de doença, se constitui em um grande desafio para o cirurgião. São inúmeras as suas causas e como vimos anteriormente, muitas delas não decorrem de patologias de tratamento inicialmente cirúrgico. É muito importante que o médico assistente tenha um conhecimento amplo destas situações para que possa formular com maior segurança os diagnósticos diferenciais e instituir desta forma o tratamento mais conveniente para aquele momento. Entretanto, não pode postergar a indicação do tratamento cirúrgico nos casos de dúvida, evitando desta forma expor o paciente a um alto risco de morbidade e mortalidade se ele não for tratado adequadamente. A história clínica e o exame físico completo, na maioria das vezes, fornecem as pistas que deverão orientar para a solicitação dos exames laboratoriais e de imagem para auxílio diagnóstico ou para a avaliação do paciente por um especialista.

## Referências bibliográficas

1. Branco PD. Manifestações clínicas que simulam abdome agudo. In: Birolini D, Utiyama E, Steinman E, editores.Cirurgia de Emergência. 1ª ed. São Paulo: Atheneu Editora, 1993. p. 273-81.

2. Comroe BI. Non-surgical causes of acute abdominal pain. Ann Surg. 1935 Jan;101(1):438-44.

3. Flasar MH, Goldberg E. Acute abdominal pain. Med Clin North Am 2006 May; 90(3):481-503.

4. Martin RF, Rossi RL. The acute abdomen. An overview and algorithms. Surg Clin North Am 1997 Dec; 77(6):1227-43.

5. Martina B, Bucheli B, Stotz M, Battegay E, Gyr N. First clinical judgment by primary care physicians distinguishes well between nonorganic and organic causes of abdominal or chest pain. J Gen Intern Med. 1997 Aug; 12(8):459-65.

6. Federle MP. CT of the acute (emergency) abdomen. Eur Radiol. 2005 Nov; 15 Suppl 4:D100-4

7. Ng CS, Watson CJ, Palmer CR, See TC, Beharry NA, Housden BA, et al. Evaluation of early abdominopelvic computed tomography in patients with acute abdominal pain of unknown cause: prospective randomised study. BMJ. 2002 Dec 14;325(7377):1387-89.

8. Vijayaraghavan G, Kurup D, Singh A. Imaging of acute abdomen and pelvis: common acute pathologies. Semin Roentgenol. 2009 Oct;44(4):221-7.

9. Lappas JC, Reyes BL, Maglinte DD. Abdominal radiography findings in small-bowel obstruction: relevance to triage for additional diagnostic imaging. AJR Am J Roentgenol. 2001 Jan;176(1):167-74.

10. Morino M, Pellegrino L, Castagna E, Farinella E, Mao P. Acute nonspecific abdominal pain: A randomized, controlled trial comparing early laparoscopy versus clinical observation. Ann Surg. 2006 Dec;244(6):881-6; discussion 886-8.

11. Roy S, Weimersheimer P. Nonoperative causes of abdominal pain. Surg Clin North Am. 1997; 77(6):1433-54.

12. Muñoz L, Balmaña J, Martino R, Sureda A, Rabella N, Brunet S. Abdominal pain as the initial sympton of visceral varicella zoster infection in hematopoietic stem cell transplant recipients (em Espanhol). Med Clin (Barc). 1998 Jun 13;111(1):19-22.

13. Sanz Moreno J, López-Rubio M, Calero-García MA, Ratia-Jiménez T, Arranz-Caso A, Martínez-Martínez J. Acute abdomen and intestinal necrosis produced by varicella-zoster virus in an immunocompromised host. Clin Infect Dis. 1996 May;22(5):857-8.

14. Whitcomb DC, Martin SP, Schoen RE, Jho HD. Chronic abdominal pain caused by thoracic disc herniation. Am J Gastroenterol. 1995 May;90(5):835-7.

15. Rohde RS, Kang JD. Thoracic disc herniation presenting with chronic nausea and abdominal pain. A case report. J Bone Joint Surg Am. 2004 Feb;86-A(2):379-81.

16. Papadakos N, Georges H, Sibtain N, Tolias CM. Thoracic disc prolapse presenting with abdominal pain: case report and review of the literature. Ann R Coll Surg Engl. 2009 Jul;91(5):W4-6.

17. Casey RG, Mahmoud M, Carroll K, Hurley M. Rectus sheath haematoma: an unusual diagnosis. Ir Med J. 2000 May;93(3):90-2.

**18.** Denard PJ, Fetter JC, Zacharski LR. Rectus sheath hematoma complicating low-molecular weight heparin therapy. Int J Lab Hematol.2007 Jun;29(3):190-4..

**19.** Adeonigbagbe O, Khademi A, Karowe M, Gualtieri N, Robilotti J. Spontaneous rectus sheath hematoma and an anterior pelvic hematoma as a complication of anticoagulation. Am J Gastroenterol. 2000 Jan;95(1):314-5.

**20.** Fothergill WE. Haematoma in the Abdominal Wall Simulating Pelvic New Growth. Br Med J. 1926 Jun 5;1(3413):941-942.

**21.** Moreno Gallego A, Aguayo JL, Flores B, Soria T, Hernández Q, Ortiz S, et al. Ultrasonography and computed tomography reduce unnecessary surgery in abdominal rectus sheath haematoma. Br J Surg. 1997 Sep;84(9):1295-7..

**22.** Berná JD, Garcia-Medina V, Guirao J, Garcia-Medina J. Rectus sheath hematoma: diagnostic classification by CT. Abdom Imaging. 1996 Jan-Feb;21(1):62-4.

**23.** Berná JD, Zuazu I, Madrigal M, García-Medina V, Fernández C, Guirado F. Conservative treatment of large rectus sheath hematoma in patients undergoing anticoagulant therapy. Abdom Imaging. 2000 May-Jun;25(3):230-4.

**24.** Wills BK, Christensen J, Mazzoncini J, Miller M. Severe neurotoxicity following ingestion of tetraethyl lead. J Med Toxicol. 2010 Mar;6(1):31-4.

**25.** Shiri R, Ansari M, Ranta M, Falah-Hassani K. Lead poisoning and recurrent abdominal pain. Ind Health. 2007 Jun;45(3):494-6.

**26.** Mills KC, Curry SC. Acute iron poisoning. Emerg Med Clin North Am. 1994 May;12(2):397-413.

**27.** Mann KV, Picciotti MA, Spevack TA, Durbin DR. Management of acute iron overdose. Clin Pharm.1989 Jun;8(6):428-40.

**28.** Henderson WR, Brubacher J. Methanol and ethylene glycol poisoning: a case study and review of current literature. CJEM. 2002 Jan;4(1):34-40.

**29.** Gorman RL, Khin-Maung-Gyi MT, Klein-Schwartz W, Oderda GM, Benson B, Litovitz T, et al. Initial symptoms as predictors of esophageal injury in alkaline corrosive ingestions. Am J Emerg Med. 1992 May;10(3):189-94.

**30.** Cheng HT, Cheng CL, Lin CH, Tang JH, Chu YY, Liu NJ, et al. Caustic ingestion in adults: the role of endoscopic classification in predicting outcome. BMC Gastroenterol. 2008 Jul 25;8:31.

**31.** Howell JM, Dalsey WC, Hartsell FW, Butzin CA. Steroids for the treatment of corrosive esophageal injury: a statistical analysis of past studies. Am J Emerg Med. 1992 Sep;10(5):421-5.

**32.** Pelclová D, Navrátil T. Do corticosteroids prevent oesophageal stricture after corrosive ingestion? Toxicol Rev. 2005;24(2):125-9.

**33.** Gershoni-Baruch R, Brik R, Shinawi M, Livneh A. The differential contribution of MEFV mutant alleles to the clinical profile of familial Mediterranean fever. Eur J Hum Genet. 2002 Feb;10(2):145-9.

**34.** Gershoni-Baruch R, Shinawi M, Shamaly H, Katsinetz L, Brik R. Familial Mediterranean fever: the segregation of four different mutations in 13 individuals from one inbred family: genotype-phenotype correlation and intrafamilial variability. Am J Med Genet. 2002 May 1;109(3):198-201.

**35.** Tomiyama N, Higashiuesato Y, Oda T, Baba E, Harada M, Azuma M, et al. MEFV mutation analysis of familial Mediterranean fever in Japan. Clin Exp Rheumatol. 2008 Jan-Feb;26(1):13-7.

**36.** Lidar M, Livneh A. Familial Mediterranean fever: clinical, molecular andmanagement advancements. Neth J Med. 2007 Oct;65(9):318-24.

**37.** Lidar M, Doron A, Kedem R, Yosepovich A, Langevitz P, Livneh A. Appendectomy in familial Mediterranean fever: clinical, genetic and pathological findings. Clin Exp Rheumatol. 2008 Jul-Aug;26(4):568-73.

**38.** Kasifoğlu T, Cansu DU, Korkmaz C. Frequency of abdominal surgery in patients with familial Mediterranean fever. Intern Med. 2009;48(7):523-6.

**39.** Odabas AR, Cetinkaya R, Selcuk Y, Bilen H. Familial Mediterranean fever. South Med J. 2002 Dec;95(12):1400-3.

**40.** Liu YP, Lien WC, Fang CC, Lai TI, Chen WJ, Wang HP. ED presentation of acute porphyria. Am J Emerg Med. 2005 Mar;23(2):164-7

**41.** Tobin MV, Aldridge SA, Morris AI, Belchetz PE, GilmoreIT. Gastrointestinal manifestations of Addison's disease. Am J Gastroenterol. 1989 Oct;84(10):1302-5.

**42.** Gupta D, Agarwal R, Singh A, Joshi K. A "respiratory" cause of abdominal pain. Eur Respir J. 2006 Feb;27(2):430-3.

**43.** Elmehdawi RR, Elmagerhei HM. Profile of diabetic ketoacidosis at a teaching hospital in Benghazi, Libyan Arab Jamahiriya. East Mediterr Health J. 2010 Mar;16(3):292-9.

**44.** Lusiani L, Perrone A, Pesavento R, Conte G. Prevalence, clinical features, and acute course of atypical myocardial infarction. Angiology. 1994 Jan;45(1):49-55.

**45.** Ahmed S, Shahid RK, Russo LA. Unusual causes of abdominal pain: sickle cell anemia. Best Pract Res Clin Gastroenterol. 2005 Apr;19(2):297-310.

**46.** Lateef A, Kueh YK. Severe intra-abdominal haemorrhage: a consequence of two coinciding events. Singapore Med J. 2007 Sep;48(9):e237-9.

**47.** Wilensky AO, Hahn LJ. Mesenteric Lymphadenitis. Ann Surg. 1926 Jun;83(6):812-26.

**48.** Lee JH, Rhee PL, Lee JK, Lee KT, Son HJ, Kim JJ, et al. The etiology and clinical characteristics of mesenteric adenitis in Korean adults. J Korean Med Sci. 1997 Apr;12(2):105-10.

**49.** Karabulut R, Sonmez K, Turkyilmaz Z, Demirogullari B, Ozen IO, Demirtola A, et al. Negative appendectomy experience in children. Ir J Med Sci. 2011 Mar;180(1):55-8.

**50.** Rao PM, Rhea JT, Novelline RA. CT diagnosis of mesenteric adenitis. Radiology. 1997 Jan;202(1):145-9.

**51.** Macari M, Hines J, Balthazar E, Megibow A. Mesenteric adenitis: CT diagnosis of primary versus secondary causes, incidence, and clinical significance in pediatric and adult patients. AJR Am J Roentgenol. 2002 Apr;178(4):853-8.

**52.** Lucey BC, Stuhlfaut JW, Soto JA. Mesenteric lymph nodes seen at imaging: causes and significance. Radiographics. 2005 Mar-Apr;25(2):351-65.

**53.** Risser WL, Risser JM, Benjamins LJ, Feldmann JM. Incidence of Fitz-Hugh-Curtis syndrome in adolescents who have pelvic inflammatory disease. J Pediatr Adolesc Gynecol. Jun 2007;20(3):179-80.

**54.** Ness RB; Smith KJ; Chang CC; Schisterman EF; Bass DC. Prediction of pelvic inflammatory disease among young, single, sexually active women. Sex Transm Dis. 2006;33(3):137-42.

**55.** Tukeva TA; Aronen HJ; Karjalainen PT; Molander P; Paavonen T; Paavonen J. MR imaging in pelvic inflammatory disease: comparison with laparoscopy and US. Radiology. 1999;210(1):209-16.

**56.** Kerr DN, Pearson DT, Read AE. Infection of ascitic fluid in patients with hepatic cirrhosis. Gut. 1963 Dec;4:394-8.

**57.** Ginsberg MD. Spontaneous group B streptococcal bacteremia complicating hepatic cirrhosis. Report of two cases. Am J Dig Dis. 1968 Dec;13(12):1065-71.

**58.** Correia JP, Conn HO. Spontaneous bacterial peritonitis in cirrhosis: endemic or epidemic?. Med Clin North Am. 1975 Jul;59(4):963-81.

**59.** Tiemstra JD, Kapoor S. Evaluation of scrotal masses. Am Fam Physician. 2008 Nov 15;78(10):1165-70.

**60.** Karia VR, Haymon ML, Espinoza LR, Gedalia A. Severe Abdominal Pain in 2 Teenage Girls. Clin Pediatr (Phila). 2010 Feb 17.

**61.** Santiago J, Blanco R, González-Gay MA, Mateos A, Rosés L, Andrade AS, et al. Henoch-Schönlein purpura with hemorrhagic ascites and intestinal serositis. Gastrointest Endosc. 1996 Nov;44(5):624-5.

**62.** Tănăsescu C, Băicuş C. Acute abdomen in systemic vasculitides. Rom J Intern Med. 1993 Jul-Sep;31(3):147-54.

**63.** Mavromichalis I, Zaramboukas T, Giala MM. Migraine of gastrointestinal origin. Eur J Pediatr. 1995 May;154(5):406-10.

**64.** Franzon RC, Lopes CF, Schmutzler KM, Morais MI, Guerreiro MM. Recurrent abdominal pain: when should an epileptic seizure be suspected?. Arq Neuropsiquiatr. 2002 Sep;60(3-A):628-30.

**65.** Zinkin NT, Peppercorn MA. Abdominal epilepsy. Best Pract Res Clin Gastroenterol. 2005 Apr;19(2):263-74.

**66.** Dutta SR, Hazarika I, Chakravarty BP. Abdominal epilepsy, an uncommon cause of recurrent abdominal pain: a brief report. Gut. 2007 Mar;56(3):439-41.

**67.** Bell EJ, Grist NR. ECHO viruses, carditis, and acute pleurodynia. Am Heart J. 1971 Jul;82(1):133-5.

Edivaldo Massazo Utiyama ▪ Sergio Henrique Bastos Damous

# Índices para Avaliação de Risco Operatório

## Introdução

A avaliação risco operatório é uma análise clínica que tem a finalidade de mensurar o risco de complicações nos pacientes cirúrgicos. Após a identificação dos fatores de risco, adotam-se medidas para corrigir, controlar ou estabilizar estes fatores reduzindo os eventos adversos no período peri-operatório. Além disso, a avaliação pré-operatória permite dimensionar a relação risco-benefício do procedimento cirúrgico para que o paciente, a família, e a equipe médica possam decidir sobre a conduta mais adequada.

O objetivo da avaliação pré-operatória e risco cirúrgico é assegurar que a operação seja realizada com o mínimo risco e o máximo benefício para o paciente. Por meio da avaliação, estima-se o comportamento do próprio paciente em relação ao tratamento cirúrgico proposto. Pelo preparo, obtém-se um suporte fisiológico apto a enfrentar a agressão operatória. Deve-se avaliar o paciente e submetê-lo ao tratamento com a melhor relação custo-eficácia e com a preocupação de melhorar a qualidade do tratamento.

Ainda que didaticamente, as etapas do pré-operatório, se apresentem individualizadas, na prática elas não têm limites bem definidos e se confundem. À medida que se prática a anamnese e o exame físico tendo em visto o diagnóstico, o cirurgião estará buscando informações, sintomas e sinais para a avaliação das condições fisiológicas do paciente, para dimensionar o risco e para optar pela cirurgia adequada.

As seguintes variáveis são consideradas para avaliar o risco operatório: o procedimento cirúrgico, idade, anestesia proposta (tipo e duração), extensão e local do procedimento cirúrgico, estado fisiológico do paciente, a presença de doença concomitante, medicações em uso e estado mental. Dividem-se as complicações em dois períodos conforme sua origem:

- **Primeiras 48 horas:** riscos relacionados a complicações anestésicas e ao procedimento cirúrgico por si próprio. (por exemplo, infarto agudo do miocárdio, acidente vascular cerebral, insuficiência respiratória, alterações metabólicas e problemas técnicos operatórios, tais como as hemorragias) Tabelas 54.1, 54.2, 54.3 54.4a e b.

- **Após 48 horas até 30 dias:** uma diferente gama de complicações (por exemplo, embolia pulmonar, infecção no sítio cirúrgico (Tabelas 54.6, 54.7 e 54.8), infecção peritoneal, resposta inflamatória sistêmica, disfunção de múltiplos órgãos e sistemas podem se manifestar) Tabela 54.9.

Quando avaliamos o risco associado com determinado procedimento, deve-se considerar a capacidade do paciente para resistir às complicações potenciais em ambos os períodos Tabelas 54.10, 54.11 e 54.12.

Os meios para avaliar os riscos durante o primeiro período estão padronizados, mais do que os do segundo período. Os fatores do paciente que afetam todos os riscos incluem a natureza, duração da doença que necessita a operação, a presença ou ausência de outras doenças, idade, estado nutricional e a imunocompetência.

Os fatores de risco cirúrgico incluem: o tipo de anestesia selecionado (Tabela 54.13), a operação a ser realizada, a urgência da situação, a experiência da equipe cirúrgica, os recursos disponíveis no hospital, incluindo monitoração especial e competência de cuidar de pacientes graves.

**Tabela 54.1** Classificação de Goldman e Detsky.

**Risco de complicação e morte cardíaca – Classificação de Goldman e Detsky.**

| Critérios | Detky | Goldman |
|---|---|---|
| | Pontos | Pontos |
| **História** | | |
| • idade > 70 anos | 5 | 5 |
| • IAM < 6 meses | 10 | 10 |
| • IAM > 6 meses | 5 | |
| • Angina | | 11 |
| • Grau III | 10 | |
| • Grau IV | 20 | |
| • Instável | 10 | |
| **Exame físico** | | |
| • Ritmo de galope | | 11 |
| • Importante estenose da valva aórtica | 20 | 3 |
| • Edema pulmonar < 1 semana | 10 | |
| • Edema pulmonar prévio | 5 | |
| **ECG** | | |
| • Ritmo não sinusal em ECG prévio | 5 | 7 |
| • > 5 contração ventricular prematura prévia a SO | 5 | 7 |
| **Estado geral** | | |
| • $pO_2$ < 60 ou $pCO_2$ > 50, K+ < 3,0 ou HCO3 < 20 mEq/l, Ureia > 100 ou creatinina > 3,0 mg/dl, alteração TGO, doença hepática crônica | 5 | 3 |
| **Cirurgia** | | |
| • Intraperitoneal, intratorácica ou cirurgia aorta | 10 | 3 |
| • Cirurgia de emergência | | 4 |
| **Total de pontos** | **120** | **53** |

**Tabela 54.2** Escala de Goldman.

| Classe | Total de pontos | Risco complicação | Risco de morte | Conduta |
|---|---|---|---|---|
| I | 0-5 | 1% | 0% (0,2%) | Não é necessária avaliação cardiológica. |
| II | 6-12 | 7% | 0% (2%) | Provavelmente não é necessária avaliação cardiológica. |
| III | 13-25 | 13% | 2% | Justifica avaliação cardiológica. |
| IV | > ou = 26 | 78% | 56% | Não justifica o procedimento cirúrgico. |

**Tabela 54.3** Escala de Detsky.

| Classe | Pontos | Risco de complicação |
|---|---|---|
| I | 0-15 | 5% |
| II | 20-30 | 27% |
| III | > 30 | 60% |

**Tabela 54.4a** Avaliação do risco de complicação respiratória no pós-operatório.

| Parâmetros | Pontos |
|---|---|
| Espirometria | |
| • CVF < 50% prev. | 1 |
| • CVF 65% – 75% | 1 |
| • VF1/CVF 50% – 60% | 2 |
| • VF1/CVF < 50% | 3 |
| Idade > 65 anos | 1 |
| Obesidade mórbida (peso > 150% do ideal) | 1 |
| Local da cirurgia | |
| • torácica; | 2 |
| • abdominal alta; | 2 |
| • outro. | 1 |
| História pulmonar | |
| • tabagismo nos últimos 2 meses; | 1 |
| • sintomas respiratórios; | 1 |
| • doença pulmonar. | 1 |
| **Total** | |

Escala de Torrington e Henderson Chest. 1988;93:946-51.
Modificada por Pereira et al. J. Pneumol. 1996;22(1):19-26.

**Tabela 54.4b** Risco de complicações pulmonares no pós-operatório.

| Risco | Pontos | Sem Complicações | Com complicações | Mortalidade % |
|---|---|---|---|---|
| Baixo | 0 a 3 | 94 | 6 | 2 |
| Moderado | 4 a 6 | 77 | 23 | 6 |
| Alto | 7 ou mais | 65 | 35 | 12 |

**Tabela 54.5** Risco de complicações pulmonares no pós-operatório de cirurgia abdominal alta, baseado na presença ou ausência de pneumopatia ou VEF1/CVF < 70%, doença clínica associada e tempo cirúrgico superior a 210 minutos (3,5 horas).

| Grupos | Pneumopatia ou VEF1/CVF < 70% | Doença clínica associada | Tempo cirúrgico > 210 minutos | Risco de complicação % |
|---|---|---|---|---|
| 1 | Não | Não | Não | 14-19 |
| 2 | Não | Sim | Não | 21-25 |
| 3 | Não | Não | Sim | 20-25 |
| 4 | Sim | Não | Não | 27-28 |
| 5 | Não | Sim | Sim | 28-32 |
| 6 | Sim | Sim | Não | 37-35 |
| 7 | Sim | Não | Sim | 36-46 |
| 8 | Sim | Sim | Sim | 47-45 |

**Tabela 54.6** Risco de infecção no local da cirurgia.

| Paciente: | |
| --- | --- |
| Idade | Estado nutricional |
| Diabetes | Tabagismo |
| Obesidade | Infecção coexistente |
| Colonização com micro-organismo | Imunodeficiência |
| Tempo de internação pré-operatória | |

| Operação: | |
| --- | --- |
| Duração da escovação das mãos | Antissépsia da pele |
| Tricotomia | Preparo pré-operatório da pele |
| Duração da operação | Antibiótico profilático |
| Ventilação da sala de operação | Esterilização dos instrumentos |
| Corpo estranho no local da operação | Drenos |
| Técnica cirúrgica: hemostasia | Técnica cirúrgica: espaço morto |
| Técnica cirúrgica: trauma tecidual | |

Fatores relacionados à infecção (Infect. Control Hosp. Epidemiol. 1992;13:599-605.)

**Tabela 54.7** A estratificação de risco SENIC e NNIS é utilizada para a infecção no sítio cirúrgico.

| | |
| --- | --- |
| Nível 0 = nenhum item | 4,1% |
| Nível 1 = pelo menos um dos fatores | 9,0% |
| Nível 2 = pelo menos dois fatores | 21,8% |
| Nível 3 = pelo menos 3 fatores | 28,7% |
| Nível 4 = pelo menos 4 fatores | > 45% |

**Tabela 54.8** Estratificação de Risco – Classificação da ferida operatória – Foothills Hospital, 10 anos, 62.939 pac.

| | N. pac | Infecção | % |
| --- | --- | --- | --- |
| Limpa | 47.054 | 732 | 1,5 |
| Potenc. Contaminada | 9.370 | 720 | 7,7 |
| Contaminada | 442 | 676 | 15,2 |
| Infectada/suja | 2.093 | 832 | 40,0 |
| Total | 62.939 | 2.960 | 4,7 |

**Tabela 54.9** Classificação de Child-Pugh (avaliação prognóstica pré-operatória da função e reserva hepáticas).

| Critérios | 1 | 2 | 3 |
| --- | --- | --- | --- |
| Grau de encefalopatia | Ausente | I-II | III-IV |
| Ascite | Ausente | Fácil controle | Refratária |
| Bilirrubina sérica (mg/dl) | < 2 | 2-3 | > 3 |
| Albumina (g/dl) | > 3,5 | 2,8-3,5 | < 2,8 |
| Tempo de protrombina ou Inr | < 4 ou 1,7 | 4-6 ou 1,7-2,3 | > 6 ou 2,3 |

Pontuação total: 5 e 6 = child A; 7 e 9 = child B; 10 a 15 = child C
Mortalidade: child A: 0%-10%; child B: 4%-31% e child C 19%-76%

## Tabela 54.10 Trombose venosa profunda: fatores de risco.

| Fatores de risco | Pontos |
|---|---|
| Idade > 40 anos | 1 |
| Idade > 60 anos | 2 |
| Obesidade | 1 |
| Estrógenos ou anticocepcionais | 1 |
| Neoplasia | 2 |
| Gravidez e puerpério | 1 |
| Imobilização | 2 |
| Trombofilía | 2 |
| Síndrome nefrótica | 1 |
| Policitemia | 2 |
| Doença autoimune | 1 |
| Leucemias | 1 |
| IAM não complicado | 1 |
| IAM complicado | 2 |
| AVCI | 2 |
| Antecedente de TVP/TEP | 2 |
| Edema, varizes, úlcera e estase dos MMII | 2 |
| ICC | 2 |
| História familiar TVP/TEP | 2 |
| Cirurgia de grande porte nos últimos 6 meses | 1 |
| Queimadura extensa | 2 |
| Anticorpo antifosfolípide | 2 |
| Infecções | 1 |
| Cirurgia geral > 60 minutos | 2 |
| Cirurgia do quadril, joelho, prótese, fraturas ossos longos, politrauma | 4 |
| Total de pontos | |

## Tabela 54.11 Risco de evento tromboembólico sem profilaxia.

| | Risco baixo (< 2 pontos) | Risco moderado (2-4 pontos) | Risco alto (> 4 pontos) |
|---|---|---|---|
| TVP distal (%) | 2 | 10-40 | 40-80 |
| TVP proximal (%) | 0,4 | 2-8 | 10-20 |
| TEP sintomático (%) | 0,2 | 1-8 | 5-10 |
| TEP fatal (%) | 0,002 | 0,1-0,4 | 1-5 |

Winnann EE-N. Engl. J. Med. 1994;33:630.

## Tabela 54.12 Indicação para profilaxia conforme o número de pontos.

| Risco baixo (< 2 pontos) | Risco moderado (2-4 pontos) | Risco alto (> 4 pontos) |
|---|---|---|
| Medidas não farmacológicas Movimentação ativa MMII | Dalteparina 2.500UI SC 1 x / dia | Dalteparina 5.000UI SC 1 x / dia |
| Deambulação precoce | Enoxparina 20 mg SC 1 x / dia | Enoxparina 40 mg SC 1 x / dia |
| Meias elásticas de média compressão até as coxas ou | Nadroparina 0,3 ml SC 1 x / dia | Nadroparina 0,3 ml SC 1 x / dia |
| Compressão pneumática intermitente | Heparina 5.000 UI 2 x / dia | Heparina 5.000 UI 2 x / dia |
| | Nos pacientes cirúrgicos: iniciar 2 horas antes da cirurgia, seguida de aplicação diária enquanto persistir o risco | Nos pacientes cirúrgicos: iniciar 2 horas antes da cirurgia, seguida de aplicação diária enquanto persistir o risco |
| | Sempre associar as medidas não farmacológicas | Sempre associar as medidas não farmacológicas |

**Tabela 54.13** Risco anestésico – Classificação ASA.

| Classe | Descrição | Mortalidade /10.000 pac. | % mortalidade |
|---|---|---|---|
| 1 | Paciente normal sem patologia | 6-8 | 0,06-0,08 |
| 2 | Paciente com doença sistêmica leve (anemia, HAS leve, obesidade) | 27-40 | 0,27-0,40 |
| 3 | Paciente com doença sistêmica que limita atividade (angina estável, IAM prévio, insuficiência pulmonar moderada, diabete severa, obesidade mórbida) | 180-430 | 1,8-4,3 |
| 4 | Paciente com doença sistêmica que representa ameaça constante de vida (angina estável, estágios avançados de doença hepática, renal, pulmonar, ou endócrina) | 780-2300 | 7,8-23 |
| 5 | Paciente moribundo cuja expectativa de vida é menor que 24 horas sem cirurgia (TCE com rápido aumento de PIC, rotura de aneurisma de aorta com instabilidade hemodinâmica, embolia pulmonar maciça) | 940-5100 | 9,4-51 |
| 6 | Paciente com morte cerebral, os órgãos estão sendo removidos para doação | | |
| E | Sufixo colocado após a classificação para designar emergência | | |

Anesthesiology, 1963;24:111.

**Tabela 54.14** Avaliação Nutricional

| Perda de peso: efeitos da perda de peso sobre o resultado clínico | IMC = P (kg) / A² (m) |
|---|---|
| 0-10% limitado | Baixo peso: < 18,5 |
| 10-20% significante | Normal: 18,5-24,9 |
| 20-30% sério | Pré-obeso: 25-29,9 |
| 30-40% risco de vida | Obeso classe I: 30-34,9 |
| > 40% letal | Obeso classe II: 35-39,9 |
| | Obeso classe III: > / = 40 |

**Tabela 54.15** Fator de estresse.

| Processo patológico | Fator de estresse |
|---|---|
| Jejum leve | 0,85-1,00 |
| Pós-operatório | 1,00-1,05 |
| Câncer | 1,10-1,45 |
| Peritonite | 1,05-1,25 |
| Fratura de osso longo | 1,15-1,30 |
| Infecção grave/trauma múltiplo | 1,30-1,55 |
| Queimadura (10% a 30% ) | 1,50 |
| Queimadura de 30% a 50% | 1,75 |
| Queimadura > 50% | 2,0 |

# OBSERVAÇÃO

quando se objetiva anabolismo e ganho ponderal, devem-se fornecer mais 1.000 calorias diárias adicionais as necessidade energéticas calculadas.

As cirurgias de emergência (Tabela 54.16, 54.17 e Gráfico 54.1) apresentam risco de complicações cardiológicas elevado. Esta condição se assemelha a doentes portadores de estenose aórtica importante ou a um paciente que sofreu infarto a menos de seis meses de evolução. O porte cirúrgico é outro fator fundamental e que influência de maneira decisiva no risco cirúrgico. As cirurgias que predispõe a sangramento, distúrbios respiratórios, perda excessiva de líquidos são as de grande porte, que somado a doença associada eleva o risco de complicações. O risco é a somatória de múltiplos fatores, independente do risco específico avaliado.

**Tabela 54.16** Avaliação da Gravidade do Paciente – APACHE II.

### Índice APACHE

| A – Variável fisiológica | 4 | 3 | 2 | 1 | 0 | 1 | 2 | 3 | 4 |
|---|---|---|---|---|---|---|---|---|---|
| Temperatura °C | $\geq 41$ | 30-40,9 | | 38,5-38,9 | 36-38,4 | 34-35,9 | 32-33,9 | 30-31,9 | $\leq 29,9$ |
| PAM (PS + 2PD/3) | $\geq 160$ | 130-159 | 110-129 | | 70-109 | | 50-69 | | $\leq 49$ |
| FC | $\geq 180$ | 140-179 | 110-139 | | 70-109 | | 55-69 | 40-54 | $\leq 39$ |
| FR | $\geq 50$ | 35-49 | | 25-34 | 12,0-24,0 | 10,0-11,0 | 6,0-9,0 | | $\leq 5$ |
| $PO_2$ se $FIO_2 < 0,5$ | | | | | $PO_2 > 70$ | $PO_2$ 61-70 | | $PO_2$ 55-60 | $PO_2 < 55$ |
| A-a$DO_2$ se $FIO_2 > 0,5$ | $\geq 500$ | 350-499 | 200-349 | | $< 200$ | | | | |
| pH arterial | $\geq 7,7$ | 7,6-7,69 | | 7,5-7,59 | 7,33-7,49 | | 7,25-7,32 | 7,15-7,24 | $< 7,15$ |
| Sódio | $\geq 180$ | 160-179 | 155-159 | 150-154 | 130-149 | | 120-129 | 111-119 | $\leq 110$ |
| Potássio | $\geq 7$ | 6-6,9 | | 5,5-5,9 | 3,5-5,4 | 3-3,4 | 2,5-2,9 | | $< 2,5$ |
| Creatinina | $\geq 3,5$ | 2-3,4 | 1,5-1,9 | | 0,6-1,4 | | $< 0,6$ | | |
| Ht % | $\geq 60$ | | 50-59,9 | 46-49,9 | 30-45,9 | | 20-29,9 | | $< 20$ |
| Leucócitos (1000) | $\geq 40$ | | 20-39,9 | 15-19,9 | 3-14,9 | | 1-2,9 | | $< 1$ |
| Score = 15 – Glasgow | | | | | | | | | |
| **Total de A =** | | | | | | | | | |

| B – Idade | |
|---|---|
| $\leq 44$ | 0 |
| 45-54 | 2 |
| 55-64 | 3 |
| 65-74 | 5 |
| $\geq 75$ | 6 |

**C – Doença crônica**

Não operatório ou pós-operatório de emergência = 5

Pós-operatório de cirurgia eletiva = 2

Fígado = cirrose, hipertensão portal, HDA, encefalopatia, coma

Cardiovascular = Classe IV (NY Heart Association) – incapacidade de atividade ICC de repouso, piora dos sintomas ao levantar

Respiratório = não consegue subir escada ou fazer serviço de casa, hipóxia, hipercapnia, hipertensão pulmonar (> 40 mmHg)

Renal = diálise crônica

Índice APACHE II = A+B+C

**Tabela 54.17** Classificação das cirurgias quanto ao risco operatório.

| Baixo risco | • Pacientes hígidos, candidatos a cirurgia de pequeno ou médio porte. |
|---|---|
| Risco intermediário | • Cirurgia eletiva, porte médio, praticadas em portadores de ligeiras alterações funcionais, mas que precisam cuidados específicos além dos rotineiros.<br>• Cirurgia em idoso, urgências de médio porte sem preparo prévio. |
| Risco alto | • Portadores de enfermidades graves, com repercussão funcional acentuada, exigindo cirurgia de porte médio ou elevado.<br>• Portadores de doenças associadas descompensadas, exigindo cirurgia de porte médio ou elevado.<br>• Urgência de grande porte sem preparo prévio. |
| Risco proibitivo | • Pela própria enfermidade ou por patologias associadas à indicação cirúrgica representaria risco inevitável de mortalidade no trans ou pós-operatório. |

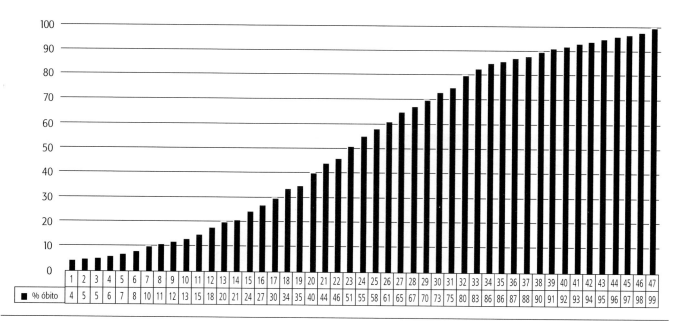

**Gráfico 54.1** Correlação do índice de apoche com a porcentagem de óbitos.

| | 1 | 2 | 3 | 4 | 5 | 6 | 7 | 8 | 9 | 10 | 11 | 12 | 13 | 14 | 15 | 16 | 17 | 18 | 19 | 20 | 21 | 22 | 23 | 24 | 25 | 26 | 27 | 28 | 29 | 30 | 31 | 32 | 33 | 34 | 35 | 36 | 37 | 38 | 39 | 40 | 41 | 42 | 43 | 44 | 45 | 46 | 47 |
|---|---|---|---|---|---|---|---|---|---|---|---|---|---|---|---|---|---|---|---|---|---|---|---|---|---|---|---|---|---|---|---|---|---|---|---|---|---|---|---|---|---|---|---|---|---|---|---|
| ■ % óbito | 4 | 5 | 5 | 6 | 7 | 8 | 10 | 11 | 12 | 13 | 15 | 18 | 20 | 21 | 24 | 27 | 30 | 34 | 35 | 40 | 44 | 46 | 51 | 55 | 58 | 61 | 65 | 67 | 70 | 73 | 75 | 80 | 83 | 86 | 86 | 87 | 88 | 90 | 91 | 92 | 93 | 94 | 95 | 96 | 97 | 98 | 99 |

Abaixo relacionaremos os instrumentos mais utilizados para avaliar o risco das complicações cirúrgicas mais frequentes e de grande importância clínica.

Estratificação do risco – SENIC (Am. J. Epidemiol. 1985;121:206-215.)

- operação abdominal;
- operação > 2 horas;
- cirurgia contaminada ou infectada;
- paciente com 3 ou mais diagnósticos.

Estratificação de Risco – NNIS (Am. J. Med. 91 (supll 3B): 1991;1525-1575.)

- ASA > 2
- Operação > 2 horas
- Cirurgia contaminada ou infectada.

## Índice de risco nutricional

Um dos problemas em interpretar os estudos de suporte nutricional é a ambiguidade frequentemente associada com definições de graus de desnutrição. Nesta direção, o índice de risco nutricional, baseado na albumina sérica e na magnitude da perda de peso, tem sido usado para graduação da desnutrição e como controle em estudos de avaliação do suporte nutricional.

IRN = [(1,519 × albumina g/l) + 0,417] + [(peso atual/peso usual) × 100]

- Desnutrição leve: > 97,5
- Desnutrição moderada: 83,5 a 97,5
- Desnutrição grave: < 83,5

## Índice nutricional prognóstico

### A ser empregado em situações especiais.

A meta da avaliação nutricional é identificar pacientes em risco de morbidade ou mortalidade por desnutrição. A capacidade de fornecer suporte nutricional e potencialmente minimizar ou evitar a morbidade por desnutrição calórico-proteica estimulou os esforços para identificar, por uma variedade de métodos, os pacientes em risco.

Mullen e colaboradores, em 1979, Surg. Forum 30:80, foram bem-sucedidos em definir uma população de pacientes com morbidade e mortalidade aumentadas utilizando a albumina, transferrina, prega cutânea do tríceps e hipersensibilidade cutânea tardia. Um modelo matemático foi utilizado para melhorar o valor preditivo:

INP = (INP) – (%) = 158 – 16,6(alb) – 0,78 (prega cutânea tríceps) – 0,2 (transferrina) – 5,8 (hipersensibilidade cutânea), onde 0 = não reativo, 1 reatividade menor do que 5 mm e 2 reatividade maior do que 5 mm.

Os resultados, utilizando-se esse método, sugerem que é mais específico para predizer complicações, particularmente infecciosas, do que a mortalidade.

### Necessidade energéticas

Fórmula de Harris-Benedict:

NE = Taxa Metabólica basal × Fator de estresse × 1,25.

TMB em Kcal por dia para homens = 66 + (13,7 × peso kg) + (5 × altura cm) – (6,8 × idade).

TMB em Kcal por dia para mulheres = 655 + (9,6 × peso kg) + (1,7 X altura cm) – (4,7 × idade).

## Considerações finais

- O objetivo principal da avaliação pré-operatória e risco cirúrgico é detectar e estabilizar as alterações antes de realizar a operação. Entre os procedimentos eletivos e de urgência a diferença é o tempo que o médico dispõe para realizá-la.

- A avaliação é um processo fácil de iniciar e difícil de parar. O uso apropriado da avaliação exige conhecimento e julgamento.

- A avaliação do risco auxilia na decisão pelo melhor procedimento para se obter o maior benefício com o menor risco.

- A classificação do doente utilizando os instrumentos de avaliação de risco permite avaliar os resultados comparando populações semelhantes para determinada operação.

- A análise dos resultados terapêuticos em pacientes com risco cirúrgico semelhante favorece o aprimoramento contínuo das intervenções.

## Referências bibliográficas

1. Hampson, JR, Harrison, MAG, Mitchell, JAR, et al. Relative contribuitions of history-taking, physical examination, and laboratory investigation to diagnosis and management of medical outpatients. Br. Med. J. 1975;2:486.

2. Studley, HO, Percentage of weight loss: basic indicator of surgical risk in patients with chronic peptic ulcer. JAMA. 1936;106:458.

3. Macpherson, DS, Preoperative laboratory testing: should any test be "routine" before surgery? Med. Clin. North Am. 1993;77:289.

4. Velanovich, V. Preoperative screening based on age, gender, and concomitant medical diseases. Surgery. 1994;115:56.

5. Macario A, Roizen, MF, Thisted, RA et al Reassement of preoperative laboratoty testing has changed the test-ordering pattern of physicians. Surg. Gynecol. Obstet. 1992;175:539.

6. Fischer SP. Cost-effective preoperative evaluation. Chest. 1999;115:96S-100S.

7. Goldman L, Caldera DL, Nussbaum SR, et al. Multifactorial index of cardiac risk in noncardiac surgical procedures. N Engl J Med. 1977;297:845-50.

8. Detsky AS, Abrams HB, McLaughlin JR, et al. Predicting cardiac complications in patients undergoing noncardiac surgery. J Gen Intern Med. 1986;1:211-19.

Octacílio Martins Júnior

# Apendicite Aguda

## Introdução

Apendicite é uma das causas mais comuns de abdome agudo em pacientes que procuram o pronto-socorro. Aproximadamente 7% da população mundial terão apendicite no transcorrer de sua vida, com pico de incidência ocorrendo entre os 10 e 30 anos de idade e com pequena preferência para o sexo masculino.[1]

Esse tipo de afecção do apêndice pode se manifestar através de uma enorme gama de sintomas e sinais que podem variar de acordo com o sexo e a idade do paciente o que torna seu diagnóstico mais difícil. Várias outras patologias abdominais podem levar a interpretação errônea clínica e confundir no seu diagnóstico final, particularmente nas mulheres em idade fértil, crianças e idosos.

Apesar dos recentes avanços tecnológicos com novos métodos de imagem, o diagnóstico da apendicite aguda depende ainda de uma boa história clínica juntamente com um exame físico apurado, principalmente nos extremos de idade (pacientes muito jovens e muito idosos).

O diagnóstico rápido é essencial para diminuir a possibilidade de perfuração do órgão minimizando a morbidade e mortalidade nessa situação. A morbidade aumenta com a ruptura do apêndice, de 3% nos casos de apendicite não perfurada para 47% nos casos de apendicite perfurada.[3] A mortalidade em apendicites agudas não perfuradas é menor que 1% mas sobe para mais de 5% em pacientes muito jovens (crianças menores de 2 anos) ou muito idosos nos quais o retardo no diagnóstico geralmente leva a perfuração do órgão.

## Etiologia e fisiopatologia

O apêndice é um longo divertículo que mede em torno de 10 cm de extensão e se estende da parede pós-tero-medial do ceco, aproximadamente 3 cm abaixo da válvula ileocecal. Apesar da sua relação com o ceco ser geralmente constante, sua ponta normalmente é livre podendo localizar-se em diferentes posições, o que tem importância na apresentação clínica quando de sua inflamação. Devido a essa característica, pode localizar-se em várias regiões da cavidade abdominal como a pélvica, retrocecal, subcecal, retroileal, préileal, retrocólico, retroperitoneal e até sub-hepática .

Diminuição na ingestão de fibras e carboidratos refinados constituem-se em importantes fatores de risco para o desenvolvimento da apendicite. Sociedades que ingerem grandes quantidades de fibras como os povos da Ásia, Índia e África, têm menos de um décimo da incidência de apendicite quando comparadas com populações onde a ingestão de fibras é baixa como na Europa e Estados Unidos.[4] Imigrantes africanos que imigraram para os Estados Unidos e adotaram dietas americanas tiveram um correspondente aumento no risco de desenvolverem apendicite. Uma dieta rica em fibras aumenta a velocidade do trânsito fecal no interior do cólon, reduzindo a viscosidade fecal e inibindo a formação de fecalitos e, teoricamente, diminuindo o potencial de obstrução luminal.

A obstrução intraluminal é o evento inicial na grande maioria dos quadros de apendicite e pode ser causada por fecalito, hiperplasia linfoide (doenças virais incluindo infecções do trato respiratório superior, mononucleose, gastroenterites), corpos estranhos, parasitas, doença de Crohn, tumores primários (carcinoide, adenocarcinoma, sarcoma de Kaposi e linfomas) ou metastáticos (cólon e mama).[5]

O fecalito, decorrente do espessamento do material fecal, é a causa mais comum de obstrução e está presente em 11% a 52% dos pacientes com apendicite aguda.[5] A hiperplasia linfoide é mais comum em crianças e adultos jovens contribuindo para o aumento da incidência de apendicite nesses pacientes.[1]

Após ocorrer a obstrução mecânica, a produção de muco pelas células do epitélio apendicular continua, o que leva a um aumento da pressão intraluminal e distensão do órgão. Essa distensão estimula fibras viscerais aferentes que entram na medula espinhal ao nível torácico (T8 até T10) causando dor epigástrica e periumbilical referida. Esta dor visceral geralmente é leve, mal localizada, e com duração média de 4 a 6 horas. O aumento da pressão intraluminal excede a pressão de perfusão capilar levando a estase venosa local, prejuízo da circulação arterial e isquemia. A barreira constituída pela mucosa epitelial é alterada ocorrendo multiplicação e invasão de bactérias para a parede apendicular levando a inflamação transmural. Persistindo a isquemia ocorrerão infarto e perfuração do órgão, estendendo-se a inflamação para o peritônio e estruturas e órgãos vizinhos. Nesse momento, a dor é somática e passa a localizar-se no quadrante inferior direito, tendo intensidade maior que a visceral. A clássica migração da dor para a região da fossa ilíaca direita pode não ocorrer e o ponto de maior dor pode localizar-se em outra região que será dependente da localização anatômica atípica do apêndice.

## Achados clínicos

O diagnóstico clínico da apendicite aguda é baseado primariamente na história clínica do paciente e no exame físico detalhado.

Na sua apresentação clássica, um paciente com suspeita de apendicite aguda apresenta uma sequência típica de sintomas que permitem, juntamente com o exame físico, a confirmação diagnóstica. Porém, em alguns pacientes, particularmente as mulheres jovens em idade reprodutiva e pacientes idosos de ambos os sexos, os dados de história e exame físico não são suficientes para um diagnóstico final de certeza e os diagnósticos diferenciais devem ser obrigatoriamente lembrados e pesquisados (veja a seguir Diagnósticos Diferenciais).

Nos jovens do sexo masculino, geralmente os dados de história e exame físico são suficientes para a confirmação do diagnóstico de apendicite aguda.

Nas crianças com menos de 2 anos, mulheres em idade reprodutiva e pacientes idosos de ambos os sexos frequentemente necessitamos do auxílio de exames laboratoriais subsidiários assim como métodos diagnósticos de imagem (ultrassonografia e tomografia computadortizada) para uma conclusão diagnóstica.

Classicamente a apendicite aguda inicia-se por um quadro de dor abdominal vagamente localizada na região do epigástrio ou periumbilical, seguida de anorexia, náuseas e vômitos. Na evolução do processo, a dor migra para a região do quadrante inferior direito, mais precisamente na fossa ilíaca direita em um ponto denominado de ponto de *Mc Burney*. Esse ponto localiza-se na união do terço medial com o terço distal de uma li-

nha imaginária que vai da espinha ilíaca anterosuperior direita até a cicatriz umbilical. Deve ser lembrado que essa apresentação clássica está presente apenas em 50% dos casos. Naqueles casos onde o apêndice encontra-se localizado em situação anômala o diagnóstico será ainda mais difícil.[1]

**Tabela 55.1** Sintomas e sinais mais frequentes na apendicite aguda.

| Sintomas mais comuns | Frequência (%) |
| --- | --- |
| Dor abdominal | ~100 |
| Anorexia | ~100 |
| Náuseas | 90 |
| Vômitos | 75 |
| Dor migratória | 50 |
| Sequência clássica de sintomas: dor periumbilical vaga associada à anorexia, náuseas e vômitos com migração da dor para o quadrante inferior direito. | 50 |

O exame físico abdominal é de fundamental importância para o diagnóstico. Deve ser iniciado pela inspeção abdominal seguida da ausculta e palpação. A palpação deve ser iniciada longe do local da dor para que o paciente coopere com o exame na sua totalidade. Se iniciarmos diretamente no local da dor o paciente passará a não cooperar mais e o exame clínico abdominal ficará prejudicado. A dor localizada na região do quadrante inferior direito é o sinal mais importante e deve chamar a atenção do médico (Tabela 55.2).

Alguns sinais que indicam irritação peritoneal inespecífica podem ser encontrados:

- **Defesa abdominal**: contração muscular voluntária na região do quadrante inferior direito do paciente por causa da dor.
- **Rigidez abdominal involuntária**: contração muscular involuntária devido a espasmo da musculatura da parede abdominal na mesma região descrita anteriormente.
- **Descompressão brusca**: palpação do local doloroso suavemente até que o peritônio seja comprimido para baixo e o paciente consiga suportar o desconforto localizado; após alguns segundos e, se possível com o doente distraído, retira-se abruptamente a mão; em caso positivo o paciente sentirá forte dor indicando comprometimento peritoneal localizado (sinal de *Blumberg* positivo).

Outros sinais também podem ser encontrados e, assim como os anteriores, não são patognomônicos de apendicite aguda:

- **Sinal do psoas**: dor à extensão da coxa direita (nos casos de apendicite retroperitoneal retrocecal).

- **Sinal do obturador**: dor à rotação interna da coxa (apendicite pélvica).
- **Sinal de *Rovsing***: dor no quadrante inferior direito quando se palpa o quadrante inferior esquerdo.
- **Sinal de *Dunphy***: aumento da dor quando o paciente tosse.
- Manutenção da flexão do joelho contra o quadril para melhorar a dor.

---

**Tabela 55.2** Sinais clínicos comuns na apendicite aguda.

**Sinais clínicos comuns na apendicite aguda**

Dor no quadrante inferior direito do abdome (sinal clínico mais importante).

Febre baixa (37,8°C a 38°C) ou ausência de febre ou febre alta (complicação – perfuração do apêndice).

Sinais peritoneais: defesa abdominal (defesa muscular abdominal voluntária):
- rigidez abdominal (contração muscular abdominal involuntária);
- descompressão brusca (sinal de *Blumberg*).

Outros sinais peritoneais (ausência destes sinais NÃO exclui apendicite):
- sinal do psoas;
- sinal do obturador;
- sinal de *Rovsing*;
- sinal de *Dunphy*;
- flexão mantida da coxa direita sobre o quadril (posição antálgica).

---

Em uma meta-análise realizada de estudos que avaliaram sintomas e sinais encontrados em casos de apendicite aguda, mostrou que a presença de dor abdominal localizada no quadrante inferir direito, rigidez abdominal e dor abdominal periumbilical que depois migrava para o quadrante inferir direito foram os sintomas mais diretamente relacionados com apendicite aguda.[6]

A acurácia global para o diagnóstico de apendicite aguda é de aproximadamente 80%, o que corresponde a uma média de 20% de apendicectomias não terapêuticas (apendicectomias "brancas"). A acurácia diagnóstica varia de acordo com o sexo, com 78% – 92% para os homens e 58% – 85% para as mulheres. Essa acurácia inferior para as mulheres reflete a dificuldade no diagnóstico da apendicite aguda nas mulheres jovens e em idade reprodutiva devido às patologias ginecológicas agudas como a doença inflamatória pélvica e aumenta o número de apendicectomias não terapêuticas para 47% em mulheres na faixa etária dos 10 aos 39 anos.[5]

A apresentação clínica da apendicite aguda nas várias faixas etárias e, em algumas situações, especiais apresenta diferenças e características muitas vezes específicas e que podem confundir o examinador e retardar o diagnóstico.[7]

O amplo conhecimento dessas características pode facilitar o reconhecimento precoce da apendicite aguda evitando suas complicações (Tabela 55.3).

**Tabela 55.3** Situações especiais no diagnóstico da apendicite.

| Tipo de situação | Particularidades |
|---|---|
| Apêndice retrocecal | Dor lombar/lateral, história "arrastada" |
| Apêndice pélvico | Disúria, sintomas ginecológicos, tenesmo |
| Gravidez | Apêndice deslocado para cima e para o lado |
| Grande obeso | Palpação difícil, US pouco conclusivo |
| Idoso | Pouca dor, febre baixa, leucocitose pequena, patologias concomitantes |
| Criança | Contacto difícil/diagnóstico diferencial com adenite mesentérica |
| Doente imunodeprimido | Diagnóstico diferencial com AIDS, Tb, Citomegalo-vírus, adenite mesentérica e gastroenterocolite |
| Pós-operatório de cirurgias abdominais | "Pensar" na possibilidade de apendicite aguda |
| Abdome operado | Possibilidade de aderências |
| Situs inversus totalis | Exame físico "invertido" |
| Apendicite hiperplástica | Tumoração no quadrante inferior direito com pouca repercussão clínica que pode ser tratada clinicamente na fase inicial |

**Nota:** Estas situações especiais costumam gerar dúvidas na avaliação clínica e geralmente indicam a necessidade da realização de exames subsidiários para elucidação diagnóstica.

- Neonatos (nascimento até 30 dias de vida): são casos extremamente difíceis de serem diagnosticados e a literatura disponível relata apenas 120 casos até o ano 2000. A maioria desses casos ocorre em prematuros e a principal causa é a inflamação apendicular. A obstrução intraluminal de a luz apendicular por fecalito não foi relatada neste grupo de pacientes. As patologias encontradas foram doença de *Hirchsprung*, hérnias internas, anormalidades cardíacas (levando a embolia), infarto mesentérico semelhante ao encontrado em enterocolite necrotizante. As manifestações clínicas foram inespecíficas como irritabilidade ou letargia (22%), distensão abdominal (60%-90%), vômitos (59%), hipotensão, hipotermia e insuficiência respiratória. Ao exame físico, massa palpável (20%-40%) e celulite da parede abdominal (12%-16%) foram os achados mais encontrados. A mortalidade supera 80% e a maioria dos casos foram diagnosticados apenas na autópsia.[4]

- **Infantes** (2 anos ou menos): em razão do apêndice ser em forma de funil com óstio relativamente grande, o tecido linfoide ser menos desenvolvido e a dieta utilizada mais amolecida, a apendicite aguda é incomum nessa faixa etária. Os sintomas e sinais mais encontrados são vômitos (85%-90%), dor (35%-70%), diarreia (18%-46%) e febre (40%-60%). Dor abdominal difusa (55%-92%), mas apenas 50% apresentam dor em região do quadrante inferior direito, distensão abdominal (30%-52%), rigidez abdominal (23%) e massa abdominal ou retal (30%) são os dados de exame físico mais encontrados.[6] Letargia (40%), irritabilidade (35%-40%), grunhidos respiratórios (8%-23%), tosse ou rinite (40%) e dor no quadril à direita (3%-23%) também são descritos. Em razão da inespecificidade do exame físico, a média de tempo para o diagnóstico é de quatro dias o que contribui para a alta incidência de apendicites perfuradas (82%-92%) e obstrução intestinal (82%).

- **Pré-escolares (2 a 5 anos)**: nessa faixa etária a criança começa a se comunicar o que permite ao examinador informações melhores quanto à história clínica. Apendicite aguda ainda é rara nessa fase totalizando em torno de 5% de todos os casos de apendicite aguda. Geralmente os sintomas são de dois dias ou mais de aparecimento e em torno de 17% dos casos prolongam-se por seis dias ou mais antes do diagnóstico. Os principais achados são dor abdominal (89%-100%), vômitos (66%-100%), febre (80%-87%) e anorexia (53%-60%). Diferentemente do que ocorre com crianças de 2 anos ou menos, a dor localizada no quadrante inferior direito é mais comum (58%-85%) do que a dor difusa (19%-28%). Contrariamente do que ocorre com adultos jovens, o vômito é frequentemente o primeiro sintoma notado pelos pais e, geralmente, precede a dor abdominal. Estudo interessante mostrou que crianças pré-escolares com apendicite aguda apresentaram mais frequentemente rigidez abdominal involuntária (85% *versus* 32%), descompressão brusca (50% *versus* 20%) e temperatura maior que 37,5 °C (82% *versus* 52%) quando comparadas com crianças com dor abdominal aguda que não era apendicite aguda.[4]

- **Idade escolar (6 a 12 anos)**: na idade escolar a incidência de apendicite aguda aumenta e as informações da história clínica e exame físico tornam-se mais confiáveis. A sequência típica de dor abdominal que posteriormente se localiza na fossa ilíaca direita aparece apenas em dois terços dos casos. Os sintomas mais encontrados são dor que piora com a movimentação (41%-75%), dor recorrente ou constante (52%-57%) e cólica (11%-35%).[10] Piora da dor na região do quadrante inferior direito com a tosse (sinal da tosse ou de *Dunphy*) em 95% dos casos ou piora com o balanço do carro (sinal do olho do gato) em 80%. A piora da dor quando a criança pisa o chão com os calcanhares (sinal

do abaixamento do calcanhar) em 93% dos casos. Em 10% a 36% dos casos a criança pode relatar quadro abdominal semelhante sugerindo quadro de resolução espontânea anterior. Os vômitos apareceram em 68%-95% e náusea em 36%-90% e, em 18% das vezes, precederam ou concorreram com a dor abdominal. Anorexia (47%-75%), diarreia (9%-16%), constipação (5%-28%) e disúria (4%-20%) podem aparecer e dificultar o diagnóstico.

A rigidez abdominal difusa aparece em 15% das crianças com apendicite aguda não complicada, mas esse número sobe para 83% no caso de apendicites agudas perfuradas. Defesa abdominal (51%-91%) e descompressão brusca (41%-83%) ocorrem mais frequentemente nos casos de perfuração apendicular. Os ruídos hidroaéreos abdominais geralmente encontram-se normais ou hiperativos (93%) ou hipoativos em apenas 7%.[4]

Nenhum estudo demonstrou adequadamente sensibilidade e especificidade dos sinais do psoas, obturador ou *Rovsing* no diagnóstico da apendicite aguda.

O exame de toque retal na avaliação da criança com suspeita e apendicite aguda é controverso. Atualmente, considera-se que o exame de toque retal é inespecífico e insensível para o diagnóstico de apendicite aguda e não deve ser rotina na avaliação clínica dos pacientes com suspeita de apendicite aguda.[4]

Crianças com apendicite aguda perfurada quando comparadas com crianças com apendicite aguda não perfurada são mais jovens, com duração dos sintomas maior, tem maiores temperaturas, vômitos, dor abdominal difusa, sinais de irritação peritoneal presentes e visitam o médico mais vezes antes de seu correto diagnóstico. A perfuração geralmente ocorre 36 a 48 horas após o início dos sintomas. A prevalência da perfuração é de 7% quando os sintomas estão presentes a menos de 24 horas, 38% quando estão presentes a menos de 48 horas e 98% quando estão presentes por mais de 48 horas. Logicamente, as infecções de parede, abscessos intracavitários e tempo prolongado de hospitalização são mais frequentes nos casos de perfuração.[4]

- **Adolescentes (13 anos ou mais) e adultos jovens**: a história clínica e o exame físico são muito mais confiáveis nessa faixa etária, principalmente nos homens. Nas mulheres é importante se afastar a gravidez, e muitas vezes o médico necessita conversar com a adolescente em particular a fim de questioná-la a respeito dessa possibilidade. Deve ser lembrado que nas adolescentes com vida sexual ativa a diferenciação com patologias inflamatórias pélvicas é de fundamental importância (veja a seguir Diagnóstico Diferencial).[4]

- **Adultos acima de 50 anos**: algumas diferenças importantes podem ser vistas neste grupo de pacientes quando comparado com pacientes adultos jovens com apendicite aguda. Nesta faixa etária acima dos 50 anos, os pacientes referem dor mais severa e, às vezes, alteração do hábito intestinal (constipação). O exame físico mostra mais distensão abdominal e alteração dos ruídos hidroaéreos abdominais quando comparado com os pacientes adultos jovens. As complicações geralmente são maiores (20% *versus* 8%) e a mortalidade em média é 12 vezes maior (2,9% *versus* 0,2%). Quase metade dos pacientes demora mais de 24 horas para procurar atendimento médico o que, associado à comorbidades, contribui para essa taxa maior de complicações. A perfuração apendicular logicamente também é maior (35% *versus* 13%).[8]

- **Idosos (acima de 65 anos)**: a apendicite aguda sempre deve ser pensada como diagnóstico diferencial das patologias agudas abdominais no paciente idoso. Ela apresenta-se geralmente sem os sinais prodrômicos comentados anteriormente e evolui rapidamente para necrose e perfuração do apêndice. Apenas 20% dos pacientes idosos apresentam os sintomas clássicos e no momento do atendimento inicial apenas 51% são diagnosticados como apendicite aguda e mais de 70% apresentam perfuração no momento da cirurgia.[14] Isso se deve ao estreitamento da luz do apêndice devido ao processo de envelhecimento do órgão e ao achado frequente de esclerose nas artérias apendiculares. A morbidade varia de 35% a 65% e a mortalidade no idoso é de 12 a 15 vezes maior que a do jovem. As principais causas dessa alta taxa de morbimortalidade são o atraso no diagnóstico devido à demora na procura de tratamento especializado, presença de doenças associadas, diminuição da resposta febril, pequenas alterações encontradas nos exames laboratoriais como a contagem de leucócitos que, juntamente com a rápida evolução para perfuração, contribuem para esse aumento.[9]

- **Apendicite aguda na gravidez**: ocorre em 1:2000 gestações. Devido ao crescimento uterino, as vísceras abdominais e, portanto o cólon direito, passam a ter uma posição mais lateral e mais alta que o normal, o que faz com que o apêndice tenha localização diferente da habitual. O apêndice cecal tem sua posição alterada com a gravidez a partir do 4º. mês de gestação. Além disso, o diagnóstico pode ser dificultado em razão de que alguns sintomas naturais da gravidez também aparecem na apendicite. A mortalidade materna em casos de apendicite é baixa, porém a do feto varia de 2% a 8,5% podendo atingir até 35% em casos de perfuração com peritonite.[10]

# Exames complementares

Como foi dito anteriormente, o diagnóstico da apendicite aguda é, em princípio, clínico, particularmente nos pacientes do sexo masculino. Naquelas situações onde o a história clínica e o exame físico não foram suficientes para elucidar o diagnóstico, duas condutas podem ser seguidas – a observação clínica com o paciente internado e a solicitação de exames complementares.

A observação clínica, por alguns autores denominada observação clínica ativa, deve ser feita em períodos curtos de tempo (por exemplo, 4 a 6 horas), de preferência pelo mesmo médico que fez a avaliação inicial e fazer a correspondência clínica com o exame anterior e com os exames complementares solicitados. O paciente deverá permanecer em jejum, com hidratação endovenosa e, se possível, apenas com sintomáticos. O controle de parâmetros clínicos, principalmente a medida de temperatura corpórea é desejável. Deve ser evitado o uso de analgésicos potentes que podem prejudicar o exame clínico abdominal subsequente.[11]

Particularmente nas mulheres em idade sexualmente ativa, existem vários diagnósticos diferenciais de patologias pélvicas que devem ser excluídos para que a paciente não seja submetida desnecessariamente a uma cirurgia. É nesses pacientes que os exames complementares – laboratoriais, radiológicos e de imagem – serão importantes no auxílio diagnóstico (Tabela 55.4).

## Exames laboratoriais

- **Contagem de glóbulos brancos**: em torno de 80% dos pacientes adultos com apendicite aguda encontramos leucocitose > 10.000 céls/mm$^3$ de sangue, porém, em mais de 70% dos casos de dor de outras causas no quadrante inferior direito, esse fato também ocorre o que torna essa contagem de pequeno valor preditivo para apendicite aguda.[1]

  Nas crianças algo semelhante também ocorre e a leucocitose tem uma sensibilidade variável de 51% a 91% quando se utiliza como parâmetro leucocitose de 10.000 a 12.000 céls/mm$^3$ de sangue e de 41% a 68% quando esse parâmetro vai de 14.000 a 15.000 céls/mm$^3$ de sangue.[11] Alguns estudos em crianças mostram que a neutrofilia é mais sensível do que a leucocitose (95% *versus* 18%) se os sintomas estiverem presentes a menos de 24 horas.[4]

  Portanto, leucocitose é inespecífica, como valor isolado, para o diagnóstico de apendicite aguda, uma vez que em várias outras situações ela se encontra elevada. Também é inespecífica para se diferenciar pacientes com ou sem perfuração.

- **Proteína C-reativa**: é um marcador inespecífico de inflamação e possui uma sensibilidade de 43% a 92% e especificidade de 33% a 95% para apendicite aguda em crianças.[4] Medidas sequenciais desta proteína em adultos mostraram que o uso desta estratégia aumenta a sensibilidade do diagnóstico de apendicite aguda de 60% na admissão do paciente para 86% em uma segunda medida (4 horas mais tarde), 95% para uma terceira medida (8 horas mais tarde) e para 100% para uma quarta medida (12 horas mais tarde). A especificidade (55% a 67%) não alterou durante essa avaliação seqüencial.[4]

  Proteína C-reativa elevada em conjunto com leucocitose e neutrofilia são descritos como altamente sensíveis

(97% a 100%). Se todos esses três dados não forem encontrados a chance de ser apendicite aguda é baixa.[4]

- **Exame de urina tipo I:** pode estar alterado com leve piúria, proteinúria e até hematúria, porém esses dados servem mais para se afastar uma infecção do trato urinário ou litíase como diagnósticos diferenciais do que servirem para diagnóstico de apendicite aguda. Lembrar que em casos de apendicite aguda com a ponta do apêndice inflamada e próxima à bexiga pode ocorrer leucocitúria.
- **Teste de gravidez (βHCG):** importante naquelas mulheres com vida sexual ativa onde a diferenciação com gravidez, particularmente nos casos de complicação como gravidez ectópica deve ser afastada.

De maneira geral, se os sintomas clínicos apareceram a menos de 24 horas, normalmente esses exames laboratoriais pouco acrescentarão ao diagnóstico, porém, se os sintomas clínicos estiverem presentes a mais de 36 a 48 horas, esses exames, juntamente com a história clínica e o apurado exame físico, poderão ajudar.

Nenhum exame laboratorial isoladamente ou em conjunto com outros é suficientemente exato para diagnosticar apendicite. Não existe, até o presente momento, nenhum exame laboratorial patognomônico para diagnóstico de apendicite aguda.

## Radiografia simples de abdome

Muito utilizada no passado as radiografias simples de abdome são pouco utilizadas atualmente em razão do aparecimento de métodos de imagem mais precisos e que nos fornecem mais informações a respeito da cavidade abdominal como a ultrassonografia e a tomografia computadorizada.

Vários sinais radiológicos foram descritos que podem auxiliar no diagnóstico, sem serem específicos de apendicite aguda como: escoliose dextro côncava da coluna, borramento da gordura do peritônio parietal, alça intestinal "sentinela" no quadrante inferior direito, presença de fecalito no quadrante inferior direito, borramento do músculo psoas direito, sinais de obstrução intestinal, "massa" em quadrante inferior direito, deformidade da sombra gasosa cecal, apêndice visível com gás e pneumoperitôneo. Um dos sinais radiológicos mais específicos é a presença de fecalito encontrado em 13% a 22% dos pacientes com apendicite aguda e em apenas 1% a 2% dos pacientes sem apendicite.[4] Esse apendicolito é encontrado em 45% a 100% das vezes nos casos onde ocorre perfuração.

Deve ser lembrado que em mais de 70% dos casos de apendicite aguda em crianças a radiografia simples de abdome é normal.

Devido ao fato de os achados radiológicos em apendicite aguda não complicada em crianças serem muito pouco sensíveis e não específicos, as radiografias simples de abdome devem ser solicitadas apenas nas situações suspeitas de pneumoperitôneo, obstrução intestinal, suspeita de massa abdominal ou história pregressa de cálculo renal ou colelitíase.

## Ultrassonografia

A ultrassonografia de abdome (US) constitue-se atualmente em um exame quase que de rotina na avaliação dos pacientes com suspeita clínica de apendicite aguda onde a história clínica e o exame físico não foram suficientes para o diagnóstico final.

Constitue-se em exame de fácil realização, barato e com boa margem de acerto. Porém, uma de suas grandes limitações é o fato de ser operador dependente.

Em mulheres com vida sexual ativa e em fase reprodutora, o US é de fundamental importância uma vez que consegue identificar alterações em órgãos pélvicos como ruptura de cistos de ovário, torção de ovário, gravidez ectópica rota ou não, abscessos tubo-ovarianos e outras patologias ginecológicas que podem confundir o diagnóstico de apendicite aguda (veja a seguir Diagnósticos Diferenciais).

Diagnósticos ultrassonográficos de apendicite aguda incluem:

1. apêndice com mais de 6 mm de espessura (encontrado em 82% a 100% dos casos de apendicite aguda);
2. sinal "em alvo" com cinco camadas concêntricas (52%);
3. distensão ou obstrução do lúmen apendicular que torna o apêndice não ou pouco compressível (47%);
4. aumento de ecogenicidade da parede do apêndice (13% a 54%);
5. presença de apendicolito (18% a 29%);
6. líquido pericecal ou perivesical (0% a 5%);
7. espessura da parede apendicular maior que 2 mm; e
8. ausência de peristaltismo. A não visualização do apêndice tem sido relatada com um índice de 98% de falso-negativo, lembrando-se que o apêndice normal não é visualizado de 33% a 51% dos casos e em 10% dos casos de apendicite aguda.[12]

O aparecimento do US com Doppler colorido vem auxiliando na avaliação da inflamação do trato intestinal. A atividade da inflamação é proporcional à intensidade do sinal colorido detectado dentro da parede do intestino pelo Doppler.[4]

Em mãos experientes, a literatura mostra sensibilidade variando de 75% a 90%, especificidade de 86% a 100%, acurácia de 87% a 96%, valor preditivo positivo de 91% a 94% e negativo de 89% a 97% para o diagnóstico de apendicite aguda. Algumas séries em crianças mostraram uma sensibilidade de 88% a 92%.[12]

Uma meta-análise utilizando o US como exame diagnóstico entre 17 trabalhos envolvendo 3.358 pacientes dos quais 1.247 com apendicite aguda, mostrou que o US naqueles pacientes com sinais clássicos de apendicite deve ser evitado em razão do alto índice de falso-negativos. Nos pacientes com baixa probabilidade de apendicite aguda, o US deve ser evitado como exame de rotina devido ao alto índice de falso-positivo.[13]

A ultrassonografia vem modificando a avaliação dos pacientes com dor abdominal na última década e isso também vale para aqueles casos duvidosos de apendicite e nas pacientes do sexo feminino e em idade reprodutora onde se precisam excluir patologias ginecológicas. Também naqueles pacientes muito jovens ou muito idosos onde existe certa dificuldade de diagnóstico os US vêm se tornando arma importante no arsenal diagnóstico atual.

## Tomografia computadorizada

A tomografia computadorizada (TC) quando comparada a US apresenta algumas vantagens como ser operador independente, relativamente fácil de ser realizada e os resultados são de fácil interpretação. Por outro lado, é um exame mais caro que a US, expõe o paciente à radiação e, quando é feita com contraste via retal torna-se um exame invasivo (Tabela 55.5).

Com o advento da TC helicoidal as imagens ficaram mais nítidas e o exame mais rápido e preciso, particularmente a técnica da "tomografia apendicular" onde o exame é feito após a infusão retal de contraste com cortes de 5 mm iniciando-se 3 cm acima do ceco e estendendo-se 12 a 15 cm distalmente. Esta técnica tem mostrado resultados de sensibilidade variando de 97% a 100% e de especificidade de 94% a 98%.[12]

Os sinais tomográficos descritos na literatura são:

1. borramento da gordura periapendicular (100%);
2. apêndice distendido maior que 6 mm de diâmetro (93%);
3. espessamento focal apical do ceco (69%);
4. apendicolito;
5. adenopatia regional;
6. abscesso; e
7. líquido pericecal.[12]

Alguns estudos já mostram o impacto do uso da TC de abdome em crianças com suspeita de apendicite aguda como diminuição do número de apendicectomias não terapêuticas, diminuição do número de perfurações e diminuição do tempo de observação naquelas crianças candidatas à observação clínica antes da cirurgia.[12]

Particularmente em idosos, onde os sintomas clínicos podem ser mascarados por outras patologias, o uso liberal da TC tem sido indicado com o intuito de se diminuírem as taxas de perfuração e formação de abscessos em casos de apendicite aguda complicada.

## Laparoscopia diagnóstica

Atualmente, a laparoscopia diagnóstica em casos de suspeita de apendicite aguda tem sido reservada para aqueles casos onde existe dúvida diagnóstica e, principalmente, em pacientes do sexo feminino em idade reprodutora onde, além de diagnóstica a laparoscopia poderá ser terapêutica, particularmente, em se tratando de patologias ginecológicas.[1]

Dúvida persiste ainda em relação à remoção ou não do apêndice normal nesta situação. A maioria dos estudos sugere a remoção do apêndice normal apenas se outra causa não for encontrada durante a laparoscopia.[14]

Deve ser lembrado que a laparoscopia diagnóstica é um método de investigação invasivo que necessita de anestesia geral com possibilidades de complicações inerentes ao ato anestésico além do ato cirúrgico em si.

## Diagnóstico diferencial

O diagnóstico diferencial de apendicite aguda deve ser feito com uma série de patologias intra-abdominais que poderão ser excluídas através de uma boa história clínica e um apurado e detalhado exame físico. Geralmente, em pacientes do sexo masculino, a diferenciação diagnóstica é mais fácil. Porém em mulheres, principalmente em idade reprodutora, patologias ginecológicas poderão mimetizar um quadro de apendicite aguda e, nessa situação, o exame ginecológico deve ser etapa obrigatória. Em algumas situações, apesar de um exame clínico rigoroso, essas patologias ginecológicas apenas serão afastadas quando

**Tabela 55.5** Comparação entre US e TC na avaliação de suspeita de apendicite aguda.

| | US | TC |
| --- | --- | --- |
| Sensibilidade | 85% | 90% a 100% |
| Especificidade | 92% | 95% a 97% |
| Vantagens | • Seguro<br>• Relativamente barato<br>• Pode excluir patologias pélvicas (mulheres)<br>• Melhor para crianças | • Mais preciso<br>• Melhor para identificar abscessos e flegmões<br>• Melhor para identificar apêndice normal |
| Desvantagens | • Operador dependente<br>• Avaliação prejudicada por gases e distensão abdominal<br>• Dor durante o exame | • Custo<br>• Radiação<br>• Necessidade de ingestão/infusão de contraste |

da realização de exames complementares e métodos de imagem como foi comentado anteriormente.

A Tabela 55.7 mostra os principais diagnósticos diferenciais que devem ser pensados na diferenciação com apendicite aguda.

## Tratamento

O tratamento da apendicite aguda é a remoção do apêndice (apendicectomia). Em razão de o rápido tratamento ser importante para se evitar complicações graves e a cirurgia de certa forma fácil, admite-se uma margem de erro que varia estatisticamente entre 15% e 20% de apendicectomias não terapêuticas.

A videolaparoscopia vem sendo cada vez mais utilizada na remoção do apêndice e vários estudos mostram vantagens e desvantagens do método quando comparado com a apendicectomia clássica.[3,14] Importante revisão realizada pela biblioteca Cochrane em 2002 mostrou que a apendicectomia videolaparoscópica apresentou uma taxa menor de infecção de parede, menos dor no pós-operatório, mais rápido retorno ao trabalho e aos esportes, menor período de íleo. Em contrapartida, o uso de videolaparoscopia aumentou em três vezes o aparecimento de abscessos intra-abdominais, maior tempo cirúrgico e, portanto, maior tempo de anestesia e maior custo total.[14] No caso de mulheres e pacientes obesos de ambos os sexos a laparoscopia parece ser o método de escolha segundo a literatura atual.[13,14]

Existe um tipo peculiar de apendicite denominada apendicite hiperplástica que ocorre em torno de 7% das apendicites, na qual o apêndice torna-se intensamente bloqueado por epíploon, alças de delgado próximas e peritô-

---

**Tabela 55.6** Exames complementares que podem auxiliar no diagnóstico.

| Exames | |
| --- | --- |
| 1. Exames laboratoriais | • Leucograma com diferencial<br>• Proteína C-reativa<br>• Urina tipo I<br>• Teste de gravidez (ßHCG) |
| 2. Exames radiológicos | Raios X simples de abdome<br>• 3 posições (em pé, deitado e com cúpulas) |
| 3. Métodos de imagem | • US abdome<br>• Tomografia computadorizada |
| 4. Laparoscopia diagnóstica | |

---

**Tabela 55.7** Principais diagnósticos diferenciais com apendicite aguda.

| Gastrointestinal | Ginecológico | Pulmonar |
| --- | --- | --- |
| Dor abdominal de causa desconhecida | Prenhez ectópica | Pleurite |
| Colecistite | Torção de cisto de ovário/trompa | Pneumonia basilar |
| Doença de Crohn | Ruptura de cisto de ovário | Infarto pulmonar |
| Diverticulite | Doença inflamatória pélvica | |
| Úlcera péptica gastro duodenal | Abscesso tubo-ovariano | Sistêmico |
| Úlcera péptica perfurada | Salpingite | Cetoacidose diabética |
| Gastroenterocolite | "Dor do meio" (Mittelschmerz) | Porfiria |
| Obstrução intestinal | Endometriose | Púrpura de Henoch-Shönlein |
| Intussuscepção | | |
| Diverticulite de Meckel | Urológico | Outros |
| Linfadenite mesentérica | Cólica renal direita | Psoíte direita |
| Enterocolite necrotizante | Infecção urinária | Hematoma de m. reto abdominal |
| Neoplasias | Pielonefrite | Parasitose intestinal |
| Apendagite | Prostatite | Hérnia inguinal direita |
| Pancreatite | Torção testicular | |
| Volvo | Orquite/Epididimite | |

nio parietal formando uma massa tumoral. Clinicamente o tempo de história é mais longo (5 a 10 dias), o ritmo intestinal está mantido e os sinais de irritação peritoneal são bem localizados e pouco intensos. O que chama atenção é a massa palpável que ocupa a fossa ilíaca direita. O tratamento, geralmente, é expectante com jejum, hidratação e antibioticoterapia até que o processo inflamatório regrida. Alguns autores recomendam a realização de apendicectomia clássica de rotina após 3 a 8 semanas devido à recorrência que pode ocorrer (20% dos pacientes apresentam recorrência do quadro) enquanto outros apenas indicam a cirurgia se o paciente retornar sintomático. Logicamente a não regressão da tumoração, piora clínica ou se houver qualquer dúvida em relação ao diagnóstico diferencial com neoplasia, devem ser indicativos de cirurgia.

A literatura ainda mostra casos de resolução espontânea de apendicite aguda (1 para 13 casos de apendicite aguda) com taxa de recorrência de 38% no primeiro ano pós-tratamento. O tratamento não operatório de apendi-

cite aguda, apenas com antibioticoterapia, mostra uma taxa de 40% de falha neste tipo de procedimento o que torna esse tipo de conduta proibitiva.[13]

O algoritmo final mostra a conduta nos casos de suspeita de apendicite aguda.[7]

As bactérias mais comumente isoladas nos casos de apendicite aguda são a *Escherichia coli, Enterococcus sp, Bacteroides fragilis, Peptostreptococcus, Pseudomonas aeroginosa, Fusobacterium sp e Streptococcus grupo D*.

O esquema antibiótico vai depender do estágio da doença.[7,15] Atualmente, os esquemas citados a seguir são os mais utilizados:

**a)** Apendicite aguda não complicada:
- Cefazolina (Kefazol®); ou
- Cefalotina (Keflin®) 2,0 g E.V.; ou
- Cloranfenicol (Quemicetina®); ou
- Cefoxitina (Mefoxin®).

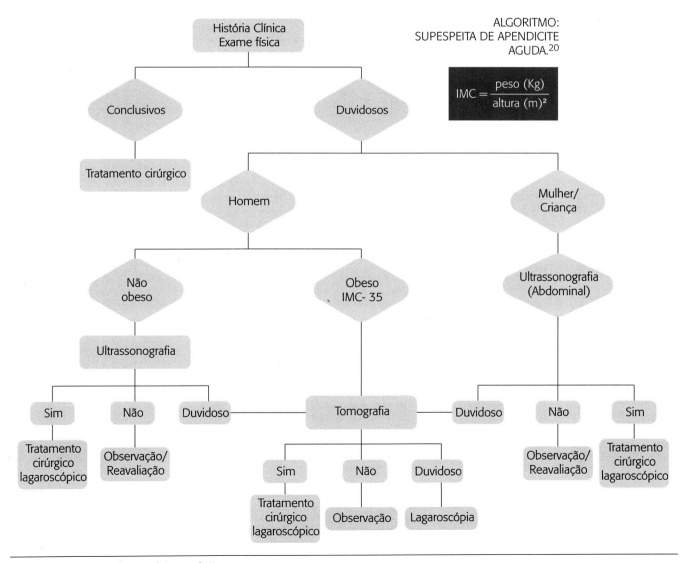

**Figura 55.1** Suspeita de apendicite aguda.[20]

Administrar a primeira dose após a indicação cirúrgica, antes da cirurgia, e repetir mais 3 doses ou completar 24 horas.

**b)** Apendicite aguda complicada (perfurada/gangrenada): Vários esquemas podem ser utilizados:

- Ceftriaxone (Rocefin®) + Metronidazole (Flagyl®); ou
- Cloranfenicol (Quemicetina®) + Metronidazole (Flagyl®); ou
- Ciprofloxacin (Cipro®) + Metronidazole (Flagyl®); ou
- Garamicina (Amikacina®) + Metronidazole (Flagyl®). Manter antibioticoterapia por 5 – 7 dias.

Em peritonites graves guiar-se através da cultura e antibiograma para a mudança do esquema antibiótico. Se o Gram mostrar cocos Gram + acrescentar Ampicilina.

## Considerações finais

Apendicite é uma condição clínica com significante morbidade e mortalidade, particularmente em extremos de idade.

A fisiopatologia da apendicite aguda consiste na obstrução luminal do apêndice seguido por isquemia, necrose e perfuração levando a irritação peritoneal. Esta evolução pode ser observada clinicamente através das alterações da característica da dor e do exame físico.

O quadro típico é de uma dor inicialmente vaga localizada no epigástrio ou região periumbilical, acompanhada de anorexia, náuseas e vômitos. Com a evolução, a dor localiza-se mais na região do quadrante inferior direito. A febre geralmente é baixa.

No exame físico, a presença de rigidez abdominal e descompressão brusca localizada na região do quadrante inferior direito são os dados mais sugestivos.

Nas situações em que a história clínica e o exame físico são atípicos e, principalmente nas mulheres em idade reprodutora, os exames complementares (laboratoriais e de imagem) devem ser solicitados.

Atualmente a TC tem se mostrado superior a US nos casos de dúvida diagnóstica.

O tratamento é cirúrgico com pouca diferença entre a apendicetomia clássica aberta e a videolaparoscópica. Essa última tem tido preferência para pacientes do sexo feminino e obesos (homens ou mulheres).

## Referências bibliográficas

1. Hardin JR DM. Acute appendicitis: review and update. Am Fam Physician. 1999;60:2027-34.
2. Bugliosi TF, Meloy TD, Vukov LF. Acute abdominal pain in the elderly. Ann Emerg Med. 1990;19:1383-1386.
3. Rothrock SG, Pagane J. Acute appendicitis in children: Emergency department diagnosis and management. Ann Emerg Med. 2000;36(1):39-51.
4. Birnbaum BA, wilson SR. Appendicitis at the millennium. Radiology. 2000;215:337-348.
5. Wagner J, Mckinney W, Paul W, Carpenter JL. Does this patient have appendicitis? JAMA, 1996;276(19):1589-1594.
6. Martins Jr OM: Apendicite Aguda In: Steinman M, Steinman E, Poggetti RS, Birolini D. Condutas em cirurgia de urgência. Editora Atheneu Cap. 2003;15:95-102.
7. Kraemer M, Franke C, Ohmann C, et al. Acute appendicitis in late adulthood: incidence, presentation, and outcome. Results of a prospective milticenter acute abdominal pain study and a review of the literature. Langenbeck's Arch Surg. 2000;385:470-481.
8. Horattas MC, Guyton DP, Wu D. A reappraisal of appendicitis in the elderly. Am J Surg. 1990 Sep;160(3):291-3.
9. Kozar AZ, Roslyn JJ. The appendix. In: Schwartz SI: Principles of Surgery. McGraw-Hill Companies 7ª. ed. cap. 27, 1999.
10. Jones PF. Suspected acute appendicitis: trends in management over 30 years. Brit J Surg. 88(12):1570-1577; 2001.
11. SIVIT CJ, SIEGEL MF, KIMBERLY E, et al. When appendicitis is suspected in children. *RadioGraphics* 2001;21:247-262.
12. Wilcox RT, Traverso W. Have the evaluation and treatment of acute appendicitis changed with new technology? Surg Clin North Am. 1997;77(6):1355-1370.
13. Sauerland S, Lefering R, Neugebauer EAM. Laparoscopic versus open surgery for suspected appendicitis (Cochrane Review). In: The Cochrane Library, Issue 2, 2002. Oxford: Update Software.
14. Solomkin JS, mazuski JE, Baron EJ et al. Guidelines for the selection of anti-infective agents for complicated intra-abdominal infections. Clin Infect Dis. 2003;37:997-1005.

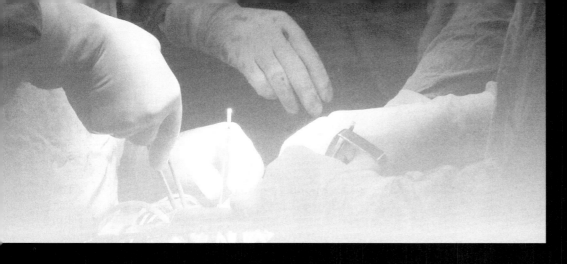

Milton Steinman

# Aspectos Diagnósticos e Terapêuticos da Pancreatite Aguda

## Introdução

A pancreatite aguda (PA) é uma das mais comuns doenças gastroenterológicas cuja incidência para cada 100 mil habitantes varia de 5 a 80 casos por ano.[1] Esta variação é devida a evolução dos métodos diagnósticos, fatores geográficos e, também, a um aumento do consumo de álcool em alguns países, bem como a incidência de colelitíase em algumas áreas.

A PA é uma doença que tem como substrato um processo inflamatório da glândula pancreática com envolvimento variável de outros tecidos e órgãos regionais ou de órgãos a distância como, por exemplo, os pulmões. A pancreatite aguda é decorrente da ação de enzimas inadequadamente ativadas, que se traduz por edema, hemorragia e até necrose pancreática e peripancreática, acompanhado de repercussão sistêmica que vai da hipovolemia ao comprometimento de múltiplos órgãos e sistemas e, finalmente, ao óbito.[2]

Embora a maioria dos casos possa ter uma evolução favorável, cerca de 10% dos pacientes podem apresentar a forma grave da doença. Uma das características da doença é sua apresentação diversa e resultados distintos. Isso pode ser explicado pelo fato de tratar-se de afecção de etiologias diferentes, quadro clínico variado e evolução, muitas vezes, imprevisível. Disso resulta a enorme gama de condutas e publicações, muitas vezes divergentes.

A terminologia da PA bem como de suas formas complicadas pode gerar dúvidas e controvérsias. As definições, da doença inflamatória pancreática, têm sido objeto de inúmeros debates e conferências ao longo das últimas décadas.[4,7] Alguns termos caíram em desuso tais como flegmão e pancreatite hemorrágica e não são recomendados.

Ao longo dos últimos anos, a elevada mortalidade comumente associada a PA tem sido reduzida em virtude de uma melhor compreensão da doença e dos avanços diagnósticos e terapêuticos, especialmente relacionados à terapia intensiva. A base do tratamento está associada ao diagnóstico da doença e da etiologia, estratificação da gravidade e reanimação volêmica. Neste capítulo, abordaremos os aspectos etiológicos e etiopatogênicos da doença, enfocando também critérios diagnósticos e as principais condutas a serem utilizadas na prática clínica.

## Etiologia

O início do processo inflamatório do pâncreas é desencadeado por vários mecanismos. Com base em evidências epidemiológicas, admite-se, na atualidade, que aproximadamente 80% das pancreatites agudas estão relacionadas a algum fator etiológico, destacando-se a doença biliar litiásica como um dos principais fatores etiológicos nos países ocidentais (Tabela 56.1).

O álcool merece consideração especial em virtude de a literatura ser, muitas vezes, conflitante no que diz respeito à sua ação como fator etiológico da pancreatite aguda. Quando ocorrem episódios recidivantes de pancreatite, o alcoolismo pode dar continuidade a surtos de pancreatite crônica agudizada. A ingesta alcoólica é a causa mais comum de pancreatite crônica. A maioria dos pacientes desenvolve sintomas após muitos anos de ingesta (geralmente entre 6 e 10 anos). A presença de cálculos intraductais no pâncreas favorece o diagnóstico da pancreatite de etiologia alcoólica.

**Tabela 56.1** Causas de pancreatite aguda.

- litíase biliar;
- pós-operatório;
- pâncreas *divisum*;
- pós-trauma;
- colangiopancreatografia retrógrada endoscópica;
- obstrução do ducto pancreático (neoplasias, ascaridíase);
- sangramento do ducto pancreático;
- álcool;
- hipercalcemia;
- hipertrigliceridemia;
- veneno de escorpião;
- hereditária;
- infecciosas:
  - caxumba;
  - citomegalovírus;
  - criptococo;
  - micobactérias.
- vascular/isquemia:
  - periarterite nodosa;
  - ateroembolismo;
  - circulação extracorpórea.
- idiopática.

A história natural dos pacientes com pancreatite aguda biliar difere daquela presente nos doentes com pancreatite alcoólica. Nos doentes com etiologia alcoólica pode haver comprometimento endócrino e exócrino após a resolução do episódio agudo diferentemente do que ocorre naqueles de etiologia biliar. Da mesma forma, neste grupo de pacientes, raramente se observa evidência de alteração glandular histológica após a resolução do quadro.

Além destas causas, devemos ter em mente outras possibilidades, tais como: o uso de medicamentos (Tabela 56.2), a hipertrigliceridemia, a hipercalcemia, a causa viral e o trauma, entre outras.[8] Níveis acima de 1000 mg/dl de amilase podem ser encontrados em distúrbios do metabolismo de lípides do tipo Frederickson I, II, V, em diabéticos e alcoólatras. A hipercalcemia (níveis de cálcio total acima de 10,5 mg/dl) pode ser decorrente de hiperparatireoidismo primário e secundário, malignidades e doenças do metabolismo ósseo. A ativação do tripsinogênio parece decorrer de altas concentrações de cálcio intracelular evidente na hipercalcemia e durante a circulação extracorpórea.[9]

Não é incomum a neoplasia intraductal ou mesmo os tumores de papila se manifestar inicialmente como pancreatite aguda. Portanto, a possibilidade de tumores pancreáticos ou da papila deve ser pensada no diagnóstico diferencial, principalmente em pacientes idosos. O pâncreas *divisum* e o anular são anormalidades congênitas que podem produzir também a PA obstrutiva mesmo na idade adulta.[10]

Os pacientes com Síndrome da Imunodeficiência Adquirida têm elevada incidência de PA. Em parte, isto se deve a infecções envolvendo o tecido pancreático (criptococus, citomegalovírus, criptosporidiose, toxoplasmose ou infecções por Mycobacterium *tuberculosis* ou *Mycobacterium avium*) ou ainda relacionados ao uso de medicamentos (ganciclovir, sulfametoxazol-trimetopim). Em paciente portador de AIDS, concentrações séricas elevadas de amilase podem ser encontradas mesmo sem evidências de PA, podendo estar relacionado a anormalidades da função tubular renal e elevações da fração salivar da amilase.[2]

Embora muitas outras etiologias já estejam estabelecidas (trauma, infecciosas, vasculares e manuseio endoscópico), uma parcela não desprezível permanece com a etiologia desconhecida, sendo, portanto, denominada idiopática. A etiologia da PA deve ser determinada em 80% dos casos e não mais de 20% dos pacientes devem ser classificados como PA idiopática. O diagnóstico de PA idiopática não deve ser aceito sem que se tenha realizado uma rigorosa pesquisa para cálculos biliares, no mínimo através de duas ultrassonografias de boa qualidade.[3]

**Tabela 56.2** Drogas relacionadas a etiologia da pancreatite aguda.[11]

| | |
|---|---|
| Alfa-metildopa | Isoniazida |
| 5-aminosalicilato | Mercaptopurina |
| Azatioprina | Metronidazol |
| Cimetidina | Pentamidina |
| Citosina arabinosideo | Procainamida |
| Dexametasona | Sulfametoxazol |
| Eritromicina | Tetraciclina |
| Etinilestradiol | Trimetoprim |
| Furosemida | Ácido valproico |
| Ganciclovir | |

Usualmente a investigação etiológica é realizada através de uma anamnese e exames físicos rigorosos, provas de função hepática e ultrassom de abdome. Quando esta investigação é inconclusiva e não se tem aparente a causa biliar ou alcoólica como responsável pela PA, a investigação da etiologia deve voltar-se para outras possibilidades. Durante a fase de recuperação, se deve pesquisar alterações metabólicas e causas virais, bem como repetir a ultrassonografia. Eventualmente, caso persista a dúvida quanto ao agente etiológico deve-se excluir câncer de pâncreas, microlitíase e pâncreas *divisum* através de outros métodos de imagem tais como a tomografia, o ultrassom endoscópico e a colangioressonância magnética, dependendo da disponibilidade e da experiência do serviço.

No que diz respeito à investigação de pancreatite hereditária, as indicações para a análise do tripsinogênio catiônico (PRSS1) em pacientes sintomáticos são as seguintes:[12]

1. Crises recorrentes (dois ou mais episódios separados e documentados de hiperamilasemia) sem explicação aparente; ou
2. Pancreatite crônica idiopática; ou
3. História familiar de pancreatite em parentes de 1º ou 2º graus; ou
4. História familiar de diabetes tipo I ou carcinoma de pâncreas; ou
5. Episódio inexplicado de PA documentada em criança que necessitou de internação.

Na Tabela 56.3 expomos uma sequência de investigação etiológica da pancreatite aguda.

**Tabela 56.3** Investigação da causa da pancreatite aguda.

- História
- Cólica biliar pregressa
- Ingesta alcoólica
- História familiar
- Uso de drogas e medicamentos
- Exposição a causas virais ou sintomas prodrômicos
- Investigação inicial (Fase aguda)
- Dosagem de enzimas pancreáticas plasmáticas
- Testes de função hepática
- Ultrassom da vesícula biliar
- Investigação ulterior (fase de recuperação)
- Dosagem de lipídeos plasmáticos
- Cálcio sérico
- Sorologia de anticorpos virais
- Repetir ultrassom
- Colangio ressonância
- Tomografia helicoidal de abdomen
- Outras Investigações (mais utilizadas na PA idiopática ou recorrente
- Ultrassom da vesícula biliar
- Ultrassom endoscópico
- Marcadores autoimunes
- Colangiopancreatografia endoscópica (incluindo citologia)
- Testes de função pancreática para excluir pancreatite crônica

## Fisiopatologia

A unidade funcional do pâncreas é o ácino. Numerosas enzimas pancreáticas são secretadas sob a forma de pró-enzimas e tripsinogênio. As pancreatites agudas decorrem da ativação de enzimas pancreáticas ainda dentro do pâncreas, associada à perda dos compartimentos intra e extracelulares e à obstrução do transporte secretório pancreático.

A impactação transitória de pequenos cálculos na ampola de Vater é explicada como causa da pancreatite biliar. A obstrução provocada pelo cálculo ou pelo edema da papila duodenal resulta em elevação da pressão intraductal, o que desencadeia o início do processo inflamatório. A obstrução causada pelo cálculo é geralmente temporária, ocorrendo frequentemente a migração do cálculo. A pancreatite biliar pode ser precedida por cólica biliar, confirmada pelo achado ultrassonográfico de colelitíase, podendo-se ou não ter evidências de cálculo com dilatação em vias biliares. Nos casos em que a etiologia da pancreatite é biliar a remoção ulterior da causa (colecistectomia e eventual retirada dos cálculos das vias biliares) impede a recidiva do quadro.

Em relação ao álcool, a teoria tóxica metabólica da pancreatite alcoólica preconiza que o álcool é diretamente tóxico para a célula acinar através de alterações do metabolismo intracelular. A persistência desta agressão induziria a formação de fibrose desencadeando o processo de cronicidade. Este conceito recebe a denominação de teoria necrose-fibrose com evidências deste fenômeno na pancreatite hereditária. O defeito genético da pancreatite hereditária produziria pancreatite aguda recidivante desde a infância, levando quase que invariavelmente a processo crônico na idade de adulto jovem.[13]

Nos últimos anos, várias mutações genéticas têm sido associadas à pancreatite aguda e crônica com início dos surtos na infância. Estas mutações estariam relacionadas com o gene do tripsinogênio catiônico, o gene inibidor da secreção de tripsina pancreática (PSTI) e o gene regulador transmembrana da fibrose cística (CFTR).[10]

Apesar de várias causas agirem no aparecimento da PA, a via final comum é a ativação prematura de proteases digestivas no interior das células acinares.[14]

Comumente a ativação das proenzimas se faz quando de sua liberação no duodeno. Estudos experimentais recentes sugerem que a exposição do tripsinogênio a enzimas lisossomais como a catepsina B promove a ativação precoce da tripsina.[15,16,17] Ocorrendo a destruição da célula acinar dá-se início a amplificação dos fenômenos inflamatórios, levando a um círculo vicioso de necrose e inflamação. Hoje, se aceita que essa ativação ocorre na célula acinar e que uma das enzimas ativadas, provavelmente a tripsina, determinaria a ativação de outras enzimas, desencadeando assim uma reação em cadeia. Essas enzimas, ativando-se no pâncreas e nos tecidos peripancreáticos, ocasionariam as alterações já bem conhecidas (edema, fenômenos vasculares e hemorrágicos, necrose gordurosa do tecido pancreático e peripancreático), além de promover alterações a distância, por via sanguínea e linfática, principalmente sobre os pulmões e rins.

Além da ativação enzimática, ocorre estresse oxidativo, prejuízo da microcirculação pancreática e liberação de citoquinas (em particular, a interleucina-1, fator de necrose tumoral e óxido nítrico) que contribuem tanto na gênese da lesão pancreática como das complicações extra-pancreáticas (Tabela 56.4).

O princípio fisiopatológico da ativação enzimática está na alteração da microcirculação. A lesão isquêmica seguida de reperfusão pode ser imputada como a causa deste fenômeno, participando deste processo: os radicais livres de oxigênio e os leucócitos polimorfonucleares produzidos no tecido isquêmico.[18]

O processo pode ficar restrito ao parênquima pancreático ocasionando somente a pancreatite intersticial (quadro clínico leve a moderado) como pode ocorrer necrose do parênquima e do tecido peripancreático – pancreatite necrotizante (quadro grave). Estudos realizados no Laboratório de Investigação Médica da USP (LIM 35) demonstram claramente que a intensidade do processo depende da qualidade das enzimas presentes no tecido pancreático no momento em que se desencadeia o processo.[19]

**Tabela 56.4** Complicações sistêmicas da pancreatite aguda.

| Categoria | Complicações |
|---|---|
| **Cardiovasculares** | • Hipovolemia<br>• Hipotensão<br>• Choque |
| **Renais** | • Oligúria<br>• Insuficiência renal |
| **Hematológicas** | • Trombose<br>• Coagulação intravascular disseminada |
| **Pulmonares** | • Hipoxia<br>• Atelectasia<br>• Derrame pleural<br>• Insuficiência respiratória |
| **Metabólicas** | • Hipocalcemia<br>• Hiperglicemia<br>• Hipertrigliceridemia<br>• Acidose metabólica |
| **Gastrointestinais** | • Varizes gástricas<br>• Hemorragia digestiva<br>• Pseudoaneurisma |
| **Outras** | • Necrose gordurosa periférica<br>• Encefalopatia |

## Diagnóstico

### Quadro clínico

Nem sempre o quadro clínico da pancreatite aguda é característico, o que, por vezes, torna difícil o seu diagnósti-

co. As manifestações clínicas são bastante diversas e estão na dependência da gravidade da doença. O quadro clássico de apresentação é a dor abdominal de início súbito, de forte intensidade, em faixa, principalmente em epigastro com irradiação para o dorso, e frequentemente está associada a náuseas e vômitos. Muitas vezes, há relação do início do quadro com a ingestão de alimentos gordurosos ou de álcool.

Geralmente, a dor abdominal aumenta de intensidade após algumas horas até alcançar um determinado nível, onde pode permanecer por alguns dias. A persistência da dor, além deste período, pode associar-se a complicações tais como coleções, pseudocisto e necrose.

As manifestações clínicas são similares, independentemente da causa da afecção, mesmo em episódios agudos em pacientes com pancreatite crônica.

A dor abdominal tem intensidade variável e não tem relação direta com a gravidade da doença, ou seja, pode ter uma apresentação menos intensa tanto em casos leves como nos de pancreatite grave.

A pancreatite aguda pode cursar sem dor abdominal e ocorre em casos de choque de origem indeterminada, no período pós-operatório, em transplantados renais e dialíticos e na cetoacidose diabética.

A dor abdominal é tipicamente acompanhada (em cerca de 90% dos casos) por náuseas e vômitos. O paciente pode estar agitado, inquieto e mostrar alívio com a mudança de posição.

O exame físico é bastante variável, em função da forma anátomo-patológica da PA, podendo o doente apresentar-se em bom estado geral até em condições gravíssimas.

A icterícia pode estar presente em cerca de 25% dos casos, seja por coledocolitíase, associada ou não a colangite, seja pela passagem do cálculo através da via biliar ou ainda devido a alterações hepáticas (em casos de pancreatite grave) .O exame físico abdominal pode eventualmente revelar sinais de irritação peritoneal, mais evidente na região epigástrica. Por vezes, o doente pode apresentar-se com sinais evidentes de peritonite com abdome em tábua, o que leva o cirurgião a precipitar a indicação cirúrgica. É comum o achado de distensão abdominal associada à diminuição ou ausência de ruídos hidroaéreos, tendo em vista o íleo paralítico associado. A presença de massa abdominal é raramente observada e quando presente deve-se suspeitar de edema pancreático ou complicação local, como por exemplo, o pseudocisto ou abscesso pancreático.

A presença de febre é incomum nos casos leves. Quando presente nas fases iniciais, pode representar resposta inflamatória sistêmica mediada por citoquinas ou colangite aguda (se existe obstrução biliar associada). A febre decorrente de infecção bacteriana associada à necrose infectada não ocorre antes de 2 a 3 semanas.[2]

Observa-se com relativa frequência evidências de efusão pleural, especialmente no hemitórax esquerdo. Outras complicações respiratórias que podem ocorrer são a hipoxemia (relacionada à atelectasias) e a insuficiência respiratória por ação da fosfolipase A ativada sobre o surfactante pulmonar. Além deste, vários outros fatores têm sido associados ao edema pulmonar,como radicais livres, fator de necrose tumoral e fator ativador de plaquetas.[20]

Nas formas graves da doença, o paciente pode exibir sinais sistêmicos já na apresentação inicial, caracterizados por expressiva perda volêmica secundária ao sequestro líquido no espaço retroperitoneal ou mesmo na cavidade peritoneal e, por vezes, a hemorragias peripancreáticas. Nestas eventualidades, a presença de taquicardia e hipotensão pode estar presente. Raramente observamos a presença de equimose periumbilical (Sinal de Cullen), ou nos flancos (Sinal de Grey Turner), caracterizando a presença de sangue dissecando tais áreas, próximas ao retroperitônio ou junto à glândula. O sangramento pode ocorrer para dentro de um pseudocisto ou mais raramente o sangramento para dentro do ducto pancreático pode ser visualizado por endoscopia (*hemosuccus pancreaticus*).

Pode ocorrer hemorragia digestiva alta tanto em função de úlceras de estresse como decorrente de vômitos excessivos (Síndrome de Mallory Weiss) ou, ainda, devida a microaneurismas (consequente a ação da elastase ativada sobre vasos peripancreáticos).

Outro fator que pode associar-se ao choque decorre da ação vasodilatadora e também depressora do miocárdio através de cininas vasoativas e de leucotrienos.

A hipotensão, a oligúria e a redução do débito cardíaco são comumente observadas nas formas graves da PA. As formas graves da PA representam uma verdadeira catástrofe abdominal.

Tendo em vista a diversidade de apresentações é importante ter em mente alguns diagnósticos diferenciais, que podem ter manifestações semelhantes, especialmente a colecistite aguda, o abdome agudo perfurativo secundário a úlcera perfurada e, também, a isquemia mesentérica. Como já comentamos, quando existe dúvida diagnóstica em doentes com peritonite difusa e sinais de choque, muitas vezes o diagnóstico da pancreatite é feito no intraoperatório.

## Exames laboratoriais

Da mesma forma que comentamos em relação à apresentação clínica, os achados laboratoriais podem ou não mostrar alterações, na dependência da gravidade da doença. Existem dois aspectos importantes na interpretação dos resultados, o primeiro é o diagnóstico da doença e o segundo diz respeito à sua gravidade.

Para o diagnóstico da pancreatite são utilizados testes que refletem a liberação de enzimas pancreáticas através da glândula inflamada. O teste mais utilizado é a dosagem da amilase sérica, cuja concentração alcança 2,5 vezes o valor normal após 6 horas do início dos sintomas agudos e permanece elevada de três a cinco dias. Valores muito elevados, geralmente acima de 1000 IU/dl são característicos (porém não diagnósticos) de pancreatite de causa biliar, enquanto que valores inferiores estão mais comumente associados à etiologia alcoólica.

A sensibilidade da amilase no diagnóstico da pancreatite varia de 55% a 80%. Dos pacientes com dor abdominal e hiperamilasemia, 70% apresentam quadro de pancreatite. Entretanto, a concentração da enzima não tem correlação com a gravidade da doença bem como a sua normalização nem sempre se relaciona com a resolução do quadro. Tendo em vista a meia-vida da amilase, é importante analisar o tempo decorrido desde o início da dor abdominal para a correta interpretação dos níveis encontrados de amilasemia sérica.

Um aspecto importante no diagnóstico diferencial e que pode gerar dúvida são as elevações discretas dos níveis de amilase, que podem ser encontradas em outras emergências abdominais, tais como a úlcera perfurada e a isquemia mesentérica. O aumento da amilase sérica na colecistite aguda é devida provavelmente a pancreatite subclínica coexistente.

Um paciente com pancreatite pode, por outro lado, apresentar concentrações normais da enzima. Várias são as razões: (1) O clearance urinário da amilase aumenta após o início do processo inflamatório, o que pode levar a redução da concentração sanguínea da enzima até valores normais alguns dias após o início dos sintomas. Deste modo, a excreção urinária da amilase pode ser útil no diagnóstico; valores acima de 5000 IU/24 h são considerados anormais. (2) Em pacientes com hiperlipidemia e pancreatite, a determinação química da amilase sofre interferência dos lípides. Por esta razão, os valores séricos da amilase nesta eventualidade podem estar falsamente negativos. Também nestas circunstâncias, a amilase urinária estará elevada. (3) Em pacientes com pancreatite crônica com significativa destruição do parênquima pancreático, não há liberação suficiente de enzima para aumentar a concentração sérica, mesmo na vigência de episódio agudo.

Os métodos usuais de laboratório identificam ambas isoenzimas da amilase, tanto da origem pancreática (tipo-p) como da salivar (tipo-s). A amilase de origem pancreática representa 35% a 50% da amilase sérica normal. Desta forma, pode ocorrer elevação dos níveis de amilase à custa da amilase salivar, como por exemplo, nos tumores salivares e ovarianos, na sialoadenite crônica e em doenças hepáticas. A dosagem das isoamilases é, portanto, pouco útil.

A macroamilasemia é outra condição em que a amilase encontra-se elevada sem haver, entretanto alterações pancreáticas. Nesta eventualidade, as moléculas de amilase aparecem como agregados de macromoléculas, cujo tamanho efetivo e massa molecular são muito maiores do que a amilase normal. Estas macromoléculas são muito grandes para serem filtradas e excretadas pelos rins, de tal modo que sua concentração sérica encontra-se elevada. O diagnóstico deve ser suspeitado na presença de níveis elevados de amilase em pacientes assintomáticos; nesta situação a excreção urinária de amilase é baixa e o diagnóstico pode ser confirmado pela identificação da macroamilase através de eletroforese.

Na presença de PA, uma elevação dos níveis séricos de enzimas hepáticas, especialmente a alanina aminotransferase, acima de três vezes o valor normal, sugere uma causa biliar.[21] Os pacientes com história de elevação dos níveis de triglicérides ou a persistência de níveis elevados após a resolução da PA sugere esta etiologia para a doença.

Outra enzima pancreática bastante utilizada é a lipase. A lipase apresenta maior sensibilidade que a amilase (85%–100%) e permanece elevada por mais tempo, tornando-a mais útil naqueles pacientes que procuram o serviço de emergência mais tardiamente. A lipase também pode elevar-se em outras condições, como por exemplo, na colecistite aguda, na úlcera perfurada e em fraturas ósseas. Valor três vezes superior aos valores normais tem sensibilidade e especificidade próximas a 100% no diagnóstico de PA.

Durante uma inflamação pancreática aguda, várias enzimas digestivas pancreáticas podem ser liberadas na circulação e estão elevadas no plasma. Está incluída a fosfolipase A, a tripsina, a carboxipeptidase A e a colipase. A dosagem destas enzimas, não apresenta vantagem sobre a dosagem de amilase ou lipase no diagnóstico da pancreatite.

Nas formas graves da PA podemos identificar hipoxemia arterial em 50% a 60% dos casos.

Várias alterações podem ser observadas no metabolismo da glicose e do cálcio. A presença de hiperglicemia é um achado comum e valores acima de 200 mg/dl estão associados a um prognóstico desfavorável. Inúmeros fatores contribuem para sua ocorrência: elevação dos níveis de glucagon, do hormônio de crescimento e do cortisol.

A presença de hipocalcemia mais acentuada é outro fator associado a um pior prognóstico. Alguns fatores podem contribuir para este evento como a hipoalbuminemia e a necrose gordurosa (com saponificação do cálcio). A hipomagnesemia também pode ser observada e deve ser corrigida conjuntamente com a correção do cálcio.

## Métodos de imagem

O RX simples de abdome, atualmente, tem pouco valor na vigência de um quadro de PA. Sua indicação é mais importante no diagnóstico diferencial. Entretanto, podem-se identificar algumas imagens sugestivas da afecção, embora não específicas. Como exemplo, destaca-se a presença de alça sentinela, mais comumente a primeira alça jejunal, distendida, junto ao pâncreas. A presença da amputação abrupta do cólon transverso, na metade deste segmento ou próximo ao ângulo esplênico, devido ao espasmo colônico, é outro sinal que podemos encontrar. A presença de calcificação no parênquima sugere pancreatite crônica. O RX de tórax pode revelar efusão pleural, mais comumente à esquerda.

Em 10% a 15% dos casos, imagens radiopacas podem ser observadas no RX simples de abdome, sugerindo a presença de cálculos biliares.

O ultrassom de abdome é um excelente método diagnóstico para a detecção da etiologia biliar, embora sua identificação possa representar alguma dificuldade nos doentes em "íleo paralítico". O exame, entretanto, geralmente não é útil para a visualização do parênquima pancreático inflamado.

Neste sentido, a tomografia de abdome é um exame bastante útil. A tomografia computadorizada é bastante útil para o diagnóstico diferencial da PA de outras condições abdominais de urgência (Figura 56.1). Também é extremamente útil na identificação de complicações locais associadas com a forma grave da doença (Tabela 56.5). É importante ressaltar que o momento da realização da tomografia, quando a mesma é utilizada para avaliar a extensão do comprometimento pancreático, deve ser após a reanimação e tratamento iniciais.

A necrose pancreática ou peripancreática pode ser diagnosticada quando uma parte ou toda a glândula ou as áreas adjacentes não são contrastadas. Para determinar a presença de necrose infectada a tomografia pode ser útil, através da punção com agulha fina, guiada pelo método (Figura 56.2). O material colhido pode ser enviado para pesquisa bacteriológica. Todos os pacientes com sintomas persistentes e necrose maior que 30% e mesmo aqueles com menores áreas de necrose e suspeita clínica de sepse devem ser submetidos à punção aspirativa guiada por tomografia para obter material para cultura. A punção deve ser feita 7 a 14 dias após o início da pancreatite.[3]

A ressonância magnética é útil na distinção entre o pseudocisto não complicado e um que contém debris e necrose na identificação de causa biliar da PA.[21]

## Indicadores de gravidade
### Sinais prognósticos

Considerando a ampla variedade de apresentações da pancreatite aguda, bem como o grande potencial de gravidade da doença, uma das prioridades é a caracterização das formas leves e das formas graves da pancreatite. A PA apresenta um espectro clínico muito amplo, desde formas simples com poucos sintomas até casos de manifestação fulminante de progressão rápida refratários à terapêutica e com evolução fatal em curto espaço de tempo após o início dos sintomas. A identificação precoce dos doentes de risco para o desenvolvimento da forma grave da doença pode permitir uma conduta mais agressiva e reduzir a mortalidade.

A diferenciação entre essas formas pode ser feita pelos critérios prognósticos com base em dados clínicos, laboratoriais e de imagem. Quando as manifestações clínicas são acentuadas ou exuberantes, não existem dúvidas quanto à gravidade de afecção. O primeiro método a ser aplicado na diferenciação é mais utilizado em âmbito ex-

| **Tabela 56.5** Indicações da tomografia computadorizada na PA. |
| --- |
| • Dúvida diagnóstica; |
| • Estadiamento; |
| • Monitoração. |

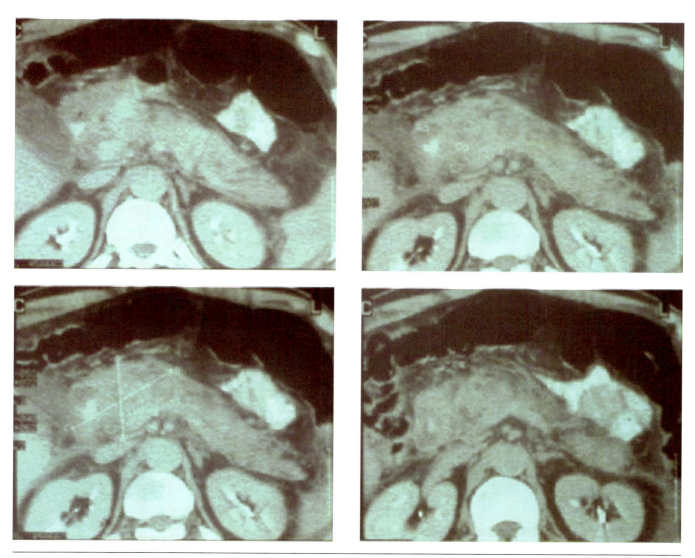

**Figura 56.1** Tomografia computadorizada de abdome com edema pancreático.

perimental e diz respeito à tentativa de identificação de marcadores bioquímicos para discriminar a forma leve da forma necrotizante. Neste sentido, a dosagem sérica da proteína C-reativa, uma proteína não específica de fase aguda, tem se mostrado útil, apresentando-se elevada nos casos de pancreatite grave. Do mesmo modo, a dosagem de interleucina 6 e 8 pode ser utilizada como fatores preditores de gravidade.

Múltipla mensuração bioquímica e fisiológica tem sido utilizada com o intuito de identificar os doentes de risco. Entre elas, destacam-se os critérios descritos por Ranson,[23,24] que desenvolveu uma série de 11 diferentes medidas para estimar a gravidade da pancreatite aguda (Tabela 56.6).

A partir de 1985, Knaus e cols,[25] passou-se a empregar, para a avaliação da pancreatite aguda, os critérios de Apache II (*acute physiology and chronic health evaluation*), cuja maior qualidade é a de permitir uma avaliação momentânea e sequencial dos fenômenos que envolvem o processo.

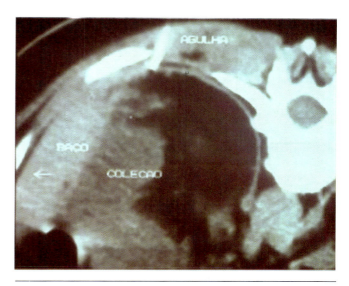

**Figura 56.2** Punção percutânea guiada por tomografia computadorizada.

**Tabela 56.6** Critérios de gravidade (Ranson).

| Admissão | Dentro das 48 horas iniciais |
|---|---|
| • idade > 55 anos<br>• glóbulos brancos > 16.000/mm³<br>• glicemia > 200 mg/dL<br>• DHL > 350 UI/L<br>• TGO > 250 UI/L | • queda do hematócrito > 10%<br>• aumento da ureia (5 mg/dL)<br>• cálcio sérico < 8 mg/dL<br>• PaO₂ < 60 mmHg<br>• excesso de base > 12 mmol/L<br>• sequestro líquido > 6 L (em 24 horas) |

Outro método que tem sido muito utilizado é o que se baseia no achado objetivo do grau de comprometimento pancreático, expresso através da tomografia, conhecido como critérios de Balthazar Robinson[26] (Tabela 56.7). O método permite a visualização da glândula, a determinação da extensão do processo inflamatório, o grau de necrose pancreática, a presença de coleções e também a presença de infecção, fatores estes que interferem no diagnóstico, na terapêutica e na evolução. Devem ser considerados graves os doentes com índice de gravidade da tomografia (Balthazar) ≥ 7.

Outro aspecto bastante relevante obtido com a tomografia, além da determinação da presença ou não de necrose é a localização da mesma, uma vez que diferentes áreas de necrose estão associadas a diferentes prognósticos.[27]

Entretanto, tendo em vista seu custo e a necessidade de contraste para sua realização, não é recomendá-vel sua utilização rotineira e mandatória, devendo ser utilizada criteriosamente. Um aspecto importante a ser considerado é que as complicações sistêmicas da doença dependem do "bombardeamento enzimático" que ocorrem após o início do processo inflamatório e tem início relativamente precoce.

Estas complicações são detectadas clinicamente e através dos exames laboratoriais. Já as complicações locais, tais como a formação de coleções ou necrose e a infecção superveniente ocorrem dias após o início do quadro, razão pela qual se recomenda que a tomografia seja utilizada quando se visa detectar tais complicações.

Sugerimos no algoritmo a seguir, uma sequência para a determinação da gravidade e para a utilização criteriosa de exames laboratoriais e de imagem. (Algoritmo 56.1). A estratificação da gravidade deve ser realizada dentro das primeiras 48 horas após o diagnóstico.

## Classificação da pancreatite aguda

Uma classificação bastante utilizada para a PA é de Atlanta,[7] que divide a afecção na sua forma moderada (não grave) e na forma grave. A PA sem a presença de necrose no parênquima é referida como intersticial ou edematosa e, geralmente, apresenta-se na forma moderada (não grave).

**Tabela 56.7** Critério tomográfico.

| Critério de Balthazar (Balthazar-Robinson) | | |
|---|---|---|
| **Achado tomográfico** | | **Pontos** |
| • Normal | (A) | 0 |
| • Aumento difuso ou local do pâncreas | (B) | 1 |
| | (C) | 2 |
| • Inflamação peripancreática | (D) | 3 |
| • Coleção em 1 espaço | (E) | 4 |
| • Coleção em 2 ou + espaços e/ou presença de gás | | |
| **Necrose** | | |
| • Nenhuma | | 0 |
| • ≤ 33% | | 2 |
| • 33-50% | | 4 |
| • > 50% | | 6 |
| **Total** | | **(0-10)** |

0-3 pontos = 3% de mortalidade e 8% morbidade.
4-6 pontos = 6% de mortalidade e 35% de morbidade.
7-10 pontos = 17% de mortalidade e 92% de morbidade.

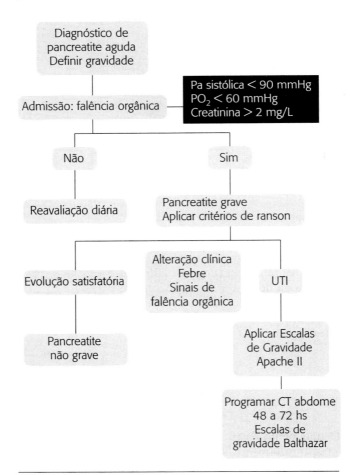

**Algoritmo 56.1** Definição de gravidade.

Os pacientes com PA grave apresentam ao menos 1 dos seguintes critérios:

**1.** Insuficiência orgânica, caracterizada por 1 ou mais dos seguintes:

   **a)** choque (pressão arterial sistólica < 90 mmHg);

   **b)** insuficiência respiratória (PaO2 <=60 mm Hg);

   **c)** insuficiência renal (creatinina sérica >2 mg/dL após a reposição volêmica;

   **d)** hemorragia digestiva (> 500 mL nas 24 horas).

**2.** Complicações locais, tais como :

   **a)** necrose;

   **b)** pseudocisto;

   **c)** abscesso.

**3.** Ao menos 3 critérios de Ranson.[23]

**4.** Acute Physiology and Chronic Health Evaluation II (APACHE II) > 8.[25]

Além dos citados, devem ser considerados graves os doentes com índice de massa corpórea acima de 30 e os doentes acima de 70 anos. Da mesma forma, os doentes que não apresentarem resolução dentro de 48 a 72 horas ou que apresentarem uma evolução desfavorável ou desenvolverem complicações, a despeito da normalidade dos critérios citados devem ser considerados graves. Por outro lado, os doentes com PA que se apresentam com falência orgânica na primeira semana cuja resolução se dá em 48 horas, não devem ser considerados graves.[3]

Outros métodos têm sido estudados com o intuito de predizer a gravidade e podem apresentar resultados promissores, embora ainda não tenha ampla utilização na prática clínica. Entre estes se destacam a elevação dos níveis de proteína C-reativa (> 150 mg/L) dentro das primeiras 48 horas,[28] níveis séricos de peptídeo ativador de tripsinogênio, elastase polimorfonuclear, peptídeo ativador da carboxipeptidase, interleucina 6 (IL-6), IL-8, e procalcitonina.

## Tratamento

De modo geral, existem três aspectos que devem ser o foco de atenção do médico ao propor o tratamento da pancreatite. O primeiro deles é direcionado a identificação da etiologia do processo inflamatório, para evitar a recidiva da doença, o que pode implicar na aplicação de medidas terapêuticas ainda na fase aguda. O segundo, diz respeito ao tratamento sistêmico do paciente e por último o tratamento local do pâncreas.

As medidas iniciais não sofreram grandes modificações nas últimas décadas, sendo caracterizadas por: jejum oral, hidratação parenteral e analgesia sistêmica.

## Pancreatite aguda não grave

O tratamento da pancreatite aguda, na sua forma leve é fundamentalmente clínico e direcionado a restauração do equilíbrio hidroeletrolítico e a reduzir o estímulo de a secreção pancreática. Dentro deste aspecto, o jejum por via oral deve ser instituído até a melhora da dor ou a resolução do íleo paralítico associado. A maioria dos pacientes melhora e volta a se alimentar em três a sete dias.

A ativação de proteases pancreáticas e a necrose tecidual levam a liberação de mediadores que além de participar do processo inflamatório podem ter efeito direto sobre as fibras nervosas sensoriais no plexo celíaco (nível T5-T9) que agem na mediação da dor visceral. Os pacientes com PA frequentemente se apresentam com intensa dor abdominal de origem visceral. O alívio adequado da dor é, portanto, um objetivo urgente e importante. Em geral, a combinação de analgésicos não opioides com alguma droga que tem efeito sobre o sistema nervoso central deve ser considerada. O alívio da dor é de suma importância e pode ser obtido com administração intravenosa de derivados de opiáceos ou o fentanil. A meperidina é recomendada para analgesia nos doentes com PA e tem sido considerada superior a morfina em virtude da maior frequência de espasmo do esfíncter de Oddi relacionada à última.

A sondagem nasogástrica não deve ser utilizada rotineiramente, sendo reservada para os doentes que apresentarem vômitos excessivos ou distensão abdominal relevante.

Ocasionalmente, pode haver recidiva dos sintomas após a reintrodução da dieta e quando isto ocorre, um novo período de jejum deve ser indicado. Via de regra nas formas leves, a maioria dos casos apresenta uma evolução bastante favorável e o quadro tem resolução dentro de poucos dias.

## Pancreatite aguda grave

Cerca de 50% dos pacientes com a forma grave da doença podem apresentar insuficiência orgânica. Diversos aspectos devem ser discutidos no que tange ao tratamento da forma grave da pancreatite (Tabela 56.8).

### Terapia de Suporte
#### Terapia medicamentosa

Ainda hoje se discute o valor da utilização rotineira de sonda nasogástrica, bloqueadores da secreção gástrica, bloqueadores da secreção pancreática, análogos da somatostatina e outros medicamentos. Uma enorme variedade de drogas tem sido alvo de controvérsia e de discussão na literatura médica no que diz respeito ao tratamento da pancreatite aguda. Entre elas destacam-se os agentes anticolinérgicos, os inibidores de secreção ácida, o glucagon, a somatostatina e inibidores de enzimas proteolíticas. Não há, entretanto, até o presente momento evidências de melhora do curso da pancreatite quando do emprego destas drogas.[29] As pesquisas caminham no sentido de identificar antagonistas de resposta inflamatória e de citocinas, porém sua utilização na prática clínica ainda não se mostrou benéficas.

### Suporte nutricional

No passado, os pacientes com PA grave eram mantidos em suporte nutricional com o intuito de evitar estímulo do pâncreas. Mais recentemente, estudos revelaram que a nutrição enteral previne a atrofia intestinal e melhora a função de barreira da mucosa intestinal.[30] Alguns estudos randomizados demonstraram não somente a segurança, o menor custo e a viabilidade do método, como também uma menor incidência de complicações infecciosas.[31] O suporte enteral deve ser utilizado, sempre que possível, como primeira escolha, através da passagem de sonda nasoenteral, locada após o ligamento de Treitz. Na impossibilidade de sua utilização, dentro de 48 a 96 horas, empregar nutrição parenteral total ou, quando possível, associação de ambas. Devemos ressaltar os inúmeros riscos relacionados à utilização do suporte parenteral, em especial a infecção.

É utilizado uma dieta semielementar, com alto conteúdo proteico e baixo conteúdo de gordura, começando com 25 ml/hora e avançando conforme o tolerado para atingir ao menos 30% das necessidades diárias calculadas (25 Kcalqkg de peso ideal), mesmo na presença de íleo.

## Prevenção da infecção

A infecção pancreática ou peripancreática pode ocorrer em 40% a 70% dos pacientes com necrose pancreática e é a principal causa de morbidade e mortalidade em pacientes com PA grave.[32] A infecção usualmente ocorre após dez dias do início do quadro. Existem duas formas para prevenir ou reduzir a incidência de infecção, que incluem a descontaminação intestinal seletiva e a antibioticoterapia preventiva. A descontaminação seletiva visa à redução da flora patogênica intestinal, provável fonte da contaminação. Entretanto, sua efetividade não foi comprovada.[33]

Vários estudos recentes têm apoiado o uso da antibioticoterapia preventiva em pacientes com PA grave.[32,34,35] Uma metanálise de oito estudos randomizados identificou redução de mortalidade em pacientes com PA grave que receberam antibióticos com ampla penetração em tecido pancreático.[36] A antibioticoterapia, nestas condições, deve ser mantida por um período de até 14 dias. Infecções fúngicas supervenientes também têm sido relatadas nos pacientes em uso de antibioticoterapia, especialmente após duas semanas.[37]

A antibioticoterapia deve ser empregada, de forma preemptiva, nos casos de pancreatite grave em que houver duas ou mais coleções peripancreáticas ou necrose > 33% (Índice de Balthazar > 5).

De forma terapêutica, deve ser utilizada nos casos em que a punção com agulha fina for positiva (necrose infectada) ou na presença de gás peripancreático. Recomenda-se como primeira escolha o emprego de imipenem ou a associação de ciprofloxacina e metronidazol (segunda escolha).

## Métodos adjuntos
### Lavagem peritoneal

A lavagem peritoneal tem sido utilizada em pacientes com PA grave e fluido intraperitoneal com o objetivo de remover toxinas e vários metabólitos da cavidade peritoneal e minimizar a absorção sistêmica. Embora os resultados com o método sejam controversos há evidências de benefícios cardiopulmonares, o que justifica sua utilização por alguns serviços.[38]

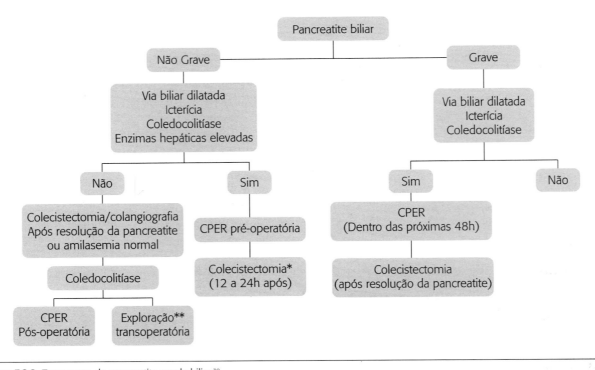

**Algoritmo 56.2** Tratamento da pancreatite aguda biliar.[39]

## Colangiopancreatografia endoscópica

O procedimento endoscópico não visa o tratamento da pancreatite, mas sim a desobstrução da via biliar nos doentes com PA grave, de etiologia biliar. Uma meta-análise de quatro estudos randomizados a respeito da papilotomia endoscópica em pacientes com pancreatite aguda biliar, na sua forma grave, revelou que o procedimento reduz as complicações e a mortalidade em pacientes com obstrução biliar ou colangite.[40]

O papel da colangiopancreatografia endoscópica em pacientes sem obstrução biliar não está claro e, provavelmente, não apresenta benefício e pode estar associado a complicações.[41]

Nos pacientes com pancreatite grave por hipetrigliceridemia pode ser tentado a plasmaferese e a infusão endovenosa de heparina.

## Tratamento operatório

Do ponto de vista cirúrgico, o benefício da intervenção pode ser no sentido de evitar a recidiva ou para o tratamento de complicações. Assim, faz-se mister a identificação dos doentes portadores de pancreatite de causa biliar dos demais doentes de etiologias diversas, pois o tratamento neste primeiro grupo, nas formas graves, visa a remoção da causa, ou seja, a colecistectomia.

Quanto à pancreatite aguda, o tratamento operatório clássico ou através de técnicas menos invasivas deve ser indicado na presença de coleção ou necrose infectada ou abscesso pancreático (Figura 56.3), o que geralmente ocorre dias ou semanas após o início do quadro.[31] A necrose pancreática ocorre em 5% a 10% dos pacientes com pancreatite aguda e a infecção pode ocorrer em 40% dos pacientes com necrose pancreática. A tendência atual é de postergar o tratamento cirúrgico até que a necrose esteja organizada, o que ocorre até quatro semanas após o início do quadro (Tabela 56.8). Esta organização facilita a identificação do tecido a ser removido, evitando desta forma, a ressecção de tecido viável.[42]

Nos doentes submetidos a tratamento cirúrgico em virtude de necrose infectada, em que esta identificação não é claramente factível, no Serviço de Cirurgia de Emergência do Hospital das Clínicas, temos optado pela relaparotomia, 48 horas após o procedimento inicial (Figura 56.4).

## Necrose pancreática estéril

Os pacientes com necrose estéril devem ser tratados, a princípio, de forma conservadora em terapia intensiva. A evolu-

**Tabela 56.8** Tratamento operatório na pancreatite aguda.

- não deve ser precoce;
- diagnóstico da presença de infecção é crítico;
- indicação deve ser apoiada na evolução clínica, nos métodos de imagem e na punção.

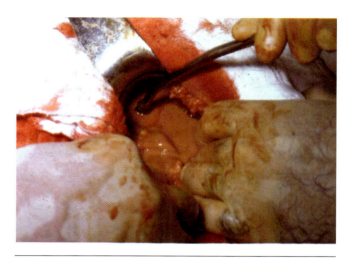

**Figura 56.3** Aspecto intra-operatório de doente com pancreatite aguda e abscesso pancreático.

ção, entretanto, pode ser desfavorável e o paciente apresentar deterioração clínica. Nestes pacientes, deve-se tentar identificar eventual presença de infecção através de método de imagem ou ainda considerar tratamento operatório. A oportunidade de indicar o tratamento cirúrgico, neste grupo de doentes, é motivo de controvérsia. Em geral, o tratamento conservador deve ser mantido por no mínimo três a quatro semanas. Deve-se, portanto, considerar eventual indicação cirúrgica naqueles casos que não apresentem melhora clínica a despeito do suporte intensivo implantado.

## Síndrome compartimental e pancreatite aguda

A mortalidade precoce na PA grave não tem sofrido redução significativa a despeito dos avanços no tratamento da afecção. Algumas evidências clínicas sugerem que em muitos destes casos, além do componente inflamatório já citado, há a ocorrência concomitante da síndrome compartimental abdominal. A entidade pode surgir precocemente no curso da doença, em geral associada à insuficiência orgânica múltipla. O desenvolvimento da síndrome pode estar associado a uma combinação de eventos, como a reanimação volêmica excessiva, o edema visceral provocado pelo processo inflamatório e o extenso processo retroperitoneal. Embora não existam muitos estudos conclusivos, a monitoração da pressão intra-abdominal nas formas graves da PA pode ser um método muito útil na adjuvância do tratamento, especialmente na refratariedade da terapêutica instituída.[43]

## Tática cirúrgica

Existem várias alternativas para a remoção do tecido necrótico. Um método muito utilizado é a necrosectomia associada à colocação de drenos com o intuito de manter irrigação no pós-operatório. A escolha da técnica deve basear-se na experiência do serviço e na disponibilidade de recursos.

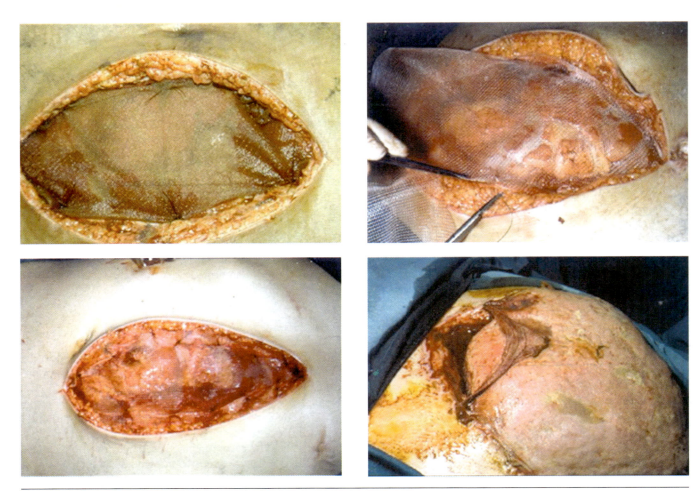

**Figura 56.4** Aspecto intra-operatório de doente com pancreatite aguda submetida a relaparotomia.

No que tange ao tratamento da necrose infectada o desbridamento deve ser o mais extenso possível visando a remoção do tecido infectado seguido de ampla drenagem. A abordagem pode ser feita por laparotomia mediana ou através de incisão transversa bilateral. Eventualmente, quando não é possível o desbridamento completo do tecido necrótico, pode-se optar por reabordagem programada com intervalos de 48 horas.

Bons resultados podem ser obtidos com técnicas menos invasivas, como por exemplo, através da drenagem percutânea.[44] O acesso através de técnicas minimamente invasivas pode ser realizado pela tomografia, endoscopicamente por meio do estômago ou duodeno, ou ainda por incisões lombares limitadas.

Com o intuito de evitar a recorrência, nos pacientes com pancreatite biliar, recomenda-se a colecistectomia durante a internação inicial ou após a resolução do quadro inflamatório (até cinco a sete dias). A conduta adotada nos pacientes com pancreatite aguda de origem biliar no que tange a litíase biliar é a realização da colecistectomia (preferencialmente laparoscópica) após a melhora das manifestações clínicas e resolução da PA, ainda na mesma internação.

Quanto à identificação de cálculos intracoledocianos existem diversas possibilidades de abordagem, em função da disponibilidade de recursos, experiência do cirurgião com cirurgia laparoscópica e experiência do endoscopista com procedimentos sobre a papila. Quando há forte evidência da presença de coledocolitíase, detectada no pré-operatório (seja através da ultrassonografia abdominal ou endoscópica) pode-se optar pelo tratamento endoscópico prévio seguido da colecistectomia laparoscópica. Quando ocorre identificação de coledocolitíase no intra-operatório pode-se realizar a exploração trans-operatória, seja por via laparoscópica (o que requer grande experiência e disponibilidade de recursos) ou pela via convencional. Excepcionalmente, o procedimento endoscópico pode ser feito no pós-operatório. Esta opção deve ser reservada para casos selecionados a fim de se evitar um procedimento cirúrgico mais extenso, principalmente quando o cirurgião tem pouca experiência com intervenções sobre a papila.

## Evolução pós-operatória

Os pacientes tratados com reoperação programada podem requerer várias intervenções até sua completa recuperação.

Dos pacientes tratados por métodos não invasivos, cerca de 20% podem necessitar de novo procedimento para drenar coleções recorrentes. A tomografia realizada, semanalmente, pode auxiliar na identificação de ulterior terapia a ser instituída e documentar a evolução pós-operatória.

## Complicações
### Abscesso pancreático

O abscesso pancreático é uma coleção de material purulento dentro de uma cavidade definida e está associado a pouca ou nenhuma necrose. Trata-se de complicação diferente da necrose infectada ou do pseudocisto infectado. O abscesso pancreático é mais bem definido três a quatro semanas após o início do quadro. O diagnóstico deve ser suspeitado em pacientes com quadro séptico, e pode ser confirmado por tomografia e aspiração percutânea com agulha fina demonstrando a presença de pus. O método pode ser utilizado para drenagem percutânea. Entretanto, se não houver melhora rapidamente, 24 a 48 horas após o procedimento, o tratamento cirúrgico convencional deve ser instituído. A antibioticoterapia deve ser administrada conjuntamente.

### Pseudocisto de pâncreas

O pseudocisto é uma coleção fluida, usualmente junto ao pâncreas, que se desenvolve a partir do extravazamento de suco pancreático do tecido inflamado ou da ruptura ductal. A parede do pseudocisto é formada por tecido fibroso não epitelizado. Ocasionalmente, o pseudocisto pode se desenvolver a alguma distância do pâncreas, como por exemplo, no tórax ou na região inguinal, através da progressão dos fluidos pelos tecidos frouxos. Cerca de 30% dos pacientes com PA podem desenvolver coleções por ocasião da crise inicial. A maioria destas coleções regride espontaneamente e não necessitam de tratamento. Menos de 10% podem desenvolver pseudocistos, caracterizados pelo formato ovoide ou esférico e com paredes bem constituídas. Em virtude da sua história natural, os doentes com coleções "agudas" devem ser apenas observados.

Quando há a formação do pseudocisto, estes podem vir a necessitar de tratamento. A conduta depende do tamanho e da presença de sintomas associados. Os doentes assintomáticos com pseudocistos de até 5 a 6 cm de diâmetro devem ser observados e seguidos com métodos de imagem. Nos demais pacientes, o tratamento definitivo deve ser considerado. O pseudocisto pode manifestar-se com dor abdominal ou sintomas obstrutivos pela proximidade com o estômago ou o duodeno.

Complicações mais sérias podem ocorrer, porém são raras; estas incluem: a hemorragia para dentro do cisto, a perfuração do pseudocisto ou, ainda, a infecção do mesmo. A hemorragia é causada pela erosão da artéria esplênica ou gastroduodenal ou outros vasos adjacentes ao cisto e, geralmente, estão confinados ao interior da cavidade. O diagnóstico deve ser suspeitado na presença de sinais de anemia e choque e queda de hematócrito. O tratamento pode ser obtido por arteriografia e embolização. Quando não houver disponibilidade ou o exame não for resolutivo, o tratamento cirúrgico se impõe. A perfuração do pseudocisto é caracterizada por dor abdominal aguda e súbita e sinais de peritonite. O tratamento cirúrgico para limpeza da cavidade e drenagem externa.

Nos casos de infecção do pseudocisto, sinais de sepse podem sugerir o diagnóstico. O tratamento pode ser realizado com punção e drenagem percutânea. Na ausência de complicações, a cirurgia deve ser eletiva e postergada até que a parede da coleção esteja madura, geralmente seis a oito semanas após o surto agudo.

O tratamento pode ser realizado através de cirurgia, endoscopia ou drenagem percutânea. O tratamento cirúrgico pode ser feito através da drenagem interna do pseudocisto com o estômago ou jejuno (cistojejunostomia em Y de Roux). A taxa de recidiva pode atingir 10%. Para os pseudocistos de cauda a pancreatectomia caudal é mais efetiva, com taxa de recidiva inferior a 1%.

## Prognóstico

Aproximadamente 50% dos óbitos em pacientes com PA grave ocorrem nas primeiras duas semanas após o início da doença.[45] As complicações precoces e a mortalidade são atribuídas à falência orgânica secundária a síndrome da resposta inflamatória sistêmica. Nos demais casos com evolução desfavorável, as mortes estão relacionadas ao desenvolvimento de complicações ou de necrose infectada. Pode ocorrer insuficiência endócrina ou exócrina entre os sobreviventes da forma grave, especialmente se houve uma perda considerável de tecido após a cirurgia ou pelo processo inflamatório.[46]

A mortalidade na PA pode alcançar 10%. Nas formas graves, quando ocorre infecção associada à mortalidade atinge 20%, embora exista evidência de que o diagnóstico e o tratamento precoce da infecção podem reduzir estes números.

## Referências bibliográficas

1. Banks PA .Epidemiology, natural history, and predictors of disease outcome in acute and chronic pancreatitis. Gastrointest Endoscopy. 2002;56:226-30.
2. Kingsnorth, A; O'Reilly, ARHYFXMD. Acute pancreatitis. BMJ:332(7549), 2006;1072-6.
3. UK Working Party on Acute Pancreatitis. UK guidelines for the management of acute pancreatitis. Gut. 2005;54:1-9.
4. Sarles H. Proposal adopted unanimously by the participants of the symposium on pancreatitis at Marseille, 1963. Bibl. Gastroenterol. 7. 1965:VII-VIII.

5. Sarner M, Cotton P. Classification of pancreatitis. Gut. 1984;25:756-9.

6. Singer M, Gyr K, Sarles H. Revised classification of pancreatitis. Gastroenterology. 1985;89:683-5.

7. Bradley E. A clinically based classification system for acute pancreatitis. Arch Surg. 1993;128:586-90.

8. Conwell DL. Acute and chronic pancreatitis. Practical Gastroenterology. 2001;1:47-52.

9. Halangk W, Lerch MM. Early Events in Acute Pancreatitis. Clin Lab Med. 2005;25:1-15.

10. Whitcomb DC. Hereditary and Childhood Disorders of the Pancreas, Including Cystic Fibrosis. In: Feldman: Sleisenger & Fordtran's Gastrointestinal and Liver Disease. 7th ed., Saunders, an Imprint of Elsevier., 2002;47:898-902.

11. Somogyi L, Martin SP, Venkatesan T, Ulrich CD 2nd. Recurrent acute pancreatitis: an algorithmic approach to identification and elimination of inciting factors. Gastroenterology. 2001;120:708-17.

12. Ellis I, Lerch MM, Whitcomb DC. Genetic testing for hereditary pancreatitis: guidelines for indications, counselling, consent and privacy issues. Pancreatology. 2001;1(5):405-15.

13. Schneider A, Whitcomb DC. Hereditary pancreatitis: a model for inflammatory diseases of the pancreas. Best Pract Res Clin Gastroenterol. 2002;16:347-363.

14. Steer ML. Digestion. Pathogenesis of acute pancreatitis. 1997;58(1):46-49.

15. Saluja AK, Donovan EA, Yamanaka K e col. Cerulein-induced in vitro activation of trypsinogen in rat pancreatic acini is mediated by cathepsin B. Gastroenterology. 1997;113(1):304-310.

16. Halangk W, Lerch MM, Brandt-Nedelev B e col. Role of cathepsin B in intracellular trypsinogen activation and the onset of acute pancreatitis. J Clin Invest. 2000;106:773-781.

17. Van Acker GJ, Saluja AK, Bhagat L e col. Cathepsin B inhibition prevents trypsinogen activation and reduces pancreatitis severity. Am J Physiol Gastrointest Liver Physiol. 2002;283(3):794-800.

18. Sunamura M; Yamauchi J; Shibuya K. Pancreatic microcirculation in acute pancreatitis. J Hepatobiliary Pancreat Surg. 1998;5:62-8.

19. Coelho AM, Machado MC, Cunha JE, Sampietre SN, Abdo EE. Influence of pancreatic enzyme contento n experimental acute pancreatitis. Pancreas. 2003;26 (3):230-4.

20. Alves JA, Coelho AM, Sampietre SN, Kubrusly MS, Molan Na, Leite KR, et al. Physiology of lung injury in acute pancreatitis. Rev. Hosp. Clín. Fac. Med. São Paulo. 1996;51(6):232-8.

21. Tenner S, Dubner H, Steinberg W. Predicting gallstone pancreatitis with laboratory parameters: a meta-analysis. Am J Gastroenterol. 1994;89:1863-1866.

22. Morgan DE, Baron TH, Smith JK, et al. Pancreatic fluid collections prior to intervention. Radiology. 1997;203:773-778.

23. Ranson JH, Rifkind KM, Roses DF, Fink DS, Eng K, Spencer FC. Prognostic signs and the role of operative management in acute pancreatitis. Surg Gynecol Obst. 1974;139:69-81.

24. Ranson JHC. Etiologic and prognostic factors in human acute pancreatitis: a review. Am. J Gastroenterol. 1982;77:633-8.

25. Knaus WA, Draper EA, Wagner DP, Zimmerman JE. APACHE II: a severity of disease classification system. Crit Care Med. 1985;13:818-829.

26. Balthazar EJ, Robinson DL, Megibow AJ, Ranson JH. Acute pancreatitis: value of CT in establishing prognosis. Radiology. 1990;174:331-336.

27. Jukemura J, Machado MC, Penteado S, Monteiro da Cunha JE, Pinotti HW. Prognostic value of the sites of pancreatic necrosis determined by computed tomography of the abdomen. Rev. Hosp. Clín. Fac. Med. São Paulo. 1995; 50(3):147-53.

28. Dervenis C, Johnson CD, Bassi C, et al. Diagnosis, objective assessment of severity, and management of acute pancreatitis. Int J Pancreatol. 1999;25:195-210.

29. Center for Reviews and dissemination Reviewers. Meta-analysis of somatostatin, octreotide and gabexate mesilate in the therapy of acute pancreatitis. Database of Abstract of Reviews of Effectiveness. 2001;1.

30. Dejong CH, Greve JW, Soeters PB. Nutrition in patients with acute pancreatitis. Curr Opinion Crit Care. 2001;7:251-256.

31. Kalfarentzos F, Kehaqius J, Mead N, et al. Enteral nutrition is superior to parenteral nutrition in severe acute pancreatitis. Br J Surg. 1997;84:1665-9.

32. Uhl W, Warshaw A, Imrie C, et al. IAP guidelines for the surgical management of acute pancreatitis. Pancreatology. 2002;2:565-73.

33. Swaroop, VS.; Chari, ST.; Clain, JE. Severe acute pancreatitis. JAMA. 2004;291(23):2865-8.

34. Toouli J, Brooke-Smith M, Bassi C, et al. Guidelines for the management of acute pancreatitis. J Gastroenterol Hepatol. 2002;17(suppl):S15-S39.

35. Pederzoli P, Bassi C, Vesentini S, Campedelli A. Randomized multicenter clinical trial of antibiotic prophylaxis of septic complications in acute necrotizing pancreatitis with impinem. Surg. Gynecol Obstet. 1993;176:480-3.

36. Golub R, Siddiqi F, Pohl D. Role of antibiotics in acute pancreatitis. J Gastrointest Surg. 1998;2:496-503.

37. Yousaf M, McCallion K, Diamond T. Management of severe acute pancreatitis. Br J Surg. 2003;90:407-420.

38. Ranson JH, Berman RS. Long peritoneal lavage decreases pancreatic sepsis in acute pancreatitis. Ann Surg. 1990:211:708-16.

39. Steinman M, Steinman E, Poggetti R, Birolini D. Condutas em Cirurgia de Urgência. Ed. Atheneu 2004.

40. Sharma VK, Howden CW. Meta-analysis of randomized controlled trials of endoscopic retrograde cholangiography and endoscopic sphincterotomy for the treatment of acute biliary pancreatitis. Am J Gastroenterol. 1999;94:3211-4.

41. Folsch UR, Nitsche R, Ludtke R, Hilgers RA, Creutzfeldt W. Early ERCP and papillotomy compared with conservative treatment for acute biliary pancreatitis. The German Study Group on Acute Biliary Pancreatitis. N Engl J Med. 1997;336:237-42.

42. Cunha JEM, Penteado S, Jukemura J, Machado, MCC. Necrose e abscesso do pâncreas .1853-9. In: Coelho JCU. Aparelho Digestivo – Clínica e Cirurgia – 3º ed. São Paulo: Ed. Atheneu. 2005.

43. Leppäniemi A, Kemppainen E. Recent advances in the surgical management of necrotizing pancreatitis. Curr Op Crit. Care. 2005;11(4):349-52.

44. Carter CR, McKay CJ, Imrie CW. Percutaneous necrosectomy and sinus tract endoscopy in the management of infected pancreatic necrosis: an initial experience. Ann Surg. 2000;232:175-180.

45. Mutinga M, Rosenbluth A, Tenner SM, et al. Does mortality occur early or late in acute pancreatitis? Int J Pancreatol. 2000;28:91-95.

46. Sabater L, Pareja E, Aparisi L, et al. Pancreatic function after severe acute biliary pancreatitis: the role of necrosectomy. Pancreas. 2004;28:65-68.

Marcos Tulio Martino Meniconi

# Colecistite Aguda e Colangite Aguda

## Colecistite aguda

### Introdução

A colecistite aguda (CA) é a forma mais comum de apresentação da doença litiásica da vesícula biliar. Schirmer et al. (2005), nos EUA, afirmam que a litíase da vesícula biliar afeta 10% da população adulta daquele país. A sua incidência está intimamente relacionada com o envelhecimento, afeta 20% dos adultos na quinta década de vida e 35% destes após a sétima década de vida. Um terço dos portadores de litíase da vesícula biliar apresentará no decorrer de suas vidas alguma forma de complicação da presença de litíase na vesícula biliar, provavelmente a colecistite aguda.

O risco de desenvolvimento de colecistite aguda está associado a obesidade, diabetes melitus, abuso de estrogênios, gravidez, cirrose e presença de hemodiálise. A pior evolução clínica dos portadores de colecistite aguda estaria relacionada à presença de cirurgias prévias (cirurgia bariátrica e cirurgia sobre os cólons), a existência de anemia hemolítica, a ocorrência de litíase vesicular superior a 2,5 cm de tamanho e a existência de distúrbios funcionais de esvaziamento da vesícula biliar.

### Etiopatogenia

A colecistite aguda está intimamente relacionada à litíase da vesícula biliar. Acredita-se que a litíase no interior da vesícula biliar obstrua o duto cístico, impedindo o fluxo de bile para o colédoco e o duodeno. Esta obstrução leva a estase de bile no interior da vesícula biliar, favorecendo a proliferação bacteriana, muito provavelmente oriunda do trato digestivo. Esta proliferação bacteriana gera processo infeccioso e inflamatório da vesícula biliar: colecistite aguda.

O processo infeccioso da vesícula biliar, colecistite aguda, tem como patógenos mais frequentes as enterobactérias. A mais comum delas é a *Escherichia coli*. Entretanto, mais de 50% dos processos infecciosos da vesícula biliar estão relacionados a mais de um patógeno como *Pseudomonas aeruginosa*, *Serratia marcensis*, *Klebsiela pneumoniae* e *Streptococos faecalis*, além de bactérias anaeróbias.

A colecistite aguda alitiásica é entidade rara e costuma acometer pacientes acamados, em jejum prolongado, frequentemente internados em unidades de terapia intensiva. Laurila et al. (2005) demonstraram que nesta forma de colecistite aguda há maior infiltrado de bile na parede vesicular, maior número de leucócitos infiltrando vasos sanguíneos e maior dilatação de vasos linfáticos do que nos casos de colecistite aguda secundária a litíase da vesícula biliar. A melhor maneira de se compreender o desenvolvimento da colecistite alitiásica é a estase presente na vesícula biliar em decorrência de jejum prolongado associada à imunoincompetência do paciente, que favorece a invasão da bile estagnada por bactérias enteropatogênicas.

## Quadro clínico e diagnóstico

O quadro clínico da colecistite aguda caracteriza-se por início súbito, com dor de forte intensidade no epigástrio ou no hipocôndrio direito. Não é incomum o paciente mencionar antecedente de intolerância a alimentos gordurosos ou de algum episódio de cólica no andar superior do abdome, associado a náuseas, vômitos e febre. A febre da colecistite aguda costuma ser baixa, de 37,5° a 38° C. A presença de febre alta sugere complicações como o empiema de vesícula biliar e o abscesso perivesicular.

No diagnóstico diferencial deve-se suspeitar das doenças que levam a dores lancinantes como as perfurações de vísceras ocas, o infarto agudo do miocárdio e a dissecção da Aorta.

No exame físico não é infrequente a observação de icterícia, que costuma ser discreta. Sua presença obriga a investigação de complicações associadas à colecistite aguda: hepatite transinfecciosa, fístula colecistocoledociana(síndrome de Mirizzi), coledocolitíase e pancreatite. Trombridge, et al, 2003, citam que 25% dos pacientes com colecistite aguda apresentam massa palpável no hipocôndrio direito-plastrão. O sinal de Murphy, palpação dolorosa do hipocôndrio direito quando da inspiração profunda é altamente sugestivo de colecistite aguda.

A confirmação diagnóstica da colecistite aguda é feita por meio da ultrassonografia do hipocôndrio direito. Shea et al. (1994) demonstraram que os achados ultrassonográficos mais significativos de colecistite aguda são o espessamento da parede vesicular superior a quatro milímetros e a presença de líquido perivesicular. A sensibilidade e a especificidade destes achados são próximos de 90%. O achado de litíase vesicular corrobora o diagnóstico. A ultrassonografia tem sensibilidade de 95% para litíase com mais de dois milímetros de diâmetro.

Não se pode esquecer que algumas condições clínicas podem espessar a parede vesicular sem significar colecistite aguda. Deve-se destacar a cirrose e a ascite de qualquer etiologia. Uma vez que a cirrose favorece o desenvolvimento de litíase vesicular, o achado de espessamento da parede vesicular em cirróticos com colelitíase pode não significar colecistite aguda. Nesta condição e sempre que a ultrassonografia não conseguir firmar o diagnóstico, o melhor recurso disponível é o mapeamento radioisotópico com DISHIDA. Esse mapeamento é realizado com derivado do ácido iminodiacético injetado em veia periférica, com clareamento pelas vias biliares. Ele permite averiguar a excreção biliar intra-hepática (captação do agente radioisotópico pelos hepatócitos a partir da corrente sanguínea e sua excreção nos canalículos biliares) como extra-hepática (caracterização colangiográfica dos dutos hepáticos, vesícula biliar, colédoco e duodeno). A visualização da vesícula biliar neste tipo de exame exclui o diagnóstico de colecistite aguda, pois se descarta a obstrução do duto cístico. Deve-se lembrar que o jejum muito prolongado pode levar a resultado falso positivo deste exame, pois o jejum exagerado distende a vesícula biliar e impede a penetração do radiofármaco e a consequente caracterização da vesícula. Da mesma forma, pacientes com obstrução biliar não podem se submeter a este exame, pois não há como excretar o radiofármaco na via biliar.

Singer et al. (1986) identificaram sensibilidade do mapeamento com DISHIDA superior a 97% se os pacientes apresentassem o sinal de Murphy e quadro clínico sugestivo de colecistite aguda. A ausência de vesícula biliar no mapeamento com DISHIDA e a presença de dor a

palpação profunda do hipocôndrio direito em inspiração profunda – sinal de Murphy – tem valor preditivo positivo para colecistite aguda superior a 93%.

Comparativamente, Ralls et al. (1985) já haviam definido que a presença do sinal de Murphy em exame ultrassonográfico do hipocôndrio direito em portadores de quadro clínico sugestivo de colecistite aguda tem valor preditivo positivo superior a 90 %. Inversamente, a ausência de litíase da vesícula biliar em exame ultrassonográfico e a não caracterização do sinal de Murphy durante o exame tem valor preditivo negativo para colecistite aguda superior a 95%. Em idosos com idade superior a 70 anos, muitas vezes não se consegue definir a presença do sinal de Murphy. Adedeji et al. (1996) demonstraram que idosos com colecistite aguda apresentam sinal de Murphy em menos de 80 % dos casos. Muito provavelmente este fato está relacionado a aspectos próprios da senescência como a desnervação fisiológica do sistema nervoso e a perda da massa muscular, que impedem a repercussão típica do processo inflamatório intra-abdominal sobre a parede abdominal.

A febre de origem indeterminada é outra forma de apresentação, não rara, da colecistite aguda. Esta situação clínica muito provavelmente ocorre em decorrência de sintopia atípica da vesícula biliar: vesícula biliar intra-hepática com mínima porção intraperitoneal. A ocorrência de processo infeccioso nesta vesícula biliar pode causar mínima irritação peritonial e ausência de sintomas e sinais abdominais.

O desenvolvimento de colecistite aguda pode significar a presença de neoplasia de vesícula biliar. A neoplasia da vesícula biliar que se desenvolve junto ao duto cístico pode levar a colecistite aguda pela obstrução do duto cístico semelhante à causada pela litíase vesicular. Fator complicador é a existência de litíase em mais de 40% dos portadores de neoplasia primária da vesícula biliar, que pode confundir o médico-assistente quanto à gênese da colecistite aguda.

## Tratamento

A colecistite aguda é doença de tratamento cirúrgico: colecistectomia. A colecistectomia pode ser realizada por via aberta transperitoneal ou por via laparoscópica. Sauerland et al. (2006) definiram em consenso europeu que a colecistectomia por via videolaparoscópica é a melhor forma de tratamento do portador de colecistite aguda. Esta postura também é compartilhada pela III Clínica Cirúrgica do Hospital das Clínicas da Faculdade de Medicina da Universidade de São Paulo, responsável pelo setor de urgência deste hospital.

Embora ainda haja entre cirurgiões posições antagônicas como o tratamento sistêmico com antibióticos e cirurgia retardada eletiva no portador de colecistite aguda, Shikata et al. (2005), em metanálise de estudos controlados e randomizados desde 1996 na Universidade de Kyoto, definiram de forma conclusiva que a colecistectomia acarreta menor morbimortalidade no portador de colecistite aguda. Quer seja cirurgia aberta transperitonial, quer seja cirurgia videolaparoscópica não há diferença na morbidade ou na mortalidade dos pacientes, mesmo que tenha havido a necessidade de conversão da cirurgia laparoscópica para cirurgia aberta. Não há diferença na morbimortalidade destes pacientes, quer se indique o procedimento cirúrgico antes de 72 horas do início dos sintomas, quer se indique tratamento cirúrgico após 72 horas da instalação da colecistite aguda. Apenas o tempo de internação dos pacientes submetidos a tratamento cirúrgico imediato, ou seja antes de 72 horas do início do quadro sugestivo de colecistite aguda, por qualquer técnica, quer aberta ou laparoscópica, foi significantemente menor que os pacientes tratados de forma retardada. Desta maneira, é incontestável que, uma vez feito o diagnóstico de certeza de colecistite aguda, o tratamento cirúrgico deve ser sempre indicado o mais precoce possível. Se por qualquer razão não houver a possibilidade da realização de tratamento cirúrgico videolaparoscópico, não se deve postergar a indicação cirúrgica e deve-se indicar a colecistectomia por via aberta transperitonial.

Ainda hoje poucos cirurgiões indicam precocemente o tratamento cirúrgico dos portadores de colecistite aguda. Senapati et al. (2003) demonstraram que na Inglaterra apenas 20 % dos cirurgiões indicam de forma imediata o tratamento cirúrgico do portador de colecistite aguda. Este fato é deplorável, uma vez que Serralta, et al, 2003, demonstraram que a indicação precoce de colecistectomia videolaparoscópica no portador de colecistite aguda diminui significativamente a taxa de conversão para cirurgia aberta, assim como o tempo de internação hospitalar.

A utilização da cirurgia laparoscópica no tratamento da colecistite aguda é muito variável. Lam et al. (2005) demonstraram que na China 4% a 93% dos portadores de colecistite aguda realizaram tratamento videolaparoscópico desta afecção. Esta variação esteve intimamente relacionada à habilidade e à capacidade do cirurgião-assistente, como do recurso e do material do hospital envolvido no tratamento do paciente com colecistite aguda, fato que deve ser verdadeiro também no nosso país onde a formação médica e as condições hospitalares são extremamente heterogêneas.

Pacientes idosos e com comorbidades, principalmente cardíacas, pulmonares e renais, assim como diabéticos, transplantados e cirróticos apresentam, obviamente, morbidade e mortalidade muito elevadas quando submetidos a qualquer forma de tratamento cirúrgico. Com o intuito de diminuir a morbidade e a mortalidade destes pacientes quando acometidos de colecistite aguda, muitos cirurgiões advogam a drenagem da vesícula biliar, ou seja, a realização de colecistostomia. Esta pode ser realizada por via aberta, transperitonial, ou por meio de radiologia intervencionista, com auxílio de métodos de imagem: ultrassom ou tomografia, por punção transparietal da vesícula biliar e drenagem com cateter tipo "pig-tail". Ayurek et al. (2005) e Macri et al. (2006) advogam esta forma de abordagem inicial no paciente com colecistite aguda

com mais de 70 anos, ou quando o paciente apresenta comorbidades que acarretem maior chance de morbimortalidade (insuficiência renal, cardíaca, pulmonar ou hepática, doenças que levam a imunossupressão como diabetes, HIV, transplantados, doenças do colágeno etc). Estes autores demonstraram que a colecistostomia levou a alívio imediato dos sintomas apresentados previamente como dor e febre, menor tempo de internação e menor mortalidade relacionada a colecistectomia, realizada na mesma internação (a mortalidade nestas condições foi de 5%). Indicam também que na realização do tratamento definitivo com colecistectomia videolaparoscópica sugerem pneumoperitônio com pressão intra-abdominal inferior a 12 mmHg, para facilitação do retorno venoso e da expansibilidade pulmonar com melhora da troca gasosa nos pacientes com múltiplas comorbidades, principalmente cardíacas e pulmonares.

Lee et al. (2006) insistem, quando da realização da colecistectomia videolaparoscópica na vigência de colecistite aguda, a realização da punção e esvaziamento da vesícula biliar. Esta manobra permite colher material para estudo microbiológico da bile infectada da vesícula biliar, norteando tratamento antibiótico pós-operatório caso o paciente desenvolva septicemia pós-operatória, além de facilitar o manuseio cirúrgico laparoscópico da vesícula biliar. Invariavelmente na colecistite aguda, a parede vesicular está espessada e sua pressão adequada pelas pinças de cirurgia laparoscópica fica muito dificultada. A vesícula biliar murcha permite seu manuseio e impede a migração de pequenos cálculos que ficam presos a parede vesicular. Estes autores demonstraram taxa de conversão para cirurgia aberta menor de 20% na colecistite aguda sempre que drenaram a vesícula biliar de seu conteúdo purulento, nenhuma lesão da via biliar principal e mínimas complicações infecciosas pós-operatórias.

## Colangite aguda
### Introdução

a colangite aguda (CA) é síndrome caracterizada por obstrução da árvore biliar de qualquer natureza associada a bactibilia e consequente infecção do conteúdo dessa árvore biliar.

Classicamente, a CA caracteriza-se pela chamada tríade de Charcot composta de icterícia, febre e calafrios. A gravidade da infecção que ocorre na CA pode levar ao desenvolvimento da pêntade de Raynolds que se somam à icterícia, à febre e aos calafrios, ocorrendo o colapso hemodinâmico (choque) e a obnubilação (torpor).

Acredita-se que 10% das internações por doenças biliares estejam associadas à presença de CA, com mortalidade superior a 30%.

### Etiopatogenia

Para o desenvolvimento de CA é necessário e obrigatório haver obstrução biliar.

As causas mais comuns de obstrução biliar são: a litíase da via biliar principal, a estenose cicatricial ou inflamatória do colédoco ou dos dutos hepáticos e a neoplasia primária da via biliar.

A obstrução biliar de qualquer causa leva a colestase, caracterizada por estase de bile dentro da árvore biliar e consequentemente aumento de sua pressão hidrostática. Esta estase de bile é responsável pela proliferação de bactérias e favorecimento de infecção da árvore biliar. Estas bactérias são provenientes do trato gastrointestinal. Russo et al (1999) afirmam que os micro-organismos mais envolvidos na CA são a *Escherichia coli* e *Klebsiela SP*, podendo também haver envolvimento de enterococos, pseudomonas e anaeróbios.

O aumento da pressão hidrostática em consequência da manutenção do fator obstrutivo no interior da árvore biliar principal é responsável pela invasão bacteriana na corrente sanguínea. Pressões hidrostáticas acima de 14 cm de água no interior da via biliar principal são capazes de determinar bacteremia, desenvolvimento de septicemia e choque séptico.

A proliferação bacteriana no interior da via biliar favorece o desenvolvimento de múltiplos pequenos abscessos hepáticos, razão pela qual, muitas vezes, o alívio da obstrução biliar pode não levar a alívio do quadro tóxico-infeccioso e manutenção do quadro séptico.

## Diagnóstico

para o diagnóstico de CA é obrigatório haver dilatação da via biliar, fato identificado de forma adequada pelo ultrassom do hipocôndrio direito. Como associação, deve haver o quadro clínico clássico de icterícia, febre e calafrios. Rahman et al (2005) chamam a atenção para o fato de que a tríade clássica de Charcot acomete menos de 20% dos portadores de CA e que o sintoma mais comumente apresentado é a dor ou o desconforto abdominal em 80% dos pacientes. Segundo estes mesmos autores, a icterícia pode estar ausente em 16% dos pacientes acometidos de CA. Observaram este fato ser muito mais comum nos pacientes acima de 75 anos, que causa retardo no diagnóstico e no estabelecimento de pronta drenagem da via biliar, comprometendo a evolução e o prognóstico da população geriátrica.

Há circunstâncias em que o quadro clínico e laboratorial é "clássico" de colestase; entretanto, o ultrassom de vias biliares não consegue definir dilatação. Define-se assim a chamada colestase intra-hepática. Várias situações clínicas apresentam-se com colestase intra-hepática. Seu diagnóstico é importante para não confundir o médico-assistente quanto à possibilidade de CA. As causas mais comuns de colestase intra-hepática são: cirrose biliar primária, colangite esclerosante, hepatite viral colestática, hepatite autoimune e hepatite por droga. A história clínica minuciosa e os exames sorológicos permitem definição diagnóstica. Na cirrose biliar primária costuma ocorrer a presença do anticorpo antimiticôndria; na colangite esclerosante, o anticorpo anticitoplasma de neutrófilo

(P-ANCA). As hepatites virais têm seus marcadores típicos: antiHVA IgM para hepatite A; HbsAg e AntiHbc IgM para hepatite B e antiHCV para hepatite C. A hepatite autoimune costuma apresentar FAN e anticorpo antimúsculo liso. Na persistência da dúvida diagnóstica, deve-se ponderar a realização de biópsia hepática.

A ultrassonografia muitas vezes define a dilatação de vias biliares; no entanto, não consegue definir a causa desta obstrução. Isto não é incomum na coledocolitiase da via biliar principal com obstrução por pequeno cálculo impactado próximo à papila duodenal ou na neoplasia própria da via biliar(colangiocarcinoma). Nestas condições, quando a ultrassonografia é incapaz de definir a gênese da obstrução biliar, deve-se apelar para a realização da colangioressonância magnética ou a ecoendoscopia. Deve-se enfatizar que a colangiografia endoscópica deve ser restrita para a terapêutica sobre a via biliar principal. Sua realização com fins diagnósticos deve ser proscrito, pois favorece pancreatite, sangramento, piora do quadro colangítico e não sem frequência óbito. A escolha do método de investigação da causa da obstrução biliar que gerou a CA está muito relacionada com a opção diagnóstica que o médico-assistente tem em mãos. Não se deve esquecer que a ecoendoscopia é operador dependente – motivo pelo qual muitos cirurgiões não concordam com seu uso –; entretanto, permite identificar a causa da obstrução, avalia a previedade dos vasos mesentéricos, a presença de gânglios suspeitos e a realização de biopsia.

O colangiocarcinoma das vias biliares frequentemente não tem seus limites bem definidos na ultrassonografia, tomografia computadorizada ou ressonância magnética. Este tipo de lesão costuma ter densidade muito próxima a do fígado, o que dificulta a definição de limites deste tipo de tumor. Em geral consegue-se definir apenas alterações secundárias, como atrofia de segmentos hepáticos por invasão da artéria hepática ou da veia Porta, ou dilatação de dutos secundários, principalmente quando o colangiocarcinoma é periférico.

## Tratamento

Lillemoe (2000) afirma ser necessário e suficiente para a maioria dos casos de CA apenas tratamento antibiótico sistêmico e reanimação volêmica adequada. Na Clínica Cirúrgica III do Hospital das Clínicas da Faculdade de Medicina da Universidade de São Paulo, adota-se como conduta na CA a antibioticoterapia sistêmica em associação à drenagem da via biliar hipertensa. Estes pacientes merecem ser tratados em ambiente de terapia intensiva, pois invariavelmente podem desenvolver choque séptico, principalmente se o procedimento sobre a via biliar não conseguir drenagem adequada de bile e alívio do quadro hipertensivo.

Para o tratamento adequado, é fundamental colheita de sangue e de bile para cultura e antibiograma para nortear a terapia com antimicrobianos. A antibioticoterapia inicialmente é empírica e é constituída de cefalosporinas de terceira geração: ceftriaxone, cefoperazone ou cefepime. Outra alternativa terapêutica é o uso da Piperacilina associadamente ao Tazobactam. O uso destes antibióticos se justifica uma vez que invariavelmente os portadores de CA apresentam icterícia e, portanto, grande possibilidade de desenvolver insuficiência renal relacionada à hiperbilirrubinemia, além das alterações hidroeletrolíticas que acompanham os pacientes com quadro tóxico-infeccioso (desidratação por febre, vômitos e íleo) e piora da função renal. Esta é a razão principal pela qual desencorajamos o uso de aminoglicosídeos nos portadores de CA, embora muitos autores advoguem seu uso nos quadros em que se desenvolve quadro clínico mais grave com colapso hemodinâmico e torpor. Caso esta seja a opção de antibioticoterapia, sugere-se seu uso em dose única diária que, nestas circunstâncias, possui menor chance de desenvolvimento de insuficiência renal relacionada ao uso destes antibióticos.

A drenagem biliar planejada para os portadores de CA pode ser endoscópica, por radiologia intervencionista (transparietohepática) ou cirúrgica, aberta ou laparoscópica. Na literatura médica há forte tendência de a drengem biliar ser transpapilar, com auxílio de prótese ou dreno nasobiliar. Lameris e Van Overhagen (1995) insistem que se a drenagem endoscópica não for adequada ou insuficiente, deve-se proceder, de imediato, a drenagem biliar transparietohepática por radiologia intervencionista, desde que o coagulograma e as plaquetas do paciente não apresentem alterações que suscitem sangramento.

Caso não seja possível a drenagem endoscópica ou por radiologia intervencionista no alívio da CA, o paciente deve ser tratado com drenagem cirúrgica da árvore biliar. Segundo Lai et al (1992) a drenagem cirúrgica da árvore biliar apresenta morbimortalidade nada desprezíveis, relacionada principalmente à presença de comorbidades (insuficiência cardíaca, renal e pulmonar e doenças imunossupressoras), plaquetopenia, hipoalbuminemia e aumento da ureia sérica. A possibilidade de realização de procedimento não cruento previamente ao tratamento cirúrgico, como a drenagem endoscópica ou transparietal, diminui cerca de três vezes a mortalidade cirúrgica (32% para os operados sem drenagem prévia e 10% para os operados com algum tipo de drenagem pré-operatória, p<0,03). Caso o portador de CA apresente cirrose de qualquer etiologia, sua mortalidade associada a qualquer forma de tratamento, mesmo que somente endoscópica, é muito superior a 30%.

Lee et al (2002) insistem na realização de drenagem biliar endoscópica na presença de CA, ou por meio de próteses transpapilares ou uso de dreno nasobiliar. Apresentaram 10% de mortalidade nos pacientes tratados desta maneira. O grande problema apresentado na drenagem com dreno nasobiliar é que a obstrução, nestes casos, costuma ocorrer em 15 % dos pacientes tratados, sem ocorrer alívio da hipertensão da via biliar principal e consequente manutenção do quadro infeccioso.

A drenagem endoscópica, muitas vezes, obriga a realização de papilotomia, que pode piorar a condição clínica do paciente, desde que se associem complicações relacionadas ao procedimento endoscópico. Hui et al (2003) insistem que não há necessidade da realização de papilotomia para inserção de prótese ou dreno nasobiliar ou para o sucesso do procedimento endoscópico quando se trata pacientes com CA.

# Referências bibliográficas

1. Adedeji OA, Mc Adam W A. Murphy signs acute cholectitis and elderly Pople. J R Coll Surg Edinb. 1996;41:88-9.
2. Ayurek N et al. Management of acute calculous cholecystectomy in high risk patients: percutaneous cholecystostomy followed by early laparoscopic cholecystectomy. Surg Laparosc Endosc Percutan Tech. 2005;15(6):315-20.
3. Harris HN. Recurrent pyogenic cholangitis. Am J Surg. 1998;176(1):34-7.
4. Hui CK, Lai KC. Does the addition of endoscopic sphincterotomy to stent insertion improve drainage of the bile duct in acute suppurative cholangitis. Gastrointest Endosc. 2003;58(4):500-4.
5. Lai EC, Mok FP, Tan ES, To CM. Endoscopic biliary drainage for severe acute cholangitis. N Engl J Med. 1992; 326(24):1582-6.
6. Lam CM, Yuen AW, Chik B. Variations in the use of laparoscopic cholecystectomy for acute cholecystitis: a population – based study. Arch Surg. 2005;140(11):1084.
7. Laurila JJ et al. Histopathology of acute acalculous cholecystitis in critically ill patients. Histopathology. 2005;47(5):485-92.
8. Lameris JS, Van Overhagen H. Imaging and intervention in patients with acute right upper quadrant diseases. Baillieres Clin Gastroenterol. 1995;9(1):21-36.
9. Lee DW, Chan AC, Tan YH. Biliary decompression by nasobiliary catheter or biliary stent in acute suppurative cholangitis: a prospective randomized trial. Gastrointest Endosc. 2002;53(3):361-5.
10. Lee KT, Shan YS, Wang ST. Verres needle decompression of distended gallbladder to facilitate laparoscopic cholecystectomy in acute cholecystitis: a propective styudy. Hepatogastroenterology. 2005;52(65):1388-92.
11. Lillemoe KD. Surgical treatment of biliary tract. Infections Am Surg. 200; 66(2):138-44.
12. Macri A et al. Acute gallstone cholecystitis in the elderly: treatment with emergency ultrasonographic percutaneous cholecystostomy in cholecystitis. Surg Endosc. 2006;20(1):88-91.
13. Rahman SH et al. Clinical presentation and delayed treatment of cholangitis in older people. Dig Dis Sci v. 2005;50(12):2207-10.
14. Ralls PW et al. Real time sonography in suspected acute cholecystitis. Prospective evaluation of primary and secondary signs. Radiology. 1985; 155:767-71.
15. Sauerland S. et al. Laparoscopy for abdominal emergencies: evidence based guidelines of the European Association for endoscopic surgeons. Surg Endosc. 2006;20(1):14-29.

**16.** Schirmer BD, Winters KL, Edlich RF. Cholelithiasis and cholecystitis. J Long term Eff Med Implants. 2005;15(3):329-38.

**17.** Senapati PS et al. A survey of the timing and approach to the surgical management of cholelithiasis in patients with acute pancreatitis and acute cholecystitis in the UK. Ann R Coll Surg Engl. 2003;85(5):306-18.

**18.** Serralta AS, Bueno JL, Planeeis MR. Cholecystectomy for earli cholecystitis. Surg Laparosc Endosc Percutan Tech. 2003; 13(2)71-5.

**19.** Shea JA et al. Revised estimates of diagnostic test sensitivity and specificity in suspected biliary tract disease. Arch Intern Med. 1994; 154:2573-81.

**20.** Shikata S, Noguchi Y, Fukui T. Early versus delayed cholecystectomy for acute cholecystitis: a metanalysis of randomized controlled trials. Surg Today. 2005;35(7):553-60.

**21.** Singer AJ, McCracken G, Henry MC. Correlation among clinical, laboratory and hepatobiliary scanning findings in patients with suspected acute cholecystitis. Ann Emerg Med. 1996; 28:267-72.

**22.** Trowbridge RL,Rutkowski NK, Shojania KG. Does this patient have acute cholecystitis? JAMA. 2003;289:80-6.

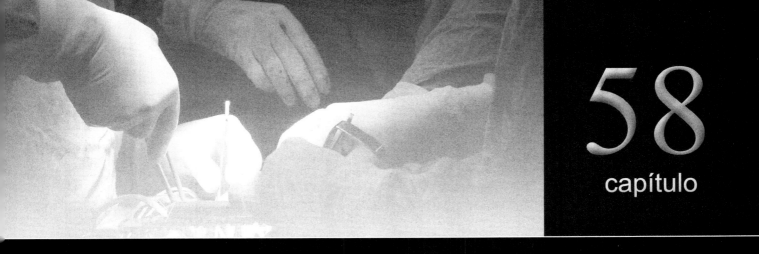

Eliana Steinman

# Diverticulite Aguda

## Introdução e definições

A doença diverticular é altamente prevalente nos países ocidentais, acometendo cerca de 5 a 10% dos pacientes acima de 45 anos e 80% em pacientes com idade superior a 85 anos de idade. Na maioria dos casos, os divertículos de cólon são falsos divertículos, isto é são constituídos de mucosa e submucosa que herniam através da musculatura intestinal e são revestidos pela serosa. Existe muita confusão a respeito da nomenclatura utilizada, sendo que o termo diverticulose se refere à presença de divertículo e doença diverticular, à presença de diverticulose sintomática ou não. O termo diverticulite complicada e diverticulite perfurada são inespecíficos e são utilizados para as formas complicadas da doença diverticular. A diverticulite pode ser classificada em: doença não complicada sintomática, doença sintomática recorrente e diverticulite. Neste último caso utilizamos a classificação proposta por Hinchey em estágios (Tabela 58.1), que nos auxilia na orientação terapêutica.

Cerca de 20% dos pacientes tem menos de 45 anos. Acredita-se que nestes pacientes a apresentação clínica da diverticulite costuma ser mais grave, porém isto pode acontecer devido mais a um retardo de diagnóstico; artigos mais recentes não confirmam maior gravidade neste grupo de pacientes. A incidência costuma ser semelhante em homens e mulheres. Nos pacientes imunodeprimidos (decorrente de transplantes, AIDS e uso prolongado de corticoide) a diverticulite costuma ser mais severa, e responde de maneira menos eficiente à terapêutica clínica. Estudos epidemiológicos sugerem uma relação entre o uso de anti-inflamatórios não hormonais com o aumento da incidência de hemorragia e perfuração. O tabagismo está associado ao risco aumentado de complicações da doença diverticular.

A diverticulite é a complicação mais frequente da doença diverticular. Estima-se que 10 a 20% das pessoas com doença diverticular irão desenvolver diverticulite e desses 15% irão desenvolver complicação significativa. Cerca de

**Tabela 58.1** Classificação de Hinchy.

| Classificação de Hinchey | | Hinchey modificado (imagem ou cirurgia) |
|---|---|---|
| | 0 | Diverticulite clínica leve |
| I. Abscesso pericólico ou flegmão | Ia | Inflamação pericólica confinada, flegmão |
| | Ib | Abscesso pericólico confinado |
| II. Abscesso pélvico, retroperitoneal | II | Abscesso pélvico, retroperitoneal |
| III. Peritonite purulenta generalizada | III | Peritonite purulenta |
| IV. Peritonite fecal generalizada | IV | Peritonite fecal |

25% dos pacientes com diverticulite complicada necessitará de uma intervenção cirúrgica. Após um surto de diverticulite, o risco calculado de um novo surto é de 2% ao ano. Durante os últimos 20 anos, o índice de admissão e intervenções cirúrgicas por diverticulite aumentou em 15%. Nos países desenvolvidos, a prevalência de perfuração de sigmoide aumentou de 2,4/100.000, em 1986, para 3,8/100.000, em 2000.

Em 75% dos pacientes internados por diverticulite complicada é indicado o tratamento conservador. Os demais pacientes irão necessitar de intervenção cirúrgica por perfuração, fistulização, abscesso e obstrução. A maioria das grandes séries relata uma mortalidade, para estes casos de 12 a 36%.

## Etiopatogenia

Os divertículos quase sempre se localizam entre as tênias cólicas laterais e mesentéricas. O local mais comum dos divertículos é o cólon sigmoide, que está acometido em 95% dos casos. Nos países asiáticos, a incidência de divertículo de cólon direito é maior do que no cólon esquerdo.

A doença diverticular dos cólons pode estar associada ao cólon espático (forma hipertônica) ou não (forma hipotônica). Na doença diverticular hipertônica, os divertículos são geralmente limitados ao cólon sigmoide e/ou descendente. Esta é a forma mais comum de doença diverticular, ocorrendo em 70% dos pacientes. A diverticulite está geralmente associada à forma hipertônica. O espessamento da parede é consequência da hipertrofia muscular e sua contração muscular permanente dá origem ao encurtamento do cólon. A razão para esta contração permanente é controversa. Os fatores implicados em sua gênese são os seguintes: dietéticos, emocionais, nervosos (aumento do estímulo mioentérico).

O início do processo inflamatório ocorre na ponta do divertículo e se deve à obstrução por material fecal em seu interior. Posteriormente, ocorre acúmulo de secreção mucosa e crescimento bacteriano no interior do divertículo. O suprimento sanguíneo fica comprometido e a parede do divertículo pode sofrer necrose e perfuração intramural, levando à peridiverticulite. Neste ponto, o processo inflamatório poderá melhorar espontaneamente ou com tratamento clínico, evoluir para uma complicação com formação de abscesso, perfuração em peritônio livre ou fistulizar para outros órgãos. A diverticulite poderá evoluir para uma forma pseudotumoral ocasionando obstrução intestinal.

## Achados clínicos

### História clínica

O sintoma mais frequente é a dor abdominal. A dor é constante e costuma estar localizada no quadrante inferior esquerdo. A dor pode irradiar para as costas, o flanco esquerdo, a região inguinal ou todo o abdome (em casos de peritonite generalizada). A duração e a gravidade dos sintomas dependem se o paciente apresenta um processo inflamatório difuso ou localizado. Se o cólon sigmoide for redundante, a dor pode se localizar na região hipogástrica ou mesmo na fossa ilíaca direita (simulando apendicite aguda). A febre é um sintoma frequente e pode ser elevada na presença de abscesso pélvico ou retroperitoneal e na peritonite difusa. Costuma haver parada de eliminação de gases e fezes, embora em alguns casos possa ocorrer diarreia.

São frequentes as queixas urinárias como disúria, urgência miccional, noctúria, atribuídas ao envolvimento da parede vesical. A ocorrência de fecalúria, nesta situação, faz o diagnóstico de fístula colovesical.

## Exame físico

O exame físico depende da gravidade da diverticulite. No estádio I (abscesso pericólico), a dor é localizada na fossa ilíaca esquerda, podendo haver um plastrão palpável, com descompressão positiva e localizada. No estádio II, o plastrão costuma ser maior e a dor também em região hipogástrica. Nos estádios III e IV, a dor abdominal é difusa com sinais clínicos de peritonite generalizada. Os ruídos hidroaéreos costumam estar diminuídos ou ausentes. O toque retal ou vaginal pode evidenciar uma massa pélvica.

## Exames subsidiários

O hemograma mostra leucocitose mais ou menos acentuada, dependendo do estádio da doença. A urinálise poderá mostrar leucocitúria e hematúria, pela proximidade do processo inflamatório à parede vesical. Em casos de fístula colovesical, existe a presença de fecalúria.

A radiografia simples de abdome pode mostrar pneumoperitônio e/ou, pneumoretroperitônio e enfisema de retroperitônio nos casos de perfuração do cólon e sinais de bloqueio de alça de delgado na fossa ilíaca esquerda.

Não é indicada a colonoscopia e o enema opaco na fase aguda pelo risco de transformar um processo bloqueado em uma perfuração em peritônio livre.

A ultrassonografia é um excelente exame no diagnóstico de diverticulite, apresentando uma acurácia de 88 a 98% dos pacientes, e sua grande vantagem é que permite o acompanhamento do tratamento. Deve ser o primeiro exame a ser empregado para avaliação de uma suspeita de diverticulite. Os sinais sugestivos de diverticulite incluem dor à compressão durante a visualização de segmento colônico, que apresenta espessamento hipoecogênico da parede, estreitamento ou obstrução completa da luz, região de hiperecogenicidade envolvendo o processo inflamatório ( gordura pericólica e ou omento), diminuição da motilidade intestinal, hipertrofia da musculatura lisa, aparência de "alvo" no colo transverso, abscesso e sinais de compressão do ureter (hidronefrose unilateral). Poderá haver presença de abscesso localizado e/ou pélvicoA tomografia computadorizada abdominal com triplo contraste é um exame considerado padrão ouro no diagnóstico da diverticulite. Apresenta sensibilidade e especificidade superior a 90%. Não existe necessidade de indicar tomografia para todos os pacientes. Suas principais indicações são:

**1.** dúvida diagnóstica;

**2.** suspeita de complicação, como abscesso ou fístula;

**3.** falta de resposta ao tratamento clínico;

**4.** paciente imunodeprimido.

A tomografia permite o diagnóstico, o estadiamento da doença e pode orientar a drenagem percutânea de abscessos pélvicos ou retroperitoniais. Os principais sinais tomográficos de diverticulite são:

- **Diverticulite não complicada:** espessamento da parede colônica e inflamação da gordura pericólica.
- **Fístula:** presença de con traste na vagina e contraste e/ou ar na bexiga ou cavidade abdominal.
- **Abscesso:** presença de massa com sinais inflamatórios ao redor, que pode conter gás (Figura 58.1).
- **Peritonite:** íleoparalítico, alterações inflamatórias difusas, líquido livre na cavidade e extravasamento de contraste.
- **Obstrução colônica:** distensão de cóolon e eventualmente de delgado.
- Compressão do ureter.
- Trombose séptica da veia porta.

## Diagnóstico diferencial

Na fase aguda, o diagnóstico de diverticulite aguda não costuma trazer maiores dificuldades. Algumas vezes, quando o cólon sigmoide é redundante, a dor pode se localizar na fossa ilíaca direita ou no hipogástrio, devendo ser feito diagnóstico diferencial com apendicite aguda. Na presença de obstrução intestinal baixa, a forma pseudotumoral deve ser diferencia-da do carcinoma obstrutivo de cólon sigmoide, ainda que, muitas vezes, esta diferenciação seja feita após a remoção e abertura da peça cirúrgica. A fecalúria indica fístula vesico-colônica e outras etiologias devem ser aventadas, como doenças inflamatórias, colite por radiação e carcinoma.

## Tratamento

A indicação cirúrgica deve ser diferenciada dentre aqueles pacientes que serão submetidos à cirurgia de urgência (isto é com peritonite fecal ou purulenta, abscesso não resolvido por punção percutânea, obstrução intestinal) ou aqueles pacientes que necessitarão cirurgia numa condição eletiva.

As seguintes situações indicam uma intervenção cirúrgica em caráter "eletivo" nos casos de diverticulite:

**a)** Número de surtos prévios de diverticulite prévios (controverso).

**b)** Paciente com um surto que foi complicado com perfuração contida, obstrução ou fístula.

**c)** Quando não é possível fazer o diagnóstico diferencial com neoplasia.

**d)** Pacientes com um episódio de diverticulite com menos de 50 anos (embora seja um tópico controverso).

**e)** Uso de imunossupressor, insuficiência renal crônica, doenças do colágeno (risco cinco vezes maior).

Nos casos de diverticulite complicada, o tratamento preconizado depende do estádio da doença, de acordo com a classificação de Hinchey.

## Conduta no estádio I

O paciente deverá ser internado e mantido em jejum, hidratação e antibioticoterapia ampliada para cobrir bactérias Gram negativas e anaeróbias. Este tratamento deverá ser mantido por 48 a 72 horas. A reavaliação deverá ser frequente e, em casos de piora clínica, deverá ser considerada indicação cirúrgica. Após 24 horas, se o paciente estiver bem, deverá ser reiniciada uma dieta pobre em resíduos. Em casos leves e com o paciente bem orientado, o tratamento poderá ser feito via ambulatorial.

Não é indicada sonda nasogástrica a não ser que exista obstrução intestinal e o paciente estiver vomitando.

## Conduta no estádio II

Nos casos onde há abscesso localizado, na região retroperitoneal ou pélvica, a tomografia pode orientar a drenagem percutânea. Se esta for bem-sucedida, o paciente poderá permanecer em tratamento clínico como no estádio I. O tratamento cirúrgico será feito após a resolução do quadro infeccioso.

Quando não for possível a drenagem percutânea ou se o paciente não melhorar clinicamente com a mesma, a cirurgia será indicada. A cirurgia preconizada é a ressecção do segmento colônico comprometido e a drenagem do abscesso. Em casos selecionados, poderá ser feito a

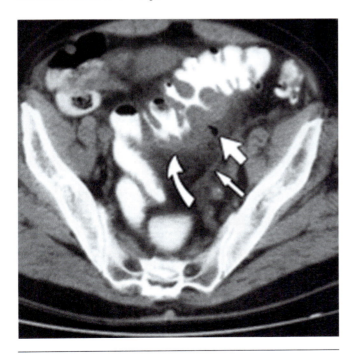

**Figura 58.1** Sinal tomográfico de espessamento de cólon com a presença de gás intramural.

anastomose primária com preparo intraoperatório de cólon com ou sem colostomia de proteção dependendo do quadro clínico do paciente e da experiência do cirurgião.

Algumas vezes, quando a drenagem percutânea não puder ser realizada por motivos técnicos, podemos realizar a drenagem do abscesso via laparoscópica, deixando a ressecção para uma etapa posterior.

## Conduta nos estádios III e IV

Após a compensação clínica do paciente, o paciente é submetido a laparotomia com ressecção do cólon comprometido. Dependendo da condição clínica do paciente e do grau de contaminação da cavidade abdominal (Figura 58.2), poderá ser feito anastomose primária com ou sem colostomia de proteção: colostomia proximal e sepultamento do coto distal (Hartman) ou exteriorização do coto distal do cólon (fístula mucosa).

Considerações: Quando tratada clinicamente, a diverticulite recidiva em um terço dos casos, sendo que 90% das recidivas ocorrem em cinco anos. Em 75% dos casos, a diverticulite se apresenta de forma leve (Hinchey I). É geralmente recomendada a cirurgia eletiva para ressecção do cólon comprometido após dois ataques de diverticulite (embora esta indicação seja questionada), pois surtos recorrentes costumam ser mais graves e responder menos ao tratamento medicamentoso. Esta assertiva é questionada pois 60% dos casos de perfuração ocorrem no primeiro surto de diverticulite e os casos de diverticulite recorrente não costumam ser complicados.

A taxa de recorrência de diverticulite após uma cirurgia eletiva é de 5 a 11%. A ressecção colorretal eletiva é geralmente segura com uma taxa de mortalidade de 0,8%. A cirurgia para a ressecção de cólon eletiva por diverticulite é associada a

uma mortalidade mais elevada (até de 4%). A orientação atual da Sociedade Americana de Cirurgia Colorretal sugere que a indicação cirúrgica eletiva seja feita caso a caso.

No tratamento cirúrgico, na fase aguda, algums aspectos técnicos devem ser observados: a sigmoidectomia é o procedimento mínimo, deve ser ressecado todo o cólon doente (não necessariamente todos os divertículos), a anastomose primária pode ser realizada em casos selecionados, com ou sem colostomia de proteção (caso seja a opção, a anastomose deve ser colorretal), não fazer anastomose em caso de obstrução.

A cirurgia preconizada, na maioria dos casos Hinchey 3 e 4 (principalmente nos pacientes idosos, imunodeprimidos e com doenças associadas) é a cirurgia de Hartman, embora esta cirurgia apresente elevado índice de complicações e implica, muitas vezes, em uma reconstrução do trânsito intestinal extremamente difícil. às vezes, a reconstrução do trânsito intestinal acaba não sendo conseguida pelas condições clínicas do paciente. Hoje, a dificuldade técnica que existia no passado foi minimizada pelo uso dos grampeadores mecânicos. Em muitos casos a reconstrução é feita via laparoscopia.

A abordagem cirúrgica laparoscópica é cada vez mais empregada e, em casos de peritonite purulenta (Hinchey 3), onde a perfuração não é observada, pode-se fazer a lavagem da cavidade abdominal, drenagem e deixando o tratamento definitivo (isto é, a ressecção) para um segundo tempo.

Nos casos de obstrução, o diagnóstico poderá ser suspeitado pelos exames de imagem, porém o diagnóstico de certeza será feito no intraoperatório, pois a forma pseudo-tumoral da diverticulite poderá apresentar quadro clínico semelhante a neoplasia de colon sigmoide obstrutivo.

Nos casos de fístulas colovesical, colovaginal, uretero-cólica, não existe necessidade de cirurgia de emergência e o cólon poderá ser preparado e a cirurgia programada para a resolução da fístula e da diverticulite.

Na diverticulite do cólon direito, o diagnóstico diferencial é com a apendicite aguda, e a cirurgia preconizada é a ressecção do cólon envolvido com a diverticulite (habitualmente colectomia direita).

## Considerações finais

A diverticulite é doença de alta prevalência. Na grande maioria dos casos, o diagnóstico é feito pelo quadro clínico e exame físico. O ultrassom e a tomografia computadorizada confirmam o diagnóstico. A maioria dos casos é de tratamento clínico. O tratamento cirúrgico é reservado para os casos complicados com abscesso e perfuração.

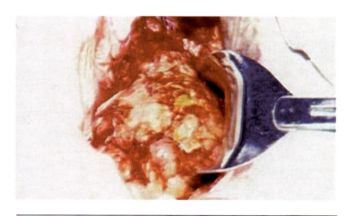

**Figura 58.2** Diverticulite perfurada (Hinchey 4).

## Referências bibliográficas

**1.** Abreu, R., Franco, C., Gomes, A. et al Is diverticular disease a progressive disease?Colorect dis.2010;2 Supp 3:32

**2.** Makela, J.T., Kiviniemi, H.O.,Laitinen, S.T. Spectrum of Disease and Outcome among Patients with Acute Diverticulitis. Dig. Surg.;2010, 27(3):190-196

3. Simpson J, Scholefield JH, Spiller RC. Origin of symptons in diverticular disease. Br.J.Surg. 2003; 90: 899-908

4. Wong WD, Wexner SD and the Standards Task Force, American Society of Colon and Rectal Surgeons. Practice parameters for the treatment of sigmoid diverticulitis- supporting documentation. http://www.facsrs.org- 9/4/2004

5. Tursi A. Acute diverticulitis of the colon: current medical therapeutic management. Expert Opin Pharmacother 2004; 5: 55-9

6. Frileux, P. , Dubrez, J., Burdy, G. et al Sigmoid diverticulitis. Longitudinal analysis of 222 patients with a minimal follow up of 5 years. Colorect Dis. 2010;12(7):674-680

7. Kotzampassakis, N. Presentation and Treatment Outcome of Diverticulitis in Younger Adults: A Different Disease Than in Older Patients?Dis.Colon& Rectum. 2010,53(3):333-338

8. Hall J, Roberts P,Rocco R.et al .Colonic Diverticulitis: Does Age Predict Severity of Disease on CT Imaging? Dis. Colon & Rectum. 2010,53(2):121-125

9. Ricciardi R, Baxter N, Read T et alIs the Decline in the Surgical Treatment for Diverticulitis Associated with an Increase in Complicated Diverticulitis? Dis. Colon&Rectum, 2009. 52(9):1558-1563

10. Steinman E, HAbr-Gama A. Diverticulite aguda do colon 1063-1070 em Clinica Cirurgica. ED: Gama-Rodrigues JJ, Machado MC,Rasslan S, Barueri-SP, Ed Manole, 2008

11. Makela, J.T., Kiviniemi, H.O., Laitinen, S.T. Spectrum of Disease and Outcome among Patients with Acute Diverticulitis. Dig. Surg.;2010, 27(3):190-196

12. Etizoni DA, Mack TM, Berat RW ET al. Diverticulitis in the United States: 1998-2005: changing patterns of disease and treatment. Ann Surg 2009;249 (2): 201-7

13. Dias AR, Gondim AC, Nahas SC. Atualização no tratamento da diverticulite aguda do colon. Ver Brás Coloproct 2009; 29 (3): 363-371

14. Eglinton T; Nguyen T; Raniga S. et al Patterns of recurrence in patients with acute diverticulitis Brit J Surg. 2010; 97(6): 952–957

15. Araujo SEA, Oliveira Jr O, Moreita JPT et al. Diverticulite aguda e tratamento. Projeto Diretrizes- AMB e CFM, 2008

16. Kang JY, Melville D, Maxwell JD. Epidemiology and management of diverticular disease of the colon. Drugs Aging 2004; 21 (4): 211-28

17. Da Rold AR, Guerriero S, Flamingo P et al: Laparoscopic colorraphy, irrigation and drainage in the treatment of complicated acute diverticulitis: initial experience. Chir.Ital 2004; 56:95-8

18. Campos FG. Complications and Conversions in Laparoscopic colorectal surgery. Results of a multicenter brazilian trial. Surg Laparosc Endosc Per Techniques 2003; 13:173-9.

19. Corman M, Allison,S., Kuehne JP. Diverticulitis in Handbook of colon& rectal Surgery, 2006, Lippincott Willims &Wilkins, Philadelphia, USA

20. Gooszen AW, Tollenaar RA, Geelkerken RH. Prospective study of primary anastomosis following sigmoid resection for suspected acute complicated diverticular disease. Br J Surg 2001, 88:693-697.

21. Hinchey EJ, Schaal PG, Richards GK. Treatment of perforated diverticular disease of the colon. AdvSurg 1978, 12:85-109.

22. Biondo S, Ramos E, Fraccalnier D. Comparative study of left colonic peritonitis severity score and Manheinn Peritonitis índex. Br.J.Surg. 2006, 93(5): 616-22

23. Toorenvilie B, Swank H, Schoones JW et al. Laparoscopic peritoneal lavage for perforated colonic diverticulitis: a systematic review. Colorectal Dis. 2010, 12(9): 862-867.

24. Faranda C, BArrat C, Catheline JM. Two-stage laparoscopic management of generalized peritonitis due to perforated sigmoid diverticula: eighteen cases. Surg Laparosc Endosc Percutan Tech 2000; 10: 135-8.

25. Taylor CJ, Layani L, Ghusn Ma et al. Perforated diverticulitis managed by laparoscopic lavage. ANZ J Surg 2006;76: 962-965

26. Rafferty J, Shellito P, Hyman NH et AL. Standards Committee of American Society of Colon and Rectal Surgeons. Practice parameters for sigmoid diverticulitis. Dis. Colon Rectum 2006;49: 939-944

27. Ambrosetti P, Chautems R, Soravia C, Peiris-Waser N, Terrier F. Long-term outcome of mesocolic and pelvic diverticular abscesses of the left colon: a prospective study of 73 cases. DisColonRectum. 2005;48(4):787-91

28. Woods RJ, Lavery IC, Fazio VW et al: Internal fistulas in diverticular disease. Dis Colon Rectum. 1988: 31:591-6

29. Shaikh S, Krukowski ZH. Outcome of a conservative policy for managing acute sigmoid diverticulitis. Br J Surg 2007; 94: 876–879.

30. Frizelle FA, Dominguez JM, Santoro GA. Management of post-operative recurrent diverticulitis: a review of the literature. J R Coll Surg Edinb 1997; 42: 186–8.

31. Benn PL, Wolff BG, Ilstrup DM. Level of anastomosis and recurrent colonic diverticulitis. Am J Surg 1986; 151: 269–271.

32. Leigh JE, Judd ES, Waugh JM. Diverticulitis of the colon. Recurrence after apparently adequate segmental resection. Am J Surg 1962; 103: 51–54.

33. Thaler K, Baig MK, Berho M, Weiss EG, Nogueras JJ, Arnaud JP et al. Determinants of recurrence after sigmoid resection for uncomplicated diverticulitis. Dis Colon Rectum 2003; 46: 385–388.

34. Thörn M, Graf W, Stefánsson T, Påhlman L. Clinical and functional results after elective colonic resection in 75 consecutive patients with diverticular disease. Am J Surg 2002; 183: 7–11.

35. Wolff BG, Ready RL, MacCarty RL, Dozois RR, Beart RW Jr. Influence of sigmoid resection on progression of diverticular disease of the colon. DisColonRectum 1984; 27: 645–647.

36. Cohen ME, Bilimoria KY, Ko CY, Hall BL. Development of an American College of Surgeons National Surgery Quality Improvement Program: morbidity and mortality risk calculator for colorectal surgery. J Am CollSurg 2009; 208: 1009–1016.

37. Jeyarajah S, Faiz O, Bottle A, Aylin P, Bjarnason I, Tekkis PP et al. Diverticular disease hospital admissions are increasing, with poor outcomes in the elderly and emergency admissions. Aliment PharmacolTher 2009; 30: 1171–1182.

39. Richards RJ, Hammitt JK. Timing of prophylactic surgery in prevention of diverticulitis recurrence: a cost-effectiveness analysis. Dig Dis Sci 2002; 47: 1903–1908.

40. Klarenbeek, B. R., Samuels, M; van der Wal, M et al Indications for Elective Sigmoid Resection in Diverticular Disease Annals of Surgery; 2010; 251(4): 670-674

41. Anaya DA, Flum Dr Risk of emergency colectomy and colostomy in patients with diverticulra disease. Arch Surg 2005, 140 (7): 681-5.

42. Kotzampassakis, N. M.D.,Pittet, O. M.D,Schmidt, S. M.D. et al Presentation and Treatment Outcome of Diverticulitis in Younger Adults: A Different Disease Than in Older Patients? Dis.Colon&Rectum. 53(3):333-338, 2010.

**43.** Salem L, Veenstra DL, Sullivan SD. The timing of elective colectomy in diverticulitis: a decision analysis J Am Coll Surg 2004, 199: 904-12

**44.** Munson KD, Hensien MA, Jacob LN, Robinson AM, Liston WA. Diverticulitis: a comprehensive follow-up. Dis Colon Rectum 1996; 39: 318_22

**45.** Alvarez GA; Mazzurana M. Diverticulite Aguda Complicada Tratada por Cirurgia Laparoscópica Assistida com a Mão (Hals) Rev brasColoproct, 2006;26(3): 275-279.

**46.** Souza AHSAcesso Vídeo-Laparoscópico no Tratamento Cirúrgico da Diverticulite AgudaRevbrasColoproct 2006; 2: 341-347.

**47.** Schwandner O, Farke S, Fischer F, Eckmann C, Schiedeck TH, Bruch HP.Laparoscopic colectomy for recurrent and complicated diverticulitis: a prospective study of 396 patients. Langenbecks Arch Surg 2004 Apr;389(2):97-103.

**48.** Marusch F, Gastinger I, Schneider C, Scheidbach H, Konradt J, Bruch HP. Importance of conversion for results obtained with laparoscopic colorectal surgery. Dis Colon Rectum 2001; 44: 207-14.

**49.** Berthou JC, Charbonneau P. Benefits of the laparoscopic approach are the improved early postoperation course and the reduction of parietal sequelae. SurgEndosc 1999; 13: 457-60.

**50.** Bruce CJ, Coller JA, Murray JJ. Laparoscopic resection for diverticular disease. Dis Colon Rectum 1996; 39(10 Suppl): S1-6.

**51.** Senagore AJ, Duepre HJ, Delaney CP, Brady KM, Fazio VW. Results of a standardized technique and postoperative care plan for laparoscopic sigmoid colectomy: a 30 month experience. Dis Colon Rectum 2003; 46: 503-9.

**52.** Le Moine, M-C1; Fabre, J-M2; Vacher, C2; Navarro, F1; Picot, M-C3; Domergue, J.Factors and consequences of conversion in laparoscopic sigmoidectomy for diverticular disease. Br J Surg 2003; 90: 232-6.

**53.** Slim K, Pezet D, Riff Y, Clark E, Chipponi J. High morbidity rate after converted laparoscopic colorectal surgery. Br J Surg 1995; 82: 1406-8.

**54.** Schwandner O, Schiedeck TH, Bruce H. The role of conversion in laparoscopic colorectal surgery: do predictive factors exist? SurgEndosc 1999;13:151-6.

**55.** Schlachta CM, Mamazza J, Seshadri PA, Cadeddu MO, Poulin EC. Predicting conversion to open surgery in laparoscopic colorectal resections. A simple clinical model. SurgEndosc 2000; 14: 1114-7.

**56.** Agachan F, Joo JS, Sher M, Weiss EG, Nogueras JJ, Wexner SD. Laparoscopic colorectal surgery. Do we get faster? SurgEndosc 1997; 11: 331-5.

**57.** Senagore AJ, Luchtefeld MA, Mackeigan JM. What is the learning curve for laparoscopic colectomy? Am Surg 1995; 61: 681-5.

**58.** Gervaz P, Pikarsky A, Utech M, Secic M, Efron J, Belin B. Converted laparoscopic colorectal surgery. SurgEndosc 2001; 15: 827-32.

**59.** Thaler K, Baig MK, Weiss EG, Nogueras JJ, Arnaud JP, Wexner SD, et al. Determinants of recurrence after sigmoid resection for uncomplicated diverticulitis. Dis Colon Rectum 2003; 46: 385-8.

**60.** Thaler K, Weiss EG, Nogueras JJ, Arnaud JP, Wexner SD. Recurrence Rates at Minimum 5-Year Follow-up: Laparoscopic Versus Open Sigmoid Resection for Uncomplicated Diverticulitis. Surg Lap EndoscPerc Tech 2003;13(5):325-7.

Masahiko Akamine ▪ Frederico José Ribeiro Teixeira Júnior ▪ Vítor Moutinho Júnior

# Abordagem Diagnóstica e Terapêutica no Abdome Agudo Obstrutivo

A obstrução intestinal é um sério problema de saúde, comum, de morbidade e mortalidade significativas e que demanda atenção médica imediata com suporte clínico e investigação diagnóstica precisa e rápida, a fim de estratificar o grau de gravidade e selecionar de forma segura uma opção de tratamento adequada.

Os termos íleo e obstrução intestinal podem ser interpretados como tendo o mesmo significado do ponto de vista clínico, uma vez que íleo representa a resposta a uma entidade patológica que resulta em sintomas de dor e distensão abdominal, náuseas e vômitos por impedimento da progressão do conteúdo intraluminal intestinal. Entretanto, íleo é um termo genérico que traduz o conjunto de sintomas decorrentes de uma gama variada de causas funcionais ou mecânicas.

## Etiologia e fisiopatologia

Com o objetivo de agrupar as muitas causas que podem impossibilitar a passagem de gás, líquido e fezes pelo tubo digestivo, uma classificação prática pode ser adotada:

a) Situações que resultam inicialmente em falta de peristaltismo intestinal I. É denominado íleo adinâmico, paralítico ou funcional. São condições reacionais a uma entidade patológica de origem infecciosa, inflamatória, neurovascular, reflexa, metabólica ou mesmo associada a uso de medicamentos.

- **Inflamatório ou infeccioso**
- Íleo pós-operatório.
- Grande queimado.
- Sepse intra-abdominal.
- Íleo regional da pancreatite aguda.
- **Reflexo**
- Trauma abdominal.
- Litíase ureteral.
- Hematoma retroperitoneal.
- Doenças agudas pleuropulmonares.
- **Metabólico**
- Uremia.
- Descompensação do diabetes mellitus.
- Distúrbios hidroeletrolíticos.
- **Farmacológico**
- Opioides.
- uimioterapia intraperitoneal.
- Neurovascular
- Isquemia mesentérica não oclusiva.

b) Quando há condições que favorecem um disperistaltismo (que são contrações por espasticidade da musculatura lisa intestinal), sendo eventos incomuns. É denominado íleo espástico. Exemplo: espasmo intestinal tônico, que ocorre nas intoxicações plúmbicas.

c) Quando há uma causa mecânica, levando à obstrução da luz intestinal, seja intraluminal, da parede intestinal ou por compressão extrínseca. É denominado íleo mecânico ou obstrução intestinal propriamente dita. As diversas condições mecânicas que causam impedimento do conteúdo intestinal podem ser classificadas em: obstrução, torção, invaginação, estenose e encarceramento.

- **Obstrução**
- Corpos estranhos intraluminais.
- Íleo biliar.
- Bezoar (fito, trico ou fármaco bezoar).
- Parasitos (áscaris).
- Fecaloma.
- Pólipos.
- **Torção (vólvulos)**
- Estômago.
- Sigmoide.
- Ceco.
- Transverso.
- Flexura esplênica.
- **Invaginação (intussuscepção)**
- Ileoileal.
- Ileocecal.
- Ileocolônica.
- Ileocecocolônica.
- Ileoileocecocolônica.
- Colocolônica.
- **Estenoses**
- Tumores intestinais primários.
- Implantes tumorais.
- Tuberculose intestinal.
- Diverticulite pseudotumoral.
- Doença de Crohn.
- Estenose de anastomoses prévias.
- **Peritonite hiperplástica**
- **Massas abdominais e retroperitonais**
- **Encarceramento**
- Hérnias externas de parede abdominal.
- Hérnias internas.
- Bridas (Algoritmo 59.1 – mecanismo de formação de bridas).
- Aderências intestinais
- Bandas

Para que não haja confusão na prática clínica e na abordagem diagnóstica e terapêutica, devem ser usados de modo geral os termos íleo para situações em que não se observam causas mecânicas, e obstrução intestinal para toda e qualquer condição que resulte em impedimento da passagem de conteúdo intraluminal intestinal por ação mecânica e demande potencial tratamento cirúrgico.

As obstruções intestinais, por sua vez, podem ser incompletas (parciais) quando permitem a passagem de parte do conteúdo entérico, e totais quando há oclusão absoluta da passagem além do sítio da obstrução. A obstruçãototal pode ainda ser do tipo em alça fechada, onde um segmento do tubo digestivo encontra-se fechado em dois pontos distintos, caracterizando uma emergência cirúrgica.

O grau de comprometimento da perfusão do segmento de tubo digestivo envolvido em uma obstrução

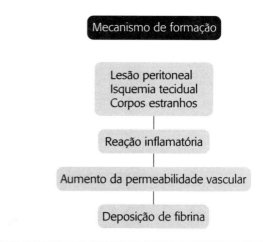

**Algoritmo 59.1** Aderências pós-operatórias.

pode causar isquemia progressiva e necrose, adicionando mais gravidade ao quadro do doente. As obstruções que resultam em comprometimento do suprimento sanguíneo dos segmentos envolvidos são chamadas de obstruções com estrangulamento de alça intestinal.

Quanto ao nível do segmento do tubo digestivo em que há a obstrução, ocorre diferença na apresentação clínica. Pode então se classificar em obstrução alta (duodeno ou jejunoproximal) e baixa (jejuno distal, íleo, cólon, reto ou ânus).

## Achados clínicos e diagnóstico diferencial

É de vital importância diferenciar um paciente em íleo paralítico de um paciente com obstrução intestinal, uma vez que a ação terapêutica é distinta. O sintoma primordial do íleo paralítico é a distensão abdominal, enquanto que para pacientes com obstrução intestinal sempre estará presente a associação entre dor e distensão abdominal (Figura 59.1). A distensão é do tipo gasosa e líquida para ambos os casos e reconhecida pelo timpanismo produzido pela percussão devido ao acúmulo de gases. Em condições basais, a pressão intraluminal das alças intestinais é de 8 a 9 cm $H_2O$. A distensão gasosa das alças intestinais pode aumentar a pressão a valores extremos, comprometendo o retorno venoso e linfático, reduzindo a perfusão da alça intestinal. O acúmulo de gases será maior nas obstruções intestinais, em virtude da fermentação bacteriana sobre açúcares e celulose e deglutição de ar, cujo principal componente é o nitrogênio (70% do volume), pouco absorvido pelo intestino.

Nos pacientes em íleo paralítico, a ausência de ruídos hidroaéreos se faz presente, ao passo que nos casos de obstrução intestinal mudanças no timbre e ritmo são comuns. Ruídos metálicos e aumentados definem a ausculta característica da obstrução intestinal. A dor típica é uma cólica intestinal difusa que pode melhorar depois de iniciadas medidas como sondagem nasogástrica e uso de antiespasmódicos. As queixas de dor podem ser pou-

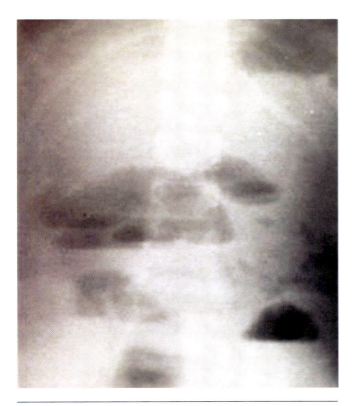

**Figura 59.1** Radiografia simples de abdome mostrando uma obstrução intestinal mecânica onde se observam distensão com nível líquido e se observa ausência de ar no cólon.

co referidas nos pacientes idosos ou com algum grau de demência. Em ambos os casos são comuns os eventos de obstrução intestinal por diversas causas que cronicamente acompanham o doente. Hérnias cronicamente habitadas em funículos inguinais, umbilicais ou em cicatrizes cirúrgicas prévias são relativamente comuns em pacientes idosos, e eventos agudos podem ser oligossintomáticos para esses pacientes. Em doentes com déficit cognitivo é comum a associação com constipação crônica e a evolução para eventos agudos como vólvulos e impactação fecal, levando à obstrução completa, que também pode ser diagnosticada tardiamente (Figura 59.2).

A dor em cólica é de curta duração, intermitente, faz o doente se contorcer, levar as mãos ao abdome, e causa sudorese e palidez. Quando questionado sobre a característica da dor, o enfermo informa que há uma típica "torção" do intestino.

Às vezes, em doentes magros, é possível observar as contrações que o intestino faz, a fim de vencer o obstáculo imposto pela causa da obstrução. Neste momento de peristaltismo visível é possível palpar o abaulamento do abdome, coincidindo com o paroxismo doloroso e deflagrando um espasmo na alça intestinal (ondas de Kussmaul).

Nas obstruções altas, a distensão abdominal quando presente de forma nítida é essencialmente epigástrica, os vômitos são precoces e persistentes, levando à desidratação rápida e ao desequilíbrio hidroeletrolítico por acidose metabólica e perda de cloro.

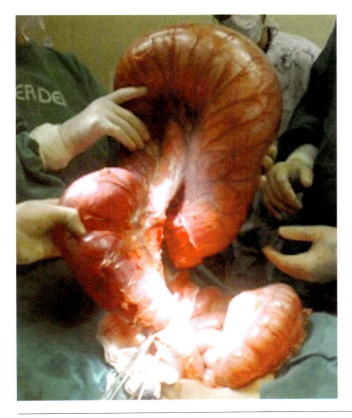

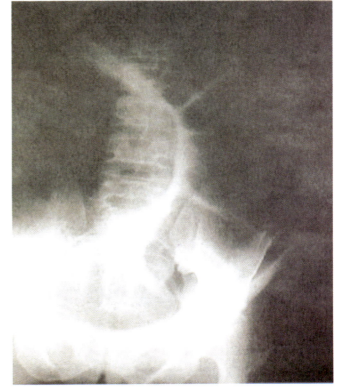

**Figura 59.2** Volvo de sigmoide.

Na obstrução baixa, os vômitos mais tardios, a distensão abdominal mais pronunciada, o timpanismo global, as mudanças no ritmo intestinal com parada da eliminação de fezes e flatus e a presença de ruídos hidroaéreos metálicos e aumentados representam um conjunto de sinais e sintomas típicos. Por vezes, na obstrução baixa, a dor pode ser mais aguda e localizada no quadrante abdominal inferior direito por causa da intensa distensão imposta ao ceco. Nesta circunstância é importante estabelecer se há continência da válvula ileocecal. Uma válvula ileocecal continente permite a passagem do conteúdo do intestino delgado para o ceco, mas não permite o retorno do conteúdo do cólon para o íleo, ao passo que uma válvula ileocecal incontinente permite passagem livre para ambos os lados. Se houver obstrução do intestino grosso em paciente com válvula ileocecal continente, a obstrução será em alça fechada com intensa distensão do ceco por ter o maior diâmetro do intestino (lei de Laplace), levando a risco iminente de ruptura espontânea do cólon (Figura 59.3).

A presença de vômito é comum nas situações de íleo paralítico e obstrução intestinal. O aparelho digestório secreta diariamente cerca de 6 a 9 litros de líquido rico em eletrólitos e enzimas por dia (Figura 59.4). Além de estímulos neurais e hormonais, o aumento do peristaltismo e a distensão de alças intestinais também estimulam a produção das secreções digestivas. Além das secreções produzidas, são ingeridos habitualmente cerca de 1 a 2 litros de líquidos em 24 horas. A maioria deste volume passa pelo intestino delgado e é absorvida, deixando cerca de 200 ml a meio litro para o cólon. Em um paciente com íleo paralítico, o vômito é reflexo, o volume e a frequência tendem a diminuir à medida que o tempo passa, além de possuírem evolução mais tardia. Nas obstruções intestinais, os vômitos são cada vez mais frequentes e abundantes for à

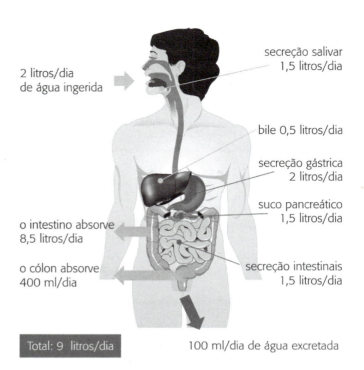

secreção salivar 1,5 litros/dia

2 litros/dia de água ingerida

bile 0,5 litros/dia

secreção gástrica 2 litros/dia

suco pancreático 1,5 litros/dia

o intestino absorve 8,5 litros/dia

secreção intestinais 1,5 litros/dia

o cólon absorve 400 ml/dia

Total: 9 litros/dia

100 ml/dia de água excretada

**Figura 59.4** Secreções digestivas.

obstrução. O conteúdo da secreção gástrica é tipicamente claro e o refluxo em obstruções logo abaixo do duodeno ou no jejuno proximal é de aspecto bilioso. Nestas obstruções altas, os vômitos vão gradualmente aumentando, são súbitos, em jato, com quantidade copiosa e com odor repugnante. O paciente vomita no leito e no solo, sem dar tempo de qualquer precaução higiênica e costuma referir um alívio logo após. Nas obstruções baixas, o vômito tem aspecto fecaloide, é menos frequente quando comparado aos vômitos da obstrução alta e reflete um estado evolutivo avançado da obstrução, uma vez que é precedido de quadro de distensão e dor persistentes. Não se deve esperar pelo surgimento de vômitos fecaloides para definir o diagnóstico clínico de obstrução intestinal baixa pelo potencial evolutivo de isquemia do intestino obstruído. A sua presença é indício de gravidade e eminente deterioração fisiológica do paciente, demandando suporte clínico imediato e intervenção cirúrgica precoce.

A desidratação consequente a uma obstrução intestinal torna-se evidente pela boca seca e sede, redução de volume urinário, escurecimento da urina e mudanças no turgor da pele. Além dos vômitos, a sequestração de água corpórea e eletrólitos causam hipovolemia e distúrbio ácido-básico, podendo resultar em choque e insuficiência renal aguda. A estase de conteúdo rico em bactérias na luz intestinal pode levar a translocação bacteriana com repercussões sistêmicas de resposta inflamatória e comprometimento hemodinâmico resultando em sepse grave e choque séptico.

O exame físico deve seguir o roteiro habitual, valorizando aspectos particulares que podem ser identificados nos pacientes obstruídos, como a inspeção de cicatriz pré-

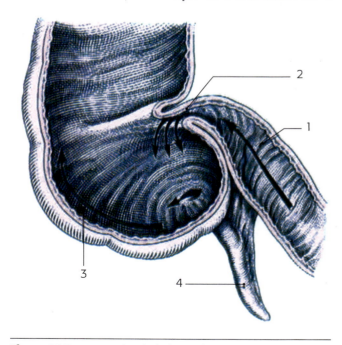

**Figura 59.3** Presença de válvula ileocecal continente.

via e possíveis sítios de herniação da parede abdominal (Figura). Em especial, deve ser dada atenção ao exame de indivíduos obesos com abdome em avental e pacientes acamados com distúrbio sensório. Na região femoral, a linha arqueada da musculatura abdominal ântero-lateral e cicatrizes menores como as produzidas nas operações laparoscópicas podem conter segmento de intestino aprisionado, levando à obstrução intestinal. Laparotomia prévia tem como consequência o desenvolvimento de bridas e aderências que podem formar hérnias internas ou bandas que obstruem o intestino. Em pacientes emagrecidos, a distensão por um vólvulo é capaz de desenhar um formato de alça obstruída. O toque retal é exame obrigatório em pacientes com suspeita de obstrução, a ausência de fezes na ampola retal pode indicar obstrução, corpos estranhos e fecaloma ou tumores podem ser tocados. Nos tumores pélvicos avançados, a infiltração tumoral na parede do reto e a compressão extrínseca da luz retal podem ser identificadas. O toque vaginal também pode fornecer informações nos casos de tumores ginecológicos avançados levando à obstrução do cólon.

Em um estudo com 1.300 pacientes, a sensibilidade do exame clínico para confirmar obstrução intestinal foi de 75% com uma especificidade de 99%.

## Exames complementares

Não existe um teste laboratorial que confirme o diagnóstico de obstrução intestinal. O leucograma pode ser normal ou levemente aumentado nos casos de obstrução intestinal não complicada com estrangulamento de alça. Entretanto, contagens de leucócitos acima de 15,0 X 10e/L ou abaixo de 4,0 X 10e/L devem ser desconfiados e alertar o clínico para a possibilidade de isquemia. Nos pacientes desidratados, há aumento de hematócrito e ureia. As obstruçõesparciais causam alcalose metabólica com hipocalemia e hipocloremia pela perda de secreções ricas em cloro e potássio. Aumento leve da amilase pode ocorrer. Entretanto, hiperamilasemia é muito sugestiva para pancreatite, que pode ser confundida com distensão abdominal íleo regional reflexa e vômitos. Aumento da fosfatase alcalina, TGO e CK podem indicar complicação isquêmica da obstrução, porém valores normais não afastam esta complicação.

Os exames radiológicos são de maior importância para diagnóstico de obstrução intestinal, de eventos complicadores associados à obstrução, do tipo de obstrução e de sua causa e também auxiliam na tomada de decisão terapêutica.

A radiografia simples de tórax deve ser sempre avaliada em rotina, uma vez que, além de identificar um evento complicador que demanda tratamento cirúrgico, como o pneumoperitônio, pode também excluir afecções pleuropulmonares que simulam abdômen agudo e podem cursar com íleo reflexo como uma broncopneumonia basal.

A radiografia simples de abdome deve ser executada em ortostase e deve-se procurar a presença ou ausência de gás na ampola retal e níveis hidroaéreos nas alças de cólon e delga-

do. O desenho das alças com obstrução tem forma de arco, "J" ou "U" invertido pela presença de uma coluna líquida em contraste com o gás acumulado na alça. As alças de intestino delgado nas obstruções distais podem agrupar-se centralmente no abdome, tornando-se distendidas e preenchidas por gás, assumindo uma disposição transversal semelhante a degraus de uma escada. As válvulas coniventes estriadas das alças podem ser distendidas por gás, conferindo a um segmento do intestino o aspecto de empilhamento de moeda. A radiografia simples é diagnóstica para obstrução intestinal em 46 a 80% dos casos (Figura 59.5).

Estudos com contraste são importantes para diferenciar uma obstrução intestinal parcial ou total e fornecem informações sobre a possibilidade de sucesso do tratamento não operatório. O trânsito intestinal é de fundamental importância para muitos casos de obstrução do intestino delgado. A escolha do contraste usado para o estudo deve ser discutida com os radiologistas. O bário é um contraste que fornece melhor informação sobre o relevo mucoso, melhorando as chances de diagnóstico em alguns casos, uma vez que o contraste hidrossolúvel passa para os segmentos distais do intestino delgado. Em contrapartida, os cirurgiões hesitam na escolha do contraste de bário nos casos em que pode haver peritonite por possível piora do quadro, caso exista ruptura do intestino. Além do mais, se houver suspeita de obstrução colônica, o bário pode impactar na zona de obstrução, transformando uma obstrução parcial em total.

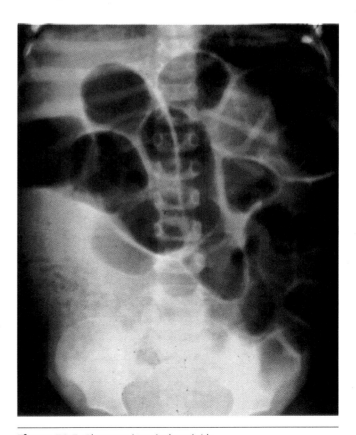

**Figura 59.5** Obstrução intestinal por brida.

Entretanto, pelo efeito catártico do contraste hidrossolúvel e sua passagem rápida do intestino delgado para o cólon, pode-se excluir obstrução parcial ou total. Quando um exame de trânsito intestinal é bem-feito e interpretado por radiologistas experientes, a sensibilidade do método atinge 98%, com especificidade de 100%, para dizer se há ou não obstrução intestinal. A interpretação do exame de forma dinâmica é de fundamental importância. Imagens seriadas dão informação da passagem do contraste pelos segmentos intestinais e o tempo de chegada do contraste até o ceco é um indicativo de obstrução parcial ou total. Como regra geral, a ausência de contraste ao ceco em 12 horas ou em até 24 horas indica obstrução completa. A ausência de chegada de contraste no ceco em 5 horas já é o primeiro indício de obstrução total. A ultrassonografia de abdome pode, em algumas situações, fornecer informações que indicam obstrução intestinal. O correto diagnóstico de obstrução por ultrassom pode chegar a 89% quando realizado por pessoas bem treinadas. Distensão de alça maior que 3 cm, segmentos de alça dilatados com extensão maior que 10 cm, peristalse ativa do segmento dilatado e presença de cólon murcho são achados indicativos de obstrução intestinal do delgado. Entretanto, estes exames informam pouco sobre a causa da obstrução intestinal e se há isquemia do intestino obstruído. São justamente esses aspectos que podem ser decisivos na evolução de um doente com obstrução intestinal. Causas de obstrução intestinal como tumores não são facilmente diagnosticadas pelo exame clínico ou por radiografias simples ou contrastadas; a isquemia segmentar do intestino pode ser oligossintomática e quando não há perfuração não é facilmente identificada pelas radiografias. A maior morbidade associada à obstrução intestinal está na presença e no tratamento tardio dos casos que evoluem com isquemia do intestino obstruído. Cerca de 42% dos pacientes obstruídos evoluem com isquemia de alça. Nestes casos quando o tratamento operatório é instituído nas primeiras 36 horas após o início dos sintomas, a mortalidade fica em torno de 8%. Quando a indicação da operação é após 36 horas de evolução, a mortalidade sobe para 25%. O estrangulamento com isquemia de um segmento do intestino costuma ocorrer quando há alça fechada, que é justamente a situação em que a radiografia simples de abdome é menos específica, uma vez que não é incomum a alça fechada estar repleta de líquido, o que não evidencia a distensão gasosa.

A tomografia computadorizada de abdome (CT) é um método diagnóstico que tem uma sensibilidade de 96%, uma especificidade de 96% com acurácia de 95% (Figura 59.7). O achado de uma alça proximal distendida e outra murcha fecha o diagnóstico. Uma alça com diâmetro de 2,5 cm ou maior é considerada como dilatada. Alças com menos de 1 cm de diâmetro são consideradas murchas. O sinal mais real é justamente a identificação da transição das alças distendidas com as alças murchas, porém esta zona de transição não é fácil de ser identificada. Imagens de fezes no intestino delgado também

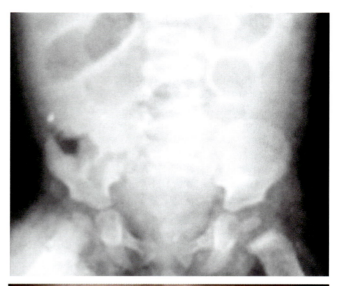

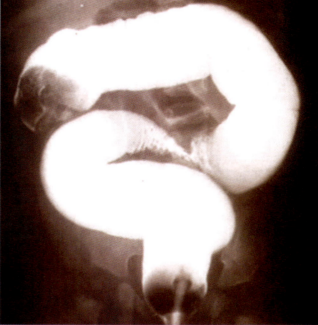

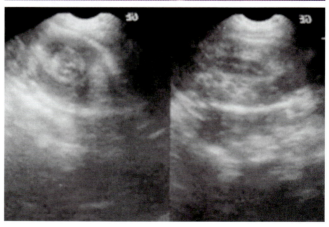

**Figura 59.6** Criança com invaginação intestinal onde se nota quadro obstrutivo na radiografia, a alça em aspecto de "casca de cebola" ao ultrassom e radiografia contrastada demonstrando o segmento invaginado.

indicam obstrução intestinal. A reconstrução tridimensional pode ajudar a identificar o ponto de obstrução. A obstruçãoparcial costuma ser identificada quando o contraste oral ingerido chega ao cólon em um prazo de 6 horas ou quando se encontra moderada quantidade de gás no cólon, indicando a passagem de conteúdo. O diagnóstico de obstrução em alça fechada se faz quando se observa a distribuição radial de vasos mesentéricos, convergindo para um ponto que é o ponto de torção, ou quando uma alça entra em um funículo herniário. As alças assumem a forma de grão de café ou alça em "C" ou em "V" pela distensão. Quando há isquemia pode ser observado espessamento focal da alça, pneumatose intestinal ou gás na veia porta.

## Tratamento

Pacientes com obstrução intestinal estão comumente com desidratação e hipovolemia por causa da redução aguda da ingestão oral de líquidos, vômitos e sequestração de líquidos do intravascular para a parede intestinal e sua luz.

É necessária reposição rápida de volume com solução isotônica salina como Ringer lactato. A avaliação da função renal com dosagem de ureia e creatinina, investigação dos níveis séricos de eletrólitos como Na, K, Cl, dosagem de bicarbonato e hemograma completo são fundamentais. A monitorização do débito urinário e avaliação indireta da pré-carga com pressão venosa central são úteis para avaliar a resposta à reposição de volume. A cateterização de bexiga urinária e a obtenção de um acesso venoso central são procedimentos que devem ser realizados na sala de emergência durante os momentos iniciais do atendimento. Antibióticos serão usados como profiláticos, uma vez indicada a operação, ou como terapêuticos nos pacientes em SIRS com suspeita de perfuração intestinal ou translocação bacteriana. A sondagem nasogástrica é uma medida importante,causa alívio quase que imediato dos sintomas de náuseas, vômitos e pode reduzir a dor abdominal. Também é uma via para administrar contraste para investigação diagnóstica, além de descomprimir o estômago antes da intubação, reduzindo o risco de aspiração. Durante a operação, a ordenha das alças intestinais distendidas no sentido retrógrado é facilitada pela aspiração da sonda a fim de descomprimir o intestino e facilitar o ato operatório.

## Obstrução mecânica versus não mecânica

Os tipos principais de obstrução não mecânica são o íleo e a pseudo-obstrução. Como citado anteriormente, as situações de íleo são metabólicas e devem ser tratadas com a resolução da doença de base.

A primeira medida deve ser a distinção entre íleo pós-operatório e íleo sem antecedente cirúrgico. Na primeira situação, pós-operatória, o íleo tende a resolver es-

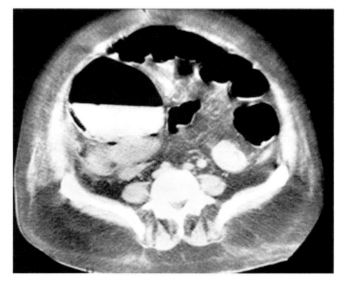

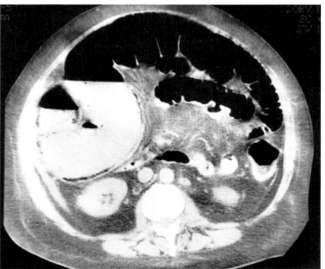

**Figura 59.7** Acentuada distensão dos cólons transverso e ascendente e do ceco, com sinais de dissecção parietal gasosa e também coleção hemorrágica no espaço pararrenal anterior e na goteira parietocólica direita. Na região do sigmoide, observava-se acentuada redução do calibre da alça e dilatação gasosa a montante.

pontaneamente em alguns dias. Se não houver resolução em três a quatro dias, deve-se considerar a possibilidade de obstrução mecânica parcial e realizar exames de investigação como tomografia computadorizada de abdome ou trânsito intestinal. Nos casos de íleo sem antecedente cirúrgico, a causa deve ser definida através de histórico, exame físico e exames laboratoriais. Se a evolução clínica do paciente sinalizar a possibilidade de obstrução parcial, também se procede investigação com exames complementares. Se em ambos os casos de íleo, pós-operatório ou não, for confirmada a ausência de obstruçãomecânica, mantém-se conduta clínica.

A pseudo-obstrução intestinal ou síndrome de Ogilvie é definida como uma perda do balanço entre os sistemas simpático e parassimpático com predomínio do primeiro. O tratamento consiste em medidas clínicas de suporte como hidratação, drenagem nasogástrica e drenagem retal. Se a pseudo-obstrução persistir o tratamento pode ser complementado com o uso de neostigmine, 2,5mg intravenoso ou subcutâneo, octreotide subcutâneo e colonoscopia descompressiva, podendo ser realizado cecostomia para drenagem. Se não houver sucesso com todas as medidas realizadas, a cirurgia para descomprimir o segmento ou ressecá-lo esta indicada.

Em casos de obstruçãomecânica definida, o passo seguinte para determinar o tratamento é classificá-la em completa ou parcial. Casos de obstrução mecânica completa devem ser operados imediatamente, pelo risco de isquemia e perfuração a que tais pacientes estão expostos.

Em obstruções mecânicas parciais, deve-se definir se o paciente será submetido cirurgia de imediato ou não. Situações neste contexto que necessitam de cirurgia de imediato incluem a presença de peritonite, hérnia encarcerada ou estrangulada, pneumatose cistoide intestinal, volvo de sigmoide com repercussões tóxicas sistêmicas ou irritação peritoneal. Excluídas tais situações, deve-se instituir tratamento clínico e observar a evolução do paciente com reavaliações periódicas de no máximo 4 horas de intervalo, avaliando mudança no débito da sonda nasogástrica, presença de repercussão sistêmica como taquicardia, febre, hipotensão, alterações na inspeção do abdome, no timbre e intensidade de ruídos hidroaéreos, dor e alterações radiológicas e laboratoriais. A partir desses dados, pode-se inferir se o paciente apresentará resolução do quadro de obstrução parcial ou se necessitará de intervenção cirúrgica. Indicações cirúrgicas geralmente são definidas pela presença de: complicações técnicas em casos de obstrução parcial pós-operatória (abscesso, flegmão, hematoma, hérnia, intussuscepção, obstrução na anastomose) ou ausência de resposta ao tratamento clínico em 24 a 48 horas com aumento da intensidade da dor e da distensão, mudança do débito da sonda nasogástrica de estase para fecaloide, aumento da distensão de segmentos de delgado proximal associado à eliminação de gases em segmentos distais, por exemplo.

Cirurgia eletiva pode ser o tratamento para casos de obstruçãomecânica parcial quando houver volvo de sigmoide resolvido com descompressão colonoscópica ou obstrução recorrente por bridas ou por estenose segmentar.

Cerca de 90% dos casos de obstruçãopós-operatória por bridas e resolvido com tratamento clínico, apesar de a recorrência apresentar índices de 50%. Portanto a indicação cirúrgica em obstrução por bridas é incomum, mas se houver algum sinal de estrangulamento, irritação peritoneal ou deterioração do quadro clínico, a indicação da cirurgia não deve ser postergada.

O tratamento não operatório inicial costuma ser destinado aos pacientes com obstrução intestinal do tipo parcial. Cerca de 60 a 85% dos pacientes com obstrução parcial apresentam sucesso com a abordagem não operatória. O tratamento não operatório é feito por cerca de 12 a 48 horas. Para a maioria dos pacientes, em 24 horas já existe evidência suficiente para definir se há ou não indicação de tratamento cirúrgico.

Nas intussepções intestinais do adulto, a alça intussusseptada deve ser incluída na ressecção, pois muitas vezes a causa da intussepção é uma neoplasia. Porém, na criança a alça pode ser reduzida e ressecada se necessário (Figura 59.8). Dependendo da experiência do cirurgião e o grau de distensão adbominal, pode-se optar por abordagem laparoscópica.

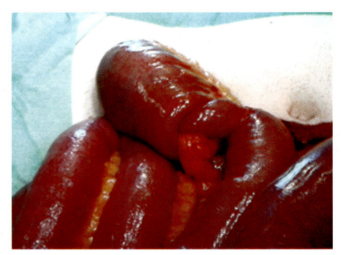

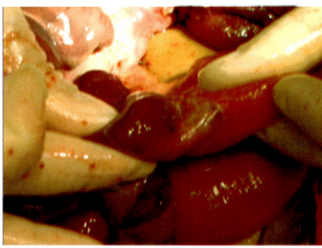

**Figura 59.8** Invaginação intestinal, tratamento cirúrgico. Redução manual; Enterectomia com anastomose primária; Inspeção das alças intestinais ("cabeça" de invaginação); Laparoscopia.

# Referências bibliográficas

1. Giuliano A, Mirizzi R Madden f. Clínica y terapéutica qui-rúrgica . 3. ed. "El Ateneo"; 1976.
2. Guynton P. Textbook of medical physiology. 6. ed. Philadel-phia: WB Saunders; 1981.
3. Eskelinem M, Ikonem f, Lipponem P. Contribution of his-tory taking, physical examination, computer assistance to diagnosis of acute small bowel obstruction. Prospective study of 1.333 patierts with acut abdominal pain. Scand I Gastroenteíol 1994; 29:715-21.
4. Wilson M, Ellis H, Menzies D, et al. A review of the man-agement of small bowel obstruction. Ann R Coll Engl. 1999;81:320-8.
5. Pickleman |. Small bowel obstruction. In: Zinner Mf (edi-tor). Maingot's abdominal operations. 10. ed. London: Prine Hall;1997. p.1159-72.
6. Frager D. Intestinal obstruction. Role of CT. Gastroenterol Clin N Am. 2002:31:777-99.
7. Mucha P. Small bowel obstruction. Surg Clin N A. 1987;67:597-620.
8. Chen S, Lin R Lee P, et al. Water soluble contrast study predicts the need for early surgery in adhesive small bowel obstruction. Br f Surg. 1998;85:1692-4.
9. Sarr M, Bulkley G, Zuidema G. Preoperative recognition of intestinal strangulation: prospective evaluation of diagnos-tic capability. Am I Surg. 1983;145:176-82.
10. Schrock T. Small intestine. ln: Way L. Current surgical diagnosis and treatment. Norwalk, CT: Appleton Lange; 1988. p.561-85.
11. Megibow A, Balthazar E, Cho K, et al. Boewl obstruction: evaluation with CT. Radiology. 1991;180:313-8.
12. Balúazar E, Birbaum B, Megibow A, et al. Closed loop and stran-gulation intestinal obstruction: CT signs. 1992;185:769-75.
13. Bass K, Fones B, Bukley G. Current management of small bowel obstruction. Adv Surg. 1998;31:1-33.

Fernando Lorenzi ▪ Adriano Meyer-Pflug ▪ Clarissa Alster

# Aspectos Diagnósticos e Terapêuticos do Abdome Agudo Perfurativo

## Introdução

Abdome agudo perfurativo é a situação clínica decorrente da descontinuidade total de um segmento da parede de qualquer víscera oca abdominal. A inflamação da membrana peritoneal, a dor, a resposta intestinal (distensão e diminuição do peristaltismo) e a hipovolemia são respostas primárias à peritonite. Concomitantemente, surgem as respostas cardíacas e respiratórias, neuroendócrinas, renais e metabólicas. Em outras palavras, temos o desenvolvimento da SIRS (síndrome da resposta inflamatória sistêmica) com suas consequências (Santos et al, 2001).

## Etiologia e fisiopatologia

A peritonite secundária, devida a perfuração de víscera oca, é caracterizada por ser infecção polimicrobiana. Fisiologicamente, o número e tipo de bactérias são progressivamente maiores em quantidade, ao longo da luz do trato gastrointestinal, de proximal para distal. Na região proximal, observam-se coliformes aeróbias e flora oral anaeróbia ($< 10^4$), sendo o estômago e o duodeno praticamente estéreis, devido à ação bactericida do ácido clorídrico. O uso de antiácidos pode alterar essa flora. Distalmente, o cólon contém a maior concentração de bactérias (em 1g de conteúdo colônico, encontra-se mais de $10^{12}$ bactérias anaeróbias e $10^8$ aeróbias facultativas). Após uma perfuração colônica, mais de 400 espécies de bactérias invadem o espaço peritoneal. Entretanto, apenas alguns tipos são capazes de se desenvolver e instalar infecção peritoneal. O uso de antibióticos, o ambiente das unidades de terapia intensiva e outros fatores podem alterar a flora intestinal,

encontrando-se assim alguns microorganismos peculiares, como estafilococos do tipo coagulase-negativo e bacilos gram negativos. Esses são organismos frequentemente envolvidos na peritonite terciária e infecções em unidades de terapia intensiva (Wittmann et al, 1996). Quando uma gama de tipos de bactérias ganham o espaço peritoneal, apenas algumas são capazes de se estabelecer, isso devido a sua capacidade patogênica inerente, como a *E. coli*, responsável caracteristicamente pela fase aguda da peritonite com hemoculturas positivas e as anaeróbias estritas, tais como os *Bacteroides fragilis*, que desenvolvem, posteriormente, o abscesso intra-abdominal. Essas bactérias agem em sinergismo, ambas sendo necessárias para formação do abscesso e as anaeróbias estritas podem aumentar a letalidade de um inóculo anteriormente não letal de microorgasnismos aeróbios facultativos (Wittmann et al, 1996).

Pacientes com perfuração gástrica ou duodenal em geral se apresentam com intensa e aguda dor abdominal, devido ao desenvolvimento precoce de peritonite química, frequentemente acompanhada de SIRS, podendo levar para rápida deterioração clínica (Lyon et al, 2006).

Perfurações colônicas podem se manifestar sem dor ou com pouca dor imediatamente após a perfuração. A progressão clínica costuma ser mais lenta, com o desenvolvimento de peritonite bacteriana secundária ou formação de abscesso localizado (Hinchey et al 1978), parcialmente devido ao ambiente químico relativamente neutro e não erosivo do cólon (Guarner 2006). Com algumas exceções, a contaminação peritoneal advinda do conteúdo intraluminal colônico progride para peritonite purulenta ou fecal difusa ou para o desenvolvimento de abscesso intra-abdominal. (Langell et al, 2008).

Quanto às causas de abdome agudo perfurativo, as principais são de seis tipos (Lunning et al, 2007):

**1.** Obstrução intestinal extraluminal. A perfuração gastrointestinal por obstrução extraluminal pode ser causada por:

**a)** tumores primários da parede intestinal;

**b)** metástases em parede gastrointestinal;

**c)** hérnia, bridas e volvo.

Tais condições causam perda da integridade da parede gastrointestinal por obstrução em ponto único ou por obstrução em alça fechada. Uma compressão extrínseca em um ponto único pode produzir completa obstrução intestinal. Nesse caso, a fisiopatologia envolve dilatação do intestino proximal e progressiva congestão venosa, seguida de estase arterial, isquemia, necrose e perda da integridade mural, levando à perfuração. Se o ponto de fixação distal ou compressão levar a uma torção ou volvo, pode ocorrer obstrução em alça fechada, causando rápida distensão do segmento comprometido e bloqueio abrupto no influxo vascular para tal área, com rápida progressão para isquemia tecidual, necrose e perfuração. Alternativamente, uma obstrução em alça fechada pode advir do acúmulo progressivo de secreção intestinal em um segmento luminal restrito, com posterior distensão luminal e pressurização, congestão venosa, estase arterial, isquemia e perfuração. (Lunning et al 2007).

**2.** Obstrução intestinal intraluminal de segmento intestinal em fundo cego anexo à luz principal do trato. Os exemplos mais comuns desta forma de perfuração são a diverticulite e a apendicite complicadas. A fisiopatologia é a mesma da compressão em ponto único (Graffeo et al 1996). Colecistite aguda pode evoluir para perfuração, respeitando esse paradigma fisiopatológico também. Estas formas são habitualmente classificadas como complicação de abdome agudo inflamatório – vide capítulo correspondente.

**3.** Perfuração por corpo estranho. Resultam de ingestão de espinhos de peixe, ossos de frango, palitos de dente, entre outros. Perfurações iatrogênicas vêm ganhando destaque devido ao aumento de procedimentos invasivos intervencionistas como ressecções endoscópicas ou biópsias guiadas por radiologia (Luning et al 2007). As perfurações decorrentes de trauma, como ferimentos penetrantes por arma branca ou de fogo assim como por trauma fechado não são abordados neste capítulo. Este tipo de situação (trauma) exige abordagem específica, obedecendo à sequência de prioridades diferente da urgência não-traumática.

**4.** Perda da integridade da parede intestinal. Doença inflamatória intestinal e úlcera péptica, por acometerem focalmente a anatomia mural intestinal. Outro exemplo é a perfuração neoplásica. Nesta, a infiltração tumoral compromete a arquitetura histológica da parede intestinal, há crescimento dissincrônico do suprimento vascular, causando isquemia, necrose e perfuração (Kashakura et al, 2002).

**5.** Isquemia intestinal. Quatro mecanismos podem estar envolvidos. O primeiro é por oclusão tromboembólica. A oclusão arterial instantânea produz isquemia, necrose e perfuração. O evento final depende do grau de vasculopatia prévia e de circulação colateral. Assim o estômago, que possui grande vascularização, dificilmente evolui com isquemia crítica (Bayraktar et al, 2006). O segundo é a estenose arterial. A estenose é progressiva, se instala lentamente, possibilitando o desenvolvimento de colaterais oriundos de outros troncos vasculares. A estenose apenas predispõe a isquemia, sendo necessário um evento desencadeador, como hipotensão ou embolismo, para que seja consumada a isquemia crítica (Clevland et al, 2002). O terceiro mecanismo advém de hipofluxo, geralmente por hipotensão prolongada, secundária a diversas causas, como choque séptico, insuficiência cardíaca descompensada, infarto agudo do miocárdio. É a chamada isquemia não-oclusiva. A isquemia intestinal provoca necrose e pode evoluir para posterior perfuração (Clevland et al, 2002). O último mecanismo é a trombose venosa. A congestão venosa, resultante da trombose venosa, provoca estase arterial e trombose arterial, seguida da necrose isquêmica e perfuração (Menon et al, 2005).

**6.** Infecção. Mais comum em imunossuprimidos e desnutridos ou pacientes críticos. A fisiopatologia ocorre pela intensa resposta inflamatória, levando a íleo paralítico, distensão intestinal e eventual perda da integridade da parede intestinal no local da infecção. Por exemplo: Infecção por *Clostridium dfficile* e *Salmonella Typhi*. Infecção por CMV (citomegalovírus) em pacientes imunosuprimidos por HIV (*human immunodeficiency virus*) ou transplantados.

## História clínica

Dor abdominal severa e abrupta é sugestiva de perfuração visceral, porém pode ocorrer em outras situações que às vezes mimetizam quadro perfurativo, como rotura de aneurisma de aorta, isquemia intestinal ou outras mais comuns, como cólica renal, cólica biliar. A maioria destas situações manifestam-se geralmente com início menos súbito. O quadro clínico doloroso tem correlação com a embriologia, assim o intestino anterior manifesta-se com dor em epigástrio, médio em mesogástrio e posterior em hipogástrio. Com o tempo, a dor migra e se localiza na topografia da parede abdominal justaposta ao local da perfuração, devido ao comprometimento do peritônio parietal, que possui uma inervação somática, diferentemente do peritônio visceral que possui inervação visceral (sentida mais difusa, ou seja, de difícil localização). Já a perfuração franca sem bloqueio cursa com dor severa e difusa. (Martin et al, 1997).

O paciente com quadro clínico de abdome agudo perfurativo, caracteristicamente apresenta-se com sinais de irritação peritoneal, associado a resposta inflamatória sistêmica de início abrupto e progressiva. Entretanto, em pacientes imunodeprimidos, a apresentação clínica é frequentemente vaga e torna mais difícil a decisão de exploração cirúrgica precoce ou não. Nestes casos, mesmo com peritonite instalada, a função intestinal pode ser preservada na maioria dos pacientes e os sinais de irritação peritoneal são mínimos e frequentemente ausentes (Menegaux, 2001) O mesmo fato, em menor grau, pode ocorrer em idosos, especialmente os extremamente idosos.

Em qualquer paciente, se existe bloqueio da perfuração, o quadro clínico costuma ser atípico e mais brando. O bloqueio é promovido pela mobilização do grande omento e de alças de delgado em torno do órgão perfurado.

A perfuração da parede posterior duodenal, do reto extraperitoneal e certas porções retroperitoneais do cólonpodem cursar com retroperitonite, que cursa com os mesmos sinais de toxemia, porém não com sinais de peritonite evidente, como nos casos de perfuração livre para a cavidade peritoneal.

Em algumas ocasiões, a perfuração pode ser bloqueada de tal forma, que ocorre formação de uma fístula. Assim, uma diverticulite pode ser bloqueada pela bexiga e o cólon perfurar para a luz desta, formando uma fístula, clinicamente expressa com pneumatúria ou fecalúria. Uma colecistite calculosa bloqueada pelo duodeno pode formar uma fístula entre estas duas estruturas, determinando, em alguns casos, o chamado íleo biliar (obstrução causada por cálculo biliar migrado através da fístula e causando obstrução intestinal). Um caso raro, de fisiopatolo-

gia análoga, é a situação em que um cálculo renal provoca fístula para o intestino grosso, progride distalmente na luz e ao impactar distalmente, perfura o intestino grosso no local da impactação (Alster, 2007). (Figura 60.1).

## Exame físico

A irritação peritoneal normalmente força o paciente a se manter imóvel, pois a movimentação causa atrito com o peritônio parietal, aumentando bastante a sensação dolorosa. O paciente tende a assumir posição fetal, por diminuir a tensão da parede abdominal. A movimentação é dolorosa, diferentemente de cólica ureteral, em que tipicamente o paciente se encontra agitado, procurando uma posição que alivie sua dor (Lorenzi, 2007).

Uma vez que a movimentação do diafragma irrita o peritônio, a frequência respiratória torna-se superficial, e consequentemente também mais rápida. O quadro inflamatório causa inicialmente descarga adrenérgica, provocando palidez cutânea e sudorese.

Os sinais vitais em geral dimensionam a gravidade clínica, o status volêmico, a intensidade da dor, da SIRS (ou sepse). Taquicardia, hipóxia, taquipneia e hipotensão sugerem estado fisiológico comprometido, consistente com choque (Martin et al, 1997). Na fase inicial, o paciente geralmente está normotenso ou até hipertenso, pela descarga adrenérgica, evoluindo com hipotensão à medida que há progressão da SIRS para choque séptico.

Na presença de irritação peritoneal difusa, ocorre aperistalse. A presença de RHA (ou aumentados) alerta para

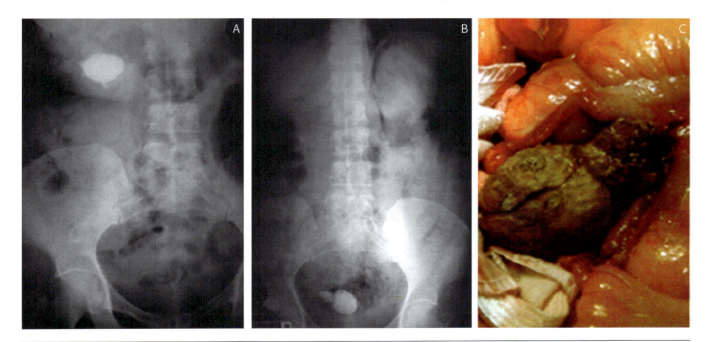

**Figura 60.1** "leorrenal" com perfuração colônica e quadro de abdome agudo. **A** – note Raios X de abdome da paciente que possuía um grande cálculo no rim direito, um ano antes. **B** – o cálculo migrado para a pelve e sinais de pneumoperitônio. Ocorreu fístula nefrocólica no cólon direito, migração do cálculo pela luz do cólon e perfuração do sigmóide, onde o grande cálculo se impactou. **C** – foto intraoperatória (laparotomia de urgência): cálculo de 10cm de diâmetro junto ao sigmóide perfurado.

possibilidade de outras hipóteses diagnósticas. A descompressão brusca é sinal típico de peritonite, assim como dor abdominal ao tossir. Caracteristicamente, encontra-se contratura abdominal reflexa e difusa, também chamado "abdome em tábua". No caso de grandes pneumoperitônios, podemos encontrar o sinal de Jobert (desaparecimento da macicez hepática à percussão devido ao gás localizado entre a parede abdominal e o fígado) (Lorenzi, 2007).

Nem todo paciente com quadro perfurativo apresenta tais sinais no exame físico. Ocasionalmente, é possível encontrar pacientes com perfuração da região gastroduodenal com dor apenas em epigástrio e hemi-abdome direito, pois o cólon e o omento podem atuar como uma barreira e dirigir o líquido extravasado para a goteira parieto-cólica, que assim escorre em direção à fossa ilíaca direita.

Uma úlcera duodenal de face posterior pode perfurar o pâncreas ou os tecidos retroperitoneais. Nessa situação, os achados abdominais podem ser discretos ou semelhantes aos de uma pancreatite aguda.

Os exames retal e vaginal podem auxiliar a confirmar a presença de processo inflamatório agudo generalizado, uma vez que a compressão do fundo de saco de Douglas, nesse caso, é dolorosa. Pode haver sensação de plenitude na palpação do saco de Douglas. Alguns achados, como uma massa palpável, podem auxiliar no diagnóstico da origem da perfuração.

A partir de 12 a 24 horas de perfuração, habitualmente a peritonite já é purulenta e a sepse avançada. O reflexo é a hipotensão, pulso filiforme, febre, sinais de hipovolemia mais acentuada e paradoxalmente melhora da dor, explicada pela diluição dos irritantes peritoneais com a progressão da exsudação peritoneal.

## Exames complementares

O principal exame é o raio X simples de abdome na posição ortostática, com a identificação de imagem de gás (radiotransparente) sob as cúpulas diafragmáticas, caracterizando o pneumoperitônio (Figura 60.2). Em pacientes debilitados, que não permitem posição ortostática, pode-se realizar o raio X em decúbito lateral esquerdo, com raios horizontais. Entretanto, este sinal é visto em apenas 60% dos casos de perfuração gastrointestinal. Por isso, para ampliar a capacidade de gás intraperitoneal, outros sinais como Rigler (visualização da parede intestinal, devido ao gás da cavidade peritoneal contrastar a alça intestinal), ar na fissura do ligamento de Teres, pneumo-retroperitônio (bolhas de gás, geralmente na região lateral do lado acometido do abdome, podendo formar "halo" gasoso em volta do rim) devem ser valorizados e pesquisados (Williams et al, 1997).

Em perfurações gástricas e de cólon, a quantidade de gás é geralmente maior, assim, o raio X evidencia ar livre na grande maioria dos doentes. Já as perfurações de intestino delgado cursam com pouco extravasamento de ar e, portanto, raramente levam à formação de pneumoperitônio visível em raio X de abdome. A menos que uma

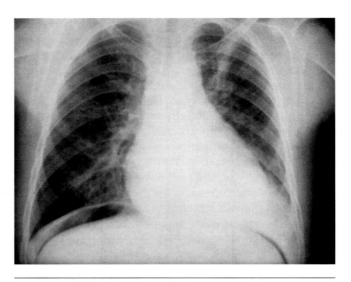

**Figura 60.2** Pneumoperitônio.

quantidade considerável de gás esteja presente na cavidade peritoneal, o raio X ortostático tem pouco valor no diagnóstico de pneumoperitônio (Levine et al, 1991). Um estudo prospectivo com modelo animal indica que é possível detectar consistentemente e significantemente volumes de apenas 0,5ml de ar livre na cavidade com tomografia (Marolf et al, 2008).

O raio X com 3 incidências deve ser o primeiro exame diagnóstico na suspeita de abdome agudo perfurativo. Caso a dúvida persista, mesmo com raio X sem identificação de pneumoperitônio, pode-se proceder à tomografia, que além de possuir maior sensibilidade comparada ao raio X (92% x 74%) (Catalano, 1996), o local anatômico específico também pode, às vezes, ser identificado (em cerca de 41% dos casos de perfuração gastrointestinal). (Ghekiere et al, 2007).

A presença de pneumoperitônio nem sempre é sinônimo de indicação cirúrgica. Casos de pneumoperitônio não cirúrgico incluem fontes torácicas (pressão positiva ventilatória, ressuscitação cardiopulmonar etc.), fontes abdominais (diálise peritoneal, pós-operatório recente de laparotomia etc.), fontes ginecológicas (doença inflamatória pélvica, pós-coito) e os casos idiopáticos (Mularski et al, 1999).

Exames laboratoriais mostram habitualmente leucocitose e, por vezes, hiperamilasemia em perfurações gastroduodenais ou de delgado proximal, por absorção peritoneal de amilase extravasada da luz. A hipovolemia pode se refletir em aumento da ureia e da creatinina (dependendo da reserva fisiológica individual). A exsudação peritoneal provoca distúrbios hidroeletrolíticos, acentuados pela presença de vômitos. Ureia e creatinina aumentam pela perda volêmica para o 3º espaço.

## Tratamento

O tratamento da perfuração gastrointestinal inclui ressuscitação volêmica, antibióticos, controle cirúrgico da fonte da perfuração, incluindo limpeza da cavidade peritoneal e nutrição (Ordonez et al, 2006).

Antibióticos de largo espectro devem ser iniciados precocemente, sendo modificados posteriormente de acordo com os achados intraoperatórios e grau de contaminação. Um estudo de metanálise da Cochrane, envolvendo 40 estudos randomizados controlados com 5094 pacientes tratados de peritonite secundária à perfuração gastrointestinal, não mostrou diferença estatisticamente significativa no desfecho clínico dos pacientes pela cobertura do antibiótico empregado (Wong et al, 112).

A maioria dos autores preconiza cobertura ampla para gram negativos, gram positivos e anaeróbios (Ordonez et al 2006). A cobertura para enterococcus restringe-se para pacientes imunossuprimidos, portadores de valva cardíaca ou peritonite adquirida no hospital (Blot et al, 2005). O consenso médico preconiza a cobertura de *Candida albicans* apenas em pacientes imunossuprimidos, em choque séptico ou quando a cultura intra--abdominal é positiva. O tratamento antifúngico deve persistir por 2-3 semanas (Blot et al, 2004).

O consenso atual preconiza antibioticoterapia por 5-7 dias, desde que os sinais de infecção estejam controlados (Mazuski et al, 2002). Se o paciente não obtiver melhora clínica ou piorar durante esse período, o controle adequado da fonte infecciosa abdominal e o espectro dos antibióticos deverão ser revistos (Blot et al, 2005).

O alicerce do tratamento do abdome agudo perfurativo é o controle da fonte perfurativa, que desencadeou a contaminação e sepse (Wittman et al, 1996). A princípio, o tratamento cirúrgico convencional é o modelo padronizado. Entretanto, em casos selecionados, a radiologia intervencionista vem ganhando espaço na prática clínica. Os princípios terapêuticos são: contenção e controle do sítio de perfuração. Evacuação da contaminação intraperitoneal, drenagem de abscessos, debridamento do tecido necrótico e restabelecimento da anatomia funcional (Chong et al, 2005).

O controle do sítio de infecção é geralmente realizado com um simples procedimento como rafia de perfuração gástrica com omentoplastia. Ocasionalmente, envolve gastrectomia ou colectomia, por exemplo, por perfuração de câncer gástrico ou diverticulite perfurada. A decisão da escolha do procedimento, como ressecção com ou sem anastomose, ou a simples sutura da perfuração dependem do sítio anatômico da perfuração, grau de contaminação peritoneal, espectro da sepse desencadeada e gravidade das comorbidades do paciente. Não há total consenso, porém a tendência é se evitar anastomose na presença de peritonite intensa com sepse intensa associada (WITTMANN et al, 1996). De modo geral, o reparo primário não deve ser empregado em pacientes com lesões malignas, necrose intestinal, perfuração associada à vasculopatia, lesões envolvendo mais de 50% da circunferência da parede gastrointestinal ou lesões múltilplas contíguas (Kirkpatrick AW et al, 2003).

As anastomoses de intestino delgado em geral apresentam bons índices de sucesso, com poucas complicações. Por isso, quase sempre que possível, a conduta adotada é a ressecção da lesão com anastomose primária. É indicada a conduta de ressecção com exteriorização de estomias de delgado se houver alto grau de contaminação (precisamente se o índice de peritonite de Mannheim* for maior que 16), associadas com alças remanescentes inflamadas (espessadas, dilatadas) ou se as condições clínicas forem proibitivas como choque séptico refratário.

Em pacientes imunodeprimidos, eminentemente HIV+ com CD4 abaixo de 400, com história de diarreia crônica, febre e dor abdominal, devem ser sempre investigados para hipótese de citomegalovirose intestinal com perfuração. O prognóstico é desfavorável e ganciclovir deve ser instaurado desde a suspeita clínica (MEZA et al, 1994).

Em casos de perfuração intestinal decorrente de isquemia vascular, deve-se determinar primeiramente a viabilidade das alças intestinais, após isso, a ressecção é realizada, deixando cotos intestinais viáveis para anastomose primária. Se após a ressecção, ainda houver dúvida na viabilidade, uma cirurgia de *second-look* deve ser agendada (em geral em torno de 24 a 48 horas depois), para acessar a integridade da anastomose e viabilidade intestinal (Lunning et al, 2007). Em casos com grande instabilidade hemodinâmica, é possível deixar-se ambos cotos intestinais fechados com uso de grampeador, nem mesmo se realizando estomia, e reabordar após 24 a 48h, após melhora clínica, avaliando então a viabilidade definitiva das alças e realizando a anastomose.

A mortalidade de perfurações gastroduodenais varia de 6 a 14%, tendo como marcadores de pior prognóstico os pacientes com mais idade, número ou gravidade de comorbidades e diagnóstico e ressuscitação volêmica tardios (>24h) (Liu et al, 2010).

A morbidade após tratamento cirúrgico varia de 17 a 63%, sendo infecção de ferida operatória e pneumonia, as complicações mais comuns. Infecção fúngica está associada a aumento de quase 22% de mortalidade (Liu et al, 2010).

Pacientes com perfurações gastroduodenais contidas (seladas por bloqueio do grande epíplon) são candidatos a possível tratamento não operatório. Um exame que pode auxiliar a confirmar bloqueio é exame de imagem mostrando ausência de extravasamento de contraste radiológico ingerido via oral. O manejo consiste nacolocação de sonda nasogástrica, ressuscitação volêmica, inibidor de bomba de prótons via endovenosa e cobertura antibiótica adequada. Esta conduta de total exceção só é pensada, geralmente, quando há evidência de que a perfuração é antiga e o tempo já demonstrou que a natureza está conseguindo conter a saída de líquido através da perfuração. É essencial que o paciente esteja em boas condições clínicas e se não houver resposta clínica adequada precoce (até em torno de 12h), deve ser abordado cirurgicamente. Especialmente pacientes com perfurações iatrogênicas endoscópicas, desde que respeitem esses critérios, podem seguir essa conduta (Putcha et al, 2003).

Pacientes com instabilidade hemodinâmica, peritonite difusa, sepse grave são aqueles em que não há dúvida de que devem receber conduta cirúrgica (Liu et al, 2010).

Com o uso de bloqueadores de bomba de prótons e erradicação de *Helicobacter pylori*, a maioria das úlceras gastrointestinais perfuradas são adequadamente tratadas com fechamento (rafia) com ou sem patch de omento, delegando a gastrectomia a menos de 10% dos casos. Os candidatos a ressecção gástrica são os portadores de doença ulcerosa crônica e que apresentaram falha terapêutica, ou se há hemorragia ou obstrução associada.

A principal forma de tratamento cirúrgico definitivo da doença ulcerosa é classicamente a ressecção, basicamente através de gastrectomia subtotal (2/3) ou antrectomia associada à vagotomia seletiva. A abordagem laparoscópica é factível, apresentando menor taxa de morbidade (menor taxa de infecção de ferida operatória, melhor controle álgico), porém seu uso deve ser ponderado caso a perfuração seja em parede posterior ou o paciente apresente comorbidades significativas (Sanabria et al., 2005).

Caso o paciente esteja hemodinamicamente lábil ou com peritonite grave (índice de peritonite de Mannheim* > 16), deve-se ponderar a gastrectomia, preferindo uma cirurgia reduzida, como simples fechamento, *patch* omental de drenagem.

O tratamento específico de úlcera gástrica perfurada é mais complexo, pelo fato dessas úlceras apresentarem risco pertinente de ser câncer e também uma reposta menos efetiva ao uso de bloqueadores de canal de prótons.

Rodriguez-Sanjuan et al., em estudo prospectivo envolvendo 92 pacientes com perfuração gastroduodenal não recomenda o tratamento de rafia em todos os casos, limitando-o em casos de perfuração duodenal, pilórica ou pré-pilórica. Isso porque a taxa de recorrência de úlcera gástrica chega a 6,1% em 1 ano e uma taxa de 4.3% de reperfuração em um ano (Rodriguez-Sanjuan et al, 2005). Outros autores também consideram o tratamento definitivo (gastrectomia) superior à simples rafia, com taxas de morbimortalidade semelhantes (Sarath et al, 2009).

Alguns autores sugerem o uso de congelação intraoperatória para descartar malignidade da úlcera gástrica (Langell et al, 2008). Se o resultado for benigno, o tratamento limita-se a simples fechamento primário com patch de omento, terapia com bloqueadores de bomba de prótons, erradicação do *H. pylori* (se pesquisa positiva). Se a congelação for indeterminada, procede-se à ressecção gástrica sem linfadenectomia. Se o resultado da congelação for positivo, procede-se à ressecção gástrica, respeitando-se todos os princípios oncológicos, a não ser que haja instabilidade hemodinâmica ou irressecabilidade tumoral.

Após essas considerações, em resumo, o tratamento atual para a maioria das úlceras gástricas ou duodenais é simples rafia com ou sem *patch* de omento (Figuras 60.2A, 60.2B e 60.2B), bloqueio de bomba de prótons e erradicação de *H. pilory*. Em alguns pacientes, de raro e seleto grupo podem se beneficiar de conduta inicial não operatória. O tratamento por laparoscopia pode ser realizado, contanto que a condição clínica (principalmente hemodinâmica) permitir, com as vantagens próprias do método. Após rafia de úlcera gástrica e terapia medicamentosa, o controle com endoscopia digestiva alta e biópsia é obrigatório, pela possibilidade de neoplasia.

Quanto às perfurações decorrentes de diverticulite de cólon, as diverticulites Hinchey tipo 1 (abscesso pericólico) ou 2 (abscesso pélvico) de modo geral, não demandam

**Tabela 60.1** Índice de Peritonite de Mannheim (IPM) – O aumento da gravidade correlaciona-se mais significativamente com IPM > 16, sendo que o aumento da mortalidade ocorre com IPM > 20.

| Fatores de Risco Presentes | Pontos atribuídos |
|---|---|
| Idade > 50 anos | 5 |
| Sexo feminino | 5 |
| Falência orgânica* | 7 |
| Neoplasia | 4 |
| Peritonite > 24h | 4 |
| Origem extracolônica | 4 |
| Peritonite difusa | 6 |
| Exsudado peritoneal | |
| • Seroso | 0 |
| • Purulento | 6 |
| • Fecaloide | 12 |
| Total | 0-47 |

* pulmonar, renal, intestinal e cardiovascular

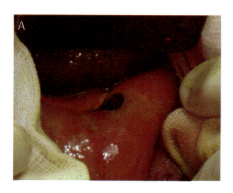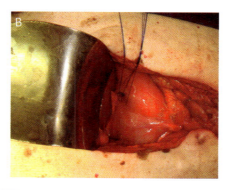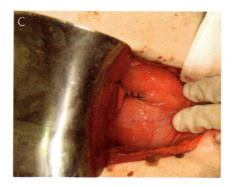

**Figura 60.2** A – Úlcera gástrica de antro anterior perfurada. B – Rafia simples da úlcera (sem *patch*). C – Aspecto final da rafia da úlcera gástrica.

laparotomia ou laparoscopia de urgência. A conduta inicial deve ser antibioticoterapia, ressuscitação volêmica e, atualmente, drenagem guiada por radiologia, se possível. Os pacientes portadores de diverticulite Hinchey tipos 3 e 4, ou em que houve falha do tratamento não operatório (ou impossibilidade de drenagem) dos tipos 1 e 2, demandam abordagem cirúrgica de urgência (Rafferty et al, 2006). Com basicamente ressecção do segmento envolvido (geralmente sigmoidectomia) e, em geral, colostomia proximal terminal e sepultamento do coto distal. Uma opção é o emprego de anastomose colônica primária com ou sem ileostomia em alça de proteção. Detalhes sobre tratamento de diverticulite são abordados em capítulo específico.

## Considerações finais

É essencial saber que um dos aspectos mais importantes sobre o abdome agudo perfurativo é ter em mente que o diagnóstico e, portanto, o tratamento precoce é um dos fatores que mais contribuem para seu sucesso. A base do tratamento é a rápida reanimação clínica e o controle da fonte perfurativa e desencadeadora da sepse, o que exige, na grande maioria dos casos, tratamento cirúrgico. Todas as outras terapias, incluindo antibióticos, são adjuntos ou medidas de suporte (Ordonez et al, 2006; Wittman et al, 1996, Bot et al, 2005).

## Referências bibliográficas

1. Koperna T, Schulz F. Prognosis and treatment of peritonitis. Do we need new scoring systems? Arch Surg. 1996 Feb;131(2):180-6.
2. Wittman DH, Schein M, Condon RE. Management of secondary peritonitis. Ann Surg 1996;224(1):10-8.
3. Guarner F. Enteric flora in health and disease. Digestion 2006;73 (Suppl 1):5-12.
4. Lyon C, Clark DC. Diagnosis of acute abdominal pain in older patients. Am Farm Physicina 2006;74 (9):1537-44.
5. Hinchey EJ, Schaal PG, Richards GK. Treatment or perforated diverticular disease of the colon. Adv Surg 1978; 12:85-109.
6. Langell JT, Mulvihill SJ. Gastrointestinal Perforation and the acute Abdomen. Med Clin N Am 92 (2008) 599-625.
7. Luning TH, Keemers-Gel ME, Barendregt WB. Colonoscopic perforations: a review of 33.336 patients. Surg Endosc 2007;21:994-7.
8. Graffeo CS, Counselman FS. Appendicitis. Emerg Med Clin North Am 1996;14(4):653-71.
9. Kashakura Y, Ajani JA, Fugii M, et al. Management of perforated gastric carcinoma: a report of 16 cases and review of wold literature. Am Surg 2002;68:434-40.
10. Bayraktar Y, Harmanci O. Etiology and consequences of thrombosis in abdominal vessels. World J Gastroenterol 2006;12(8):1165-74.
11. Cleveland TJ, Nawaz S, Gaines PA. Mesenteric arterial ischaemia: diagnosis and therapeutic options. Vasc Med 2002;7:331-21.
12. Menon NJ, Amin AM, Mohammed A. Acute mesenteric ischemia. Acta Chir Belg 2005;105(4):334-54.
13. Martin RF, Rossi RL. The acute abdomen and overview and algorithms. Surg Clin North Am 1997;77(6):1227-43.
14. Alster C, Zantut LF, Lorenzi F, Marchini GS, Onofrio BJ, Nakashima AA, Gatto BE,Birolini D. An unusual case of pneumoperitoneum: nephrocolic fistula due to a giant renal staghorn calculus. Br J Radiol 2007; 80(949):e1-
15. Lorenzi, F, Sallum, E. Perfuração de Vísceras. In: Martins,HS, Damasceno, MCT, Awada, SB. Pronto Socorro: Diagnóstico e Tratamento em Emergências. São Paulo: Manole; 2007 p. 1387-1402.
16. Mularski RA, Ciccolo ML, Rappaport WD. Nonsurgical causes of pneumoperitoneum. West J Med 1999; 170:41-6.
17. Ordonez CA, Puyana JC. Management of peritonitis in the critically ill patient. Surg Clin North Am 2006; 86: 1323-49.
18. Wong PF, Giliam AD, Kumar S, et al. Antibiotic regimens for secondary peritonitis of gastrointestinal origin in adults [review]. The Cochrane Library 2007; 2: CD004539.
19. Blot S, De Waele JJ. Critical issues in the clinical management of complicated intra-abdominal infections. Drugs 2005;65(12):1611-20.

**20.** Blot S, Vanderwoude K. Management of invasive candidiasis in critically ill patients. Drugs 2004; 64:2159-75.

**21.** Mazuski JE, Sawyer RG, Mathens AB. The surgical infection society guidelines on antimicrobial theraphy for intra-abdominal infections: an executive summary. Surg infect (Larchmt) 2002;3:161-73.

**22.** Chong AJ, Dellinger EP. Current treatment of intraabdominal infections. Surg Technol Int 2005:14:29-33.

**23.** Kirkpatrick AW, Baxter KA, Simons RK. Intra-abdominal complications after surgical repair of small bowel injuries: an international review. J trauma 2003;55(3):399-406.

**24.** Putcha R, Burdick JS. Management of iatrogenic perforation. Gastroenterol Clin North Am 2003;32:1289-309.

**25.** Rafferty J, Schellito P, Hyman NH. Practice parameters for sigmoid diverticulitis. Dis Colon Rectum 2006;49:939-44.

**26.** Rodríguez-Sanjuan JC, Fernández-Santiago R, García RA. Perforated peptic ulcer treated by simple closure and Helicobacter pylori erradication. World J Surg. 2005 Jul;29(7):849-52.

**27.** Sarath Chandra S, Kumar SS. Definitive or conservative surgery for perforated gastric ulcer? An unresolved problem. Int J Surg. 2009 Apr;7(2):136-9. Epub 2008 Dec 25.

**28.** Santos JCM. Peritonite, infecção peritoneal e sepse. Rev bras Coloproct, 2001;21(1):33-41.

**29.** Menegaux F. Acute abdominal pain in immunodepressed patients]. Rev Prat. 2001 Oct 1;51(15):1665-9.

**30.** Marolf A, Blaik M, Ackerman N, Watson E, Gibson N, Thompson M. Comparison of computed radiography and conventional radiography in detection of small volume pneumoperitoneum. Vet Radiol Ultrasound. 2008 May-Jun;49(3):227-32.

**31.** Levine MS, Scheiner JD, Rubesin SE, Laufer I, Herlinger H. Diagnosis of pneumoperitoneum on supine abdominal radiographs. AJR Am J Roentgenol. 1991 Apr;156(4):731-5.

**32.** Williams N and Everson NW. Radiological confirmation of intraperitoneal free gas. Ann R Coll Surg Engl. 1997 January;79(1):8–12.

**33.** Ghekiere O, Lesnik A, Hoa D, Laffargue G, Uriot C, Taourel P. Value of computed tomography in the diagnosis of the cause of nontraumatic gastrointestinal tract perforation. J Comput Assist Tomogr. 2007 Mar-Apr;31(2):169-76.

**34.** Catalano O. Computed tomography in the study of gastrointestinal perforation. Radiol Med. 1996 Mar;91(3):247-52.

**35.** Lui FY, Davis KA. Gastroduodenal perforation: Maximal or minimal intervention? Scandinavian Journal of Surgery 99:73–77,2010.

**36.** Sanabria AE, Morales CH, Villegas MI. Laparoscopic repair for perforated peptic ulcer disease. Cochrane Database Syst Rev. 2005 Oct 19;(4):CD004778.

**37.** Meza AD, Bin-Sagheer S, Zuckerman MJ, Morales CA, Verghese A. Ileal perforation due to cytomegalovirus infection. J Natl Med Assoc. 1994 Feb;86(2):145-8.

José Cury ▪ Giuliano B. Guglielmetti ▪ Rafael F. Coelho ▪ Miguel Srougi

# Urgências Urológicas

## Pielonefrite aguda

### Etiologia

O agente etiológico mais frequente dentre as bactérias gram negativas é a *Escherichiacoli,* que corresponde a 90% dos casos. A via de contaminação mais frequente é a via ascendente, seguida pela via hematogênica.

### Fisiopatologia

A ascensão bacteriana pela via retrógrada até o parênquima renal é feita pelo refluxo vésico-ureteral, pela produção de endotoxinas bacterianas que paralisam o peristaltismo ureteral e pela presença dos "pilis" que facilitam a adesão bacteriana ao endotélio. As pielonefrites causadas por *Stafilococcusaureus* acometem o parênquima renal por via hematogênica.

### Quadro clínico

O paciente se apresenta geralmente com quadro de dor lombar de forte intensidade, febre, queda do estado geral, náuseas, vômitos, leucocitúria e sintomas irritativos do trato inferior. Ao exame físico, sinal de Giordano presente, hematúria, sepse e temperatura alta são achados frequentes.

### Evolução

Se a febre persistir por mais de 3 dias deve ser pesquisada a presença de abscessos ou obstrução do trato urinário. Gestantes com febre >38°C, náuseas, vômitos, taquicardia, hipertensão, diabéticas ou com doença renal anterior, devem ser hospitalizadas e tratadas com antibioticoterapia endovenosa.

### Complicações

O abscesso perinefrético e o abscesso renal são complicações decorrentes da própria inflamação aguda do rim ou ocorrem por disseminação hematogênica. Gestantes com pielonefrite aguda podem desencadear parto prematuro em até 50% dos casos.

### Exames laboratoriais

Leucocitúria e hematúria estão presentes no exame de urina I. A cultura de urina do jato médio detecta mais de $10^5$UFC/ml do agente etiológico.

### Exames de imagem

A tomografia computadorizada helicoidal (TC) é o melhor exame para avaliação deste quadro, além de detectar sinais sugestivos de pielonefrite aguda, permite descartar possíveis diagnósticos diferenciais e identificar possíveis complicações como a formação de abscesso. A ultrassonografia, apesar da menor sensibilidade na avaliação do trato urinário superior, pode ser utilizada nas pielonefrites não complicadas ou quando não houver tomografia disponível.

### Tratamento

Nos casos não complicados, o tratamento pode ser feito ambulatorialmente com uso de quinolonas via oral como a ciprofloxacina (500mg VO 12/12h) por 14 dias ou de acordo com o antibiograma da bactéria identificada em cultura de urina. Nos casos complicados, é necessária a internação do paciente e instituição de antibioticoterapia endovenosa com cefalosporinas de 3ª geração (Ceftriaxone 1 Gr EV 12/12h), quinolonas (Ciproflaxacin 400mg

EV 12/12hs) ou mesmo o uso de aminoglicosídeos por 14 a 21 dias. Recomenda-se a repetição da urocultura 14 dias após o término do tratamento.

# Pielonefrite enfisematosa

## Etiologia

A pielonefrite enfisematosa (PE) é definida como infecção necrotizante do parênquima renal e tecidos adjacentes que resultam na formação de gás no parênquima renal, sistema coletor e áreas vizinhas. Ocorre quase que exclusivamente em pacientes com DM, mas pode ocorrer também em pacientes sem DM, mas com obstrução do trato urinário. O patógeno mais frequente é a *Escherichia coli* (69%) seguido respectivamente por *Klebsiella pneumoniae* e *Proteus mirabillis*.

## Fisiopatologia

Teoricamente há 4 fatores envolvidos: Infecção por bactérias formadoras de gás, alta taxa de glicose tecidual, perfusão tecidual prejudicada e deficiência imunológica.

## Quadro clínico

Febre (79%), vômitos (17%), dor no flanco (71%), disúria em paciente com diabetes descompensada ou com obstrução do trato urinário. É mais frequente em mulheres (6:1). Apresentação clínica com trombocitopenia, choque séptico, alteração do nível de consciência e proteinúria severa está associada a pior prognóstico e mortalidade.

**Tabela 61.1** Classificação da pielonefrite enfisematosa.

| Classificação da pielonefrite enfisematosa | |
| --- | --- |
| Tipo I | presença de gás limitado ao sistema coletor - pieliteenfisematosa |
| Tipo II | evidência de gás no parênquima renal |
| Tipo IIIa | gás se estendendo para o espaço perirrenal |
| Tipo IIIb | gás se estendendo para o espaço pararrenal |
| Tipo IV | pielonefriteenfisematosa bilateral ou em rim único |

## Evolução

Alto índice de mortalidade mesmo com tratamento adequado (até 50%).

## Exames laboratoriais

Urina tipo I geralmente mostra leucocitúria, mas pode estar normal, principalmente em casos com obstrução urinária. Cultura de urina e hemocultura com antibiograma podem identificar o agente em até 54% dos casos. Outros exames como leucograma, eletrólitos, ureia, creatinina, glicemia, hemoglobina glicada e PCR podem ser úteis.

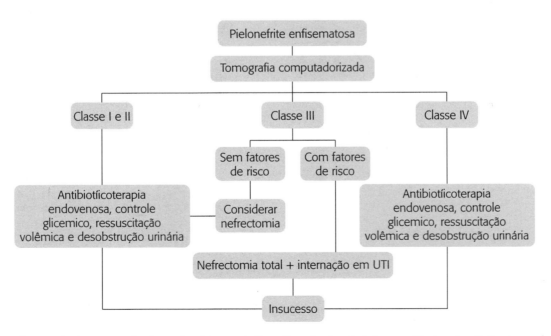

Fatores de riscos: trombocitopenia, choque séptico, alteração do nível de consciência e insuficiência renal

**Figura 61.1** Fluxograma – tratamento da pielonefriteenfisematosa.

## Exames de imagem

A radiografia simples de abdome pode mostrar imagem de gás sobre a projeção renal principalmente em seu polo inferior, mas com baixa sensibilidade e especificidade. O ultrassom pode demonstrar ecos focais que sugerem gás intraparenquimatoso.

A TC, de preferência a urotomografia (tomografia com três fases de contraste, primeira sem contraste, segunda com fase precoce e terceira com fase tardia ou excretora) é mandatória na avaliação radiológica da pielonefriteenfisematosa e auxilia na localização do gás, demonstra a extensão da infecção e estadia conforme a classificação sugerida por Huang e Tseng.

## Tratamento

O tratamento deve incluir intensa reposição volêmica, antibioticoterapia endovenosa e desobstrução urinária quando indicado. Os tipos I e II apresentam melhor prognóstico e baixo índice de mortalidade quando tratados adequadamente, 0% e 10%, respectivamente. Já os tipos III e IV apresentam alta taxa de insucesso com derivação urinária (35%) e antibioticoterapia endovenosa (75%), e também de alta taxa de mortalidade, 21% e 50%, respectivamente. Para casos mais complexos, a nefrectomia total deve ser cogitada como forma inicial de tratamento, principalmente quando associados a fatores de mal prognóstico.

# Abscesso renal e perirrenal

## Etiologia

Tem como causa mais comum os organismos gram negativos que atingem o rim pela via ascendente. Dentre os fatores predisponentes principais destacamos a diabetes (47%), o cálculo renal (41%), a obstrução ureteral e a bexiga neurogênica. O *Proteus mirabilis* (40%) a *E coli* (30%), a *Klebsiella* (15%) e o *Staphilococos aureus* (6%) são as bactérias mais frequentemente envolvidas na etiologia dos abscessos renais e perirrenais.

## Fisiopatologia

Infecção urinária complicada associada aos fatores predisponentes citados. No caso dos abscessos perirrenais, as bactérias atingem a fáscia de Gerota por contiguidade da lesão renal, sequela de pielonefrite ou mesmo pela via hematogênica. Se houver rompimento desta fáscia, haverá extravasamento para o espaço pararrenal.

## Quadro clínico

Febre (84%), náuseas e vômitos (30%), calafrios, mal estar, urgência, polaciúria, disúria (12%) e insucesso no tratamento clínico da pielonefrite. Dor abdominal (26%), dor nos flancos (64,5%), perda de peso (15,4%) principalmente nos casos de evolução prolongada (diagnóstico tardio).

## Exames laboratoriais

O hemograma completo geralmente irá demonstrar leucocitose com desvio. A hemocultura é positiva em 40% dos casos e a urocultura é positiva em 50% dos casos.

## Exames de imagem

A TC é o exame mais acurado para avaliar a extensão de infecções renais e deve ser realizada sempre que disponível para estudo dos abscessos renais. Permite localizar a coleção (renal ou perirrenal) e determinar seu diâmetro. O aspecto clássico do abscesso na TC é a presença de um anel hiperatenuante na periferia da lesão com realce pelo contraste em um centro hipoatenuante que não se opacifica pelo contraste.

## Tratamento

Ressuscitação hemodinâmica e antibioticoterapia endovenosa por 14 a 21 dias. Os abscessos renais ou perirrenais pequenos, menores do que 3 cm, podem ser tratados com antibioticoterapia endovenoa. Os abscessos maiores, até 5 cm, se diagnosticados precocemente em pacientes imunocompetentes, em bom estado geral, também podem ser tratados inicalmente com antibioticoterapia endovenosa. Abscessos maiores em pacientes toxemiados exigem drenagem percutânea ou cirúrgica. Abscessos em rins sem função, com parênquima destruído pelo processo infeccioso, demandam nefrectomia.

# Pionefrose

## Etiologia

A pionefrose origina-se de hidronefrose secundária à obstrução da drenagem urinária com complicação infecciosa, geralmente causada pelas bactérias gram negativas: *Proteus, Pseudomonas e Klebsiella*. Por definição, a pionefrose caracteriza-se como obstrução associada à infecção e perda de função do rim acometido.

## Fisiopatologia

Obstrução, estase e dilatação da via excretora associada a processo infeccioso crônico supurativo que causa destruição do parênquima renal.

## Quadro clínico

Calafrios, febre, dor lombar e perda de peso. Geralmente se apresenta com evolução arrastada, febre baixa, anemia e síndrome consuptiva.

## Exames laboratoriais

É comum o hemograma completo demonstrar anemia e leucocitose, muitas vezes com plaquetose associada. O exame de urina e a urocultura podem estar normais devido à obstrução urinária. Exames para avaliar o estado

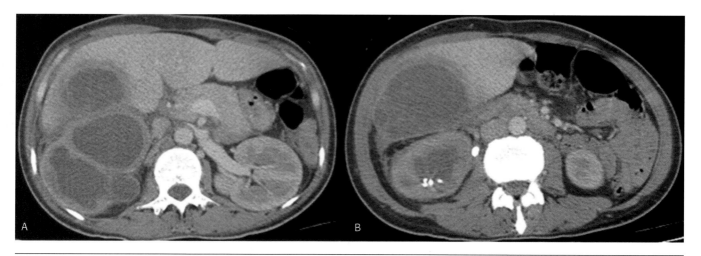

**Figura 61.2** Tomografia helicoidal mostrando pionefrose em rim direito com cálculo em ureter proximal obstrutivo e cálculos no rim.

nutricional como albumina e transferrina comprovam geralmente a desnutrição já instalada.

## Exames de imagem

A radiografia simples de abdome geralmente mostra cálculo urinário, seja ureteral ou renal, no entanto não é capaz de fornecer mais informações. A urografia excretora permite comprovar a perda de função como a exclusão funcional do rim acometido. A ultrassonografia é capaz de dar mais informações a respeito da morfologia renal como grande dilatação, afilamento do parênquima, litíase e coleções, no entanto, não avalia função renal.

O exame de eleição é a TC, de preferência com protocolo para urotomografia, que mostra áreas de destruição do parênquima renal, hidronefrose, cálculos e perda de função renal.

## Tratamento

Reposição hídrica, antibioticoterapia endovenosa com cefalosporinas de 3ª geração e transfusão sanguínea para pacientes com Hb < 10mg/dL faz parte do tratamento imediato do paciente com pionefrose, tratamento que deverá ser seguido de nefrectomia. Em doentes instáveis, com quadro séptico, a desobstrução e a drenagem do sistema coletor com nefrostomia percutânea estão indicados. A nefrectomia deverá ser realizada após melhora das condições clínicas.

## Cistite bacteriana aguda

### Etiologia

Infecção aguda bacteriana do trato urinário baixo; 30 vezes mais frequente em mulheres, sendo a *Escherichia coli* responsável por 75-90% dos casos não complicados. Em

mulheres jovens, o *Staphilococuss aprophiticus* responde por 5 a 15% dos casos.

## Fisiopatologia

As bactérias que colonizam o períneo ascendem à uretra e à bexiga. Uma invasão muitas vezes associada ao intercurso sexual em mulheres jovens. Outros fatores de risco em mulheres são cateterismo vesical, instrumentação do trato urinário, hipospádia, divertículo de uretra, fusão hímeno-uretral, resíduo pós-miccional em idosos, além de distrofia hipoestrogênica da uretra e vagina em mulheres na pós-menopausa. Em homens praticamente sempre está associada a fatores predisponentes como obstrução infravesical ou litíase vesical.

## Quadro clínico

Disúria, polaciúria intensa, urgência miccional, gotejamento terminal de sangue ou mesmo hematúria podem também estar presentes. Faz parte do diagnóstico diferencial na mulher principalmente as vulvo-vaginites. Nos homens frequentemente existe associação com prostatite ou epididimite. É importante lembrar que neoplasia de bexiga, principalmente o carcinoma *in situ*, pode dar sintomas semelhantes à infecção urinária.

## Exames laboratoriais

Urina tipo I e cultura de urina do jato médio. A presença de $10^2$ UFC/ml pode indicar a existência de infecção em pacientes sintomáticos. A presença de nitrito identificado no exame de urina tipo I tem alta sensibilidade e especificidade para o diagnóstico de infecção do trato urinário.

## Exames de imagem

Não tem indicação na fase aguda a não ser que a evolução seja conturbada.

## Tratamento

Antibioticoterapia com diversas opções incluindo Nitrofurantoina 100mg/dia por 3 dias; Norfloxacin 400mg vo 12/12hs/ 3 dias. Em casos especiais como ITU recente, maiores que 65 anos, diabéticas, gestantes ou em associação com litíase urinária, o tratamento deve ser por 7 dias. Pode ser associado analgésico urinário como a fenazopiridina 100mg vo 8/8 hs por 3 dias.

## Prostatite aguda

### Etiologia

A prostatite aguda (PA) é a Infecção bacteriana aguda da próstata ocasionada mais comumente pela E. coli (80%).

### Fisiopatologia

Três vias permitem a entrada de bactérias na próstata: o refluxo da urina para os ductos ejaculatórios e prostáticos, a ascensão retrógrada de bactérias desde o meato uretral e a disseminação hematogênica de bactérias que se instalam na próstata, determinando alterações histológicas inflamatórias agudas.

### Quadro clínico

Sintomas irritativos urinários, febre, mal estar, calafrios, sensação de "peso" no períneo e dor para evacuar são sintomas típicos. Este quadro pode culminar com retenção urinária aguda. Ao toque a próstata se encontra amolecida e aumentada, além de extremamente dolorosa. O exame prostático na prostatite aguda deve ser feito com cautela

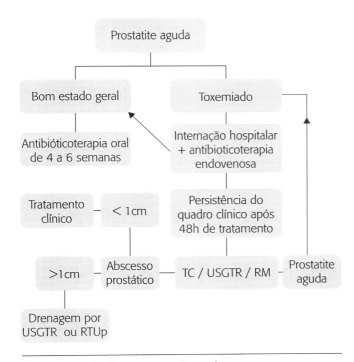

**Figura 61.3** Abordagem – prostatite aguda.

evitando-se massagear a próstata pelo risco de desencadear sepse grave pela manipulação do foco. Áreas de flutuação podem indicar a presença de abscesso prostático.

### Exames subsidiários

O exame de urina tipo I e a cultura de urina com contagem de colônias terão resultados semelhantes aos dos pacientes com infecção urinária pura. O PSA encontra-se elevado em 70% dos pacientes com prostatite aguda.

### Exames de imagem

Nos casos em que a evolução clínica denota piora do quadro mesmo com uso de antibióticos, devemos suspeitar de abscesso prostático. Para o estudo radiológico da prostatite aguda pode ser utilizada a tomografia computadorizada pélvica, ressonância magnética ou ultrassonografiatransretal, todas com boa sensibilidade e especificidade, sem consenso acerca do melhor exame a ser realizado.

### Tratamento

Antibioticoterapia oral por 4 a 6 semanas com Ciprofloxacina 500mg vo 12 em 12 horas ou Trimetoprim-sulfametoxazol (160/800mg) vo 12 em 12 horas. Analgésicos e antiinflamatórios melhoram a febre e a dor. Se o paciente apresentar-se toxemiado, o tratamento deverá incluir internação hospitalar, hidratação e antibioticoterapia endovenosa com cefalosporinas de terceira geração. Pode ocorrer retenção urinária aguda que deve ser tratada com cistostomia suprapúbica por punção.

Abscessos prostáticos < 1 cm devem ser tratados com antibioticoterapia e observação, abscessos > 1 cm devem ser drenados. Não existe consenso sobre qual a melhor forma de drenar um abscesso prostático. Pode ser realizado por punção transretal aspirativa ou pela colocação de dreno de pigtail guiado por USG transretal ou por incisão drenagem pela via perineal ou ressecção prostática por via transuretral.

## Cistite hemorrágica

### Etiologia

Ocorre em pacientes submetidos a transplante de medula (comprometimento imunológico), uso de fenacetina e derivados (ação da acroleína), uso de ciclofosfamida (CFA), ifosfamida, radioterapia pélvica ou de bexiga, reações alérgicas incluindo o uso de penicilina, AINH, alopurinol, danazol, risperidona.

### Fisiopatologia

A acroleína, produto resultante da decomposição da CFA determina alterações vesicais caracterizadas por edema, ulceração, neovascularização e hemorragia. Este efeito é dose dependente e cumulativo a partir de 2,8g, principalmente quando a dose é ministrada por via endovenosa.

## Quadro clínico

Urina intensamente hematúrica com coágulos, espasmos vesicais, dificuldade miccional e mesmo retenção urinária aguda por obstrução gerada pelos coágulos fazem parte do quadro clínico. Pode ocorrer hemorragia incoercível e até mesmo óbito.

## Exames subsidiários

A cistoscopia pode ser realizada para se descartar presença de tumores vesicais e eventualmente diagnosticar e tratar lesões focais com sangramento ativo. Geralmente o sangramento na cistite hemorrágica é difuso e pouco se pode fazer durante a cistoscopia.

## Exames de imagem

Os exames de imagem têm seu principal papel em descartar lesões focais que possam ser a causa do sangramento. Nestes casos, que são raros, deve-se instituir a terapêutica adequada. Nas demais situações, a origem da hemorragia é difusa, não se identificando a causa da cistite hemorrágica.

**Tabela 61.2** Tratamento da hematúria incoercível.

| Tratamento | Posologia | Vantagens | Desvantagens |
|---|---|---|---|
| Irrigação intravesical com alumen® | Solução a 1% (50g de alumínio em 5l de água e irrigação intravesical a 250-300 ml/h) | Grande disponibilidade, complicações leves, não é necessária anestesia | Baixa resposta em alguns a trabalhos (60-70%). Pode causar encefalopatia, demência, convulsão, acidose metabólica e morte, principalmente em pacientes com insuficiência renal |
| Pressão hidrostática intravesical | Enchimento vesical com soro fisiológico ou com balão acoplado a um cateter de Foley mantido por 6 a 7 horas sob anestesia. Manter pressão 20-30cm $H_2O$ acima de pressão diastólica | Método simples, efetivo e largamente disponível, pode ser repetido mais de uma vez, não requer anestesia geral | Necessidade de anestesia peridural (ou geral, utilizada em apenas 1 trabalho). Risco de perfuração vesical. Náuseas, vômitos, dor abdominal, pirexia e incontinência temporária. Efeito parece ser temporário. |
| Irrigação intravesical–formalina | Colocar metade da capacidade vesical de formol a 4%, deixar por 10 minutos, repetir 4x. Importante hidratar e administrar lasix para aumentar diurese e impedir refluxo vésico-ureteral | Grande efetividade no controle da hemorragia, variável de 80-92%. | Necessidade de anestesia geral ou espinhal. Risco de fibrose e contratura vesical, incontinência urinária, refluxo vésico-ureteral, estenose de ureter, fístula vésico-vaginal, ruptura vesical, efeito miocardiotóxico, morte. |
| Embolização | Oclusão da artéria ilíaca interna (ou mais seletivamente artérias vesicais superior e inferior com Gelfoam, Histoacryl ou Tachotop | Sucesso de até 92%. Pode ser feita com anestesia local. | Dor no glúteo, que pode ser severa, embolização acidental de artéria para o membro inferior, necrose vesical, déficit neurológico |
| Oxigenioterapiahiperbárica para cistite hemorrágica pós-RT | Vinte sessões de oxigenioterapia a 100% a 0,3MPa em câmara hiperbárica (90min/sessão). Sessões diárias, 5 ou 6 vezes por semana. | Até 93% de sucesso em cistite pós-RT | Raramente causa complicações como toxicidade para o SNC ou tontura por descompressão rápida |
| Prostaglandina intravesical para cistite induzida por ciclofosfamida | Cistoscopia, evacuação de coágulos, colocação de Foley 24Fr 3 vias, instilar 50 ml de tromethamina carboprost 4-8mg/l e manter por 1 hora. Repetir 4 vezes por dia. Se não houver resposta aumentar para 10mg/l | Boa tolerância, não necessita de anestesia, sem toxicidade significante | Espasmo vesical, necessidade de supervisão adequada, custo e resolução de apenas 50% dos casos |

## Tratamento

Em transplantados de medula em uso de CFA, pode ser realizada hiper-hidratacão (250 ml/h/EV) e furosemide para manter débito urinário > 150 ml/h associado ao uso do MESNA. Em pacientes submetidos à radioterapia ou relacionados à ação da acroleína, as opções incluem: irrigação vesical contínua; irrigação com Alumen a 1%; nitrato de prata 0,5 a 1% em água estéril por 10 a 20 minutos seguido por irrigação salina por 24 a 48 hs; solução de formol a 4% injetando-se 50% da capacidade vesical de 10 em 10 minutos, repetindo-se 4 vezes e, em seguida, instalando-se irrigação vesical com solução fisiológica por 24 hs; terapêutica sistêmica com acido épsilon-aminocaproico via oral ou EV iniciando-se com dose de 5 g e doses posteriores de 1 g a cada 6 horas; evacuação de coágulos e cauterização com eletrocautério; oxigenioterapiahiperbárica; embolização das artérias hipogástricas e, por fim, a cistectomia de salvamento como último recurso.

# Cólica ureteral

## Etiologia

Os cálculos urinários são formados pela supersaturação de cristais, sendo o mais comum os de oxalato de cálcio (70-80%) e os de ácido úrico (5-10%), os quais se movimentam dos grupamentos calicinais para a via excretora causando espasmo e distensão ureteral.

## Fisiopatologia

A cólica ureteral é causada pela distensão das vias urinárias, secundária à obstrução, associada a espasmo ureteral.

## Quadro clínico

Intensa dor em cólica em região lombar de início progressivo e súbito. Pode haver irradiação para o testículo no homem ou para a região genital na mulher. Hematúria é comum podendo ser micro ou macroscópica, náuseas e vômitos são frequentes também. O paciente não encontra posição confortável que proporcione alívio da dor, diferentemente de indivíduos com irritação peritonial que evitam se movimentar (apendicite aguda ou ulcera gastroduodenal perfurada). Cálculos impactados na junção uretero-vesical podem dar sintomas irritativos simulando cistite aguda, algumas vezes sem cólica associada. Em alguns casos, o diagnóstico diferencial de ureterolitíase à direita com apendicite pode ser difícil.

## Exames subsidiários

Urina I geralmente demonstra hematúria, a leucocitúria pode estar presente, mas em menor quantidade se comparada à hematúria. Função renal e eletrólitos são importantes mesmo em quadros unilaterais; raramente o paciente pode iniciar quadro de insuficiência renal por obstrução unilateral ou mesmo ter rim único não diagnosticado.

Nesses casos em geral, o paciente se apresenta com diminuição do volume urinário associado.

## Exames de imagem

A TC de abdome sem contraste é o exame padrão ouro pela sua alta sensibilidade e especificidade. Se houver suspeita de processo infeccioso associado ou como diagnóstico diferencial, é importante que o exame seja realizado com injeção de contraste. Caso a tomografia não esteja disponível, e em casos de cólica ureteral sem complicações associadas, pode ser realizada uma ultrassonografia dos rins e vias urinárias associada a radiografia simples do abdome aumentando a sensibilidade e especificidade. Outra opção é a urografia excretora, que pode ser de difícil realização no serviço de emergência.

## Tratamento

O tratamento inicial de um paciente com cólica renal começa com a obtenção de um acesso intravenoso para permitir administração de fluidos, analgésicos (Dipirona 3ml e.v.) e antieméticos. Muitos destes pacientes estão desidratados pelas náuseas e vômitos. O uso de hiperhidratação e diuréticos como terapia para auxiliar na eliminação de cálculos permanece controverso. Alguns urologistas acreditam que a hidratação pode aumentar a velocidade de passagem de um cálculo pelo trato urinário, enquanto outros ressaltam que a hiperhidratação causa aumento na pressão hidrostática dentro da unidade renal bloqueada, exacerbando a dor. A hidratação está claramente indicada em pacientes com evidência clínica ou laboratorial de desidratação ou insuficiência renal. A Metoclopramida é o único antiemético especificamente estudado no tratamento de cólica renal. Seu efeito antiemético deriva do bloqueio de receptores dopaminérgicos no sistema nervoso central. Não tem nenhuma atividade ansiolítica e é menos sedativo que outros antagonistas da dopamina de ação central. O efeito da metoclopramida começa 3 minutos após uma injeção intravenosa. A dose habitual em adultos é 10mg IV ou IM a cada 4-6 horas. Outros antieméticos comumente utilizados são: prometazina, proclorperazina e hidroxizine. Com relação à analgesia de pacientes com cólica nefrética, os AINHs agem bloqueando a vasodilatação da arteríola aferente, reduzindo a diurese e o edema da mucosa ureteral, além de diminuir a hiperperistalse do músculo liso ureteral. Os AINHs também têm menor índice de náuseas e vômitos associados ao seu uso em relação aos opiáceos. Entretanto, os AINHs têm a desvantagem de poder prejudicar a função renal em pacientes com obstrução ureteral, particularmente naqueles casos com insuficiência renal prévia. O alívio da dor é alcançado mais rapidamente com uso de AINH intravenoso. Vários estudos demonstraram que a desmopressina (DDAVP), um hormônio antidiurético potente, pode reduzir dramaticamente a dor de cólica renal aguda em muitos pacientes. A desmopressina age rapidamente, não tem nenhum efeito adverso aparente, reduz a necessidade

**Tabela 61.3** Medicamentos utilizados no tratamento da cólica nefrética.

| Classe | Dosagem | Efeitos colaterais | Contraindicações |
| --- | --- | --- | --- |
| Anti-inflamatórios não-hormonais | Diclofenaco – 50mg 2-3x/dia VO<br><br>Cetoprofeno – 100mg 2x/dia VO ou EV<br><br>Ketorolac – 30-60mg EV ou IM e 15mg IM ou EV a cada 6 horas | **Comuns:** dispepsia, náuseas, dor abdominal, diarreia, cefaleia, vertigem, elevação de aminotransferase, sonolência<br><br>**Raros:** anafilaxias, sangramento gastrointestinal, insuficiência renal aguda, broncoespasmo, nefrite intersticial, Síndrome de Stevens–Johnson, agranulocitose, trombocitopneia. | **Absolutas:** hipersensibilidade, úlcera peptídica ativa, gestação 3° trimestre, amamentação, AVCH<br><br>**Relativas:** ICC, idade avançada, HAS, pólipo nasal, IRC |
| Inibidores de Cox-2 | Celecoxib 200 – 400mg/dia | **Comuns:** diarreia, hipertensão, náusea, desconforto epigástrico, edema periférico, dispepsia, fadiga, vertigem.<br><br>**Raros:** sangramento gastrointestinal, esofagite, hipersensibilidade, broncoespasmo, hipertensão, risco potencialmente aumentado de infarto do miocárdio, hepatotoxicidade, discrasias sanguíneas, insuficiência renal. | **Absolutas:** hipersensibilidade, asma induzida por AINH, insuficiência hepática, insuficiência renal, gestação 3° trimestre, úlcera péptica ativa, sangramento gastrointestinal<br><br>**Relativas:** hipertensão, doença isquêmica coronariana, desidratação, ICC, retenção hídrica e idade avançada |
| **Narcóticos** | | | |
| Meperidina | 1mg/kg IM a cada 4 horas. Aplicar metade da dose via endovenosa | **Comum:** vertigem, tontura sedação, náuseas, vômitos, disforia, boca seca, retenção urinária, hipotensão, agitação, desorientação, constipação<br><br>**Raros:** depressão respiratória, convulsão, arritmia, choque | **Absolutas:** hipersensibilidade, uso de iMAO dentro de 14 dias<br><br>**Relativas:** idade avançada, depressão respiratória, desordens convulsivas, insuficiência hepática, insuficiência renal, hipotireoidismo |
| Sulfato de morfina | 0,1mg/kg IM ou EV a cada 4 horas | Espasmo biliar, íleo paralítico, megacólon tóxico, hipertensão intracraniana, miose, bradicardia, outros semelhantes aos da meperidina | **Absoluto:** hipersensibilidade, íleo paralítico<br><br>**Relativo:** DPOC, doença biliar, intoxicação alcoólica |
| **Combinações** | | | |
| Acetaminofeno + Codeína | 500mg de acetaminofeno + 30mg de codeína a cada 4-6 horas | **Comuns:** tontura, sedação, vertigem, constipação, náusea, vômitos, hipotensão, erupção cutânea, espasmo biliar, retenção urinária, miose.<br><br>**Raros:** pancitopenia, trombocitopenia, depressão respiratória, anemia hemolítica, neutropenia. | **Absolutas:** hipersensibilidade<br><br>**Relativas:** deficiência de glicose-6-fosfato desidrogenase |
| **Antidiuréticos** | | | |
| Desmopressina | 40 µg/spray (se dose inefetiva após 30 min)<br><br>Considerar AINHs ou narcóticos) | **Comuns:** cefaleia, zumbido, náusea, vertigem, epistaxe<br><br>**Raros:** hiponatremia, intoxicação hídrica, convulsão, anafilaxia, trombose | **Absolutas:** doença de vonWillebrand tipo IIB, hipersensibilidade<br><br>**Relativas:** doença isquêmica coronariana, hipertensão, hiponatremia, idade avançada, risco de trombose |

de medicamentos analgésicos e pode ser utilizada como a única terapia imediata em pacientes com cólica nefrética. Está disponível como um spray nasal (dose habitual de 40 mcg, com 10 mcg por spray) e como uma injeção intravenosa (4 mcg/mL, com 1 mL a dose habitual). Geralmente, só uma dose é administrada. Entretanto, seu uso ainda não está difundido em nosso meio.

Casos refratários ao tratamento inicial podem, alternativamente, ser submetidos à injeção subcutânea de água destilada em botões com agulha de insulina (3 botões sendo o primeiro na junção do 12 arco costal com a musculatura paravertebral e os seguintes abaixo, na mesma linha, respeitando uma distância de 5 cm entre eles).

Se houver sinais tomográficos de obstrução ureteral e infecção urinária associada deve ser introduzida antibioticoterapia e a avaliação urológica é imperativa para desobstrução imediata.

Sob o título de escroto agudo abordaremos o quadro clínico que se instala rapidamente determinando manifestações locais de dor, hiperemia, edema, aumento de volume e febre. Tais manifestações podem ser acompanhadas de náuseas e vômitos. Todos estes sinais e sintomas são manifestações de três patologias principais que constituem urgências urológicas: torção de cordão e apêndices, orquiepididimites e abscesso testicular.

## Torção de cordão

### Etiologia

A torção do cordão no período neonatal ocorre pela falta de fixação do testículo ao gubernáculo e ocorre de modo extravaginal. A torção puberal, com maior incidência entre 10 e 17 anos se faz, por sua vez, de modo intravaginal e é decorrente da contração do músculo cremaster associado ao mesórquio longo e à implantação alta da túnica vaginal escrotal.

## Fisiopatologia

Com a rotação entre 180 e 720 graus, ocorre a obstrução da drenagem venosa com posterior obstrução do suprimento arterial do testículo, com edema e infarto hemorrágico subsequentes.

## Quadro clínico

O jovem acorda durante o sono com dor aguda no testículo, náuseas e eventualmente vômitos. Com a evolução, ocorre edema escrotal e o reflexo cremastérico desaparece do lado afetado. A palpação do conteúdo escrotal torna-se difícil pela horizontalização do testículo rodado (Sinal de Angell) e seu aumento de volume.

## Exames de imagem

É imprescindível a realização de ultrassonografia com eco Doppler do escroto que mostrará perfusão sanguínea diminuída ou ausente, muitas vezes é capaz de evidenciar o funículo espermático torcido. Em caso de dúvida quanto à interpretação deste exame e se houver a suspeita clínica de torção de cordão, deve-se prosseguir com o tratamento cirúrgico sem demora para tentar preservar o órgão.

## Tratamento

Havendo suspeita clinica de torção de cordão, a cirurgia deve ser indicada. Obtém-se os melhores resultados quando realizada em até seis horas do início do quadro. Eventualmente é possível preservar o testículo mesmo com muitas horas de torção, isso porque a torção pode obstruir parcialmente a vascularização. Deve ser realizada a destorção do cordão e a orquipexia de ambos os testículos. A orquiectomia fica indicada nos casos em que macroscopicamente o

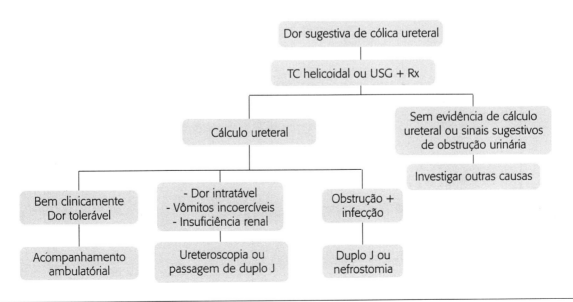

**Figura 61.4** Fluxograma de atendimento da cólica ureteral no PS.

testículo encontra-se irrecuperável. É importante lembrar de fazer a orquidopexia do testículo sadio contralateral devido ao risco aumentado de torção contralateral.

## Torção dos apêndices testiculares

O apêndice testicular corresponde ao resquício embrionário dos ductos de Müller no homem. A torção dos apêndices testiculares se caracteriza por quadro álgico no qual a criança aponta a área superior do testículo como local de dor. Após alguns dias pode ser notado sinal azulado (bluedot) em parede escrotal que corresponde ao infarto hemorrágico do apêndice torcido.

## Exame de imagem

Geralmente os apêndices testiculares não são vistos na ultrassonografia. Entretanto, pode-se ver pequena massa hipoecogênica ou hiperecogênica adjacente ao testículo acometido ou ao seu epidídimo. O estudo com eco Doppler mostra aumento do fluxo sanguíneo, que se forma devido à inflamação causada pela torção dos apêndices, ao redor dos apêndices testiculares torcidos. O tecido peritesticular também pode apresentar aumento de fluxo.

**Tabela 61.4** Diagnóstico diferencial: Torção X Orquiepididimite.

|  | Torção | Orquite/epididimite |
|---|---|---|
| Febre | – | – |
| Infecção urinária | – | – ou + |
| Piúria/secreção uretral | – | – ou + |
| Sinal de Angell* | + | – |
| Sinal de Prehn** | – | + |
| YSG Doppler | Fluxo ausente | Fluxo aumentado |
| Mapeamento escrotal | Perfusão ausente | Perfusão presente |

\* Horizontalmente testicular com epidídimo na fece anterior do testículo
\*\* Melhora da dor com elevação escrotal

## Tratamento

Não é necessária intervenção cirúrgica para o tratamento da torção do apêndice testicular. Analgesia e anti-inflamatórios são suficientes. A cirurgia se justifica se houver dúvida diagnóstica.

# Orquiepididimite

## Etiologia

Em homens com menos de 35 anos a etiologia é a mesma das uretrites, incluindo *Chlamydia, Ureaplasma e o Gonococo*. Em homens com mais de 45 anos, a orquiepididimite está geralmente relacionada a infecção urinária e causada por bactérias gram negativas, principalmente a E coli.

## Fisiopatologia

É a infecção bacteriana proveniente da uretra por via retrógrada pelos ductos ejaculadores e deferente e que se localiza inicialmente no epidídimo podendo acometer ou não o testículo.

## Quadro clínico

Acomete adultos jovens ou idosos. Apresenta dor escrotal testicular intensa podendo irradiar para a região inguinal. Pode ser acompanhada de febre e sinais flogísticos locais como edema, calor e rubor. A palpação do epidídimo e do testículo é dolorosa, muitas vezes tem associação com hidrocele transitória e grande edema das estruturas intravaginais. A evolução é gradual com duração aproximada de 3 a 6 semanas. É importante lembrar que o sexo oral sem preservativo é via de transmissão de bactérias alojadas do orofaringe para a uretra e daí por disseminação retrógrada atingir o epidídimo.

## Exames laboratoriais

É importante solicitar bacterioscóspico e cultura de secreção uretral ou urocultura, dependendo da suspeita

**Tabela 61.5** Agentes relacionados com as orquites.

| Vírus | Fugos | Bactérias | Parasitas | Idiopática |
|---|---|---|---|---|
| Caxumba | Actinomicose | Coliformes | Filariose | Granulomatosa |
| Coxsackie | Blastomicose | Difteria | Bilharziose | |
| Echo | Esporotricose | Hemófilos | | |
| Influenza | | Tuberculose | | |
| Varíola | | Hanseníase | | |
| Varicela | | Sífilis | | |
| Mononucleose | | Clamídia | | |
| | | N. gonorrheae | | |

etiológica. A pesquisa de infecção por Chlamydia pode ser feita através de PCR (reação em cadeia da polimerase) específica na secreção uretral ou no primeiro jato urinário.

## Exames de imagem

A ultrassonografia escrotal com Doppler mostra aumento do fluxo sanguíneo em testículo e epidídimo, além de aumento volumétrico do epidídimo. Coleções e abscessos escrotais também podem estar presentes.

## Tratamento

Para homens com menos de 40 anos, ceftriaxone dose única IM 250mg seguida de doxiciclina 100mg via oral de 12 em 12 horas por 10 dias é uma boa opção de tratamento e cobre a grande maioria dos agentes causadores de uretrite. Para homens com mais de 40 anos existem diversas opções de tratamento (semelhante ao tratamento das ITUs) incluindo ciprofloxacin 500 vo 12/12hs por 14 dias e gentamicina 120mg IM 12/12 hs por 8 dias. Outras medidas associadas são: AINH, analgésicos, repouso e suspensório escrotal.

# Abscesso testicular

## Etiologia

O abscesso testicular é consequência da evolução da epididimite bacteriana, com extensão do processo para o testículo.

## Fisiopatologia

Os abscessos testiculares resultam em infarto do órgão causado por tromboflebite das veias do cordão e contaminação piogênica do parênquima testicular.

## Quadro clínico

Acometem principalmente adultos e idosos. O escroto apresenta sinais inflamatórios exuberantes com dor, calor, edema local e mais raramente orifícios fistulosos com drenagem de secreção purulenta pela parede escrotal. Pacientes em tratamento por epididimite por 2 a 3 semanas e sem resolução do quadro são altamente suspeitos de estar evoluindo para abscesso do testículo.

## Exame de imagem

A ultrassonografia escrotal com eco Doppler mostra os mesmos achados encontrados na epididimite associado à coleção intra ou peri-testicular com debris.

## Tratamento

Não realizar drenagem local simples pois esse procedimento apenas prolongará a evolução e o desconforto do paciente. Isso acontece pelo fato de o testículo, nesses casos, já apresentar seu parênquima destruído. O tratamento definitivo é a orquiectomia total.

# Gangrena de Fournier

## Etiologia

Gangrena de Fournier é uma fasceíte necrotizante do períneo ocasionada por infecção local por microorganismos aeróbios (*E coli, Klebsiella, enterococos*) e anaeróbios (*Bacteroides, Fusobacterium, Clostridium*). Acomete principalmente pacientes imunodeprimidos (transplantados, SIDA, quimioterapia, radioterapia), diabéticos, alcoolistas, idosos entre outros. Trata-se da complicação de um processo infeccioso inicial perianal ou periretal, após extravasamentos urinários perineais ou mesmo após procedimentos cirúrgicos simples, como herniorrafia, circuncisão, hemorroidectomias e fissuras anais.

## Fisiopatologia

As bactérias ultrapassam a fáscia de Buck do pênis, se disseminam pelo darto do escroto e pela fáscia de Colles da parede anterior do abdome, determinando processo supurativo necrotizante agudo que acomete rapidamente todo o períneo, escroto, parede abdominal até a cicatriz umbilical e até o retroperitônio.

## Quadro clínico

Dor, hiperemia e edema genital frequentemente associados a febre, taquicardia, hipotensão, crepitação local em 50% dos casos. O início é abrupto, pequenas lesões perineais podem evoluir em poucas horas para extensa área acometida com necrose tecidual e sepse grave. Mortalidade varia de 20 a 35% dos casos.

## Exames laboratoriais

Hemograma completo pode mostrar leucocitose com desvio para formas jovens ou até mesmo leucopenia, comum em infecções graves por bactérias gram negativas. É importante realizar avaliação sistêmica do paciente com função renal, enzimas hepáticas, marcadores inflamatórios etc. Diabéticos são mais suscetíveis, portanto dosagem da glicemia e controle rigoroso são imprescindíveis. Hemocultura pode ser positiva e indica pior prognóstico.

## Exames de imagem

A radiografia simples pode identificar ar no subcutâneo e a ultrassonografia é capaz de demonstrar processo inflamatório e ar no períneo. A TC identifica a extensão da infecção e é o melhor exame para estudar a gangrena de Fournier.

Nenhum exame radiológico deve atrasar o tratamento cirúrgico e são todos dispensáveis para se indicar o tratamento. Se realizado rapidamente, os exames podem contribuir para o planejamento cirúrgico.

## Tratamento

Ressuscitação hemodinâmica, antibioticoterapia endovenosa (cefalosporina de terceira geração associada a aminoglicosídeo e a antibiótico com espectro contra anaeróbios como metronidazol ou clindamicina). É necessário desbridamento cirúrgico agressivo que é, em geral, repetido em 24 a 48 horas. Em casos específicos, impõe-se a cistostomia e/ou colostomia para proteção da ferida criada. Em casos graves é necessário cobrir a lesão, após tratamento da infecção, com retalhos músculo-cutâneos.

## Parafimose

### Etiologia

É resultado da passagem forçada da glande através do anel prepucial estreito, provocando edema da glande, tornando impossível retornar o prepúcio a sua posição normal.

### Quadro clínico

Edema do pênis com anel estenótico do prepúcio em posição retroglandar, frequentemente associado a áreas de infecção, ulceração e isquemia.

### Tratamento

Redução do prepúcio após anestesia local (bloqueio peniano). Realiza-se compressão da glande edemaciada enquanto realizamos tração simultânea do prepúcio. Alguns autores advogam injeção de hyalozima 20000 UI no prepúcio edemaciado para auxiliar na resolução do inchaço e facilitar as manobras de redução. Outras manobras incluem aplicação de gelo ou realização de múltiplas punções no prepúcio para redução do inchaço. Se todas estas manobras falharem deve-se realizar incisão vertical do anel estenótico (postotomia). É importante frisar que a parafimose é uma urgência e deve ser tratada imediatamente após seu diagnóstico. Com a resolução do edema e da infecção local (entre 7 e 15 dias), deve ser realizada a postectomia corretiva.

## Priapismo

### Etiologia

Ereção persistente por mais de 4-6 horas, dolorosa ou não, causada por uso de álcool e drogas (21%), idiopática (30%), trauma perineal (12%), anemia falciforme (11%). Modernamente as injeções intracavernosas de drogas vasoativas (prostaglandinas, papaverina, fentolamina) são responsáveis por parcela importante dos casos de priapismo.

### Fisiopatologia

O priapismo de baixo fluxo é resultado de déficit de drenagem sanguínea com veno-oclusão e estase sanguínea determinando ereção rígida e dolorosa. Após 12 horas, há edema trabecular e intersticial e, em 24 horas, há destruição do endotélio sinusoidal e agregação plaquetária. Após 48 horas, há necrose da musculatura lisa e espessamento dos corpos cavernosos. O priapismo de alto fluxo ou arterial, por sua vez, é resultado de traumatismo perineal ou peniano (em crianças ou adultos) que causa lesão da artéria cavernosa ou de seus ramos originando uma fístula arteriovenosa. A ereção, nestes casos, é descrita como semi-rígida e indolor. É importante lembrar que crianças podem apresentar priapismo após trauma perineal, o qual passa despercebido na maioria dos casos. Em crianças afroamericanas o diagnóstico de priapismo deve lembrar a anemia falciforme como agente etiológico.

### Quadro clínico

Os principais sintomas são: ereção por mais de 4 a 6 horas, dor (principalmente no de baixo fluxo), disúria e impossibilidade de se obter detumescência manual do pênis.

### Exames laboratoriais

A gasometria do sangue aspirado do corpo cavernoso é utilizada para realizar a diferenciação entre o priapismo de alto fluxo e o de baixo fluxo (baixo fluxo: $PO_2 < 30$; $PCO_2 > 60$; Ph < 7,25; alto fluxo: $PO_2 > 80$; $PCO_2 < 45$ Ph~7,4). O hemograma completo prova de falcização e eletroforese de hemoglobina podem auxiliar no diagnóstico da causa de base como leucemias e anemia falciforme.

### Exames de imagem

A ultrassonografia com Doppler nos casos suspeitos de alto fluxo (trauma peniano ou pélvico) pode visualizar a fístu-

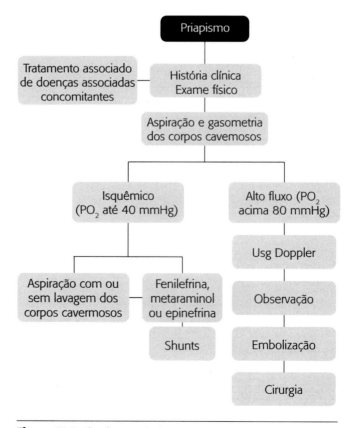

**Figura 61.5** Abordagem priapismo.

la arteriocavernosa. Nestes casos, a arteriografia seletiva da artéria cavernosa confirma o diagnóstico além de permitir terapêutica pela embolização da fístula.

## Tratamento

Priapismo de baixo fluxo. Punção, aspiração e irrigação dos corpos cavernosos. Se houver insucesso, podem ser utilizadas drogas adrenérgicas (fenilefrina 1mg para cada 1 ml de soro. Em doses de 0,2 a 0,5ml, que podem ser repetidas com agulha "buterfly" 19G introduzida no corpo cavernoso). Para irrigação, utiliza-se 10mg de fenilefrina em 1000 ml de soro fisiológico. Se estas formas de tratamento não obtiverem sucesso, deve-se realizar punção do corpo cavernoso por via transglandar com agulha de true-cut ou de intracath para promover uma fístula cavernoso-esponjosa. Quando todas as alternativas falharem impõe-se o tratamento cirúrgico, descrito por Al-Ghorab, que consiste na criação de uma fístula cavernoso-esponjosa cirúrgica através de acesso transglandar. O priapismo de baixo fluxo é emergência urológica, após 6 horas de priapismo, passa a haver lesão tecidual irreversível. Quanto maior for o tempo para a resolução, maior a chance de impotência com fibrose do corpo cavernoso.

Priapismo de alto fluxo. Em alguns casos pode ocorrer fechamento espontâneo da fístula, de modo que a observação clínica por algumas horas ou dias revela o desaparecimento da ereção. Como não há sofrimento tecidual no priapismo de alto fluxo, pode ser tomada a conduta expectante no início sem prejuízo para o paciente. Se não houver a detumescência, indica-se embolização seletiva da fístula arterial por arteriografia.

## Retenção urinária aguda

### Etiologia

Retenção urinária é definida como a incapacidade de esvaziamento da bexiga. Ocorre quando a força de contração detrusora é inferior à resistência uretral durante a micção ou tentativa de micção. Dentre as causas de RUA, destacamos: hiperplasia benigna da próstata, prostatite aguda, infarto prostático, estenose de uretra, coágulos, cálculo impactado, tumores de uretra, trauma raquimedular, traumatismo de uretra, pós-operatório, medicamentos (anticolinérgicos descongestionantes nasais, antidepressivos) e, em mulheres, o herpes genital.

### Quadro clínico

Massa palpável no hipogástrio (bexigoma), normalmente associado à intensa dor e incapacidade de desencadear micção. Pacientes com quadro crônico de obstrução infravesical grave podem entrar em retenção urinária sem dor, mas é incomum.

### Exames laboratoriais

É importante avaliar a função renal já que os pacientes em retenção podem apresentar insuficiência renal aguda.

Exames de urina como urina I e urocultura podem demonstrar a presença de infecção urinária associada.

## Exames de imagem

O diagnóstico de globus vesical (bexigoma) pode ser difícil em algumas situações como pacientes com distensão abdominal, edemaciados ou cirurgias prévias pélvicas. Nestes casos, a ultrassonografia pode ser de grande auxílio demonstrando a repleção vesical e quantificando o volume intravesical.

## Tratamento

O tratamento da retenção urinária aguda na urgência visa promover o esvaziamento vesical adequado e alívio imediato dos sintomas. Entre as diferentes alternativas existentes de drenagem vesical, deverá ser escolhida a menos invasiva e tecnicamente mais simples. Seguindo estes princípios, a sondagem vesical por via uretral é geralmente a primeira alternativa utilizada para o alívio da retenção. Esta modalidade é bem-sucedida na maior parte dos doentes se realizada com técnica adequada com algumas variações de acordo com a provável patologia de base do paciente. A sonda de Foley é a mais comumente utilizada como sonda de demora. Quando não é possível a sondagem via uretral, uma cistostomia suprapúbica por punção pode ser indicada de acordo com a causa da retenção urinária.

## Uretrites

### Etiologia

De forma simplista, as uretrites podem ser divididas em gonocócicas (UG) e não-gonocócicas (UNG), em função de seu agente etiológico. A uretrite gonocócica é uma infecção produzida pela *Neisseria gonorrhoeae*, um diplococo gram negativo aeróbio. Estudos recentes demonstraram que cerca de 40 a 50% das uretrites não-gonocócicas (UNG) resultam de infecção pela *Chlamydia trachomatis* e que, aproximadamente, 5% dos pacientes com UNG evidenciam infecção por *Herpesvirus*, *Trichomonas vaginalis*, *Candida albicans* ou condiloma intrauretral. O *Ureaplasma urealyticum* é outro agente identificado como causa de UNG.

## Quadro clínico

A gonorreia no homem manifesta-se principalmente sob forma de uretrite aguda que surge entre 2 a 8 dias (média de 4 dias) após a exposição ao gonococo (sexo oral, vaginal ou anal). Disúria e descarga uretral purulenta surgem em cerca de 90 a 95% dos pacientes, enquanto infecções assintomáticas ocorrem em 5 a 10% dos casos. Complicações locais como epididimite, prostatite, linfangite ou estreitamento uretral manifestam-se atualmente em menos de 1% dos pacientes. Infecção gonocócica disseminada surge em cerca de 1% dos pacientes do sexo masculino, em geral nos casos com focos assintomáticos em uretra ou faringe. Nos pacientes com uretrite anterior não-tratada, a descarga uretral tende a desaparecer antes de 8 semanas, e os sintomas locais, antes de 8 meses, por atenuação e eliminação da infecção por meio de mecanismos imunológicos. As UNGs, por sua vez, apresentam um período de incubação maior do que o da gonorreia. O início do quadro é em geral gradual, adisúria quase nunca é proeminente e a secreção uretral tende a ser mais fluida e menos purulenta do que nas UGs. Como as UNGs podem ser acompanhadas de descarga purulenta, o aspecto da secreção uretral não deve ser utilizado isoladamente para diferenciar gonorreia de UNG.

## Diagnóstico

O diagnóstico da gonorreia é feito por meio de exame bacterioscópico e cultura específica do exsudato uretral. Em pacientes sem secreção uretral (suspeita de gonorreia assintomática), essas provas devem ser realizadas em material colhido da uretra anterior (mais de 2 cm do meato uretral) com alça de platina ou em urina de primeiro jato (5 a 10 ml iniciais). Nas mulheres com gonorreia, o melhor local para colheita de material é representado pelo fundo de saco vaginal e endocérvix (80% de positividade após uma colheita). O exame bacterioscópico é positivo para gonorreia quando demonstra a presença de diplococos gram negativos intracelulares (no interior de polimorfonucleares). A presença de diplococos apenas extracelulares não indica, necessariamente, a existência de UG e, nesses casos, o diagnóstico só pode ser feito por meio de cultura específica. A cultura para identificação de *Neisseriagonorrhoeae* é feita em meio de Thayer-Martin (contendo antibióticos) ou em ágar-chocolate (sem antibióticos). Este exame é particularmente importante nos casos com prova bacterioscópica dúbia. O diagnóstico de UNG é estabelecido, por sua vez, quando o estudo do exsudato pelo método de gram e a cultura desse material em meios específicos não demonstram a presença de diplococo gram negativo intracelular ou crescimento de colônias de *N. gonorrhoeae*. Existência de adenopatia inguinal sugere presença de uretrite por vírus herpes e exame microscópico do exsudato permite identificar quadros de uretrite por *Trichomonasvaginalis* ou *Candidaalbicans*. As técnicas para isolamento de *Chlamydia* são muito complexas e dispendiosas, por isso, não são empregadas rotineiramente na exploração das UNGs. Nesses casos, a *Chlamydia* pode ser eficientemente identificada pela reação de PCR no exsudato uretral.

## Tratamento

A gonorreia deve ser tratada preferencialmente com cefalosporinas de terceira geração (ceftriaxone 250mg IM dose única) ou quinolonas (Ciprofloxacin 500mg vo dose única). De 15 a 45% dos pacientes com UG apresentam coexistência de infecção por *Chlamydiatrachomatis*. Como os macrolídeos são eficientes no tratamento da *Chlamydia*, justifica-se a associação doceftriaxone com macrolídeos ou doxiciclina (azitromicina 1 Gr vo em dose única; doxiciclina 100mg vo 12 em 12 horas por 7 dias) no tratamento da UG. O emprego de tetraciclinas constitui a forma mais adequada de tratamento das UNGs sem causa aparente. Cloridrato de tetraciclina (500mg, vo, a cada 6h, por 10 dias) proporciona cura da infecção em cerca de 80% dos pacientes, e a utilização desse mesmo antibiótico por três semanas parece reduzir o índice de insucessos. O uso de doxiciclina (100mg, vo, a cada 12h) é igualmente eficiente e mais cômodo para o paciente quando se opta por esquemas de tratamentomais prolongados. Eritromicina (500mg, vo, a cada 6h, por 10 dias) ou azitromicina (1g, vo, em dose única) são igualmente eficientes e podem ser utilizadas no primeiro momento ou quando a infecção não cede pelo tratamento com tetraciclinas. De 30 a 70% das parceiras sexuais de pacientes com UNG por *Chlamydia* apresentam colonização do fundo de saco vaginal por esse mesmo microrganismo. Por este motivo, recomenda-se que a parceira sexual seja tratada de forma semelhante à do paciente (tetraciclina ou doxiciclina por 10 dias).

## Úlcera genital

Lesão caracterizada por solução de continuidade da pele da área genital, acompanhada de processo inflamatório, dor ou não e, frequentemente, de linfadenopatia regional.

A úlcera genital de etiologia sexualmente transmissível pode aumentar a transmissibilidade da síndrome da

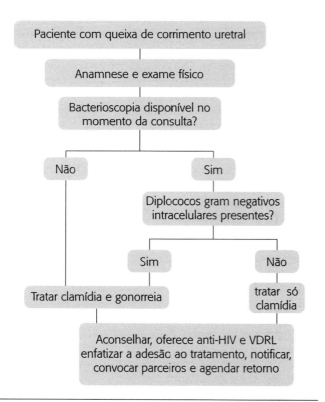

Fluxograma para casos de corrimento uretral

**Figura 61.6** Abordagem sindrômica – corrimento uretral.

imunodeficiência adquirida (AIDS), cicatrizar e parecer curada, passando do estágio primário para o de sífilis secundária, ou evoluir como lesão mutilante.

## Etiologia

As DSTs que mais frequentemente se manifestam por úlcera genital são causadas por: *Treponema pallidum* (sífilis), *Haemophilusducreyi* (cancro mole ou cancroide), *Herpesvirushominis* (sorotipos 1 e 2 - herpes genital primário ou recorrente), *Chlamydiatrachomatis* (sorotipos Ll, L2, L3 -linfogranuloma venéreo) e *Calymmatobacteriumgranulomatis* (granuloma inguinal ou donovanose).

A etiologia da úlcera genital pode variar de acordo com a região de procedência do paciente. Como exemplo, podemos citar o granuloma inguinal (donovanose) que é frequente na região Norte e raro nas regiões Sul e Sudeste do Brasil.

## Quadro clínico

Os pacientes queixam-se de ferida e dor genital, mas, naqueles portadores de prepúcio não-retrátil, a queixa é a de corrimento balanoprepucial. A evolução da lesão de pápula à úlcera deve ser notada. O número e as características das lesões genitais e dos linfonodos regionais devem ser anotados.

O cancro duro é a principal lesão da sífilis primária. Outro tipo de lesão ulcerada associada à sífilis é a lesão pápulo-erosiva da área genital que acompanha a sífilis secundária, caracterizada por um quadro sistêmico: mal-estar, febre, cefaleia, mialgia, faringite e emagrecimento. As lesões cutâneas típicas adicionais são: roséola, alopécia em clareira, despapilamento na língua, placas mucosas, comissurite angular e microadenomegalia generalizada.

O cancro mole ou cancroide, por sua vez, surge de uma mácula inflamatória e logo evolui para uma vesícula-pústula e, em seguida, para úlcera de bordas delimitadas e eritematosas, com aspecto clássico de "bordas cortadas a pique", e o fundo da lesão é úmido com material necrótico. O cancro mole tem alta capacidade de auto-inoculação.

No herpes genital surgem vesículas com base inflamatória, que se rompem, exulceram e se tomam cobertas com exsudato branco-acinzentado. Os sintomas locais são: dor, disúria, ardor, formigamento e prurido. A infecção primaria tem quadro clínico mais intenso que o do herpes recorrente. As manifestações sistêmicas como febre, mal-estar, anorexia e linfadenopatia inguinal bilateral podem ocorrer. A evolução é autolimitada e dura até três semanas. A infecção recorrente apresenta-se mais branda e sem sintomas gerais, mas pode se associar asintomas prodrômicos no local do surgimento das lesões: prurido, formigamento, dor ou queimação. O quadro clínico se resolve em 8 a 10 dias.

## Diagnóstico

Quando os exames diagnósticos estão disponíveis, recomenda-se a microscopia em campo escuro para o cancro duro além das reações sorológicas para sífilis. Para o cancro mole deve ser realizado o exame bacterioscópico de esfregaço corado pela técnica de gram e de Giemsa ou Wright para o granuloma inguinal. Sorologias para Hepatite B, C e HIV devem ser oferecidas. Na ausência de testes diagnósticos, o tratamento pode ser orientado sem exames complementares.

## Tratamento

As úlceras genitais se apresentam ou não de maneira típica, dessa forma, a frequência das etiologias de acordo com o local da procedência do paciente deve ser considerada. Quando não houver suporte laboratorial para a tomada de decisão, podemos abordar o paciente apenas através da historia clínica e exame físico.

Na presença de história de lesões vesiculosas e recorrência, devemos indicar tratamento para herpes genital (primeiro episódio = aciclovir 400mg vo 8/8hs por 7 dias, valacoclivir 1 g vo 12/12hs por 7 dias ou famciclovir 250mg vo 8/8hs por 7 dias; recorrência = aciclovir 400mg vo 8/8hs por 5 dias; valaciclovir 500mg vo 12/12hs por 5 dias; famciclovir 125mg vo 12/12 hs por 5 dias).

Na presença de úlceras (única ou múltiplas) deve ser indicado tratamento para sífilis e cancro mole (sífilis= penicilina benzatina 2,4 milhões UI IM em dose única; cancro mole = doxiciclina 100mg vo de 12 em 12 horas por 14 dias ou até cura clínica ou eritromicina 500mg vo 6/6horas por 15 dias). Se a lesão ou lesões persistirem por mais de 4 semanas deve-se suspeitar de donovanose, linfogranuloma venéreo ou neoplasias. Neste caso, pode ser necessária biópsia da lesão. Iniciar tratamento para donovanose (doxiciclina 100mg vo 12/12 horas por 3 semanas ou até cura clínica; eritromicina 500mg vo 12/12 horas por 3 semanas ou até cura clínica; tetraciclina 500mg vo 6/6 hs por 3 semanas, azitromicina 1 g vo dose única seguido por 500mg vo/dia por 3 semanas).

## Referências bibliográficas

**1.** Bendhack DA, Damião R. Guia prático de urologia. Sociedade Brasileira de Urologia; 1999.

**2.** Borelli M. Wroclawski ER. Glina S. Pecoraro G. Urgências em urologia. Rio de Janeiro; 1985.

**3.** Coelho RF, Schneider-Monteiro ED, Mesquita JL, Mazzucchi E, MarmoLucon A, Srougi M. Renal andPerinephricAbscesses: Analysisof 65 Consecutive Cases.World J Surg (2007) 31:431–36.

**4.** Cury J, Simonetti R, Srougi M. Urgências em urologia. Sarvier 1999.

**5.** Hering FLO, Srougi M. Urologia – Diagnóstico e tratamento. Roca, São Paulo; 1998

**6.** Huang JJ, Tseng CC. Emphysematous pyelonephritis:clinic oradiological classification, management, prognosis, andpathogenesis. Arch Intern Med 2000, 160:797–805.

**7.** Walsh, PC. Campbel's Urology. 8nd ed. Philadelphia, Sanders; 2002.

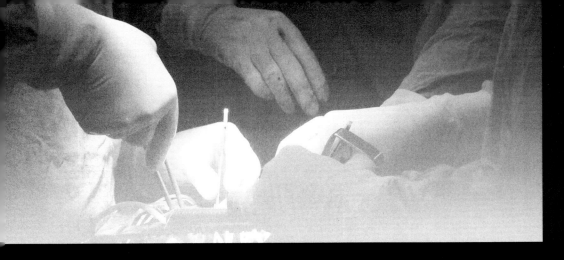

Eduardo Vieira da Motta ▪ Edmundo Chada Baracat

# Aspectos Diagnósticos e Terapêuticos das Afecções Ginecológicas de Urgência

## Introdução

As afecções de urgência em ginecologia se caracterizam por baixo risco de mortalidade, mas com morbidade relacionada ao comprometimento da fertilidade, sexualidade e produção hormonal. O conhecimento de fisiologia endócrina e o raciocínio clínico adequado permitem o emprego dos métodos propedêuticos necessários para confirmação diagnóstica e instituição terapêutica.

A classificação das urgências em ginecologia pode ser realizada de diversas formas, conforme se considerem aspectos sintomáticos ou a topografia dos órgãos acometidos (Tabela 62.1). Afecções extragenitais, como infecções do trato urinário ou gastrintestinal, ou mesmo neoplasias de outros órgãos pélvicos podem apresentar repercussão ginecológica e também necessitarem intervenção emergencial.

## Abdome agudo

O abdome agudo é caracterizado por crise de dor abdominal repentina, com aparecimento e evolução clínica no intervalo de horas. As afecções que ocasionam este quadro clínico costumam associar-se a mortalidade e morbidade elevadas, o que demanda terapêutica emergencial, incluindo cirurgia. O rápido agravo proporcionado por estas condições clínicas restringe a disponibilidade de tempo para a completa compreensão do quadro clínico e para a definição diagnóstica, especialmente quando se consideram as inúmeras possibilidades de doenças abdominais ou extra-abdominais e a diversidade de condutas clínicas e cirúrgicas. Habitualmente, a maioria destas afecções determina dor em decorrência de processo inflamatório do peritônio, o que resultará nos diversos aspectos sintomáticos e sinais clínicos.

**Tabela 62.1** Classificação das urgências em ginecologia.

| Abdome agudo | Trauma genital | Infecção | Complicações em cirurgia ginecológica | Complicações decorrentes de tratamentos ginecológicos |
|---|---|---|---|---|
| • Hemorrágico<br>• Inflamatório<br>• Neoplásico<br>• Criptomenorreia | • Sangramento genital<br>• Hemorragia uterina disfuncional<br>• Miomatose<br>• Neoplásico | • Moléstia inflamatória pélvica<br>• Abscesso pélvico<br>• Infecção<br>• Moléstia inflamatória pélvica<br>• Abscesso pélvico | • Sangramento<br>• Infecção<br>• Deiscência<br>• Brida e aderências | • Síndrome da hiperestimulação ovariana |

A sensação de dor dependerá do tipo de agressão no local do estímulo e do seu envolvimento peritoneal. O peritônio visceral, com inervação autônoma (simpática e parassimpática), reveste parte dos órgãos abdômino-pélvicos e o parietal, com inervação somática, reveste a superfície interna das paredes abdominais e pélvicas. Estas diferentes vias nervosas implicam em sintomas dolorosos distintos. Por exemplo, os órgãos intra-abdominais são insensíveis a estímulos como calor, corte, aplicação de corrente elétrica e de ácidos, mas são sensíveis a distensão, tração, compressão, torção, inflamação e isquemia em decorrência das fibras nervosas do peritônio visceral, predominantemente do tipo C, de baixa velocidade. A dor será percebida como de caráter insidioso, em cólica e constante. Por outro lado, a estimulação das fibras somáticas parietais do tipo delta-A, de maior velocidade, originará dor de caráter agudo e intenso com localização melhor definida.

Os nervos esplânicos e dos plexos nervosos autônomos celíaco e hipogástrico determinam a sobreposição da inervação entre os órgãos genitais e outras estruturas pélvicas, o que justifica sintomatologia dolorosa semelhante entre afecções de órgãos distintos como rins, ureteres, apêndice, útero e trompas, quando de processos inflamatórios. Processos inflamatórios e hemorrágicos dos órgãos genitais femininos acarretam dor e sinais de irritação peritoneal no abdome inferior, com localização suprapúbica e em fossas ilíacas. Os sinais de peritonismo são mais evidentes na presença de sangue ou pus e a intensidade e a gravidade dos sintomas estarão correlacionadas à quantidade e tempo de acúmulo destes líquidos, do grau de irritação tecidual e do estado imunológico da paciente. O uso inadequado de analgésicos e antibióticos pode interferir na evolução clínica e comprometer o prognóstico em decorrência de tratamento inadequado.

As principais causas de abdome agudo ginecológico, incluindo complicações do ciclo grávido-puerperal, estão listadas na Tabela 62.2.

## Propedêutica clínica

Em situações de emergência, a história clínica deve ser objetiva e poderá ser necessária a colaboração de acompanhantes para ser obtida. O ciclo menstrual deve ser caracterizado quanto a duração, intervalo, sintomas pré-menstruais, data da última menstruação; além da atividade sexual e o uso de métodos contraceptivos.

A dor deve ser investigada quanto às suas características: localização, padrões de irradiação, fatores de melhora e piora, desencadeantes, sintomas associados (por exemplo, náusea, vômitos, anorexia), mudança de padrão intestinal ou urinário; além da associação com o padrão menstrual e a atividade sexual.

A dor em cólica, característica da contratilidade das vísceras ocas, associa-se à menstruação, atividade intestinal (por exemplo, obstrução intestinal, intoxicação alimentar, infecções), ou litíase renal. O caráter agudo da

**Tabela 62.2** Principais causas de abdome agudo ginecológico.

**Moléstia inflamatória pélvica – abscesso pélvico**

Trauma genital
- Lacerações vaginais
- Trauma abdominal fechado (desgarramento tecidual)

Complicações relacionadas a cistos ovarianos
- Rotura de cistos
- Cisto hemorrágico
- Torção anexial

Complicações relacionadas a leiomiomas uterinos
- Necrose asséptica
- Rotura de vasos superficiais
- Torção de pedículo

Complicações relacionadas a neoplasias genitais
- Sangramento
- Infecção secundária
- Necrose

Criptomenorreia

Gravidez ectópica

dor, súbita e progressiva, pode indicar a torção de tumores anexiais ou uterinos pediculados.

Líquido livre intraperitoneal, especialmente sangue, pode se acumular no espaço subdiafragmático e gerar dor referida no ombro, principalmente à direita (sinal de Lafond). Hemoperitônio em volumes maiores pode ocasionar escurecimento violáceo da região periumbilical (sinal de Cullen) – comumente associado a gravidez ectópica ou pancreatite. Enquanto a sintomatologia dolorosa costuma ser progressiva nos casos de hemoperitônio, a presença de pus determina irritação mais intensa e precoce.

O exame ginecológico inclui a inspeção dos genitais externos e o exame especular vaginal com caracterização do conteúdo vaginal (por exemplo, sangue, leucorreia, corpo estranho). Conteúdo vaginal purulento associado a dor pélvica correlaciona-se a processos infecciosos dos órgãos genitais internos como na moléstia inflamatória pélvica aguda ou no abortamento séptico.

O toque vaginal permite delimitar útero e anexos e avaliar dor no trajeto vaginal e na manipulação do corpo uterino, identificar coleções e abaulamentos. No entanto, a dor intensa poderá limitar o exame. Nestes casos, o toque retal pode ser útil, associado ou não ao toque vaginal, para caracterizar a presença de coleções e dor nos órgãos genitais e em outras estruturas pélvicas. A dor e o abaulamento no fundo de saco vaginal posterior sugerem processo inflamatório (sinal de Proust).

## Propedêutica complementar

A pesquisa da subunidade beta da gonadotropina coriônica humana (BETA-hCG), urinária ou plasmática, é fundamental para o diagnóstico de gravidez. Em mulheres em idade reprodutiva, principalmente com história de atraso menstrual, é sempre necessário considerar a possibilidade de gravidez. A gestação poderá ser a causa da dor, como nos casos de gravidez ectópica ou abortamentos; mas também poderá ser condição concomitante ao quadro clínico e a sua presença deverá ser considerada tanto na escolha de métodos propedêuticos como na definição terapêutica (por exemplo, escolha de antibióticos, realização de cirurgias).

A dosagem sérica de hemoglobina e o hematócrito são importantes para caracterizar a perda sanguínea e monitorá-la, enquanto o leucograma relaciona-se aos processos infecciosos e à sua intensidade. Velocidade de hemossedimentação (VHS) e proteína C-reativa (PCR) são úteis no controle de processos inflamatórios.

A análise do sedimento urinário e a urocultura são indicadas nos casos de sintomatologia urinária, como disúria, polaciúria, hematúria para diagnósticos diferenciais como infecção ou litíase urinária. A análise microbiológica do conteúdo vaginal é pouco utilizada na urgência, quando a etiologia de leucorreias é definida em bases clínicas conforme o achado do conteúdo vaginal (por exemplo, branco leitoso em candidíase; amarelo bolhoso em tricomoníase; purulento em gonorreia e clamídia).

A ultrassonografia pélvica com transdutores abdominais e endovaginais identifica as estruturas pélvicas, coleções, líquido livre peritoneal, neoplasias. As características sonográficas permitem diagnosticar a possível origem e natureza das coleções. Em gravidez, o ultrassom identifica a localização, se tópica ou ectópica, e a integridade. Doenças de outras estruturas pélvicas, como vias urinárias ou trato digestório também são identificáveis pelo ultrassom. O emprego do Doppler identifica padrões de circulação associados a processos inflamatórios e infecciosos.

A tomografia computadorizada e a ressonância nuclear magnética têm importância na caracterização de grandes coleções pélvicas e na correlação com os outros órgãos abdominais e pélvicos. A tomografia computadorizada apresenta boa especificidade no diagnóstico diferencial de moléstia inflamatória pélvica aguda, diverticulite e apendicite. Estes métodos de imagem permitem a punção e drenagem de coleções, com menor morbidade comparativamente ao procedimento cirúrgico.

A laparoscopia diagnóstica tem sido empregada com maior frequência em situações de emergência, não apenas para confirmação diagnóstica mas também para realização de procedimentos terapêuticos, como drenagem de abscessos, controle de sangramento e apendicectomias.

## Diagnóstico diferencial

Os diagnósticos diferenciais de dor abdominal aguda em mulheres são vários, assim como são várias as condições não ginecológicas que simulam quadros de abdome agudo cirúrgico. Dentre os diagnósticos diferenciais, incluem-se doenças clínico-metabólicas e afecções cirúrgicas (Tabela 62.3).

Além destas doenças, algumas situações fisiológicas podem causar dor além de apresentar regressão espontânea, como cistos ovulatórios, de ocorrência aguda e melhora progressiva. Pacientes com antecedente de dismenorreia e/ou dispareunia devem ser consideradas quanto à possibilidade de afecções pélvicas crônicas como endometriose ou doença inflamatória pélvica crônica.

## Tratamento clínico

Aspectos clínicos gerais, como palidez cutânea, taquidispneia, hipertermia, hipotensão arterial e hipotensão ortostática contribuem na determinação da gravidade e necessidade de maior rapidez nas medidas propedêuticas e terapêuticas. Inicialmente, deve-se garantir as condições respiratórias e hemodinâmicas das pacientes, avaliando as vias aéreas, o padrão ventilatório e o circulatório.

**Tabela 62.3** Diagnóstico diferencial em dor abdominal aguda, não ginecológica.

| Clínico | Cirúrgico |
| --- | --- |
| Cardíaca | Estômago |
| • Infarto do miocárdio | • Úlcera gástrica |
| • Pericardite | • Úlcera duodenal |
| Pulmonar | Sistema biliar |
| • Pneumonia | • Colecistite aguda |
| • Infarto pulmonar | |
| Gastrintestinal | Pâncreas |
| • Pancreatite aguda | • Pancreatite |
| • Gastrenterocolite aguda | |
| • Hepatite | |
| Endócrino/metabólico | Intestino delgado |
| • Cetoacidose diabética | • Crohn |
| • Porfiria | • Divertículo de meckel |
| • Anemia falciforme | • Intussuscepção |
| | • Brida |
| Músculo-esquelético | Cólon |
| • Hematoma muscular | • Apendicite |
| • Distensão muscular | • Diverticulite |
| • Psoíte | • Volvo |
| | • Neoplasia |
| Sistema nervoso | |
| • Tabes-dorsalis | |
| • Compressão raiz nervosa | |
| Geniturinário | |
| • Pielonefrite | |
| • Litíase | |

A expansão volêmica, para recuperar os parâmetros hemodinâmicos, como pressão arterial, volume sistólico, débito cardíaco, perfusão periférica e renal pode ser realizada com soluções cristalóides, como soro fisiológico ou solução de Ringer. No choque hipovolêmico, solução hipertônica de cloreto de sódio a 7,5% pode ser considerada como alternativa ao uso de hemoderivados.

Soluções coloides elevam a pressão coloido-osmótica intravascular recrutando volume a partir do espaço extravascular, porém são de uso restrito, pois podem interferir na adesividade e na agregação plaquetárias determinando maior sangramento, bem como desencadear resposta imunológica pela antigenicidade das macromoléculas.

O concentrado de hemácias determina rápida recuperação dos parâmetros hemodinâmicos, da perfusão tecidual e do transporte de oxigênio e é importante fator de estabilização clínica. A indicação é determinada pela instabilidade hemodinâmica, principalmente quando a estimativa de perda sanguínea for superior a 2.000 mL ou quando as condições clínicas não forem resolvidas pelos outros expansores volêmicos. A recuperação de hemoglobina é de aproximadamente 1g para cada 100 mL de concentrado de hemácia; níveis de hemoglobina próximos a 10 g/dL ou hematócrito de 30% são os objetivos nestas reposições.

O plasma apresenta pouca aplicabilidade como expansor volêmico nas situações de perda de sangue total, como nas hemorragias agudas. Outros derivados sanguíneos, como crioprecipitado e plasma fresco congelado, apresentam indicação específica, principalmente em déficits de coagulação.

O emprego de sangue ou derivados deve ser criterioso pelos riscos da transfusão: reações imunológicas agudas, febre, hemólise, anafilaxia, sensibilização por fatores menores, bacteremias e infecções virais como hepatites e HIV.

## Tratamento cirúrgico

Em condições hemodinâmicas instáveis, quando houver sinais de sangramento intra-abdominal, o tratamento cirúrgico pode ser fundamental. Atualmente, há preferência pela via laparoscópica por permitir a definição diagnóstica e o tratamento, com melhor recuperação pós-operatória e menor tempo de hospitalização. A laparotomia, no entanto, ainda se constitui na abordagem cirúrgica padrão quando não se dispõe do material e de equipe treinada para os procedimentos laparoscópicos ou quando estes se mostram limitados frente às condições clínicas da paciente.

## Traumas genitais

A laceração de fundo de saco vaginal é comumente associada à atividade sexual, à introdução de objetos na vagina ou decorrente de violência sexual. O tratamento consiste na exploração cirúrgica do ferimento, sob anestesia ou sedação, hemostasia e sutura da mucosa vaginal com fios absorvíveis.

A limpeza do ferimento deve ser rigorosa. Tecidos inviáveis devem ser ressecados e as bordas do ferimento aproximadas com pontos simples e mais espaçados para facilitar a drenagem de eventuais coleções. Se houver solução de continuidade com o peritônio, a cavidade abdômino-pélvica deverá ser explorada, principalmente em instabilidade do quadro clínico com sangramento genital pequeno, desproporcional à instabilidade hemodinâmica. A possibilidade de lesão de órgãos intra-abdominais deve ser sempre considerada.

## Criptomenorreia – malformações genitais

A obstrução do fluxo menstrual, ou criptomenorreia, ocorre por malformações genitais que impedem o fluxo normal, como hímen imperfurado, septo vaginal transverso imperfurado, septo vaginal oblíquo, agenesia vaginal com útero funcionante, atresia e agenesia do colo uterino.

A retenção do sangue menstrual e a consequente distensão de órgãos genitais causam dor cíclica e amenorreia. O quadro pode se confundir com dismenorreia intensa quando a anomalia não constituir obstrução completa, como em septo vaginal parcial, útero unicorno com corno rudimentar funcionante, septo vaginal oblíquo, pertuito vaginal mínimo, útero didelfo com hemi-útero não comunicante.

O tratamento é direcionado para o controle da dor. A drenagem do fluxo retido não deve ser realizada na situação de urgência, assim como punções esvaziadoras, pelo risco de infecção. Habitualmente, há bom controle da dor com uso de analgésicos e antiinflamatórios não hormonais e a drenagem definitiva deve ser realizada após cuidadoso estudo da exata malformação e por equipe experiente. Drenagens realizadas sem o adequado estudo do caso podem comprometer a solução definitiva e o prognóstico menstrual e de fertilidade. Paralelamente ao controle da dor, pode-se indicar o bloqueio menstrual com acetato de medroxiprogesterona ou noretisterona, contraceptivos hormonais orais ou análogos do GnRH.

## Infecção pélvica

A infecção do trato genital superior (endométrio, corpo uterino, tubas, ovários e peritônio pélvico) apresenta sintomatologias diversas agrupadas na moléstia inflamatória pélvica aguda (MIPA). Estes quadros infecciosos podem ser oligosintomáticos, mas cuja principal morbidade é o comprometimento da fertilidade. Esta síndrome infecciosa inclui diferentes combinações de situações como endometrite, salpingite, abscesso tubo-ovariano e peritonite pélvica. Os agentes mais frequentes são aqueles associados à transmissão sexual, como N. gonorrhoeae e C. trachomatis. No entanto, outros agentes da flora vaginal, como anaeróbios, G. vaginalis, H. influenzae, cepas gram negativas e estreptococos, M. hominis e o U. urealyticum também podem causar MIPA.

## Propedêutica clínica

Os sintomas de infecções pélvicas de origem genital são variados e, inclusive, sutis; contribuindo para as demoras diagnóstica, terapêutica e comprometendo o prognóstico reprodutivo. Apesar do diagnóstico clínico, outros métodos propedêuticos de imagem ou até a laparoscopia têm sido utilizados.

Os principais achados de exame físico associados ao diagnóstico são dor à palpação abdominal e/ou espessamento e dor anexial ao toque vaginal e/ou dor à mobilização cervical, especialmente em mulheres jovens, sexualmente ativas e com risco para DST com queixa de dor pélvica. Outros critérios clínicos adicionais que contribuem para o diagnóstico incluem temperatura axilar maior que 37,8° C; secreção cervical ou vaginal anormal; elevação na velocidade de hemossedimentação e nos títulos de proteína C – reativa; ou ainda a identificação laboratorial de infecção cervical por N. gonorrhoeae ou C. trachomatis.

Os critérios clínicos definitivos para diagnosticar MIPA são a comprovação histopatológica de endometrite em biópsia; ou o achado ultrassonográfico de coleções inflamatórias tubo-ovarianas ou líquido livre em cavidade peritoneal; ou mesmo achados laparoscópicos consistentes com MIPA; ou ainda ressonância nuclear magnética.

Os achados ultrassonográficos para o diagnóstico de MIPA são frequentemente pouco específicos, como aumento do volume uterino, perda de plano entre útero e ovários, maior ecogenicidade da gordura pélvica e presença de líquido livre na cavidade pélvica. A endometrite pode se manifestar como espessamento do endométrio com líquido no seu interior. Em salpingite, pode ser possível identificar líquido livre no lúmen tubário, com ou sem edema de tuba. Coleções pélvicas em topografia anexial ou em fundo-de-saco de Douglas podem apresentar conteúdo cístico, com ou sem debris, e paredes espessadas. Nos casos mais característicos, o conteúdo é heterogêneo semelhante a "miolo de pão", há reforço do eco posterior e as estruturas adjacentes não apresentam plano de clivagem bem estabelecido. Na obstrução tubária com acúmulo de secreção purulenta no seu interior – piossalpinge – a imagem representa a tuba como estrutura alongada, tortuosa e de paredes espessadas.

Além de permitir o diagnóstico, o ultrassom tem sido empregado no tratamento dos abscessos pélvicos, guiando punções esvaziadoras, sem a necessidade de procedimentos cirúrgicos. Os índices de recidiva são baixos e o material obtido permite melhor identificação dos agentes envolvidos.

Não existem sinais específicos de MIPA à tomografia computadorizada, sendo descritos edema dos planos pélvicos, pequena quantidade de líquido livre na pelve e/ou na cavidade endometrial e aumento do volume ovariano que adquire aspecto policístico. A principal vantagem da tomografia está em visualizar a totalidade do abdome e da pelve para determinar relação entre as diferentes estruturas anatômicas e abscessos, além de possibilitar diagnósticos diferenciais, como apendicite e diverticulite.

Os achados de MIPA em RNM incluem lúmen tubário com líquido livre, dilatação de tubas, ovários de aspecto policístico (múltiplos pequenos folículos, de 2 a 10 mm, dispersos no estroma ovariano), massa anexial e líquido livre em fundo-de-saco de Douglas. Abscessos tubo-ovarianos aparecem como coleções com paredes espessadas, irregulares, com conteúdo líquido, apresentando sinal de baixa intensidade em T1 e de iso a alta intensidade em T2. São realizados cortes de 5 mm em protocolos T2, T1 e STIR (short-inversion-time inversion-recovery). Também é possível a realização de diagnósticos diferenciais, como torção anexial e gravidez ectópica.

A visualização laparoscópica, direta dos órgãos genitais superiores, é considerada padrão ouro no diagnóstico. Observa-se edema, hiperemia e exsudato inflamatório dos tecidos. A laparoscopia permite a obtenção de material para estudo microbiológico, realizar lavado da cavidade, a liberação de aderências inflamatórias iniciais, diagnósticos diferenciais e avaliação de prognóstico do comprometimento dos órgãos envolvidos. A técnica laparoscópica também permite melhor manipulação dos tecidos envolvidos no processo inflamatório, friáveis e suscetíveis a lesões iatrogênicas, em decorrência do edema e da hipervacularização.

## Tratamento clínico

Pelo risco de sequelas reprodutivas, é recomendável que a terapêutica seja instituída empiricamente. Esta liberdade diagnóstica encontra respaldo no fato de que outras causas comuns de dor pélvica (por exemplo, gravidez ectópica, apendicite, dor funcional) não costumam ser afetadas em sua evolução pela introdução de antibióticos.

O tratamento deve prover cobertura aos agentes mais prováveis, incluindo N. gonorrhoeae, C. trachomatis, anaeróbios, bactérias gram negativas facultativas e estreptococos. Existem vários regimes antimicrobianos efetivos com cura clínica e microbiológica, mas são poucos os estudos que os comparam quanto à incidência de complicações em longo prazo. A escolha do esquema antimicrobiano deve considerar disponibilidade, custo, aceitação pela paciente e suscetibilidade dos diferentes agentes. Os esquemas atuais por via oral apresentam eficácia semelhante aos parenterais.

A hospitalização é necessária quando houver impossibilidade de se excluir outras emergências cirúrgicas, como apendicite; na vigência de gestação; na tentativa de terapêutica por via oral prévia, sem sucesso; na intolerância ao emprego de medicações pela via oral; na vigência de imunossupressão (isto é, infecção por HIV com baixa contagem de CD4, tratamento imunossupressor, ou outra doença concomitante); na presença de abscesso tubo-ovariano. A observação hospitalar será mantida por pelo menos 48 horas.

Nos casos de abscesso pélvico, a terapêutica parenteral será mantida até 48 horas após a melhora clínica, quando se poderá instituir a terapêutica pela via oral, mantida até a regressão da coleção. Caso não haja regressão, o abscesso deverá ser drenado por via cirúrgica (laparoscopia) ou por punção guiada por ultrassonografia ou mesmo tomografia computadorizada. A Tabela 62.4 lista os principais esquemas de antimicrobianos utilizados no tratamento da MIPA.

**Tabela 62.4** Esquemas antimicrobianos utilizados no tratamento da MIPA.

| Via administração | Esquema | Agente antimicrobiano |
|---|---|---|
| **Oral** | 1 | • Doxiciclina 100mg VO de 12/12h por 14 dias; ou<br>• Tetraciclina 500mg VO de 6/6h por 14 dias, associada a<br>• Ceftriaxone 250mg IM dose única |
| | 2<br>(Maior comprometimento sistêmico) | • Levofloxacina 500mg VO 1x/dia por 14 dias ou ofloxacina 400mg VO de 12/12 por 14 dias, mais<br>• Metronidazol 500mg VO de 12/12h por 14 dias, associado a<br>• Doxiciclina 100mg VO de 12/12h por 14 dias |
| **Parenteral** | 1 | • Cefoxitina 2g ev de 6/6h mais<br>• Doxiciclina 100mg EV/vo de 12/12h |
| | 2 | • Ofloxacina 400mg EV de 12/12h, associado a<br>• Metronidazol 500mg EV de 8/8h |
| | 3 | • Clindamicina 900mg EV de 8/8h mais<br>• Gentamicina dose inicial 2mg/kg de peso e manutenção 1,5mg/kg IM/EV de 8/8h |

## Tratamento cirúrgico

Deverá ser indicado nos casos de suspeita de abdome agudo inflamatório em que haja comprometimento das funções vitais da paciente, como na sepse. O tratamento cirúrgico também estará indicado nos casos em que houver piora dos sintomas e sinais infecciosos, ou que não haja melhora clínica e laboratorial (incluindo estabilização e redução de abscessos tubo-ovarianos, ao ultrassom) no prazo de 72 horas. A via laparoscópica tem se tornado a abordagem cirúrgica preferencial.

Nos quadros infecciosos severos, com sepse, poderá ser necessária a retirada dos órgãos envolvidos: tubas, ovários e, inclusive, o útero. Abscessos pélvicos, sendo a condição clínica da paciente estável, podem ser tratados através de drenagem percutânea, transvaginal ou mesmo transretal, guiada por ultrassonografia. A punção também possibilita a inserção de drenos, mantidos até a regressão completa da coleção.

## Sangramento genital

Durante a idade reprodutiva cerca de 30% das mulheres relatam sangramentos uterinos anormais, o que pode representar 5% de atendimento ginecológicos. O diagnóstico destes sangramentos envolve doenças uterinas ou sistêmicas, neoplasias e afecções do ciclo grávido-puerperal (Tabela 62.5). Na ausência de etiologia orgânica, considera-se que o sangramento decorre de alterações e disfunções dos hormônios do ciclo menstrual (hemorragia uterina disfuncional – HUD). Atualmente, utiliza-se a terminologia de sangramento uterino anormal (SUA), que engloba perdas sanguíneas em variadas quantidades e intervalos, sem a conotação de hemorragia.

O sangramento uterino disfuncional pode ser observado na puberdade, menacme ou climatério, e pode ser observado em ciclos ovulatórios ou anovulatórios (disfunção no eixo hipotálamo-hipófise-adrenal-ovário). A presença de ciclos menstruais regulares sugere ciclos ovulatórios presentes, enquanto irregularidade sugere ciclos anovulatórios.

## Pré-púbere

Nestas meninas, sem função hormonal ou vida sexual, os principais diagnósticos diferenciais são traumas genitais, corpo estranho, processos infecciosos e as adenoses ou

**Tabela 62.5** Diagnóstico diferencial em sangramento genital.

• Adenomiose
• Anovulação
• Coagulopatias (von Willebrand, anormalidade plaquetária, púrpura trombocitopênica)
• Doenças sitêmicas – tireoide, fígado, coagulopatias
• Gravidez (aborto, moléstia trofoblástica, gravidez ectópica)
• Hiperplasia ou carcinoma endometrial
• Iatrogenia – hormônios, anticoagulantes, dispositivo intrauterino (DIU)
• Infecções – o endométrio, colo uterino e vagina
• Leiomioma uterino
• Neoplasia cervical ou vaginal
• Pólipos endometriais e cervicais
• Puerpério (restos ovulares, pólipo placentário, involução uterina)
• Trauma genital

neoplasias vaginais. Distúrbios endócrinos também ocorrem como puberdade precoce, tumores produtores hormonais e consumo iatrogênico de esteroides.

## Adolescência

O sangramento neste período pode ser severo a ponto de causar anemias graves e necessitar intervenções cirúrgicas como curetagem uterina. O principal diagnóstico neste grupo etário são as coagulopatias ou disfunções plaquetárias como leucemias, doença de von Willebrand, deficiências de protrombina, púrpura trombocitopênica e hiperesplenismo. Cerca de 20% dos casos de sangramento uterino em adolescentes se relacionam com algum tipo de discrasia sanguínea, tornando obrigatória a avaliação laboratorial destas doenças. Apesar de raro, existem casos relatados de neoplasia endometrial nesta faixa etária, especialmente associados à obesidade.

## Menacme

Há maior prevalência de condições hiperandrogênicas, como a síndrome dos ovários policísticos (SOP), com achado de níveis elevados de testosterona, hormônio luteinizante (LH) e insulina. Disfunção hipotalâmica secundária a estresse psicológico, exercícios e perda de peso excessivo também devem ser considerados, bem como distúrbios de tireoide, hiperprolactinemia e insuficiência ovariana precoce. Nesta faixa etária, as causas orgânicas de sangramento aumentam em frequência.

## Climatério e menopausa

Neste grupo etário, a atenção deve ser voltada para a possibilidade de neoplasias, apesar da maior frequência de sangramentos irregulares em decorrência da falência ovariana fisiológica. No período de pós-menopausa, todos os sangramentos devem ser inicialmente considerados como orgânicos e a neoplasia endometrial como a principal etiologia.

## Avaliação clínica

Além da história e exames físico e pélvico, o sangramento deve ser caracterizado quanto ao início, frequência (episódio isolado ou repetitivo), duração, quantidade, ciclicidade, alterações prévias do padrão menstrual e sintomas associados, como dor, mudanças de hábito intestinal ou urinário. Idade, paridade, antecedentes sexuais, doenças ginecológicas prévias, uso de métodos contraceptivos ou outros medicamentos são antecedentes importantes, bem como sinais e sintomas relacionados à gravidez.

A inspeção dos órgãos genitais externos pode demonstrar sinais de violência e traumas e o exame especular permite caracterizar o conteúdo vaginal e a presença de lacerações ou de corpo estranho. A inspeção das paredes vaginais e do colo uterino é necessária para identificar pólipos, ectrópios, cervicites, neoplasia, leiomioma exteriorizando-se pelo orifício externo (mioma parido). O toque vaginal bimanual caracteriza os órgãos pélvicos, a mobilidade, o tamanho e a forma do corpo uterino (por exemplo, aumentos simétricos sugerem adenomiose; contornos bocelados e/ou irregulares sugerem miomatose).

Sangramentos irregulares e em menor volume podem ocorrer em infecções, como cervicites e endometrites. Nestes casos, sintomas associados incluem dor pélvica ou abdominal baixa, febre e calafrios; pode haver conteúdo cérvico-vaginal anormal ou mesmo purulento; e o toque vaginal revela dor à manipulação do colo e corpo uterinos.

O uso de alguns medicamentos associa-se a irregularidade menstrual e sangramento, como hormônios esteroides, psicofármacos, anticoagulantes, digital ou fentoína. Dispositivo intrauterino (DIU) pode provocar sangramentos por ação direta sobre o endométrio, por infecção ou se mal posicionados.

A possibilidade de gravidez e suas complicações, como abortamentos e gravidez ectópica, deve ser sempre considerada em mulheres com sangramento anormal em idade reprodutiva.

## Propedêutica complementar

A avaliação laboratorial inicial inclui hemograma para quantificar a perda sanguínea, coagulograma pela associação com discrasias sanguíneas e o tempo de sangramento para função plaquetária. Em mulheres na idade reprodutiva, a avaliação de gravidez é obrigatória. Provas de função de outros órgãos ou sistemas devem ser consideradas frente à história e aos antecedentes (Tabela 62.6).

O ultrassom avalia os órgãos genitais internos, caracteriza o útero e as regiões anexiais, além das outras estruturas pélvicas e abdominais. A via endovaginal identifica melhor doenças do corpo uterino e da cavidade endometrial como pólipos e miomas submucosos. A histeroscopia apresenta indicação limitada na vigência do sangramento, mas pode ser realizada com emprego de meio líquido para lavar o sangue da cavidade. Em hemorragias acentuadas, com instabilidade hemodinâmica, a curetagem uterina pode ser empregada tanto para o controle do sangramento como para avaliação diagnóstica.

Mulheres com sangramento anormal e com risco epidemiológico para neoplasias (pré e pós-menopausa, obesidade, antecedente de ciclos anovulatórios, utilização de estrogênios sem progestagênios) deve-se proceder à avaliação direta do endométrio através de aspirado, curetagem ou biópsia dirigida por histeroscopia.

## Tratamento

Em sangramentos severos, o atendimento deve ser orientado pelas condições gerais da paciente, seu estado hemodinâmico e nível de consciência. A avaliação da frequência cardíaca e da pressão arterial, nas posições supina e ortostática, e suas variações sugerem instabilidade hemodinâmica. Nas anemias agudas, a propedêutica complementar deve ser rápida e efetiva para identificar o local e a extensão do sangramento para o controle, in-

**Tabela 62.6** Propedêutica complementar em sangramento genital anormal.

- Hemograma completo
- Teste de gravidez (β-HCG)
- Função tireoidiana (T3, T4, TSH)
- Função hepática (TGO, TGP, γ-GT, fosfatase alcalina, bilirrubina total e frações)
- Coagulação (tempo de sangramento, tempo de coagulação, tempo de protombina, tempo de tromboplastina ativado, adesividade e agregação plaquetária)
- Pesquisa de agentes infecciosos (*Chlamydia* sp, *Ureaplasma* sp.)
- Ultrassom pélvico (via vaginal ou abdominal), histerossonografia
- Aspirado endometrial
- Curetagem uterina
- Histeroscopia

clusive cirúrgico, e a reposição volêmica adequada. Nas mulheres com etiologia identificável para o sangramento, a terapêutica é direcionada para a causa.

## Terapêutica clínica

O tratamento clínico se constitui na opção inicial frente aos quadros de sangramento anovulatório e disfuncional, não apenas para controlar o sangramento ativo, mas também com vistas a prevenir novos episódios.

Pode-se usar estrogênio equino conjugado (EEC) tanto pela via oral (10mg/dia, em quatro doses) como pela via endovenosa (25mg a cada 2 a 4 horas por 24 horas), com resultado em cerca de 24 horas. Após o controle do sangramento, administra-se estrogênio em dose equivalente a 2,5 – 3,75mg de estrogênio conjugado por 28 dias associado a acetato de medroxiprogesterona 10mg/dia nos últimos 7 – 10 dias, findos os quais proporcionará sangramento de deprivação.

Como alternativa, pode-se administrar estrogênio e progestagênio combinados na forma de pílula anticoncepcional, na dose de 3 a 4 pílulas contraceptivas diárias até a interrupção do sangramento. O esquema é mantido por mais uma semana e então se reduz a dose para duas pílulas diárias por 7 dias seguido de uma pílula diária por outros 7 dias, quando se interrompe o tratamento e ocorre sangramento por deprivação, de forma controlada. Os resultados são satisfatórios, porém o progestagênio pode diminuir a ação proliferativa endometrial do estrogênio e apresentar menor eficácia comparativamente aos EEC em doses elevadas. Outras opções medicamentosas incluem o danazol, os análogos do GnRH, dispositivos intrauterinos com progestagênios. Especialmente em adolescentes e no climatério, o sangramento pode ser decorrente de ciclo anovulatório, quando o emprego de progestagênio (medroxiprogesterona 10 a 30mg/dia) permite o controle.

Os contraceptivos hormonais orais devem ser utilizados com cuidado em mulheres mais velhas pelo risco de efeitos colaterais, como episódio tromboembólico. A curetagem uterina pode ser empregada como alternativa na ausência de controle medicamentoso.

Em ciclos ovulatórios, os sangramentos uterinos disfuncionais podem ser controlados com anti-inflamatórios não hormonais (AINH), preferencialmente aqueles com maior potencial de bloqueio de prostaciclinas e pouca supressão do tromboxane (por exemplo, como ácido mefenâmico, 500mg 3 vezes ao dia; ibuprofeno, 400mg 3 vezes ao dia; meclofenamato sódico, 100mg 3 vezes ao dia; e naproxeno sódico, 275mg a cada 6 horas). Os AINHs podem ser empregados de forma isolada ou em associação com outras medicações hormonais.

Agentes antifibrinolíticos, como o ácido aminocaproico, ácido tranexâmico e ácido para-aminometilbenzoico podem ser utilizados no controle de sangramento uterino, porém apresentam efeitos colaterais importantes como náusea, diarreia, cefaleia, dor abdominal, reações alérgicas e tontura, que limitam seu emprego.

Os derivados do ergot, que atuam na contratilidade miometrial e são comumente empregados para contração do útero puerperal, apresentam menor efetividade sobre o útero não gravídico e costumam associar-se com dor e cólica.

Transfusão sanguínea deve ser considerada frente às condições clínicas da paciente e não apenas pelo valor absoluto de hemoglobina. Muitas vezes os níveis de hemoglobina são baixos, mas há pouca repercussão hemodinâmica devido ao caráter crônico destes quadros. A utilização de expansores volêmicos ou mesmo de eritropoetina podem representar boa alternativa – nem sempre definitiva – especialmente em pacientes com restrição ao emprego de hemoderivados.

Após o controle do sangramento, estas pacientes devem ser encaminhadas para seguimento e avaliação propedêutica para melhor esclarecimento etiológico, a fim de prevenir novos episódios.

## Terapêutica cirúrgica

O tratamento cirúrgico é opção para os casos em que houve falha do tratamento clínico ou há contraindicação ao emprego de hormônios esteroides, sendo a curetagem o método mais rápido no controle destes sangramentos. Porém, não previne novos episódios e a paciente deverá ser orientada a outros tipos de tratamento preventivo. Na suspeita de neoplasias, a curetagem pode ser útil na obtenção de material para análise anatomopatológica.

A indicação de histerectomia, em situações de emergência, deve ser considerada como exceção e indicada apenas após a completa avaliação das possibilidades etiológicas e terapêuticas, tanto pelo seu aspecto definitivo, como pela possibilidade de tratamentos inadequados frente a neoplasias encontradas incidentalmente. Atualmente, há crescente emprego de métodos alternativos para controle do sangramento, como ablação de endométrio, crioterapia, salina aquecida em circulação direta, LA-SER intersticial, fototerapia, microondas, hipertermia por radiofrequência e transferência térmica. Estes métodos são mais bem empregados com preparo endometrial adequado e são pouco utilizados na urgência, principalmente pela dificuldade em se caracterizar diagnóstico definitivo.

## Arteriografia e embolização

A arteriografia permite a identificação e a embolização de pontos de sangramento, como aqueles associados a neo-plasias avançadas de colo uterino e endométrio ou ainda por metrorragia decorrente de miomatose uterina. Este tipo de abordagem tem sido o com maior frequência e tem sido eficaz, pela boa aplicabilidade em pacientes clinicamente instáveis.

Os resultados da embolização no controle destes sangramentos neoplásicos têm sido superiores aos observados com a ligadura da artéria hipogástrica (ilíaca interna). Contrariamente à ligadura arterial, a embolização pode ser realizada em mais de uma ocasião.

## Referências bibliográficas

1. Abbas FM, Currie JL, Mitchell S, Osterman F, Rosenshein NB, Horowitz IR. Selective vascular embolization in benign gynecologic conditions. J Reprod Med 1994; 39:492-6.
2. Achiron A, Gornish M, Melamed E. Cerebral sinus thrombosis as potential hazard in antifibrinolytic treatment in menorrhagia. Stroke 1990; 21:817-8.
3. Agresta F, Michelet I, Coluci G, Bedin N. Emergency laparoscopy: a community hospital experience. Surg Endosc 2000; 14(5):484-7.
4. Andersson JK, Rybo G. Levonorgestrel-releasing intrauterine device in the treatment of menorrhagia. Br J Obstet Gynaecol 1990; 97:690-4.
5. Baggish MS, Sze EHM. Endometrial ablation: a series of 568 patients treated over an 11-year period. Am J Obstet Gynecol 1996; 174:908-13.
6. Bourne TH, Lawton F, Leather A, Granberg S, Campbell S, Collins WP. Use of intracavity saline instillation and transvaginal ultrasonography to detect tamoxifen-associated endometrial polyps. Ultrasound Obstet Gynecol 1994; 4:73-5.
7. Buttram, VC. Müllerian anomalies and their management. Fertil Steril 1983; 40(2):159-63.
8. Cameron IT, Haining R, Lumsden MA, Reid Thomas V, Smith SK. The effects of mefenamic acid and norethisterone on menstrual blood loss. Obstet Gynecol 1990;76:85-8.
9. Cecil A. Long evaluation of patients with abnormal uterine bleeding. Am J Obstet Gynecol 1996; 175:784-6.
10. Chimbira TH, Anderson ABM, Naish C, Cope E, Turnbull AC. Reduction of menstrual blood loss by danazol in unexplained menorrhagia: lack of effect of placebo. Br J Obstet Gynecol 1980; 87:1152-8.
11. Chuong CJ, Brenner PF. Management of abnormal uterine bleeding. Am J Obstet Gynecol 1996;175:787-92.
12. Cilotti A, Weiss C, Bagnolesi P. Echography in gynecologic emergencies. Rediol Med, 1992;83:630-635.
13. DeCherney AH, Diamond MP, Lavy G, Polan ML. Endometrial ablation for intractable uterine bleeding: hysteroscopic resection. Obstet Gynecol 1987; 70:668-70.
14. Desai, S.K Allahbadia, G.N Dalal, A.K. Ovarian torsion: diagnosis by color Doppler ultrasonography. Obstet Gynecol, 1994; 84:699-701.
15. DeVore GR, Owens O, Kase N. Use of intravenous Premarin in the treatment of dysfunctional uterine bleeding –a double-blind randomized control study. Obstet Gynecol 1982; 59:285-91.
16. Dockeray CJ, Sheppard BL, Bonnard J. Comparison between mefenamic acid and danazol in the treatment of established menorrhagia. Br J Obstet Gynaecol 1989; 96:840-4.
17. Doyle, MB. Magnetic resonance imaging in müllerian fusion defects. J Reprod Med 1992; 37(1):33-8.
18. Dunnihood DR, Wolff J. Bilateral torsion of the adnexa: A report and a review of the world literature. Obstet Gynecol, 1984; 6:55-58.
19. Estroff JA. Emergency obstetric and gynecologic ultrasound. Radiol Clin North Am, 1997;35:921-957.
20. Ewenstein, BM. The pathophysiology of bleeding disorders presenting as abnormal uterine bleeding. Am J Obstet Gynecol 1996; 175(3):770-7.
21. Fraser IS, Healy DL, Torode H, Song J-Y, Mamers P, Wilde F. Depot goserelin and danazol pre-treatment before rollerball endometrial ablation for menorrhagia. Obstet Gynecol 1996;87:544-50.
22. Fraser IS. Treatment of ovulatory and anovulatory dysfunctional uterine bleeding with oral progestogens. Aust N Z J Obstet Gynaecol 1990;30:353-6.
23. Garry R, Erian J, Grochmal SA. A multicenter collaborative study into the treatment of menorrhagia by Nd-YAG laser ablation of the endometrium. Br J Obstet Gynaecol 1991;98:357-62.
24. Heinoken PK, Miettinen A. Laparoscopic study on the microbiology and severity of acute pelvic inflammatory disease. Eur J Obstet Gynecol Reprod Biol, 1994;57(2):85-89.
25. Henry-Suchet J, Soler A, Loffredo V. Laparoscopic treatment of tuboovarian abscesses. J Reprod Med, 1984;29:579581.
26. Henry-Suchet J, Tesquier L. Role of laparoscopy in the management of pelvic adhesions and pelvic sepsis. Clin Obstet Gynecol, 1994;8(4):759-772.
27. Higham JM, Shaw RW. A comparative study of danazol, a regimen of decreasing doses of danazol and norethindrone in the treatment of objectively proven unexplained menorrhagia. Am J Obstet Gynecol 1993;169:1134-9.
28. Holmberg LI, Nilsson IM. Von Willebrand's disease. Eur J Haematol 1992; 48:127-41.
29. Jacobson L, Weström L. Objectvized diagnosis of acute pelvic inflammatory disease. Am J Obstet Gynecol, 1969;105:1088-1098.
30. Kadir RA, Hart J, Nagele F, O'Connor H, Magos AL. Laparoscopic excision of noncommunicating rudimentary uterine horn. Br J Obstet Gynaecol 1996;103: 371-2.
31. Kasonde JM, Bonnar J. Aminocaproic acid and menstrual loss in women using intrauterine devices. BMJ 1975;4:17-9.
32. Lombardo, G Mastroiani, V Martelli, S. Indications for laparoscopy in the diagnosis and treatment of abdominal trauma. Minerva Chir, 1994;49:613-618.

33. Long CA, Gast MJ. Menorrhagia. Obstet Gynecol Clin North Am 1990; 17:343-59.

34. Marques JA. Contribuição ao estudo da microbiologia da tuba uterina nas salpingites agudas. Tese de Doutorado. Faculdade de Medicina da Universidade de São Paulo, 1989.

35. Martin RF, Rossi RL. The acute abdomen. Surg Clin N Am 1997;77(6):1227-43.

36. Milsom I, Andersson K, Andersch B, Rybo G. A comparison of flurbiprofen, tranexamic acid, and a levonorgestrel-releasing intrauterine contraceptive device in the treatment of idiopathic menorrhagia. Am J Obstet Gynecol 1991; 164:879-83.

37. Monif GRG. Infections Diseases in Obstatrics and Gynecology. 21 ed. Philadelphia, Harper & Row Pub, 1982. p. 542-568.

38. Nadel E, Talbot-Stern J. Obstetric and gynecologic emergencies. Emerg Med Clin North Am, 1997;15:389-397.

39. Peixoto S, Tomioka ES, Kwang WN. Doença inflamatória pélvica. Rev Bras Clin Terap, 1985;14:66-72.

40. Pellerito JS, McCarthy SM, Doyle MB, Glickman MG, DeCherney AH. Diagnosis of uterine anomalies: relative accuracy of MR imaging, endovaginal sonography and hysterosalpingography. Radiology 1992;183(3):795-800.

41. Rocha e Silva M.Hypertonic saline resuscitation. Medicina (B. Aires) 1998; 58(4):393-402.

42. Rose EH, Aledort LM. Nasal spray desmopressin (DDAVP) for mild hemophilia A and von Willebrand disease. Ann Intern Med 1991;114:563-8.

43. Roy S, Shaw ST. Role of prostaglandins in IUD-associated uterine bleeding: effect of a prostaglandin synthesis inhibitor (ibuprofen). Obstet Gynecol 1981; 58:101-6.

44. Sackier JM. Laparoscopy in the emergency setting. World J Surg, 1992; 16:1083-1088.

45. Sharp NC, Cronin N, Feldberg I, Evans M, Hodgson D, Ellis S. Microwaves for menorrhagia: a new fast technique for endometrial ablation. Lancet 1995; 346:1003-4.

46. Shaw RW, Fraser HM. Use of a superactive luteinizing hormone releasing hormone (LHRH) agonist in the treatment of menorrhagia. Br J Obstet Gynaecol 1984;91:913-6.

47. Sweet RL. Diagnosis and treatment of acute salpingitis. J Reprod Med, 1997; 19:21-30.

48. Townsend DE, Richart RM, Paskowitz RA, Woolfork RE. "Rollerball" coagulation of the endometrium. Obstet Gynecol 1990;76:310-3.

49. Tronin RJ, Burova VA, Grinberg AA. Laparoscopic diagnosis of acute appendicitis in women. J Am Assoc Laparosc, 1996;3:257-261.

50. van Eijkeren MA, Christiaens GC, Scholten PC, Sixma JJ. Menorrhagia: current drug treatment concepts. Drugs 1992;43:201-9.

51. Vedantham S, Goodwin SC, McLucas B, Gregory M. Uterine artery embolization: an underused method of controlling pelvic hemorrhage. Am J Obstet Gynecol 1997;176:938-48.

52. Waikar SS, Chertow GM. Crystalloids versus colloids for resuscitation in shock. Curr Opin Nephrol Hypertens 2000;9(5):501-4

53. Ylikorkala O, Pekonen F. Naproxen reduces idiopathic but not fibromyoma-induced menorrhagia. Obstet Gynecol 1986;68:10-2.

54. Ylikorkala O, Viinikka L. Comparison between antifibrolytic and antiprostaglandin treatment in the reduction of increased menstrual blood loss in women with intrauterine contraceptive devices. Br J Obstet Gynaecol 1983; 90:78-83.

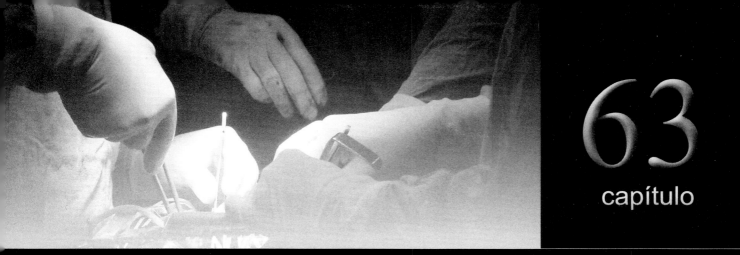

**Marcos Túlio Martino Meniconi**

# Hemorragia Digestiva Alta

## Introdução

A hemorragia digestiva alta (HDA) é síndrome clínica caracterizada por início abrupto associada à possibilidade de morte. Esses fatos despertam o interesse daqueles que assistem os portadores dessa síndrome, pois vários fatores afetam a evolução desses pacientes: desde o correto diagnóstico das várias afecções que podem ser responsáveis pela perda sanguínea no trato digestivo alto até o manejo adequado do choque que se associa ao quadro clínico inicial geralmente associado ao desfecho terapêutico.

Sangramento que ocorre no esôfago, estômago, duodeno e primeiras porções do jejuno, independente da sua causa, é definido como hemorragia digestiva alta. Dessa maneira, aneurisma de Aorta torácica (com ruptura para o esôfago), úlcera esofágica secundária, refluxo gastroesofágico, esofagites de qualquer causa, neoplasia de esôfago, úlcera gástrica, neoplasia gástrica, úlcera duodenal, pancreatite crônica com pseudocisto (corrosão de vasos mesentéricos e de jejuno), neoplasia de duodeno, neoplasia de fígado (corrosão de artéria hepática e coledocorragia), aneurismas de artérias viscerais e de aorta abdominal (ruptura para estômago ou duodeno ), malformações arteriovenosas da mucosa gastrojejunal, uremia (insuficiência renal) e alterações da crase sanguínea podem se manifestar na forma de hemorragia digestiva alta. Por se tratar de afecções que se apresentam clinicamente com sangramento, a pronta investigação diagnóstica e a precisa avaliação da condição clínica do paciente são fundamentais para um desfecho terapêutico adequado e um desafio constante àqueles que lidam com os pacientes com HDA.

A causa mais comum de HDA em hospitais gerais é a doença ulcerosa cloridropéptica que acomete o estômago e/ou duodeno.

A incidência de internação por doença ulcerosa gastroduodenal tem diminuído, segundo Van Leerdam[21], em estudo de internações hospitalares ocorridas na Holanda desde 2003, entretanto, a incidência da doença ulcerosa gastroduodenal associada à hemorragia (HDA) tem se mantido estável e a mortalidade associada a essa condição não é desprezível e costuma variar de 3% a 15%. Valor que não pode ser menosprezado, uma vez que o mesmo autor tem demonstrado que, apesar dos recursos e o alto grau de sofisticação utilizados em unidades de terapia intensiva, a mortalidade dos portadores de úlcera gastroduodenal sangrante, idosos e com comorbidades cardíacas e/ou pulmonares é superior a 15% e sem melhora nos últimos dez anos.

A ruptura de varizes de esôfago secundárias à doença hepática crônica, a segunda causa mais comum de HDA, ainda hoje apresenta grande potencial de morte. Embora Stokkeland et al.[15] tenham referido que no manejo terapêutico desses pacientes em ambiente de terapia intensiva tem havido queda de mortalidade superior a 50% nos últimos 40 anos. A mortalidade dos portadores de função hepática muito deteriorada (Child "C"), isso é, com ascite, icterícia, desnutridos e idosos com varizes rotas de esôfago pode ser superior a 50% mesmo em centros especializados.

Este capítulo está dividido em uma parte inicial comum ao diagnóstico e ao cuidado de qualquer paciente com hemorragia digestiva alta, chamado de apresentação clínica e manejo inicial da HDA e duas outras partes dedicadas a terapêutica exclusiva: uma aos portadores de doença ulcerosa gastroduodenal e outra aos portadores de varizes de esôfago secundárias à doença hepática crônica-cirrose. Essa divisão é necessária uma vez que os portadores de HDA em mais de 50% das vezes são portadores de doença ulcerosa gastroduodenal associada ao abuso de anti-inflamatórios ou ácido acetilsalicílico. As varizes de esôfago, quase que invariavelmente significam presença de hepatopatia crônica (cirrose), condição clínica própria, que pode ser resolvida com o transplante hepático, entretanto, desde a apresentação inicial da HDA ao transplante de fígado há longo caminho a ser percorrido e com aspectos peculiares.

## Apresentação clínica e manejo inicial da HDA

O principal sinal clínico na HDA é a hematêmese, porém não é incomum a presença apenas de melena, que deve ser caracterizada como fezes mal formadas, escurecidas e com odor característico, classicamente descritas como borra de café. Esta definição significa digestão do sangue no trato digestivo. Pacientes que se queixam de evacuação com fezes escurecidas devem ser perguntados em relação ao aspecto dessas fezes, pois o formato de síbalas, ou seja, fezes bem formadas, mesmo que negras, não caracteriza sangramento no trato digestivo.

Caracteristicamente os pacientes podem se queixar de dor abdominal, geralmente epigástrica ou apenas de um certo desconforto epigástrico. Esse sintoma é muito característico dos portadores de doença ulcerosa gastroduodenal, que costuma melhorar com a alimentação no caso de úlcera duodenal. Digno de nota é que mais de 50% desses pacientes têm história clínica de abuso de anti-inflamatórios não hormonais ou ácido acetilsalicílico na sua apresentação em unidades de pronto atendimento, assim como os portadores de varizes de esôfago, rotas secundária à hepatopatia crônica, apresentam invariavelmente estigmas de cirrose hepática como icterícia, ascite, ginecomastia, aranhas vasculares (spiders), eritema palmar, asterixis (flapping) e encefalopatia.

Sinais e sintomas de choque hemorrágico e intimamente relacionados à quantidade de sangue perdida para o trato digestivo podem acompanhar esses pacientes como tontura, confusão mental, hipotensão, taquicardia, palidez cutaneomucosa, sudorese e extremidades frias.

Uma vez assistindo esses pacientes, dois sinais clássicos devem despertar a possibilidade de hemorragia no trato gastrointestinal: hematêmese e melena.

Da mesma maneira que a história clínica deve ser enfatizada no atendimento desses pacientes, pois pode sugerir o diagnóstico da causa da HDA como já descrito previamente, a análise adequada da volemia desses pacientes é fundamental para adequar o tratamento, como prenunciar a necessidade de agilidade nos exames subsidiários que firmarão o diagnóstico como poderão ser terapêuticos como no caso da endoscopia digestiva. O melhor sinal clínico denunciador de hipovolemia é a presença de hipotensão postural, isso é, queda de 10 mmHg na medida da pressão arterial medida deitado e sentado. Na avaliação inicial do paciente, independentemente de taquicardia e

palidez cutaneomucosa, logo após a medida da pressão arterial com o paciente deitado, deve-se proceder a medida da pressão arterial do paciente sentado. Caso haja diminuição de 10 mmHg na aferição da pressão arterial diastólica, com certeza, esse paciente já perdeu cerca de 30% de sua volemia, portanto trata-se de paciente que necessita cuidados médicos intensivos. Todo paciente nessa condição hemodinâmica deve ser tratado em regime de internação hospitalar em unidade de terapia intensiva. O paciente deve ser mantido em decúbito dorsal com elevação de sua cabeceira. Deve-se proceder a acesso venoso periférico calibroso (jelco 14), de preferência um em cada membro superior, para infusão de soluções cristaloides e de sangue e seus derivados, além de monitorização hemodinâmica agressiva com cardioscópio, pressão arterial invasiva e cateter vesical para aferição da diurese (um dos principais marcadores clínicos de boa perfusão tecidual, idealmente de 0,5 a 1,0 ml/Kg/hora).

Adamopoulos et al.[2] insistem na necessidade de sondagem nasogástrica com sonda tubular plástica 18 ou 20 no atendimento dos portadores de HDA. Essa orientação também é utilizada no atendimento de pacientes com HDA no Pronto-Socorro do Hospital das Clínicas da Faculdade de Medicina da Universidade de São Paulo (HCFMUSP). A sondagem nasogástrica permite ao médico assistente uma análise mais criteriosa do sítio de sangramento e do seu vulto. Caso o paciente apresente apenas melena, a sondagem nasogástrica sem a concomitante saída de sangue pela mesma permite deduzir que o sangramento possa ser duodenal ou de sítios mais distais do aparelho digestivo. Não se deve esquecer que sangramento causado por afecções do cólon direito podem se manifestar na forma de melena. Dessa maneira, a sondagem nasogástrica permite deduzir o sítio do sangramento e inferir a possibilidade de hemorragia digestiva baixa e não alta, como determinado pelo quadro clínico inicial. Portanto, a sondagem nasogástrica pode modificar a orientação diagnóstica do portador de melena. A sondagem nasogástrica também permite deduzir se a perda sanguínea se mantém apesar do tratamento instituído, pois a lavagem intermitente da sonda, assim como a sua aspiração constante, infere na possibilidade de sangramento persistente, que não se resolve. Esse fato obriga atitude mais agressiva da equipe que assiste o paciente com HDA, obrigando a adotar procedimentos diagnósticos e terapêuticos de forma urgente e mais rápida. A sondagem nasogástrica também auxilia muito na melhora das condições locais do estômago e duodeno para a identificação de potenciais lesões da mucosa causadoras da HDA no momento da realização da endoscopia digestiva alta. Deve-se também enfatizar que a sondagem nasogástrica contínua permite manter o estômago vazio diminuindo a possibilidade de aspiração de conteúdo gástrico e piora das condições clínicas do paciente.

Na avaliação clínica inicial dos portadores de HDA é fundamental a observância do nível de consciência dos pacientes, pois tanto a hipovolemia associada ao choque como a presença de hepatopatia crônica podem determinar torpor, inconsciência e coma. Garcia-Campean et al.[8] advogam, nessas circunstâncias, a intubação orotraqueal obrigatória. No Pronto-Socorro do HCFMUSP realiza-se sistematicamente a proteção das vias respiratórias por meio da intubação orotraqueal sempre que ocorre distúrbio da consciência no curso do atendimento do portador de HDA. Esse procedimento impede a aspiração de conteúdo gastroduodenal para o pulmão e permite tranquilidade ao endoscopista no manejo da avaliação endoscópica e o possível tratamento imediato das afecções do trato digestivo alto.

Deve-se enfatizar que a endoscopia digestiva alta tem papel preponderante no manejo dos portadores de HDA, pois é procedimento diagnóstico que permite fechar o diagnóstico da causa de perda sanguínea do trato digestivo como resolver o sangramento (esclerose, ligadura ou clipamento de vasos sangrantes). A definição do momento do exame endoscópico é muito importante. Se indicado muito precocemente, sem a avaliação adequada da volemia do paciente e seu estado hemodinâmico, o paciente pode correr risco de morte, pois invariavelmente antes da endoscopia administram-se fármacos de ação central para sedação, que podem piorar a condição hemodinâmica do paciente e corroborar para piora do choque e seu colapso cardiocirculatório. Dessa maneira, a indicação da endoscopia deve ocorrer sempre que o paciente já se encontre em unidade de terapia intensiva e monitorizado para sua condição cardiocirculatória.

## Doença cloridropéptica gastroduodenal

A doença cloridropéptica gastroduodenal pode se apresentar na forma de HDA. Como já comentado anteriormente, mais de 50% dos pacientes apresentam antecedente de abuso de anti-inflamatórios não hormonais ou de ácido acetilsalicílico – Aspirina. Entretanto, cerca de 20% dos portadores de HDA por doença ulcerosa cloridropéptica não apresentam nenhum tipo de sintomas, ou seja, são totalmente assintomáticos. Há indícios muito claros de que a incidência de sangramento na doença ulcerosa gastroduodenal ocorre mais amiúde no grupo sanguíneo "O", no paciente com história clínica de abuso de cocaína e tabaco e quando existe a contaminação gastroduodenal pelo Helicobacter pylori.

No tratamento desses pacientes deve-se enfatizar o uso parenteral de bloqueador de bomba de prótons OMEPRAZOL e seus derivados. Riukin e Lyakhovetskiy[16] e Zargar et al.[23] demonstraram que o uso desse tipo de medicação na HDA causada por doença ulcerosa cloridropéptica na dose endovenosa de ataque de 80 mg, seguida de 8 mg por hora por período não inferior a 72 horas, permite diminuir a possibilidade de ressangramento, diminuir a necessidade de tratamento cirúrgico, menor quantidade de transfusão e menor tempo de hospitalização. Zargar et al.[23] demonstraram que a mortalidade associada com a utilização de bloqueador da bomba de prótons no trata-

mento da HDA por doença ulcerosa gastroduodenal pode diminuir cerca de três vezes em relação àqueles pacientes que não utilizam essa forma de medicação. Esse é o primeiro fármaco que tem demonstrado algum efeito protetor no tratamento dos portadores de HDA por doença ulcerosa gastroduodenal.

O tratamento ideal da HDA secundária à doença ulcerosa gastroduodenal é a associação do tratamento farmacológico (bloqueador de bomba de prótons) e a endoscopia digestiva alta, capaz de promover a parada imediata do sangramento digestivo, quer pela injeção de substâncias esclerosantes e/ou vasoativas no sítio ulceroso, quer pela aplicação de clipe sobre o vaso corroído, quer pelo uso de termocoagulação sobre as áreas que apresentam perda sanguínea. Havanond e Havanond[11], Sung et al.[18] e Tghavi et al.[19] atestam que qualquer forma de tratamento endoscópico se assemelha em relação a controle de sangramento, chance de ressangramento e mortalidade associada ao tratamento. O tratamento endoscópico (escleroterapia com ou sem o uso de substâncias vasoativas, clipagem, termocoagulação etc.) associado ao uso endovenoso de bloqueador de bomba de prótons tem tido sucesso superior a 80% no tratamento dos portadores de doença ulcerosa com HDA, entretanto, a mortalidade associada aos pacientes idosos, com comorbidades e que sangram exageradamente, não tem apresentado diminuição nos últimos anos, razão pela qual advoga-se mais agressividade nesses casos com a indicação mais precoce do tratamento cirúrgico. Postergar o tratamento cirúrgico ou manter o tratamento endoscópico ante o ressangramento ou episódios repetitivos de hemorragia digestiva alta é fator preditivo de mortalidade.

A mortalidade na HDA por doença ulcerosa gastroduodenal está intimamente relacionada à recidiva de sangramento; à idade do paciente (pior prognóstico quanto mais idoso); à presença de comorbidades associadas ao quadro clínico inicial de HDA, principalmente à pneumopatia (DPOC) e à cardiopatia (isquemia miocárdica por doença aterosclerótica) e à necessidade crescente de transfusão sanguínea (pior prognóstico se mais de duas unidades de glóbulos vermelhos foram administradas).

O aspecto endoscópico da lesão ulcerosa gastroduodenal que sangra ou já sangrou permite deduzir a possibilidade de ressangramento (Figura 63.1). A presença de coto vascular e de coágulo aderido à lesão ulcerosa são aspectos endoscópicos que definem mais de 50% de chance de novo episódio hemorrágico. São esses sinais que obrigam vigilância clínica redobrada no acompanhamento desses pacientes, pois é o ressangramento que leva o paciente a óbito. São esses sinais endoscópicos que na presença de sangramento anterior, idade avançada, necessidade de transfusão excessiva para controle hemodinâmico do paciente ou a presença de comorbidades que obrigam atitude mais agressiva do médico que assiste esses pacientes: indicação de tratamento cirúrgico, muitas vezes, mesmo que o tratamento endoscópico tenha tido sucesso. A úlceras hemorrágicas são classificadas por endoscopia pela Classificação de Forrest (Tabela 63.1)

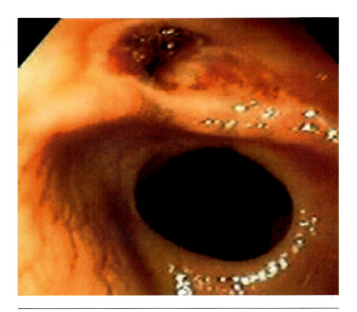

**Figura 63.1** Aspectos endoscópicos de úlcera péptica.

**Tabela 63.1** Classificação de Forrest para úlceras gastroduodenais hemorrágicas.

| I Ativo | • em jato |
|---------|-----------|
|  | • em "babação" |
| II Recente | • coto vascular visível |
|  | • coágulo recente |
|  | • função hemático |
| III Sem sangramento | |

O tratamento cirúrgico ideal é a ressecção da lesão ulcerosa e a sua retirada da luz gastroduodenal. Isso pode ser complicado principalmente nas leões ulceradas duodenais grandes muito próximas da papila duodenal. Nessas circunstâncias o fechamento do coto duodenal pode ser muito difícil e sugere-se inicialmente a ráfia da úlcera duodenal, que invariavelmente é de parede posterior com corrosão da artéria gastroduodenal e consequente controle da hemorragia. A borda da úlcera duodenal pode ter sua mucosa dissecada e descolada para facilidade de fechamento do duodeno, tal técnica foi largamente preconizada pelo professor Benedito Montenegro. Outra possibilidade técnica é o fechamento da parede duodenal livre junto à borda da úlcera, técnica de Nissen. O procedimento deve ser completado com uma hemigastrectomia, associada preferencialmente à vagotomia seletiva (apenas dos ramos gástricos) e com reconstrução gastrojejunal à Bilroth II, pré-cólica, oralis totalis. Na presença de úlcera gástrica, caso seja de localização proximal, justacárdica, impõe-se como tratamento cirúrgico a gastrectomia total com reconstrução esofagojejunal em Y de Roux. Não se pode esquecer que as úlceras gástricas pré-pilóricas têm comportamento semelhante às duodenais, isso é, são hipersecretoras, hiperclorídricas, portanto exigem ressecção gástrica maior para retirada de células parietais, assim como da vagotomia. Os portadores de úlcera gástrica na pequena curvatura, local comum de apresentação desse tipo de úlcera, normalmente são hipossecretores, ou seja, hipoclorídricos e deve-se proceder a hemigastrectomia sem a necessidade da vagotomia. A presença de úlcera gástrica em qualquer outra localização deve sempre levantar a suspeita de neoplasia gástrica e, portanto, exige biópsia de congelação no ato operatório. Essa pode mudar radicalmente a orientação cirúrgica do caso, obrigando a realização de linfadenectomia DII.

A erradicação do *Helicobacter pylori* durante tratamento emergencial da HDA por doença ulcerosa gastroduodenal não parece ter nenhum efeito sobre a melhora no controle da condição clínica do paciente. Thiefen e Jolley[20] atestam que a erradicação desta bactéria é benéfica naqueles pacientes que por problemas clínicos (doenças reumatológicas) têm a necessidade do uso crônico de anti-inflamatórios não hormonais. A chance de sangramento durante o uso dessa medicação é reduzida quando se erradicou o *Helicobacter pylori* previamente ao uso da medicação ulcerogênica.

De forma sucinta, caso o paciente portador de HDA por doença ulcerosa gastroduodenal seja jovem (menos de 50 anos), não tenha tido sangramento anterior, não tenha comorbidades e o aspecto endoscópico mostre apenas manchas de hematina na lesão ulcerosa (chance de sangramento menor 20%), a possibilidade de evolução satisfatória com tratamento conservador é enorme e este deve ser enfatizado. Caso o paciente seja idoso (mais de 65 anos), apresente comorbidades pulmonares e/ou cardíacas, já tenha apresentado sangramentos digestivos anteriores e o aspecto endoscópico é de sangramento ativo, coto vascular presente ou coágulo aderido à úlcera, a chance de evolução desfavorável e óbito causado pela HDA é enorme. É esse tipo de paciente que, mesmo que a endoscopia consiga controlar a hemorragia, o médico deve ponderar fortemente a indicação de tratamento cirúrgico, pois a recidiva do sangramento pode ser funesta. Insistir no tratamento endoscópico ante a recidiva hemorrágica é atitude médica temerosa, pois piora a condição local para realização da gastrectomia e favorece complicações.

## Varizes de esôfago secundárias à cirrose hepática

A presença de varizes de esôfago em exame endoscópico invariavelmente significa o diagnóstico de cirrose hepática.

Não se pode esquecer condições mais raras que geram varizes esofágicas como a trombose da veia porta secundária ao processo pancreático (pancreatite crônica ou tumores) ou a alterações da crase sanguínea. Interessante é citar a possibilidade diagnóstica de varizes gástricas e esofágicas consequentes à trombose da veia esplênica.

Essa condição pode ser adequadamente tratada e corrigida definitivamente com a esplenectomia.

A HDA secundária à ruptura de varizes esofágicas é condição crítica principalmente pela presença de doença hepática crônica, que dificulta muito o manuseio desses pacientes. A mortalidade relacionada à HDA por varizes de esôfago rotas está intimamente relacionada à função hepática. Pacientes considerados Child "C", ou seja, com ascite, icterícia, hipoalbuminemia, alargamento do tempo de protrombina e desnutrição têm mortalidade muito superior àqueles considerados Child "A", função hepática preservada.

Segundo De Franchis[6] 20% a 30% dos pacientes ciróticos desenvolvem novas varizes de esôfago a cada dois anos. A ruptura das varizes de esôfago é causa de óbito em cerca de 30% desses pacientes. O sangramento é incontrolável em 6% a 8% desses pacientes e os que sobrevivem após o primeiro episódio de sangramento têm 30% de chance de morrer em seis semanas pós-ocorrência do sangramento primário. Trata-se, portanto, de situação crítica, que exige experiência e conhecimento médico, uma vez que essa condição que levou o paciente a HDA pode ser totalmente revertida com o transplante hepático, realidade hoje no meio cirúrgico.

A possibilidade de sangramento das varizes de esôfago é tanto maior quanto mais grossas forem essas varizes. Das varizes mais grossas, maior a possibilidade de sangramento quando houver dilatação aneurismática dessas, ou como se define na literatura anglo-saxônica, manchas vermelhas ou red spots.

Brett et al.[4] argumentam que quanto maior o gradiente hepatoportal maior a chance de sangramento dos pacientes. O gradiente hepatoportal é uma medida indireta, por radiologia intervencionista, da pressão portal. Após punção venosa central e cateterismo da uma das veias hepáticas, encunha-se o cateter na menor veia hepática possível. A medida encravada dessa pressão menos a pressão venosa central é definida como gradiente hepatoportal. Admite-se que gradiente hepatoportal superior a 12 mmHg significa risco de sangramento iminente. Monescillo et al.[14] admitem que portadores de gradiente hepatoportal superior a 20 mmHg na vigência de HDA por ruptura de varizes de esôfago devem ser tratados agressivamente com procedimentos cruentos pela possibilidade de ressangramento e mortalidade associada.

O tratamento ideal do sangramento de varizes de esôfago ainda hoje é o endoscópico pela ligadura elástica das varizes ou pela esclerose dessas com substâncias apropriadas. Esse tratamento endoscópico deve ser acompanhado de farmacoterapia e antibioticoterapia.

O uso de Terlipressina, substância vasoativa derivada da Vasopressina, com menores efeitos cardiovasculares e ação mais prolongada, deve ser administrada, por veia periférica ou central, a cada 4 horas por pelo menos 48 horas. A indústria farmacêutica sustenta o uso do fármaco por cinco dias, entretanto, ainda não há consenso na literatura médica do tempo ideal de tratamento farmaco-

terápico. No Pronto-Socorro do HC da FMUSP usa-se a terlipressina por período não inferior a 48 horas, sempre que se desconfia que a HDA é secundária a varizes de esôfago consequente à cirrose hepática, ou quando o endoscopista é brindado com sangramento varicoso durante procedimento diagnóstico. A dose adequada de terlipressina deve ser administrada de acordo com o peso do paciente. Pacientes com menos de 50 kg devem receber 1 mg; de 50 a 70 kg, 1,5 mg e pacientes com mais de 70 kg, 2 mg. Os portadores de doença coronariana, ou marca-passo, ou insuficiência arterial periférica não devem fazer uso da medicação. Caso seja imprescindível o uso dessa medicação, deve-se proceder a monitorização cardíaca agressiva, pois fenômenos isquêmicos coronarianos já foram relatados nessas circunstâncias. O uso da terlipressina, assim como de outras drogas que atuam no sistema venoso esplâncnico (somatostatina, octreotide e seus análogos) devem ser estimulados pois a redução do gradiente hepatoportal está associada ao melhor controle da hemorragia secundária às varizes rotas de esôfago, segundo Garcia-Pagan[9]. O mesmo pode ser enfatizado em relação ao uso de antibióticos (Norfloxacina ou Ceftriaxona) que diminui consideravelmente a chance de ressangramento e mortalidade associada ao episódio de sangramento de varizes de esôfago secundário à cirrose hepática. Antibióticos que levam à redução da função renal, como os aminoglicosídeos, devem ser evitados.

Gonzalez et al.[10], compilando 23 trabalhos científicos com 1.860 pacientes, conseguiram definir que terapias combinadas, esclerose e/ou ligadura elástica das varizes de esôfago associadas com farmacoterapia e antibioticoterapia reduziram significantemente a possibilidade de ressangramento.

Na vigência de sangramento incontrolável, não se deve insistir com endoscopias de repetição, deve-se aplicar o balão de Sengstaken-Blakemore que consegue em mais de 95% das vezes controlar adequadamente o sangramento secundário a varizes de esôfago. A partir do momento de sua aplicação todo o esforço médico deve se dirigir na ressuscitação hepática. Muito frequentemente o sangramento de varizes de esôfago descompensa a função hepática do paciente levando à hipofibrinogenemia, alargamento do tempo de sangramento, plaquetopenia, hipoalbuminemia, insuficiência renal e encefalopatia (coma). A reposição de fatores da coagulação (plasma fresco, crioprecipitado, plaquetas e cálcio), o aquecimento do paciente com manta e/ou colchão térmico (não se pode esquecer que muitas enzimas hepáticas perdem função abaixo de 34°C) e a reposição volêmica adequada (soluções fisiológicas com albumina) melhoram muito a condição clínica do paciente e controlam o sangramento. No HC da FMUSP preconiza-se o uso do balão de Sengstaken-Blakemore por período não inferior a 12 horas. O prolongamento de seu uso por mais de 24 horas pode ser deletério com a ocorrência de necrose de esôfago ou do fundo gástrico e pneumonia aspirativa.

Duas situações relacionadas à HDA impõem discussão. A primeira é se, de fato, o paciente controlou seu sangramento e posteriormente se o sangramento não se mantém. Segundo De Franchis[6], a possibilidade da manutenção do sangramento existe sempre que a frequência cardíaca do paciente não diminui em relação à da entrada no hospital, assim como da necessidade crescente da administração de glóbulos para controlar o hematócrito acima de 28% (mais de 4 bolsas de concentrado de glóbulos em 24 horas de internação) na vigência de tratamento adequado farmacológico e endoscópico, a hipotensão sistólica mantida (sempre abaixo de 70 mmHg) sem incremento apesar da reposição volêmica e a presença de franca hematêmese no curso do tratamento adequado instituído. São esses fatos que obrigam o médico a considerar falha no tratamento até então instituído e admitir outra forma de tratamento para coibir o sangramento das varizes de esôfago. É nesse momento que alguns aspectos peculiares aos portadores de cirrose e hipertensão portal devem ser considerados. Inicialmente não se deve pensar em nenhuma outra forma de tratamento sem o paciente estar estável do ponto de vista hemodinâmico. Qualquer forma de tratamento, quer cirúrgica ou por radiologia intervencionista, com o paciente instável hemodinamicamente, eleva de modo abusivo a mortalidade desse procedimento. Dessa maneira, na presença de um sangramento incontrolável de varizes de esôfago, ou na recidiva pós-tratamento endoscópico, há a obrigação do uso do balão de Sengstaken-Blakemore – como se fosse o dedo do médico assistente comprimindo o vaso sangrante – até escolha do tratamento definitivo. Deve-se sempre ter em mente que, por mais grave que seja o paciente do ponto de vista de função hepática, ele sempre tem a possibilidade do tratamento definitivo de sua cirrose com o transplante hepático. A Secretaria de Saúde do Estado de São Paulo, por meio de sua central de transplantes, aceita inscrição de portadores de cirrose que já apresentaram mais de dois episódios de HDA secundários a varizes de esôfago, entretanto, é óbvio que na fase aguda de descompensação hepática secundária ao sangramento de varizes de esôfago não tem cabimento a realização de transplante hepático.

Idealmente, a diminuição da pressão portal, a partir de radiologia intervencionista, levaria à parada do sangramento varicoso de esôfago. Röesle e Grandt[17] idealizaram no início da década dos anos 90 a realização de anastomose portossistêmica a partir de punção de veia jugular e a inserção de prótese autoexpansível entre a veia hepática direita e o ramo portal direito. Tal método na literatura médica anglo-saxônica denominou-se TIPS. Esses autores trataram mais de 700 pacientes com hipertensão portal com esse método e relataram 3,5% de mortalidade. Lo Gh et al[13] relatam aplicação de TIPS em situação de urgência no atendimento de HDA por varizes de esôfago secundárias a cirrose hepática tem mortalidade superior a 50%, em pacientes Child C, ou seja com função hepática muito deteriorada. A ideia da aplicação de TIPS nos portadores de varizes de esôfago que não param de sangrar é muito auspiciosa, pois permite diminuição abrupta da pressão portal e consequentemente parada do sangramento vari-

coso, sem agressão cirúrgica e sem violação da cavidade abdominal, que para o paciente que pode se submeter a um transplante hepático é grande vantagem, pois aderências relacionadas a procedimentos operatórios prévios levam a maior sangramento, maior necessidade de transfusão e mortalidade maior associada ao procedimento. É desse modo que cirurgias consideradas de desconexão azigoportal, ou seja, aquelas que levam a ligadura da maioria dos vasos que nutrem as varizes de esôfago, devam ser evitadas nesses pacientes, pois não reduzem a pressão portal, possibilitam a trombose portal e inúmeras aderências entre fígado, estômago e cólon, dificultando excessivamente o transplante hepático. O TIPS que aparentemente seria uma panaceia para o tratamento desses pacientes também apresenta mortalidade que não é desprezível e tem custo abusivo, muitas vezes inviabilizando seu uso. Entretanto, a aplicação do TIPS pode permitir que o paciente chegue ao transplante de fígado, que definitivamente o livrará de sua hipertensão portal. Não se pode esquecer que a aplicação do TIPS depende da ausência de trombose portal no portador de cirrose e varizes esofágicas, afecção, infelizmente não rara nesses pacientes, que não permite a passagem dessa prótese. Assim sempre se recomenda, uma vez que se define uma HDA por varizes rotas de esôfago em cirrótico, a realização de ultrassom-doppler do sistema venoso portal. Excluem-se a trombose portal e a presença de nódulos tumorais hepáticos.

O sangramento de varizes de esôfago, o surgimento de neoplasia primária de fígado e o desenvolvimento de ascite no portador de cirrose de qualquer etiologia são os principais modos de descompensação destes pacientes e constituem a história natural da hepatopatia crônica. Avaliar dados objetivos de exame físico e de exames subsidiários para adequar o tratamento desses pacientes e reconhecer aqueles com pior prognóstico torna-se vital, principalmente, nos serviços públicos médicos de atendimento de urgência, pois os recursos são escassos e muitas vezes o óbito inevitável.

Com o intuito de definir o prognóstico dos portadores de varizes sangrantes de esôfago Lo et al.[13], em oito anos de seguimento desses pacientes, principalmente daqueles que já haviam sangrado e se submeteram a tratamento endoscópico ou farmacoterápico com betabloqueador, definiram como fatores preditivos de mortalidade a idade superior a 65 anos, albumina sérica inferior a 2,5 mg/dl, a presença de encefalopatia incapacitante e a forma de tratamento prévio. Pacientes em uso de Propranolol associado a mononitrato de isosorbida, nesse estudo, apresentaram sobrevida significantemente superior àqueles submetidos a tratamento endoscópico. Fong et al.[7] definiram correlação positiva com ressangramento e mortalidade entre o MELD do momento do sangramento e aquele aferido três meses após esse episódio. *Model for End-stage Liver Disease* (MELD) é uma fórmula matemática logarítimica baseada na concentração de creatinina sérica, INR (coagulação) e bilirrubina total. Esse índice, idealizado pela Clínica Mayo para definição dos pacientes portadores de hepatopatia crônica que merecem ser transplantados de forma mais precoce, define chance de sobrevida a longo prazo. MELD 15 apresenta cerca de 50% de chance de óbito em um ano de seguimento. MELD acima desse valor apresenta progressão geométrica em relação à mortalidade, de modo que a sobrevida para MELD superior a 35 é de apenas algumas semanas. Os valores preditores independentes de mortalidade nos portadores de sangramento varicoso de esôfago MELD superior a 17, processo infeccioso associado e dímero-D elevado. Berreta *et al.*[3] demonstraram que em pacientes internados em terapia intensiva com sangramento de varizes de esôfago de difícil controle, os fatores preditivos independentes de mortalidade foram a incapacidade de controle de sangramento no tratamento endoscópico inicial, alterações de coagulação mantidas após 48 horas do primeiro sangramento e a classificação Child "C" (paciente com ascite, icterícia, alteração da crase sanguínea e desnutrição) na admissão hospitalar. Esses autores também admitem que a classificação APACHE na admissão hospitalar e o ressangramento após 48 horas do primeiro episódio são significantemente relacionados à mortalidade desses pacientes, entretanto, não se qualificaram, nesse estudo, como fatores preditivos independentes. Abraldes *et al.*[1], acompanhando portadores de cirrose com sangramento de varizes de esôfago em estudo multicêntrico espanhol, demonstraram que a medida do gradiente hepatoportal após 48 horas do primeiro episódio de sangramento varicoso superior a 20 mm de Hg correlaciona-se com ressangramento e mortalidade, entretanto, esses mesmos autores atestam que a pressão sistólica inferior a 100 mm de Hg, a classificação Child "C" e a etiologia não alcoólica da hepatopatia crônica no momento da admissão hospitalar correlacionam-se também muito bem com a evolução e o prognóstico do paciente pós-sangramento, desmistificando parcialmente a necessidade da medida do gradiente hepatoportal na orientação terapêutica desses pacientes.

Pode-se afirmar com certa segurança, com base nas informações acima, que pacientes idosos, Child "C", MELD acima de 17, com duas ou mais insuficiências orgânicas (insuficiência respiratória e/ou insuficiência renal), que não conseguem controlar o sangramento varicoso não merecem nenhum esforço terapêutico além de farmacoterapia com terlipressina e balão de Sengstaken-Blakemore, pois a mortalidade é muito elevada diante de qualquer método terapêutico. Esse mesmo fato deve ser reconhecido em paciente jovem, nas mesmas condições anteriormente descritas, principalmente se o mesmo não estiver inscrito em lista de transplante hepático. A inscrição em lista de transplante hepático significa que a qualquer momento, mesmo havendo descompensação hepática significativa, com piora acentuada do MELD, o paciente poderá ser transplantado e ter sua insuficiência hepática resolvida, desde que não exista instabilidade hemodinâmica e haja controle pressórico adequado.

O sangramento de varizes de esôfago por cirrose deve ser controlado por tratamento endoscópico associado à farmacoterapia com terlipressina e antibioticoterapia. Não havendo controle de sangramento, a aplicação de TIPS deve ser sempre ventilada com as ressalvas acima consideradas. Não havendo possibilidade do uso da radiologia intervencionista, deve-se proceder a derivação mesentérico-cava com prótese aramada de PTFE de 8 mm. Esse procedimento permite diminuição da pressão portal, não macula o hilo hepático, permitindo melhor abordagem do hilo hepático na eventualidade do transplante hepático. Henderson[12] demonstrou que as cirurgias de derivação portal, principalmente a derivação periférica (anastomose esplenorrenal distal ou cirurgia de Warren), apresentam evolução muito satisfatória quando comparadas ao uso do TIPS. Deve-se enfatizar que esse tipo de procedimento cirúrgico não descomprime o sistema portal, assim, sua utilização deve ser evitada nos portadores de ascite. Os pacientes com ascite apresentam no pós-operatório da cirurgia de Warren ascite de difícil controle que dificulta muito o seu manuseio clínico, motivo pelo qual não deve ser utilizada quando houver ascite. Portadores de doença hepática com função hepática de certo modo preservada, ou seja, Child "A", suportam melhor a cirurgia de Warren. O uso do TIPS nessa situação deve ser evitado, pois o roubo de fluxo portal para a prótese e consequentemente o sistema cava levam à deteriorização da função hepática e encefalopatia.

# Referências bibliográficas

**1.** Abraldes,J.G.; Villanueva,C.; Bañares,R.; Bosch,J. Hepatic venous pressure gradient and prognosis in patients with acute variceal bleeding treated with pharmacologic and endoscopic therapy. J Hepatol v.48, n.2, p.229-36, 2008.

**2.** Adamopoulos,A.B., et al. Eur J Gastroenterol Hepatol v.15, n.4, p.381-7,2003.

**3.** Berreta,J.; et al. Predictors of intrahospitalary mortality in the upper gastrointestinal variceal bleeding due to chronic liver disease treated endoscopically. Acta Gastroenterol Latino Am v.38, n.1, p.43-50, 2008.

**4.** Brett,B.T., et al. Eur J Gastroenterol Hepatol v.31, n.4, p.349-58, 2001

**5.** De Franchis, R.Clin Liver Dis v.5,p.645-63, 2001.

**6.** De Franchis, Roberto. Proceedings of The Fourth Baveno International Consensus Workshop. Portal hypertension IV. 1 ed. Blackwell Publishing, 2006

**7.** Fong,T.V; et al. MELD score for predicting late esophageal varices rebleeding in cirrhotic patients. Hepatogastroenterology v.55, n.84, p.1055-8, 2008.

**8.** Garcia-Campean, D., et al. Bleeding peptic ulcer Arch Med Res v.28, n.2, p.241-5,1997.

**9.** Garcia-Pagan, J.C.; et al. Octeotride in variceal bleeding GSemin Liver Dis v.19,p.427-38, 1999.

**10.** Gonzalez,R.; et al. Meta-analysis: combination endoscopic and drug therapy to prevent variceal rebleeding in cirrhosis. Ann Intern Med v.149, n.2, p.109-22, 2008.

11. Havanond,C.; Havanond,P. Risk assessment after acute upper gastrointestinal hemorrhage Cochrane Database Syst Rev v. 4: CD003791, 2009.

12. Henderson, J. M. Controversies in the management of bleeding esophageal varices Gastroenterology v. 130, n. 6, p. 1643-51, 2006.

13. Lo,G.H.; et al. Improved survival in patients receiving medical therapy as compared with band ligation for the prevention of esophageal variceal rebleeding. Hepatology v.48, n.2, p.580-7, 2008.

14. Monescillo,M. Prediction of variceal hemorrhage by esophageal endoscopy Hepatology v.40,p.793-801, 2004.

15. Stokkeland, K., et al. Treatment of esophageal varices Hepatology v. 43, p.500-5, 2006.

16. Riukin,K.;Lyakhovetskyi,A. A comparison of omeprazole and placebo for bleeding results Am J Health Syst Pharm v. 62, n.11, p.1159-70, 2005.

17. Röesle,M.; Grandt, D. The use of self-expanding metal stent to treat acute esophageal variceal bleeding Best Practice Research Clinical Gastroenterology v.18, n.1, p.112-23, 2004.

18. Sung, J. J.; et al. Current management of peptic ulcer bleeding Gut v. 56, n. 10, p. 1364-73, 2007.

19. Tghavi,S.A; et al. Outcome of endoscopic treatment for peptic ulcer bleeding. Can j Gastroenterol v. 23, n. 10, p. 699-704, 2009.

20. Thiefin,G.; Jolley,D. Bleeding peptic ulcer: surgical therapy Gastroenterol Clin Biol v. 28, n.3, p. 45-57, 2004.

21. Van Leerdam, M.E, Bleeding peptic ulcer. Best Pract Res Clin Gastroenterol v. 22, n. 2, p. 209-24, 2008.

22. Van Leerdam,M.E.; Tytgat,N.G. Nonvariceal upper gastrointestinal bleeding Am J Gastroenterol v. 98, n. 7, p. 1494, 2003.

23. Zargar,S. A., et al. Consensus recomendations for managing patients with nonvariceal upper gastrointestinal bleeding. Gastroenterol Hepatol v. 21, n.4, p.716-21, 2006.

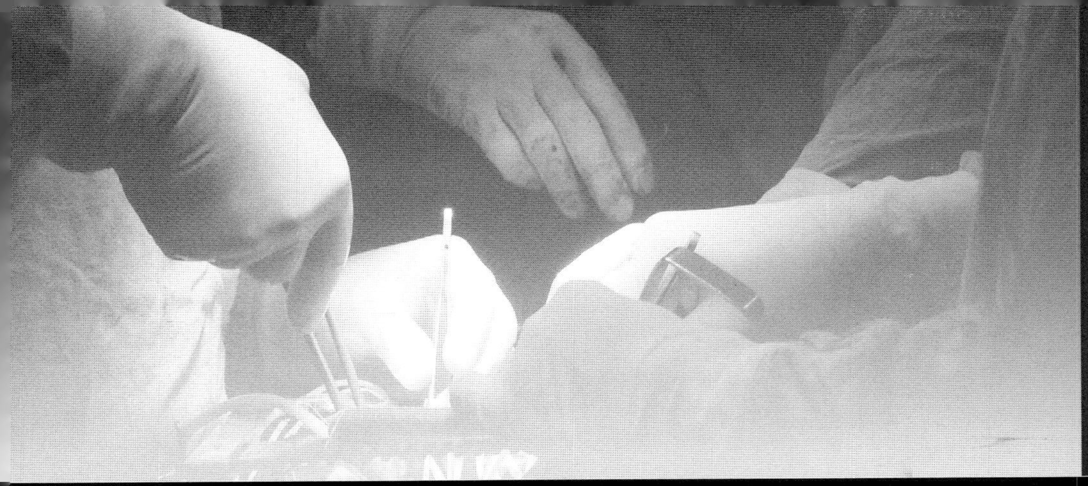

**José Carlos Evangelista**

# Hemorragia Digestiva Baixa

## Introdução

A hemorragia gastrointestinal é emergência médica relativamente frequente com importantes implicações clínicas e econômicas e, apesar dos recentes avanços no diagnóstico e terapêutica, a taxa de mortalidade permanece constante entre 6% e 8%.

A hemorragia digestiva baixa (**HDB**) definida como a perda de sangue por via retal (enterorragia) proveniente do tubo digestivo distal ao ligamento de Treitz é menos comum que a alta (**HDA**), representando aproximadamente 35% dos casos de hemorragia gastrointestinal, e com taxa de mortalidade levemente menor (5%). No atendimento de urgência, independente do tipo de sangramento as metas básicas prioritárias são:

1. estabilização hemodinâmica;
2. determinação do local do sangramento;
3. intervenção terapêutica específica.

Apesar dos avanços tecnológicos, o diagnóstico exato da fonte de sangramento não ocorre em 8% a 12% dos pacientes.

## Epidemiologia

Na avaliação diagnóstica inicial dos pacientes com sangramento de possível origem digestiva baixa, leva-se mais em conta o tipo de sangramento que a provável causa.

A **HDB** deriva tipicamente do cólon e reto, entretanto, o intestino delgado é local de sangramento em um terço dos casos, e o trato digestivo alto pode ser responsável por até 12% dos pacientes com sangramento retal vermelho vivo (Figura 64.1 e 64.2).

**Causas comuns:**

- Coloretal – 50% a 75%.
  Ectasias vasculares, divertículos.
  Neoplasias, doenças inflamatórias.
  Hemorroidas.

- Intestino delgado – 10% a 25%.
  Divertículo de Meckel, vasculite.
  Úlceras, neoplasias.

- Gastroduodenal – 10% a 15%.
  Úlcera péptica, gastrite.

**Figura 64.1** Causas mais comuns.

**Causas incomuns:**

- Lesões actínicas, iatrogênicas.
  Coagulopatias.
  Enterocolites infecciosas.
  Síndrome da úlcera solitária do reto.
  Hipertensão portal.
  Isquemia mesentérica.
  Intussuscepção.
  Endometriose.
  Fístula aortoentérica.
  Empalamento.

**Figura 64.2** Causas incomuns.

A **HDB** é mais comum em homens, e a incidência aumenta exponencialmente com a idade. A taxa de incidência aumenta mais de 200 vezes dos 30 aos 90 anos, podendo se manifestar clinicamente com sangramento agudo intenso e importantes repercussões hemodinâmicas, porém mais frequentemente crônico e até mesmo oculto.

## Avaliação inicial

A avaliação inicial do paciente com hemorragia gastrointestinal deve priorizar a histórica clínica e o exame físico concomitantemente com as medidas de reanimação: a natureza e duração do sangramento, a cor das fezes e a frequência da evacuação são de particular importância. Sintomas associados de potencial relevância como dor abdominal, mudanças no hábito intestinal, febre, urgência e tenesmo ou perda de peso, como também antecedentes de doenças pépticas, doenças inflamatórias intestinais ou radioterapia abdominal ou pélvica devem ser valorizadas. A associação com comorbidades, como insuficiência cardíaca, hepatopatias e distúrbios hematológicos, como também a utilização de anticoagulantes ou antiagregantes plaquetários, devem ser investigadas.

Na avaliação clínica inicial devem-se priorizar as condições ventilatórias e hemodinâmicas. A verificação do pulso, pressão arterial e hipotensão postural são mandatórias e de emergência. Estabilizadas as condições hemodinâmicas, deve-se realizar o exame clínico completo, com especial atenção ao exame abdominal com relação à presença de dor, massas palpáveis e sinais de peritonismo. O exame clínico completo deve incluir o toque retal, anuscopia e retossigmoidoscopia. Lembrar que o sangramento lento e contínuo pode não levar a alterações hemodinâmicas evidentes e retardar o diagnóstico.

## Etiologia

A moléstia diverticular dos cólons é a causa mais frequente de **HDB**, acometendo 30% a 40% dos pacientes principalmente em idade avançada.

As malformações arteriovenosas são consideravelmente menos comuns como fonte de sangramento (1% a 4%), mas representam a segunda principal causa de **HDB**. Outras potenciais causas de sangramento são as doenças inflamatórias intestinais (**DII**), as neoplasias benignas ou malignas, a colite isquêmica, as colites infecciosas, a doença anorretal, coagulopatias, uso de agentes anti-inflamatórios não hormonais, retocolite por radioterapia (actínica), síndrome de imunodeficiência adquirida (**AIDS**) e doenças do intestino delgado.

## Moléstia diverticular

A moléstia diverticular (Figura 64.3) é a causa mais frequente de sangramento do tubo digestivo baixo que ocorre na idade avançada.

Os divertículos colônicos, geralmente falsos divertículos (pseudodivertículos), que contêm somente serosa e mucosa, originam-se através de pontos fracos na parede colônica, onde os vasos retos (artéria e veia) penetram a camada muscular para nutrir a mucosa. A prevalência da diverticulose é de 37% a 45% acima dos 50 anos, e aproximadamente 20% dos pacientes acabam apresentando sangramento que cessa espontaneamente em cerca de 80% a 85% dos casos.

O tratamento cirúrgico de urgência geralmente não é necessário, com exceção dos pacientes que recebem mais de quatro unidades de glóbulos em 24 horas, quando cerca de 60% acabam sendo operados. O risco de um segundo episódio de sangramento é da ordem de 25%. A cirurgia semieletiva tem que ser considerada após o segundo episódio, já que o risco de sangramento subsequente excede os 50%. Na Figura 64.3, pode-se ver o aspecto colonoscópico da doença diverticular hemorrágica que apresenta óstios alargados.

## Malformações arteriovenosas

As malformações arteriovenosas dos cólons (**MAV**) são as ectasias vasculares, angiomas e principalmente angiodisplasias.

A angiodisplasia é a segunda principal causa da **HDB**, também acomete preferencialmente os pacientes idosos e tende a ser menos grave que o sangramento dos divertículos, mas com alta taxa de recorrência. As **MAV** são as lesões degenerativas do tubo digestivo que ocorrem mais frequentemente com a idade avançada, incidindo em até 30% dos pacientes acima dos 50 anos.

As **MAV** colônicas são consequentes da hipertonia da parede dos cólons, provocando obstrução parcial crônica dos vasos da submucosa que se tornam dilatados, tortuosos e geralmente associados a esfíncteres pré-capilares

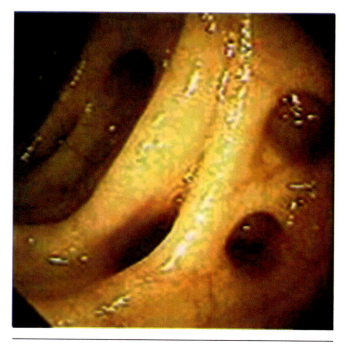

**Figura 64.3** Aspecto colonoscópico da doença diverticular.

incompetentes, resultando em comunicações arteriove-nosas. Localizam-se preferencialmente no ceco ou cólon ascendente proximal, e o diagnóstico é feito por colonos-copia ou angiografia.

O sangramento causado pela angiodisplasia é tipica-mente crônico, lento e intermitente. A ocorrência de **HDB** maciça é infrequente (menor que 2%) e cessa espontane-amente em 85% a 90% dos casos, mas pode recorrer em até 85% (Figuras 64.4 e 64.5).

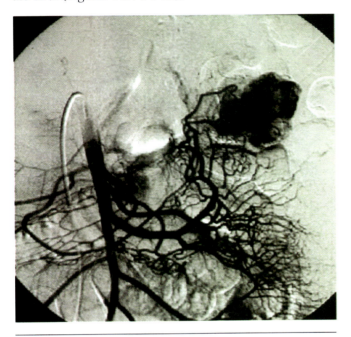

**Figura 64.4** Aspecto angiográfico da angioplasia de cólon.

## Colites infecciosas e doença inflamatória intestinal

A doença inflamatória intestinal e a colite infecciosa, co-lite actínica, colite isquêmica e úlceras idiopáticas podem ser causa de **HDB**. A colite causada por vários agentes infecciosos (*Salmonella typhi*, *Escherichia coli*, *Clostridium difficile* e *cytomegalovirus*) podem provocar sangramento digestivo baixo maciço, mas é ocorrência relativamente rara. As **DII** (Figura 64.6) mais importantes, doenças de Crohn e a retocolite ulcerativa, podem ser causa de san-gramento intenso que necessitam de tratamento cirúrgico de urgência em 6% a 10% na retocolite ulcerativa, e em até 1,3% na doença de Crohn. Em cerca de 50% dos pa-cientes com **HDB** por **DII**, o sangramento cessa espon-taneamente sem intervenção, mas em aproximadamente 35% ocorre ressangramento. O tratamento cirúrgico se-mieletivo após o primeiro episódio do sangramento im-portante deve ser considerado.

A enterocolite actínica é decorrente de alterações na mu-cosa intestinal provocadas pela irradiação ionizante, que re-sultam na formação de telangiectasias vasculares que podem sangrar em até quatro anos após o término da radioterapia.

A indicação cada vez maior de radioterapia para o tratamento de neoplasias da região pélvica tem determi-nado expressivo aumento no número de casos de retite actínica (Figura 64.7).

A colite isquêmica raramente é causa de sangramento intenso, mas é importante sinal de alerta para graves alte-rações vasculares, principalmente do cólon descendente e sigmoide, com possibilidade de necrose e sepse.

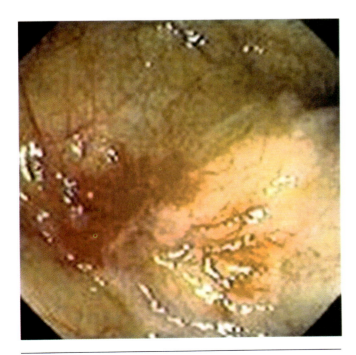

**Figura 64.5** Aspecto colonoscópico de angiodisplasia.

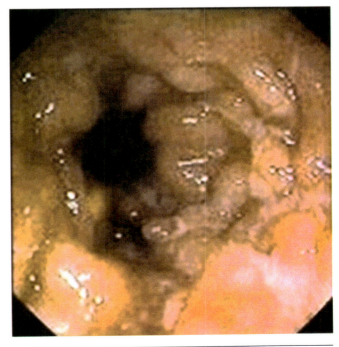

**Figura 64.6** Aspecto colonoscópico da retocolite ulcerativa idiopática.

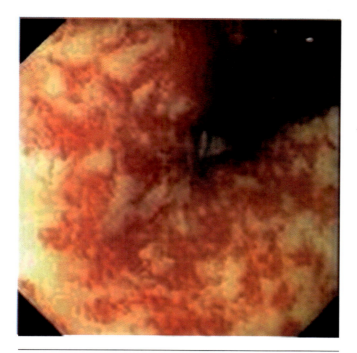

**Figura 64.7** Aspecto colonoscópico da colite actínica.

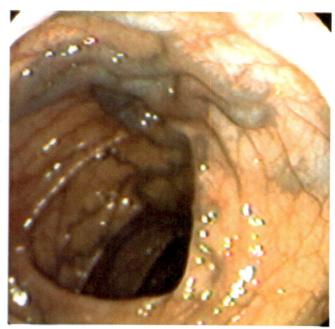

**Figura 64.8** Varizes de reto.

## Neoplasias

As neoplasias do tubo digestivo são causas frequentes de hemorragia, mas raramente estão associadas a sangramento volumoso, que representa cerca de 7% a 33% das causas de **HDB**. Neoplasias malignas ou benignas tanto do intestino delgado como dos cólons podem ser fontes de sangramento.

A polipose do intestino grosso é responsável por 5% a 11% dos casos de **HDB**. As poliposes múltiplas apresentam características clínicas e anatomopatológicas variáveis. São raras e eventualmente se manifestam por hemorragia e por alterações extraintestinais, como a polipose familiar, a síndrome de Peutz-Jeghers e a síndrome de Gardner.

Deve ser lembrada também como causa de **HDB** a excisão endoscópica de pólipos, que ocorre em 0,2% a 6% das polipectomias. Sangramentos tardios podem ocorrer em até 15 dias após a polipectomia (0,3%). Tumores sólidos como sarcomas e hipernefromas acometendo o tubo digestivo por contiguidade podem provocar sangramento digestivo.

## Anomalias anorretais benignas

As hemorroidas, as fissuras anais e as fístulas perianais são potenciais fontes de sangramento e representam as causas mais frequentes de **HDB**, que geralmente se manifesta em resposta ao esforço para evacuação e em gotejamento de sangue vermelho vivo ou envolvendo as fezes.

É importante lembrar que a identificação de lesão anorretal durante o exame físico não exclui a possibilidade de outras causas sincrônicas mais importantes de sangra-mento, como polipose colônica ou neoplasia, que devem ser afastadas por exame endoscópico (colonoscopia).

A hipertensão portal, a insuficiência cardíaca congestiva e a trombose de veia porta ou esplênica podem provocar dilatações varicosas anorretais e hemorragias digestivas baixas de grande monta.

A incidência de varizes anorretais em pacientes com hipertensão portal é da ordem de 78% a 89% (Figura 64.8).

## Outras causas

O intestino delgado é fonte de sangramento em 0,7% a 9% dos casos de **HDB**, sendo 70% a 80% atribuídos a angiodisplasias. Outras causas menos frequentes são os divertículos, o divertículo de Meckel, neoplasias, enterite regional e fístulas aortoentéricas.

O divertículo de Meckel é causa frequente de **HDB** em jovens, mas raramente se manifesta como sangramento maciço (Figura 64.9).

A precisa localização da fonte de sangramento no intestino delgado representa em geral um importante desafio: a sua longa extensão e a ampla mobilidade intraperitonial dificultam a avaliação endoscópica, como também as complexas circunvoluções das alças tornam imprecisas a localização do extravasamento do contrate nas angiografias. Por essa razão, os sangramentos do intestino delgado são frequentemente avaliados por outros métodos como as cintilografias (Figura 64.10), cápsula endoscópica e enteroscopia com duplo balão.

Nos pacientes com AIDS as causas da **HDB** geralmente estão relacionadas à presença de infecções oportunistas. O sarcoma de Kaposi e o linfoma do intestino

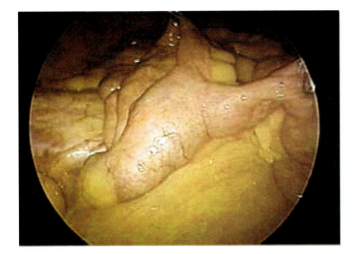

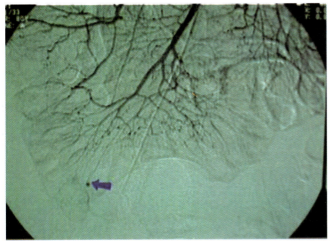

**Figura 64.9** Aspecto do divertículo de Meckel, visão arteriográfica e laparoscópica.

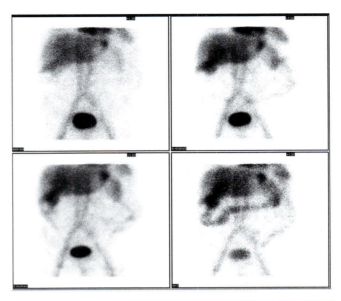

**Figura 64.10** Aspecto cintilográfico de hemáceas marcadas com 99mTc em sangramento do intestino delgado.

delgado também devem ser lembrados nos pacientes com AIDS e **HDB**.

Outras causas devem ser mencionadas, como a associação entre o uso frequente de anti-inflamatórios não esteroides (AINH) e hemorragia digestiva (causa bem conhecida). Lesões ulceradas na mucosa colônica atribuídas ao uso de AINH foram relatadas em alguns estudos, e a prevalência de **HDB** é da ordem de 7 por 100.000. Estima-se que, baseado em estudos retrospectivos, o risco de **HDB** em pacientes que utilizam AIHN é duas vezes maior. O sangramento na moléstia diverticular ocorre em cerca de 90% dos casos na vigência de utilização de anti-inflamatórios. Os mecanismos da lesão da mucosa colônica não são conhecidos, mas o seu potencial risco na etiologia da **HDB** deve ser sempre considerado.

Os medicamentos antiplaquetários e anticoagulantes são causas cada vez mais frequentes de sangramentos digestivos baixos, principalmente em faixa etária mais avançada.

## Diagnóstico

### Avaliação laboratorial

Os exames laboratoriais devem ser solicitados com o propósito da avaliação hemodinâmica, eletrolítica e metabólica. O estudo da coagulação e tipagem sanguínea devem fazer parte dessa fase. Os distúrbios da coagulação e a utilização de anticoagulantes são importantes fatores que devem ser identificados.

A dosagem de HT e Hb é mais importante como parâmetro evolutivo principalmente quando se tem controle aparente do sangramento, do que na quantificação da perda sanguínea, já que estão sujeitos a fenômenos de reenchimento capilar que dependem da velocidade do sangramento e da reposição volêmica.

Estabilizadas as condições hemodinâmicas, a meta principal é a determinação da fonte exata do sangramento. Os métodos diagnósticos disponíveis mais importantes para a avaliação da **HDB** são: colonoscopia, cintilografia, tomografia, angiografia, enteroscopia com duplo balão (Figura 64.11) e cápsula endoscópica (Figura 64.12).

### Diagnóstico endoscópico

A colonoscopia é o exame *gold standard* para a **HDB** com acurácia em torno de 90%, com baixa taxa de morbidade (0,5%) e, portanto, mais segura que a angiografia na fase diagnóstica inicial. Se o exame de todo o cólon não revelar a fonte de sangramento, a progressão para o íleo terminal pode detectar sangramento próximo à válvula ileocecal, ou sugerir que a hemorragia provenha de segmentos intestinais mais altos. A endoscopia digestiva alta deve ser realizada. Em cerca de 10% dos pacientes com suspeita clínica de

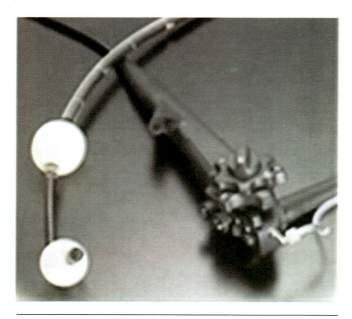

**Figura 64.11** Enteroscopia de duplo balão. Permite a visualização de todo o delgado, pode ser introduzido por via anterógrafa/retrógrada biópsia e procedimentos terapêuticos.

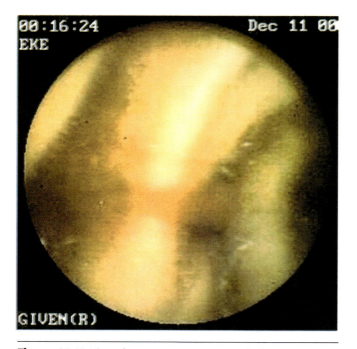

**Figura 64.12** Visão de sangramento por angiodisplasia de intestino delgado pela casula endoscópica.

**HDB** devido à enterorragia com repercussão hemodinâmica, o diagnóstico confirmado pela esofagogastroduodenoscopia (EGD) é de hemorragia digestiva alta (**HDA**).

A enteroscopia pode ser indicada em situações em que o diagnóstico não é confirmado pela colonoscopia ou EGD. O procedimento pode ser realizado endoscopicamente utilizando colonoscópio pediátrico ou fibroscópios

mais longos e rígidos (130 cm), mas a sua utilização é limitada e não aceita amplamente pelas imensas dificuldades técnicas em função da falta de fixação e grande morbidade das alças intestinais, requerendo atuação de endoscopistas bastante experientes. Muitos estudos demonstram que somente os 100 cm proximais do jejuno podem ser avaliados. A enteroscopia pode ser realizada na sala de cirurgia durante a laparotomia exploradora, quando o cirurgião pode auxiliar dirigindo o endoscópio pela palpação das alças intestinais ou alternativamente através de pequena enterotomia.

O índice de acerto por esses métodos em pacientes com hemorragia gastrointestinal significante é da ordem de 40% a 60%.

A cápsula endoscópica, microcâmera descartável que é deglutida e progride pelo peristaltismo, envia imagens para um gravador usado pelo paciente na cintura e que serão transferidas posteriormente para um computador. Trata-se de um método que disponibiliza a visualização de todo o intestino delgado e pode localizar cerca de 50% das fontes de sangramento não diagnosticadas em exames prévios. Os inconvenientes desse método são a impossibilidade de intervenções terapêuticas, o elevado tempo para obter-se as imagens, e o risco de impactação da cápsula nos pacientes subocluídos, mas é recurso que pode ser utilizado na investigação diagnóstica de sangramentos ocultos de origem indeterminada e não detectados por outros métodos.

## Diagnósticos por imagem

A cintilografia ou mapeamento com radioisótopos é altamente sensitiva para a **HDB** e pode detectar sangramentos lentos de até 0,1 a 0,4 ml por minuto.

Os estudos com radioisótopos para detecção de hemorragia gastrointestinais podem ser realizados através da administração endovenosa de dois tipos de substâncias: hemácias ou enxofre coloidal marcados com Tecnécio $^{99m}$Tc. Esses radioisótopos penetram no tubo digestivo através do ponto de sangramento e podem ser detectados nas cintilografias na forma de acúmulos focais de atividades que se intensificam com as imagens subfrequentes. O enxofre coloidal marcado, se por um lado pode ser injetado imediatamente porque não necessita de tempo maior de preparo, em contrapartida desaparece em minutos, sendo rapidamente captado pelo fígado e baço, o que é motivo de falsas imagens. As hemácias marcadas, por outro lado, permanecem nos vasos sanguíneos por vários dias, podendo-se obter imagens de captação até 24 a 48 horas após, mesmo sem qualquer nova injeção de **radioisótopos**, o que é extremamente vantajoso, pois a grande maioria das hemorragias gastrointestinais é de natureza intermitente. Embora a utilização de hemácias marcadas no diagnóstico de hemorragias gastrointestinais apresente altas taxas de acurácia e sensibilidade (80% e 98%), estudos na literatura não comprovam a sua eficácia na localização anatômica da hemorragia.

Em situações de emergências e principalmente com instabilidade hemodinâmica, o estudo com radioisótopos deve ser substituído de imediato por outra modalidade que permita intervenção terapêutica, como a angiografia e a colonoscopia.

A tomografia computadorizada (TC) helicoidal, de alta velocidade e com alta definição tem sido utilizada cada vez mais na avaliação dos pacientes com hemorragia gastrointestinal, produzindo imagens com evidências diretas ou indiretas da fonte do sangramento. Estudos experimentais demonstram que sangramentos de até 0,07 ml por minuto podem ser detectados por TC helicoidal, sugerindo maior acurácia que a angiografia, porém sem o mesmo potencial terapêutico.

A TC consegue identificar o local do sangramento em 79% dos casos. Um dos principais fatores limitantes é a insuficiência renal por carga excessiva de contraste principalmente se seguida pela angiografia.

A angiografia mesentérica seletiva é menos sensitiva do que a cintilografia no diagnóstico da **HDB** porque não identifica sangramentos menores que 1 a 1,5 ml por minuto. O procedimento é realizado através da punção percutânea da artéria femoral e introdução de cateter para a avaliação das artérias mesentéricas e tronco celíaco e, uma vez localizado o sangramento, pode oferecer algumas modalidades terapêuticas, como a infusão de vasopressina e embolizações, além da injeção de azul de metileno para demarcar a área a ser abordada em possível tratamento cirúrgico.

A taxa total de sucesso no diagnóstico pela angiografia é da ordem de 27% a 67%, com índice de complicações de 2% a 4%.

Os exames radiológicos contrastados como o enema opaco ou trânsito intestinal no diagnóstico da **HDB** apresentam baixo índice de resolução, além de prejudicar eventual colonoscopia ou arteriografia devido à retenção de bário.

Recentemente têm sido valorizadas a enterografia e colonografia (colonoscopia virtual) com TC sem contraste via oral, principalmente na avaliação do sangramento intestinal intermitente de origem obscura, que representa aproximadamente 5% dos casos.

Não existe, no entanto, na literatura suporte que confirme até o momento a sua maior eficácia, comparada à cápsula endoscópica e enteroscópica.

Lembrar que, nos pacientes com estabilidade hemodinâmica e episódios repetidos de sangramento, a investigação deve inicialmente ser feita pela EDA e colonoscopia, reservando-se o mapeamento radioisotópico e a angiografia, na falha diagnóstica desses, ou se o sangramento estiver ocorrendo durante a realização do exame.

## Tratamento

A necessidade do diagnóstico e controle do sangramento não deve anteceder as prioridades de avaliação das condições hemodinâmicas e ventilatórias. Distúrbios de coagulação (RNI > 1,5) ou trombocitopenia (< 50.000 plaquetas/ml) devem ser corrigidos, como também suspensa qualquer medicação anticoagulante de uso contínuo. A transfusão de sangue vai depender de fatores como hipotensão arterial, idade do paciente, persistência do sangramento e presença de comorbidades. Embora a maior parte dos casos de HDB cesse espontaneamente, em um número significativo de pacientes em que persiste o sangramento, algumas medidas intervencionistas muitas vezes são necessárias: hemodinâmicas e até ressecção cirúrgica.

## Endoscopia

Após a localização endoscópica do sangramento, principalmente se hemorragia ativa é identificada, algumas opções terapêuticas podem ser utilizadas, como eletrocoagulação, fotocoagulação com bisturi de argônio, infiltração com substâncias vasoconstritoras ou esclerosantes e colocação de clipes endoscópicos.

Na **HDB** o tratamento endoscópico é eficaz em cerca de 25% dos pacientes segundo levantamento do American College of Gastroenterology (1997).

Na hemorragia por moléstia diverticular, a abordagem endoscópica é dificultada não só pela intensidade do sangramento como também pela dificuldade da localização exata do ponto do sangramento no divertículo, além das altas taxas de ressangramento.

As angiodisplasias com sangramento digestivo baixo representam as condições ideais para o tratamento endoscópico, com alto índice de sucesso e baixa taxa de ressangramento. Pela localização mais frequente das lesões no cólon direito, o risco de perfuração é maior, o que ocorre em cerca de 2% dos pacientes.

No sangramento pós-polipectomia, a terapia endoscópica é na maior parte das vezes eficiente.

Os sangramentos por doença anorretal benigna também podem ser abordados e tratados endoscopicamente pela injeção de substâncias esclerosantes ou adrenalina e ligadura elástica de hemorroidas internas.

No sangramento por colites ou mais precisamente retites actínicas, o tratamento geralmente é clínico, com enemas de retenção de corticoide ou sucralfato, mas muitas vezes pela cronicidade e repercussões gerais são necessárias medidas endoscópicas (fulguração com laser ou argônio) ou até ressecções cirúrgicas.

## Angiografia

A angiografia seletiva representa poderoso instrumento de investigação nos pacientes com hemorragia maciça ativa e deve ser realizada precocemente durante a evolução do episódio. Quando se identifica a área de sangramento, pode ser feita a infusão intra-arterial de vasoconstritores, como a vasopressina ou a embolização seletiva para o controle temporário da hemorragia e preparo do paciente para um tratamento eletivo.

A infusão de vasopressina apresenta taxa de sucesso de até 90%, mas com alto índice de recidiva de 50%, além dos riscos de arritmia, isquemia e hipotensão (10-20%).

A embolização superseletiva é uma alternativa para pacientes com doença coronariana ou vascular periférica ou outras comorbidades. O índice de sucesso no tratamento do sangramento ativo é alto, em torno de 90% a 100% com taxa de ressangramento muito baixa, mas com significativo risco de infarto intestinal.

## Tratamento cirúrgico

Embora não existam critérios bem definidos de indicação cirúrgica na **HDB**, vários fatores relacionados à condição hemodinâmica, comorbidades associadas, necessidade de transfusões e sobretudo à persistência do sangramento são importantes na decisão do momento apropriado. Em geral, a necessidade de transfusão de quatro unidades de concentrado de hemácias em 24 horas, a persistência do sangramento por período maior que 72 horas mesmo em condições hemodinâmicas estáveis, ou o ressagramento dentro de uma semana após o episódio inicial são situações em que a cirurgia é inevitável.

Quando as condições hemodinâmicas são estáveis, a determinação do local do sangramento pode ser realizada pela colonoscopia ou arteriografia e orientar a melhor opção cirúrgica.

As ressecções segmentares são os procedimentos de eleição com baixos índices de ressangramento e morbidade da ordem de 0% a 14%, enquanto que ressecções "às cegas" comportam taxas de ressangramento da ordem de 75%, e índices de mortalidade de 37% na colectomia subtotal e de 57% na ressecção segmentar sem a identificação precisa da origem do sangramento.

Na instabilidade hemodinâmica e necessidade de realização de cirurgia de urgência, o diagnóstico intraoperatório do local do sangramento deve ser tentando através da colonoscopia ou passagem transoral do colonoscópio pediátrico para enteroscopia, auxiliado pela manipulação das alças intestinais pelo cirurgião.

Se o local exato do sangramento não puder ser determinado, a melhor opção é a colectomia subtotal (Algoritmo 64.1).

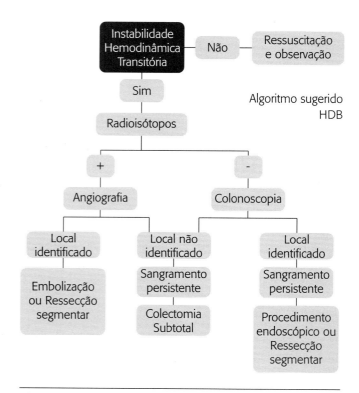

**Algoritmo 64.1** Conduta em HDB no paciente instável.

## Considerações finais

1. A maior parte cessa espontaneamente, somente com medidas de suporte.
2. O tratamento deve ser conservador.
3. Nos sangramentos pequenos e intermitentes o mapeamento com radioisótopos é o melhor método de diagnóstico.
4. Nos sangramentos maciços a embolização superseletiva é a melhor opção terapêutica.
5. A ressecção cirúrgica deve ser segmentar, se o local do sangramento é conhecido.
6. A colectomia subtotal deve ser indicada no sangramento colônico não conhecido.

## Referências bibliográficas

1. Bloomfeld RS, Rockey DC, Shetzline MA. Endoscopy therapy of acute diverticular hemorrhage. Am J Gastroenterol. 2001;96(8)2367-72.
2. Bokhari M, Vernava AM, Ure T, et al. Diverticular hemorrhage in the elderly: is it well tolerated? Dis Colon Rectum. 1996;39(2):191-5.
3. Browder W, Cerise EJ, Litwin MS. Impact of emergency angiography in massive lower gastrointestinal bleeding. Ann Surg. 1986;204(5):530-6.
4. Chalasani N, Wilcox CM. Etiology and outcome of lower gastrointestinal bleeding in patients with AIDS. Am J Gastroenterol. 1998;93(2):175-8.
5. Chawla Y, Dilawari JB. Anorectal varices: their frequency in cirrhotic and non-cirrhotic portal hypertension. Gut. 1991;32(3):309-11.
6. Clark RA, Colley DP, Eggers FM. Acute arterial gastrointestinal hemorrhage: efficacy of transcatheter control. AJR Am J Roentgenol. 1981;136(6):1185-9.

7. Davies NM. Toxicity of nonsteroidal anti-inflammatory drugs in the large intestine. Dis Colon Rectum. 1995;38(12):1311-21.

8. Ernst O, Bulois P, Saint-Drenant S, et al. Helical CT in acute lower gastrointestinal bleeding. Eur Radiol. 2003;13(1):114-7.

9. Funaki B. Microcatheter embolization of lower gastrointestinal hemorrhage: an old idea whose time has come. Cardiovasc Intervent Radiol. 2004;27(6):591-9.

10. Geenen JE, Schmitt MG, Wu WC, et al. Major complications of colonoscopy: bleeding and perforation. Am J Dig Dis. 1975;20(3):231-5.

11. Goenka MK, Kochhar R, Nagi B, et al. Rectosigmoid varices and other mucosal changes in patients with portal hypertension. Am J Gastroenterol. 1991;86(9):1185-9.

12. Holt S, Rigoglioso V, Sidhu M, et al. Nonsteroidal anti-inflammatory drugs and lower gastrointestinal bleeding. Dig Dis Sci. 1993;38(9):1619-23;

13. Kester RR, Welch JP, Sziklas JP. The 99mTc-labeled RBC scan: a diagnostic method for gastrointestinal bleeding. Dis Colon Rectum. 1984;27(1):47-52.

14. Langman MJ, Morgan L, Warral A. Use of anti-inflammatory drugs by patients admitted with small or large bowel perforations and hemorrhage. Br Med J (Clin Res Ed). 1985;290(6465):347-9.

15. Lin S, Branch MS, Shetzline M. The importance of indication in the diagnostic value of push enteroscopy. Endoscopy. 2003;35(4):315-21.

16. Longstreth GF. Epidemiology and outcome of patients hospitalized with acute lower gastroentestinal hemorrhage: a population-based study. Am J Gastroenterol. 1997;92(3):419-24.

16. Macrae FA, Tan KG, Williams CB. Towards safer colonoscopy: a report on the complications of 5000 diagnostic or therapeutic colonoscopies. Gut. 1983;24(5):376-83.

17. McGee MF, et al. Management of acute gastrointestinal hemorrhage. Adv Surgery. 2006;40:119-58.

18. Naveau S, Aubert A, Poynard T, et al. Long-term results of treatment of vascular malformations of the gastrointestinal tract by neodymium YAG laser photocoagulation. Dig Dis Sci. 1990;35(7):821-6.

19. Peura DA, Lanza FL, Gostout CJ, et al. The American College of Gastroenterology Bleeding Registry: preliminary findings. Am J Gastroenterol. 1997; 92(6):924-8.

20. Rossini FP, Ferrari A, Spandre M, et al. Emergency colonoscopy. World J Surg. 1989;13(2):190-2.

21. Vernava AM, Moore BA, Longo WE, et al. Lower gastrointestinal bleeding. Dis Colon Rectum. 1997;40(7):846-58.

22. Zuckerman GR, Prakash C. Acute lower intestinal bleeding. Part II: etiology, therapy, and outcomes. Gastrointest Endosc. 1999;49(2):228-38.

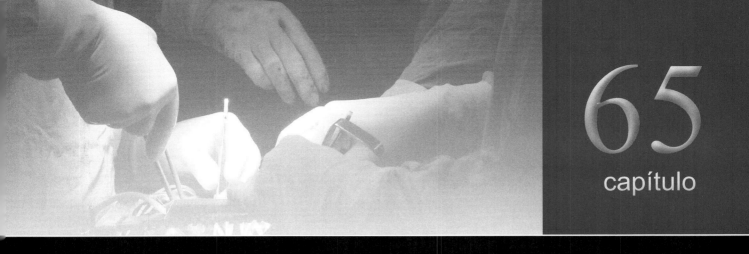

Elias Aissar Sallum

# Infecção de Partes Moles

As infecções de partes moles incluem um espectro de doenças que variam desde simples processos superficiais até infecções necrotizantes de partes moles que ameaçam a vida.

Duas modalidades de infecções devem ser salientadas, dada a grande diferença com relação ao prognóstico e ao tratamento.

Uma primeira modalidade, a das **infecções supurativas**, se caracteriza pela proliferação bacteriana e presença de secreção purulenta delimitada por tecidos que mantêm sua vitalidade, embora possam ser sede de um processo inflamatório maior ou menor.

O segundo grupo compreende as **infecções não supurativas** decorrentes de manifestações de hipersensibilidade a antígenos bacterianos **ou necrotizantes**, cujo principal elemento é a necrose tecidual. Em geral se observa uma escassa quantidade de secreção e as bordas da ferida mostram tecidos inviáveis.

Nas duas circunstâncias, trata-se de infecções de partes moles envolvendo pele, subcutâneo, tecido conectivo, aponeurose e músculo. Essas infecções recebem denominações variadas (Tabela 65.1) que frequentemente dificultam a compreensão e até mesmo a terapêutica. Em virtude disso, adota-se a classificação de infecções de partes moles proposta por Warren. Essa classificação leva em conta o tipo de tecido infectado, a presença de necrose e o tipo de micro-organismo encontrado (Tabela 65.2).

Para facilitar a exposição, serão estudadas as infecções superficiais (habitualmente supurativas) e as necrotizantes, separadamente.

**Tabela 65.1** Alguns nomes mais comuns às infecções de partes moles.

| |
| --- |
| Gangrena estreptocócica hemolítica aguda |
| Fascíte necrotizante |
| Miosite estreptocócica |
| Celulite clostridiana |
| Gangrena gasosa |
| Gangrena cutânea por anaeróbio gram-negativo |
| Gangrena bacteriana sinérgica progressiva |
| Infecções não clostrídias com enfisema de tecidos |
| Miosite não clostridiana |

**Tabela 65.2** Classificação das infecções de partes moles (*modific* de Warren).

| |
| --- |
| De acordo com o tecido envolvido |
| • Celulite (pele, tecido subcutâneo) |
| • Fascíte (aponeurose) |
| • Miosite (músculo) |
| De acordo com a presença ou ausência de necrose |
| De acordo com o número e a espécie do(s) micro-organismo(s) envolvido(s) |
| • Um único micro-organismo |
| • Dois ou mais micro-organismos |

# Infecções supurativas

## Infecções da mão

- **Eponíquia:** se a cutícula é traumatizada por fricção, raspagem, roedura ou laceração, pode ocorrer celulite e subsequente formação de abscesso. O tratamento inicial consiste em limpeza local e proteção. Se a infecção progride, resultará em paroníquia.
- **Paroníquia:** essa condição começa como uma infecção subcuticular ou intracutânea localizada, que acaba por se espalhar sob a base da unha, separando-a da matriz ungueal. Quando não se consegue localizar uma pequena coleção de material purulento, indica-se a drenagem completa tão cedo quando possível, por uma incisão que permita a exposição das pregas laterais e proximais da unha. Quando a infecção é crônica e intensa poderá haver destruição da matriz ungueal, do leito ungueal e até da própria falange. Assim o tratamento deve ser precoce. A exérese da unha deve ser feita sem lesar a matriz ungueal. Uma paroníquia crônica, especialmente na mulher, pode ser produzida por Monília.
- **Perioníquia:** é a infecção do tecido periungueal. O abscesso localiza-se entre a unha e o seu leito, sendo necessária a ressecção da sua parte marginal.

## Infecção da polpa digital

Geralmente provocada por feridas puntiformes (agulhas, espinhos etc.). É extremamente dolorosa, devido à pouca distensibilidade dos tecidos da polpa digital e às abundantes terminações nervosas aí existentes.

Após bloqueio regional do dedo, faz-se uma incisão anterolateral na borda do dedo, drena-se o abscesso e todas as traves fibrosas devem ser destruídas. Lavagem exaustiva com soro fisiológico, curativo e imobilização completam o tratamento.

## Infecção das bainhas tendinosas (tenossinovites)

As bainhas tendinosas da mão mais comumente atingidas por processo infeccioso são as que envolvem os tendões flexores dos dedos. As tenossinovites traduzem-se clinicamente por flexão do dedo afetado, edema, impotência funcional e dor.

A abertura e a drenagem devem ser feitas dentro das primeiras 48 horas do início do processo infeccioso, a fim de evitar necrose da bainha sinovial.

## Infecção dos espaços aponeuróticos

Os espaços aponeuróticos da mão são espaços virtuais, que podem ser envolvidos por processo infeccioso totalmente ou em combinação.

# Piodermias

## Piodermia estafilocócica

Talvez a infecção bacteriana mais comum no homem, a piodermia envolve os folículos pilosos localizados no rosto ou em superfícies extensoras da extremidade. A forma mais benigna, a **foliculite**, representa uma inflamação superficial dos folículos pilosos que ocorre após abrasão e inflamação da pele, geralmente causada pelos estafilococos, respondendo favoravelmente ao tratamento tópico sem deixar sequelas. Trauma ou irritação por arranhadura pode levar à infecção local mais profunda, a celulite disseminada. O **furúnculo** é uma infecção folicular que se disseminou para camadas mais profundas da pele. Trata-se de um nódulo firme e de linhas definidas com drenagem purulenta. Podem ser múltiplos e recorrentes e geralmente ocorrem em pacientes jovens e estão associados a alterações hormonais. O furúnculo pode espalhar-se como uma celulite, ou pode formar um flegmão subcutâneo.

Lesões mais profundas e extensas, contendo bolhas multiloculadas de material purulento, representam o **carbúnculo** e a **hidrossadenite supurativa**. O carbúnculo geralmente começa como um furúnculo, mas a infecção disseca a derme e o tecido subcutâneo, formando traves. Muitas dessas extensões abrem-se para a superfície, dando a aparência de um grande furúnculo. Quando o carbúnculo aumenta, o suprimento sanguíneo da parte central diminui, ocorrendo necrose. Essa lesão geralmente ocorre na pele espessa e menos elástica, principalmente na nuca, e está geralmente associada ao diabete. A hidrossadenite supurativa é uma séria infecção de glândulas apócrinas, que pode acometer as regiões da axila, da virilha e da região sacrococcígea.

Qualquer uma dessas infecções pode causar flebite supurativa. Esse fato é particularmente importante quando a infecção está localizada próxima dos olhos e do nariz, pois a trombose das veias cerebrais é uma complicação séria. O carbúnculo na nuca pode levar a abscessos epidurais e meningite.

O tratamento da piodermia estafilocócica depende do aspecto da lesão, da localização e da presença de manifestações sistêmicas.

Formas benignas de foliculite são tratadas com compressas quentes. Já os furúnculos requerem incisão e drenagem e não devem ser tratados com antibióticos. O uso de antibiótico depende da localização do abscesso e da extensão da infecção. Os antibióticos indicados são as cefalosporinas (cefalexina) ou oxacilina. Em casos de estafilococos resistentes o antibiótico de escolha é a vancomicina (500 mg de 6 em 6 horas).

Os carbúnculos e a hidrossadenite são tratados com excisão ampla e enxertia de pele tardiamente, quando necessário.

# Impetigo

O impetigo é uma dermatose infecciosa altamente contagiosa, que se caracteriza pela presença de placas policíclicas ou circinadas com exsudato purulento e crostas melicéricas. Geralmente aparece nas pernas, braços, rosto e couro cabeludo. É observado mais comumente em crianças. Os agentes responsáveis são estafilococos e estreptococos. Os sinais sistêmicos são escassos. As complicações incluem celulite, glomerulonefrite, bacteremia e disseminação a distância. O tratamento consiste em compressas locais e antibioticoterapia com penicilina ou cefalexina.

## Impetigo bolhoso

De topografia semelhante ao impetigo clássico, diferencia-se deste pela presença de vesículas e bolhas e pela rápida disseminação pela pele. O agente clássico envolvido é o *Staphylococcus aureus*. Quando localizados podem ser tratados com cuidados locais, no entanto, antibióticos sistêmicos à base de penicilina ou eritromicina são drogas de eleição no tratamento.

## Celulites

Estreptococos e mais raramente o estafilococos são os agentes mais comuns.

## Celulite estafilocócica

O estafilococo tende a disseminar-se através dos tecidos da pele, de forma lenta e progressiva, em círculos, e em dias. O tratamento consiste no emprego de penicilinas penicilinases resistentes (oxacilina) ou de cefalosporinas (cefalexina).

## Infecções estafilocócicas de ferida cirúrgica

As feridas cirúrgicas podem ser contaminadas com esses organismos pelos profissionais que atendem o doente. A infecção se manifesta três a quatro dias após o ato cirúrgico, com uma secreção inodora de pus amarelo. O tratamento consiste na drenagem da secreção. Os antibióticos não são indicados para infecções superficiais. A indicação de antibioticoterapia parenteral se faz quando ocorre celulite, envolvimento sistêmico e quando há uso de próteses.

## Celulite estreptocócica

Os *Streptococcus pyogenes* podem ser inoculados diretamente no interior de uma incisão ou numa perfuração local mínima, produzindo celulite. Essa não apresenta borda palpável e distinta, há eritema difuso, dor, sensibilidade e edema de toda a área acometida. A característica do envolvimento por estreptococos é a rápida disseminação do processo.

## Infecções estreptocócicas da ferida

A disseminação ocorre por inoculação direta. Dentro das primeiras 24 horas, a incisão se torna vermelho-viva, edematosa e dolorosa. A borda eritematosa se expande rapidamente, com discreta elevação. Frequentemente não há drenagem. Há intensa manifestação sistêmica, como febre, taquicardia e hipotensão. A menos que o diagnóstico seja feito precocemente e instituído tratamento, a mortalidade é elevada. O tratamento consiste em altas doses de penicilina cristalina (3-4 milhões U IV de 4 em 4 horas) e drenagem da incisão.

## Erisipela

Observada mais em crianças e idosos, a erisipela é uma linfangite aguda que acomete a pele sendo de rápida disseminação. Os agentes mais frequentes são o *Streptococcus pyogenes* e o *Staphilococcus aureus*. Febre alta, dor importante no local da lesão, linfoadenopatia e queda do estado geral podem estar presentes. Não se consegue encontrar a porta primária de entrada na maioria dos casos. Não raro, aparece na face. As extremidades também podem ser afetadas, principalmente se houver obstrução linfática devida a trauma e pós-operatório de mastectomia (linfedema). Casos graves ou sujeitos a erisipelas de repetição podem evoluir com elefantíase ou esclerose da região acometida. A infecção se inicia como uma pequena pápula eritematosa, indolor, que aumenta de circunferência com a borda avermelhada elevada. A pele mostra-se espessada pelo edema causado por obstrução linfática local. Há nítida demarcação entre a borda elevada e a pele saudável. O centro torna-se pálido e, nos casos graves, formam-se vesículas ou bolhas, que podem progredir para a gangrena da pele.

O tratamento consiste na administração de penicilina cristalina 2-4 milhões de U IV de 4 em 4 horas, por via parenteral inicialmente. A erisipela geralmente responde rapidamente a antibioticoterapia parenteral e, depois de dois a três dias, pode ser substituída por medicação via oral.

## Infecções necrotizantes

As infecções necrotizantes de partes moles podem aparecer de diversas maneiras: ter cursos clínicos diversos e ser causadas por um amplo espectro bacteriano, tanto aeróbio como anaeróbio e clostridiano. O diagnóstico e o tratamento dessas lesões potencialmente fatais são frequentemente tardios devido ao curso inicial pouco exuberante. Nessas infecções, germes diferentes (clostrídios e outros) podem levar a síndromes semelhantes, incluindo a gangrena gasosa. Baxter propôs uma divisão baseada no tratamento preconizado, isso é, infecções que requeiram incisão cirúrgica e drenagem e aquelas que necessitam excisão dos tecidos. As indicações para exploração cirúrgica podem ser encontradas na Tabela 65.3.

## Lesões cirúrgicas que requerem incisão radical e drenagem

A principal característica das infecções agudas, que requerem incisão e drenagem, é o envolvimento preponderante, mas não exclusivo, de um plano tecidual único. Cada uma das patologias tem características distintas. Infelizmente,

**Tabela 65.3** Indicação para exploração cirúrgica (Baxter).

**Sistêmica**

1. Confusão

2. Taquicardia / taquipneia

3. Cetoacidose / hiperglicemia

**Local**

1. Gangrena dérmica

2. Cianose, bolhas e coloração marrom da pele

3. Dor severa ou áreas de anestesia

4. Drenagem líquida

5. Celulite: com edema extenso; progressiva apesar do antibiótico; em qualquer ferida cirúrgica ou hematoma

6. Abscesso com múltiplos trajetos

7. Presença de crepitação

o diagnóstico é retardado, frequentemente, porque o uso de antibióticos, embora retarde a disseminação da infecção, não altera a progressão local.

# Gangrena estreptocócica aguda (Gangrena de Meleney)

É uma celulite necrotizante, produzida por uma variedade de cepas de estreptococos hemolítico. Geralmente ocorre nas extremidades, após um trauma mínimo ou mordidas de inseto e, raramente, após procedimentos cirúrgicos. Inicialmente, a resposta sistêmica é menos alarmante que com a erisipela, apesar de ocorrer temperatura elevada e taquicardia.

A pele da região afetada está quente, vermelha, edematosa e frequentemente pouco dolorosa. Com um a quatro dias de evolução, apesar de antibióticos, áreas da pele assumem aspecto escurecido, com formação de bolhas que contêm material escuro e seroso. Na sequência, observa-se a gangrena cutânea, que pode ser distal à lesão.

Acredita-se que o mecanismo de gangrena tissular seja a trombose dos vasos sanguíneos, embora alguns autores sugiram fenômeno hiperalérgico.

O diagnóstico diferencial se faz com outras infecções cirúrgicas agudas que produzem lesões necrotizantes cutâneas. Diferencia-se da erisipela pela rapidez da evolução do eritema e pela pouca resposta a antibioticoterapia. Pode ser diferenciada da celulite clostrídea pela característica secreção inodora e pela ausência de crepitação. O curso clínico longo e a distribuição extensa das bolhas servem para diferenciá-la da fasciíte necrotizante.

O tratamento consiste em drenagem imediata com incisões longitudinais, diminuindo a tensão tecidual. A incisão deve ser ampla e estender-se até as áreas livres de gangrena. A seguir, a lesão é tratada com repouso, elevação dos membros e curativos diários. Depois de controle da infecção é feita a exérese das áreas teciduais comprometidas. O antibiótico preconizado é a penicilina cristalina 3-4 milhões de unidades IV de 4 em 4 horas.

## Fasciíte necrotizante

É uma infecção necrotizante que se dissemina rapidamente, ao longo das fáscias musculares. Pode complicar tanto as feridas traumáticas quanto as cirúrgicas. Nas infecções cirúrgicas, a maioria dos casos ocorre quando houve abertura de uma víscera oca. A maior incidência dessa infecção é em pacientes com arterites e diabetes.

Embora originalmente associada com estreptococos hemolítico (grupo A), pode também ser causada por uma associação polimicrobiana, incluindo estreptococos anaeróbio, *Staphilococcus aureus*, bacterioides e uma flora mista anaeróbia e aeróbia. Acredita-se que seja uma infecção bacteriana sinérgica, produzida na maioria dos casos por uma combinação de cocos Gram + (estreptococos aeróbios ou anaeróbios facultativos ou estafilococos hemolíticos) em uma associação com pseudomonas, proteus ou enterobacter. A variedade de flora capaz de produzir esse tipo de infecção enfatiza a necessidade de culturas bacterianas acuradas, pois a sensibilidade antibiótica pode se tornar importante no pós-operatório.

Em 80% dos casos resulta da evolução de uma lesão de pele. Casos raros se originam de abscessos da glândula de Bartholin ou abscessos perianais, nos quais a infecção se disseminou para os planos fasciais do períneo, coxa, virilha e abdome. A apresentação inicial se assemelha à da celulite. O paciente apresenta-se toxemiado, febril, taquicárdico, desorientado. Poderá haver hemoglobinúria, anemia e hipocalcemia. O local da infecção apresenta celulite, edema, descoloração da pele ou gangrena e anestesia. Há rigidez dos tecidos subcutâneos. Em dois dias já ocorre o comprometimento sistêmico. Se for pesquisado cirurgicamente, não se encontra resistência no plano entre o subcutâneo e a fáscia.

O diagnóstico de fasciíte necrotizante frequentemente é difícil num primeiro exame clínico. As seguintes características sugerem que o processo acomete os planos fasciais profundos: fracasso na resposta a antibioticoterapia; sensação de rigidez de tecido subcutâneo; toxicidade sistêmica.

A característica diagnóstica mais importante reside na inspeção cirúrgica dos planos fasciais. Sob inspeção direta, a fáscia encontra-se de cor cinza-escuro e com necrose. Um exsudato ralo, amarronzado, emerge do ferimento. Encontra-se intensa destruição tecidual.

O gram do exsudato pode demonstrar o perfil dos patógenos e proporcionar uma pista precoce para a terapêutica. As culturas são obtidas com maior segurança de tecidos profundos.

A intervenção cirúrgica é o principal recurso terapêutico nos casos de fasciíte necrotizante, a cirurgia deve ser feita após adequada reposição volêmica e hidroeletrolítica e a cirurgia deverá ser realizada sob anestesia geral. A pele é incisada e a extensão do comprometimento é avaliada. Com frequência são necessárias múltiplas incisões. São colocadas compressas úmidas no local, e é feita reavaliação diária. Habitualmente o primeiro procedimento não é suficiente para determinar a extensão do envolvimento. São necessários desbridamentos sucessivos até a completa eliminação da necrose.

A terapêutica antimicrobiana deve ser de amplo espectro e, quando administrada apropriadamente, pode minimizar a extensão da intervenção cirúrgica (Tabelas 65.4 e 65.5). Os antibióticos são modificados de acordo com a evolução das culturas.

A utilização da oxigenioterapia hiperbárica pode ser utilizada para auxiliar a acelerar o processo de granulação e de cicatrização.

A mortalidade total na fasciíte necrotizante pode atingir 30%. Os fatores de risco adversos incluem o diabetes, a doença vascular aterosclerótica, pacientes imunodeprimidos (AIDS, neoplasias, vigência de quimioterapia).

## Síndrome de Fournier

Essa celulite e fasciíte necrotizante polimicrobiana é uma variante da gangrena sinergística que acomete a região pelviperineal, especialmente a bolsa escrotal e o pênis. Geralmente atinge homens saudáveis e jovens, com início rápido. Cerca de metade dos pacientes não possui precedente de infecção. Os outros apresentam uma das seguintes condições: abscesso isquiorretal, fístula perianal, doença inflamatória intestinal, trauma escrotal, cirurgia urogenital. Frequentemente é associada com diabetes mellitus.

A infecção se dissemina através da fáscia de Back, ao longo dos planos fasciais, dartos, escroto e pênis, estendendo-se então para a fáscia de Colles do períneo e mesmo para a fáscia de Scarpa da parede abdominal. Em princípio, tende a apresentar-se como gangrena superficial, limitada à pele e tecido subcutâneo. Os testículos e cordão espermático geralmente são poupados. Pode haver extensão para o períneo e para a parede abdominal através dos planos fasciais.

O tratamento inicia-se com a ressuscitação rápida do paciente: hidratação, correção dos distúrbios metabólicos e hidroeletrolíticos, transfusão de hemoderivados (se necessária) e internação em UTI se o paciente apresentar indícios de choque séptico. A antibioticoterapia deve ser precoce, em dose e espectro adequados e ajustada baseada nas culturas do sangue e do material removido do foco infeccioso.

O tratamento cirúrgico deve ser precoce e agressivo, assim que o paciente apresente condição clínica adequada. Deve incluir a drenagem ampla, desbridamento e ressecção de tecidos desvitalizados, lavagem exaustiva da ferida cirúrgica com soro fisiológico e programar a repetição do procedimento quantas vezes forem necessárias, de acordo com a evolução clínica e a evolução local

**Tabela 65.4** Tratamento de infecções estafilocócicas de partes moles.

| Manifestações | Drogas de escolha | Duração | Observações |
|---|---|---|---|
| Impetigo | Cefalexina 1 g VO 6/6 h | 7 dias | Observar evolução |
| Erisipela | Penicilina cristalina 2-4 milhões U IV 4/4 h | 7 dias | Observar evolução Avaliar necessidade de desbridamento cirúrgico |
| Celulite | Oxacilina 2 g IV 4/4 h ou Cefalexina 1 g VO 6/6 h | 7 dias | Observar evolução |
| Mastite | Oxacilina 2 g IV 4/4 h + metronidazol 500 mg IV 8/8 h ou Cefalexina 1 g VO 6/6 h | 7 a 10 dias | Observar evolução Avaliar necessidade de drenagem cirúrgica |
| Fasciíte necrotizante | Clindamicina 900 mg IV 8/8 h + Penicilina cristalina 3-4 milhões U IV 4/4 h | Conforme evolução | Obrigatório desbridamento cirúrgico |

**Tabela 65.5** Tratamento de infecções estreptocócicas de partes moles.

| Espécie | Manifestação clínica | Antibioticoterapia | Alternativa terapêutica |
|---|---|---|---|
| Streptococcus pyogenes – grupo A | Impetigo, erisipela e celulite | Penicilina cristalina 2-4 milhões U IV 4/4 h ou Cefalexina 1 g VO 6/6 h | Clindamicina |
| Streptococcus pyogenes – grupo A | Fasciíte necrotizante | Clindamicina 900 mg IV 8/8 h + Penicilina cristalina 3-4 milhões U IV 4/4 h | Clindamicina + gentamicina |

da ferida. A oxigenioterapia hiperbárica pode ser utilizada para auxiliar na terapêutica desde que não retarde o tratamento cirúrgico. O tratamento definitivo que pode incluir cirurgias plásticas reconstrutivas deve ser realizado somente após o controle da infecção e a estabilização clínica do paciente.

## Miosite estreptocócica anaeróbica

É um processo menos agressivo que outras infecções estreptocócicas. Geralmente encontra-se associado com trauma ou procedimentos cirúrgicos. É caracterizado por dor local intensa e toxemia. Há saída de secreção fétida, aquosa e marrom, com formação extensa de gás. O músculo encontra-se hiperemiado, edemaciado e crepitante, contudo não há mionecrose. Pode haver formação de bolhas na pele subjacentes. Embora haja toxicidade generalizada, o quadro clínico não é tão exuberante quanto outras formas de gangrena.

A abordagem inicial para o diagnóstico diferencial de uma infecção crepitante de pele consiste em obter amostra para coloração do Gram e em abrir a incisão para inspeção do músculo e das partes moles. As características das doenças causadas por estreptococos anaeróbios são manifestações sistêmicas pouco proeminentes: o músculo envolvido permanece viável; grande produção de gás precocemente; a secreção do ferimento é um exsudato marrom escasso, no qual se evidenciam cocos Gram + e múltiplos PMN em esfregaço. Na gangrena gasosa por clostrídios, as manifestações são mais exuberantes, há necrose de músculo, a produção de gás é menor e mais tardia e o esfregaço mostra bastonetes Gram +, com poucos PMN.

O tratamento consiste em incisão e drenagem com ressecção de tecido necrosado. O músculo inflamado não deve ser removido. O antibiótico de escolha é a penicilina cristalina em altas doses. A alternativa terapêutica repousa nas cefalosporinas e na clindamicina.

## Celulite clostridiana

A celulite necrotizante clostridiana é produzida por clostrídios e pode ser enfisematosa (crepitante) ou não. Pode ocorrer em locais de injeção contaminada, particularmente nas nádegas. Em qualquer dos casos, a dor é muito importante e pode preceder qualquer sinal local e sistêmico. A seguir, bolhas pequenas, amarronzadas, com secreção fétida, precedem a franca necrose de pele e de tecido subcutâneo, com edema extenso na parte afetada. Os sinais sistêmicos da infecção caracterizam a infecção clostridiana, com dor extrema, taquicardia desproporcional à febre e uma psicose tóxica. A terapia consiste em extensa incisão e drenagem. As áreas de bolha devem ser excisadas. O curativo deve ser feito a cada 12 horas, e desbridamentos sucessivos devem ser realizados, até o controle total da infecção.

Está indicada a administração de tetraciclina em doses altas. Ao contrário da miosite clostrídia, a mortalidade é baixa.

## Gangrena cutânea anaeróbia gram-negativa

Uma variedade de organismos gram-negativos anaeróbios e microaerófilos, mais frequentemente o bacterioide, pode produzir infecção disseminada envolvendo todos os planos teciduais. A característica dessa infecção é que a necrose é separada da pele normal por uma área acinzentada. Um líquido semelhante à "água de lavagem" é formado nessas lesões. Geralmente há necrose local extensa antes das manifestações sistêmicas serem aparentes. O paciente apresenta graves repercussões sistêmicas com taquicardia, febre, desorientação e evidência de hemólise. Grande quantidade de gás é produzida.

O tratamento inicial é a incisão e a drenagem de toda a área acometida, com reoperações até o controle da infecção. Antibioticoterapia de amplo espectro é necessária, com principal ênfase para a cobertura de anaeróbios.

Metade dessas infecções ocorre nas extremidades, enquanto que o restante é devido a abscessos perirretais, abscessos diverticulares e outras infecções decorrentes da perfuração do trato gastrintestinal.

A utilização da oxigenioterapia hiperbárica é útil nos casos de infecções graves de partes moles por anaeróbios.

## Infecções cirúrgicas que requerem excisão dos tecidos

Esse tipo de infecção é geralmente menos fulminante (exceto para as infecções clostrídias) e tende a acometer vários tipos de tecidos simultaneamente. As infecções mais frequentes são a gangrena gasosa e o tétano. As outras infecções desse grupo são infrequentes, mas seu conhecimento é importante, visto que são altamente letais, a menos que sejam diagnosticadas precocemente e tratadas agressivamente.

## Gangrena gasosa (Mionecrose clostridiana)

Entre as infecções cirúrgicas mais graves encontram-se as causadas por clostrídios (Tabela 65.6). A gangrena é produzida por *Clostridium perfringes* em 80% dos casos (os

**Tabela 65.6** Apresentação clínica de infecções por clostrídios.

- Infecções supurativas: intra-abdominal, colangite, pélvica, pulmonar
- Infecções localizadas de pele e tecidos moles: Celulite anaeróbia, infecção de coto em diabéticos, abscesso perirretal, úlcera do pé em diabético, úlcera de decúbito, miosite supurativa, conjuntivite
- Celulite e fasciíte disseminada
- Gangrena gasosa
- Distúrbios intestinais: intoxicação alimentar, enterite necrótica, colite pseudomembranosa

agentes restantes são *Clostridium novyi, Clostridium septicum, Clostridium bifermentans*). É um processo destrutivo do músculo associado com crepitação local e sinais sistêmicos de toxemia. Ocorrem principalmente após trauma (40%), cirurgias eletivas (apêndice, trato biliar, cólon, delgado e trato digestivo alto – 35%) ou espontaneamente acompanhando outras afecções (câncer de cólon, diabetes, queimaduras, doença vascular arterial, abscesso perianal e colecistite – 16%).

Os clostrídios são organismos obrigatoriamente anaeróbios, Gram +, formadores de esporos, largamente presentes no solo e em animais. São isolados no estômago, vesícula, cólon, delgado, vagina e pele de indivíduos normais. O *Clostridium perfringes* tem sido encontrado isoladamente ou em associação com outros organismos em 50% a 100% de todos os casos de gangrena.

O aspecto fisiopatológico da gangrena gasosa é a necrose do músculo devida ao comprometimento do suprimento sanguíneo através de lesão direta ou por doença vascular subjacente. As condições para elaboração de toxina incluem potencial baixo de oxirredução no local, anóxia, necrose tecidual. A principal toxina é a alfa, que é constituída de uma fosfolipase C. A toxina é hemolítica, destruindo plaquetas e causando lesão capilar generalizada.

A incidência global de gangrena gasosa varia de 0,03% a 5,2% dependendo do tipo de ferida e do tratamento.

Aspecto fundamental no sucesso do tratamento é o diagnóstico precoce. O quadro clássico de ferida pálida, edematosa, com secreção líquida, de coloração marrom e crepitação é um achado tardio. Sinais precoces de infecção incluem alterações súbitas tais como: dor, taquicardia, alterações mentais, como apatia e confusão mental. Um alto índice de suspeita deve ser mantido em qualquer situação em que o paciente estiver em choque, com hipotensão, edema, presença de suturas tensas e distensão abdominal.

Um Gram de drenagem da ferida é a maneira mais rápida de confirmar o diagnóstico. O tratamento deve ser iniciado antes da cultura, pois o clostrídio requer 48 a 72 horas para o crescimento em cultura.

A radiografia não vai evidenciar a presença de gás precocemente e a presença de gás não é patognomônica de gangrena gasosa clostrídia. Isso é particularmente importante quando a mionecrose clostrídia é causada pelo *Clostridium novyi*, que produz pouco gás, mesmo nas fases tardias da doença.

O tratamento é feito através de desbridamento amplo, limpeza mecânica, drenagem e antibioticoterapia com penicilina crstalina na dose de 12 a 24 milhões de unidades ao dia. Nos casos de gangrena gasosa da parede abdominal, deverão ser incluídos o metronidazol e um aminoglicosídeo, pois a flora é mista.

A oxigenioterapia hiperbárica tem sido utilizada e a sua associação com cirurgia e antibióticos aumentou a taxa de sobrevida para 95%. Os ricos incluem a toxicidade pelo oxigênio, o barotrauma e a lesão pulmonar.

O uso da antitoxina ainda é controverso, acredita-se que a antitoxina neutraliza a toxina circulante na corrente sanguínea. Porém, a antitoxina é encontrada somente como preparo de soro equino; as altas doses recomendadas para o tratamento acarretam um risco significativo de reações anafiláticas. Por essas razões, não é recomendada, principalmente quando o tratamento cirúrgico ideal for possível, num estágio precoce. Deverá ser administrada nos pacientes com toxemia clostridiana, que apresentem anemia hemolítica marcante, hemoglobinemia, hemoglobinúria, coagulação intravascular disseminada e insuficiência renal. Esses achados são comumente observados na gangrena gasosa uterina e, raramente, na celulite clostridiana disseminada e na mionecrose. A dose é de 50.000 unidades de antitoxina polivalente.

A mortalidade devida à gangrena gasosa é elevada podendo atingir 50%. A taxa é mais alta quando há acometimento da parede abdominal e mais baixa quando uma única extremidade é afetada. Entre os sinais que prognosticam um resultado insatisfatório incluem leucopenia, plaquetopenia, hemólise intravascular e lesão renal e hepática grave.

## Gangrena sinergística bacteriana progressiva

Essa é uma celulite necrotizante pós-operatória que tipicamente ocorre nas vizinhanças de suturas de retenção ou em um local de dreno após uma cirurgia abdominal. É indolente, caracterizada por cicatrização insatisfatória da incisão, com elevação e eritema da pele circunvizinha. O diagnóstico é feito uma a duas semanas após a cirurgia, quando a lesão se estendeu circunferencialmente com três zonas de envolvimento: uma área central de necrose, uma zona média de tecido violáceo, sensível e edematoso, e uma zona externa de eritema vivo. Dor local e sensibilidade estão quase sempre presentes. Contudo, febre e toxicidade estão ausentes.

Essa modalidade é causada por associação sinérgica entre *Stafilococcus aureus* e um estreptococos microaerófilo ou anaerófilo.

O tratamento consiste na ressecção do tecido necrosado e antibioticoterapia com uma penicilina semissintética (oxacilina) ou uma cefalosporina.

## Celulite crepitante não clostrídia

Vários organismos formadores de gás podem acometer primariamente a pele ou ocorrer extensão para estruturas profundas. A origem da infecção pode ser uma ferida abdominal, doença perineal ou incisões operatórias que tenham se infectado secundariamente. Encontram-se frequentemente bactérias anaeróbias e/ou bactérias coliformes. Essas infecções enfisematosas geralmente não são tão sérias como as associadas com os clostrídios.

A abordagem cirúrgica deve ser agressiva, mas destinada especialmente a causa subjacente da infecção. A ressecção extensa não é necessária, visto que o gás não representa um índice de necrose, mas reflete o trajeto da infecção ao longo dos planos fasciais ou linfáticos. A antibioticoterapia é direcionada a uma flora mista aeróbia-anaeróbia, até que os resultados das culturas sejam conhecidos.

## Miosite não clostrídia

Miosite necrotizante rapidamente progressiva causada por uma variedade de organismos gram-negativos pode complicar ferimentos extensos de partes moles. Essas infecções ocorrem frequentemente acompanhando fraturas de ossos longos ou infecções perineais.

Há o aparecimento súbito de taquicardia, febre, desorientação, hemólise e necrose das bordas da ferida.

A intervenção cirúrgica, removendo toda a musculatura inviável, oferece controle da infecção. As culturas da ferida permitem uma antibioticoterapia mais adequada. A amputação é frequentemente preferida quando há necrose local extensa, que não permite a manutenção do membro.

## Feridas por mordida

As feridas por mordida de origem animal ou humana podem levar a sérias infecções, destruição de tecidos e até mesmo a amputações e óbito. A boca constitui uma fonte abundante de micro-organismos patogênicos. Quando esses micróbios são inoculados profundamente nos tecidos, por mordidas, eles podem disseminar-se por via linfática ou pelos planos fasciais, causando extensa necrose de tecidos.

**Tabela 65.8** Profilaxia do tétano.

| Imunização lembrada | Ferida | Recomendação |
|---|---|---|
| • Nenhuma | • Baixo risco | • Toxoide – Imunização completa |
| • Incompleta | • Alto risco | • Toxoide + TIG |
| • Desconhecida | • Baixo risco | • Toxoide |
| • Sem reforço / 10 anos | • Baixo risco | • Toxoide |
| • Reforço / 10 anos | • Alto risco | • Toxoide + TIG |
| | • Baixo risco | • Nenhuma |

Alto risco = Grave, negligenciado por 24 horas. Toxoide tetânico 0,5 ml, IM,
TIG = imunoglobulina tetânica 250 U IM

**Tabela 65.9** Diagnóstico diferencial de algumas infecções anaeróbias de partes moles.

| Característica | Celulite clostridiana | Gangrena gasosa | Miosite estreptocócica anaeróbia | Fasciíte necrotizante | Celulite necrotizante |
|---|---|---|---|---|---|
| Toxemia | + | ++++ | + | + | + |
| Dor local | + | ++++ | Tardiamente | ± | + |
| Edema local | ± | +++ | +++ | + | + |
| Gás | +++ | + | + | ± | ± |
| Aspecto da pele | Normal | Tensa, branca ou gangrenosa | Cor de cobre | Gelatinosa vermelho-pálido ou gangrenosa | Edemaciada, vermelha gangrenosa |
| Características da secreção | Pútrida marrom | Rala, ferrosa, adocicada | Seropurulento marrom | Variável | Purulenta pútrida |
| Gram | Abundantes PNM Bastonetes gram + | Poucos PMN Bastonetes gram + | Muitos PMN Cocos gram + | Muitos PMN flora mista | Vários PMN flora mista |
| Etiologia | Clostrídio | Clostrídio | Estreptococos anaeróbios | Estreptococos aeróbios e anaeróbios e estafilococos | Misto |
| Terapêutica cirúrgica | Incisões judiciosas e desbridamento | Remoção de todo o músculo infectado | Remoção do músculo necrosado | Várias incisões escalonadas | Inicisões escalonadas |

Os agentes de feridas por mordidas mais comumente observados são os seguintes: cão (65%), gato (15%), ser humano (15%) e outros (5%).

## Complicações

As mordidas de cães apresentam menor risco de complicações infecciosas, geralmente produzindo apenas celulite benigna. A maioria das feridas são lacerações superficiais, que podem ser tratadas com desbridamento e fechamento primário. As maiores complicações ocorrem com mordidas humanas e de gatos.

As mordidas humanas ocorrem com grande frequência em profissionais de saúde que lidam com crianças ou pacientes psiquiátricos.

A infecção habitual ocorre nas articulações dos dedos. Em princípio a dor é mínima, mas em 6 a 12 horas o dedo e o dorso da mão tornam-se edemaciados e dolorosos, emitindo à ferida uma secreção tênue, acinzentada e fétida. Em poucas horas, o processo local pode progredir para o braço e causar linfangite e linfadenopatia.

A flora da boca contém uma variedade enorme de micro-organismos. Os organismos mais comuns nas mordidas humanas ou animais são o estreptococo alfa-hemolítico. Os anaeróbios são observados em 50% das mordidas humanas, sendo que os mais encontrados são bacterioides, *Fusobacterium*, Peptoestreptococos e espiroquetas.

## Tratamento

Após lavagem exaustiva com soro fisiológico, as feridas, em princípio, não devem ser suturadas a não ser que sejam muito mutilantes e na face.

O tratamento antibiótico não é necessário para a maioria das mordidas de cães, uma vez que elas são geralmente superficiais. Se forem feitas suturas ou em lesões extensas, os antibióticos mostram-se indicados.

Porém, as mordidas humanas, de gatos e de macacos devem ser tratadas com antibióticos na maioria dos casos. Somente as arranhaduras mais superficiais não exigem antibióticos. O tratamento inicial de escolha para todas as mordidas deve ser realizado com penicilina ou ampicilina.

## Referências bibliográficas

1. Abrenholz DH. Necrotizins soft-tissue infections. Surg Clin North Am. 1988;68:199-213.
2. Baxter CR. Surgical management of soft tissue infections. Surg Clin North Am. 1972;52:1483-99.
3. Eke N. Fournier's gangrene: a review of 1726 cases. Brit J Surg. 2000;87(6):718-28.
4. Gabillot-Carré M, Roujeau J. Acute bacterial infections and cellulitis. Curr Opin Infect Dis. 2007;20:118-23.
5. Hart GB, Lamb RC, Strauss MB. Gas gangrene. A collective review. J Trauma. 1983;23:991-1000.
6. Horn JK. Infecções de partes moles. In: Mittelforf C, Rasslan S, Birolini D. Infecção & Cirurgia. 1ª ed. São Paulo: Atheneu; 2007. p. 505-35.
7. Kovalcik PJ, Jones J. Necrotizing perineal infections. Am Surg. 1983;49:163-6.
8. Leite OHM, Freitas AC, Oliveira PRD, Campos SV, Levin ASS, Costa SF. Estafilococcias e Estreptococcias. In: Martins HS, Damasceno MCT, Awada SB. Pronto-Socorro – Condutas do Hospital das Clínicas da Faculdade de Medicina da Universidade de São Paulo. 2ª ed. São Paulo: Manole; 2008. p. 1015-25.
9. Levin AS, Dias MBS, Oliveira MS. Guia de utilização de anti-infecciosos e recomendações para a prevenção de infecções hospitalares 2005/2006. 2ª ed. São Paulo: Hospital das Clínicas FMUSP; 2005.
10. Martin BJ. Bacterial diseases. In: Mandell: Principles and practices of infections diseases, 6th ed. Philadelphia: Elsevier Churchill Livingstone; 2004. p. 2319-21.
11. Morris A. Cellulitis and erysipelas. Clin Evid. 2004 Dec;(12):2271-7.
12. Romiti R. Lesões de pele de causa infecciosa. In: Martins HS, Damasceno MCT, Awada SB. Pronto-Socorro – Condutas do Hospital das Clínicas da Faculdade de Medicina da Universidade de São Paulo. 2ª ed. São Paulo: Manole; 2008. p. 1309-34.
13. Sallum EA, Steinman E. Infecções de partes moles. In: Birolini D, Utiyama E, Steinman E. Cirurgia de emergência. 1ª ed. São Paulo: Atheneu; 1993. p. 349-58.
14. Sampaio APS, Rivitti EA. Piodermites e outras dermatoses por bactérias. Dermatologia. 1ª ed. São Paulo: Artes Médicas; 1998. p. 435-52.
15. Souza Jr AL. Infecções necrotizantes pelviperineais (Síndrome de Fournier). In: Martins HS, Damasceno MCT, Awada SB. Pronto-Socorro – Condutas do Hospital das Clínicas da Faculdade de Medicina da Universidade de São Paulo. 2ª ed. São Paulo: Manole; 2008. p. 1177-9.
16. Swartz MN. Clinical practice. Cellulitis. N Engl J Med. 2004;350(9):904-12.

Cid J. Sitrângulo Jr.

# Obstrução Arterial Aguda Não Traumática

A obstrução aguda de um tronco arterial pode ocorrer em qualquer território do corpo humano, provocando quadro isquêmico de maior ou menor gravidade dependendo de uma série de circunstâncias. Neste capítulo abordaremos as obstruções arteriais agudas dos membros superiores e inferiores e suas principais consequências clínicas.

Podemos definir isquemia aguda do membro como diminuição súbita da perfusão com consequente hipóxia tecidual. A intensidade da isquemia decorrente de obstrução aguda vai depender, entre outros fatores, do grau de circulação colateral presente na área acometida e sua capacidade de suprir a região isquêmica. Na melhor situação, a perfusão do membro pode se manter compensada sem necessidade de intervenção cirúrgica imediata. No entanto, muitas vezes a intensidade da isquemia é tal que se não houver a restauração imediata do fluxo arterial, a lesão tecidual torna-se irreversível, provocando necrose da extremidade e suas consequências metabólicas. Por essa razão, aliada ao fato de que a maioria das obstruções agudas ocorre em pacientes de faixa etária elevada, esse quadro se acompanha de importante morbidade e mortalidade, sendo, portanto, de fundamental importância o diagnóstico preciso e a intervenção precoce.

## Etiopatogenia

Excluindo-se o trauma arterial, que é tratado em outro capítulo, a embolia e a trombose são as principais responsáveis pelos quadros de obstrução aguda.

A diferença básica entre esses dois tipos de processo patológico é que na embolia a artéria que sofre a obstrução não tem doença arterial, pois o trombo migra de outra região, geralmente do coração, até o ponto de obstrução.

Já na trombose existe doença prévia da parede arterial, geralmente arteriosclerótica ou inflamatória.[1] De forma mais rara, a dissecção arterial aguda também pode causar obstrução do membro superior ou do inferior. Nas casuísticas mais recentes tem sido constatada a obstrução de enxertos arteriais também como importante causa de obstrução aguda, mais do que a trombose da artéria nativa.[2]

## Embolia

As embolias arteriais se manifestam de acordo com o tamanho dos êmbolos – o macroêmbolos ou microêmbolos – visto que produzem quadros clínicos muito diferentes: enquanto os macroêmbolos obstruem artérias tronculares principais, os microêmbolos atingem as pequenas artérias e arteríolas distais.

Os macroêmbolos têm sua maior representação nos distúrbios cardíacos que proporcionam a acumulação de trombos murais, os quais podem fragmentar e se deslocar até uma artéria periférica, obstruindo-a, representando de 80 a 90% dos casos de macroembolia. As causas mais frequentes são as arritmias cardíacas, especialmente a fibrilação atrial, além dos problemas valvares, infarto do miocárdio e aneurisma ventricular.[3] Quando não se consegue identificar uma fonte cardíaca emboligênica, deve-se pesquisar a possibilidade de trombos provenientes de dilatação aneurismática da aorta abdominal para os membros inferiores.[4] No caso dos membros superiores, as compressões da síndrome do desfiladeiro torácico podem ser a causa de embolização distal.

Os microêmbolos podem ser fragmentos de placa aterosclerótica de lesões arteriais proximais semiobstrutivas, ou pequenos trombos fibrinoplaquetários liberados a partir de aneurismas proximais, especialmente da artéria poplítea.

É característica a microembolização de dedo do pé a partir de lesão arterial proximal chamada de síndrome do dedo azul.[5] Muitas vezes é difícil precisar o local exato de origem da microembolização, quando as lesões arteriais proximais são muito difusas.

Nos casos em que não se consegue definir a fonte embolígena, a suspeita de trombofilia ou de estados de hipercoagulabilidade como, por exemplo, nas neoplasias, devem ser cogitados.[6]

## Trombose

A trombose arterial aguda ocorre habitualmente pela formação de trombo em local da árvore arterial em que já existe lesão parietal subjacente, geralmente arteriosclerótica. Os mecanismos mais comuns de instalação de trombose aguda são a ocorrência de úlcera de placa arteriosclerótica, devido à exposição de superfície rugosa que facilita a adesão tromboplaquetária, ou a protrusão da placa para a luz devido à hemorragia subintimal.[7]

Com o aumento significativo dos procedimentos de revascularização periférica, tanto o cirúrgico convencional como o endovascular, outra forma de trombose aguda que adquiriu extrema importância atualmente pela sua frequência é a obstrução aguda de enxertos arteriais ou angioplastias, superando inclusive as tromboses de artérias nativas. No caso dos enxertos arteriais, a causa pode ser hiperplasia subintimal nos locais de anastomose ou defeitos no trajeto do conduto. No caso das angioplastias, a hiperplasia subintimal ou até mesmo a presença de *stents* podem ser responsabilizadas pela obstrução aguda, muitas vezes de grave repercussão isquêmica.

Os aneurismas arteriais, especialmente os da artéria poplítea também estão envolvidos em casos de trombose aguda, muitas vezes em pacientes totalmente assintomáticos, sendo nesses casos a primeira manifestação clínica, na forma de complicação, de doença subjacente. O turbilhonamento sanguíneo que propicia o desenvolvimento de trombos murais nessas dilatações arteriais seria o mecanismo principal de trombose.

Outra causa menos frequente de trombose arterial é a dissecção da aorta toracoabdominal que pode progredir para as artérias ilíacas ou raramente para a subclávia. O mecanismo de trombose seria pela compressão da falsa luz sobre a luz verdadeira a partir de um ponto de entrada de lesão intimal e da camada média da artéria. Estados de hipercoagulabilidade e trombofilias, embora mais associados com tromboses do sistema venoso, podem também ser causa de trombose arterial em pacientes com mínimo ou mesmo nenhum grau de lesão parietal subjacente.

## Fisiopatologia

A obstrução arterial aguda, quer por embolia ou por trombose, desencadeia uma série de alterações fisiopatológicas que dependem da combinação de vários fatores, os quais determinarão a gravidade da isquemia tecidual e a urgência de tratamento que cada caso pode requerer.[8]

## Local de oclusão

Quanto maior o tronco arterial obstruído, maior a massa tecidual distal que será comprometida. Assim, a oclusão da aorta tem um potencial de morbimortalidade superior às obstruções de artérias do membro superior ou do inferior, mesmo quando o tratamento adequado é instituído.

## Trombose secundária

Após a instalação de um trombo em determinado tronco arterial, há estagnação do fluxo sanguíneo local com tendência à extensão e à propagação de trombose secundária, principalmente no segmento distal que fica submetido ao regime de baixa pressão. A progressão da trombose acaba por reduzir a quantidade de circulação colateral que eventualmente poderia fazer a suplência da perfusão distal à obstrução.

## Espasmo arterial

Pode ocorrer espasmo dos segmentos arteriais distais à obstrução como reflexo da obstrução aguda com redução abrupta do fluxo sanguíneo e hipóxia tecidual. Este mecanismo, embora contestado por alguns autores, pode intensificar o grau de isquemia dos tecidos nutridos pelo tronco arterial obstruído.

## Circulação colateral

O grau de circulação colateral existente na região em que ocorre uma obstrução arterial aguda parece ser fator determinante para definir a gravidade e a repercussão da isquemia nos tecidos acometidos. Nesta situação, geralmente há diferença em relação ao tipo de obstrução: na trombose, habitualmente já existe lesão parietal prévia com estenose localizada ou extensa, sendo comum já haver também o desenvolvimento prévio de circulação colateral, diminuindo em muitos casos, a intensidade da isquemia. Na embolia, a artéria geralmente é normal e, portanto, não tem habitualmente circulação colateral já desenvolvida, de forma que a gravidade da isquemia tende a ser muito mais intensa.

## Resistência dos tecidos à isquemia

Os tecidos das extremidades têm resistências diferentes diante da hipóxia instalada, sendo o tecido nervoso aquele que mais precocemente desenvolve alterações celulares irreversíveis. O tecido muscular, embora mais resistente, também sofre rapidamente com o efeito da isquemia. Já a pele, o tecido celular subcutâneo e os ossos têm resistência maior à isquemia, sendo os últimos a desenvolver alterações irreversíveis e necrose. Entretanto, não há como estabelecer um tempo cronológico fixo em que ocorrerão as alterações destes diferentes tecidos das extremidades, pois a intensidade do processo isquêmico varia em cada caso. Há situações em que mesmo que não se institua tratamento na fase aguda, o próprio organismo consegue compensar o quadro isquêmico e manter a viabilidade da extremidade, enquanto que em outras se não houver intervenção nas primeiras horas de isquemia ocorre rápida progressão para necrose.

## Quadro clínico

Diante de uma obstrução arterial aguda da extremidade, alguns sintomas e sinais clássicos de isquemia são observados: dor variável, porém geralmente de forte intensidade, acompanhada de palidez e esfriamento da extremidade, além das alterações neurológicas que vão desde parestesia até paralisia do membro. Com a progressão do quadro isquêmico pode-se observar edema e rigidez muscular além de alteração da cor da pele que passa a se tornar cianótica. A ausência dos pulsos periféricos à palpação é fundamental para confirmar e identificar o segmento arterial comprometido. Nos casos de microembolização, é comum a coexistência de pulsos periféricos palpáveis e até normais com quadros de isquemia grave da pele, de dedos, ou mesmo apenas de polpa digital.[9]

Nem sempre é fácil avaliar a gravidade da isquemia do membro nos quadros de obstrução arterial aguda. Muitas vezes pode haver piora rápida dos sinais e sintomas de isquemia em face da progressão do espasmo arterial e da trombose secundária, comprometendo a circulação colateral. A atenção do médico deve ser permanente no acompanhamento desses casos para evitar sequelas graves ou até mesmo a amputação da extremidade por postergar uma intervenção cirúrgica necessária.

Para tentar sistematizar a avaliação clínica dos pacientes submetidos à isquemia aguda dos membros, Rutherford propôs uma classificação da gravidade da isquemia baseada em parâmetros clínicos associados ao exame de Doppler[10], segundo os seguintes critérios:

- **Viável**: Não há ameaça imediata à preservação do membro. Pode haver dor, porém não intensa. Não há alteração neurológica ou muscular. O enchimento capilar cutâneo é normal e há sinal de fluxo ao Doppler nas artérias distais, com pressão de pelo menos 30 mm Hg.
- **Ameaçado**: A viabilidade do membro está ameaçada, embora a isquemia seja reversível desde que resolvida imediatamente. Presença de dor isquêmica de repouso e alterações neurológicas. Não se identifica fluxo arterial ao Doppler, apenas eventualmente no sistema venoso da extremidade.
- **Inviável**: As alterações isquêmicas são irreversíveis, mesmo que seja procedida revascularização da extremidade. Há perda da sensibilidade, paralisia e rigidez muscular. Não há enchimento capilar cutâneo. Não se detecta fluxo arterial ou venoso ao Doppler. É provável uma grande amputação ou sequelas sensitivo-motoras definitivas.

Segundo essa sistematização, na classe 1 é possível tratar o membro isquêmico sem qualquer intervenção cirúrgica. Na classe 2 a restauração arterial deve ser imediata sob risco de perda do membro. Na classe 3 as lesões teciduais já estão muito evoluídas, não permitindo mais a salvação da extremidade a despeito de procedimentos de revascularização. Provavelmente devido a detalhes anatômicos, as obstruções arteriais agudas dos membros superiores costumam apresentar gravidade menor que as do membro inferior, possivelmente por causa de rede colateral natural melhor desenvolvida, permitindo muitas vezes um acompanhamento mais tranquilo desses casos.

## Diagnóstico

O diagnóstico de obstrução arterial aguda do membro superior ou do inferior é essencialmente clínico, baseado nos sinais e sintomas da isquemia aguda, tais como dor, palidez e esfriamento da extremidade, alterações neurológicas e ausência dos pulsos periféricos. O que nem sempre é fácil é o diagnóstico diferencial entre embolia e trombose, visto que as características de uma e outra entidade podem se superpor, dificultando o diagnóstico etiológico. No entanto, sempre que possível, deve-se utilizar todos os recursos disponíveis para estabelecer a etiologia envolvida, pois as opções terapêuticas são bastante diferentes dependendo da causa da obstrução.

A suspeita de embolia é mais forte quando existe alguma cardiopatia de base, especialmente fibrilação atrial, que é a causa mais comum de embolização periférica de origem cardíaca. Além disso, com exceção do membro acometido, geralmente os demais territórios vasculares não apresentam problemas circulatórios, mantendo os pulsos periféricos presentes e normais. Habitualmente, nesses casos, o paciente não refere na anamnese queixas prévias sugestivas de doença arterial.

Nos casos de trombose é comum a queixa pregressa de claudicação intermitente no membro afetado, o que indica a presença de lesão arterial já instalada previamente, geralmente arteriosclerótica. Mesmo em outros territórios arteriais, a constatação de pulsos diminuídos ou ausentes reforça a suspeita de obstrução por trombose. O próprio histórico do paciente de manifestação de doença arteriosclerótica em outros territórios, como acidente vascular cerebral ou infarto do miocárdio, pode fortalecer a suspeita de trombose.

Quando necessário, pode-se recorrer a exames subsidiários para confirmar o diagnóstico clínico e esclarecer a etiologia. O exame mais simples é o Doppler-ultrassom, que, além de delimitar o local da obstrução, pode demonstrar a gravidade da isquemia pela medida da pressão pós-obstrutiva, ou pelo índice tornozelo-braço.[11]

Nos casos cuja maior suspeita é de embolia, não é necessário habitualmente fazer investigação através de exames de imagem, a não ser para comprovar o local da fonte embolígena. Já nos casos de trombose, na maioria das vezes é necessário esclarecimento diagnóstico através de exames para orientar o processo terapêutico. O eco-doppler colorido pode ser um bom recurso diagnóstico na detecção de obstrução de enxerto. No entanto, quando se desejam visualizar com mais detalhes as condições arteriais não só no local da oclusão mas também o leito proximal e distal, a opção pela arteriografia, pela angiorressonância ou pela angiotomografia parece ser mais adequada. Embora a arteriografia seja considerada o padrão ouro de imagem, exige punção arterial e, portanto, é mais invasiva. Por outro lado, com o constante avanço na obtenção de imagens de qualidade pela angiotomografia, esta parece ser o exame que prevalecerá na investigação diagnóstica.[12]

## Tratamento

As obstruções arteriais agudas dos membros são responsáveis habitualmente por quadros de isquemia grave que exigem intervenção imediata, não só para preservar a extremidade como também a vida. A maioria dos pacientes é de idade avançada e são portadores de outras doenças que podem dificultar o manuseio terapêutico e aumentar a morbimortalidade. A avaliação da gravidade da isquemia determinará a necessidade de intervenção cirúrgica imediata ou o tratamento inicialmente clínico, ao mesmo tempo em que se investigam os demais fatores de importância clínica geral.

No momento em que se confirma o diagnóstico de obstrução arterial aguda, deve ser iniciada anticoagulação com heparina não fracionada por via endovenosa, com o objetivo de evitar a propagação da trombose secundária. Da mesma forma, o aquecimento do membro contribui para diminuir eventual espasmo arterial.

Na embolia, o tratamento de escolha é a embolectomia com cateter-balão insuflável, conhecido como cateter de Fogarty.[13] No membro inferior o acesso para introdução do cateter geralmente é feito diretamente pela artéria femoral, mesmo que o trombo esteja alojado na artéria ilíaca ou até mesmo na aorta, situação em que o acesso tem que ser bilateral. Após a remoção completa dos trombos proximal e distalmente é feita a ráfia da artéria femoral e o paciente é mantido anticoagulado. Quando há dificuldade de remoção completa dos trombos nas artérias mais distais da perna, pode ser utilizada injeção intra-arterial local de fibrinolíticos, na tentativa de dissolver restos de coágulos que tenham ficado aderidos à parede arterial.[14]

Nos casos de trombose que exigem intervenção cirúrgica, o processo é mais complexo, visto que o trombo se instala sobre artéria previamente comprometida por doença crônica, geralmente arteriosclerótica, de extensão variável. Dependendo das características de cada caso, diferentes opções terapêuticas podem ser empregadas: nos casos de obstruções mais curtas e localizadas, pode-se revascularizar através de procedimentos endovasculares, como angioplastia associada ou não à colocação de *stents*. Ainda na abrangência dos procedimentos endovasculares, é possível a terapêutica trombolítica através da introdução

percutânea de cateter posicionado no centro do trombo, com infusão contínua, acompanhada por fluoroscopia. Como este processo pode durar até mais de 24 horas, não deve ser indicado em pacientes com risco iminente de perda do membro.[15] Por outro lado, após a dissolução do trombo pela trombólise, as lesões arteriais primárias devem ser corrigidas por angioplastia (obstruções) ou enxertos (aneurismas) para evitar a recidiva de trombose no mesmo local. Quando a obstrução é mais extensa, a restauração arterial preferível é o enxerto com veia safena ou prótese, dependendo do território acometido.[16] Recentemente têm sido descritas técnicas de trombectomia mecânica percutânea, com diversos dispositivos de mecanismos de ação diferentes, mas cuja aplicabilidade prática é mais restrita em nosso meio.[17]

Mais raramente pode ser necessária a intervenção de urgência em obstrução aguda causada por dissecção arterial da aorta que envolve, às vezes, uma das artérias ilíacas, provocando isquemia grave do membro inferior. Nesses casos procura-se resolver o quadro agudo decorrente de doença potencialmente letal, com o procedimento mais simples possível, muitas vezes uma derivação femoral cruzada. Numa segunda etapa, após a melhora clínica do paciente, pode ser programada eletivamente a correção do restante da dissecção, se necessária.[18]

## Complicações

O período que se segue desde o momento da obstrução aguda de um segmento arterial, até a conclusão do processo de revascularização cirúrgica da extremidade, cursa com alterações metabólicas locais e sistêmicas que podem complicar o restabelecimento do membro afetado, assim como o estado geral do paciente.[19] É comum o desenvolvimento de edema pós-operatório no membro isquêmico, que começa a se manifestar logo após a restauração do fluxo arterial, sendo que nos casos em que o tempo de isquemia é muito prolongado, ou a isquemia de grande magnitude, pode desenvolver-se a chamada síndrome compartimental, na qual o edema muscular comprime os vasos contidos nos compartimentos musculares delimitados pelas aponeuroses.[20] Nesse contexto, muitas vezes é necessária a realização de fasciotomias descompressivas das lojas anterior e posterior para preservar a integridade das restaurações vasculares, assim como a viabilidade dos grupos musculares. A fasciotomia, a critério do cirurgião, pode ser feita imediatamente após a liberação do fluxo arterial para o membro isquêmico ou mais tarde, no acompanhamento pós-operatório imediato, na medida da necessidade.

Do ponto de vista sistêmico, após a revascularização de grandes territórios musculares submetidos à isquemia aguda, pode ocorrer a liberação na corrente sanguínea de metabólitos produzidos nos tecidos da zona de isquemia, e que provocam repercussão sistêmica. Nestes casos pode evidenciar-se a chamada síndrome mionefrótica metabólica, que corresponde a uma série de alterações sistêmicas cuja patogênese ainda não está completamente esclarecida, mas que se caracteriza, do ponto de vista clínico, principalmente por acidose metabólica, mioglobinúria, hiperpotassemia e insuficiência renal aguda.[21] Nessa situação, o caso se reveste de extrema gravidade, com altas taxas de mortalidade, mesmo com a restauração vascular funcionante.

Além dessas situações, nos casos em que o tempo de isquemia é muito prolongado, frequentemente as alterações teciduais isquêmicas podem já ser irreversíveis, e a amputação do membro acaba sendo inevitável, mesmo após tentativa bem-sucedida de revascularização.

Outras ocorrências graves e muitas vezes fatais no seguimento de obstruções arteriais agudas dos membros são as complicações cardíacas, pulmonares e cerebrais.[22]

# Referências bibliográficas

1. Walker PM. Pathophysiology of acute arterial occlusion. Can J Surg 1986;29:340-7.
2. Ouriel K, Shortell CK, Green RM, DeWeese JA. Diferential mechanisms of failure of autogenous and non-autogenous bypass conduits: An assessment following successful graft thrombolysis. Cardiovasc Surg 1995;3:469-73.
3. Hinton RC, Kistler JP, Failon JT. Influence of etiology of atrial fibrillation on incidence of systemic embolism. Am J Cardiol 1977;40:509-12.
4. Williams GM, Harrington D, Burdick J. Mural thrombus of the aorta. An important frequently neglected cause of large peripheral embolism. Ann Surg 1981;194:734-40.
5. Kwaan JH, Connoly JE. Peripheral atheroembolism. Arch Surg 1977;112:987-90.
6. Eason J, Mills J, Beckett W. Hypercoagulable states in arterial thromboembolism. Surg Gynecol Obstet 1992;174:211.
7. Ouriel K, Donayre C, Shortell CK. The hemodynamics of thrombus formation in arteries. J Vasc Surg 1991;14:757-62.
8. Rutherford RB. Cirurgia Vascular. Ed Di Livros – 6ª ed 2007.
9. Maffei FHA, Lastória S, Yoshida WB, Rollo HA, Giannini M, Moura R. Doenças Vasculares Periféricas. Ed. Guanabara Koogan S.A. 4ª ed. 2008.
10. Rutherford RB, Baker JD, Ernst C, Johnston KW, Porter JM. Recommended standards for reports dealing with lower extremity ischemia: revised version. J Vasc Surg 1997;26:517-38.
11. Moneta GL, Yeager RA, Lee RW, Porter JM. Noninvasive localization of arterial occlusive disease: A comparison of segmental Doppler pressures and arterial duplex mapping. J Vasc Surg 1993;17:578-82.
12. Rubin GD, Dake MD, Semba CP. Current status of three-dimensional spiral CT scanning for imaging the vasculature. Radiol Clin North Am 1995;33:51-70.
13. Fogarty TJ, Daily PO, Shumiway NE. Experience with balloon catheter technique for arterial embolectomy. Am J Surg 1971;122:231-5.
14. Comerota AJ, White JV. Intraoperative, intraarterial thrombolitic therapy as an adjunct to revascularization in patients with residual and distal arterial thrombosis. Semin Vasc Surg 1992;5:110-4.
15. Earnshaw JJ. Thrombolitic therapy in the management of acute limb ischaemia. Br J Surg 1991:78:261-5.
16. Ouriel K, Shortell CK, De Weese JA, Green RM, Francis CW. A comparison of thrombolitic therapy with operative vascularization in the initial treatment of acute peripheral arterial ischemia. J Vasc Surg 1994;19:1021-30.
17. Sharafuddin M, Hicks M. Current status of percutaneous mechanical thrombectomy: II. Devices and mechanism of action. J Vasc Interv Radiol 1998;9:15-9.
18. Blaisdell FW, Steele M, Allen RE. Management of acute lower extremity arterial ischemia due to embolism and thrombosis. Surgery 1978;84:822-34.
19. Blaisdell FW. The pathophysiology of skeletal muscle ischemia and the reperfusion syndrome: a review. Cardiovasc Surg 2002;10:620-30.
20. Perry MO. Compartment syndrome and reperfusion injury. Surg Clin North Am 1988;68:853-64.
21. Haimovici H. Myopatic-nephrotic-metabolic syndrome associated with massive acute arterial occlusions. J Cardiovasc Surg 1973;14:589-93.

**Calógero Presti**

# Trombose Venosa Profunda

## Introdução

A trombose venosa profunda aguda é a oclusão parcial ou total de veia profunda por trombo com inflamação primária ou secundária da parede do vaso. Pode acometer veias superficiais ou profundas em qualquer região do organismo. A trombose venosa profunda (TVP) dos membros inferiores assume interesse particular quer seja por sua alta incidência quer seja pelo tromboembolismo pulmonar (TEP) e às sequelas de hipertensão venosa crônica que pode provocar. O acometimento das veias superficiais dos membros inferiores, embora muito frequente, não tem a mesma importância e gravidade do que a das veias profundas. A TVP nem sempre é reconhecida na fase aguda, podendo determinar morte súbita por embolia pulmonar.

## Epidemiologia

Acomete pacientes hospitalizados no período pós-operatório, gestantes, politraumatizados, portadores de doenças inflamatórias, infecciosas, degenerativas e muitas vezes pacientes sem sinais de outras patologias. Estudos realizados nos Estados Unidos mostram que anualmente cerca de 600 mil pessoas desenvolvem TEP e cerca de 60 mil evoluem para o óbito.[1,2] Costuma ocorrer no pós-operatório de cirurgia de grande porte e em politraumatizados devido ao aumento dos fatores de coagulação, diminuição da atividade fibrinolítica e imobilidade.[3,4] Pacientes submetidos a cirurgias ortopédicas – em especial artroplastia do joelho e quadril – apresentam alta incidência de TVP.[5,6]

Tumores malignos, idade avançada, insuficiência cardíaca, história prévia de TVP e obesidade também são considerados fatores de risco para a doença tromboembólica.[7]

Há uma aparente redução da incidência de embolia pulmonar (EP) nas últimas duas décadas enquanto que a incidência de TVP permaneceu constante.[8] Outros trabalhos mostram que houve diminuição da taxa de EP fatal em dois terços e a TVP pós-operatória caiu cerca de 50%.[9] Estas alterações podem representar os avanços nas medidas profiláticas utilizadas em especial nos pacientes cirúrgicos.

## Etiopatogenia

Os trombos venosos são constituídos de quantidades variáveis de fibrina, glóbulos vermelhos e plaquetas. Diferenciam-se dos trombos arteriais por serem constituídos de uma quantidade menor de plaquetas. Ocorrem em áreas de baixo fluxo como nos recessos valvulares das veias das extremidades inferiores, em locais de trauma endotelial e em cateteres venosos centrais. Apesar dos grandes avanços para se compreender a etiopatogenia da TVP, a tríade de Wirchow concebida em 1980 continua sendo utilizada para explicar os fenômenos que regem os fatores ambientais e fatores de risco adquiridos na instalação do processo trombótico venoso.

Segundo Wirchow três fatores se mesclam em maior ou menor grau, resultando na formação do coágulo intravascular, a estase venosa, a lesão endotelial e a hipercoagulabilidade sanguínea. Os dois primeiros constituem os fatores desencadeantes do processo trombótico enquanto que a hipercoagulabilidade pode ser considerada como fator predisponente nas situações clínicas que induzem a um "estado trombogênico".

O trauma endotelial desencadeia o processo de coagulação por três vias,[1] a exposição do tecido subendotelial ativando a tromboplastina tecidual,[2] pela liberação do fator de necrose tumoral,[3] da liberação de interleuciana-1 pelas células endoteliais e por toxinas liberadas em consequência à necrose ou à lesão tecidual.

A estase venosa pode levar à ampliação dos efeitos descritos através da diminuição da depuração dos fatores trombogênicos, aumentando o tempo de ação desses fatores e diminuindo a chegada de trombomodulina, importante anticoagulante natural produzido pelas células endoteliais.

A hipercoagulabilidade sanguínea desempenha o papel fundamental na gênese da TVP. Estados fisiológicos ou patológicos como gestação, puerpério, reposição hormonal, neoplasias e infecções sistêmicas podem elevar os níveis séricos dos fatores de coagulação e diminuir de maneira transitória ou permanente os inibidores da ativação dos mecanismos da coagulação sanguínea.

As principais causas de eventos oclusivos venosos são consequência de doenças hematológicas decorrentes de alterações dos mecanismos de coagulação do sangue dentre as quais as trombofilias hereditárias, a síndrome antifosfolípide e as alterações hemostáticas das doenças oncohematológicas.

A trombofilia hereditária é causada por defeito genético nas moléculas dos fatores anticoagulantes ou em outras proteínas de interação. Em geral se manifesta em grupos familiares, em indivíduos jovens, sadios, por vezes com episódios recorrentes de trombose venosa, sem causa aparente.

Considerava-se que as principais causas de trombofilia hereditária fossem as alterações moleculares das proteínas inibidoras da coagulação, as proteínas C e S, antitrombina III e presença de anormalidades funcionais do fibrinogênio, no entanto, estudos fenotípicos demonstram que são responsáveis apenas por 5 a 10% desses eventos. Em 1993, Dahlbäck e cols.[7] descreveram nova causa de trombofilia hereditária, a resistência do plasma de alguns pacientes à ação anticoagulante da proteína C ativada exógena (RPCA). Estudos demonstraram a presença desta alteração em cerca de 20 a 60% dos casos de TVP, sendo considerada como maior fator de risco e a prevalência em populações gerais é de 2 a 10%.[10] Outros estudos constataram que misturas de plasmas de pacientes com RPCA e plasmas de pacientes deficientes em fatores da coagulação não ocorreram somente quando a mistura foi realizada com plasma deficiente em fator V, o que sugere um defeito da molécula do fator V (FV de Lieden).[11,12] A resistência à PCA na maioria dos casos ocorre devido a uma mutação simples R506Q no gene do Fator V e a mutação em homozigose está associada aum risco maior de trombose que em heterozigose.[11,13,14]

Outro fator genético foi descrito por McCully em 1969,[15] observando que pacientes com a síndrome de homocisteinemia familiar apresentavam mais complicações ateroscleróticas. Estudos posteriores confirmaram seu papel como fator de risco para as complicações trombóticas arteriais[16] e também, para a trombose venosa.[17]

A homocisteína é um aminoácido não essencial formado durante o metabolismo da metionina. Sob a ação da cistationa beta-sintetase, em reação dependente da vitamina B6, a homocisteína é transformada em cisteína e excretada pelo rim. Pode ser transformada novamente em metionina por via metabólica dependente da metilcobalamina (vitamina B 12) e dos folatos, co-fator e co-substrato dessa reação.[18]

Vários mecanismos podem explicar a relação entre trombose e hiperhomocisteína: o efeito citotóxico direto sobre as células endoteliais[19], síntese de prostaciclina, aumento da adesividade e agregabilidade plaquetária, ativação do fator V, secreção de fator de Von Willebrand e correlação com níveis de fibrinogênio.[18] A reposição de folatos em doses 0,65 mg a 10 mg diários reduz os níveis elevados da homocisteína[18,20], entretanto não há ainda evidências de que através da dieta ou suplementação vitamínica possa haver efeitos clínicos benéficos.[19]

As alterações trombóticas que ocorrem nos pacientes com neoplasias malignas são distúrbios multifatoriais. Muitos pacientes apresentam processo de coagulação intravascular disseminado de baixo grau com diminuição dos níveis de antitrombina III, Proteína S e C e redução da meia vida do fibrinogênio e plaquetas acompanhada por elevação compensatória de fatores da coagulação e enzimas fibrinolíticos. Desta maneira o paciente oncológico é mais suscetível a eventos trombóticos ou hemorrágicos desencadeados quando ocorrem pequenas alterações da hemostasia. Algumas dessas anormalidades tendem a se normalizar após o tratamento antineoplásico, enquanto outras podem se agravar, como, por exemplo, a redução de antitrombina III em pacientes recebendo terapia hormonal[21].

A presença persistente de anticorpos anticardiolipina e/ou anticoagulante lúpico afeta cerca de 25% dos pacientes com trombose venosa não-explicada. O anticoagulante lúpico promove a inibição das reações da coagulação que são dependentes de fosfolípides (ativação dos fatores X e IX e da protrombina) prolongando o tempo de coagulação in vitro. O papel dos anticorpos que causam a síndrome antifosfolípide não é claro, até o momento não se sabe a relação de causa e efeito. Os possíveis mecanismos patogênicos dos anticorpos antifosfolípides são: ação sobre as plaquetas estimulando sua agregação, lesão endotelial com expressão de moléculas de adesão para leucócitos e maior expressão de fator tecidual, interferência no sistema da proteína C da coagulação, inibição da antitrombina III e bloqueio do sistema fibrinolítico.[22,23]

O coágulo na TVP é formado, em sua maior parte, de fibrina e hemácias, e em menor quantidade, de plaquetas e leucócitos. Inicia-se em geral em regiões de fluxo turbulento das cúspides valvulares das veias profundas da panturrilha (Figura 67.1). Permanecendo os fatores que provocaram sua formação, o trombo inicial aumenta e progride no sentido distal e proximal, atingindo veias maiores e alcançando troncos coletores principais.

No trombo, é possível distinguir três partes: a cabeça, parte inicial aderente à parede da veia, o corpo, aderente parcial ou totalmente à parede da veia e a cauda, parte flutuante (Figura 67.2), livre na corrente sanguínea e que pode se fragmentar e produzir o TEP. Quanto mais lento o fluxo sanguíneo, maior e mais rápido será o comprimento do trombo, possibilitando a formação de caudas compridas e grossas que ao soltar-se ocasionam embolias mais graves. Quanto mais extensa a propagação, tanto mais grave o quadro clínico e as sequelas em longo prazo.

## Quadro clínico

### Trombose venosa profunda dos membros inferiores

O foco inicial da TVP pode ser silencioso, especialmente em pacientes com moléstias graves, idosos e restritos ao leito. Algumas vezes os primeiros sintomas podem ser os de tromboembolismo pulmonar fatal.

Quando a trombose se instala nas veias maiores do sistema venoso profundo (poplítea, femoral e ilíaca), em geral, o diagnóstico é evidente não se prestando a confusões diagnósticas (Figura 67.3). Quando afeta as veias profundas das pernas, os sintomas podem ser inespecíficos e o diagnóstico diferencial mais complexo.

Deve ser realizada cuidadosa história clínica para a identificação dos possíveis fatores predisponentes e desencadeantes da TVP embora muitas vezes ela possa ocorrer sem nenhuma causa aparente.

A TVP não é apenas uma doença localizada, mas de todo o organismo. O paciente pode apresentar sintomas gerais de febre, mal-estar, taquipneia e taquicardia. Os sintomas e sinais locais da presença do trombo no interior da veia, por seu efeito mecânico, inflamatório e reflexo, dependem do grau, da localização e da extensão da lesão. O sintoma mais comum é a dor na panturrilha, coxa ou região inguinal que pode não ser severa e descrita pelo paciente como de pequena intensidade, às vezes em for-

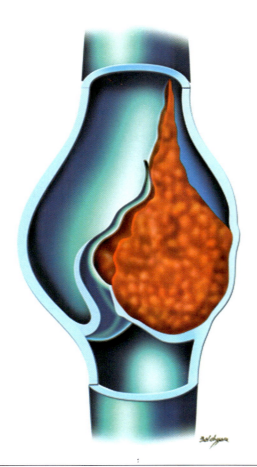

**Figura 67.1** Local mais frequente de início da trombose venosa profunda: recesso valvular de veia profunda da perna.

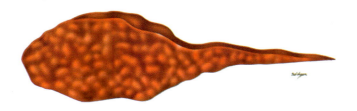

**Figura 67.2** Morfologia do trombo na TVP.

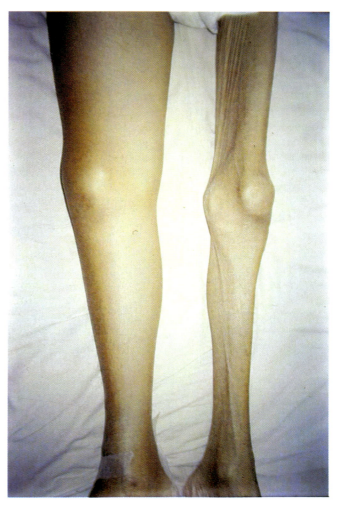

**Figura 67.3** Trombose venosa iliacofemoral.

ma de cãibras ou sensação de peso na perna ou coxa, se agravando em poucos dias.

Quando a dor se instala tende a se exacerbar com a atividade física e melhorar com o repouso e elevação do membro no leito.

A musculatura da perna deve ser cuidadosamente examinada no sentido de se identificar regiões de empastamento muscular e cordões dolorosos endurecidos palpáveis nos trajetos vasculares.

O sinal mais característico, porém não específico de trombose venosa da panturrilha é o Sinal de Homans (Figura 67.4), limitação da dorsiflexão do pé causada pela irritabilidade dos músculos soleo e gastrocnêmios.

O edema unilateral do membro é bastante sugestivo de TVP. Quando o edema é bilateral deve-se suspeitar de causa sistêmica como insuficiência cardíaca congestiva, no entanto pode ocorrer quando há trombose de cava inferior. O grau do edema é variável dependendo da circulação colateral e da extensão do processo trombótico. O edema do pé e da perna sugere que a trombose atingiu a veia poplítea ou femoral e quando há edema até a raiz da coxa é sinal de que há comprometimento iliacofemoral. Nos pacientes acamados o edema pode estar ausente ou apresentar pequenas proporções devido à diminuição da pressão venosa no decúbito horizontal.

A circulação colateral se faz em parte pelas veias superficiais que se tornam dilatadas e visíveis em especial ao nível da região inguinal nas tromboses iliacofemorais (Figura 67.5).

Em tromboses venosas extensas, pode haver vasoespasmo arterial que produz palidez e diminuição de irrigação da pele, caracterizando o que se chama de *flegmasia alba dolens*. Quando a trombose venosa é extensa e maciça, pode haver bloqueio da circulação colateral e o retorno venoso pode ser tão prejudicado que a estase compromete de forma grave o leito capilar com risco de necrose da extremidade. Nessa condição, o membro adquire uma

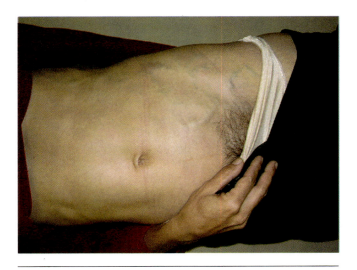

**Figura 67.5** Trombose venosa iliacofemoral – Colaterais venosas – parede abdominal.

coloração fortemente violácea, caracterizando a *flegmasia cerulea dolens*, podendo ocorrer gangrena venosa, com taxa de mortalidade extremamente alta e os pacientes que sobrevivem com frequência podem necessitar de amputação do membro. No entanto, felizmente, as complicações isquêmicas na TVP são raras, ocorrendo em 2 a 10% dos pacientes.[24]

## Trombose venosa da cava inferior

Em geral é resultado da progressão da trombose ilíaca. A primária é rara. Olivier descreve três tipos conforme o segmento acometido: abaixo das veias renais, ao nível das veias renais (Figura 67.6), e ao nível das veias supra-hepáticas.

A TVP da cava infra-renal surge como progressão da trombose das veias ilíacas. O edema, a cianose, e o aumento rede venosa superficial atingem o períneo, a região lombossacra e o abdome inferior. Podem ocorrer sintomas de comprometimento das vísceras pélvicas.

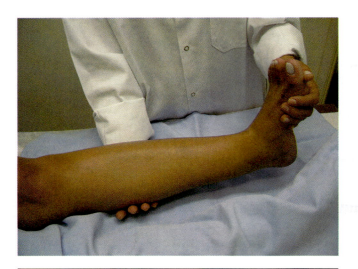

**Figura 67.4** Sinal de Homans.

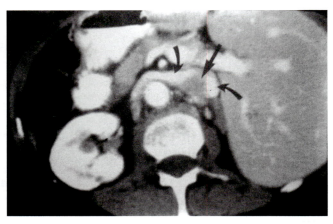

**Figura 67.6** Tomografia (corte transversal) – Trombo no interior da veia cava inferior junto à emergência das veias renais.

Quando a TVP atinge as veias renais, há dor lombar, nefromegalia e hematúria. A oclusão súbita das duas renais é de extrema gravidade e incompatível com a vida. A forma primária de acometimento das renais é descrita em crianças com poucos meses de vida acometidas de toxinfecção. No adulto geralmente é secundária, por progressão da trombose infra-renal.

A trombose da cava ao nível das veias supra-hepáticas pode ser primária ou secundária à progressão da trombose da cava ao nível das renais e produz um quadro clínico grave denominado Síndrome de Budd-Chiari. Distinguem-se duas formas: a aguda e a crônica. A forma aguda é, na maioria das vezes, letal e caracteriza-se por dor abdominal de forte intensidade, hepatomegalia, ascite aguda, cianose, agitação e piora rápida do estado geral do paciente. A morte ocorre antes mesmo do aparecimento da circulação colateral. Na segunda forma, a crônica, tem evolução insidiosa com sintomatologia de hipertensão portal, com hepatomegalia, ascite, circulação colateral, hematêmese e melena.

## Trombose venosa do membro superior

A etiologia em geral é traumática, por isso a denominação de "trombose por esforço". Acomete indivíduos jovens, é mais frequente no sexo masculino e com predomínio no membro superior direito. O paciente pode referir esforço exagerado do braço em abdução ou rotação precedendo à trombose da veia axilar. A sintomatologia é de início súbito com edema, cianose e evidência de rede venosa superficial ao nível do braço e ombro. Em geral a dor é de fraca intensidade. A veia axilar pode ser palpada com cordão duro e doloroso. A evolução na maioria das vezes é benigna. Em pacientes jovens deve-se suspeitar da síndrome de compressão costoclavicular (Figura 67.7). Tumores de ápice do pulmão e adenopatias da fossa supraclavicular e axilar podem levar à oclusão venosa por compressão, constituindo diagnóstico diferencial importante.

## Trombose venosa superficial

A trombose das veias superficiais é muito frequente e de diagnóstico fácil, pois a veia acometida é acessível ao exame direto. O trombo no interior da veia forma um cordão endurecido e doloroso. Há processo inflamatório que se traduz por vermelhidão e aumento da temperatura local (Figura 67.8). A evolução geralmente é benigna e a veia em 2 a 3 semanas transforma-se em cordão duro e indolor que vai recanalizando lentamente. Trata-se da complicação mais frequente das varizes dos membros inferiores e quando acomete a junção da safena magna com a femoral ou da safena parva com a veia poplítea (Figura 67.9) adquire importância devido à possibilidade de progressão da trombose ao sistema venoso profundo. A injeção de determinados fármacos em veias superficiais pode produzir tromboflebite química, em especial quando se trata de soluções hiperosmolares.

## Diagnóstico diferencial

1. **Rotura muscular**: A rotura de músculos da panturrilha pode ser espontânea durante a marcha ou após esforço, descrita pelo paciente como dor súbita na panturrilha ao andar ou ao exercício, conhecida com "síndrome da pedrada" (Figura 67.10), por assim parecer ao paciente. Há hematoma e edema muscular, aumento do volume e tensão da panturrilha, dor e por vezes impossibilidade de deambular. O diagnóstico diferencial é importante, pois a administração equívoca de anticoagulantes pode aumentar o hematoma subfascial e provocar síndrome compartimental.

2. **Hematoma muscular espontâneo**: Ocorre primariamente em pacientes que fazem uso de anticoagulantes com quadro semelhante ao descrito na rotura muscular.

3. **Rotura de Cisto de Backer**: A rotura de cisto sinovial na fossa poplítea pode provocar quadro bastante semelhante à TVP com edema importante por compressão da veia poplítea. O líquido sinovial pode se infiltrar nos compartimentos musculares da panturrilha produzindo intenso processo inflamatório,

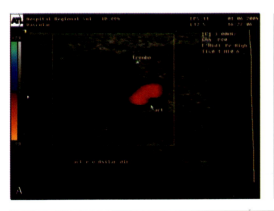
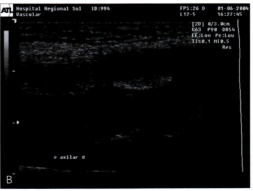
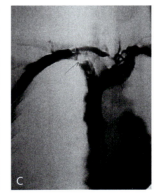

**Figura 67.7** Trombose da veia axilar direita. **A** – Eco-doppler, corte transversal. **B** – Eco-doppler, corte longitudinal. **C** – Flebografia após tratamento com fibrinolítico. Compressão da veia axilar no espaço costo calvicular.

quadro clínico conhecido com o nome de pseudo--tromboflebite (Figura 67.11).

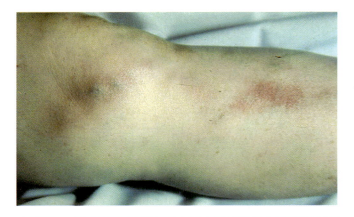

**Figura 67.8** Tromboflebite superficial de veias da perna.

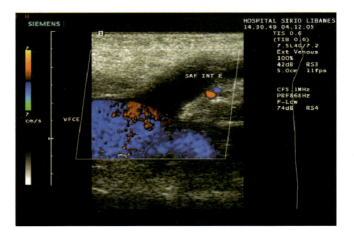

**Figura 67.9** Ecodoppler – Imagem de trombo no interior da croça da veia safena magna.

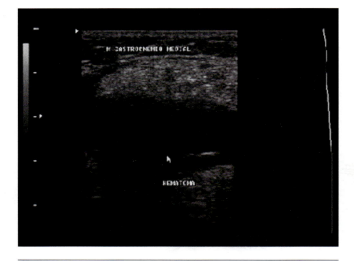

**Figura 67.10** Ecografia de músculos da perna. Ruptura de músculo gastrocnêmio.

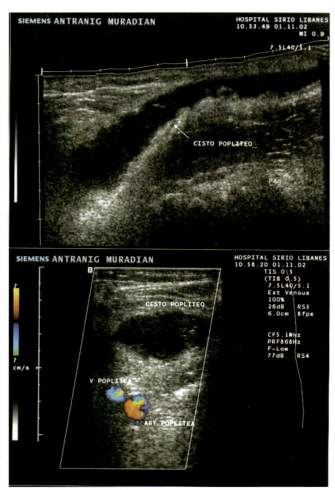

**Figura 67.11** Ecografia – Cisto de Baker roto.

4. **Celulite infecciosa e Erisipela**: Processos infecciosos de pele e tecido celular subcutâneo apresentam edema, eritema, dor e febre (Figura 67.12). O edema é subcutâneo e, diferentemente da TVP, não há edema muscular. Na evolução da erisipela podem se tornar evidentes sinais de linfangite, adenopatia inguinal, petéquias e flictenas.

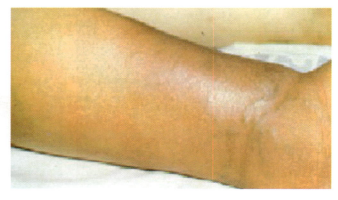

**Figura 67.12** Erisipela do membro inferior.

**5. Miosites**: São processos inflamatórios musculares, podendo ocasionar edema e necrose (rabdomiólise). Assemelham-se à TVP pelo edema e dor à palpação muscular, aumento da tensão da panturrilha e da coxa. Há elevação das enzimas musculares séricas e, nos casos mais graves, acidose metabólica, hiperpotassemia e mioglobinúria, podendo ser fatal por insuficiência renal e hipercalemia. Podem ser causadas por fármacos ou pelo esforço muscular exagerado.

**6. Compressões extrínsecas**: Edema causado por tumores, hematomas ou abcessos que comprimem veias adjacentes.

A TVP pode coexistir na maioria das situações citadas o que exige extremo cuidado nas avaliações dos sinais clínicos e testes laboratoriais e exames de imagem para a exclusão da TVP.

## Métodos diagnósticos

A flebografia, o mapeamento dúplex, a tomografia computadorizada, a cintilografia venosa e a pletismografia são os métodos diagnósticos mais utilizados e se baseiam no estudo de imagem e fluxo venoso. Esses métodos, apesar de serem de alta sensibilidade na detecção da TVP dos grandes troncos venosos suprageniculares, têm baixa sensibilidade na detecção de TVP ao nível da perna em especial das veias musculares da panturrilha. O teste do fibrinogênio marcado com iodo-125 apesar de apresentar grande número de falsos positivos é o mais sensível para TVP muscular das veias da panturrilha. Foi utilizado na Inglaterra por muito tempo, no entanto não está disponível comercialmente devido aos riscos de contaminação biológica.

## Mapeamento Dúplex

É o método mais utilizado atualmente por ser não invasivo e pela versatilidade. Quando realizado por examinadores experientes apresenta alta sensibilidade no diagnóstico de trombose em grandes troncos venosos. Nesse exame, a veia trombosada aparece como imagem hiperecogênica e as paredes não colabam à compressão (Figura 67.13). Determina a localização e a extensão da trombose, permite diagnosticar trombos oclusivos, não oclusivos, presença de cauda flutuante e se o trombo é recente ou antigo.[25,26] As veias tibiais, fibulares e veias musculares da panturrilha também podem ser identificadas quando o método é utilizado por examinadores experientes.[27] Compressões extrínsecas por linfoadenomegalias, tumores, hematomas ou cistos também podem ser facilmente identificadas mesmo na presença concomitante da TVP com o Mapeamento Dúplex.[28] Esse método tem como principais limitações a necessidade de profissionais altamente treinados e competentes para a obtenção e interpretação dos dados e o alto custo do equipamento.

## Flebografia

Apesar da evolução tecnológica dos exames de imagem não invasivos, a flebografia contrastada é ainda o padrão ouro no diagnóstico da TVP dos membros inferiores (Figuras 67.14 e 67.15). Tem alta sensibilidade e especificidade. No entanto apresenta riscos de reações alérgicas e anafiláticas pelo uso do contraste iodado, podendo

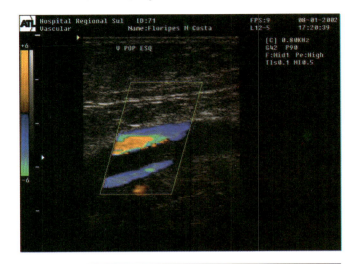

**Figura 67.13** Ecodoppler: Trombose completa da veia poplítea.

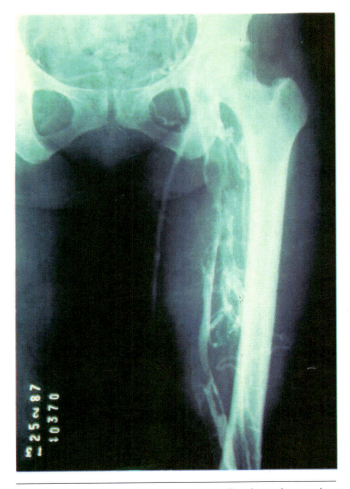

**Figura 67.14** Flebografia – Trombose venosa iliacofemoral esquerda – Falhas de enchimento representando trombos nas veias femoral e ilíaca.

provocar irritação endotelial e agravamento da trombose venosa.[29] Por estas causas, muitos profissionais evitam pedir a flebografia de rotina, especialmente quando a suspeita de TVP não é forte, advogando inicialmente métodos não invasivos, em especial o Mapeamento Dúplex.[30]

## Pletismografia

A oclusão de veias maiores do sistema venoso profundo da perna e coxa diminui a complacência e aumenta a resistência ao fluxo. A pletismografia por qualquer das modalidades, de impedância, a ar, ou de mercúrio ("strain-gauge") se baseiam na determinação das variações de volume do membro. Aplica-se um manguito proximal na coxa até uma pressão de 50 mmhg, suficiente para o bloqueio do retorno venoso. No paciente normal o aumento do volume do membro após o bloqueio aumenta de 2 a 3% e nos pacientes com trombose venosa esse aumento é sensivelmente menor. O registro da variação do volume é realizado com um sensor colocado na perna. É possível também, obter o gráfico do tempo de recuperação do volume do membro após remoção do manguito proximal. Nos pacientes com TVP o tempo de recuperação do volume é maior. É possível calcular a resistência ao retorno venoso que costuma ser 3 a 5 vezes maior nos pacientes com TVP.[31,32] No entanto,

apesar de sensível para os trombos em veias maiores e acima do joelho, o método é ineficiente no diagnóstico das tromboses das veias da perna.

## Cintilografia venosa

A venografia radioisotópica realizada com macroagregado de albumina marcada com tecnécio é procedimento minimamente invasivo, causa pouco desconforto, é rápido, pode ser repetido a cada 24 horas e ao mesmo tempo associado ao mapeamento pulmonar (Figura 67.16). Este método é particularmente útil para o estudo das veias da coxa e pélvis, apesar da definição de imagem ser bem inferior à flebografia convencional.[33]

## Tomografia computadorizada

Exame útil no diagnóstico da TVP de veias abdominais e pélvicas (Figura 67.17). Quando há suspeita de tromboembolismo pulmonar é possível ao mesmo tempo realizar-se a angiotomografia torácica (Figura 67.18). Pouco utilizada para diagnóstico da TVP dos membros devido à necessidade de uso de contraste iodado endovenoso e o seu alto custo. Bastante útil quando há suspeita de compressão venosa por tumores e no estudo de anomalias venosas intra-abdominais.[34]

## Ressonância Nuclear Magnética

Técnica diagnóstica pouco utilizada devido à baixa resolução em relação à flebografia convencional, mapeamento dúplex ou mesmo venografia radioisotópica. Artefatos com frequência interferem na interpretação das imagens. O baixo fluxo no interior das veias pode ser confundido com coágulos.[35]

## Exames laboratoriais

Infelizmente não há exames hematológicos que permitam identificar com segurança a ocorrência de trombose venosa em fase aguda. Recentemente tem sido utilizada a dosagem plasmática do dímero-D. Trata-se de marcador da ativação da fibrinólise secundária à formação de fibrina, resultante

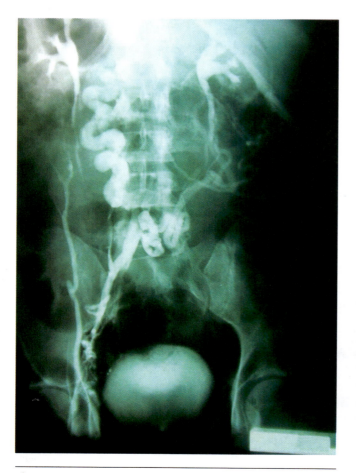

**Figura 67.15** Flebografia – Compressão da veia cava inferior por tumor. Circulação colateral abdominal vicariante.

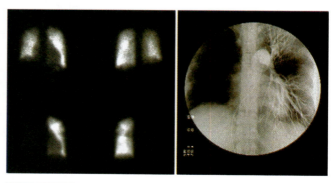

**Figura 67.16** Embolia pulmonar – Cintilografia com imagem de Embolia Pulmonar direita e imagem arteriográfica correspondente de oclusão do tronco da artéria pulmonar.

da ação da plasmina sobre o trombo já formado.[36] Quando seus níveis no plasma são normais, o diagnóstico de TVP é excluído com segurança, no entanto, devido ao grande número de falsos positivos tem baixa especificidade.

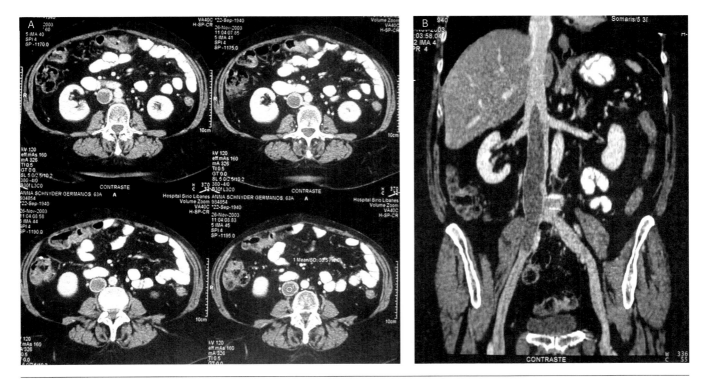

**Figura 67.17** Tomografia computadorizada com contraste. Trombose extensa da veia ilíaca esquerda e cava inferior até a região da emergência das veias renais. **A** – Reconstrução coronal. **B** – Reconstrução transversal.

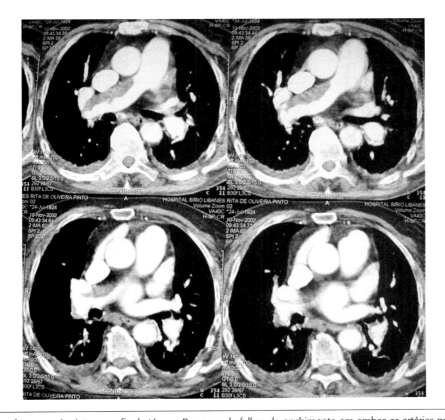

**Figura 67.18** Embolia pulmonar – Angiotomografia de tórax – Presença de falhas de enchimento em ambas as artérias pulmonares.

## Tratamento

A estratégia de tratamento da TVP depende do local e extensão da doença, da magnitude dos sintomas, dos fatores de risco envolvidos e da presença de doenças associadas em especial das complicações embólicas pulmonares.

De maneira geral o tratamento de escolha é o tratamento clínico conservador. Nos casos de TVP de grande extensão, a tendência atual é a utilização de métodos de fibrinólise ou trombectomia cirúrgica no sentido de minimizar as sequelas tardias, ou seja, a síndrome pós-trombótica.

## Tratamento Clínico

### Medidas gerais

Na fase aguda o paciente deve ser mantido em repouso na posição de Trendelemburg (Figura 67.19), aumentando-se o retorno venoso através da circulação colateral, o que permite a redução do edema do membro em poucos dias. Em geral não há necessidade de administração de analgésicos ou anti-inflamatórios, pois a heparina utilizada na grande maioria das vezes, tem per si potente ação anti-inflamatória. Assim que ocorrer a diminuição do edema e o alívio da dor, é fundamental o uso de meiaselásticas e estímulo à deambulação. Desta maneira, a contração ativa da musculatura da panturrilha associada à compressão elástica promove considerável aumento do fluxo venoso e diminui o risco de progressão da trombose, fragmentação de novos trombos e em consequência a prevenção da embolia pulmonar.

### Anticoagulação

A base do tratamento da TVP é o uso dos anticoagulantes. Os mais utilizados são as heparinas, administradas por via endovenosa ou subcutânea e os anticoagulantes orais (cumarínicos). Seu efeito terapêutico principal é impedir a progressão da trombose, ou seja, bloquear o processo de formação de novos coágulos. No entanto, os anticoagulantes não são capazes de estimular o processo fibrinolí-

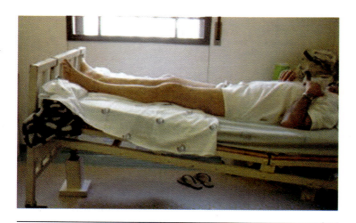

**Figura 67.19** Posição de Trendelemburg.

tico, sendo, portanto agentes essencialmente profiláticos. Na fase aguda a heparina é a medicação de escolha, pois uma vez administrada por via venosa, sua ação é imediata enquanto que os anticoagulantes orais têm ação mais lenta, necessitando 3 a 4 dias de latência para início de sua atividade.

Após curto período de uso da heparina inicia-se ao mesmo tempo a administração de anticoagulante oral que deve ser mantido até atingir seu efeito pleno.

## Heparina

A heparina é uma mistura de polímeros de polissacáride natural com peso molecular variando de 3.000 a 30.000 daltons, extraída de vísceras animais. Tem efeito anticoagulante imediato inibindo a trombina e o fator Xa e IXa. Liga-se à antitrombina III promovendo alterações na conformação que ativam seu poder anticoagulante, inibindo a produção da fibrina.[37] Além do efeito anticoagulante, a heparina inibe a função plaquetária e prolonga o tempo de sangramento.[38]

Na fase aguda, a heparina deve ser administrada em altas doses na forma não-fracionada por via endovenosa (EV) contínua ou via subcutânea (SC), ou na forma fracionada somente por via subcutânea. A forma EV é preferida por produzir efeito imediato, não depender de condições individuais de absorção, facilidade de reversão do efeito e por não produzir hematomas no local de absorção.[39]

O tratamento convencional da TVP na fase aguda consiste na administração de heparina EV contínua. A infusão contínua propicia doses totais diárias mais baixas e menor incidência de complicações hemorrágicas quando comparada à intermitente. Pode ser aplicada dose inicial em "bolus" de 2.500 a 5 000 UI, dependendo das condições clínicas do paciente, em especial quando há embolia pulmonar grave associada. Em seguida o tratamento de manutenção deve ser feito com bomba de infusão contínua e a heparina diluída em soro fisiológico, com dose média de 1.000 a 2.000 UI/hora, mantendo-se o Tempo de Tromboplastina Parcial Ativado (TTPA) entre 1,5 a 2,5 do valor normal.[40]

Na administração intermitente, as aplicações devem ser divididas a cada 3 a 5 h, pois a vida média da heparina é de 1h e 30min e pode permanecer na circulação por 3 a 5h, dependendo do sistema monócito-macrófago, neutralização plasmática e excreção urinária.[41]

As principais complicações do uso da heparina são os fenômenos hemorrágicos que variam de 3 a 5% aparentemente relacionados a fatores de risco individuais e não aos níveis de TTPA.[37] A principal forma de prevenção dos fenômenos hemorrágicos é a observação de condições que possam proibir a utilização da heparina.

A contra-indicação ao uso da heparina é absoluta em pacientes na vigência de hemorragias de qualquer tipo, trauma recente em sistema nervoso central ou acidente vascular hemorrágico e coagulopatia grave. Entre as contra-indicações relativas podemos citar o sangramento digestivo recente, plaquetopenia, endocardite bacteriana, retinopatia diabética, senilidade e hipertensão arterial sistêmica grave.

A complicação não hemorrágica mais frequente da heparina é a trombocitopenia. É a mais comum, de pouca gravidade, ocorre precocemente e está relacionada à capacidade de alguns produtos da heparina não fracionada induzirem agregação plaquetária. Em menos de 3% dos casos a plaquetopenia é de causa imunológica, aparecendo em geral de 7 a 21 dias do início do tratamento, podendo causar fenômenos trombóticos ou hemorrágicos, sendo necessário suspender seu uso. Outros efeitos adversos são mais raros, como a necrose de pele por hipersensibilidade e a osteoporose por uso prolongado.[42]

## Anticoagulantes orais

São substâncias que devido à semelhança química com a vitamina K1 competem com ela na fase final de síntese dos fatores II, VII, IX e X e da proteína C e S.[43] Não agem sobre os fatores de coagulação circulantes e sim sobre os sintetizados no fígado, por isso seu efeito não é imediato, dependendo de: tipo da droga, sensibilidade do paciente, variação da ingestão de vitamina K na alimentação, e alterações na flora intestinal que produz vitamina K.[44]

Os derivados da cumarina e indandiona incluem-se neste grupo de substâncias.

O controle do tratamento com anticoagulantes orais é realizado através do método de Quick ou tempo de protrombina (TP). Os resultados expressos em segundos, comparados ao controle (plasma de indivíduos normais do dia) e em porcentagem do controle normal (atividade de protrombina).

A comparação desses resultados por diversos laboratórios é difícil devido à não padronização da tromboplastina utilizada nesse método. Atualmente, a maioria dos centros diagnósticos especializados usa sistema de padronização que permite o estabelecimento de paralelismo entre as diversas tromboplastinas utilizadas nos diversos laboratórios e uma tromboplastina padrão, o International Normalized Ratio (INR).[45]

Na fase aguda da TVP é recomendado manter o INR de 2,0 a 4,0 enquanto que na fase de manutenção, os níveis recomendados devem variar entre 2,0 a 3,0.

Alguns medicamentos podem potencializar a ação dos anticoagulantes orais, entre eles: cloranfenicol, neomicina, tetraciclina, fenilbutazona, clofibrate, fenantoína, ácido nalidíxico, methotrexate, salicilatos, sulfonamidas, cimetidina, trimetropin, AAS, paracetamol, quinina, quinidina, azatriopina etc. Outras drogas podem inibir a ação anticoagulante: colchicina, barbitúricos, carbamazepina, rifampicina, diuréticos, estrógenos etc.

A hemorragia é a principal complicação do uso dos anticoagulantes orais, em geral ocorre devido a erro na dose, a uso concomitante de medicação que potencializa a ação anticoagulante ou à falta de exames laboratoriais de controle. A falha pode ocorrer também por erro técnico na determinação do TP, pois os reagentes utilizados são extratos de tecidos e passíveis de alterações e instabilidade. Pode ocorrer, também, em pacientes com patologias digestivas como hérnia de hiato, úlcera péptica, diverticulite ou tumores não diagnosticados ou não considerados. Outras situações importantes que podem instabilizar e provocar acidentes hemorrágicos são as alterações hepáticas decorrentes da insuficiência cardíaca congestiva, hepatite e outras viroses.[46]

Os anticoagulantes orais podem causar descolamento prematuro da placenta, anormalidades do sistema nervoso central, sangramento fetal e embriopatia warfarínica, caracterizada por hipoplasia nasal e/ou não consolidação das epífises. Por esse motivo não devem ser administrados durante o primeiro trimestre da gestação.[47] Nesse período a droga de escolha é a heparina. Podem ser usados após o terceiro mês de gestação devendo ser suspensos na proximidade do parto devido à hipoprotrombinemia do recém-nascido.[48]

Os cumarínicos podem ser usados no período de aleitamento. Alguns estudos não encontraram nenhuma atividade no leite de pacientes tratados ou no sangue dos lactentes.[49] Apesar disso, aconselha-se que os lactentes nessas condições recebam suplementos em vitamina K.[39]

Em situações de emergência, as complicações hemorrágicas causadas por altas doses de cumarínicos devem ser revertidas com o uso de plasma fresco congelado. Produtos comerciais de complexo protrombínico também podem ser utilizados, no entanto, altas doses desses produtos podem provocar situações trombóticas. Quando não há urgência, a reversão pode ser realizada com o uso de vitamina K. Cada miligrama da vitamina K eleva o TP em 10% após cerca de 6 horas.[46]

## Heparinas de baixo peso molecular

São obtidas pela despolimerização da heparina com produção de fragmentos de peso molecular entre 4.000 e 6.000 daltons, que têm ação menor na inibição da trombina mantendo a capacidade de bloquear o fator Xa. Possuem menor afinidade por proteínas plasmáticas, vasculares, células endoteliais macrófagos e plaquetas, possuindo, portanto, maior biodisponibilidade e maior meia-vida plasmática, respostas mais previsíveis a doses fixas e redução dos efeitos colaterais relacionados à plaquetopenia.[50]

Por sua maior disponibilidade e maior vida-média, a HBPM pode ser usada rotineiramente por SC com dose peso dependente e sem necessidade de monitorização laboratorial. Isto permite uma simplificação no tratamento anticoagulante, oportunidade de tratamento de pacientes selecionados em domicílio e redução dos custos. Adicionalmente acredita-se que haveria menor mortalidade entre os pacientes tratados com HBPM, no entanto isto ainda necessita ser confirmado.[51,52]

## Remoção precoce do coágulo

O tratamento clássico da TVP com heparina, seguida do uso de anticoagulante oral é um método eficaz na prevenção do TEP e da extensão do trombo. No entanto, estes fármacos não têm ação fibrinolítica. Os principais métodos existentes para a remoção precoce do coágulo e restabelecimento da função venosa e preservação do endotelial e valvular são a trombectomia cirúrgica (mecânica) e a fibrinólise farmacológica.

## Trombectomia cirúrgica

Leriche e Fontaine, na década de 40, descreveram a técnica para a TVP dos membros inferiores. Consiste na remoção do coágulo das veias por meio de cateteres e através da compressão extrínseca do membro (manual ou por faixa de Esmarch), visando expulsar os trombos através de flebotomia na femoral.

A experiência inicial da trombectomia venosa cirúrgica foi bastante entusiástica devido aos excelentes resultados publicados.[53,54] No entanto publicações subsequentes mostram alta incidência de re-trombose[55] e ineficácia na prevenção das complicações tardias da síndrome pós-flebítica.[56] Apesar de utilizada em alguns centros europeus com sucesso, a técnica foi ignorada na grande maioria dos centros.[57,58] Os serviços que continuaram a utilizar e refinar a técnica publicaram resultados cada vez melhores.[58-62] Entretanto não existe consenso no longo prazo quanto à superioridade do tratamento cirúrgico em relação ao clínico na prevenção da sequela da síndrome pós-flebítica. Há ressalvas quanto à sua utilização ampla, pois muitos trabalhos não reproduziram os mesmos bons resultados tanto no pós-operatório imediato como na evolução clínica em longo prazo.[55,56]

## Fibrinólise farmacológica

A restauração do fluxo venoso eliminando-se o trombo e preservando, mesmo de maneira parcial, a função venosa são os objetivos ideais do tratamento da trombose venosa, quer seja através dos métodos mecânicos quer seja através dos farmacológicos.

A terapêutica fibrinolítica para o tratamento da isquemia miocárdica e do tromboembolismo pulmonar modificou o prognóstico dos portadores dessas patologias. Como consequência despertou o interesse de utilizar os mesmos recursos para o tratamento da TVP. Inicialmente a administração de fibrinolíticos por via endovenosa sistêmica para o tratamento da TVP não apresentou resultados animadores devido a uma incidência inaceitável de complicações hemorrágicas e a sua baixa eficácia.[63]

O desenvolvimento de métodos de trombólise venosa seletiva por cateteres intratrombo na década de 1990, utilizando uroquinase, propiciou redução da dose total da droga e maior índice de sucesso terapêutico com menor risco e efeitos colaterais (Figura 67.20).[64,65]

Em 1999, os pesquisadores passaram a utilizar outras drogas fibrinolíticas, em especial o rt-PA devido à retirada da uroquinase do mercado pelo Departamento Americano de Administração de Drogas e Alimentos (FDA) e aos aspectos alérgicos desfavoráveis da utilização da estreptoquinase.

Alguns autores publicaram séries com bons resultados imediatos[66,67], no entanto ainda não existem trabalhos prospectivos que permitam assegurar os benefícios dessa técnica.

## Profilaxia

TVP é problema internacional de saúde pública, quer pela sua incidência como pelas complicações agudas em especial, o TEP que pode ser fatal[68,69], como pelo desenvolvimento da síndrome pós-flebítica.[70,71]

Muitos eventos de TVP não são detectados pelas dificuldades diagnósticas já expostas. Portanto é de extrema importância para o médico o conhecimento da epidemiologia e a definição dos grupos de risco para aplicar os recursos profiláticos e tratamento precoce.

Embora a profilaxia farmacológica da TVP já esteja consagrada pela experiência clínica, os métodos mecânicos de prevenção continuam tendo lugar de destaque nas estratégias do tromboembolismo pulmonar. Existem situações nas quais a profilaxia mecânica é prioritária em relação à química, caso dos pacientes em que está contra-indicado o uso de anticoagulantes, como por exemplo, em pacientes com traumatismos graves ou mesmo em pacientes submetidos a cirurgias neurológicas, entre outras.

Além da deambulação precoce e da mobilização ativa e passiva dos membros inferiores, dois métodos de prevenção mecânica da TVP se destacam: o uso de meias elásticas de compressão graduada e os equipamentos de compressão pneumática intermitente (CPI) (Figura 67.21). Vários trabalhos recentes demonstram a eficácia destes métodos isoladamente ou combinados com a profilaxia farmacológica.[72]

O mecanismo de ação das meias elásticas na prevenção da TVP ainda não está claro, porém deve ser multifatorial. A diminuição do diâmetro da veia provocado pela compressão externa, que redunda em aumento da velocidade linear de fluxo, parece ser fundamental. Em pacientes portadores de refluxo venoso causado por insuficiência valvular, o uso de meias elásticas promove a aproximação das valvas venosas, diminuindo o refluxo, a estase venosa e o risco de trombose.

O uso sistemático das meias elásticas pode reduzir em até 65% a incidência de TVP nos pacientes submetidos a cirurgia geral de médio e grande porte, com a vantagem de ser um método barato e de fácil aplicação, sendo muito raras as contra-indicações à sua utilização.[73]

A CPI pode ser utilizada através de diferentes equipamentos com mesmo princípio básico, ou seja, promover o aumento da velocidade de fluxo venoso por compressão externa (Figura 67.22). O tipo mais comum de equipament o de tecido rígido que envolve o pé, a perna, ou todo o membro inferior, conectado a uma bomba pneumática que insufla e desinsufla o envoltório de forma intermitente durante o período que o paciente permanece acamado. Além do efeito mecânico propriamente dito, atribui-se a este método uma segunda característica protetora contra a trombose venosa, o efeito fibrinolítico da compressão pneumática. Utilizando a CPI, em estudo pioneiro, Comerota comprovou aumento do ativador do plasminogênio tecidual liberado por células endoteliais e consequente

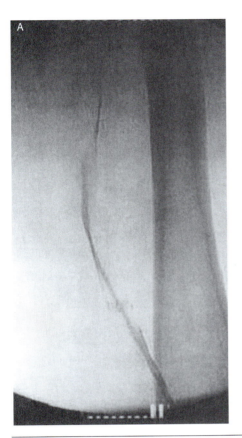 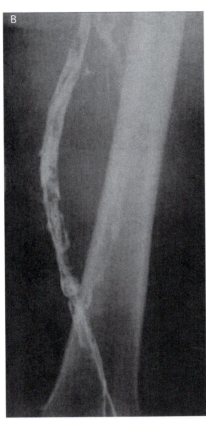 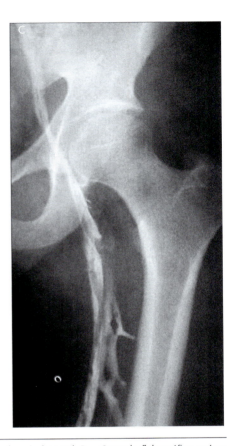

**Figura 67.20** Trombose venosa Iliacofemoral. **A** – Flebografia pré-operatória – Oclusão completa da veia femoral. **B** – Controle flebográfico após o tratamento fibrinolítico. Imagem de recanalização da veia femoral. **C** – Controle flebográfico após o tratamento fibrinolítico. Imagem de recanalização da veia femoral e ilíaca.

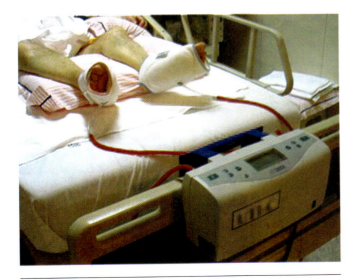

**Figura 67.21** Equipamento de Compressão Pneumática Intermitente (CPI).

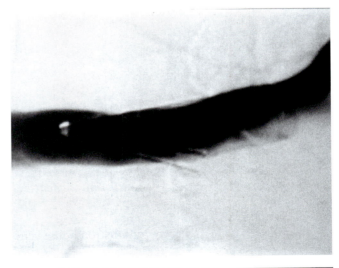

**Figura 67.22** Controle flebográfico – Filtro de veia cava inferior em posição infra-renal.

incremento da atividade fibrinolítica local, diminuindo as possibilidades de desenvolvimento de trombose.[74] Dessa forma, a compressão pneumática intermitente afeta potencialmente dois dos três fatores da clássica tríade de Virchow: aumenta a velocidade de fluxo venoso e diminui a hipercoagulabilidade por estimulo da fibrinólise, dificultando o desenvolvimento de trombose venosa profunda.

Pacientes cirúrgicos podem desenvolver TVP e seu risco aumenta com a idade, obesidade, presença de doenças malígnas, TVP prévia, varizes e trombofilia. A duração da cirurgia, tipo de anestesia, imobilidade, desidratação e sepsis também afetam o risco da doença trombótica. Estudos em pacientes cirúrgicos mostram que o risco do tromboembolismo venoso continua mesmo após a alta hospitalar.[75,76]

De acordo com a classificação de risco[77], vários métodos, farmacológicos e mecânicos, podem ser utilizados. Nos pacientes de baixo risco (idade < 40 anos, cirurgia de pequeno porte) não há estudos para recomendar-se qualquer tipo de recurso farmacológico. Em pacientes de moderado risco (idade >40 anos, cirurgia maior, sem outros fatores de risco) recomenda-se o uso de heparina não fracionada em baixas doses (5.000 UI SC de 12/12 h) ou HBPM e como opção alternativa uso de meias elásticas e compressão pneumática intermitente (CPI). Em pacientes de alto risco (idade > 60 anos, cirurgias maiores e fatores de risco adicionais) associação de terapêutica farmacológica com meias elásticas e (CPI).

A duração da profilaxia deve ser mantida até a deambulação normal do paciente e em casos especiais mesmo após a alta hospitalar.

A interrupção cirúrgica da veia cava inferior para evitar que coágulos se dirijam ao pulmão é a proposta publicada em 1868 por Trousseau. Além disso, durante muito tempo técnicas de ligadura ou "plicatura" da veia cava infra-renal através de cirurgia direta foram utilizadas, com alta morbidade e mortalidade.

A partir da década de 1970 foi possível utilizar dispositivos endovasculares, "os guarda-chuvas" ou "filtros de cava" (Figura 67.22), que podem ser introduzidos através de simples dissecção de veia jugular ou femoral e implantados no interior da veia cava por controle fluoroscópico sem a necessidade de se abrir o abdome e com baixo risco operatório. Os filtros de veia cava capturam os êmbolos venosos sem interrupção do fluxo de sangue.

São indicações absolutas da colocação de filtro de veia cava inferior:

1. EP na vigência da anticoagulação efetiva.
2. EP em pacientes com hemorragia ou com risco em potencial.

# Tromboembolismo venoso e gestação

O tromboembolismo venoso tem particular importância na gestação devido à mortalidade materna. Os fatores de risco para o TEV podem predispor a outras complicações da gestação como aborto, crescimento intra-uterino retardado, eclampsia, problemas placentários e morte fetal. O uso de anticoagulantes para prevenção de TEV na gestação é bastante controverso em especial nas pacientes que apresentando fatores de risco como o Fator V de Lieden, a protrombina mutante (G20210A) e a síndrome antifosfolípide não tiveram eventos tromboembólicos previamente.[78-80] O uso das antivitaminas K podem induzir à embriopatia warfarina durante o primeiro trimestre da gestação. O uso da heparina não fracionada por via subcutânea pode ser uma alternativa, no entanto existem estudos que indicam que seu uso também pode levar a malformações fetais, aborto e morte fetal.[81] As heparinas de baixo peso molecular são mais simples de utilizar, não necessitam de controle constante da anticoagulação, no entanto não há estudos de randomizados controlados na utilização em gestantes que autorizem seu uso. Alguns estudos de cohort mostram que as HBPMs apresentam tão bons resultados quanto as HNFs.[82-84] Revisões sistemáticas de séries de casos publicados de mulheres que têm válvulas cardíacas mecânicas e foram submetidas ao tratamento com HBPM indicam que é uma alternativa eficaz e pode ser superior à HNF quando usada adequadamente.[85]

# Novos agentes anticoagulantes

As alternativas para a profilaxia e tratamento farmacológico do tromboembolismo pulmonar apresentam limitações importantes.

O advento das heparinas de baixo peso molecular constitui um grande avanço, porém essas drogas têm o grande inconveniente de serem administradas por injeções subcutâneas e, por isso, inadequadas para uso prolongado.

As anti-vitaminas K (dicumarínicos) têm custo muito baixo, são administradas por via oral possibilitando o uso por períodos longos. Têm como desvantagem sua grande variabilidade de ação de acordo com a sensibilidade de cada paciente, de suas condições clínicas, estado geral, alimentação e interações por uso concomitante de outras drogas. A dose alvo é bastante variável e há necessidade de controle laboratorial periódico para ajuste da dose. Há dependência de vigilância médica constante bem como observância de cuidados pelo próprio paciente ou família. Na prática, na grande maioria dos casos, o tempo de protrombina solicitado para o controle de anticoagulação encontra-se fora da faixa terapêutica o que acarreta riscos de retrombose e alta incidência de sangramento.

Há muito tempo a indústria farmacêutica investe no desenvolvimento de novos anticoagulantes que possam ser administrados por via oral, que apresentem ação farmacológica mais previsível e que não necessitem de controle laboratorial. Apesar dos esforços e do grande número de linhas de pesquisa, existem poucas drogas em condição de serem comercializadas. O modo de ação dessas drogas é seletivo e previsível, em geral através da inibição direta da trombina ou do fator X.

O primeiro inibidor direto da trombina lançado no mercado foi o ximelagatran que foi precocemente retirado do mercado por ter apresentado efeitos colaterais hepáticos graves em estudo em pacientes com fibrilação atrial, com média de seguimento de 2 anos.[86]

Entre as novas drogas, o etexilato de dabigatran que também é um inibidor direto e reversível da trombina, está em fase avançada de pesquisa, com diversos estudos de fase III já concluídos e, ao contrário de seu antecessor (o etexilato de dabigatran)apresentou baixa incidência de alterações de transaminases hepáticas. Tem eficácia e segurança comparáveis à enoxaparina quando usado para a profilaxia do TEV em pacientes submetidos à artroplastia do quadril e do joelho.[87-89]

Mais recentemente foi publicado o RECOVER[90] estudo comparativo randomizado multicêntrico em que grande quantidade de pacientes com tromboembolismo venoso agudo foram tratados com etexilato de dabigatran ou warfarina sódica por seis meses. Esse estudo demonstrou que o etexilato de dabigaran tem eficácia similar à warfarina, e perfil de segurança semelhante, com a vantagem de não necessitar monitorização laboratorial de sua atividade farmacológica.

O etexilato de dabigatrana é comercializado no Brasil e teve seu uso aprovado pela ANVISA para a profilaxia do tromboembolismo venoso em cirurgia ortopédica.

Diversos inibidores do fator X estão em investigação (rivaroxaban, apixaban), com alguns estudos de fase III já concluídos. Nesses estudos, o rivaroxaban apresentou índices de eficácia superiores à enoxaparina, com resultados similares de segurança na profilaxia do TEV em pacientes submetidos à cirurgia ortopédica.[91-94] Em publicação recente demonstrou-se que devido a sérios vieses metodológicos, essa superioridade de eficácia atribuída ao rivaroxaban não era verdadeira, bem como verificou-se apresentar risco aumentado de sangramento quando comparado à enoxaparina.[95]

## Referências bibliográficas

1. Anderson F, Wheeler H, Goldberg R: A population-based perspective of the hospital incidence and case-fatality rates of deep vein thrombosis and pulmonary embolism. Arch Intern Med 151:933,1991.
2. Silverstein MD, Heit JA, Mohr DN: Trends in the incidence of deep vein thrombosis and pulmonary embolism: A 25-year population-based study. Arch Intern Med 158:585,1998.
3. National Institutes of Health Consensus Conference. Prevention of venous thrombosis and pulmonary embolism. JAMA 256:744-9,1986.
4. Geerts WH, Code KI, Jay RM: A prospective study of venous thromboembolism after major trauma. N Engl J Med 331:1601,1994.
5. Stulberg BN, Insall JN, Williams GW. Deep vein thrombosis following total knee replacement: an analysis of 638 arthroplastes. J Bone Joint Surg Am 55:106-112,1973.
6. Sikarski JM, Hampson WG, Staddon GE. The natural history and etiology of deep vein thrombosis after total hip replacement. J Bone Joint Surg Br 63:171,1981.
7. Dahlbäck B, Carlsson M, Svensson PJ. Familial thrombophilia due to a previously unrecognized mechanism characterized by poor anticoagulant response to activated protein C: prediction of a cofactor to activated protein C. Proc Natl Acad Sci 90:1004-8,1993.
8. Silverstein M, Heit JA, Mohr D: Trends in the incidence of deep vein thrombosis and pulmonary embolism: A 25 year population based study. Arch Intern Med 158:585,1998.
9. Cohen AT: Discoveries in thrombosis care for medical patients. Semin Thromb hemost 28(suppl 2):13,2002.
10. Inherited thrombophilia: resistance to activated protein C as a pathogenic factor of venous thromboembolism. Blood 85:607-14,1995.
11. Bertina RM, Koeleman BPC, Koster T.. Mutation in blood coagulation factor V associated with resistance to activated protein C. Nature 369:64-7,1994.
12. Zoller B, Dahlbäck B, Linkage between inherited resistance to activated protein C and factor V gene mutation in venous thrombosis. Lancet 343:1536-8, 1994.
13. Rosendaal FR, Koster T, Vandenbroucked, JP et al. High risk of thrombosis in patients homozygous for factor V Lieden (activated protein C resistance). Blood 85: 1504-8,1995.
14. Zoller B, Svensson PJ, HE X. Identification of the same factor V gene mutation in 47 out of 50 thrombosis-prone families with inherited resistance to activated protein C. J Clin Invest 94:2521-4,1994.
15. MaCully KS. Vascular pathology of homocysteinemia: implications for the pathogenesis of arteriosclerosis. Am J Pathol 56:111-28,1969.
16. Selhub J, Jacques PF, Boston AG. Association between plasma homocysteine concentration and extracranial carotid stenosis. N Engl J Med 332:286-91,1995.
17. Den Heijer M, Koster T, Blom HJ. Hiperhomocysteinemia as a risk factor for deep-vein thrombosis. N Engl J Med 334:759-62,1996.
18. Mayer EL, Jacobsen DW, Robinson K. Homocysteine and coronary atherosclerosis. J Am Coll Cardiol 27:517-27,1996.
19. Jones BG, Rose FA, Tudball N. Lipid peroxidation and homocysteine induced toxicity. Atherosclerosis 105:165-70,1994.
20. Boushey CJ, Beresford AP, Omenn GS. A quantitative assessment of plasma homocysteine as a risk factor for vascular disease: probable benefits of increasing folic acid intakes. JAMA 274:1049-57,1995.
21. Byk RL, Hemostasis in malignance. In: Bick, RL. Disorders of thrombosis and hemostasis: clinical and laboratory practice. Chicago, ASCP Press, p.239-60, 1992.
22. Rand JH. Antiphospholipid antibody syndrome: new insights on thrombogenic mechanisms. Am J Med Sci 316:142-51,1998.

23. Greaves, M. Antiphospolipid antibodies and thrombosis. Lancet 353:1348-53, 1999.

24. Haimovici H: Ischemic venous thrombosis: Phlegmasia cerulea dolens and venous gangrene. In: Vascular Emergencies. New York, Appleton-Century-Crofts, p. 589-608, 1982.

25. Talbot SR: Use of real-time imaging in identifying deep venous obstruction: A preliminary report. Bruit 6 (6):41,1982.

26. Becker DM, Philbrick JT, Abbitt PL: Real-time ultrasonography for the diagnosis of lower extremity deep venous thrombosis. The wave of the future? Arch Intern Med 149:1731,1989.

27. Polak, JF, Culter SS, O'Leary DH: Deep veins of the calf: Assessment with color Doppler flow imaging. Radiology 171:481,1989.

28. Aronen HJ, Pamila M, Suoranta HT: Sonography in differential diagnosis of deep venous thrombosis of the leg. Acta Radiol 28:457,1987.

29. Albrechtsson U, Olsson CG: Thrombosis following phlebografy with ionic and non ionic contrast media. Acta Radiol [Diagn] (Stockh) 20:46,1979.

30. Mitchell DC, Grasty MS, Stebbings WSL: Comparison of duplex ultrasonography and venography in the diagnosis of deep venous thrombosis. Br J Surg 78:611,1991.

31. Barnes RW, Collicott PE, Sumner DS: Noninvasive quantitation of venous homodynamic in postphlebitic syndrome. Arch Surg 107:807,1973.

32. Halböök T, Göthlin J: Strain-gauge plethysmography and phlebography in diagnosis of deep venous thrombosis. Acta Chir Scand 137:37,1971.

33. Bentley PG, Hill PL, deHass HA: Radionuclide venography in the management of proximal venous occlusion. Comparison with contrast venogrphy. Br J Radiol 52:289,1979.

34. Gomes MN, Choyke PL: Assessement of major venous anomalies by computerized tomography. J Cardiovac Surg 31:621,1990.

35. Vogelzang RL, Fitzgerald SW: Magnetic resonanfe imaging of venous disorders. In Yao JST, Pearce WH (eds): Technologies in Vascular Surgery. Philadelphia, WB Saunders, 1992, p.106-125.

36. Mannucci PM, Tripodi A. Mechanisms, markers and management of hypercoagulable states. Haemostasis 26(suppl 4):1-8,1996.

37. Rosenberg RD: The heparin-antithrombin system: A natural anticoagulation mechanism. In: Colman RW, Hirsch J, Marder VJ, Salzman EW (eds): Hemostasis and Thrombosis: Basic Principles and Clinical Practice. 2end ed. Philadelphia, JB Lippincont, p.1373-1392,1987.

38. Castellot JJ Jr, Favreau LV, Karnovsky MJ, Rosenberg RD: Inhibition of vascular smooth muscle cell growth by endothelium cell-derived heparin. Possible role of a platelet endoglycosidase. J Biol Chem 257:11256,1982.

39. Hamerschlak N, Rosenfeld LGM: Utilização da Heparina e dos Anticoagulantes Orais na Prevenção e Tratamento da Trombose Venosa Profunda e Embolia Pulmonar. Arq Bras Cardiol 67:209-213,1996.

40. Ageno W. Treatment of venous thromboembolism. Thromb Res 97:63-72, 2000.

41. Altman RA. Rouvier J. Utiliacion de las pruebas de hemostasia para el control de la terapeutica antitrombotica. In: Kordich LC, Avalos JCS, Vidal HO, Guerra CCC – Manual de Hemostasia y Trombosis. Group CLAHT: 87-94,1990.

42. Hirsh J. Heparin. N Engl J Med 324:1565-74,1991.

43. Blanco NA, Meschengieser S. Estandarization del control de la terapeutica com anticoagulantes orales. Calibracion de tromboplastinas. In: Kordich LC, Avalos JCS, Vidal HO, Guerra CCC. Manual de Hemostasia y Trombosis 2nd ed. Grupo CLAHT: 155-61,1990.

44. Biggs R, Deuson HVE. Standardization of the one-stage prothrombin time for the control of anticoagulant therapy. Br Med J 1:94-8, 1967.

45. WHO Expert Committee on Biological Standardization. Thirty-Four Report, WHO Technical Report Series 700:18-25,1984.

46. Gerra CCC, Rosenfeld LGM. Hemostasia e drogas que interferem sobre esta função – anticoagulantes. In: Maffei F – Doenças Vasculares Periféricas. São Paulo: Médice, 35-66, 1986.

47. Bates SM, Ginsberg JS. Diagnosis of Deep Vein Thrombosis during Pregnancy. In: Ginsberg J, Kearon C, Hirsh J. Critical Decisions in Thrombosis and Hemostasis. Ontário: BC Decker Inc. p.32-36, 1998.

48. Ginsberg JS, Hirsh J. Use of antithrombotric agents during pregnancy. Chest 108 Suppl 4:305-11,1995.

49. Bates SM, Ginsberg JS. Anticoagulants in pregnancy: fetal effects. Baillieres Clin Obstet Gynaecol 11:479-88,1997.

50. Hirsh J, Levine MN. Low molecular weight heparin. Blood 79:1-17,1992.

51. Prandani P, Manucci PM. Deep vein thrombosis of the lower limbs: Diagnosis and management. Thromb Hemost 7:693-712,1994.

52. Gould MK, Deimbitzer AD, Sanders GD, Garber AM. Low-molecular-weight heparins compared with unfractioned heparin for treatment of acute deep venous thrombosis. A cost-effectiveness analysis. Ann Intern Med 130:789-99,1999.

53. Mahorner H, Castleberry JW, Coleman WO: Attempts to restore function in major veins which are the site of massive thrombosis. Ann Surg 146:510,1957.

54. Haller JA, Abrams BL: Use of thrombectomy in the treatment of acute ileofemoral venous thrombosis in forty-five patients. Ann Surg 158:561,1963.

55. Karp RB, Wylie EJ: Recurrent thrombosis after ileofemoral venous thrombectomy. Surg Forum 17:147,1966.

56. Lansing AM, Davis WM: Five years follow-up study of ileofemoral venous thrombosis. Ann Surg 168:620,1968.

57. Harris EJ, Brow WH: Patency after ileofemoral venous thrombosis. Ann Surg 167:91,1968.

58. Lindhagen J, Haglund M, Haglund U: Ileofemoral venous thrombectomy. J Cardiovasc Surg 6:411,1962.

59. Goto W, Wada T, Matsumoto A: Ileofemoral venous thrombectomy. J Cardiovasc Surg 21:341,1980.

60. Provan JL, Rumble EF: Re-evaluation of thrombectomy in the management of ileofemoral venous thrombosis. Can J Surg 22:378,1979.

61. Natali J, Tricot JF: Place de la chirurgie dans le traitement des phlébites aiguës des membres inférieurs. Phlébologie 35:187,1982.

62. Juhan C, Cornillon B, Tobiana F: Etude de la pérmeabilité des thrombectomies veineuse ilio-fémorales et ilio-caves. Ann Chir Vasc 1:259,1987.

63. Comerota AJ, Aldridge SC. Thrombolytic therapy for deep venous thrombosis: a clinical review. Can J Surg 36:359-64,1993.

64. Emanuelli G, Segramora V, Frigerio C. Selected strategies in venous thromboembolism: local thrombolytic treatment and caval filters. Haematologica 80 (2 Suppl):84-6,1995.

**65.** Mewissen MW, Seabrook GR, Meissner MH, Cynamon J, Labropoulus N, Haughton SH. Catheter-directed thrombolusis for lower extremity deep venous thrombosis: report of a national multicenter registry. Radiology 211(1):39-49,1999.

**66.** Verhaeghe R, Stock L, Lacroix H, Vermylen J, Baert AL. Catheter-directed lysis of iliofemoral vein thrombosis with use of rt-PA. Rur Radiol 7: 996-1001,1997.

**67.** Semba CP, Bacal CW, Calis KA, Grbbs GE, Hunter DW, Matalon TAS. Alteplase as an alternative to urokinase. J Vasc Interv Radiol 11:279-287,2000.

**68.** Lindblad B, Eriksson A, Bergqvist D. Autopsy-verified pulmonary embolism in a surgical department: analysis of the period from 1951 to 1998. Br J Surg 78:849-52, 1991.

**69.** Heit JA, Silverstein MD, Mohr DN, Petterson TM, O'Fallon WM, Melton LJ, 3rd. Predictors of survival after deep vein thrombosis and pulmonar embolism: a population-based, cohort study. Arch Intern Med 159:445-53,1999.

**70.** Nelzen O, Bergqvist D, Lindhagen A. Leg ulcer etiology – A cross sectional population study. J Vasc Surg 14:557-64,1991.

**71.** Callam M. Prevalence of chronic leg ulceration and severe chronic venous disease in Western countries. Phlebolgy 7 Suppl 1:6-12,1992.

**72.** Howard A, Zaccagnini D, Ellis M, Greenhalg RM; Randomized clinical trial of low molecular weight heparin with thig-length or knee-length antiembolism stockings for patients undergoing surgery. Br J Surg 2004; 91:842-47.

**73.** Agu O, Hamilton G, Baker D; Graduated compression stockings in the prevention of venous thromboembolism. Br J Surg 1999; 86:992-1004.

**74.** Comerota AJ, Chouhan V, Harada R, Rao AK. The fibrinolytic effects of intermittent pneumatic compression. Mechanism of enhanced fibrinolysis. Ann Surg 1997; 226(3): 306-14.

**75.** Huber O, Bounameaux H, Borst F, Rohner A. Postoperative pulmonary embolism after hospital discharge. An underestimated risk. Arch Surg 127:310-13, 1992.

**76.** Arcelus JI, Caprini JA. Prevention after hospital discharge. In: Goldhaber SZ, editor. Prevention of venous thromboembolism. New York: Marcel Deeker; p.497-518, 1993.

**77.** Nicolaides AN, Breddin HK, Fareed J, Goldhaber S, Haas S, Hull R, et al. Prevention of venous thromboembolism – International Consensus Statement. J Vasc Br 1(2):133-70, 2002.

**78.** Brenner B, Sarig G, Weiner Z, Younis J, Blumenfeld Z, Lanir N. Thrombophilic polymorphisms are common in women with fetal loss without apparent cause. Thromb Haemost. 82:6-9,1999.

**79.** Ridker PM, Miletich JP, Buring JE, Ariyo AA, Price DT, Manson JE, Hill JA.Factor V Leiden mutation as a risk factor for recurrent pregnancy loss. Ann Intern Med. 128:1000-3, 1998.

**80.** Kupferminc MJ, Eldor A, Steinman N, Many A, Bar-Am A, Jaffa A, Fait G, Lessing JB. Increased frequency of genetic thrombophilia in women with complications ofpregnancy. N Engl J Med. 340(1):9-13,1999.

**81.** Ginsberg JS, Greer I, Hirsh J. Use of antithrombotic agents during pregnancy. Chest. 119:122S-131S, 2001.

**82.** Dulitzki M, Pauzner R, Langevitz P, Pras M, Many A, Schiff E. Low-molecular-weight heparin during pregnancy and delivery: preliminary experience with 41 pregnancies. Obstet Gynecol 87(3):380-3,1996.

**83.** Hunt BJ, Doughty HA, Majumdar G, Copplestone A, Kerslake S, Buchanan N, Hughes G, Khamashta M. Thromboprophylaxis with low molecular weight heparin (Fragmin) in high risk pregnancies. Thromb Haemost. 77(1):39-43,1997.

**84.** Nelson-Piercy C, Letsky EA, de Swiet M. Low-molecular-weight heparin forobstetric thromboprophylaxis: experience of sixty-nine pregnancies in sixty-onewomen at high risk. Am J Obstet Gynecol. 176(5):1062-8,1997.

**85.** Oran B, Lee-Parritz A, Ansell J. Low molecular weight heparin for theprophylaxis of thromboembolism in women with prosthetic mechanical heart valves during pregnancy. Thromb Haemost. 92(4):747-51,2004.

**86.** Connolly SJ, Ezekowitz MD, Yusuf S, Eikelboom J; RE-LY Steering Committee and Investigators.Dabigatran versus warfarin in patients with atrial fibrillation. N Engl J Med. 361(12):1139-51,2009.

**87.** RE-MOBILIZE Writing Committee. Oral thrombin inhibitor dabigatran etexilate vs North American enoxaparin regimen for prevention of venous thromboembolism after knee arthroplasty surgery. J Arthroplasty. 24(1):1-9,2009.

**88.** Eriksson BI, Dahl OE, Rosencher N; RE-NOVATE Study Group. Dabigatran etexilate versus enoxaparin for prevention of venous thromboembolism after total hip replacement: a randomised, double-blind, noninferiority trial. Lancet. 370(9591):949-56,2007.

**89.** Eriksson BI, Dahl OE, Rosencher N; RE-MODEL Study Group. Oral dabigatran etexilate vs. subcutaneous enoxaparin for the prevention of venous thromboembolism after total knee replacement: the RE-MODEL randomized trial. J Thromb Haemost.5(11):2178-85,2007.

**90.** Schulman S, Kearon C, Kakkar AK; RE-COVER Study Group. Dabigatran versus warfarin in thetreatment of acute venous thromboembolism. N Engl J Med. 361(24):2342-52, 2009.

**91.** Turpie AG, Lassen MR, Davidson BL; RECORD4 Investigators. Rivaroxaban versus enoxaparin for thromboprophylaxis after total knee arthroplasty (RECORD4): a randomised trial. Lancet. 373(9676):1673-80,2009.

**92.** Kakkar AK, Brenner B, Dahl OE; RECORD2 Investigators. Extended duration rivaroxaban versus shortterm enoxaparin for the prevention of venous thromboembolism after total hip arthroplasty: a doubleblind, randomised controlled trial. Lancet.372(9632):31-9,2008.

**93.** Lassen MR, Ageno W, Borris LC; RECORD3 Investigators. Rivaroxaban versus enoxaparin forthromboprophylaxis after total knee arthroplasty. N Engl J Med. 358(26):2776-86, 2008.

**94.** Eriksson BI, Borris LC, Friedman RJ; RECORD1 Study Group. Rivaroxaban versus enoxaparin for thromboprophylaxis after hip arthroplasty. N Engl J Med.358(26):2765-75, 2008.

**95.** Van Thiel D, Kalodiki E, Wahi R, Litinas E, Haque W, Rao G. Interpretation of benefit-risk of enoxaparin as comparator in the RECORD program: rivaroxaban oral tablets (10 milligrams) for use in prophylaxis in deep vein thrombosis and pulmonary embolism in patients undergoing hip or knee replacement surgery. Clin Appl Thromb Hemost.15(4):389-94. Epub 2009 Jul 15, 2009.

**Ricardo Aun** ▪ **Boulanger Mioto Netto**

# Aspectos Diagnósticos e Terapêuticos do Abdome Agudo Vascular

## Introdução

A isquemia intestinal sintomática é rara, porém estenoses e oclusões das artérias intestinais por arteriosclerose são comuns. Cerca de 6 a 10% de espécimes de necrópsia não selecionadas demonstram estenoses de 50% ou mais em pelo menos uma das três principais artérias intestinais. A prevalência de aterosclerose nos troncos viscerais aumenta com a idade e em associação com outras manifestações da arteriosclerose periférica. Em estudos em que foram avaliadas aortografias realizadas antes de cirurgias de revascularização de membros, 27% dos pacientes apresentavam estenoses assintomáticas de 50% ou mais do tronco celíaco ou da artéria mesentérica superior. Essas observações ilustram a capacidade da circulação visceral de desenvolver vias de circulação colateral na maioria das circunstâncias.

A isquemia mesentérica aguda é definida como uma súbita e sintomática redução do fluxo sanguíneo intestinal de suficiente magnitude para causar infarto intestinal. Embora avanços consideráveis tenham sido obtidos no diagnóstico e no tratamento dos quadros de isquemia intestinal, as taxas de mortalidade relacionadas ainda são proibitivas, variando de cerca de 30% para os casos causados por trombose venosa até 75-80% para os casos de obstrução arterial. De forma geral, o prognóstico dos quadros de isquemia intestinal pode ser relacionado ao curso clínico da doença, já que, em um momento inicial, os pacientes apresentam dor abdominal que não se associa aos sinais de abdome agudo; que só se manifestam quando o infarto intestinal é extenso e a sobrevida dos pacientes está pouco relacionada ao sucesso do tratamento cirúrgico. Dessa forma, sobretudo nos casos de obstrução arterial, apenas **um alto índice de suspeita** baseado no aparecimento dos sintomas e no perfil dos pacientes pode resultar em um diagnóstico precoce e no consequente sucesso das medidas terapêuticas desencadeadas.

## Etiopatogenia

As três principais causas de isquemia intestinal aguda são:

1. oclusão da artéria mesentérica superior por trombose ou por um êmbolo;
2. trombose da veia mesentérica e
3. isquemia mesentérica não oclusiva.

As características de cada uma delas são sumarizadas na Tabela 68.1.

A isquemia mesentérica aguda causada por obstrução arterial é geralmente consequência de embolismo de fragmentos de um trombo organizado para a artéria mesentérica superior ou por trombose de uma placa arteriosclerótica em seu óstio. Entretanto, a oclusão embólica do tronco celíaco, oclusão de ramos de segunda e terceira ordem por doença arterial inflamatória, embolia tumoral ou embolia de colesterol durante manipulação cirúrgica também podem ser causa de isquemia intestinal. Em geral, pacientes com embolia apresentam melhor prognóstico já que a oclusão do fluxo sanguíneo intestinal ocorre mais distalmente do que na trombose (após origem da artéria cólica média), resultando em infartos intestinais menos extensos em que são poupadas as porções proximais do intestino delgado.

Tanto as oclusões arteriais por trombose quanto as por embolia são mais frequentes em mulheres (dois terços dos casos) com idade média de 70 anos. A trombose arterial geralmente ocorre em pacientes com insuficiência arterial sintomática de outros sítios (claudicação intermitente, estenose carotídea etc.), e comumente já submetidos a cirurgias vasculares prévias. Cerca de 50% dos pacientes com trombose arterial apresentam sintomas de dor abdominal crônica e perda de peso sugestivas de isquemia intestinal crônica. A embolia ocorre em pacientes com doenças cardíacas prévias como fibrilação atrial e cardiomiopatia dilatada, sendo a artéria mesentérica superior o destino de 5% dos êmbolos de origem cardíaca. Apesar disso, nos últimos anos, a incidência de embolia de fontes arteriais proximais (aneurismas e placas arterioscleróticas da aorta) tem aumentado, assim como aquela relacionada aos procedimentos endovasculares em que placas e trombos podem ser mobilizados durante a manipulação de cateteres e fios-guia.

A isquemia mesentérica não oclusiva é causada por vasoespasmo severo e prolongado, associado ao uso de drogas como ergot e cocaína ou, mais comumente, à doença sistêmica grave com choque ou insuficiência cardíaca grave. Em geral, ocorre perda da autorregulação do fluxo intestinal pela associação de estados de baixo fluxo e uso de drogas vasoconstritoras. A insuficiência cardíaca congestiva, com ou sem choque cardiogênico, é a etiologia isolada mais frequente. Sepse, desidratação, insuficiência renal ou hepática podem ocasionalmente ser suficientemente graves para causar vasoconstrição esplâncnica, porém a isquemia mesentérica não oclusiva raramente ocorre na ausência de disfunção cardíaca aparente ou administração de vasoconstritores. A isquemia intestinal não oclusiva também ocorre após cirurgias para correção de coartação da aorta e de revascularização visceral na isquemia intestinal crônica.

A trombose venosa da veia mesentérica superior é uma causa infrequente, porém importante de isquemia mesen-

**Tabela 68.1** Características das principais causas de isquemia mesentérica aguda.

| | Trombose arterial | Embolia | Isquemia mesentérica não oclusiva | Trombose venosa |
|---|---|---|---|---|
| % dos casos de isquemia mesentérica | 12-20% | 30-45% | 20-50% | 5-15% |
| Quadro clínico | Dor abdominal difusa de forte intensidade, inicialmente sem irritação peritoneal no exame físico. Antecedentes de dor crônica e perda de peso. | Dor abdominal difusa de forte intensidade, súbita, inicialmente sem irritação peritoneal no exame físico. | Paciente crítico evoluindo com distensão abdominal, sangramento digestivo, febre ou leucocitose. | Dor e distensão abdominal mais insidiosas. Sangramento intestinal é comum. |
| Áreas acometidas do intestino | Todo intestino delgado e cólon direito. | Geralmente, as porções proximais do intestino delgado são poupadas de forma variável. | Segmentos variáveis de intestino delgado e cólon. | Áreas do intestino delgado. Cólon é poupado. |
| Doenças associadas | Insuficiência vascular periférica, cirurgia vascular prévia. | Fibrilação atrial, cardiomiopatia dilatada, IAM prévio, aneurismas torácicos, após procedimentos endovasculares. | ICC grave, paciente crítico em uso de vasoconstritores, uso de ergot ou cocaína. | Trombofilias, policitemia vera, neoplasias, cirrose hepática, hipertensão portal, pós-operatório de esplenectomia. |
| Tratamento | Revascularização da artéria mesentérica superior nos casos com intestino viável ou fibrinólise; ressecção dos segmentos necróticos e reoperações programadas, se necessário. | Embolectomia da artéria mesentérica superior ou fibrinólise; ressecção dos segmentos necróticos e reoperações programadas, se necessário. | Infusão intra-arterial de vasodilatadores (papaverina); ressecção dos segmentos necróticos e reoperações programadas, se necessário. | Anticoagulação; ressecção dos segmentos necróticos e reoperações programadas, se necessário. |

térica aguda. A obstrução aguda do fluxo venoso mesentérico causa sequestro de fluido intestinal, hipovolemia e hemoconcentração, ocorrendo vasoconstrição arteriolar e redução da perfusão intestinal, com consequente infarto intestinal hemorrágico. A trombose venosa mesentérica pode ser primária, quando em geral é idiopática, ou secundária, quando se associa a:

1. estados de hipercoagulabilidade como neoplasias, deficiências de proteína C e proteína S, policitemia vera, deficiência de antitrombina III, anticoagulante lúpico; trombocitose e uso de anticoncepcionais;
2. estase venosa como hipertensão portal e insuficiência cardíaca congestiva e
3. lesão venosa direta como no pós-operatório de esplenectomia, após trauma abdominal e na peritonite (sobretudo apendicite e diverticulite).

Muitos casos de trombose venosa mesentérica são diagnosticados incidentalmente em exames de imagem de pacientes assintomáticos, e alguns estudos de autópsia sugerem que cerca de 50% dos pacientes que morrem com trombose venosa mesentérica não apresentam infarto intestinal.

Nos últimos anos, com a melhora na qualidade dos exames de tomografia computadorizada (helicoidal e "multislice") e a disseminação de seu uso na avaliação da dor abdominal, verificou-se um aumento no relato de casos de dissecções espontâneas da artéria mesentérica superior e tronco celíaco como causa de dor abdominal aguda (70-90% casos em homens, média de idade de 55 anos). Apesar de alguma divergência na literatura (algumas séries com necessidade de intervenção cirúrgica ou endovascular em até 40% dos casos), a maioria dos pacientes responde bem ao tratamento clínico com anticoagulação ou antiagregação, com rápida melhora da dor e realimentação precoce.

## Achados clínicos

O diagnóstico precoce dos quadros de abdome agudo vascular envolve o reconhecimento da população de risco e um alto índice de suspeita clínica. O quadro clínico raramente permite diferenciar as causas de isquemia mesentérica aguda.

Dor abdominal incaracterística, intensa e de início súbito; presença de arteriopatia obstrutiva em outros territórios; antecedentes de dor abdominal pós-prandial e que melhorou com o jejum podem significar oclusão arterial, bem como a associação com lesões cardíacas produtores de arritmia ou lesões arteriais proximais.

A dor de início insidioso acompanhada de evacuação com sangue em doente portador de antecedentes de doença trombótica, hematológica ou neoplasia pode significar trombose venosa mesentérica, bem como para aqueles que apresentem hipertensão portal ou insuficiência cardíaca.

Em pacientes críticos em uso de vasoconstritores ou com disfunção cardíaca grave, sinais isolados como distensão abdominal, sangramento, leucocitose, febre ou piora clínica inexplicável devem ser valorizados para o diagnóstico de isquemia mesentérica.

Quanto ao exame clínico destes pacientes, o sinal mais comum é a distensão abdominal com claro timpanismo, sendo ausentes os sinais de irritação peritoneal ("dor desproporcional ao exame clínico do abdome"). Ausência de ruídos hidroaéreos ou presença de tosse inicial, seguida de silêncio abdominal. Ao toque retal, pode-se notar a presença de fezes sanguinolentas, principalmente se a necrose estiver instalada. Nos casos mais graves, com infarto extenso, os pacientes se apresentam com respiração do tipo acidótica, taquicárdicos e desidratados.

## Exames complementares

### Provas laboratoriais

Os marcadores para necrose intestinal estão elevados, particularmente a creatininofosfoquinase e a desidrogenase lática, porém esta elevação, além de discreta, não é específica; muitas vezes elevando-se apenas com necrose intestinal já instalada.

A necrose intestinal, seja qual for a etiologia, leva ao rápido e intenso sequestro de líquidos nas alças (principalmente na parede), com consequente desidratação e aumento do hematócito. Os glóbulos brancos elevam-se rápida e intensamente, atingindo contagem expressivamente elevada. Quanto aos eletrólitos, costuma ocorrer elevação do sódio e nítida acidose com queda acentuada dos níveis de lactato.

### Diagnóstico por imagem

A radiografia simples do abdome é útil para identificar outras doenças intraintestinais, como as obstruções intestinais ou perfurações de órgãos ocos do cavidade abdominal. Geralmente não ocorrem alterações precoces da radiografia do abdome. Os achados que sempre nos quadros de obstrução intestinal como alças distendidas, presença de nível líquido e espessamento da parede dos intestinos podem surgir. Outro sinal mais tardio é a presença de bolhas gasosas na circulação venosa mesentérica.

A ultrassonografia abdominal pode ser reveladora se tiver o modo Doppler. Trata-se de uma forma não invasiva de avaliar a circulação mesentérica arterial e venosa que pode mostrar pontos de oclusão arterial ou da trombose venosa mesentérica. Entretanto, pode ser limitada nos quadros agudos pela distensão abdominal e interposição das alças.

A tomografia computadorizada utilizando infusão de contraste endovenoso pode mostrar que os vasos mesentéricos encontram-se ocluídos próximo à origem por trombose isolada ou por ateromatose. A isquemia intestinal aguda por embolia arterial sempre como uma falha de entupimento em uma artéria usual. Outros sinais à tomografia são o edema de parede das alças intestinais e o espessamento do mesentérico com focos hemorrágicos. Situações como a oclusão proximal da artéria mesentérica superior e a presença de ar nas veias mesentéricas podem ser rapidamente diferenciadas com os cortes axiais da tomografia computadorizada com contraste endovenoso, enquanto que as reconstruções tridimensionais com os modernos aparelhos "multislice" permitem melhor visualização da anatomia vascular. Com a incorporação de novas tecnologias, a sensibilidade da angiotomografia computadorizada é maior que 90% para o diagnóstico de isquemia mesentérica aguda, podendo ser o exame inicial em pacientes com suspeita de isquemia intestinal, sobretudo nos serviços em que está prontamente disponível.

## Angiografia

A angiografia está sendo cada vez menos utilizada no diagnóstico do abdome agudo vascular, por ser mais invasiva e não sugerir um diagnóstico diferencial como a tomografia computadorizada. Entretanto, é definitiva para excluir ou confirmar o diagnóstico de doença vascular mesentérica, este método estabelece, com grande grau de certeza, o diagnóstico da causa de oclusão, particularmente nas doenças arteriais. Em casos de trombose arterial, o trombo situa-se na origem da artéria mesentérica superior. As embolias arteriais localizam-se em alguma bifurcação arterial.

A trombose venosa mesentérica pode ser detectada no tempo venoso da arteriografia detectando-se a falta de enchimento venoso mesentérico. Quando o comprometimento é muito acentuado, há retardo do enchimento arterial.

Nas necroses sem oclusão arterial, a arteriografia identifica um espasmo difuso das arcadas intestinais caracterizado pelo retardo do enchimento, apesar da ausência de pontos de obstrução.

## Tratamento

Preferencialmente deve-se indicar a forma de tratamento, reconhecendo-se a causa precisa do abdome agudo vascular.

Atualmente, a angiografia perdeu lugar para a tomografia computadorizada no diagnóstico, porém está sendo cada vez mais utilizada no preparo para o tratamento endovascular da lesão arterial propriamente dita, complementando o tratamento cirúrgico, sobretudo nos casos com isquemia limítrofe. O método endovascular é útil para o tratamento, seja mantendo um cateter na origem da artéria mesentérica superior e, pelo cateter, realizar a infusão de fibrinolíticos ou vasodilatadores, ou seja, é útil na realização de uma angioplastia com endoprótese para tratar uma trombose segmentar de uma placa de arteriosclerose ou dissecção aguda.

## Tratamento cirúrgico

O tratamento cirúrgico deve ocorrer tão logo o paciente tenha condições mínimas para a operação, após a administração de volume, correção da acidose e otimização hemodinâmica.

A laparotomia mediana é a via de acesso a ser empregada.

O objetivo da operação é:

- estabelecer a viabilidade das alças intestinais;
- ressecar os seguimentos necróticos;
- reconstruir o fluxo vascular;
- reconstruir o trânsito intestinal;
- manter o paciente livre de novos episódios.

A ressecção intestinal deve comprometer todo o intestino necrótico. Nos casos em que há viabilidade preservada de um segmento ou de todo o delgado, a revascularização é mandatória nas oclusões arteriais, através de um "bypass" cirúrgico, da embolectomia ou do método endovascular, sempre seguida da reoperação 24 horas depois para a retirada dos segmentos necróticos.

Quando se identifica a trombose venosa mesentérica, anticoagulação plena e contínua é instalada de imediato, associando-se ou não a ressecção intestinal. Esta anticoagulação, inicialmente realizada com heparina endovenosa, é mantida em longo prazo com anticoagulantes orais para profilaxia de novos episódios.

Nas isquemias intestinais não oclusivas, além de se ressecar o segmento necrótido quando necessário, a utilização de vasodilatadores, como a papaverina intra-arterial, pode resultar em benefício para o paciente, reduzindo-se as áreas de isquemia.

## Reoperações programadas

Em qualquer das circunstâncias do paciente operado, quando há dúvidas sobre a necessidade de determinado segmento intestinal, programa-se, para 18 a 36 horas após a intervenção, uma reoperação para avaliação da viabilidade das alças, anastomoses etc. Esta reoperação comprovadamente melhorou a sobrevida de doentes com abdome agudo vascular e não deve ser postergada mesmo que o estado clínico do paciente esteja bom. Estas reoperações são realizadas a cada 24 ou 48 horas durante o período que se julgar adequado.

## Considerações finais

- A isquemia mesentérica aguda é definida como uma súbita e sintomática redução do fluxo sanguíneo intestinal de suficiente magnitude para causar infarto intestinal. Embora avanços consideráveis tenham sido obtidos no diagnóstico e tratamento dos quadros de isquemia intestinal, as taxas de mortalidade relacionadas ainda são proibitivas.
- As três principais causas de isquemia intestinal aguda são a oclusão da artéria mesentérica superior por trombose ou por um êmbolo; a trombose da veia mesentérica; e a isquemia mesentérica não oclusiva.
- A "dor desproporcional ao exame clínico do abdome" é a apresentação clínica mais comum, sendo responsável pelo retardo diagnóstico e alta mortalidade. O diagnós-

tico precoce dos quadros de abdome agudo vascular envolve o reconhecimento da população de risco e um alto índice de suspeita clínica, resultando em instalação mais precoce das medidas terapêuticas e aumentando a probabilidade de sobrevida dos pacientes.

- A tomografia computadorizada vem se tornando um método diagnóstico mais aplicável, permitindo o diagnóstico diferencial na maioria dos casos. Entretanto, a angiografia é definitiva para excluir ou confirmar o diagnóstico de doença vascular mesentérica nos casos duvidosos, estabelecendo com grande grau de certeza o diagnóstico da causa de oclusão, e quando se planeja tratamento endovascular complementar.

- O tratamento dos quadros de isquemia mesentérica aguda tem como objetivo: reconstruir o fluxo vascular (revascularização cirúrgica ou tratamento endovascular, com fibrinolíticos e vasodilatadores, ou angioplastia com endopróteses); estabelecer a viabilidade das alças intestinais e ressecar os seguimentos necróticos (laparotomia exploradora); reconstruir o trânsito intestinal e manter o paciente livre de novos episódios.

## Referências bibliográficas

1. Moneta GL. Diagnosis of Intestinal Isquemia. In: Vascular Surgery. Rutherford RB. W.B. Saunders Company, 5th edition, 2000; Chapter 108:1501-11.
2. Taylor Jr. LM, Moneta GL, Porter JM. Treatment of Acute Intestinal Isquemia Caused by Arterial Oclusions. In: Vascular Surgery. Rutherford RB. W.B. Saunders Company, 5th edition, 2000; Chapter 109:1512-19.
3. Rivers SP, Veith FJ. Nonocclusive Mesenteric Ischemia. In: Vascular Surgery. Rutherford RB. W.B. Saunders Company, 5th edition, 2000; Chapter 110:1519-23.
4. Kazmers A. Intestinal Isquemia Caused by Venous Thrombosis. In: Vascular Surgery. Rutherford RB. W.B. Saunders Company, 5th edition, 2000; Chapter 111:1524-31.
5. Hansen KJ. Mesenteric Ischemia Syndromes. In: Current Diagnosis and Treatment in Vascular Surgery. Dean RH, Yao JST, Brewster DC. Lange Medical Book, First edition, 1995; Chapter 22:263-74.
6. Oldenburg WA, Lau LL, Rodenberg TJ, Edmonds HJ, Burger CD. Acute Mesenteric Ischemia: A Clinical Review. Archives of Internal Medicine 2004; 164(10):1054-1062.
7. Sreenarasimhaiah, J. Diagnosis and management of intestinal ischemic disorders. BMJ 2003; 326(7403):1372-1376.
8. Edwards MS, Cherr GS, Craven TE. Acute occlusive mesenteric ischemia: surgical management and outcomes. Ann Vasc Surg 2003;17:72-9.
9. Rivers S. Acute nonocclusive mesenteric ischemia. Semin Vasc Surg 1990 3:172.
10. Rhee RY, Gloviczki P. Mesenteric venous thrombosis. Surg Clin North Am 1997;77(2):327-38.
11. Kumar S, Saar MG, Kamath PS. Current concepts: Mesenteric venous thrombosis. N Engl J Med 2001; 345:1683-8.
12. Yun WS, Kim YW, Park KB. Clinical e angiographic follow-up of spontaneous isolated superior mesenteric artery dissection. Eur J Vasc Endovasc Surg 2009;37(5):572-7.
13. Takach TJ, Madjarov JM, Holleman JH. Spontaneous splanchnic dissection: application and timing of therapeutic options. J Vasc Surg 2009;50(3):557-63.

**Fernando Antônio Buischi** ▪ **Tibério de Andrade Lima**

# Abdome Agudo Hemorrágico

## Introdução

O abdome agudo hemorrágico é caracterizado pela presença de sangramento intra-abdominal espontâneo. Por conceito, o sangramento intra-abdominal decorrente de traumatismo, seja este contuso ou penetrante, não se configura abdome agudo hemorrágico.

Quando se agrupam os pacientes portadores de abdome agudo nas cinco síndromes clássicas – inflamatória, perfurativa, obstrutiva, vascular e hemorrágica – a hemorragia intra-abdominal espontânea é a de menor frequência, estando presente em 2% dos pacientes adultos que procuram o serviço de emergência médica.

Várias são as fontes potenciais de um sangramento abdominal não traumático, como rotura espontânea de vasos, causas ginecológicas e obstétricas, sangramento a partir de vísceras parenquimatosas intraperitoneais e hemorragia retropertitoneal, entre outras.

Uma causa relativamente frequente de hemorragia é a rotura de aneurismas da aorta abdominal, porém, por se tratar de entidade clínica específica, com manejo propedêutico e terapêutico especializados, este tema foge ao escopo do presente capítulo.

Analisando as causas separadamente, séries recentes apontam o fígado como principal fonte de sangramento causando abdome agudo hemorrágico, seguido dos vasos abdominais (excetuada a aorta) e das causas ginecológicas e obstétricas.

A hemorragia abdominal idiopática, entidade outrora considerada frequente, é hoje responsabilizada por menos de 1% dos casos de abdome agudo hemorrágico, após o advento das modernas ferramentas diagnósticas.

## Quadro clínico

Por se tratar de síndrome clínica de etiologia extremamente diversa, o quadro clínico do abdome agudo hemorrágico pode variar amplamente, tanto na qualidade quanto na intensidade dos sintomas.

Pela própria definição da entidade nosológica, sendo abdome agudo, a dor abdominal é um dos sintomas presentes, em algum grau, na quase totalidade dos pacientes. Alguns sinais e sintomas decorrentes da perda volêmica aguda também são frequentemente encontrados.

A história, muitas vezes, pode ser de grande valia na orientação da possibilidade dos diagnósticos sindrômico e etiológico.

A presença de fatores de risco, como sinais e sintomas sugestivos de arteriopatia crônica, coagulopatia ou o uso de anticoagulantes ou antiadesivos plaquetários, deve ser ativamente pesquisada.

O evento de dor abdominal súbita associada a sinais e sintomas de anemia aguda, como hipotensão postural, taquicardia e palidez, devem sempre chamar a atenção para a possibilidade de abdome agudo hemorrágico.

O sexo e a idade dos pacientes, bem como a topografia da dor e sua eventual irradiação, dão indícios valiosos sobre a etiologia do sangramento.

Assim, mulheres em idade fértil, particularmente as gestantes, que evoluem com quadro de dor em hipocôndrio esquerdo rapidamente irradiada para todo o abdome e ombro esquerdo, associada a choque profundo, possuem grande chance de serem vítimas de um aneurisma roto da artéria esplênica.

Pacientes portadores de arteriosclerose ou trauma abdominal prévio que desenvolvem dor em hipocôndrio direito associada à anemia aguda podem estar sangrando de um aneurisma da artéria hepática.

Aneurismas da artéria mesentérica superior, quando rotos, constituem catástrofes abdominais, tanto pela perda volêmica vultosa quanto pela isquemia intestinal decorrente. Não raro, tais eventos ocorrem em pacientes portadores de angina mesentérica prévia.

Mulheres em idade fértil devem sempre ser cuidadosamente investigadas quanto ao ciclo menstrual e às afecções ginecológicas prévias. A presença de atraso menstrual deve sempre aventar a possibilidade de gravidez ectópica. Nas mulheres portadoras de endometriose ou naquelas que sentem quadros semelhantes associados ao ciclo, há grande chance de uma causa ginecológica imputável ao sangramento.

Em pacientes portadores de doenças crônicas do fígado, mulheres em uso de anticoncepcionais hormonais, pacientes usuários de esteroides e pacientes sabidamente portadores de tumores hepáticos, benignos ou malignos, sempre existe a possibilidade de hemorragia por rotura espontânea do órgão.

As doenças infecciosas, agudas ou crônicas, que cursam com esplenomegalia, como a mononucleose infecciosa, a malária e a leishmaniose visceral devem chamar a atenção para a possibilidade de rotura esplênica espontânea.

Os pacientes portadores de tumores do trato gastrintestinal, particularmente os GISTs, diagnosticados ou não, possuem risco de sangramento tumoral para a cavidade peritoneal, evoluindo com abdome agudo hemorrágico.

A presença de equimose em flancos e região periumbilical deve orientar o médico para hemorragias oriundas de estruturasretroperitoneal.

## Avaliação clínica

Como em qualquer situação de atendimento de emergência, o primeiro passo é a avaliação das repercussões sistêmicas da perda aguda de sangue. Seguindo os preceitos fundamentais do manejo do doente crítico, a reanimação deve ser iniciada na avaliação inicial e ser continuada paralelamente ao longo de todo o atendimento do paciente.

Pacientes evoluindo com hipotensão arterial (choque classe III ou IV) devem ser submetidos à monitorização rigorosa, com aferição contínua de frequência cardíaca e pressão arterial. A cateterização vesical de demora é importante para controle da diurese, parâmetro fundamental para avaliação da perfusão tecidual.

## Exames laboratoriais

Na avaliação dos pacientes com suspeita clínica de abdome agudo hemorrágico, alguns exames laboratoriais são de importância significativa. Apesar de poderem não refletir o grau de perda sanguínea aguda, devem ser colhidos hematócrito e hemoglobina, pois funcionam como parâmetros para acompanhamento.

Nos pacientes hemodinamicamente instáveis, é importante uma gasometria arterial com lactato, para obtenção de parâmetros a respeito da repercussão sistêmica da hipovolemia e para avaliação da resposta à reposição volêmica.

Nas mulheres em idade fértil, é obrigatória a realização de teste de gravidez. Deve ser colhida amostra para tipagem.

## Métodos diagnósticos

Pacientes que cursam com instabilidade hemodinâmica devem ter a presença de sangue na cavidade peritoneal fácil e rapidamente confirmada. Para tanto, pode-se lançar mão da ultrassonografia de abdome na sala de emergência, da paracentese ou punção do fundo de saco nas mulheres e do lavado peritoneal diagnóstico.

Em pacientes estáveis hemodinamicamente, vários estudos, a depender da disponibilidade e da experiência do serviço, podem ser utilizados. A tomografia computadorizada de cortes finos é, hoje, um recurso relativamente disponível e capaz de esclarecer a etiologia da grande maioria dos casos de abdome agudo hemorrágico, incluindo os aneurismas viscerais, os órgãos parenquimatosos e a genitália interna feminina.

Quando disponível, a arteriografia é um recurso interessante pelo seu caráter simultaneamente diagnóstico e terapêutico, particularmente nas afecções vasculares e em algumas vísceras parenquimatosas.

## Manejo

Sem dúvida, o manejo inicial de qualquer paciente com sangramento intra-abdominal segue os preceitos de reanimação do doente crítico. O tratamento do choque, com restabelecimento da oferta adequada de oxigênio aos tecidos, é a prioridade. A monitorização na sala de emergência é fundamental, como já descrito acima.

A reposição volêmica deve ser instaurada imediatamente, com cristaloides. Concentrados de hemácias devem ser utilizados para manter a hemoglobina em níveis aceitáveis. É importante lembrar que é comum tais pacientes evoluírem com coagulopatia e, caso ela já não esteja presente, deve-se cuidar para que não ocorra por reposição maciça de fluidos e poli-transfusão, utilizando protocolos de reposição de plasma e plaquetas.

Em relação ao tratamento definitivo, a laparotomia exploradora persiste como a opção mais eficaz e, portanto, de escolha em qualquer paciente que não consiga ser estabilizado com as medidas iniciais na sala de emergência. Importante ressaltar que a decisão da laparotomia não deve ser postergada para um momento em que o doente tenha exaurido os limites fisiológicos de compensação do choque, sendo imperativo o controle da hemorragia tão logo seja percebido o sangramento em grande monta e/ou de caráter persistente.

A conduta intraoperatória pode variar amplamente de acordo com os achados cirúrgicos e o estado do paciente. Vários sangramentos viscerais podem necessitar de ressecções parciais ou totais do órgão para controle da hemorragia. Sangramentos vasculares podem necessitar de enxertos para correção da lesão. Pacientes muito críticos podem se beneficiar de procedimentos análogos àqueles utilizados no trauma grave, com cirurgia de controle de danos.

Em algumas situações, a depender da disponibilidade de recursos e da experiência do serviço, podem ser realizadas abordagens combinadas, com laparotomia para controle inicial temporário da hemorragia e arteriografia na sala de operações para hemostasia definitiva, com em alguns sangramentos de origem arterial em sítios em que a ressecção é inviável e em algumas vísceras como o fígado.

Em pacientes selecionados, estáveis hemodinamicamente, e quando haja experiência adequada, a videolaparoscopia é uma excelente alternativa, permitindo um inventário adequado da cavidade e possibilitando uma série de procedimentos para controle efetivo do sangramento. O abdome agudo hemorrágico de causas ginecológicas e obstétricas é uma situação particularmente interessante para a aplicação do método.

A radiologia vascular intervencionista, já citada anteriormente, também tem tido sua utilidade, como já mencionado para as causas vasculares e também em alguns casos de hematomas espontâneos de retroperitônio.

## Considerações finais

Apesar de relativamente infrequente quando comparado às outras apresentações, o abdome agudo hemorrágico pode se mostrar como um quadro dramático, representado um desafio ao cirurgião, particularmente quando os pacientes se apresentam em franco choque hemorrágico.

A grande variedade de apresentações e de causas possíveis para a hemorragia exige pronta avaliação e decisões terapêuticas rápidas para o ótimo tratamento dos pacientes.

Por último, não se pode deixar de ressaltar que, apesar de todos os avanços diagnósticos e terapêuticos vivenciados nas últimas décadas, a reanimação rápida e eficaz do doente, seguida de laparotomia exploradora com exploração cuidadosa e minuciosa da cavidade abdominal e controle efetivo do sangramento pode fazer a diferença entre a vida e a morte dos pacientes.

## Referências bibliográficas

1. Utiyama EM, Abdome Agudo Hemorrágico Não Traumático. Quais as causas mais comuns e como diagnosticar? Cirurgião Ano 4, 2010, 361-373.
2. Gama-Rodrigues JJ, Machado MCC, Rasslan S, Clínica Cirúrgica, 2008, 1102-1122.
3. Rasslan S, Afeccções Cirúrgicas de Urgência, 1995, 333-345.
4. Townsed CM, Beauchamp RD, Evers BM, Mattox KL, Sabiston Textbook of Surgery, 2004, 1219-1240.

**Hermes Ryoiti Higashino** ▪ **Silvia Figueiredo Costa** ▪ **Marcos Boulos**

# Complicações Cirúrgicas das Doenças Infecto-Parasitárias

## Introdução

Doenças infecciosas estão associadas à prática da maior parte das especialidades médicas, inclusive as cirúrgicas. Em geral, no tratamento de infecções, a combinação da resposta imune do hospedeiro e o uso de terapia com antimicrobianos são suficientes para o controle adequado na maior parte dos casos. Entretanto, em algumas situações o tratamento clínico isoladamente pode não ser suficiente para a resolução do processo infeccioso, sendo necessárias intervenções cirúrgicas.

Infecções cirúrgicas podem ser definidas de maneira simples como aquelas cujo tratamento necessita intervenção operatória ou aquelas que surgem após algum procedimento cirúrgico (infecção relacionada à assistência à saúde – IRAS).[1]

As infecções cirúrgicas relacionadas à assistência à saúde, incluindo infecções de sítio operatório não fazem parte do escopo deste capítulo e não serão abordadas.

Nas infecções que evoluem com complicações cirúrgicas, além de medidas de suporte clínico adequado e do uso de antibioticoterapia apropriada (seja empírica ou guiada por cultura com antibiograma), o controle do foco infeccioso é essencial no manejo destes pacientes.

A invasão tecidual por micro-organismos nas infecções desencadeia uma série de processos de resposta imune no organismo, com inflamação, ativação da cascata de coagulação e de reparação tecidual. Essa resposta inflamatória aguda leva ao recrutamento de leucócitos polimorfonucleares como primeira "linha de defesa" por meio de liberação de citocinas que levam ao aumento local do fluxo sanguíneo e ativação endotelial. As células endoteliais ativadas expressam fator tecidual e iniciam localmente a ativação da cascata de coagulação, com deposição de fibrina.

Esses processos de resposta imune podem conduzir à resolução do processo infeccioso com eliminação do micro-organismo invasor. Em alguns casos, entretanto, não se consegue a erradicação do patógeno, mas somente sua contenção em uma cavidade com bactérias, células inflamatórias e restos celulares circundada por uma parede de fibrina (abscesso). Com isso, a formação de abscesso serve para conter a invasão e disseminação sistêmica de micro-organismos, em contrapartida, limita o acesso da resposta imune sistêmica e interfere na ação dos antimicrobianos, impedindo a eliminação do foco infeccioso.[1,2]

## Controle do foco infeccioso

A expressão "controle do foco infeccioso" se refere a um conjunto de intervenções físicas realizadas com o intuito de eliminar o foco infeccioso, impedindo a disseminação de micro-organismos e restaurando a função pré-mórbida do órgão/sistema afetado.[2,3]

Embora muitas dessas medidas sejam em geral procedimentos cirúrgicos, o controle de foco infeccioso inclui também medidas não-cirúrgicas como drenagem de coleções guiada por exame radiológico, retirada de cateteres vasculares e urinários, remoção de tecido desvitalizado com uso de desbridamento químico etc.[2]

No manejo dos pacientes com doenças infecciosas, assim como a identificação correta do foco primário da infecção, o reconhecimento da necessidade de medidas físicas para o controle deste foco é de grande importância, especialmente em pacientes que se apresentem com sinais de hipoperfusão tecidual decorrente da infecção (sepse grave/Choque séptico)[3]. Em consenso internacional de tratamento de pacientes com sepse grave e choque séptico as medidas de controle do foco infeccioso são fortemente recomendadas e devem ser instituídas de maneira geral assim que possível após a ressuscitação inicial.[4]

## Tipos de infecção cirúrgica

As complicações das doenças infecciosas que evoluem com necessidade de abordagem para controle de foco podem ocorrer em qualquer sítio anatômico. Abaixo relacionamos algumas das principais infecções cirúrgicas (algumas dessas infecções serão abordadas em capítulos específicos, p. ex., infecções de pele e partes moles, apendicite aguda, peritonite por abdome agudo perfurativo etc.).

**Tabela 70.1** Medidas para controle de foco infeccioso.

| Foco de infecção | Principais agentes | Terapia empírica inicial | Intervenção |
|---|---|---|---|
| Abscesso cutâneo/partes moles | Cocos gram-positivos | Se celulite associada: Cefalosporina de 1ª geração, clindamicina, oxaxilina | Incisão e drenagem |
| Infecção necrosante pele/fáscia | Polimicrobiana | Gangrena gasosa/infecção por *Streptococcus pyogenes*: Penicilina e clindamicina<br><br>Gangrena de Fournier: cefalosporina de 3ª geração, fluoroquinolona ou aminoglicosídeo E clindamicina ou metronidazol | Desbridamento cirúrgico de tecidos desvitalizados |
| Infecção relacionada a cateter venoso central/prótese | Variável (considerar risco para cocos gram-positivos resistentes à oxacilina) | Considerar cobertura empírica com Glicopeptídeo (p. ex. Vancomicina) | Retirada do cateter venoso/ prótese |
| Pielonefrite complicada/Abscesso perinéfrico | Bacilos gram-negativos – enterobactérias (principalmente E.coli) | Aminoglicosídeo, cefalosporina de 3ª geração, fluoroquinolona | Drenagem de abscesso, retirada de sonda vesical de demora, remoção de obstrução ao fluxo urinário (p. ex. retirada de cálculo ureteral) |
| Pneumonia necrosante/Abscesso pulmonar | Cocos gram-positivos, anaeróbios e bacilos gram-negativos | Ambulatorial: amoxicilina-clavulanato, clindamicina<br><br>Internação: associação de cefalosporina de 3ª geração ou fluoroquinolona "respiratória" E clindamicina ou metronidazol. | Aspiração de secreção, drenagem de abscesso |
| Empiema | | | Drenagem do empiema e decorticação pulmonar |
| Peritonite bacteriana secundária | Bacilos gram-negativos e anaeróbios | Aminoglicosídeo, cefalosporina de 3ª geração ou fluoroquinolona E metronidazol | Drenagem de abscessos; desbridamento de tecidos desvitalizados; ressecção/ correção/derivação de fontes de contaminação da cavidade peritoneal |
| Abscesso cerebral de origem comunitária | Polimicrobiano (*Streptococcus* e anaeróbios), *S. aureus* e bacilos gram-negativos (por disseminação hematogênica) | Cefalosporina de 3ª geração E metronidazol (associar oxacilina se suspeita de origem hematogênica). | Punção e drenagem de abscesso |

# Infecções Abdominais

## Peritonite

Peritonite é definida como inflamação do peritôneo, membrana serosa estéril que recobre a cavidade abdominal. É resultado de resposta peritoneal a agressão por micro-organismos ou substâncias irritantes (como p.ex. bile, corpo estranho), tendo como causas a perfuração de vísceras ocas, traumas abdominais, processos inflamatórios ou infecciosos abdominais e/ou pélvicos, isquemia visceral. Pode haver envolvimento de toda a cavidade peritoneal ou apenas uma porção do peritônio parietal ou visceral. Os sinais e sintomas podem ser agudos ou insidiosos, com espectro de doença que varia desde sintomas inespecíficos com dor abdominal até comprometimento sistêmico e instabilidade hemodinâmica.[5]

São classificadas como primária, secundária e terciária.[5] Na peritonite primária não há foco evidente intra-abdominal de origem, com provável disseminação hematogênica e ocorre principalmente em pacientes com cirrose hepática ou imunodeprimidos. A peritonite secundária é relacionada com patologia visceral abdominal com contaminação da cavidade peritoneal (por perfuração de víscera oca ou trauma, por exemplo) e a peritonite terciária ocorre com persistência do processo infeccioso com sinais de resposta inflamatória sistêmica, frequentemente relacionadas à patógenos de baixa virulência (como *Enterococcus* e *Candida*).

A peritonite primária é mais associada com etiologia bacteriana única (principalmente *E.coli*, outras enterobactérias e *Streptococcus*) otratamento com antibioticoterapia sistêmica e raramente necessita abordagem cirúrgica.[5]

A peritonite secundária é a forma mais frequente encontrada, causada por contaminação bacteriana da cavidade abdominal após perfuração ou necrose de víscera oca.[6]

Desse modo, os patógenos causadores de peritonite secundária variam de acordo com o local do trato gastrointestinal em que houve a lesão. Nas perfurações de trato gastrointestinal superior (p.ex. esôfago) há predominância de bactérias cocos Gram-positivos, enquanto nas lesões mais baixas há predomínio de bacilos Gram-negativos fermentadores da glicose (enterobactérias). Entretanto, como a contaminação da cavidade ocorre com liberação de várias espécies bacterianas, a peritonite secundária é de etiologia polimicrobiana (com bactérias aeróbicas e anaeróbias).

A dor abdominal está presente na grande maioria dos pacientes com peritonite e sinais de irritação peritoneal com defesa abdominal podem estar presentes ao exame físico. Náusea e anorexia são também, sintomas muito frequentes e podem preceder o início da dor abdominal. Pacientes com sinais de resposta inflamatória sistêmica com febre ou hipotermia e taquicardia podem evoluir rapidamente para instabilidade hemodinâmica com sepse grave ou choque séptico se a peritonite não for tratada adequadamente, evidenciando a importância do controle precoce do foco infeccioso.

Embora o diagnóstico de peritonite seja eminentemente clínico, exames radiológicos complementares podem auxiliar no planejamento do manejo destes pacientes. Radiografias simples de abdome podem auxiliar no diagnóstico de perfuração de víscera quando há sinais de pneumoperitôneo embora tenham sensibilidade e especificidade limitada. A ultrassonografia pode auxiliar na avaliação de alterações hepáticas (p.ex. abscesso perihepático, colecistite), patologias pélvicas (p.ex. abscesso tubo-ovariano) e presença de líquido livre na cavidade (em geral com volume superior a 100 ml) e tem grande utilidade nos procedimentos percutâneos de aspiração de coleções abdominais.

A tomografia de abdome é útil especialmente nos casos em que o diagnóstico clínico de peritonite não pode ser estabelecido pelos achados clínicos para avaliação de abscessos peritoneais e localização de patologias intra-abdominais. Nos casos em que há diagnóstico clínico de peritonite a tomografia computadorizada não se traduz em vantagens para o manejo do paciente e muitas vezes atrasa a intervenção cirúrgica.[6]

O tratamento da peritonite bacteriana secundária consiste em controlar o foco infeccioso e impedir a persistência da contaminação da cavidade. O tipo de cirurgia a ser realizado depende do processo inicial que levou à infecção e à extensão e gravidade da peritonite. Em alguns casos, especialmente quando há formação de abscesso circunscrito no abdome, a drenagem percutânea da coleção pode ser utilizada como intervenção inicial.[7]

A coleta rotineira de cultura de líquido peritoneal no intraoperatório nos casos de abdome agudo perfurativo (perfuração gástrica ou duodenal) ou inflamatório (apendicite ou diverticulite) é controversa. Não existem dados prospectivos os quais sugiram que pacientes com controle de foco adequado e terapia antimicrobiana empírica inicial adequada tenham melhor evolução com alteração da antibioticoterapia guiada por culturas. Desse modo, recomenda-se que a terapêutica antimicrobiana para peritonite bacteriana secundária inclua antibióticos com espectro para enterobactérias e anaeróbios. Entretanto, alguns pacientes (p.ex. cirurgias abdominais prévias, uso prévio de antibioticoterapia ou pacientes em terapia intensiva) podem ter benefício na coleta de cultura de fluido abdominal pelo risco de falha à terapia antimicrobiana por resistência bacteriana.[7]

Nos casos da peritonite terciária, ocorre persistência ou recorrência de infecção peritoneal, mesmo com aparente resolução da patologia abdominal inicial. Ocorre em geral em pacientes com múltiplas comorbidades ou imunodeprimido, com morbimortalidade significativa. Patógenos resistentes ou incomuns (p.ex. *Enterococcus, Candida, Pseudomonas aeruginosa* e flora nosocomial) podem estar presentes nos casos de peritonite terciária, frequentemente associados a abscessos complexos ou infecções peritoneais difusas.[5] A antibioticoterapia nestes casos deve levar em conta a possibilidade de micro-organismos resistentes a antimicrobianos,[7] levando-se em conta o perfil de sensibilidade dos patógenos da instituição em que o paciente se encontra.

## Infecção de pele e partes moles

As infecções de pele, tecido subcutâneo, fáscia e músculo em geral podem ser tratadas apenas clinicamente com antibioticoterapia, a não ser que haja formação de abscesso ou necrose tecidual.

Abscessos cutâneos são infecções com formação de coleção de pus nas camadas da derme e hipoderme. Na história clínica, antecedentes de diabetes e imunossupressão podem predispor à formação de abscessos de pele/partes moles assim como história de trauma local com quebra de barreira.

Os abscessos em geral manifestam-se como nódulos eritematosos e dolorosos com áreas de flutuação e sinais flogísticos circundantes. Sinais e sintomas sistêmicos como febre podem não estar presentes.

Os abscessos cutâneos (especialmente os mais superficiais como os furúnculos) podem evoluir com drenagem espontânea com resolução do quadro, mesmo sem uso de antibioticoterapia.

Nas coleções maiores, mais profundas e sem drenagem espontânea está indicada a intervenção cirúrgica com incisão e drenagem. O material desbridado pode ser enviado para cultura para identificação do agente etiológico e realização de antibiograma.

De forma geral, os principais agentes etiológicos dos abscessos cutâneos são os cocos Gram-positivos colonizantes de pele (especialmente espécies de *Streptococcus* sp. e *Staphylococcus aureus*), mas em alguns casos podem ser causados por flora polimicrobiana (p. ex., em abscessos de região perineal, em que pode haver também associação de bacilos Gram-negativos e anaeróbios).[8]

Em pacientes com sinais de celulite, sintomas sistêmicos ou múltiplas coleções está indicada a antibioticoterapia (com ação para cocos Gram-positivos; p.ex., cefalosporinas de primeira geração).[9]

Infecções necrosantes de pele e partes moles são caracterizadas por inflamação com destruição tecidual em geral acompanhada de alterações sistêmicas. Pode haver variação na descrição desta entidade clínica a depender da localização da infecção (p.ex. fasceíte necrosante nos casos de infecção de tecido celular subcutâneo ou gangrena de Fournier nos casos de infecção perineal necrosante). Mesmo com terapias antimicrobiana e cirúrgica adequadas, essas infecções permanecem com taxas de mortalidade significativas, variando de 6 a 76%.[10]

As infecções necrosantes da pele são frequentemente associadas ao *Streptococcus pyogenes, Staphylococcus aureus* e *Clostridium perfringens,* mas frequentemente tem etiologia polimicrobiana (especialmente espécies de cocos Gram-positivos colonizantes de pele e anaeróbios). Com isso, a terapia antimicrobiana inicial deve ter cobertura para agentes aeróbios e anaeróbios.

Entretanto, nesses casos, a abordagem cirúrgica com desbridamento dos tecidos necróticos e com infecção é a principal forma de tratamento.[10]

## Empiema e abscessos pulmonares

As medidas de controle de foco infeccioso nas pneumonias bacterianas são de maneira geral não cirúrgicas (p. ex. aspiração de secreção traqueal, mobilização de secreção respiratória). As principais exceções ocorrem nas pneumonias bacterianas complicadas com empiema ou abscesso pulmonar.

Nas pneumonias bacterianas, em até 40% dos casos, pode ocorrer a formação de derrame pleural parapneumônico.[11] Nos casos em que há invasão bacteriana do espaço pleural, pode haver formação de empiema com necessidade de intervenção cirúrgica.

Os principais agentes da pneumonia bacteriana que evoluem com empiema são os Gram-positivos, *S. pneumoniae* e o *S. aureus*. Agentes comuns de pneumonia da comunidade e no caso do *S. aureus* também de pneumonia hospitalar. Portanto, o tratamento com antibiótico deve incluir a cobertura desses patógenos.

## Infecções de trato urinário

Infecções de trato urinário complicadas com formação de abscesso renal e perinéfrico são condições que necessitam abordagem cirúrgica. Abscessos renais e perinéfricos surgem como complicação de infecção de trato urinário (ITU) ou como foco metastático por disseminação hematogênica em pacientes com bacteremia.

O surgimento de abscesso nas infecções urinárias pode ocorrer por progressão ascendente de infecção de trato urinário ou nos casos de pielonefrite com obstrução ao fluxo urinário (p.ex. por cálculo ureteral) que em geral é causado por bacilos Gram-negativos fermentadores da glicose (principais causadores de ITU).

Nos casos de abscessos renais por disseminação hematogênica, os principais agentes são cocos Gram-positivos, especialmente *Staphylococcus aureus*.

As manifestações clínicas são em geral muito semelhantes aos sinais e sintomas de pielonefrite com febre, sintomas urinários (disúria, polaciúria, urgência miccional), náuseas/vômitos e dor lombar, mas alguns indivíduos podem apresentar umquadro insidioso oligossintomático.[12]

O diagnóstico de abscesso renal/perinéfrico é realizado com exame de imagem radiológica (ultrassonografia ou tomografia computadorizada) e o diagnóstico etiológico pode ser realizado com exame de urina tipo I, urocultura e hemocultura (sendo que a maior parte dos agentes identificados são enterobactérias, especialmente *Escherichia coli*).[12]

Os principais achados na ultrassonografia de rins e vias urinárias incluem imagem da cavidade de paredes espessas com conteúdo líquido na região do rim acometido e em alguns casos com alteração na ecogenicidade entre dois fluidos de baixa densidade (urina) e de maior densidade (pus) sugerindo supuração.

A tomografia computadorizada também pode ser usada no diagnóstico de infecções renais complicadas, e tem maior acurácia na avaliação das alterações renais que a ultrassonografia. As principais alterações incluem aumento do volume renal com diminuição da atenuação do parênquima com espessamento da fáscia de Gerota, às vezes com formação de coleção líquida ou com presença de gás.[13]

Pacientes com abscessos renais maiores que 5 cm ou pacientes com abscessos menores que não respondam ao tratamento inicial com antibioticoterapia apropriada inicial devem ser submetidos à drenagem percutânea. A drenagem cirúrgica ou nefrectomia de resgate devem ser consideradas nos casos de abscessos muito volumosos (em que o procedimento percutâneo com locação do dreno não permita drenagem eficaz), pacientes com alterações anatômicas (como por exemplo, refluxo vesicoureteral ou infecção crônica em rim pequeno e funcionalmente excluso)ou nos casos em que a drenagem percutânea não for possível tecnicamente. [14]

## Infecções do sistema nervoso central

Infecções do Sistema Nervoso Central como meningite e abscesso cerebral são associadas com morbimortalidade significativa apesar de avanços no tratamento antimicrobiano.

Meningite é definida como a presença de processo inflamatório nas meninges resultando em alteração de líquido cefalorraquidiano. As meningites de origem infecciosa podem ter etiologia bacteriana, viral, fúngica e parasitária. A necessidade de intervenção cirúrgica nos casos de meningite ocorre principalmente no manejo das complicações da hipertensão intracraniana, especialmente de elevação de pressão intracraniana refratária ou de hidrocefalia aguda.[15]

Cerca de 3 a 8% dos casos de meningite bacteriana podem evoluir com quadro de hidrocefalia aguda, em geral por interferência no fluxo liquórico por meio do sistema ventricular.[16] A presença de hidrocefalia pode ser sugerida por pressão de abertura elevada na punção liquórica e exames de imagem (tomografia computadorizada ou ressonância nuclear magnética) são necessários para confirmação diagnóstica.

Nos casos de meningite bacteriana complicada com hidrocefalia e hipertensão intracraniana, a derivação liquórica deve ser considerada.[15]

Aumento da pressão intracraniana com ou sem hidrocefalia em geral ocorre nos casos de meningite criptocóccica (cerca de 50% dos casos) e pode necessitar punções liquóricas seriadas para alívio da hipertensão intracraniana.

Hipertensão intracraniana refratária por meningite criptocóccica (pacientes com hidrocefalia, pacientes que apesar de terapia antifúngica persistam com pressão liquórica alta mesmo com punções lombares diárias ou pacientes que não tolerem coleta diária de líquido cefalorraquidiano e apresentem sinais de hipertensão intracraniana) deve ser submetida à derivação liquórica (ventriculoperitoneal se houver hidrocefalia ou lomboperitoneal nos casos sem hidrocefalia).[17]

Abscesso cerebral é uma infecção focal do parênquima encefálico que pode ter diversas etiologias (bacteriana, fúngica ou parasitária). Os abscessos cerebrais de origem bacteriana são mais comumente associados à progressão de infecções em áreas contíguas (principalmente otite, sinusites e infecções de orofaringe) embora também possam surgir por disseminação hematogênica de outro sítio de infecção, como por exemplo, abscessos pulmonares ou intra-abdominais e endocardite infecciosa. A etiologia dos abscessos cerebrais depende do foco inicial da infecção, com *Streptococcus* sp. e espécies de anaeróbios Gram-positivos mais associados com infecções de cabeça e pescoço, *Staphylococcus aureus* nos casos de endocardite bacteriana e bacilos Gram-negativos (especialmente enterobactérias) nas infecções abdominais/pélvicas.[18]

Abscessos cerebrais por outros patógenos como *Nocardia*, *Mycobacterium tuberculosis*, *Listeria* e fungos (como *Cryptococcus*, *Candida* e *Aspergillus*) ocorrem com menor frequência, mas devem ser considerados particularmente em pacientes imunodeprimidos. Nos pacientes com infecção pelo vírus do HIV, especialmente com contagem linfocitária CD4 menor que 100 células /mm$^3$ a infecção por *Toxoplasma gondii* é uma das principais causas de infecção oportunista no sistema nervoso central.

As manifestações clínicas dos abscessos cerebrais dependem principalmente da localização e tamanho da lesão, da virulência do micro-organismo e da integridade do sistema imune do paciente. Classicamente é descrita uma tríade de sintomas com febre, cefaleia e déficits neurológicos focais. Entretanto, uma revisão de 142 casos de abscesso cerebral publicada em 2006 encontrou a tríade de sintomas em apenas 17% dos casos.[19] De modo geral nos pacientes com cefaleia, alterações do nível de consciência, febre e sinais e sintomas de hipertensão intracraniana (vômitos, rigidez nucal e papiledema) o diagnóstico diferencial com abscesso cerebral deve ser considerado.

A investigação diagnóstica com tomografia computadorizada pode demonstrar lesões arredondadas hipoatenuantes com realce após contraste endovenoso. A ressonância nuclear magnética é outro exame de grande utilidade, apresentando maior sensibilidade para lesões de menor tamanho, que podem não ser detectadas pela tomografia.

Uma vez que haja suspeita clínica e radiológica de abscesso cerebral, deve-se prosseguir com investigação microbiológica sempre que possível antes do início da terapia antimicrobiana (com exceção se houver sinais de sepse ou de herniação cerebral iminente).

Dada a grande frequência de infecções polimicrobianas, recomenda-se o tratamento com antibioticoterapia de amplo espectro com cobertura para cocos Gram-positivos, bacilos Gram-negativos e anaeróbios.

A abordagem cirúrgica de abscessos cerebrais costuma ser indicada em abscessos com diâmetro maior que 2,5 cm por maior possibilidade de falha terapêutica com uso isolado de antibioticoterapia.[20] A depender do tamanho e localização do abscesso, pode ser indicada a punção do abscesso com aspiração e drenagem do conteúdo ou realização de craniotomia (especialmente nos casos de abscesso de cerebelo e tronco).[18,20]

A duração do tratamento é variável, principalmente em função da etiologia e da redução do volume do abscesso, mas em geral necessita pelo menos 6 a 8 semanas de antibioticoterapia nos casos de abscessos bacterianos.[18] E deve ser interrompido após a resolução completa dos sintomas e da imagem radiológica.

## Referências bibliográficas

1. Howard RJ. Surgical Infections. In: Schwartz Principles of Surgery, 7th ed. United States, The McGraw-Hill Companies, Inc.: 145-173, 1999.
2. Marshall JC, al Naqbi A. Principles of Source Control in the Management of Sepsis. Crit Care Clin 25: 753-768, 2009.
3. Schein M, Marshall J. Source Control for Surgical Infections. World J Surg 28: 638-645, 2004.
4. Dellinger RP et al. Surviving Sepsis Campaign: International Guidelines for Management of Severe Sepsis and Septic Shock 2008. Crit Care Med. 36(1):296-327, 2008.
5. Menichetti F, Sganga G. Definition and classification of intra-abdominal infections. J Chemother. 21 Suppl 1:3-4, 2009.
6. Laroche M, Harding G. Primary and secondary peritonitis: an update. Eur J Clin Microbiol Infect Dis. 17:542-550, 1998.
7. Solomkin JS et al. Diagnosis and Management of Complicated Intra-abdominal Infection in Adults and Children: Guidelines by the Surgical Infection Society and the Infectious Diseases Society of America. Clinical Infectious Diseases. 50:133–64, 2010.
8. Summanen, PH, Talan, DA, Strong, C, et al. Bacteriology of skin and soft-tissue infections: Comparison of infections in intravenous drug users and individuals with no history of intravenous drug use. Clinical Infectious Diseases 20(Suppl 2):S279, 1995.
9. Stevens, DL, Bisno, AL, Chambers, HF, et al. Practice guidelines for the diagnosis and management of skin and soft-tissue infections. Clinical Infectious Diseases. 41:1373, 2005.
10. Headley AJ. Necrotizing Soft Tissue Infections: A Primary Care Review. Am Fam Physician 68:323-8, 2003.
11. Bartlett, JG. Lung abscess and necrotizing pneumonia. In: Infectious Diseases. Gorbach, SL, Bartlett, JG, Blacklow, NR (Eds), WB Saunders, Philadelphia 1992.
12. Coelho, RF, Schneider-Monteiro, ED, Mesquita, JL, et al. Renal and perinephric abscesses: analysis of 65 consecutive cases. World J Surg 31:431, 2007.
13. Haddad, MC, Hawary, MM, Khoury, NJ, et al. Radiology of perinephric fluid collections. Clin Radiol 57:339, 2002.
14. Dembry, LM, Andriole, VT. Renal and perirenal abscesses. Infect Dis Clin North Am 11:663, 1997.
15. Tunkel AR, Hartman BJ, Kaplan SL, et al. Practice guidelines for the management of bacterial meningitis. Clinical Infectious Diseases 39(9):1267–84, 2004.
16. van de Beek D, de Gans J, Tunkel AR, et al. Community-acquired bacterial meningitis in adults. N Engl J Med 354(1):44–53, 2006.
17. Perfect JR, Dismukes WE, Dromer F, et al. Clinical practice guidelines for the management of cryptococcal disease: 2010 update by the Infectious Diseases Society of America. Clinical Infectious Diseases. 50(3):291-322, 2010.
18. Mathisen GE, Johnson JP. Brain abscess. Clinical Infectious Diseases 25(4):763–79, 1997.
19. Tseng JH, Tseng MY. Brain abscess in 142 patients: factors influencing outcome and mortality. Surg Neurol 65(6):557–62, 2006.
20. Mamelak AN, Mampalam TJ, Obana WG, et al. Improved management of multiple brain abscesses: a combined surgical and medical approach. Neurosurgery 36(1):76–85, 1995.

**Marcelo Cristiano Rocha** ▪ **João Paulo Sousa Ripardo**

# Abdome Agudo na UTI

## Introdução

O paciente crítico em unidade de terapia intensiva é um grande desafio para toda equipe médica. Além das condições que o levaram para essa unidade, pode ocorrer falência de outros sistemas que devem ser precocemente diagnosticadas e tratadas. As técnicas atuais de suporte à vida podem levar a alteração nas reações e respostas fisiológicas que dificultam a interpretação dos sinais e sintomas do paciente internado em UTI.

Complicações abdominais agudas são eventos frequentes nas unidades de terapia intensiva. Havendo um aumento importante na morbidade e no risco de morte desses pacientes, quando o diagnóstico e tratamento são tardios. Em condições normais, a história clínica e o exame físico, são muito elucidadores para um diagnóstico e o tratamento pelo cirurgião. Porém, essas fontes de dados podem ser seriamente comprometidas no paciente de UTI. Isso faz com que o abdome seja considerado, por alguns autores, como uma caixa-preta.

Nos pacientes em terapia intensiva, a sedação e a analgesia com opioides, a ventilação mecânica, antibiótico terapia prévia, uso de corticoide e nutrição parenteral, presença de drenos e feridas operatórias acabam por tornar os sinais de abdome agudos atípicos e isso, certamente, implica em atraso na intervenção terapêutica, ou como definiu Liolios,[1] a *silent offender*. Nesta situação, a utilização de exames complementares (tomografia computadorizada, ultrassonografia, cintilografia), talvez aumente a possibilidade de uma intervenção mais precoce, mas isso ainda requer estudos que justifiquem essa prática.

A indicação de UTI pode nos orientar para as possíveis causas de anormalidade que possam ocorrer no abdome. Três são os grupos de pacientes que possuem características de complicações em comum:

- pós-operatórios de cirurgias abdominais;
- pós-operatórios de cirurgia não abdominal, principalmente com circulação extracorpórea;
- pacientes internados com doenças não cirúrgicas.

As principais afecções identificadas são hemorragias, isquemia, perfuração, doenças relacionadas às vias biliares e pancreatite. Brandt[8] observou que tais complicações estão presentes devido ao fluxo intestinal sanguíneo alterado nesse grupo de pacientes. A mortalidade no grupo que apresenta sepse abdominal está entre 30%-50%, podendo chegar a 70% em pós-operatório de cirurgia cardíaca.

Colecistite aguda foi observado por Savino[13] em 1% dos pacientes internados em UTI geral. Em traumas, esse número corresponde a 0,5%.

No grupo correspondente ao pós-operatório de operações abdominais as complicações podem ser inerentes ao procedimento cirúrgico, como a deiscência de anastomose ou suturas, a formação de coleções intracavitárias, pancreatite, coleperitônio ou fistulas que podem implicar em reoperação.

O grupo de pacientes com cirurgias não abdominais, principalmente aqueles que foram submetidos à circulação extracorpórea, podem apresentar complicações decorrentes de baixo fluxo sanguíneo na circulação esplâncnica. Esse evento pode evoluir para isquemia, necrose e perfuração de vísceras ocas.

O grupo de pacientes internados por doenças não cirúrgicas pode apresentar patologias abdominais cirúrgicas de emergência e correspondem a um grupo de difícil diagnóstico, pois nesse grupo estão presentes pacientes que utilizam imunossupressores, quimioterapia, que estão em choque cardiogênico ou outras doenças clínicas graves descompensadas. As manifestações de dor ou distensão abdominal, por exemplo, pode ser decorrentes da própria patologia clínica ou serem decorrentes de uma emergência cirúrgica abdominal.

Ognejn[6] e colaboradores, em estudo retrospectivo, onde foram inclusos 77 pacientes com abdome agudo em UTI, identificou que os principais fatores que aumentam a mortalidade são o índice de gravidade APACHE III do dia da internação em UTI, o retardo no diagnóstico e tratamento de patologia abdominal (> 48 horas entre sintomas e indicação cirúrgica), a isquemia visceral como causa do abdome agudo e por fim, insuficiência renal (Cr > 2,0). Nos pacientes com algum desses fatores a mortalidade foi maior que 60%.

Esse mesmo autor observou que nos 34 pacientes que não foram diagnosticados e operados precocemente, a mortalidade foi de 100%. Desse modo, a investigação e a indicação de procedimento cirúrgico é um grande desafio para a equipe de intensivistas e cirurgiões.

## Abordagem do paciente com suspeita de abdome agudo na UTI

A história, exame físico e exames laboratoriais são grandes ferramentas na avaliação e evolução do paciente crítico. A história de cirurgia abdominal recente ou dor abdominal de início agudo, particularmente quando localizada, são potenciais indicadores de patologia abdominal.

Nos casos em que o paciente está sob sedação, entubado ou com patologia que comprometa o nível de consciência a história pode não trazer informações que auxiliem o examinador. O exame físico, nesses casos, também é prejudicado e não é suficiente para o diagnóstico. De acordo com Bernini,[5] em pacientes com abscesso abdominal, o exame físico contribuiu com diagnóstico entre 43%-69% dos casos revistos. Em pacientes traumatizados, a sensibilidade e especificidade apresentam 82% e 45%, respectivamente.

Dessa forma, é essencial estabelecer estratégias para identificar problemas abdominais em pacientes críticos, que necessariamente precisam de outras modalidades de investigação. Esses pacientes são grandes dilemas, mesmo com poucos sintomas podem apresentar focos sépticos abdominais ou retroperitoneais, inflamação ou hemorragia.

A demora na suspeita, no diagnóstico e no tratamento são fatores determinantes na evolução do paciente com patologia abdominal na UTI. Alguns achados no paciente levantam a suspeita de problemas intra-abdominais, como sinais de hipertensão abdominal, agravamento da distensão abdominal após descompressão gástrica com sonda nasogástrica, contratura involuntária da musculatura abdominal ou dor a descompressão brusca, sepse sistêmica de origem desconhecida e sinais de déficit perfusional. (Tabela 71.1).

| **Tabela 71.1** Principais resultados no exame físico e laboratoriais associados ao abdome agudo. |
| --- |
| • Pressão intra-abdominal > 30 mmHg. |
| • Piora da distensão abdominal após descompressão gástrica com sonda nasogástrica. |
| • Contratura involuntária da musculatura abdominal ou dor a descompressão brusca. |
| • Sepse sistêmica de origem desconhecida. |
| • Sinais de déficit perfusional. |
| • Acidose. |
| • Dor desproporcional em relação aos resultados dos exames. |
| • Alteração dos testes de função hepática. |
| • Elevação valores proteína C reativa (PCR) sem outros focos. |
| • Leucocitose ou leucopenia. |

## Principais causas de abdome agudo na UTI

As principais patologias cirúrgicas que podem acometer o paciente crítico são a: isquemia, perfuração, hemorragia, doenças das vias biliares e pancreatite aguda.

Além disso, existem outras doenças não cirúrgicas que podem simular abdome agudo e que não necessitam de tratamento operatório. Uma das principais causas é a Colite pseudomembranosa, presente em pacientes que estão sob tratamento com antibióticos de amplo espectro. Estes pacientes podem apresentar uma grande distensão abdominal e diarreia causada pelo *Clostridium difficile* (Figura 71.1). O diagnóstico é feito pela pesquisa de toxinas nas fezes do paciente. Habitualmente, o tratamento é clínico e raramente pode haver necessidade de indicação cirúrgica quando o paciente evoluiu para síndrome compartimental abdominal, e há necessidade de descompressão.[15]

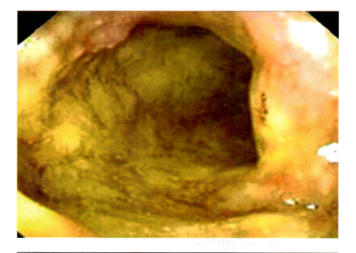

**Figura 71.1** Imagem colonoscopia colite pseudomembranosa.

A Síndrome de Ogilvie, onde é observada uma distensão colônica sem fator obstrutivo pode simular abdomen agudo operatório, o tratamento para essa situação é através de procinéticos, correção de eventuais distúrbios e, caso não apresente melhora, descompressão através de colonoscopia ou cecostomia.

A evolução da doença de base pode interferir na perfusão das vísceras abdominais e trazer dúvida ao intensivista. Por exemplo, o paciente com insuficiência cardíaca descompensada e o paciente que está utilizando altas doses de drogas vasoativas podem evoluir com distensão abdominal por má perfusão esplâncnica, caracterizando a isquemia intestinal não oclusiva e pode haver necessidade de realizar arteriografia com infusão de papaverina, no intuito de reverter o vasoespasmo intestinal.

A avaliação do abdome agudo, nestas circunstâncias, implica na necessidade de utilização de métodos de imagem para indicação das intervenções necessárias.

## Métodos diagnóstico em pacientes críticos em UTI

A maior dificuldade na investigação diagnóstica é a mobilização e transporte do paciente grave, principalmente na presença de drogas vasoativas. No paciente com ventilação mecânica, o cuidado é na manutenção de ventilação e oxigenação adequada durante o transporte e a realização do exame.

A escolha do exame complementar deve ser criteriosa quanto às principais hipóteses diagnósticas e avaliando a sensibilidade e especificidade de cada exame. Dessa maneira, a radiografia simples de abdome é sem dúvida o exame mais fácil de ser realizado, já que pode ser realizado no leito. As informações que sugerem abdome agudo são: a presença de distensão de alças e alça sentinela. O resultado que definiria a cirurgia seria a identificação de pneumoperitônio, porém, a radiografia de abdome do paciente deitado no leito tem pouca penetração e, muitas vezes, não permite a adequada identificação dos sinais radiológicos. Desse modo, a radiografia de abdome apesar fácil realização, apresenta baixa sensibilidade e especificidade (Tabela 71.2).

O exame para pacientes em UTI, quase sempre, é a tomografia computadorizada de abdome. Para sua realização é necessário o transporte do paciente para a radiologia. O exame realizado com contraste via oral, retal e endovenoso é fundamental no diagnóstico adequado. O contraste oral permite diferenciar a víscera de líquido livre, além de identificar possíveis fístulas ou deiscências de anastomoses ou suturas em *status* pós-cirúrgicos. O contraste intravenoso é útil para visualizar processos infecciosos, inflamatórios e estudar órgãos sólidos (fígado, rins e baço), além de diagnosticar isquemia ou hemorragia. Esse método também apresenta boa sensibilidade na identificação de pneumoperitôneo e perfuração de víscera oca. É o exame ideal na investigação do retroperitônio. Na presença de pneumatose intestinal e gás no sistema porta devemos suspeitar de isquemia intestinal com necrose de alça (Figura 71.2 e 71.3).

| **Tabela 71.2** Resultados radiológicos habituais no abdome agudo. |
| --- |
| Distensão difusa alças intestinais. |
| Alça sentinela persistente. |
| Pneumoperitônio. |
| Extravasamento de contraste da luz intestinal. |
| Obstrução vascular mesentérica na angiografia. |
| Espessamento de alça intestinal em paciente séptico. |

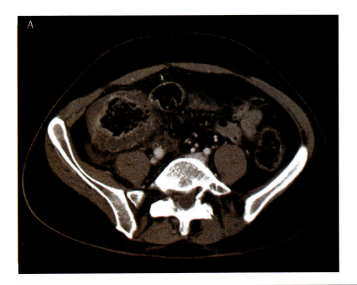
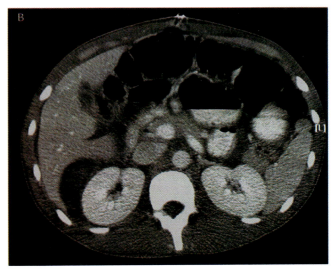

**Figura 71.2** Imagem **A** – paciente com neutropenia febril e imagem sugestiva de colite isquêmica de ceco; e **B** – abscesso subepático.

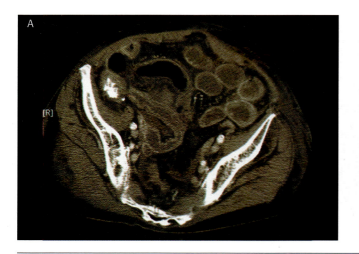
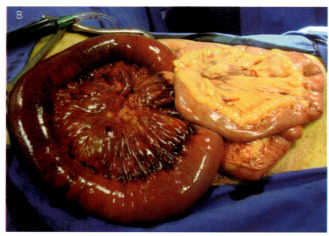

**Figura 71.3** Isquemia difusa de alças na CT e o achado intraoperatório correspondente.

Além disso, na presença de abscesso intracavitário, a tomografia permite além do diagnóstico, a intervenção drenagem percutânea.

Nos pacientes com suspeita de patologias de vias biliares, o ultrassom de abdome costuma ser mais conclusivo que a tomografia. É capaz de identificar colecistite aguda litíasica ou alitíasica, além de investigar via biliar intra e extra-hepática que podem apresentar obstrução e sinais de colangite (Figura 71.4). Na presença de obstrução nas vias biliares com colangite, a colangiografia endoscópica retrógrada permite a desobstrução e a drenagem da via biliar por sonda nasobiliar (Tabela 71.3).

A realização de tomografia nem sempre é um procedimento seguro. Existem casos em que o paciente encontra-se instável, não sendo possível o transporte do paciente ao serviço de radiologia com segurança e é um dilema para equipe cirúrgica.

## Métodos invasivos

Caso a suspeita de afecção abdominal seja grande, a indicação de laparotomia é mandatória. A laparotomia em casos duvidosos não deve ser indicada de forma indiscriminada; a celiotomia não terapêutica tem mortalidade

**Tabela 71.3** Principais patologias, métodos diagnósticos e terapia em pacientes com abdome agudo em UTI.

| Patologia | Diagnóstico | Tratamento |
| --- | --- | --- |
| Hemorragia | FAST (trauma), CT ou USG | Laparotomia, radiologia intervencionista, correção coagulopatia. |
| Trato biliar | | |
| • Colecistite alitíasica | USG | Colecistectomia ou colecistostomia. |
| • Colecistite litíasica | USG | Colecistectomia. |
| • Colangite | USG | Colangiografia endoscópica, descompressão cirúrgica. |
| • Pancreatite | USG, CT | Necrosectomia em alguns casos. |
| • Víscera oca | CT | Laparotomia, ráfia, ressecção, estomia. |
| • Perfuração/abscesso | RX, CT | Laparotomia, drenagem abscesso percutâneo. |
| • Isquemia | CT angio | Radiologia intervencionista, laparotomia. |
| • Obstrução | RX, CT | Medidas clínicas, laparotomia. |
| • Síndrome compartimental | Medida pressão intravesical | Sedação, bloqueadores neuromuscular, laparotomia descompressiva. |

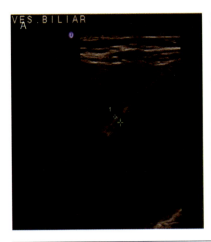 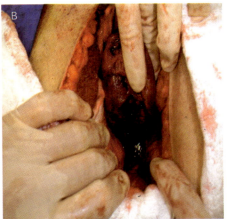 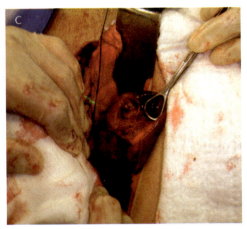

**Figura 71.4** USG com espessamento e deliminação da parede, achado intraoperatório de colecistite aguda.

entre 5%-22% e está associada ao aumento da falência de múltiplos órgãos e sistemas e sepse.

Como opção a esse procedimento mórbido, pode ser tentada, a lavagem peritoneal diagnóstica, manobra que consiste em injetar soro fisiológico através de um cateter peritoneal (20 ml/kg) e analisar o líquido recuperado. Essa manobra é bem estabelecida no trauma abdominal fechado, mas, também, pode ser utilizado em pacientes críticos na UTI.

Na LPD é realizada a contagem de células vermelhas (< 100.000) e células brancas (< 500) além da pesquisa de bactérias e fibras vegetais. Caso o número de células seja maior do que os valores citados, ou presença de fibras vegetais ou presença de flora polibacteriana, a laparotomia está indicada.

Walsh e cols.,[17] observaram que a utilização de LPD, evitou 60% das laparotomias não terapêuticas. Apesar de ser um método muito divulgado e realizado no trauma abdominal, em UTI, a LPD tem uso limitado e necessita de mais estudos para sua utilização com segurança.

A utilização da laparoscopia no diagnóstico de quadros abdominais agudos em pacientes críticos é uma opção bem factível. Têm-se sugerido, que esse método diminui a taxa de laparotomias não terapêuticas ou negativas, de 25%-50%.[8,17,18] Têm uma acerácea de 80%-100 %.. Além de ser possível a sua realização à beira do leito, segundo alguns protocolos, diminuindo os riscos do transporte de pacientes instáveis, como proposto por Jaramillo e cols.,[7] (Tabela 71.4). Possibilita ainda coleta de líquido cavitário para análise (celularidade, amilase, cultura). A laparoscopia apresenta algumas desvantagens, entre elas: é um procedimento invasivo e não isento de complicações, como um recurso de superfície impossibilita a avaliação do retroperitônio e permite a inspeção apenas da serosa intestinal, o que pode provocar falsos negativos em casos iniciais de isquemia intestinal.

Apesar de a maioria das séries não relatarem complicações, que são da ordem de 1%-9%, riscos são inerentes a essa abordagem. As complicações mais severas foram: a perfuração intestinal, sangramento cavitário, vazamento de ascite pelo portal do trocater e pneumoperitônio induzindo bradicardia grave.

| Possíveis indicações para realização de laparoscopia no leito de UTI. |
|---|
| Imagem ultrassonográfica de distensão da vesícula biliar; ou Espessamento da parede de vesícula (3-4 mm) com ou sem líquido perivesícular. |
| Elevação persistente de exames laboratoriais (bilirrubina, transaminases, DHL, lactato, creatinofosfoquinase, gama-GT. |
| Níveis elevados de lactato/acidose metabólica refratária. |
| Tomografia não conclusiva para sepse de foco abdominal. |
| Impossibilidade de realização de TC devido ao estado crítico do doente. |

| Contraindicações para realização de laparoscopia no leito de UTI. |
|---|
| Indicação inequívoca para laparotomia. |
| Diagnóstico de coagulopatia. |
| Aumento da pressão intra-abdominal (acima de 15 mmHg). |
| Infecções de parede abdominal. |

Existem casos relatados de falsos negativos, sendo identificado a perfuração intestinal apenas na necrópsia. Esse método tem aplicação mais recente, depende da experiência do cirurgião e da disponibilidade do material, da possibilidade de transformar a UTI em uma sala operatória, além de anestesista. Isso torna a laparoscopia mais limitada a grandes centros. Assim como a LPD são necessários mais estudos para avaliar a segurança do procedimento.

## Considerações finais

Paciente em UTI com suspeita de abdome agudo é um grande dilema para o intensivista e o cirurgião. Sabe-se que a mortalidade está relacionada com o tempo de demora para indicação cirúrgica. Quando o diagnóstico é retardado por mais de 48 horas, a mortalidade é superior a 60%, e em casos de abdome agudo de indicação cirúrgica que não foram operados a mortalidade foi de 100%. Por outro lado, nos pacientes em terapia intensiva, o diagnóstico de patologias abdominais agudas é mais difícil pelo nível de consciência, pelo uso de drogas, pela ventilação mecânica e sedação. Exames complementares são de difícil acesso e interpretação. A LPD e laparoscopia têm seus valores e indicações indeterminadas até o momento. Por fim, a laparotomia não terapêutica implica em complicações e mortalidade até de 22% no grupo de pacientes críticos em UTI. Portanto, o ideal é alto índice de suspeita e acompanhamento rigoroso nestes pacientes para indicar cirurgia no momento adequado.

## Referências bibliográficas

1. Liolios A, Oropello JM, Benjamin E. Gastrointestinal complications in the intensive care unit. Clin Chest Med. 1999;20:329-345.
2. Bastos PG, Knaus WA. APACHE III study: A summary. Intensive Care World. 1991;8:35-38.
3. Monod-Broca P. Mortality in emergency abdominal surgery. 304 cases. A plea for better clinical practice. Ann Gastroenterol Hepatol (Paris). 1990;26:184-186.
4. Kollef MH, Allen BT. Determinants of outcome for patients in the medical intensive care unit requiring abdominal surgery: A prospective, single-center study. Chest. 1994;106:1822-1828.
5. Bernini, C. Dificuldades na Avaliação da dor abdominal em pacientes UTI, Cirurgião Ano 3 (São Paulo) 2009.
6. Ognjen Gajic, MD, Luis E. Urrutia, MD, Acute abdomen in the medical intensive care unitCrit Care Med. 2002;30: 6.
7. Jaramillo EJ et al. Bedside Diagnostic Laparoscopy in the Intensive Care Unit: a 13-Year Experience, Journal of the Society of Laparoendoscopic Surgeons JSLS. (2006)10:155-159.
8. Brandt CP, Priebe PP, Eckhauser ML. Diagnostic laparoscopy in the intensive care patient. Avoiding the nontherapeutic laparotomy. Surg Endosc. 1993;7:168-172.
9. Rosemurgy A, McAllister E, Karl R. The acute surgical abdomen after cardiac surgery involving extra-corporeal circulation. Ann Surg. 1988;207:323-326.
10. Borzotta A, Polk H Jr. Multiple systems organ failure. Surg Clin North Am. 1982;63:315-336.
11. Memon MA, Fitzgibbons RJ. The role of minimal access surgery in the acute abdomen. Surg Clin North Am. 1997;77:1333-1353.
12. Sackier JM, Nibhanupudy B. Adult diagnostic laparoscopy. In: Toouli J, Gossot D, Hunter JG, eds. Endosurgery. New York, NY: Churchill Livingstone. 1996;197-203.
13. Savino J, Scalea T, Del Guerico L. Factors encouraging laparotomy in acalculous colicystitis. Crit Care Med. 1985;13:377-380.
14. Cornwell III E, Rodriguez A, Mirvis S, Shorr R. Acute acalculous cholecystitis in critically injured patients. Ann Surg. 1989;210:52-55.
15. Shaikh, N; Kettern, MA. A rare and unsuspected complication of Clostridium difficile infection, Presented as mini-paper at the 3rd World Congress on Abdominal Compartment Syndrome – WCACS. 2007.
16. Crandall, M; West M. Evaluation of the abdomen in the critically ill patient: opening the black Box, Current Opinion in Critical Care. 2006;12:333-339.
17. Walsh RM, Popovich MJ, Hoadley J. Bedside diagnostic laparoscopy and peritoneal lavage in the intensive care unit. Surg Endosc 1998;12:1405-1409.
18. Peris et al. Bedside diagnostic laparoscopy to diagnose intraabdominal pathology in the intensive care unit, Critical Care. 2009;13:1.

**Eliana Steinman**

# Urgências Proctológicas

## Introdução

As emergências anorretais são afecções extremamente frequentes nos serviços de emergência. As queixas mais comuns que levam o paciente ao PS são: dor anal aguda, sangramento anal, aparecimento de abaulamento ou tumoração aguda na região anal ou perianal, empalamento e/ou corpo estranho no reto, cisto pilonidal infectado e prolapso e procidência do reto. Cada uma destas eventualidades será discutida separadamente.

## Dor anal aguda

Para o diagnóstico da dor anal aguda, o médico poderá se deparar com duas situações clínicas possíveis: diagnóstico é óbvio baseando-se na história clínica ou no exame físico, ou o diagnóstico não é óbvio porque o exame físico inicial não é conclusivo. No Algoritmo 72.1, poderemos ver o diagnóstico diferencial para pacientes com dor anal aguda.

A seguir, descrevemos o diagnóstico e o tratamento das principais causas de dor anal aguda.

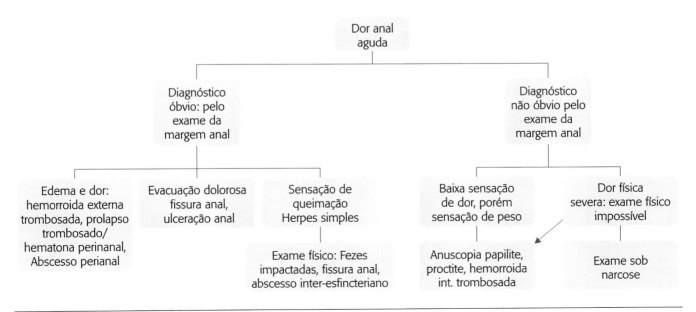

**Algoritmo 72.1** Diagnóstico diferencial da dor abdominal aguda.

# Trombose hemorroidária

Alguns pacientes podem apresentar estase sanguínea volumosa nos plexos hemorroidários (externo e interno), que pode evoluir para um processo inflamatório endoflebítico, desencadeando a trombose hemorroidária. A trombose hemorroidária pode ser classificada como: externa, interna e pseudoestrangulamento hemorroidário.

Habitualmente o aparecimento é abrupto, com dor intensa, contínua e latejante, além do edema local. Poderá haver secreção e sangramento perianal, quando o trombo se rompe espontaneamente. Pode haver dificuldade evacuatória e urinária.

O diagnóstico é simples, fácil e realizado pelo exame anal, que permite constatar o processo inflamatório agudo nos plexos hemorroidários, caracterizado por graus variados de edema, ulceração e até necrose.

- **Trombose hemorroidária externa** – caracteriza-se por uma tumoração localizada, bem definida, arroxeada e sem componente interno. O tratamento pode ser feito com o uso de analgésicos, laxativos (se necessário), banhos quentes, pomadas locais (na Tabela 72.1 encontra-se as principais pomadas encontradas no país e sua composição) e repouso. Em casos nos quais há tensão

local significativa pode-se optar por excisão do trombo com anestesia local. O tratamento cirúrgico é reservado para quadros de tromboses extensas não responsivas às medidas clínicas.

- **Trombose hemorroidária interna** – caracteriza-se pela presença de trombose hemorroidária que se localiza no canal anal, que se prolapsa pelo intróito anal com edema local. O tratamento clínico pode ser feito com analgésicos, drogas flebototrópicas calor local e tratamento tópico com pomadas locais. O tratamento cirúrgico é indicado nos casos refratários ao tratamento clínico e em quadros recidivados.

- **Pseudoestrangulamento hemorroidário** – caracteriza-se pela presença de trombose hemorroidária interna e externa que pode evoluir para a gangrena e supuração. O tratamento consiste em antibioticoterapia parenteral e hemorroidectomia.

Alguns aspectos importantes a serem lembrados:

- o **edema intenso é irredutível** e qualquer manobra para reduzi-lo, mesmo sob analgesia, costuma ser infrutífera e pode agravar o processo inflamatório;

- a **hemorroidectomia** na fase aguda tem apresentado bons resultados, desde que respeite os princípios técnicos, e a técnica a ser escolhida é aquela em que o cirurgião apresenta maior experiência. Nesta circunstância, a hemorroidectomia grampeada (anopexia mecânica) não é indicada.

- policresuleno é um ácido orgânico de alto peso molecular, que é caracterizado pelo seu elevado grau de acidez, exercendo uma ação eletiva sobre o tecido lesado, que é coagulado e removido, mantendo intacto o tecido são. Através de uma hiperemia reativa local, o processo de regeneração tissular é estimulado. O efeito bactericida do policresuleno evita a colonização de patógenos, prevenindo ou combatendo infecções locais, e sua ação hemostática, produzida pela constrição de pequenos vasos, faz cessar rapidamente os fenômenos hemorrágicos. As propriedades adstringentes do policresuleno eliminam a secreção;

Hematoma perianal consiste na ruptura aguda de um vaso perianal formando um hematoma subcutâneo, que fica confinado ao anoderma, não ultrapassando a linha pectínea. É muito frequente e tem aparecimento abrupto, com presença de um ou mais nódulos endurecidos e arroxeados na borda anal. Está associado a esforços evacuatórios (tanto constipação como diarreia) e exercícios físicos vigorosos:

- **sintomas**: dor de intensidade variável, contínua, que é mais intensa nas primeiras 48 horas; o hematoma costuma desaparecer por volta de 7-10 dias. Os nódulos maiores podem demorar mais tempo para desaparecer e na sua regressão podem causar o aparecimento de plicoma. Às vezes, pode haver ulceração da pele que recobre o hematoma com eliminação espontânea do coágulo.

| **Tabela 72.1** Pomadas tópicas em proctologia. | |
|---|---|
| *Ultraproct (Schering)* | *Fluorcotolona, chinchocaína, clemizol.* |
| *Xilodase (apsen)* | *Lidocaína, hialunoridase, neomicina.* |
| *Xyloproct (astra Zeneca)* | *Lidocaína, hidrocortisona, suacetato de alumínio, óxido de zinco.* |
| *Proctyl (altana)* | *Policresuleno, cloridrato de chinchocaína* |
| *Procto-glyvenol* | *Lidocaína e tribenosídeo.* |
| *Proctozam* | *Lidocaína, castanha da índia, mentol, hamamélis.* |

**Obs.:** Ação medicamentosa.

Tribenosídeo reduz a permeabilidade capilar e aumenta a tonicidade vascular. Apresenta, também, propriedades anti-inflamatórias e exerce ação antagonista sobre várias substâncias endógenas que desempenham o papel de mediadoras no desenvolvimento de inflamação e na causa da dor;

- o cloridrato de cinchocaína age como anestésico local, aliviando a dor e o prurido;

- castanha da índia, Aesculus hippocastanum, planta medicinal conhecida também como castanheiro da índia. Muito utilizada no tratamento de insuficiência venosa, varizes, hemorroidas e flebites;

- hamamélis é um arbusto nativo da América do Norte, muito conhecido por sua propriedade adstringente. O conteúdo de flavonoides da planta ajuda a restaurar vasos sanguíneos danificados e contribui para as propriedades adstringentes da Hamamélis. A atividade antisséptica, anti-inflamatória e anestésica faz da Hamamélis um ingrediente presente em diversos produtos para hemorroidas;

- **diagnóstico**: é feito pelo exame físico e o exame proctológico completo deverá ser feito após a melhora nos sintomas.
- **tratamento**: como na maior parte dos casos há regressão do hematoma, o tratamento inicial é clínico com banhos de assento morno, tratamento tópico e analgésico. Nos nódulos maiores, com dor intensa, poderá ser efetuado o tratamento cirúrgico com incisão elíptica da pele, com exérese integral dos coágulos.

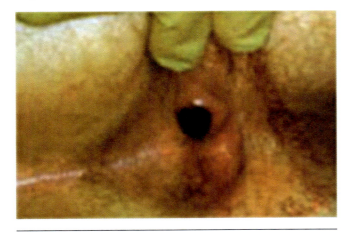

**Figura 72.1** Hematoma perianal.

## Fissura anal

A fissura anal é uma afecção extremamente frequente e a procura pelo serviço de emergência ocorrem devido à dor anal intensa, que se inicia durante o ato evacuatório acompanhado de sangramento anal.

Caracteriza-se por uma lesão ulcerada no anoderma do canal anal, que raramente ultrapassa a linha pectínea e anocutânea. Sua localização predominante é a região posterior do canal anal (*ca* 85% dos casos).

A dor costuma ser intensa, penetrante e aguda que pode se estender para a face posterior das coxas e para a região genital. O ato evacuatório costuma causar sangramento de cor vermelha rutilante, nas fezes ou mesmo no vaso sanitário.

O diagnóstico, geralmente, é feito pelo exame proctológico.

O tratamento na fase aguda consiste em tratamento local à base de pomadas analgésicas, anti-inflamatório, calor local, laxantes (se necessário) e dietas. Nos casos em que há hipertonia esfincteriana, pode-se tentar a esfincterotomia química através de pomadas (*pomd*) contendo isosorbida, nitroglicerina ou toxina botulínica. O tratamento cirúrgico é realizado nos casos refratários ao tratamento clínico ou naqueles recidivantes.

## Proctalgia fugaz

É uma síndrome dolorosa aguda, intensa, intermitente, de curta duração e de localização retal profunda. Também descrita como dor anorretal funcional (segundo os critérios de Roma II) e se apresenta em *ca* 14% dos adultos saudáveis. É relativamente frequente, porém os episódios são de curta duração e, muitas vezes, quando o paciente chega ao PS a dor já passou e o achado físico é inexpressivo. Não deixa sequelas e as crises ocorrem em intervalos longos. A etiologia é desconhecida e parece ocorrer a contratura dos elevadores do ânus.

Em geral, a dor é de aparecimento súbito, sem pródromos, noturna, muitas vezes acordando o paciente por alguns segundos a poucos minutos. Pode apresentar sintomas neurovegetativos associados, devido à intensidade da dor. A localização é intrarretal, acima do ânus, na maioria das vezes do tipo câimbra, contratura ou tenesmo. Deve ser feito o diagnóstico diferencial entre coccidínia (dor contínua, com sensação de queimação e tenesmo, com períodos de exacerbação; situada na coxa, períneo e canal anal, reproduzindo-se à compressão do cóccix) e a síndrome do elevador do ânus (dor contínua por várias horas, como se houvesse um corpo estranho no reto, exacerbada pela defecação, bem localizada em nível dos elevadores, tensos à palpação).

A dor, habitualmente, cessa espontaneamente. Poderá ser feito banho de assento com água morna, uso de analgésicos, massagem sobre os músculos e miorrelaxantes. O diagnóstico é clínico.

## Processos infecciosos perianais

A região anorretal é sede frequente de **processos infecciosos de natureza diversa**. A grande maioria (80%) é de origem criptoglandular, mas podem também ser decorrentes da doença de Crohn, retocolite ulcerativa, tuberculose intestinal, actinomicose, linfogranuloma venéreo, hidrosadenite supurativa, traumas (osso de galinha, palito de dente, espinha de peixe), carcinomas de vulva e anal.

A gravidade destes processos infecciosos depende da extensão da infecção, do estado geral do paciente e das doenças associadas (DM, SIDA, imunodepressão pós-transplante), uso de quimio e radioterapia.

Como comentado anteriormente, o processo infeccioso mais comum é o de origem criptoglandular. O fator desencadeante é o trauma local (evacuação endurecida, diarreia ou pelo uso do papel higiênico). Este trauma acarreta um processo inflamatório que acaba se contaminando com a flora bacteriana colônica, levando ao processo infeccioso agudo.

Este processo pode acometer as papilas anais, originando as papilites. Quando acometem as criptas anais, podem dar origem às criptites. A partir da criptite, o processo pode atingir os ductos das glândulas anais e formar um abscesso perianal. Havendo ruptura, espontânea ou cirúrgica, deste abscesso poderá advir uma fístula perianal.

## Papilites

Na fase aguda do processo inflamatório pode ocorrer aumento do volume das papilas devido ao edema e a congestão. Esta fase se tornar crônica, dando origem à papila hipertrófica.

O paciente pode apresentar dor e/ou ardor na região anal, que piora com a defecação. Quando a papila é maior, poderá se exteriorizar a evacuação.

O diagnóstico é realizado por toque e anuscopia, que mostrará presença de papila edemaciada e congesta, junto às bordas das criptas anais e nas bordas das colunas anais de Morgagni.

Na fase aguda, o tratamento é clínico e consiste em banho de assento com água morna, anti-inflamatórios, tratamento local e laxante (se necessário). O tratamento cirúrgico é indicado só na fase crônica e consiste na retirada da papila hipertrófica.

## Criptites

As criptas anais são muito vulneráveis ao trauma devido à forma anatômica e à fragilidade de suas paredes, possibilitando infecção local.

A criptite leva a dor anal, que piora com a evacuação, acompanhada de sensação de peso no canal anal. Poderá haver mucorreia intensa.

O diagnóstico é feito pelo exame proctológico, durante o qual se constata a presença de edema e congestão no nível da linha pectínea e a saída de pus da cripta acometida.

O tratamento é clínico e consiste em antibioticoterapia oral, tratamento local e laxante (quando necessário).

Se não houver resolução com o tratamento cirúrgico poderá ser feita a exploração das criptas com estilete, e as que estiverem pérvias deverão ser ressecadas.

## Proctites

A proctite é a inflamação parcial ou total do reto. Pode decorrer da Doença de Crohn ou da retocolite ulcerativa. Pode ser devida a doenças sexualmente transmitida, como blenorragia, sífilis, infecção por *Chlamydia trachomatis*, herpes simples ou infecção por citomegalovírus, especialmente nos homossexuais do sexo masculino. Também pode ocorrer em decorrência de radioterapia na região pélvica.

Em geral, o paciente apresenta mucorreia sanguinolenta, indolor. Nos casos decorrentes de blenorragia, herpes ou citomegalovírus, o ânus e o reto costumam ser muito dolorosos. O diagnóstico é feito por retoscopia que permite o diagnóstico através da inspeção local e a biópsia da mucosa.

Nos casos de retite ulcerativa idiopática ou por radioterapia, o tratamento é feito com mesalazina (*sups*) associada ou não a corticoides (dependendo da gravidade). Nos casos de proctites específicas, o tratamento é dirigido a sua etiologia.

## Abscesso perianal

O abscesso perianal (Figura 72.2) se caracteriza por um processo infeccioso agudo purulento cuja principal origem é a criptoglandular.

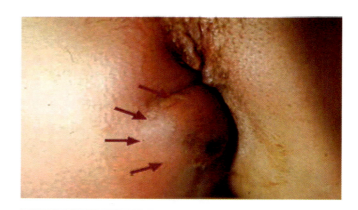

**Figura 72.2** Abscesso perianal.

As glândulas anais localizam-se ao redor do canal anal, no nível da linha pectínea, entre o esfíncter interno e o externo, e seus ductos desembocam nas bases das criptas anais. Pelos ductos é que pode ocorrer a contaminação glandular originária de uma criptite e preexistente. A infecção glandular pode se espalhar do espaço interesfincteriano para várias direções. A classificação dos abscessos pode ser vista na Tabela 72.2. O quadro clínico é variado, dependendo da localização, da extensão do abscesso e dos fatores de risco. A dor é uma constante, acompanhada de febre, e se houver drenagem espontânea há eliminação de uma secreção purulenta.

O diagnóstico é realizado pela inspeção, que nos casos superficiais revela os sinais flogísticos habituais, como hiperemia, abaulamento e calor local. Nos abscessos profundos a palpação costuma revelar abaulamentos dolorosos. O esquema diagnóstico pode ser visto no Algoritmo 72.2.

O tratamento do abscesso é sempre cirúrgico, através da drenagem ampla. A falta de flutuação não é razão para o retardo do tratamento. A conduta pode ser vista no Algoritmo 72.3.

**Tabela 72.2** Classificação dos abscessos anorretais.

| Tipo de abscesso | Características |
|---|---|
| Perianal | Mais frequente, coleção bem localizada geralmente em região posterolateral. |
| Isquiorretal | Febre e manifestações sistêmicas. Pode-se propagar para o lado oposto. |
| Submucoso | Causa abaulamento para o interior da ampola retal. |
| Interesfincteriano | Dor anal intensa que compromete um quadrante anal. |
| Pelvirretal, retrorretal, retrovesical/ retroperitoneal | Localizado acima dos músculos elevadores do ânus e abaixo da reflexão peritoneal, são os mais difíceis de diagnosticar e tratar. |

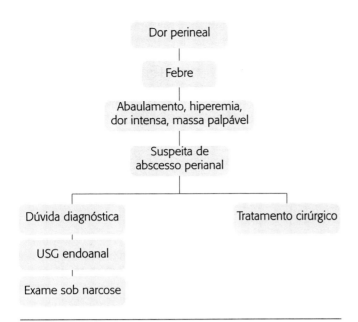

**Algoritmo 72.2** Algoritmo para diagnóstico da dor perineal.

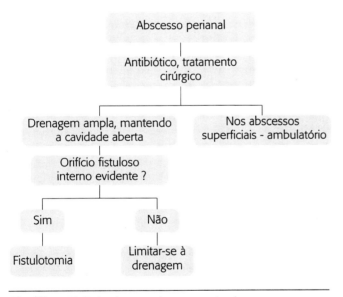

**Algoritmo 72.3** Conduta nos abscessos perianais.

Deve-se ter sempre em mente que o abscesso perianal pode causar uma infecção necrotizante grave e óbito. A gangrena gasosa perianal (síndrome de Fournier) pode se desenvolver nos casos em que houve retardo no tratamento e em doenças associadas (exemplo: diabetes, obesidades, síndrome de imunodeficiência, câncer). Nestes casos, o tratamento requer desbridamentos amplos e repetidos, antibioticoterapia, suporte nutricional e, geralmente, a realização de colostomia derivativa.

Outro aspecto a ser considerado é a presença de abscesso perianal nos pacientes com problemas hematológicos (leucemia, granulocitopenia, linfoma). As afecções perianais se desenvolvem em 8% dos pacientes nestas condições.

O paciente se apresenta com dor anal, sepse e retenção urinária. Nestes pacientes, a antibioticoterapia deve ser ampla e o procedimento deve se limitar à drenagem do abscesso.

## Herpes anal

A infecção por herpes é adquirida através da inoculação direta durante relação sexual anal receptiva e é muito mais frequentemente sintomática que outras infecções anorretais, tendo um período de incubação de 4-21 dias. A infecção pelo herpes tipo 1 responde por *ca* 10% das infecções anais e as pelo herpes tipo 2, por quase todo o restante.

Na infecção primária aparecem lesões ulceradas perianais, caracteristicamente acompanhadas por dor constante e intensa. A proctite herpética manifesta-se com dor intensa, tenesmo, secreção mucopurulenta e prurido normalmente por 7-10 dias. A dor pode se tornar tão intensa que pode causar retenção urinária ou constipação. Sequelas neurológicas, especialmente a radiculopatia lombossacral podem ocorrer em mais de 50% dos pacientes infectados e frequentemente persistem após infecção clinicamente ativa. Sintomas incluem disfunção urinária, parestesia sacral, impotência e dor na porção inferior do abdome, dorso e nádegas.

O exame físico revela vesículas e úlceras e o toque pode ser difícil pela dor intensa, devendo ser feito sob narcose. As lesões perianais variam desde pequenas vesículas a grandes vesículas rotas, que se unem formando úlceras aftoides, que adentram o canal anal. O reto costuma estar envolvido na parte distal (10 cm). As ulcerações podem se tornar secundariamente infectadas. A cicatrização ocorre em duas semanas, porém em pacientes com HIV a cicatrização pode ser mais insidiosa. O índice de recorrência é de 40%. As parestesias sacrais e a dor intensa perianal, frequentemente, precedem a recorrência das vesículas.

O diagnóstico é confirmado pela presença das vesículas suspeitas, ou pelo raspado das vesículas coradas pelo método de Giemsa, que pode revelar células gigantes multinucleadas características de herpes. A biópsia direta de uma úlcera pode revelar o mesmo achado. Também poderá ser feita a cultura do vírus e a imunofluorescência direta do líquido vesicular.

A doença herpética é altamente contagiosa desde a primeira aparição das vesículas até a completa reepitelização da pele.

O tratamento dos sintomas da fase aguda se faz com analgesia, banhos de assento, uso de alimentos e laxativos para facilitar a evacuação. O tratamento com aciclovir (*or* ou *iv*) (nas formas graves) torna mais curtos o período doloroso, a transmissibilidade e os sintomas sistêmicos. Terapias alternativas incluem agentes como fanciclovir e valaciclovir

## Sangramento anal

É muito importante diferenciar o sangramento anal da hemorragia digestiva baixa (veja o Capítulo sobre hemorragia digestiva).

O sangramento anal que acompanha a patologia orificial costuma ser leve, raramente leva a manifestações sistêmicas e ocorre durante o ato evacuatório. As fezes costumam estar normais e o sangramento ocorre durante e após a evacuação ou ao se limpar, costuma ser vermelho rutilante e o paciente habitualmente se queixa de dor anal ou da presença do mamilo hemorroidário exposto.

O exame proctológico completo permite o diagnóstico da etiologia do sangramento. Habitualmente, o sangramento devido à patologia orificial é controlado com medidas clínicas e a cirurgia, quando indicada, é feita em caráter eletivo. Nos casos de sangramento devido a hemorroidas de 1º, 2º, 3º, com sangramento ativo e agudo, se beneficiam com a administração de flavonoides micronizados (nível de evidência B). A ligadura elástica dos mamilos hemorroidários principais é indicada para o tratamento inicial de todos os casos de hemorroidas internas (graus 1-3).

## Lesão no reto e canal anal por empalamento e por corpo estranho

A maioria dos casos é causada por motivação sexual ou violência. Em pacientes idosos e psiquiátricos deve-se suspeitar da possibilidade de ingestão acidental de corpo estranho (prótese dentária, palito de dente e osso de frango).

A apresentação clínica depende do tipo de corpo estranho, do tempo e da extensão da lesão retal e da presença do objeto no canal anal/reto.

Nas lesões anais e do reto baixo e médio o quadro clínico se caracteriza por sangramento (de pequena monta) e dor anal. Nas lesões altas, o paciente pode se apresentar com dor abdominal, sinais de peritonite e sangramento digestivo baixo.

Nos pacientes com ingestão de corpo estranho, o quadro clínico pode se caracterizar por dor anal aguda com sinais e sintomas sugestivos de abscesso perianal, porém ao toque retal, notamos a presença do corpo estranho perfurando a mucosa do canal anal. O tratamento consiste em retirar o corpo estranho, drenar o abscesso e prescrever antibioticoterapia. O diagnóstico e o tratamento serão discutidos no capítulo sobre trauma anorretal.

## Cisto pilonidal infectado

É uma moléstia infecciosa da região sacrococcígea de origem, geralmente relacionada a fatores adquiridos (Figura 72.3). A lesão manifesta-se clinicamente na adolescência e no início da idade adulta e é mais frequente no sexo masculino (4:1).

Na fase aguda, o paciente chega ao serviço de emergência se queixando de dor intensa na região sacral acompanhada ou não de febre. Ao exame físico nota-se abaulamento doloroso e hiperemia na região sacrococcígea. Às vezes, o abscesso pode drenar espontaneamente.

Nesta fase, damos preferência pela drenagem através de uma incisão simples e curetagem do tecido de granulação do subcutâneo.

## Prolapso e procidência do reto

O prolapso se caracteriza pela exteriorização da mucosa do reto através do ânus e é denominado prolapso mucoso. A procidência é definida pela protusão de todas as camadas retais através do canal anal.

Embora não seja urgência, é frequente o aparecimento de pacientes com prolapso ou procidência de reto irredutível e pela manipulação dos tecidos costuma ocorrer ulceração, edema e sangramento da mucosa prolapsada.

Habitualmente, após sedação e colocação do paciente em posição de Trendelemburg, é possível a redução do prolapso retal. Raramente há necessidade de cirurgia de urgência, a não ser que ocorra gangrena do segmento exteriorizado.

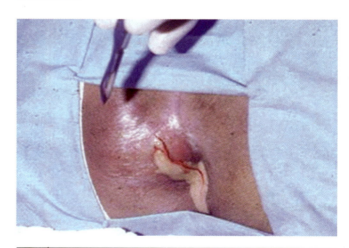

**Figura 72.3** Drenagem de cistopilonidal abscedado.

## Referências bibliográficas

**1.** Coelho JCU. Aparelho digestivo. Clínica e cirurgia. 3. ed. São Paulo: Ed. Atheneu; 2005.

**2.** Garcia, JJM, Suarez JM. Proctalgia fugaz. Revisión de la literaura. Ver.Mex.Coloproct. 2005;11:127-130.

**3.** Oliveira JR O, Moreira JPT, Araujo SEA. Hemorroidas: manejo não cirúrgico. Projeto diretrizes. Associação Médica Brasileira e Conselho Federal de Medicina, 2006.

**4.** Prado FC, Ramos J, Valle JR. Atualização terapêutica. 22. ed. São Paulo: Ed. Artes Médicas; 2005.

**5.** Steinman M, Steinman E, Pogetti RS, Birolini D. Condutas em cirurgia de urgência. São Paulo: Editora Atheneu; 2003.

Cláudio Birolini ▪ Edivaldo Massazo Utiyama

# Hérnias Encarceradas e Estranguladas

## Introdução

As hérnias da parede abdominal ocorrem em todas as categorias de indivíduos, sem distinção de idade, sexo, etnia ou ocupação profissional. Sua etiopatogenia está associada a alterações da matriz tecidual, agravada por predisposição anatômica e fatores ocupacionais.

Embora seja considerada de baixa complexidade, a doença herniária tem sérias implicações, como a dor e o incômodo local que prejudicam o desempenho profissional, sexual e esportivo. A deformidade estética da hérnia causa alteração da imagem corporal e prejudica o convívio social.

A afirmação que hérnia diagnosticada é hérnia operada continua válida, pois não há outra modalidade de tratamento. O retardo na intervenção operatória da hérnia, possibilita a evolução da doença e a ocorrência de complicações. Cerca de 1,2% das operações de hérnia são realizadas em caráter de urgência.

## Complicações das hérnias inguinais

O encarceramento e o estrangulamento são as complicações mais frequentes. Quando uma hérnia se torna agudamente irredutível, a ocorrência de dor com aumento de volume local ou sinais de obstrução intestinal, caracteriza a urgência cirúrgica (Figura 73.1)

O mecanismo pelo qual uma hérnia torna-se irredutível está associado ao aumento súbito da pressão abdominal, que força o conteúdo abdominal através do anel herniário. Tosse e esforço físico recreativo ou ocupacio-

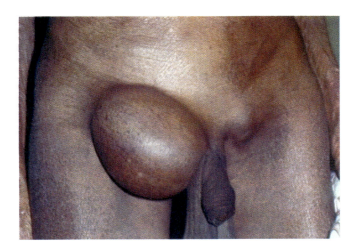

**Figura 73.1** Hernia ungnial encarcerada.

nal são geralmente relatados pelo paciente. A constrição imposta ao conteúdo encarcerado resulta inicialmente em congestão venosa e linfática com diminuição do retorno venoso e edema das estruturas. O estrangulamento define-se quando o aumento progressivo da pressão local culmina com a interrupção do fluxo arterial, o que resulta em isquemia e necrose tecidual.

As consequências dependem de qual estrutura abdominal fica presa no saco, mas, geralmente, o estrangulamento de um segmento intestinal com seis horas de evolução, é suficiente para causar necrose. Considerada a dificuldade de definir clinicamente, o momento a partir do qual há sofrimento vascular, recomendamos que a abordagem cirúrgica fosse indicada no momento do diagnóstico do encarceramento.

As hérnias femorais encarceram com maior frequência do que as hérnias inguinais, mas nelas é comum o encarceramento de gordura pré-peritoneal, sem maiores consequências. As hérnias indiretas encarceram mais do que as diretas, pois essas últimas têm o colo, geralmente, largo e as hérnias do lado direito encarceram com maior frequência do que as hérnias do lado esquerdo, em função da disposição espacial do mesentério. O intestino delgado ocupa o saco herniário em cerca de 80% das hérnias encarceradas; o epiplon em torno de 15% e o apêndice, cólons, ovários e outras vísceras abdominais no restante.

A hérnia de Richter consiste no encarceramento da borda contramesenterial de um segmento de intestino delgado, causando obstrução ou não. Ocorre com mais frequência, associado às hérnias femorais. A hérnia de Littre ocorre quando um divertículo de Meckel encarcera-se em uma hérnia inguinal, femoral ou umbilical. A hérnia de Amyand é uma condição rara que caracteriza-se pela presença de apendicite aguda no interior do saco herniário.

O quadro clínico da hérnia encarcerada caracteriza-se por tumor doloroso e irredutível na região inguino-crural, em pacientes com história pregressa de hérnia redutível. A ocorrência de cólicas e distensão abdominal, interrupção do trânsito intestinal ou vômitos fecaloides, são sugestivos de obstrução intestinal. Muitas vezes, o paciente queixa-se de desconforto abdominal, sem valorizar o aumento do volume de uma hérnia preexistente, levando o médico, pouco experiente, a não diagnosticar a complicação.

Desidratação, distúrbios hidreletrolíticos e ácido básicos podem agravar a situação em pacientes idosos. Na existência de necrose intestinal, surgem sinais de infecção, locais e sistêmicos. Febre, hiperemia de pele, taquicardia, hipovolemia e vasodilatação periférica, são sinais de alerta.

Na suspeita de necrose intestinal, deve-se evitar a redução do conteúdo herniário para a cavidade abdominal, causando contaminação acidental do peritônio por fluídos ou líquido entérico.

O exame clínico é suficiente para estabelecer o diagnóstico. O exame adequado do abdome é aquele que expõe a parede anterolateral desde a linha mamilar até a raiz da coxa, permitindo inspecionar a região inguinal. Assim, torna-se fácil diagnosticar a hérnia encarcerada nos pacientes que se queixam de sintomas obstrutivos sem manifestar dor ou abaulamento da região inguinal.

A avaliação radiológica do abdome pode caracterizar melhor o padrão de obstrução intestinal. O uso de tomografia computadorizada e ultrassonografia fica reservado para situações em que há dúvida com relação ao diagnóstico, facilitando o diferencial com linfonodos inguinais, hidrocele ou tumores sólidos. A avaliação clínica e laboratorial é necessária para os pacientes com obstrução intestinal, idade avançada ou comorbidades.

# Abordagem cirúrgica das hérnias inguinais complicadas

A redução manual da hérnia encarcerada não é recomendável, em função dos riscos de lesão da parede intestinal, redução de conteúdo com sofrimento vascular ou redução incompleta. A menos que exista contraindicação absoluta, a intervenção cirúrgica deve ser realizada logo após a avaliação clínica inicial.

A inguinotomia é a incisão mais adequada para abordagem da hérnia encarcerada. A abertura do saco herniário permite avaliar qual o seu conteúdo e a viabilidade; eventualmente é necessário o alargamento do anel inguinal interno, para facilitar a exposição do intestino delgado.

Quando não existe dúvida com relação a viabilidade da víscera estrangulada, pode-se reduzi-la para a cavidade peritoneal. O achado de tecido vinhoso e fluído fétido indica a necessidade de ressecção cirúrgica, que na grande maioria dos casos pode ser realizada por via inguinal. Em situações nas quais há comprometimento isquêmico, sem necrose evidente, aguarda-se o tempo necessário para que volte a cor, a pulsação arterial e o peristaltismo. Na dúvida, é recomendável a realização de ressecção intestinal.

A restauração da parede abdominal deve ser conduzida de acordo com a preferência do cirurgião após avaliação das condições locais. Não vemos nenhuma contraindicação para o reforço da parede com prótese de polipropileno, mesmo quando há necessidade de ressecção intestinal. A técnica de Lichtenstein, para hérnias inguinais e o "plug" femoral, para hérnias femorais nos parecem adequados. A abordagem pré-peritoneal e a abordagem por videolaparoscopia ficam reservadas para cirurgiões com experiência nessas técnicas.

Na vigência de perfuração intestinal com peritonite, está indicada a laparotomia mediana, que permite a abordagem sistematizada com limpeza da cavidade peritoneal, as ressecções viscerais necessárias e o fechamento provisório do defeito herniário. Dependendo das condições sistêmicas e locais pode-se proceder ao tratamento definitivo da hérnia.

A mortalidade do tratamento cirúrgico de hérnias encarceradas é elevada, chegando até 15% dos casos em algumas séries. Os fatores determinantes de resultados desfavoráveis compreendem pacientes com idade avançada, o tempo de encarceramento e a necessidade de ressecção intestinal, sendo que a ocorrência de necrose intestinal praticamente dobra a taxa de mortalidade.

# Complicações das hérnias incisionais

A hérnia incisional ocorre em 2% a 11% das operações abdominais. São fatores de risco a obesidade, o local da incisão, a técnica de síntese da parede, as laparotomias múltiplas ou relaparotomias e, principalmente, a infecção da ferida cirúrgica.

A perda da prensa abdominal causa alterações morfológicas e funcionais, que determinam incapacitação profissional e deformação estética, com necessidade de readequação dos hábitos cotidianos. A característica evolutiva da hérnia incisional torna-a tanto mais complexa quanto maior o tempo desde a sua manifestação. A reconstrução precoce da parede abdominal é a melhor forma de evitar a ocorrência de complicações.

A manifestação inicial da hérnia incisional é o abaulamento no local de incisão cirúrgica, que se torna incômodo em situações de esforço físico ou aumento da pressão abdominal. No início, o relaxamento da musculatura e o posicionamento em decúbito dorsal permitem a redução passiva do conteúdo para a cavidade abdominal. Com o passar dos meses ocorre progressivo afastamento lateral da musculatura abdominal, com aumento no diâmetro do anel herniário e adelgaçamento da superfície da hérnia, constituída pelo saco herniário, tecido subcutâneo e pele. A pressão das vísceras contra o saco herniário acaba por moldá-lo, criando múltiplas saculações irregulares onde as alças intestinais insinuam-se e ficam presas por aderências. A hérnia incisional torna-se então irredutível ou "habitada", e tem alto risco de estrangulamento quando há aumento da pressão abdominal. É comum a dificuldade no trânsito intestinal, causando episódios recorrentes de dor abdominal em cólica.

O atrito da pele que reveste o saco herniário com o tecido do vestuário resulta em úlceras cutâneas recorrentes e de difícil tratamento. Em hepatopatas com ascite, eventualmente verifica-se a perfuração da pele com extravasamento de líquido ascítico. A dermatite nas dobras cutâneas causadas pelo abdome em avental é frequente e deve ser tratada antes de operações eletivas, pois atua como fonte de infecção da ferida cirúrgica.

Quando o tratamento cirúrgico é postergado em função de obesidade ou comorbidades, as hérnias incisionais podem assumir proporções enormes. O resultado final do processo é a perda de domicílio das vísceras abdominais, na qual o saco herniário forma uma pseudocavidade abdominal, que contém grande parte do intestino delgado, epiplon, cólon transverso etc. A correção cirúrgica é o único tratamento e deve ser indicada precocemente. Quanto antes for reconstruída a parede abdominal, menor será o impacto da doença na vida do paciente, menor será o tempo de inatividade e melhores serão os resultados funcionais e estéticos da operação.

## Tratamento das hérnias incisionais complicadas

O tratamento eletivo das pequenas hérnias incisionais é relativamente simples e consiste na restauração anatômica da parede abdominal. O reforço da parede com tela sintética de polipropileno apresenta melhores resultados e menor índice de recidiva do que o fechamento primário. Doentes portadores de grandes eventrações devem ser preparados de maneira adequada, incluindo a avaliação

cardiorespiratória e o tratamento de dermatites e focos infecciosos da pele. Nas hérnias incisionais volumosas, é recomendável a ampliação da cavidade abdominal através do pneumoperitôneo progressivo pré-operatório.

O encarceramento herniário caracteriza-se por tumor doloroso e irredutível. Quando é acompanhado de sinais evidentes de oclusão intestinal, como vômitos fecaloides, distensão abdominal e interrupção do trânsito intestinal, caracteriza a urgência cirúrgica. A tentativa de tratamento clínico, através da descompressão do tubo digestivo por sondagem nasogástrica e jejum, justifica-se apenas no sentido de melhorar as condições clínicas do doente, preparando-o para o ato operatório. A constatação de hiperemia cutânea ou sinais evidentes de contaminação peritoneal são fortemente sugestivos de sofrimento vascular e indicam a necessidade de intervenção cirúrgica imediata.

Recomendamos o acesso pela incisão prévia com dissecção e abertura do saco herniário. As alças intestinais encarceradas devem ser reduzidas para a cavidade abdominal, aguardando-se tempo necessário para o restabelecimento da perfusão arterial. Quando há necrose intestinal, procede-se a ressecção com anastomose primária do intestino viável. A ressecção intestinal pode ser utilizada como aliada, no sentido de reduzir-se o conteúdo abdominal, diminuindo a tensão da parede na hora do fechamento definitivo. Antes da reconstrução da parede abdominal, recomendamos a proteção e revestimento das alças intestinais com o epiplon e a preservação do saco herniário, a fim de facilitar a ampliação da cavidade peritoneal e acomodação das vísceras. O fechamento deve, na medida do possível, restaurar a anatomia da parede abdominal, com reposicionamento da musculatura em sua posição original. Alguns artifícios podem ser utilizados para ampliar a cavidade, como as incisões relaxadoras longitudinais na bainha do reto abdominal, a rotação de retalhos miofasciais ou o fechamento com o saco herniário remanescente.

Seja qual for a técnica empregada, é necessário reforçar o fechamento com tela sintética, mesmo quando foi realizada ressecção intestinal. O posicionamento da tela e o material da mesma dependem da preferência e experiência pessoal do cirurgião. Utilizamos a tela de polipropileno, fixada sobre a aponeurose dos músculos abdominais, com múltiplas suturas absorvíveis, estendendo lateralmente muito além do defeito original.

Quando as condições locais da cavidade peritoneal forem indicativas da necessidade de relaparotomia, a exemplo do que ocorre nas peritonites estabelecidas e na dúvida quanto a viabilidade do intestino remanescente, ou quando há necrose da parede abdominal com perda de substância, o tratamento deve ser direcionado para a manutenção da vida do paciente. A contenção provisória das vísceras abdominais pode ser realizada com artefatos plásticos, com telas de politetrafluoroetileno (PTFE) ou com telas separadoras de tecido, até que seja possível o fechamento definitivo da parede abdominal.

As hérnias incisionais volumosas e as hérnias com perda de domicílio merecem consideração especial. A reconstrução da parede nesses doentes é extremamente difícil, pois a redução do grande volume herniário para uma cavidade com continente reduzido, resulta em acentuada elevação da pressão abdominal com consequências dramáticas no pós-operatório.

A diminuição do retorno venoso e do débito cardíaco, a diminuição da perfusão renal e a elevação das cúpulas diafragmáticas, causam a Síndrome Compartimental Abdominal, caracterizada clinicamente por insuficiência respiratória restritiva, acidose láctica e falência orgânica progressiva, com mortalidade em até 50% dos casos. A melhor forma de evitá-la é combinando a ampliação progressiva da cavidade peritoneal através do pneumoperitôneo pré-operatório, com a visceorredução intraoperatória, na qual a ressecção do cólon direito e do grande omento permite uma redução significativa do conteúdo abdominal.

O tratamento de emergência das hérnias incisionais apresenta resultados ruins, quando comparado ao tratamento eletivo. As recidivas herniárias e a mortalidade são significativamente maiores e constituem o principal argumento para que o tratamento operatório seja realizado precocemente na evolução da doença.

## Referências bibliográficas

**1.** Gallegos NC, Dawson J, Jaris M, Hobsley M. Risk of strangulation in groin hernias. Br J Surg. 1991;78:1171-3.

**2.** Rai S, Chandra SS, Smile SR. A Study of the risk of strangulation and obstruction in groin hernias. ANZ Journal of Surgery. 1998;68:650-4.

**3.** Chevrel, JP (ed) Hernias and Surgery of the abdominal wall. 2ed. Springer-Verlag, New York, Berlin, Heidelberg, 1998.

**4.** Birolini C, Utiyama EM, Rodrigues Jr AJ, Birolini D. Elective colonic operation and prosthetic repair of incisional hernia: Does contamination contraindicate abdominal wall prosthesis use? J Am Coll Surg. 2000;191(4):366-72.

**5.** Bendavid, R (ed). Abdominal wall hernias. Principles and management. 1ed. Springer-Verlag, New York, Berlin, Heidelberg, 2001.

**Eliana Steinman**

# Urgências nas Doenças Inflamatórias Intestinais

## Introdução

As doenças inflamatórias intestinais são doenças crônicas de incidência mundial e crescente, que incidem mais comumente em pessoas jovens, de etiologia ainda hoje desconhecida, com abordagem complexa, sem cura definitiva e com resposta terapêutica imprevisível quer sua abordagem seja clínica e/ou cirúrgica. Além disso, no curso de sua evolução pode se apresentar com inúmeras complicações que demandarão cirurgia de urgência ou emergência, as quais exigem do cirurgião o conhecimento dessas patologias.

As complicações agudas dessas doenças são frequentes e complexas, como sangramentos, fístulas, abscessos perianais e intracavitários, colite fulminante, megacólon tóxico, perfuração e estenose com obstrução intestinal. Iremos, a seguir, descrever as complicações e sua abordagem na Doença de Crohn (DC) e na retocolite ulcerativa (RCUI). Acredita-se que cerca de 5% a 50% dos portadores de DII podem desenvolver algum tipo de complicação que requeira tratamento cirúrgico durante o curso da doença.

## Doença de Crohn

A Doença de Crohn é uma doença inflamatória crônica que pode ocorrer da boca ao ânus, caracterizada por períodos de atividade e remissão. No Brasil, estima-se que sua incidência seja de 1,5 a 3,5 por 100 mil habitantes.

Os diversos consensos sobre a doença relacionam como objetivo do tratamento a remissão clínica, evitando-se o uso de corticoide, a cicatrização endoscópica, além do número de internações e cirurgias. Para isso, o tratamento baseia-se no uso de salicilatos, corticoides, imunossupressores e ultimamente na terapia biológica.

Porém, mesmo com a introdução da terapia biológica, o número de pacientes operados por intratabilidade clínica ou por complicações da doença manteve-se quase inalterado e, quase 80% dos pacientes serão operados ao longo da vida. A frequência da recidiva é menor nas ressecções cólicas e costumam ocorrer próxima aos locais de sutura prévios. O limiar para a indicação cirúrgica é mais baixo em pacientes com doença ileocolônica localizada, tendo em vista que alguns advogam cirurgia antes da terapia antitnf, nesses casos.

A história natural da DC mostra que os pacientes no início da doença apresentam um comportamento inflamatório e, no decorrer do tempo, evoluem para a forma fibroestenótica e penetrante, tendo em vista que nesses casos poderá ser necessária a abordagem cirúrgica. Por outro lado, aqueles pacientes com padrão inflamatório da doença estão sujeitos a complicações como colite fulminante, megacólon tóxico ou sangramento. Devemos lembrar que as condições clínicas do paciente poderão estar deterioradas em virtude da desnutrição e dos efeitos colaterais dos medicamentos.

Alguns princípios norteiam o tratamento cirúrgico: deve-se tratar apenas a complicação que indicou a cirurgia, ressecar a menor quantidade possível do intestino e a anastomose deve ser laterolateral. Essa anastomose é mais ampla e diminui a recorrência na linha anastomótica.

## Abscessos intracavitários

Os abscessos intracavitários são complicações que ocorrem em 10% a 30% dos portadores da DC. Atualmente, com a radiologia intervencionista, a abordagem do abscesso é feita por meio de punção guiada por ultrassom ou por tomografia computadorizada. A abordagem cirúrgica é reservada aos casos com abscessos múltiplos, localização não acessível, paciente em sepse e mau estado geral e nas fístulas internas ou externas. Figura 74.1

Outro tipo frequente de abscesso na DC é o abscesso do músculo psoas. É o abscesso mais frequente no retroperitônio e em cerca de 5% essas coleções estão relacionadas à DC e podem ser sua primeira manifestação. A explicação para sua ocorrência parece estar relacionada a micro perfurações da região ileocecal para o retroperitônio, o que explica sua incidência mais comum à direita. A apresentação clínica é de febre, dor na fossa

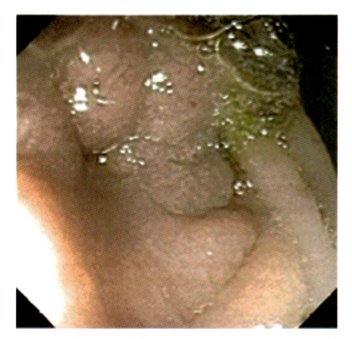

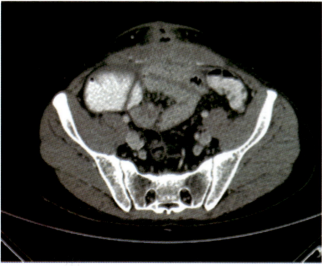

**Figura 74.1** Paciente de 22 anos com estenose da anastomose e presença de fístula enterocutânea e abscesso com drenagem espontânea pela incisão prévia – aspecto colonoscópico e tomográfico.

ilíaca direita com dificuldade na extensão da coxa, e o diagnóstico é feito com exame de imagem e a abordagem é preferencialmente por via percutânea.

## Perfuração em peritônio livre

A perfuração em peritônio livre é rara na DC. Sua ocorrência é maior no intestino delgado que do que cólon, e ocorre comumente nas proximidades de áreas com estenose. Nessas situações, recomenda-se a intervenção cirúrgica imediata, com ressecção do segmento acometido.

A decisão de realizar ou não uma anastomose deve ser baseada nas condições locais (grau de contaminação da cavidade, aspecto da alça intestinal, presença de obstrução distal) e nas condições clínicas do paciente. A ressecção intestinal acompanhada de um estoma intestinal é uma conduta segura e com reduzido grau de mortalidade.

## Estenoses

A estenose é o resultado da reparação cicatricial da inflamação crônica e transmural da DC que pode ocorrer em segmentos não operados previamente ou em anastomoses intestinais prévias. As estenoses podem ser únicas ou múltiplas e curtas ou longas (> 10 cm).

Na DC, três tipos de estenose são descritas: a pós-operatória, localizada na boca anastomótica, que surge vários meses após o procedimento cirúrgico e é geralmente linear e curta; a estenose inflamatória, que decorre da infiltração celular e de edema da parede intestinal e a estenose fibrótica, que resulta da deposição de colágeno no segmento intestinal. O diagnóstico diferencial entre a estenose fibrótica e a inflamatória é difícil.

Geralmente, a montante da estenose ocorre dilatação intestinal que é de fácil diagnóstico, quer através do trânsito intestinal ou da tomografia computadorizada com contraste via oral. A apresentação clínica é muito variável, podendo oscilar de cólicas abdominais recorrentes até fistulizações secundárias para outros órgãos ou para a pele.

Durante o tratamento cirúrgico, deverá ser ressecado o segmento com maior atividade inflamatória e fistulização, e as lesões secundárias com estenoses deverão ser tratadas de maneira conservadora, com plastias da estenose (enteroplastia) e dilatações endoscópicas.

Nas enteroplastias, dois procedimentos podem ser realizados: a plastia à Heineke-Mikulicz para os segmentos curtos e a técnica de Finney para segmentos longos. As estenoses também podem ser dilatadas por enteroscopia, principalmente na estenose das anastomoses por recidiva da doença. As dilatações endoscópicas devem ser tentadas em estenose de até 4 cm.

A estenose puramente inflamatória apresenta boa resposta à terapêutica clínica, quer com corticosteroides quer com terapia biológica.

## Fístulas

A história natural da DC mostra que 50% dos portadores da doença desenvolvem algum tipo de fístula em um intervalo de 20 anos. A DC de comportamento penetrante forma um trajeto fistuloso que pode acometer qualquer órgão próximo ao local da inflamação. A CT de abdome e pelve, a RNM e o trânsito intestinal são métodos de boa sensibilidade e especificidade para a avaliação do Crohn penetrante. As fístulas internas assintomáticas não devem ser tratadas.

O tratamento é baseado na ressecção do segmento acometido. Nos casos de fístula ileosigmoideana, mesmo na ausência do acometimento cólico, a ressecção de um segmento curto de sigmoide é aconselhável, pois a ráfia do cólon pode apresentar deiscência nesses casos.

As fístulas colovesicais ou íleovesicais devem ser tratadas através da ressecção intestinal e ressecção vesical (no local da fístula), com interposição de epiplon entre as suturas. A decisão de realizar estomias dependerá de condições locais e sistêmicas. A abordagem poderá ser feita por via laparoscópica dependendo da experiência do cirurgião.

Nos casos de fístulas externas, o tratamento cirúrgico é baseado na ressecção do segmento acometido e a curetagem do trajeto fistuloso. Inicialmente, pode ser tentado o tratamento por meio de terapia biológica, já que poderá evitar tratamento cirúrgico em 1/3 dos casos.

## Obstrução intestinal

A obstrução intestinal, principalmente do intestino delgado, é muito comum na DC. Pode ser causada por estreitamento da luz intestinal, por inflamação aguda, por fibrose crônica ou por efeito de massa (compressão extrínseca) causada por abscessos e/ou processo inflamatório ou por aderências de cirurgias prévias. Sua ocorrência é mais comum nos locais afetados pela doença, como a transição ileocecal.

O diagnóstico de obstrução intestinal é feito pelo quadro clínico. A radiografia simples de abdome mostrará dilatação do intestino delgado ao montante do nível de oclusão, bem como níveis líquidos nas alças e ar acumulado nos segmentos dilatados. A tomografia do abdome com contraste oral é um exame bastante útil para a identificação do local de oclusão.

Devido à etiologia inflamatória, o tratamento inicial deve ser medicamentoso, com hidratação endovenosa, sonda nasogástrica e corticoides endovenosos. Na ausência de melhora clínica pelo período máximo de 48 h, o tratamento cirúrgico deve ser indicado. Obviamente, caso o paciente esteja séptico no início do quadro clínico ou durante a evolução, esse tempo deve ser abreviado. Não podemos esquecer que o quadro clínico pode ser devido a bridas ou neoplasias. Em casos selecionados, como suboclusão, pode ser tentada a dilatação com balão por enteroscopia.

## Fístulas e abscessos anorretais

As fístulas e os abscessos anorretais são os achados mais frequentes em DC perianal, podendo levar ao comprometimento da função esfincteriana e prejuízo na qualidade de vida. As fístulas podem ser a primeira manifestação da doença em 45% dos casos. Ocorrem por evolução do processo inflamatório através da parede do anorreto, culminando com diversos orifícios externos na pele da região perineal. O objetivo do tratamento visa à completa redução da secreção, o fechamento dos trajetos fistulosos e a preservação da função esfincteriana.

A fístula não se caracteriza em uma urgência proctológica, porém os abscessos devem ser tratados prontamente e é recomendável, em casos complexos, algum método de imagem como ressonância magnética ou ultrassom para a melhor localização do abscesso e do trajeto fistuloso. O tratamento de qualquer abscesso perianal requer a drenagem cirúrgica sob anestesia. Os derivados do 5-ASA e os corticosteroides são considerados medicamentos não efetivos no tratamento da doença perianal. O uso de antimicrobianos como o metronidazol e a ciprofloxacina leva à diminuição parcial da secreção, mas apresenta altos índices de recidiva após sua interrupção. Porém, apresenta papel coadjuvante no tratamento, em conjunto com outras medicações, como os imunossupressores e a terapia biológica.

Os anti-TNF alfa têm a sua grande aplicação na DC perianal, sendo sua ação potencializada por outras drogas e o tratamento cirúrgico, principalmente com a drenagem dos abscessos e a colocação de seton (drenos frouxos) nos trajetos fistulosos perianais, com o intuito de manter o orifício externo aberto Com isso, evita-se o fechamento da pele e a recorrência do abscesso. O antitnf alfa apresenta índices de 70% a 80% de melhora clínica e 40% a 50% de fechamento completo das fístulas perianais.

Na doença de Crohn perianal devem-se evitar grandes ressecções com grandes feridas abertas, pois a recidiva e a falta de cicatrização dessas lesões costuma ser a regra. O uso de cola de fibrina e plugs de colágeno nos trajetos fistulosos têm apresentado resultados animadores. A realização de estomas com o intuito de desviar o trânsito fecal poderá ser utilizada em casos muito graves.

## Apendicite aguda

Uma grande dificuldade nesses pacientes se dá quando apresentam dor na fossa ilíaca direita, pois muitas vezes é difícil o diagnóstico diferencial entre ileíte e apendicite aguda. Inúmeras vezes o diagnóstico é feito apenas no intraoperatório. Caso seja encontrada ileíte e não haja apendicite aguda, pode-se proceder à apendicectomia, a qual não costuma causar maiores complicações. Essa conduta é preferível, pois como o quadro pode ser recorrente é melhor que já tenha sido descartada a apendicite aguda.

# Normatização do tratamento clínico na Doença de Crohn

## Tratamento da DC com atividade inflamatória Intestinal grave a fulminante

Pacientes nessa situação serão preferencialmente tratados em hospitais terciários. Devem receber terapia de suporte com reidratação, transfusões e suporte nutricional caso clinicamente indicados. Pacientes com infecções ou abscessos devem ser submetidos a antibioticoterapia apropriada, com drenagem cirúrgica ou percutânea. Inicia-se com hidrocortisona por via intravenosa na dose de 100 mg, de oito em oito horas, caso não haja contraindicação.

Após a melhora clínica e a retomada da via oral, pode-se substituir o corticosteroide parenteral por 40 mg a 60 mg de prednisona por via oral, sendo então os pacientes tratados da mesma forma que aqueles acometidos por doença moderada a grave. Deve ser considerada a associação de azatioprina (2 mg/kg a 2,5 mg/kg ao dia, por via oral) ou metotrexato (15 mg, por via subcutânea, uma vez por semana), especialmente em pacientes com recaída precoce. Aqueles que não apresentarem melhora deverão ser avaliados por uma equipe cirúrgica. Não há estudos controlados sobre o uso de infliximabe ou adalimumabe nessa situação. Não existem estudos controlados com ciclosporina para pacientes com DC, entretanto, alguns autores recomendam o uso de ciclosporina nessa situação como meio de evitar ou retardar a necessidade de um procedimento cirúrgico urgente.

Em quadros clínicos sugestivos de suboclusão crônica associada à desnutrição significativa, pode ser necessária uma indicação cirúrgica.

## Tratamento de manutenção da DC em remissão após abordagem clínica

Para pacientes que tenham obtido remissão, deve-se considerar o tratamento de manutenção. É improvável que um paciente que tenha necessitado de corticosteroides para induzir a remissão permaneça assintomático por mais de um ano sem tratamento de manutenção.

Para a prevenção de recorrências, pode-se iniciar com azatioprina. Não há benefício da manutenção de sulfassalazina ou de mesalazina como profilaxia de reagudizações após a remissão clínica. Os corticosteroides não devem ser usados como terapia de manutenção. Nos pacientes corticodependentes, deve-se considerar o uso de metotrexato (15 mg por via subcutânea, uma vez por semana) ou azatioprina (2 mg/kg a 2,5 mg/kg). Para pacientes que entraram em remissão com o uso de metotrexato, pode-se manter esse fármaco. A azatioprina e o metotrexato também são opções para a manutenção de pacientes com remissão induzida por terapia antitnf. Em caso de falha na manutenção da remissão com uso de azatioprina ou metotrexato, pode-se utilizar 5 mg/kg de infliximabe a cada oito semanas ou 40 mg de adalimumabe a cada duas semanas, até a falha (incluindo necessidade de cirurgia) ou por no máximo 12 meses consecutivos. O tratamento com terapia antitnf pode ser continuado se houver clara evidência de doença ativa, determinada por sintomas clínicos, por marcadores biológicos de inflamação ou por achados endoscópicos, devendo a continuidade do tratamento ser reavaliada a cada 12 meses. Pacientes que tiverem recaídas após a parada programada da terapia antitnf podem realizar um novo ciclo de até 12 meses de tratamento.

## Tratamento da DC em remissão após abordagem cirúrgica

Recomenda-se revisão endoscópica em seis meses caso o sítio da cirurgia tenha sido acessível. Se houver recidiva clínica ou endoscópica, sugere-se o início de azatioprina (de 2 mg/kg a 2,5 mg/kg ao dia). Pacientes com ressecções múltiplas ou doença grave devem receber azatioprina a partir do pós-operatório. A terapia antitnf não foi adequadamente estudada nesse contexto.

## Tratamento da DC complicada por fístulas

Complicações supurativas requerem drenagem cirúrgica, bem como abscessos perianais e perirretais. Complicações perianais não supurativas usualmente respondem a metronidazol com ou sem ciprofloxacino. O uso de azatioprina (de 2 mg/kg a 2,5 mg/kg ao dia, por via oral) não foi formalmente avaliado em estudos controlados, porém uma série deles mostra eficácia a longo prazo.

A terapia anti-TNF apresentou benefício na cicatrização de fístulas. Infliximabe (5 mg/kg nas semanas 0,2 e seis e após 5 mg/kg a cada oito semanas) ou adalimumabe (160 mg na semana zero e 80 mg na semana dois e após 40 mg a cada duas semanas) estão indicados quando não há resposta a metronidazol/ciprofloxacino, e azatioprina nas fístulas perianais complexas, retovaginais ou retoabdominais. Não há indicação para o uso de terapia antitnf em fístulas perianais simples, as quais usualmente respondem a tratamento cirúrgico local, o qual deve ser realizado quando a doença inflamatória intraluminal estiver controlada.

### Fármacos

- Sulfassalazina: comprimido de 500 mg
- Mesalazina: comprimido de 400 mg, 500 mg e 800 mg
- Hidrocortisona: solução injetável de 100 mg e 500 mg
- Prednisona: comprimido de 5 mg e 20 mg
- Metilprednisolona: solução injetável de 500 mg
- Metronidazol: comprimido de 250 mg e 400 mg
- Ciprofloxacino: comprimido de 500 mg
- Azatioprina: comprimido de 50 mg
- Metotrexato: solução injetável de 50 mg e 500 mg
- Ciclosporina: cápsula de 10 mg, 25 mg, 50 mg, 100 mg e solução oral de 100 mg/ml (frasco com 50 ml)
- Infliximabe: frasco-ampola com 100 mg
- Adalimumabe: seringas pré-preenchidas com 40 mg

## Tempo de tratamento

No tratamento da fase aguda, usualmente dentro de duas a quatro semanas deve ser percebida alguma melhora, e em até 16 semanas normalmente é observada a resposta máxima.

A terapia de manutenção com azatioprina deve ser mantida por longos períodos. Discute-se o aumento de risco de linfomas não Hodgkin em pacientes nos quais se usa azatioprina, contudo o risco parece ser pequeno e compensado pelos benefícios de manter-se a DC em remissão. A maior parte dos autores concorda que a azatioprina pode ser usada por períodos superiores a quatro anos se apropriadamente monitorizada.

No tratamento da fase aguda, a terapia antitnf deve ser suspensa caso não haja resposta após duas doses. No tratamento de fístulas, deve-se suspender o tratamento antitnf se não houver resposta após três doses. Os pacientes em terapia anti-TNF para manutenção devem utilizá-la até a falha ou por no máximo 12 meses consecutivos. O tratamento por meio de terapia antitnf pode ser mantido se houver clara evidência de doença ativa, determinada por sintomas clínicos, por marcadores biológicos de inflamação ou por achados endoscópicos, devendo ser a continuidade do tratamento reavaliada a cada 12 meses.

Pacientes que tiverem recaída após a parada programada (isto é, que não tenha sido causada por falha terapêutica) podem fazer um novo ciclo de até 12 meses de tratamento.

## Retocolite Ulcerativa Idiopática (RCUI)

A RCUI representa uma doença inflamatória crônica e recidivante, restrita somente à mucosa do intestino grosso. Mais comumente envolve o cólon de forma contínua, começando no reto inferior e se estendendo aproximadamente a uma distância variável da borda anal, de maneira que pode ser classificada em três formas clinicamente distintas: proctossigmoidite, colite esquerda e pancolite. Ao contrário da DC, a RCUI não acomete outras regiões do trato gastrointestinal, podendo ocorrer outras manifestações extraintestinais.

Discretamente mais comum no sexo feminino, apresenta pico de incidência por volta da terceira década de vida e um segundo pico menor após a oitava década. Indivíduos de origem caucasiana, especialmente os de origem judaica, são mais frequentemente afetados se comparados aos africanos ou asiáticos. Há maior ocorrência da doença entre parentes e o seu início é mais precoce entre os membros de famílias afetadas.

Não só a extensão do acometimento no cólon pode ser variável, mas também a intensidade do processo inflamatório pode alternar entre a colite crônica leve e uma inflamação aguda fulminante.

Doentes com colite aguda grave ou fulminante apresentam-se toxemiados e, dessa forma, com febre e sinais sépticos graves (taquicardia, febre, leucocitose, rubor facial, prostração e extremidades quentes). A colite aguda grave pode ocorrer como primeira manifestação da doen-ça ou a qualquer momento como manifestação de exacerbação da colite de longa evolução. Possui mortalidade estimada em 3%, e a ausência de melhora ou a piora clínica verificada ao longo de 24h a 48h de terapia clínica agressiva deve indicar tratamento cirúrgico por meio de colectomia total. O megacólon tóxico é uma complicação da colite fulminante e é definido pelos sinais sistêmicos de toxemia associados a uma dilatação aguda do cólon. Estima-se que 6% dos doentes com RCUI hospitalizados venham a evoluir com megacólon tóxico. Tanto a colite aguda grave como a fulminante e, obviamente, o megacólon tóxico, representam contraindicação absoluta ao exame colonoscópico, devido ao risco de perfuração associada à insuflação ou à intubação do cólon.

## Megacólon tóxico

O megacólon tóxico é uma complicação pouco frequente, mas extremamente grave da doença inflamatória intestinal, colite isquêmica ou colite infecciosa de qualquer etiologia. Foi originalmente descrito em associação à RCUI e, mais tarde, com a doença de Crohn do cólon. É definido como dilatação aguda do cólon transverso, acima de 6 cm de diâmetro e com perda de haustrações visualizada por radiografia simples de abdome. O diagnóstico diferencial de megacólon tóxico envolve outras causas de distensão cólica não obstrutiva (Síndrome de Ogilvie, Doença de Hirscprung). Ao contrário do megacólon tóxico, esses distúrbios não são de caráter inflamatório nem apresentam toxicidade sistêmica.

Muitos são os fatores que desencadeiam o quadro de megacólon, tais como: descontinuação muito rápida dos corticoides, realização de colonoscopia ou enema opaco, medicação antiespasmódica e antidiarreica e distúrbios hidroeletrólíticos. A mortalidade é extremamente elevada se houver perfuração (acima de 40%).

Do ponto de vista laboratorial, o paciente apresenta-se com anemia de etiologia multifatorial, leucocitose acentuada com neutrofilia, hipoalbuminemia e hipocale-

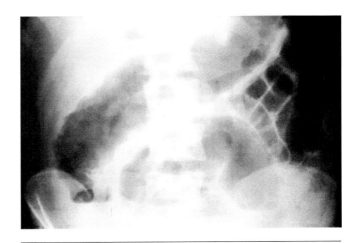

**Figura 74.2** Dilatação do cólon transverso sugestivo de megacólon tóxico.

mia. Nos doentes com DII sob terapia imunosupressora deve ser considerada a pesquisa de citomegalovírus.

O diagnóstico do megacólon é feito por meio de dados clínicos e radiológicos, sendo o último adquirido através da medida do diâmetro do cólon transverso, com o primeiro a sofrer dilatação. O paciente está habitualmente febril, taquicárdico, desidratado, com alterações mentais, distúrbio hidroeletrolítico e hipotensão (Tabela 74.1).

A realização de colonoscopia está contraindicada. A tomografia computadorizada é importante para detectar perfurações subclínicas e abscessos.

### Tabela 74.1 Diagnóstico de megacólon tóxico.

**Apresentação clínica:** diarreia mucossanguinolenta, constipação, dor abdominal, distensão abdominal, diminuição dos ruídos hidroaéreos.

**Achados radiológicos:** dilatação do cólon transverso ou cólon transverso > 6 cm, distensão gástrica e do intestino delgado (Figura 74.2).

**Tomografia:** dilatação colônica, espessamento da parede colônica difusa, edema sumucosa, ascite, perfuração, abscesso, pileflebite ascendente.

**Critério de Jalan:**
- Febre > 38,6°C
- Frequência cardíaca > 120 batimentos/min
- Leucócitos > 10,5 ou anemia
- Mais um dos seguintes critérios: desidratação, confusão mental, distúrbios hidroeletrolíticos ou hipotensão.

A abordagem terapêutica é semelhante à da colite fulminante (Tabela 74.2). As indicações absolutas para a colectomia incluem perfuração, sangramento incontrolável e dilatação progressiva. Em cerca de 30% dos casos, a cirurgia é necessária e normalmente em caráter emergencial, devido à perfuração intestinal. Quando ocorre a perfuração, ela costuma ser extremamente grave, com alta taxa de mortalidade. A conduta cirúrgica é a colectomia total, com ileostomia terminal. Em geral, o reto deve ser preservado, para a reconstrução posterior através de anastomose ileoanal associada a um reservatório ileal.

### Tabela 74.2 Tratamento do megacólon tóxico.

**Geral:** hidratação, correção de alterações eletrolíticas, repouso intestinal, interrupção de narcóticos e anticolinérgicos, descartar etiologia infecciosa.

**Descompressão:** tubo retal, sonda nasogástrica.

**Tratamento clínico:** tratamento específico para infecção, corticoide e antibioticoterapia.

**Radiologia:** avaliação radiológica frequente.

**Cirurgia:** falha no tratamento clínico, dilatação ou toxicidade progressiva, sinais de perfuração.

## Hemorragia

A hemorragia maciça é uma complicação grave na RCU severa, nas fases de grande atividade da doença, sendo potencialmente fatal. O tratamento deve ser semelhante ao da colite grave. Entretanto, se o sangramento persistir por período superior ao intervalo de 24h a 48h, a colectomia em caráter de urgência está indicada, com sepultamento do reto e ileostomia terminal.

## Estenose

A estenose está presente em 5% a 10% dos pacientes com RCU grave. Em sua maioria, as estenoses são benignas, tendo em vista que 2% apresentam malignidade. As estenoses sintomáticas ou aquelas que limitam o acompanhamento endoscópico são de indicação cirúrgica. No entanto, o diagnóstico diferencial com DC deve ser cuidadosamente realizado, pois no Crohn o tratamento endoscópico costuma ser resolutivo.

## Referências bibliográficas

1. Lichtenstein GR, Hanauer SB, Sandborn WJ. Management of Crohn's disease in adults. Am J Gastroenterol, 2009.104(2): 465-83.
2. Victoria CR, Sassak LY, Nunes HR. Incidence and prevalence rates of inflammatory bowel diseases, in midwestern of São Paulo State, Brazil. Arq Gastroenterol, 2009. 46(1): p. 20-5.
3. Harvey RF, Bradshaw JM. A simple index of Crohn's disease activity. Lancet 1980;1:514.
4. Vermeire S, Schreiber S, Sandborn WJ, Dubois C, Rutgeerts P. Correlation between the Crohn's disease activity and Harvey-Bradshaw indices in assessing Crohn's disease severity. Vermeire S, Schreiber S, Sandborn WJ, Dubois C, Rutgeerts P. Clin GastroenterolHepatol. 2010, Apr;8(4):357-63.
5. Sandborn WJ, et al. A review of activity indices and efficacy endpoints for clinical trials of medical therapy in adults with Crohn's disease. Gastroenterology, 2002. 122(2): p. 512-30.
6. Stange EF, et al., European evidence based consensus on the diagnosis and management of Crohn's disease: definitions and diagnosis. Gut, 2006. 55 Suppl 1: p. i1-15.
7. Caprilli R, et al. European evidence based consensus on the diagnosis and management of Crohn's disease: special situations.Gut, 2006. 55:36-58.
8. Lacy CF, et al., Drug information handbook with international trade names. 2009-2010: Lexi-Comp.
9. Travis SP, et al. European evidence based consensus on the diagnosis and management of Crohn's disease: current management. Gut, 2006. 55 Suppl 1: p. i16-35.

10. Turner D, et al. Omega 3 fatty acids (fish oil) for maintenance of remission in Crohn's disease. Cochrane Database Syst Rev, 2009(1): p. CD006320.

11. Shen J., et al. Meta-analysis: the effect and adverse events of Lactobacilli versus placebo in maintenance therapy for Crohn disease. Intern Med J, 2009. 39(2): p. 103-9.

12. Akobeng AK, and Stokkers PC. Thalidomide and thalidomide analogues for maintenance of remission in Crohn's disease. Cochrane Database Syst Rev, 2009(2): p. CD007351.

13. Srinivasan R, and Akobeng AK. Thalidomide and thalidomide analogues for induction of remission in Crohn's disease. Cochrane Database Syst Rev, 2009(2): p. CD007350.

14. Borgaonkar M., et al. Anti-tuberculous therapy for maintaining remission of Crohn's disease. Cochrane Database Syst Rev, 2000(2): p. CD000299.

15. McDonald JW, et al. Cyclosporine for induction of remission in Crohn's disease. Cochrane Database Syst Rev, 2005(2): p. CD000297.

16. Reese GE, et al. The effect of smoking after surgery for Crohn's disease: a meta-analysis of observational studies. Int J Colorectal. Dis, 2008. 23(12): p. 1213-21.

17. Kefalakes H, et al., Exacerbation of inflammatory bowel diseases associated with the use of nonsteroidal anti-inflammatory drugs: myth or reality? Eur J Clin Pharmacol, 2009. 65(10): p. 963-70.

18. Siegel CA, et al., Risk of lymphoma associated with combination anti-tumor necrosis factor and immunomodulator therapy for the treatment of Crohn's disease: a meta-analysis. Clin Gastroenterol Hepatol, 2009. 7(8): p. 874-81.

19. Collins PD, et al. Strategies for detecting colon cancer and/or dysplasia in patients with inflammatory bowel disease. Cochrane Database Syst Rev, 2006(2): p. CD000279.

20. Summers, R.W., et al., National Cooperative Crohn's Disease Study: results of drug

21. Gan SI, Beck PL. A new look of toxic megacolon: an update and review of incidence, etiology, pathogenesis and management. Am J Gastroenterol 2003, 98:2363-2369

22. Medeiros RR, Goes JRN, Fagundes JJ, Coy CSR. Tratamento cirúrgico do megacolon tóxico. rer. Bras colo.proct, 1996; 16:117-120.

23. Protocolo clínico e diretrizes terapêuticas na Doença de Crohn. Disponível em: portal.saude.gov.br/portal/arquivos/pdf/crohn-pcdt.pdf

**Raul Cutait** ▪ **Frederico José Ribeiro Teixeira Júnior** ▪ **Tibério Moura de Andrade Lima**

# Câncer Colorretal Obstrutivo

## Introdução

Em todo o mundo, são diagnosticados cerca de um milhão de casos novos de câncer colorretal por ano.[1] Nos Estados Unidos, esse é o terceiro tipo mais frequente de neoplasia maligna e a segunda causa de morte por câncer em homens, com estimados 141 mil casos novos e 50 mil óbitos no ano de 2008[2]. No Brasil, o câncer colorretal é, também, o terceiro mais incidente, tendo em vista que em 2008 deverão ser diagnosticados em torno de 28 mil casos novos.[3]

Cerca de 92% dos tumores são diagnosticados em pacientes com mais de 50 anos de idade.[4] Tumores sincrônicos são identificados em 2% a 3% dos pacientes, e em 15% dos casos encontram-se pólipos adenomatosos concomitantes.[5] Quando é dado o diagnóstico, cerca de 40% dos pacientes já apresentam doença metastática, tendo em vista que programas de prevenção e diagnóstico precoce se associam com redução de 50% da mortalidade por câncer.[6]

De um modo geral, de 6% a 30% dos casos requerem intervenções de urgência, normalmente por obstrução.[7,8,9] A disparidade observada pelas diferenças de incidências nos variados estudos pode ser explicada, em parte, por variações nas definições de obstrução, as quais incluem desde a suboclusão intestinal até obstruções com necessidade de cirurgia imediata. É interessante observar que o câncer é o responsável por 90% dos casos de obstrução mecânica de cólon, seguido por vólvulo (5%) e doença diverticular complicada (3%).[10]

## Aspectos relevantes dos tumores obstrutivos

### Localização

Em geral, os tumores que causam obstrução estão localizados no lado esquerdo do cólon, mais comumente no sigmoide,[11] onde a luz do cólon apresenta calibre menor, com parede intestinal mais espessa e menos distensível, enquanto o conteúdo fecal é de consistência sólida. Contudo, são os tumores de ângulo esplênico que apresentam maior risco para desenvolver obstrução, o que pode ocorrer em cerca de 50% dos casos.[12]

### Complicações

Cirurgias de câncer colorretal realizadas em caráter de urgência são associadas a índices de morbidade e mortalidade 3 a 4 vezes maiores quando comparadas a cirurgias eletivas.[13,14] Um levantamento nacional inglês mostrou mortalidade de média 16% em cirurgias de obstrução.[15] Esses índices maiores de morbimortalidade decorrentes da cirurgia de urgência podem ser explicados por um controle menos adequado das comorbidades dos pacientes e por eventuais limitações relacionadas, tais como o local de atendimento e a equipe cirúrgica.

### Prognóstico

De um modo geral, os tumores colorretais tendem a ser mais avançados quando obstrutivos,[16] levando a um prognóstico pior quando comparados a tumores operados em condições eletivas, mesmo quando possuem estadiamentos semelhantes.[17]

# Diagnóstico

## História clínica

De um modo geral, o quadro de obstrução intestinal é precedido por história clínica de mudança do hábito intestinal, com ou sem distensão abdominal, por semanas ou meses.[18,19]

# Exame físico

## Abdome

Ao exame físico, considerável número de pacientes apresenta distensão abdominal, tendo em vista que em indivíduos magros pode ser possível a visualização de segmentos cólicos distendidos, bem como movimentos peristálticos. O timpanismo está comumente aumentado. A massa abdominal pode ser palpada quando o tumor é volumoso, sendo mais frequente em neoplasias do cólon direito. Os ruídos hidroaéreos podem estar aumentados, normais ou suprimidos. Obstruções com válvula ielocecal incontinente levam à distensão do intestino delgado, com possibilidade de náuseas e vômitos concomitantes. Por outro lado, válvula ileocecal continente pode implicar o esgarçamento da parede do ceco e até mesmo sua perfuração, com quadro de peritonite associado. O sinal do piparote positivo para ascite sugere carcinomatose peritonial.

## Reto

O toque retal é obrigatório, pois constata cerca de 30% dos tumores colorretais. Além disso, no caso de se identificar neoplasia, permite avaliar sua distância da linha pectínea, seu tamanho, extensão e o grau de fixação local. Em casos de carcinomatose peritonial, é possível sentir implantes no fundo de saco.

## Vagina

O toque vaginal é obrigatório quando há presença de tumor de reto, uma vez que não é incomum o envolvimento da parede posterior da vagina pela lesão. Eventualmente, pelo toque vaginal pode-se identificar fixação do tumor ao colo uterino e, quando combinado à palpação abdominal, é possível identificar massas anexiais.

# Exames propedêuticos

Com a suspeita de obstrução por câncer colorretal, inicia-se a investigação pelos métodos de imagens.

## Radiografia simples de abdome

O exame inicialmente realizado é a radiografia simples de abdômen, por sua disponibilidade, baixo custo e razoável quantidade de informações. Nesse exame podem ser identificadas uma ou mais das seguintes alterações:

a) dilatação do intestino grosso (ceco, cólon direito, todo o cólon até sigmoide ou retossigmoide);
b) dilatação de alças delgadas;
c) ausência de gás ou fezes na ampola retal;
d) pneumoperitônio;
e) líquido livre na cavidade abdominal.

Atribuem-se à radiografia simples de abdome sensibilidade e especificidade de 84% e 72% para definição de obstrução intestinal.[10]

## CT de abdome

Quando a radiografia simples não permite o diagnóstico, indica-se a tomografia de abdome e pélvis, que pode ser realizada apenas com contraste por via retal, ou também com contraste oral caso o paciente consiga ingerir o contraste, e endovenoso se a função renal, avaliada pela creatinina sérica, assim o permitir. Esse método associa-se a sensibilidade e especificidade de 96% e 96%[20]. A vantagem do exame completo é que assim já se realiza o estadiamento abdominal e pélvico da doença.

## Enema opaco com contraste hidrossolúvel

É uma alternativa à tomografia, pois permite identificar uma eventual lesão obstrutiva e sua localização, embora nem sempre consiga diferenciar a etiologia da obstrução. Imagens comuns são a de "mordida de maçã" ou de "anel de guardanapo". O uso do bário está contraindicado, por se impregnar na parede intestinal.

## Colonoscopia

Esse exame é, como rotina, contraindicado quando há suspeita de obstrução de cólon pela distensão cólica adicional, o que pode gerar o risco de perfuração.[21]

## Estadiamento

Mesmo nos casos de obstrução, deve-se realizar o estadiamento da doença, exceto quando há urgência do caso ou por condições limitadas de atendimento. Inclui radiografia simples ou tomografia de tórax, tomografia contrastada de abdome e pélvis e dosagem do CEA.

# Tratamento

## Aspectos gerais

O tratamento do câncer colorretal obstrutivo é essencialmente cirúrgico, exceto quando se empregam métodos endoscópicos de desobstrução, como será comentado mais adiante. De qualquer maneira, antes de qualquer procedimento, são etapas fundamentais:

**1. No pré-operatório**: corrigir os eventuais distúrbios hidroeletrolíticos e desidratação; ponderar a necessidade de sonda nasogástrica para alívio da distensão abdominal, náuseas e vômitos; iniciar a administração de antimicrobianos que cubram a flora intestinal (nossos métodos preferenciais são a associação de ciprofloxacina com metronidazol ou ceftriaxona com metronidazol); discutir com o paciente a eventual necessidade de stomia, caso essa alternativa seja cogitada; marcar o local da stomia.

**2. No intraoperatório**: utilizar meias elásticas e, caso disponíveis, botas pneumáticas como profilaxia de trombose venosa profunda; sondagem vesical para melhor controle da diurese.

**3. No pós-operatório**: introdução precoce de heparina não fracionada ou de baixo peso molecular, desde que não haja contraindicação; deambulação precoce; manutenção de meias elásticas até iniciar a deambulação; manutenção profilática dos antimicrobianos por 24 a 48 horas ou administrá-los de forma terapêutica por período mais longo, caso tenha ocorrido contaminação da cavidade abdominal ou o paciente se encontre em estado infeccioso; manutenção de sonda nasogástrica até a resolução do íleo paralítico pós-operatório, quando se reintroduz a alimentação oral. A introdução precoce de nutrição parenteral prolongada só se justifica quando, pelas condições gerais e nutricionais do paciente, antevê-se um longo período de jejum.

# Cirurgia

## Via de acesso

Na cirurgia de urgência do câncer colorretal, devem ser levadas em conta para a escolha da via de acesso as condições clínicas do paciente, o local em que ele está sendo atendido e a experiência do cirurgião.[10] Nos tumores obstrutivos, a distensão intestinal pode ser um importante fator limitante para o acesso laparoscópico. Quando esse é tentado, o cirurgião deve ter discernimento para converter caso haja dificuldade em realizar o procedimento cirúrgico de forma adequada. Em algumas situações, a colocação endoscópica de *stent* permite desobstruir o cólon ou o reto, permitindo que a cirurgia seja conduzida de maneira eletiva, o que favorece o uso da laparoscopia. Classicamente, inicia-se a cirurgia por laparotomia mediana, a qual se estende mais cranial ou caudalmente em função da localização do tumor obstrutivo.

## Ressecção

A cirurgia deve ser definida como paliativa ou curativa em função do estadiamento pré e intraoperatório. No caso de cirurgias paliativas são aceitáveis ressecções econômicas que visem apenas à desobstrução. No entanto, caso haja a possibilidade de se oferecer a oportunidade de cura para o paciente, deve-se proceder à cirurgia dentro dos princípios oncológicos clássicos no que diz respeito à sua extensão e retirada de grupamentos linfonodais.[22]

**1. Cólon direito**: a conduta é a hemicolectomia direita, com anastomose ileocólica primária, uma vez que essa anastomose raramente evolui com deiscência. No entanto, a ileostomia terminal com sepultamento do coto cólico pode ser cogitada nos casos de peritonite grave associada, sepsis, ou então quando o paciente apresenta desnutrição grave.

**2. Cólon esquerdo**: as condutas são variáveis. Nossa preferência é a colectomia esquerda (ou sigmoidectomia, nos casos de tumores de sigmoide) com anastomose primária sem stomia de proteção. Quando o cólon se apresenta com grande quantidade de fezes, é possível proceder-se à lavagem intestinal intraoperatória com circuito fechado, com morbimortalidade semelhante à colectomia total com anastomose ileorretal primária, opção para alguns, em especial quando o cólon está repleto de material fecal.[23,24,25,26] Caso não haja sofrimento do ceco, esse procedimento nos parece acima do necessário. A cirurgia de Hartman é uma boa alternativa, em particular quando há presença de peritonite, sepsis ou desnutrição grave. A simples derivação, sem retirada do tumor, deve ser reservada para aquelas circunstâncias em que o cirurgião não tem experiência com a cirurgia, ou ainda quando as condições hospitalares ou do paciente impedem a realização de procedimentos maiores.

## Colostomia ou ileostomia de proteção?

Ambas têm vantagens e desvantagens, embora exista atualmente a tendência de se indicar a ileostomia em alça de proteção, sempre com a técnica de Brooke.

## Ileostomia

- **Vantagens**: fácil confecção; não gera odor desagradável; produz poucos gases; visual do líquido entérico menos incomodativo do que o material fecal da colostomia.
- **Desvantagens**: pode gerar desidratação e transtornos hidroeletrolíticos; maior incidência de obstrução intestinal pós-fechamento do stoma;[27] deve ser fechada somente após três meses, com o intuito de se diminuir o risco de obstrução.

## Transversostomia em alça

- **Vantagens**: fácil confecção; possibilidade de ser fechada até um mês após a sua realização.
- **Desvantagens**: possibilidade de prolapso; possibilidade de escape de odor; ruídos pela eliminação de gases; visual do material fecal incomodativo para muitos pacientes.

## *Stent* como alternativa (definitiva ou temporária) à cirurgia de tumor obstrutivo

Nos últimos anos, tem-se indicado o *stent* autoexpansível para pacientes com tumores colorretais obstrutivos em duas circunstâncias: 1) com finalidade paliativa, quando não se pretende operar o paciente por condições clínicas inadequadas, tumores estádio IV ou recusa do paciente à cirurgia; e 2) com o objetivo de se resolver temporariamente o quadro obstrutivo, de modo a transformar um tratamento de urgência em eletivo, uma estratégia conhecida como *bridge-to-surgery* (ponte para a cirurgia), o que em princípio geraria índices de morbimortalidade[28] mais baixos e menos procedimentos cirúrgicos, hospitalizações mais curtas e menos tempo em unidades de tratamento intensivo.[29]

Sua colocação é feita preferencialmente por colonoscopia, com o eventual auxílio da fluoroscopia, sendo os índices de sucesso de colocação do *stent* de cerca de 90%,[30,31] com 6% de mortalidade, inferior aos 12% de grupos comparativos tratados por cirurgia de urgência[31]. As complicações mais comumente descritas são a perfuração intestinal quando há colocação do *stent* e sua migração ou obstrução, observadas em 5% dos casos.[31] Após a transformação de um caso de urgência em eletiva, pode-se realizar a cirurgia em média após 11 dias, inclusive por via laparoscópica.[32]

## Referências bibliográficas

1. International Agency for Research on Cancer. Globocan 2002: incidence, mortality, and prevalence worldwide. Acessado em: 15 de dezembro de 2008. Disponível em: www.depdb.iarc.fr/globocan2002.htm
2. Jemal A, Siegel R, Ward E, et al. Cancer statistics, 2007. CA Cancer J Clin. 2007;57:43-66. Disponível em: www.inca.gov.br
3. Disponível em: www.inca.org.br. Acesso em:
4. Ries LAG, Eisner MP, Kosary CL, et al. SEER Cancer Statistics Review, 1973-1997. Bethesda, MD: National Cancer Institute; 2000
5. Cutait R. Dados não publicados
6. Muller AD, Sonnenberg A. Prevention of colorectal cancer by flexible endoscopy and polypectomy. A case-control study of 32,702 veterans. Ann Int Med 1995;123:904-10
7. Cheynel N, Cortet M, Lepage C, et al. Trends in frequence and management of obstructing colorectal cancers in a well-defined population. Dis Colon Rectum 2007; 50: 1568- 75.
8. Mitchell AD, Karen MI, Inglis RN, et al. Emergency room presentation of colorectal cancer: A consecutive cohort study. Ann Surg Oncol 2006; 14: 1099-104
9. De Leon P et al. Descriptive epidemiology of colorectal cancer in Italy: The 6-year experience of a specialized registry. Eur J Cencer 1993; 29: 367-71
10. Baradi E, Ponsky J. Large bowel obstruction. In Cameron JL. Current Surgical Therapy 8th ed. Elsevier Mosby, 2004. pp 173-9
11. Buechter K, Boustany C, Caillouette CI, et al. Surgical management of the acutely obstructed colon. Am J Surg. 1988; 156: 163-8
12. Philips RKS, Hittinger R, Fry JS et al. Malignant large bowel obstruction. Br. J Surg. 1985; 72: 296-302
13. Smothers L, Hynan L, Fleming J, et al. Emergency surgery for colon carcinoma. Dis Colon Rectum. 2003;46:24-30
14. Runkel NS, Schlag P, Schwartz V, et al. Outcome after emergency surgery for cancer of the large intestine. Br. J Surg 1991; 78: 183-8
15. Tekkis PP, Kinsman R, Thompson MR, Stamataki JD. The Association of Coloproctology of Great Britain and Ireland Study of Large Bowel Obstruction Caused by Colorectal Cancer. Ann Surg 2004;240:76-81
16. Jestin P, Nilsson J, Heurgren M, et al. Emergency surgery for colonic cancer in a defined population. Brit J Surg 2005; 92:94-100
17. McArdle CS, Mc Millan D, Hole D. The impact of blood loss, obstruction and perforation on survival in patients undergoing curative resection for colon cancer. Brit J Surg. 2006; 93: 383-8

18. Gordon PH. Malignant neoplasms of the colon. In Gordon PH, Nivatongs S. Principles and practice of surgery for the colon, rectum and anus. 3rd. ed. Informa, New York, 2007. pp. 489-644
19. Waldron RP, Donovan IA, Drumm J, et al. Emergency presentations and mortality from colorectal cancer in the elderly. British Journal of Surgery 1986; 73: 214-6
20. Frager D. Intestinal Obstruction. Role of CT. Gastroenterol Clin North Am. 2002; 31: 777-99. Megibow A, Balthazar E, Cho K et al. Bowel Obstruction: evaluation with CT. Radiology. 1991; 180: 313-8
21. Hale WB. Colonoscopy in the diagnosis and management of diverticular disease. J Clin Gastroenterol. 2008;42:1142-4
22. Cutait R, Cotti G. Tratamento cirúrgico de câncer de cólon: ressecções clássicas. In: Rossi B e cols. Câncer de cólon, reto e ânus. São Paulo, Lemar Tecmedd. 2005, pp. 207-15
23. Hennekine-Mucci S, Tuech JJ, Brehant O, et al. Management of obstructed left colon carcinoma. Hepatogastroenterology. 2007;54:1098-101
24. Cross KL, Rees JR, Soulsby RH, Dixon AR. Primary anastomosis without colonic lavage for the obstructed left colon. Ann R Coll Surg Engl. 2008;90:302-4
25. Smothers L, Hynan L, Fleming J, et al. Emergency surgery for colon carcinoma. Dis Colon Rectum. 2003;46:24-30
26. Hennekinne-Mucci S, Tuech JJ, Bréhant O, et al. Emergency subtotal/total colectomy in the management of obstructed left colon carcinoma. Int J Colorectal Dis. 2006;21:538-41
27. Rondelli F, Reboldi P, Rulli A, et al. Loop ileostomy versus loop colostomy for fecal diversion after colorectal or coloanal anastomosis: a meta-analysis. Int J Colorectal Dis. 2009 Feb 12. [Epub ahead of print]
28. Keymling M. Colorectal stenting. Endoscopy 2003;35:234-238
29. Binkert CA, Ledermann H, Jost R, et al. Acute colonic obstruction: clinical aspects ansdcost-effectiveness of preoperative and palliative treatment with self-expanding metalic stents – a preliminary report. Radiology 1998;206:199-204
30. Vitale MA, Vilotti G, d'Alba L, et al. Preoperative colonoscopy after self-expandble metallic stent placement in patients with acute neoplastic colon obstruction. Gastrointest Endosc 2006;63:814-9
31. Tilney HS, Lovegrove RE, Purkayastha S, et al. Comparison of colonic stenting and open surgery for malignant large bowel obstruction. Surg Endosc 2007;21:225-33
32. Stipa F, Pigazzi A, Bascone B, et al. Management of obstructive colorectal cancer with endoscopic stenting followed by single-stage surgery: open or laparoscopic resection? Surg Endosc. 2008;22:1477-81

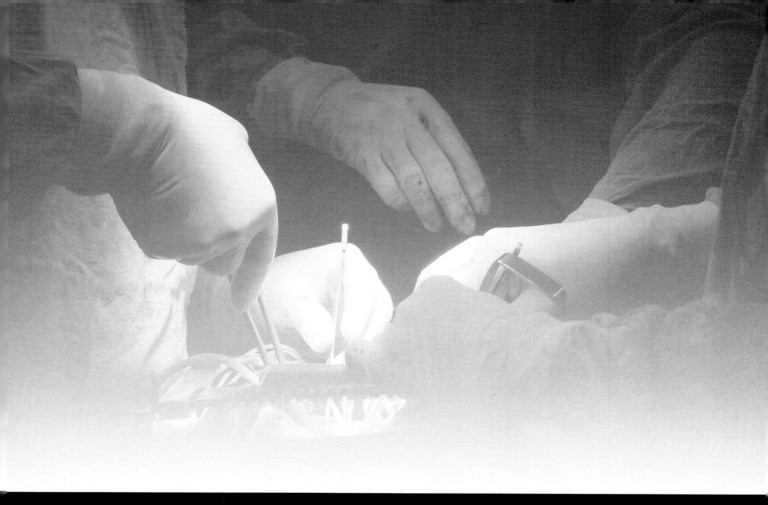

## parte 5

# Procedimentos Diagnósticos e Terapêuticos em Cirurgia de Emergência

Adriano Meyer-Pflug ▪ Francisco Salles Collet e Silva

# Ressuscitação Cardiopulmonar em Trauma

O paciente politraumatizado apresenta habitualmente um conjunto de lesões potencialmente letais, que demandam rápida intervenção cirúrgica. Para diminuir os erros de conduta no atendimento desse paciente, há uma padronização no atendimento preconizado pela implantação internacional de um curso voltado para os plantonistas de pronto-socorro, mesmo não sendo cirurgiões de formação, conhecido como ATLS. Dentro desse paradigma de atendimento, vários procedimentos são possíveis durante a ressuscitação do politraumatizado, desde intubação orotraqueal, drenagem de tórax, dissecção de veia periférica, lavagem peritoneal diagnóstica, cricotireodostomia que foge do alcance deste capítulo.

Nosso objetivo é mostrar como e quando a reanimação cardiopulmonar no paciente politraumatizado que evolui com parada cardiorrespiratória deve ser feita.

Um recente estudo brasileiro retrospectivo envolvendo 13.301 admitidos na sala de emergência cirúrgica por trauma revelou que 65 deles estavam em parada cardiorrespiratória (PCR). Em apenas 12 pacientes, a reanimação foi efetiva, permitindo procedimentos subsequentes como laparotomia ou toracotomia. Entretanto todos evoluíram para óbito, nas primeiras 48h. O estudo reforça a necessidade de locarmos esforços para prevenção de traumas graves em vez de realizar maiores investidas na reanimação desse grupo de pacientes. [1]

No paciente politraumatizado, a parada cardiorrespiratória é quase irreversível. Um recurso útil é a toracotomia de reanimação, que apesar de ainda apresentar baixa taxa de sucesso, é capaz de beneficiar um seleto grupo de traumatizados.

Em um estudo retrospectivo americano abrangendo 2.490 pacientes, 29 foram submetidos à toracotomia de reanimação, por trauma penetrante ou fechado. Apenas três pacientes sobreviveram, todos por trauma penetrante, sendo que dois destes eram por tamponamento cardíaco. O estudo reforça que a toracotomia na sala de emergência apresenta resultados precários, mas seu benefício repousa principalmente em pacientes com trauma penetrante e tamponamento cardíaco, mostrando o papel da pericardiotomia precoce durante a toracotomia de reanimação. [3]

Vários casos de 38 pacientes com trauma torácico fechado foram estudados prospectivamente, mostrando resultados semelhantes ao trauma penetrante, desde que o procedimento seja efetuado dentro de, no máximo, 20 minutos após o início da RCP. [2]

Evidências correntes sugerem que pacientes politraumatizados com PCR a mais de 10 minutos de distância da sala de emergência para toracotomia apresentam pouco ou nenhum benefício do procedimento. A toracotomia pré-hospitalar envolve alta alocação de recursos logísticos, humanos e materiais, com apenas alguma melhora nos resultados. [4]

A maioria dos estudos sobre reanimação envolve um número pequeno de pacientes. A coleta de informações sobre o tempo de PCR e as medidas efetuadas são difíceis de recuperação fidedigna, a maioria das publicações são retrospectivas, e os pacientes são pouco comparáveis entre os diferentes estudos.

Entretanto, no consenso de 2003, os critérios de RCP e conseguinte toracotomia de reanimação são: pacientes com trauma penetrante encontrados apnéicos e sem pulso, mas com outros sinais de vida como reflexo pupilar, movimentação espontânea ou atividade eletrocardiográfica organizada (AESP).[6]

O mesmo consenso dita outras afirmativas. Pacientes vítimas de trauma fechado, encontrados apnéicos, sem pulso e sem atividade organizada eletrocardiográfica não devem ser reanimados. Caso a distância de transporte seja maior que 15 minutos, a suspensão da RCP pode ser considerada. Politraumatizados em PCR, mas com mecanismo de trauma não condizente, devem ser reanimados de prontidão, pois há possibilidade de causa não traumática. A RCP por mais de 15 minutos não apresenta benefício.[6]

A toracotomia de reanimação envolve as seguintes etapas:

1. O paciente deve estar em posição supina, com acessos calibrosos dissecados em veia safena ou basílica e intubação orotraqueal.

2. Rápida assepsia, sem perda de tempo.

3. Toracotomia antero-lateral esquerda ao longo do 5º espaço intercostal desde a linha axilar média ao esterno. As camadas musculares intercostais e pleural são cortadas com bisturi e tesoura. Habitualmente, o espaço localiza-se no sulco inframamilar. Figura 76.1).

4. Exposição da incisão com afastador de Finochetto.

5. Tração do pericárdio em tenda, seguida de sua secção longitudinal com tesouras, minimizando, assim, a secção do n. frênico. (Figura 76.2).

6. Evacuação do hemopericárdio, se presente, seguido da inspeção cardíaca para identificação das lesões.

7. Nessa etapa, se o coração permanecer em assistolia ou com batimentos fracos e lentos, qualquer ferimento cardíaco deve ser rapidamente fechado e a massagem cardíaca intratorácica deve ser iniciada. (Figura 76.3).

8. A massagem cardíaca deve ser feita com as duas palmas da mão, comprimindo o coração de seu ápice em direção à sua base, mantendo-o sempre na horizontal, para não impedir o retorno venoso, num ritmo de 80 batimentos por minuto.

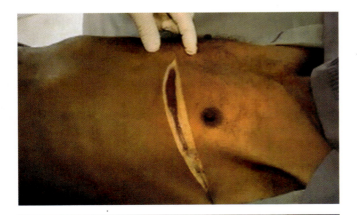

**Figura 76.1** Incisão da toracotomia anterolateral esquerda ao longo do 5º espaço intercostal.

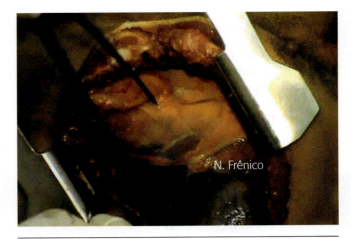

**Figura 76.2** Exposição do saco pericárdico. Deve-se tomar cuidado com o nervo frênico.

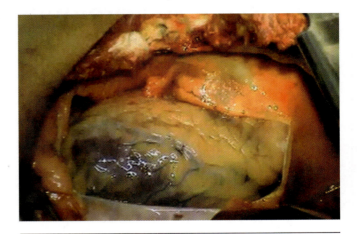

**Figura 76.3** Saco pericárdico aberto. O hemopericárdio, caso presente, deve ser removido, lacerações miocárdicas contidas e a massagem intratorácica cardíaca iniciada.

9. A aorta descendente deve ser clampeada em sua posição justadiafragmática. Secciona-se o ligamento inferior pulmonar esquerdo, elevando-o superiormente e anteriormente. Logo após, disseca-se a aorta do esôfago e aplica-se na aorta uma pinça de Satinsky. Tal manobra aumenta a perfusão coronariana e cerebral. Deve ser mantida no máximo por 30 minutos.[7]

10. Se o coração, após a evacuação do hemopericárdio, voltar com batimentos espontâneos e retorno do débito cardíaco, seu ferimento deve ser assim controlado:

a) Em ferimentos menores que 1 cm, após controle digital, deve-se passar dois ou mais pontos pela borda da incisão, com agulhas grandes (> 5 cm), que facilitam a passagem desses pontos, propiciando controle agudo do sangramento para posterior sutura definitiva em melhor condição local. As suturas definitivas podem ser acolchoadas com fragmentos de Teflon (ex.: fragmento de prótese de Dacron), permitindo uma aproximação mais segura e reforçada nos ferimentos ventriculares. Em lesões e átrio, um pinça de Satinsky pode ser útil para controle imediato da hemorragia até a sutura definitiva.

b) Em ferimentos maiores que 1 cm, uma sonda tipo Foley deve ser introduzida no ventrículo, fixado após insuflação do balonete com no máximo 10 mL de água, podendo, inclusive, ser utilizado para injeção intracardíaca de volume ou sangue.

**11.** Se for necessária a desfribilação, como em casos de taquicardia ventricular sem pulso ou fibrilação ventricular, utilizar as pás internas em 10j.

**12.** Se obtiver sucesso após as manobras de ressuscitação, o paciente apresentará, habitualmente, sangramento da incisão e das aa. mamárias, que deverão ser rapidamente controladas.

A pericardiocentese pode ser efetuada caso haja evidência de hemopericárdio, entretanto, como o hemopericárdio costuma ser volumoso nos pacientes que evoluem com RCP, sua realização costuma ser ineficaz. Portanto, não se deve retardar a toracotomia em caso de não sucesso imediato.[5]

Tradicionalmente a reanimação é realizada através de uma toracotomia antero-lateral esquerda, pois é a via mais rápida de acesso. Apesar de conseguir esvaziar eficazmente o hemopericárdio, por vezes é insuficiente para identificar e reparar o dano subjacente, pois a exposição cardíaca é muito limitada. Por isso, em caso de dificuldade, não postergar a ampliação da incisão para uma bitoracotomia.[5]

No Brasil, a conduta diante de politraumatizados é a rápida transferência do paciente para o centro de trauma, não retardando na cena do acidente. Os pacientes são conduzidos na sala de emergência onde são atendidos segundo a normatização do ATLS. Especificamente em pacientes que evoluem com PCR, algumas observações devem ser feitas: em um trabalho envolvendo 598 pacientes verificou-se que pacientes com ferimentos penetrantes torácicos e pressão arterial sistólica inferior a 90mmHg que aqueles que receberam infusão pré-hospitalar de líquidos, evoluíram com mais eventos adversos do que os que não receberam.[8] O efeito adverso é atribuído ao aumento da pressão e ao desbloqueio da lesão. Infere-se que em lesões com grandes perdas sanguíneas, apenas o tratamento cirúrgico precoce é resolutivo, não se devendo prolongar o período de reanimação volêmica.

Justamente esse grupo de pacientes é o único que se beneficia de toracotomia de reanimação. A conclusão é que pacientes com trauma torácico penetrante e choque hemorrágico são os pacientes que mais se beneficiam do rápido transporte para um centro cirúrgico e a demora com medidas pré-hospitalares pode ser deletéria, justamente no raro subgrupo de pacientes que ainda tem alguma chance com a reanimação agressiva.

Diferentemente do preconizado pelo ACLS, o uso de drogas vasoativas, como adrenalina, tem pouco benefício, pois a principal causa de PCR é hipovolemia, que torna as drogas pouco eficazes.[7]

# Referências bibliográficas

**1.** Luciano BA, Marcela GF, Cesar EP, de Godoy JM. Necessity of immediate cardiopulmonary resuscitation in trauma emergency. World J Emerg Surg. 2010 Aug 25;5:25.

**2.** Fialka C, Sebök C, Kemetzhofer P, Kwasny O, Sterz F, Vécsei V. Open-chest cardiopulmonary resuscitation after cardiac arrest in cases of blunt chest or abdominal trauma: a consecutive series of 38 cases. J Trauma. 2004 Oct;57(4):809-14.

**3.** Grove CA, Lemmon G, Anderson G, McCarthy M. Emergency thoracotomy: appropriate use in the resuscitation of trauma patients. Am Surg. 2002 Apr;68(4):313-6; discussion 316-7.

**4.** Coats TJ, Keogh S, Clark H, Neal M. Prehospital resuscitative thoracotomy for cardiac arrest after penetrating trauma: rationale and case series. J Trauma. 2001 Apr;50(4):670-3.

**5.** Wise D, Davies G, Coats T, Lockey D, Hyde J, Good A. Emergency thoracotomy: "how to do it". Emerg Med J. 2005 Jan;22(1):22-4. Review.

**6.** Hopson LR, Hirsh E, Delgado J, Domeier RM, McSwain NE, Krohmer J. Guidelines for withholding or termination of resuscitation in prehospital traumatic cardiopulmonary arrest: joint position statement of the National Association of EMS Physicians and the American College of Surgeons Committee on Trauma. J Am Coll Surg. 2003 Jan;196(1):106-12.

**7.** Mori ND. Quando e como realizar a toracotomia na sala de emergência. In: Cirurgia do Trauma. Poggeti R, Fontes B, Birolini D. São Paulo: Roca, 2006.

**8.** Bickell WH, Wal MJ, Pepe PE. Immediate versus delayed fluid rescitation for hypotensive patients with penetrating torso injuries. N Engl J Med. 1994 331:1105-1109.

Alberto Bitran ▪ Artur Chagas V. dos Reis

# Pericardiocentese e Janela Pericárdica

## Introdução

A punção pericárdica ou pericardiocentese é um procedimento indicado para drenagem de coleções líquidas ou gasosas que estejam causando ou possam vir a causar transtornos hemodinâmicos ao paciente, evoluindo para o tamponamento cardíaco. Tem função diagnóstica quando realizada para se determinar a etiologia de um derrame pericárdico.

A pericardiocentese é utilizada como procedimento de urgência no tratamento das lesões traumáticas do tórax em pacientes com instabilidade hemodinâmica, que não respondem às medidas iniciais de reanimação para choque hipovolêmico e apresentam sinais de tamponamento cardíaco (elevação da pressão venosa central, diminuição da pressão arterial, abafamento de bulhas cardíacas, distensão das veias jugulares, pulso paradoxal). O saco pericárdico é uma estrutura fibrosa inelástica e, portanto, pequenas quantidades de sangue são suficientes para restringir a atividade cardíaca e interferir com o retorno venoso ao coração. Assim, a remoção de pequenas quantidades de sangue já é suficiente para melhorar as condições hemodinâmicas do paciente. No entanto, a não correção cirúrgica imediata da lesão causadora do derrame poderá levar o paciente à instabilidade novamente em pequeno espaço de tempo, exigindo nova drenagem. O ultrassom pode facilitar a acurácia da inserção da agulha no saco pericárdico.

Portanto, a pericardiocentese pode ser tanto diagnóstica como terapêutica, mas não constitui tratamento definitivo para o tamponamento cardíaco.

A janela pericárdica ou pericardiotomia é o procedimento invasivo de escolha para o diagnóstico de hemopericárdio traumático em pacientes hemodinamicamente estáveis. Apresenta maior especificidade e sensibilidade quando comparada à pericardiocentese. Pode ser realizada por via subxifoidiana, transdiafragmática ou por videotoracoscopia. O procedimento deve ser realizado sob anestesia geral e em sala de operação.

## Pericardiocentese

### Técnica

- Monitorizar os sinais vitais, a pressão venosa central e o ECG antes e depois do procedimento.
- Preparar cirurgicamente a região xifoide e subxifoidea.
- Anestesiar o ponto de punção.
- Usar agulha calibre 16 ou 18, longa, adaptada a uma torneira de três vias e uma seringa de 20 ml.
- Puncionar a pele 1 a 2 cm à esquerda da junção xifocondral, ângulo de 45° em relação à pele.
- Avançar a agulha lentamente em direção cefálica, apontando-a para a ponta da escápula esquerda.
- Se a agulha entrar no músculo cardíaco aparecerá sinal de lesão no ECG. Este padrão indica que a agulha deverá ser tracionada até que o traçado basal reapareça. As contrações ventriculares prematuras também podem significar penetração miocárdica.
- Quando a agulha penetrar o saco pericárdico, aspirar o conteúdo de sangue (Figura 77.1).
- Fechar a torneira e fixar a seringa no local, caso nova aspiração seja necessária.

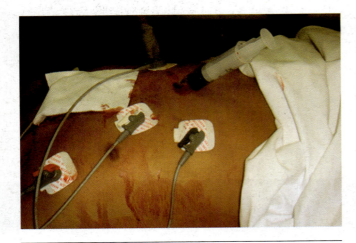

**Figura 77.1** Punção do saco pericardico.

## Complicações

- Aspiração de sangue do ventrículo direito ou esquerdo.
- Laceração de artéria ou veia coronária.
- Laceração do miocárdio ou epicárdio.
- Novo hemopericárdio consequente a lacerações.
- Hematoma local.
- Pericardite.

- Fibrilação ventricular.
- Pneumotórax.
- Punção da aorta.
- Punção da veia cava inferior.
- Mediastinite.

## Janela pericárdica subxifoidiana

### Técnica

- Paciente monitorizado e sob anestesia geral.
- Assepsia.
- Incisão entre 5 e 10 cm sobre o apêndice xifoide e o epigástrio superior.
- O xifoide é elevado ou ressecado, de modo a permitir a visualização da membrana pericardiofrênica.
- Dissecção romba até visualização do pericárdio.
- Hemostasia local minuciosa antes da abertura do saco pericárdico.
- Incisão com tesoura, entre pinças, na membrana pericárdica.
- Quando houver lesão cardíaca, ao abrir o saco pericárdico, o sangue escoa através da incisão, confirmando o hemopericárdio.

## Referências bibliográficas

1. Advanced Trauma Life Support Program, 2008.
2. Martins Jr. O., Lesões Traumáticas do Coração. In: Cirurgia do Trauma. Poggetti R., Fontes B., Birolini D. Roca. p. 241-246, 2006.
3. Steinman E., Pericardiocentese. In: Cirurgia de Emergência. Birolini D., Utiyama E., Steinman E. Atheneu. p. 395-396, 1993.
4. Normando R., Ferimento Precordial. In: Trauma: a doença dos séculos. Freire E. Atheneu. P. 2299 – 2303, 2001.
5. Pericardiocentesis. Advanced Trauma Life Support. Instructor Manual. Chicago, Illinois, 2008.
6. Marques E., Tsuzuki S., Ribeiro M. Punção Pericárdica. In: Clínica Cirúrgica, Corrêa Netto A. Sarvier. Vol 3. P. 65, 1994.

Celso de Oliveira Bernini

# Toracocentese e Drenagem de Coleções Pleurais

## Introdução

O perfeito conhecimento e domínio das técnicas empregadas no tratamento invasivo do espaço pleural são obrigatórios não só para o cirurgião, mas para todos os médicos que trabalham com emergência. Cerca de 90% dos pacientes com trauma de tórax são tratados com a drenagem pleural. Distúrbios ventilatórios e circulatórios frequentemente ocorrem devido ao acúmulo de líquido, sangue ou ar no espaço pleural.

## Indicação de drenagem pleural

### Pneumotórax [1]

O ar pode acumular-se no espaço virtual entre o pulmão e a parede torácica após ruptura espontânea de bolha subpleural, lesão pulmonar por trauma torácico contuso ou penetrante, ruptura da traqueia ou brônquio. Com menos frequência o ar pode originar-se de lesão traumática do esôfago. O pneumotórax na dependência de seu volume pode ser parcial ou total. A lesão pulmonar em que ocorre o escape de ar pode ocluir-se espontaneamente. Situações em que a entrada do ar se faz com insuflação contínua e com mecanismo de válvula unidirecional levam ao colapso pulmonar progressivo e formação de sistema hipertensivo. O mediastino é desviado para o lado oposto e, como consequência, o pulmão contralateral também tem sua ventilação comprometida. A veia cava superior sofre desvio e compressão suficiente para comprometer o retorno venoso ao coração, provocando estase jugular e redução acentuada do débito cardíaco. Essa condição grave é conhecida como pneumotórax hipertensivo.

## Estimando o tamanho do pneumotórax

O pneumotórax é quantificado de acordo com a redução do volume pulmonar. Se considerarmos o pulmão como esfera cujo volume é igual a $\varpi r^3$, a redução do diâmetro de 20 cm para 16 cm representa redução do volume em 50%.

- **Pneumotórax hipertensivo:** É a condição na qual o espaço pleural precisa ser drenado imediatamente. Inicialmente pode ser usado um cateter de calibre de 14 G a16 G no espaço intercostal para aliviar a hipertensão no hemitórax comprometido, seguido de inserção de dreno ou cateter de maior diâmetro.

- **Pneumotórax parcial:** Uma diminuição de até 20% do volume torácico é bem suportada pelo paciente sem outras doenças cardiopulmonares e, se estável, pode regredir espontaneamente. Pode ser feita a aspiração do ar por toracocentese e nova radiografia em seis horas. Se o pneumotórax persistir ou aumentar de volume, a drenagem de tórax se impõe. Pacientes que forem submetidos a qualquer intervenção cirúrgica com ventilação a pressão positiva ou transportados por via aérea, recomenda-se por segurança a drenagem pleural independentemente do volume do pneumotórax na radiografia torácica inicial.

Em qualquer circunstância, a indicação de drenagem pleural depende muito dos sintomas, da reserva pulmonar do paciente e do tamanho do pneumotórax. Na presença de doença pulmonar crônica, em altitudes elevadas e quando há atelectasias, o paciente com pneumotórax geralmente torna-se sintomático e deve ser drenado.

## Derrames pleurais

Normalmente, o espaço pleural contém cerca de 20 ml de líquido. Para ser visível ao raio X de tórax, o derrame deve ser superior a 100 ml de líquido.

Várias doenças podem causar derrames pleurais. Estes podem ser de quatro tipos:

- **Transudatos**: Ocorre principalmente na insuficiência cardíaca congestiva. O líquido é transferido passivamente para o espaço pleural devido a um desequilíbrio entre a pressão intrapleural, intravascular e oncótica. O conteúdo proteico desse derrame é baixo. A toracocentese só é indicada para melhorar a dispneia enquanto se aguarda a melhora clínica com o uso de terapêutica apropriada.

- **Exsudatos**: O líquido do derrame com alto teor de proteínas é ativamente secretado no espaço pleural em consequência de infecções virais, bacterianas, processos inflamatórios, câncer e ruptura de linfáticos (derrame quiloso).

- **Sangue**: O hemotórax deve ser drenado com drenos de grosso calibre. É importante a distinção entre hemotórax e efusões sanguíneas. Essas são caracterizadas por hematócrito baixo e são frequentemente vistas acompanhando o infarto pulmonar e tumores malignos, e não precisam de drenagem. A punção com agulha e esvaziamento do conteúdo já é suficiente.

- **Empiema**: Essa condição exige drenagem com dreno tubular de grosso calibre.

## Técnicas

### Toracocentese

- Localize o derrame pleural por meio da semiologia clínica e exames radiológicos.

- Use o 2º espaço intercostal na linha hemiclavicular para drenagem de pneumotórax e linha axilar média para punção de líquidos. A toracocentese por agulha que é usada na urgência para pacientes críticos com pneumotórax hipertensivo poderá em 10% a 20% dos casos levar à laceração pulmonar.

- Faça a antissepsia do local a ser puncionado. Geralmente, coleções volumosas e não septadas são puncionadas na projeção do apêndice xifoide na linha axilar média (na altura do 5° ou 6° do espaço intercostal).

- Infiltre o espaço intercostal escolhido com lidocaína a 2% sem vasoconstritor. Oriente a infiltração rente à borda superior da costela inferior, aspirando antes de injetar o anestésico para observar se algum vaso não foi puncionado acidentalmente.

- Realize a toracocentese com o conjunto agulha-cateter flexível 14 G-16 G (o mesmo utilizado para acesso venoso periférico) junto à borda superior da costela inferior do espaço escolhido, evitando assim a lesão do nervo e dos vasos intercostais.

- Retire a agulha do dispositivo mantendo a ponta do cateter na posição intrapleural.

- Interponha torneira de três vias entre o cateter e a seringa ou o frasco a vácuo. A torneirinha impede a entrada de ar do ambiente durante a aspiração com seringa alternada com o frasco a vácuo.

Coleções septadas ou derrames de pequeno volume que necessitam de diagnóstico etiológico devem ter a punção orientada com o auxílio da ultrassonografia.

**Complicações**: Celulite ou hematoma local, empiema pleural, hemo e/ou pneumotórax iatrogênico.

## Drenagem pleural com cateter tipo "pig tail"[2]

Trata-se de dispositivo com cateter hidrofílico de poliuretano radiopaco multiperfurado em sua extremidade distal, com diâmetro externo de 14 French (4,2 mm) e estilete e agulha introdutores. O aparato é usado originalmente para drenagem de pneumotórax. Em derrame pleural livre e seroso tem sido usado também com bons resultados. Devido ao seu pequeno diâmetro interno, não é recomendado para drenagem de hemotórax e coleções purulentas. Na embalagem comercial vem uma válvula unidirecional (Heimlich) a ser acoplada com auxílio de conector no cateter (Figura 78.1 e 78.2).

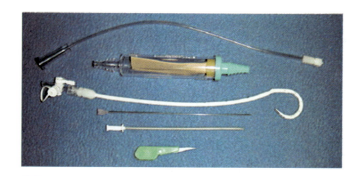

**Figura 78.1** Dreno de pigtail e válvula fé Heimlich.

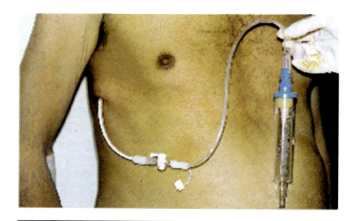

**Figura 78.2** Aspecto de drenagem e inserção do cateter com agulha introdutora.

- Escolha o espaço intercostal para inserir o cateter: 2º espaço intercostal na linha hemiclavicular para pneumotórax e 5º espaço para derrames.
- Infiltre todos os planos da parede torácica até o plano subpleural com lidocaína 2% próximo à borda superior da costela inferior.
- Faça incisão de 2 mm com bisturi lâmina 11 perpendicularmente à pele, atingindo o plano muscular até a pleura sem penetrar no espaço pleural.
- Mantenha o cateter umedecido em cuba com água ou solução fisiológica estéreis.
- Introduza a ponta da agulha tendo o cateter como bainha no espaço escolhido logo acima da borda superior da costela inferior; avance a agulha e o cateter com uma mão enquanto a outra mão mantém pressão sobre o estilete dentro da cânula da agulha
- Certifique-se de que a ponta do cateter e a cânula estejam dentro do espaço pleural e empurre o cateter para frente, fazendo-o deslizar sobre a cânula da agulha para o espaço pleural. Caso não tenha certeza se a agulha e a ponta do cateter estão bem dentro do tórax, remova o estilete interior da agulha para confirmar a saída de ar ou líquido do espaço pleural. Depois que a ponta do cateter estiver bem posicionada, avance-o até todos os orifícios laterais do cateter ficarem dentro do espaço pleural. À medida que avançar o cateter, retire a agulha lentamente.
- Fixe o cateter na pele com fio inabsorvível; curativo com fita adesiva.
- Conecte o cateter à válvula de Heimlich e, caso necessário, ao sistema de drenagem.
- Solicite controle radiológico.

## Drenagem pleural com dreno tubular [3]

- Faça a antissepsia do hemitórax a ser drenado.
- Identifique o 5º ou o 6º espaço intercostal na intersecção com a linha axilar anterior para drenagem de pneumotórax e com a posterior para derrames.
- Anestesie por infiltração a pele e os planos profundos do espaço intercostal escolhido até aspirar ar ou líquido pleural; retroceda a agulha ao espaço extrapleural e infiltre a pleura parietal.
- Faça incisão transversal de 2 cm – 3 cm no local anestesiado.
- Divulsione o subcutâneo e o plano muscular com pinça de Kelly até a pleura.
- Antes da introdução do dreno, deve-se explorar digitalmente a toracostomia para pesquisar aderências pleurais ou a presença de vísceras abdominais (hérnia diafragmática traumática).
- A fixação do dreno deve ser feita firmemente com fio inabsorvível (2-0, 3-0) por meio de oclusão eficiente da pele, porém sem isquemiá-la.

- Conecte o dreno ao sistema fechado de drenagem com sifonagem simples em frasco com selo d'água. Observe a oscilação do nível do selo d'água com os movimentos respiratórios (sobe na inspiração e desce na expiração), a saída de ar, sangue ou líquido pleural no frasco.
- Faça um curativo simples com gaze seca em forma de "gravatinha" ao redor do dreno e fixe-a com fita adesiva na pele.
- Para evitar a tração do sistema sobre a fixação na pele e a retirada acidental do dreno, recomenda-se a colocação de fita adesiva (8 cm) envolvendo o dreno (tipo "meso") próximo à conexão da extensão do sistema de drenagem e fixada na face lateral do tronco.
- Solicite radiografia de tórax para controle.

## Cuidados com o dreno pleural

- Verificar a desobstrução do sistema no mínimo a cada seis horas.
- Evite conexões com diâmetros reduzidos e extensões longas que facilitam a obstrução do sistema.
- O clampeamento do dreno pode ser realizado para a mobilização do paciente **desde que não esteja ocorrendo fístula aérea** (borbulhamento no frasco de drenagem).
- Para evitar a formação de espuma no borbulhamento intenso e contínuo, pode-se adicionar de 20 a 30 gotas de dimeticona no frasco de drenagem.
- Não elevar o frasco de drenagem acima do nível de inserção no tórax.
- O volume drenado deve ser medido a cada troca da equipe de enfermagem.

## Remoção do dreno e cateter "pigtail"

- A drenagem deve ser menor que 100 ml-200 ml de líquido sero-hemático em 24h e não pode ser purulento.
- Não deve ocorrer borbulhamento no selo d'água durante 72h.
- O exame clínico e a radiografia torácica devem confirmar expansão pulmonar adequada.
- Antes da remoção do dreno pleural o paciente deve ser orientado sobre o procedimento e sobre o fato de que a cooperação dele é importante.
- Exercite o paciente a inspirar profundamente e fazer manobra de Valsalva – aumento da pressão abdominal provocada pela contração vigorosa da musculatura abdominal mantendo a glote ocluída, e a não respirar durante a retirada.
- Retire o dreno com movimento contínuo e rápido fazendo leve rotação; oclua o orifício da drenagem pinçando a pele com os dedos indicador e polegar.
- Mantenha a pele aproximada com fita adesiva (Micropore®) e sobre ela gaze estéril dobrada em quatro bloqueando o orifício com fita adesiva impermeável.

- Não trocar o curativo antes de 24h.
- Pode ser necessário um controle radiológico após a remoção.

## Complicações da drenagem pleural[4]

- Celulite e hematoma local.
- Enfisema de subcutâneo e de mediastino.
- Pneumotórax residual por fístula de alto débito.
- Introdução do dreno/cateter no parênquima e nos vasos do hilo pulmonar.

- Lesão de artéria intercostal.
- Lesão do diafragma.
- Lesão de órgãos subfrênicos: fígado, baço.
- Vazamento através de orifício do dreno para fora da parede.
- Dreno dobrado e ocluído no espaço pleural.
- Sistema de drenagem obstruído ou desconectado.
- Recorrência de pneumotórax após a remoção do dreno.

## Referências bibliográficas

**1.** Bernini C O. Pneumotórax espontâneo. In: Martins H S, Damasceno M C T, Awada S B, editores. Pronto Socorro – Condutas do Hospital das Clínicas da Faculdade de Medicina da USP/ 2ª. Ed. Barueri, SP: Manole; 2008. p.1119-23.

**2.** Disponível em: http://www.cookmedical.com/cc/resources.do?id=3975. Acesso em

**3.** Laws D, Neville E, Duffy J.BTS guidelines for the insertion of a chest drain. *Thorax* 2003 58: ii53-ii59.

**4.** Bailey R C. Complications of tube thoracostomy in trauma. *Emerg. Med. J.* 2000;17;111-114.

Tibério Moura de Andrade Lima ▪ Sérgio Henrique Bastos Damous

# Traqueostomia e Cricotiroidostomia

## Introdução

Em situações críticas, o manejo das vias aéreas é uma das poucas situações em medicina nas quais a presença de um profissional qualificado pode fazer a diferença entre a vida e a morte do paciente em questão de segundos.

Muitas vezes, há a necessidade da obtenção de uma via aérea definitiva, cuja definição é a de uma cânula em posição endotraqueal, com balonete insuflado, adequadamente fixada e conectada a uma fonte suplementar de oxigênio.

A via aérea definitiva pode ser obtida por meios de intubação, seja ela naso ou orotraqueal, ou por meios cirúrgicos, notadamente a traqueostomia ou a cricotiroidostomia.

Este capítulo tem como objetivo descrever sucintamente as indicações, as técnicas, o manejo e as complicações das vias aéreas cirúrgicas.

## Indicações

De forma geral, os procedimentos cirúrgicos se impõem quando há indicação de via aérea definitiva e esta não pode ser obtida de forma segura por meio da intubação.

Podem-se dividir as indicações de vias aéreas cirúrgicas em emergências, urgências e situações eletivas.

As emergências são situações em que algum procedimento deve ser realizado para a obtenção da via aérea imediatamente, como no caso de trauma facial grave com obstrução das vias aéreas ou pacientes em apneia com impossibilidade de ventilação por máscara (Tabela 79.1).

**Tabela 79.1** Indicaçõs de cricotiroidostomia.

| Indicações de cricotiroidostomia | |
| --- | --- |
| Obstrução de vias aéreas | • Traumas facial ou cervical<br>• Tumores<br>• Infecções laríngeas<br>• Edema de glote |
| Paciente em apneia e incapacidade de intubação | |

Nas urgências, o quadro clínico permite algum preparo pré-operatório do doente, devendo o procedimento ser realizado em questão de minutos ou poucas horas, como no caso de pacientes portadores de tumores do trato aerodigestivo superior que evoluem com obstrução e cornagem.

Situações eletivas nas quais está indicado o acesso cirúrgico às vias aéreas ocorrem quando o procedimento pode ser realizado com preparo pré-operatório e em momento oportuno programado, sendo mais frequentemente associadas aos casos de intubação prolongada em unidade de terapia intensiva (Tabela 79.2).

Como regra geral, em casos de emergência, a via aérea cirúrgica de escolha é a cricotiroidostomia, por tratar-se de um procedimento tecnicamente simples, podendo ser satisfatoriamente realizado por um médico generalista com treinamento adequado.

Contraindicações relativas à cricotiroidostomia são: a idade abaixo de 12 anos, pelo risco aumentado de esteno-

**Tabela 79.2** Indicações de traqueostomia eletiva.

| Indicações de traqueostomia eletiva |
| --- |
| Incontinência glótica |
| Facilitar aspiração de secreções |
| Intubação prolongada |

se tardia, e o trauma laríngeo, pelo risco de agravamento da lesão pré-existente.

Deve-se ressaltar, no entanto, que em situações extremas, a cricotiroidostomia com obtenção de uma via aérea segura pode ser uma manobra salvadora.

Na grande maioria dos casos de urgência, bem como nos casos eletivos, o procedimento cirúrgico realizado é a traqueostomia. Nas urgências, muitas vezes pode ser necessária a cirurgia com anestesia local, pela impossibilidade de intubação. Nos procedimentos realizados eletivamente, pode-se optar pela via aberta clássica ou pela via percutânea, guiada ou não por broncoscopia.

## Técnica

### Cricotiroidostomia

#### Preparo

O paciente deve estar em posição supina. Se não houver contraindicação, a hiperextensão cervical possibilita melhor exposição das estruturas a serem manipuladas. Devem ser realizadas assepsia e antissepsia. Caso o paciente esteja consciente, pode-se realizar infiltração com anestésico local.

#### Via

Devido ao caráter crítico de sua indicação, deve-se atentar rigorosamente aos reparos anatômicos durante a realização de uma cricotiroidostomia. Devem ser cuidadosamente identificados o osso hioide, a cartilagem tiroide, a membrana cricotiroidea, a cartilagem cricoide e o manúbrio esternal.

Fixando-se a laringe com a mão esquerda, realiza-se uma incisão de cerca de 3 cm ou 4 cm, transversa sobre a membrana cricotiroidea ou longitudinal acima e abaixo da referida membrana. Caso opte-se pela incisão transversa, é necessário que haja atenção especial para que não ocorra lesão das veias jugulares anteriores, o que pode ocasionar sangramento inconveniente durante o procedimento.

#### Canulação

Após a incisão, o subcutâneo e o platisma são rapidamente dissecados por divulsão com pinça de Kelly, até atingir-se a membrana cricotiroidea, a qual deve ser incisada com lâmina, transversalmente, o suficiente para a introdução da cânula.

É importante ressaltar que o comprimento médio da membrana cricotiroidea em um adulto é de cerca de meio centímetro, não se devendo, portanto, forçar a introdução de cânulas muito calibrosas para evitar a fratura da cartilagem cricoide. Outro ponto a ser mencionado é que a laringe deve ser firmemente fixada pela mão do cirurgião, pois a mobilidade natural do órgão pode dificultar bastante a canulação pelo estreito espaço cricotiroideo.

Após a canulação bem sucedida, a cânula deve ser cuidadosamente fixada com o uso de cadarço ou de dispositivo específico, e as vias aéreas devem ser aspiradas para clareamento das secreções que adentraram as vias aéreas antes ou durante o procedimento.

## Traqueostomia

### Preparo

O paciente deve estar em posição supina, com coxim posicionado entre as escápulas e o pescoço hiperextendido sempre que possível (Figura 79.1). Deve-se realizar assepsia, antissepsia e aposição dos campos estéreis.

Caso o procedimento seja realizado sob anestesia local, o primeiro passo fundamental é a explicação cuidadosa e detalhada, em linguagem acessível para o paciente, de todas as etapas do procedimento e de como ele deve se sentir durante a realização do mesmo. Caso o paciente não tolere o decúbito horizontal, deve ser posicionado em dorsoflexão a 45 graus. O anestésico deve ser infiltrado inicialmente na pele e no subcutâneo da região a ser manipulada, sendo complementada a infiltração caso o paciente venha a sentir dor.

### Via

Os mesmos reparos anatômicos utilizados para a realização da cricotiroidostomia (Figura 79.2) devem ser aqui cuidadosamente identificados. Realiza-se uma incisão de cerca 2 cm, transversa ou longitudinal, entre a cartilagem cricoide e o manúbrio esternal.

Após a incisão da pele e do subcutâneo, ultrapassando-se o platisma, chega-se ao plano dos músculos pré-

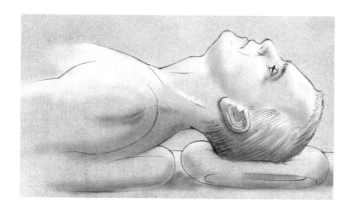

**Figura 79.1** Posição supina com pescoço hiperextendido.

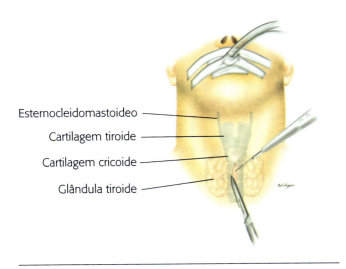

**Figura 79.2** Reparos anatômicos.

Esternocleidomastoideo

Cartilagem tiroide

Cartilagem cricoide

Glândula tiroide

-tiroideanos (esterno-hioideo e esternotiroideo). Nesse ponto, deve-se atentar para a rafe mediana do pescoço, linha média de junção dos músculos cuja dissecção segue em plano avascular até a fáscia pré-traqueal (Figura 79.3).

Algumas vezes, após dissecção dos músculos pré-tiroideanos, depara-se com o istmo da glândula tiroide aumentado, cobrindo desde a cartilagem cricoide até o segundo ou terceiro anel traqueal. Nessa situação, pode-se cuidadosamente dissecar o istmo da traqueia e rebatê-lo cranialmente. Caso tal manobra não seja suficiente para expor adequadamente a traqueia, pode-se realizar a istmotomia entre pinças de Kelly. Os cotos tiroideanos podem ser tratados por ligadura simples, ligadura com ponto transfixante ou mesmo por chuleio, a depender do grau de hipertrofia do istmo.

Realiza-se a dissecção da fáscia pré-traqueal, agora visualizando os anéis traqueais individualmente e as membranas entre os mesmos.

## Canulação

Antes da abertura da traqueia, devem ser passados dois pontos de reparo, no nível do segundo anel traqueal, laterais à linha média do órgão, com fio monofilamentar inabsorvível.

Caso a operação seja executada sob anestesia local, deve-se infiltrar a traqueia com anestésico na região a ser incisada.

Após a passagem desses pontos, a incisão pode ser realizada com lâmina ou eletrocautério, interessando o segundo e o terceiro anéis traqueais, longitudinal ou em forma de "T" ou "T" invertido.

Procede-se, então, à discreta dilatação do orifício da incisão com pinça específica. Em pacientes intubados, o tubo endotraqueal prévio é tracionado sob visão direta do cirurgião, até que sua extremidade fique posicionada logo acima do orifício.

A cânula é introduzida com sua extremidade inicialmente voltada para cima. Logo após atingir o lúmen traqueal, a cânula é então girada para a posição habitual e completa-se sua introdução.

Caso necessário, a pele pode ser aproximada com um ou dois pontos simples a cada lado da cânula.

A traqueia é aspirada para o clareamento de suas secreções e os pontos de reparo na traqueia são fixados à pele com esparadrapo. A cânula deve ser fixada com cadarço após a retirada do coxim, e com o pescoço em posição neutra, para que o cadarço não fique frouxo (Figura 79.4).

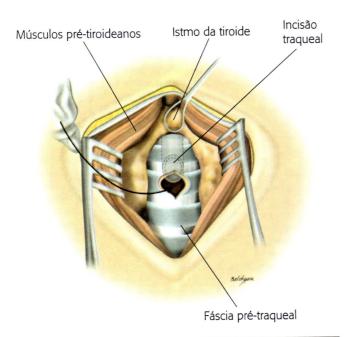

Músculos pré-tiroideanos

Istmo da tiroide

Incisão traqueal

Fáscia pré-traqueal

**Figura 79.3** Dissecção do pescoço na linha média – Plano avascular.

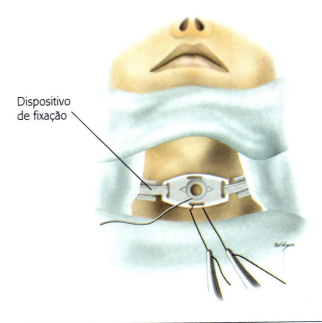

Dispositivo de fixação

**Figura 79.4** Fixação da cânula

# Traqueostomia percutânea

## Preparo

O preparo para o procedimento deve ser idêntico ao realizado para a confecção da traqueostomia aberta. Caso opte-se por utilizar a broncoscopia, deve-se dispor do material necessário e de profissional qualificado para a realização do exame.

## Via/Canulação

Realiza-se uma pequena incisão transversa de cerca de 1,5 cm a 2 cm entre a cartilagem cricoide e o manúbrio esternal. O subcutâneo e, a critério do cirurgião, o platisma, são divulsionados.

A traqueia é então puncionada com agulha ou abocate de grosso calibre, orientada caudalmente, em ângulo de 45 graus (Figura 79.5). Quando é utilizada a broncoscopia, a punção é orientada por transiluminação da traqueia pela fonte de luz do aparelho e a posição adequada da agulha. Entre o segundo e o terceiro anel traqueal a traqueia é verificada pela visão endoscópica. Caso não se disponha da broncoscopia, é necessário certificar-se da posição endotraqueal da agulha pela aspiração sem dificuldade de ar umidificado oriundo da luz traqueal.

Um fio guia é introduzido na luz do órgão através da agulha e a mesma é retirada. São realizadas, então, dilatações progressivas sobre o fio guia, com dispositivos específicos disponíveis nos kits comercializados para a realização do procedimento, até que o orifício na parede traqueal esteja suficientemente largo para a introdução da cânula adequada.

Durante tais dilatações, deve-se sempre ter em mente que manobras intempestivas podem ocasionar grandes iatrogenias, particularmente a lesão da parede posterior da traqueia e do esôfago.

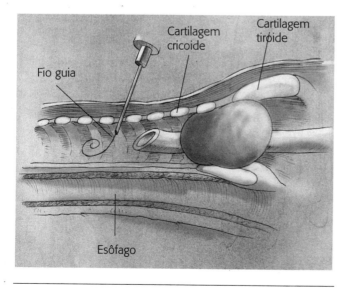

**Figura 79.5** Punção da traquéia

A cânula é introduzida sobre o fio guia. A traqueia é então aspirada e a cânula fixada, aos moldes do procedimento aberto.

É importante frisar que, apesar de não ser essencial para a execução do procedimento, a realização da broncoscopia possibilita a visualização direta de cada etapa do mesmo, conferindo muita segurança à operação.

## Manejo pós-operatório

Os pacientes submetidos à cricotiroidostomia de emergência devem ter sua via aérea convertida para uma traqueostomia tão logo seja possível, preferivelmente em menos de 24 horas, nunca devendo o intervalo exceder 48 horas.

Durante o procedimento, embora muito infrequente, pode ser necessário ampliar a incisão prévia para o acesso adequado à traqueia. A operação é realizada como uma traqueostomia usual, deixando-se o orifício na membrana cricotiroidea aberto. A pele pode ser aproximada, caso necessário.

Em casos selecionados, quando a cricotiroidostomia é realizada por impossibilidade de intubação e o tempo previsto de intubação não é prolongado – como no caso de pacientes portadores de trauma facial sem trauma cranioencefálico associado e outros que evoluíram com edema de glote –, em resolução, a intubação orotraqueal por laringoscopia direta ou laringofibroscopia pode ser tentada, agora numa situação eletiva. Caso a manobra seja bem sucedida, a cânula da cricotiroidostomia pode ser retirada e a incisão suturada, devendo-se sempre atentar para que o balonete do tubo endotraqueal esteja localizado caudalmente à cartilagem cricoide.

Os pacientes submetidos à traqueostomia sob anestesia local por obstrução tumoral das vias aéreas podem ter as cânulas plásticas substituídas pelas metálicas tão logo esteja afastado o risco de complicações perioperatórias, tais como sangramento, o que geralmente ocorre após cerca de 24 horas. Em tais pacientes, é importante confirmar a capacidade que possuem de proteger espontaneamente a via aérea contra a aspiração, sendo um teste efetivo a desinsuflação do balonete por um período de algumas horas antes da troca da cânula. Os doentes não devem receber alta hospitalar usando cânulas plásticas pelo seu risco de obstrução.

Nos pacientes submetidos à traqueostomia eletiva, o manejo deve ser orientado para as causas específicas da indicação do procedimento.

## Complicações

A complicação intraoperatória mais comum é o sangramento. Outras complicações menos frequentes durante o ato cirúrgico incluem pneumotórax e lesão do nervo laríngeo recorrente.

No período pós-operatório imediato, o sangramento é a complicação mais comum, normalmente decorrente de um pequeno vaso sangrante. Sangramentos muito discretos podem ser tamponados por curativo, mas hemorragias mais significativas ou persistentes devem ser submetidas a uma revisão cirúrgica.

A infecção do sítio cirúrgico é rara, e para preveni-la deve-se evitar o fechamento hermético da pele ao redor da cânula. A perda da cânula de traqueostomia deve ser evitada através da fixação adequada da mesma e dos cuidados pós-operatórios. Caso ela ocorra, os pontos de reparo são de grande valia na recanulação. As medidas intempestivas de recanulação devem ser evitadas, uma vez que podem causar graves iatrogenias.

A estenose traqueal e a fístula traqueoesofágica são raras atualmente, devido ao advento dos balonetes de menor pressão.

A complicação mais temida da traqueostomia, por ser a maior causa de letalidade, é a fístula traqueoinominada, geralmente associada a traqueostomias realizadas em posição muito caudal na traqueia, notadamente abaixo da fúrcula esternal.

# Referências bibliográficas

**1.** Brasei KJ. Percutaneous Tracheostomy. Oper Tech Gen Surg, 2003, 5(3): 181-187.

**2.** Cameron JL. Current Surgical Therapy, 8th Edition, 2004, 271-76.

**3.** Falimirski ME. Tracheostomy. Oper Tech Gen Surg, 2003, 5(3): 134-38.

**4.** Gama-Rodrigues JJ, Machado MCC, Rasslan S. Clínica Cirúrgica, 2008, 248-53.

**5.** Mattox KL, Feliciano DV, Moore EE. Trauma, 4ª Edição, 2005, 171-94.

**6.** Rasslan S. Afeccções cirúrgicas de urgência, 1995, 273-76.

**7.** Suporte Avançado de Vida no Trauma para Médicos – Manual do Aluno, 8ª Edição, 2008, 25-54.

Antonio Cesar Martini

# Drenagem da Cavidade Abdominal

## Indicações de drenagem da cavidade abdominal

- Abscessos ou coleções intracavitários (Figura 80.1);
- Zonas de necrose associadas ou não à infecção, após desbridamento;
- Grandes áreas de descolamento;
- Hemostasia insatisfatória (áreas de sangramento de pequena monta não controlável);
- Intervenções sobre o pâncreas;
- Pode ser usada em anastomoses ou suturas de risco (esôfago, coto duodenal, via biliar e reto). Devemos lembrar que a presença de dreno próxima a uma anastomose pode precipitar uma deiscência por dificultar a deposição local de fibrina e impedir a coalescência do momento;
- Quando se realiza coledocotomia costuma-se drenar a via biliar com dreno em "T", chamado dreno de Kehr (Figura 80.2).

A drenagem de toda a cavidade abdominal, através da colocação de drenos, é praticamente impossível. Essa prática está contraindicada nos casos de infecção difusa.

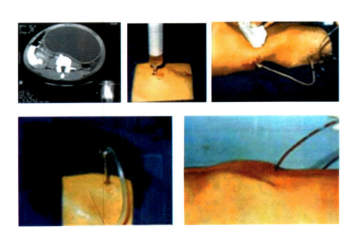

**Figura 80.1** Drenagem de coleção pancreática com dreno de "pig-tail" por via percutânea.

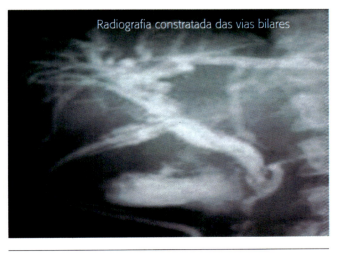

Radiografia constratada das vias bilares

**Figura 80.2** Radiografia contrastada das vias biliares mostrando o dreno de Kehr nas vias biliares.

# Técnicas de drenagem da cavidade abdominal

- Dar preferência a drenos siliconizados, tubulolaminares conectados a sistema fechado;
- Exteriorizar o dreno por contra-abertura das proximidades da área a ser drenada;
- Quando se utilizam drenos compostos não comercializados (como o tubulolaminar), a contra-abertura deve ser de no mínimo 2 cm (uma polpa digital), suficiente para não estrangular o dreno;
- É princípio não drenar pela incisão, a não ser, excepcionalmente, em casos selecionados de incisão de McBurney para apendicectomia.

## Classificação quanto ao material

- Borracha.
  - Tubulares, rígidos ou laminares
- Polietileno;
- Silicone;
- Teflon;
- Vialon.

## Forma de ação dos drenos

- Capilaridade;
- Gravitação;
- Sucção.

## Classificação quanto ao calibre

- Tubos – forma crescente – French (medida em mm);
- Cateteres – Gauge (forma decrescente).
- Ex: 24 G = 0,7 mm
  10 G = 3,4 mm

## Drenos mais utilizados

- Drenos de Penrose;
- Dreno de silicone;
- Dreno de Porto-Vac (Figura 80.3);
- Dreno de Jackson-Pratt;
- Dreno de Kehr.

# Tipo de drenagem da cavidade abdominal

- **Drenagem percutânea**: atualmente, com os métodos de imagem disponíveis, as coleções e abscessos podem ser puncionados e drenados através de drenos de pigtail;

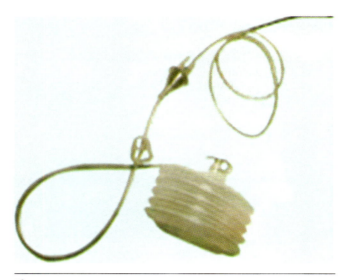

**Figura 80.3** Dreno De Porto-vac.

- **Drenagem retroperitoneal**: é a drenagem direta, realizada sobre o local a ser drenado, preservando o resto da cavidade. Tem a vantagem de que a contaminação da cavidade peritoneal pode ser evitada. O trauma operatório e anestésico é mínimo, e a possibilidade de lesão iatrogênica de orgãos vizinhos é minimizada;
- **Drenagem transperitonial**: é feita através de laparotoma e permite a identificação de qualquer abscesso, e a fonte de contaminação pode ser identificada e tratada. Está indicada em abscessos múltiplos, entre alças intestinais, persistente fonte de contaminação e sepse abdominal.

## Complicação dos drenos

- Não funcionamento;
- Saída espontânea;
- Lesão de orgãos vizinhos;
- Penetração indevida;
- Contaminação exógena;
- Dificuldade de remoção;
- Hematomas e hemorragia no local do dreno;
- Herniação do conteúdo abdominal através do dreno;
- Herniação tardia.
- Por quanto tempo deve ser mantido um dreno?

A resposta é simples: o dreno deve permanecer até cumprir a finalidade para a qual foi colocado. Se o dreno está indicado em função de sangramento, geralmente deve ser mantido por 24 horas. Se foi colocado por uma anastomose esôfagojejunal, de reto extraperitoneal ou pâncreas, deve ser mantido por cerca de 7 dias.

A retirada do dreno laminar pode ser realizada gradualmente ou de uma só vez. Os drenos tubulares devem ser retirados de uma só vez.

# Referências bibliográficas

**1.** Steinman M, Steinman E, Poggetti RS, Birolini D. Principios técnicos da cirurgia de urgência. In: Condutas em Cirurgia de Urgência, Ed Ateneu, 2003, 1-3.

**2.** Hurtado JRE. Drenagens e coleções subcutâneas e espaços vazios em tubos, sondas e drenos. Ed Pohl FF e Petroianu A. Ed Guanabara Koogan, 200, pg 34-41.

**3.** Menezes MR, Viana PCC. Drenagem percutânea de coleções pós-operatórias guiadas por métodos de imagem. In: Clínica Cirúrgica. Ed Gama-Rodrigues JJm Machado MCC, Rasslan S, 2008, pg. 2234-337.

Fernando Lorenzi ▪ Adriano Meyer-Pflug

# Lavagem Peritoneal Diagnóstica e Ultrassom no Trauma (FAST)

## Introdução

A lavagem peritoneal diagnóstica (LPD), utilizada em paciente vítima de trauma, é um procedimento cirúrgico que foi bastante utilizado no passado e que hoje em dia é pouco usado na maioria dos serviços devido à maior disponibilidade e acurácia atual de exames de imagem, como ultrassonografia (USG) e tomografia computadorizada (TC). O seu principal objetivo é o diagnóstico de presença ou não de hemoperitônio. Em caso positivo, habitualmente se indica exploração cirúrgica do abdome. Sua principal utilidade é para trauma abdominal fechado. A LPD é um processo diagnóstico cirúrgico, portanto invasivo, de rápida execução, de alta sensibilidade (alcança cerca de 98%) para detecção de hemorragia intraperitoneal, por outro lado, é inespecífico, não determinando o foco do sangramento.[1] Para a realização da LPD, não se necessita de muitos equipamentos, apenas material cirúrgico simples (ver adiante), sendo realizável mesmo em serviço com poucos recursos. Ainda pode permitir diagnóstico de perfuração de víscera oca.

Em estudo retrospectivo avaliando o tratamento de 4.849 politraumatizados atendidos em único centro de trauma ao longo de 30 anos pode-se observar enorme queda na indicação de LPD e a crescente indicação do FAST (*Foccused assesment sonography for trauma*), ultrassonografia abdominal e de saco pericárdico específica para trauma. A tabela e o gráfico abaixo mostram a porcentagem de politraumatizados submetidos a LPD ou FAST para detecção de hemorragia peritoneal a cada período de dez anos. (Tabela 81.1) (Gráfico 81.1)[2]

**Tabela 81.1** Exames realizados para detecção de hemoperitônio entre 1975 e 2004.[2]

|       | 1975-1984 | 1985-1994 | 1995-2004 |
|-------|-----------|-----------|-----------|
| LPD   | 44%       | 28%       | 0%        |
| FAST  | 17%       | 92%       | 97%       |

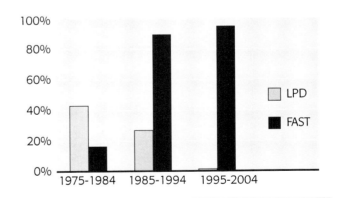

**Gráfico 81.1** Exames realizados para detecção de hemoperitônio entre 1975 e 2004.[2]

## Indicações da LPD e FAST

Assim como qualquer outro exame, a LPD deve ter sua indicação precisa e não de forma indiscriminada. Na situação de politraumatizado sem resposta hemodinâmica com reposição volêmica, com dor e distensão abdominal evidente, impera-se a imediata laparotomia exploratória, prescindindo-se de qualquer exame complementar. Em outras palavras, a contraindicação absoluta de LPD é a indicação de laparotomia dada já pelo exame físico e condição hemodinâmica. Entretanto, uma apresentação clínica mais frusta gera dúvidas diagnósticas. Nesses casos, recomenda-se a investigação complementar. Perfurações intestinais ou pancreáticas podem manifestar-se tardiamente, ou a inconsciência do paciente pode retardar o diagnóstico de lesões intraperitoneais de tratamento cirúrgico, o que faz com que perca-se dados preciosos no exame físico (dor, principalmente). Quando o paciente está consciente e estável hemodinamicamente, a dor abdominal persistente é o parâmetro mais importante na indicação de laparotomia no trauma abdominal fechado. Já quando este está inconsciente, mas estável hemodinamicamente, a indicação cirúrgica torna-se mais difícil, baseando-se em exames complementares como ultrassonografia, tomografia ou lavado peritoneal diagnóstico.[3]

De uma forma geral, a LPD pode ser indicada nas seguintes situações:[1]

1. Politraumatizado **instável** hemodinamicamente com:
   a) Alteração do nível de consciência. Ex.: traumatismo craniano, intoxicação alcoólica.
   b) Alteração na sensibilidade. Ex.: Lesões medulares, paciente sob sedação para procedimentos durante atendimento.
   c) Baixa confiabilidade no exame físico. Ex.: Extremos de idade, lesões extremamente dolorosas como fraturas expostas que possam mascarar a sensibilidade de outras regiões anatômicas.
   d) Sinal do cinto de segurança (alta suspeição de lesão intestinal).
2. Politraumatizado estável hemodinamicamente, em alguma situação supracitada, porém sem disponibilidade de ultrassom ou tomografia.

São contraindicações relativas: laparotomia prévia, gravidez, obesidade, coagulopatia.

O FAST possui as mesmas indicações que a LPD e suas limitações são obesidade, interposição gasosa e baixa sensibilidade para detecção de líquido em pequeno volume (< 300 ml). A desvantagem é ser examinador dependente. A positividade do FAST é a simples detecção de líquido na cavidade. Pode ser repetido, possibilitando reavaliações de acordo com a oscilação da condição clínica do paciente. Outra vantagem em relação ao LPD é o fato de não ser invasivo e permitir a avaliação do saco pericárdico, reduzindo, inclusive, a mortalidade por trauma penetrante torácico na zona de Suer e Mordax, que abrange a topografia cardíaca.[4]

O FAST analisa quatro regiões,[5] saco pericárdico (Figura 81.1), espaço de Morison (Figura 81.2), loja esplênica (Figura 81.3) e pelve (Figura 81.4).

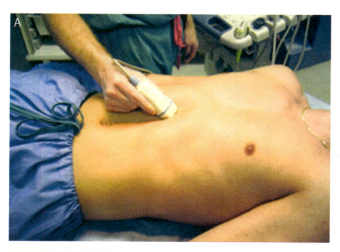

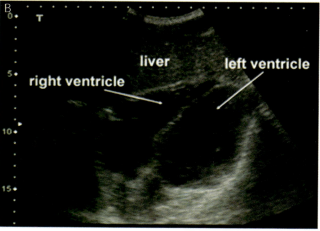

**Figura 81.1** A – Janela subxifoide para visualização do saco pericárdico. B – Imagem ultrassonográfica do saco pericárdico sem efusão.

## Técnica da LPD[6]

Pode ser feita por técnica de Seldinger (punção) ou pela técnica aberta, que é mais segura. É apresentada abaixo a técnica aberta, de escolha em nosso serviço (Pronto Socorro de Cirurgia do Hospital das Clínicas da Faculdade de Medicina da Universidade de São Paulo).

1. Sondagem gástrica e vesical do paciente;
2. Antissepsia abdominal e colocação de campo estéril;
3. Anestesia local com lidocaína a 2%;
4. Incisão longitudinal mediana infraumbilical* de 2 a 4 cm, junto à cicatriz umbilical;

---

\* Em **grávidas**, a LPD pode ser realizada, optando-se, no entanto, por acesso supraumbilical para minimizar o risco de lesão uterina. Nos pacientes com **fratura de pelve**, deve-se também aplicar a técnica da LPD com acesso supraumbilical, pois se houver hematoma de retroperitônio, pode ocorrer lesão do peritônio posterior e resultado falsamente positivo.

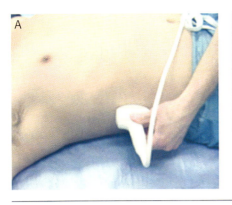 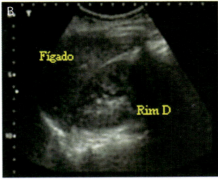 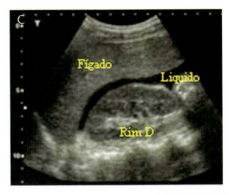

**Figura 81.2 A** – Janela em flanco direito para avaliar presença de líquido no espaço de Morison. **B** – Imagem ultrassonográfica do espaço de Morison sem efusão. **C** – Presença de líquido no espaço de Morison vista pelo FAST.

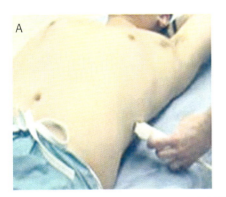 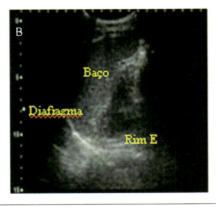 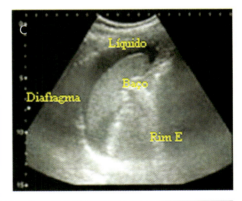

**Figura 81.3 A** – Janela para avaliar loja esplênica. **B** – Imagem normal da loja esplênica. **C** – Presença de líquido na loja esplênica vista pelo FAST.

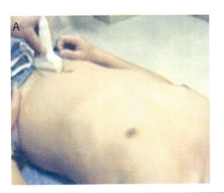 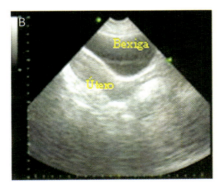 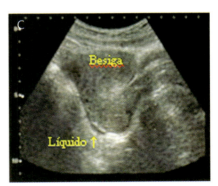

**Figura 81.4 A** – Janela para avaliar a pelve. **B** – Imagem normal da pelve. **C** – FAST positivo na pelve.

**5.** Abertura do subcutâneo até o encontro da aponeurose. Hemostasia rigorosa;

**6.** Incisão longitudinal da aponeurose na linha média;

**7.** Dissecção cuidadosa da gordura pré-peritonial com pinça hemostática, tipo Kelly, até o encontro do peritônio**. Hemostasia rigorosa;

**8.** Pinçamento do peritônio com Kelly. Sutura em bolsa no peritônio;

**9.** Abertura do peritônio e introdução de cateter de diálise peritoneal na cavidade abdominal, dirigido para o fundo de saco

**10.** Tentativa de aspiração de sangue com seringa conectada ao cateter. A aspiração de 10 ml ou mais de

----

** Em **obesos**, a gordura pré-peritoneal exuberante causa dificuldade de dissecção até o encontro da lâmina peritoneal.

sangue caracteriza positividade para hemoperitônio e está indicada a exploração cirúrgica do abdome;

**11.** Se não vier sangue na aspiração, infundir soro fisiológico aquecido (38-39°C), em volume de 1000 ml no adulto ou 10 ml por quilo de peso na criança;

**12.** Drenagem do líquido infundido, por mecanismo de sifonagem, no próprio frasco de soro (Importante: não furar o frasco de soro a ser infundido com agulha);

**13.** Interpretar efluente e decidir conduta ou enviar material ao laboratório para análise quando necessário (ver Interpretação a seguir) (Figura 81.5);

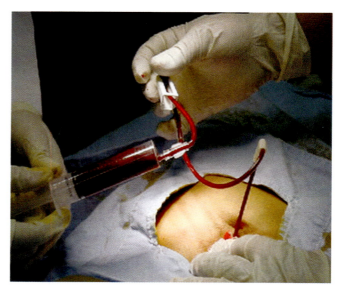

**Figura 81.6** Paciente com trauma esplênico submetido à LPD. A aspiração superior a 10 ml definiu o exame como positivo.[8]

**2.** Aspiração de efluente sanguinolento*** (contagem de hemácias > 100.000/mm$^3$ ou contagem de leucócitos > 500 mm$^3$ ou amilase > 175 U/dL). O efluente é resultado da infusão de 10 ml/kg (soro/peso), máximo de 1000 ml de ringer lactato na cavidade peritoneal e seu posterior refluxo.

**3.** Detecção bioquímica de bile, bactérias ou fibras alimentares no efluente.

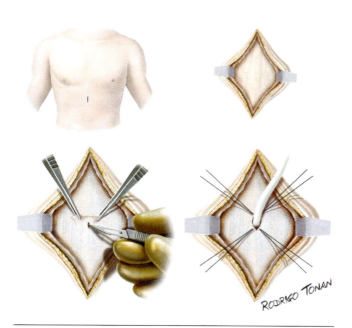

**Figura 81.5** Área de incisão para colocação do cateter peritoneal e inserção do cateter em direção ao fundo de saco.

## Complicações

As complicações são infrequentes. Devem-se em grande parte a lesões iatrogênicas causadas durante a inserção do cateter na cavidade peritoneal. A técnica aberta deve ser o método de eleição, por reduzir a incidência de complicações.[7]

As sondagens gástrica e vesical devem ser realizadas para reduzir risco de perfuração dessas vísceras.

## Interpretação

Os critérios de positividade são:

**1.** Aspiração de conteúdo entérico ou sangue (>10ml). Vide (Figura 81.6).

*** Em paciente com instabilidade hemodinâmica, sem outra fonte de hemorragia que a explique e líquido refluído avermelhado (macroscopicamente), indica-se exploração cirúrgica do abdome (habitualmente laparotomia mediana) sem o estudo microscópico, porque além de desnecessário, o tempo de espera para sua realização representa retardo para o início da cirurgia e, portanto, da hemostasia de hemorragia intraperitoneal, com graves consequências, até morte do paciente.

A LPD apresenta baixa sensibilidade para detecção de lacerações diafragmáticas, hematomas retroperitoneais, lesões renais, pancreáticas, duodenais, intestinais pequenas e extraperitoneais de bexiga. Apresenta baixa especificidade se houver fratura pélvica (pela passagem de sangue do retroperitônio para cavidade peritoneal) ou ferimentos na parte anterior do abdome (por causa do sangramento de parede para a cavidade abdominal), trazendo, assim, o resultado falso positivo com frequência nessas situações.

Há estudos recentes que preconizam o uso de LPD em traumatismos penetrantes por arma branca na parte anterior do abdome desde que o paciente esteja, ao exame físico, sem sinais de peritonite, sem alteração hemodinâmica ou respiratória e com nível de consciência adequado. Segundo os autores, a contagem de hemácias < 1000/mm$^3$ permite, nesse tipo de paciente, alta hospitalar com segurança.[7]

# Considerações finais

Apesar da alta sensibilidade da LPD e de seu baixo custo, por ser um método invasivo, não isento de complicações, além de não ser específico (não se identifica o foco da hemorragia), foi em grande parte substituída pelo FAST e pela TC. Outro grande problema é que diante de paciente hemodinamicamente estável, é possível, frequentemente, a adoção de conduta não-operatória de hemoperitônio pequeno e, às vezes, até moderado, com o auxílio dos métodos de imagem (preferencialmente TC). Isto já não é possível quando o paciente é submetido a LPD, pois não é método aceitável para se quantificar o volume de sangue na cavidade peritoneal e, além disso, o líquido que sempre resta dentro dela após a LPD impossibilita a interpretação com segurança de exames de imagem seriados, bastante úteis na conduta não-operatória. Tornou-se, assim, seu uso restrito aos hospitais que não dispõe prontamente equipamentos para exames de imagem, ou em situações especiais.

Uma das raras situações em a LPD é indicada, mesmo em serviços equipados com USG e TC, é quando o paciente se encontra em sala de cirurgia, sendo submetido a procedimento cirúrgico de urgência não abdominal – uma craniotomia descompressiva, por exemplo – e ocorre instabilidade hemodinâmica, interpretada como sinal de hemorragia não do campo operatório (do abdome, por exemplo). No centro cirúrgico, em geral, é relativamente demorado ou até impossível se conseguir a realização de FAST. Nesse momento, com o paciente anestesiado e em ambiente ideal para procedimento cirúrgico, a LPD é bastante prática, apesar de invasiva, por sua rapidez, alta sensibilidade para detecção de hemoperitônio e sua pouca invasibilidade.

É importante ressaltar que o traumatizado, no decorrer de seu tratamento, pode acumular líquido seroso na cavidade peritoneal por exsudação peritoneal (geralmente, não em grande quantidade) devido a reposição volêmica (principalmente, por cristaloide em grande volume). Portanto, o FAST realizado com algumas horas de atendimento, frequentemente, encontra alguma quantidade de líquido livre abdominal, não se conseguindo diferenciar, porém, sangue de líquido seroso, o que pode levar a indicação cirúrgica desnecessária. A LPD, diferentemente, permite a análise do líquido, resolvendo tal dúvida e, assim, evitando uma exploração cirúrgica abdominal não terapêutica caso o líquido refluído seja claro (seroso) e não sanguinolenta. Outra limitação do FAST é quando há distensão gasosa intestinal, também mais comum no decorrer do atendimento (é comum haver aerofagia após trauma e esse ar, com o passar do tempo, tende a seguir, por peristaltismo, caudalmente no trato gastrointestinal).

É importante salientar a importância da hemostasia rigorosa da parede abdominal, durante a incisão para a LPD, para que não ocorra entrada de sangue da parede para a cavidade peritoneal, trazendo assim resultado falso positivo – o sangue tem a propriedade de corar o soro facilmente, isto é, mesmo em pequeno volume.

De todo o exposto, pode-se concluir que a indicação de cada exame e, portanto, a escolha do melhor para cada paciente, em cada momento do atendimento, é tarefa indelegável do cirurgião ou cirurgiã que o trata, baseado em seu conhecimento e em seu raciocínio. Para que se ofereça o melhor para cada paciente, é imperativo que ele ou ela conheçam bem as vantagens e desvantagens, sensibilidade e especificidade, riscos e benefícios de cada método e, também, saibam sobre a disponibilidade e exequibilidade de cada um deles, naquele serviço em que o paciente se encontra e, ainda mais importante, em que prazo se consegue o exame de imagem. A prática de cada um é que poderá trazer o atendimento ideal para determinado paciente, naquele momento, no local específico do atendimento. Esperamos que o presente texto ajude quem o leu a se aproximar desse ideal.

# Referências bibliográficas

1. ATLS. Trauma abdominal. Suporte Avançado de Vida no Trauma para Médicos. 7º edição. Manual do curso para alunos. Colégio Americano de Cirurgiões. Comitê de Trauma. Brasil; 2005. pp. 158-9.

2. Probst C, Pape HC, Hildebrand F, Regel G, Mahike L, Giannoudis P et al. 30 years of polytrauma care: An analysis of the change in strategies and results of 4849 cases treated at a single institution. Injury. 2009 Jan;40(1):77-83.

3. Mitteldorf C. Trauma abdominal e indicações de laparoto4.mia. In: Poggetti R, Fontes B, Birolini D. Cirurgia do Trauma. São Paulo: Roca; 2007. pp. 255-6.

4. Plummer D, Brunette D, Asinger R, Ruiz E. Emergency department echocardiography improves outcome in penetrating cardiac injury. Ann Emerg Med. 1992;21:709-12.

5. Reardon R. Ultrasound in Trauma – The FAST Exam Focused Assessment with Sonography in Trauma. Disponível em: www.sonoguide.com.

6. Pereira JGA, Lovato WJ, Carvalho JB, Horta MFV. Abordagem geral trauma abdominal. Medicina (Ribeirão Preto). 2007 out./dez;40(4):518-30.

7. Hoyt DB, Coimbra R, Potenza B. Tratamento do trauma agudo In: Townsend CM, Beauchamp RD, Evers, BM, Mattox KL. Sabiston. Tratado de Cirurgia. 17º edição. Rio de Janeiro: Elsevir; 2005. pp. 512-3.

8. Iñarritui JM. Splenic injury and hemoperitoneum in blunt trauma. Disponível em: www.unboundedmedicine.com.

**Nelson Fontana Margarido** ▪ **Roberto Mansur**

# Aplicação do Balão de Sengstaken-blakemore

## Introdução

Na síndrome de hipertensão portal, a hemorragia decorrente de varizes esôfago-gástricas constitui situação clinica grave e muitas vezes fatal.

Considerando que as varizes sangrantes de esôfago necessitam de tratamento emergencial, face às grave hemorragias que se caracterizam por grande mortalidade, inúmeros foram os métodos tentados no controle dessa entidade mórbida.[7]

A interrupção da hemorragia aguda através de tamponamento mecânico de varizes sangrantes com a recuperação de equilíbrio hemodinâmico do paciente, permitindo que este possa ser submetido a tratamento cirúrgico eletivo, fora fase de hemorragia, é meta importante para o sucesso na terapêutica desses pacientes.

Com base nessas ideias, vários autores passaram a procurar a resolução do referido problema. Westphall, em 1930,[10] foi o primeiro autor a realizar o controle de hemorragia das varizes sangrantes de esôfago com compressão mecânica através de sonda dilatadora de cárdia, que ao ser insuflada determinava a compressão da parede do esôfago e, consequentemente, o tamponamento das veias sangrantes.

Rowntree e col.[12] relatam o controle da hemorragia alta por varizes de esôfago através da utilização de sonda de entubação duodenal com balão adaptado a sua porção distal.

Posteriormente, em 1950, Sengstaken e Blakemore[15] idealizaram um aparelho formado por sonda nasogástrica com dois balões e três vias. O balão mais distal (gástrico) de forma esférica e o balão proximal (esofágico) de forma cilindrica. Inicialmente, a sonda era introduzida através da narina até a cavidade gástrica, sendo o balão distal insuflado; a seguir, a sonda era tracionada, impactando o balão gástrico insuflado contra a cárdia, posicionando, assim, de maneira correta o balão esofágico, determinando a compressão mecânica de varizes esofágicas sangrantes.

Linton[8] projetou uma sonda com um único balão de grande volume (600 cm³), de tal sorte que, quando insuflado no interior da cavidade gástrica e firmemente posicionado contra a cárdia, acarretaria o bloqueio da circulação venosa em direção ao esôfago, o que permitiria o controle da hemorragia das varizes sangrantes.

Em nosso meio, Carmine Carichio[5], na falta de balão de Sengstaken-Blakmore, adotava no pronto socorro do Hospital das Clínicas um aparelho construído por sonda gástrica em cuja parte terminal era adaptada um dreno de Penose colocado no esôfago terminal através de gastrotomia e que, quando insuflado, permitia o tamponamento da parte final do esôfago, bem como da parte proximal do estomago.

Mais recentemente, Boyce,[2] preocupado com complicações advindas do emprego do balão de Sengstaken-Blakemore, introduziu modificação baseada na presença de tubo de aspiração junto à porção distal de sonda, acima do final do balão esofágico, visando a aspiração contínua do esôfago proximal e hipofaringe, impedindo o acúmulo de secreção na referida região e, portanto, minimizando a incidência de complicações decorrentes da aspiração dessas secreções para luz traqueal.

## Descrição do aparelho

O aparelho de Sengstaken-Blakemore foi idealizado para a realização de compressão de varizes esofágicas sangrantes (Figura 82.1). É composto, fundamentalmente, por uma sonda nasogástrica de três vias; uma primeira via para insuflar o balão esférico gástrico e a terceira via para insuflar o balão cilíndrico esofágico. O balão esférico gástrico apresenta capacidade de aproximadamente 300 cm³. O balão cilíndrico esofágico deve ser insuflado com pressão de 40 mmhg.

## Cuidados preliminares

O aparelho deverá ser testado com o objetivo de se constatar a presença de eventuais defeitos de fabricação e com especial atenção para a detecção de vazamentos ou roturas dos balões.

É importante lembrar que em pacientes brevilíneos não devemos utilizar toda a extensão do balão esofágico, pois corre-se o risco de obstrução das vias aéreas superiores do paciente por sua porção proximal quando insuflado.[11] Assim, é rotina em pacientes pícnicos a diminuição do terço superior do balão esofágico através do envolvimento da referida extensão (terço superior) com o fio de algodão. Com isso, encurtando-se a extensão do balão esofágico insuflado, não corremos o risco de obstrução das vias aéreas superiores.

O paciente deverá permanecer o tempo inteiro sedado, em geral com benzodiazepínicos por via endovenosa. Concomitantemente, o paciente necessitará ser atropinizado no momento da passagem da sonda de Sengstaken-Blakemore, a fim de inibir o desencadeamento de reflexos vagais e, portanto, prevenindo a eventual possibilidade de parada cardíaca.

Deveremos, como rotina, manter a atropinização do paciente para diminuir a produção de secreções no nível da orofaringe, prescrevendo-se uma ampola de atropina (1 mL com 0,5 mg) endovenosa de seis e seis horas enquanto o aparelho permanecer no paciente. É evidente que devemos complementar essa atitude com a aspiração rotineira e sistemática da orofaringe do paciente.

## Técnica de aplicação

A sonda deverá ser lubrificada com anestésico em forma de gel e introduzida por uma das narinas até a marca de 50 cm, quando, então, já deveremos ter atingido a cavidade gástrica.

Uma vez constatada que a sonda se encontra em posição correta, deve-se insuflar o balão gástrico com ar até o volume de 200 cm³. A seguir, a sonda com o balão gástrico insuflado deverá ser tracionada com o objetivo primordial de impactar o balão contra a cárdia. Nesse momento, a sonda será fixada junto à asa do nariz, recorrendo-se a aplicação de gaze enrolada em torno da sonda para protegê-lo, fixando-a com esparadrapo (Figura 82.2). Dessa maneira, saberemos que o balão esofágico deverá estar em sua posição correta e poderá, então, ser insuflado até a pressão de 40 mmHg.

Pitcher[10] acredita que a adoção dos três parâmetros (introdução da sonda até a marca de 50 cm, insuflação de pequeno volume de ar pela via gástrica com concomitante ausculta do epigástrio e comparação de conteúdo gástrico) dispensariam o controle radiológico do posicionamento da sonda. No entanto, Scalabrini,[14] adotando esses parâmetros, encontrou 12,5% de posição errônea do aparelho de Sengstaken-Blakemore. Baseados nessa experiência, julgamos igualmente importante o controle radiológico do posicionamento do referido aparelho.

## Pressões de insuflação

Sengstaken-Blakemore,[15] Pitcher,[10] Rocha[11] e Scalabrini[14] recomendam a insuflação do balão gástrico com o volume de 100 a 300 cm³ de ar, sem a preocupação com sua pressão intraluminar. Eles recomendam a insuflação do balão

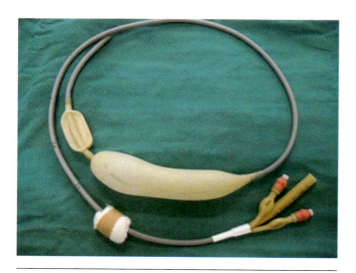

**Figura 82.1** Balão de Sengstaken-Blakemore.

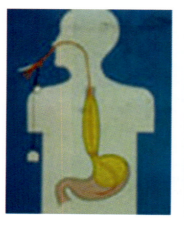
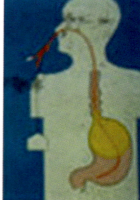

**Figura 82.2** Representação esquemática da colocação do balão.

gástrico com solução aquosa de um fraco contraste radiológico na posição do aparelho de Sengstaken-Blakemore.

Scalabrini,[14] insuflando o balão gástrico com 200 cm³ de ar, alcançou pressões no interior do balão gástrico de 50 a 602 mmHg, e informa ter alcançado volume satisfatório para exercer compressão da região cardíaca, além de permitir o correto posicionamento do balão esofágico.

Haddad e col.,[6] para a insuflação do balão gástrico, empregaram como parâmetro valores que variam de 14 a 60 mmHG quando a pressão do balão deve variar entre 30 e 40 mmHg.

Através de estudos endoscópicos, Palmer e Brick[9] puncionaram varizes esofagianas e detectaram que sua pressão oscila entre 30 e 40 mmHg. Agger e col.[1] preocuparam-se em estudar a pressão transmitida pelo balão esofágico insuflado contra a parede do esôfago com o auxílio de balão Sengstaken-Blakemore. Esses autores verificaram que para se atingir pressão transmitida de 40 mmHg, eram necessárias pressões de insuflação de 100 mmHg, o que acarretou, em todo o paciente, desconforto representado por dor retroesternal.

A maioria dos autores[15,??,10,6,11,14] recomenda a insuflação do balão esofágico com pressão de 30 a 40 cmHg.

## Tempo de permanência de insuflação de balão esofágico

O balão de Sengstaken-Blakemore deve permanecer insuflado por um período de 8 a 12 horas ao final das quais deverá ser desinsuflado por intervalo de 15 a 20 min, visando a menor incidência de complicações advindas da compressão mecânica prolongada das túnicas esofágicas. Essa conduta é primordial, recordando-se que, na maioria dos casos, os pacientes deverão permanecer sob tratamento decorrente da compressão mecânica das varizes esofágicas sangrantes por período que varia de 12 a 60 horas. Scalabrini,[14] para um total e 49 pacientes portadores de hipertensão portal, com hemorragia aguda por varizes esofagogástricas, utilizou 62 sessões de hiperinsuflação do balão esofágico, sendo que a duração variou de 12 horas até mais de 60 horas em nove ocasiões.

Esses intervalos de desinsuflação tentam prevenir o aparecimento de úlceras de faringe e do esôfago, e até mesmo, em casos extremos, a perfuração esofágica. A isquemia decorrente da compressão prolongada poderá predispor ao aparecimento de deiscências ou fístulas pós-operatórias naqueles pacientes em que é praticada esofagotomia para ligadura de varizes.

Vários autores preconizam desinsuflação do balão esofágico por alguns minutos a cada 6 a 12 horas.

Como rotina, ao final de 24 horas de desinsuflação, o balão gástrico deverá permanecer insuflado, mantendo o correto posicionamento do aparelho de Sengstaken-Blakemore no mínimo por 12 horas. Ao final dessas 12 horas, caso não tenha ocorrido nóvo sangramento, o balão gástrico também será desinsuflado, porém permanecendo

ainda no paciente como simples sonda nasogástrica. Decorridas essas 24 horas desde o início da desinsuflação do balão esofágico, e não ocorrendo novo episódio hemorrágico, estaremos, então, autorizados a retirar o aparelho e Sengstaken-Blakemore.

Antes da retirada do aparelho, torna-se obrigatório a administração por via oral de quantidade de óleo mineral ou similar com a finalidade de propiciar o deslocamento do balão esofágico da mucosa esofágica e, assim, não acarretar maiores danos ao revestimento interno do esôfago.

## Medidas gerais

Além da sedação e atroponização do paciente já anteriormente referidas, bem como a recuperação do equilíbrio hemodinâmico através da reposição de volume e a conveniente hidratação e oferta de quantidade adequada de calorias para o consumo energético do paciente, deveremos nos preocupar com outros dois aspectos eventuais. Em primeiro lugar, devido a possibilidade da instalação de broncopneumonia (aspirativa), associamos a conduta de aspiração continuada das secreções da orofaringe, a utilização de antibioticoterapia de largo espectro por via endovenosa, de 6 e 6 horas, durante todo período que o paciente permanecer com o balão. O segundo aspecto que merece atenção por parte do médico é a necessidade de eliminarmos o sangue que se encontra retido ao longo do tubo digestivo, pois a sua absorção poderá acarretar encefalopatia portossistêmica. A prevenção dessa síndrome poderá ser alcançada através de enteroclismas com soro fisiológico e glicerina, associados ao uso de antimicrobianos, já que a neomicina administrada por sonda gástrica do balão de Sengstaken-Blakemore é dissolvida na solução da lavagem intestinal.

Mais recentemente, visando a eliminação do sangue perdido ao longo do trato digestivo, podemos utilizar a conduta preconizada por Champault e col,[4] segundo a qual insuflamos pela via nasogástrica 1000 mL de Manitol a 10% no período de 1 hora até um total de 2000 ml. Essa conduta já possibilita eficiente limpeza do trato digestivo ao final de 6 horas, com modestas e fugazes alterações hidroeletrolíticas.

Finalmente, temos que recordar que o paciente, embora sedado, deverá permanecer restringido ao leito através da contenção das mãos e pernas para evitar o arranchamento do balão.

## Eficácia do método de tampeamento mecânico

Devemos ter em mente que a referida eficácia está relacionada diretamente com a frequência com que a crise hemorrágica (varizes sangrantes do esôfago) foi debelada com o emprego do balão de Sengstaken-Blakemore e eventuais recidivas após a retirada do aparelho, uma vez que este pode ser empregado por tempo limitado.

A eficácia variou de 40 a 50%, conforme Chojkier e Conm,[5] até 66 a 95%, conforme Sarin e Nundy[13] com pacientes cirróticos.

Com o emprego do aparelho de Sengstaken-Blakemore em pacientes esquistossomóticos, os resultados foram variados. Em nosso meio, Rocha,[11] estudando 109 pacientes portadores de hemorragia digestiva alta, a maioria dos quais esquitossomóticos, alcançou 60% de sucesso; Haddad e col.,[6] em pacientes de diferentes etiologias, mas principalmente esquistossomóticos, obtiveram controle do sangramento em 61,7% dos casos; Scalabrini[14] alcançou sucesso em 75,5% dos casos.

Em todas as circunstâncias, os autores chamam a atenção sobre os melhores resultados com o balão de Sengstaken-Blakemore, alcançados quanto mais precocemente for instituído o tamponamento.

## Complicações

Entre as inúmeras complicações decorrentes da utilização do aparelho de Sengstaken-Blakemorem, podemos enumerar:

- Pneumonia aspirativa
- Insuficiência respiratória
- Laceração e ruptura do esôfago
- Erosões e úlceras nasais
- Dores do orofaringe, retroesternal e epigástrica
- Regurgitação do balão
- Persistência do sangramento
- Recidiva de hemorragia

## Orientações rotineiras

A fim de evitarmos complicações desnecessárias, julgamos importante cotejar de maneira orientada e sistematizada os cuidados e preocupações que deverão ser adotados ao utilizar o aparelho de Sengstaken-Blakemore.

- Examinar e testar o aparelho antes de sua aplicação, pesquisando a eficiência das vias de insuflação e descobrindo eventuais vazamentos.
- Encurtamento da porção distal do balão esofágico para pacientes brevilíneos.
- Sedação e atropinização do paciente.
- Restrição e vigilância do paciente.
- Critérios de locação corretos do aparelho; introdução da sonda pela narina até a marca de 50 cm; insuflação seguida de ausculta epigástrica de pequeno volume de ar e aspiração do conteúdo gástrico.
- Controle radiológico da posição do aparelho.
- Balão gástrico insuflado com 200 cm³ de ar e o conjunto tracionado e impactado contra a cárdia.
- Fixação da sonda com auxílio de coxim de gaze e esparadrapo no nível da fossa nasal.
- Balão esofágico insuflado com pressão máxima de 40 mmHg.
- Aspiração sistematizada e periódica das secreções orofaringe.
- Controle periódico do balão esofágico a cada 6 a 8 horas, durante 15 a 20 min.
- O tamponamento esofágico não deverá ser superior a 24 horas, ou no máximo 36 horas.
- Empregar medidas gerais para prevenção de broncopneumonia aspirativa, bem como prevenir a instalação da síndrome de encefalopatia portossistêmica.
- Desinsuflar por 12 horas o balão esofágico permanecendo o gástrico insuflado a fim de constatarmos a real eficácia do tamponamento das varizes sangrantes do esôfago. Após esse período, deixar o balão gástrico desinsuflado por mais 12 horas.
- Administrar suspensão emoliente por via oral antes de iniciar retirada do aparelho, para minimizar as lesões da mucosa esofágica.
- A vigilância ao paciente deve ser constante visando ao diagnóstico precoce e ao tratamento adequado.

## Referências bibliográficas

1. Agger P, Anderson JR, Burcharth F. Does the esophageal balloon compress esophageal varices? Scand J Gastroent. 1978;13:225-227.
2. Boyce JRHW. Modification of the Sengstaken-Blakemore-balloon tube. New Engl J Med. 1962;267:195-196.
3. Carichio C apud bastos ES, Oliveira MR, Fanganiello M, Branco PD e Lex A.op.Cit.
4. Champault G, Psalmos F, Patel JC. Encephalopthie post hemorragique du cirhotique. Prevencion par irrigation digestive au mannitol a 100mg/1. Nouv Pressemed. 1978;7:2.458 -459.
5. Chojkier M, and Conn HO. Esofagel tamponade in the treatment of bleeding varices. A decadal progress report. Dig Dis Sci. 1980;25:267-272.
6. Haddad CM, Dal Fabra Neto A, Baugartner A, Goldemberg S. Resultado obtidos com o balão compressivo na vigência de hemorragia aguda por varizes esôfago gástricas. Rev Ass Méd Bras. 1975;21:193-197.
7. Haadad CM, Figueira A, Golpfert E, Lazarro ESM, Oliveira E. Tratamento de hemorragia aguda por varizes esôfago-gástricas. Estudo de 100 casos. In: XIV Congresso Brasileiro de Cirurgia; 1976; Rio de Janeiro.
8. Linton RR. The emergency and definitive treatment of bleeding esophageal varices. Gastroenterology. 1953;24:1-9.
9. Palmer ED, Brick IB. Correlation between the severity of esophageal varices in portal cirrhosis and their propensity toward hemorrhage. Gastroenterology. 1956;30(2):85-95.
10. Pitcher JL. Safety and effectiveness o the modified Sengstaken-Blakemore tube. A prospective study. Gastroenterology. 1971;61:291-298.

11. Rocha JW. Hemorragia digestiva por varizes esofagianas. Moderna hepatologia. 1982;7:1-2.

12. Rowntree LG, Zimmerman EF, Told MN, Ajac J. Intraesophagel venous tamponage. Is use in s case of varical hemor from the esophagus. J Amer Med Ass. 1947;135:360-631.

13. Sarim SK, Nundy S. Ballon Tamponage in the management of bleeding oesophageal varices. Ann Roy Coll Surg Engl. 1984;66:30-32.

14. Scalabrini M. Resultados obtidos com tamponamento esofágico no tratamento de hemorragia aguda provocada por varizes esôfago-gástricas em esquitossomóticos. [Dissertação]. São Paulo: Universidade Federal de São Paulo; 1988. 101p. Mestrado em Gastroentereologia.

15. Sengstaken RW, Blackmore AH. Balloon taponade for the control of hemorrhage from esophageal varices. Ann Surg. 1950;131:781-789.

16. Westphall K. Compression treatment in hemorrhage from esophageal varices. Dtsch Med Wschr. 1930;56:1135-1136.

**Adriano Meyer-Pflug** ▪ **Francisco Salles Collet e Silva**

# Dissecção Venosa e Passagem de Cateter Venoso Central

Os acessos venosos podem ser periféricos ou centrais. Os periféricos são de rápida obtenção, utilizados para diversas medicações, devendo ser trocados no máximo a cada três dias, devido ao risco de flebite. Já os acessos centrais permitem também a administração de dieta parenteral e drogas vasoativas, podem permanecer por muito mais tempo que os periféricos. Entretanto, os acessos centrais podem causar complicações agudas (pneumotórax, lesão vascular) e tardias (infecção do sítio de punção e endocardite bacteriana).

A punção venosa periférica mais usada no nosso meio é realizada com o uso de cateter sobre a agulha. O calibre da agulha varia de 25G até 14G. A unidade Gauge (G) apresenta-se inversamente ao tamanho do diâmetro do cateter, representando a quantidade de fios-guia que podem ser colocados no interior deste. O cateter número 14G é o preconizado no atendimento inicial do politraumatizado, e sua velocidade de infusão é cerca de 130 ml/min se o sistema estiver a um metro de altura, podendo chegar a 390 ml/min de infusão de cristaloide sob pressão de 300 mmHg. A velocidade de infusão depende do gradiente de pressão, raio do cateter à quarta potência, viscosidade do fluído e comprimento do cateter (Lei de Poiselle). Por isso, a utilização de um cateter mais fino reduz bruscamente a velocidade de infusão, assim como a infusão de sangue, cuja maior viscosidade limita sua velocidade. O cateter sobre agulha apresenta a vantagem de ser menos trombogênico e transfixar menos a veia que o cateter com asa.[1] No mercado, os exemplares mais comuns do cateter sobre agulha é o jelco® e do tipo asa, o Butterfly®.

Diversas veias periféricas podem ser puncionadas, entretanto, as de melhor acessibilidade e estabilidade são as veias basílica e cefálica no braço (vide Figura 83.1) e,

secundariamente, a veia safena na perna e a veia jugular externa no pescoço.

Usaremos a punção da veia basílica como exemplo. O procedimento será descrito através das três figuras a seguir.

As veias periféricas podem ser obtidas por dissecção. O procedimento é associado a maiores índices de infecção, além da perda definitiva do sítio após seu uso. Entretanto, é obtido rapidamente e permite a inserção de um cateter mais grosso que os obtidos pela punção. Sua

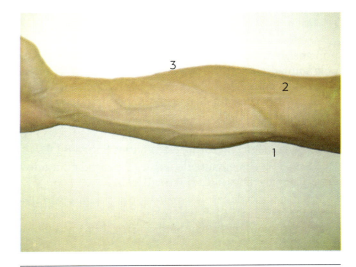

**Figura 83.1** Veia basílica (1), veia cefálica (2), veias dorsais no antebraço (3).

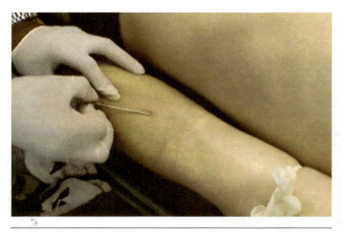

**Figura 83.2** Primeiro aplica-se um garrote proximalmente. Procede-se a assepsia do sítio de punção (no caso, a veia basílica) habitualmente com álcool 70% e a seguir punciona-se a veia, com o bisel voltado para cima, observando a entrada de sangue pelo cateter.

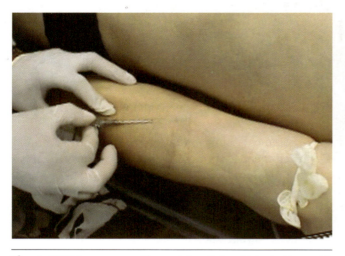

**Figura 83.3** Logo em seguida, o cateter plástico é introduzido cranialmente ao mesmo tempo em que a agulha metálica é recolhida completamente. Em seguida, conecta-se o cateter a um equipo de soro, retira-se o garrote e oclui-se o local da punção com um adesivo, fixando o cateter simultaneamente.

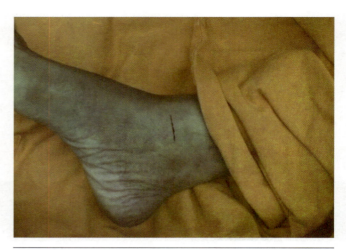

**Figura 83.4** Após assepsia, colocação de campos estéreis, anestesia local e paramentação adequada, o cirurgião realiza uma incisão transversa distando 1 cm superiormente e anteriormente ao maléolo medial.

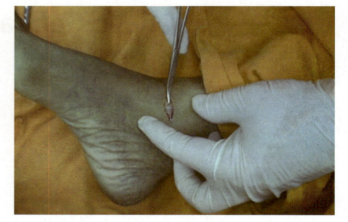

**Figura 83.5** Divulsiona-se o tecido subcutâneo com uma pinça Halsted no sentido paralelo à veia até individualizá-la.

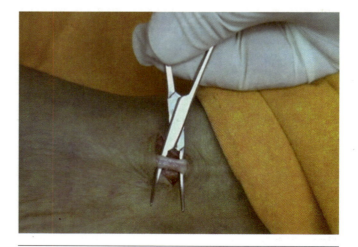

**Figura 83.6** Após individualização da veia, o Halsted é passado sob a veia.

principal indicação é no choque hemorrágico no paciente politraumatizado. Os sítios mais favoráveis a dissecção são a veia safena no tornozelo e a veia basílica no braço. Uma outra opção, menos frequente, porém permitindo um acesso ainda mais calibroso, é a dissecção da croça da safena.

Como ilustração, segue a descrição da dissecção da veia safena magna no tornozelo (Figuras 83.4 a 83.9).

Princípio semelhante de técnica é aplicada durante a dissecção da veia basílica (Figura 83.10).

A dissecção da veia safena na croça envolve uma dissecção um pouco maior, porém seu maior calibre permite a inserção de um cateter ainda mais calibroso (Figuras 83.11 a 83.15).

As dissecções estão associadas a alta taxa de infecção, devendo ser trocadas assim que possível por um outro acesso em outro sítio.[2]

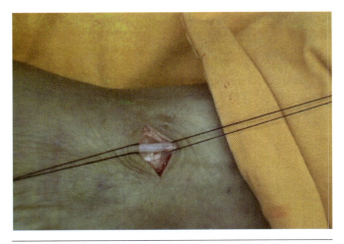

**Figura 83.7** Dois fios de reparo são assim passados sob a veia safena para apresentação.

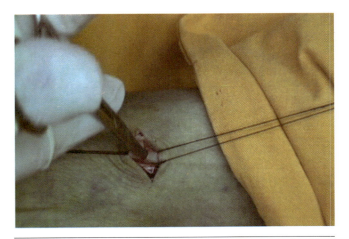

**Figura 83.8** O fio distal é ligado. Após isso, é realizada uma hemissecção transversa na veia com o bisturi.

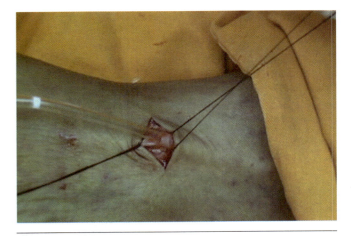

**Figura 83.9** Passa-se um cateter (pode ser uma sonda nasogástrica). A seguir, liga-se o fio proximal a fim de fixar o cateter. Na ilustração acima, o cateter está exteriorizado na própria incisão, porém pode ser por contra-abertura, que teoricamente diminuiria o risco de flebite. Por último, realiza-se um curativo oclusivo.

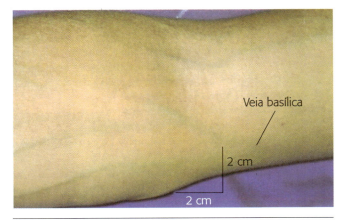

**Figura 83.10** A incisão da dissecção da veia basílica deve ser feita 2 cm superiormente e medialmente ao epicôndilo do cotovelo.[1]

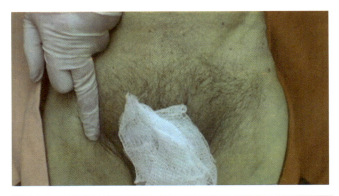

**Figura 83.11** Após assepsia, colocação de campos estéreis, anestesia local, realiza-se uma incisão transversa e medial ao pulso femoral sentido na palpação e 3 cm lateralmente à sínfise púbica.[2] A extensão do cateter necessária para alcançar a veia cava inferior é avaliada medindo-se a distância da venotomia até a cicatriz umbilical.

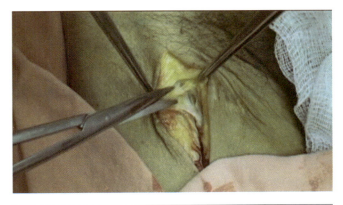

**Figura 83.12** Procede-se a dissecção do subcutâneo e posterior individualização da veia safena.

As punções venosas profundas ou centrais, como alocam o cateter na veia cava superior (no caso de punções da veia jugular interna ou subclávia) ou inferior (veia femoral), permitem a administração de soluções hiperosmolares, em grande quantidade, dentro do organismo,

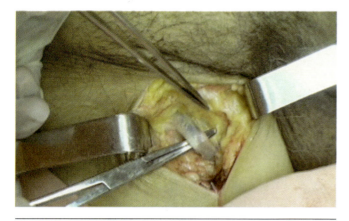

**Figura 83.13** A pinça Halsted é passada sob a veia para posterior reparo com dois fios.

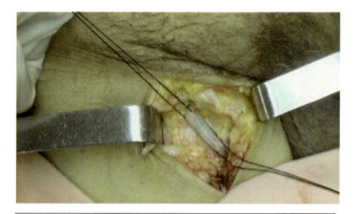

**Figura 83.14** Um fio proximal e outro distal são passados para apresentação.

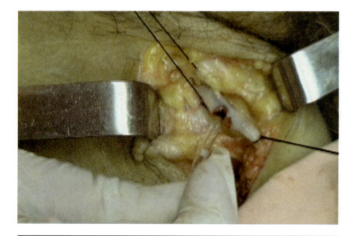

**Figura 83.15** O fio proximal é amarrado. Uma venotomia parcial e transversa é realizada. O cateter calibroso é passado e depois fixado após amarrar o fio proximal. Por último, um curativo oclusivo é confeccionado.

sem lesar o endotélio vascular.[1] O procedimento é realizado pela técnica de Seldinger.

A próxima sequência de figuras ilustra a cateterização da veia femoral. O ponto de referência para punção está localizado aproximadamente 1 cm medial a artéria femoral, (sentida através da palpação) e 1-2 cm abaixo do ligamento inguinal (Figuras 83.16 a 8.21).

A punção femoral apresenta a vantagem de prescindir de posição de Trendelemburg (algumas afecções não toleram o decúbito, como edema agudo de pulmão), além de não apresentar o risco de pneumotórax. Entretanto, está associada a altas taxas de infecção, devido proximidade da região genital, tornando sua indicação restrita aos casos em que a punção cervical sofre limitações. Além

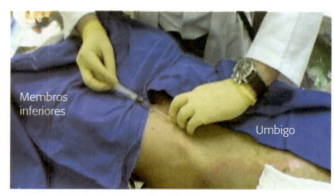

**Figura 83.16** Assepsia, colocação de campos estéreis, anestesia local, paramentação adequada (na ilustração acima, o cirurgião deveria estar usando um avental cirúrgico estéril). A seguir, introduz-se a agulha com pressão negativa (aspirando o êmbolo da seringa) até aspirar sangue. Em seguida, introduz-se a agulha por mais 1 ou 2 mm.

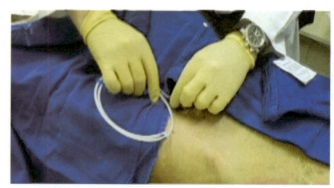

**Figura 83.17** Segue a introdução do fio guia flexível.

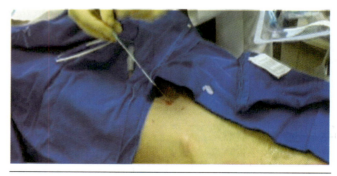

**Figura 83.18** Amplia-se o sítio da punção em cerca de 1 cm com auxílio de bisturi. A seguir, introduz-se um dilatador plástico semirrígido o suficiente para atingir o local da veia puncionada.

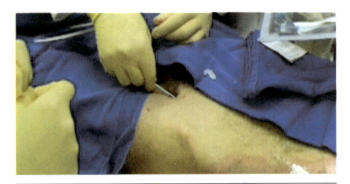

**Figura 83.19** Dilatação do trajeto é realizada.

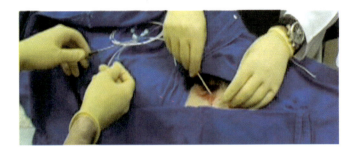

**Figura 83.20** Retira-se o dilatador e, através do fio guia, o cateter, neste caso um duplo lúmen, é introduzido o máximo possível. O fio guia é então retirado.

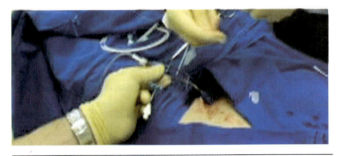

**Figura 83.21** O cateter é conectado a um equipo de soro. Testa-se a infusão, assim como o refluxo venoso, ao se posicionar o soro abaixo do nível do decúbito do paciente. Por fim, fixa-se o cateter na pele através da borboleta plástica que é a ele acoplada. Procede-se a um curativo oclusivo.

disso, sua manipulação é menos prática que os cateteres implantados em vasos cervicais.

Uma extensa meta-análise comparando a punção da veia jugular interna com a subclávia não mostrou diferenças em termos de complicações, induzindo ao cirurgião aplicar a punção no sítio que está mais acostumado.[3]

As mais frequentes complicações agudas das punções cervicais para acesso venoso central são o pneumotórax e o hematoma por punção arterial. Há outras complicações mais raras como hemotórax, quilotórax, síndrome de Horner, lesão do plexo braquial, lesão do nervo frênico e rouquidão (lesão do n. laríngeo recorrente).[4]

A técnica da punção jugular interna para acesso central será descrita a seguir. Pode ser realizada pela técnica anterior (mais comum) e posterior. (Figura 83.22)[4]

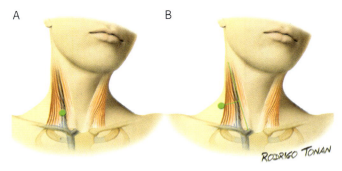

**Figura 83.22 A)** Direção da punção da agulha pela técnica de acesso anterior a v. jugular interna. 1: Cabeça medial do m. esternocleidomastoideo. 2: Cabeça menor do m. esternocleidomastoideo. 3: Manúbrio. 4: V. Braquiocefálica direita. 5: V. Subclávia. 6: V. Jugular interna. 7: Fúrcula esternal. 8: Clavícula. **B)** Direção da agulha pela técnica de acesso posterior a v. jugular interna. 1: Cabeça medial do m. esternocleidomastóideo. 2: Cabeça menor do m. esternocleidomastóideo. 3: Manúbrio. 4: V. braquiocefálica direita. 5, V. Subclávia. 6: V. Jugular interna. 7: Fúrcula esternal. 8: Clavícula.

As etapas da punção cervical pela técnica posterior é assim descrita,[4] Figuras 83.23 a 83.25.

Para ilustrar as relações anatômicas importantes relacionadas a punção da veia jugular interna pela técnica posterior, segue algumas peças de dissecção (Figura 83.26 a 89.28).

A outra técnica é a punção subclávia. A punção deve ser realizada entre o terço proximal e o médio da clavícula. A punção deve ser justaclavicular e acima do primeiro arco costal para não lesar a pleura. Não se deve introduzir profundamente e perpendicularmente a clavícula para não puncionar a artéria.[1] Segue foto ilustrando o sítio da punção.[5]

Pelo risco de lesão do ducto torácico, a primeira opção é a punção cervical do lado direito. O Cateter deve ter sempre sua posição checada com o auxílio de Raio X de tórax.

O cateter venoso central deve ser retirado o mais brevemente possível, pelo risco de infecção. No momento de sua retirada, o paciente deve permanecer em posição de Trendelemburg, para evitar-se embolia gasosa (Figura 83.29).

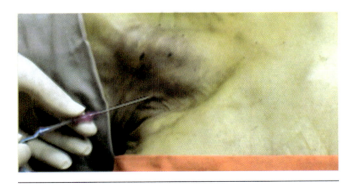

**Figura 83.23** O primeiro passo é posicionar o paciente em Trendelemburg, ao menos 15° de inclinação, para distensão jugular. Procede-se a assepsia, colocação de campos estéreis e anestesia local no sítio de punção. O cirurgião deve estar paramentado com avental e luvas estéreis, toca e máscara cirúrgicas. O sítio de punção localiza-se na junção do terço médio com o distal do músculo esternocleidomastoideo, em sua borda lateral, aproximadamente na mesma altura em que a veia jugular externa o cruza.

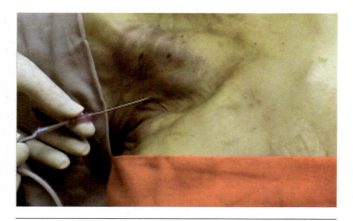

**Figura 83.24** Introduz-se a agulha de punção em um ângulo de 30-45° em relação ao plano da pele, aprofundando-a inferiormente e medialmente, em direção à fúrcula esternal, aproximadamente 2-3 cm. Assim que se aspirar sangue venoso pela seringa acoplada à agulha de punção, corre-se por dentro da agulha de punção.

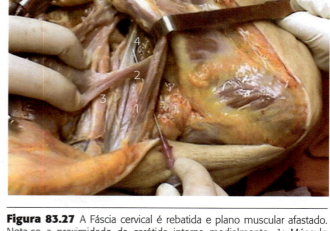

**Figura 83.27** A Fáscia cervical é rebatida e plano muscular afastado. Nota-se a proximidade da carótida interna medialmente. 1: Músculo esternocleidomastoideo. 2: M. Omo-hioideo. 3: A. carótida interna. 4: V. jugular interna.

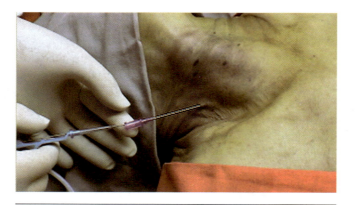

**Figura 83.25** O fio guia corre por dentro da agulha. O paciente deve estar monitorizado com cardioscópio. Atentar-se para possíveis arritmias induzidas pela inserção do cateter no átrio. Segue-se as mesmas etapas descritas nas figuras 83.18 à 83.21.

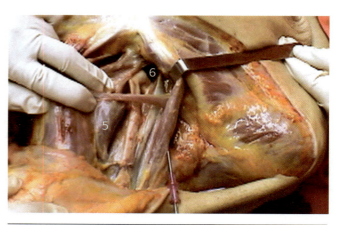

**Figura 83.28** A mesma figura anterior, após melhor exposição, vemos a relação anatômica com a tireoide e vasos da base cervical. 5: Tireoide. 6: Tronco braquiocefálico.

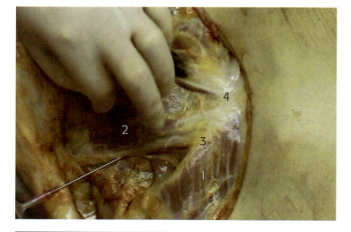

**Figura 83.26** O plano cutâneo é rebatido. O local da punção é ilustrado. Borda lateral do músculo esternocleidomastoideo, na altura da junção de seu terço médio com distal (próximo à clavícula). A agulha aponta para a fúrcula esternal. 1: M. peitoral maior. 2: Músculo esterno-cleidomastoideo. 3: Clavícula. 4: Fúrcula esternal.

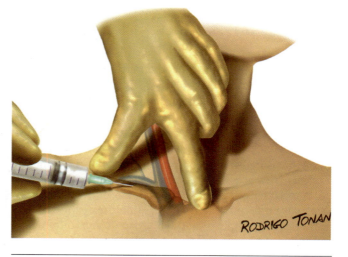

**Figura 83.29** A punção deve ser realizada entre o terço médio e proximal da clavícula, em posição justaclavicular, apontando para fúrcula esternal.

## Referências bibliográficas

1. Utiyama EM. Cateterização venosa por punção e dissecção. In: Utiyama EM, Rasslan S, Birolini D. Procedimentos básicos em cirurgia. São Paulo: Manole; 2008.
2. Neto JPD. Cateterização venosa periférica por punção. In: Birolini D, Utiyama E, Steinman E. Cirurgia de Emergência. São Paulo: Ed. Atheneu; 1993.
3. Foe BA. Towards evidence based emergency medicine: Best BETs from the Manchester Royal Infirmary. Emerg Med J. 2007;24:662–664.
4. Boon JM, Schoor NA, Abrahams PH, Meiring JH, Welch T. Central Venous Catheterization: An Anatomical Review of a Clinical Skill, Part 2: Internal Jugular Vein via the Supraclavicular Approach. Clinical Anatomy. 2008;21:15–22.
5. Ferrari D. Terapia intensiva moderna básica. Disponível em: www.medicinaintensiva.com.br.

Adriano Zuardi Ushinohama

# Gastrostomia e Jejunostomia

## Definição

Gastrostomia é o procedimento cirúrgico em que é criada uma comunicação do estômago com o meio externo através de uma sonda.

## Indicações e contraindicações

As duas principais indicações são a descompressão gástrica e a alimentação do paciente. A primeira é reservada para quando há risco de ectasia gástrica prolongada, geralmente após grandes cirurgias abdominais. A segunda, mais comum, quando há impossibilidade de alimentação por via oral.

Obstrução intestinal é a principal contraindicação para gastrostomia (se a finalidade for alimentar). No caso das gastrostomias endoscópicas, há outras contraindicações: presença de ascite, coagulopatia, obesidade mórbida, cirurgia prévia e neoplasia gástrica.

## Dieta utilizada

A gastrostomia, ao contrário da jejunostomia, permite o uso de dieta caseira batida no liquidificador. Além do custo dessa dieta ser menor, é tão nutritiva quanto a dieta industrializada e ainda tem odor e aspecto melhores.

## Técnica cirúrgica

As principais técnicas usadas atualmente são a de Stamm e a gastrostomia percutânea (*Percutaneous Endoscopic Gastrostomy* – PEG).

## Técnica de Stamm

Através de uma incisão longitudinal mediana supraumbilical, acessamos a parede anterior do estômago. A sonda a ser usada é passada através da pele, por contra-abertura, distante da incisão e do rebordo costal. Com duas pinças de Babcock, escolhemos o ponto no estômago que chega mais facilmente à parede anterior onde será exteriorizada a sonda. Duas suturas em bolsa são confeccionadas na parede anterior do estômago ao redor do local escolhido e no centro é realizada a gastrotomia. Passa-se a sonda pelo estômago, insufla-se o balão da sonda e traciona-se até que este ancore na parede gástrica. As suturas em bolsa são amarradas, promovendo-se o duplo invaginamento do balão da sonda. O estômago é fixado à parede abdominal através de quatro pontos simples. Testa-se a perviedade da sonda e fecha-se o abdome.

## Gastrostomia percutânea

Através do endoscópio, o estômago é totalmente insuflado e a parede gástrica anterior é levada até a parede abdominal. A luz do endoscópio, por contrailuminação, mostra o local onde será a gastrostomia e ali é feita punção com agulha e passagem do fio guia para dentro do estômago. Com o endo-*loop*, o endoscopista apreende a extremidade do fio guia e retira o aparelho, trazendo junto o fio pela boca. Passa-se, então, a sonda pelo fio, através da pele para dentro do estômago, fixando-a com o balão.

# Jejunostomia

## Definição

Jejunostomia é o procedimento através do qual um cateter é colocado no jejuno proximal e exteriorizado através da parede abdominal. Embora existam raras indicações de jejunostomia para descompressão, a quase totalidade desse procedimento tem a finalidade de fornecer suporte nutricional ao paciente.

## História

O primeiro médico a descrever a jejunostomia para fins de nutrição foi Bursch, em 1858, em um paciente com câncer gástrico. Vinte anos depois, Surmay de Havre foi o primeiro a exteriorizar, pela pele, o cateter locado no jejuno. Em 1891, Oskar Witzel, professor alemão de cirurgia, descreveu sua famosa técnica de jejunostomia que é utilizada até os dias de hoje (Figura 84.1).

Em 1973, Delany e colaboradores descrevem a técnica de jejunostomia por punção; e, em 1980, Gauderer é o primeiro a realizar uma jejunostomia endoscópica. Na década de 1990, com o desenvolvimento da laparoscopia, surgem as primeiras descrições de jejunostomias laparoscópicas.

## Indicações e contraindicações

As indicações de jejunostomia são inúmeras e estão descritas na Tabela 84.1. Está indicada em todas as situações em que é necessário garantir o aporte mínimo de nutrientes quando isto não é possível por via oral. Está contraindicada quando não for possível o uso do trato intestinal, seja por motivos mecânicos (obstruções intestinais) ou por causas metabólicas (íleo metabólico).

Após o entusiasmo inicial com a criação de fórmulas parenterais de nutrição, o melhor entendimento do metabolismo humano permitiu reconhecer que o trato intestinal pode ser usado precocemente mesmo após grandes cirurgias ou traumas graves. O uso de fórmulas enterais tem diversas vantagens sobre as parenterais, criando o aforisma: "usar a via enteral sempre que possível". Fórmulas enterais não requerem, por exemplo, o uso de cateteres venosos, diminuindo infecções. Além disso, o uso da via enteral impede a atrofia da mucosa intestinal, diminuindo a chance de translocação bacteriana. Em relação à gastrostomia, a jejunostomia tem a vantagem de não oferecer risco de refluxo gastroesofágico e de aspiração pulmonar.

## Tipos de dieta

Dois tipos de dietas comerciais são usadas pela jejunostomia. A mais comum é a dieta polimérica, que contém proteínas, gorduras, minerais, fibras e água em quantidades variáveis, podendo ser usadas por pacientes com capacidade absortiva intestinal normal. Normalmente, sua solução contém 1 kcal/ml e quantidade de micronutrien-

**Tabela 84.1** Indicações e contraindicações de jejunostomia.

| Indicações | Contraindicações relativas |
|---|---|
| **Clínicas** | • Íleo |
| • Doença inflamatória intestinal | • Obstrução intestinal |
| • Insuficiência hepática | • Fístulas de alto débito |
| • Insuficiência renal | |
| • Insuficiência respiratória | |
| **Neurológicas** | |
| • Acidente vascular cerebral | |
| • Doença degenerativa | |
| • Tumores cerebrais | |
| • Trauma | |
| **Psiquiátrica** | |
| • anorexia nervosa | |
| **Cirúrgicas** | |
| • Pré ou pós-operatório | |
| • Fístulas | |
| • Pancreatite | |
| • Tumores de cabeça e pescoço | |
| • Tumores gastrointestinais | |
| • Síndrome do intestino curto | |

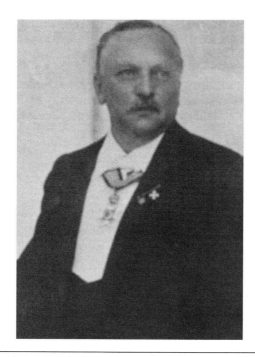

**Figura 84.1** Oskar Witzel.

tes suficientes para prevenir que o paciente apresente deficiência. A dieta oligomérica (ou elementar) é constituída por aminoácidos puros ou oligopeptídeos pré-digeridos. É mais cara, devendo ser usada apenas em pacientes com deficiência de absorção.

## Técnicas cirúrgicas

Diversas técnicas cirúrgicas podem ser empregadas para a criação de uma jejunostomia:

- Laparotômicas
  - Técnica de Witzel
  - Técnica de Stamm
  - Punção por agulha
  - Jejunostomia via gastrostomia
- Laposcópica
- Endoscópica

A técnica cirúrgica mais empregada hoje em dia é a de Witzel, que será descrita adiante. A técnica de Stamm é semelhante àquela de gastrostomia. A punção por agulha consiste em um túnel submucoso criado por agulha calibrosa por onde passa o cateter enteral, sendo fixado na parede abdominal. Existe, ainda, a possibilidade da confecção de uma gastrostomia com cateter de duplo lúmen especial, em que o primeiro lúmen é colocado no estômago para descompressão e a extremidade do cateter é deixada em posição jejunal para alimentação.

Esse procedimento pode ser feito por laparoscopia, porém esta via é poucas vezes utilizada já que normalmente a cavidade abdominal se encontra aberta, sendo a jejunostomia apenas um passo complementar de uma cirurgia maior.

Alguns centros no mundo realizam a jejunostomia por endoscopia. Um enteroscópio é progredido até a primeira alça jejunal. A extremidade do aparelho é colocada contra a parede abdominal, iluminando na pele o local onde se deve fazer a punção na alça. A partir daí, são passados pontos através da pele para fixar esta alça na parede abdominal e, então, é introduzido o cateter intestinal.

## Técnica de Witzel

Escolhe-se o local na pele onde será exteriorizada a sonda de jejunostomia levando-se em conta que deve ser afastada da incisão mediana e do rebordo costal. Por esse local, passa-se a sonda por contra-abertura da pele para dentro do peritônio.

No jejuno proximal, confecciona-se uma sutura em bolsa no lado contramesentérico e abre-se a parede da alça. Inserimos a sonda por cerca de 40 cm no sentido distal e amarramos a bolsa. Cria-se, então, um túnel invaginando a sonda com vários pontos simples seromusculares no sentido proximal da alça, tomando-se o cuidado de não obstruir a luz do jejuno.

Fixa-se, então, a alça na parede abdominal onde a sonda é exteriorizada com 4 pontos simples, evitando-se dobrar demasiadamente o jejuno.

## Referências bibliográficas

1. Gopalan S, Khanna S. Enteral nutrition delivery technique. Curr Opin Clin Nutr Metab Care. 2003;6:313–317.
2. Pearce CB, Duncan HD. Enteral feeding. Nasogastric, nasojejunal, percutaneous endoscopic gastrostomy, or jejunostomy: its indications and limitations. Postgrad Med J. 2002;78:198–204.
3. Maple JT, Petersen BT, Baron TH et al. Direct Percutaneous Endoscopic Jejunostomy: Outcomes in 307 Consecutive Attempts. Am J Gastroenterol. 2005;100:2681–2688.
4. Tapia J, Murguia R, Garcia G et al. Jejunostomy: Techniques, Indications, and Complications. World J Surg. 1999;23:596–602.
5. Powers J, Powers R, Bortenschlager L et al. Bedside Placement of Small-Bowel Feeding Tubes In the Intensive Care Unit. Critical Care Nurse. 2003; 23: 16-24.

## parte 6

# Apêndices

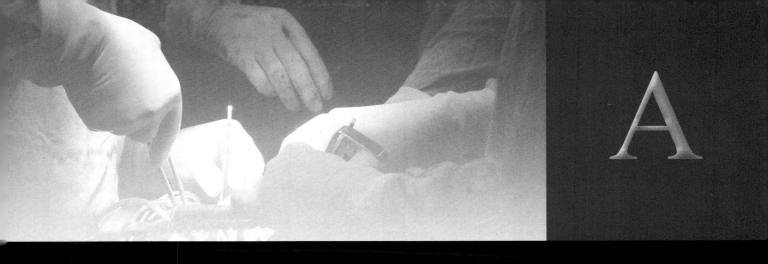

João Paulo Sousa Ripardo ▪ Juliana Mynssen da Fonseca Cardoso ▪ Pedro Henrique Ferreira Alves

# Medicamentos mais Utilizados na Cirurgia de Emergência

O emprego de medicamentos nas emergências cirúrgicas tal como nas urgências em geral, requer o seu uso criterioso, o conhecimento de farmacologia da droga, as indicações precisas, e, acima de tudo, o bom senso.

## Analgesia

Na emergência cirúrgica, a analgesia multimodal é mais utilizada pela sua eficiência elevada. A analgesia multimodal é um conceito que envolve o emprego contínuo de mais de um método de controle da dor e regimes analgésicos combinados de liberação contínua.[1]

A escala analgésica estratifica a dor em três degraus:[1]

- Dor de leve intensidade: utiliza-se um analgésico não-opióide associado ou não, aos medicamentos adjuvantes. Ex: dipirona 500 a 1000 mg, VO ou IV a cada 6 horas ou paracetamol, 500 a 1000 mg VO a cada 6 horas
- Dor leve a moderada: associação entre um analgésico não-opióide e um ópioide fraco. Ex: tramadol 100 mg, VO ou IV, a cada 6 horas ou codeína, 30 mg, VO, SC ou IM a cada 4 horas.
- Dor de moderada a insuportável: uso de um analgésico não-opioide associado a um opioide forte. Ex: morfina, 0,1–0,2mg/kg IV, IM ou SC a cada 4–6h.

Descrevemos sobre as medicações mais utilizadas na prática cirúrgica.

## Analgésicos

### Dipirona

A dipirona não é classificada como um AINE, pois sua atividade antiinflamatória é muito discreta. É um derivado pirazolônico que apresenta propriedade analgésica, antitérmica e antiespasmódica.[1] O emprego da dipirona em analgesia é amplamente utilizada, possibilitando a redução do consumo de opióides quando da administração conjunta com a dipirona no período pós-operatório, notadamente pela menor massa (em mg) de morfina consumida em 24 h com o emprego de bombas de analgesia controlada pelo paciente.

Dose: 1000 a 2000 mg, VO, IV ou IM 6/6h

### Paracetamol

Possui ação analgésica e antipirética praticamente destituído de atividade antiinflamatória, não sendo classificado como AINE. Este fármaco apresenta como vantagens não irritar a mucosa gástrica e não interferir com a função plaquetária.[1]

Não obstante, o paracetamol apresenta como principal desvantagem o risco de hepatotoxicidade, descrito para pacientes com hepatopatia alcoólica ou outras hepatopatias, mesmo quando utilizado em doses terapêuticas.[1] A dose máxima diária situa-se em 4 g/dia. Administrar com cautela em pacientes desnutridos ou alcoólatras podendo causar hepatotoxidade grave.

Dose: 500 a 1000 mg VO 6/6h

## Anti-inflamatórios não hormonais

### Cetorolaco

O cetorolaco é um dos mais potentes AINEs, disponível para uso parenteral. A associação com os opióides resultou em redução do consumo dos opióides da ordem de 25 até 50 %,[1] diminuindo nesses pacientes os efeitos adversos relacionados aos opióides, com retorno mais rápido da função intestinal e alta hospitalar mais precoce.

Dose: 30 mg IV 8/8h

### Cetoprofeno

O cetoprofeno é um AINE potente, derivado do ácido propiônico. Recomenda-se a infusao intra venosa lenta diluida em solucao fisiologica.

Dose: 50 mg VO 8/8h ou 100 mg IV 8/8h

### Diclofenaco sódico

O diclofenaco é um AINE potente, habitualmente utilizado de modo algo indiscriminado em analgesia pós-operatória, pela dor e alta incidência de necroses no local da injeção muscular. Deve-se sempre considerar a relação risco- benefício quando da utilização desse fármaco, considerando- se os seus potenciais efeitos colaterais, a saber: a irritação, hemorragia ou perfuração gástrica; a ocorrência de abscessos e necrose tecidual após administração intramuscular;[1] o desenvolvimento de necrose tubular aguda em pacientes que sofreram variações volêmicas expressivas ou apresentam prévio comprometimento da função renal.

Dose: 50 mg, VO 8/8h, 75 mg, IM, a cada 12/12h

### Tenoxicam

O tenoxicam é um AINE cuja característica farmacocinética de meia-vida de aproximadamente 72 h, permite que a administração de uma dose única tenha efeito farmacodinâmico prolongado. Apresenta alto grau de ligação às proteínas plasmáticas, menor índice de ulcerações em mucosa gastrintestinal e menor incidência de reações cutâneas.

Dose: 0,5 mg/kg/dose/dia (para adultos é ideal 40 mg em dose única diária)

## Opioides

### Tramadol

Possui dois mecanismos de ação: agonista μ opióide de fraca intensidade e inibição da recaptação de noradrenalina e serotonina. Posssui metabolização hepática com boa margem de segurança quanto a depressão respiratória e cardiovascular.

Dose: 50 a 100 mg, VO ou IV 4/4h – 6/6h

### Codeína

Apresenta baixa afinidade pelo receptor μ opióide. Possui metabolização hepática sofrendo conversão metabolica em morfina. Apresenta efeito antitussígeno. Os principais efeitos colaterais da codeína são a sonolência e a obstipação intestinal.

Dose: 30 mg, VO, SC ou IM 4/4h – 6/6h

### Oxicodona

É um opióide semi-sintético recentemente disponível em nosso meio sob forma de liberação prolongada para uso por via oral. Agonista μ opióide. A oxicodona apresenta algumas características farmacocinéticas que tornam vantajoso o seu emprego em relação à morfina, como a alta biodisponibilidade por via oral que é de 60 a 87 % contra 25 a 30 % da morfina; perfil de absorção bifásico, podendo-se observar início de analgesia após uma hora da ingestão do medicamento sob forma de liberação prolongada, e sua manutenção nas 12 horas seguintes; meia-vida de eliminação curta, permitindo que as concentrações plasmáticas atinjam o nível terapêutico em 24-36h após o início do tratamento; a situação de analgesia estável é portanto atingida rapidamente; menor incidência de efeitos colaterais sobre o sistema nervoso central, menor liberação de histamina e menor incidência de emese em relação à morfina.

Dose: 10 a 20 mg VO 12/12h

### Morfina

É o padrão-ouro na analgesia da dor de forte intensidade. Possui metabolização hepática de primeira passagem (Tabela A-1).

Dose: 0,1–0,2mg/kg IV, IM ou SC 4/4h – 6/6h

## Antibioticoterapia

O uso de antibióticos em cirurgia pode ser feito na profilaxia de infecções de sítio cirúrgico, assim como parte do tratamento de uma infecção que exija intervenção cirúrgica e até como tratamento definitivo de um processo infeccioso.

Aqui citamos os antimicrobianos mais utilizados no cotidiano da emergência.[3]

## Penicilinas

### Amoxacilina

- Dose: VO 250-500mg/dose 8/8h (comprimido, suspensão)
- Uso habitual: Piodermites

**Tabela A-1** Analgésicos mais utilizados na emergência.

| Medicamento | Posologia | Indicação | Efeitos adversos |
|---|---|---|---|
| Dipirona | 10-30mg/kg 4x/d<br><br>VO, IV e IM | Analgesia<br>Antipirético | Náuseas, vômitos, dor abdominal, agranulocitose, anafilaxia |
| Ibuprofeno | 200-800mg/dose 4x/d<br><br>VO | Analgesia<br>Antipirético | Delírio, náuseas, erupção cutânea, insuficiência renal aguda |
| Paracetamol | 325-650mg/dose 4x/d<br><br>VO | Analgesia<br>Antipirético | Sedação, urticária, hepatotoxidade |
| Codeína | 30-60mg/dose 4x/d<br><br>VO | Analgesia | Sonolência, risco de dependência, bradicardia |
| Meperidina | 25–100mg/dose 6x/d<br><br>IV e IM | Analgesia | Sonolência, depressão respiratória, nauseas, hipotensão |
| Morfina | VO:10–75mg/dose 6x/d<br><br>IV:1-10mg/dose 6x/d<br><br>IM e SC: 3-5mg/dose 6x/d | Analgesia | Depressão respiratória, sedação, aumento da pressão intra-craniana, náuseas |
| Metadona | VO: 2,5-5mg/dose 6x/d<br><br>IM,IV e SC: 2,5-10mg/dose 4x/d | Analgesia | Tremor, risco de dependência, hipotensão, prurido |
| Oxicodona | 10-40mg/dose 2x/d<br><br>VO | Analgesia | Agitação, constipação, fraqueza muscular, risco de dependência, dependência respiratória |
| Tramadol | 50-100mg/dose 6x/d | Analgesia | Sudorese, vômitos, hipotensão, hipertonia muscular |
| Lidocaína<br><br>Não usar anestésicos com vasoconstrictor em dedos, nariz, orelha e pênis (risco de isquemia por vasoconstricção) | 7mg/kg | Anestesia local | Anafilaxia, hipotensão, bradicardia, náuseas |

## Amoxacilina+Clavulanato

- Dose: VO 250 – 500mg/dose 8/8h (comprimido, suspensão, ampola)
- Uso habitual: Piodermites, mordeduras

## Ampicilina

- Dose: VO 250-500 mg/dose 6/6h, IM 500 a 1500mg/dose 6/6h, IV 500 a 3000 mg/dose 4/4h – 6/6h
- Uso habitual: Infecções intra-abdominais causadas por Enterococcus
- Oxacilina
- Dose: IV 1g/dose 6x (ampola)
- Uso habitual: Infecções por *Staphylococcus aureus*

## Cefalosporinas

### Cefalotina (cefalosporina de primeira geração)

- Dose: IV 250-1000mg/dose 6/6h – 8/8h (ampola)
- Uso habitual: profilaxia cirúrgica

### Cefalexina (cefalosporina de primeira geração)

- Dose:VO 250-500mg/dose 6/6h (comprimido)
- Uso habitual: piodermite

### Cefoxitina (cafalosporina de segunda geração)

- Dose: IV 1- 2g/dose 6/6h – 8/8h (ampola)
- Uso habitual: profilaxia cirúrgica

## Ceftriaxona (cefalosporina de terceira geração)

- Dose: IV 500 – 1000mg/dose 12/12h, IM 250-1000mg/dose 12/12h (ampola)
- Uso habitual: Infecção intra-abdominal

## Cefepime (cefalosporina de quarta geração)

- Dose: IV 1-2g/dose 12/12h (ampola)
- Uso habitual: infecções por *Pseudomonas*

## Quinolonas

### Ciprofloxacino

- Dose: VO 500mg/dose 2x, IV 400mg/dose 12/12h (comprimido, ampola)
- Uso habitual: infecção intra-abdominal

## Aminoglicosídeos

### Gentamicina

- Dose: IV 3-5mg/kg/dia 8/8h (ampola)
- Uso habitual: Infecção intra-abdominal

## Anaerobicidas

### Clindamicina

- Dose: VO 150-300mg/dose 6/6h, IV 200-400mg/dose 8/8h (cápsula, ampola)
- Uso habitual: Infecções por anaeróbios

### Metronidazol

- Dose: VO 400mg/dose 8/8h, IV 500mg/dose 8/8h (cápsula, ampola)
- Uso habitual: Infecções por anaeróbios

## Outros

### Cloranfenicol

- Dose: VO 2-4g/dia 4x, IV 2-4g/dia 6/6h (comprimido, ampola)
- Uso habitual: Infecção intra-abdominal

### Vancomicina

- Dose: VO 125-500g/dose 6/6h, IV 1g/dose 12/12h (comprimido, ampola)
- Uso habitual: Infecções por *Staphilococcus aureus* resistentes (Tabela A-2)

## Sedativos/hipnóticos

### Midazolan (amp = 5mg/5ml, 15mg/3ml e 50mg/10ml)

Diazepínico de ação rápida e curta. Sedativo, hipnótico, anticonvulsivante. Depressor respiratório e pressão arterial (diminui resistência vascular periférica), principalmente com pré-medicação narcótica e hipovolemia.

- Dose de sedação: 0,08–0,25mg/kg IV ou IM
- Dose de manutenção: 0,05–0,6mg/kg/h IV
- Anticonvulsivante: 0,1 a 1mg/kg/h
- Excreção: renal.
- Início ação: IV 30-60 s
- Efeito máx. IV 3-5 min.
- Duração: IV 15-80 min.

### Propofol (frasco = 200mg/20ml e 500mg/50ml)

Sedativo e hipnótico potente venoso para procedimentos de curta duração e que não deixa ação residual e tem ação antiemética

- Dose de sedação: 0,7–2,5mg/kg (lentamente em 30 s)
- Dose de manutenção: 3–12mg/kg/h
- Excreção: hepática e extra-hepática (pulmonar)
- Início ação: em 40 s.
- Efeito máx.: 1 min.
- Duração: 5-10 min.

### Etomidato (2mg/ml, ampola 10 ml)

- Droga utilizada na intubação de sequência rápida, considerada a melhor opção por não aumentar a pressão intracraniana ou potenciar hipotensão
- Dose: 0,3 mg/Kg ou 30 mg em dose única

### Hidrato de cloral (solução a 10%, 100mg/ml)

- Sedativo hipnótico para procedimentos de curta duração. Utilizado par sedação de crianças em procedimentos invasivos, realização de tomografia computadorizada, entre outros.
- Dose: 25 a 100 mg/Kg, VO ou retal

## Relaxantes musculares

### Succinilcolina (frasco = 100mg)

Relaxante muscular utilizado na intubação sequência rápida. Possui rápido início de ação necessário a intubação nestas circunstâncias.

- Dose de intubação: 1–1,5mg/kg IV

| Tabela A-2 | Rotina em abdome agudo inflamatório no HCFMUSP.[3] | | | |
|---|---|---|---|---|
| **Tipo** | **Antimicrobiano** | **Dose ao diagnóstico** | **Intervalo** | **Duração** |
| Apendicite edematosa ou úlcero-flegmonosa | Cefoxitina o | 2 g | 1g 6/6h | |
| | Clorafenicol ou | 2 g | 1g 6/6h | 24 h |
| | Metronidazol + Gentamicina* | 0,5g + 240 mg | 0,5g 8/8h + 3-5mg/kg IV d.u. diária | |
| Apendicite perfurada, Abscesso local ou peritonite Diverticulite | Metronidazol ou Clorafenicol + Gentamicina* | 0,5 g 2 g 240 mg | 0,5g 8/8h 1g 6/6h IV d.u. diária | > 5 dias e 72 h sem sinais de infecção** |
| Fazer cobertura para *Enterococcus* se houver: • Gram da coleção ou bacteremia por cocos Gram-positivos • Má resposta ao tratamento clínico de diverticulite • Desenvolvimento de coleção intra-abdominal • Peritonite terciária | Ampicilina | 2 g | 2g IV 6/6h | Até o esclarecimento do diagnóstico microbiológico |

\* Usar ceftriaxone (2g seguido de 1g 12/12h) se insuficiência renal ou alto risco de insuficiência renal
\*\* para suspensão do antimicrobiano: leucograma normal e apirexia > 72h
d.u. – dose única

- IM profundo: 2,5-4,0 mg (max: 150 mg)
- Excreção: pseudocolinesterase plasmática
- Início ação: IV: 30-60 s e IM: 2–3 min.
- Efeito máx.: IV 60 s
- Duração: IV 4–6min e IM 10–30min.
- *Promove liberação de potássio. Cautela em pacientes com Insuficiência Renal*

## Antiespamódicos

- Brometo de N-Butilescopolamina
- Indicado nos quadros de espasmos gastrointestinais ou genitourinários e espasmo ou discinesia biliar.[2]
- Dose: 10 a 20 mg, IV ou IM, a cada 6-8 horas.

## Antiácidos

### Omeprazol (ampola 40mg)

- Inibidor de bomba de prótons indicado no tratamento de úlceras gástricas e duodenais, hemorragia digestiva alta e profilaxia de úlceras de estresse em pacientes críticos.
- Dose: 40 mg a cada 12 horas ou infusão contínua a 8 mg/hora.

## Antieméticos

### Metoclopramida (ampola, 2 ml, 5mg/ml; comprimido 10 mg)

- Antiemético e procinético utilizado com frequência no pronto-socorro. Reações extrapiramidais são frequentes em crianças nas primeiras 48 horas.
- Dose: 10 mg, IV ou VO, a cada 8 horas.

### Ondasetrona (ampola 2ou 4 ml; 4mg/ ml)

- Antiemético anti-serotoninergico útil nos quadros de vômitos causados por quimioterapia, drogas anestesicas.
- Dose: 4 mg/ dose.

## Terlipressina

- Análogo da vasopressina, age causando uma vasoconstrição esplâncnica, utilizado nos sangramentos digestivos altos.
- Dose: Ataque: menos de 70Kg= 2mg/mais de 70Kg = 4 mg.
- Manutenção: menos de 70Kg=1mg 4/4h/mais de 70Kg = 2 mg 4/4h.

# Corticoides

- Os corticóides têm uso bastante restrito nas emergências cirúrgicas, basicamente são prescritos na remissão da doença inflamatória intestinal e no choque séptico.
- Dose esteroide equivalente.

## Hidrocortisona 20mg

- Dose: IV-IM 150 a 240 mg/dose x 2
- Uso habitual: Doença inflamatória e choque séptico

## Prednisona 5mg

- Dose: 0,1-2 mg/Kg/dia 1-4 doses Dose máxima: 60mg/$m^2$/dia Dose mínima: 0,1 mg/Kg/dia ou cada 2 dias
- Uso habitual: Doença inflamatória.

## Prednisolona 5mg

- Dose: 0,1-2 mg/Kg/dia 1-4 doses Dose máxima: 60mg/$m^2$/dia Dose mínima: 0,1 mg/Kg/dia ou cada 2 dias
- Uso habitual: Doença inflamatória.

## Metilpredinisolona 4mg

- Dose: IV-IM 15-240 mg/dose x 2 ou 0,5 – 1,7 mg/Kg/dia ou a 5 a 25mg/$m^2$/dia.
- Uso habitual: Doença inflamatória.

## Dexametasona 0,75mg

- Dose: Varia conforme a indicação entre 0,75 a 9 mg/dia/2 a 4 doses.

# Referências bibliográficas

1. Controle da dor aguda no pós-operatório. Instituto Central do Hospital das Clínicas da Faculdade de Medicina da Universidade de São Paulo.Divisão de Clínica Cirúrgica III e Divisão de Anestesia.São Paulo.2006.
2. Petroianu A, Miranda ME, Oliveira RG. Blackbook Cirurgia. Blackbook Editora. Belo Horizonte. 2008.
3. Guia de utilização de anti-infecciosos e recomendações para a prevenção de infecções hospitalares. Hospital das Clínicas da Faculdade de Medicina da Universidade de São Paulo. Grupo e Subcomissões de Controle de Infecção Hospitalar do Hospital das Clinicas – FMUSP. São Paulo. 2009.

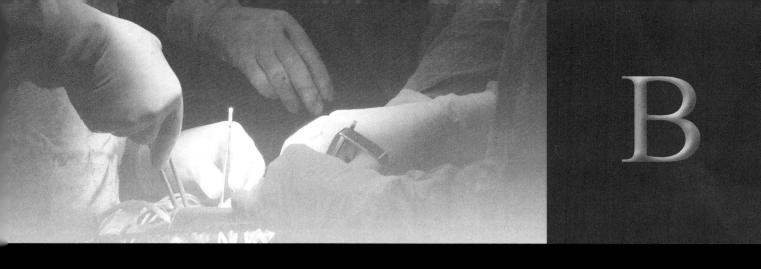

João Paulo Souza Ripardo ▪ Juliana Mynssen da Fonseca Cardoso ▪ Pedro Henrique Ferreira Alves

# Teste de Avaliação

## Testes de múltipla escolha

**1.** FMRP-USP

Um paciente vitima de acidente motociclístico responde apenas a estímulos dolorosos. Ao exame: PA: 170 x 90mmHg, FR: 20 rpm e FC: 68bpm. A conduta inicial mais adequada é:

a) manitol em bolus

b) corticóide endovenoso

c) intubação orotraqueal

d) furosemida intravenosa

e) omografia computadorizada de crânio

**Resposta C**

O paciente apresentado na questão apresenta rebaixamento do nível de consciência com pontuação na escala de coma de Glasgow menor que 9. Neste caso, pela avaliação primaria a prioridade é manter as vias aéreas pérvias através da intubação orotraqueal. A tomografia de crânio deve ser realizada apos a avaliação primaria e estabilização do doente prevenindo a hipóxia e garantindo a perfusão cerebral. O manitol deve ser utilizado em casos de hipertensão intracraniana garantido perfusão cerebral antes de um procedimento de descompressão cirúrgica. Na fase aguda do TCE não são utilizados os corticóides ou furosemida.

**2.** FMUSP

Um paciente é submetido a laparotomia exploradora por trauma fechado, resultante de queda de bicicleta. Encontra-se hematoma de retroperitônio em zona I. O paciente está estável hemodinamicamente. A conduta para ele é:

a) observação, caso o hematoma não sedja expansivo nem pulsátil

b) somente explorar o hematoma se houver bolhas, bile ou sangue livre na cavidade

c) arteriografia e pancreatografia intra-operatória, já que o paciente esta estável

d) drenagem do espaço subepático e da goteira parietocólica

e) exploração cuidadosa do hematoma, incluindo descolamento intercoloepiplóico, manobra de Kocher e de Cattell- Braasch.

**Resposta E**

O hematoma retroperitonial de zona I compreende o hematoma na linha média resultante de lesões da veia cava inferior, aorta, tronco celíaco, artéria mesentérica e outras estruturas do retroperitônio da linha média. Nos ferimentos penetrantes de zona I é mandatória a exploração dos hematomas retroperitoniais. As manobras descritas são as utilizadas para acesso ao retroperitônio: descolamento intercoloepiplóico para vizualização do pâncreas e retrocavidade; a manobra de Kocher para descolamento e rotação medial do duodeno; manobra de Cattell-Braash compreende o descolamento do cólon direito e do meso do intestino delgado permitindo o acesso a região central do retroperitônio.

**3.** UNIFESP

Um paciente, vitima de acidente automobilístico, chega ao pronto-socorro trazido pelo resgate, com imobilização cervical e do membro inferior esquerdo, recebendo expansores de volume. O exame clínico inicial revela paciente eupnéico, com boa expansibilidade torácica, PA: 70 x 50 mmHg, consciente, com escoriações em hipocôndrio esquerdo e fratura exposta de perna esquerda. A conduta mais a dequada é:

a) tratar a fratura exposta

b) transferir o paciente a UTI para monitorização

c) realizar lavado peritonial na sala de emergência

**d)** solicitar tomografia de crânio, coluna cervical e abdomen

**e)** encaminhar o paciente para realizar radiografia de crânio, tórax, bacia e perna esquerda.

## Resposta C

Trata-se de um paciente instável hemodinamicamente, devendo neste caso excluir sangramento abdominal, já que apresenta expansibilidade torácica adequada e apresenta escoriação em HCE. No caso de um paciente instável a tomografia de abdomen não é possível. Neste caso, a opções são o lavado peritonial diagnóstico (LPD) ou o ultra-som na sala de emergência (FAST). O LPD e FAST são sensíveis para o diagnóstico de líquido livre em cavidade porém não são específicos para determinar o tipo de lesão, lembrando que não é possível diagnosticar o hematoma de retroperitônio por esses métodos.

**4.** FMUSP

Uma pessoa vítima de colisão de autos deu entrada no pronto-socorro apresentando redução do nível de consciência e cianose. Ao exame físico: FR: 36 rpm; FC: 136 bpm; PA: 80x60 mmHg; lacerações na face e pescoço, sem apresentar deformidade anatômica expressiva; contusão torácica com respiração paradoxal bilateral e fratura no membro superior direito. A primeira conduta a ser adotada é a realização de:

**a)** radiografia de tórax com aparelho portátil

**b)** tipagem sanguínea

**c)** inspeção, aspiração da orofaringe e ventilação com mascara e oxigênio suplementar

**d)** verificação da amplitude dos movimentos passivos do pescoço e das extremidades

**e)** drenagem bilateral de tórax

## Resposta E

Seguindo a avaliação primária do ABCDE, apesar do rebaixamento do nível de consciência não parece haver, pelos dados apresentados, uma dificuldade de manter as vias aéreas pérvias, A, e sim um problema relacionado a respiração, B. Neste caso, parece evidente o quadro de um tórax instável, caracterizado pela respiração paradoxal bilateral. Portanto, a primeira conduta neste caso, é a drenagem bilateral do tórax. Talvez a explicação para o rebaixamento do nível de consciência esteja relacionado a falta de oxigenação cerebral apoiado no quadro de cianose e dificuldade de ventilação.

**5.** FMUSP

É considerada como lesão típica do cinto de segurança:

**a)** ferimento complexo do fígado

**b)** lesão de aorta

**c)** lesão de víscera oca

**d)** contusão pulmonar

**e)** ruptura de brônquio fonte direito

## Resposta C

As lesões causadas pelo cinto de segurança são causadas pelo aumento súbito da pressão intra-abdominal, levando a ruptura de víscera oca. Neste caso a presença de liquido livre abdominal visualizado pelo FAST ou TC de abdomen, mesmo na presença de estabilidade hemodinâmica, deve levantar a suspeita de lesão de víscera oca.

**6.** UNICAMP

Um homem de 60 anos foi encontrado a beira da estrada em dia frio e chuvoso, próximo a um carro capotado. Ao chegar no serviço de emergência apresentava escoriações em face e abdomen, pulsos carotídeos fracos e filiformes, T: 34°C, FC: 40bpm, PA: inaudível e Glasgow: 3, não se conseguindo acesso venoso periférico. A conduta imediata é:

**a)** massagem cardíaca externa

**b)** adrenalina intracardiaca

**c)** acesso venoso central

**d)** administração de sangue e Ringer lactato morno

**e)** uso de desfibrilador

## Resposta C

O paciente apresentando quadro de hipotermia central associado a choque hemodinâmico. A dificuldade de acesso periférico se explica pela vasoconstrição causada pela hipotermia associada ou não a perda volêmica. Neste caso, a punção de acesso venoso central torna-se necessária para prover a reanimação com cristalóide aquecido. Em muitas das vezes o aquecimento do doente leva a recuperação dos sinais vitais, na ausência de outras lesões.

**7.** FMUSP

Uma vítima de queda de moto usando capacete é trazida ao pronto-socorro pelo resgate. Foi encontrada inconsiente no local do acidente. Apresenta trauma de face, sangue na orofaringe, boca e estava dispnéica. FC: 140bpm; FR: 32 irm; PA: 80x40 mmHg. Tinha escoriações em hemitórax esquerdo e flanco esquerdo e fratura de fêmur do mesmo lado com sangramento evidente. Chegou com colar cervical, imobilizada em prancha longa. Já havia recebido 1500 ml de solução fisiológica 0,9%. O membro inferior esquerdo estava com curativo compressivo. Apresentou apneia logo a admissão. De imediato, deve-se fazer:

**a)** intubação orotraqueal e ventilação com dispositivo bolsa-valva-mascara (ambu), com reservatório de O2

**b)** cricotireoidostomia pelo orifício anterior do colar cervival e ventilação com ambu, com reservatório enriquecido com O2

**c)** intubação nasotraqueal, mantendo o colar cervical e ventilando com ambu, com reservatório de O2

**d)** drenagem de tórax a esquerda (pneumotórax hipertensivo)

**e)** aspiração da orofaringe e ventilação com mascara e ambu, com reservatório enriquecido com O2

## Resposta E

Trata-se de uma emergência em um paciente com trauma cranioencefálico grave e que apresenta apneia à admissão hospitalar. Trata-se de um caso óbvio de garantir uma via aérea definitiva. Neste caso, inicialmente torna-se necessário a aspiração da via aérea e posterior ventilação com mascara e ambu. Posteriormente, realiza-se a garantia de uma via aérea definitiva por IOT ou cricotireoidostomia. Lembrando apenas que a intubação nasotraqueal tem como principio fundamental a presença de movimento respiratório do doente.

**8.** UNICAMP

Um jovem de 18 anos andando de bicicleta segurando na traseira de um caminhão foi projetado a 6 metros de distância. Chegou ao pronto-socorro com respiração ruidosa e sangramento devido a múltiplas lesões faciais. Esta letárgico. Foi realizada estabilização manual da coluna cervical e aplicada mascara facial com reservatório, que não foi efetiva. Devido ao sangramento e as distorções anatômicas não foi possível realizar a intubação orotraqueal. O paciente entra em apneia. O procedimento mais apropriado, para garantir as vias aéreas pérvias temporariamente, é:

**a)** traqueostomia de urgência

**b)** intubação nasotraqueal

**c)** cricotireoidostomia cirúrgica

**d0** cânula nasofaringea

**e)** cricotireoidostomia por punção com agulha com ventilação intermitente em jato

## Resposta E

Com o paciente em apneia e impossibilitado de uma via aérea pérvia definitiva por IOT, a cricotireoidostomia torna-se o procedimento de eleição. A cricotireoidostomia por punção garante uma via de acesso para oxigenação mais rápida (apneia) no momento para posteriormente realizar a cricotireodostomia cirúrgica.

**9.** HFAG

Qual é a indicação formal de traqueostomia de urgência?

**a)** fratura de laringe

**b)** lesão de coluna cervical

**c)** traumatismos faciais importantes com hemorragia orofaríngea significativa

**d)** edema de glote

## Resposta A

Das opções listadas a única que possui indicação de traqueostomia de urgência é a fratura de laringe já que nem mesmo a cricotireodostomia não é capaz de proteger a via aérea, porque a lesão está abaixo do local de acesso da cricotireodostomia. As alternativas C e D são indicações de cricotireoidostomia e as lesões de coluna cervical não são contra indicações a IOT desde que a imobilização da coluna cervical esteja garantida.

**10.** UNICAMP

Um homem de 68 anos caiu do 4°andar de um edifício. Foi imobilizado em prancha longa, com colar cervical, recebendo oxigênio a 5L/min. Uma hora após o acidente estava letárgico, PA: 70x40 mmHg; FC: 150 bpm; FR: 42 irm. Recebeu oxigênio através de mascara facial(12L/min) e infusão de liquidos através de 2 veias calibrosas periféricas. Gasometria arterial: pH: 7,21; PaO2: 120mmHg; PaCO2 32mmHg. A melhor maneira de correção do distúrbio acido-basico neste caso consiste em:

**a)** administrar bicarbonato de sódio IV

**b)** administrar dopamina em dose baixas

**c)** hiperventilar

**d)** reparar a volemia

**e)** aplicar dispositivo pneumático antichoque

## Resposta D

O paciente, pelos dados apresentados, encontra-se em choque hipovolêmico e com acidose metabólica fruto do metabolismo anaeróbico que se impõe pela perfusão tecidual inadequada. A melhor forma de corrigir esses distúrbios é reparar a volemia, isso inclui o controle do sangramento e reposição volêmica adequada.

**11.** FMRP-USP

Paciente de 15 anos de idade chega a sala de emergência após acidente automobilístico apresentando-se torporoso com dificuldade respiratória, pulso fino e hipotenso. Foi feito de diagnóstico de pneumotórax hipertensivo a esquerda. A conduta imediata é:

**a)** solicitar radiografia de tórax para confirmação diagnóstica e drenar o tórax

**b)** drenar o tórax, oferecer oxigênio suplementar e indicar toracotomia

**c)** oferecer oxigênio suplementar e seda-lo para proceder a punção torácica

**d)** oferecer oxigênio suplementar, introduzir no tórax uma agulha calibrosa e em seguida drena-lo

## Resposta D

O diagnóstico de pneumotórax hipertensivo é clinico e portanto não precisa de exames de imagem para confirma-lo. Por ser uma emergência cirúrgica o tratamento mais rápido e eficaz se faz através de uma punção torácica de alivio. Para isso, o local mais adequado para a punção se localiza no 2° espaço intercostal na linha hemiclavicular do lado afetado. O diagnóstico se faz pela ausência de movimentação torácica no lado afetado, desvio da traqueia para o lado contra-lateral, hipertimpanismo a percussão do lado afetado, choque hemodinâmico e dificuldade de ventilação. Após a punção se faz necessária a drenagem de tórax.

**12.** SES-RJ

Dá entrada no pronto-socorro um paciente de 23 anos vitima de atropelamento, apresentando tórax instável, respiração paradoxal secundária a fratura de múltiplas costelas. Após 4 horas, inicia quadro de insuficiência respiratória. Essa evolução se deve, provavelmente, a:

**a)** broncoaspiração

**b)** comprometimento pulmonar

**c)** hemotórax não diagnosticado

**d)** movimento paradoxal do tórax

## Resposta B

Nos casos de tórax instável, a energia responsável pelas fraturas de costelas gera também considerável contusão pulmonar. Portanto, os casos de insuficiência respiratória não se deve as alterações mecânicas da caixa torácica e sim ao comprometimento do parênquima pulmonar pelo trauma.

### 13. UFPE

A toracotomia na sala de emergência é uma medida salvadora realizada em situações extremas. Sobre este procedimento, é incorreto afirmar:

a) pacientes portadores de trauma torácico fechado tem índices de sobrevivência de 10 a 20% apos o procedimento

b) durante o procedimento é possível realizar: alivio de tamponamento cardíaco, reparo de lesões cardiovasculares e clampeamento de aorta

c) toracotomia previa é uma contra-indicação relativa

d) pacientes com trauma torácico penetrante e com atividade elétrica sem pulso devem ser submetidos ao procedimento

## Resposta B

A alternativa A é a incorreta pois a toracotomia de reanimação no trauma fechado tem índice de sucesso muito menores do que 10%, isso se deve as múltiplas lesões que o paciente apresenta e que não são passiveis de correção na toracotomia. Na alternativa B vale adicionar a possibilidade de massagem cardíaca interna durante a toracotomia.

### 14. FMUSP

Um paciente de 40 anos com trauma de tórax, consciente e orientado, encontra-se dispnéico, com estase jugular bilateral, cianótico +++/4+ e presença de pulso paradoxal. A conduta apropriada é a:

a) intubação orotraqueal

b) drenagem de tórax

c) punção do tórax

d) toracotomia mediana

e) drenagem do pericárdio

## Resposta E

O paciente da questão apresenta sinais de tamponamento cardíaco caracterizados pela estase jugular bilateral e presença de pulso paradoxal. O pulso paradoxal se caracteriza pelo pulso que desaparece ou diminui durante a inspiração profunda. A tríade de Beck caracterizada pela hipotensão arterial, abafamento de bulhas cardíacas e estase jugular são sinais clássicos de tamponamento cardíaco. Neste caso, a drenagem do pericárdio deve ser realizada através da punção de Marfan (pericardiocentese) ou mesmo através de uma janela pericárdica no centro cirúrgico.

### 15. FMUSP

Um paciente do sexo masculino, com 38 anos de idade, sofreu queda de escada de 15 degraus há vinte minutos, tendo sido trazido por familiares. Na admissão, apresenta

hematoma periorbitario bilateral, abertura ocular ao estímulo doloroso, fala palavras desconexas e localiza estímulos dolorosos. PA = 90X50mmHg e pulso de 120bpm. Abdomen distendido e doloroso `a palpação. Foi submetido`a laparotomia exploradora, encontrando-se cerca de 2L de hemoperitônio e lesão no pólo inferior do baço, grau 2, que, momentos após a estabilização hemodinâmica do paciente, não apresenta sangramento. A conduta a ser adotada é:

a) revisão de hemostasia do baço com pontos e eletrocautério com preservação do mesmo e drenagem local

b) esplenectomia polar inferior

c) esplenorrafia com tamponamento com epíplon

esplenectomia

d) não é necessária a intervenção cirúrgica no baço, já que o mesmo não apresenta sangramento ativo.

## Resposta D

Historicamente, o trauma de baço era tratado por esplenectomia total até a descrição dos primeiros casos de infecções fulminantes na década de 1950. A partir de então, iniciou-se uma tendência na literatura médica advogando o uso de técnicas cirúrgicas conservadoras, particularmente a esplenorrafia, como alternativa à ressecção completa, permitindo a preservação da função esplênica. Os critérios utilizados para selecionar os pacientes para a conduta conservadora não operatória incluem a reposição volêmica mínima, ausência de significante traumatismo cranioencefálico, ausência de lesões intra-abdominais concomitantes, idade menor que 55 anos e ausência de outras lesões que possam influenciar a hemorragia ou requerer intervenção cirúrgica. Neste caso, o tratamento com esplenorrafia ou esplenectomia polar torna-se temeroso devido ao quadro sistêmico do doente: paciente instável; possível TCE de tratamento cirúrgico; baço com sangramento importante.

### 16. UNICAMP

Um paciente de 30 anos, vítima de acidente automobilístico há 30 minutos, apresenta, inicialmente, PA= 90X60mmHg e FC = 120BPM. Há sinais de pneumotórax`a esquerda, sendo o tórax drenado e conectado a sistema de sela d`água, seguido de borbulhamento contínuo. A administração rápida de 2 L de cristalóide não melhora as condições hemodinâmicas. Ao exame do tórax, persistem sinais de pneumotórax `a esquerda. Após revisão da drenagem torácica, que estava adequada, realizou-se radiografia simples de tórax que mostrou colabamento total de pulmão esquerdo com pneumotórax persistente. Esses achados levantam a suspeita de:

a) tórax instável

b) ruptura de brônquio

c) ruptura de esôfago

d) ruptura diafragmática à esquerda

e) rolha de secreção no brônquio esquerdo

## Resposta B

O paciente da questão apresenta manutenção do pneumotórax a esquerda associado a borbulhamento do dreno mesmo após drenagem adequada do tórax a esquerda. As lesões da árvore traqueobrônquica são raras e apresentam alta mortalidade geralmente na cena do acidente levando um quadro de insuficiência respiratória ou pneumotórax hipertensivo. A manutenção do pneumotórax associado ao borbulhamento continuo leva a pensar em lesão de via aérea mais proximal sendo necessário para o tratamento desta lesão, na fase inicial, a intubação seletiva do pulmão contralateral ou então a inserção de um outro dreno de tórax do mesmo lado da lesão.

**17.** FMRP-USP

Um paciente de 25 anos de idade, vitima de atropelamento automobilístico, apresenta fratura de bacia e uretrorragia sem hematoma períneo-escrotal durante o exame físico de entrada no pronto-socorro. Foi feita a hipótese diagnóstica de trauma de uretra associada`a fratura de bacia. Assinale a alternativa correta ao trauma de uretra:

a) há pouca correlação entre a fratura de bacia e o trauma de uretra

b) a intensidade de uretrorragia não tem correlação com o grau de lesão uretral

c) na suspeita de lesão uretral, a melhor conduta é a uretrocistrografia com cateterismo uretral

d) a ausência de hematoma períneo-escrotal exclui lesão uretral

Resposta C

A lesão uretral no trauma de bacia esta associado a lesão de sua porção membranosa e o dignóstico torna-se fundamental antes de se proceder a sondagem vesical na avaliação primaria. Portanto deve-se suspeitar de lesão uretral nos pacientes com trauma de bacia e associar sempre o toque retal e a inspeção do períneo nestes pacientes. Nem sempre a intensidade da uretrorragia demonstra relação com o grau de lesão uretral e a presença de hematoma perineal não é patognomônico de lesão uretral. Na suspeita de lesão uretral a uretrocistrografia deve ser realizada antes da sondagem vesical evitando agravamento da lesão.

**18.** FMUSP

Um paciente com 28 anos de idade é vitima de ferimento por arma de fogo há uma hora, trazido pela policia militar com orifício de entrada em linha anterior direita ao nível do 5ºEICE e orifício de saída em epigástrio. Na admissão, encontra-se consciente e orientado, com ventilação espontânea, sem alteração de ausculta pulmonar, PA= 120X80mmHg e pulsos= 90 bpm. A conduta adequada para esse paciente é:

a) exploração local com anestesia local

b) exploração radiológica do trajeto com contraste iodado

c) laparoscopia diagnóstica

d) toracoscopia diagnóstica

e) laparotomia exploradora

Resposta C

Os ferimentos na região de transição tóraco-abdominal merecem atenção especial pela possibilidade de lesão concomitantes no tórax e cavidade abdominal além de perfuração do diafragma. No caso apresentado, o exame torácico encontra-se sem alterações, ou seja, sem sinais de pnemotórax ou hemotórax. No paciente estável o melhor método para avaliar lesões abdominais e do diafragma é a laparoscopia. A exploração local do ferimento torácico não é indicado pela possibilidade de lesão da pleura e consequente pneumotórax. Na ausência de material laparoscópico ou então no paciente instável a melhor opção é a laparotomia exploradora, devendo-se estar atento a exploração do diafragma a procura de lesões.

**19.** FMUSP

Um paciente vitima de acidente automobilístico, com trauma abdominal, apresenta dor à palpação e ausência de diurese. Não apresenta fraturas. O diagnóstico mais provável e melhor exame para diagnóstico são, respectivamente:

a) ruptura extraperitoneal de bexiga; ultra-sonografia de abdomen

b) ruptura intraperitoneal de bexiga; uretrocistografia

c) ruptura extraperitoreal de bexiga; uretrocistografia

d) ruptrura intraperitoneal de bexiga; urografia excretora

e) ruptura de uretra membranosa; uretrocistrografia

Resposta C

Nos pacientes vitimas de trauma abdominal sintoma de dor abdominal em baixo ventre associado a ausência de diurese ou hematúria levam a pensar no diagnóstico de lesão de bexiga intraperitonial. As lesões de bexiga extraperitonial são mais comuns no trauma de bacia. Esse tipo de lesão ocorre nos traumas abdominais inferiores com o paciente de bexiga cheia. A confirmação diagnóstica se faz através uretrocistografia. O ultrasom de abdomen fará o diagnóstico de líquido livre em cavidade sem especificidade para lesão vesical.

**20.** FMUSP

Um paciente com 30 anos de idade é vitima de acidente com auto, com colisão frontal em alta velocidade. É trazido ao pronto-socorro consciente e informa ter utilizado cinto de segurança de duas pontas, além de queixar-se de dor abdominal generalizada. Ao exame físico, notam-se dor intensa à descompressão brusca do abdomen e espasmo involuntário muscular no hipogástrico. PA = 90 x 60 mmHg, e pulso = 120bpm. A radiografia de tórax e o hematócrito são normais. O passo diagnóstico subsequente para esse paciente é a realização de:

a) lavagem peritoneal

b) ultrassonografia abdominal

c) tomografia computadorizada de abdomen

d) punção abdominal

e) laparotomia exploradora

Resposta E

O paciente da questão apresenta peritonismo ao exame físico e defesa involuntária em hipogástrio sugerindo lesão de víscera oca com peritonite química. Esse diagnostico é apoiado pela informação de uso cinto de segurança de dois pontos que levam a este tipo de lesão intra-abdominal e geralmente associado a hematoma de parede abdominal desenhando o local do cinto. Esses achados levam a indicação de laparotomia exploradora. No trauma fechado abdominal a presença de peritonite, pneumoperitonio ao Rx, hemoperitonio com instabilidade hemodinâmica e sinais de ruptura de diafragma são indicações absolutas de laparotomia exploradora.

**21.** CREMESP

Vitima de queda de moto, um rapaz de 21 anos chega ao pronto socorro consciente, eupneico e hemodinamicamente normal. Os bombeiros contam que no local ele estava desacordado. Agora conversa normalmente, embora não se lembre do que aconteceu. Não tem déficit neurológico focal. Diagnóstico mais provável:

**a)** concussão cerebral

**b)** lesão axonal difusa leve

**c)** lesao hipóxica isquêmica difusa leve

**d)** contusões cerebrais múltiplas, mas leves

**e)** hematomas subdural crônico

Resposta A

O TCE com paciente em Glasgow 14-15 são considerados leves. No caso apresentado, o relato de perda de consciência e amnésia levam a pensar em um caso de disfunção transitória pela energia do trauma. Essas lesões são classificadas como injurias primárias difusas típicas da concussão cerebral.

**22.** UNICAMP

Homem de 19 anos, vitima de acidente automobilístico, deu entrada na unidade de emergência com rebaixamento do nível de consciência (escore 8 da escala de coma Glasgow), sem déficits neurológicos focais. Tomografia computadorizada (TC) do crânio: intumescimento cerebral difuso e leve com apagamento dos sulcos cerebrais; cisternas da base craniana livres e sistema ventricular normal; pequenos focos de hiperdensidade corpo na substância branca dos lobos frontais, no esplênio do corpo caloso e na região do dorsolateral do mesencéfalo. assinale a alternativa correta:

**a)** trata-se de um lesão axonal difusa, devendo ser realizada ressonância magnética

**b)** as lesões foram causadas pela herniação do giro parahipocampal, que cumprimiu o tronco encefálico contra a dura-máter tentorial

**c)** os hematomas cerebrais devem ser acompanhados com TC e drenados cirurgicamente caso aumentem

**d)** o prognóstico é bom, sem risco de sequelas neurológicas

**e)** trata-se de contusões cerebrais, devendo ser realizada no TC em 48 horas

Resposta A

O paciente apresentado mostra-se com TCE grave sem lesões focais diagnosticadas na TC de crânio, hematomas ou contusões. A descrição da tomografia é compatível com lesão axonal difusa com lesões na substância branca sem alterações na pressão intra-craniana. A lesão axonal difusa se caracteriza pela presença do coma pós-traumático, sem lesões de massa ou de isquemia com pressão intra-craniana normal. Neste caso, se indicada investigação adicional ela se faz por RNM que visualiza melhor essas lesões.

**23.** UNICAMP

Um adolescente de 15 anos caiu do telhado após ser baleado em região abdominal. Exame físico: corado, anisocórico, Glasgow = 10, PA = 10 2 x 80mmHg, orifício de entrada do projétil em região epigástrica e saída em região dorsal esquerda. A conduta é:

**a)** laparotomia exploradora e avaliação neurológica na sala de cirurgia

**b)** tomografia computadorizada de crânio, com tratamento cirúrgico do abdomen

**c)** radiografia simples de crânio e abdomen, seguido de tratamento cirúrgico

**d)** laparotomia exploratória com avaliação do neurologista na recuperação anestésica

**e)** laparotomia exploratória e craniotomia sem exames prévios

Resposta B

O paciente em questão possui indicação de laparotomia exploradora em razão do ferimento por arma de fogo transfixante do abdomen. Como lesão adicional ele ainda apresenta um TCE grave que necessita de investigação com tomografia de crânio. Como o paciente encontra-se estável hemodinamicamente, a TC de crânio deve ser realizada antes da intervenção cirúrgica do abdomen. No caso de um paciente instável, a laparotomia estaria indicada sem estudo adicional por imagem do TCE e se sinais/ sintomas de aumento da pressão intracraniana a craniotomia descompressiva está indicada.

**24.** UNIFESP

A chamada tríade de Cushing, classicamente associada a quadros de descompensação da hipertensão intracraniana, é caracterizada pelos seguintes sinais:

**a)** náusea, vômitos e anisocoria

**b)** cefaleia, hipotensão postural e taquicardia

**c)** papiledema, cefaleia e vômitos

**d)** hipertensão arterial, bradicardia e alteração do ritmo respiratório

**e)** hipertensão arterial, taquicardia e taquipneia

Resposta D

A perda do mecanismo compensatório de regulação da pressão intracraniana leva a clássica tríade de Cushing que se caracteriza pela hipertensão arterial, bradicardia e alteração da dinâmica respiratória geralmente bradipneia com ritmo irregular. É um sinal importante mas tardio de hipertensão intracraniana.

**25.** HSPM-SP

Um paciente do sexo masculino, de 40 anos, foi vitima de ferimento por projétil de arma de fogo na região cervical, foi operado e foram encontradas lesões no esôfago e traqueia, tratadas com sutura primaria com fio monofilamentar. A região foi drenada com dreno de Penrose exteriorizado pela incisão, o paciente ficou com alimentação por sonda nasogástrica e evoluiu afebril até o 5º pós-operatório, quando foi dada solução de azul-de-metileno via oral e não houve exteriorização pelo dreno. Este foi retirado, e o indivíduo passou a receber dieta oral. No 8º pós-operatório, começou a apresentar tosse importante apos a ingestão de liquidos e febre de 38ºC. A hipótese diagnóstica mais provável é:

a) broncopneumonia

b) fístula esofagotraqueal por deiscência de sutura

c) mediastinite

d) pneumotórax pela manipulação cirúrgica

e) hematoma na região cervical

## Resposta B

O tratamento dos ferimentos esofágico e traqueal quando realizado nas primeiras horas do trauma pode ser feito por sutura primaria e rotação ou interposição de musculatura intercostal na tentativa de se evitar as fistulas ou deiscências da sutura. Neste caso, o sintoma de tosse apos a ingesta liquida associado a febre é sugestivo de fistula esofagotraqueal associado a pneumonia por aspiração.

**26.** FMUSP

Durante a avaliação primaria de um paciente com trauma de tórax e membros, apos manipulação do mesmo, notou-se que seus reflexos sensitivos encontravam-se abolidos abaixo de T10 e seus membros inferiores paralisados. Qual sinal pode significar lesão incompleta?

a) priapismo

b) hipotensão e bradicardia

c) sensibilidade perineal preservada ou contração voluntaria do esfíncter anal

d) flexão do cotovelo

e) perda de percepção da posição espacial

## Resposta C

As lesões raquimedulares podem ser classificadas em completas ou incompletas. Nas lesões completas, a paraplegia ou quadriplegia é fixa ou permanente e o prognóstico é ruim. Nas lesões incompletas podem ocorrer recuperação neurológica. Os sinais de lesão incompleta são: sensibilidade e movimento voluntário de membros, preservação da sensibilidade perineal, contração voluntaria do esfíncter anal ou flexão voluntaria do halux.

**27.** FMUSP

Um paciente de 23 anos, vitima de atropelamento chega ao pronto-socorro em Glasgow 15, com pupilas isocóricas, tetraplegia flácida, nível sensitivo-cervical, respiração diafragmática e reflexos profundos ausentes. PA: 90x70mmHg; FC: 80 bpm, com lavado peritonial diagnóstico negativo e sem focos de sangramento aparentes. Sua conduta diagnóstica imediata, nestes casos, é:

a) colar cervical, investigação radiológica e subida imediata ao centro cirúrgico para procedimento cruento

b) investigação radiológica, tração cervical e antiinflatórios não-hormonais em altas doses

c) colar cervical, investigação radiológica e corticosteróides

d) transferência a UTI com tração cervical

e) subida imediata ao centro cirúrgico para laparotomia exploradora

## Resposta C

Estamos diante de um paciente com trauma raquimedular e em choque medular caracterizado pela hipotensão sem focos de sangramento e perda de reflexos pós-lesão medular. Neste momento a melhor opção é a adequada imobilização da coluna com colar cervical e prancha rígida e iniciar o estudo radiológico da coluna cervical. O inicio da investigação pode se dar pelos Raio X cervical AP, perfil e transoral ou então a TC de coluna cervical para um estudo mais detalhado. O uso de corticoides em altas doses na fase aguda do trauma (< 6horas) é controverso porém aceito por alguns grupos.

**28.** FMUSP

Um homem de 20 anos de idade, vitima de acidente automobilístico, encontra-se no pronto-socorro com quadro clínico de choque hipovolêmico. Após avaliação clínica e realização de exames de imagem, afasta-se a possibilidade de sangramento consequente à lesão de vísceras abdominais ou torácicas. O único exame que se encontra alterado é a radiografia da bacia, mostrando fratura de tipo "livro aberto". Após reanimação volêmica adequada, o paciente continua hemodinamicamente instável. Neste momento, qual é a conduta a ser tomada?

a) imediata punção abdominal diagnóstica

b) solicitar arteriografia mesentérica para se identificar a origem do sangramento

c) imediata estabilização da fratura com fixador externo

d) imediata laparotomia exploradora pela alta probabilidade de sangramento abdominal

e) instalar sistema de analgesia peridural contínua pela hipótese de choque neurogênico

## Resposta C

O paciente apresenta uma fratura de bacia em "livro aberto" que pela disposição da fratura lesa o plexo venoso sacral que ocasiona sangramento considerável na pelve proveniente dos vasos ilíacos levando a choque hemodinâmico grave. A investigação de outros focos de sangramento revelou-se negativa segundo os dados da questão. Neste caso, diante de um paciente instável a conduta adequada seria um tamponamento extraperitonial da bacia (controle de danos) seguido da fixação externa da bacia.

**29.** FMUSP

Um rapaz de 25 anos de idade foi vitima de queimadura elétrica com alta voltagem (1200V). Apresentava cerca de 25% da área corpórea queimada, envolvendo ambas as extremidades esquerdas (inferior e superior). Oito horas após o trauma, foi submetido a fasciotomia de antebraço e perna. Embora esteja recebendo manitol (25g) e tenha sido feita administração de cristalóides, sua urina permanece com coloração marrom-escura e muito concentrada. A conduta para esse caso é:

a) manitol, 25g, nas próximas 3 horas, até a urina se tornar clara

b) furosemida, 40mg, nas próximas 3 horas, ate urina ficar clara

c) cristalóide, 200ml, em bolo

d) desbridamento de extremidades

e) amputação

## Resposta D

Os pacientes vitimas de queimadura elétrica merecem atenção devido a particulariedades das lesões. A rabdomiólise provocada pela queimadura elétrica é umas das responsáveis pela piora clínica do paciente. Nem sempre as lesões externas são compatíveis em extensão com a destruição e necrose muscular profunda. Diante do tratamento clínico otimizado que o paciente recebeu com hidratação e manitol resta a possibilidade de desbridamento das extremidades na tentativa de retirada do tecido necrótico que constantemente libera mioglobina levando a piora da função renal.

## 30. UNICAMP

Um homem de 20 anos de idade sofreu acidente automobilístico. O resgate demorou 2 horas para retira-lo do carro. Chegou imobilizado em prancha longa, com colar cervical, fraturas fechada de tíbia e fíbula esquerdas e imobilizadas, recebendo oxigênio 5L/min e 500 ml de soro fisiológico IV. Queixa-se de muita dor, principalmente as movimentações ativa e passiva do pé esquerdo. Ao exame físico, perna E edemaciada, tensa e com pulsos distais diminuídos. A conduta prioritária é:

a) realizar fasciotomia

b) realizar arteriografia

c) elevar a perna para diminuir o edema

d) administração cautelosa de pequenas doses de analgésicos

e) aumentar a infusão de líquidos IV para melhorar a perfusão MIE

## Resposta A

A síndrome compartimental deve sempre ser lembrada tornando o diagnóstico e conduta precoces. A síndrome se caracteriza pelo edema causado pelo trauma em um espaço restrito proporcionado pela fáscia (compartimentos) do membro afetado em curto espaço de tempo O paciente em questão apresenta dor em MIE associado a pulso distal diminuídos, caracterizando uma fase já avançada da síndrome compartimental. O diagnóstico precoce ou mesmo a forte suspeita de aumento de pressão do compartimento do membro já indica a realização de fasciotomia. A fasciotomia consiste em um procedimento cirúrgico de abertura das fáscias e da pele liberando os compartimentos do membro afetado possibilitando realizar a descompressão das estruturas nervosas e vasculares.

## 31. FMUSP

Uma criança com 6 anos de idade, com trauma fechado de tórax, sem fratura de arcos costais, apresenta enfisema sub-

cutâneo progressivo e pneumotórax unilateral. Evolui com insuficiência respiratória, sem melhora do pneumotórax após drenagem com dreno tubular. O diagnóstico mais provável é:

a) laceração pulmonar

b) laceração de esôfago

c) fratura de árvore traqueobrônquica

d) lesão de parênquima durante a colocação de dreno

e) vazão insuficiente pelo dreno de tórax

## Resposta C

O traumatismo de tórax na criança é frequente e apresenta particularidades. A fratura de arcos costais nessa faixa etária é rara e merece atenção pela energia de trauma transferida ao parênquima pulmonar, coração e grandes vasos. No caso em questão a manutenção da fístula aérea mesmo após a drenagem de tórax adequada nos faz lembrar de lesão proximal da árvore traqueobrônquica em que o escape aéreo da lesão é maior que a capacidade do dreno em fazê-lo, perpetuando o pneumotórax e impossibilitando a expansão pulmonar.

## 32. FMUSP

Uma criança de 7 anos chega ao pronto-socorro vitima de queda de laje há 30 minutos. Segundo a acompanhante, imediatamente após o trauma, o paciente apresentou perda de consciência e um episódio de vômito. A admissão, encontrava-se com 15 pontos na escala de coma de Glasgow, com pupilas isocóricas fotorreagentes, sem déficits. Realizado raio x simples de crânio, constatou-se fratura em região temporal direita. Enquanto aguardava a tomografia de crânio, evolui com rebaixamento do nível de consciência (11 pontos na escala de coma de Glasgow), hemiparesia esquerda e anisocoria D >E. A hipótese mais provável é:

a) hematoma subdural agudo com herniação uncal

b) lesão axonal difusa

c) contusão temporal direita

d) hematoma extradural com herniação uncal

e) hematoma intraparenquimatoso

## Resposta D

O paciente que apresenta TCE com intervalo lúcido com piora repentina do nível de consciência associado ainda com sinais de efeito de massa intracraniana e ainda suspeita de lesão da artéria meningea média pela fratura temporal a visualizada ao Rx sugere fortemente um quadro de hematoma extradural. Representa emergência cirúrgica para descompressão. Atenção para a história clínica dos TCE, onde 80% representam TCE leve, 20% TCE moderado e 20% TCE grave.

## 33. CREMESP

Considerando a prevenção ao trauma, assinale a alternativa correta:

a) a melhoria dos carros e das rodovias é um dos fatores mais importantes na prevenção terciária das colisões automobilísticas

b) o uso de cinto de segurança(carros) e capacetes (motos) é a medida mais importante de prevenção primaria das colisões envolvendo veículos motorizados

c) o investimento em serviços de resgate (pré-hospitalar) e de atendimento hospitalar ao traumatizado é a forma mais eficaz de reduzir a mortalidade por trauma

d) a educação, principalmente quando iniciada em idade precoce, tem-se mostrado a forma mais eficiente de prevenir a ocorrência de eventos traumáticos em geral, como mostram inúmeras experiências em paises desenvolvidos

e) a prevenção terciária, que incluem o tratamento e a reabilitação, visa a reduzir as consequências das lesões traumáticas.

## Resposta E

As formas de prevenção ao trauma se dividem em primária, secundária e terciária. A forma primária de prevenção engloba maneiras de evitar que ocorra o acidente como melhorias em estrada, sinalização, manutenção da frota, acessórios adequados aos idosos, tela em janelas, etc. A prevenção secundária consiste em prevenção as lesões como o uso de cinto de segurança, air-bags, capacetes, etc. A prevenção terciária atua no tratamento e reabilitação dos traumatizados desde o atendimento pré-hospitalar até a fase de reabilitação. A educação tem seu peso importante na prevenção mas não é a forma mais efetiva observada.

## 34. CREMESP

Você está de plantão sozinho em uma pequena cidade à beira de uma rodovia movimentada e recebe o telefonema da policia rodoviária, informando-o sobre um acidente grave, envolvendo 1 caminhão e 5 veículos, com vítimas fatais no local. O resgate traz ao pronto-socorro vitimas, a saber:

I. Homem, 60 anos, com TCE grave, em Glasgow 3;

II. Homem, 34 anos, fratura de ossos de perna;

III. Mulher, 46 anos, taquicárdica e com dor abdominal.

É sua prioridade no atendimento às vítimas:

a) I, II, III

b) I, III, II

c) II, I, III

d) III, I, II

e) III, II, I

## Resposta A

A palavra triagem deriva da palavra francesa que significa selecionar. Quando aplicada em um contexto médico, significa a escolha e classificação de feridos e determinação da prioridade da necessidade e local apropriado de tratamento. A proposta de triagem é ser seletiva porque há quantidades finitas de recursos disponíveis para o atendimento de pacientes dentro de um dado sistema médico. Os pacientes com risco de morte iminente e com lesões potencialmente recuperáveis são atendidas primeiro.

No cenário proposto pela questão a prioridade se encontra na mulher com provável trauma abdominal e hipovolêmia. A reanimação e diagnóstico para possível transferência são prioridades. Na sequência, o paciente em Glasgow 3 aparenta um TCE grave chegando até a 30 % de mortalidade nestes casos, portanto a segunda prioridade é o homem com fraturas em perna. Por último, o paciente com TCE grave. Atente pela gravidade do acidente envolvendo alta energia em que lesões podem passar desapercebidas. A dúvida pode residir entre o paciente III e I. Se a prioridade for dada ao paciente I, com prognóstico ruim, a paciente III, com lesão potencialmente recuperável, pode se deteriorar e evoluir para óbito.

## 35. UNICAMP

Uma mulher de 45 anos, com múltiplos traumas por acidente automobilístico, foi levada totalmente imobilizada para o hospital. Devido a gravidade do trauma cranioencefálico, foi intubad, colocada em ventilação mecânica e iniciada reposição volêmica IV com Ringer lactato aquecido. A paciente permaneceu estável hemodinamicamente e com imobilização de toda coluna, devendo, então, ser transferida para outro hospital. Antes da transferência, deve-se fazer:

a) lavagem peritonial diagnóstica

b) administração de metilpredisolona

c) radiografia em perfil da coluna cervical

d) radiografia simples de tórax e pelve

e) tomografia computadorizada de abdomenn

## Resposta D

Quando se trata de transferência inter-hospitalar por ultrapassar a capacidade de atendimento ou recursos locais, o paciente deve ser estabilizado e tratado das possíveis lesões que poderão descompensar durante o transporte. Lembrar que exames adicionais demorados e que não vão orientar conduta no local são dispensáveis. Neste caso, antes da remoção, deve-se realizar radiografia de tórax e pelve (exame rapidamente disponível) que podem orientar a drenagem de um pneumotórax que não foi diagnosticado clinicamente e de uma fratura instável de pelve que mereça ser estabilizada provisoriamente para o transporte. A radiografia de coluna cervical não irá orientar nova conduta a não ser a imobilização já realizada. A tomografia de abdomenn assim como o lavado peritonial, além de atrasarem o transporte, não mudará a conduta de transferência para tratamento definitivo, no caso, uma laparotomia.

## 36. FMUSP

Um paciente do sexo masculino, com 30 anos de idade, previamente hígido, sofre trauma abdominal fechado em colisão de automóvel. O homem é observado por 24 horas, sendo então dispensado. Após 10 dias, apresenta fezes enegrecidas, dor em hipocôndrio direito e icterícia. A endoscopia digestiva alta revela gastrite leve de antro, sem sangramento ativo. O duodeno mostra pequena quantidade de sangue diluído na secreção local, não se identificando úlceras na mucosa até a segunda porção. O exame com maior probabilidade de elucidar o diagnóstico é:

a) ultrassonografia de azbdome superior

b) tomografia computadorizada de abdomenn

c) arteriografia hepática

d) mapeamento hepático com Disida

e) arteriografia de mesentérica superior

**Resposta: C**

Questão com complicação rara de trauma abdominal, a hemobilia nem sempre é visualizada pela endoscopia digestiva alta, mas a presença de sangue na 2º porção duodenal nos faz pensar no diagnóstico. A comprovação diagnóstica se faz com arteriografia hepática possibilitando identificar o local do sangramento e ainda permite a tentativa de embolização do ramo distal com sangramento, tratando a lesão.

**37.** Sírio Libanes

A respeito da Síndrome de Ogilvie é correto afirmar que:

a) Está associado a distúrbio hidroeletrolítico principalmente a cálcio, fosforo e sódio

b) Os principais diagnósticos diferenciais são: neoplasia de colon esquerdo, megacolon tóxico e volvo de sigmoide

c) A melhor forma de descompressão é a lavagem intestinal com clister glicerinado

d) O local mais frequente de perfuração é a transição descendente sigmoidiana

e) A cecostomia não deve ser realizada por causa do risco de deiscência

**Resposta B**

Ogilvie, em 1948 descreveu pela primeira vez esta síndrome, também conhecida como pseudo-obstrução intestinal. Pode ser definida como uma condição clínica com sinais, sintomas e aparência radiológica de dilatação acentuada do cólon. Apresenta-se em pacientes debilitados e idosos, principalmente devido ao uso prolongado de fármacos, a complicações metabólicas, neurológicas ou trauma. A teoria mais aceitável para explicar a sua fisiopatologia refere-se à excessiva supressão parassimpática ou estimulação simpática ou ambas, que resultam em atonia do cólon O maior risco é a perfuração cecal, que pode ocorrer pela dilatação acentuada. O tratamento consiste em uso de neostigmine e se não melhorar descompressão por colonoscopia e se esta não for resolutiva está indicado cecostomia por via colonoscopica ou laparoscópica (ou laparotomica)

**38.** PUC-PR

Qual dos sintomas abaixo estão relacionados com doença de Crohn na forma fibroestenosante?

a) Perda de peso, febre e diarreia

b) suboclusão ou oclusão intestinal

c) Diarreia com muco, pus e sangue

d) Fístulas e abscessos perianais

e) dilatação aguda do cólon

**Resposta B**

A Doença de Crohn na forma fibroestenosante leva a quadros obstrutivos pela estenose formada após a fibrose. O paciente se apresenta com abdomenn agudo obstrutivo ou subocluido. As outras opções também são sintomas da doença de Crohn, mas não desta forma de complicação.

**39.** FMUSP – Riberão Preto

Um paciente de 65 anos de idade, apresentando dor abdominal crônica em fossa ilíaca esquerda e constipação intestinal. Teve piora da dor há 1 semana, com febre e peritonismo no quadrante inferior esquerdo. Há 1 ano atrás fez uma colonoscopia que não conseguiu passar do sigmoide. O enema opaco da época é representado na figura a seguir. Qual é a correlação mais adequada quanto ao diagnóstico, tratamento e seguimento clínico?

a) diverticulite aguda, antibioticoterapia, avaliação clínica e por método de imagem

b) neoplasia coloretal, cirurgia

c) diverticulite aguda, indicação cirúrgica imediata

d) neoplasia coloretal, colonoscopia para diagnóstico

e) diverticulite aguda, operação de Hartmann

**Resposta A**

O enema opaco mostra inúmeras formações saculares contsratadas se projetando para for da luz do colon sugestivas de doença diverticular. A presença de dor e febre são sugestivos de diverticulite aguda. A conduta inicial é tratamento com antibioticoterapia e a realização de ultrassom ou tomografia computadorizada para avaliar a presença de complicação da diverticulite. A impossibilidade da transposiçãodo sigmoide é comum na forma hipertônica da doença diverticular, prncipalmente se houver episódios prévios de diverticulite.

**40.** HSPM

Um homem de 40 anos, morador da zona rural, com história de alcoolismo, apresenta diarreia prolongada com a presença de sangue nas fezes, dor abdominal e emagrecimento. Apresenta fístula perianal e processo inflamatório restrito ao íleo treminal. O diagnóstico mais provável é de:

a) Doença de Crohn

b) Blastomicose intestinal

c) Amebíase intestinal

d) Retocolite ulcerativa

e) Linfoma intestinal

## Resposta A

O quadro clínico é sugestivo de doença de Crohn. Porém, a blastomicose pode entrar no diagnóstico diferencial, principalmente por ser trabalhador rural. A paracoccidiodomicose é uma infecção fúngica causada pelo Paracoccidioides brasiliensis. A principal porta de entrada é o pulmão. A disseminação hematogênica do fungo pode ocorrer a qualquer momento, com o estabelecimento de foco metastático em qualquer órgão. O envolvimento intestinal varia de 2,7 a 28% dos casos e a lesão anal em 1,3 a 2,4% de todoso os pacientes.

## 41. UFF

A diverticulite do cólon sigmoide, complicada com peritonite generalizada, pode ser tratada da seguinte forma:

a) Antibióticos intravenosos, laparotomia, drenagem e lavagem exaustiva da cavidade abdominal

b) Hospitalização, antibióticos intravenosos, reposição hidroeletrolítica e dieta rica em fibras

c) Sigmoidostomia em alça com lavagem e drenagem da cavidade abdominal

d) Transversosotomia direita para exclusão do trânsito intestinal

e) Ressecção do cólon sigmoide, colostomia proximal do cólon descendente, fechamento do coto retal, lavagem e drenagem da cavidade abdominal.

## Resposta E

Com quadro de peritonite o tratamento deverá ser cirúrgico, sendo realizado retirado o foco infeccioso, fechamento do coto retal e drenagem da cavidade. Nesta situação de urgência deve-se evitar anastomoses.

## 42. UFJF

O tratamento cirúrgico adequado para um paciente com cisto de colédoco tipo I, segundo a classificação de Todani, é:

a) Manutenção do cisto e derivação bilio-digestiva na dilatação

b) Excisão completa do cisto e derivação bilio-digestiva

c) Cirurgia de Kasai

d) Manutenção do cisto e derivação bilio-digestiva em local sadio (fora da dilatação)

e) Coledocoplastia com redução do calibre do ducto, associada a CPRE com esfincterotomia

## Resposta B

O tratamento dos cistos de colédoco envolve sempre a ressecção cirúrgica de todo o cisto, uma vez que sua manutenção está relacionada com uma maior incidência de neoplasia.

A cirurgia de Kasai é indicada em recém-nascidos com atresia de vias biliares e consiste na derivação biliodigestiva no espaço *porta hepatis*.

## 43. UNICAMP

Uma mulher de 26 anos é portadora de megacólon chagásico com constipação intestinal há vários anos, em uso regular de laxantes e clisteres. Em qual situação está indicado o tratamento cirúrgico e qual é a cirurgia de melhor resultado?

a) Megacólon tóxico; cirurgia de Hartmann

b) Constipação por 15 dias; colectomia esquerda

c) Qualquer constipação; cirurgia de Hartmann

d) Fecaloma; cirurgia de Duhamel

e) Volvo de sigmóide; retossigmoidectomia anterior

## Resposta D

A cirurgia no tratamento do megacólon está indicada nos casos de complicações, como perfuração, fecaloma e volvo. No caso de volvo com necrose ou perfuração, é a realizada a cirurgia de Hartmann, devido sua urgência. Megacólon tóxico é uma complicação grave das doenças inflamatórias intestinais, como RCU e DC.

## 44. UNIFESP

Um paciente de 60 anos, obstipado crônico, natural do PR, refere dor abdominal em cólica há 05 dias, distensão há 02 dias e eliminação de flatos. Nega evacuações há 01 semana e vômitos. Tem como antecedente arritmia cardíaca em tratamento. Ao exame físico: REG, corado, desidratado +, PA = 11x7 mmHg, P = 72 rítmico. Abdomenn distendido, flácido, doloroso em hipogástrico, DB –, RHA +, toque retal: ausência de fezes. Raio x de abdomenn: distensão dos cólons, do sigmóide. Há ausência de ar no reto. Indique a etiologia do megacólon e a complicação atual.

a) Chagásico com íleo paralítico

b) Chagásico com volvo de sigmóide

c) Chagásico com fecaloma

d) Catártico com fecaloma

e) Catártico com volvo

## Resposta B

O caso sugere etiologia chagásica pela presença de histórica endêmica positiva para Doença de Chagas e arritmia associada. Em relação à complicação atual, podemos excluir fecaloma pelo toque retal e sua ausência radiológica. Íleo paralítico tem como achados radiológicos distensão de delgado associado, logo, o quadro sugere uma obstrução mecânica, como o volvo de sigmoide.

## 45. UNICAMP

Paciente masculino, 30 anos, portador de megacólon chagásico, apresenta parada de eliminação de gases e fezes há 24 horas, com distensão e cólicas abdominais. O diagnóstico é volvo de cólon sigmoide. Assinale a alternativa correta:

a) O paciente deverá ser submetido à laparotomia imediata

b) A urgência da cirurgia irá depender do volume da distensão abdominal

c) O paciente deverá ser avaliado com enema opaco antes da cirurgia

d) A retossigmoidoscopia descompressiva é o tratamento de escolha

e) Nenhuma das alternativas anteriores está correta

## Resposta D

O tratamento preconizado para o volvo de sigmóide não complicado é a retossigmoidoscopia rígida descompressiva.

A laparotomia fica indicada nos casos de complicações como necrose e perfuração ou nos casos de insucesso com o tratamento esdoscópico.

**46.** FMUSP

Na pesquisa de megacólon tóxico, utiliza-se:

a) Enema com iodo

b) Enema baritado

c) Radiografia simples de abdomenn

d) Enema com água

e) Radiografia de abdomenn em decúbito lateral

## Resposta C

Utiliza-se a radiografia simples de abdomenn no diagnóstico de megacólon tóxico, sendo um sinal a dilatação colônica maior que 5 cm.

**47.** FMUSP – Ribeirão Preto

Paciente com história familiar de polipose intestinal é submetido a polipectomia diagnóstica. O diagnóstico mais provável é:

a) Adenoma viloso

b) Pólipo hiperplásico

c) Pólipo adenomatoso

d) Pseudopólipo

## Resposta C

A PAF (Polipose Adenomatosa Familiar) tem característica hereditária, e ocorre quando há mais de 100 pólipos adenomatosos no cólon e reto. Tais pólipos são pré-neoplásicos, e, em quase todos indivíduos, evoluem para adenocarcinoma colorretal se não forem tratados.

**48.** UFRJ

Um homem de 70 anos, sem comorbidades apresenta sangramento de pequena monta ao evacuar. A colonoscopia identifica pólipo no sigmóide de 2cm, séssil e que foi ressecado. O histopatológico revela adenoma viloso com displasia de alto grau. A conduta é:

a) Ressecção segmentar do sigmóide

b) Conduta expectante, aguardando novo episódio de sangramento

c) Colonoscopias seriadas com biópsia

d) Ressecção endoscópica de 1 cm de mucosa ao redor do pólipo

## Resposta C

A polipectomia foi um procedimento endoscópico curativo, e o significado da biópsia foi que não havia invasão da membrana basal. Entretanto, esse é um paciente de alto risco para neoplasia colorretal, necessitando ficar em um programa de seguimento com colonoscopias seriadas a cada 3-5 anos.

**49.** FMUSP – Riberão Preto

Após ressecção completa de um pólipo séssil, medindo 2,0x1,5cm, encotrado à distância de um dedo da margem cutâneo mucosa, o patologista descreve a lesão como adenoma viloso que contém carcinoma in situ. A conduta é:

a) Nova biópsia excisional com ampliação das margens de ressecção

b) Ressecção do reto e sigmóide por via abdominoperineal

c) Radioterapia

d) Nenhum tratamento complementar

## Resposta D

Como a ressecção foi completa, assume-se que as margens sejam livres, desta forma o tratamento curativo foi realizado.

**50.** HSPM

Um homem de 70 anos apresenta sangramento às evacuações, há 3 meses. Nega alterações do hábito intestinal. A investigação diagnóstica deve, preferencialmente, seguir a sequência:

a) Retossigmoidoscopia, enema opaco e ultra-som intra-retal

b) Pesquisa de sangue oculto, toque retal e enema opaco

c) Dosagem de CEA, retossigmoidoscopia e ultra-som intra-retal

d) Toque retal, retossigmoidoscopia e colonoscopia

e) Dosagem de CEA, toque retal e trânsito intestinal

## Resposta D

Tal alternativa cita exames para investigação de hemorragia digestiva baixa. O ultra-som intra-retal não é exame para investigação de sangramento, e sim de estadiamento de neoplasia de reto. O CEA não é exame de diagnóstico, seu papel é no seguimento da neoplasia colorretal. A pesquisa de sangue oculto não se aplica uma vez que no caso clínico o sangramento já está exteriorizado.

**51.** UFPE

Sobre a realização de ooforectomia durante a ressecção de um tumor colorretal, é correto afirmar que:

a) Deve ser realizada ooforectomia bilateral profilática em todas as pacientes

b) Deve ser realizada ooforectomia bilateral se um ou ambos ovários estiverem macroscopicamente acometidos

c) Só deve ser realizada se houver contiguidade com o tumor primário

d) Deve ser realizada apenas após confirmação de acometimento após biópsia por congelamento

## Resposta B

A ooforectomia deverá ser realizada quando houver suspeita de invasão neoplásica. Tal suspeita poderá ser observada nos exames de imagens pré-operatórios ou somente durante o ato operatório. A peça deverá ser ressecada em bloco e a confirmação só será feita após o espécime ser submetido à análise anatomopatológica.

**52.** UNICAMP

Um homem de 55 anos, previamente hígido, deu entrada na unidade de emergência, com parada abrupta da eliminação de gases e fezes há 12h. Exame físico: PA = 140x60mmHg e FC = 110bpm. Encontra-se afebril, desidratado, taquipnéico, com distensão abdominal com timpanismo e ruídos hidroaéreos diminuídos. Toque retal: há pequena quantidade de fezes formadas na ampola retal, sme outras alterações. Foi passada sonda nasogástrica, com saída de 200ml de secreção gástrica de estase. Radiografia simples de abdomen: sinais de distensão colônica e níveis hidroaéreos esparsos em delgado. O diagnóstico mais provável e conduta são:

a) Megacólon tóxico; cirurgia de Hartmann
b) Diverticulite aguda; colostomia
c) Tumor de sigmóide; colectomia
d) Brida instinal; laparotomia
e) Volvo de sigmoide; retossigmoidectomia anterior

## Resposta C

O caso relatado é típico de um quadro de abdomen agudo obstrutivo. Das citadas, duas causas seriam possíveis: o tumor de sigmóide e o volvo de sigmóide. A radiografia não mostra sinais característicos do volvo de sigmóide ("U" invertido), sugerindo uma possível neoplasia de sigmóide complicada com obstrução.

## 53. UNIFESP

Com relação às patologias do cólon, reto e ânus, pode-se dizer que:

a) O sangramento devido à hemorróidas ocorre associado às evacuações e caracteriza-se por ser vermelho rutilante, arterial, pois existem fístulas arteriovenosas no interior dos mamilos
b) Os doentes com tumores de cólon apresentam comprometimento importante do estado geral, devido ao emagrecimento excessivo
c) O tumor de reto manifesta, como principal sintoma, diarreia com sangue e tumor palpável no hipogástrio
d) A diverticulite aguda ocorre nos doentes idosos que possuem a forma hipotônica da doença, enquanto a forma hipertônica, característicsitas dos indivíduos mais jovens, manifesta-se como hemorragia digestiva baixa
e) A retocolite ulcerativa inespecífica tem, como sintomas, a diarreia com sangue e muco, emagrecimento e, algumas vezes, manifestações extra-intestinais, e tem como substrato histopatológico o comprometimento de todas as camadas do intestino grosso (mucosa, muscular e serosa)

## Resposta A

Hemorróidas são coxins fibrovasculares com irrigação arterial e formações venosas, sofrendo dilatação e prolapso na doença hemorroidária. Quando manifesta-se como sangramento, este é relatado como vermelho rutilante, auto-limitado e associado as evacuações.

## 54. FMUSP

Uma mulher de 54 anos apresentou sangramento anal após evacuação; por suspeitar tratar-se de hemorróidas, procurou serviço médico. Ao toque retal, foi constatada lesão polipóide pedunculada a 2cm da linha pectínea. Foi submetida a retossigmoidoscopia rígida e biópsia da lesão, cujo resultado mostra adenocarcinoma tubular moderadamente diferenciado. A ultrassonografia transretal para estadiamento revelou

lesão T1N0, e a tomografia computadorizada de abdomen não mostrou metástases hepática. A conduta imediata é:

a) Amputação abdominoperineal de reto
b) Ressecção local
c) Colonoscopia
d) Retossigmoidectomia com excisão total do mesorreto e reconstrução primária
e) Quimio e radioterapia neoadjuvante para ressecção posterior

## Resposta B

São critérios de inclusão para tratamento com ressecção local: Tumores até 7cm distal no reto, exofíticos, móveis, não-ulcerados e não-circunferenciais. Radio e quimioterapia são restritos as lesões mais avançadas (T2, T3 e T4).

## 55. Sírio Libanês

Um paciente de 30 anos queixa-se de vir tendo, há 10 dias, dor no ânus durante e após as evacuações. Às vezes, sai sangue vivo ao redor das fezes. O diagnóstico mais provável e melhor conduta são, respectivamente:

a) Hemorroidas grau II – tratamento clínico
b) Fissura anal – tratamento cirúrgico
c) Fissura anal – tratamento clínico
d) Hemorroidas grau III – tratamento cirúrgico
e) Fístula perianal – tratamento cirúrgico

## Resposta C

O quadro clínico da fissura anal a queixa principal é dor. É uma dor aguda, começa com as evacuações e pode durar até hora após o esforço evacuatório. Pode ser acompanhado de sangramento de pequena monta. O tratamento é clínico, com orientações nutricionais rica em fibras e dieta não-fermentativa e com pomadas anestésicas tópica. Nos casos de doença crônica indica-se o tratamento cirúrgico.

## 56. HSPE – SP

No pedículo hepático, as estruturas comumente se dispõem da seguinte maneira:

a) Hepatocolédoco à direita, artéria hepática à esquerda e veia porta atrás
b) Hepatocolédoco à esquerda, artéria hepática à direita e veia porta atrás de ambos
c) Hepatocolédoco na frente, veia porta intermédia e artéria hepática posteriormente
d) Hepatocolédoco à direita, veia porta à esquerda e artéria hepática atrás de ambos
e) Hepatocolédoco à esquerda, veia porta à direita e artéria hepática posteriormente a ambos

## Resposta A

Apesar das variações anatômicas, o mais comum é: hepatocolédoco anterior e lateral à direita, artéria hepática à esquerda e a veia porta posteriormente. A implicação cirúrgica desta anatomia consiste tanto na exploração das vias biliares para patologias benignas, na dissecção hepática e biliar de neoplasias e para a manobra de Pringle, muito utilizada no trauma hepático.

**57.** HFAG

Habitualmente, o triângulo de Calot é delimitado pelas seguintes estruturas anatômicas:

a) Hepatocolédoco, ducto císitico e vesícula biliar

b) Hepatocolédoco, artéria hepática direita e veia porta

c) Hepatocolédoco, ducto císitico e fígado

d) Vesícula biliar, duodeno e colédoco

### Resposta C

Os limites do triângulo de Calot são: Face inferior do fígado superiormente, hepatocolédoco medialmente e ducto cístico inferiormente. Sua importância anatômica refere à área de dissecção da artéria cística na colecistectomia.

**58.** UFRN

Paciente com 68 anosde idade, ictérico 4+/4+, referindo, na primeira consulta, prurido e perda ponderal de 10kg nos últimos meses, apresenta, ao exame físico hepatomegalia e vesícula palpável. Deve-se solicitar, inicialmente, o seguinte exame de imagem:

a) TC de abdomen

b) Colangioressonância magnética

c) USG abdominal

d) Colangiopancreatografia endoscópica retrógrada

### Resposta C

O fluxograma para investigação do paciente com icterícia obstrutiva começa com USG de abdomen por ser um exame não-invasivo e de baixo custo. Sua intenção é detectar presença de cálculos, que é a principal causa de icterícia obstrutiva (coledocolitíase). O paciente do caso provavelmente a etiologia é neoplásica, necessitando de outros exames para seguir com a investigação.

**59.** FMUSP

Um homem de 58 anos de idade, obeso e diabético, chega ao pronto-socorro com queixa de dor intensa e contínua no hipocôndrio direito, há 18 horas. Ao exame clínico, apresenta-se consciente, ictérico +/4+, R = 120 bpm, PA = 110x60mmHg e descompressão brusca dolorosa em hipocôndrio direito. A ultra-sonografia de abdomen evidenciou vesícula biliar distendida e de paredes espessadas sem a presença de cálculos. Não há dilatação de vias biliares intra ou extra-hepáticas. Em relação ao presente caso, a hipótese diagnóstica mais provável e a conduta indicada são, respecivamente:

a) Colecistite aguda calculosa; introduzir antibioticoterapia e repetir a ultra-sonografia após 24h

b) Colangite; proceder a papilotomia por via endoscópica

c) Neoplasia de cabeça de pâncreas; solicitar tomografia computadorizada de abdomen para confirmação diagnóstica

d) Colecistite aguda alitiásica; proceder imediatamente a cirurgia

e) Neoplasia de papila de vater; solicitar endoscopia digestiva alta

### Resposta D

Colecistite aguda alitiásica é um quadro grave, que ocorre geralmente em pacientes diabéticos, crianças ou nos pacientes críticos em jejum ou dieta parenteral prolongada. O tratamento é colecistectomia de urgência.

**60.** UNICAMP

O exame que diagnostica precocemente a icterícia obstrutiva é:

a) Aumento de bilirrubina direta

b) Aumento da bilirrubina direta e indireta

c) Aumento da fosfatase alcalina

d) Aumento de gama-GT

e) Ultrassonografia evidenciando dilatação do trato biliar

### Resposta C

Todos esses exames podem estar elevados no quadro de icterícia obstrutiva, entretanto as enzimas canaliculares ocorrem precocemente, sendo a fosfatase alcalina é mais sensível, aumentando mais precocemente que a gama-GT.

**61.** FMUSP – Riberão Preto

Mulher, 38 anos de idade, foi internada com dor forte no andar superior do abdomen, há 12 horas, após comer feijoada. Referia ainda vômitos, parada de eliminação de flatos e fezes e persist6encia da dor, apesar do uso de analgésicos orais. Negou febre, colúria ou acolia fecal. Nos últimos anos, havia tido dores em cólica no hipocôndrio direito, de leve a moderada intensidade, que relacionou à ingestão de alimentos gordurosos, mas que melhorava com uso de antiespasmódicos. Ao exame físico, apresentava regular estado geral, sem icterícia, PA = 150x95mmHg, Fc = 115bpm, com dor à palpação e descompressão brusca dolorosa do abdomen superior. Nesse momento, o exame que pode estabelecer a etiologia mais provável da doença é:

a) Amilase sérica

b) Lipase sérica

c) Ultrassonografia de abdomen

d) Tomografia de abdomen

### Resposta C

A principal hipóstese diagnóstica é colecistite aguda, e a ultra-sonografia de abdomen ajudaria para diferencia de um quadro de cólica biliar. A queixa atual e a história pregressa de quadro de dor abdominal são sugestivos, ficando a dosagem sérica de amilase e lipase para diagnóstico diferencial com pancreatite aguda. A tomografia de abdomen não é um método de imagem mais sensível que a ultra-sonografia para diagnóstico de colecistite aguda.

**62.** FMUSP

Um paciente de 58 anos, há 60 dias, apresentou dor em cólica no hipocôndrio direito, com irradiação para a região epigástrica e para as costas, que cedeu com antiespasmódicos. Após 2 dias do início das cólicas, notou que sua urina tornou-se mais escura e a esclera de seus olhos amarelada, sinais que permaneceram por 7 dias e regrediram espontaneamente. Realizou ultra-som de abdomen que revelou presença de múltiplos pequenos cálculos na vesícula biliar, sem espessamento da parede vesicular, vias biliares intra e extra-hepaticas sem dilatação, presença de dilatação da aorta abdominal, abaixo das renais, de

3,8cm de diâmetro. Atualmente, encontra-se assintomático, e seus antecedentes relevantes são: IAM há 3 anos, tratado com angioplastia, broncoespasmos frequentes, controlados com uso de broncodilatador e corticóide diários, é diabético e faz uso de hipoglicemiante oral. Com relação ao tratamento cirúrgico desse paciente, pode-se afirmar que a conduta mais segura é:

a) Contra-indicar a colecistectomia

b) Realizar apenas colangiografia endoscópica retrógrada com papilotomia

c) Realizar apenas a colecistectomia via videolaparoscópica

d) Realizar a colecistectomia e colangiografia intra-operatória através de incisão transversa

e) Realizar a colecistectomia e colangiografia intra-operatória concomitantemente à substituição da aorta abdominal com prótese

## Resposta B

Como se trata de um paciente com alto risco cirúrgico pelas comorbidades relatadas, o mais seguro é optarmos pela colangiografia endoscópica com papilotomia com o intuito de evitar as complicações da colelitíase (colangite e pancreatite aguda), que são quadro que aumentam muito a morbidade. Aneurisma de aorta abdominal só tem indicação cirúrgica quando maior que 5 cm ou acompanhado de dor associada.

## 63. FMUSP

Uma paciente de 48 anos, assintomática, procurou seu ginecologista para realizar exame anual preventivo. Realizou ultra-som de abdomen, que revelou vesícula biliar de dimensão e morfologia normais e presença de múltiplos cálculos, medindo de 0,3mm a 1 cm. Com relação à colecistectomia, pode-se afirmar que:

a) Está contra-indicada, uma vez que a paciente está assintomática

b) Está contra-indicada devido à idade da paciente

c) Está indicada, uma vez que a colecistopatia calculosa predispõe ao câncer de vesícula

d) Está indicada pelo risco de pancreatite biliar pela migração de cálculo

e) Está indicada devido à associação com divertículos de cólon

## Resposta A

Nenhuma das alternativas são justificativas para cirurgia em uma paciente assintomática. Se a paciente apresentasse quadros recorrentes de cólica biliar a alternativa D poderia estar correta.

## 64. UFJF

O tratamento de paciente com colangite aguda supurativa é:

a) Antibioticoterapia de largo espectro

b) Drenagem cirúrgica das vias biliares

c) Antibioticoterapia de largo espectro associada a drenagem das vias biliares (percutânea, endoscópica ou cirúrgica)

d) Anastomose biliodigestiva

e) Infusão intracoledociana de aminoglicosídeos

## Resposta C

A antibioticoterapia se faz necessária diante do quadro de infecção, mas a drenagem da via biliar é mandatória para atuação dos antimicrobianos e evitar complicações da via biliar obstruída e infectada.

## 65. UNICAMP

Uma mulher de 42 anos, previamente hígida, apresenta dor em região epigástrica e hipocôndrio direito, febre e urina escura há 2 dias. Exame físico: T=38°C, IMC = 24,2kg/m², icterícia 2+/4+, dor à palpação de hipocôndrio direito. A principal suspeita diagnóstica e o exame que confirma essa hipótese são:

a) Abscesso hepático; punção dirigida

b) Doença de Caroli; ultra-sonografia abdominal

c) Colangite aguda; ultra-sonografia abdominal

d) Pancreatite aguda; dosagem de amilase sérica

e) Tumor de cabeça de pâncreas; ultra-sonografia abdominal

## Resposta C

A paciente apresenta a tríade de Charcot: dor abdominal, icterícia e febre. Diagnóstico clínico de colangite, para confirmar, iniciar investigação com ultrassonografia de abdomen que poderá mostrar cálculo impactado na via biliar e dilatação de vias biliares.

## 66. FMUSP

Uma paciente do sexo feminino, com 47 anos de idade, obesa, apresenta quadro de dor epigástrica em hipocôndrio direito, em cólica, há 6 meses. Há cerca de 3 meses, apresentou quadro de dor mais intensa e icterícia, que regrediram espontaneamente. Submeteu-se à ultrassonografia de abdomen, que diagnosticou a presença de múltiplos cálculos em vesícula biliar e coledocolitíase com colédoco de 12mm. A programação adequada para essa paciente é:

a) Papilotomia endoscópica, retirada do cálculo coledociano e colecistectomia por via laparoscópica

b) Colecistectomia convencional, colangiografia intra-operatória, coledocotomia para retirada do cálculo e drenagem da via biliar com dreno de kehr

c) Colecistectomia por via laparoscópica, colangiografia intra-operatória, coledocotomia para retirada do cálculo e drenagem da via biliar transcística

d) Tratamento clínico com ácido ursodeoxicólico por tratar-se de cálculos de colesterol

e) Tratamento clínico com ácido ursodeoxicólico por tratar-se de cálculos pigmentares

## Resposta A

Uma opção adequada para paciente seria a papilotomia endoscópica para retirada do cálculo no colédoco e posterior tratamento da colelitíase com colecistectomia, preferencialmente por via videolaparoscópica, para tratamento da fonte geradora de cálculos. As opcções B e C também estão corretas, mas são menos adequadas que a anterior. O tratamento com ácido ursodeoxicólico fica restrito para pacientes com contra-indicações absolutas a cirurgia.

**67.** UNESP

Um paciente etilista crônico chega ao pronto-socorro com dor abdominal, icterícia, equimose nos flancos e elevação da amilase sérica. Após avaliação, foi feito o diagnóstico de pancreatite aguda. Das informações a seguir, não está correta:

**a)** A icterícia pode estar presente por cálculo ou edema da cabeça do pâncreas

**b)** A presença de equimose nos flancos (sinal de Grey-Turner) é sinal patognomônico do diagnóstico de pancreatite

**c)** Podem ser encontrados nódulos subcutâneos de necrose de gordura

**d)** A elevação dos níveis de amilase sérica não é específica da pancreatite aguda

**e)** A tomografia computadorizada é o teste padrão-ouro para o diagnóstico não-invasivo de necrose pancreática

## Resposta B

O sinal de Grey-Turner não é patognomônico de pancreatite, ele significa presença de hemorragina retroperitoneal, independente da etiologia.

**68.** UERJ

Um paciente alcoólatra de 65 anos dá entrada na emergência com quadro de dor abdominal difusa de início há 48 horas e hipotensão (PA = 90x60mmHg). O exame abdominal mostra dor difusa em barra com distensão leve. Os exames de admissão revelam: leucometria = 18.000/mm (1% de metamielócito, 7% de bastões, 80% de neutrófilos, 10% de linfócitos, 2% de monócitos); hematócrito = 46%; TGO (AST) = 300UI; TGP (ALT) = 200UI, LDH = 480UI, glicemia = 220mg/dL, ureia = 90mg/dL, creatinina = 1,6mg/dL. A tomografia dinâmica com contraste revela necrose de 1/3 do pâncreas. Nesse caso, está indicada a utilização da seguinte conduta:

**a)** Necrosectomia

**b)** Anticolinérgico

**c)** Antibiótico profilático

**d)** Sucção nasogástrica contínua

## Resposta C

A questão realata um caso de pancreatite grave com presença de necrose pancreática, com indicação de antibioticoterapia com o objetivo de evitar a contaminação do tecido pancreático necrótico. Desta forma, utiliza o termo "profilático". A evolução desse quadro para pancreatite necrotizante infectada, comprovada por punção guiada por tomografia ou coleção com gás, demanda a necrosectomia como tratamento.

**69.** UEL

Uma senhora de 56 anos chega ao pronto atendimento com dor epigástrica leve, irradiando-se para as costas e perda de peso de 12kg. Está bastante ansiosa, o exame físico é normal e a amilase sérica solicitada é de 87u/L. O próximo exame solicitado seria:

**a)** Amilase urinária

**b)** Angiografia

**c)** Cintilografia pancreática

**d)** Radiografias de abdomen

**e)** Ultra-sonografia de abdomen

## Resposta E

Pela faixa etária e história de perda ponderal é preciso descartar o diagnóstico de neoplasia de pâncreas. A tomografia seria o exame mais adequado, mas como não há essa opção, a ultra-sonografia de abdomen fica como o melhor exame para iniciar a investigação.

**70.** UNIFESP

A Síndrome Compartimental Abdominal (SCA) determina:

**a)** A queda da pressão das vias aéreas nos pacientes ventilados mecanicamente

**b)** Aumento da pressão intracraniana

**c)** Aumento do fluxo sanguíneo renal

**d)** Aumento do volume pulmonar total

**e)** Manutenção do débito cardíaco

## Resposta B

Síndrome Compartimental Abdominal (SCA) é uma condição decorrente do aumento da pressão abdominal (PIA> 20mmHg) aferida por no mínimo três medições, com intervalo de 1 a 6 horas, em conjunto com falência orgânica (única ou múltipla) que não estava previamente presente. São fatores predisponentes para a SCA: reanimação volêmica vigorosa (maior que 500ml/h), politransfusão, pancreatite aguda, grande queimado e sepse. As alterações mais comuns da SCA são a insuficiência renal aguda, isquemia intestinal e hepática, aumento da PIC, redução do débito cardíaco e perfusão tecidual; hipoxemia e hipercapnia. O tratamento desta síndrome vária desde medidas clínicas (descompressão gástrica, uso de diuréticos e ultra-filtração, uso de pró-cinéticos, curarização e sedação) até a cirurgia (laparostomia descompressiva).

### Graduação da hipertensão abdominal

| Grau | Pressão (mmHg) | Pressão (cmH$_2$O) |
|------|----------------|--------------------|
| I | 12-15 | 16-20 |
| II | 16-20 | 21-27 |
| III | 21-25 | 28-34 |
| IV | > 25 | > 34 |

**71.** UFPR

Assinale a alternativa que apresenta um fator de risco aumentado para colecistite aguda alitíasica:

**a)** Cirrose hepática

**b)** Sexo feminino

**c)** Obesidade mórbida

**d)** Terapia nutricional parenteral

**e)** Talassemia

## Resposta D

As colecistites agudas alitiásicas (CAA), são encontradas em 2-14% das colecistectomias por colecistite aguda, nessa ocasião não há evidência de cálculos, seja nos exames de imagem ou na cirurgia. A CAA ocorrem em três situações: A CAA de reanimação, que acomete pacientes críticos internados em UTI, de difícil diagnóstico e curso grave. A CAA no paciente não previamente hospitalizado, com ou sem comorbidades, que cursa como uma colecistite aguda e o diagnóstico e tratamento são precoces, como a colecistite gangrenosa sem cálculos no diabético. Por fim, as CAA nos pacientes portadores de doenças inflamatórias e/ou infecciosas, como por exemplo o lúpus, poliarterite nodosa, HIV/AIDS e dengue. Diferente das Colecistites calculosas, os homens são mais acometidos. São fatores de risco para CAA de reanimação: Ventilação mecânica prolongada, politransfusão, nutrição parenteral prolongada/jejum, traumatismo multissistêmico grave e grandes queimados. A ultra-sonografia é um exame muito utilizado para o diagóstico, com grande sensibilidade e especificidade. Já nos casos de dúvida diagnóstica, pode ser realizada a colecintilografia (DISIDA), com uma sensibilidade de mais de 97%. O tratamento é cirúrgico, com a colecistectomia (aberta ou videolaparoscópica). Para os casos sem condições clínicas de serem submetidos ao procedimento, pode ser realizada a colecistostomia esvaziadora com posterior colecistectomia de intervalo.

**72.** CREMESP

Mulher de 38 anos, submetida a colecistectomia eletiva, inicialmente através de laparoscopia que foi convertida para laparotomia, devido à dificuldades técnicas, apresenta no primeiro dia pós-operatório febre de 37,8° C. A causa mais provável da febre é:

a) Atelectasias subsegmentares do pulmão
b) Tromboflebite dos membros inferiores
c) Deiscência da incisão cirúrgica
d) Coleperitônio
e) Abscesso cavitário

## Resposta A

A febre no pós-operatório é um sinal comum, podendo expressar a resposta inflamatória sistêmica, assim como a instalação de um processo infeccioso. Nas primeiras 12-24h após o trauma cirúrgico, geralmente é devido à resposta endócrino-metabólica. Após esse período faz-se necessário descartar causas do sistema pulmonar e urinário, sendo atelectasia e pneumonite as causas mais comuns.

**73.** FESP

Mulher de 45 anos é internada com hematêmese maciça e é realizada endoscopia digestiva alta. O sinal endoscópico encontrado que indica maior risco de recidiva da hemorragia e morte é:

a) Lesão de base clara
b) Sangramento ativo
c) Vaso arterial visível
d) Coágulo aderente

## Resposta B

A hemorragia digestiva alta (HDA) é conceitualmente, aquela que ocorre de qualquer sítio entre a boca e o ligamento de Treitz. É uma condição relativamente comum, de alta morbidade e mortalidade (em torno de 15%). Pode ser classificada em HDA varicosa e HDA não varicosa. A principal causa de HDA é a doença ulcerosa péptica (cerca de 30-55%). O bom manejo dessa condição requer a utilização de endoscopia digestiva alta (EDA) precocemente, nas primeiras 24h do sangramento, que além de ser método diagnóstico é terapêutico. Nos casos de úlcera péptica, pode ser preditora de ressangramento através da classificação de Forrest (tabela 2).

O tratamento endoscópico deve ser associado a terapia farmacológica com inibidor de bomba de prótons (IBP), reduz a taxa de ressangramento e mortalidade. Dentre eles, o mais utilizado é o omeprazol, na dose de 80mg/dia em bolus, seguido de (8mg/h) em bomba. Nos casos de ressangramento, deve ser considerada a arteriografia com embolização ou a cirurgia.

| Classificação endoscópica | Característica | Taxa de ressangramento |
|---|---|---|
| Forrest IA | Sangramento em jato | > 90 % |
| Forrest IB | Sangramento em Babação | 30-50 % |
| Forrest IIA | Vaso visível | 25-40 % |
| Forrest IIB | Coágulo aderido | 20-30 % |
| Forrest IIC | Lesão pimentada (manchas de hematina) plana | 0-5 % |
| Forrest III | Base limpa (sem sangramento) | 0-2 % |

**74.** Colégio Americano de Medicina Interna

Homem de 46 anos com diagnóstico de cirrose alcoólica, apresenta-se no pronto-socorro devido a hematêmese volumosa. Ao exame, está torporoso e confuso. Sua temperatura e de 37,7°C, pulso a 100bpm regular, frequência de 20 ipm, e PA de 90x60 mmHg. Não está ictérico. Toque retal revela melena. Sua hemoglobina é de 10,6g/dl, plaquetas de 70.000/mcl, INR de 2,4 e albumina sérica de 3,0g/dl.

a) Qual das senguintes condutas tem a menor prioridade no manejo deste paciente?
b) Endoscopia digestiva alta imediatamente
c) Ressucitação volêmica
d) Intubação orotraqueal
e) Transferir para UTI

## Resposta A

A hemorragia digestiva alta (HDA) varicosa é a segunda causa mais frequente de sangramento digestivo alto e acarreta alta mortalidade a pacientes cirróticos. Na questão acima, a prioridade é dada para estabilização clínica do paciente. Isso consiste na internação em UTI (monitorização contínua), ressuscitação volêmica agressiva (dois acessos calibrosos, reposição com cristalóides e correção da coagulopatia com plasma) e suporte ventilatório (oxigênio suplementar e intubação orotraqueal, se houver rebaixamento do nível de consciência). A estratégia de tratamento desse paciente requer endoscopia alta precoce (> 24h), porém após estabilização clínica. A endoscopia poderá realizar o tratamento da causa do sangramento, usando a termocogulação, esclerose ou ligadura mecânica. Associada a terapêutica endoscópica deve ser utilizado o tratamento farmacológico com: somatostatina ou seus análogos (octreotide e vapreotide) e análogos da vasopressina (terlipressina, essa apresenta diminuição da mortalidade). As alternativas nos casos de ressangramento com falha na terapia endoscópica e farmacológica são: o shunt intra-hepático ou TIPS, o balão esofágico ou Sengstaken-Blakemore e o shunt cirúrgico.

**75.** HSPE-SP

Quanto a pancreatite aguda pode se afirmar que o tratamento cirúrgico é melhor indicado pela:

a) Presença de necrose pancreática
b) Gravidade da doença
c) Presença de infecção pancreática
d) Presença de ascite
e) Presença de mais de 15 pontos do critério de APACHE II

## Resposta C

Desde o Simpósio de Atlanta (1992), a pancreatite aguda grave é definida como aquela que está associada a falha de um sistema orgânico e/ou complicações locais como: necrose pancreática, abscessos ou pseudocisto. Vários métodos (escore de APACHE, Ranson, Glasgow) ou marcadores (Proteína C reativa, Cálcio sérico) vem sendo propostos como preditores da gravidade da pancreatite, porém não há consenso na determinação de um melhor. Sabe-se que a pancreatite aguda grave, pela sua fisiopatologia, apresenta duas fases bem definidas, que sejam: Fase precoce (toxêmica), onde predomina os sintomas da resposta inflamatória (1-7 dias) e a fase tardia (2-4 semanas), caracterizada pelo aparecimento ou não de complicações como a infecção da necrose. Hoje, de forma bem estabelecida, o tratamento de escolha da necrose infectada é cirúrgico. Devendo o mesmo ser postergado para a fase tardia da doença, onde parece se obter os melhores resultados.

**76.** HSPE-SP

A presença de colangite aguda associada à pancreatite aguda biliar pode modificar qual alternativa terapêutica?

a) Antibioticoterapia
b) Hidratação precoce
c) Colecistectomia precoce
d) A laparotomia precoce
e) A papilotomia endoscópica precoce

## Resposta E

O papel da colangiopancreatografia retrógrada com papilotomia endoscópica é muito discutido na pancreatite aguda, sendo estabelecida sua utilização naqueles doentes que apresentam indícios de obstáculo a drenagem biliar (clínico, laboratorial ou de imagem), seja por cálculo ou por processo inflamatório justa-papilar e nos casos acompanhados de colangite.

**77.** HSPE-SP

Na realização da tomografia computadorizada para avaliação da pancreatite aguda, sem uso de contraste endovenoso, o parâmetro com maior perda na qualidade da avaliação é:

a) Definição diagnóstica da doença
b) Da etiologia da doença
c) Identificação de coleções
d) Identificação de infecção
e) Identificação de necrose

## Resposta E

A tomografia computadorizada com contraste por via oral e endovenoso é o método ideal para avaliação do pâncreas e região peripancreática. Esse exame tem real valor, principalmente, após 48-72 horas do início do surto agudo. Após esse período pode de delimitar com maior precisão as reais repercussões a perfusão da glândula e dos tecidos peripancreáticos. Associada a avaliação tomográfica pode ser utilizado o índice de Balthazar, proposto em 1985 por Balthazar e Ranson, que avalia a o tecido glandular e a região peripancreática, além de estabelecer prognóstico da doença. Esse índice é composto por um índice morfológico (IM) e um índice de gravidade da TC para pancreatite aguda (IGTC).

### Índice morfológico de Balthazar e Ranson.

| Graduação | Achado tomográfico |
|---|---|
| A | Pâncreas normal |
| B | Aumento focal ou difuso do pâncreas |
| C | Alterações pancreáticas associadas à inflamação peripancreática |
| D | Coleção líquida em apenas uma localização |
| E | Duas ou mais coleções e/ou presença de gás dentro ou adjacente ao pâncreas. |

### Índice de gravidade da TC para pancreatite aguda (IGTC).

| Processo inflamatório | | |
|---|---|---|
| Graduação | Achado tomográfico | Pontuação |
| A | Pâncreas normal | 0 |
| B | Aumento focal ou difuso do pâncreas | 1 |
| C | Alterações pancreáticas associadas à inflamação peripancreática | 2 |
| D | Coleção líquida em apenas uma localização | 3 |
| E | Duas ou mais coleções e/ou presença de gás dentro ou adjacente ao pâncreas. | 4 |

| Necrose pancreática | |
|---|---|
| **Achado tomográfico** | **Pontuação** |
| Ausência de necrose | 0 |
| Menos de 30% de necrose | 2 |
| 30-50% de necrose | 4 |
| Mais de 50% de necrose | 6 |
| Total | 10 |

| Escore a partir do índice de gravidade da TC para pancreatite aguda (IGTC). | | |
|---|---|---|
| **Pontos** | **Índice de mortalidade(%)** | **Índice de morbidade(%)** |
| 0-3 | 3 | 9 |
| 4-6 | 6 | 35 |
| 7-10 | 17 | 92 |

**78.** HSPE-SP

Qual a causa mais comum de fístula retovaginal:

a) Radioterapia

b) Diverticulite

c) Doença de Crohn

d) Neoplasia colônica

e) Colite ulcerativa

**Resposta B**

A doença diverticular complicada pode cursar com fístula retovaginal, sendo que a fístula mais comum é a cólon-vesical, na qual o paciente cursa com sintomas urinários. Relembrar a classificação de Hinchey, proposta em 1977: I – abscesso pericólico; II – peritonite localizada; III-peritonite purulenta generalizada; IV – peritonite fecal.

**79.** UEL

Paciente de 20 anos é submetido à cirurgia por abdomen agudo inflamatório. Uma incisão em fossa ilíaca direita é realizada e o achado cirúrgico é de apendicite aguda perfurada. O apêndice é ressecado, a cavidade é limpa e a parede suturada por planos. O paciente evolui bem e no 3º pós-operatório recebe alta. No 6º pós-operatório, retorna ao hospital, queixando-se unicamente de febre, mesmo em uso de antibiótico. Ao exame físico está em bom estado geral e com temperatura de 38,6°C. Qual a sua hipótese diagnóstica?

a) Abscesso de cavidade abdominal

b) Abscesso de parede

c) Atelectasia

d) Infecção urinária

e) Trombose venosa

**Resposta B**

Infecção de sítio cirúrgico (ISC) é uma complicação pós-operatória temida por todas as especialidades. Para classificar o

problema, o Center of Disease Control (CDC) desenvolveu em 1992, três grupos de abrangência. Quais sejam: infecção incisional superficial, acomete pele e tecido celular subcutâneo; infecção incisional profunda, acomete fáscia e músculos e infecção de órgão espaço, geralmente é responsável pela formação de abscessos intracavitários. Conceitualmente a ISC deve ser reconhecida dentro de 30 dias do procedimento realizado, ou até 12 meses no caso de uso de próteses. No caso acima, não há comprometimento do estado geral do paciente e o único sinal infeccioso é a febre. Portanto a maior possibilidade é de tratar-se de ISC superficial, devendo se realizar a drenagem associada a antibioticoterapia.

**80.** UFPE

São considerados fatores de risco independentes para infecção de sítio cirúrgico superficial, exceto:

a) Diabetes mellitus

b) Uso de curativo oclusivo por mais de 48h

c) Uso de corticosteroides

d) Tabagismo

**Resposta B**

Estados que comprometem a imunidade como: desnutrição, imunodeprimidos, diabetes descompensado, hepatopatia, uremia e radioterpia prévia são fatores de risco para infecção de sítio cirúrgico. Alguns trabalhos relacionam o tabagismo como fator de risco isolado para infecção de sítio cirúrgico. A manutenção do curativo estéril deve ser feita por cerca de 24-48 horas, a depender das condições locais do mesmo.

**81.** UFPE

Em qual dos casos a seguir está indicado o uso de antibiótico profilático?

a) Paciente de 25 anos, ASA 1, submetido a hernioplastia umbilical

b) Paciente de 55 anos, ASA 2, submetido a hernioplastia epigástrica

c) Paciente de 30 anos, com sobrepeso, submetido a colecistectomia convencional

d) Paciente de 20 anos, ASA 1, submetido a hernioplastia incisional

**Resposta D**

Os antibióticos são prescritos com a finalidade profilática ou curativa de um processo infeccioso. A profilática quando se deseja prevenir uma infecção por um agente conhecido ou fortemente suspeito, em um paciente que se encontre em risco de contrair a infecção: Pode ser em dose única, curta duração (até 24 horas) ou 24-48 horas. Curativo quando o processo infeccioso já está instalado, o qual também pode ser de curta ou longa duração. A utilização de antibióticos profiláticos em cirurgias limpas ou potencialmente contaminadas, não diminui a taxa de infecção de ferida cirúrgica. Então, nessas cirurgias, que o risco infecção de sitio cirúrgico e de até 5%, não há indicação de uso de antibióticos. Porém, algumas cirurgias limpas não se comportam como tal e cursam com uma alta taxa de infecção de ferida. Destas cirurgias destacam-se as hernioplastias incisionais e as esplenectomias de pacientes esquistossomóticos e com linfoma.

**82.** FMUSP-RIBEIRÃO PRETO

Mulher, 45 anos de idade, com diagnóstico de cirrose hepática, queixava-se de dor abdominal e tem indicação para colecistectomia. Apresenta alterações em coagulograma e está indicada a transfusão de plasma fresco para minimizar os riscos de sangramento cirúrgico. O melhor momento para essa transfusão é:

a) 24 horas antes da cirurgia

b) 12 horas antes da cirurgia

c) No momento de ser encaminhado pro centro cirúrgico

d) No pós-operatório imediato

## Resposta C

O concentrado de plasma fresco congelado é obtido por meio de centrifugação de uma bolsa de sangue total. Cada unidade contém, em média, 200-250 ml de volume e é constituído de proteínas, de fatores da coagulação e da anticoagulação. A dose é muito variável, dependo da situação clínico-cirúrgica do paciente, sendo que normalmente usa-se o parâmetro de 10-20ml/Kg de peso do paciente, com infusão realizada no máximo em quatro horas. Na questão acima, o momento mais adequado para infusão é no momento breve que antecede a cirurgia, pois durante o ato cirúrgico haverá fatores de coagulação disponíveis para atuar na coagulação intraoperatória.

**83.** CREMESP

A respeito dos distúrbios de coagulação no paciente cirúrgico, é correto afirmar:

a) A reposição de plasma fresco congelado é a melhor forma de corrigir rapidamente as alterações de coagulação associadas ao uso de anticoagulante oral

b) A vitamina K reverte rapidamente às alterações de coagulação associadas à cirrose hepática

c) A principal causa de sangramento nos pacientes politransfundidos é a coagulopatia de consumo

d) Em pacientes que serão submetidos a cirurgia eletiva, o uso de ácido acetilsalicílico (AAS) deve ser suspenso pelo menos 15 dias antes da cirurgia

e) Pacientes com icterícia obstrutiva prolongada não se beneficiam com o uso de vitamina K

## Resposta A

O plasma fresco é indicado para pacientes com processo hemorrágico por deficiência múltipla de fatores de coagulação secundárias a anticoagulação oral. Uma opção de correção de alterações de anticoagulação nos pacientes que fasem uso de anticoagulante oral é o complexo protrombínico. O uso de concentrado protrombínico atualmente deve ser considerado como primeira escolha antes do plasma fresco congelado por apresentar significativa redução de fenômenos adversos relacionados à transfusão. O efeito do complexo protrombínico na reversão de anticoagulação é esperado trinta a quarenta minutos após usa administração.

**84.** SUS-BA

São complicações imediatas das transfusões de sangue e componentes, exceto:

a) Reações febris

b) Reações hemolíticas

c) Sobrecarga circulatória

d) Doenças transmissíveis

e) Reações alérgicas

## Resposta D

A doenças transmissíveis podem causar complicações imediatas. A contaminação bacteriana do sangue é a causa mais frequente das infecções transmitidas pela transfusão. Outras complicações relacionadas a transfusão são as reações alérgicas, lesão pulmonar aguda associada a transfusão, sobrecarga volumétrica ou hipotensão na presença de cininas vasoativas em seu conteúdo.

**85.** UNIAMRIGS

Paciente masculino, 70 anos, diabético, com neoplasia de colón, será submetido à colectomia eletiva. Em relação à profilaxia perioperatória, podemos dizer que:

a) Deverá utilizar antibiótico profilático, por 48 horas, por via parenteral

b) Deverá utilizar antibiótico profilático, pré-operatório, por 48 horas, por via oral

c) O antimicrobiano deverá ser iniciado 3 horas antes da cirurgia

d) O antimicrobiano deverá ser utilizado na indução anestésica, não devendo ultrapassar 24 horas de uso

e) Por se tratar de cirurgia com manipulação de colón, devera ser realizada profilaxia perioperatória parenteral e preparação do colón, com administração oral de antimicrobiano

## Resposta D

A realização de antibioticoprofilaxia deve ser feita preferencialmente no momento da indução anestésica, sendo que essa pode ser de curta duração (até 24 horas). Nas cirurgias colônicas pode ser utilizada cefalosporinas de 2º geração. Em um estudo de 1990, a utilização de antibioticoprofilaxia oral e parenteral, representou 88% dos cirurgiões pesquisados, enquanto 8% utilizavam antibióticos parenterais isoladamente e 3% utilizavam de maneira oral isoladamente. Durante a década de 90, vários estudos começaram a questionar o valor do preparo mecânico do colón (lavagem do colón) na prevenção de infecção do sítio cirúrgico. Nesses estudos (incluindo alguns prospectivos e randomizados), as taxas de infecção do sítio cirúrgico e vazamento de anastomose foram semelhantes entre pacientes que receberam ou não um preparo mecânico intestinal.

**86.** UNICAMP

Com base na classificação de potencial de contaminação de uma cirurgia, a situação em que há indicação obrigatória do uso de antibiótico em esquema profilático é:

a) Apendicite aguda grau I

b) Hérnia inguinal em criança

c) Fasceíte necrosante

d) Implante de próteses permanentes

e) Colocação de fixador externo em fratura exposta

## Resposta D

Segundo diretrizes da Surgical Infection Society, de 2002, antibioticoprofilaxia deve ser utilizada por no máximo de 24 horas. Entre as situações, que essas diretrizes destacam para utilizar dessa forma os antibióticos, uma delas é nos casos de apendicite aguda ou gangrenosa sem perfuração. Como já comentando em outras questões, cirurgias classificadas como limpas, porém com implante de prótese, devem ser contempladas por antibioticoprofilaxia. Então, ao final temos duas respostas corretas. O gabarito do concurso foi item D.

### 87. HSPM-SP

Deve-se suspeitar de uma evisceração iminente, quando:

a) Houver saída de pus através de incisão

b) Entre o 52 ° e o 122° dia de evolução pós-operatória, o paciente queixar-se de maior dolorimento local

c) Houver queda súbita da PA, ao fim do 72° dia de pós--operatório

d) Se observar a falta de uma "corda aponeurótica" e saída de líquido serossanguinolento pela incisão

e) Se notar endurecimento e dor ao longo da incisão

## Resposta D

Evisceração é uma complicação que ocorre geralmente, entre o 5° e 7° dia pós-operatório. Quando essa se dá antes do 5° PO, acontece por falha técnica principalmente. O sinal mais visto é à saída de líquido serossanguinolento, em quantidade superior a habitual, por entre pontos se a sutura cutânea encontra-se integra. Há possibilidade de ocorrer também à visualização direta pela incisão cirúrgica de uma estrutura intraabdominal (como uma alça intestinal ou epíplon). Essa situação deve ser considerada como uma urgência, devendo o paciente ser compensado, estabilizado e enviado ao centro cirúrgico para ressutura de parede abdominal.

### 88. FMUSP

Mulher de 25 anos de idade relata história de dor abdominal há 5 dias e vômitos alimentares a 24 horas. Foi submetida à apendicectomia por incisão de McBurney, com achado de apendicite aguda, com abscesso em fossa ilíaca direita. Foi feita coleta de pus para cultura antibiograma e realizada drenagem abdominal com dreno túbulo-laminar. No 2° pós-operatório, após a realimentação, começou a apresentar distensão abdominal, vômitos fecalóides e cólicas abdominais. Aponte a conduta adequada:

a) Jejum, sondagem nasogástrica e radiografia de abdomen

b) Jejum e substituir o antibiótico de acordo com o resultado do antibiograma

c) Jejum e reexploração da ferida operatória em centro cirúrgico

d) Toque retal e, em seguida proceder ao enteroclisma

e) Exame ultrassonográfico total do abdomen

## Resposta A

Pacientes que desenvolvem quadros de oclusão ou suboclusão intestinal e com antecedente cirúrgico, muito provavelmente o fazem por bridas. Nesse caso, o quadro oclusivo,

provavelmente é decorrente de brida precoce. O tratamento inicial consiste em corrigir distúrbios hidroeletrolíticos, descompressão intestinal com SNG e jejum.

### 89. CREMESP

Algumas complicações da pancreatite crônica podem ser tratadas por cirurgia. Das citadas a seguir, não tem indicação de tratamento cirúrgico:

a) Icterícia

b) Dor

c) Diabetes

d) Hipertensão portal segmentar

e) Pseudotumor de cabeça de pâncreas

## Resposta C

Pode-se tratar a icterícia com ressecção da cabeça do pâncreas, duodenopancreatectomia ou a Cirurgia de Frey, que consiste numa anastomose pancreato-jejunal. A dor, que consiste na principal indicação para tratamento cirúrgico, pode ser paliada com ressecções ou derivações, como a cirurgia de Puestow. A hipertensão portal segmentar poder ser tratada cirurgicamente com esplenectomia, uma vez que é causada pela trombose da veia esplênica. O pseudotumor de cabeça pancreática pode ser tratado com duodenopancreatectomia. A diabetes é a única das complicações citadas sem tratamento cirúrgico.

### 90. AMRIGS

Em que momento está indicado o tratamento cirúrgico imediato durante um quadro de pancreatite aguda grave?

a) No momento do diagnóstico, independentemente da causa

b) Na presença de cálculos biliares

c) Na presença de necrose pancreática

d) Na presença de necrose pancreática infectada

e) Na presença de pancreatite necro-hemorrágica, independentemente da presença de infecção

## Resposta D

A base atual do tratamento da pancreatite aguda é clínico, com suporte intensivo. Quando complica com infecção do tecido pancreático, o tratamento iminente é cirúrgico, sendo indicado desbridamento e drenagem do tecido infectado.

### 91.
Paciente vítima de ferimento por arma de fogo em rebordo costal direito junto à 10ª costela com orifício de saída na 8ª costela. Sinais Vitais: PA -110/80 mmHg, FC 98 bpm; FR 18 mrpm, recebendo masca de $O_2$ 10 L/min e recebeu 1 litro de ringer lactato durante a fase de ressuscitação. Exame físico com dor abdominal em hipocôndrio direito. FAST negativo, RX de tórax com enfisema subcutâneo em tórax direito, mas sem pneumotórax. Fez tomografia abdominal que foi normal. Como a dor persistiu por mais de 12 horas qual o próximo passo:

a) dar alta e acompanhar ambulatorialmente;

b) fazer exame clínico seriado por um mesmo médico porque a avaliação clínica frequente é tão sensível para diagnóstico de lesões como a tomografia com triplo contraste e o ultrassom conforme o ATLS;

c) realizar toracoscopia;

d) realizar laparoscopia;

e) realizar drenagem de tórax à direita.

Resposta D

**92.** Paciente de 45 anos, do sexo feminino, foi vítima de facada tóraco-abdominal esquerda há 1 hora. Chega ao PS trazida pelo resgate com: PA:130/70; RR:22; FC:105; Tax:37 °C; realizado o protocolo do ATLS, o FAST mostrou líquido em espaço espleno-renal e abaixo do diafragma.Qual conduta:

a) laparotomia exploradora;

b) drenagem do tórax + observação;

c) drenagem do tórax + laparoscopia;

d) laparoscopia somente;

e) laparoscopia + toracoscopia.

Resposta D

**93.** Caso você tenha optado por levar o paciente anterior ao centro cirúrgico, se no intra-operatório fosse identificado trauma nos pontos cegos do abdome o que deverá ser feito?

a) conversão para laparotomia;

b) drenagem do tórax;

c) toracoscopia;

d) drenagem do tórax + toracoscopia;

e) chamar o assistente de plantão.

Resposta A

**94.** Paciente feminina, 23 anos, veio ao PS com dor abdominal em quadrante inferior direito há 18 horas contínua, associada à febre 38,5 °C sem náuseas. Exame Físico: PA: 100/60 mmHg, FC 102 bpm, FR 24 mpm. Presença de sinal de Chandelier presente. Ao exame abdominal encontra-se dor difusa à palpação com sinais de irritação peritonial. RX de abdome foi normal. O ultrassom demonstrou presença de líquido em fundo de saco sem mais alterações. Todas as condutas podem ser feitas a seguir, EXCETO:

a) toque retal;

b) laparoscopia para diagnóstico diferencial de anexites e outras patologias ginecológicas e limpeza da cavidade;

c) ultrassom transvaginal;

d) laparotomia exploradora;

e) punção diagnóstica em abaulamento em fundo de saco.

Resposta D

Responda as questões 95 e 96 a seguir com o seguinte caso clínico:

Paciente 50 anos, do sexo masculino, em tratamento para gota, iniciou com dor epigástrica súbita que acordou a paciente de madrugada às 5 da manhã, evoluindo com irradiação para a fossa ilíaca direita há 8 horas. Ao exame físico: DB presente. RX de abdome sem particularidades. Ultrassom com presença de líquido em fossa ilíaca direita. Responda as duas seguintes questões a seguir:

**95.** Qual o diagnóstico mais provável?

a) colecistite aguda;

b) úlcera perfurada bloqueada;

c) apendicite aguda;

d) pielonefrite;

e) GECA.

Resposta B

**96.** Qual a conduta:

a) laparotomia mediana;

b) laparoscopia e apendicectomia;

c) laparoscopia e rafia da úlcera;

d) antibioticoterapia;

e) buscopan + hidratação e correção hidroeletrolíticos.

Resposta C

**97.** Paciente feminina 30 anos, operada há 8 meses por obesidade grau III sem comorbidades, realizando um Bypass gástrico em Y de Roux. Relata ter perdido 35% do peso nesse período. Apresenta história de dor abdominal epigástrica episódica. Deu entrada no PS com náuseas sem vômitos. Exame Físico: PA: 150/90 mmHg, FC 106 bpm, FR 20 mpm. Dor à palpação profunda em epigástrico. Hemograma apresenta leucocitose com desvio à esquerda. RX de abdome foi normal. A causa mais provável é:

a) colecistite alitiásica;

b) gastrite erosiva;

c) esofagite de refluxo gastroesofágico;

d) colecistite calculosa;

e) hepatite aguda alcoólica.

Resposta D

**98.** Caso a paciente anterior necessite de cirurgia qual o melhor acesso de urgência:

a) incisão de Kocher;

b) endoscopia digestiva alta;

c) incisão de Jelaguier;

d) laparoscopia;

Resposta D

**99.** Paciente masculino, 46 anos, operada há cinco anos por obesidade grau III, hipertensão arterial, dislipidemia e apneia do sono, realizou cirurgia de derivação bileopancreática (Scopinaro). Relata ter perdido 100 kg no período de 18 meses e desaparecimento das comorbidades. Vem ao PS com história de dor abdominal há 36 horas com náuseas, sem vômitos e sem eliminação de flatos. Ao exame físico: PA: 130/80 mmHg, FC 110 bpm, FR 22 mpm. Distensão abdominal com dor à palpação profunda generalizada. Hemograma sem particularidades. RX de abdome com níveis hidroaéreos. Uma vez que o tratamento clínico foi ineficaz, a causa mais provável é:

a) obstrução de cólon com válvula continente;

b) obstrução por hérnia interna;

c) úlcera de boca anastomótica;

**d)** volvo gástrico;

**e)** apendicite hiperplástica.

Resposta B

**100.** Qual a melhor conduta para o paciente anterior:

**a)** passagem de sonda nasogástrica;

**b)** endoscopia digestiva alta;

**c)** colonoscopia;

**d)** laparoscopia, redução da hérnia e fechamento do defeito mesentérico;

**e)** apendicectomia laparoscópica.

Resposta D

**101.** Qual dos seguintes achados não é sinal de gravidade nos hematomas palpebrais?

**a)** Associação com hemorragia subconjuntival que não se consegue delimitar o limite posterior.

**b)** Mudança de coloração. ·

**c)** Hematoma palpebral bilateral em "olhos de panda".

**d)** Impossibilidade de abertura palpebral para avaliação do globo ocular.

Resposta B

**102.** Em relação à epidemiologia do trauma ocular, assinale a verdadeira:

**a)** É mais prevalente em mulheres.

**b)** É mais prevalente em idosos.

**c)** É geralmente bilateral.

**d)** É mais comum o traumatismo ocular fechado em crianças.

Resposta D

**103.** Qual das seguintes afirmativas não é fator de risco para trauma ocular devido a acidente automobilístico?

**a)** *Air bag*.

**b)** Faixa etária entre 23-30 anos.

**c)** Uso de álcool.

**d)** Dirigir à noite.

Resposta A

**104.** Quando não está indicada a correção de fraturas em *blow out*?

**a)** Fraturas que acometem menos de 50% da parede orbitária com diplopia persistente.

**b)** Fraturas extensas com grande herniação do conteúdo orbitário e encarceramento musculae.

**c)** Fraturas que acometem 50% da parede orbitária com enoftalmo de 4 mm.

**d)** Trincamento do assoalho da órbita.

Resposta D

**105.** No exame clínico do paciente com suspeita de fratura em *blow out*, qual sinal levanta suspeita de lesão do nervo infraorbital?

**a)** Enfisema subcutâneo com crepitações a palpação ou ao assoar o nariz.

**b)** Hipoestesia na região maxilar.

**c)** Enoftalmo.

**d)** Hematoma extenso.

Resposta B

**106.** Qual dos traumatismos do globo ocular relacionados abaixo não é caracterizado como laceração?

**a)** Traumatismo penetrante.

**b)** Traumatismo perfurante.

**c)** Contusão.

**d)** Corpo estranho intraocular.

Resposta C

**107.** De acordo com a terminologia adotada pela Sociedade Internacional de Trauma Ocular, a definição mais apropriada para contusão é:

**a)** Globo ocular com ferida de espessura parcial, normalmente causada por objeto afiado.

**b)** Globo ocular com ferida de espessura total no local do trauma causada por objeto perfurocortante.

**c)** Lesão interna do globo ocular, que não possui ferida em sua parede. É causada por transmissão da energia cinética de objeto rombo.

**d)** Globo ocular com ferida de espessura total causada por transmissão de energia cinética de objeto rombo, a ferida é, muitas vezes, distante do local do impacto.

Resposta C

**108.** Qual exame complementar não é adequado para a avaliação de corpo estranho metálico intraocular?

**a)** Raio X simples de órbita.

**b)** Ressonância nuclear magnética de órbita.

**c)** Tomografia computadorizada de órbita.

**d)** Ultrassonografia de órbita, realizada após fechamento da laceração.

Resposta B

**109.** Qual a conduta inicial frente à queimadura ocular?

**a)** Irrigação abundante da superfície ocular.

**b)** Anamnese cuidadosa e exame clínico para determinar a gravidade da queimadura.

**c)** Instilação de colírio anestésico para controle da dor.

**d)** Anulação da queimadura com a aplicação de ácido em caso de queimadura por base e aplicação de base em queimadura por ácido.

Resposta A

**110.** Qual queimadura ocular tem pior prognóstico?

**a)** Queimadura com córnea levemente opacificada, permitindo a visibilização de detalhes da íris e isquemia límbica menor do que um terço de sua circunferência.

**b)** Queimadura com córnea opaca, não permitindo visibilização de detalhes da íris, perda do epitélio corneano e isquemia límbica entre um terço e metade da sua circunferência.

**c)** Queimadura com córnea totalmente opaca e isquemia límbica acima de 180°.

**d)** Queimadura conjuntival extensa com córnea transparente e ausência de isquemia limbar.

Resposta C

**101.** Um paciente de 35 anos é submetido à drenagem torácica e observa-se que com a inspiração ocorre "descida" do nível de água. Qual das seguintes alternativas abaixo explica esse movimento paradoxal?

**a)** O dreno encontra-se obstruído.

**b)** O dreno apresenta o seu último orifício para fora da cavidade pleural.

**c)** O dreno apresenta a sua extremidade proximal em contato com o mediastino.

**d)** O dreno não foi introduzido na cavidade torácica.

**e)** O dreno encontra-se encostado no diafragma.

Resposta D

**102.** Um paciente dá entrada no PS referindo que, após esforço físico, começou a apresentar dor torácica intensa. Encontra-se dispneico, com estase jugular, pressão arterial inaudível, pulsos filiformes e murmúrio vesicular abolido no hemitórax esquerdo. Qual dos procedimentos abaixo deve ser executado?

**a)** ECG.

**b)** Raios X do tórax.

**c)** Drenagem torácica.

**d)** Febotomia.

**e)** Intubação orotraqueal.

Resposta C

**103.** O que deve ter ocorrido com o paciente do enunciado acima?

**a)** Fibrilação ventricular.

**b)** Infarto agudo do miocárdio.

**c)** Pneumotórax hipertensivo.

**d)** Hiperglicemia.

**e)** Obstrução aguda das vias aéreas superiores.

Resposta C

**104.** Um paciente de 45 anos é vítima de atropelamento. Está com sinais vitais estáveis e a ausculta apresenta diminuição de murmúrio vesicular. Qual é a melhor conduta?

**a)** Drenagem de tórax com cateter "pig tail".

**b)** Drenagem de tórax com dreno tubular.

**c)** Desobstrução de vias aéreas superiores.

**d)** Raios X de tórax.

**e)** Intubação orotraqueal.

Resposta D

**105.** Após uma drenagem de tórax, observa-se que o nível líquido do frasco não oscila. O que deve ter ocorrido?

**a)** O dreno deve estar em contato com o ápice pleural.

**b)** O último orifício deve estar para fora.

**c)** A ponta do dreno deve estar em contato com o mediastino.

**d)** O dreno encontra-se colado ao diafragma.

**e)** O dreno encontra-se no subcutâneo.

Resposta E

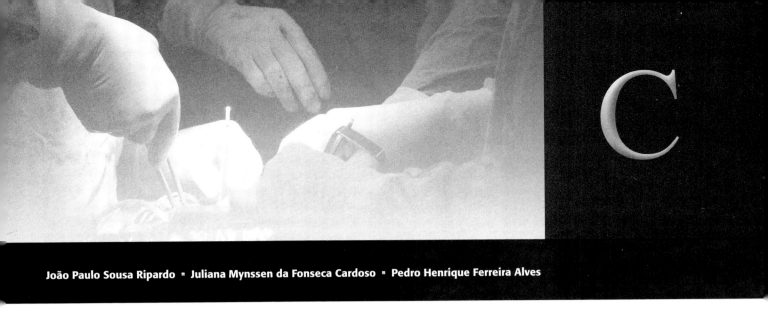

João Paulo Sousa Ripardo ▪ Juliana Mynssen da Fonseca Cardoso ▪ Pedro Henrique Ferreira Alves

# Exames laboratoriais mais utilizados na Cirurgia de Emergência

A conceituação de abdome agudo não é fácil, também não objetivo desse capitulo discorrer sobre a síndrome dolorosa aguda que acomete o abdome e é responsável por cerca de 10% da procura de adultos ao pronto-atendimento. Na prática médica, a dor abdominal aguda deve ser encarada como um sintoma, que merece uma investigação ampla com o objetivo de esclarecer a etiologia e propor um tratamento adequado pra essa condição.[1] Não podemos deixar de mencionar, que até 40% dos pacientes que apresentam esse sintoma, podem sair do pronto-socorro sem o esclarecimento da causa desse.[1] Nesse contexto, a história clínica bem realizada e um exame físico rigoroso são instrumentos insubstituíveis e indispensáveis para o cirurgião de emergência que necessita da elucidação diagnóstica do abdome agudo. Sendo esses os elementos que tem o maior valor para aumentar a acurácia do diagnóstico, porém associado a esses podemos lançar mão de um arsenal de exames que devem oferecer mais indícios para o esclarecimento diagnóstico. O cirurgião não deve usar esses exames isoladamente, pois nenhum possui acurácia absoluta, mas sempre após propedêutica adequada. Alguns exames laboratoriais são superutilizados, como: hemogrma, função hepática, provas de coagulação. Porém em algumas situações não há como não lançar mão de exames complementares, principalmente laboratoriais, como no doente imunocomprometido, no idoso, no mau informante. Neste capítulo comentamos sobre os principais exames no abdome agudo.

O *hemograma* é realizado em quase todos os pacientes com suspeita de abdome agudo, porém somente 53% apresentam alterações. É composto pela série vermelha, série branca e contagem de plaquetas, alem de índices hematológicos.[1] A série vermelha é avaliada pelo eritrograma. Nessa série os índices mais importantes na avaliação do abdome agudo são: a quantidade de hemoglobina (Hb) e a porcentagem do hematócrito (Ht), razão do volume de todas as hemácias da amostra pelo volume da amostra.[2] O Hb/Ht tem grande valor nas suspeitas de abdome agudo hemorrágico, no qual, esse índice pode demonstrar queda aguda dos valores, denunciado a vigência do sangramento. O leucograma tem função de diagnosticar e seguir processos inflamatórios e infecciosos.[2] Indivíduos da raça negra costumam apresentar menor número de leucócitos (neutropenia racial). A contagem de leucócitos pode ser influenciada por estresse físico ou emocional; horário de coleta, contagens de coletas matinais são cerca de 5-10% menores que vespertinas.[2] De todas as formas, atenção deve ser dada aos valores absolutos da contagem de cada célula. Diante disso, pacientes com abdome agudo e sem leucocitose corem o risco de ter seu tratamento, muitas vezes cirúrgico, postergado. Já outros quadros, que podem apresentar leucocitose na sua evolução normal, como gastroenterites, tendem a ser supervalorizados e por vezes investigados com outros exames desnecessários.[1] A contagem de plaquetas tem importância na avaliação da crase sanguínea. Nos casos de abdome hemorrágico, a causa disso pode ser uma plaquetopenia (neoplásica, induzida por drogas, esplênica), demonstrada pela contagem de plaquetas. Outra situação importante que pode causar a diminuição de plaquetas, dentro do contexto do abdome agudo, é na sepse de origem abdominal.

A *amilase* é exame de triagem para o diagnóstico de pancreatite ou outras doenças pancreáticas, principalmente, quando elevada 3-4 vezes do valor da normalidade. É composta dos subtipos de amilases salivares (55-60%) e pancreáticas (40-45%).[2] Na pancreatite aguda geralmente se eleva em 3-6 horas e alcança seu pico em até 20-30 horas. Pode persistir por até 48-72h. Essa enzima não é marcador de gravidade da pancreatite e em alguns casos pode está normal, como nas pancreatites crônicas agudizadas e nas pancreatites por hipertrigliceridemia. Esse exame também pode se alterar em outras condições abdominais agudas ou ginecológicas, as principais são: a isquemia intestinal, úlcera péptica perfurada, na obstrução ou perfuração intestinal, DIPA e gestação ectópica rota.[3]

A *lipase* sérica é o melhor exame para confirmação diagnóstica de pancreatite aguda. A lipase é tão sensível quanto à amilase, porém com maior especificidade para doença pancreática.[3] Os valores dessa enzima mantêm-se elevados por períodos maiores que o da amilase (8-14 dias). Níveis da relação lipase/amilase acima de 3, principalmente, acima de 5 sugerem fortemente a etiologia alcoólica.

A *proteína C reativa* é uma prova de monitorização de atividade inflamatória, pode elevar-se em várias doenças abdominais e reumatológicas. É um exame pouco específico, porém com alta capacidade de predizer gravidade em processos inflamatórios em geral e muito útil como exame de triagem no abdome agudo. Na pancreatite aguda é usado comumente como preditor de gravidade, principalmente se os valores encontram-se acima de 150 mg/dl e leva cerca de 48 horas para se elevar.[2] Em pós-operatório, o teste pode ser mais sensível na detecção de complicações como abscessos intracavitários do que a freqüência cardíaca, a temperatura axilar e hemograma.

A *gama-glutamil transpeptidase (GGT)* é um exame que deve ser solicitado na avaliação de processos colestáticos. Essa enzima está presente nas células do fígado e de outros tecidos como rim, pâncreas, vias biliares, cérebro, baço, coração, pulmões e vesícula seminal. Muito comumente é solicitado em associação com a *fosfatase alcalina (FA)* para interpretação das alterações do fígado e das vias biliares.[2] É um indicador de obstrução ductal e colestase, pode ser utilizado também na avaliação de lesão hepatocelular. A sensibilidade desse exame é bastante alta, porém possui pouca especificidade. Nos casos de aumento

isolado dessa enzima (GGT), deve ser investigada indução enzimática por álcool ou medicamentos aromáticos (barbitúricos, antidepressivos, tricíclicos, benzodiazepínicos e acetaminofeno). A fosfatase alcalina também é utilizada para avaliação de processos obstrutivos das vias biliares, indicação semelhante ao da GGT, aumento dessa enzima na ausência de doença hepática ou óssea é incomum, pois cerca de 80% dessa está presente nesses tecidos. É encontrada também no intestino, rins, placenta e leucócitos. Mesmo na presença de doença hepática a fosfatase alcalina pode encontrar-se normal. No início do processo colestático a fosfatase alcalina pode encontrar-se normal (até dois dias) e devido sua meia vida, cerca de 1 semana, após a resolução do processo obstrutivo os níveis dessa enzima podem manter-se elevados.

A dosagem das *bilirrubinas* é indicada na suspeita de lesão hepatocelular, no estudo de pacientes com icterícia, hemólise ou na interferência ou obstrução ao fluxo da bile. Nos processos colestáticos a presença de pigmento biliar na urina, corresponde à bilirrubina direta (hidrosolúvel). A icterícia costuma estar presente com níveis de bilirrubina total acima de 3 mg/dl. Pelo menos 75% do parênquima hepático precisam estar com seus ductos biliares ocluídos para que surja icterícia.[2] A diferenciação laboratorial de icterícia por doença hepatocelular ou obstrução extra-hepática e difícil. Nos casos de bilirrubina direta correspondendo a 50% ou mais dos níveis totais de bilirrubina sugere obstrução extra-hepática e quando menor do que 40%, obstrução em nível hepático. O grau de aumento de bilirrubina tem importância prognóstica nos casos de hepatite alcoólica, cirrose biliar primaria e insuficiência hepática fulminante.

As indicações da dosagem de *lactato* e *gasometria arterial* são uteis na determinação da presença de hipoxia tecidual, avaliar sua magnitude e ainda monitorizar o efeito da terapia. Acidose metabólica ocorre com níveis séricos de lactato acima de 5 mEq/l e os valores seriados são indicadores mais confiáveis do que os valores isolados.[3] Nos pacientes em choque hemodinâmico os níveis de lactato são preditores isolados de mortalidade. Indicado nos quadros de abdome agudo vascular assim como nos casos de choque séptico e politraumatizados (Tabela B-1).

Observar os valores de referência oferecidos pelo laboratório

**Tabela B-1** Exames laboratoriais mais solicitados nas emergências cirúrgicas.

| Exame | Material | Preparo | Método | Fatores que aumentam | Fatores que diminuem | Indicação na propedêutica das urgências cirúrgicas |
|---|---|---|---|---|---|---|
| Hb / Ht | Sangue total com EDTA | Não há | Contagem manual e Contadores eletrônicos | Desidratação<br>Intoxicação por $CO_2$<br>Nefropatias<br>Neoplasia<br>Policitemia vera | Alcoolismo<br>Neoplasia<br>Hemorragia<br>Anemia ferropriva<br>Anemia hemolítica<br>Hepatopatias<br>IRC | Abdome agudo inflamatório<br>Abdome agudo hemorrágico<br>Abdome agudo vascular<br>Trauma<br>Sepse |
| Leucometria | Sangue total com EDTA | Não há | Contagem manual e Contadores eletrônicos | Infecções<br>Doenças auto-imunes<br>Doenças hematológicas<br>Neoplasia<br>Trauma<br>Intoxicações | Infecções<br>Drogas<br>Neoplasia<br>Doenças hematológicas | Abdome agudo inflamatório<br>Abdome agudo vascular<br>Trauma<br>Sepse |
| Plaquetas | Sangue total com EDTA | Não há | Citometria de fluxo e Contadores eletrônicos | Doenças mieloproliferativas<br>Trombose reativa | Neoplasia<br>Anemia aplásica<br>Sepse<br>Drogas<br>Hemodiluição | Abdome agudo vascular<br>Trauma<br>Sepse<br>Abdome agudo hemorrágico |
| Amilase | Soro | Não há | Cinética | Causas pancreáticas<br>Alterações da permeabilidade do trato gastrointestinal<br>Doença do trato biliar<br>Condições ginecológicas<br>Insuficiência renal aguda e crônica<br>Macroamilasemia | Destruição extensa de tecido pancreático<br>Dano hepático grave | Abdome agudo inflamatório<br>Abdome agudo vascular<br>Abdome agudo perfurativo<br>Pancreatite |
| Lipase | Soro | Não há | Enzimático<br>Cinético turbidimétrico | Causas pancreáticas<br>Alterações da permeabilidade do trato gastrointestinal<br>Doença do trato biliar<br>Alcoolismo<br>Transplante de órgãos | Pancreatite crônica | Abdome agudo inflamatório<br>Pancreatite |
| PCR | Soro | Não há | Aglutinação de partículas de látex<br>Imunodifusão radial<br>Nefelometria | Infecção<br>Processos inflamatórios<br>Trauma<br>Dano tecidual | Deficiência congênita<br>Doença hepática<br>Uso de warfarin<br>Coagulação intravascular disseminada | Abdome agudo inflamatório<br>Abdome agudo vascular<br>Sepse |

**Tabela B-1** Exames laboratoriais mais solicitados nas emergências cirúrgicas.

| Exame | Material | Preparo | Método | Fatores que aumentam | Fatores que diminuem | Indicação na propedêutica das urgências cirúrgicas |
|---|---|---|---|---|---|---|
| GGT | Soro | Jejum de 4h | Cinética otimizada Cinético colorimétrico Enzimático | Colestase intra-hepática Neoplasia Obstrução intra ou extra-hepática Hepatite Abuso de álcool Drogas Pancretite | | Abdome agudo inflamatório Icterícia obstrutiva |
| Bilirrubina direta (conjugada) | Soro | Não há | Colorimétrico Jendrassik | Síndromes colestáticas hereditárias Colestase Hepatite Cirrose Obstrução intra e extra-hepática Neoplasia | | Abdome agudo inflamatório Icterícia obstrutiva |
| Lactato | Plasma de sangue venoso ou arterial | Não há | Espectrofotométrico Enzimático Seleção de íons | Hipóxia tecidual Alcalose Insuficiência hepática Cetoacidose diabética Drogas Deficiência de tiamina | | Abdome agudo vascular Trauma |
| Gasometria arterial e venosa | Sangue total heparinizado | Não há | Eletrodo seletivo | Choque Hipóxia Drogas Sepse Insuficiência Renal DPOC | Choque Hipóxia Drogas Sepse Insuficiência Renal DPOC | Abdome agudo vascular Trauma |

# Referências bibliográficas

1. Utiyama EM. Propedêutica atual do abdome agudo *in* Programa de atualização em cirurgia (PROACI). Porto Alegre. Artmed Editora. Ciclo 3, Módulo 2, 9-38.

2. Moller JL. Métodos diagnósticos: consulta rápida.– Porto Alegre: Artmed, 2002.

3. Mark HF, Cross R, Goldberg E. Acute abdominal pain. Prim Care Clin Office Pract. 2006 Jun; 33(6): 659-84.

# Índice Remissivo